Thieme

Atlas der Entwicklungsdiagnostik

Vorsorgeuntersuchungen von U1 bis U10/J1

Thomas Baumann

Unter Mitarbeit von
Oliver Adam
Romedius Alber
Franziska Baltzer
Thomas M. Berger
Siv Fokstuen
Matthias Furter
Marco Janner
Bigna Keller
Kristin Kernland Lang
Corina Klaeger-Manzanell
Hans Kurt
Jean-Pierre Pfammatter
Martin H. Schöni
Mattheus Vischer
Christian Wüthrich
Barbara Zollinger
Bettina Zuppinger

Mit einem Geleitwort von Fred Zepp

6., unveränderte Auflage

2406 Abbildungen

Georg Thieme Verlag
Stuttgart · New York

Bibliografische Information
der Deutschen Nationalbibliothek

Die Deutsche Nationalbibliothek verzeichnet diese Publikation in der Deutschen Nationalbibliografie; detaillierte bibliografische Daten sind im Internet über http://dnb.d-nb.de abrufbar.

Ihre Meinung ist uns wichtig! Bitte schreiben Sie uns unter:
www.thieme.de/service/feedback.html

1. Auflage 2002
2. Auflage 2007
3. Auflage 2013
4. Auflage 2015
5. Auflage 2017

Wichtiger Hinweis: Wie jede Wissenschaft ist die Medizin ständigen Entwicklungen unterworfen. Forschung und klinische Erfahrung erweitern unsere Erkenntnisse, insbesondere was Behandlung und medikamentöse Therapie anbelangt. Soweit in diesem Werk eine Dosierung oder eine Applikation erwähnt wird, darf der Leser zwar darauf vertrauen, dass Autoren, Herausgeber und Verlag große Sorgfalt darauf verwandt haben, dass diese Angabe **dem Wissensstand bei Fertigstellung des Werkes** entspricht.

Für Angaben über Dosierungsanweisungen und Applikationsformen kann vom Verlag jedoch keine Gewähr übernommen werden. **Jeder Benutzer ist angehalten**, durch sorgfältige Prüfung der Beipackzettel der verwendeten Präparate und gegebenenfalls nach Konsultation eines Spezialisten festzustellen, ob die dort gegebene Empfehlung für Dosierungen oder die Beachtung von Kontraindikationen gegenüber der Angabe in diesem Buch abweicht. Eine solche Prüfung ist besonders wichtig bei selten verwendeten Präparaten oder solchen, die neu auf den Markt gebracht worden sind. **Jede Dosierung oder Applikation erfolgt auf eigene Gefahr des Benutzers.** Autoren und Verlag appellieren an jeden Benutzer, ihm etwa auffallende Ungenauigkeiten dem Verlag mitzuteilen.

Rüdigerstraße 14
70469 Stuttgart
Deutschland
www.thieme.de

Printed in Germany

Zeichnungen: Adrian Cornford, Reinheim-Zeilhardt; Helmut Holtermann, Dannenberg; Heike Hübner, Berlin
Umschlaggestaltung: Thieme Group
Umschlagabbildung Skater: PhotoDisc, Inc.
Redaktion: Dr. Doris Kliem, Urbach
Satz: Druckhaus Götz GmbH, 71636 Ludwigsburg gesetzt in 3B2, Version 9.1, Unicode
Druck: Firmengruppe APPL, aprinta druck, Wemding

DOI 10.1055/b000000461

ISBN 978-3-13-243860-6 1 2 3 4 5 6

Wo datenschutzrechtlich erforderlich, wurden die Namen und weitere Daten von Personen redaktionell verändert (Tarnnamen). Dies ist grundsätzlich der Fall bei Patienten, ihren Angehörigen und Freunden, z. T. auch bei weiteren Personen, die z. B. in die Behandlung von Patienten eingebunden sind.

Geleitwort

Noch vor knapp 100 Jahren waren Fragen der Ernährung und Infektionskrankheiten zentrale Themen der damals noch jungen Kinderheilkunde. Seit dieser Zeit hat unser Fach eine eindrucksvolle Entwicklung durchlaufen. Mit der Verbesserung unserer allgemeinen Lebensbedingungen, insbesondere aber der nahezu uneingeschränkten Verfügbarkeit ausgewogener Ernährung und der Kontrolle von Infektionskrankheiten durch Antibiotika und Impfungen haben sich Aufgaben und Tätigkeit von Kinderärzten grundlegend verändert. Neben der primär kurativ orientierten Pädiatrie ist die vorsorgende Begleitung des Kindes im Kontext von Familie und Umwelt heute wesentlicher Bestandteil pädiatrischen Handelns. Der Kinderarzt ist zum Hüter der physischen und psychischen Entwicklung des Kindes auf dem Weg ins Erwachsenenalter geworden.

Ein Meilenstein zur Förderung der Lebensqualität und Gesundheit zukünftiger Generationen stellte die Einführung von Vorsorge- und Früherkennungsuntersuchungen in den 1970er-Jahren dar. Unaufhaltsam sind seitdem die Aufgaben und die Verantwortung von Kinder- und Jugendärzten in der ambulanten Versorgung gewachsen. Das Erkennen einer akuten Gesundheitsstörung und die Einleitung der notwendigen Therapie stellen nur noch einen Teilaspekt des allgemeinpädiatrischen Berufsbilds dar. Heute müssen Kinderärzte eine vorausschauende Verantwortung übernehmen. Prävention ist angesichts neuer individueller und sozialer Probleme, denen Kinder und Heranwachsende in unserer Gesellschaft ausgesetzt sind, das wichtigste Aufgabengebiet unseres Faches geworden.

Zeitgleich hat aber auch die stationäre Pädiatrie in Kliniken und Universitäten einen tief greifenden Wandel erfahren. Geprägt vom rasant wachsenden Verständnis der molekularen Grundlagen der Krankheitsentstehung konnten gerade in den vergangenen 4 Jahrzehnten überwältigende fachliche Erfolge erzielt werden. Dieser Fortschritt war notwendigerweise verbunden mit einer zunehmenden Spezialisierung und Vertiefung auf einzelne Organsysteme bzw. Krankheitsentitäten. Beginnend mit der Kinderkardiologie entstanden ähnlich wie Jahre zuvor in der Inneren Medizin die pädiatrischen Subspezialitäten. Kinder- und Jugendmedizin ist heute eine hoch differenzierte und spezialisierte medizinische Disziplin mit neuen diagnostischen, kurativen und präventiven Schwerpunkten.

Die Entwicklung hat nachvollziehbar Konsequenzen für die Aus- und Weiterbildung sowohl in der wissenschaftlichen, in besonderem Maße aber für die praktisch orientierte ambulante Pädiatrie. Zweifelsohne ist auch heute eine umfassende Ausbildung in der pädiatrischen Krankheitslehre, wie sie in ihrer Vielfalt letztlich nur in Kliniken vermittelt werden kann, unverzichtbar das tragende Fundament der Kinder- und Jugendmedizin. Wir müssen aber auch erkennen, dass viele Qualitäten und Kenntnisse des ambulant tätigen Kinderarztes nur noch marginal im Alltag moderner Kinderkliniken erfahren werden können. Mit den Jahren ist so eine Ausbildungslücke entstanden, deren Umfang mit der stetig voranschreitenden Weiterentwicklung stationärer und ambulanter Pädiatrie unaufhörlich größer zu werden scheint. Die Anpassung der Ausbildungsbedingungen zukünftiger Kinder- und Jugendärzte an diese neuen Realitäten ist eine der ganz großen Herausforderung unseres Faches.

Der jetzt vorliegende „Atlas der Entwicklungsdiagnostik" von Thomas Baumann adressiert geradezu idealtypisch diese Erfahrungs- und Ausbildungslücke. Nein, dieses Buch soll kein Standardlehrbuch der pädiatrischen Krankheitslehre sein, vielmehr will es behutsam an die Besonderheiten und Herausforderungen der Betreuung von Kindern und Jugendlichen in der kinderärztlichen Praxis heranführen. Mit umfangreichem Bildmaterial und beeindruckender Liebe zum Detail illustriert und durch ausführliche praktische Hinweise und Anleitungen ergänzt, vermittelt der Autor realitätsnahe die vielfältigen Aufgaben des praktischen tätigen Kinderarztes. Ein besonderer Schwerpunkt des Buches liegt in der Darstellung der psychomotorischen Entwicklung des Kindes – vom Säuglingsalter bis in die Adoleszenz. Keinem anderen Fachbuch gelingt es, die Entwicklungsschritte des Menschen so anschaulich dem Leser nahezubringen.

Darauf aufbauend wird der Weg zur Diagnose von Entwicklungsstörungen kompetent dargelegt. Mit Nachdruck verweist der Autor auf die Bedeutung von Anamnese und körperlichem Untersuchungsbefund. Auch in Zeiten einer modernen hoch technisierten Medizin, sind es letztlich diese Fähigkeiten, Zuhören können, Wesentliches von Unwesentlichem zu unterscheiden und die Gabe der aufmerksamen Beobachtung, die den Erfolg kinderärztlicher Tätigkeit bestimmen. Man kann den „Atlas der Entwicklungsdiagnostik" gerade deshalb jedem angehenden Arzt dringend ans Herz legen, selten verbindet sich fachliche Kompetenz so harmonisch mit der Zuwendung zum Patienten.

Im Vorwort weist der Autor darauhin, dass die Mehrzahl der Bilder im eigenen Praxisalltag entstanden sind und deshalb vielleicht nicht immer die Qualität der professionellen Fotografie erreichen. Genau dieses macht aber die Authentizität des Buches aus. Hier schöpft der Kinderarzt Thomas Baumann aus seiner langjährigen persönlichen Erfahrung, und die Freude, die vielen der Patientenbilder innewohnt, belegt, dass es Spaß gemacht hat an diesem Buch beteiligt zu sein. Es ist mit Passion geschrieben, mit Begeisterung für die Vermittlung von Wissen, besonders aber mit großer Empathie für Kinder, Jugendliche und ihre Familien. Und so ist dieses Werk viel mehr als eine exzellente Anleitung und herausragende Hilfestellung zur Bewältigung des Praxisalltags, der „Atlas der Entwicklungsdiagnostik" gibt Zeugnis davon, welche menschliche Bereicherung und Freude es ist, der Berufung zum Kinderarzt zu folgen.

Univ.-Prof. Dr. med. Fred Zepp, Mainz

Vorwort

„Far better it is to dare mighty things, to win glorious triumphs, even though checkered by failure, than to take rank with those poor spirits who neither enjoy much nor suffer much, because they live in the great twilight that knows neither victory nor defeat." (Theodore Roosevelt, in einer Rede im Hamilton Club, Chicago, am 10. April 1899)

Dass sich „der Atlas" einer so großen Beliebtheit erfreut, ist eine Befriedigung für den Autor, aber auch eine echte Belastung. Die nun vorliegende Auflage muss, neben der Korrektur der Fehler, auch signifikante Verbesserungen beinhalten. Die stoffliche Erweiterung ist leicht gemacht, deren Reduktion auf Essenzielles, für die Praxis Wichtiges aber oft schwierig. Leicht hätte der Atlas das Doppelte und Dreifache an Umfang erreichen können. Damit würde er aber sicherlich sein praktisches Ausmaß überschreiten. So haben wir uns beschränken müssen. Das ist aber (auch) bei befreundeten Gastautoren leichter gesagt als getan. Gerade dieser oder jener Abschnitt scheint ihnen natürlich von besonderer Bedeutung. Wir hoffen, dass wir trotz dieser Schwierigkeiten die „richtige" Größe erreicht haben. Der Aufbau wurde verbessert. Innerhalb der Kapitel wurde, in Anlehnung an die kindliche Entwicklung, dem Schema vom Säugling zum Kleinkind, zum Schulkind und letztlich zum Adoleszenten gefolgt. Da sich der Umfang des Buches trotz aller Bemühungen erweitert hat und es jetzt annähernd die ganze „nicht akute" Praxispädiatrie umfasst, haben wir dem Buch einen inoffiziellen 2. Titel verpasst: „Praxisbuch Pädiatrie", weil wir mit gutem Gewissen sagen können, dass nun darin so ziemlich alles zu finden ist, was im Praxisalltag hilfreich sein kann.

Neu sind 2 von der Schweizerischen Gesellschaft für Pädiatrie sanktionierte Vorsorgeuntersuchungen dazugekommen: eine Untersuchung der 3-jährigen und eine der 12-jährigen Kinder – Erstere mit dem Schwerpunkt der Sprachentwicklung, Letztere, um die große Lücke zwischen der Untersuchung im 10. und derjenigen im 14. Altersjahr zu verkleinern. Zudem wurden alle Vorsorgeuntersuchungen den neuen, im Jahr 2011 erschienenen Checklisten angepasst, die ich mithilfe von hochkarätigen Mitarbeitern erarbeiten durfte. Der Atlas wird nun auch von der Schweizerischen Gesellschaft für Pädiatrie als „Manual der Vorsorgeuntersuchungen" empfohlen und ersetzt das alte Manual.

Pädiatrie ist nicht mit miniaturisierter Medizin gleichzusetzen. Sie umfasst im Gegenteil ein riesiges Gebiet, das, vor allem in der Praxispädiatrie, alle „Teilbereiche" beinhaltet. Dabei sind seltene Erkrankungen sicher nur in sehr geringer Zahl, häufige dagegen öfter anzutreffen. Aber ohne Kenntnis der seltenen Störungen können diese leicht übersehen werden. Darum enthält der Atlas nach wie vor eine Vielzahl von Seltenheiten, damit diese in Erinnerung bleiben und im Bedarfsfall auch erkannt werden.

In der Pädiatrie spielt die Klinik mit Anamnese, Beobachtung und klinischer Untersuchung (Palpation, Auskultation usw.) eine ungleich größere Rolle als die Laboruntersuchung. Weitaus der größte Teil aller Erkrankungen, insbesondere aber Entwicklungsstörungen, werden in erster Linie durch Beobachtung und Anamnese erfasst. Deshalb liegt im Atlas der Schwerpunkt auch auf diesen klinischen Fähigkeiten. Da bei der Vorsorgeuntersuchung der Konsultationsgrund nicht eine Störung ist, ist es am Arzt, mithilfe der anamnestischen Daten und der Beobachtung Krankheits- und/oder Entwicklungsstörungen erst zu entdecken, sozusagen die Nadel im Heuhaufen!

Wir hoffen, mithilfe des Textes und der Illustrationen die Begeisterung des Lesers für das Fach Kinderheilkunde noch mehr zu stärken, und wünschen viel Vergnügen bei der Lektüre – natürlich mit dem Ziel, dass die Kinder in Ihrer Praxis von Ihrem neu erworbenen Wissen profitieren können.

Solothurn *Thomas Baumann*

Vorwort zur 1. Auflage

Der vorliegende Atlas der Entwicklungsdiagnostik beruht, was den Text betrifft, auf dem Manual der Vorsorgeuntersuchungen der Schweizerischen Gesellschaft für Pädiatrie. Die 3. Auflage des Manuals hat bei den praktizierenden Pädiatern der Schweiz großen Anklang gefunden. Dank des neuen Krankenversicherungsgesetzes sind Vorsorgeuntersuchungen als anerkannte Präventivmaßnahmen nun offiziell Pflichtleistungen der Krankenkassen. Das Manual dient als Referenz, sowohl was den Inhalt als auch was die Termine der Untersuchungen betrifft.

Vorsorgeuntersuchungen im Sinne der Früherfassung von Anomalien und Entwicklungsstörungen beinhalten nur einen Teil der umfassenden Prävention. Ein ebenso wichtiger Teil kommt der primären Prävention im Sinne der umfassenden Gesundheitsförderung zu. Es sind dies Maßnahmen, die wir ergreifen, damit der Schaden gar nicht erst eintritt: Erkennen von Risikosituationen für Kindesmisshandlung, Erziehungsberatung, Unfallverhütung und Suchtprävention. Diesen Aspekten wurde vermehrt Platz gewidmet. Das Manual wurde deshalb nicht mehr mit „Vorsorgeuntersuchungen“, sondern mit „Prävention in der Pädiatrie“ betitelt. Durch Bilder und Illustrationen wurde nun aus dem „Vorsorgemanual“ ein „Atlas“.

Die Fotos sollen vor allem die normale Entwicklung illustrieren. Einzelne Bilder von Normvarianten und Pathologien wurden allerdings ebenfalls für Lernzwecke eingefügt. Dieser Atlas kann und will dabei die einschlägige Literatur zum Thema nicht ersetzen, sondern allenfalls ergänzen.

Unter Berücksichtigung der essenziellen Entwicklungsschritte, des optimalen Alters der Prüfung der Sinnesorgane und der Impftermine haben sich folgende Untersuchungstermine bewährt: 1. Lebenswoche, 1 Monat, 2 Monate, 4 Monate, 6 Monate, 9 oder 12 Monate, 2 Jahre, 4 Jahre, 6 Jahre, 10 Jahre und 14–16 Jahre. Je nach örtlichen Gegebenheiten empfiehlt sich zudem eine pränatale Visite.

In Deutschland gelten hinsichtlich der Untersuchungstermine und deren jeweiligem Umfang die Untersuchungsstandards der U1–U10, die im vorliegenden Werk berücksichtigt wurden.

Wie jede Wissenschaft ist die Medizin ständigen Entwicklungen unterworfen. Forschung und klinische Erfahrungen erweitern unentwegt unsere Erkenntnisse. Der vorliegende Atlas ist davon nicht ausgenommen und versteht sich deshalb als „Work in Progress“ und nicht als „State of the Art“. Wenn er aber dem Leser und Anwender als Leitfaden dienen kann und Anregungen in den kinderärztlichen Alltag bringt, so ist unser Ziel erreicht.

Solothurn, im Sommer 2002 *Thomas Baumann*

Anmerkung

Zugunsten der Lesbarkeit wird auf die konsequente Ausschreibung weiblicher und männlicher Formen verzichtet.

Danksagung

Ein Buch kann nicht ohne die tatkräftige Hilfe vieler realisiert werden: In erster Linie sei den Kindern und Eltern gedankt, die es zuließen, dass ich sie fotografierte, und damit die Publikation ermöglichten.

Die 1. Auflage des Atlas verdankte seine Entstehung einem Vorschlag von Dr. Thorsten Pilgrim vom Georg Thieme Verlag. Unsere anfängliche Skepsis gegenüber einem solchen Projekt haben dann die Assistenten der Kinderklinik Bern erfolgreich vertrieben.

Die Kolleginnen und Kollegen Dres. med. John Egger, Thomas Gallmann, Andreas Hohl, H.-P. Keller und Ursula Meyer-König haben am Text des Manuals Prävention in der Pädiatrie der Schweizerischen Gesellschaft für Pädiatrie, welcher dem Atlas zugrunde liegt, mitgearbeitet, die Dres. med. U. Bühlmann, C. L. Fawer, R. Largo, L. Ruf-Bächtiger, G. Schubiger, F. Sennhauser, F. Stocker und B. Zollinger als Experten. Ihren wertvollen Ratschlägen sei hier nochmals gedankt.

Am Atlas wirkten mit: Dres. med. Jörg Clasen (Adaption an deutsche U-Untersuchungen), Stefanie Gissler, Sandra Wallmann, Barbara Lehmann und Oliver Adam.

An der 2. Auflage haben mitgewirkt: Oliver Adam, Romedius Alber, Steffi Armbruster, Markus Bittel, Daniela Brunner, Monika Cassidy, Elisabet Furrer, Corinna Klaeger, Barbara Lehmann, Martin Tönz, Matthäus Vischer, Albert Weydert und Bettina Zuppinger. Frau Martina Millner-Uhlemann besorgte die Adaptation für deutsche Leser. Cand. med. Claudia Sutter macht sich auf den Fotos gut als Kinderärztin, nicht wahr?

Dank gebührt auch meinen vielen Lehrern. Von diesen seien speziell erwähnt: Fausto Pagnamenta, Gregor Schubiger, Albert Weydert und Vince da Silva, die mein Feuer für die Kinderheilkunde auf ganz verschiedene Weise zu schüren wussten. Zu meiner großen Erleichterung konnte ich Etienne Joss wiederum zur Mitarbeit überreden. Ohne seine kritischen Kommentare und seine vielen Beiträge wäre der Atlas nicht das, was er ist.

Die nach dem unerwartet großen Erfolg des Atlas nötig gewordene vorliegende neue Auflage erforderte eine umfassende Überarbeitung, Ergänzung und Erweiterung. Die Neubearbeitung der Checklisten, die ich im Auftrag der Schweizerischen Gesellschaft für Pädiatrie erarbeiten durfte, diente als Struktur für den revidierten Atlasteil. Dabei haben mitgearbeitet: Dieter Ambühl, Arnold Bächler, Oskar Jenni, Russia Leuchter Ha-Vinh, Ulrich Lips, Nicole Pellaud, Christina Pizagalli und Barbara Zollinger. Der theoretische Teil wurde stark erweitert und ergänzt. Dafür konnte ich die Mitarbeit vieler Autoren gewinnen, deren Namen bei ihren Beiträgen genannt werden. Die Kapitel zur Genetik hat dankenswerterweise Siv Fokstuen durchgesehen und korrigiert.

Dres. med. Hanna Bieri, Oliver Adam, Thomas Ernst und Paul Meier, meine Gruppenpraxiskollegen, haben nicht nur viel über sich ergehen lassen müssen, sondern auch Fotos geliefert und „abgedrückt“. Ein professionelles Fotostudio, ein professioneller Fotograf hätte die Bildqualität optimiert, war jedoch aus naheliegenden Gründen nicht realisierbar. Aber dafür sind die Bilder nicht gestellt, sondern spontan. Bilder, die mit einem Stern markiert sind, wurden mir freundlicherweise von Prof. Dr. med. R. Kraemer, ehemaliger Chefarzt, und Prof. Dr. med. P. Mullis, Kinderklinik Bern, oder Prof. Dr. med. G. Schubiger, ehemaliger Chefarzt, und Dr. med. Hermann Winiker, Kinderklinik Luzern, zur Verfügung gestellt. Auch Praxiskollegen haben interessante Bilder beigesteuert: Dr. med. Peter Birrer, Bettina Zuppinger, Dr. med. Patrick Imahorn und die Autoren der Fachartikel. Viele Bilder zum Thema „Augen“ und „Sehen“ wurden von Frau Dr. med. Corinna Klaeger zur Verfügung gestellt. Ihnen allen sei hier herzlich gedankt. Fachliche „Supervision“ leisteten die langjährigen Freunde und Pädiater Albert Weydert und Ruedi Christen.

Nicht zu vergessen sei der Georg Thieme Verlag, namentlich Herr Dr. med. Christian Urbanowicz, der lange vergeblich auf das Manuskript hat warten müssen, aber letztlich die Hoffnung nie aufgegeben hat und immer helfend zur Seite stand.

Meinen Söhnen bin ich dankbar, haben sie mich doch gezwungen, von Entwicklungspädiatrie nicht nur zu reden und zu schreiben, sondern sie auch zu leben. Ihr Beitrag an meiner Entwicklung ist nicht zu unterschätzen!

Vor allem danke ich aber meiner Frau, die meine Arbeit kritisch begleitet hat und dabei half, viele Fehler zu eliminieren. Sie gab unzählige Anregungen und trug letztlich das Ganze liebevoll mit bzw. trägt es auch heute immer noch mit!

Ihnen sei allen herzlich gedankt.

Solothurn *Thomas Baumann*

Anschriften

Herausgeber und Autor

Dr. med. Thomas Baumann
Facharzt für Kinder und Jugendliche
FMH, Entwicklungspädiater
ZKSK (Zentrum für Kinder mit
Sinnes- und Körperbehinderung)
Werkhofstraße 17
4500 Solothurn
Schweiz
und
Gruppenpraxis für Kinder und Jugendliche
Bürgerspital
Schöngrünstraße 42
4500 Solothurn
Schweiz

Mitarbeiter

Dr. med. Oliver Adam
Gruppenpraxis für Kinder und Jugendliche
Bürgerspital
Schöngrünstraße 42
4500 Solothurn
Schweiz

Dr. med. Romedius Alber
Neuhofstraße 3B
6340 Baar
Schweiz

Prof. Dr. med. Franziska Baltzer
McGill University Health Center
Montreal Children's Hospital
Division Director Adolescent Medicine
1040 Atwater
CA-H3Z IX3 Montreal
Kanada

Prof. Dr. med. Thomas M. Berger
Luzerner Kantonsspital
Kinderspital Luzern
NeoIPS
6000 Luzern 16
Schweiz

Dr. med. Siv Fokstuen
Service de Médicine Génétique
Centre Médical Universitaire-CMU
rue Michel-Servet 1
1211 Genève 4
Schweiz

Dr. med. Matthias Furter
Im Rebberg 4
8451 Kleinandelfingen
Schweiz

Dr. med. Marco Janner
Kinderarzt
Endokrinologie-Diabetologie
Falkenhöheweg 3
3012 Bern
Schweiz

Dr. med. Bigna Keller
Universitätsklinik für Kinderheilkunde
Inselspital
3010 Bern
Schweiz

Dr. med. Kristin Kernland Lang
Universitätsklinik für Kinderheilkunde
und Dermatologie
Inselspital
Freiburgstraße Eingang 14 A – D
3010 Bern
Schweiz

Dr. med. Corina Klaeger-Manzanell
Augenärztin FMH
Gurtengasse 2
3011 Bern
Schweiz

Dr. med. Hans Kurt
Facharzt für Psychiatrie und
Psychotherapie FMH
Gruppenpraxis Weststadt
Bielstraße 109
4500 Solothurn
Schweiz

Prof. Dr. med. Jean-Pierre Pfammatter
Universitätsklinik für Kinderheilkunde
Inselspital
Freiburgstraße 23
3010 Bern
Schweiz

Prof. Dr. med. Martin H. Schöni
Universitätsklinik für Kinderheilkunde
Ambulante Pädiatrie
Inselspital
Freiburgstraße 15
3010 Bern
Schweiz

Dr. med. Mattheus Vischer
Spezialarzt ORL FMH
Hals- und Gesichtschirurgie
Worbstraße 312
3073 Gümligen
Schweiz

Geleitwort

Univ.-Prof. Dr. med. Fred Zepp
Universitätsmedizin Mainz
Zentrum für Kinder- und Jugendmedizin
Langenbeckstraße 1
55131 Mainz

Dr. med. Christian Wüthrich
Universitätsklinik für Kinderheilkunde
Inselspital
3010 Bern
Schweiz

Dr. phil. Barbara Zollinger
Zentrum für kleine Kinder
Pionierstraße 10
8400 Winterthur
Schweiz

Dr. med. Bettina Zuppinger
Fachärztin für Kinder und Jugendliche
FMH
Albisriederplatz 10
8004 Zürich
Schweiz

Abkürzungen

ADD	Aufmerksamkeitsdefizitsyndrom
ADHD	Attention Deficit Hyperactivity Disorder
AG KiM	Arbeitsgemeinschaft Kinderschutz in der Medizin
BAHA	Bone anchored Hearing Aid (Hörgerät)
Bfu	Beratungsstelle für Unfallverhütung der Schweiz
BoR-Syndrom	branchiootorenales Syndrom
BPES-Syndrom	Blepharophimosis-Ptosis-Epicanthus-inversus-Syndrom
CASE-Technik	Chronological Assessment of suicidal Events
CEEP	Centre européen des Entreprises à Participation publique et des Entreprises d'Intérêt économique général
CHARGE	Kolobom des Auges, Herzfehler, Atresie der Choanen, retardiertes Längenwachstum, Geschlechtsorgananomalien, Ohrfehlbildungen
CPAP	Continuous positive Airway Pressure
CROS	Contralateral Routing of Signal (Hörgerät)
CT	Computertomografie
DAKJ	Deutsche Akademie für Kinder- und Jugendmedizin e.V.
DAMP-Syndrom	Deficits in Attention, Motor Control and Perception
DC: 0–3R	Diagnostic Classification of Infancy
DRG	diagnosebezogene Fallgruppen
DSM-IIIR	Diagnostic and statistical Manual of mental Disorders, 3. Auflage, revidierte Form
DSM-IV TR	Diagnostic and statistical Manual of mental Disorders, 4. Auflage, Textrevision
EEG	Elektroenzephalogramm
EFSA	European Food Safety Authority
EKG	Elektrokardiogramm
EQ	emotionaler Quotient
ERV	exspiratorisches Reservevolumen
ESMgHAN	European Society for paediatric Gastroenterology, Hepatology and Nutrition
FEV1	Einsekundenkapazität; früher auch Tieffenau-Test genannt
FISH-Test	Fluoreszenz-in-Situ-Hybridisierung
FRAKIS	Fragebogen zur frühkindlichen Sprachentwicklung
FRC	funktionelles Reservevolumen
FVC	forcierte Vitalkapazität
HEADSS	psychosoziales Interview mit Heranwachsenden zu den Themen Home, Education, Activities, Drug Use and Abuse, sexual Behavior, Suicidality and Depression
HELLP-Syndrom	Hämolyse, erhöhte Leberwerte und Verminderung der Thrombozytenzahl
HIV	humanes Immunschwächevirus
HSO	Hilfe zur Selbsthilfe bei Onlinesucht
ICD-10	Internationale Klassifikation der Krankheiten
IGeL	individuelle Gesundheitsleistungen an zusätzlichen Terminen
IGF	Insulin Growth Factor
IGFBP	IGF-bindendes Protein
IQ	Intelligenzquotient
IRV	inspiratorisches Reservevolumen
ITGV	intrathorakales Gasvolumen
IVC	inspiratorische Vitalkapazität
KVG	Krankenversicherungsgesetz
LGV	Lebensmittel- und Gebrauchsgegenständeverordnung der Schweizerischen Eidgenossenschaft
MEF75/50/25	maximaler exspiratorischer Atemfluss bei 75, 50 und 25% der Vitalkapazität
MIF	maximaler inspiratorischer Fluss
MMORPG	Massively Multiplayer Online Role Playing Games
MRT	Magnetresonanztomografie
MURCS-Assoziation	Müller-Gänge, Nierenaplasie und zervikothorakale Dysplasie
NNT	Anzahl der Patienten, die für den Nachweis eines Erfolgs einer Behandlung benötigt werden, Number needed to treat
OECD	Organisation für wirtschaftliche Zusammenarbeit und Entwicklung
PEEP	positiver endexspiratorischer Druck
PEF	Spitzenfluss
PET	Positronenemissionstomografie
PHACES-Syndrom	Posterior Fossa Abnormalities, arterial cerebrovascular Anomalies, cardiac Defects, Eye Abnormalities, sternal Defects
PISA	Programme for International Student Assessment
REM	Rapid Eye Movement
RRR	Reduktion des relativen Risikos
RV	Reservevolumen
SCORAD	SCORing atopic Dermatitis
SDS	Standard-Score
SGP	Schweizerische Gesellschaft für Pädiatrie
SLRG	Schweizerische Lebensrettungsgesellschaft
TAR-Syndrom	Thrombozytopenie-Radiusaplasie-Syndrom
TLC	totale Lungenkapazität
TORCH	Toxoplasmose, Röteln, Zytomegalie, Herpes und andere
TV	Atemzugsvolumen; Tidal Volume
UNICE	Union of industrial and Employers' Confederations of Europe
UNICEF	United Nations Children's Fund
VATERL-Syndrom	vertebrale, anale, aurikuläre, Nieren- und Gliedmaßenfehlbildungen, Herzfehler, tracheoösophageale Fistel und Ösophagusatresie
WHO	World Health Organisation
ZKSK	Entwicklungspädiatrisches Zentrum Solothurn

Inhaltsverzeichnis

I Einleitung

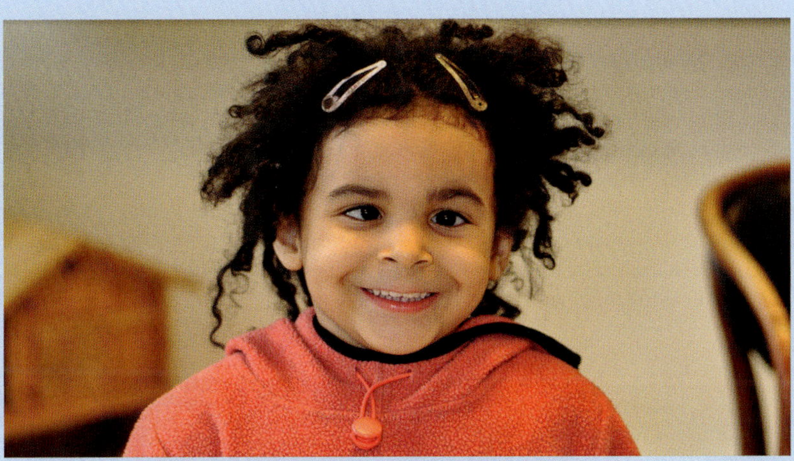

1 Kindermedizin

Für den „berufenen“ Kinderarzt ist die Kindermedizin eine Offenbarung und ein Beruf mit unvergleichlich großer Abwechslung und Erfüllung. Für viele aber scheint es eine schwierige, anspruchsvolle und traurige Spezialisierung, eine, die sich größtenteils mit schwer kranken oder sterbenden Babys und Kindern beschäftigt. Einige sehen die Leiden und Beeinträchtigungen von Kindern als so ungerecht und überwältigend an, dass sie sich fragen, wie ein Arzt diesen Karriereweg wählen und sich willentlich mit so viel unverschuldetem Leid abgeben will.

Das schwere chronische Leiden oder sogar der Tod sind in der Kindheit, Gott sei Dank, die Ausnahme und nicht die Regel. Gewiss, es ist schwierig, das Leiden eines Kindes, vor allem, wenn es schlecht heilbar oder chronisch ist, zu begleiten, besonders auch die Trauer über den Tod eines (unschuldigen) Kindes. Aber Kindermedizin ist so viel mehr! Täglich werden Kinderärzte mit „unmöglichen“ und „komischen“ Situationen konfrontiert. Wo Kinder sind, wird viel gelacht; das ist ansteckend (Abb. 1.**1**). Und Kinder haben eine hervorragende Gabe, die Authentizität des Gegenübers zu spiegeln. Es ist schwierig, Kindern etwas vorzumachen, und das wiederum erlöst Kinderärzte davon, dauernd die Rolle des Arztes zu spielen: je authentischer, desto besser!

Die Pädiatrie konfrontiert uns auch mit den enormen Herausforderungen, vor denen Kinder und ihre Familien stehen. Und gerade die Erkenntnis, dass ein Kind Teil eines Familiensystems ist, stellt eine wunderbare Ergänzung zu einem individualistischen Weltbild dar (Abb. 1.**2**). Die kindliche Entwicklung spielt sich in erster Linie im Rahmen der Familie ab, und die Pädiatrie ist sich dieses Umstands bewusst. Nur „systemische“ Einblicke und Maßnahmen zeitigen Wirkung. So ist auch verständlich, dass Pädiatrie, ebenfalls einzigartig, nie nur „Individualmedizin“, sondern auch „Familienmedizin“ ist. Kinderärzte können nur in Zusammenarbeit mit den Eltern zum Wohle des Kindes wirken. Sie können die Eltern in ihrer Aufgabe begleiten und unterstützen. Das Engagement der Pädiatrie in den Familien deckt das gesamte Spektrum ab, von der Sorge für die Gesundheitserziehung bei „normalen“ Kindern bis zur Bereitstellung von Informationen, Hilfe und Unterstützung für Familien, die enormen Belastungen der Pflege im Zusammenhang mit einem kranken Kind ausgesetzt sind.

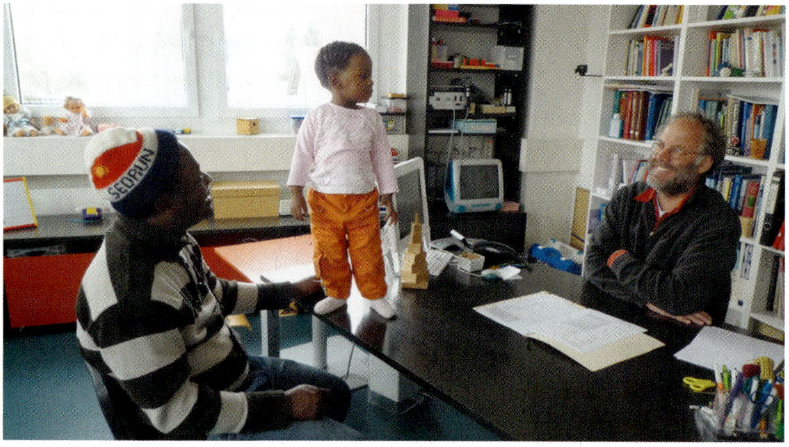

Abb. 1.**1** An oder auf dem Tisch – Hauptsache, die Beziehung stimmt!

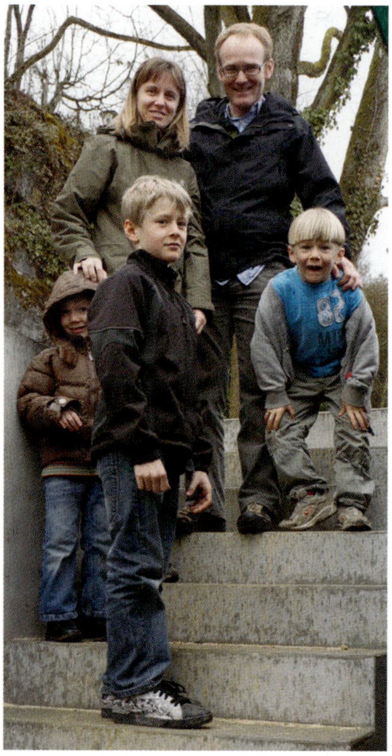

Abb. 1.**2** Die ganze Familie.

Pädiatrie ist zunächst die Wissenschaft von Wachstum und Entwicklung. Dies erfordert ein gutes Verständnis der verschiedenen Entwicklungsstufen der Kinder (Abb. 1.**3**). Darüber hinaus benötigt der Kinderarzt die Kenntnis der die Kindheit betreffenden Erkrankungen – und die sind extrem vielfältig! Dabei sind sowohl der Einfluss der Krankheit auf Wachstum und Entwicklung als auch die Auswirkungen von Wachstum und Entwicklung auf die Erscheinungen der Krankheit bedeutsam. Die korrekte und möglichst frühe Intervention kann erhebliche Vorteile für das weitere Leben des Kindes bedeuten. So können aber auch Fehleinschätzungen oder Unkenntnis über Krankheiten oder Entwicklungsstörungen schwere, lebenslange negative Auswirkungen für das Kind zeitigen. Das gilt auch für moderne Scheindiagnosen! Nirgendwo sonst in der Praxis der Medizin sind die Folgen so nachhaltig. Sie betreffen nicht nur die Zukunft des Kindes bezüglich körperlicher Gesundheit und Funktionstüchtigkeit, sondern ebenso sein Selbstwertgefühl, auch später, im Erwachsenenalter, und damit seine persönliche Integrität und Leistungsfähigkeit.

Pädiatrie kennt auch Frustrationen, wie z. B. Kinder, die schwer krank sind, die Schmerzen haben, die sterben. Aber es ist auch ein Fachgebiet, dessen Praktiker täglich über den Mut und die Entschlossenheit der Kinder staunen können, wie sie ihre Beschwerden überwinden. Kinder, und das ist tröstlich, zeigen einen unglaublichen Appetit auf das Leben. Ihren Mut zu sehen, ist ein großes Geschenk für uns Ärzte.

Kinder sind ohne zu zögern ehrlich. Keine anderen Patienten sind so direkt und offen in ihrer Beziehung zu ihrem Arzt. Die „Arztrolle“ verblasst in der Gegenwart eines Kindes. Dies ist die mehrheitlich heitere und empathische Welt der kinderärztlichen Praxis; dies vor allem, wenn sich ein Kinderarzt mit den sog. „Well Baby Visits“, den Vorsorgeuntersuchungen, beschäftigt. Und diese nehmen heute über 50% der modernen Praxistätigkeit des Kinderarzts ein. „Muss pinkeln“ ist dann z. B. wichtiger als die Anstrengungen des Arztes, seine Empathie unter Beweis zu stellen. Nirgendwo sonst ist gefühlloses und unangemessenes Verhalten so störend für die Arzt-Patienten-Beziehung wie in der Kindermedizin. Kinder reagieren sofort auf Herablassung, vorgespielte Gefühle undurchsichtige Motive und Lügen (z. B. „Die Spritze tut nicht weh!“). Sie spüren instinktiv die Divergenzen zwischen dem Arzt und der Familie auf und wollen die Wahrheit wissen. Es ist die Pflicht des Arztes, diese entwicklungsentsprechend und ehrlich zu sagen.

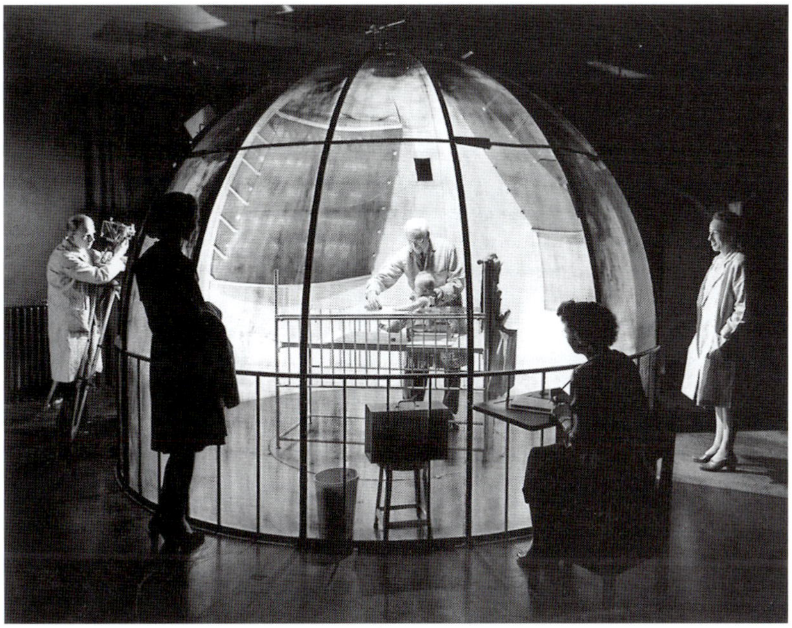

Abb. 1.**3** A. Gesell erforschte die Entwicklung des Kindes.

! Es ist eine unumstößliche Grundregel der Pädiatrie: „Lüge nie ein Kind an, aus welchen an sich hehren Motiven auch immer.“ Es ist allerdings nicht immer einfach, diese Regel einzuhalten. Aber Ehrlichkeit und Wahrheit sind die Basis einer guten Kind-Arzt-Beziehung, die ja noch viele weitere Jahre andauern soll.

Kinder sind auch unglaublich lustig. Die Atmosphäre in einer pädiatrischen Praxis unterscheidet sich dadurch grundsätzlich von den Einrichtungen des Gesundheitswesens für Erwachsene. Kinder spielen und lachen nicht nur untereinander, sondern tun dies auch mit denen, die sich um sie kümmern (Abb. 1.**4**). Steigt der Kinderarzt in dieses Spiel ein, hat er schon den ersten Schritt in die richtige Richtung getan; und das Lachen der Kinder ist die beste Therapie und ein zuverlässiger Schutz vor „Burn-out“ für uns Betreuer (Abb. 1.**5** und Abb. 1.**6**).

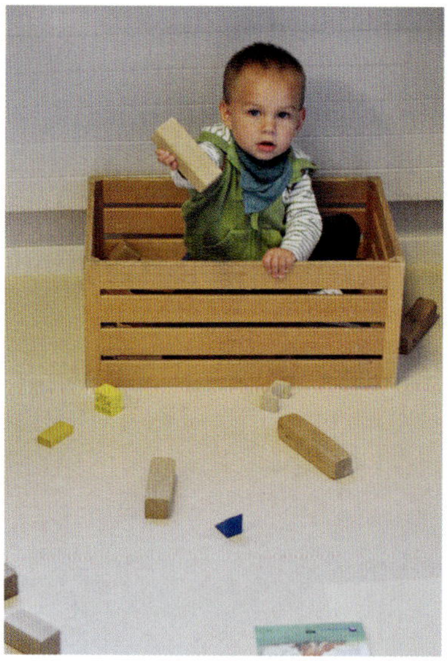

Abb. 1.4 ... immer spielen, auch in der Praxis.

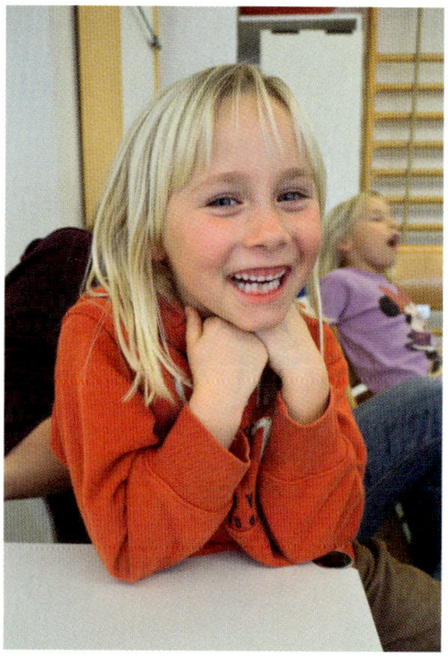

Abb. 1.5 Lachen in der Praxis.

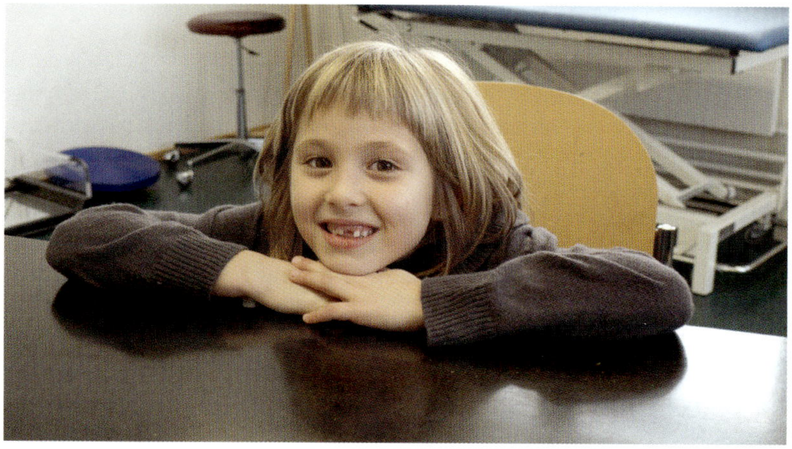

Abb. 1.6 „So, was geht ab?“ Wer kann da widerstehen?

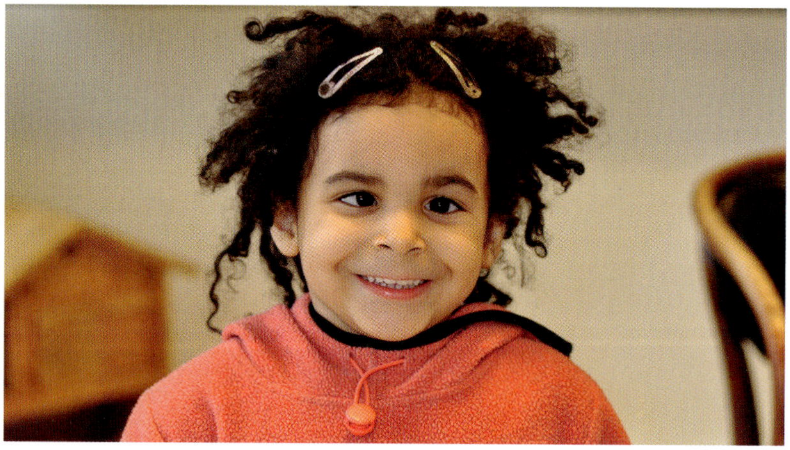

Abb. 1.7 „Freundlicher Strabismus convergens.“

Die Kinderheilkunde ist als eine eigene medizinische Fachrichtung nicht alt. Sie entstand während des vorletzten Jahrhunderts. Die wechselnden Muster der Morbidität und Mortalität bei Kindern seit dem Beginn der Kinderheilkunde spiegeln Fortschritte in der Ernährung der Säuglinge, der verbesserten Hygiene, der Impfungen und der Antibiotikatherapie. Infektionskrankheiten, die lange Haupttodesursache in der Kindheit waren, sind nicht mehr die große Bedrohung, die sie einmal waren. Fortschritte in der Geburtshilfe und in der perinatalen Betreuung und z. B. die Behandlungen der Leukosen haben die Überlebenschancen revolutioniert. Aber neue pädiatrische Morbiditäten sind in den letzten Jahrzehnten entstanden bzw. ins Bewusstsein getreten: Entwicklungs- und Lernschwierigkeiten, Missbrauch, Vernachlässigung, Depressionen, Essstörungen und Selbstmorde bei Jugendlichen, psychosoziale Adaptationsstörungen, Stresserkrankungen, Auseinanderbrechen der Groß- in Kleinfamilien, Patchwork-Familien, psychosoziale Vereinsamung, zunehmender Leistungsdruck auf die Kinder in den Schulen, zunehmende ökonomische Schwierigkeiten, in die z. B. die alleinerziehenden Eltern geraten (neue Armut), usw.

Die Pädiatrie hat sich in den letzten Jahren und Jahrzehnten wiederum stark gewandelt. Den neuen Morbiditäten wird am besten mit präventiven Maßnahmen, den Vorsorgeuntersuchungen, begegnet, die eine Entwicklung der 1960er-Jahre sind. Trotz der Fortschritte in der pädiatrischen Medizin haben nicht alle Kinder gleichermaßen Zugang zu diesen Möglichkeiten, sei dies aus ökonomischen Gründen, aus Gründen der familiären Bedingungen oder aus schlichter Unkenntnis der Gegebenheiten. Besonders Kinder mit Migrantenhintergrund partizipieren unvergleichlich weniger an den ihnen zustehenden Möglichkeiten (Abb. 1.7). Themen, wie soziale Gerechtigkeit und kinderärztliche Interessenvertretung des Kindes, sind wichtige Bestandteile der pädiatrischen Praxis geworden. Hier warten große Aufgaben auf den Kinderarzt!

2 Motivation und Ziel des Buches

Die konkrete Arbeit in der Praxispädiatrie hat sich in den letzten Jahren und Jahrzehnten stark gewandelt: Der Arzt wurde vom Primärversorger zum Präventivmediziner. Kinderärzte sind heute in mehr als der Hälfte der Zeit damit beschäftigt, sog. Vorsorge- und Entwicklungsuntersuchungen durchzuführen. Die Ausbildung dafür ist aber leider noch völlig ungenügend. Als Assistent, eventuell als Oberarzt oder auf noch höherer Hierarchiestufe beschäftigt sich der Kinderarzt in den Kliniken dagegen mit somatischen Krankheiten und kaum mit Vorsorgeuntersuchungen. So steht der zukünftige Pädiater beim Eröffnen seiner Praxis vor der bitteren Erkenntnis, dass seine Weiterbildung die für die Praxistätigkeit nötigen Inhalte nur ungenügend vermittelt hat. Wie hätte sie auch gekonnt: Die Fragestellungen der Kliniken sind nicht Vorsorge-, sondern Akutmedizin. Weil die akademische Lehre in den Universitätskliniken weiterhin blüht, aber in den Praxen darbt, gibt es faktisch keine Literatur zum Thema, jedenfalls nicht auf Deutsch! Und da praktizierende, niedergelassene Kinderärzte leider nicht forschen geschweige denn publizieren, wird sich dies auch nicht so bald ändern. Niedergelassene Kinderärzte haben dazu in der Regel keine Zeit; sie müssen arbeiten (zu einem misslichen Lohn; Abb. 2.**1**). Da zudem der Praktiker in der Regel eine Praxis entweder neu aufbaut oder übernimmt und der abtretende Praktiker oft wenig Lust verspürt, sein Wissen weiterzugeben, besteht hier eine riesige Wissenslücke: Alles muss nochmals von vorn erarbeitet werden. Welch eine Verschwendung von Erfahrung und Wissen! Deshalb kann auch nur von einer oralen Übermittlung des Wissens (wie bei den Naturvölkern: Oral Culture) ausgegangen werden. Vielleicht täten die Lehrinstitute gut daran, dieses außeruniversitäre Wissen besser zu pflegen und zu hüten. Die nachfolgende Generation könnte davon nur profitieren. Der „Atlas der Entwicklungsdiagnostik“ versucht hier, Abhilfe zu schaffen.

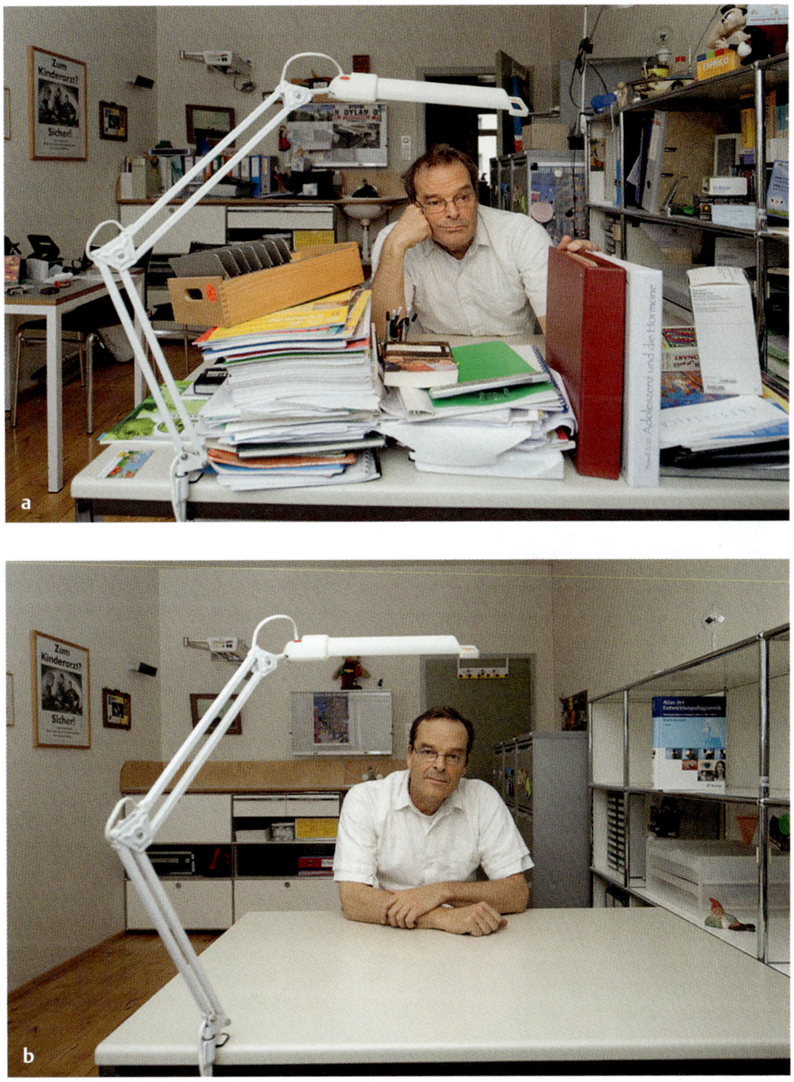

Abb. 2.**1 a, b** Auch das gehört zum Alltag eines Kinderarztes (mit freundlicher Genehmigung von Dr. med. Beat de Roche; Fotos: W.E. Rutishauser)!
a Vorher.
b Nachher.

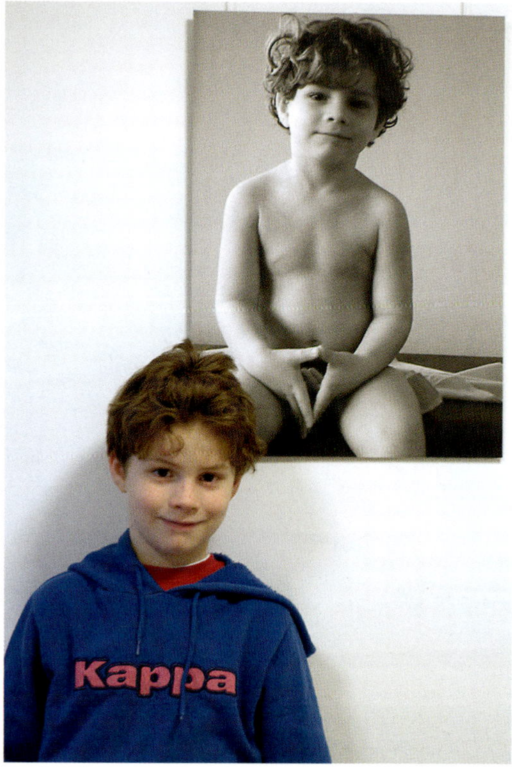

Abb. 2.**2** Jahre später, immer noch beim Kinderarzt...

Der Autor, selber praktizierender Kinderarzt, versucht, seine Erfahrungen so gut wie möglich weiterzugeben, nicht „oral", sondern „written", niedergeschrieben. Der Atlas der Entwicklungsdiagnostik hat zum Ziel, sowohl aktuellen als auch zukünftigen Kinderärzten die Praxispädiatrie näher zu bringen. Dies wird am Beispiel der Vorsorgeuntersuchungen dargestellt, bei denen es neben der Früherfassung von somatischen Störungen vor allem auch um das Erkennen von Entwicklungsverzögerungen und -störungen geht. Abweichungen und Variationen der „normalen" Entwicklung werden von den Eltern oft schon vermutet. Bei ihrer Frage nach der Beurteilung der Entwicklung ihres Sprösslings durch den Fachmann ist die Erklärung des Arztes: „Das kommt dann schon noch." leider in der täglichen Praxis allzu häufig (Abb. 2.**2**). Auch wenn die Natur dem Arzt in der Regel milde gesonnen ist und es tatsächlich häufig „noch kommt", ist die Antwort ohne sachkundige Untersuchung des Kindes heute als Kunstfehler zu betrachten.

Gleichzeitig ist es aber vermessen, die gesamte Entwicklungspädiatrie ebenso wie die allgemeine Pädiatrie in einem so beschränkten Rahmen wie dem vorliegenden Atlas vermitteln zu wollen. Es gilt also, auszuwählen und sich zu beschränken. Dies betrifft sowohl die Untersuchungsmethoden und Tests als auch die allgemeine Kinderheilkunde und die verschiedenen Krankheiten. Hauptkriterien für die Auswahl sind dazu die Häufigkeit des Auftretens und, noch wichtiger, ob sich die Untersuchungen und Tests in der täglichen Praxis bewährt haben. Dabei spielen zeitliche wie auch ökonomische Faktoren eine Rolle. Der praktizierende Kinderarzt muss „screenen", um die Nadel im Heuhaufen aufzufinden. Er kann dann, falls er sich das nicht selber zutraut, das Kind an einen Fachmann weiter überweisen. Der Atlas soll dazu Anstöße vermitteln.

3 Hinweise zum Gebrauch des Buches

Der Atlas der Entwicklungsdiagnostik ist ein Atlas und kein Lehrbuch. Er kann mittels vieler Bilder aus dem Praxisalltag dessen Wirklichkeit abzubilden versuchen. Er kann jedoch nicht systematisch alle „Normalitäten, Varianten und Abnormitäten" abbilden. Durch die vielen Bilder kann der Leser allerdings sein Wissen prüfen (Was ist das? Was hätte ich unternommen? Was muss weiter abgeklärt werden? An was muss ich auch noch denken? usw.) und in den einschlägigen Sachbüchern nachlesen. Der Autor ist kein Wissenschaftler, sondern praktisch tätiger Kinderarzt. Deshalb wird der Leser im Buch auch ohne Chance auf Erfolg die Rezitation oder Diskussion der letzten wissenschaftlichen Arbeiten zum Spezialthema suchen, sondern sich mit dem Wissen des Autors wohl oder übel begnügen müssen. Die wissenschaftliche Diskussion überlasse ich mit Freude den Kollegen unter uns, die dies besser können! Der Atlas kann den Leser aber darin unterstützen, etwas Neues zu erlernen sowie schon Gewusstes zu vertiefen.

Das Buch besteht aus mehreren Teilen:

- **Teil I:** Darin wird die kindliche Entwicklung allgemein abgehandelt. Es interessieren der Einfluss der Genetik, der Umwelt und der Gesellschaft, aber auch die Fragen nach der Normalität und Variabilität der Entwicklung. Ein Abschnitt behandelt den Kinderschutz und die Unfallverhütung.
- **Teil II:** Dieser befasst sich mit der ärztlichen Kunst der kinderärztlichen Anamnese und der Untersuchung.
- **Teil III:** Darin wird die Entwicklung des Kindes exemplarisch anhand der verschiedenen Organsysteme aufgezeigt. Die Kapitel, zum Teil von befreundeten Autoren verfasst, halten sich in etwa an einen vergleichbaren Aufbau: intrauterine und extrauterine Entwicklung sowie typische Störungen in den verschiedenen Entwicklungsaltern. Die Kapitel sind naturgemäß heterogen und auch nicht gleich lang. Diese Unterschiede habe ich belassen und sogar unterstützt. Das Lesen des Stoffes scheint mir so weitaus abwechslungsreicher und spannender. Auch setzten die Autoren in Bereichen ihre Schwerpunkte, die nicht unbedingt alle anderen ebenso bewerten. Auch repräsentiert die Anzahl der Zeichen pro Abschnitt keinesfalls dessen klinische Bedeutung. Es folgen jeweils eine Zusammenfassung und die daraus sich ergebenden Maßnahmen; es wird versucht, Antworten auf die Frage zu geben: „Und nun, was ist zu tun?"
- **Teil IV:** Dieser Teil befasst sich mit der ärztlichen Kunst der Vorsorgeuntersuchung, dem eigentlichen Atlas der Vorsorgeuntersuchungen. Darin werden die einzelnen Vorsorgeuntersuchungen in den verschiedenen Altersstufen im Detail beschrieben: Was kann ein Kind zu einem gewissen Zeitpunkt, welche Variationen sind zu erwarten und auf welche Auffälligkeiten ist zu achten? Der dem Atlas zugrunde liegende Text war ursprünglich als Nachschlagewerk in Form eines Ringbuchs konzipiert und ist als offizielles Manual der Vorsorgeuntersuchungen der SGP (Schweizerische Gesellschaft für Pädiatrie) erschienen. Die Anzahl wie auch der Inhalt der einzelnen Vorsorgeuntersuchungen haben sich aber seit der letzten Auflage stark verändert. Der Autor hat im Auftrag der SGP 2011 die neuen Checklisten der Vorsorgeuntersuchungen mit einer namhaften Fachgruppe erarbeitet. Es sind die Vorsorgeuntersuchungen für das Alter von 3 Jahren (Sprachentwicklung) und 12 Jahren (Präadoleszenz) neu zu den bestehenden Vorsorgeuntersuchungen dazugekommen. Diese sind nun vollumfänglich in die Neuauflage übernommen worden. Die Struktur der einzelnen Vorsorgeuntersuchungen wurde ebenfalls verbessert; so wird der Abschnitt „Entwicklung" in die Unterkapitel „Motorik", „Kommunikation und Sprache", „Sozioemotionale Entwicklung" und „Spiel" unterteilt.
- **Anhang:** Hier folgen für die Praxispädiatrie unentbehrliche Tabellen, Normwerte, Perzentilen, Hinweise zur Ernährung, nützliche Adressen, Bezugsquellen und Fragebögen. Bei den Perzentilen (jedes Land hat seine eigenen) wurden, mit dem Ziel einer Vereinheitlichung, die neuen, von der WHO (World Health Organisation) entwickelten aufgenommen. Auf die Erwähnung der Impfrichtlinien wurde verzichtet, da diese aus unerfindlichen Gründen zum einen von Land zu Land unterschiedlich sind und sich zum anderen dauernd ändern. Der Leser möge diesbezüglich im Internet nachlesen.
- **Register:** Im ausführlichen Register kann der Leser nach bestimmten Begriffen suchen und wird dann zu den entsprechenden Textstellen geleitet.

In der konkreten Anwendung lohnt es sich, einmal den Vorspann, zumindest teilweise, durchzulesen, um die Grundlagen für die einzelnen Vorsorgeuntersuchungen kennenzulernen. Es kann nicht schaden, sich das Kapitel über die Kunst der Anamnese und der Untersuchung zu Gemüte zu führen, hofft doch der Autor, darin auch erfahrenen „alten Hasen" Neues vermitteln zu können. Im Alltag, vor, während oder nach einer Vorsorgeuntersuchung, kann das Buch im Teil IV auf der Seite des spezifischen Alters des Kindes aufgeschlagen werden, um sich von der normalen Entwicklung des Kindes zu diesem Zeitpunkt und den angezeigten Untersuchungen ein Bild zu machen – deshalb auch die Griffleisten am Buchrand. Begriffe und Termini technici, die im Teil IV unverständlich sind oder einer Erklärung bedürfen, können im Bedarfsfall auch nachträglich in den ersten Teilen nachgelesen und vertieft werden. Zu diesem Zweck wurde auch ein sehr ausführliches und verbessertes Register angefügt. Im gesamten Text verteilte Hervorhebungskästen sollen helfen, wichtige Aussagen auf einen Blick zu erfassen.

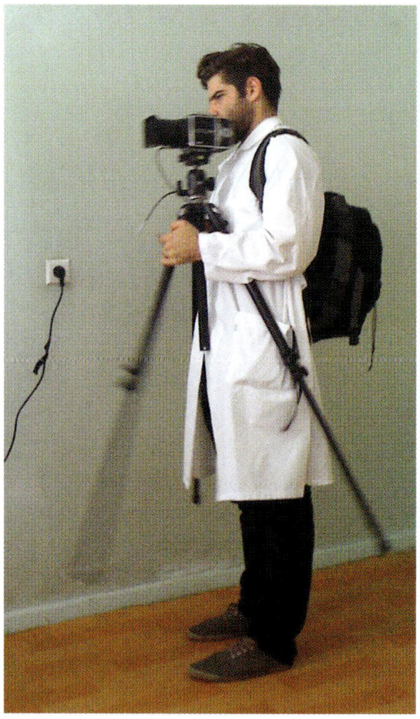

Abb. 3.**1** So einen gab es leider nicht!

Definition
Hintergrund
Zusammenfassung

Merke

Zur besseren Orientierung ist der Aufbau der Kapitel zu den Vorsorgeuntersuchungen immer gleich gestaltet: Nach einer kurzen Synopsis der altersspezifischen Entwicklung folgt ein einleitender Text mit den Schwerpunkten der Untersuchung, dann eine (kopierbare) Checkliste („An was muss ich denken?"). Die Checkliste kann auch dazu dienen, die nötigen Fragen und Untersuchungen zu den einzelnen Voruntersuchungen zu wiederholen bzw. sich zu vergegenwärtigen. Erste Beobachtungen und Fragen enthalten die alterstypischen Fragestellungen des Arztes; es folgt darauf eine kurze Zusammenfassung der psychomotorischen Entwicklung des Kindes. Es schließen sich Hinweise zu den einzelnen somatischen Untersuchungs-Items und Vorschläge zu den präventiven Maßnahmen und der antizipatorischen Beratung an.

Aufgrund der unvergleichlich vielen Bilder aus dem Praxisalltag kann das Buch auch vorzüglich als Bilderbuchnachschlagewerk dienen. Dazu bietet sich auch das ausführliche Register an. Die zahlreichen Bilder haben den Zweck, die normale Entwicklung, deren Variationen wie auch die Pathologie zu visualisieren. Um Kinder korrekt behandeln zu können, müssen neben der „Normalität" aber auch die Pathologie und die Normvariante (Non-Disease) bekannt sein. Deshalb wurden auch ausgewählte Bilder mit nicht der Norm entsprechenden Befunden ins Buch aufgenommen. Es wurde darauf geachtet, dazu möglichst ästhetische Bilder zu verwenden. Die Bilder wurden in der Praxis und im ZKSK (Entwicklungspädiatrischen Zentrum in Solothurn) aufgenommen. Die Eltern sind mit der Publikation einverstanden; in einigen Fällen wurden die Kinder unkenntlich gemacht. Es sind Fotos aus dem Praxisalltag, von Kindern, die sich nicht an die Anweisungen des Fotografen halten oder unruhig sind, aufgenommen mit einer Digitalkamera, die manchmal nicht im richtigen Moment auslöste. Trotz der zum Teil diskussionswürdigen Lichtverhältnisse und anderen technischen Schwierigkeiten hoffen wir, „that you get the picture" (Abb. 3.**1**)!

Zusammenfassend möchten wir dem Leser nochmals mit auf den Weg geben: Auf keinen Fall kann und will der vorliegende Text ein Lehrbuch der Kinderheilkunde ersetzen! Es empfiehlt sich in jedem Fall, die knappen Informationen in einem Fachbuch zu vertiefen. Der Autor wie auch die Koautoren haben sich bemüht, in ihren Texten und Abbildungen die Praxisrelevanz nie aus den Augen zu verlieren. Der Atlas ist auch kein Therapiebuch – entsprechende Informationen müssen anderswo nachgelesen werden. Es obliegt dem Leser, anhand weiterführender Literatur sein Wissen zu vertiefen. Zu diesem Zweck sind entsprechende Literaturvorschläge am Ende der Abschnitte angefügt, spannende und lehrreiche Bücher, die das in den Abschnitten aus Platzgründen nur gestreifte Wissen vertiefen und ergänzen: Prädikat „sehr lesenswert"!

Hinweise der Leser zu Fehlern oder Lücken, aber auch Verbesserungsvorschläge nimmt der Autor mit größtem Interesse entgegen. Trotz der weiten Verbreitung des Atlas ist das Feedback aus der Leserschaft außerordentlich mager. Das ist sehr schade und hinterlässt beim Autor nicht nur gute Gefühle: Geht der Text am Leser vorbei, hat er so viele Fehler, dass der Leser gar nicht weiß, wo er beginnen soll, oder gibt es da noch andere Gründe? Bitte helfen Sie mit, das Buch weiter zu verbessern, und melden Sie sich; geben Sie Ihre Meinung kund. Auch positives Feedback wird gern entgegengenommen!

4 Entwicklung und Kinderwelten

In keinem medizinischen Fachgebiet wird dem Arzt die „Entwicklung“ so vor Augen geführt wie in der Kinderheilkunde. Der Kinderarzt sieht das Kind erstmals als Neugeborenes und darf die Entwicklung dieses Menschen oft bis ins Erwachsenenalter begleiten. In jedem „Entwicklungsalter“ stellen sich andere Fragen. Deshalb wird die Entwicklung des Kindes in 6 Altersstufen eingeteilt (Abb. 4.**1**):

- **Neugeborenes** (1. Lebensmonat)
- **Säugling** (1. Lebensjahr)
- **Kleinkind** (1 – 3 Jahre)
- **Kind im Vorschulalter** (3 – 5 Jahre)
- **Schulkind** (5 – 14 Jahre)
- **Adoleszenz** (frühe, mittlere und späte; 10 – 18 Jahre)

Steht beim Neugeborenen die Adaptation an das postnatale Leben im Vordergrund, ist es beim Säugling die motorische (und kognitive) Entwicklung. Das Kleinkind entdeckt seine Umwelt, und das Vorschulkind macht sich ein eigenes Bild von sich in dieser Umwelt. Im Schulalter sind die Sozialisation und deren Erschwernisse ein Thema. In der Adoleszenz geht es um die körperliche Geschlechtsreifung und die mehr oder weniger erfolgreiche Ablösung.

Es gibt nur wenige Worte, die Ärzten leichter über die Lippen gehen als das Wort „normal“. Schnell wird gesagt, das oder der „ist ja nicht normal“. Was „normal“ und was „nicht normal“ ist, wird oft von der Allgemeinheit bestimmt, ist „Common Sense“ und oft ohne konkrete Anhaltspunkte. Der Forschungszweig der kindlichen Entwicklung, die Entwicklungspädiatrie, versucht, das, was unter normaler oder

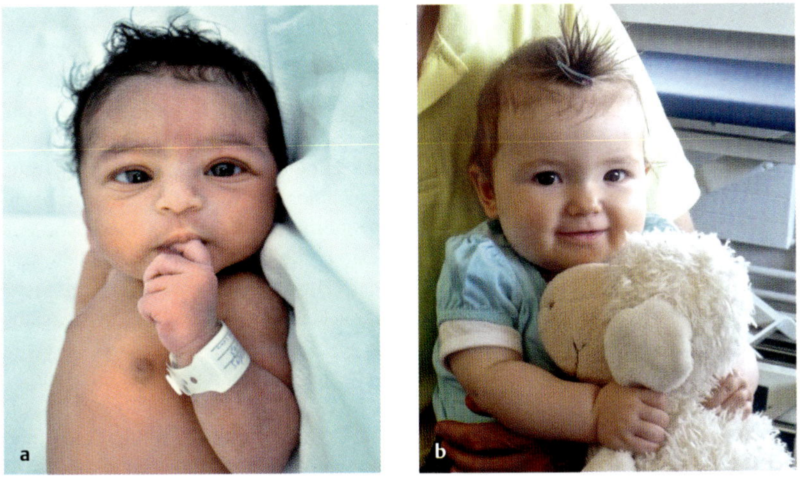

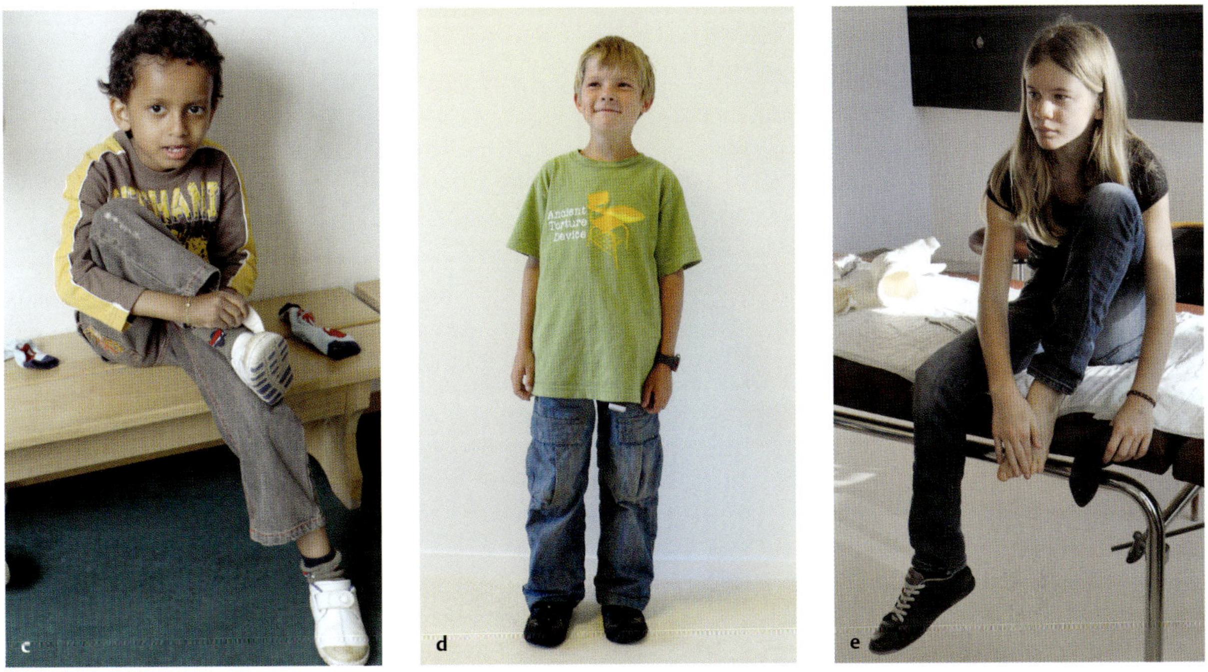

Abb. 4.**1 a – e** Altersstufen der Entwicklung eines Kindes.
a Neugeborenes.
b Säugling.
c Kleinkind.
d Schulkind.
e Adoleszenz.

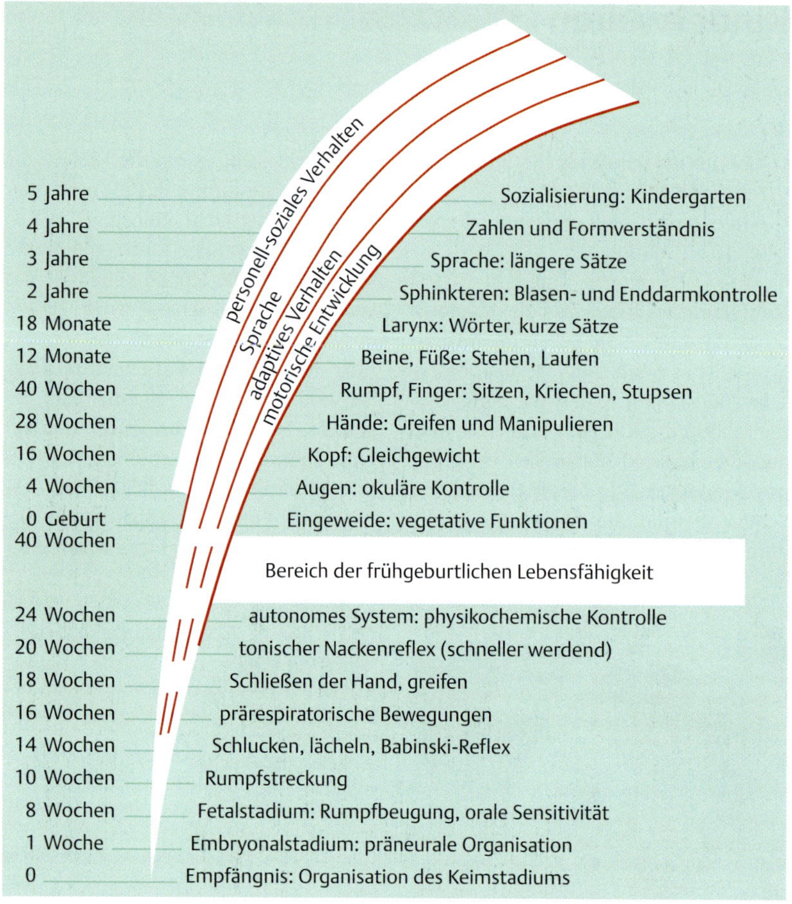

Abb. 4.**2** Die Entwicklung in den 4 Hauptbereichen nach A. Gesell.

nicht normaler Entwicklung verstanden wird, zu beschreiben und zu quantifizieren, konkrete Anhaltspunkte und Entscheidungshilfen zu geben. Die Entwicklungspädiatrie als eigener Forschungszweig hat sich erst in den 1920er-Jahren herausgebildet. Das wird schon am Wort „Entwicklungspädiatrie" deutlich. Zuerst entwickelte sich die Pädiatrie aus der Erwachsenenmedizin. Dann widmeten sich erste Pädiater den Entwicklungsfragen, allen voran Dr. Arnold Gesell (1880 – 1961), ein Kinderarzt und Psychologe, ein Pionier der Entwicklungspädiatrie (Abb. 4.**2**). In der Schweiz war und ist dies sicherlich Prof. Dr. med. Remo Largo (s. Abb. 4.**9**), der nicht nur eine Fülle wissenschaftlicher Artikel und Bücher zum Thema verfasst hat, sondern sich auch nach seiner Pensionierung dafür engagiert, dass es den Kindern in unserer Welt besser geht (Abb. 4.**3**). Im deutschen Sprachraum werden auch die Begriffe „Entwicklungspsychologie" und „Entwicklungsneurologie" verwandt. Aber nicht nur Psychologen und Kinderneurologen, sondern vor allem auch klassische Pädiater (Kinderärzte) sind täglich mit den Fragen der „normalen" Entwicklung konfrontiert, sodass die Bezeichnung „Entwicklungspädiatrie" gerechtfertigter erscheint. Entwicklungspädiatrie ist in der Schweiz übrigens auch ein Schwerpunkt der Kinderheilkunde, so wie die Kinderpneumonologie oder -kardiologie.

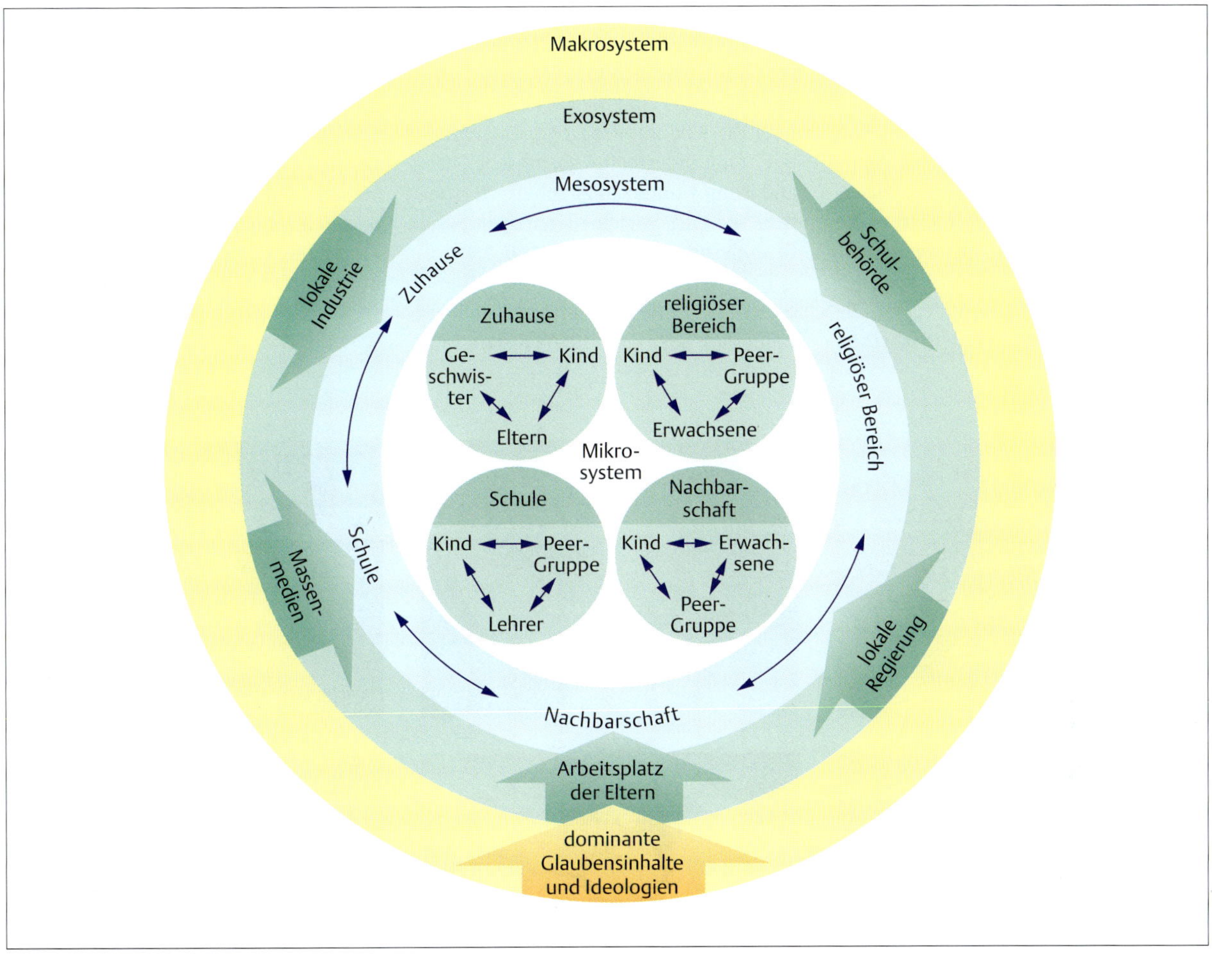

Abb. 4.**3** Entwicklung des Kindes in seiner Umwelt (nach Cole et al. 2005). Das Kind bewegt sich in seinem Alltagsleben in den verschiedenen Bereichen seines Mikrosystems, die miteinander (im Mesosystem) und mit anderen Bereichen und sozialen Institutionen in Beziehung stehen, in denen das Kind nicht persönlich präsent ist, die aber trotzdem Einfluss auf seine Entwicklung haben (Exosystem). Die Organisation von Mikro-, Meso- und Exosystem wird als Makrosystem bezeichnet.

Was ist „Entwicklung“?

Es gibt keinen Konsens darüber, was „Entwicklung“ eigentlich ist. Ist Entwicklung mit Veränderung gleichzusetzen oder eher mit Anpassung? Ist es die Abfolge alterstypischer Errungenschaften durch genetisch bedingte Reifung? Ist Entwicklung eine Veränderung, die immer zum Besseren, zu Fortschritten führt? Inwieweit sind die individuellen Entwicklungsprozesse (Ontogenese) von der Entwicklung der Gesellschaft (Soziogenese) abhängig? Ist Entwicklung die lebensalterbezogene, langfristige und geordnete, spezifische Veränderung unterschiedlicher Persönlichkeiten in verschiedenartigen, sich verändernden Umwelten (Abb. 4.**4**)?

Und wie beeinflussen die Kinder selbst ihre Entwicklung? Ist diese kontinuierlich oder verläuft sie diskontinuierlich, in „Schüben“? Woran können die Veränderungen erkannt werden? Warum sind Kinder so unterschiedlich? Was kann die Wissenschaft zur Förderung der kindlichen Entwicklung beitragen? Diesen Fragen gehen die diversen Entwicklungstheorien und die damit verbundene Forschung nach. Im Folgenden ein kurzer Abriss der Meinungsvielfalt.

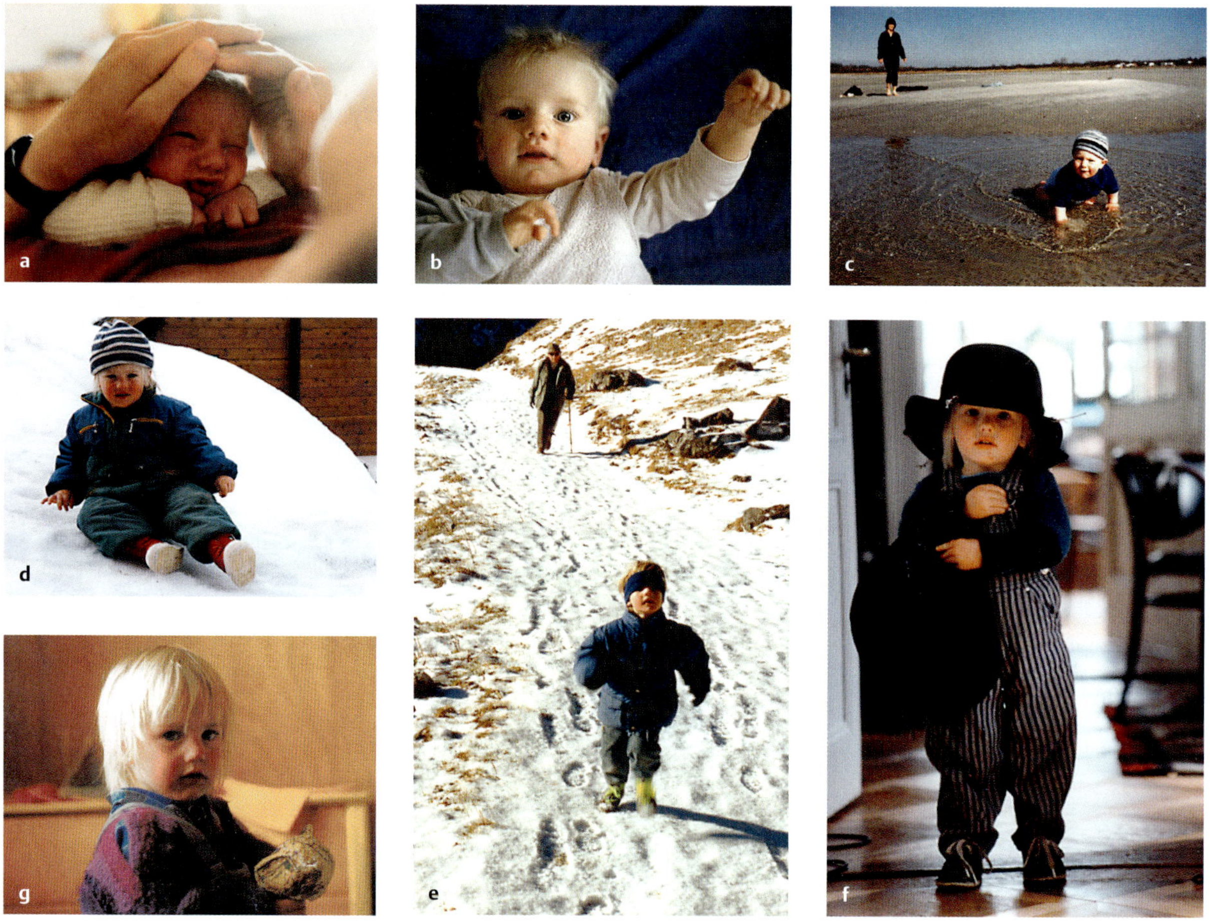

Abb. 4.**4 a – g** Entwicklung in verschiedensten Bereichen und auf unterschiedlichsten Stufen.

Entwicklungstheorien

Eines der grundlegenden Probleme der Wissenschaftler ist die Frage, was uns und unsere Entwicklung mehr beeinflusst: unsere Gene, auf die wir keinen Einfluss haben, oder die Umwelteinflüsse. Grundsätzlich werden daher endogene (anlagebedingte) Entwicklungstheorien von exogenen (umweltbedingten) unterschieden. Während Erstere davon ausgehen, dass die Entwicklung eines Kindes einzig von seinen Genen bestimmt wird, basieren Letztere darauf, dass nur Umwelteinflüsse, Erziehung usw. die Entwicklung ermöglichen bzw. ändern.

Die von der Genetik bestimmten Entwicklungstheorien fußen auf gewissen Gesetzmäßigkeiten:

- Die Entwicklung verläuft linear von unreif zu reif.
- Sie wird genetisch gesteuert und kontrolliert.
- Sie folgt einer zeitlichen und funktionellen Gesetzmäßigkeit.
- Sie ist gekennzeichnet durch die Invariabilität: Alle Kinder der Welt entwickeln sich gleich.
- Eine frühe Störung stört die gesamte Entwicklung.
- Die Einflüsse der Eltern und der Umwelt auf die Entwicklung sind vernachlässigbar.

Die exogenen Entwicklungstheorien gehen davon aus, dass die Entwicklung unabhängig von den Genen verläuft:

- Die Entwicklungsschritte sind unabhängig voneinander und nicht hierarchisch (es folgt nicht ein Ereignis auf das andere).
- Sie zeichnen sich (durch die unterschiedlichen Einflüsse bedingt) durch große Variabilität aus.
- Die Kinder entwickeln sich auf der ganzen Welt sehr unterschiedlich.
- Bei Störungen ist in der Regel nicht die ganze Entwicklung betroffen.

Die Auseinandersetzungen zwischen den Anhängern der unterschiedlichen Theorien dauern an. Je nach gesellschaftlichem Trend erhält die eine oder andere Theorie gerade mehr Akzeptanz und Verbreitung. Vermutlich liegt die Wahrheit irgendwo in der Mitte: Die Entwicklung ist genetisch vorbestimmt (die „biologische“ Sichtweise), erlaubt aber einige Veränderungen durch Erziehung und Umwelt. Je mehr den exogenen Faktoren für die Entwicklung Bedeutung beigemessen wird, desto größer wird auch die Verantwortung der Eltern, Erzieher (und Ärzte) und der Gesellschaft für die Entwicklung ihrer Kinder. Bei Betonung der genetischen Vorbestimmung kann auf individueller Ebene eine gewisse Entlastung von der Erziehungsverantwortung der Eltern eingeräumt werden: Die Kinder werden „trotz“ uns Eltern zu vernünftigen Erwachsenen. Für jede Theorie gibt es in der Literatur viele Beispiele. Die Basis der im Buch beschriebenen Beobachtung der kindlichen Entwicklung sind meine eigenen Beobachtungen und die aktuellen Theorien der Entwicklungspädiatrie. Neue Entwicklungen haben den Begriff der „Epigenetik“ hervorgebracht.

Definition Epigenetik

Die Epigenetik befasst sich mit den Zelleigenschaften (Phänotyp), die auf Tochterzellen vererbt werden und nicht in der DNA-Sequenz (dem Genotyp; DNA = Desoxyribonukleinsäure) festgelegt sind. Hierbei erfolgen Veränderungen an den Chromosomen, wodurch Abschnitte oder ganze Chromosomen in ihrer Aktivität beeinflusst werden. Es wird infolgedessen auch von epigenetischer Veränderung bzw. epigenetischer Prägung gesprochen. Die DNA-Sequenz wird dabei jedoch nicht verändert.

Bisher existieren allerdings nur sehr wenige Hinweise darauf, dass erlernte und erworbene Fähigkeiten von einer Generation zur anderen über die Keimzellen weitergegeben werden können. Auch ist eine Weitergabe an die nachfolgende Generation noch kein Beweis für eine genetische Manifestation.

Die Entwicklung eines Kindes verläuft also zum einen nach biologischen Gesetzmäßigkeiten, nach einem genetisch vererbten Entwicklungsplan, auf den Eltern (und Kinderärzte) keinen Einfluss haben. So lernen alle gesunden Kinder zu gehen, einige früher, andere später. Das ist ein Trost und entlässt uns etwas aus der Verantwortung. Im Laufe seiner Entwicklung macht das Kind einen Entwicklungsschritt nach dem anderen durch (mit kleinen Ausnahmen): zuerst das Gehen, dann das Rennen usw. Hier spielen die Reifungsprozesse des zentralen Nervensystems eine wichtige Rolle. Alles, was ein Kind erlernt hat, wird es umgehend üben. In diesem Bereich kann ein Kind aber sehr wohl gefördert oder auch gehemmt werden. Das Kind muss aktiv unterstützt werden, indem ihm der Raum und die Gelegenheiten dazu verschafft werden.

Theorien über die menschliche Entwicklung spiegeln den Zeitgeist wider, in dem sie entstanden sind, und sind nicht endgültig. Ebenso liegt den Theorien ein bestimmtes Menschenbild zugrunde. Theorien sind wichtig, da sie Erklärungen für Beobachtetes geben können. Wenn z. B. ein Säugling schreit, gibt es dafür verschiedene Gründe: Er hat Hunger, fühlt sich einsam, hat nasse Windeln oder ist einfach unglücklich, hat „Koliken“ oder eine frühe Bindungsstörung. Jede dieser Erklärungen beruht auf einer Theorie (Hunger = biologisches Bedürfnis), die dann mithilfe von Beobachtungen bestätigt oder widerlegt werden kann: Das Kind trinkt die angebotene Milch mit großer Lust und hat damit eine der Theorien über den Grund des Schreiens bestätigt. Dieses Beispiel kann deutlich machen, wie wichtig die Theorien hinter unseren Erklärungsversuchen sind, und zudem, wie wir uns nur allzu gern in den uns bekannten Epistemen bewegen und Mühe haben, andere zu akzeptieren. Anders ausgedrückt: „Das größte Problem unserer Augen ist, dass sie so nahe am Gehirn liegen und somit das sehen, was wir erwarten.“ (Rothschild 1980)

Grundsätzlich können 5 verschiedene, historisch gewachsene Theorien unterschieden werden, die im Folgenden beschrieben werden sollen.

Biologische Theorie der Entwicklung

Bei dieser Entwicklungstheorie wird postuliert, dass die Entwicklung nach vorgegebenen biologischen Gesetzen verläuft. Ein typischer Vertreter diese Schule ist einer der ersten Entwicklungspädiater: Arnold Gesell. Er führt die Entwicklung auf die Realisierung von erblich bedingten Vorbestimmun-

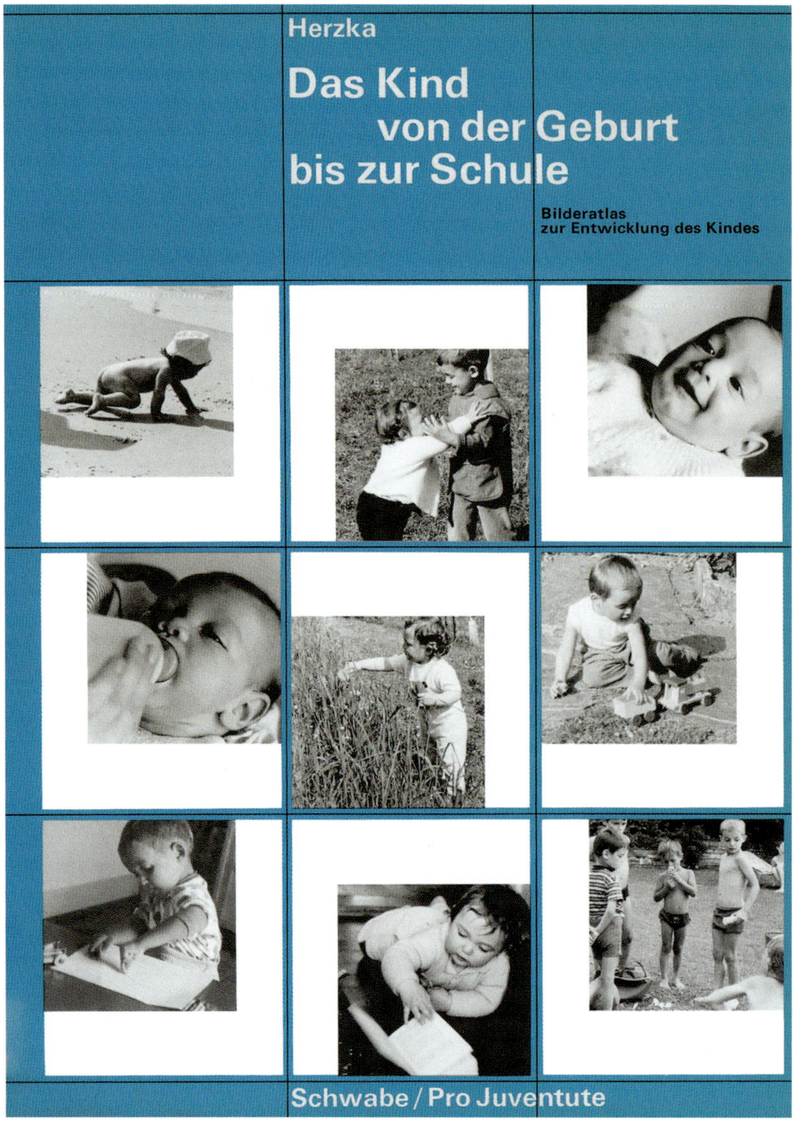

Abb. 4.**5** Ein noch aktuelles und wunderschönes Buch zur kindlichen Entwicklung von S. Herzka.

gen zurück. Die Theorie besagt, dass die Entwicklung auch ohne äußeren Einfluss stattfindet; das Kind lernt zu gehen, zu sprechen usw. aufgrund eines biologisch festgelegten Programms. Die Umwelt hat hier kaum einen Einfluss. Diese Theorie wird auch „Reifungstheorie" genannt. Eine Variation davon ist die „evolutionäre Theorie", die besagt, dass sich das innere Programm der Entwicklung der Kinder und der Eltern an die jeweilige Umwelt optimal anpasst und somit das den Umständen entsprechende bestmögliche Überleben garantiert.

Psychodynamische Theorie der Entwicklung

Diese Theorie besagt, dass die Entwicklung vor allem dadurch bestimmt wird, wie die Kinder die typischen Konflikte ihres Entwicklungsalters lösen (Abb. 4.**5**). Ein Exponent dieser Theorie ist sicherlich Sigmund Freud. Er hatte eine eher psychosexuelle Sichtweise, die bekanntermaßen den Einfluss der Psyche und der Umwelt viel stärker gewichtet. Dabei spielt auch der Konflikt zwischen dem biologisch angelegten Programm und den aktuellen Regeln der Gesellschaft, was gut und was falsch ist, eine Rolle. Ein weiterer Exponent dieser Theorie ist Erik Erikson, der seine Theorie aufgrund von Beobachtungen an Indianerstämmen aufgestellt hat (Tab. 4.**1**). Er veranschlagte den Einfluss der Gesellschaft auf die Entwicklung des Kindes viel höher. Besonders bedeutend ist die Entwicklung von Vertrauen, Autonomie, Fähigkeiten und Identität für das Kind.

Tab. 4.1 Die 8 Stadien der psychosozialen Entwicklung nach Erik Erikson (1980).

Alter	Stadium	Charakteristika
Säuglingszeit	Vertrauen versus Misstrauen	Vertrauen wird erzielt, indem dem Kind die grundlegenden Bedürfnisse durch liebevolle Pflege gegeben werden; Misstrauen entsteht durch Ungewissheit des Kindes über die zukünftige Befriedigung seiner grundlegenden Bedürfnisse
Kleinkindesalter	Autonomie versus Selbstzweifel	Autonomie wird entwickelt durch die Ermöglichung, den eigenen Willen zu behaupten und damit eine rudimentäre Unabhängigkeit zu erreichen; Selbstzweifel entstehen aufgrund des Wechselbads aus übertriebener und inkonsequenter Disziplin und dem abschwächenden Verhalten der Pflegenden
Vorschulalter	Initiative versus Schuld	Initiative wird gefordert, wenn Kinder sich zielgerichteter verhalten müssen; Selbstzweifel entwickeln sich aus der übermäßigen Angst, die aus unverantwortlichem Verhalten heraus entsteht
Schulalter	Kompetenz versus Minderwertigkeit	Kompetenz wird maximiert, wenn Kinder ihre Energie auf das Erarbeiten der neuen kognitiven und körperlichen Fähigkeiten ihrer sich schnell erweiternden Umwelt konzentrieren; Minderwertigkeitsgefühle entwickeln sich, wenn Erwartungen nicht erfüllt werden können
frühe Adoleszenz	Identität versus Rollenkonfusion	Identität wird von den Jugendlichen erzielt, wenn sie herausfinden, wer sie sind, und wenn sie Lösungen für die Probleme des Lebens erproben; Rollenkonfusion entsteht, wenn die Suche bzw. die Antwort auf diese Fragen unbeantwortet bleibt
späte Adoleszenz	Intimität versus Isolation	Intimität wird erzielt, indem enge Langzeitbindungen eingegangen werden; Isolation tritt unter denen auf, die nicht imstande sind, intime Beziehungen aufzubauen
Erwachsenenalter	Vermehrung versus Selbstabsorption	der reife Erwachsene, der Ich-Integrität erzielt hat, ist interessiert daran, anderen – besonders der jüngeren Generation – zu helfen, ein produktives Leben zu verwirklichen; jene, die sich mehr für ihre eigenen Bedürfnisse und deren Erfüllung interessieren, bleiben in einer Selbstabsorption stecken
Alter	Ich-Integrität versus Verzweiflung	ältere Erwachsene, die eine positive Bilanz bei Rückblick auf ihr Leben ziehen, sind integer; diejenigen, die die Vergangenheit und die Entscheidungen ihrer Lebenszeit bejammern, tun dies mit Verzweiflung

Lerntheorie

Bei der Lerntheorie wird davon ausgegangen, dass das Kind mehrheitlich Fortschritte macht, indem es von der Umwelt lernt. Burrhus F. Skinner, ein amerikanischer Psychologe, auch „Vater des Behaviorismus“ genannt, ist ein typischer Vertreter dieser Schule. Die von ihm sog. „operante Konditionierung“ beinhaltet Lernen durch Bestätigung und Strafe. Dies sei die Ursache von Entwicklung. Albert Bandura, ein kanadischer Psychologe, legt den Schwerpunkt mehr darauf, wie Kinder die Welt, in der sie leben, sich zu erklären suchen. Aber auch bei ihm spielen Bestrafung und Lob eine zentrale Rolle in der Entwicklung.

Kognitive Entwicklungstheorie

Diese Theorie wird vor allem von dem berühmten schweizerischen Entwicklungspsychologen Jean Piaget vertreten. Er kritisiert das im Zentrum des klassischen Behaviorismus stehende simplizistische Reiz-Reaktion-Schema und die Konzeption des Lernens als Konditionierung und Habituation. Jean Piaget als universeller Konstruktivist postuliert, dass das menschliche Handeln von inneren Prozessen gesteuert wird, ähnlich einer Pflanze, aber durch die verschiedenen Stadien der kognitiven Entwicklung des Kindes Modifikationen erfährt. Die Stadien der kognitiven Entwicklung nach Piagets Entwicklungsmodell sind:

- **sensomotorisches Stadium** (0 – 2 Jahre): Erwerb von sensomotorischer Koordination, praktischer Intelligenz und Objektpermanenz noch ohne interne Repräsentation
- **präoperationales Stadium** (2 – 7 Jahre): Erwerb des Vorstellungs- und Sprechvermögens; gekennzeichnet durch Realismus, Animismus und Artifizialismus (zusammenfassend: Egozentrismus)
- **konkret-operationales Stadium** (7 – 11 Jahre): Erwerb von Dezentrierung, Reversibilität, Invarianz, Seriation, Klasseninklusion und Transitivität
- **formal-operationales Stadium** (ab 12 Jahre): Erwerb der Fähigkeit zum logischen Denken und der Fähigkeit, Operationen auf Operationen anzuwenden
- **Methodenkritik:** Denken reflektiert sich selbst, methodenkritisch

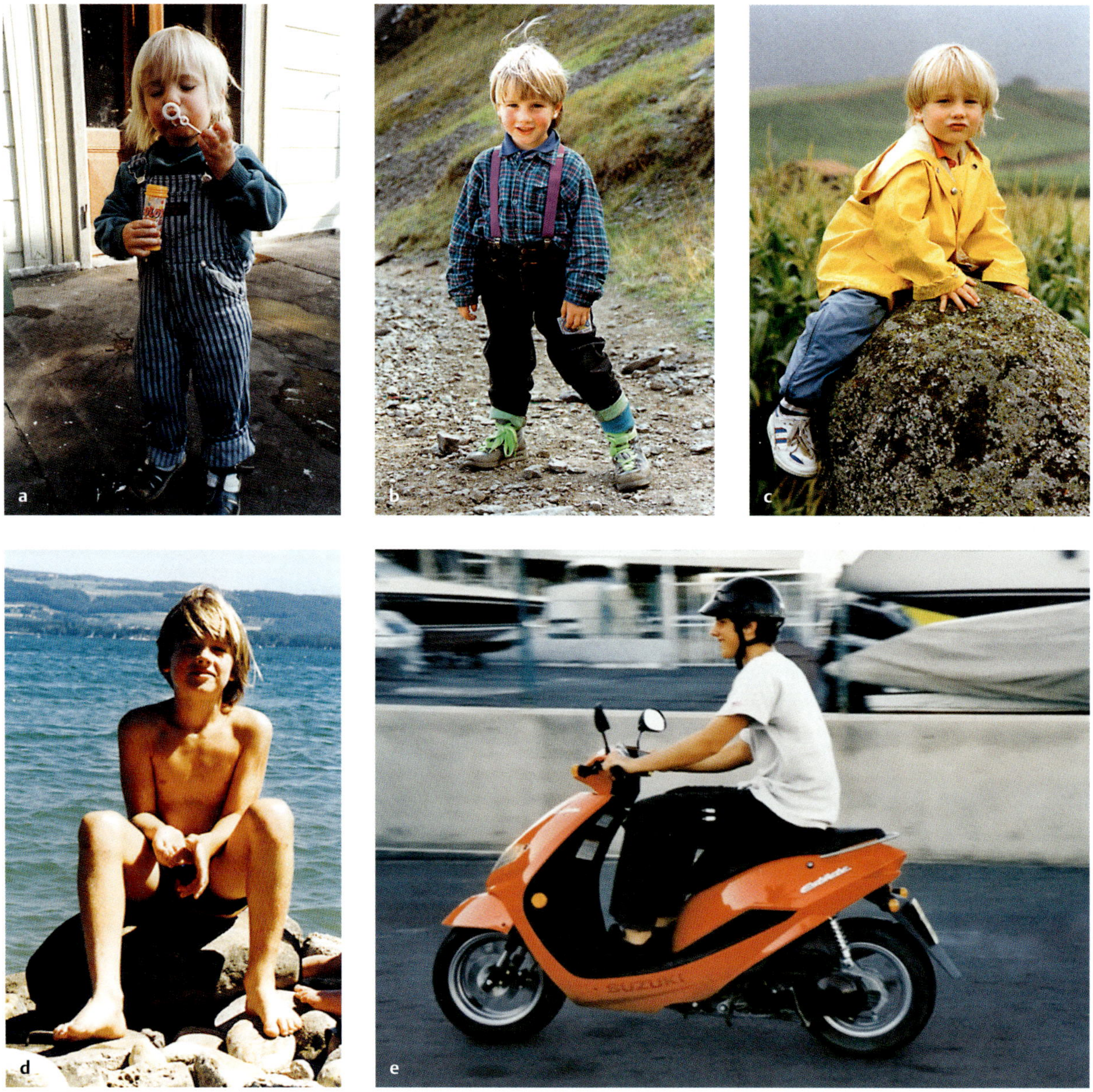

Abb. 4.**6 a – e**

Diese Stadien haben jeweils typische Charakteristika. Die einzelnen Stadien folgen aufeinander; ein Stadium muss durchlaufen sein, bevor das nächste folgen kann. Sie sind universell, d. h., sie kommen in allen Kulturen vor. Sie sind durch qualitative, nicht nur durch quantitative Unterschiede voneinander abgrenzbar. Durch die Prozesse Assimilation und Akkommodation wird eine bessere Anpassung der Person an die durch die Umwelt bedingten Gegebenheiten (Adaptation) angestrebt. Insbesondere Akkommodation geschieht, wenn durch neue Erfahrungen ein Ungleichgewicht zwischen den bereits aufgebauten kognitiven Strukturen und realen Situationen festgestellt wird. Diese beiden Prozesse werden durch Reifung, durch Erfahrung und durch Erziehung angeregt (Abb. 4.**6**).

Aktivitätstheorie

Die Aktivitätstheorie besagt, dass die Entwicklung mittelbar und unmittelbar durch die Umwelt bestimmt wird. Ein typischer Vertreter dieser Theorie ist Lev Semenovich Vygotsky, ein russischer Entwicklungspsychologe. Er betont die Rolle der Eltern und anderer Bezugspersonen für die Entwicklung des Kindes. Grundannahme der Aktivitätstheorie ist, dass die menschliche Psyche entsteht und sich stets weiterentwickelt. Sie kann dabei aber nur im Kontext mit bedeutungsvollen, zielorientierten und soziologisch relevanten Interaktionen zwischen Menschen und ihrer materialisierten Umgebung verstanden werden. Die Aktivitätstheorie umfasst 5 Basisprinzipien:

- hierarchische Struktur von Aktivitäten
- Prinzip der Objektorientiertheit
- duales Konzept Internalisierung versus Externalisierung
- Prinzip des „Vermittelns" durch Hilfsmittel
- Prinzip der kontinuierlichen Entwicklung

Diese Prinzipien durchziehen jede Handlung einer Aktivität und bilden die Grundlage für das Verständnis seiner erheblichen inneren Dynamik. Die Untersuchungseinheit „Aktivität des minimalen, bedeutungsvollen Kontexts", um die Aktion eines Individuums zu beschreiben, ist als Modell zu verstehen. Die Elemente stehen in wechselseitiger Abhängigkeit voneinander, interagieren miteinander und treten in Beziehung – bildlich also eine Struktur ähnlich einem Kristallgitter.

Fazit

Wie schon zu Anfang erwähnt, können einzelne Theorien heute als überholt gelten und keine hat den Beweis erbracht, dass sie allein die Entwicklung des Kindes restlos zu erklären vermag. Aber es ist eben wie bei dem schreienden Kind: Manchmal war doch nicht der Hunger der Grund für das Schreien, sondern die Einsamkeit. Wichtig ist, dass wir uns dessen bewusst sind, dass auch wir Theorien (Episteme) über die Ereignisse haben; diese bestimmen unsere Erkenntnis und die Lösung eines Problems. Für jede Theorie gibt es in der Literatur viele Beispiele. Weiter auf deren Inhalte einzugehen, würde den Rahmen dieses Buches sprengen.

Literatur

Cole M, Cole S, Lightfoot C. The development of children. 5th ed. New York: Worth Publishers; 2005

Erikson E. Identity and Life circle. New York: W.W. Norton; 1980

Flammer A. Entwicklungstheorien. 4. Aufl. Bern: Huber; 2008

Kail Robert V. Children and their Development. 3 rd ed. Upper Saddle River, N.J: Pearson Prentice Hall; 2004

Mietzel G. Wege in die Entwicklungspsychologie: Kindheit und Jugend. 4. Aufl. Weinheim: Beltz-PVU; 2002

Rothschild B. Seele in Not – was tun? Zürich: Fachverlag; 1980

Siegler R, DeLoache J, Eisenberg N. Entwicklungspsychologie im Kindes- und Jugendalter. München: Spektrum; 2008

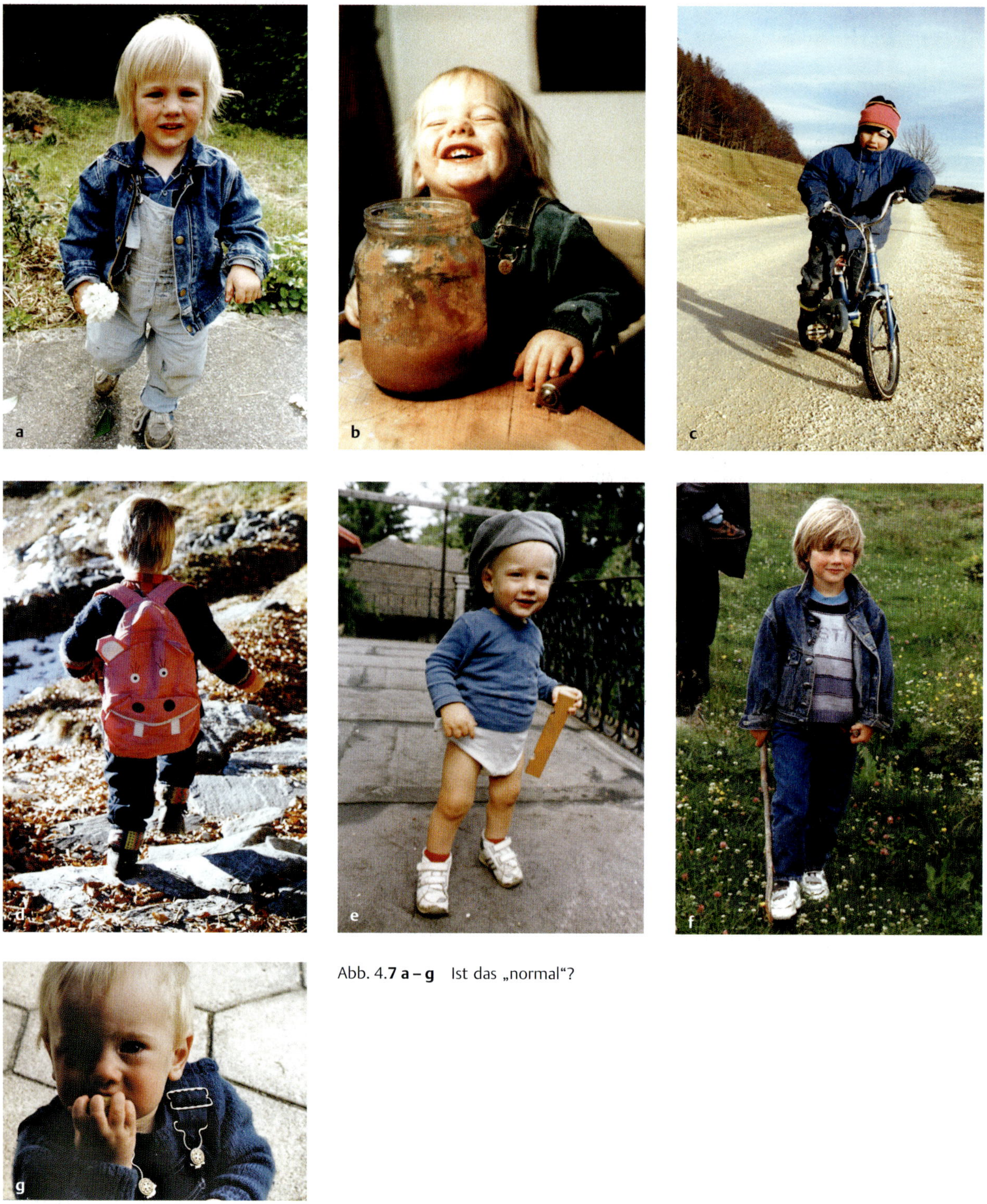

Abb. 4.**7 a – g** Ist das „normal"?

Normalität – ein Konstrukt

Der Begriff des „Normalen" wird – je nach Kontext, in dem wir uns bewegen – völlig unterschiedlich definiert: Eltern oder Laienpersonen beurteilen das Verhalten eines Kindes primär in der Beobachtung mit den Gleichaltrigen bzw. gleichen ihre intuitiven Erwartungen mit dem beobachteten Verhalten ab (Abb. 4.7). Verhält sich das Kind ähnlich wie die anderen Kinder bzw. erfüllt es die Erwartungen größtenteils, wird es als „normal" bezeichnet. Ist dies nicht der Fall, so beurteilen die Betroffenen die kindliche Entwicklung als „nicht normal". Bezüglich messbarer (schulischer) Leistungen wird das Kind ebenfalls mit einem Querschnitt der Gleichaltrigen verglichen und daraus die Kategorisierung „normal" (= durchschnittliche Leistung) bzw. „nicht normal" (= unterdurchschnittliche Leistung) definiert.

Das diskriminierende Kriterium für „normal" und „nicht normal" ist aber nicht die Intuition, sondern die statistisch errechnete Abweichung vom Mittelwert (= Durchschnitt). Eine Abweichung der Leistung um > 1,0 SDS (Standard-Scores) wird als „unterdurchschnittlich" bzw. „überdurchschnittlich" bezeichnet und betrifft je 13,6% der Kinder. Eine Abweichung von ≥ 1,5 SDS gilt als statistisch signifikant für eine „Störung" und betrifft rechnerisch rund 5% der Kinder jeweils an der unteren bzw. oberen Leistungsgrenze (Abb. 4.8).

Bei Fragestellungen rund um die Entwicklung von Kindern geht es häufig um die Abgrenzung zwischen „altersentsprechend", „grenzwertig altersentsprechend" oder „nicht altersentsprechend". Im Laienjargon wird dies aber wieder auf die Frage „normal" oder „nicht normal" reduziert (Abb. 4.9)

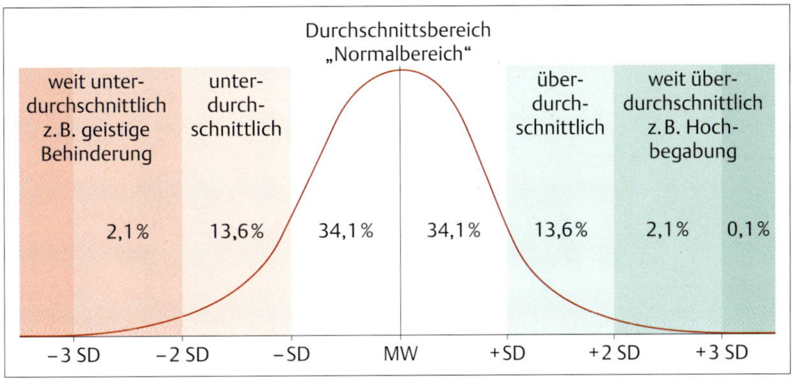

Abb. 4.**8** Statistisch errechnete Abweichung vom Mittelwert am Beispiel der IQ-Messung (IQ = Intelligenzquotient).

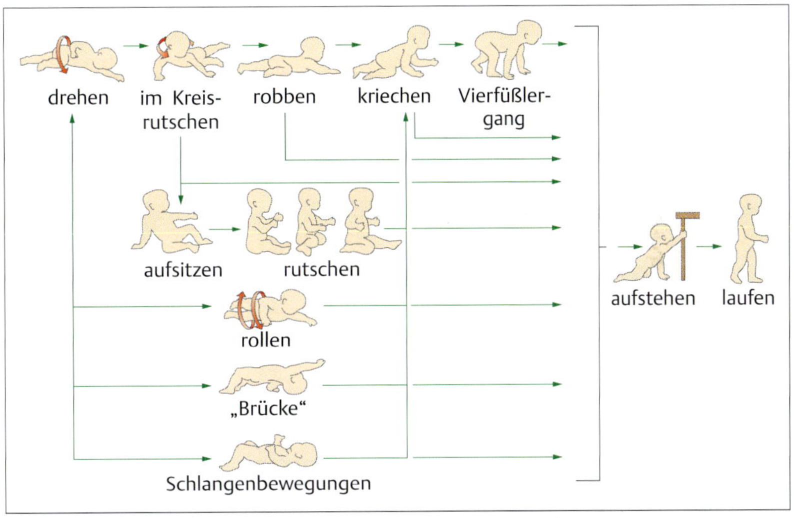

Abb. 4.**9** Die Variabilität der Entwicklung am Beispiel der Motorik (nach R. Largo).

Normverteilung und Variabilität

Aus der Entwicklungsforschung ist aber hinreichend bekannt, dass Kinder sich in der Entwicklung ihrer diversen Fähigkeiten stark unterscheiden.

Variabilität Entwicklung
Es gibt sowohl eine interindividuelle Variabilität, die die Vielfalt der kindlichen Entwicklung zwischen den Kindern aufzeigt, als auch eine intraindividuelle Variabilität, die die Verschiedenheit des Entwicklungsmusters des einzelnen Kindes, also seine Stärken und Schwächen, beschreibt (Hunziker 2009).

Von vielen Entwicklungsparametern ist die altersbezogene Normverteilung bekannt, insbesondere bei den einfach messbaren Körpermaßen (Größe, Gewicht, Tagesrhythmus, Puls, Blutdruck). Bereits bei den Sinneswahrnehmungen (Hören, Sehen, Riechen bzw. Schmecken, Tasten) kennen wir zwar Normverteilungen, tun uns aber mit der genauen Erfassung bereits sehr viel schwerer. Geht es um die Frage nach der Normverteilung von spezifischen zentralen Wahrnehmungs- und Verarbeitungsleistungen, so können diese nur durch den Einsatz von sehr ausgeklügelten Tests annähernd bestimmt werden – und ob diese Tests dann auch wirklich das messen, was sie vorgeben zu messen, steht auf einem anderen Blatt.

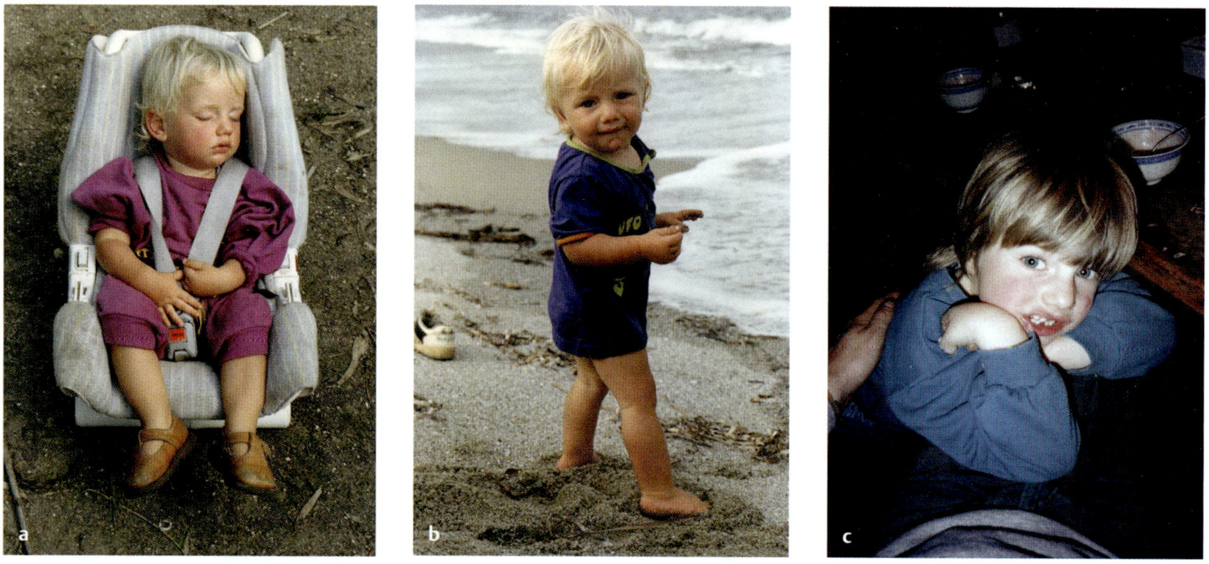

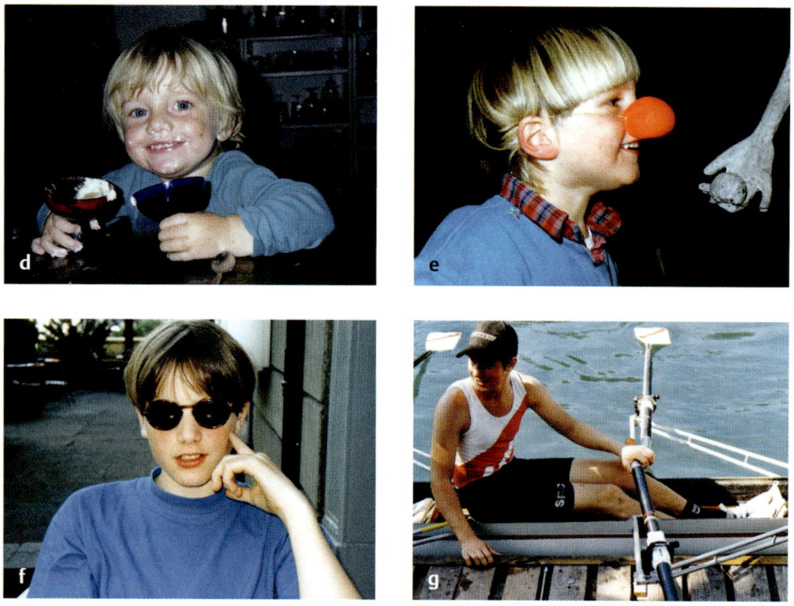

Abb. 4.**10 a – g** Auch der Zeitgeist bestimmt mit, was normal ist und was nicht – vom Säugling zum Erwachsenen!

Die unterschiedlichen Normalitätsbegriffe stiften im Alltag häufig eine gewisse Verwirrung; insbesondere, wenn sich die Wahrnehmungen der Betroffenen und der Beurteiler nicht decken, besteht die Gefahr einer Konflikteskalation um die Frage, wer denn nun wirklich recht hat. Weil beide Sichtweisen eine eigene Realität spiegeln, ist die Diskussion darüber, welche denn richtiger sei, wenig sinnvoll. Aus systemischer Sicht ist eine Problemlösungsstrategie leichter zu finden, wenn der Arzt die Vorbeurteilungen der Eltern und Lehrpersonen kennt, diese aus dem jeweiligen Blickwinkel würdigt und dann versucht, ein gemeinsames, übergeordnetes Ziel zu formulieren.

In seiner Beurteilung einer Entwicklungs- oder Leistungsproblematik wird ein differenzierter Arzt die erfassten Befunde immer in Verbindung mit dem Leidensdruck des Kindes beurteilen. Eine vorgeschlagene Maßnahme wird daher neben einer spezifischen Hilfe auf die allgemeine Verbesserung der Lebensqualität zielen. Die Kenntnisse der testpsychologischen Definition von „Störung" sind für den Arzt insofern von großer Bedeutung, weil diese aus gesetzlicher Sicht die Voraussetzung für das Anrecht auf eine spezifische Therapie sein kann, die durch die Krankenversicherung gedeckt werden muss.

In Studien und Forschungen wird versucht, das „Normalverhalten" des Kindes von Varianten und Abnormitäten abzugrenzen. So werden beispielsweise anhand von Langzeitstudien von vielen Kindern das Wachstum oder die Schlafdauer dokumentiert und in sog. Perzentilen aufgezeichnet. Am Beispiel dieser Schlafperzentilen wird klar, dass Normalität kein absoluter Wert ist: Ein Kind schläft „normalerweise" im Alter von 1 Jahr insgesamt 14 h, manche aber nur 11 h, andere sogar 17 h. Die Illustration führt vor Augen, wie groß die Variabilität ist! Noch eine Beobachtung drängt sich auf: In der Regel machen Kinder keine Sprünge in diesen Perzentilen; stattdessen entwickeln sie sich in einer eigenen Linie (einem Kanal), die parallel zu den Perzentilen verläuft. Für die Größe eines Kindes heißt das: Eher kleine Kinder werden in der Regel auch eher kleine Erwachsene; große Kinder wachsen im Bereich der obersten Perzentilen und werden später auch eher große Erwachsene. Mit „Stabilität des Wachstums" ist dieses Verhalten recht gut beschrieben. Erst wenn ein Kind mit seinen Werten diesen Perzentilenkanal verlässt (und zwar egal, ob nach oben oder unten) oder von Beginn an außerhalb der Perzentilen liegt, ist dies auffällig. Sinnvoller wäre es, statt von „normal" und „nicht normal" davon zu sprechen, ob sich das Kind im Normbereich befindet oder nicht.

Der Begriff der Normalität ist vom Zeitgeist entscheidend mitgeprägt (Abb. 4.**10**). Je nach „Toleranz" der Erwachsenen, der Umwelt und der Gesellschaft sind korrigierende oder therapeutische Sanktionen zu erwarten. Der „Normalisierungsdruck" hat in den Grundschulen eine Maß erreicht, das der intraindividuellen und interindividuellen Variabilität eines Kindes nicht zuträglich ist. Der Kinderarzt kann sich hier, in seiner Kenntnis der „normalen" Entwicklung und seiner Variationen, wenn er will, schützend vor das Kind stellen. Dies kann insbesondere auch deshalb angezeigt sein, weil die angebotenen Therapien und Maßnahmen, um das Kind wieder in die „Normalität" zurückzubringen, bisher größtenteils einen Beweis schuldig geblieben sind, dass sie diesen Zweck auch erfüllen können.

Störung oder Normvariante?

Die Kenntnis der ausgeprägten Variabilität der kindlichen Entwicklung erlaubt zwar deren differenzierte Beschreibung, erschwert aber gleichzeitig das sicherheitsverleihende allgemeine Normalitätsdenken. Zusätzlich verwirrt die Fach- und Laienwelt, dass die entwicklungspädiatrischen Forscher Normvarianten in der Entwicklung beschreiben. Damit sind ungewohnte Entwicklungswege und -arten gemeint, die bei mehr als 5 % aller Kinder beobachtet werden und im Langzeitverlauf nicht zu einer Verzögerung oder Behinderung führen. Diese vor allem in der frühen Kindheit beobachteten Phänomene betreffen die motorische Entwicklung, die Sprach- und Spielentwicklung sowie Verhaltensweisen, die bisher wiederholt als pathologisch beurteilt wurden (Jenni u. Latal 2009). Auch bei der Entwicklung ihrer Wahrnehmungsfähigkeiten sind Kinder sehr unterschiedlich, zeigen ein entsprechend divergierendes Lernverhalten und erbringen dadurch auch andere schulische Leistungen. Mit den modernen bildgebenden Untersuchungsverfahren (funktionales MRT [Kernspintomografie], PET [Positronenemissionstomografie]) wird vermutlich schon bald festgestellt werden, dass die diversen Hirnareale bei den Kindern inter- und intraindividuell unterschiedlich schnell reifen. Als Ursache dafür vermuten die Forscher primär die unterschiedliche genetische Steuerung der Hirnreifeprozesse und eher selten exogene Einflüsse. Die Frage nach Normalität ist unter dieser Voraussetzung – mit Ausnahme von beobachtbaren hirnanatomischen Missbildungen oder Verletzungen – sehr schwierig zu beantworten. Entgegen früheren Überzeugungen stellen Kinder mit sehr ausgeglichenen Leistungsprofilen eher die Ausnahme dar, und die meisten Kinder zeigen deutliche

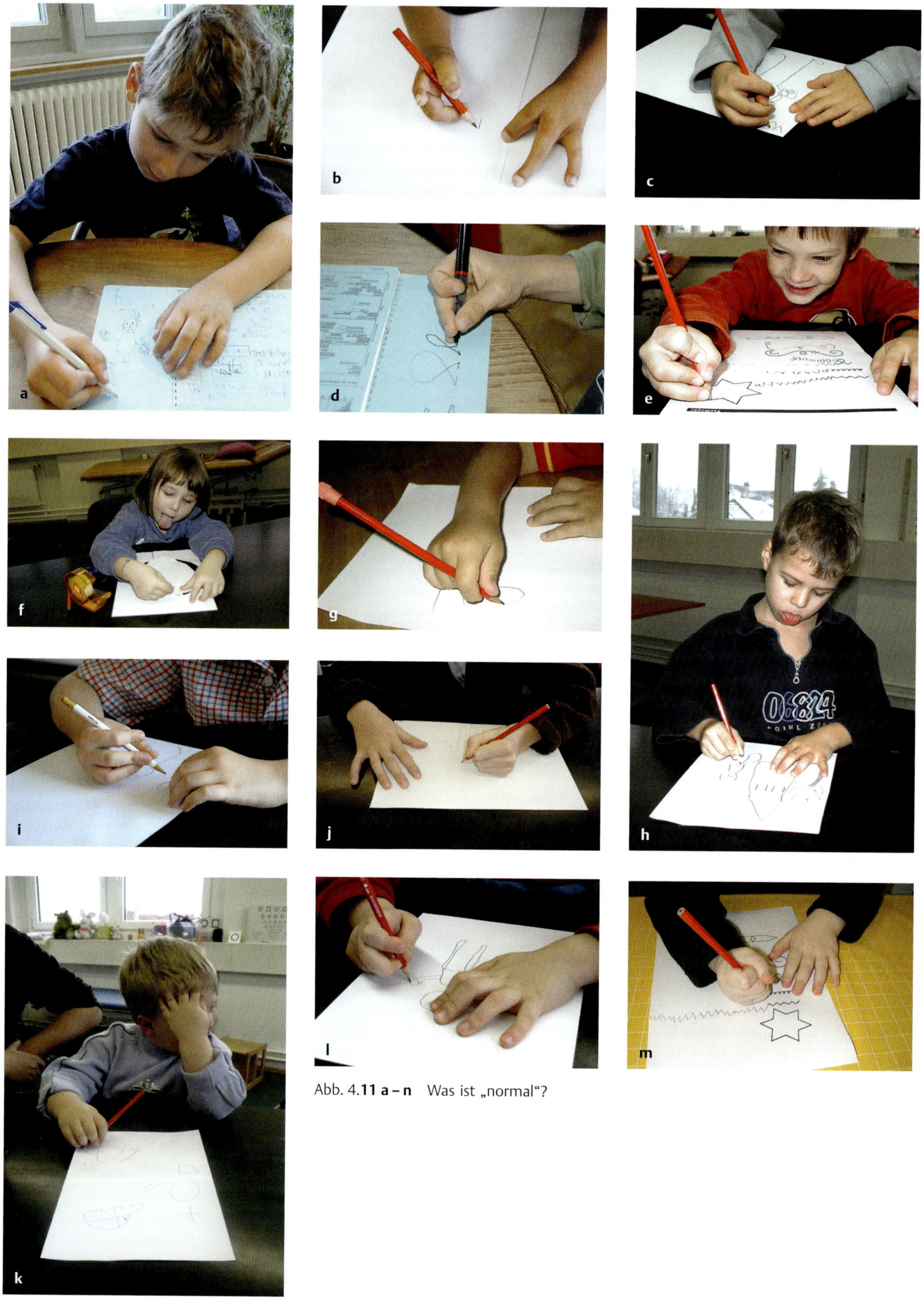

Abb. 4.**11 a – n** Was ist „normal“?

Unterschiede in den geprüften Fähigkeiten (Abb. 4.**11**; Hunziker 2009). Auch in der testpsychologischen Fachliteratur wurde dieses Phänomen wiederholt diskutiert, und es kam zu der Einigung, Leistungsunterschiede bis zu 1,5 SDS in den einzelnen Items als Normvariante zu beurteilen. Liegen zwischen der durchschnittlichen Leistung und der schlechtesten Leistung aber mehr als 1,5 SDS, so wird von Teilleistungsstörungen bzw. einer Teilbegabung gesprochen (Heubrock u. Petermann 2000).

Testpsychologisch allein kann eine eindeutige Differenzierung zwischen Normvariante und Störung aber nicht erfolgen. Erst die anamnestische Korrelation der Testbefunde mit den realen Leistungen des Kindes lässt sichere Rückschlüsse auf einen Zusammenhang von Befund und Klinik zu. Wir sprechen im Abklärungs- und Beratungskontext daher nicht von Normvarianten, sondern von kognitiven Schwächen und Stärken des Kindes, wohl wissend, dass diese Begriffe mehr assoziativen Inhalt vermitteln: Alle Menschen haben Schwächen und Stärken. Schwächen können mit Stärken kompensiert werden; durch Stärkung der Stärken lassen sich Schwächen abschwächen.

Die Erfahrung des klinischen Alltags zeigt, dass zur Beurteilung des Gesundheitszustands eines Kindes zwar auch die Laborwerte herangezogen werden sollen, diese aber immer mit dem klinischen Gesamteindruck abgeglichen werden sollten (Abb. 4.**12**).

Ein Arzt, der Entwicklungstests durchführt, kommt nicht umhin, sich intensiv-kritisch mit dem von ihm verwendeten Testmaterial auseinanderzusetzen, damit er weiß, welche Fragestellungen sich damit beantworten lassen und wo die Grenzen des Instruments sind. Im Fachjargon ausgedrückt, sollte er sich auch bei psychologischen Tests Gedanken zur Spezifität und Sensitivität machen, damit er die Resultate differenziert bewerten kann. Dies ist mitunter für Kinderärzte nicht einfach!

Wie heterogen der Normalitätsdruck ist, zeigt auch die Tatsache, dass die Kinder in den Vorsorgeuntersuchungen U1 –U9 in mehr als 95 % der Fälle als unauffällig beurteilt werden, bei den schulärztlichen Reihenuntersuchungen dann aber mehr als 20 % der Kinder „Störungen“ aufweisen sollen. Das ist aber auch nur die Spitze des Eisbergs, kommen doch mehr als 57 % der Züricher Grundschüler in den Genuss einer Fördermaßnahme (heilpädagogische Maßnahme, Logopädie, Psychomotorik usw.), die immer durch eine „Nichtnormalitätsdiagnose“ begründet wird. Was sind das für Zeiten, in denen die Mehrheit der Kinder nicht mehr normal zu sein scheint?

> **!** Ein verantwortungsvoller Arzt behandelt also nicht ein Testresultat, sondern immer ein Kind mit seinen momentanen Problemen und in Kenntnis seiner Fähigkeiten und seines familiären und psychosozialen Umfelds. Sein Menschenbild und die dadurch gespiegelte Haltung dem Kind gegenüber prägen nicht nur die Art der Beziehung zwischen Arzt und Eltern, sondern auch die Abklärung und das Resultat.

Variabilität

Die simple Beobachtung der kindlichen Entwicklung und die entsprechende Forschung zeigen, dass Kinder sich auf unterschiedlichen Wegen entwickeln. Gleichaltrige Schulkinder unterscheiden sich interindividuell, von Kind zu Kind; sie entwickeln sich aber auch intraindividuell sehr verschieden. In der

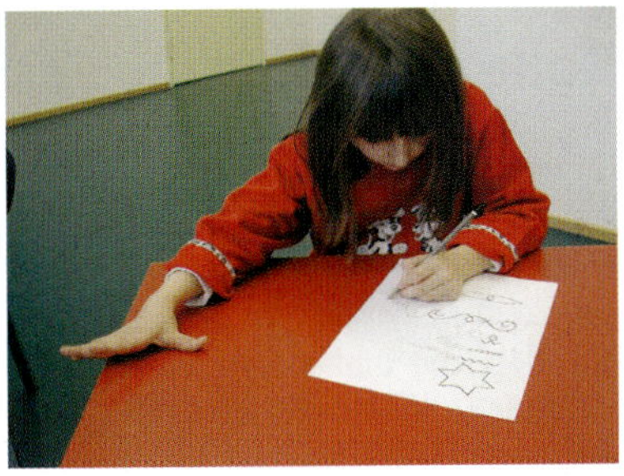

Abb. 4.**12** Massive Synkinesie und Tonuserhöhung der Gegenseite, hier bei einem Mädchen mit Hemisyndrom rechts.

Regel kann ein Kind einige Dinge besser, andere schlechter – dies macht den einzelnen Menschen zum Individuum.

Literatur

Baumann T, Alber R. Schulschwierigkeiten. Bern: Huber; 2011

Heubrock D, Petermann F. Lehrbuch der klinischen Kinderneuropsychologie. Göttingen: Hogrefe; 2000

Hunziker U. Kein Kind ist wie das andere. In: Bachmann H, Hunziker U, Vogel A, Hrsg. Ist unsere Schule noch zeitgemäß und artgerecht? Oberentfelden: Sauerländer; 2009

Jenni O, Latal B. Verhaltensauffälligkeiten im Vorschulalter. Kinderärztliche Praxis 2009; 80 (3): 3 – 7

Kelle H, Tervooren A. Ganz normale Kinder. Heterogenität und Standardisierung kindlicher Entwicklung. Weinheim: Juventa; 2008

Lampland M, Leigh Star S. Standards and their stories. Ithaca, N.Y.: Cornell University Press; 2009

Schneebeli D, Moser U. Erstklässler können mehr, als von ihnen verlangt wird. Tagesanzeiger 21. 10. 2005

Tröster H. Früherkennung im Kindes und Jugendalter. Göttingen: Hogrefe; 2009

Rolle der Eltern

Im gesamten Verlauf der Kindheit kommt allem, was Eltern tun, eine wichtige Rolle zu, weil sie als Erfahrenere und Mächtigere in der Beziehung die dingliche und soziale Welt, in die die Kinder hineinwachsen, interpretieren und dem Kind verständlich machen können (Abb. 4.**13**). Während der Kindheit schaffen die Eltern für ihre Kinder Erfahrungsräume, die auf den eigenen Erfahrungen in ihrer Kindheit beruhen und eine mehr oder weniger gelungene Anpassung an die aktuelle Lebenssituation darstellen. Die Annahme aber, dass Kinder zum Teil stärker das Verhalten ihrer Eltern beeinflussen als umgekehrt diese durch ihr Verhalten die Reaktionen ihrer Kinder bewirken, wurde eindrücklich und einwandfrei nachgewiesen.

In den verschiedenen Entwicklungsphasen der Kinder kommen unterschiedliche Verhaltensweisen der Eltern zum Tragen. So ist es in der frühen Kindheit die Feinfühligkeit der Eltern, die vor allem bei schwierigen Voraussetzungen der Kinder beispielsweise in Bezug auf die Anpassung an die neue Umwelt und das Temperament eine große Rolle für eine erfolgreiche kindliche Entwicklung spielt; in späteren Entwicklungsabschnitten der Kindheit ist es die Fähigkeit der Eltern, Entwicklungsschritte ihrer Kinder gedanklich vorwegzunehmen und durch Verständnis, Toleranz, Offenheit und Unterstützung zu begleiten.

Die Aufgabe der Eltern ist mit dem Führen eines Verkehrsmittels zu vergleichen: angepasste Geschwindigkeit, auf Verkehrssignale achten, den Verkehr beobachten und vorausschauend den Fuß vom Pedal nehmen, die Fahrzeuginsassen (alle) im Auto anschnallen und sich rücksichtsvoll, auch gegenüber der Natur, fortzubewegen. Dann muss noch, mit dem Wachstum und der Entwicklung der Kinder, sowohl der Kindersitz angepasst werden als auch – je nach Alter – das Kind darauf vorbereitet werden, auch einmal ein aktiver und vernünftiger Verkehrsteilnehmer zu werden. Der Fahrer (die Eltern) muss das Steuerrad in den Händen behalten und bei Konflikten im Auto, aber auch mit anderen Verkehrsteilnehmern versuchen, die eigenen Aggressionen zu unterdrücken und friedliche und verständnisvolle Lösungen und Kompromisse zu ermöglichen. Eltern, die es schaffen, von Kind zu Kind zu lernen und sich gleichzeitig in ihrer Partnerschaft gegenseitig als Eltern zu erziehen und akzeptieren zu lernen bzw. miteinander Eltern zu werden, erbringen eine unvergleichliche Leistung.

Selbsterkenntnis der Eltern

Die Betreuung der jungen Familie durch den Pädiater kann den Eltern wahrscheinlich nur ungenügende Hilfestellungen geben, auf die komplexen Herausforderungen, die eine erfolgreiche Erziehung mit sich bringt, immer richtig und entwicklungsgemäß zu reagieren. Was Eltern aber auch helfen kann, ist das Erkennen und Verstehen der eigenen (Erziehungs-)Vergangenheit. Es gilt, die Beziehung zu den eigenen Eltern zu hinterfragen sowie die eigenen Verhaltensmuster zu durchschauen. Dieser Prozess kann durch Gespräche mit dem Ehepartner, mit Verwandten, Freunden, anderen Eltern, Fachleuten und dem Kinderarzt beschleunigt und unterstützt werden. Pädiater können diesen Prozess der Selbsterkenntnis bei Eltern unterstützen, indem sie gewisse Schlüsselfragen

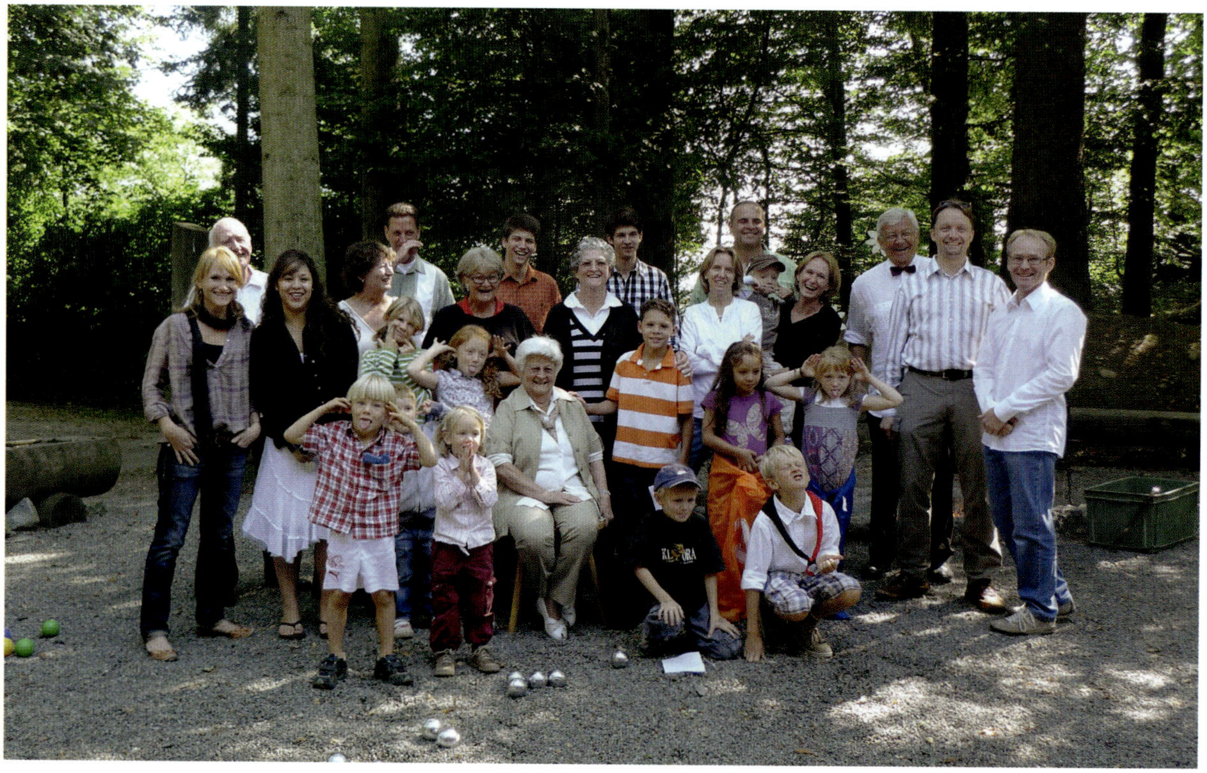

Abb. 4.**13** Die Familie: 4 Generationen!

stellen. Diese Fragen betreffen die Werte und Haltungen der Eltern in Bezug auf ihre eigene Kindheit und Erziehung und ermöglichen umgekehrt dem Kinderarzt, sich eine Vorstellung davon zu machen, in welchen Wertekategorien sich die Eltern bewegen und nach welchen Paradigmen sie leben. Wenn jemand als Kind eine sehr strenge, rigide und emotional wenig warme Familie erlebt hat, kann es sein, dass er oder sie „vorprogrammiert" ist, denselben Stil in der eigenen Familie, als Eltern, zu leben. Wenn aber Eltern ihre eigene Erziehung sorgfältig durchdacht haben, wenn sie wissen, welche Aspekte davon für sie positiv oder negativ waren, und wenn sie sich bewusst entschieden haben, nach welchem Muster sie ihre eigenen Kinder erziehen wollen, dann sind sie viel eher in der Lage, unangebrachte Erziehungsformen aus ihrer Vergangenheit zu vermeiden. Andere Themen, die angesprochen werden können, beziehen sich auf Erfahrungen der Beziehung, der Fürsorge, der Trennung, des Trostes und der Geborgenheit sowie den Umgang mit Bedrohungen oder Verlusten, die Gehorsamserziehung, die Disziplin, die Beziehung zu den Geschwistern sowie die Veränderungen in der Beziehung zu den eigenen Eltern während der Pubertät und im Erwachsenenalter. Es kann sehr entlastend wirken, wenn Eltern einen Zusammenhang zwischen schwierigen Erlebnissen in der Vergangenheit und plötzlichen Krisen, wie sie sie als Eltern mit den eigenen Kindern aktuell erleben, erkennen können.

Der Pädiater sollte nicht alle Fragen auf einmal stellen. Vielmehr sind dies Themen, die immer wieder, je nach Entwicklung des Kindes und je nach Lebensumständen der Eltern, angesprochen werden können. Das Bedürfnis nach diesen Gesprächen sowie deren Intensität kann variieren; es ist ein fortlaufender Prozess. Die langjährige, vertrauliche Beziehung, die Eltern zum Pädiater haben können, ermöglicht rechtzeitige und effektive präventive Lösungsvorschläge, bevor ein Problem noch mehr Schwierigkeiten mit sich bringt. Das Stellen der Fragen braucht Zeit. Der Kinderarzt muss auch nicht Erklärungen oder Ratschläge abgeben. Er kann aber mit seinen eigenen, persönlichen Erfahrungen helfen, das Eis zu brechen. Wenn nötig, kann der Pädiater anregen, dass das Gespräch mit dem Ehepartner, gewissen Familienmitgliedern, Freunden oder ihm selbst weitergeführt wird. Er könnte z. B. sagen: „Ich sehe, dass bei Ihnen sehr viele Erinnerungen und Gefühle aufkommen. Es ist sinnvoll, mit Dritten über diese Dinge zu sprechen. So werden Sie besser herausfinden können, was Sie als Eltern tun möchten und was Sie nicht tun möchten."

Fragen zur Selbstreflexion für die Eltern

- „Möchten Sie Ihr Kind so erziehen, wie Sie selbst von Ihrem Vater und Ihrer Mutter erzogen wurden?"
- „Welche Erziehungshaltung hatten Ihre Eltern? Was hat Ihnen daran gefallen? Was hat Ihnen daran nicht gefallen?"
- „Wie wirken sich Ihre Kindheitserlebnisse auf Ihr Erwachsenenleben und auf die aktuellen Beziehungen mit Erwachsenen aus?"
- „Wie hat Ihre Kindheit Ihre Beziehung zu den eigenen Kindern beeinflusst?"
- „Wie war bzw. ist Ihre Beziehung zu den Eltern? Wie hat sich diese Beziehung im Laufe Ihrer Kindheit verändert, z. B. in der Pubertät?"
- „Wie war Ihre Beziehung zu Ihrer Mutter bzw. zu Ihrem Vater? Gab es da Unterschiede?"
- „Auf welche Art und Weise versuchen Sie, entweder so zu sein, wie ein Elternteil war, oder eben nicht so zu sein, wie ein Elternteil war?"
- „Erinnern Sie sich an Ihre erste Trennung von den Eltern?"
- „Wie wurde in Ihrer Familie Disziplin gelernt bzw. gelebt? Gab es da Unterschiede zwischen Mutter und Vater? Welche Auswirkungen hatte dies auf Ihre Kindheit? Wie beeinflusst dies wohl Ihre jetzige Rolle als Vater oder Mutter?"
- „Fühlten Sie sich je durch Ihre Eltern abgelehnt oder bedroht?"
- „Gab es andere Erlebnisse, die Sie während der Kindheit oder auch später überforderten oder traumatisierten?"
- „Haben Sie während der Kindheit oder auch später den Verlust eines geliebten Menschen erlebt? Wie war das für Sie und inwiefern hat dies immer noch Auswirkungen für Sie?"
- „Wie haben Ihre Eltern mit Ihnen kommuniziert, als Sie glücklich oder aufgeregt waren? Haben sie Ihre Begeisterung geteilt?"
- „Was ist passiert, wenn Sie als Kind traurig oder verzweifelt waren? Haben Ihre Mutter und Ihr Vater auf diese Emotionen unterschiedlich reagiert?"
- „Gab es in Ihrer Kindheit andere Betreuungspersonen? Wie war die Beziehung zu diesen Personen? Was ist aus diesen Personen geworden?"
- „Wie ist es jetzt für Sie, wenn jemand anderes auf Ihr Kind aufpasst?"
- „Gab es für Sie innerhalb oder außerhalb der Familie positive Beziehungen zu Bezugspersonen, an die Sie sich wenden konnten, wenn Sie als Kind problematische Situationen erlebten? Waren diese Beziehungen verlässlich und wie haben sie Ihr Leben damals beeinflusst?"

Fit-/Misfit-Konzept

Definition Fit/Misfit

Mit „Fit" wird eine Haltung bezeichnet, die eine möglichst gute Übereinstimmung zwischen den individuellen Bedürfnissen und Entwicklungseigenheiten des Kindes und seiner Umwelt anstrebt. Die Herausforderung des Fit-Konzepts besteht dann, sich als Eltern und Erzieher auf die Individualität des Kindes einzustellen, das Verhalten des Kindes richtig zu lesen und im Umgang mit dem Kind das richtige Maß zu finden. Es gilt, Platz für die Bedürfnisse des Kindes zu schaffen, aber auch die eigenen Bedürfnisse und die des Partners nicht zu vernachlässigen.

Ein „Misfit" ist eine Person, deren Verhalten oder deren Haltung im Vergleich mit den anderen Menschen auffällig ist. Es bezeichnet aber zugleich auch einen Zustand, bei dem ein Mensch bzw. ein Kind sich in einem nicht übereinstimmenden Verhältnis zwischen seinen eigenen Wünschen und seiner Wirklichkeit befindet.

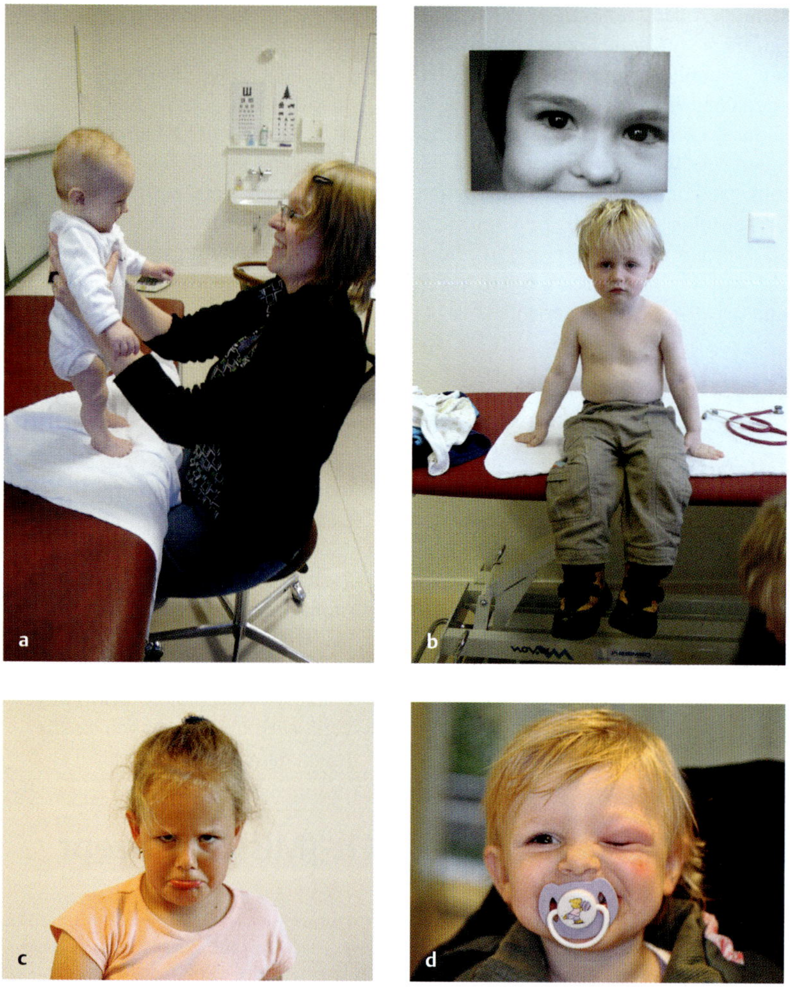

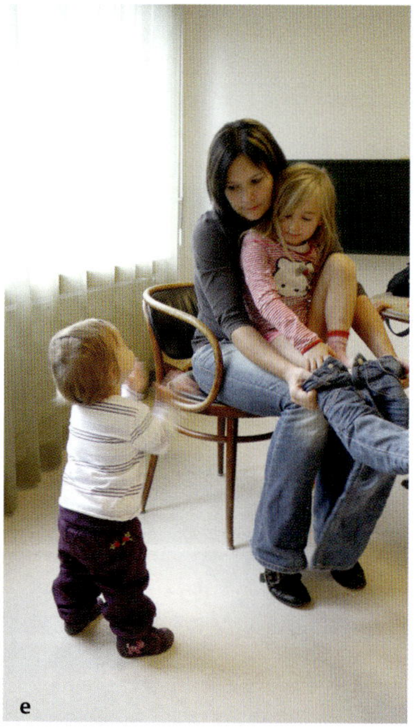

Abb. 4.**14 a – e** Fit oder Misfit?
a Fit!
b Unklar!
c Misfit!
d Trotzdem fit!
e Eifersucht: Misfit!

Der Begriff „Fit" geht auf Stella Chess und Alexander Thomas zurück. Die beiden Kinderpsychiater haben den Ausdruck „Goodness of Fit" eingeführt. Remo H. Largo und Oskar G. Jenni haben daraus das Züricher Fit-/Misfit-Konzept entwickelt.

Die Vielfalt unter Kindern ist in jedem Alter so groß, dass nur ein individueller Umgang dem einzelnen Kind gerecht werden kann. Das Fit-Konzept strebt eine Übereinstimmung zwischen dem Kind und seiner Umwelt in den Bereichen „Geborgenheit", „soziale Anerkennung" und „Entwicklung und Lernen" an. Gelingt die Übereinstimmung von Kind und Umwelt, fühlt sich das Kind wohl, ist interessiert an der Umwelt und entwickelt ein gutes Selbstwertgefühl. Ein Kind kann sich dann optimal entwickeln, wenn eine Übereinstimmung zwischen seinem Temperament und seiner Motivation einerseits und den Erwartungen, Anforderungen und Möglichkeiten der Umwelt andererseits besteht. Da aber die Vielfalt unter den Kindern und Eltern und deren Vorstellungen von sich und dem Gegenüber sehr groß ist, sind Unstimmigkeiten zwischen ihnen absehbar. Eine fehlende Übereinstimmung von „kindlicher Realität" und elterlichen Erwartungen, sog. Misfits, sind aber die Hauptursache für Verhaltensauffälligkeiten (von Kindern und Eltern!). So entstehen die meisten erzieherischen Probleme dadurch, dass die Erziehungsvorstellungen der Eltern nicht mit den Bedürfnissen und Eigenheiten ihrer Kinder übereinstimmen.

Ein Beispiel sind Schlafstörungen: 20 – 30 % der Säuglinge und Kleinkinder wachen nachts auf. Eine Schlafstörung ist aber nur ausnahmsweise darauf zurückzuführen, dass das Kind körperlich oder psychisch krank wäre oder seine Eltern erzieherisch wirklich versagt haben. Der häufigste Grund für nächtliches Aufwachen sind die falschen Erwartungen der Eltern: Das Kind hat durchzuschlafen!

Im Umgang mit Kindern, seien sie nun normal entwickelt, begabt oder behindert, besteht die Herausforderung darin, sich auf die Individualität des Kindes einzustellen, sein Verhalten richtig zu lesen, mit dem Kind angemessen umzugehen und nicht zu wenig, aber auch nicht zu viel zu erwarten, es so zu nehmen, wie es ist

(Abb. 4.**14**). So einfach das auch klingen mag, so schwierig ist es im Alltag umzusetzen. Eltern und andere Bezugspersonen sind keine perfekten „Kinderleser". Sie müssen auch nicht ständig die Bedürfnisse ihres Kindes zu erahnen suchen und ihr Verhalten interpretieren: Was hat er wohl damit gemeint? Was soll nun dies wieder bedeuten? Jedes Kind hält Frustrationen aus und kann seine Bedürfnisse formulieren. Es darf aber erwarten, dass seine Bedürfnisse und diesbezüglichen Verhaltensäußerungen ernst genommen werden und dass „angemessen" darauf reagiert wird. Wenn dies unterbleibt, sucht sich das Kind andere Vorbilder, denn das Kind ist biologisch darauf angelegt, sein Verhalten nach Vorbildern auszurichten. Es sucht z. B. bei Misfit vielleicht auch solche, die sich die Eltern für ihr Kind nicht wünschen, wie z. B. in Fernsehsendungen, im Internet und in anderen Medien. Kinder als Ausweg vor elterlicher Verantwortung und Engagement der Selbstbestimmung zu überlassen, ist nur dann sinnvoll, wenn das Kind auch kompetent dafür ist.

Fit ist eine Erziehungshaltung, die eine möglichst gute Übereinstimmung zwischen den individuellen Bedürfnissen und Entwicklungseigenheiten des Kindes und seiner Umwelt anstrebt. Die 3 Hauptkomponenten des Wohlbefindens und des Selbstwertgefühls sind (Fit):

- *Geborgenheit:*
  - gegenseitige Vertrautheit
  - Verfügbarkeit
  - Beständigkeit
  - Kontinuität in der Betreuung
- *Zuwendung, soziale Anerkennung:* angemessenes Verhalten
- *Leistung, Entwicklung:*
  - Vorbild sein
  - kindgerechte Umwelt
  - Freiheit, selbst zu entscheiden, wenn das Kind in einem Bereich kompetent wird

Die Herausforderung des Fit-Konzepts besteht darin, sich als Eltern und Erzieher auf die Individualität des Kindes einzustellen, das Verhalten des Kindes richtig zu lesen und im Umgang mit dem Kind das richtige Maß zu finden. Mangelnde Übereinstimmung zwischen Kind und Umwelt führt zu Misfit. Wenn die individuellen Bedürfnisse eines Kindes ungenügend befriedigt werden, kann dies verschiedene Reaktionen auslösen (Misfit):

- beeinträchtigtes Wohlbefinden und Selbstwertgefühl
- reaktives Verhalten
- Verhaltensauffälligkeiten, psychosomatische Symptome und Entwicklungsverzögerung
- Dekompensation

Ursachen, die zu einem Misfit führen können, sind:

- *familiärer Bereich:*
  - sozioökonomische Faktoren
  - psychosoziale Faktoren (Trennungen, Familienkonstellation)
- *außerfamiliärer Bereich:*
  - Beziehungen zu Bezugspersonen
  - Beziehungen zu Gleichaltrigen (Abb. 4.**15**)
  - Leistung: Über-/Unterforderung

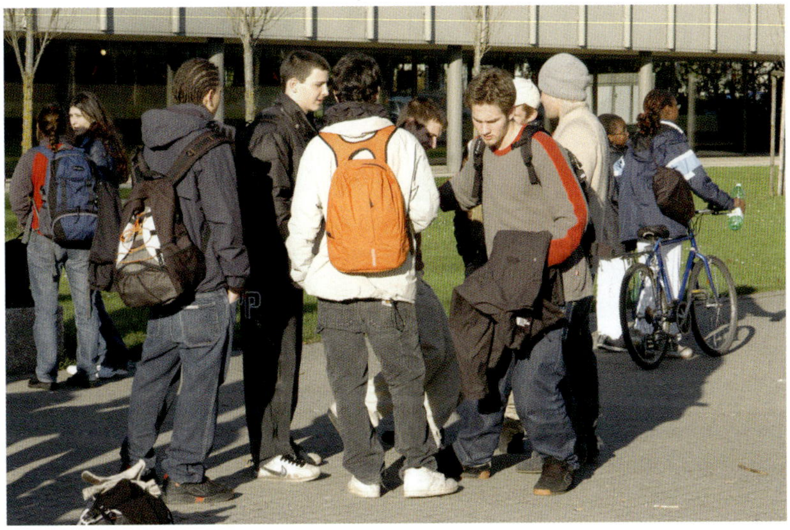

Abb. 4.**15** Akzeptanz durch die Peer-Gruppe.

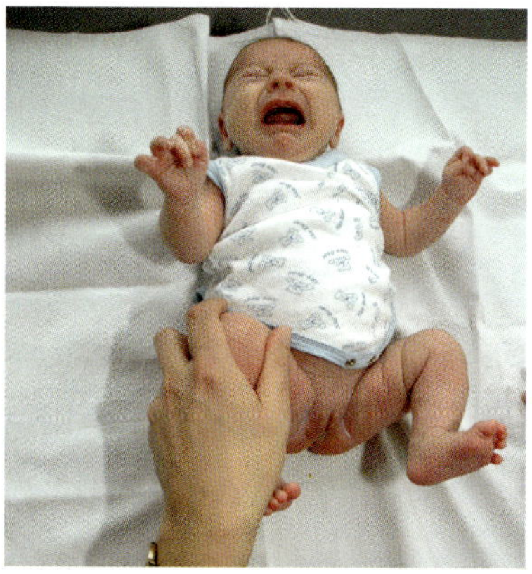

Abb. 4.**16** Misfit bei der Untersuchung.

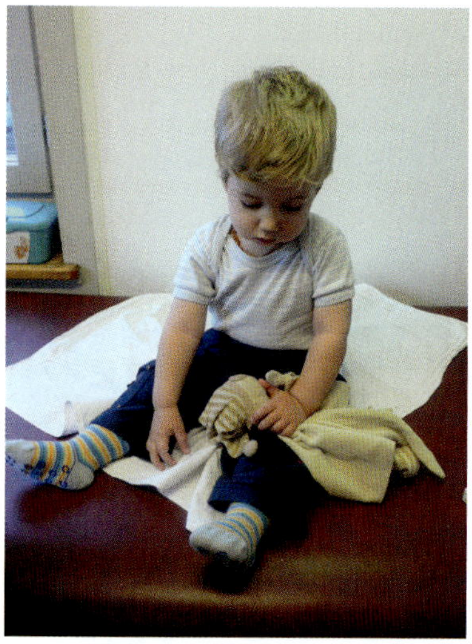

Abb. 4.**17** Misfit des Übergangsobjekts.

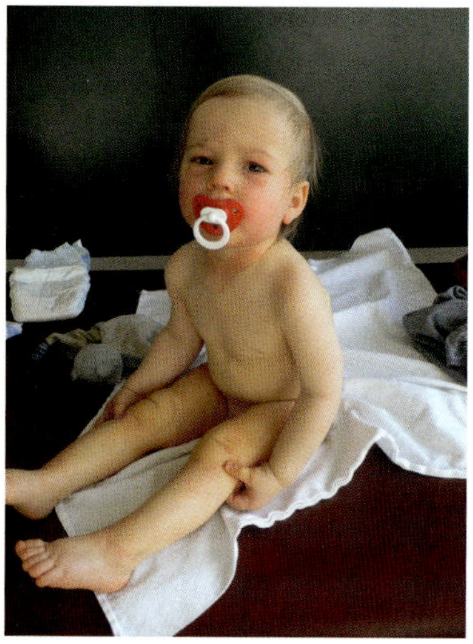

Abb. 4.**18** Misfit bei Neurodermitis.

> **!** Um den Misfit abzuklären, müssen die 3 Bereiche Geborgenheit, Zuwendung und soziale Anerkennung sowie Entwicklung und Leistung richtig eingeschätzt werden. Um den Misfit zu beheben, muss immer individuell auf die Bedürfnisse und die Eigenheiten des Kindes abgestimmt gehandelt werden, denn jeder Misfit ist immer genauso einmalig wie das Kind (Abb. 4.**16**, Abb. 4.**17** und Abb. 4.**18**)!

Eine mangelnde Übereinstimmung zwischen dem Kind und seiner Umwelt kann in verschiedenen Bereichen auftreten. Einige werden im Folgenden näher beleuchtet.

Misfit durch die familiäre Situation

Krankheiten (z. B. von Geschwistern), finanzielle Probleme, andauernde Streitigkeiten und Trennungen der Eltern belasten die betroffenen Kinder. Funktionierende Familiensysteme sind von entscheidender Bedeutung für die Entfaltung der Kinder. Mit zunehmender Scheidungsrate ist die „normale" Familie zum Auslaufmodell geworden. Einzelkindfamilien, alleinerziehende Eltern und Patchwork-Familien werden zum Alltag. Es kann eine Überforderung bedeuten, allein für die Erziehung verantwortlich zu sein. Differenzen zwischen den getrennten Eltern belasten die Situation noch zusätzlich, und der Einfluss auf die Kinder wirkt oft widersprüchlich.

Nicht angemessenes elterliches Verhalten reicht von zu hohen oder zu niedrigen Erwartungen über Rat- und Grenzenlosigkeit sowie Konzeptlosigkeit bis hin zu Verwahrlosung und Misshandlung der Kinder in psychischer oder physischer Hinsicht. Um dem Kind zu helfen, versuchen die Eltern, aktiver zu werden. Aber sehr bald schon vermischen sich Inhalts- und Beziehungsaspekte zwischen Mutter bzw. Vater und Kind. Das Kind reagiert typischerweise anfangs mit Abwehr bzw. endlosen Diskussionen und letztlich mit Rückzug; es gibt auf. Eine wiederholt beobachtete elterliche Reaktion ist dann das sog. Therapy Lifting, bei dem die Kinder vom einem Therapeuten zum nächsten gebracht werden.

Misfit durch falsche Stimulation

Berufstätige Eltern oder auch solche, die von ihrem Kind enttäuscht sind, da es ihre Erwartungen nicht erfüllt, nutzen gern den Fernseher als „Babysitter“. Viele Kinder konsumieren daher unkontrolliert geeignete und ungeeignete Sendungen. Studien belegen die schädlichen Auswirkungen auf die Entwicklung des Kindes. Im Rahmen eines erzieherischen „Reframing“ gilt es, das Ausmaß, die Zeit des Gebrauchs (Fernsehen bereits vor dem Kindergartenalter ist besonders schlecht) und den Inhalt genau zu regeln. Leitlinie muss sein, dass der Medienkonsum die Entwicklung nicht kompromittieren darf (Abb. 4.**19**).

Misfit durch Migrantenstatus

Aufsteiger und Migrantenkinder stehen unter einem besonderen Druck, da die Eltern häufig unter Anpassungs- und Erfolgsdruck stehen, den sie ungefiltert auf ihre Kinder übertragen. Der sozioökonomische Hintergrund bestimmt leider nach wie vor die Ausbildungschancen! Da in bildungsfernen Familien und deren Umgebung die latente Tendenz zu Gewalt weitaus größer ist, entsteht eine explosive Mischung. Dass hier sowohl Lehrer als auch die Gesellschaft an Grenzen stoßen, ist nachgewiesen. Eine neue Integrationspolitik ist gefragt, die diesen Kindern eine reellere Chance gibt, auch am (Berufs-) Leben teilzunehmen.

Misfit in der Beziehung zu Gleichaltrigen

Kinder müssen sich ständig in der Gruppe der Gleichaltrigen behaupten. Immer wieder auftretende Verletzungen (mit Worten oder Taten), das sog. Mobbing, haben weitreichende Folgen für die betroffenen Kinder. Falsch verstandene Loyalität der Gruppe gegenüber erschwert oft die Analyse von Verhaltensauffälligkeiten.

Misfit im Leistungsbereich

Sowohl Unter- als auch Überforderung durch die Eltern oder Lehrer können für die Kinder ein Problem darstellen. Hier sind die Schulen gefragt. Oft wird hier eine falsch verstandene Leistungsnivellierung und die sture Erfüllung von Lehrplänen statt der Vermittlung von interessanten, motivierenden Lehrinhalten verfolgt. Sinnvolle Ansätze wären stattdessen Veränderungen in der Art der Stoffvermittlung, Eigeninitiative statt Rezeptivität und eine die Kreativität fördernde Pädagogik anstelle der Desozialisierung im Klassenverband. Die Leistung des Schülers wird nicht selten als Erfüllung von Erwartungsnorm und Fachehrgeiz des Lehrers bzw. der Eltern gesehen, die selber die Leistungen nicht bringen konnten („Achievements by Proxy“ [Stellvertreterleistungen]).

Misfits auf verschiedenen Ebenen

Diese Aufzählung ließe sich noch durch viele Bereiche ergänzen. Die Lebenssituation eines Kindes ist von unzähligen Faktoren bestimmt. Für die Eltern besteht die verantwortungsvolle Aufgabe darin, alle Bereiche im Blick zu haben und bei Auffälligkeiten des Kindes nach den Ursachen zu fahnden. Ein Misfit führt beim Kind zu einer Beeinträchtigung des Wohlbefindens und möglicherweise zu Verhaltensauffälligkeiten, psychosomatischen Symptomen und Entwicklungsverzögerungen. Es ist auch mit einer abwägenden Beurteilung nicht immer leicht zu erkennen, ob eine derartige Verhaltensstörung primär die „Erziehungsschwierigkeiten“ begründet oder aber sekundär durch diese erst ausgelöst wurde. Diese Problematik erinnert ein bisschen an die Frage: „Was war zuerst da, das Huhn oder das Ei?“

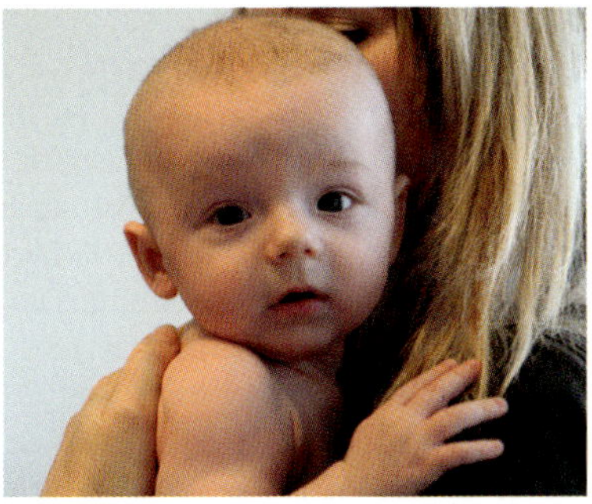

Abb. 4.**19** Geborgenheit bei der Mutter: Fit.

Umsetzung im Alltag

Genauso wie Durst und Hunger des Kindes gestillt sein wollen, ist auch sein Bedürfnis nach Nähe und Sicherheit zu befriedigen. Dazu sind die Bezugspersonen (die Eltern) da. Sie geben dem Kind eine sichere Basis und ermuntern es, die Welt zu entdecken. Dabei überlassen sie die Initiative dem Kind und schreiten nur ein, wenn Gefahr droht. Wie beschrieben, strebt das Fit-Konzept eine Übereinstimmung zwischen dem Kind und seiner Umwelt in den Bereichen „Geborgenheit", „soziale Anerkennung" und „Entwicklung und Lernen" an. Gelingt die Übereinstimmung von Kind und Umwelt, fühlt sich das Kind wohl, ist interessiert an der Umwelt und entwickelt ein gutes Selbstwertgefühl (Abb. 4.**20**).

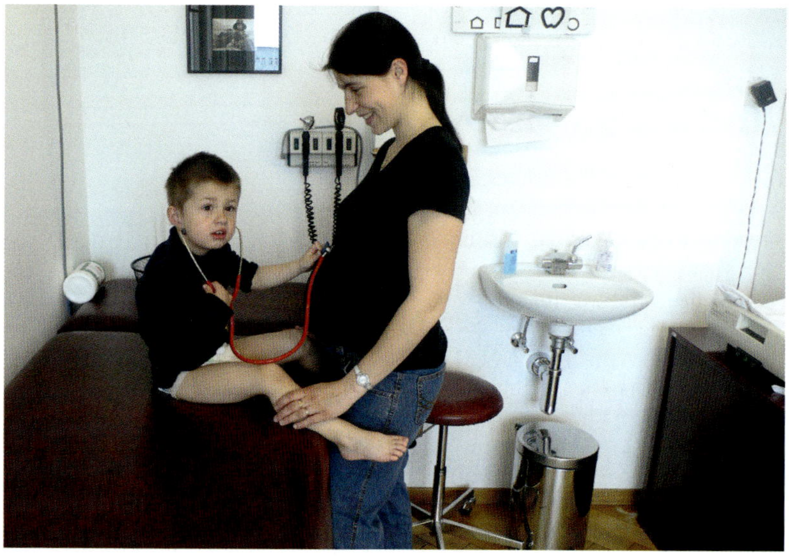

Abb. 4.**20** Umsetzung von Fit im Alltag...

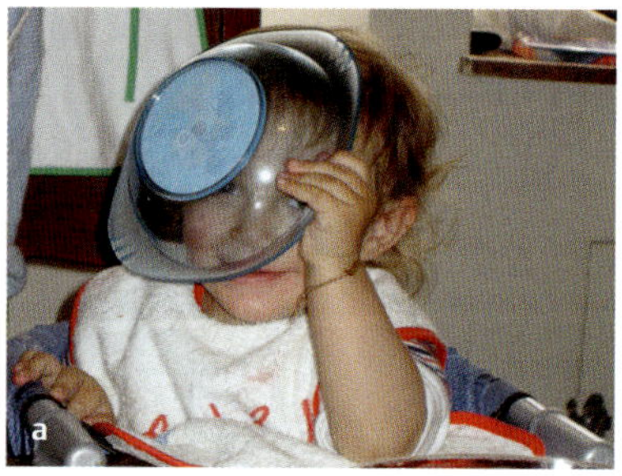

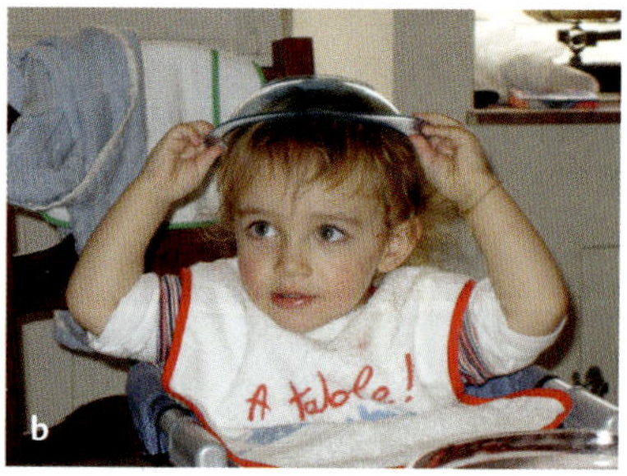

Abb. 4.**21 a, b** Jedes Kind braucht Zuwendung.
a Spiel mit!
b Einbezug des Gegenübers.

Geborgenheit

Das Fit-Konzept legt besonderen Wert auf Geborgenheit, weil sie die Grundvoraussetzung für die Entwicklung eines guten Selbstwertgefühls des Kindes ist. Elemente für eine Geborgenheit sind:

- gegenseitige Vertrautheit zwischen Kind und Bezugsperson
- Verfügbarkeit der Bezugsperson
- Beständigkeit der Bezugsperson
- Angemessenheit der Reaktion und Interaktion
- Kontinuität der Betreuung

Soziale Anerkennung

Ein Kind fühlt sich nicht umso besser, je mehr Zuwendung es bekommt oder je mehr sich die Bezugsperson mit dem Kind abgibt. Nicht die Quantität ist das Maß, sondern die an die Entwicklung des Kindes angepasste Qualität. Es braucht die Zuwendung auch nicht beispielsweise dann, wenn es dem Erwachsenen passt – sondern dann, wenn es sie braucht (Abb. 4.**21**). Der Zuwendungsbedarf ist dabei von Kind zu Kind sehr unterschiedlich. Eine besonders wichtige Form der Zuwendung ist das gemeinsame Erleben. Den Erwachsenen bei ihren Aktivitäten zuzusehen und, wenn möglich, mitzutun, ist ein wesentlicher Bestandteil des Lernens. Wendet es das so Gelernte an, wird das Kind Anerkennung erhalten. Die Anerkennung, die Bezugspersonen einem Kind geben, sollte dabei aber immer seiner Person gelten und nicht seinen Leistungen und Fähigkeiten. Ein Kind wird mehr Zuwendung und Anerkennung brauchen als ein anderes. Das zu erkennen ist die Basis einer kindgerechten, individuellen Erziehung.

Entwicklung und Lernen

Lernen aus entwicklungspädiatrischer Sicht ist ein (neuro-)psychologischer Beziehungsprozess. Aus lernpsychologischer Sicht sind die beiden wichtigsten Faktoren für das Gelingen einer Schulkarriere dem Entwicklungsstand angemessene Anforderungen sowie eine wohlwollende Grundhaltung gegenüber dem lernenden Kind. Ist das Kind über- oder unterfordert, so laufen die zentralen Wahrnehmungs- und Speicherprozesse nachweislich verlangsamt oder sind gar blockiert (Korte 2009). In Form einer Negativspirale schwinden die Motivation und die Konzentration; dadurch wird die Wahrnehmung lückenhaft und ungenau, und bei zunehmendem Lerndruck entsteht psychisch-körperlicher Stress, der sich sekundär in Form einer verminderten zentralen Speicherfähigkeit auswirkt. Die Kindern eigene Neugierde als „Lernmotor" wird damit abgewürgt, und es entsteht ein Misfit (Largo 1999). Stichworte dazu sind: Eltern, die glauben, mehr aus ihren Kindern herauspressen zu müssen, Lehrer, die glauben, alle sind gleich, und Kinder, die glauben, sie müssen überall die oder der Beste sein. Kinder sollen ihre Lernschritte möglichst selbstständig machen können, um neue Erkenntnisse für sich zu erarbeiten (Abb. 4.**22**). Dies stärkt ihr Selbstvertrauen und ermöglicht ihnen das Gefühl der Selbstwirksamkeit.

Die 2. Basis für erfolgreiches Lernen ist – auch aus neuropsychologischer Sicht in mehrfachen Studien nachgewiesen – die Akzeptanz und Geborgenheit eines Kindes in seinem Umfeld. Dies gilt nicht nur für das familiäre Umfeld, sondern auch für die Interaktion zwischen Lehrer und Kind. In den ersten Schuljahren orientieren sich Kinder maßgeblich an der Lehrperson. Ist diese empathisch, unterstützend und interessiert, können Kinder diese Werte adaptieren und sie haben später deutlich weniger Schulprobleme. Sind die Lehrer jedoch demotivierend, lustlos und ungerecht, steht den Kindern eine weniger gute Schulkarriere bevor. Die Interaktion zwischen Lehrer und Kind ist aber nicht eindimensional, sondern reziprok. Das heißt, auch der Lehrer wird entscheidend durch das Verhalten des Schulkinds beeinflusst. Die unterschiedlichen Fähigkeiten und Temperamente der Kinder zu erkennen und dabei insbesondere auf die positiven Eigenschaften zu fokussieren, stellt eine enorme Herausforderung für die Lehrpersonen dar. Insbesondere in unserer leistungsorientierten Gesellschaft wird den Defiziten eines Kindes häufig mehr Beachtung geschenkt – sei es in Form von Kritik, Abklärungen, Förderung oder Therapie – als seinen Fertigkeiten. Diese Interaktionsmuster zwischen Kind und Lehrperson laufen sehr schnell und spontan ab. Im guten Falle verläuft diese Interaktion gegenseitig respektvoll und einfühlsam sowie rollenkonform. Die Lernbedingungen sind in dieser Situation optimal. Im schlechten Fall kommt es zu gegenseitiger Provokation und emotionaler Verletzung, die in Respektlosigkeit und nonkonformem Verhalten münden und zu emotionaler Abneigung führen. Ein langfristig stabiles Lernen ist in dieser Situation kaum möglich und eine Klärung unabdingbar.

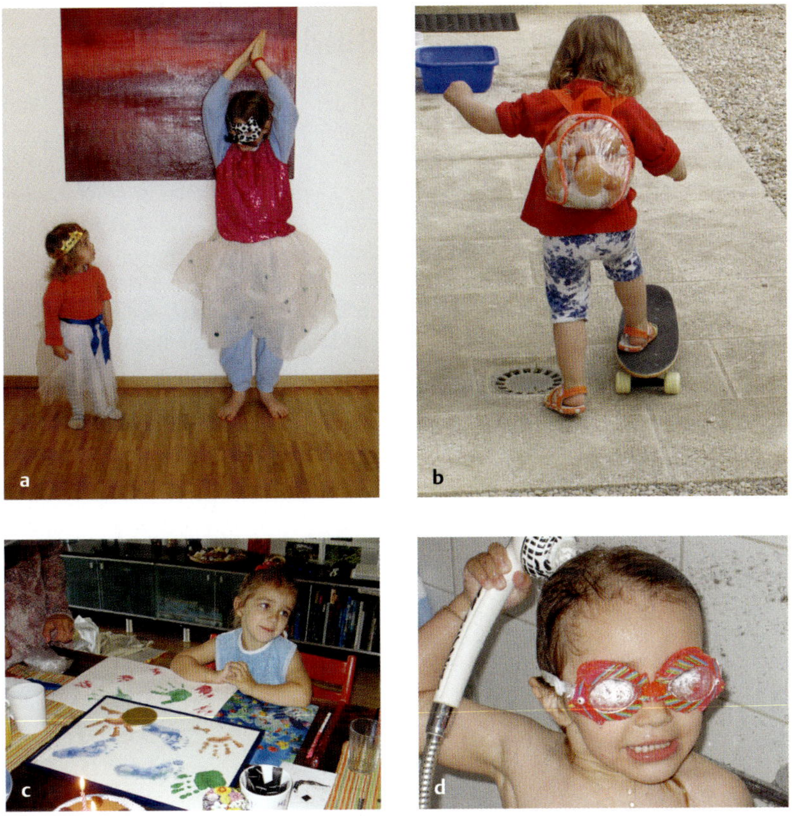

Abb. 4.**22 a – d** Formen des Lernens.
a Von der großen Schwester lernen.
b Learning by doing.
c „Schau, was ich alles kann!"
d „Ich kann es selber!"

Auch die Eltern müssen ihre Vorstellungen von Erziehung revidieren. Statt Vorstellungen zu haben, wie ihr Kind zu lernen hat, müssen sie Vertrauen in die Individualität ihres Kindes entwickeln bzw. haben. So werden nicht alle Kinder von „studierten" Eltern „studierte" Kinder! Eine groß angelegte Studie bei den ersten alternativ lebenden Kommunen in den 1960er-Jahren ergab, dass die Kinder dieser Großfamilien vor allem eins werden wollten: Bankdirektoren – und nicht Selbstversorger. Eltern müssen lernen, nicht nur die Individualität des Kindes zu respektieren, sondern auch, sich darauf zu verlassen, dass ihr Kind sich nach seinen eigenen Regeln und in eigenem Tempo bestens entwickeln wird. Dazu muss dem Kind auch ermöglicht werden, Erfahrungen, auch schlechte, zu machen. Das wiederum muss auch das Kind bei den Bezugspersonen spüren und erfahren! Die Schule wiederum muss lernen, auf die Wünsche und Bedürfnisse des Kindes genauso individuell einzugehen wie die Betreuungspersonen. Dann sind dem Lerneifer und dem Lernerfolg des Kindes keine Grenzen gesetzt.

Das Fit-Konzept hat seinen Niederschlag auch im modernen Begriff der Resilienzentwicklung gefunden, der Fähigkeit, sich „trotz" der persönlichen Lebensumstände zu entwickeln. Es wurden daraus sehr einfache Regeln abgeleitet, wie Eltern ihr Kind gut auf das Leben vorbereiten können: indem sie Einfühlungsvermögen üben. Eltern sollen sich klar äußern und aktiv zuhören. Eltern sollten die Lösungsstrategien modifizieren: Sie sollten nicht versuchen, immer auf dem gleichen (erfolglosen) Weg zum Ziel zu gelangen. Dem Kind soll mit der Liebe der Eltern auch das Gefühl gegeben werden, als Mensch in seinem eigenen Wert geschätzt und willkommen zu sein. Die Eltern sollten das Kind so akzeptieren, wie es ist, und ihm zu realistischen Erwartungen und Zielvorstellungen verhelfen. Es sollte eher für seine Leistungen gelobt als es ständig an seine Schwächen erinnert zu werden! Die Eltern sollten vormachen, wie aus Fehlern gelernt werden kann. Sie sollten Verantwortungsbewusstsein, Mitgefühl und ein soziales Gewissen lehren. Sie sollten ihrem Kind zeigen, wie Probleme gelöst und Entscheidungen getroffen werden. Es müssen Regeln gesetzt und Vorschriften, die das Selbstwertgefühl und die Selbstdisziplin ihres Kindes fördern, eingehalten werden.

Literatur

Korte M. Wie Kinder heute lernen. München: Deutsche Verlagsanstalt; 2009

Largo R. Kinderjahre. München: Pieper; 1999

Bindungsentwicklung

Kinder sind darauf angewiesen, von Beginn an bedingungslos akzeptiert zu werden. Für die Erhaltung des Lebens der Kinder muss so lange gesorgt werden, bis sie selbst die Verantwortung dafür übernehmen können. Vor allem die sichere Bindung des Neugeborenen an seine Mutter bzw. seinen Vater ist ein Schutzfaktor für die weitere psychosoziale Entwicklung. Nur wenn ein Kind von Anfang an diese bedingungslose Liebe und Akzeptanz erfährt, kann es ein Gefühl für seinen Selbstwert entwickeln, lernt es, seine Gefühle zu steuern, und ist in der Lage, ein Beziehungsverhalten aufzubauen. Nur wenn ein Kind sich sicher gebunden fühlt, kann es die Motivation entwickeln, Neues zu erkunden, und es wagen, später selber Bindungen einzugehen (Abb. 4.**23**). Die Bezugspersonen entwickeln eine besondere Feinfühligkeit für die Bedürfnisse des Kindes; sie stellen sich auf dessen Temperament ein und sind damit in der Lage, seine Persönlichkeit zu respektieren. Die sichere Bindung entwickelt sich durch eine intensive, liebevolle Interaktion zwischen der Mutter (dem Vater) und dem Kind. So „lernen" Kinder im Alter von 2 Wochen schon die Stimme der Mutter deren Gesicht zuzuordnen. In dem Konzept der Bindung steht das Neugeborene als aktives (es schreit), selbstmotiviertes (es schreit, weil es Hunger hat) und seine Entwicklung selbst vorantreibendes Individuum (es will essen, um sich zu entwickeln) einer Umwelt, den Eltern, gegenüber, die ebenso aktiv das Neugeborene unterstützen und seine Bedürfnisse bestenfalls erfüllen. Die von dem britischen Kinderpsychiater John Bowlby und der kanadischen Psychologin Mary Ainsworth entwickelte Bindungstheorie beschreibt das Bedürfnis des Menschen, eine enge und von intensiven Gefühlen geprägte Beziehung zu Mitmenschen aufzubauen. Gemäß dieser Theorie entwickelt das Neugeborene eine besondere Beziehung zu seinen Eltern oder anderen Bezugspersonen. Die Bindung führt dazu, dass das Kleinkind im Falle vorhandener oder subjektiv erlebter Gefahr (Bedrohung, Angst, Schmerz) Schutz und Beruhigung bei seinen Bezugspersonen sucht. Für die spätere Bindungsqualität ist die Feinfühligkeit der Bezugspersonen maßgeblich. Darunter wird adäquates und promptes Reagieren erwachsener Bezugspersonen auf die Äußerungen und Bedürfnisse des Säuglings verstanden. Das spätere Bindungsverhalten (Lächeln, Schreien, Festklammern usw.) des Kindes ist weniger Spiegelbild seines Temperaments oder Charakters, sondern primär Resultat der erlebten Interaktion mit der Bezugsperson als Säugling. Abgewiesene Bindungsversuche verstärken bindungssuchendes Verhalten, das auch bei Wiederkehr einer Bezugsperson beobachtet werden kann. Die Nähe zur Bindungsperson mit Blick- und/oder Körperkontakt beendet meist das bindungssuchende Verhalten. Das Kind fühlt sich sicher und kann das neugierige Erkundungsverhalten wieder fortsetzen. Das Bindungsverhalten verändert sich im Laufe des Lebens, und bei älteren Kin-

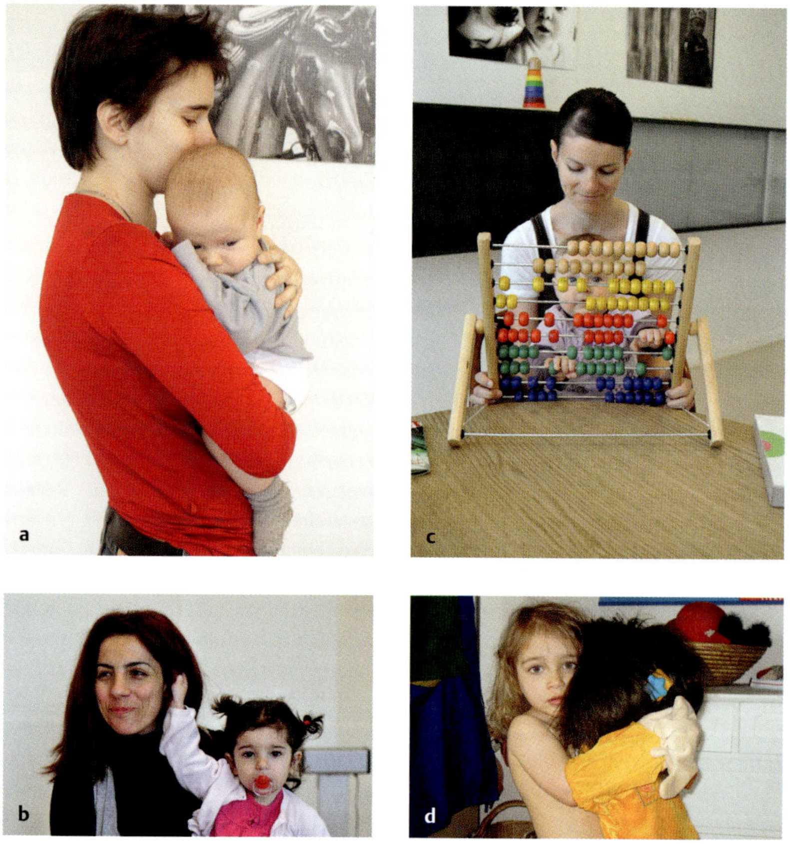

Abb. 4.**23 a – d** Bindung.
a Sichere Bindung.
b Manchmal braucht man nur „(Ver-)Bindung".
c „Auf dem sicheren Schoß der Mutter entdecke ich die Welt."
d Binden kann man sich auch an ein Übergangsobjekt.

dern und bei Erwachsenen ist das „ursprüngliche“, direkt beobachtbare Bindungs- und Explorationsverhalten nicht mehr auf den ersten Blick erkennbar. Das „Inner Working Model“ ist das Resultat der frühen individuellen Bindungserfahrungen und der daraus abgeleiteten Erwartungen, die ein Kind gegenüber zwischenmenschlichen Beziehungen hegt. Sie dienen dazu, das Verhalten der Bindungsperson zu interpretieren und sein Verhalten vorherzusagen (Abb. 4.**24**). Nach der Entwicklung im 1. Lebensjahr werden die Inner Working Models zunehmend stabiler. Sie bilden sich zu Bindungsschemata aus, Schemata, die sich bei jeder Begegnung sich wiederholend abspielen. Das Bindungsverhalten entwickelt sich in den ersten Lebensmonaten. Bis zur 6. Lebenswoche kann hierbei die Bindungsperson beinahe beliebig wechseln. Dann entsteht – etwa gleichzeitig mit dem ersten personenbezogenen Lächeln – eine zunehmend festere Bindung zu einer oder mehreren Personen (z. B. Mutter, Vater, Geschwister oder Pflegemutter). Sobald das Kind sich fortbewegen kann (Lokomotion), ist es fähig, sich entweder aktiv in die Nähe der Bezugsperson zu bewegen oder von dieser weg die Umgebung selbstständig zu erkunden (Individuationsphase). Dies wird möglich aufgrund der jetzt wachsenden Objektpermanenz, die dem Kind die innere Vorstellung eines Objekts (Bezugsperson) ermöglicht, ohne dass dies direkt anwesend ist. Ab etwa dem 3. Lebensjahr versucht das Kind, das Verhalten des Gegenübers auch zu beeinflussen.

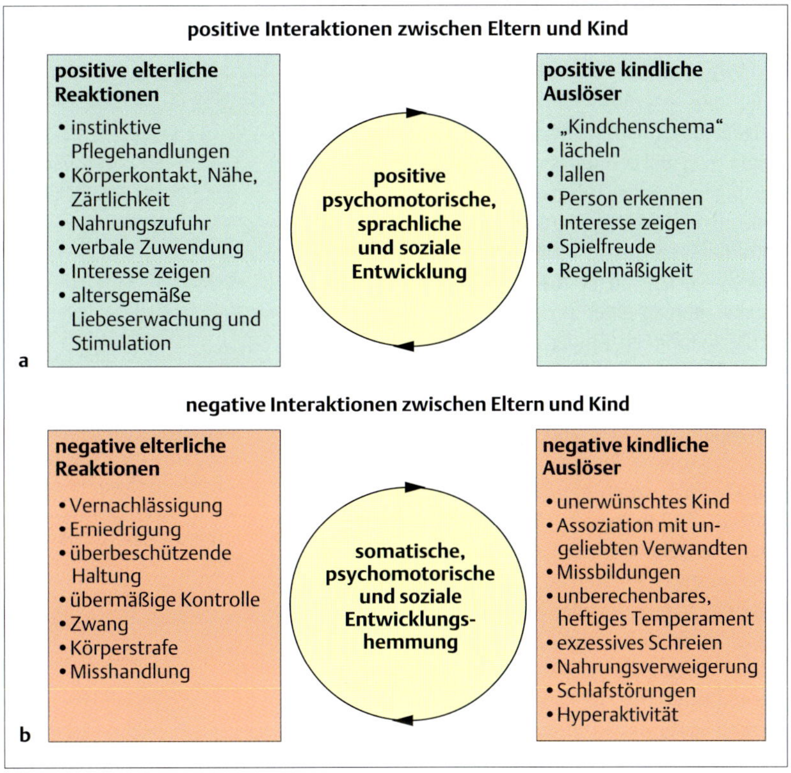

Abb. 4.**24 a, b** Interaktionsmodelle (nach Peterson u. Seligmann 1974).
a Engelskreise.
b Teufelskreise.

Vierphasenmodell der Bindungsentwicklung nach Bowlby (1969)

- *Vorphase:* bis ca. 6 Wochen
- *personenunterscheidende Phase:* 6. Woche bis ca. 6. bzw. 7. Monat
- *eigentliche Bindung:* 7./8.– 24. Monat
- *zielkorrigierte Partnerschaft:* ab 2 bzw. 3 Jahren

Es gibt signifikante Zusammenhänge zwischen sicherer Bindung und psychischer Stabilität bzw. unsicherer Bindung und psychopathologischen Störungen (emotionale Störungen des Jugendalters, Borderline-Persönlichkeitsstörungen, Angststörungen, Impulskontrollstörungen und Abhängigkeitserkrankungen usw.; Tab. 4.2). John Bowlby vertrat strikt die These, dass für den Aufbau einer stabilen Bindung die Beziehung des Kindes zu einer zentralen Bindungsperson (normalerweise der Mutter) konstitutiv sei. Neuere Forschungen haben aber gezeigt, dass Kindern ein solcher Bindungsaufbau auch dann gelingt, wenn gleichzeitig Beziehungen zu mehreren Bindungspersonen bestehen. Dies führt in erster Linie zu einer Aufwertung der Bedeutung des Vaters, ist aber auch von Bedeutung, wenn bei einer berufstätigen Mutter neben die leibliche noch eine Pflegemutter tritt. Es kann beobachtet werden, dass das Kind eine klare Unterscheidung zwischen den verschiedenen Bindungspersonen vornehmen kann. Bei der Eingewöhnung der Kinder in die anfangs ungewohnte Situation zeigt sich die Richtigkeit von Bowlbys Konzept einer primären Bindungsperson: Die Eingewöhnung gelingt nachweislich besser, wenn das Kind in der Anfangsphase von der Mutter begleitet und somit schonend in die neue Situation eingeführt wird. Auch zeigte sich, dass nicht die Quantität der Beziehung zu einer oder mehreren Bezugspersonen ausschlaggebend für die Entwicklung einer bestimmten Bindung ist, sondern die Qualität. Bowlby nahm an, dass die ständige Verfügbarkeit der Bezugsperson in den ersten Lebensjahren unabdingbar ist, damit das Kind eine sichere Bindung entwickeln kann. Die Entwicklung der Bindung hängt aber nicht von der ständigen Anwesenheit der Bezugsperson ab, sondern von der entwickelten Qualität der Bindung. Diese Ergebnisse der Bindungsforschung haben auch Auswirkungen auf die aktuelle Diskussion um den Besuch einer Kinderkrippe von Kleinkindern nach dem 1. Lebensjahr.

Im Gegensatz dazu steht die unsichere Bindung. Sie stellt einen Risikofaktor für die weitere psychosoziale Entwicklung dar. Es wird die unsicher-vermeidende von der unsicher-ambivalenten Bindung unterschieden (s. Tab. 4.2):

Tab. 4.2 Verschiedene Bindungstypen.

Bindungstyp	Beschreibung	Verhalten in der Testsituation
sichere Bindung	Kinder können Nähe und Distanz der Bezugsperson angemessen regulieren	Kinder sind kurzfristig irritiert und weinen gegebenenfalls, wenn die Bezugsperson den Raum verlässt, lassen sich jedoch von Dritten trösten und beruhigen sich schnell wieder; sie spielen im Raum auch mit den Dritten; sie laufen der Bezugsperson bei deren Wiederkehr entgegen und begrüßen diese freudig
unsicher-vermeidende Bindung	Kinder zeigen eine Pseudounabhängigkeit von der Bezugsperson; sie zeigen auffälliges Kontaktvermeidungsverhalten und beschäftigen sich primär mit Spielzeug im Sinne einer Stresskompensationsstrategie	Kinder wirken bei der Trennung von der Bezugsperson unbeeindruckt; sie spielen auffallend oft für sich allein; bei der Wiederkehr der Bezugsperson bemerken sie diese kaum oder lehnen sie sogar mittels ignorantem Verhalten ab
unsicher-ambivalente Bindung	Kinder verhalten sich widersprüchlich-anhänglich an die Bezugsperson	Kinder wirken bei der Trennung massiv verunsichert, weinen, laufen zur Tür, schlagen gegen diese und sind durch Dritte kaum zu beruhigen; bei Wiederkehr der Bezugsperson zeigen sie abwechselnd anklammerndes und aggressiv-abweisendes Verhalten und sind nur schwer zu beruhigen
desorganisierte Bindung	Kinder zeigen deutlich desorientiertes, nicht auf eine Bezugsperson bezogenes Verhalten	Hauptmerkmal sind bizarre Verhaltensweisen, wie Erstarren, Im-Kreis-Drehen, Schaukeln und andere stereotype Bewegungen, daneben auch gleichzeitiges intensives Suchen nach Nähe und deren Ablehnung

- *Unsicher-vermeidende Kinder:* Bei diesen fehlt die Zuversicht, dass ihre Bindungsperson verfügbar ist. Sie müssen damit rechnen, dass ihre Wünsche grundsätzlich auf Ablehnung stoßen und ihnen kein Anspruch auf Liebe und Unterstützung zusteht. Ein solches Bindungsmuster ist bei Kindern vorhanden, die häufig Zurückweisung erfahren haben. Die Kinder können durch Beziehungsvermeidung einen Ausweg aus der sie belastenden Situation finden.
- *Unsicher-ambivalente Kinder:* Deren Bindung wird auch ängstlich-widerstrebende, resistente, ambivalente Bindung genannt. Kinder, die so beschrieben werden, zeigen sich ängstlich und extrem abhängig von ihrer Bindungsperson. Schon bevor die Bindungsperson aus dem Zimmer geht, zeigen die Kinder Zeichen von Stress. Da sie die ungewohnte Situation fürchten, wird ihr Bindungsverhalten schon von Beginn an aktiviert. Sie erwarten, dass die Bindungsperson nicht zuverlässig und vorhersagbar reagiert. Das Kind muss deshalb permanent herauszufinden versuchen, in welcher Stimmung sich die Bindungsperson gerade befindet, was sie will und was sie braucht, damit es sich entsprechend anpassen kann. Dies führt zu einer Einschränkung des Neugier- und Erkundungsverhaltens des Kindes, das sich nicht auf die Exploration der Umgebung konzentrieren kann. Das Kind kann so keine positive Erwartungshaltung aufbauen. Dementsprechend erwartet es keinen positiven Ausgang der Situation und reagiert extrem gestresst und ängstlich innerhalb einer „fremden Situation".

Natürlich haben nicht alle unsicher gebundenen Kinder später psychosoziale Probleme. Im Laufe der Entwicklung können sich die Bindungsverhältnisse ändern. Ein Kind, das von sich aus eine stabile Persönlichkeit mitbringt

Tab. 4.3 Risiko- und Schutzfaktoren der Entwicklung auf verschiedenen Ebenen (nach Tröster 2009).

	Risikofaktoren	Schutzfaktoren
persönliche	• prä-, peri- und postnatale Faktoren (z. B. Geburtskomplikationen, Frühgeburt) • schwieriges Temperament • Beeinträchtigung der Bindung (unsicher-vermeidende, unsicher-ambivalente oder desorganisierte Bindungserfahrung)	• weibliches Geschlecht • erstgeborenes Kind • positives Temperament (flexibel, aktiv, offen) • positives Selbstwertgefühl und Erfahrungen der Selbstwirksamkeit • überdurchschnittliche Intelligenz • positives Sozialverhalten • aktives Bewältigungsverhalten
familiäre	• chronische Krankheit oder Behinderung eines Familienmitglieds • Trennung, Scheidung der Eltern • Tod eines Elternteils • frühe Elternschaft • eingeschränkte individuelle Bewältigungskompetenz • psychische Störung eines Elternteils • chronische Konflikte zwischen den Eltern • dysfunktionaler Erziehungsstil	• stabile emotionale Beziehung zu einer Bezugsperson • offenes, unterstützendes Erziehungsklima • familiärer Zusammenhalt • positives Familienklima • Modell positiver Bewältigung
soziale	• kritische Lebensereignisse • materielle Not und Armut • Arbeitslosigkeit • Migration, Flucht, Wohnortwechsel • chronische, belastende Sozialbeziehungen zu Personen außerhalb der Familie	• soziale Unterstützung • positive Freundschaftsbeziehungen • positive Schulerfahrungen

oder sichere neue Ersatzbezugspersonen findet, wird Defizite auch später noch ausgleichen können. So können solche Schutzfaktoren gegenüber Risikofaktoren überwiegen. Schwierige Lebenssituationen können überstanden werden; dies wird Resilienz genannt.

! Eine sichere Bindung wird sich im Kleinkindesalter, in der Schule, aber auch im Erwachsenenleben positiv auswirken. Sie ist die Basis, um das Leben und seine Unwägbarkeiten sicherer zu bestehen.

Literatur

Bowlby J: Über das Wesen der Mutter-Kind-Bindung. Psyche 1959; 13: 415 – 456

Peterson C, Seligman, MEP: Character Strengths and Virtues: a Handbook and Classification. Oxford University Press; 2004

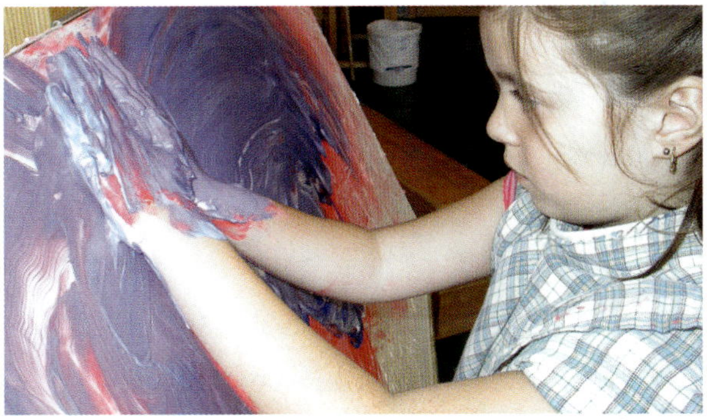

Abb. 4.25 Erfahrung der Selbstwirksamkeit.

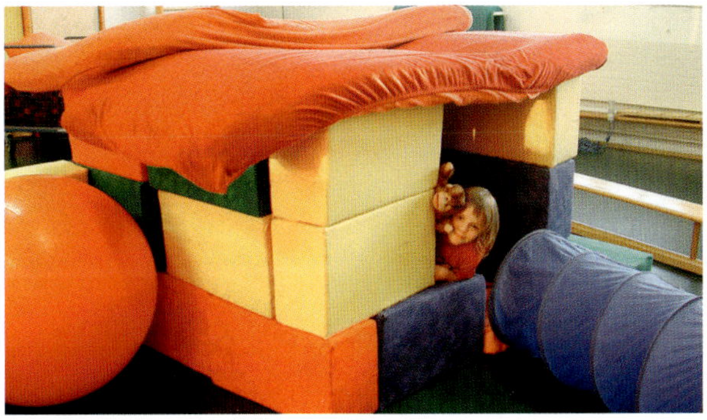

Abb. 4.26 Ein Dach über dem Kopf schützt.

Risiko- und Schutzfaktoren der Entwicklung

Die kindliche Entwicklung ist das Resultat komplexer Wechselwirkungsprozesse zwischen einer Vielzahl biologischer, sozialer und psychischer Faktoren auf unterschiedlichen Ebenen, die bislang kaum aufgeklärt sind (Tab. 4.3, Abb. 4.25 und Abb. 4.26). Entwicklungs- und Verhaltensprobleme sind nicht mit Sicherheit vorhersehbar. Die im Rahmen der Früherkennung erhobenen Indikatoren erlauben eine Abschätzung der Gefährdung des Kindes oder Jugendlichen, die eine gegenüber dem Normalrisiko erhöhte Wahrscheinlichkeit einer Störungsentwicklung bedeutet.

Leider sind viele Familien auch heute nicht in der Lage, ihren Kindern eine gute Kindheit zu ermöglichen (Bundesministerium für Familie, Senioren,

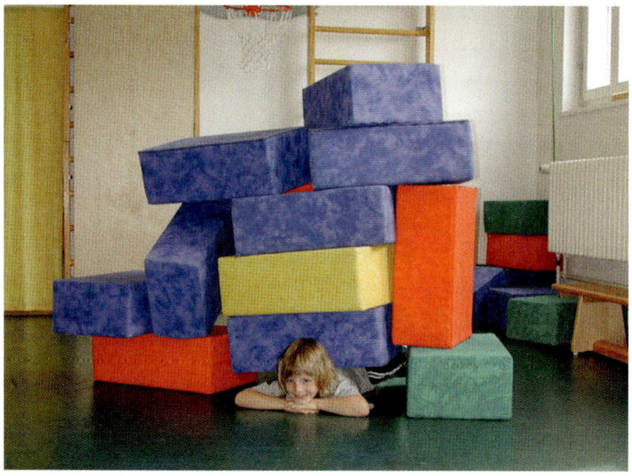

Abb. 4.**27** Die Last auf den Kindern.

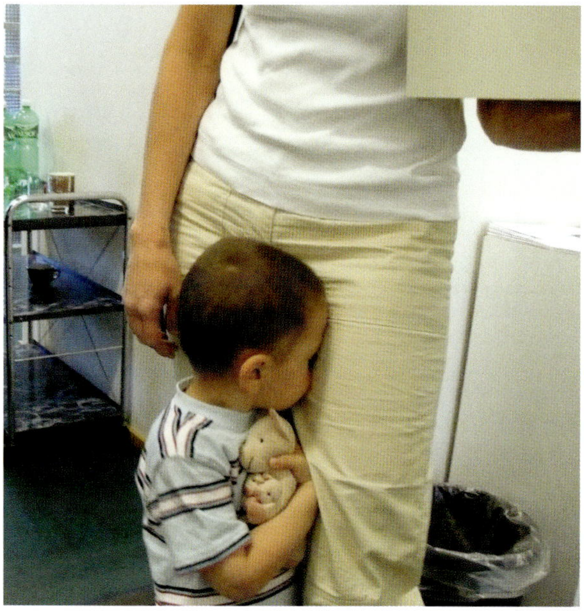

Abb. 4.**28** Lieber nicht hinschauen!

Frauen und Jugend 1998 (Schriftenreihe BMFSFJ). Studien belegen, dass ca. jedes 5. Kind erheblichen psychosozialen Belastungen, wie schwierigster sozialer Umgebung, schwerer Erkrankung, psychisch kranken Eltern oder Verlustsituationen, ausgesetzt ist. Diese Stressoren wirken sich umso dramatischer aus, je weniger Schutzfaktoren (z. B. eine dauerhafte Beziehung zu mindestens einer Bezugsperson) für das Kind vorhanden sind (Egle u. Hardt 2004). Eine zentrale Rolle für das Ausmaß des Stresserlebens hat dabei die Bindungsqualität der Kinder zu ihren Bezugspersonen (Abb. 4.**27** und Abb. 4.**28**; Papousek et al. 2004).

Bei den betroffenen Eltern und Familien führen diese Stressfaktoren häufig dazu, dass sie mit der Erziehung ihrer Kinder überfordert sind. Dadurch erhöht sich ihrerseits wiederum das Konfliktpotenzial in der Familie; die Folgen tragen die Kinder. Den Zusammenhang zwischen der Qualität der frühen Mutter-Kind-Interaktion und späteren Verhaltensproblemen bei Kindern zeigt die Mannheimer Risikokinderstudie. Der Einfluss psychosozialer Risiken (niedriges Bildungsniveau, Herkunft aus zerrütteten familiären Verhältnissen, chronische familiäre Schwierigkeiten, psychische Auffälligkeiten der Eltern) wird entscheidend über das Erziehungsverhalten moderiert, das seinerseits durch Verhaltensprobleme des Säuglings negativ beeinflusst wird (Laucht et al. 2000).

Literatur

Bundesministerium für Familie, Senioren, Frauen und Jugend. 1998

Egle UT, Hardt J. Pathogene und protektive Entwicklungsfaktoren für die spätere Gesundheit. In: Egle UT, Hoffmann SO, Joraschky P, Hrsg. Sexueller Missbrauch, Misshandlung, Vernachlässigung. 3. Aufl. Stuttgart: Schattauer; 2004: 20 – 34

Gutachten „Kinder und ihre Kindheit in Deutschland: Eine Politik für Kinder im Kontext von Familienpolitik“. Schriftenreihe des BMFSFJ, Band 154. Stuttgart: Kohlhammer; 1998

Laucht M, Esser G, Schmidt MH. Entwicklung von Risikokindern im Schulalter: die langfristigen Folgen frühkindlicher Belastungen. Z Entwicklungspsychol Pädagog Psychol 2000; 32: 59 – 69

Papousek M, Schieche M, Wurmser H. Regulationsstörungen der frühen Kindheit. Bern: Huber; 2004

Tröster H. Früherkennung im Kindes und Jugendalter. Göttingen: Hogrefe; 2009

Autonomieentwicklung

Nicht nur die Bindung ist ein zentrales Element einer gesunden und guten kindlichen Entwicklung, sondern auch die gegenteilige Entwicklung, die Autonomieentwicklung.

Mit der Individuation erkennt das Kind sein Ich und unterscheidet es vom Gegenüber, dem Du. Schon in den ersten Lebensmonaten lernt es, sich z. B. von der Brust abzuwenden, wenn es keinen Hunger hat. Das in den ersten Lebensmonaten auftretende exzessive Schreien kann ebenso als „Testung" der Bindung als auch als erste Manifestationen der Autonomieentwicklung verstanden werden. Einschlaf- und Durchschlafprobleme haben auch mit der Individuationsentwicklung zu tun: Wer bestimmt, wann und wie ich zu schlafen habe? Im 2. und 3. Trimenon sind Ernährungsfragen wichtig: Was mag das Kind, was will es nicht essen? Die Entwicklung der Autonomie kann sich unheilvoll auch beim Essen zeigen. Wenn Eltern nicht aufpassen und das Kind zum Essen zwingen, kann die Situation eskalieren. Dann wird das Kind bei jedem Nahrungsmittel klagen, es nicht zu mögen, es nicht essen und damit die unheilvolle Spirale aus dem Druck der Eltern („Du musst das essen, das ist gesund!") und dem gesunden Widerstand des Kindes unnötig verstärken.

Als erstes zentrales sprachlich geäußertes Element kommt dann das „nein". Dem Nein-Sagen folgt das Trotzen (das Trotzalter des Kindes ist für die Eltern mehr oder weniger gut zu überstehen) bis zum Affektkrampf und ähnliche Verhaltensweisen des Kindes als weitere Stationen der Autonomieentwicklung. Durch das freie Gehen wird der Bewegungsradius größer, und das Kind versucht dauernd, ihn immer mehr zu erweitern (Abb. 4.**29**). Auch hier ist das Kind den besorgten Eltern „einen Schritt voraus". Beim Vorschulkind geht es auch beim Stuhltraining (weniger ist mehr) und wiederum bei der Ernährung („Mein Kind isst nichts!") um Fragen der Autonomie. Die sprachlichen Fertigkeiten, die unersättliche Neugier und die nun fast perfekten motorischen Fähigkeiten geben dem 4-Jährigen das Gefühl einer großen Unabhängigkeit und Selbstständigkeit (Abb. 4.**30**). Es erlebt sich zunehmend als autonomes Ich. Die Individuationsentwicklung des Kindes hat dazu geführt, dass es nun die individuelle Verschiedenheit von Vater, Mutter, den Geschwistern und anderen nahen Bezugspersonen erlebt und damit gezielt interaktionell umgeht. Diese Entwicklung vom behüteten Kleinkind zum zunehmend nach Autonomie verlangenden Vorschulkind ist eindrücklich. Mit zunehmendem Heranbilden von Eigenstandardwerten wächst das Interesse, dieses Ich bewusst, gezielt und spielerisch in ein größeres soziales Umfeld einzubringen: Das Kind interessiert sich nun auch für außerfamiliäre Beziehungen (Freunde, Spielgruppe, Arbeitsbereich des Vaters). Diese Entwicklung wird Sozialisationsentwicklung genannt, und sie prägt die nächsten Jahre der Kindheit. Sie dauert an, bis sie schließlich durch die akzentuierte Ablösungsphase der Vorpubertät und Pubertät überlagert wird (Abb. 4.**31**). Die Sozialisationsentwicklung des Kindes erfordert von den Eltern und vom Kind Anpassungen, und sie kann zu vermehrten Konfrontationen führen. Die Eltern erfahren erstmals durch den Eintritt des Kindes in Spielgruppe und Kindergarten auch den Vergleich zu anderen, gleichaltrigen Kindern und ziehen daraus Schlüsse. Das Lern- und Erkundungsverhalten des Kindes erfolgte bisher fast ausschließlich durch ein egozentrisches Spiel. Das Interesse richtet sich nun zunehmend

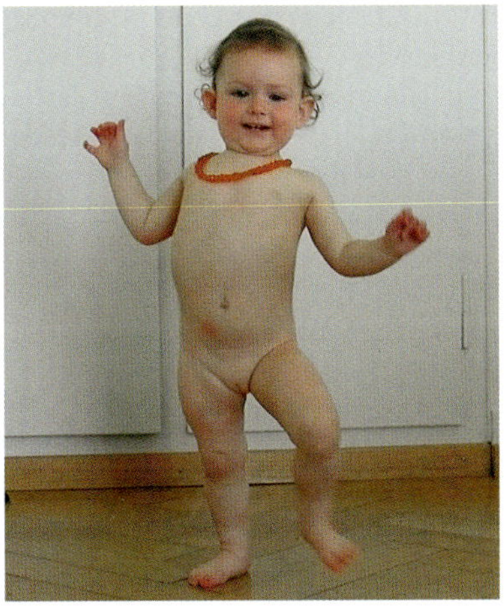

Abb. 4.**29** „Ich gehe selbst!"

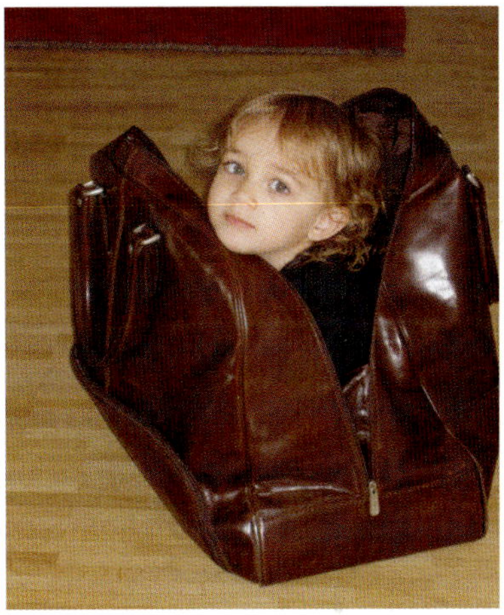

Abb. 4.**30** „Sonst geh ich mal auf eine Reise!"

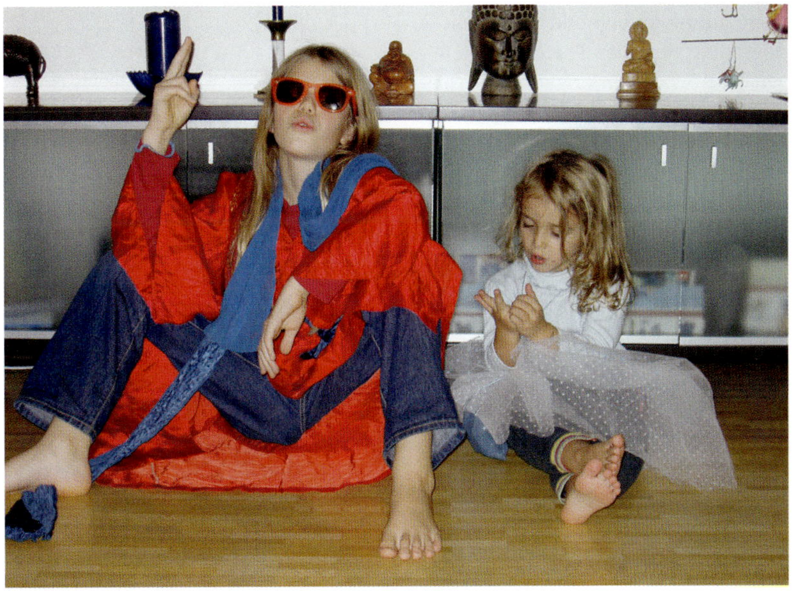

Abb. 4.**31** „Ich bin schon extrem erwachsen." – „Aber ich übe noch!"

auf andere und anderes (dezentriertes Spiel, Rollenspiel). Neues lernt das Kind nun verstärkt vergleichend, auch kompetitiv und leistungsorientiert. Dies kann zu Belastungen in den Beziehungen führen. Das Kind kann aber die Gefühle der anderen (Glück, Angst, Traurigkeit, Wut usw.) recht gut wahrnehmen („Theory of Mind"). Diese Empathie ermöglicht auch neu das gemeinsame Spiel mit anderen (nicht nur nebenher); es können erste zarte Freundschaften entstehen. Die motorische, aber auch geistige Energie des fantasievollen 4-Jährigen, das zwischen Traum und Realität noch nicht sicher zu unterscheiden vermag, scheint unbegrenzt. Dies zeigt sich auch im Spielverhalten: Rollenspiele und „So tun als ob" sowie Verkleidungsspiele sind angesagt. Das Kind interessiert sich auf seine Weise für das andere Geschlecht und kann auch schon eine gewisse Scheu zeigen. Es testet sein Umwelt: Wie weit kann ich gehen, bis meine Mutter interveniert? Wie viele Spielsachen kann ich meinem Bruder wegnehmen, bis er sich aufregt, wie lange kann ich sagen, das habe ich nicht gern, bis mein Vater explodiert? Diese Tests erlauben ihm, sein soziales und emotionales Umfeld auszuloten und seine Position darin zu finden.

Die ersten Integrationsstörungen (Schlagen, Beißen usw. von anderen Kindern) und die ersten Probleme mit der Realität (Lügen, Stehlen) im Wechselspiel mit der kindlichen Fantasie sind logische Folgen dieser (normalen) Entwicklung des Ichs. Im (Vor-)Schulalter sind Alpträume und unerklärliche Ängste die zentralen Themen. Bald folgen dann Schulschwierigkeiten, Verhaltensstörungen und Disziplinfragen. In der Adoleszenz (die Eltern werden „komisch") stehen dann Loslösungs- und Ablösungsfragen im Vordergrund. Dazu gehören Sexualität, Schwangerschaftsverhütung, Körpergefühl, Akzeptanz des eigenen Körpers und Drogen.

Nur eine für beide Seiten, Kind und Eltern, gut durchlebte und unterstützte Autonomienetwicklung erlaubt es, sich auch als Erwachsene auf Augenhöhe zu begegnen, und ist die Basis einer lebenslangen entwicklungsgerechten Eltern-Kind-Beziehung. Wie vielen Eltern gelingt dies nicht, und es kommt zu Beziehungsabbrüchen vor allem in der Pubertät! Auch Eltern mit behinderten Kindern tun sich in dieser Beziehung schwer. Da das Kind in der Autonomieentwicklung nicht vorausgeht, vorausgehen kann, lösen sich Eltern von solchen Kindern kaum. Dies hat weitreichende Folgen für beide Teile.

Eltern (und Kinderärzte) müssen die Autonomieentwicklung des Kindes als solche verstehen und unterstützen. Kinder sind dabei immer den Eltern voraus! Eltern dürfen sie nicht aus Angst vor Respektverlust hemmen. Bei Auseinandersetzungen sollten Eltern daran denken, dass das Kind vieles tut, nicht um sie zu provozieren, sondern weil es die Autonomieentwicklung erfordert. Eltern sollten, soweit möglich, „cool" bleiben und es nicht persönlich nehmen. „Time out" für beide kann helfen. Positive Verstärkung ist jedoch immer besser als Bestrafung. Regelmäßigkeiten der täglichen Abläufe und Antizipation von neuen Erlebnissen und Problemkreisen helfen, Schwierigkeiten auf einem nötigen minimalen Level zu halten. So kann z. B. mit einem „Briefing" der Gang zum Supermarkt vorbereitet werden: „Wir gehen zu X und kaufen da ein. Du wirst da keine Süßigkeiten erhalten!" Nach der Expedition folgt das „De-Briefing": „Das war aber super, wie du dich im Supermarkt benommen hast. Bravo!"

Literatur

Baumann T. Das Babyentwicklungsbuch. Stuttgart: Trias; 2010

Egle UT, Hardt J: Pathogene und protektive Entwicklungsfaktoren für die spätere Gesundheit. In: Egle UT, Hoffmann SO, Joraschky P (Hrsg): Sexueller Missbrauch, Misshandlung, Vernachlässigung, 3. Aufl. Stuttgart: Schattauer; 2004, S. 20 – 34

Laucht M, Esser G, Schmidt MH: Entwicklung von Risikokindern im Schulalter: die langfristigen Folgen frühkindlicher Belastungen. Z für Entwicklungspsy. U. Päd. Psych. 2000; 32: 59 – 69

Papousek M, Schieche M, Wurmser H: Regulationsstörungen der frühen Kindheit. Bern: Huber; 2004

Familie und Lebensumstände

Die Gesellschaft hat sich enorm und nicht nur zugunsten der Kinder gewandelt. Aus einer ländlichen Agrargesellschaft hat sie sich über eine Industriegesellschaft zu einer Dienstleistungsgesellschaft entwickelt. Wurden bei Ersterer Kinder als hochwillkommene Arbeitskräfte ausgenutzt („die Kindheit" ist eine Erfindung des 19. Jahrhunderts) und gegen großen Widerstand der Schule zugeführt, mussten sie in der Industriegesellschaft zunehmend fremdbetreut werden, während die Eltern ihrer Arbeit nachgingen. In der heute vorherrschenden Dienstleistungsgesellschaft sind oft beide Elternteile berufstätig. Die Mütter, mit dem Ziel, die ihnen gebührende Ausbildung und Karriere zu machen, bekommen erst spät Kinder und realisieren dann mit Schrecken, dass der Staat zwar für ihre Ausbildung sorgt, jedoch kaum Infrastruktur bereitstellt, damit die Kinder während der Arbeitszeit betreut werden können. Die Zahl von kinderlosen Familien ist auf über 50% angestiegen und die Anzahl der Kinder pro Frau auf unter 1,4 gesunken (Arnold u. Knöpfel 2007; Abb. 4.**32**). Scheidungen betreffen ebenfalls mehr als die Hälfte der Paare, und immer mehr Kinder wachsen in Eineltern- oder Patchwork-Familien auf. Rund jedes 8. Kind in der Schweiz wird von einem Elternteil allein erzogen. Solche Einelternfamilien bewältigen täglich den Balanceakt zwischen Kindern, Erwerbsarbeit, Haushalt und administrativen Aufgaben. Für einen „Sozialstaat" beschämend ist, dass Alleinerziehung einen der wichtigsten Gründe für ein wirtschaftlich ungenügendes Einkommen darstellt. Alleinerziehende haben die höchste Armutsquote und beziehen daher 4-mal häufiger Sozialhilfe als der Durchschnitt der Bevölkerung. Weil in der Regel das Sorgerecht bei Trennung den Müttern zugesprochen wird, führt dies durch die in der Schweiz grassierende Lohnungleichheit zwischen den Geschlechtern zu einer weiteren ungerechtfertigten Benachteiligung der Kinder aus Eineltern- bzw. Mütterfamilien. Die Alimente reichen zur Deckung der anfallenden Kinderkosten oft nicht aus und werden in schätzungsweise 20% der Fälle von den Vätern nicht bezahlt (Arnold u. Knöpfel 2007). Die Armutsspirale und ihre Folgen nehmen ihren Lauf: Rückzug, Mangelerfahrung, Beeinträchtigung von Bildungschancen, geringer Schulerfolg, keine oder schlechte Berufsbildung, Risikoverhalten und frühe, überforderte Elternschaft und damit eine neue Armutslage für die nächste Generation (Geene u. Gold 2009). Ein 2005 publizierter Report der UNICEF (United Nations Children's Fund) „Child poverty in rich countries" verglich den Prozentsatz von Kindern, die in Haushalten wohnen, die weniger als 50% des jeweiligen Durchschnittseinkommens zur Verfügung haben (= Kinderarmut). In diesem Vergleich mit den 30 Mitgliedsländern der OECD (Organisation für wirtschaftliche Zusammenarbeit und Entwicklung) lagen die Schweiz mit 6,8% und Österreich sowie Deutschland mit 10,2% zwar unter dem OECD-Durchschnitt von 12,2%. Die Kinderarmut in diesen Ländern ist aber weiterhin um ein Mehrfaches höher als in Dänemark, das mit 2,4% die geringste Armutsrate der OECD-Länder aufwies. Die USA und Mexiko sowie die Türkei bildeten mit über 20% Kinderarmut die Schlusslichter (UNICEF 2005). Dass es Kinder und Jugendliche sind, die einen Großteil der Sozialhilfeempfänger unserer Gesellschaft ausmachen, sollte uns doch nachdenklich stimmen, insbesondere deshalb, weil die Sozialwissenschaften seit Langem schon die enge Korrelation zwischen Armut und schlechterer Bildung aufgezeigt haben. Auch in den aktuellen PISA-Untersuchungen (PISA = Programme for International Student Assessment) der OECD zeigte sich in allen deutschsprachigen Ländern ein deutlicher Zusammenhang zwischen dem sozioökonomischem Status und der Schulleistung.

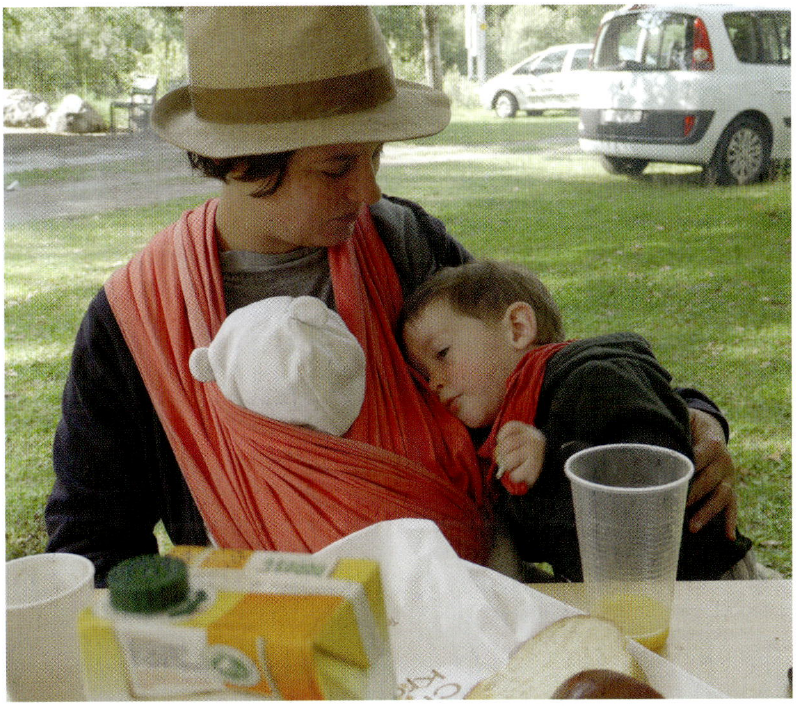

Abb. 4.**32** Geschwister!

Sowohl in der großen Politik als auch beim Thema Schule ist das Migrationsproblem quasi ein Dauerbrenner. Die Integration von fremdsprachigen Kindern, die je nach Wohnort zwischen 10 und 80% der Schulkinder ausmachen können, ist für die Schule eine große Herausforderung. Wie schwierig dies ist, zeigen übereinstimmend die Resultate der PISA-Untersuchungen: In allen zentraleuropäischen Ländern erbringen Kinder mit primärem Migrationshintergrund signifikant schlechtere Leistungen als einheimische Schüler, und zwar über die Unterschiede des sozioökonomischen Status hinaus. Migranten 2. Generation hingegen sind in ihren Leistungen signifikant höher als die einheimischen

Kinder, was einen systemisch denkenden Menschen nicht sonderlich verwundert. Denn die Eltern Ersterer haben einerseits mehr finanzielle Mittel zur Bildungsförderung zur Verfügung, und andererseits haben die Betroffenen selbst offensichtlich erkannt, dass sie ihre sozialen Nachteile mit besseren schulischen Leistungen wettmachen können. Weil von der gelungenen schulischen Integration mit einem entsprechenden Schulabschluss sowohl die weitere berufliche als auch die sozial-politische Integration abhängt, tun wir gut daran, uns differenzierte Gedanken zur Beschulung von Migrantenkindern zu machen. Im praktischen Alltag stellen diese Kinder einen weit überproportionalen Anteil dar, der wegen Leistungs- und Verhaltensproblemen abgeklärt werden muss.

Schule

Das Erlernen der Basisfertigkeiten Lesen und Schreiben, die Kenntnis von Fach- und Kulturwissen sowie das Sichaneignen von sozialen Normen gelten in einer Dienstleistungsgesellschaft zunehmend als wichtigste Voraussetzungen für eine gute Berufskarriere. Die Schule ist damit einerseits „normativer Regulator", der allen Kindern eine optimale Ausbildung gewährleisten soll, und andererseits „Triageinstitution", die die Unterscheidung zwischen geistiger Elite, Durchschnitts- oder Hilfsschüler und damit eine wichtige vorberufliche Weichenstellung vornehmen soll. Kritisch betrachtet, widersprechen sich diese beiden Aufträge im praktischen Alltag, und jede Beurteilung durch eine Lehrperson beinhaltet ihre subjektive Meinung, die durch die Art der Beziehung geprägt ist.

Für die meisten Kinder ist die Schule die Berufsschmiede schlechthin, d. h. der Ort, an dem es sich zu beweisen gilt. Je nach Voraussetzungen erreichen sie die vorgegebenen Lern- und Verhaltensziele leichter oder schwerer bzw. gar nicht. Nicht wenige Kinder sind bzw. werden im Laufe der Schullaufbahn daher körperlich oder psychisch krank. In der Bundesrepublik verlassen derzeit gut 9% der Hauptschüler die Schule ohne Abschlusszeugnis (Lauth u. Mackowiak 2006). Auch in Realschulen und Gymnasien kommt es häufig zu folgenschweren Abbrüchen der Schullaufbahn. In Reihenuntersuchungen geben 20% der Schüler an, sich den Ansprüchen von Lehrern und Eltern nicht gewachsen zu fühlen (Reihenuntersuchung „Schulstress"). Sie fallen durch schwache, ungleichmäßige oder plötzlich nachlassende Leistungen auf, zeigen Schulunlust bzw. -angst oder andere Störungen im psychischen und körperlichen Bereich: Gefühle von Resignation bis Aggression, motorische Unruhe oder psychosomatische Symptome.

Je nach sozial-psychologischem Hintergrund werden pauschale Diagnosen, wie „Begabungsmangel", „Faulheit" oder „Konzentrationsschwäche", ausgesprochen, oder aber es beginnt eine Odyssee von Abklärungen für das Kind, die in konzeptuell diffusen Erklärungen mündet. Während bei den einen Vorwürfe, Strafen, Drill, Klassenwiederholung oder voreilig eine Sonderbeschulung eingeleitet werden, werden bei den anderen unterschiedlichste Therapiearten ausprobiert, die jeglicher Wissenschaftlichkeit entbehren. In vielen Fällen schieben sich Schule und Eltern gegenseitig die Verantwortung zu, und die Zuständigkeiten auch der schulnahen Fachpersonen bleiben unklar. Dies ist Ausdruck von allseitiger Ratlosigkeit und hilft nicht wirklich, sondern verschärft oft nur die Situation für das Kind.

Die praktische Erfahrung und auch die Fachliteratur zeigen, dass mehr als die Hälfte aller Kinder mit Schulschwierigkeiten bereits früher Auffälligkeiten in ihrer Entwicklung aufwiesen oder aber an körperlichen Erkrankungen leiden, die ihre Wahrnehmung oder ihre Hirnleistung beeinflussen (Steinhausen 2001). Den diesbezüglichen Wissensstand vorangetrieben hat insbesondere die neurobiologische bzw. -psychologische Forschung der letzten 10 – 20 Jahre. Diese Forschungszweige ermöglichten eine genauere Differenzierung von einzelnen Störungen und sekundär auch die Entwicklung von Testinstrumenten. Erwartungsgemäß konnten aber nicht im gleichen Tempo wirksame Therapieansätze aufgezeigt werden.

Die „endemisch" um sich greifenden Abklärungen mit ausschließlich quantitativen Tests im Vorschul- und Schulalter haben neben der Tatsache, dass sie die Kinder und ihre Qualitäten nicht erfassen können, auch echte Nachteile. Sie führen dazu, dass der Unterricht nicht mehr auf das Leben vorbereitet (und von Inhalten geleitet wird), sondern auf Tests und deren formales Bestehen.

> **!** Auf Donald T. Campbell geht das nach ihm benannte Gesetz (Campbell's Law) zurück, das bereits vor Jahrzehnten hiervor eindrücklich warnte: „Je mehr ein quantitativer sozialer Indikator für soziale Entscheidungen verwendet wird, desto größer ist die Wahrscheinlichkeit, dass er dem Druck von Korruption ausgesetzt ist und genau diejenigen sozialen Prozesse, die der Test zu überwachen gedacht war, korrumpiert und verdreht." (Spitzer 2011)

Als am Thema Entwicklung interessierte Kinderärzte sind wir mit dem Thema häufig konfrontiert und stellen uns dabei folgende Fragen:

- Welche Folgen haben Entwicklungsstörungen oder Erkrankungen für die Schullaufbahn?
- Wie viel Unterstützung kann das Kind von seinem Umfeld und seinen Lehrpersonen einfordern?
- Was kann der betreuende Kinderarzt dazu beitragen, dass das persönliche und/oder berufliche Schicksal des Kindes nicht durch seine „Behinderung" über die Maßen beeinträchtigt wird?

Der Kinderarzt hat das Kind und seine Familie bereits in der Vorschulzeit begleitet und betreut. Er verfügt über die Grundlagenkenntnisse in den Bereichen Medizin, Entwicklung und Neurologie und ist häufig für die Eltern eine wichtige Vertrauensperson. Die Komplexität der Fragestellung und ungenügende praktische Abklärungsleitlinien hindern ihn aber, sich mutig der Problematik anzunehmen. Dass die Störungen nur in Ausnahmefällen als isolierte Leistungseinbußen auftreten, sondern in der Regel als Symptomenkomplexe, die diverse Fähigkeiten betreffen, macht ihm die Aufgabe nicht leichter. Er hat nun die Möglichkeit, diagnostisch tätig zu sein oder sich eher als Koordinator zwischen Pädagogen,

Psychologen und Eltern für das Kind einzusetzen. Schulschwierigkeiten gehören, neben den akuten Erkrankungen, zu den häufigen Konsultationsgründen in der pädiatrischen Praxis. Sie äußern sich entweder als spezifische Leistungs- oder Integrationsproblematik oder als unspezifische Verhaltensauffälligkeit bzw. psychische Störung oder als psychosomatisches Leiden. Der Kinderarzt ist aus unserer Sicht die geeignete Fachperson, diese Symptome abzuklären und geeignete Maßnahmen einzuleiten.

Schulkinder stehen auf verschiedensten Ebenen unter Druck. Die Gesellschaft hat sich stark und nicht nur zum Vorteil der Kinder gewandelt. Die Ansprüche an die Fähigkeiten des Kindes haben in der Schule stark zugenommen, ebenso die Ansprüche an die Lehrer. Die ihrerseits stellen normative Ansprüche an ihre Schulkinder, die nicht den biologischen Gegebenheiten der Variabilität entsprechen. Der Versuch der Schule, alle zu integrieren, scheitert ebenso an dieser Variabilität. Die Schule muss lernen, das Kind als Individuum zu akzeptieren und individuell zu fördern. Die Jahrgangsklasse hat in diesem Zusammenhang ausgedient. Die Lehrer sollten befähigt werden, einen individualisierten Unterricht, z. B. mit Team-Teaching, Koedukation, kleineren Schulklassen oder anderen moderneren Formen der Schule, zu realisieren. Eine Harmonisierung der Schulen ist nicht nur auf der Ebene der Lehrpläne, sondern auch auf derjenigen des Lehrstils zu suchen. Eine Integration aller Kinder in einer Klasse als Möglichkeit zu sehen, Kosten zu sparen, muss scheitern. Die Kosten dafür bezahlen die Kinder.

Gesellschaft

Auch die Gesellschaft, in der die Kinder aufwachsen, hat sich stark verändert. Das hat ebenfalls Einfluss auf die Entwicklung der darin aufwachsenden Kinder. So hat sich der Altersaufbau der Bevölkerung der Schweiz im Lauf des 20. Jahrhunderts massiv verändert. Die Bevölkerung hat sich mehr als verdoppelt: von 3,3 Millionen (im Jahre 1900) auf 7,8 Millionen (im Jahre 2009). Der Anteil der Jungen (unter 20 Jahren) sank von 40,7 % (im Jahre 1900) auf 21,0 % (im Jahre 2009); bei den älteren Personen (über 64 Jahre) stieg er von 5,8 auf 16,9 %. Bei den Betagten (80-jährig und mehr) ist der Anstieg besonders ausgeprägt (von 0,5 auf 4,8 %). Dieser demografische Alterungsprozess ist eine Folge der steigenden Lebenserwartung und vor allem der abnehmenden Geburtenhäufigkeit. Da Frauen länger leben als Männer, ist der Anteil der Frauen in der Gesamtbevölkerung leicht in der Mehrheit (im Jahre 2009: 50,8 %). Das Erstheiratsalter ist von 26,5 (Männer) bzw. 24,1 Jahren (Frauen) auf 31,5 bzw. 29,2 Jahre gestiegen. Das Hinausschieben der Familiengründung ist mit ein Grund für die rückläufige Geburtenzahl, die seit Beginn der 1970er-Jahre nicht mehr für die Bestandserhaltung der Bevölkerung ausreicht. Hierfür müssten die Frauen durchschnittlich 2,1 Kinder zur Welt bringen; 2009 wurde jedoch lediglich ein Wert von 1,50 ermittelt (Schweizerinnen: 1,39; Ausländerinnen: 1,82). Im europäischen Vergleich hat die Schweiz mit 22,0 % (im Jahre 2009) einen der höchsten Anteile an Ausländern. Die moderne Reproduktionsmedizin hat dabei einer großen Anzahl „älterer“ Mütter zur Geburt gesunder Kinder verholfen.

Dieser Anteil wird in den nächsten Jahren sicher deutlich zunehmen (Tab. 4.**4**).

Das Wachstum der Bevölkerung ist von 2 Faktoren abhängig:

- *Geburtenüberschuss* (Geburten abzüglich der Todesfälle)
- *Wanderungssaldo* (Einwanderer abzüglich Auswanderer)

Bis Ende der 1970er-Jahre war der Geburtenüberschuss der wichtigere Faktor. Die Geburten sind aber seit 1965 rückgängig, und seit den 1980er-Jahren übertrifft der Wanderungssaldo den Geburtenüberschuss deutlich. Der Geburtenüberschuss ist bei der ausländischen Wohnbevölkerung seit den 1960er-Jahren weit höher als bei der schweizerischen, da die Ausländerinnen im Durchschnitt mehr Kinder zur Welt bringen als die Schweizerinnen (im Jahre 2008: 1,9 gegenüber 1,4). Seit 1998 wächst die schweizerische Bevölkerung fast nur aufgrund der Einbürgerungen. Gewachsen sind vor allem die städtischen und stadtnahen Gemeinden; die ländlichen Gebiete erlitten zum Teil Bevölkerungsverluste. Lebten noch im Jahre 1930 erst 36% der Bevölkerung in städtischen Räumen, so hat sich dieser Anteil bis 2008 mehr als verdoppelt (73,6%).

Seit mehr als einem Jahrhundert nimmt der Anteil der Haushalte mit >2 Mitgliedern unaufhörlich ab. Die durchschnittliche Haushaltsgröße ist seit Beginn des 20. Jahrhunderts von 4,5 auf 2,2 (im Jahre 2008) gesunken. Die Einpersonenhaushalte machten 2008 37% der Haushalte aus und umfassten 17% der Bevölkerung; die Zweipersonenhaushalte vereinten 32% der Haushalte bzw. 30% der Bevölkerung auf sich. Schätzungsweise ab dem Jahr 2015 dürfte die Mehrheit der Bevölkerung in Ein- oder Zweipersonenhaushalten leben.

Das traditionelle bürgerliche „Alleinernährermodell" ist damit seltener geworden. Drei Viertel der Mütter mit Partner (74%) sind erwerbstätig – jedoch meist nur teilzeitlich, denn nach wie vor gilt in den meisten Familien: Erwerbsarbeit leisten überwiegend die Väter (in der Regel vollzeitlich), Haus- und Familienarbeit hauptsächlich die Mütter, und daran scheint sich kaum etwas zu ändern.

Generell wird in unserer heutigen Gesellschaft nicht nur immer später geheiratet, sondern die Ehepartner trennen sich auch häufiger wieder voneinander und bleiben immer seltener das ganze Leben zusammen. Verglichen mit 1970 hat sich die Zahl der Scheidungen verdreifacht. Von den 2008 geschlossenen Ehen werden – gleichbleibendes Scheidungsverhalten vorausgesetzt – fast die Hälfte (48,4%) mit einer Scheidung enden.

Prognose

Es ist also davon auszugehen, dass die Hälfte der stolzen Elternpaare bei der 1.-Monat-Kontrolle sich kurz- oder mittelfristig trennen wird. Dazu kommen noch die Paare, die sich nicht juristisch, sondern nur beziehungsmäßig scheiden!

Die Folgen dieser wachsenden Scheidungsneigung auch für die Kinder

Tab. 4.**4** Bevölkerungsentwicklung in der Schweiz (Quellen der Daten: BEVNAT [Statistik der natürlichen Bevölkerungsbewegung; im Internet: http://www.bfs.admin.ch/bfs/portal/de/index/infothek/erhebungen__quellen/blank/blank/bevnat/01.html; Stand: 15. 03. 2012], ESPOP [Statistik des jährlichen Bevölkerungsstands; im Internet: http://www.bfs.admin.ch/bfs/portal/de/index/infothek/erhebungen__quellen/blank/blank/espop/01.html; Stand: 15. 03. 2012], Schweizerische Gesellschaft für Reproduktionsmedizin).

	2005	2006	2007	2008	2009
Lebendgeburten	72 903	73 371	74 494	76 691	78 286
rohe Geburtenziffer (Anzahl der Lebendgeborenen pro Jahr und 1000 Einwohnern)	9,8	9,8	9,9	10,0	10,1
Durchschnittsalter der Mütter bei der Geburt (Jahre)	30,5	30,7	30,8	31,0	31,2
Durchschnittsalter der verheirateten Mütter bei der Erstgeburt (Jahre)	29,5	29,6	29,8	29,9	30,1
zusammengefasste Geburtenziffer (durchschnittliche Anzahl der Kinder einer Frau im Laufe ihres Lebens)	1,42	1,44	1,46	1,48	1,50
Anteil der Lebendgeburten von unverheirateten Müttern	13,7	15,4	16,2	17,1	17,9
Geschlechterverhältnis bei Geburt (Jungen : Mädchen)	106,3	106,1	105,2	106,5	106,7
künstliche Befruchtungen	4403	4970	5481	5960	
lebend geborene, künstlich befruchtete Kinder	1244	1415	1687	1828	
Adoptionen	647	656	582	575	512
Scheidungen	21 332	20 981	19 882	19 613	19 321
zusammengefasste Scheidungsziffer (durchschnittlicher Anteil der Ehen in %, die im Laufe der Zeit geschieden werden)	52,6	51,7	49,1	48,4	47,7
durchschnittliche Ehedauer bei der Scheidung (Jahre)	14,3	14,6	14,5	14,6	14,5
Todesfälle (in Näherung)	61 100	60 300	61 100	61 200	62 500
Wanderungssaldo (in Näherung)	36 200	39 400	75 500	98 200	74 600

sind unübersehbar. Es entsteht eine steigende Zahl von Patchwork- und Einelternfamilien. Die Zahl der Einelternfamilien erhöhte sich seit 1970 um 71%; sie macht heute (im Jahre 2008) 17% der Familienhaushalte mit Kindern aus (im Jahre 1970: 10%). Meistens sind es die Mütter, die ihr Kind bzw. ihre Kinder allein erziehen, wobei die Hälfte von ihnen geschieden ist. Immer mehr Kinder wohnen nur noch bei einem Elternteil. Dieser Anteil ist bei den 15- bis 19-Jährigen besonders hoch (im Jahre 2008: 17%; im Jahre 1980: 11%). Im Jahr 2000 waren von den zusammenlebenden Paaren 11% nicht verheiratet; 1980 waren es erst 4%. Der Anteil nicht ehelicher Geburten hat von 11% (im Jahre 2000) auf 17% (im Jahre 2008) zugenommen. Im Jahr 2007 existierten in der Schweiz 2004 gleichgeschlechtliche Paare (1431 männliche und 573 weibliche Paare), 2008 erst 931 Paare (660 männliche und 271 weibliche).

Gender

Erfahrungsgemäß werden in der pädiatrischen Praxis Jungen deutlich häufiger als Mädchen dem Kinderarzt zur Konsultation vorgestellt, und zwar bei den akuten Erkrankungen sowie auch bei „anderen" Störungen. Besonders bei „Verhaltensstörungen" oder wenn es um „Schulschwierigkeiten" im weitesten Sinne geht, sind Knaben deutlich übervertreten. Das spiegelt sich auch in der Fachliteratur der letzten 15 – 20 Jahre wider: Es werden deutlich unterschiedliche Prävalenzen für Mädchen und Jungen bei den Entwicklungsstörungen beschrieben (Steinhausen 2001). Insbesondere für die mehr extrovertierten Verhaltensauffälligkeiten, wie ADHD (Attention Deficit Hyperactivity Disorder) bzw. ADD (Aufmerksamkeitsdefizitsyndrom) und aggressive oder dissoziale Verhaltensstörungen sowie für die Lese-Rechtschreib-Störung werden Jungen als deutlich anfälliger beschrieben als Mädchen; dies betrifft auch die schweren autistischen Entwicklungsstörungen. Bei den mehr introvertierten Störungen, wie Depression, Essstörungen oder Angststörungen, sind deutlich mehr Mädchen betroffen. Beim Konsum von psychoaktiven Substanzen und Alkohol holten die Mädchen in den vergangenen Jahren rasch auf; d. h., dass männliche Jugendliche weiterhin ein höheres Risikoverhalten zeigen, aber die Mädchen sich diesem angenähert bzw. bei Nikotin und Kannabis teilweise sogar überholt haben (sfa-ispa 2007). Wird die Unfallrate mit schweren Verletzungen oder aber tödlichem Ausgang als Maximalvariante von Risikoverhalten gewertet, so sind männliche Jugendliche daran (immer noch) um ein Mehrfaches stärker beteiligt als weibliche. Bei Summation der aus klinischer Sicht psychisch auffälligen Jugendlichen gelten rund 22% der Jugendlichen als behandlungsbedürftig (Steinhausen u. Winkler-Metzke 1997) – ca. die Hälfte davon entfällt auf Angststörungen.

Diese in isolierten Testreihen gefundenen Unterschiede in der Leistungsfähigkeit des geschlechtsspezifischen Hirnes berechtigen zwar zu Aussagen zu den primär unterschiedlichen Interessen und Neigungen von Mädchen und Jungen, erklären jedoch keineswegs alle im Alltag beobachteten Unterschiede zwischen den Geschlechtern (Abb. 4.**33**). Mehr oder weniger subtil lassen sich gewünschte Verhaltensmuster durch Verstärkung (Belohnung) natürlich fördern. Sobald die Kinder eine gewisse Autonomiestufe erreicht haben, nimmt der erzieherische direkte Einfluss der Eltern aber rasch ab. Insbesondere der außerfamiliäre Einfluss durch Spielkameraden, Kindergarten und Schule und nicht zuletzt Fernsehen spielt dann eine wichtigere Rolle. Das Bedürfnis nach Anerkennung und Bestätigung ist bei allen Kindern quasi unstillbar, insbesondere, wenn es um Anerkennung durch ihre Spielkameraden geht. Dass Jungen in den meisten modernen Schulsystemen zunehmend den Mädchen in Bezug auf konstante Leistungen unterlegen sind und häufiger ihre Schulkarriere abbrechen, sollte kritisch analysiert werden. Rund 22% der männlichen und weiblichen Züricher Jugendlichen wurden als übergewichtig eingestuft, und gut 8% der Mädchen bzw. 1,5% der Jungen wiesen ein auffälliges Essverhalten im Sinne eines anorektiformen Verhaltens auf.

Diese Befunde decken sich keineswegs mit der Selbstwahrnehmung von männlichen und weiblichen Jugendlichen. Nach dem Grad ihres Glücklichseins bzw. ihrer emotionalen Befindlichkeit befragt, fanden die Befrager ausgeprägtere Unterschiede in dem Sinne, dass weibliche Jugendliche sich häufiger als unglücklich (10 versus 5%) und in ihrer Emotionalität als gestört empfanden (Steinhausen u. Winkler-Metzke 1997).

Bei den Schulleistungen von Mädchen und Jungen wurden in demselben Zeitabschnitt ebenfalls deutliche Veränderungen beobachtet: Jungen erbringen in unserem Schulsystem vom Kindergarten bis zur Oberstufe schlechtere Leistungen und zeigen ein problematisches Verhalten, was dazu führt, dass etwa doppelt so viele Jun-

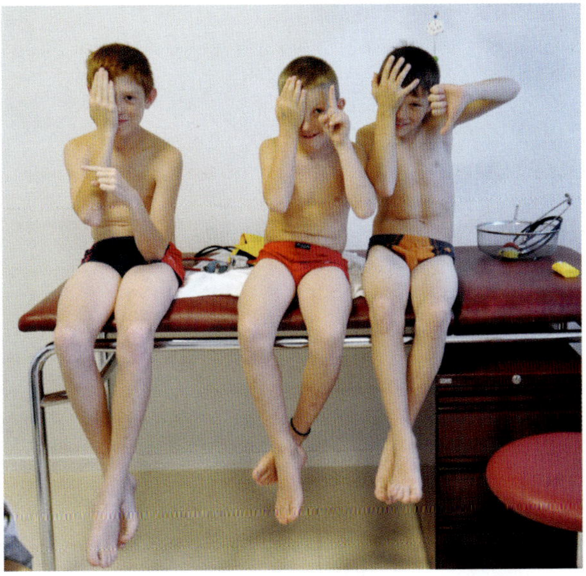

Abb. 4.**33** Jungen haben es nicht leichter, den Weg zu finden.

gen in den leistungsschwachen Klein- und Sonderschulklassen sitzen wie Mädchen. Das gleiche Bild zeigt sich auf der Sekundarstufe: Je niedriger das Niveau, umso mehr Jungen sitzen in der Klasse, und am Beispiel der veränderten Quote des Maturaabschlusses spiegelt sich dasselbe Phänomen: Absolvierten 1988 noch gleich viele weibliche wie männliche Jugendliche das Abitur, so waren es 2006 nur noch 40 % Jungen und 60 % Mädchen (Magazin, Tagesanzeiger 2008).

Über die Gründe für die oben beschriebenen geschlechtsspezifischen Bildungsunterschiede wurde zwischenzeitlich viel diskutiert. Auch die Massenmedien haben dieses Thema bereits mehrfach aufgenommen und mehr oder weniger kritisch beleuchtet. So titelte GEO im Jahr 2003: „Jungs, werden sie die Sorgenkinder unserer Gesellschaft?“ (Romberg 2003), und Die Weltwoche zog 2005 mit dem Artikel nach: „So sieht unsere Zukunft aus: Das perfekte Kind für moderne Eltern ist brav, angepasst – und ein Mädchen“ (Die Weltwoche 2005). Im Magazin des Tagesanzeigers erschien 2008 eine Interview mit Remo Largo mit dem kritischen Titel „Der gute Schüler ist heute ein Mädchen“ (Largo 2008). Darin ortet der Entwicklungspädiater als Hauptproblematik, dass der verzögerten Entwicklung der Jungen in der Schule zu wenig Beachtung geschenkt werde und die Sprachlastigkeit des Unterrichts sich ungünstig auf die Jungen auswirke.

> **!** Im Praxisalltag wird einem diese Situation erst recht bewusst, weil der Indexpatient zumeist ein Junge ist und quasi alle involvierten Lehr- und Therapiepersonen Frauen sind, die ihm alle – überspitzt gesagt – mütterlich helfen bzw. ihn wohlmeinend belehren wollen.

Bezüglich der Arbeitshaltung und der Fähigkeit zu Ordnung, Fleiß und Pünktlichkeit seien Knaben erzieherisch deutlich aufwendiger, meint Largo. Die beobachtete „Feminisierung der Schule“ erachtet Remo Largo nicht als Ursache für die zunehmende Benachteiligung der Jungen in der Schule. Er argumentiert, dass beide Geschlechter mit Jungen erzieherisch mehr Schwierigkeiten haben als mit Mädchen. Wie viele andere Autoren glauben auch wir, dass diese fast ausschließlich weibliche Form der Sozialisierung von Jungen sich sehr wohl ungünstig auswirkt, weil adäquate männliche Verhaltensmuster nicht nur im familiären, sondern auch im schulischen Umfeld fehlen. Positiv besetzte, wenn auch typisch männliche Vorbilder erleben Jugendliche somit kaum mehr im realen Alltag, sondern nur noch in den Bildmedien bzw. im Freizeit- oder Fußballclub! Diese gesellschaftlichen Strömungen beeinflussen unsere normativen Begriffe in einem nicht zu unterschätzenden Maß und führen rascher, als uns lieb ist, zu einer Verpathologisierung von geschlechtsspezifischem Verhalten. Wir täten gut daran, uns kritisch zu überlegen, ob die Zunahme von gewissen Modediagnosen – allen voran ADHD bzw. ADD – nicht Ausdruck eines zu wenig geschlechtsspezifisch orientierten Schulsystems bzw. durch mangelnde männliche Präsenz im Alltag der Jungen mitbegründet ist (Abb. 4.**34** und Abb. 4.**35**).

Die Position des Kinderarztes erlaubt eine wichtige Weichenstellung: Durch seine Diagnosen wird das Verhalten eines Kindes entweder als krankhaft „abgestempelt“, oder aber er kann einen Zusammenhang zwischen einer Entwicklungsproblematik und dem Verhalten aufzeigen und dem Kind Hilfestellung geben. Bei den geschlechtsspezifischen Verhaltensweisen sollte er sich vor einer allzu raschen Medizinalisierung und damit Pathologisierung in Acht nehmen, weil dadurch der Behandlungsfokus lediglich auf dem Kind liegt. Systemtherapeutisch differenzierter und langfristig angebrachter wäre es, wenn die Bezugspersonen des Kindes ihre Sichtweise des Kindes bzw. ihren Umgang mit diesem überdenken. Dies gilt natürlich nicht nur für den familiären Kontext, sondern insbesondere auch für die schulische Situation als berufliche Zukunftsschmiede der Kinder.

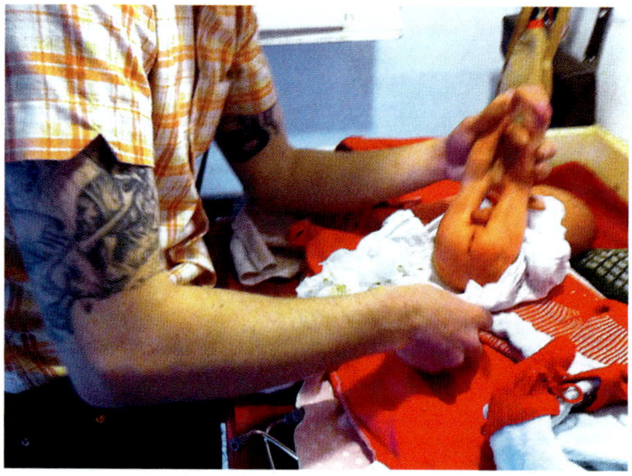

Abb. 4.**34** Auch große, starke Männer können kleine Popos reinigen!

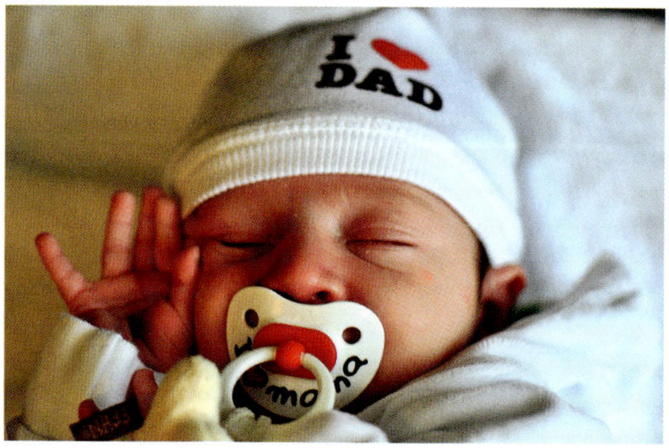

Abb. 4.**35** ... und lieben ab Geburt sowohl als auch!

Kinderwelten

Vor dem Mittelalter findet „Kindheit" nicht statt; Kinder werden kaum erwähnt. Die Geschichte berichtet von Königen, Staaten, Eroberungen und Kriegen; Kinder sind dabei allenfalls Statisten. Im Mittelalter tauchen sie aus der historischen Verdrängung auf und werden folgerichtig als Arbeitskräfte missbraucht. Nicht das dies vorher nicht der Fall gewesen wäre, nein, aber wir wissen nur wenig davon. Im vorletzten Jahrhundert wird dann die Kindheit entdeckt; die Schulpflicht entsteht, obwohl sie den ökonomischen Bedürfnissen der Bevölkerung auf den ersten Blick widerspricht. Der Widerstand gegen die Schulpflicht ist deshalb auch in den ländlichen Gebieten besonders hoch. Es folgen die dunklen Jahrzehnte der Zucht, der durch Härte der Erziehung versuchten optimalen Anpassung an die Erwachsenenwelt. Gegensteuernd entstanden im letzten Jahrhundert liberalere Ansichten bezüglich der Kindererziehung. Namen, wie Maria Montessori, Emmy Pikler und Janusz Korczak, müssen in diesem Zusammenhang erwähnt werden, Autoren, die Meilensteine in der Erziehung der Kinder gesetzt haben. In den Nachkriegsjahren wurden die Ideen der „antiautoritären Erziehung", die sich auf die Ideen von Alexander Sutherland Neill und Wilhelm Reich beruft, durch oder während der Studentenbewegung erneut aufgegriffen. Auch in der Pädagogik wurden diese Ideen aufgenommen. Celsetin Freinet, ein laizistischer französicher Lehrer, hat 1924 eine Bewegung – die Coopérative de l'enseignement laic – nach dem Motto „Lehrer helfen Lehrern" ins Leben gerufen. In den Kooperativen wurden hauptsächlich Materialien für den Unterricht hergestellt, die es den Schülern ermöglichten, sich selbst und aus eigenem Antrieb mit einem Thema, bzw. Arbeitsgebiet auseinanderzusetzen. Der Einfluss dieser Ideen auf die „Alternativschulen" bzw. Waldorf-Schulen, die sich auf die Anthroposophie von Rudolf Steiner berufen und die die Pädagogik nicht von den Qualifikations-, Reproduktions- und Selektionsanforderungen her, sondern unmittelbar aus den Erfordernissen der kindlichen Entwicklung heraus bestimmen wollen, sind unübersehbar. Nach Steiner ergibt sich dies aus seinen anthropologischen Hypothesen, insbesondere aus den Lehren von der Drei- und Viergliederung des Menschen und der Temperamentenlehre. Ein weiterer Schritt in diese Richtung war die Verbreitung der „Laisser-faire"-Ideologie in der Pädagogik bzw. Erziehung, eine von Kurt Lewin eingeführte Bezeichnung für einen Erziehungsstil, bei dem das Kind sich selbst überlassen wird; die Eltern „lassen es machen". Erziehung wird hier als eine nicht legitime Maßnahme gegenüber Kindern aufgefasst; dementsprechend unterbleiben zielgerichtete Erziehungsmaßnahmen.

Noch nie wurden Kinder so überbehütet, verhätschelt und verplant wie heute in unserer Kultur. Und natürlich wollen die Eltern damit nur das Beste für ihre Sprösslinge (Abb. 4.**36**). Das Phänomen der „Hyper-Eltern" breitet sich aus, Eltern, die glauben, dass ihre Kinder im Leben nur erfolgreich sein können, wenn sie ihnen alles ermöglichen; nur das Beste sei für sie genug. Dies beginnt bereits im Mutterleib: Unzählige Produkte sollen der werdenden Mutter helfen, die Intelligenz des ungeborenen Kindes möglichst früh zu fördern. Und kaum ist das Kind da, geht der Förderwahn los: von Babyballett über Gymnastikstunde und Vorbereitungslektionen für den Kindergarten bis hin zur fieberhaften Suche nach der perfekten Privatschule bzw. Universität. Nichts ist den Eltern zu teuer, wenn es um die Zukunft ihrer Lieblinge geht. Auch sonst sind die Eltern immer für die Kinder da, allzeit bereit, ihnen jegliche Steine aus dem Weg zu räumen, dargestellt durch das Bild der „Helikopter-Eltern", die ständig um ihre Kinder kreisen (Abb. 4.**37**). Sie schreiben die Aufsätze ihrer Kinder und füllen später die Anmeldeformulare für die Universität auch gleich selbst aus. Kein Wunder, sagen viele Lehrer; zur größten Herausforderung in ihrem Beruf sei der Umgang mit den Eltern geworden. Viele dieser Kinder drohen, sich zu Egomanen mit niedriger Frustrationstoleranz oder zu verängstigten jungen Erwachsenen zu entwickeln, die auch das Erwachsenenleben oft nur mithilfe von Therapien oder Selbsthilfegruppen meistern können.

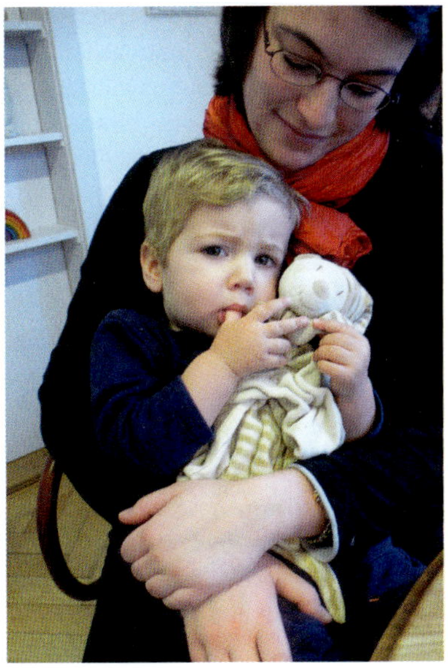

Abb. 4.**36** Nur das Beste!

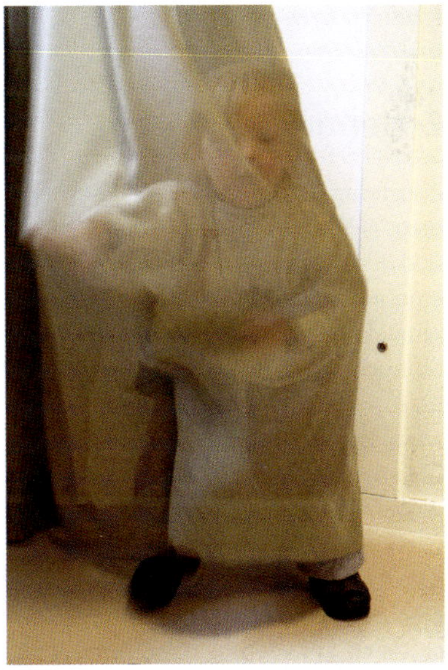

Abb. 4.**37** Verstecken hilft manchmal!

Kinder mussten und müssen durch die Jahrhunderte viel mitmachen. Die oben aufgeführte, völlig unvollständige Aufzählung stellt nicht einmal die Oberfläche all der „gut gemeinten“, auf Theorien beruhenden Erziehungsmethoden dar, die auf sie eingewirkt haben.

Als der Autor vor einigen Jahrzehnten begann, sich für Kinder mit Schwierigkeiten einzusetzen, waren Therapien Mangelware. Heute versucht er mit allem, was in seiner Macht steht, die Kinder vor allen möglichen Therapien und anderen überstimulierenden Einflüssen zu beschützen, aber leider ohne große Wirkung, da sich unterdessen ein riesiger und lukrativer Markt für Unterstützung aller Form für Kinder etabliert hat und auch im Elternhaus und im pädagogischen Umfeld kein Grund verpasst werden will, dem Kind „zu helfen“.

Erziehung

Erziehung ist die von Erziehungsnormen geleitete Einübung von Kindern und Jugendlichen in die körperlichen, emotionalen, charakterlichen, sozialen, intellektuellen und lebenspraktischen Kompetenzen, die in einer gegebenen Kultur zu einem bestimmten Zeitpunkt vorausgesetzt werden. Erziehung ist Gegenstand philosophischer, religionswissenschaftlicher, juristischer, politikwissenschaftlicher, psychologischer, soziologischer, sozial- und kulturgeschichtlicher Betrachtung und wandelt sich andauernd. Das Wort „erziehen“ geht auf althochdeutsch „irziohan“ („herausziehen“) zurück. Erziehung kann in systemtheoretischem Ansatz als selbstreferenzielles System (ein „reziprokes Geschehen, das nicht nur auf die Sozialisanden, sondern auch auf die Sozialisationsagenten zurückwirkt) betrachtet werden. Es geht um die Bewältigung von Paradoxien: einerseits der Widerspruch von Erziehung (Einflussnahme) zur Selbstbestimmung (Freiheit) und andererseits den aus Bildung und Selektion. Damit bleibt gezieltes Erziehen eher Glückssache als eine Selbstverständlichkeit (Luhmann 2004). Zeitgemäß ist der Begriff „Fit-Entwicklung“ (s. Kapitel Fit/Misfit, S. 25). Ziel ist dabei, eine möglichst große Übereinstimmung zwischen den Bedürfnissen des Kindes und seiner Bezugspersonen herzustellen. Manchmal geht das einfach, manchmal muss etwas nachgeholfen werden: durch Erziehung

Man kann verschiedene Erziehungsstile unterscheiden. Im Alltag kommen sie in reiner Form meist nur selten vor:

- Beim **antiautoritären Stil** werden Kinder ohne jeglichen Zwang erzogen und bekommen viel Freiraum. Die Eltern setzen keine Grenzen. Die Persönlichkeit der Kinder kann sich dabei voll entfalten, das Selbstbewusstsein wird gestärkt. Die soziale Kompetenz entwickelt sich stark und die Kleinen können äußerst kreativ werden. Allerdings können sie unter diesen Voraussetzungen auch zu kleinen oder großen Egoisten heranwachsen.
- Der **autoritäre Stil** ist dadurch gekennzeichnet, dass Eltern Befehle erteilen. Das Denken und Verhalten wird durch die Erziehungsberechtigten vorgegeben. Eigene Wünsche und Bedürfnisse des Kindes werden nicht respektiert. Die Eltern haben oft zu hohe Erwartungen an das Kind. Die Kreativität und Spontanität gehen verloren. Es wird viel getadelt und bestraft, mit Worten und auch mit Taten. Die Kinder werden häufig aggressiv, besonders gegenüber Schwächeren. Häufig geschieht hier Missbrauch jeglicher Art.
- Spätestens seit der Veröffentlichung des Buchs von Amy Chua „Die Mutter des Erfolges, Wie ich meinen Kindern das Siegen beibrachte“, ist der **chinesische Erziehungsstil** in aller Munde. Chinesische Eltern verstehen, dass nichts Spaß macht, bis man darin gut ist und um gut in etwas zu werden, muss man arbeiten und Kinder wollen von sich aus niemals arbeiten. Deshalb sei es so wichtig ist, dass man sich über ihre Wünsche hinwegsetzt. Ein Kind, das Erfolg hat, wird Selbstvertrauen und Selbstwert bekommen. Wo westliche Eltern aufgeben, beginnen chinesische Eltern gerade erst mit dem Druck: Eines der schlimmsten Dinge, die man dem Selbstwertgefühl eines Kindes antun könne, sei, es aufgeben zu lassen. Diese Haltung führt in letzter Konsequenz zu einer Unmenge von Verboten: Bei Freunden schlafen, Verabredungen zum Spielen bei Freunden, Teilnahme an sozialen Anlässen, Fernsehen, Computerspiele usw. Es mag ernsthaft bezweifelt werden, dass mit diesem Erziehungsstil glückliche und selbstbewusste Erwachsene heranwachsen können.
- Der **autoritative Erziehungsstil** zeichnet sich durch hohe Kontrolle und hohe Responsivität der Erziehenden aus. Eltern schätzen dabei den autonomen und eigenen Willen des Kindes und berücksichtigen seine Interessen. Die elterliche Sichtweise hat jedoch Vorrang und es wird Gehorsam erwartet; um sich durchzusetzen, verwenden die Eltern sowohl Argumente als auch ihre Macht; elterliche Entscheidungen werden diskutiert. Dieser Stil kann für die kindliche Entwicklung günstig beurteilt werden.
- Beim **Laissez-faire-Stil** oder **permissivem Erziehungsstil** herrschen Akzeptanz und Responsivität vor und die Kontrolldimension wird niedrig gehalten. Die Erziehenden zeichnen sich durch hohe Toleranz und Akzeptanz des kindlichen Verhaltens aus. Es werden selten Kontrolle oder Bestrafung ausgeübt. Der Erziehende hält sich bei der Erziehung eher zurück, ein Setzen von Grenzen findet selten statt. Ihnen ist die Erziehung eher gleichgültig oder sie können nicht ihre Meinung durchsetzen. Die Eltern stellen vordergründig keinerlei Erwartungen an das Kind, erwarten aber insgeheim, dass es von selbst lernt sich zu erziehen. Die eher egozentrischen Kinder haben oft Probleme, Beziehungen zu anderen aufzubauen. Sie haben ein gestörtes Selbstwertgefühl, passen sich der Masse stark an, oder rebellieren und werden eventuell straffällig.
- Beim **demokratischen Stil** werden die Kinder in die wesentlichen Entscheidungen mit einbezogen und dürfen mitbestimmen. Sie entwickeln eigene Aktivität und sind äußerst selbstständig. Die Eltern fordern ein gesundes Maß an Disziplin und schrauben die Erwartungen nicht zu hoch. Die Achtung des Gegenübers und seine Meinung wird dabei gelernt. Kompromisse müssen geschlossen werden. Diese Kinder vertrauen ihren Eltern, sind in ihrer

Gefühlslage stabil und ausgeglichen und vertragen Kritik.

Der Kinderarzt sollte die wichtigsten Erziehungsmöglichkeiten kennen, um die Eltern entsprechend zu beraten. Es geht dabei weniger um „Erziehung“, als um Beeinflussung. Das Kind soll ja nicht erzogen werden, sondern in demokratischer Art und Weise aktiv an der Veränderung teilnehmen. Zudem ist es wahrscheinlich immer besser, die Eltern tun das, was sie für richtig halten mit Überzeugung (sie dürfen sich auch ab und zu hinterfragen), als dass sie angelesene Tipps, ohne Überzeugung durchexerzieren.

Gutes Benehmen lehren und verstärken

Aus der Lerntheorie weiß man, dass Kinder viel besser mit positiver Verstärkung lernen, als mit dauernder Ermahnung. Das gilt auch für die Erziehung: Auch wenn das Kind nicht gerade hervorragende Leistungen und Verhaltensweisen zeigt, verdient es Lob. Dazu gibt man z. B. ohne Worte durch Berührungen, Blicke usw. zu verstehen, dass man das, was das Kind gerade macht, beachtet und unterstützt. Diese Technik nennt man *„time-in“*, sie gibt dem Kind das gute Gefühl, dass nicht nur Höchstleistungen zählen. Man kann die Tätigkeiten natürlich auch mit Worten unterstützen. Dabei ist es klug, sich auf die Tätigkeiten des Kindes zu beziehen: „Schön, wie du gerade zeichnest!“ Lob und „time-in“ können dem Kind helfen, eine begonnene Handlung fortzuführen und dran zu bleiben.

Beim *„Gelegenheitslernen“* handelt es sich darum, dass Kinder ganz automatisch das Verhalten ihrer Bezugspersonen nachmachen. Wenn Eltern also z. B. rauchen, laufen ihre Kinder Gefahr, später im Leben ebenfalls zu rauchen. Eltern müssen sich Ihrer Vorbildfunktion bewusst sein. Das betrifft auch die Sprache, die Kleidung, die Selbstkontrolle, die Gesten und den Umgang mit Emotionen usw. Eltern sollen sich so verhalten, wie sie es sich von ihren Kindern wünschen.

Kinder lernen am leichtesten und am liebsten von anderen Kindern. Wenn sie also Verhaltensweisen von anderen Kindern abschauen und nachmachen, nennt man das *„Modeling“*. Eltern können das ausnützen und sofort nur noch „wohlerzogene“ Kinder nach Hause einladen. Allerdings besteht dabei auch ein nicht unerhebliches Risiko, dass das Kind von „Wohlerzogenen“ auch „Nicht-Wohlerzogenes“ übernimmt.

Mit der *Verstärkung* unterstützen wir gutes Benehmen und (in unseren Augen) richtige Handlungen. Man kennt diese Technik aus dem Tierpark: Wenn der Seehund den Ball jongliert, erhält er vom Trainer eine Sardine. Nun sind Kinder bekanntlich keine Seehunde und das elterliche Repertoire an Verstärkungen ist sicherlich größer. Kinder werden eine Tätigkeit nicht nur davon abhängig machen, ob sie dafür eine Süßigkeit bekommen, sondern auch davon, ob sie ihnen Spaß macht. Es ist immer besser, häufig kleine Verstärkungen zu geben als (zu) selten große. Es kann sinnvoll sein, das Kind frühzeitig in die Tätigkeiten des Haushalts einzuführen, die sowieso fast täglich wiederholt werden müssen. So gewöhnt sich das Kind ganz nebenbei schon frühzeitig daran, dass dies zum Leben gehört.

Unter *Stress* lernt das Kind schlechter. Eltern bemühen sich um „relaxtes“ Verhalten, und vermeiden erwartungsvolles, prüfungsartiges Verhalten. So sind Warnungen stresserhöhend: „Achtung, du wirst das Glas wohl doch nicht jetzt ausschütten!“ Jede Handlung, jedes Benehmen muss vom Kind schon richtig gut gemacht werden können, bevor man es „verstärken“ kann, Gelegenheiten dazu, es zu zeigen müssen gegeben sein. Verstärkungen können auch kontraproduktiv sein: Wenn z. B. ein Kind, welches im Bett nach den Eltern schreit, aufgenommen wird, belohnen (verstärken) die Eltern sein „Fehlverhalten“ und können es damit „chronifizieren“. Auch kann eine durch Verstärkung erlernte Fähigkeit verschwinden, wenn die Verstärkung ausbleibt. Schlaue Kinder können den Preis einer Leistung auch erhöhen, indem sie nach besserer „Verstärkung“ verlangen. Nicht nur materielle Dinge sind Verstärker, sondern auch Blicke, Berührungen, die bei Angst aufgehende Kinderzimmertüre nachts. Man sollte nicht vergessen: Nicht jede unserer Tätigkeiten schreit nach positiver Verstärkung, oder? Man tut ja auch viele Dinge ohne Belohnung.

Neben den *konditionellen Verstärkungen* können auch symbolische Tauschgeschäfte den Zweck erfüllen: „Wenn du dies oder jenes tust, bekommst du ein Bonbon.“ Oder: „Ich gebe dir etwas, das mir besonders gefällt.“ Man kann bei größeren Kindern auch Listen aufhängen, auf denen man Positives, aber auch Negatives aufschreibt und mit einem Belohnungssystem quantifiziert, mit sog. *Positiv- und Negativlisten*.

Durch *Abschwächung* können Änderungen auch sanft durchgesetzt werden. So können Eltern, anstatt dem Kind die lästige Nuckelflasche abrupt zu entreißen, dieses Ziel auch langsam und subtil erreichen: Beispielsweise durch Verdünnen des Inhalts eines nächtlichen Schoppens (z. B. 10 % pro Tag) immer mehr mit Wasser, bis am Schluss auch die Menge reduziert wird: Der Ursprungszweck ist erloschen. Gleichzeitig kann der Inhalt in einer anderen Form, z. B. in einem Glas angeboten werden. Bald wird sich das Kind für den wahren Inhalt entscheiden, aus dem Glas trinken und das „Wassernuckeln“ aufgeben. Auf die gleiche Art können auch Einschlafzeiten über Tage und Wochen langsam, nach früher oder später verschoben werden.

Ganz elegant ist auch die *Ablenkung*, die in den ersten Lebensjahren oft bestens funktioniert, z. B.: „Ah, du möchtest diese Süßigkeit – schau mal, das Kind da drüben, was es gerade macht.“

Ein *Tagesrückblick*, z. B. vor dem Zubettgehen, bei dem alle guten Verhaltensweisen und Leistungen des Kindes nochmals positiv erwähnt werden, kann ihm helfen, am nächsten Tag Gleiches zu tun. Das ist keine Bilanz, und schlechtes Verhalten sollte da nicht unbedingt zur Sprache kommen.

Am *Familienrat* bzw. an der *Familienkonferenz* sollten alle Familienmitglieder aktiv teilnehmen. Da die Beschlüsse für alle Familienteilnehmer gelten, ist die Teilnahme am Familienrat verpflichtend. Es sollte gemeinsam festgelegt werden, an welchem Wochentag, zu welcher Uhrzeit und in welchem Raum der Familienrat regelmäßig wöchentlich stattfindet. Zum Familienrat gehört eine Leitung, welche in einem bestimmten Turnus wechseln sollte. Auch Kinder im Schulalter können die Leitung übernehmen. Jeder Teilnehmer soll seine Anliegen ohne Unterbrechungen oder Einsprüche ausführlich darlegen können. Im Familienrat sollen Entscheidungen möglichst einstimmig gefällt werden. Wenn ein komplexes Thema aufgetischt wird, das im Rahmen einer Sitzung nicht ausreichend behandelt werden kann, sollte die Entscheidung auf die nächste Familiensitzung vertagt werden. Die Entscheidungen sind dann für alle verbindlich und werden regelmäßig auf Durchführung und Aktualität überprüft. Es sollten alle Themen, die den Mitgliedern als relevant erscheinen, behandelt werden, Einschränkungen oder Zensur der Themen gibt es nicht. Es sollten bei jedem Treffen auch erfreuliche Ereignisse (z. B. eine bestandene Prüfung, eine gute Note, ein sichtbar verbessertes Verhalten) positiv verstärkt werden.

Schlechtes Benehmen stoppen

Nein, ein Kind zu schlagen, dazu gibt es nie einen Grund. Wenn man Kinder schlägt, schlägt man sich selbst, weil man es nicht geschafft hat, ihm auf anderem Wege klar zu machen, was man von ihm will bzw. nicht will. Auch Anschreien, Fuchteln, Kreischen, Drohen und Schütteln erfüllen den Tatbestand eines Erziehungsnotstands und müssen um alles in der Welt vermieden werden.

Hier einige Tricks:

Für anstößiges, unkorrektes Verhalten kann ein zuvor klar befristetes *„time-out"* helfen. Das Kind erhält eine Auszeit von Verstärkung und anderen Formen von Belohnung. Das kann örtlich (es muss für einige Minuten an einen anderen Ort), aber auch durch Hinwendung bzw. emotionale Abwendung völlig ignoriert werden, geschehen. Die Kriterien müssen allerdings klar und möglichst emotionslos bekannt gegeben werden und sich ausschließlich auf die Tätigkeit, die eben gerade erfolgt ist, beziehen, nie auf die Person des Kindes. Diese Methode kann ab dem ersten Geburtstag bis ins Adoleszentenalter funktionieren. Während der „Auszeit" kann sich das Kind beruhigen und evtl. über sein Tun nachdenken (oder auch auf Rache sinnen...). Man darf nicht mit Time-outs drohen, sondern man muss sie durchziehen, sonst können sie wirkungslos werden. Besonders wirkungsvoll sind Auszeiten, wenn das nachfolgende *„time-in"* besonders warm und für das Kind emotional gut erlebt wird. Es ist keine Zeit für elterliche Rache und Vorwürfe. Die Strafe ist erfolgt und – wenn sich das Kind beruhigt hat – abgegolten. Das Kind kann so erfolgreich lernen, sich selbst zu beruhigen. Ein weiterer Vorteil ist, dass sich während des Time-out auch die Bezugsperson entspannen kann.

Die (Aus-)*Löschtechnik* kann man anwenden, wenn das Kind z. B. partout nicht ins Bett gehen will. Dann zieht man von ihm (nach Vorwarnung) alle Aufmerksamkeit ab. Eltern ignorieren es, und behandeln es wie Luft. Dies kann dazu führen, dass das Kind erst recht „aufdreht", um sich bemerkbar zu machen. Bleiben die Eltern aber dabei, kann das Kind lernen, das „Fehlverhalten" aufzugeben, da es zwecklos geworden ist. Viele Eltern brauchen aber Unterstützung und Anleitung, um konsequent zu bleiben. Denn nur dann ist die Methode erfolgreich. Ansonsten wird das Kind mit seinem Verhalten zunehmend die Hierarchie auf den Kopf stellen. Dann haben nicht nur die Eltern das Nachsehen, sondern vor allem das Kind selbst.

Man kann die *Auslöschtechnik* auch graduell durchführen: Man ignoriert das „Fehlverhalten" des Kindes von Tag zu Tag mehr. Dies nennt man geplante oder *graduelle Auslöschtechnik*. Mit dieser sind die initialen Ausbrüche des Kindes schwächer, die Methode braucht aber viel mehr Zeit zum Erfolg.

Wenn Eltern ein Kind *schlagen*, wir haben es bereits gesagt, schlagen sie sich nicht nur selbst, sondern vermitteln dem Kind klar und deutlich, dass Gewalt eine Methode ist, um Auseinandersetzungen zu führen. Falls Eltern „die Hand ausrutscht", muss dies eingehend besprochen werden. Im begründeten Verdacht, dass sich dies wiederholen könnte, müssen weitere Gespräche oder/und andere Fachpersonen (Erziehungsberatung, Arzt, Psychologe) einbezogen werden. Natürlich dürfen Eltern Kinder für „Missetaten" *schelten*. Die Schelte hat aber adäquat, dem Vergehen entsprechend und nicht prinzipiell zu erfolgen. Man muss auf den Ball spielen, nicht auf den Mann: „Was hast du da getan?", und nicht: „Was bist du für ein mieser Kerl!" Schelten kann inflationär werden, das Alltagsklima vergiften und somit die sichere Wirkung allmählich verlieren. Schimpfen sollte man über Ereignisse, die wichtig, gefährlich oder unfair sind, nicht wegen Kleinigkeiten. Ein Alltag, der nur noch aus *„Nörgeleien"* besteht, ist für alle Beteiligten eine Qual. Eltern dürfen nie vergessen: Forscher, und das sind Kinder nun mal, brauchen Platz und Ermunterung, nicht Zensur und ein dauerndes „In-die-Schranken-Weisen." Nur so können sie die Welt erobern.

Bei allen Methoden ist auch die Entwicklung des Kindes zu berücksichtigen. Auf die bohrende Frage: „Warum hast du das und das getan?", können Kinder z. B. erst ab dem 4. Geburtstag eine einigermaßen einleuchtende Erklärung liefern. Dementsprechend sollten Eltern *inquisitorische Fragen* vermeiden, aber den Sachverhalt nüchtern festhalten, möglichst unaufgeregt erklären und die sich dem Kind daraus ergebenden Konsequenzen aufzeigen.

> **Kunst des Erziehens**
> „Erziehung" ist eine Kunst. Wenn Eltern es schaffen und der Kinderarzt hilft, dass sie sich auch selbst erziehen, damit der „Fit" des Kindes möglichst in allen Bereichen groß wird, haben sie eine riesige Leistung vollbracht, deren „Früchte" an ihnen nicht vorbeigehen werden: Eine lebenslange, gute Beziehung zu ihren Kindern.

Literatur

Alt K. Kinderwelten. Köln: Böhlau; 2004

Aries P., Duby G.: Gechichte des privaten Lebens Fischer 1993.

Aries P. Geschichte der Kindheit. München: dtv; 1998

Arnold S, Knöpfel C: Alleinerziehende zwischen Kindergrippe, Arbeitsplatz und Sozialamt. Caritas Schweiz; 2007

Baumann T, Alber R. Schulschwierigkeiten. Bern: Huber; 2011

Bellardi N: Band 4 der Reihe „Soziale Arbeit" Frankfurt/M. Neuwied: Luchterhand; 1980, S.7-20, 83-87 u. 141-265

Brisch K. Bindungsstörungen. 8. Aufl. Stuttgart: Klett-Cotta; 2009

Das Magazin Tagesanzeiger 36: 2008

Dreikus R: Familienrat: Der Weg zu einem glücklicheren Zusammenleben von Eltern und Kindern. Stuttgart: Klett-Cotta; 2005

Geene R, Gold C: Kinderarmut und Kindergesundheit. Bern: Huber; 2009

Gordon T: Familienkonferenz: Die Lösung von Konflikten zwischen Eltern und Kind. München: Heyne; 2012

Hugger P. Kind sein in der Schweiz. Zürich: Offizin; 1998

Largo R.: Der gute Schüler ist heute ein Mädchen. Interview mit R. Largo. Der Tagesanzeiger, das Magazin 2008; 36

Lauth G, Mackowiak K: Lernstörungen, Kindheit und Entwicklung. Göttingen: Hogrefe, 2006

Luhmann N: Schriften zur Pädagogik. Berlin: Suhrkamp; 2004

Rolff H-G, Zimmermann P. Kindheit im Wandel. 2. Aufl. Weinheim: Beltz; 2001

Romberg J. Jungs, werden sie die Sorgenkinder unserer Gesellschaft? GEO 2003; 3 (sfa-ispa). 2007

Spitzer M. Medizin für die Bildung. Heidelberg: Spektrum Akademischer Verlag; 2011

Steinhausen H C. Entwicklungsstörungen im Kindes- und Jugendalter. Stuttgart: Kohlhammer; 2001

UNICEF: The State of the World's Children 2005 – Childhood under threat

Weltwoche: So sieht unsere Zukunft aus: Das perfekte Kind für moderne Eltern ist brav, angepasst – und ein Mädchen. Die Weltwoche 2005

5 Ursache von Entwicklungsstörungen

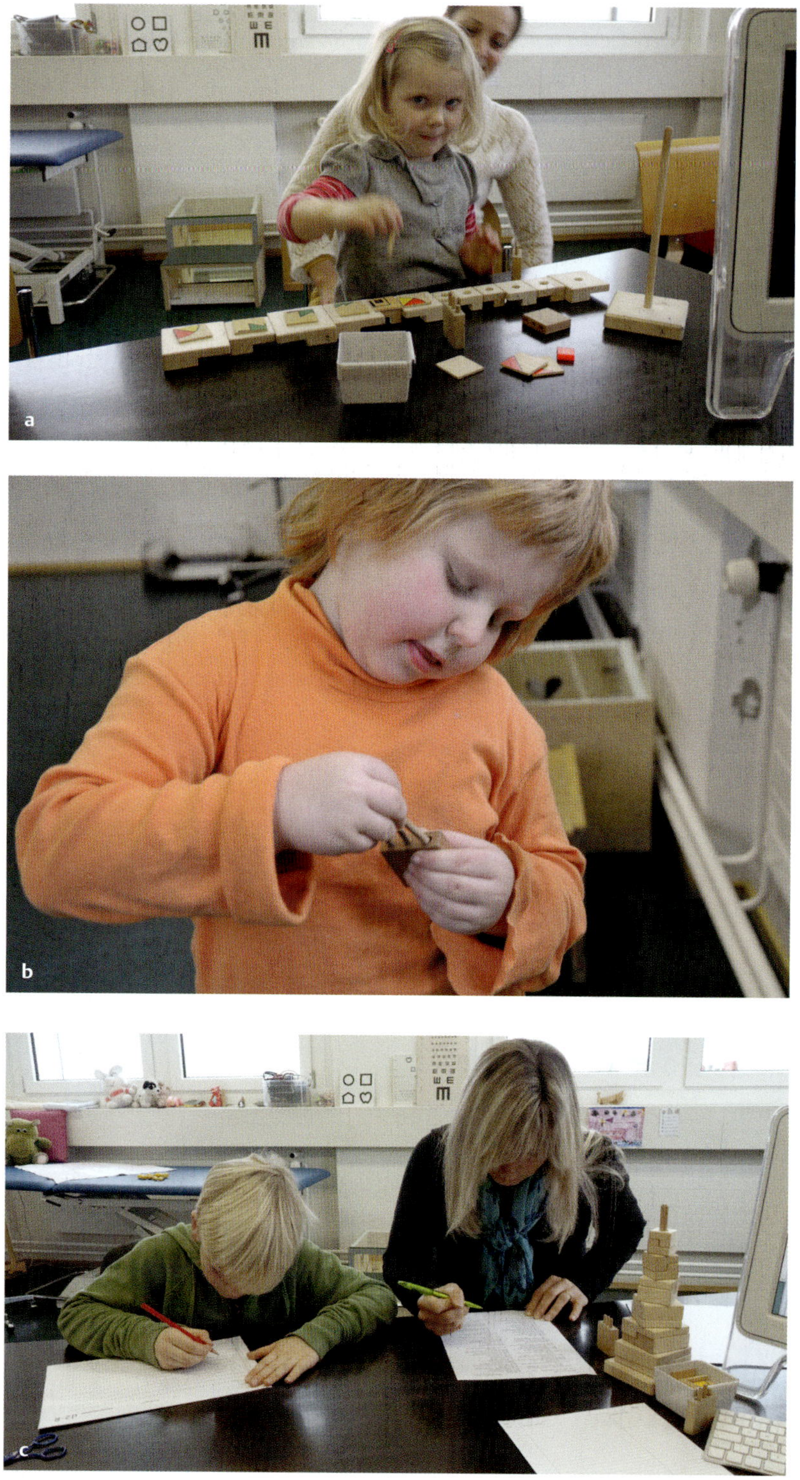

Abb. 5.**1 a – c** Auf der Suche nach den Ursachen einer Entwicklungsstörung.
a „Abklärungen" machen vielleicht Spaß!
b „Interessant!"
c „Mama muss auch arbeiten."

Überblick

Die Ursachen für Entwicklungsstörungen sind nicht nur äußerst vielfältig, sondern leider oft auch nicht zuverlässig zuordenbar. Dies ist in erster Linie für die Eltern schwer zu ertragen, hat aber auch für den Arzt weitreichende Folgen. Oft geht die Suche nach der Ursache vom Hundertsten ins Tausendste, und selbst dann kann oft die Ursache nicht dingfest gemacht werden (Abb. 5.**1**). Bei 178 Kindern mit milder (IQ 50 – 70) bzw. schwerer mentaler Retardierung (IQ < 50) fanden sich beispielsweise (bei 11 bzw. 18 %) nicht klar determinierte Ursachen (Heinen et al. 2009). Der Rest teilt sich auf in pränatale (51 bzw. 70 %), perinatale (4 bzw. 5 %) und postnatale Ursachen (1 bzw. 5 %).

Unter den chromosomalen Aberrationen ist die Trisomie 21 (Prävalenz 1:700 bis 1:1000) am häufigsten. Auch die selteneren Aberrationen (z. B. 4p-, 5p-Aberration und viele andere) verursachen zusätzliche klinische Stigmata. Praktisch alle unbalancierten Chromosomenaberrationen mit Ausnahme derjenigen der Geschlechtschromosomen gehen mit mentaler Retardierung einher. Submikroskopische Chromosomenaberrationen (z. B. Mikrodeletionen) finden sich z. B. beim Williams-Beuren-Syndrom, beim 22q1-1-Deletionssyndrom und beim Smith-Magenis-Syndrom. Der Nachweis gelingt mit der FISH-Untersuchung (Fluoreszenz-in-Situ-Hybridisierung). Bei 2 – 3 % der Menschen mit mentaler Retardierung und Dysmorphiezeichen sind subtelomere Mikrodeletionen nachzuweisen. Eine bedeutsame Ursache genetischer Formen mentaler Retardierung ist das Fragiles-X-Syndrom. Unter den autosomal-rezessiven Gendefekten spielen neben den zahlreichen Stoffwechseldefekten (z. B. Phenylketonurie, Organoazidurien usw.) auch Syndrome (Bardet-Biedl-, Cohen-Syndrom) eine Rolle. Die autosomal-dominanten Formen mentaler Retardierung betreffen fast ausschließlich syndromale Formen.

Tab. 5.**1** Ursachen von Entwicklungsstörungen – ein Überblick.

Kongenitale Ursachen	Prä-/perinatal erworbene Ursachen	Postnatal erworbene oder manifeste Ursachen
• chromosomale Ursachen (4 – 28 %) • erkennbare Dysmorphiesyndrome (3 – 7 %) • bekannte monogene Erkrankungen (3 – 9 %) • strukturelle Fehlbildungen des zentralen Nervensystems (7 – 17 %) • Komplikationen bei Frühgeburt (2 – 10 %) • umweltbedingte teratogene Ursachen (5 – 13 %) • „kulturell-familiäre" Ursachen (3 – 12 %)	• Komplikationen bei Frühgeburtlichkeit – Hypoxie – Hirnblutungen/Infarkte – Infektionen – Gehirnverletzungen • Zerebralparese • Ataxien • Hemi-, Paraplegien • Gehörstörungen • Blindheit	• nicht akzidentelles Trauma/Kindesmisshandlung • Schädel-Hirn-Traumata nach Unfällen • Infektionen des zentralen Nervensystems (Meningitis und Enzephalitis) • Hypoxien des zentralen Nervensystems (z. B. nach Reanimation/Ertrinken) • Hirnblutungen • Bestrahlung des zentralen Nervensystems (Strahlentherapie) • Deprivation • schwere Malnutrition • chronische Intoxikation • chronische Krankheiten

Grundsätzlich lassen sich die Ursachen von Entwicklungsstörungen in angeborene oder erworbene Ursachen unterteilen. Nicht immer ist die Einteilung einfach oder stimmig. Es würde den Rahmen dieses Atlas sprengen, auf sämtliche Krankheiten einzugehen; eine synoptische (keineswegs vollständige) Tab. 5.**1** soll einen ersten Überblick schaffen, der mithilfe eines Fachbuchs vertieft werden kann.

Eine andere Einteilungsmöglichkeit kann aufgrund der Manifestationsform gemacht werden. Es kann zwischen globaler (statische Enzephalopathie) und spezifischer oder umschriebener Entwicklungsstörung (funktionelle Beeinträchtigung des zentralen Nervensystems ohne strukturelle Läsion oder definierte neurologische Erkrankung), wie z. B. Sprachentwicklungsstörung, motorische Entwicklungsstörung, Lese-Rechtschreib-Störung usw., unterschieden werden.

Literatur

Baumann T, Alber R. Schulschwierigkeiten. Bern: Huber; 2011

Heinen F, Böhmer J, Hufschmidt A. Pädiatrische Neurologie. Stuttgart: Kohlhammer; 2009

Strassburg H-M, Dacheneder W, Kress W. Entwicklungsstörungen bei Kindern. 4. Aufl. München: Urban & Fischer; 2008

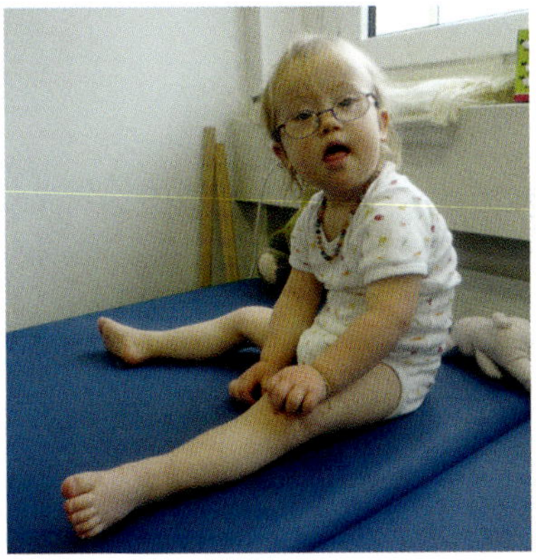

Abb. 5.**2** Down-Syndrom, die häufigste chromosomale Aberration als Ursache einer Entwicklungsstörung.

Folgen von Krankheiten

Körperliche Krankheiten des Kindes, akute wie auch chronische, können seine Entwicklung nachhaltig beeinflussen. Dazu gehören auch Leistungseinbußen im schulischen Umfeld. Es gilt, diese zu identifizieren und einer adäquaten Therapie zuzuführen, damit die Kinder nicht noch sekundär darunter zu leiden haben. Das ist auch die Aufgabe der Vorsorgeuntersuchungen (s. Teil IV des Buches). Diese Vorsorgeuntersuchungen sichern ab, dass die Sinnesorgane (für Sehen, Hören, Riechen) voll funktionsfähig sind, und erfassen klinische Befunde von angeborenen Erkrankungen, die mit einer Lernproblematik assoziiert sind. Tab. 5.**2** fasst die wichtigsten zusammen; Abb. 5.**2** zeigt ein Kind mit Down-Syndrom.

Literatur

Gillberg C, Gillberg C. Children with preschool minor neurodevelopmental disorders. IV: Behaviour and school achievement at age 13. Develop Med Child Neurol 1989; 31: 3 – 13

Gillberg C. Clinical Child Neuropsychiatry. Cambridge: Cambrigde University Press; 1999

Michaelis R, Niemann G. Entwicklungsneurologie und Neuropädiatrie. 2. Aufl. Stuttgart. Thieme; 1999

Wilson Golder N, Cooley CW. Preventive Management for children with Genetic conditions. 2nd. ed. Cambridge: Cambrigde University Press; 2006

Tab. 5.**2** Erkrankungen als Ursachen für Entwicklungsstörungen.

Erkrankung	Häufig assoziierte Störungen	Abklärung
Trisomie 21	geistige Behinderung, Sprachentwicklungsstörungen	Chromosomen
Catch 22	Störung der visuellen Wahrnehmung, des visuellen Gedächtnisses, der exekutiven Funktionen; Rechenstörung	Chromosomen
Fragiles-X-Syndrom	Störung der sequenziellen Verarbeitung, der visuell-konstruktiven Fähigkeiten, der exekutiven Funktionen; Rechenstörung	Chromosomen
Neurofibromatose Typ 1	Störung der visuellen Wahrnehmung, von Lesen, Schreiben (Rechnen), exekutiven Funktionen; ADHD	Wood-Licht
Turner-Syndrom	Störung der visuell-konstruktiven Fähigkeiten, der exekutiven Funktionen; Rechenstörung	Chromosomen
Klinefelter-Syndrom	Störung der Sprachentwicklung	Chromosomen
Muskeldystrophien	je nach Form, Lernbehinderungen	Kreatinkinase, Chromosomen
Zerebralparese	Aufmerksamkeits- und Merkfähigkeitsstörung	Neurostatus, MRT
Diabetes mellitus Typ 1	Aufmerksamkeitsstörungen, Gedächtnisstörungen, Störungen der Exekutivfunktionen	Glukose
Epilepsie	Aufmerksamkeitsstörungen, Medikamentennebenwirkungen	EEG
Phenylketonurie	Aufmerksamkeitsstörungen, beeinträchtigtes Langzeitgedächtnis	Guthrie-Test, Stoffwechsellabor
Hyperthyreose	Lernstörungen und Aufmerksamkeitsstörungen, Gedeihstörung	freies Tri-, Tetrajodthyronin, thyreoideastimulierendes Hormon, Antikörper
Hypothyreose	Lernstörungen, reduzierte Vigilanz und Müdigkeit, Antriebslosigkeit	
Eisenmangel	Adynamie, Leistungsminderung	Hämoglobin, Indizes, Ferritin
Narkolepsie	Lernstörungen	EEG
Absenzenepilepsie	Aufmerksamkeitsstörung, Lernschwierigkeiten	EEG
Schlafapnoesyndrom	morgendliche Müdigkeit, Leistungseinbußen, Aufmerksamkeitsstörung	Schlafprotokoll, nächtliche Pulsoxymetrie
Mikrodeletionssyndrome	allgemeine Entwicklungsauffälligkeiten, Sprachentwicklungsstörung, Lernstörungen	dysmorphologische Zeichen, Chromosomen, FISH-Test
Lyme-Borreliose	Stadium 3: Leistungsminderung, Konzentrationsstörung, Adynamie	Serologie, Western-Blot
Kallmann-Syndrom	Schulschwierigkeiten	Hormonstatus, Geruchssinnprüfung

EEG = Elektroenzephalogramm

Migration und Armut

In den letzten Jahrzehnten sind die Länder Mitteleuropas, wie andere „reiche“ Industriestaaten in der Welt, zum Ziel einer großen, auch ökonomisch begründeten Migrationsbewegung geworden. Deren schwacher ökonomischer Hintergrund wie auch die in unseren Ländern sich in Realisierung befindliche Verschärfung der Sozialsysteme, auch als „Umbau des Sozialstaats“ beschrieben, trägt dazu bei, die ökonomischen Bedingungen, in denen Kinder heute aufwachsen, zu verschlechtern. Seit Beginn hat ein radikaler Umbauprozess aller sozialen Sicherungssysteme eingesetzt, der zum einen einen Umbau der Leistungsbemessungen, Leistungsansprüche usw., zum anderen aber vor allem eine Neujustierung des Verhältnisses von Staat und Bürger hervorgebracht hat. Unter dem Motto des „aktivierenden Sozialstaats“ (Schlagwort „Fördern und Fordern“) sind in den letzten Jahren Sozial- und Arbeitslosenhilfe sowie das Gesundheitssystem abgebaut worden. Als Ziel dieses Abbaus wird vorgegeben, die monetären Leistungen zu reduzieren und damit die einzelnen Leistungssysteme zu entlasten. Dass wiederum die schwächsten Glieder der Gesellschaft, nämlich die Kinder, am meisten unter diesen Maßnahmen zu leiden haben, ist leider offensichtlich (Abb. 5.**6**). Umgekehrt gilt aber nicht obligat, dass Armut zu Entwicklungsstörungen führen muss, arme Kinder grundsätzlich kränker sind und Armut zwangsläufig Verhaltensstörungen zur Folge hat. Auch Bildungsarmut ist nicht die Regel, aber, wie die PISA-Studien belegen, in von Armut betroffenen Familien deutlich häufiger. Kinder aus armen Familien werden auch signifikant seltener zu den Vorsorgeuntersuchungen gebracht. Generell sind Kinder aus ärmlichen Verhältnissen gefährdeter, aber der Kinderarzt muss die Situation individuell abklären. Er kann die vornehme Aufgabe übernehmen, nicht nur dem individuellen Kind zu helfen, sondern sich auch politisch zu engagieren, damit der Sozialabbau nicht immer die Schwächsten am meisten trifft!

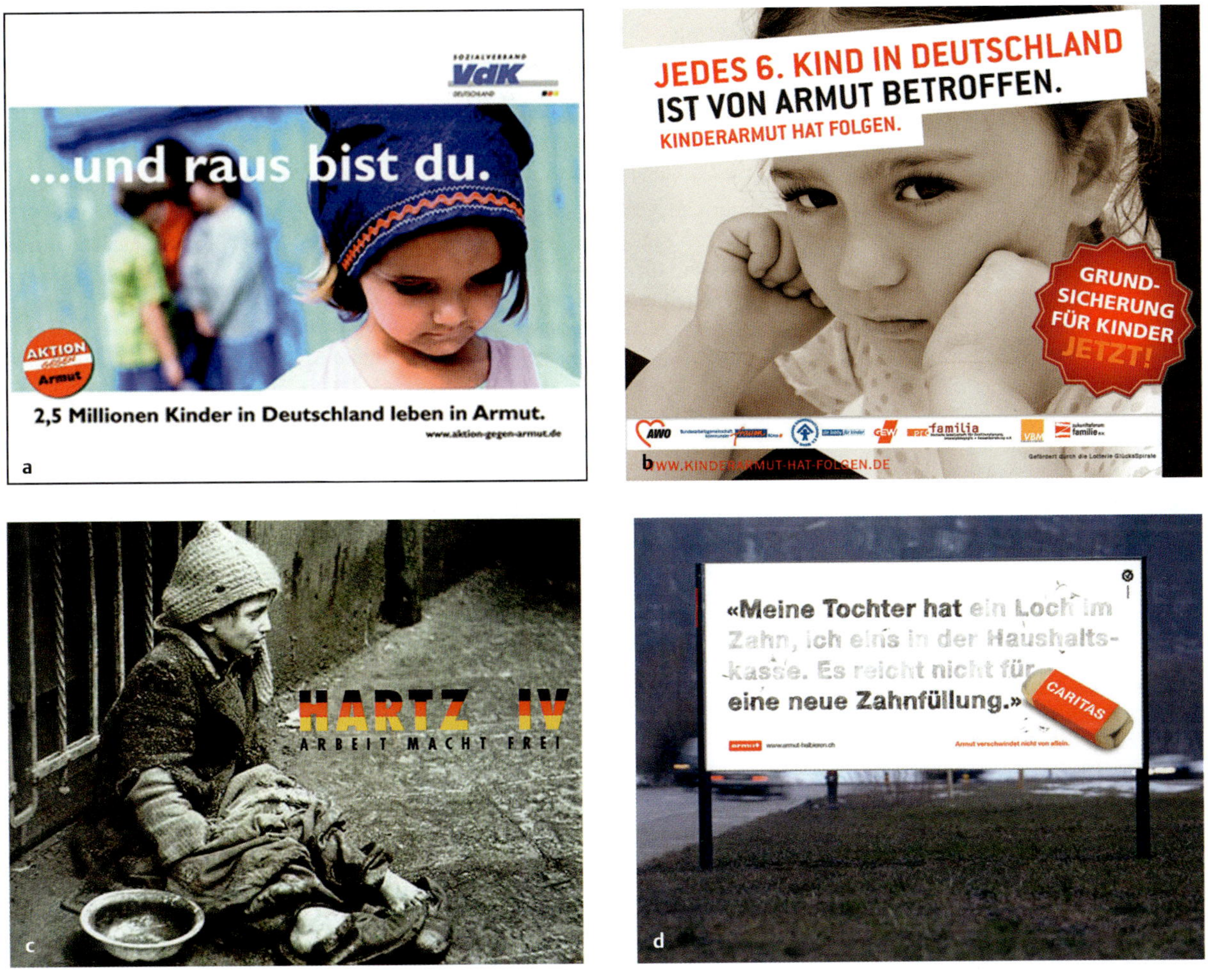

Abb. 5.**6 a – d** Problem Kinderarmut.

Kriterien zur Einschätzung des psychosozialen Risikos (Esser et al. 1994)

- Niedriges Bildungsniveau der Eltern (keine abgeschlossene Berufsausbildung)
- beengte Wohnverhältnisse (> 1 Person/Raum bzw. ≤ 50 m² Gesamtwohnfläche)
- psychische Störung der Eltern (gemäß Forschungskriterien der ICD-10 [Internationale Klassifikation der Krankheiten] bzw. DSM-IIIR [Diagnostic and statistical Manual of mental Disorders, 3. Auflage, revidierte Form])
- Kriminalität/Herkunft aus zerrütteten familiären Verhältnissen (aus Anamnese der Eltern)
- eheliche Disharmonie (häufiger und lang anhaltender Streit, Trennungen, emotionale Kühle)
- frühe Elternschaft (Alter 18 Jahre bei Geburt bzw. Dauer der Partnerschaft < 6 Monate bei Konzeption)
- Einelternfamilie (bei Geburt des Kindes)
- unerwünschte Schwangerschaft (vonseiten der Mutter und/oder des Vaters)
- mangelnde soziale Integration und Unterstützung (wenig soziale Kontakte und wenig Hilfe bei der Betreuung des Kindes)
- ausgeprägte chronische Schwierigkeiten (mit einer Dauer von > 1 Jahr, wie z. B. Arbeitslosigkeit, chronische Krankheit)
- mangelnde Bewältigungsfähigkeiten (im Umgang mit den Lebensereignissen des letzten Jahres, wie z. B. Verleugnung, Rückzug, Resignation, Dramatisierung)

Bewertung: kein Risiko (Risikoindex = 0), leichtes Risiko (Risikoindex (1 oder 2), schweres Risiko (Risikoindex > 2)

Die 10 häufigsten Gründe für den Absturz in die Armut sind:

- Jugendliche und Erwachsene mit schlechter (Aus-)Bildung haben auf dem Arbeitsmarkt reduzierte Chancen und sind armutsgefährdet – jeder 2. Sozialhilfeempfänger in der Schweiz verfügt über keine berufliche Ausbildung.
- Langzeitarbeitslosigkeit vermindert die Chancen auf einen Wiedereinstieg in das Berufsleben. Wer sich dann aus Not selbstständig macht, verliert alle Ansprüche auf Arbeitslosengeld. Wer sein Pensionskassen- oder Riester-Rentenkapital ins eigene Geschäft einschießt, setzt auch noch diese soziale Absicherung aufs Spiel.
- Deregulierte Jobs, wie Arbeit auf Abruf, Nachtarbeit, Schwarzarbeit oder Teilzeitarbeit, gehen vielfach einher mit schlechten Löhnen und Sozialleistungen. Kündigungen erfolgen oft überraschend. In der Schweiz arbeiten 5 % aller Arbeitnehmer auf Abruf, davon 66 % Frauen. Etwa 60 % verfügen über kein garantiertes Minimum an Arbeitsstunden.
- Längere Krankheiten werden insbesondere für Selbstständige mit ungenügender Versicherungsdeckung zur Armutsfalle. Sie haben keine Ansprüche auf Erwerbseinkommensersatz; und bis die Invalidenversicherung zahlt, kann einige Zeit vergehen.
- Junge Paare müssen mit weniger Geld auskommen, wenn der Nachwuchs kommt. Gleichzeitig steigen die Kosten. Je mehr Kinder, desto höher wird auch das Armutsrisiko. In Paarhaushalten mit 1 – 3 Kindern im Kanton Zürich – dazu gehört fast die Hälfte der Bevölkerung unter 60 Jahren – ist ⅓ mit Armut konfrontiert.
- Wegen Anhäufung von Kleinkrediten mit hohen Zinsen (meist, um den Ansprüchen der Konsumgesellschaft zu genügen) kommt es zur Verschuldung.
- Scheidungen kosten in der Regel viel Geld. Nach Trennungen müssen bei gleichem Einkommen 2 Haushalte geführt werden. Väter bleiben oft Alimente schuldig; alleinerziehende Mütter finden keinen Job oder können nicht ausreichend arbeiten, weil sie die Kinder betreuen müssen. Ihr Risiko, unter die Armutsgrenze zu fallen, ist groß.
- Bei Todesfall reichen Witwen- und Waisenrenten heute nicht mehr zum Leben aus. Wo die berufliche Vorsorge schlecht geregelt ist, bleibt nur der Gang zum Amt für Ergänzungsleistungen (Schweiz).
- Die Wohnungsversorgung für finanzschwache Haushalte und sozial benachteiligte Personen wird zunehmend ungenügend. Insbesondere Familien leiden darunter.
- Viele Ausländer unterstützen trotz niedriger Löhne Angehörige daheim. Dabei gehören 9,5 % aller Ausländer, aber nur 4,5 % aller Schweizer der Armutsbevölkerung an. Zur erweiterten Gruppe der Armutsgefährdeten zählen 30 % der Ausländer und 13 % der Schweizer.

Literatur

Bitzer E, Walter U, Linger H. Kindergesundheit stärken. Heidelberg: Springer; 2009

Esser G., Laucht M, Schmidt MH: Der Einfluss von Risikofaktoren und der Mutter-Kind-Interaktion im Säuglingsalter auf die seelische Gesundheit des Vorschulkindes. Kindheit und Entwicklung 1995; 4: 33 – 42

Geene R, Gold C. Kinderarmut und Kindergesundheit. Bern: Huber; 2009

Medien

Das Fernsehen vermittelt einerseits Bildung und betreibt gesundheitliche Aufklärung. Die modernen Medien haben sich rasant verbreitet und verkleinern die Welt, indem sie die Kommunikation in Schule, Beruf und Freizeit in einem Maße erleichtern, dass wir sie uns nicht mehr wegdenken können.

Unübersehbar sind auf der anderen Seite die Risiken der neuen Medien, gerade für Kinder und Jugendliche, denen die nötige Kompetenz zum sinnvollen oder zumindest gesundheitsverträglichen Umgang mit den Medien (noch) fehlt (Abb. 5.**7**). Kinder aus sozial und bildungsmäßig schwächeren Familien missbrauchen passive und interaktive Medien besonders häufig durch übermäßige Nutzung und/oder jugendgefährdende Auswahl. Dadurch werden ihre ohnedies schon schlechten Zukunftschancen weiter verschlechtert. Durch die vielfältigen somatischen, psychischen und sozialen Folgen des Missbrauchs entsteht ein Problem für unsere Gesellschaft, dem sich auch das Gesundheitswesen stellen muss. Die Computerspielsucht, auch Videospielsucht genannt – besonders beachtenswert sind hierbei Online-Rollenspiele mit sehr vielen Online-Spielern (MMORPG [Massively Multiplayer Online Role Playing Games]), entwickeln ein enormes Suchtpotenzial für Jugendliche.

Kinder und Jugendliche verbringen heute genauso viel Zeit mit passiven und interaktiven Bildschirmmedien (Fernsehen, Bildschirmspielen und Online-Kommunikation) wie in der Schule. Die mit Bildschirmmedien verbrachte Zeit nimmt laufend zu. Neben dem unbestreitbaren Nutzen der neuen Medien sind eine Vielzahl von somatischen und psychosozialen Störungen und Erkrankungen mit dem Medienkonsum assoziiert. Fernsehkonsum im Kleinkindesalter sowie exzessiver Medienkonsum sind signifikant mit ungünstiger Sprachentwicklung und Schulleistung korreliert. Mangelnde soziale Kompetenz ist ein Risikofaktor für die Realitätsflucht in Computerspiele und Internet. Für das Übergewicht, orthopädische Beschwerden und aggressives Verhalten ist ein kausaler Zusammenhang mit Medienkonsum empirisch belegt. Das Risiko für Medienmissbrauch und -sucht ist bei bildungsfernen Kindern und Eltern besonders hoch. Präventionsmaßnahmen können wirksam in der Schule ansetzen; aber auch den niedergelassenen Ärzten kommt eine wichtige Bedeutung zu. Sie sollten die Eltern über die Risiken des Medienmissbrauchs bei Kindern und Jugendlichen und über medienkompetentes Verhalten informieren. Interventionen bei Medienmissbrauch sind auch in der Behandlung und Rehabilitation von Folgeerkrankungen, wie der Adipositas, erforderlich.

Für die umgangssprachlichen Begriffe „Mediensucht", „Medienabhängigkeit" und „Medienmissbrauch" existieren keine allgemein gültigen Definitionen oder Kriterien. Sie sind noch nicht als klinische Diagnose in den internationalen Verzeichnissen (ICD und DSM) klassifiziert. Die Diagnosekriterien dafür sind an allgemeine Definitionen von Sucht und Abhängigkeit bei substanzbezogenen Störungen und die Definition von Internet-Sucht angelehnt. Für Computer- und Internet-Missbrauch ist alternativ eine Orientierung am pathologischen Glücksspiel (ICD-10, DSM-IV-TR [Diagnostic and statistical Manual of mental Disorders, 4. Auflage, Textrevision]) statthaft.

Kriterien für den Medienmissbrauch

- *Chronisch-übermäßiger Konsum:* Der Medienkonsum hat einen Umfang von mehr als 4 h pro Tag.
- *Kontrollverlust:* Der Konsum erfolgt regelmäßiger und länger als intendiert. Versuche zur Reduktion bleiben erfolglos oder unterbleiben aus Versagensangst.

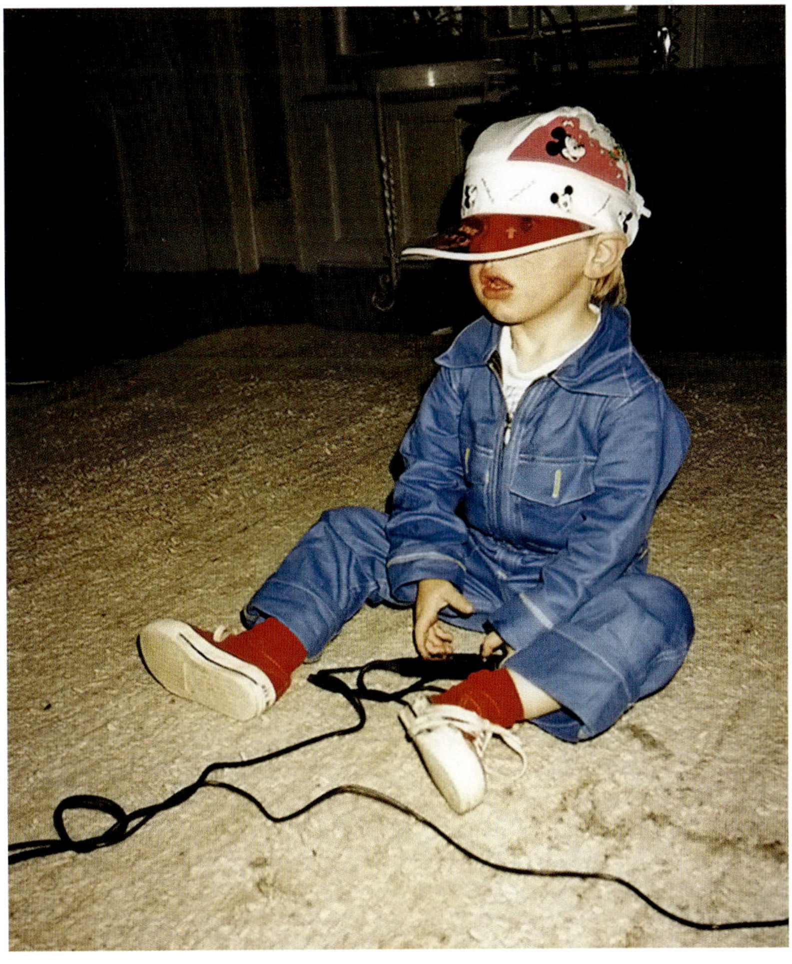

Abb. 5.7 Reizüberflutung oder unumgängliches technisches Wunderwerk mit pädagogischem Inhalt?

- *Einengung des Verhaltensraums:* Das Medium nimmt einen zentralen Platz im Leben ein, und wichtige Aktivitäten werden zugunsten des Mediums reduziert oder aufgegeben.
- *Fortführung trotz negativer biopsychosozialer Konsequenzen:* Der Medienkonsum wird fortgeführt, obwohl die Mediennutzung soziale Beziehungen gefährdet und zur Vernachlässigung schulischer oder beruflicher Aufgaben führt oder körperliche Schäden auftreten.

Kriterien für Mediensucht

- *Toleranzentwicklung:* Eine immer höhere Dosis des Mediums wird benötigt, um die gleiche Wirkung auf die Stimmungslage zu erzielen.
- *Entzugserscheinungen:* Bei Entzug entsteht ein psychisches Verlangen nach dem Medium mit Befindlichkeitsstörung (Unruhe, Nervosität, Unzufriedenheit, Gereiztheit und Aggressivität).

Ursachen

Die Verfügbarkeit der Mediengeräte ist heute universal und erobert auch zunehmend das Kinderzimmer. Der Medienkonsum kann z. B. in der Befriedigung der Neugier, der Vermittlung von Erregung, der Erfahrung von Kontrolle oder in der Vermeidung von Frustrationen bzw. in einer Flucht aus der Realität bestehen. Während die aktive Spielkultur bei sinkender Kinderdichte und Mediennutzung der potenziellen Spielkameradenwelt abnimmt, rüstet die Medienlandschaft weiter auf. Es liegt im ökonomischen Interesse der Programmgestalter von Fernsehanstalten (Werbeeinnahmen) und der Entwickler von Computerspielen, Kinder und Jugendliche mit ihren Produkten zu fesseln. Die Attraktivität von Spielen wird durch Interaktivität, realistische, 3-dimensionale Gestaltung, herausfordernden Schwierigkeitsgrad, die Möglichkeit, das „virtuelle Ich“ im Verlauf auszubauen, Machterleben, Belohnung und gemeinsames Handeln mehrerer Spieler erreicht. Nicht zu vernachlässigen ist auch die Wirkung von Vorbildern, erst in der Familie und später in der Gruppe der Altersgenossen. Den Eltern und Lehrern fehlt für eine effektive Führungsrolle in den neuen Medien oft die Kompetenz.

Psychosoziale Folgen

Kinder mit exzessiver Nutzung interaktiver Medien zeigen häufig aggressive Verhaltensweisen. Obwohl die Kausalität komplex ist, ergibt sich auch unter detaillierter Berücksichtigung der psychosozialen Rahmenbedingungen eine direkte Wirkung des Mediengewaltkonsums auf die Gewalttätigkeit. Etwa 5 – 10% der Jugendlichen lassen sich offenbar auf der Grundlage von familiären und sozialen Belastungsfaktoren (z. B. innerfamiliäre Gewalt, emotionale Vernachlässigung oder Schulversagen) durch aggressive Medieninhalte langfristig in ihren Identifikations- und Handlungsmustern beeinflussen.

Die Mediennutzung verdrängt dabei andere Aktivitäten mit Gleichaltrigen und Familienmitgliedern. Sie beschränkt z. B. den Kontakt zu Gleichaltrigen und die soziale Akzeptanz durch Klassenkameraden – ein Teufelskreis entsteht.

Das in den Medien propagierte unrealistische Körperbild (die weiblichen Models sind meist untergewichtig und die männlichen oft muskulär-dysmorph) führt zu sinkender und gestörter eigener Körperzufriedenheit. Musikvideos kommt dabei eine besondere Bedeutung zu, da Mädchen, die dem Schlankheitsideal in den Medien nacheifern, ein gestörtes Essverhalten entwickeln können. Bei adipösen Kindern und Jugendlichen korreliert der Fernsehkonsum negativ mit dem körperlichen und psychischen Wohlbefinden. Internet-Sucht ist bei Schulkindern und Videospielkonsum bei Jugendlichen mit einem Aufmerksamkeitsdefizit korreliert.

Ein Fernseher im Kinderzimmer erhöht das korrigierte Risiko für eine Sprachentwicklungsverzögerung bei Vorschulkindern um 45%. Der Fernsehkonsum im Kleinkindesalter ist ein Prädiktor der kognitiven Entwicklung bei Einschulung, der Leistungszuwächse in den ersten Schuljahren sowie späterer Schulabbrüche und der Wahrscheinlichkeit, ein Studium zu beginnen. Der Einfluss ist offenbar bei geringer Intelligenz größer. Längere Computer- bzw. Videospielzeiten gehen mit akademischen Defiziten einher.

Während das Sehen von pädagogisch wertvollen Sendungen im Vorschulalter mit einer günstigen Entwicklung (schulische Leistung, Lesen, Leistungsorientierung, Kreativität, Friedfertigkeit) im Jugendalter assoziiert ist, ist der Konsum von gewaltbetonten Sendungen prognostisch ungünstig. Bei Jungen sind der Gewaltkonsum und die Mediennutzungsdauer höher; dies könnte mit eine Ursache für das zunehmende Zurückfallen der schulischen Leistungen von Jungen gegenüber Mädchen sein.

! Medien können aber, in spezifischen Fällen, wie z. B. bei einem Kind, das an ADHD leidet, die Familie während des Fernsehkonsums des Kindes entscheidend entlasten: „Das ist der einzige Moment, in dem mein Kind ruhig ist und nicht dauernd den Haushalt auf den Kopf stellt.“ Es gilt aber auch hier, in besonderem Maße diese „Ruhigstellung“ zeitlich zu regeln, um dem Missbrauch nicht Tor und Tür zu öffnen!

Körperliche Folgen

Der durch die exzessive Nutzung des Mediums resultierende Bewegungsmangel der Kinder und Jugendlichen reduziert deren körperliche Fitness. Zudem erhöht die Fernsehwerbung im Kinderfernsehen für Nahrungsmittel, meist für ernährungsphysiologisch ungeeignete „Kindernahrungsmittel“, Fast Food, Snacks und Süßigkeiten, Nachfrage, Präferenz und Konsum derselben, oft auch während des Fernsehens selbst. Ein hoher Fernsehkonsum ist deshalb mit niedrigem Obst- und Gemüsekonsum, hohem Konsum zuckerhaltiger Getränke, fettiger Snacks und von Fast Food assoziiert.

In über 30 Querschnittuntersuchungen ist die Prävalenz von Übergewicht bzw. der Körpermasseindex mit dem Fernsehkonsum korreliert. Ein eigener Fernseher erhöht die Adipositasprävalenz z. B. um das 1,31-Fache. So ist ein Fernsehkonsum von mehr als 1 h pro

Tag mit 3 Jahren mit einer erhöhten Adipositasprävalenz mit 7 Jahren verbunden, und der Fernsehkonsum im Alter von 5 – 15 Jahren sagt einen höheren Körpermasseindex im frühen Erwachsenenalter voraus. Erwachsene, die ≥ 13,6 kg abgenommen und über Jahre gehalten haben, weisen einen Fernsehkonsum von durchschnittlich unter 10 h pro Woche auf.

Der Fernsehkonsum im Kindes- und Jugendalter ist Prädiktor für Adipositas, schlechte Qualität der Ernährung und der körperlichen Fitness, Rauchen und metabolisches Syndrom, einschließlich Fettstoffwechselstörungen sowie Diabetes mellitus Typ 2 im Erwachsenenalter. Bei Kindern und Jugendlichen mit Diabetes mellitus Typ 1 ist der Spiegel des glykosylierten Hämoglobins direkt mit dem Fernsehkonsum korreliert.

Videospielen ab 2 h pro Tag verursacht, wie Bildschirmarbeit, eine objektivierbare Ermüdung der Augen und Augenbeschwerden. Eine übermäßige Nutzung von Bildschirmmedien führt bei Schulkindern zudem zu gehäuften Kopfschmerzen, die nach verminderter Nutzung verschwinden. Eine exzessive Computer- bzw. Internet-Nutzung verdoppelt die Prävalenz von Nacken-, Schulter- und Rückenschmerzen bei Jugendlichen. Lumbalgien sind bei exzessivem Fernsehkonsum gehäuft. Hinzu kommen Tagesmüdigkeit und verminderte Muskelkraft (Trainingsmangel).

Oft wird erst in den Abend- und Nachtstunden gespielt und ferngesehen. Computerspiele bewirken eine verlängerte Einschlaflatenz und reduzierte REM-Phasen (REM = Rapid Eye Movement) im Schlaf. Auch exzessives Fernsehen ist mit Ein- und Durchschlafproblemen assoziiert. Übermäßiger Videospielkonsum kann zu Schlafmangel und Erschöpfung führen. Ein Fernsehkonsum von mehr als 3 h pro Tag im Alter von 14 Jahren sagt eine Schlafstörung im jungen Erwachsenenalter voraus. Der Beeinträchtigung des Schlafes kommt nicht nur eine vermittelnde Rolle für andere Folgestörungen (z. B. Schulleistung, Übergewicht) zu, sie kann auch die Selbstkontrolle bezüglich des Medienkonsums und die Energie für eine alternative Freizeitgestaltung schwächen und so einen Teufelskreis verursachen.

Prävention

Kinderärzte können durch Ansprechen der Problematik viel Gutes tun. Es ist aus vielen Studien bekannt, dass das ärztlich Gespräch, auch wenn der Jugendliche entsprechende Äußerungen nicht gern hört, einen positiven Effekt auf das Suchtverhalten haben kann. Dabei sind utopische Forderungen zu vermeiden (ab sofort kein Fernseher mehr), sondern die Forderungen sind den Gegebenheiten anzupassen. Sie sind aufgerufen, in der Anamnese die entsprechenden Fragen aufzugreifen (Art, Dauer, Ort, Regeln). Ein günstiger Einstieg sind dabei Fragen nach den Schulleistungen, um den Zusammenhang mit dem Medienkonsum zu haben.

Angesichts der ursächlichen Bedeutung für Übergewicht, Schulleistung, Gewaltbereitschaft und angesichts der Grenzen der Verhaltensprävention insbesondere in bildungsfernen Familien sind politische Maßnahmen zu fordern. Ein bedeutsamer Schritt wäre ein Werbeverbot im Fernsehen für kommerzielle Angebote, die sich an Kinder und Jugendliche richten. Ein Werbeverbot für Nahrungsmittel in Kindersendungen existiert bereits in Schweden, Belgien und Irland. Dies würde die Erziehung zu gesundheitsförderlichem Ernährungs- und Bewegungsverhalten erleichtern und das Angebot an Kinder- und Jugendsendungen im Privatfernsehen wieder auf ein sinnvolles Maß reduzieren.

Zentrale Aufgabe ist jedoch auch, den sozialen Kontext der Entwicklung von Kindern und Jugendlichen positiv zu beeinflussen: Der Ausbau von Ganztagesschulen, die eine sinnvolle, soziale Freizeitgestaltung durch vielfältige Angebote unterstützen, würde z. B. den Medienkonsum nicht nur verdrängen, sondern die Kinder auch weniger dafür empfänglich machen.

Hinweise für Eltern bezüglich der Mediennutzung von Kindern

- „Sie sollten mit den Kindern ebenso viel sprechen, spielen, singen und vorlesen wie fernsehen. Dies fördert es in der Entwicklung und impft gegen die Sucht."
- „Unterstützen Sie alternative Unterhaltung, wie z. B. Lesen, Sport, Hobbys und kreatives Spiel."
- „Vermeiden Sie Fernsehen für Kinder unter 3 Jahren, beschränken Sie den durchschnittlichen Fernsehkonsum von Vorschulkindern auf eine ½ h, den Medienkonsum von Schulkindern auf 1 h und den Medienkonsum von Jugendlichen auf 2 h hochwertiges Programm. Ein Bildschirmspiel pro Tag ist genug (Fernseher sind keine Babysitter!)."
- „Schauen Sie Sendungen und Videospiele mit ihren Kindern gemeinsam an und diskutieren Sie anschließend den Inhalt kritisch. Nutzen Sie strittige Programme für Wertediskussionen."
- „Fernseher und Computer gehören nicht ins Schlafzimmer der Kinder."
- „Wählen Sie das Programm für Vorschulkinder und mit Schulkindern gemeinsam aus. Kontrollieren Sie die Medienauswahl. Die meisten Programme sollten informierend, bildend und gewaltfrei sein. Kinder sollten keine Programme sehen, die erst ab 16 bzw. 18 Jahren freigegeben sind. Nutzen Sie Videoaufzeichnungen von hochwertigen Bildungsprogrammen."
- „Kontrollieren Sie den Zeitpunkt der Mediennutzung: nicht morgens, beim Essen oder nach der Bettgehzeit. Erst werden Hausaufgaben und häusliche Aufgaben erledigt, dann dürfen Medien genutzt werden."
- „Besprechen Sie gegebenenfalls, wie sich das Opfer von Gewalt fühlt."
- „Überprüfen Sie den eigenen Medienkonsum kritisch. Fernsehgerät und Computer sollten nicht Mittelpunkt des häuslichen Lebens sein."
- „Nutzen Sie Jugendschutzprogramme für das Internet, weil diese zum Teil vor der Exposition mit jugendgefährdenden und pornografischen Inhalten schützen."
- „Unterstützen Sie die Vermittlung von Medienkompetenz in der Schule Ihres Kindes."

Behandlung

Die präventive Intervention sollte sehr früh erfolgen, denn die Schädlichkeit ist im Kleinkindesalter besonders groß, und ein höherer Konsum im Kleinkindesalter prädiziert eine erhöhte Protestrate der Kinder beim Abschalten des Fernsehers.

Eine restriktive Interventionsstrategie ist umso erfolgreicher, je früher sie eingeführt wird. Bei Jugendlichen, denen eine ausreichende Medienkompetenz fehlt, sind aktive Interventionsstrategien vorzuziehen. Kritische Kommentare wirken bei Kindern bis 8 Jahren besser, während bei älteren Kindern nachdenkliche Fragen günstiger sind.

Während hoher Bildungsstand, Verfügbarkeit und Engagement der Eltern medienpädagogische Maßnahmen fördern, werden diejenigen Eltern am wenigsten erreicht, die ihrer am meisten bedürfen. Jugendliche stehen zudem stärker unter dem Einfluss Gleichaltriger und gewinnen durch das gemeinsame Sehen mit Freunden eine positivere Einstellung zu ungeeigneten Medien.

Die Selbsthilfegruppe HSO (Hilfe zur Selbsthilfe bei Onlinesucht; im Internet: http://www.onlinesucht.de; Stand: 15. 03. 2012) richtet sich auch an ältere Jugendliche und deren Angehörige.

!

Ziel der Behandlung ist der quantitativ und qualitativ angemessene Umgang mit den Medien, das Wiederentdecken alternativer Interessen und Arten der Freizeitgestaltung sowie der Aufbau sozialer Kompetenzen.

Bausteine des verhaltenstherapeutischen Behandlungsprozesses sind:

- Analyse von Konsum und Freizeitverhalten, Funktionalität, biopsychosozialen Folgen und Reaktion auf Entzug
- Aufbau und Erhalt eines therapeutischen Bündnisses
- Motivationsaufbau
- Erkennen und Vermeiden von Gefährdungssituationen
- Selbstbelohnungstechniken zur Verstärkung abstinenten Verhaltens und alternativer Freizeitgestaltung
- Aufbau alternativer Stressbewältigungs- bzw. Coping-Strategien und Umgang mit erhöhtem Verlangen
- gegebenenfalls Aufbauen von Alternativen durch Kunst-, Gestaltungs-, Musik-, Tanz-, Sport- bzw. Bewegungstherapie
- Entwicklung sozialer Kompetenz
- Rückfallvermeidung und -bewältigung
- Behandlung komorbider Störungen
- Besuch von Selbsthilfe- oder Nachsorgegruppen

Literatur

van Egmond-Fröhlich A, Mößle T, Ahrens-Eipper S et al. Medianmissbrauch bei Kindern und Jugendlichen. Dt Ärztebl 2007; 10

6 Kinderrechtskonvention (Kurzfassung): Kinder haben Rechte

Präambel. Die Grundprinzipien der Vereinten Nationen und die genauen Bestimmungen gewisser Übereinkommen und Texte bezüglich der Menschenrechte sind, dass das Kind aufgrund seiner Verletzbarkeit besonderen Schutzes und besonderer Fürsorge bedarf. Genauer beschrieben wird schließlich die grundsätzliche Verantwortung der Familie, was die Pflege und den Schutz des Kindes betrifft, die Notwendigkeit eines rechtlichen und außerrechtlichen Schutzes vor und nach der Geburt, die Bedeutung und Achtung kultureller Werte der Gemeinschaft des Kindes und die grundlegende Bedeutung einer internationalen Zusammenarbeit zur Umsetzung dieser Rechte des Kindes.

Artikel 1: Definition des Kindes. Jeder Mensch ist bis zum 18. Lebensjahr ein Kind, es sei denn, das innerstaatliche Recht sehe eine frühere Volljährigkeit vor.

Artikel 2: Diskriminierungsverbot. Hier geht es um das Prinzip, dass alle Rechte ausnahmslos jedem Kind gewährt werden, und die Pflicht des Staates, das Kind gegen alle Formen der Diskriminierung zu schützen. Der Staat verpflichtet sich, keines der Rechte des Kindes zu verletzen, und trifft Maßnahmen, die die Durchsetzung dieser Bestimmungen sicherstellen.

Artikel 3: Höheres Interesse des Kindes. Bei jeder hinsichtlich des Kindes getroffenen Entscheidung steht das höhere Interesse des Kindes im Vordergrund. Der Staat hat den notwendigen Schutz und die notwendige Fürsorge für das Wohlergehen des Kindes sicherzustellen, falls seine Eltern oder andere verantwortliche Personen diesen Pflichten nicht nachkommen.

Artikel 4: Durchsetzung der Rechte. In diesem Artikel wird die Pflicht des Staates angesprochen, die Durchsetzung der vom Übereinkommen anerkannten Rechte sicherzustellen.

Artikel 5: Führung des Kindes und Entwicklung seiner Fähigkeiten. Hier geht es um die Pflicht des Staates zur Achtung der Rechte und Verantwortung der Eltern und der Mitglieder des weiteren Familienkreises, das Kind gemäß der Entwicklung seiner Fähigkeiten zu leiten und zu führen.

Artikel 6: Überleben und Entwicklung des Kindes. Dieser Artikel sichert das angeborene Recht auf Leben und die Pflicht des Staates, das Überleben und die Entwicklung des Kindes sicherzustellen.

Artikel 7: Name und Staatsangehörigkeit. Jedes Kind hat das Recht auf einen Namen und eine Staatsangehörigkeit.

Artikel 8: Schutz der Identität. In diesem Artikel ist die Pflicht des Staates festgeschrieben, den Schutz und gegebenenfalls die Wiederherstellung der Grundrechte der Identität des Kindes (Name, Staatsangehörigkeit, Familienbeziehungen) zu gewährleisten.

Artikel 9: Trennung von den Eltern. Hier geht es um das Recht des Kindes, bei seinen Eltern zu leben, es sei denn, ein solches Zusammenleben werde als unvereinbar mit dem höheren Interesse des Kindes betrachtet, sowie um das Recht, bei einer Trennung von einem oder beiden Elternteilen den Kontakt mit beiden Eltern aufrecht zu halten. Außerdem wird hier die Pflicht des Staates niedergeschrieben, in Fällen, in denen er verantwortlich für Maßnahmen ist, die zur Trennung geführt haben, über den Verbleib des abwesenden Elternteils zu informieren.

Artikel 10: Familienzusammenführung. Das Kind und seine Eltern haben das Recht, jeden Staat verlassen und in ihr eigenes Land reisen zu können, und zwar zum Zweck der Familienzusammenführung oder der Aufrechterhaltung der Beziehungen zwischen dem Kind und seinen Eltern.

Artikel 11: Rechtswidrige Ausschaffung und Nichtrückführung. Der Staat ist verpflichtet, sich im Kampf gegen rechtswidrige Kindesentführung ins Ausland und Nichtrückführung durch einen Elternteil oder eine Drittperson einzusetzen.

Artikel 12: Meinungsäußerung des Kindes. In diesem Artikel ist das Recht des Kindes festgehalten, seine Meinung zu allen seine Person betreffenden Fragen oder Verfahren zu äußern und gewiss zu sein, dass diese Meinung auch mitberücksichtigt wird.

Artikel 13: Freie Meinungsäußerung. Das Kind hat das Recht, Informationen und Ideen zu erhalten und weiterzugeben und seine eigene Meinung zu äußern, vorausgesetzt, die Rechte anderer bleiben unangetastet.

Artikel 14: Glaubens-, Gewissens- und Religionsfreiheit. Dem Kind wird das Recht auf Glaubens-, Gewissens- und Religionsfreiheit unter Achtung der elterlichen Führungsrolle und der Einschränkungen durch innerstaatliche Gesetze zugesichert.

Artikel 15: Versammlungsfreiheit. Hier geht es um das Recht der Kinder, sich zusammenzuschließen und Vereinigungen zu bilden, vorausgesetzt, die Rechte anderer bleiben unangetastet.

Artikel 16: Schutz des Privatlebens. Dieser Artikel befasst sich mit dem Recht, keiner Einmischung in das Privatleben, in die Familie, in die Wohnung oder den Briefwechsel oder widerrechtlichen Angriffen auf die Ehre ausgesetzt zu werden.

Artikel 17: Zugang zu angemessener Information. Die Stellung der Medien in der Verbreitung von kindergerechten Informationen, die ihrem moralischen Wohlergehen, dem Wissen über andere Völker, der Völkerverständigung und der Achtung der eigenen Kultur förderlich sind, wird in diesem Artikel behandelt. Der Staat hat Unterstützungsmaßnahmen in dieser Hinsicht zu ergreifen und das Kind vor Informationen und Materialien zu schützen, die seinem Wohlbefinden schaden.

Artikel 18: Verantwortung der Eltern. Es bestehen das Prinzip, dass die Verantwortung der Erziehung des Kindes in erster Linie beiden Elternteilen gemeinsam obliegt, und die Verpflichtung des Staates, die Eltern bei dieser Aufgabe zu unterstützen.

Artikel 19: Schutz vor Misshandlung. Der Staat ist verpflichtet, das Kind gegen jede Form von Misshandlung durch seine Eltern oder andere Betreuungspersonen zu schützen sowie entsprechende Präventions- und Behandlungsprogramme anzubieten.

Artikel 20: Schutz des Kindes außerhalb des Familienkreises. In diesem Artikel wird die Pflicht des Staates niedergeschrieben, dem Kind, das nicht im Kreis seiner Familie lebt, einen besonderen Schutz zu gewähren und sicherzustellen, dass ihm auch in einer Pflegefamilie oder einer geeigneten Institution Schutz gewährt wird, unter Rücksichtnahme auf die kulturelle Herkunft des Kindes.

Artikel 21: Adoption. In den Ländern, in denen die Adoption zugelassen und/oder anerkannt wird, darf diese nur im höheren Interesse des Kindes erfolgen und wenn alle notwendigen Sicherheiten sowie alle Genehmigungen der zuständigen Behörden vorliegen.

Artikel 22: Flüchtlingskinder. Dem Kind, das als Flüchtling anerkannt ist oder das um den Flüchtlingsstatus nachsucht, ist ein besonderer Schutz zu gewähren, und der Staat verpflichtet sich, mit den für die Aufrechterhaltung dieses Schutzes zuständigen Organisationen zusammenzuarbeiten.

Artikel 23: Behinderte Kinder. Hier wird das Recht des behinderten Kindes auf besondere Pflege sowie eine angemessene Erziehung und Schulung behandelt, die seine Selbstständigkeit und seine aktive Teilnahme am Gemeinschaftsleben fördern.

Artikel 24: Gesundheit und medizinische Dienste. Das Recht des Kindes auf die bestmögliche Gesundheit und den Zugang zu medizinischen Gesundheits- und Rehabilitationszentren wird in diesem Artikel niedergeschrieben; im Vordergrund stehen die gesundheitliche Grundversorgung, die Prävention, die Information der Bevölkerung sowie die Verringerung der Kindersterblichkeit. Es besteht eine Verpflichtung des Staates, die Abschaffung überlieferter Bräuche zu unterstützen, die der Gesundheit der Kinder abträglich sind. Besonders betont wird die Notwendigkeit der internationalen Zusammenarbeit, um diesem Recht zum Durchbruch zu verhelfen.

Artikel 25: Überprüfung einer Einweisung. Hier geht es um das Recht des Kindes, das von den zuständigen Behörden zur Betreuung, zum Schutz oder zur Behandlung eingewiesen wurde, auf eine regelmäßige Überprüfung aller Aspekte der Einweisung.

Artikel 26: Soziale Sicherheit. Ein Kind hat das Recht, die Leistungen der sozialen Sicherheit zu beanspruchen.

Artikel 27: Lebensstandard. In diesem Artikel geht es um das Recht des Kindes auf einen angemessenen Lebensstandard, die prioritäre Verantwortung der Eltern in dieser Hinsicht und die Pflicht des Staates, Voraussetzungen zu schaffen, die eine Übernahme dieser Verantwortung ermöglichen und unter denen sie auch effektiv übernommen wird, nötigenfalls durch die Übernahme von Unterhaltszahlungen.

Artikel 28: Bildung. Jedes Kind hat ein Recht auf Bildung, und der Staat ist verpflichtet, die Schulung – mindestens den Besuch der Grundschule – obligatorisch und unentgeltlich anzubieten. Die Disziplin in der Schule muss in einer Weise gewährt werden, die der Menschenwürde des Kindes entspricht. Besonders betont wird die Notwendigkeit der internationalen Zusammenarbeit, um diesem Recht zum Durchbruch zu verhelfen.

Artikel 29: Bildungsziele. Es wird das Prinzip anerkannt, dass die Bildung auf die folgenden Punkte ausgerichtet wird: die Förderung der Persönlichkeitsentwicklung des Kindes und seiner Begabungen, die Vorbereitung des Kindes auf ein aktives Erwachsenenleben, die Achtung der grundlegenden Menschenrechte und die Entwicklung der Achtung kultureller und nationaler Werte seines eigenen Landes und anderer Länder.

Artikel 30: Kinder von Minderheiten und Ureinwohnern. In diesem Artikel ist das Recht des Kindes, das einer Minderheit angehört oder Ureinwohner ist, niedergeschrieben, seine eigene Kultur zu pflegen, sich zu einer eigenen Religion zu bekennen und seine eigene Sprache zu verwenden.

Artikel 31: Freizeit, spielerische und kulturelle Aktivitäten. Jedes Kind hat das Recht auf Freizeit, Spiel und die Beteiligung am kulturellen und künstlerischen Leben.

Artikel 32: Kinderarbeit. Der Staat ist verpflichtet, das Kind vor jeder Arbeit zu schützen, die seine Gesundheit, Bildung und Entwicklung beeinträchtigt, und ein Mindestalter für die Aufnahme einer Arbeit sowie Arbeitsbedingungen festzulegen.

Artikel 33: Konsum und Handel mit Drogen. In diesem Artikel ist das Recht des Kindes festgehalten, gegen den Konsum von Rauschmitteln und psychotropen Stoffen und gegen einen Einsatz bei der Herstellung und Verteilung dieser Stoffe geschützt zu werden.

Artikel 34: Sexuelle Ausbeutung. Ein Kind hat das Recht, vor Gewalt und allen Formen der sexuellen Ausbeutung einschließlich der Prostitution und der Beteiligung an pornografischen Darbietungen geschützt zu werden.

Artikel 35: Verkauf, Handel und Entführung. Der Staat ist verpflichtet, alles daranzusetzen, die Entführung und den Verkauf von Kindern sowie den Kinderhandel zu verhindern.

Artikel 36: Andere Formen von Ausbeutung. Hier geht es um das Recht des Kindes, gegen andere Formen der Ausbeutung, die nicht in den Artikeln 32, 33, 34 und 35 aufgeführt sind, geschützt zu werden.

Artikel 37: Folter und Freiheitsentzug. Folter, grausame Strafen oder andere grausame, unmenschliche oder erniedrigende Behandlungen, die Todesstrafe, eine lebenslange Freiheitsstrafe sowie die illegale oder willkürliche Festnahme oder Inhaftierung sind verboten. Bei einer Inhaftierung gelten die Grundsätze, dass ein Kind angemessen behandelt und von inhaftierten Erwachsenen getrennt wird, dass es den Familienkontakt aufrechterhalten kann und unverzüglich Zugang zu einem rechtskundigen oder anderen geeigneten Beistand hat.

Artikel 38: Bewaffnete Konflikte. Für den Staat besteht die Pflicht, die Regeln des humanitären Völkerrechts, die sich auf Kinder beziehen, zu achten und für deren Beachtung zu sorgen. Es gilt das Prinzip, dass kein Kind unter 15 Jahren direkt an Feindseligkeiten teilnimmt oder in die Streitkräfte eingezogen wird und dass alle von einem bewaffneten Konflikt betroffenen Kinder geschützt und betreut werden.

Artikel 39: Wiedereingliederung und Resozialisierung. Der Staat ist verpflichtet, geeignete Maßnahmen zur Wiedereingliederung und Resozialisierung von Kindern zu fördern, die Opfer eines bewaffneten Konflikts, von Folter, Vernachlässigung, Ausbeutung oder Misshandlungen geworden sind.

Artikel 40: Jugendgerichtsbarkeit. Jedes Kind, das verdächtigt wird oder überführt worden ist, ein Delikt begangen zu haben, hat das Recht auf Achtung seiner Grundrechte, insbesondere des Rechtes auf ein faires Verfahren und einen rechtskundigen oder einen anderen geeigneten Beistand zur Vorbereitung und Wahrnehmung seiner Verteidigung. Es gilt das Prinzip, auf ein gerichtliches Verfahren und eine Einweisung in eine Institution zu verzichten, wann immer dies möglich und angemessen erscheint.

Das Übereinkommen über die Rechte des Kindes wurde durch die Resolution 44/25 vom 20. November 1989 verabschiedet. Sie ist am 2. September 1990 in Kraft getreten und wurde von 193 Ländern ratifiziert.

7 Kinderschutz

C. Wüthrich, B. Keller und M. Furter

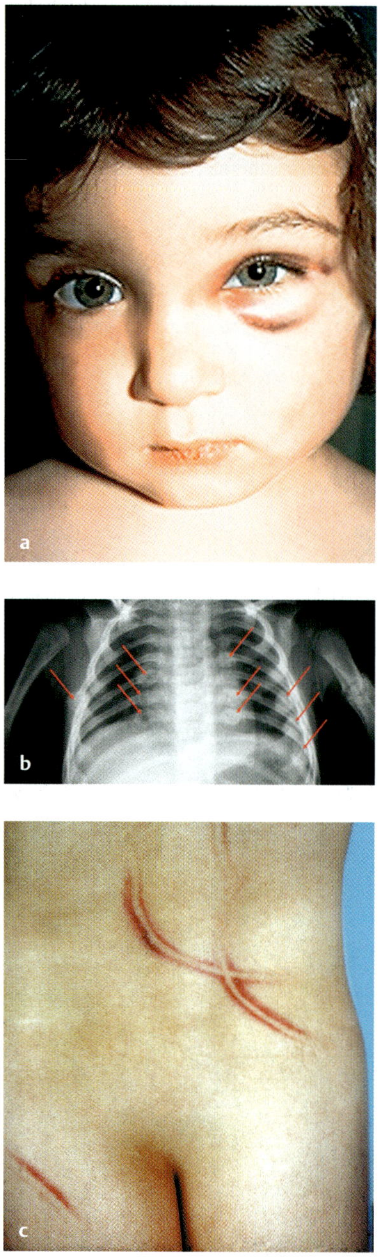

Abb. 7.**1 a – c** Formen der körperlichen Misshandlung.
a Monokelhämatom nach Schlag.
b Multiple Frakturen nach Kindesmisshandlung.
c Züchtigung als Erziehungsmethode: Schlag mit dem Teppichklopfer.

Definition Kindesmisshandlung
Unter Kindesmisshandlung wird eine gewaltsame körperliche und/oder seelische Schädigung eines Kindes durch Dritte verstanden, die zu Verletzungen, Entwicklungshemmungen oder auch zum Tod führen kann. Der Begriff der Schädigung umfasst auch deren passive Form, die Vernachlässigung.

Es werden 5 *Formen von Kindesmisshandlung* unterschieden:
- körperliche Misshandlung (Abb. 7.**1**)
- sexueller Missbrauch
- Vernachlässigung
- psychische Misshandlung
- Münchhausen-Stellvertretersyndrom

Kindesmisshandlung betrifft alle sozialen Schichten. Die Täter kommen in über 90% der Fälle aus dem sozialen Nahbereich der betroffenen Kinder. Die Wiederholungsgefahr ist groß und die Regel. Alle 5 Kindesmisshandlungsformen können in jedem Alter des Kindes auftreten. Sie sind selten vollständig voneinander abzugrenzen, sondern treten in Kombination auf und überlappen sich. Die Vernachlässigung ist die häufigste Form der Kindesmisshandlung. Die Körperstrafe, auch gegenüber Kleinkindern, ist in der breiten Bevölkerung als erzieherische Maßnahme weit verbreitet.

Es wird bei Kindesschutzfällen von einer hohen Dunkelziffer ausgegangen. Gründe für die hohe Dunkelziffer sind unter anderem:
- Es gibt oft keine eindeutigen Anzeichen bzw. Symptome, aufgrund derer eine Misshandlung erkennbar wäre.
- Mitwissende (Ehepartner, Nachbarn usw.), aber auch Ärzte, Ämter und andere neigen dazu wegzuschauen, um mögliche Schwierigkeiten zu vermeiden, und schweigen aus Unkenntnis oder wenn der Tatbestand nicht zweifelsfrei gesichert ist.
- Jüngere Kinder können sich nicht selber äußern.
- Ältere Kinder sehen oft keine Alternative oder Hilfe von außen, fürchten weitere Misshandlungen oder die Drohung der Eltern, die Kinder würden in ein Heim gesteckt oder die Eltern kämen ins Gefängnis, haben Schuld und Schamgefühle.

Die Diagnose „Kindesmisshandlung" wird aus folgenden Gründen häufig nicht gestellt:
- Eine Kindesmisshandlung erscheint den Fachleuten unvorstellbar.
- Es besteht eine fachliche Unsicherheit bezüglich der Wertigkeit der klinischen Befunde.
- Es wurden mangelnde oder schlechte Erfahrungen in der Kooperation mit psychosozialen Institutionen, wie Kinderschutzgruppen, Vormundschaftsbehörden usw., gemacht.
- Es besteht die Angst, eine falschpositive Diagnose zu stellen.
- Es besteht die Angst, den Kontakt und die Beziehung zur Familie zu verlieren.

Definition der verschiedenen Formen von Kindesmisshandlung

Körperliche Misshandlung

Definition körperliche Misshandlung

Eine körperliche Misshandlung liegt vor, wenn durch äußere Gewalteinwirkung, wie Schläge mit der Hand oder mit Gegenständen, das Zufügen von Verbrennungen, Verbrühungen oder nicht akzidentellen Vergiftungen, dem Kind ernsthafte, vorübergehende oder gar bleibende Verletzungen zugefügt werden, die sogar zum Tode führen können.

Sexueller Missbrauch

Definition sexueller Missbrauch

Sexueller Missbrauch wird verstanden als sexuelle Handlungen von Erwachsenen oder Jugendlichen (Altersunterschied ≥ 3 Jahre) an einem Kind.

Kinder sind aufgrund ihrer emotionalen und intellektuellen Entwicklung nicht in der Lage, die sexuellen Handlungen zu begreifen und ihnen verantwortlich zuzustimmen. Dabei benutzen bekannte oder verwandte (meist männliche) Personen Kinder zur eigenen sexuellen Stimulation und missbrauchen das vorhandene Macht- oder Kompetenzgefälle zum Schaden des Kindes. Das Spektrum des sexuellen Missbrauchs umfasst Exhibitionismus, sich durch das Kind erregen oder befriedigen zu lassen, das Berühren intimer Körpestellen des Kindes bis hin zum vollzogenen Geschlechtsverkehr. Häufig verschwört sich der Täter mit dem Kind auf ein gemeinsames Geheimnis oder er droht dem Kind mit für das Kind schlimmen Konsequenzen, auch für dessen Familie oder für sich, was das Kind zur Sprachlosigkeit, Wehrlosigkeit und Hilflosigkeit verurteilt. Sexuelle Gewalt an Kindern ist je nach Hintergrund, Erscheinungsformen und Folgen sehr komplex. Sie erfolgt meistens im sozialen Nahbereich des Kindes.

Vernachlässigung

Die Vernachlässigung ist die häufigste Form der Kindesmisshandlung. Sie kommt als überwiegend körperliche oder überwiegend seelische Vernachlässigung vor, wobei insbesondere bei jüngeren Kindern beide Formen häufig gemeinsam auftreten.

Definition Vernachlässigung

Eltern können Kinder vernachlässigen, indem sie die Kinder, gemessen an ihren Bedürfnissen, unzureichend pflegen, ernähren, beaufsichtigen, sie vor Gefahren schützen oder ungenügend fördern.

Diese Vernachlässigung kann zu massiven Gedeih- und Entwicklungsstörungen führen. Bedeutsamste Form der körperlichen Vernachlässigung ist die alimentär bedingte Dystrophie (Non organic Failure of Thrive). Seelische Vernachlässigung besteht in einem ungenügenden oder ständig wechselnden und dadurch nicht ausreichenden emotionalen Beziehungsangebot. Dies kann zu einem frühkindlichen Deprivationssyndrom oder einem psychosozialen Minderwuchs führen. Ein großer Teil der vernachlässigten Kinder entstammt der Altersgruppe der 0- bis 3-Jährigen.

Seelische Misshandlung

Definition seelische Misshandlung

Unter einer seelischen Misshandlung werden alle Handlungen oder Unterlassungen von Eltern oder Betreuungspersonen verstanden, die Kinder ängstigen, demütigen, überfordern, ihnen das Gefühl von Ablehnung und eigener Wertlosigkeit vermitteln oder sie isolieren. Diese Form wird dann als psychische Misshandlung bezeichnet, wenn sie zum festen Bestandteil der Erziehung eines Kindes gehört. Psychische Misshandlung kann aktiv (verübend) oder passiv (unterlassend) sein.

Psychisch misshandelte Kinder zeigen in Abhängigkeit von ihrem Alter ein weites Spektrum an Symptomen, wie Apathie, ausbleibende Sprachentwicklung, gestörte Interaktion mit anderen Personen, Ausscheidungsstörungen und Suizidgedanken.

Münchhausen-by-Proxy-Syndrom

Definition Münchhausen-by-Proxy-Syndrom

Das Münchhausen-by-Proxy-Syndrom ist eine Form der Kindesmisshandlung, die darauf beruht, dass dem Kind nahestehende und fürsorglich erscheinende Betreuungspersonen, in der Regel die Mutter, bei einem ansonsten gesunden Kind Anzeichen einer Krankheit vortäuschen oder aktiv erzeugen, um es wiederholt zur medizinischen Abklärung vorzustellen. Dabei verleugnet die vorstellende Person ihr Wissen um die Ursache des Beschwerdebilds, macht falsche Angaben zu vermeintlichen Krankheitszeichen oder verfälscht aktiv Untersuchungsmaterial durch z. B. Beimischung von Blut in Urin- oder Stuhlproben.

Ärzte werden dadurch dazu verleitet, nicht indizierte, multiple, oft auch invasive Eingriffe vorzunehmen. Grundlage dieser Misshandlungsform ist eine tiefgreifende Persönlichkeitsstörung der Täterin.

Klinische Leitsymptome beim Münchhausen-by-Proxy-Syndrom sind in beinahe der Hälfte der Fälle Blutungen und zerebrale Krampfanfälle. Zusätzlich finden sich Apathie oder Koma, rezidivierende Durchfälle, Fieber unklarer Genese sowie Hautausschläge. Zum Teil finden sich die Symptome auch in Kombination mit tatsächlichen Erkrankungen, was es schwierig macht, überhaupt an eine artifizielle Störung zu denken.

Das Münchhausen-by-Proxy-Syndrom ist eine seltene, äußerst schwierig zu erkennende und schwerwiegende Form der Kindesmisshandlung. Oft sind mehrere Klinikaufenthalte und Untersuchungen nötig, bis die Verdachtsdiagnose sich abzeichnet. Die Umsetzung erfolgversprechender medizinisch-psychotherapeutisch-juristischer Interventionen ist schwierig. Die Prognose ist mit einer Letalität von 9 – 33 % schlecht.

Tab. 7.1 Wichtige Risikofaktoren für eine Kindesmisshandlung (Beispiele).

Bereich	Risikofaktoren
Lebensgeschichte und Persönlichkeit der Eltern	• biografische Belastungen, wie eigene Misshandlungserfahrung • junge Eltern • psychische und körperliche Erkrankung der Eltern, wie Alkoholismus, Suchterkrankung, Depression • bestimmte Persönlichkeitsmerkmale (z. B. Störung der Impulskontrolle, geringe Frustrationstoleranz, geringes Selbstwertgefühl) • Mangel an erzieherischer Kompetenz • unrealistische Erwartungen gegenüber dem Kind
Merkmale und Eigenschaften des Kindes	• unerwünscht oder ungewollt • Frühgeburtlichkeit • pflegerisch anspruchsvolles Kind, z. B. chronische körperliche Erkrankung, Behinderung, angeborene Fehlbildungen • Verhaltensauffälligkeiten und Regulationsstörungen, wie z. B. Schreibabys, Trinkstörungen, Hyperaktivität • Stief-, Adoptiv-, Pflegekind
familiäre und soziale Beziehungen	• Partnerschaftskonflikte, Scheidung • alleinerziehender Elternteil • soziale Isolation • Mangel an Unterstützung • Migrationshintergrund • Minderheitenstatus
aktuelle Lebensumstände	• ökonomische Schwierigkeiten • Arbeitslosigkeit • soziale Isolation • enge Wohnverhältnisse

Risikofaktoren für eine Misshandlung

Kindesmisshandlung ist ein komplexes, individuelles Geschehen, das immer multifaktoriell verursacht ist. Einige wichtige Risikofaktoren, die die Entstehung einer Misshandlungssituation begünstigen, sind in Tab. 7.1 aufgeführt.

!

- Bei jeder Abklärung einer Kindesmisshandlung muss nach Risikofaktoren gesucht werden (vgl. Anamnese). Je mehr Risikofaktoren zusammen auftreten, umso größer wird die Wahrscheinlichkeit für eine Misshandlung.
- Körperliche Misshandlungen entstehen meist aufgrund von Überforderungssituationen. Die Möglichkeit einer Veränderung der misshandlungsauslösenden Lebenssituation ist häufig gegeben.

Folgen einer Kindesmisshandlung

Jede Kindesmisshandlung hinterlässt kurz- und langfristig direkte und indirekte Spuren in der seelischen und körperlichen Entwicklung des Kindes. Die körperliche Vernachlässigung z. B. zeigt sich oft in einer Verzögerung des körperlichen Wachstums und Rückständen in der motorischen Entwicklung. Sie ist mit einem verlangsamten Gehirnwachstum in den ersten Lebensjahren und einem herabgesetzten Stoffwechsel in einigen Gehirnarealen verbunden.

Die psychischen Auswirkungen einer Kindesmisshandlung können im Schweregrad sehr unterschiedlich sein. Mehrere Faktoren tragen zur großen Variabilität der langfristigen psychischen Folgen einer Misshandlung bei:

- Alter und Entwicklungsstand des Kindes bei der Misshandlung
- Form der Misshandlung
- Dauer, Häufigkeit und Schwere der Misshandlung
- Verständnis und persönliche Verarbeitung der Misshandlung
- Art der Beziehung zum Täter
- fehlende ausgleichende Schutzfaktoren, wie soziale Unterstützung oder Vorhandensein einer vertrauensvollen Beziehung zu einem nahestehenden erwachsenen Menschen
- Qualität der anschließenden (professionellen) Intervention, Betreuung und eventuell notwendigen Therapie

Abklärung bei Verdacht auf eine Kindesmisshandlung

In der klinischen Arbeit sollte als mögliche Differenzialdiagnose immer auch eine Kindesmisshandlung in Betracht gezogen werden. Daran zu denken und um die Formen der Kindesmisshandlung und mögliche Erscheinungsbilder zu wissen, sind die Voraussetzung, um mit einer Verdachtsabklärung zu beginnen. Jeder Kinderschutzfall ist einmalig und bedarf einer genauen Abklärung und guten Planung der Intervention im Interesse des Kindes und seiner Familie.

Eine Abklärung bei Verdacht auf eine Kindesmisshandlung beinhaltet folgende Punkte:

- Erkennen von Verdachtsmomenten und Risikofaktoren
- genaue Anamnese
- sorgfältige körperliche Untersuchung
- Dokumentation der Befunde
- Hilfsuntersuchungen (z. B. Bildgebung, Labor)

Erkennen von Verdachtsmomenten und Risikosituationen

Der Verdacht auf eine Misshandlung oder Vernachlässigung kann auf unterschiedliche Weise entstehen: aufgrund von körperlichen Symptomen oder von auffälligem Verhalten von Kind und Eltern, aufgrund von anamnestischen Angaben oder einer Risikosituation. Die meisten dieser Symptome und Hinweise sind jedoch unspezifisch und selten beweisend. Im Folgenden sind einige Verdachtsmomente aufgelistet, die in der praktischen Arbeit den Verdacht auf eine Kindesmisshandlung aufkommen lassen müssen. Keines dieser Zeichen ist für sich alleine beweisend.

Wann sollte an eine Kindmisshandlung und -vernachlässigung gedacht werden?

- Risikokonstellation
- ungewöhnliche Befunde/Ereignisse
- Ungereimtheiten in der Anamnese
- widersprüchliche Erklärungen
- verzögertes Aufsuchen des Arztes
- der Situation unangepasstes Verhalten der Begleitperson
- unbegründete Inanspruchnahme immer neuer Ärzte
- Aussagen des Kindes bezüglich einer Misshandlung

! Verbale Hinweise von Kindern sind immer ernst zu nehmen!

Anamnese

Bei Verdacht auf eine Kindesmisshandlung müssen folgende Fragen beantwortet werden:

- Was sind die klinischen Befunde?
- Erklärt die Anamnese die somatischen Befunde?
- Gibt es Risikofaktoren?
- Gibt es Hinweise auf eine Misshandlung?
- Liegt eine Situation vor, die mit einer Kindesmisshandlung verwechselt werden könnte (z. B. hereditäre Erkrankungen in der Familie, z. B. Osteogenesis imperfecta; Ernährungsstörung, z. B. Diäten mit möglicher Mangelernährung, Petechien bei Purpura Schönlein-Henoch, Mongolenfleck an unüblicher Lokalisation)?

Anamnese bei Verdacht auf eine körperliche Misshandlung

Die Anamnese bei Verdacht auf eine körperliche Misshandlung muss genau und in allen Details erhoben werden. Dabei sind die in Tab. 7.**2** aufgeführten Punkte zu erfragen. Bei Verdacht auf sexuelle Misshandlung darf mit dem Kind keine detaillierte Befragung zum Vorfall erfolgen (s. unten)!

Sowohl während der Erhebung der Anamnese als auch bei der körperlichen Untersuchung liefert das kindliche Verhalten möglicherweise wertvolle Hinweise. Misshandelte Kinder wirken oft gehemmt und ängstlich. Sie sind bemüht, alles richtig zu machen und keine Fehler zu begehen und wirken dadurch überangepasst. Ihr Gesichtsausdruck kann unsicher, angespannt und traurig wirken („Frozen Watchfullness“). Es kann jedoch auch ein hyperaktives, aggressives und destruktives Verhalten beobachtet werden. Oft reagieren misshandelte Kinder mit psychosomatischen Symptomen, wie (Wieder-)Einnässen oder Einkoten, chronischen Kopf- oder Bauchschmer-

Tab. 7.**2** Anamnese bei Verdacht auf Misshandlung.

Anamneseerhebung	Zu klärende Punkte
aktuelle Anamnese	• Umstände der Zuweisung: – Wer schickt das Kind? Warum wird das Kind gerade jetzt geschickt? Welcher Auftrag wird mit der Zuweisung erteilt? – genaues Erfragen der Umstände des Unfalls: Wie war die zeitliche Abfolge? Was ging der Verletzung voraus? Wer war anwesend? Wie plausibel ist der Unfallhergang (z. B. Kind von Stuhl gefallen, aber Hämatome an verschiedensten Lokalisationen)? • Zeitpunkt des Unfalls und Zeitpunkt der Vorstellung des Kindes
persönliche Anamnese	• frühere Erkrankungen und Verletzungen • Entwicklungsanamnese, insbesondere motorischer Entwicklungsstand! • Gedeihstörungen, chronische Erkrankungen • Eigenheiten des Kindes • „schwieriges Kind“ (z. B. Schlaf- und Essstörungen, Verhaltensauffälligkeiten usw.) • Vorsorgeuntersuchungen
Familienanamnese	• Blutgerinnungsstörungen • Hinweis auf eine Osteopathie • ethnische Zugehörigkeit (z. B. Mongolenfleck)
psychosoziale Situation	• Lebenssituation der Familie? • familiäre Belastungen (z. B. Eltern-Kind-Beziehung, Paarbeziehung) • soziale Stressoren (s. Risikofaktoren für Kindesmisshandlung, Tab. 7.**1**) • Wie erziehen/disziplinieren die Eltern ihr Kind?
Verhaltensbeobachtung	Verhaltensbeobachtung Kind/Eltern
rechtliche Situation	• Obhuts- und Sorgerecht • bestehende zivilrechtliche Maßnahmen (z. B. Erziehungsbeistandschaft)
Netzabklärung	• Sind weitere Helfer, Amtsstellen, Institutionen involviert? • Wer hat die Fallführung? • Wurden bisher Maßnahmen eingeleitet? Welche?

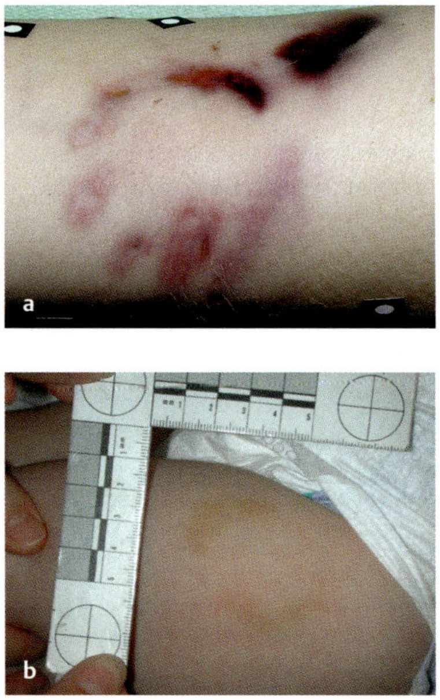

Abb. 7.**2 a, b** Frische und alte Bissspuren.

zen, Schlaf- und Ernährungsstörungen und Vieles mehr.

Auch das elterliche Verhalten kann wichtige Hinweise für das Vorliegen einer Kindesmisshandlung liefern. Die Eltern zeigen in Misshandlungssituationen häufig ein der Situation nicht angemessenes Verhalten und reagieren z. B. wie folgt:

- inadäquate Reaktion auf die Verletzung des Kindes
- Ablehnen weiterführender Untersuchungen
- Ausweichen bei kritischen Fragen
- Verwickeln in Widersprüche

Tab. 7.**3** Körperliche Untersuchung bei Verdacht auf körperliche Misshandlung und Vernachlässigung.

Untersuchungsgang	Einzeluntersuchungen
Körperliche Untersuchung	• schonende, aber gründliche und *vollständige körperliche Untersuchung des vollständig entkleideten Kindes* (alle Hautpartien!) inklusive Untersuchung der Anogenitalregion • Untersuchung der *Prädilektionsstellen für Misshandlungen* (s. Tab. 7.**4**) • *palpatorische Beurteilung* des Skelettsystems (Frakturen, Kallus, Gelenksverletzungen) • *Wachstumsparameter Gewicht, Längen, Kopfumfang* (Gedeihstörung als Hinweise auf Misshandlung oder Vernachlässigung, z. B. psychosozialer Minderwuchs)
Bei Verdacht auf Schütteltrauma	zusätzlich *Funduskopie* zur Suche nach retinalen Blutungen, vorzugsweise durch Augenarzt

Anamnese bei Verdacht auf eine sexuelle Misshandlung

Da bei Opfern sexueller Misshandlung meist ein unauffälliger somatischer Befund erhoben werden kann, kommt der Aussage des Kindes für die Diagnose eine herausragende Bedeutung zu. Um die kindlichen Aussagen nicht zu beeinflussen, ist eine eingehende Befragung des Kindes zum Vorfall durch den Arzt oder eine Nachbefragung durch weitere Personen (insbesondere auch durch die Eltern!) zu unterlassen. Es sollen nur die spontanen Aussagen des Kindes wortgetreu protokolliert werden. Die Eltern können und sollen zum Vorfall genau befragt werden.

! Eine *formelle Befragung* des Kindes darf nur durch *dafür ausgebildete Personen* erfolgen, damit sie als Beweismaterial den juristischen Ansprüchen genügt. Diese Befragung muss kaum einmal notfallmäßig durchgeführt werden und muss sorgfältig geplant werden.

Körperliche Untersuchung

Körperliche Untersuchung bei Verdacht auf körperliche Misshandlung und Vernachlässigung

Tab. 7.**3** beschreibt die körperliche Untersuchung, die durchzuführen ist, wenn ein Verdacht auf körperliche Misshandlung oder Vernachlässigung vorliegt (Abb. 7.**2**).

Körperliche Untersuchung bei Verdacht auf sexuelle Misshandlung

Bei Verdacht auf eine sexuelle Misshandlung sollten eine umfassende gynäkologische Untersuchung und eine präzise Beurteilung der Anogenitalregion sowohl beim Mädchen als auch beim Jungen durchgeführt werden.

> ! Die *Bedürfnisse* des Kindes haben immer absolut Priorität und stehen über dem Wunsch, forensisches Beweismaterial zu sammeln. Eine gynäkologische Untersuchung darf nie erzwungen werden (Gefahr der Retraumatisierung!).

Medizinische Untersuchungen bei möglichen Opfern sexuellen Kindesmissbrauchs durchzuführen, erfordert spezifische kinder- und jugendgynäkologische Kenntnisse. Sie gehören deshalb ausschließlich in die Hand entsprechend ausgebildeter Fachpersonen. Diese Untersuchungen müssen selten notfallmäßig erfolgen und können deshalb in Ruhe geplant werden. Die Dringlichkeit der Untersuchung ergibt sich eher aus der emotionalen Belastung der betroffenen Familien als aus einer medizinischen Notwendigkeit.

Eine notfallmäßige gynäkologische Untersuchung und forensische Spurensicherung ist in folgenden Situationen indiziert:

- bei akut blutenden anogenitalen Verletzungen
- bei Jugendlichen, wenn der sexuelle Übergriff in den letzten 72 h erfolgt ist
- bei präpubertären Kindern, wenn der sexuelle Übergriff innerhalb der letzten 24 h erfolgt ist

> ! Das Opfer sollte bis zum Zeitpunkt der Untersuchung nicht duschen oder sich waschen. Die Kleider und möglicherweise vorhandene andere Textilien sind in einem *Papiersack* zu asservieren.

Der Aussagekraft der Anogenitaluntersuchung ist aus folgenden Gründen beschränkt:

- In der Mehrheit der Fälle liegen bei Opfern eines sexuellen Missbrauchs Normalbefunde vor (auch nach Penetration!).
- Es gibt nur sehr wenige eindeutige oder gar beweisende Untersuchungsbefunde (s. Abschnitt „somatische Befunde bei sexueller Misshandlung", S. 77).
- Es finden sich je nach Entwicklungstand des Kindes viele Varianten oder unspezifische Befunde im Bereich des Genitals.
- Verletzungen im Genitalbereich nach Manipulationen im Kindesalter heilen sehr rasch ab.

Somatische Befunde bei körperlicher Misshandlung und Vernachlässigung

In den meisten Fällen sind somatische Befunde Ausgangspunkt zur Verdachtsabklärung einer Kindesmisshandlung. Das Erkennen der Symptome und Hinweise auf misshandlungsbedingte Verletzungen erfordert spezifische Kenntnisse über die Art medizinischer Befunde bei einer Misshandlung und ihre Abgrenzung gegenüber Unfällen oder anderen Erkrankungen.

Haut

Hämatome und Verletzungen der Haut sind die häufigsten Merkmale bei körperlicher Misshandlung. Sie treten bei beinahe 90 % der misshandelten Kinder auf. Aufgrund der Art der Misshandlung finden sich unter anderem Kontusionen oder geformte Hämatome mit Abdruck von Händen, Stöcken, Gürteln, Verbrennungen und anderes mehr. Eine Altersbestimmung der Misshandlung aufgrund der Hämatomfarbe ist nicht möglich. Von großer Bedeutung sind dagegen Lokalisation und Verteilung der Hautverletzungen und Hämatome (Prädilektionsareale; Abb. 7.**3** und Abb. 7.**4**).

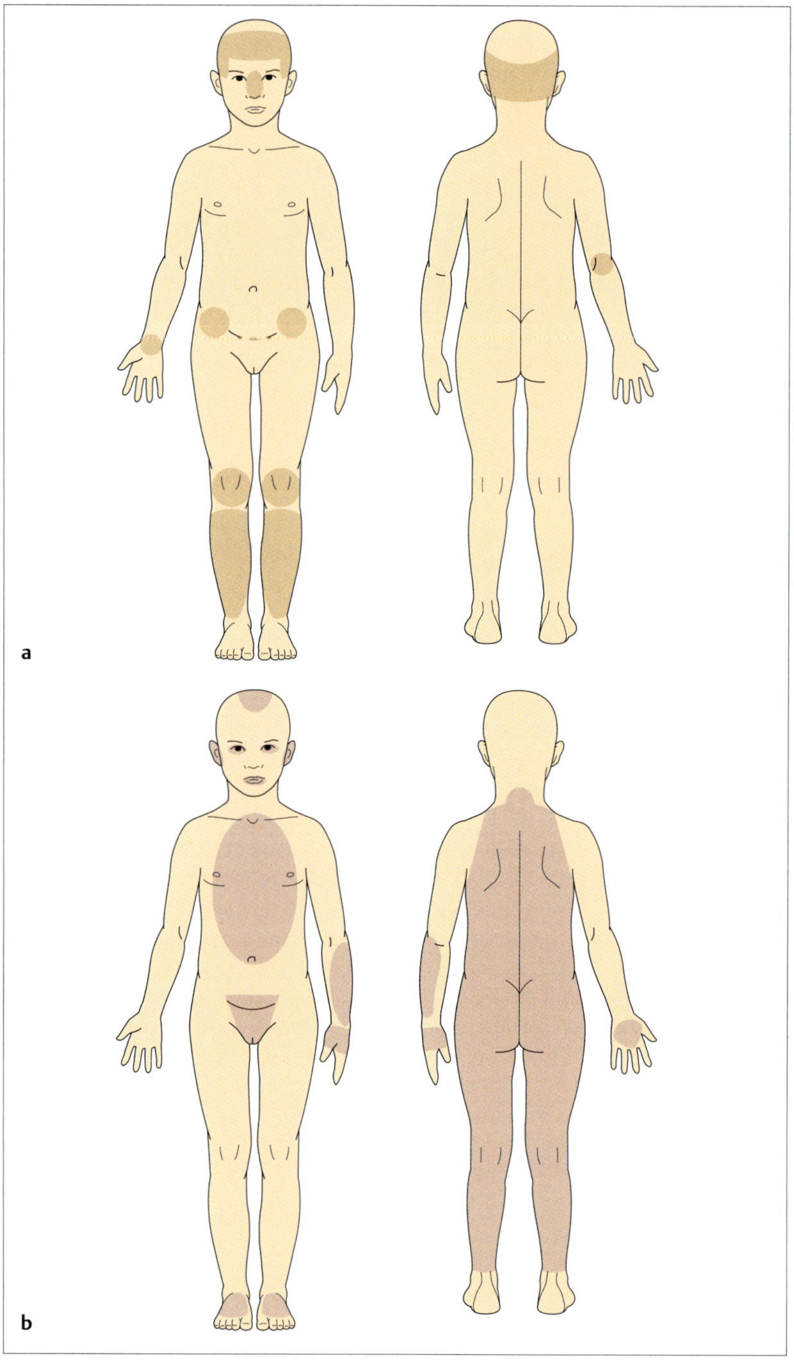

Abb. 7.**3 a, b** Prädilektionsareale von Traumata.
a Akzidentelle Traumaursache.
b Nicht akzidentelle Traumaursache.

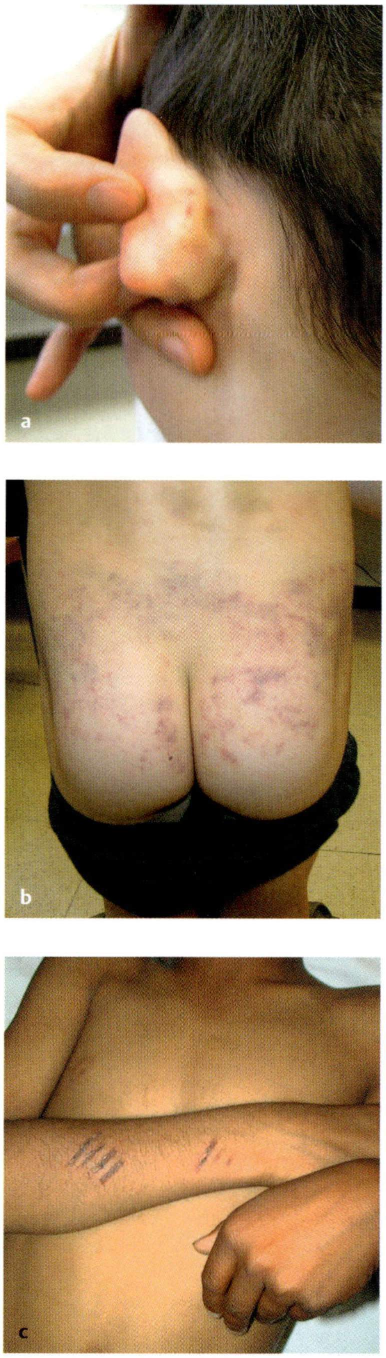

Abb. 7.**4 a – c**
Akzidentelles oder nicht akzidentelles Trauma?

So zeigen z. B. Kinder, die gerade laufen lernen oder sich selber fortbewegen, Hämatome im Bereich der sog. „Leading Edges“ (Tab. 7.4). Tab. 7.5 fasst die Hautverletzungen zusammen, die einen Verdacht auf eine körperliche Misshandlung nahelegen; Abb. 7.5 zeigt einige Beispiele dafür.

Die Differenzialdiagnose umfasst:

- *bei Hautveränderungen:*
  - Hämatome: Purpura Schönlein-Henoch, akzidentelle Hämatome, Gerinnungsstörungen
  - kongenitale Hautveränderungen: z. B. Mongolenfleck (Abb. 7.6)
  - dermatologische Probleme: Erythema multiforme, Kontaktdermatitis und anderes
- *bei Verbrennungen:*
  - dermatologische Probleme: Phytofotodermatitis, Impetigo contagiosa, Windeldermatitis, bullöses Medikamentenexanthem

Skelettsystem

Zwischen 10 und 50 % der misshandelten Kinder weisen eine oder mehrere Frakturen auf. Je jünger das Kind, umso kleiner ist die Wahrscheinlichkeit, dass es sich eine akzidentelle Fraktur zuzieht (motorischen Entwicklungsstand des Kindes beachten!). Entscheidend für den Verdacht auf eine misshandlungsbedingte Fraktur ist ein für die Schwere der Verletzung nicht plausibler Unfallhergang.

Tab. 7.4 Prädilektionsstellen für akzidentelle und nicht akzidentelle Traumata.

Wahrscheinlich akzidentelle Ursache („Leading Edges“)	Verdacht auf nicht akzidentelle Ursache (Misshandlung)
• Stirn • Schläfe • Nase • Kinn • Hüfte • Becken • Knie • Schienbein • Ellenbogen • Unterarm dorsal • Hand palmar	• Kieferwinkel, Mastoid, Wangen • Ohren, Retroaurikulärbereich • Oberlippe, Zungenbändchen • Hals, Nacken • Thorax, Sternum • Rücken • Gesäß • Genitale • Oberschenkelinnenflächen • Unterarm ventral • Schulter, Oberarme • Handrücken

Tab. 7.5 Hautverletzungen, bei denen Verdacht auf eine körperliche Misshandlung besteht.

Verletzungsart	Verletzungszeichen
Verletzungen an Haut und Weichteilen	• multiple Hämatome unterschiedlichen Alters • geformte Hämatomabdrücke durch den Abdruck von Gegenständen (Hände, Stöcke, Gürtel, Riemen, Bisse usw.) • Verletzungen an untypischen Stellen (s. Prädilektionstellen, Tab. 7.4)
Verbrennungen	hauptsächlich Verbrühungen (in 80 % der Fälle mit heißem Wasser) und Kontaktverbrennungen mit typischen Mustern und Lokalisationen • *Unfall:* inhomogenes Spritz- und Tropfmuster, multiforme und irregulär begrenzte Effloreszenzen, unterschiedliche Tiefe, meist Kopf-Hals-Schulter-Thorax-Bereich, am Ort des Erstkontakts tiefste Verbrennung; Kleider können die Einwirkzeit verlängern • *Misshandlung:* – Lokalisation: Anogenitalbereich, Hände, Unterarm, Fußsohlen, ausgesparte Bezirke in Hautfalten (Kniekehle, Ellenbeuge) – Form: meist gleichmäßig, scharf begrenzt, handschuh- oder sockenartig, mit uniformer Verbrennungstiefe; geformt, spezifisch (bilden Gegenstände ab, z. B. Bügeleisen, Zigaretten, Herdplatte) – Begrenzung: glatt und scharf

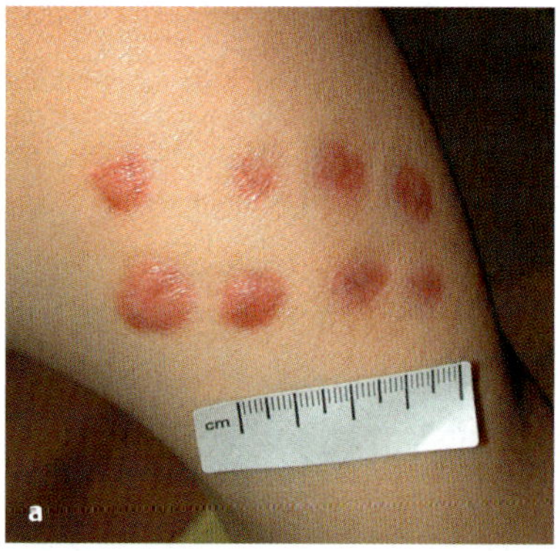

Abb. 7.**5 a – e** Verdächtige Hautverletzungen.

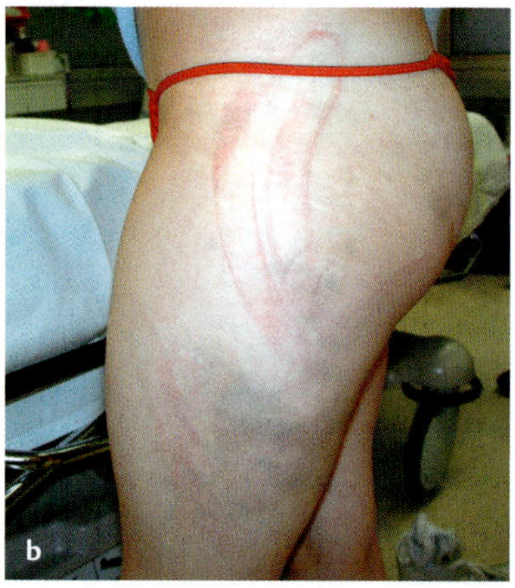

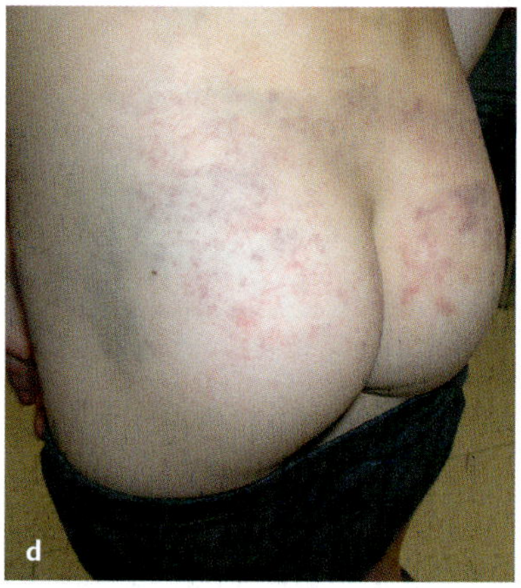

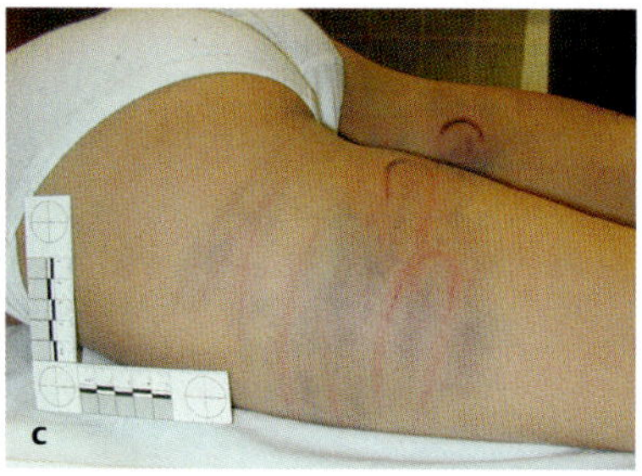

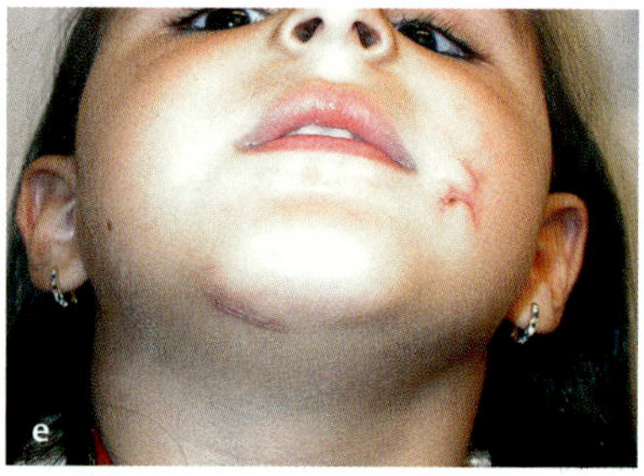

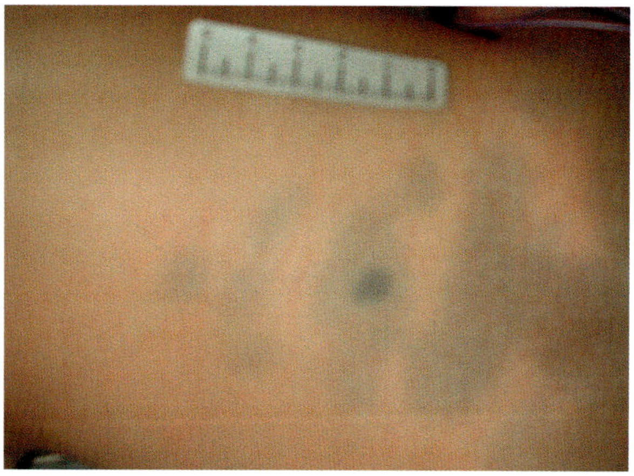

Abb. 7.**6** Mongolenfleck.

Unter folgenden Umständen sind Frakturen verdächtig auf eine körperliche Misshandlung:

- *Alter des Kindes:* < 3 Jahre
- *Frakturtyp:* multiple Frakturen in verschiedenen Heilungsphasen
- *Lokalisation der Fraktur:*
  - typischerweise paravertebral; Rippenfrakturen und insbesondere Rippenserienfrakturen (solche Frakturen treten akzidentell, z. B. bei Verkehrsunfall, oder auch nach einer Reanimation kaum einmal auf; Abb. 7.**7**)
  - metaphysäre und epiphysäre Frakturen (aufgrund von Schleuder- und Rotationskräften; werden bei akzidentellen Unfällen im Kleinkindesalter selten erreicht)
  - Humerusfrakturen bei Kindern < 15 Monate
  - Femurfrakturen bei Kindern < 12 Monate
  - Schädelfraktur: hochverdächtig sind komplexe Schädelfrakturen (Frakturlinie lang, > 5 cm, Nähte überkreuzend, Nahtsprengung, Impressionsfraktur)

Die Differenzialdiagnose umfasst:

- geburtstraumatische Frakturen (Klavikula, Humerus)
- metabolische Erkrankungen (Rachitis)
- Neoplasien
- Osteogenesis imperfecta (zusätzlich unter anderem blaue Skleren, Schaltknochen am Schädel, Dentinstörungen an den Zähnen, positive Familienanamnese)

Zentrales Nervensystem

Nicht akzidentelle Verletzungen des zentralen Nervensystems treten bei 10 – 20 % der Misshandlungen auf, in 80 % der Fälle im 1. Lebensjahr! Es findet sich eine große klinische Bandbreite neurologischer Auffälligkeiten. Die intrakraniellen Verletzungen entstehen durch direkte Gewalt durch Schläge oder Aufgeschlagenwerden und Schütteln. Als Folge finden sich Frakturen, intrakranielle Blutungen und Hirnödeme. Hypoxie und Asphyxie sind meist auf Würgen (Abb. 7.**8**), Thoraxkompression oder Beinaheersticken zurückzuführen.

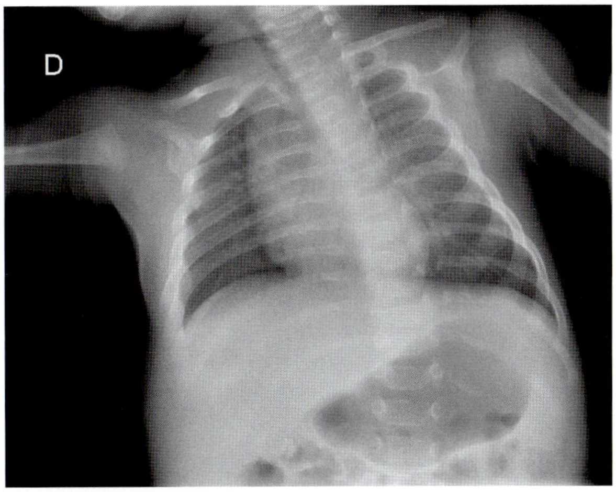

Abb. 7.**7** Rippenserienfraktur.

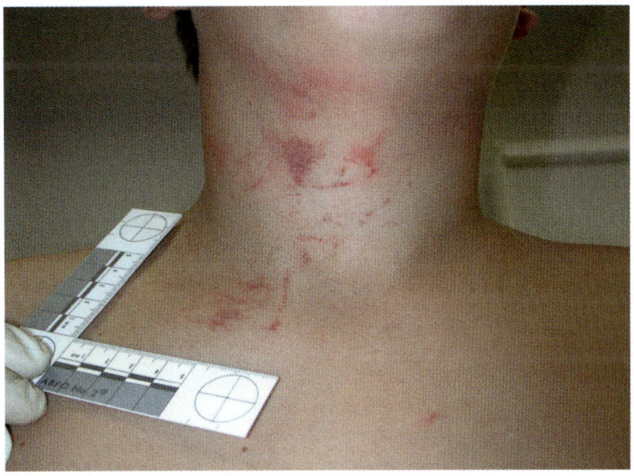

Abb. 7.**8** Würgemale.

Tab. 7.**6** Schütteltrauma.	
Untersuchung/ Parameter	**Kennzeichen**
Anamnese	• meist keine adäquate oder fehlende Anamnese bzw. zugegebenes oder bezeugtes Schütteln! • kein freies, symptomloses Intervall!
Pathogenese	• Störung der Hirndurchblutung → Hypoxie → Ödem → Hirndruck • Ausbildung eines subduralen Hämatoms • diffuse intrakranielle Parenchymverletzungen • retinale Blutung (in 75 % der Fälle)
Klinik	• verändertes Bewusstsein (Irritabilität bis Koma) • respiratorische Auffälligkeiten (Bradypnoe bis Apnoe) • zerebrale Krampfanfälle • eventuell Zusatzbefunde: – Hämatome (Griffmarken an Oberarmen, Thorax) – Rippenfrakturen, eventuell Humerusfraktur – retinale Blutung
Epidemiologie	meist Kleinkinder (Alter 4 – 5 Monate)
Diagnose	• klinische Symptome • retinale Blutungen • Subduralhämatom
Verlauf	• Verletzungen des zentralen Nervensystems bei Shaken-Baby-Syndrom sind die häufigste misshandlungsbedingte Todesursache (Mortalität ca. 20 – 25 %) • in ca. 60 – 70 % der Fälle im weiteren Verlauf (Monate!) neurologische Beeinträchtigungen, auch bei primär neurologischer Unauffälligkeit!

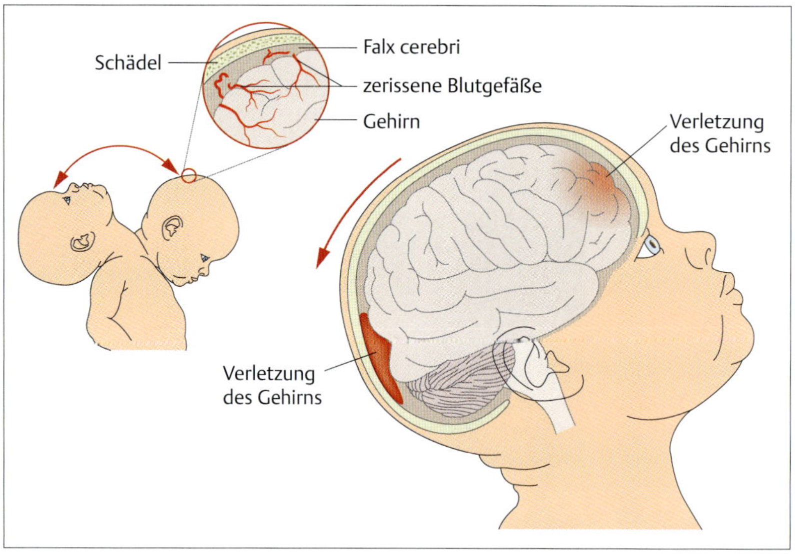

Abb. 7.**9** Schütteltrauma.

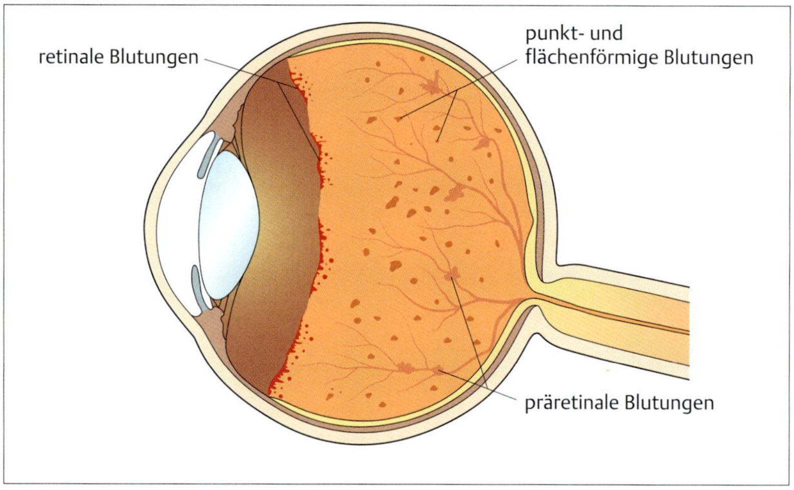

Abb. 7.**10** Retinale Blutungen bei Schütteltrauma.

> **!** Stürze aus dem Bett, vom Sofa oder Wickeltisch sind häufig. Sie führen *gelegentlich* zu unkomplizierten linearen Schädelfrakturen, aber nicht zu ausgeprägten intrakraniellen Verletzungen.

Schütteltrauma oder Shaken-Baby-Syndrom. Ein Schütteltrauma (Tab. 7.**6**, Abb. 7.**9** und Abb. 7.**10**) erfordert massivstes und heftigstes Hin-und-her-Schütteln eines Kindes. Dabei erkennt auch ein Laie, dass dieses Schütteln potenziell gefährlich ist. Das Kind wird beim Schütteln an den Oberarmen oder am Brustkorb gepackt und über 5 – 10 s 10- bis 30-mal geschüttelt. Betroffen sind vor allem Säuglinge mit Regulationsstörungen, wie z. B. exzessivem Schreien, Schlafstörungen oder einem schwierigen Temperament. Im Zusammenhang mit zusätzlichem Schädelaufprall wird von dem sog. Shaken-Impact-Syndrom gesprochen.

> **!**
> - Ein etwas grober oder ungeschickter Umgang mit dem Kleinkind oder leichtes Schütteln führt niemals zu einem Schütteltrauma mit massiven Verletzungen.
> - Nach Unfällen bei einem adäquaten Trauma sind subdurale Hämatome möglich.

Abdomen

Betroffen sind vor allem Kleinkinder (Alter: 2 – 3 Jahre) durch direkte stumpfe Gewalteinwirkung bei Schlägen und Tritten. Von den parenchymatösen Organen ist die Leber am häufigsten in Mitleidenschaft gezogen. Es können alle Schweregrade der intraabdominalen Blutung auftreten. Bei fehlender glaubhafter Unfallanamnese gelten intramural gelegene Duodenalhämatome als beweisend für eine Kindesmisshandlung. Die hohe Letalität bei dieser Misshandlungsform von bis zu 50 % ergibt sich durch das sich meist erst verzögert ausbildende akute Abdomen und die deshalb verspätet erfolgte ärztliche Hilfeleistung.

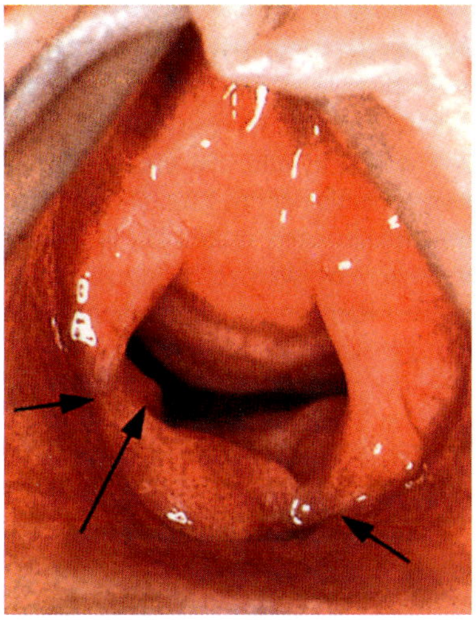

Abb. 7.**11** Hymenalrisse nach sexuellem Missbrauch.

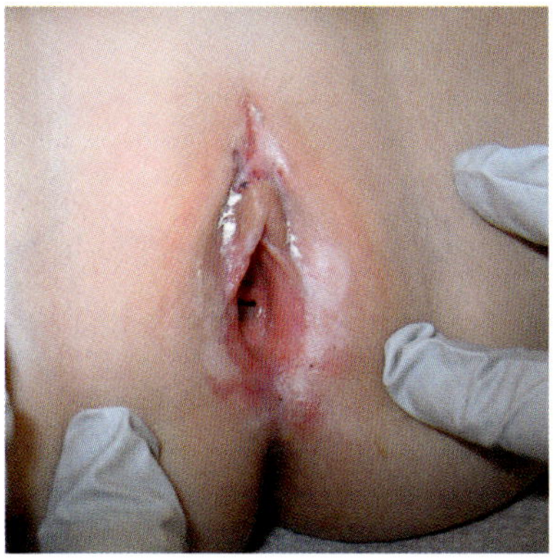

Abb. 7.**12** Lichen sclerosus et atrophicus.

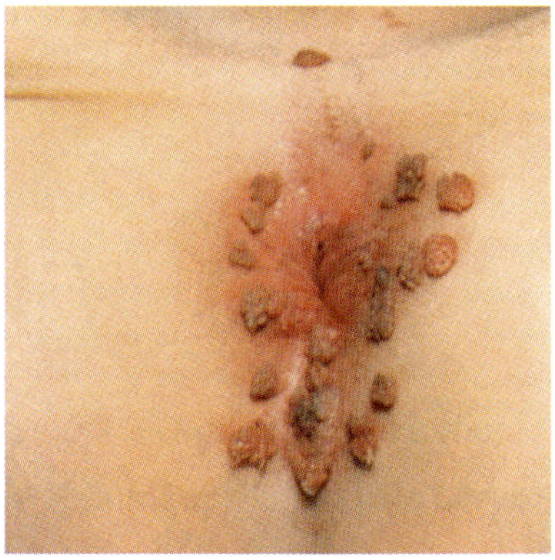

Abb. 7.**13** Condylomata acuminata können Hinweis auf sexuellen Missbrauch sein, müssen es aber nicht.

Somatische Befunde bei sexueller Misshandlung

Die Gründe für somatische Untersuchungen im Zusammenhang mit einem möglichen sexuellen Übergriff sind sehr unterschiedlich. Sie umfassen Äußerungen eines Kindes oder Jugendlichen, die Abklärung spezifischer gynäkologischer Befunde, wie z. B. Lichen sclerosus, Kondylomata und gelegentlich auch akute Blutungen. Selten entsteht der Verdacht bei einer Routine- oder medizinischen Untersuchung aus anderen Gründen. Bei der Mehrzahl der sexuellen Übergriffe findet kein gewaltsamer körperlicher Kontakt statt. Daher finden sich bei 85 – 95 % der Betroffenen unauffällige Befunde bei der klinischen Untersuchung.

> **!** Ein normaler Genitalbefund nach sexueller Misshandlung ist sehr häufig und schließt einen sexuellen Missbrauch *nicht* aus!

Hoch verdächtige oder für einen sexuellen Übergriff beweisende Befunde in der klinischen Untersuchung

- Nachweis von Samen oder Samenflüssigkeit
- Schwangerschaft
- positive Tests oder Kultur für Lues oder Gonorrhö (falls nicht perinatal erworben)
- nicht akzidentelle penetrierende Verletzung der vaginalen oder analen Öffnung (Abb. 7.**11**)
- Vorliegen pornografischer Fotos oder Videoaufnahmen

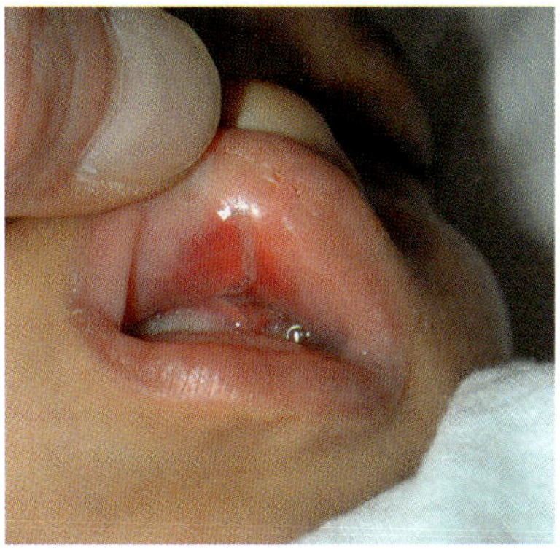

Abb. 7.**14** Lippenband, gerissen.

Die Differenzialdiagnose zum sexuellen Missbrauch umfasst:

- akzidentelle anogenitale Verletzungen (Anamnese!)
- dermatologische Erkrankungen (z. B. Windeldermatitis, Soor)
- Lichen sclerosus et atrophicus (Abb. 7.**12**)
- bei Jugendlichen: altersentsprechende sexuelle Kontakte

> **!** Herpes genitalis, Trichomonas vaginalis und Condylomata acuminata (Abb. 7.**13**) sind *nicht* beweisend für einen sexuellen Missbrauch.

Dokumentation

Folgende Hinweise zur Dokumentation sind zu beachten:

- genaue Dokumentation der Umstände und der Art der Vorstellung
- wortgetreues Notieren der Aussagen der Beteiligten
- Befundbeschreibung: genaue Lokalisation, Art, Maße, Farbe, Form bzw. Formungen, Gruppierung, Begrenzung usw. (Abb. 7.**14** und Abb. 7.**15**)
- Ausmessen aller Verletzungen; immer Skizze mit Maßen dokumentieren, Einzeichnen der Auffälligkeiten in Körperschemata bzw. Statusblatt
- fotografische Dokumentation mit Maßstab (Übersichts- und Detailaufnahmen)

> **!** Es wird dringend empfohlen, zur Befunderhebung, Dokumentation und Spurensicherung ein Institut für Rechtsmedizin beizuziehen.

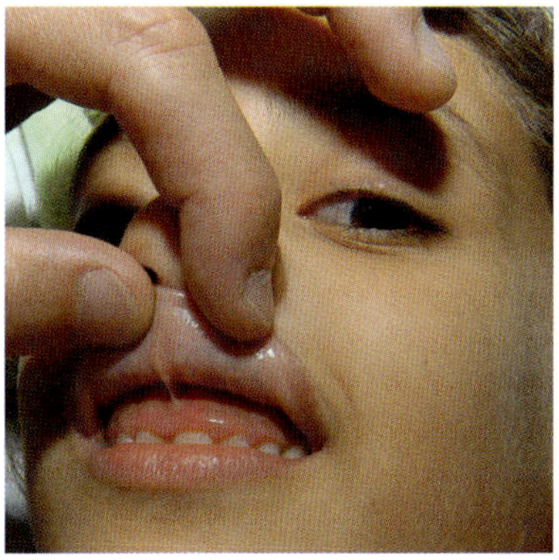

Abb. 7.**15** Vernarbtes Lippenband.

Tab. 7.7 Hilfsuntersuchungen bei Verdacht auf Kindesmisshandlung.

Untersuchung	Indikation
Laboruntersuchung	
rotes und weißes Blutbild, Tetrahydrokannabinol, Quick-Wert, partielle Thromboplastinzeit	alle Kinder mit Verdacht auf eine Kindesmisshandlung
Kalzium und Phosphat	Kinder mit Frakturen
Kupfer, Kalzium, Phosphat	Säuglinge mit Frakturen
Vitamin-A-Spiegel	Hyperostosen der Diaphyse
Glutamat-Oxalazetat-Transaminase, Glutamat-Pyruvat-Transaminase, γ-Glutamyltransferase, Amylase, Lipase, alkalische Phosphatase	intestinale Verletzungen
Urinstatus	alle Kindern mit Verdacht auf Kindesmisshandlung
organische Säuren, Kupfer	Ausschluss einer Glutarazidurie
Hautabstriche	Kinder mit frischen Bissverletzungen, Kinder mit Verdacht auf einen sexuellen Missbrauch
vaginale, anale, pharyngeale Abstriche	Kinder mit Verdacht auf einen sexuellen Missbrauch
Rötgenuntersuchung	
Röntgenskelett-Screening mit: • **konventionellem Röntgenbild aller Extremitäten** • **Thorax a.-p./seitlich (Brustwirbelsäule und Rippen!)** • **Becken** • **+ gezielte Röntgenuntersuchung aufgrund der Symptomatik (Schädel, Hände usw.)**	• alle Kinder im Alter von 0 – 2 Jahren mit Verdacht auf körperliche Kindesmisshandlung/Vernachlässigung • Kinder zwischen 2 – 5 Jahren mit dringendem Verdacht auf eine nicht akzidentelle Fraktur
wiederholtes Röntgenskelett-Screening nach 2 Wochen	Verlauf zur Bestimmung des Alters der Fraktur (in unklaren Fällen)
Abdomen a.-p. stehend oder in linker Seitenlage	Kinder mit stumpfem Bauchtrauma und Verdacht auf Darmperforation
Sonografie des Abdomens	als Screening für intraabominale Verletzungen (bei Verdacht immer CT), als Verlaufsuntersuchung nach CT
Schädel-CT	• alle Kinder mit Verdacht auf nicht akzidentelles Schädel-Hirn-Trauma in der akuten Phase • bei retinalen Blutungen zwingend indiziert (hohe Korrelation mit subduralen Blutungen)
Schädel-MRT	• MRT als Verlaufskontrolle und zur genauen Festlegung der zerebralen Schädigung • alle Kinder mit Verdacht auf Schütteltrauma (5 – 7 Tage und 2 – 3 Monate nach Trauma)

a.-p. = anterior-posterior
CT = Computertomografie

Hilfsuntersuchung

Die Hilfsuntersuchungen sind abhängig vom Verdacht und den klinischen Befunden. Einige der in Tab. 7.7 angeführten Abklärungen sollten in der Klinik durchgeführt werden, wie z. B. spezifische Röntgenuntersuchungen oder die gynäkologische Untersuchung bei Verdacht auf sexuellen Missbrauch.

Schwierigkeiten und mögliche Fehler bei der Abklärung eines Verdachts auf Kindesmisshandlung

Schwierigkeiten in der Arbeit mit Misshandlungsfamilien

Kindesmisshandlung ist ein emotional belastendes Thema (Abb. 7.**16** und Abb. 7.**17**). Folgende Schwierigkeiten können in der Arbeit mit Misshandlungsfamilien auftreten:

- Die eigene Betroffenheit kann das Handeln erschweren.
- Der Kinderarzt befindet sich im Konflikt zwischen Verstehen, Helfen und Schutz des Kindes.
- Es gibt keine Patentlösungen.
- Die Familie entzieht sich dem Helfernetz.
- Die Familie sucht kaum selber Hilfe.

Mögliche Fehler bei der Abklärung eines Verdachts auf Kindesmisshandlung

Mögliche Fehlerquellen in der Abklärung von Kinderschutzfällen sind unter anderem:

- Kindesmisshandlung wird als mögliche Differenzialdiagnose nicht in Betracht gezogen.
- Es wird (zu) lange abgewartet.
- Es wird nicht interdisziplinär vorgegangen, sondern im Alleingang.
- Es wird überstürzt gehandelt.
- Es wird ohne Konzept vorgegangen (z. B. aufgrund von Druck von Außenstehenden, endlich etwas zu tun).
- Es wird nicht sorgfältig genug abgeklärt.
- Es findet kein oder nur ein ungenügender Austausch zwischen den involvierten Helfern statt.

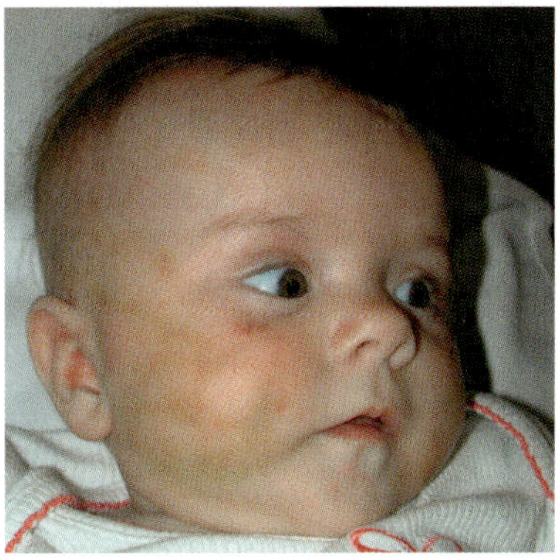

Abb. 7.**16** Handabdruck.

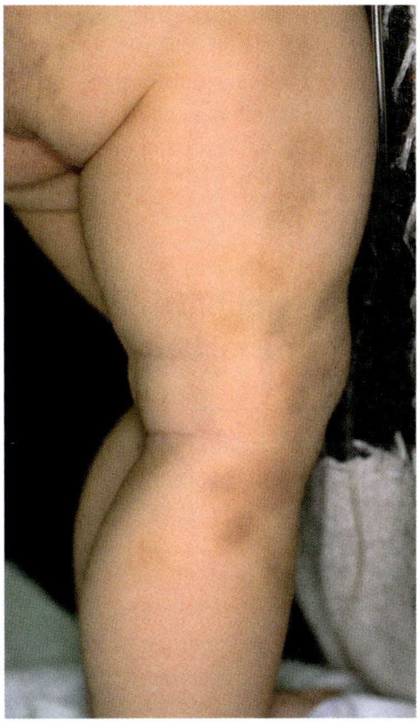

Abb. 7.**17** Hämatome.

Vorgehen bei Verdacht auf eine Kindesmisshandlung

Die ärztliche Intervention hat ihren Schwerpunkt im Erkennen von Misshandlungen und dem Schutz des Kindes. Die Aufgabe des Arztes ist es, die erhobenen klinischen Befunde richtig zu interpretieren und differenzialdiagnostisch einzuordnen sowie gegebenenfalls weitere Schritte einzuleiten. Das Ziel aller Interventionen und Maßnahmen ist der kurz- und langfristige Schutz des Kindes. Dieses Ziel lässt sich nur durch ein multiprofessionelles Zusammenarbeiten pädiatrischer, psychologisch-psychiatrischer, juristischer sowie vormundschaftlicher Fachkräfte erreichen.

Interdisziplinäre Zusammenarbeit

In einem Verdachtsfall ist ruhiges und überlegtes Handeln gefragt. Ein unüberlegtes, vorschnelles oder emotionales Vorgehen führt oft nicht zum Schutz des Kindes, sondern manchmal genau zum Gegenteil! Die Abklärung und Bearbeitung eines Verdachts auf eine Kindesmisshandlung sollte nicht durch eine Einzelperson erfolgen. Ein interdisziplinäres und vernetztes Vorgehen ist heute der Standard professionellen Handelns im Kinderschutz.

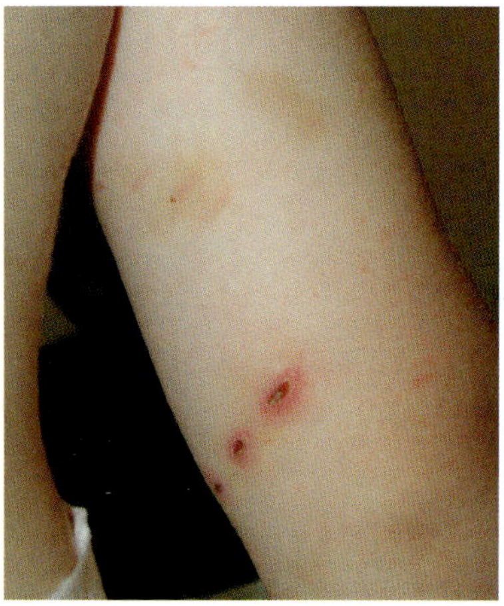

Abb. 7.**18** Hundebiss.

> **!** Von einem Alleingang bei der Abklärung und Bearbeitung eines Verdachts auf Kindesmisshandlung in der Praxis wird dringend abgeraten!

An den meisten Kinderkliniken der Schweiz sowie an anderen Institutionen, z. B. den kantonalen Jugendämtern, den Jugendsekretariaten und der Bezirksanwaltschaft, gibt es heute Kinderschutzgruppen, die aus der Zusammenarbeit mit Fachstellen aus den Bereichen Schulpsychologie bzw. Erziehungsberatung, Kinder- und Jugendpsychiatrie und anderen Kinderschutzgruppen entstanden sind. Aufbau und Organisation sind entsprechend der föderalistischen Tradition der Schweiz von Kanton zu Kanton sehr unterschiedlich.

> **Informieren Sie sich in Ihrem Kanton bzw. Ihrem Land oder Bundesland über die vorhandenen Strukturen im Kinderschutz**
> - Gibt es in Ihrer Nähe eine Abklärungsstelle?
> - Hat Ihr Kanton/Land/Bundesland ein Kinderschutzkonzept?
> - Wer führt Abklärungen durch?

Hospitalisation des Kindes

Bei Verdacht auf eine Kindesmisshandlung sollte der Arzt die Möglichkeiten und Grenzen einer ambulanten Weiterbetreuung genau kennen. Wenn keine Gefahr in Verzug ist oder keine Notwendigkeit zur Spurensicherung besteht, kann ein Fall auch bei konkreten Anzeichen für eine Misshandlung in Zusammenarbeit mit einer Fachstelle ambulant betreut werden. Eine stationäre Abklärung des Kindes ist in folgenden Fällen angezeigt (Abb. 7.**18**):

- Es liegen unklare Befunde vor, die einer diagnostischen bzw. differenzialdiagnostischen Klärung bedürfen, die ambulant nicht möglich ist.
- Es sind schwere Verletzungen vorhanden, die einer stationären Behandlung bedürfen.
- Das Kind muss sofort geschützt werden (Gefahr der Eskalation von Gewalt im häuslichen Umfeld, mögliche oder angedrohte Entführung usw.).
- Das Kind bzw. der Jugendliche ist suizidal.

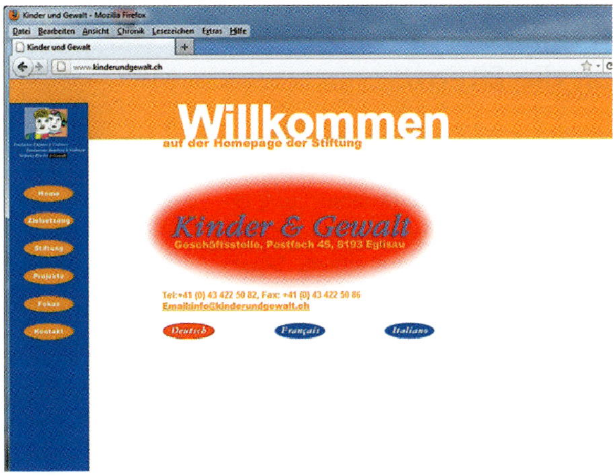

Abb. 7.**19** Website von http://www.kinderundgewalt.ch.

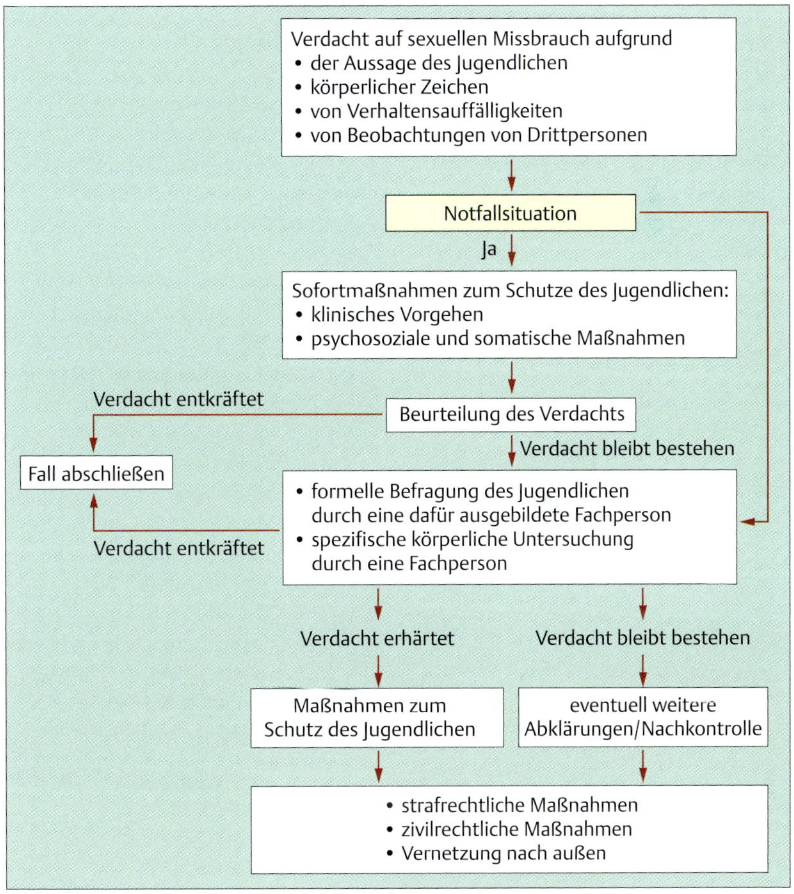

Abb. 7.**20** Praktisches Vorgehen bei Verdacht einer sexuellen Missbrauchssituation (angepasst an die Empfehlungen der SGP).

Diagnoseeröffnung an die Eltern

Wird der Verdacht auf eine Kindesmisshandlung durch die Anamnese oder die körperliche Untersuchung erhärtet oder bestätigt, soll der Arzt die Diagnose den Eltern eröffnen. Dieses Gespräch sollte in Ruhe und außerhalb der normalen Sprechstundenzeit erfolgen. Im Vorfeld ist zu überlegen, welche Reaktionen auf die Diagnoseeröffnung möglich sind und welche Konsequenzen das Gespräch für den Schutz des Kindes und die weitere Betreuung haben kann. Folgende Regeln sollten eingehalten werden:

- Untersuchungsergebnisse und Verdacht bekannt geben
- deutlich machen, dass der Arzt sich um die Gesundheit des Kindes sorgt
- keine Wertungen und Vorwürfe
- keine Versprechungen abgeben, die eventuell nicht eingehalten werden können
- sich darüber informieren, welche Hilfsangebote (Vormundschaft, Kinderschutzgruppe, Jugendamt) wann und wie erreicht werden können

Wenn Sie einen Verdacht oder die Gewissheit einer Kindesmisshandlung haben, holen Sie Hilfe!

Im Folgenden beispielhaft einige Websites, die weiterhelfen:

Schweiz

- Cevi (im Internet: http://www.cevi.ch; Stand: 15. 03. 2012)
- Elternnotruf (im Internet: http://www.elternnotruf.ch; Stand: 15. 03. 2012)
- Help-o-phon (im Internet: http://www.147.ch, Stand: 15. 03. 2012), Kindernotruf: Tel. 1477
- Kinderrechte UNICEF (im Internet: http://www.unicef-suisse.ch; Stand: 15. 03. 2012)
- Kinderschutz Schweiz (im Internet: http://www.kinderschutz.ch; Stand: 15. 03. 2012; Tel. 031-382 02 33)
- Kinderlobby (im Internet: http://www.kinderlobby.ch; Stand: 15. 03. 2012)
- Pro Juventute (im Internet: http://www.projuventute.ch; Stand: 15. 03. 2012)
- Stiftung Kinder und Gewalt (Geschäftsstelle: Tel. 031-721 50, E-Mail info@kinderundgewalt.ch; Abb. 7.**19**)
- Kontakte Schütteltrauma (E-Mail info@kinderundgewalt.ch)
- FIL ROUGE KINDESSCHUTZ (Tel. 031-633 71 48)
- Eltern-Notruf Basel (Tel. 061-261 10 60)
- Beratungsstelle für misshandelte Frauen und ihre Kinder, Bern (Tel. 031-332 55 33)
- Castagna, Beratungsstelle für sexuell ausgebeutete Kinder, weibliche Jugendliche und in der Kindheit betroffene Frauen (Tel. 044-291 49 49)

Deutschland

- Arbeitsgemeinschaft KinderSchutz in der Medizin (Startseite zu deutschen und internationalen Kinderschutzangeboten im Web, mit Schwerpunkt auf medizinischen Informationen; im Internet: http:// http://www.kindesmisshandlung.de/; Stand: 19. 03. 2012)
- Kinderschutz geht alle an! (im Internet: http://www.polizei-beratung.de/medienangebot/details/form/7/44.html; Stand: 19. 03. 2012)
- Kinderschutzzentren (im Internet: http://www.kinderschutz-zentren.org/index.php?a=v&t=k&i=40 043; Stand: 19. 03. 2012)
- Zusammenstellung verschiedener Websites zum Thema „Kindesmissbrauch", „sexueller Missbrauch" und „Vergewaltigung" (im Internet: http://www.hilfsorganisationen.de/missbrauch/; Stand: 19. 03. 2012)

Österreich

- Zusammenstellung verschiedener Websites zum Thema „Selbsthilfegruppen im Zusammenhang mit Missbrauch" (im Internet: http://www.netdoktor.at/wegweiser/selbsthilfesuche/missbrauch/; Stand: 19. 03. 2012)
- sexueller Missbrauch: Hilfe für Helfer (im Internet: http://www.sexueller-missbrauch.com/Themen/Sexueller%20Missbrauch/sexueller_missbrauch_hilfe_helfer.htm; Stand: 19. 03. 2012)
- gegen Kindesmisshandlung und für Gewaltprävention (im Internet: http://www.happykids.at/; Stand: 19. 03. 2012)

International

- Child Abuse Prevention Network
  Wohl eine der besten Informationsquellen im Internet mit vielen Links und Partnern; vielfrequentierte Website zum Thema Kindesmisshandlung
  child-abuse.com
- National Data Archive on Child Abuse and Neglect
  Zentrales Datenarchiv für Forscher und Wissenschaftler auf dem Gebiet der Kindesmisshandlung
  ndacan.cornell.edu
- WHO World Report on Violence and Health 2002
  who.int/violence_injury_prevention/violence/world_report/en
- UN-Kinderrechtskonvention
  Übereinkommen über die Rechte des Kindes 1989
  www.politik-lernen.at/_data/pdf/Kinderrechtskonvention_deutsch2.pdf (deutsche Übersetzung)
  unicef.org/crc (Original)
- The Shaken Baby Alliance
  Quellen und Hilfestellungen zum Schütteltrauma
  shakenbaby.org
- UNICEF Child Trafficking Research Hub
  www.childtrafficking.org

Allgemeine Informationen

- Deutscher Kinderschutzbund
  kinderschutzbund.de
- WSD Pro Child e. V.
  Präventionsarbeit durch Aufklärungsarbeit, Förderung und Unterstützung von Angeboten präventiven Sicherheitstraining für Kinder und Jugendliche
  www.wsd-pro-child.de
- Medizinisch orientierte Website mit Guidelines, Fachartikeln, Dokumentationsbögen, Fortbildung u. a.; in Kooperation mit der DGgKV
  kindesmisshandlung.de

Ziele

- Schutz des Kindes
- Medizinische und gynäkologische Untersuchung (falls indiziert)
- Opferbefragung (z. B. entsprechend Child Protection Center, San Diego, mit Videodokumentation eines strukturierten, dem Kind und seiner Entwicklung gerechten, altersspezifischen Interviews durch eine Fachstelle

Interventionsmöglichkeiten im Kinderschutz

In der Kinderschutzarbeit stehen verschiedene Interventionswege offen:

Freiwilliger Weg (Kooperation mit der Familie). Bei leichten Fällen wird versucht, die Familie ohne das Einschalten einer Behörde zur Kooperation zu bewegen. Voraussetzungen dafür sind:
- Die Eltern sind offen für Gespräche und vorgeschlagene Abklärungen.
- Die Eltern nehmen Hilfestellungen an.
- Die Eltern akzeptieren regelmäßige Kontrollen, z. B. beim Kinderarzt, Kinderpsychologen, Sozialarbeiter, Familienbegleitung oder anderen. Oft wird diese Maßnahme in Verbindung mit einer freiwilligen Erziehungsbeistandschaft oder anderen zivilrechtlichen Maßnahmen verbunden.

Zivilrechtlicher Weg (Kooperation mit Vormundschaftsbehörde).
- Die Eltern lehnen Gespräche ab und verweigern die Zusammenarbeit bei der Abklärung oder der Therapie.
- Der Verdacht einer Kindesmisshandlung oder einer Gefährdung des Kindeswohls bleibt bestehen.
- Eine Gefährdungsmeldung ist erforderlich, um die Situation des Kindes bzw. der Familie von Gesetzes wegen abklären zu können (s. unten die Abschnitte „Gesetzliche Grundlagen" und „Gefährdungsmeldung").

Strafrechtlicher Weg (Kooperation mit der Justiz). Bei lebensbedrohlicher Misshandlung mit möglicherweise bleibenden schweren Schäden (z. B. Schütteltrauma, massivste Vernachlässigung, schwere körperliche Misshandlung) kann auch eine Meldung bei der Polizei gemacht werden, die eine strafrechtliche Untersuchung einleitet.

> **!**
> - Eine Anzeige ist immer nur ein Teil einer Kindeschutzmaßnahme. Zusätzlich ist der Einbezug der Vormundschaftsbehörde erforderlich, die Maßnahmen, wie Obhutsentzug, Beistandschaft oder Platzierung des Kindes, sofort einleiten und verfügen kann.
> - Bei einer Anzeige muss die Planung der Intervention mit Polizei und Untersuchungsrichter gut abgesprochen und zeitlich abgestimmt werden.

Gesetzliche Grundlagen

Schweiz. Die in der Kinderschutzarbeit Tätigen müssen sich an den Grundsätzen des Gesetzes orientieren, die im ZGB (Art. 307ff ZGB [Schweizerisches Zivilgesetzbuch]) geregelt sind. Die Grundsätze für die Anordnung von Kinderschutzmaßnahmen sind darin:
- *Subsidiaritätsprinzip:* Einzugreifen ist dann, wenn die Eltern nicht von sich aus für Abhilfe sorgen oder wenn sie dazu außerstande sind. Die Vormundschaftsbehörde hat auch zum Schutz von Kindern einzugreifen, die bei Pflegeeltern untergebracht sind oder sonst außerhalb der häuslichen Gemeinschaft der Eltern leben (Heime, Großfamilien usw.).
- *Komplementaritätsprinzip:* Die vorhandenen elterlichen Fähigkeiten sollen ergänzt, aber nicht verdrängt werden.
- *Verhältnismäßigkeitsprinzip:* Die getroffenen Maßnahmen müssen dem Grad der Gefährdung entsprechen. Dabei ist die elterliche Sorge so viel wie nötig, aber so wenig wie möglich einzuschränken.

> **!** Die Elternrechte werden im Gesetz ebenso berücksichtigt wie die Kindesrechte!

Deutschland. In Deutschland haben nach § 1631 Abs. 2 BGB (Bürgerliches Gesetzbuch) in Deutschland „Kinder ein Recht auf gewaltfreie Erziehung. Körperliche Bestrafungen, seelische Verletzungen und andere entwürdigende Maßnahmen sind unzulässig." Bestimmte Formen der Misshandlung stehen nach dem Strafgesetzbuch sogar unter Strafe, z. B. nach § 225 StGB die Misshandlung von Schutzbefohlenen (s. auch §§ 221 – 229 zu Tötung und Körperverletzung) und nach § 177 – 178 Vergewaltigung und sexuelle Nötigung.

Österreich. Im österreichischen Strafrecht werden verschiedene Tatbestände in Zusammenhang mit Missbrauch unterschieden:
- *§§ 83 ff StGB:* Körperverletzungen
- *§ 92 StGB:* Quälen oder Vernachlässigen unmündiger jüngerer oder wehrloser Personen (z. B. Verweigerung einer medizinischen Behandlung)
- *§ 99 StGB:* Freiheitsentziehung (z. B. Einsperren in Keller oder Abstellraum
- *§§ 105, 106 StGB:* Nötigung
- *§ 107 StGB:* gefährliche Drohung
- *§ 199 StGB:* Vernachlässigung der Pflege, Erziehung oder Beaufsichtigung von Unmündigen
- *§ 206 StGB:* schwerer sexueller Missbrauch von Unmündigen
- *§ 207 StGB:* sexueller Missbrauch von Unmündigen
- *§ 212 StGB:* Missbrauch eines Autoritätsverhältnisses

Vormundschaftsbehörde

Die Vormundschaftsbehörde hat gemäß der Rechtslage in der Schweiz folgende Pflichten und Befugnisse:
- Sie hat von Amtes wegen einzuschreiten, wenn sie von der Gefährdung eines Kindes erfährt (z. B. aufgrund einer Gefährdungsmeldung).
- Die Eltern müssen sich von Gesetzes wegen dieser Abklärung fügen.
- Verweigern die Eltern die Zusammenarbeit, so können ihnen Rechte bezüglich ihres Kindes entzogen werden (z. B. gegen den Willen der Eltern Platzierung zur Abklärung, Errichtung einer Beistandschaft mit spezifischen Rechten und Aufgaben).
- Betroffene können gegenüber vormundschaftlichen Maßnahmen Beschwerde einlegen. Die Vormundschaftsbehörde hat die Pflicht, dem Inhaber elterlicher Sorge, Pflegeeltern oder auch dem urteilsfähigen Kind gegenüber rechtliches Gehör zu gewähren, bevor eine Verfügung erfolgen kann. Bei einer akuten Gefährdung aber kann einer eventuell vorliegenden Beschwerde die aufschiebende Wirkung entzogen werden, sodass Maßnahmen sofort verfügt und vollzogen werden können.

Der Vormundschaftsbehörde stehen mehrere abgestufte Interventionsmöglichkeiten zur Verfügung:

- *Einzelmaßnahmen* (Art. 307 ZGB): Diese beinhalten Ermahnungen, Einholen von Berichten, Erziehungsaufsicht, Erlass von Weisungen usw.
- *Erziehungsbeistandschaft* (Art. 308 Abs. 1 ZGB): Dies besagt, dass die Vormundschaftsbehörde für das Kind einen Beistand ernennt mit dem Auftrag, die Eltern zu beraten und zu unterstützen (z. B. in Bezug auf Pflege und Ausbildung des Kindes). Dem Beistand können auch besondere Kompetenzen übergeben werden (z. B. das Besuchsrecht zu begleiten und zu überwachen, einen Lehrvertrag abzuschließen usw.).
- *Aufhebung der elterlichen Obhut* (Art. 310 Abs. 1 und 2 ZGB): Ist die Gefährdung des Kindes so gravierend, dass der Erlass von Weisungen oder die Ernennung eines Beistands keine Abhilfe schaffen kann, so kann die Vormundschaftsbehörde die elterliche Obhut aufheben. Das heißt, dass die Eltern kein Bestimmungsrecht mehr über den Aufenthaltsort, die Pflege und die Erziehung des Kindes haben. Die Vormundschaftsbehörde kann dann z. B. das Kind auch gegen den Willen der Eltern an einem anderen Ort platzieren.
- *Entzug der elterlichen Sorge* (Art. 311/312 ZGB): Dabei werden den Eltern alle Elternrechte außer dem Anspruch auf persönlichen Verkehr mit dem Kind abgesprochen. Diese Maßnahme hat zwingend die Errichtung einer Vormundschaft zur Folge. Die Zuständigkeit liegt bei der vormundschaftlichen Aufsichtsbehörde.

!

- Für die Anordnung von Kinderschutzmaßnahmen ist grundsätzlich die Vormundschaftsbehörde zuständig. Im Rahmen von Eheschutz- oder Scheidungs- und Trennungsverfahren kann auch das Gericht Maßnahmen zum Schutz des Kindes anordnen. Für deren Vollzug ist die Vormundschaftsbehörde dann wieder zuständig.

- Kinderschutzgruppen haben keine gesetzliche Kompetenz, Maßnahmen zu verfügen.
- Der Arzt, der an eine Schweigepflicht gebunden ist, ist im Interesse des Kindes berechtigt, eine Gefährdungsmeldung an die Vormundschaftsbehörde zu machen (Art. 358 StGB). Es besteht jedoch keine Verpflichtung zur Meldung oder zu einer Anzeige. Dies ermöglicht, Hilfe ohne strafrechtliche Konsequenzen einzuleiten, wenn dies nach einer gründlichen Beurteilung der Misshandlungssituation durch den behandelnden Arzt oder die interdisziplinär zusammengesetzte Kinderschutzgruppe als sinnvoll und erfolgversprechend erachtet wird.

Gefährdungsmeldung

Schweiz.

- Eine Gefährdungsmeldung bei den Vormundschaftsbehörden kann grundsätzlich jede Person in der Schweiz erstatten, auch das Kind selber. Die Behörde ist dann von Amtes wegen verpflichtet, die Gefährdung durch eine Fachstelle (Sozialdienst bzw. Jugendamt) abklären zu lassen und geeignete Maßnahmen einzuleiten.
- Die Gefährdungsmeldung ist schriftlich, in Notsituationen ausnahmsweise mündlich, an die Vormundschaftsbehörde der Wohngemeinde des Kindes zu richten (Cave: Bei Kindern aus geschiedenen Ehen ist die Wohngemeinde des sorgeberechtigten Elternteils zuständig).
- Zum Schutz des Kindes kann in Ausnahmefällen die Gefährdungsmeldung ohne Information an die Eltern erfolgen. Dieses Vorgehen ist vor allem bei Verdacht auf sexuellen Missbrauch innerhalb der Familie sinnvoll.

Inhalt einer Gefährdungsmeldung:

- *Personalien:*
  - Personalien von Kind und Eltern, Kontaktadressen
  - meldende Person
- *Angaben zur Gefährdung des Kindes:*
  - Die konkreten, gefährdenden Tatsachen, Ereignisse und Beobachtungen werden sachlich aufgezählt.
  - Sachverhaltsfeststellungen, wie z. B. Untersuchungsresultate, Spuren von Verletzungen usw., und eigene Erwägungen müssen von Vermutungen und Verdachtsmomenten getrennt werden. Letztere sollten klar als solche deklariert werden.
  - Es sind Angaben dazu erforderlich, was bisher unternommen wurde, um die Situation des Kindes zu verbessern.
  - Es müssen Angaben zum Umfeld des Kindes gemacht werden.
  - Wer wurde bisher beigezogen (Eltern, Verwandte, Schule, Krippe, Gesundheitsdienst usw.)?
  - Wie war die Reaktion der Eltern bezüglich der Gefährdungsmeldung?
  - Wer wurde zusätzlich über die Gefährdungsmeldung informiert?

!

- Lösungsvorschläge, Erwartungen und emotionale Aspekte gehören nicht in eine Gefährdungsmeldung.
- Der Verfasser einer Gefährdungsmeldung hat kein Recht, über die Abklärungsresultate oder mögliche Kindesschutzmaßnahmen informiert zu werden.
- Der Melder hat keinen Anspruch darauf, anonym zu bleiben.
- Die Vormundschaftsbehörde kann, sofern eine fachliche Notwendigkeit besteht, Dritte, wie behandelnde Ärzte, Schulen oder andere Fachstellen, über die Gefährdungsmeldung informieren.

Deutschland. Entsprechende Hinweise zur Vorgehensweise bei Verdacht auf Kindesmisshandlung gibt z. B. der Leitfaden der Deutschen Akademie für Kinder- und Jugendmedizin e. V. (DAKJ) und der Arbeitsgemeinschaft Kinderschutz in der Medizin (AG KiM) „Vorgehen bei Kindesmisshandlung und -vernachlässigung. Empfehlungen für Kinderschutz an Kliniken" (im Internet: http://www.kindesmisshandlung.de/mediapool/32/328527/data/KSG_Leitfaden_081210.pdf; Stand: 20. 03. 2012).

Österreich. In der vom Österreichischen Bundesministerium für Wirtschaft, Familie und Jugend herausgegebenen Broschüre „Gewalt gegen Kinder und Jugendliche. Leitfaden für die Kinderschutzarbeit in Gesundheitsberufen" (im Internet: http://www.kinderrechte.gv.at/home/upload/10%20news/leitfaden-kinderschutzgruppen-2011.pdf; Stand: 20.03.2012) werden für Österreich geltende Hinweise für das ärztliche Vorgehen bei Verdacht auf Kindesmissbrauch gegeben.

Hospitalisation des Kindes gegen den Willen der Eltern

Eine Hospitalisation des Kindes ist unter folgenden Voraussetzungen auch gegen den Willen der Eltern möglich:

- dringende medizinische Gründe für eine Hospitalisation
- Vorliegen einer Notsituation (Art. 34 StGB: Gefahr an Leib und Leben), z. B. Gefährdung des Kindeswohls bei Gewalttätigkeit, Unzurechnungsfähigkeit der Eltern (Drogen, Alkohol usw.) usw.

Kindesmisshandlung und Krankenkasse

Kindesmisshandlung gilt in der Schweiz versicherungsrechtlich als Unfall. Die Krankenkassen nach Art. 1 Abs. 2 Bst. B KVG [Krankenversicherungsgesetz] sind verpflichtet, das Unfallrisiko zu übernehmen, soweit keine Unfallversicherung dafür aufkommt. Die medizinische Behandlung bei einer Kindesmisshandlung ist eine Pflichtleistung der Krankenkasse. Da das Kind als Versicherungsnehmer gilt (auch wenn die Eltern die Krankenkassenprämie zahlen), darf die Kasse die Kostenübernahme nicht verweigern, auch wenn sie ein schuldhaftes Verhalten der Eltern geltend macht. Allerdings hat sie nach Art. 79, Abs 2 KVG das Recht, Regress auf Verwandte des Versicherten zu nehmen, wenn der Versicherungsfall absichtlich oder grob fahrlässig herbeigeführt wurde.

Konkret ist wie folgt vorzugehen:

- Kindesmisshandlung offen als Diagnose deklarieren, und zwar als Unfall
- Fürsorge- und Strafuntersuchungsbehörden baldmöglichst darauf aufmerksam machen, dass eine Hospitalisation nur bis zum Abschluss der Abklärungen respektive zur somatisch-medizinischen Heilung über die Krankenkasse abgerechnet werden kann und danach zulasten dieser Behörden geht.

Literatur (Abb. 7.**21** und Abb. 7.**22**)

Helfer ME, Kempe RS, Krugman RD. Das misshandelte Kind. Frankfurt a.M.: Suhrkamp; 2002

Herrmann B, Dettmeyer R, Banaschak S et al. Kindsmisshandlung. Heidelberg: Springer Medizin; 2008

Jacobi G, Hrsg. Kindsmisshandlung und Vernachlässigung. Bern: Huber; 2008

Kraemer R, Schöni MH. Berner Datenbuch Pädiatrie. Bern: Huber; 2007

Lips U. Kindsmisshandlung – Kinderschutz. Stiftung Kinderschutz Schweiz; 2011

Schweizerische Gesellschaft für Pädiatrie, Fachgruppe Kinderschutz. Empfehlungen für die Kinderschutzarbeit an Kinderkliniken. 2005

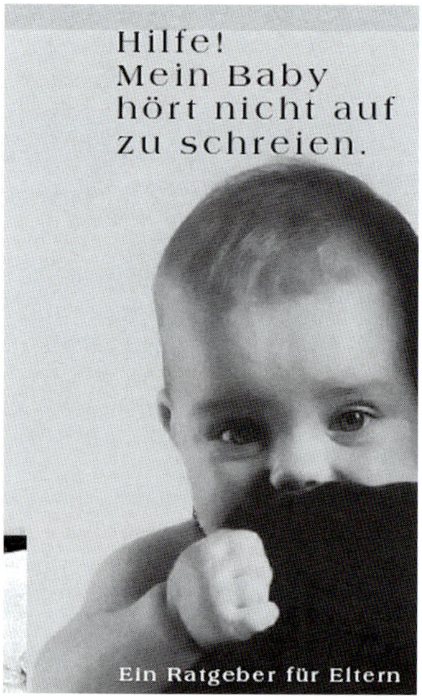

Abb. 7.**21** Ein wertvoller Ratgeber für Eltern (Quelle: im Internet: http://www.hamburg.de/contentblob/116962/data/schuetteltrauma.pdf; Stand: 18.03.2012).

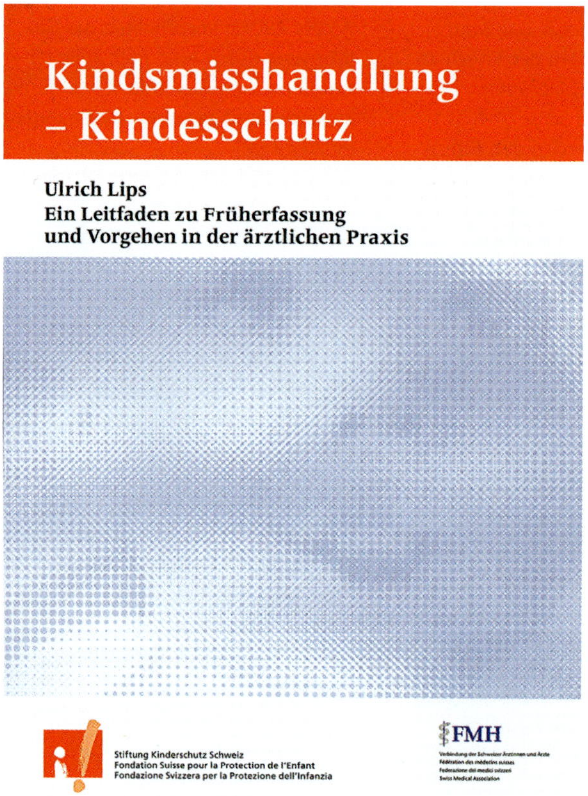

Abb. 7.**22** Lips U. Kindsmisshandlung – Kinderschutz. Stiftung Kinderschutz Schweiz; 2011.

8 Unfallverhütung

In der Schweiz sterben jährlich rund 50 Kinder im Alter bis zu 16 Jahren an Unfällen und deren Folgen. Bei ca. 45 % sind es Straßenverkehrsunfälle. Das elterliche Heim gilt als sicher; trotzdem ereignen sich dort bei den 1- bis 6-Jährigen rund 50 % aller Unfälle. Die Ursache der tödlichen Kinderunfälle nach Unfallart, Geschlecht und Altersklassen zeigt Tab. 8.1. In den einzelnen Vorsorgeuntersuchungen wird auf die wichtigsten, alterspezifischen Vorsorgemaßnahmen hingewiesen, die die Eltern vornehmen sollten. Kinder sollten von klein auf lernen, zu erkennen und zu verstehen, wo Gefahren lauern und wie sie sich davor schützen können.

Die Eltern haben die Aufgabe, das Kind zuerst durch direkten Schutz vor Unfällen zu bewahren, gefährliche Gegenstände aus seiner Reichweite zu entfernen und Gefahrenstellen zu beheben oder abzusichern. Mögliche Gefahren sind dem Kind zu erklären, sobald es diese verstehen kann. Dabei sind beispielhaftes Verhalten, Voraussicht, Beobachtung des Kindes sowie Ermutigung und Lob die besten Mittel, Unfälle zu verhüten.

Typische, alterspezifische Todesursachen

Ersticken

Die Gefahr des Erstickens besteht insbesondere bei Säuglingen unter 12 Monaten. Sie können an erbrochenen Speiseteilen ersticken oder durch die Verlegung der Atemwege durch Decken, Kissen oder Tücher („Nuscheli", „Kuscheldecke"), die über das Gesicht des Kindes geraten.

Ab dem „Greifalter" sind kleine Gegenstände, wie Knöpfe, Reißnägel, Schrauben, Murmeln oder Plastikbausteine (Legosteine), gefährlich, da sie in die Luftröhre gelangen und zum Ersticken führen können. Ältere Kinder gefährden sich durch Spielen mit Plastiksäcken.

Vorbeugung:

- Essen stressfrei gestalten. Essen und reden gleichzeitig ist nicht einfach! Kleinkinder nach der Mahlzeit aufstoßen lassen.
- Kleinkinder brauchen kein Kopfkissen. Tücher oder dergleichen gehören nicht ins Bett. Die Bettdecke sollte nur bis zur Brust des Säuglings reichen und am unteren Ende des Bettgestells festgebunden sein.
- Über dem Bett und am Bettgestell sollten keine Schnüre oder Kordeln befestigt sein, um Strangulation zu vermeiden.
- Kleine Gegenstände, die das Kind verschlucken könnte, sind aus seiner Reichweite zu entfernen. Besonders gefährlich, auch bezüglich einer Allergieentwicklung, sind Erdnüsse.
- Plastiksäcke und Tragetaschen sind an unzugänglichen Orten aufzubewahren.

Stürze

Kinder sind schon früh imstande, auf Möbelstücke zu klettern und hinunterzustürzen. Gefährlich sind insbesondere (ungesicherte) Kajütenbetten, ebenso ungesicherte Treppen, Fenster, Balkone, Gräben, Gruben und „Güllenlöcher" im und um das Haus herum.

Vorbeugung:

- Wickeltische sind gefährlich! Unbeobachtet stürzt das Kind mit Sicherheit früher oder später davon herunter. Besser sollte auf dem Boden oder auf dem tiefstliegenden Bett gewickelt werden.

Tab. 8.1 Getötete Kinder (0 – 16 Jahre) nach Ursache, Alter und Geschlecht im Jahr 2007 in der Schweiz (aus Bundesamt für Statistik [BFS]. Todesursachen des Jahres 2007. Medienmitteilung BFS 2009; 0350-0903-10).

Ursache	Jungen				Mädchen				Gesamt
	0 – 5 Jahre	6 – 11 Jahre	12 – 16 Jahre	total	0 – 5 Jahre	6 – 11 Jahre	12 – 16 Jahre	gesamt	
Verkehr	5	4	8	17	2	2	1	5	**22**
Stürze	0	1	1	2	1	1	0	2	**4**
Einwirkung mechanischer Kräfte	0	0	0	0	0	0	1	1	**1**
Ertrinken	3	1	4	8	1	1	1	3	**11**
Gefährdung der Atmung	2	1	0	3	1	0	0	1	**4**
Strom/Strahlung/extreme Temperatur	0	0	1	1	0	0	1	1	**2**
Verbrennung/Verbrühung	1	0	0	1	0	0	0	0	**1**
Naturkräfte	0	0	0	0	0	0	1	1	**1**
Vergiftung	1	0	1	2	0	0	0	0	**2**
Gesamt	**12**	**7**	**15**	**34**	**5**	**4**	**5**	**14**	**48**

- Vor dem Wickeln sollten alle benötigten Gegenstände in Griffnähe bereitgestellt werden.
- Ist das Telefon zu beantworten oder die Haustüre zu öffnen, muss das Kind mitgenommen werden.
- Wenn das Kind sitzen und bevor es aufstehen kann, sollte der Matratzenrost im Kinderbett tiefgestellt werden, um zu verhindern, dass das Kind herausklettern kann.
- Ein weicher Teppich im Kinderzimmer vermindert bei Sturz das Verletzungsrisiko.
- Babywalker (Lauflerngeräte) sind sehr gefährlich (Sturzgefahr, insbesondere bei Treppen) und können das Gehenlernen behindern (Zehenganggänger).
- Gefährlich sind Glastische. Kinder klettern daran hoch und schlagen sich an der Glaskante das Kinn an.
- Leicht kippende Möbelstücke müssen entfernt werden.
- Vor Treppen müssen Schutzgitter angebracht werden. An Fenstern und Türen sollten kindersichere Sperrvorrichtungen montiert werden. Treppen dürfen nicht als Ablagefläche für Spielzeug oder andere Dinge benützt werden.
- Geländer und Brüstungen sollten so ausgestaltet sein, dass Kinder sie nicht erklettern oder sich darin einklemmen können (Höhe mindestens 1 m, keine Öffnungen mit mehr als 12 cm Durchmesser, keine horizontalen Streben).
- Auf Kajütenbetten sollte verzichtet werden. Kinder unter 6 Jahren sollten nicht im oberen Teil schlafen.
- Telefon- und Verlängerungskabel gehören in einen Kabelkanal.
- Gräben, Gruben und „Güllenlöcher" in der Umgebung des Hauses sollten kindersicher abgesichert oder zugedeckt werden.

Verbrühungen

Von Verbrühungen sind vorwiegend Kinder unter 5 Jahren betroffen. Gefahr droht nicht nur im Bad und in der Küche, sondern auch am Tisch, wenn Gefäße mit heißen Flüssigkeiten heruntergezogen oder umgeworfen werden. Verbrühungen können durch störende Narbenbildung schwerwiegende psychische Folgen nach sich ziehen.

Vorbeugung:

- Eine Mischbatterie mit Temperaturbegrenzer schützt vor Verbrühungen.
- Bettflaschen sollten entfernt werden, wenn das Kind ins Bett muss.
- Die Badewassertemperatur sollte stets zuerst geprüft werden (Ellbogenprobe). Heißes Wasser darf nicht hinzugegeben werden, wenn sich das Kind in der Badewanne befindet. Kleine Kinder dürfen niemals allein baden; es darf ihnen nicht erlaubt werden, mit dem Wasserhahn zu spielen.
- Kinder sollten nicht in der Küche spielen, solange gekocht wird.
- Pfannen auf dem Herd sind durch ein Gitter oder Abdeckblech (Kinderherdschutz) vor dem Zugriff des Kindes zu schützen.
- Pfannenstiele sollten für das Kind unerreichbar nach hinten gerichtet werden.
- Gefäße mit heißen Flüssigkeiten (Tee, heiße Milch, Kaffee usw.) dürfen nie unbeaufsichtigt gelassen werden.
- Da kleinere Kinder versuchen, sich überall hochzuziehen, sollten keine Tischtücher verwendet werden.
- Kinder sollten am Tisch in einen Kindersitz gesetzt und alle gefährlichen Gegenstände aus ihrer Reichweite entfernt werden.

Verbrennungen

Auch hier sind vor allem Kinder unter 5 Jahren betroffen. Heiße Herdplatten, Backöfen, Heizkörper, Kerzenflammen sowie offenes Feuer oder der Gartengrill sind mögliche Verbrennungsgefahren.

Vorbeugung:

- Kinder wissen nicht um die Gefahr von heißen Gegenständen. Eltern sollten ihrem Kind beibringen, sich mit aller Vorsicht einer Kerzenflamme, einer heißen Herdplatte oder dem Backofen mit der Hand zu nähern, um die Hitze zu spüren.
- Dem Kind sollte ebenfalls der Umgang mit Streichhölzern und Feuerzeug gezeigt werden. Es muss jedoch dafür gesorgt werden, dass diese nie frei zugänglich herumliegen und für das Kind erreichbar sind.
- Offene Feuerstellen im Freien wie auch Feueranzünder müssen überwacht werden.
- Feuerwerk gehört außer Reichweite von Kindern.
- Unbenutzte Verlängerungskabel sind sofort nach Gebrauch wegzuräumen. Fließender Strom kann zu schlimmen Verbrennungen führen.

Vergiftungen

Nach der Statistik des Schweizerischen Toxikologischen Informationszentrums sind vor allem Kinder zwischen 0 und 4 Jahren durch Vergiftungen gefährdet. Zum Erkunden der Umwelt dienen dem kleinen Kind Augen, Ohren, Hände und vor allem der Mund; alles wird zum Mund geführt und oft auch verschluckt. Knapp 30% aller Vergiftungen von Kindern erfolgen durch Medikamente, rund 40% durch Haushaltprodukte, wie Reinigungsmittel, Kosmetika usw.

Vorbeugung:

- Reinigungs- und Schädlingsbekämpfungsmittel, Medikamente, Zigaretten, Zigarettenstummel, alkoholische Getränke usw. sind immer gut verschlossen und für das Kind unerreichbar aufzubewahren.
- Kindern ist ausdrücklich zu verbieten, irgendetwas zu essen, bevor sie es einem Erwachsenen gezeigt haben.

Um im Vergiftungsfall vom Arzt, von der Giftnotrufzentrale oder von ähnlichen Anlaufstellen möglichst genaue und schnelle Ratschläge erhalten zu können, sollten folgende Angaben gemacht werden können (W-Fragen):

Angaben im Vergiftungsfall

- *Wer* ist mit Gift in Kontakt geraten (Kind, Erwachsener, Tier)?
- *Wie* sind Alter und Gewicht der Person?
- *Was* wurde eingenommen (Medikament, Pflanze/Pflanzenteil, Haushaltsmittel [Produktname, Firma], Drogen, Sonstiges)? Wichtig: Gegebenenfalls sind Etikett oder Beipackzettel aufzubewahren.
- *Wie lange* ist der Kontakt her?
- *Welche* Stoffmenge wurde aufgenommen (bei Gasen usw.: Wie lange war die Person dem Stoff ausgesetzt)?

- *Wie* wurde die Substanz eingenommen (getrunken/gegessen, Hautkontakt, eingeatmet)?
- *Wie* geht es der Person (Erbrechen, Müdigkeit, Schmerzen)?
- *Wurden* bereits Hilfsmaßnahmen unternommen?
- *Wo* ist es passiert?

! Falls die Substanz, die die Vergiftung ausgelöst hat, nicht genau bekannt ist, sollten möglichst Proben (z. B. auch von Erbrochenem) aufbewahrt werden. Diese können bei einer späteren Diagnose hilfreich sein.

Giftnotrufzentralen

Es gibt 9 Giftnotrufzentralen in *Deutschland*, die in der Regel die Telefonnummer -19 240 haben. Ohne Vorwahlnummer funktioniert diese bundeseinheitliche Nummer allerdings nur in den wenigen Großstädten, in denen ein Giftnotruf beheimatet ist (Tab. 8.**2**).

Das Pendant dazu in *Österreich* ist die Vergiftungsinformationszentrale im Wiener Allgemeinen Krankenhaus. Die Notrufnummer ist 01/406 43 43.

In der *Schweiz* ist Hilfe beim Toxzentrum unter der Notruftelefonnummer 145 (nur aus Fest- oder Mobilfunknetzen der Schweiz) oder alternativ unter der Telefonnummer +41(0)/44 2 515 151 zu erhalten.

Elektrounfälle

Elektrounfälle ereignen sich, wenn Kinder an Steckdosen hantieren und beschädigte Kabel oder Stecker in den Mund nehmen.

Vorbeugung:

- Es dürfen keine unbenutzten elektrischen Kabel herumliegen gelassen werden.
- Beschädigte Kabel und Stecker sind umgehend auszuwechseln.
- An für Kinder erreichbaren Steckdosen sollten Schutzstecker – sog. Blindstecker – angebracht werden.
- Es sollten FI-Stecker (Sicherheitssteckdosen mit Fehlerstromschutz) montiert werden.

Ertrinken

Gefährdet sind vorwiegend Kinder zwischen 1 und 4 Jahren. Zu Unfällen kommt es meist, wenn Eltern abgelenkt werden und die Kinder unbeaufsichtigt baden oder sich einem Gewässer nähern.

Vorbeugung:

- Kinder sollten mit 4 – 5 Jahren schwimmen lernen.
- Sie dürfen sich unter keinen Umständen unbeaufsichtigt in oder an der Badewanne, an Teichen, Seen oder Fließgewässern aufhalten.
- Unbenutzte Planschbecken, Gartenschwimmbäder und Wasserbehälter oder Biotope im Spielbereich dürfen höchstens eine Wassertiefe von 20 cm aufweisen oder müssen mit einem unter der Wasseroberfläche angebrachten Gitter und/oder durch eine Umzäunung gesichert sein.
- Kinder, die nicht schwimmen können, dürfen sich nicht unbeaufsichtigt auf Luftmatratzen im Wasser aufhalten.

Baderegeln der SLRG (Schweizerische Lebensrettungsgesellschaft)

- Springe nie erhitzt ins Wasser!
- Lasse kleine Kinder nie unbeaufsichtigt am Wasser!
- Luftmatratzen und Schwimmhilfen gehören nicht ins tiefe Wasser!
- Schwimme niemals mit vollem oder ganz leerem Magen! Warte nach üppigem Essen 2 h.
- Springe nicht in trübe oder unbekannte Gewässer!
- Schwimme lange Strecken nie allein!

Unfälle in Freizeit und Sport

In der Freizeit und beim Sport können die Spiele selbst oder die dabei verwendeten Geräte gefährlich sein. Auch kann das Spielen an bestimmten Orten riskant sein. Reiten ist insbesondere bei Mädchen im Schulalter beliebt. Reitunfälle sind oft schwerer Natur; bei mehr als der Hälfte der durch Stürze vom Pferd verursachten Verletzungen ist der Kopf betroffen. Beim Skifahren

Tab. 8.**2** Anlaufstellen bei Vergiftungsnotfällen in Deutschland.

Stadt	Telefonnummer	Institution
Berlin	030-19 240	Beratungsstelle für Vergiftungserscheinungen in Berlin beim BBGes (Berliner Betrieb für Zentrale Gesundheitliche Aufgaben)
Bonn	0228-19 240	Informationszentrale gegen Vergiftungen des Landes Nordrhein-Westfalen bei der Rheinischen Friedrich-Wilhelms-Universität Bonn
Erfurt	0361-73 073-0	GGIZ (gemeinsames Giftinformationszentrum der Länder Mecklenburg-Vorpommern und Sachsen-Anhalt, Sachsen und Thüringen) in Erfurt
Freiburg	0761-19 240	Informationszentrale für Vergiftungen der Universitätskinderklinik Freiburg
Göttingen	0551-19 240	GIZ-Nord (Giftinformationszentrum Nord der Länder Bremen, Hamburg, Niedersachsen und Schleswig-Holstein, Universität Göttingen)
Homburg/Saar	06 841-19 240	Informations- und Behandlungszentrum für Vergiftungen der Universitätsklinik für Kinder- und Jugendmedizin in Homburg/Saar
Mainz	06 131-19 240	Beratungsstelle für Vergiftungen bei der Medizinischen Klinik und Poliklinik der Universität Mainz
München	089-19 240	Giftnotruf München der Technischen Universität München
Nürnberg	0911 398-2451	Giftinformationszentrale Nürnberg, Klinikum Nürnberg/Universität Erlangen-Nürnberg

haben in der Schweiz jährlich rund 12 000 Kinder bis zu 16 Jahren einen Unfall. Unfälle beim Schlittenfahren sind nicht besonders häufig, aber zunehmend, und führen oft zu schweren Verletzungen.

Vorbeugung:

- Es ist darauf zu achten, dass Kinder auf Plätzen spielen und die verwendeten Geräte keine Verletzungsgefahr bergen.
- Bei allen Sportarten muss die dafür geeignete, komplette Schutzausrüstung (eventuell Helm, Ellbogen-, Handgelenk- und Knieschoner) getragen werden.
- Beim Reiten sollte immer ein Reithelm getragen werden. Selbstöffnende Steigbügel verhindern das Mitschleifen nach einem Sturz.
- Beim Schneesport ist die richtige Ausrüstung besonders wichtig. Ab 15 kg Körpergewicht empfiehlt sich die Verwendung einer Sicherheitsbindung. Die Kinder sollten zur Vermeidung von Kopfverletzungen einen guten Helm tragen. Vor der ersten Abfahrt und nach Pausen ist ein Aufwärmen durch Gymnastik obligatorisch.
- Beim Schlittenfahren sollten Kinder hohe Schuhe mit Profil, Handschuhe und einen Kopfschutz tragen. Es sollte vermieden werden, mit dem Kopf voran zu fahren; es sollten Abfahrten ohne Hindernisse gewählt werden.
- Für Ballspiele gilt: vor jedem Spiel Einlaufen und „Stretching". Beim Fußballspielen sollten kombinierte Schienbein- und Knöchelschoner getragen werden.
- Crocs und ähnlich Schuhe können zu schweren Verletzungen auf Rolltreppen führen!

Verletzungen durch Tiere

Verletzungen durch Tiere sind Gott sei Dank selten. Kinder spielen sehr gern mit Hunden und Katzen, können jedoch ein Tier unabsichtlich reizen, ohne sich der dadurch entstehenden Gefahr bewusst zu sein.

Vorbeugung:

- Kinder sollten nicht mit Hunden oder Katzen allein spielen.
- Fremde Tiere dürfen nur mit Einverständnis des Besitzers gestreichelt werden.
- Beim Fressen dürfen Tiere nicht gestört werden.
- Achtung bei Mutterkuhhaltung!

Straßenverkehrsunfälle

Straßenverkehrsunfälle sind die häufigste Todesursache bei Kindern zwischen 5 und 16 Jahren (Tab. 8.**3**). In der Schweiz verunfallen pro Jahr rund 3500 Kinder im Straßenverkehr. Dazu kommt eine große Dunkelziffer. Jungen sind mit einem Anteil von 70 % deutlich gefährdeter als Mädchen. Die meisten Unfälle ereignen sich, wenn die Kinder selbstständig am Verkehr teilnehmen, d. h. z. B. auf dem Schulweg und beim Spielen. Vom ersten Tag des Schulbesuchs an darf ein Kind in der Schweiz auf öffentlichen Straßen radfahren, sofern es die Pedale sitzend treten kann. Am meisten Radfahrerunfälle ereignen sich bei den 12- bis 16-jährigen Kindern.

Vorbeugung:

- Es sollte auf ausreichenden Abstand des Kinderwagens vom Gehwegrand geachtet werden, damit das Kind im Wagen nicht gefährdet ist.
- Kinderwagen sind gegen das Wegrollen zu sichern.
- Für den Transport von Kindern auf dem Fahrrad sind geeignete Kindersitze zu verwenden.
- Kinder – wie auch der Fahrer – tragen immer einen Fahrradhelm. Dasselbe gilt auch für im Fahrradanhänger mitgeführte Kinder.

Tab. 8.**3** In der Schweiz im Straßenverkehr im Jahr 2008 verletzte und getötete Kinder nach Altersklasse, Ortslage und Straßenart (aus Scherer C. Unfallverhütung bei Kindern bis zu 16 Jahren. Bern: bfu – Beratungsstelle für Unfallverhütung; 2010: bfu-Fachdokumentation 2053).

	0–5 Jahre	6–11 Jahre	12–16 Jahre	Gesamt
Total Personenschäden				
Leichtverletzte	216	579	1324	2119
Schwerverletzte	42	111	274	427
Getötete	1	5	15	21
Gesamtanzahl	259	695	1613	2567
Verletzte und Getötete innerorts				
Hauptstraße	92	252	576	920
Nebenstraße	107	325	665	1097
andere	8	21	26	55
Gesamtanzahl	207	598	1267	2072
Verletzte und Getötete außerorts				
Hauptstraße	37	58	201	296
Nebenstraße	14	38	142	194
andere	1	1	3	5
Gesamtanzahl	52	97	346	495

- Im Auto sind Säuglinge am besten in speziellen, mit Gurten fixierten Rückhaltesystemen aufgehoben.
- Kinder bis zu 12 Jahren sollten nur auf den Rücksitzen mitgeführt werden; Kinder unter 12 Jahren müssen – falls sie kleiner als 150 cm sind – durch einen ihrem Alter entsprechenden Kindersitz gesichert sein, der gemäß der Serie 03 oder 04 des ECE-Reglements Nr. 44 geprüft ist.
- Bei der Verwendung von 3-Punkt-Gurten sind spezielle Sitzerhöhungen zu benützen.
- Kinder dürfen nie auf der Straßenseite, sondern immer nur auf der Gehwegseite ein- und aussteigen.
- Das Kind sollte an der Hand über den Zebrastreifen geführt werden.
- Auf dem Gehweg sollte das Kind auf der von der Straße abgewandten Seite an der Hand gehalten werden.
- Vor dem Überqueren der Fahrbahn sollte von Anfang an konsequent am Trottoirrand angehalten und nach links und rechts geschaut werden (in der Schweiz: „Warte – Luege – Lose – Laufe“).
- Dem Kind ist der Unterschied zwischen Gehweg und Straße sowie die Bedeutung der Begriffe „Verkehr“, „Fahrzeug“ und „Ampel“ erklären.
- Die Eltern sind Vorbilder im Verhalten im Straßenverkehr (Beachtung der Ampeln, der Vorfahrt usw.).
- Auffällige Kleidung erhöht die Sichtbarkeit der Kinder im Straßenverkehr: orangefarbene Regenmäntel, Bänder, Schultergürtel und „Znünitäschli“ (Kindergartentasche) oder Schulranzen mit lichtreflektierendem Material.
- Bevor ein Kind zur Schule geht, sollten die Eltern die sicherste Route bestimmen.
- Falls es besondere Gefahrenstellen gibt, ist deren Bewältigung mehrmals zu üben.
- Beim Abholen der Kinder aus Kindergarten und/oder Schule sollte niemals auf der gegenüberliegenden Straßenseite gewartet werden.
- Die meisten Unfälle geschehen auf Zebrastreifen!
- Straßen sind keine Kinderspielplätze!

Die bfu (Beratungsstelle für Unfallverhütung der Schweiz) bietet verschiedene Fachdokumentationen an, die kostenlos im Internet unter bestellt werden können. Die Publikationen können zudem heruntergeladen werden. Eine Auswahl ist im Folgenden aufgeführt:

- *Straßenverkehr:*
  - Schulweg – Maßnahmen zur Erhöhung der Verkehrssicherheit (2023)
  - Methodenvergleich VSS-EuroRAP – Evaluierung der beiden Methoden zur Lokalisierung von Unfallstellen am Beispiel ausgewählter Strecken (R 0617)
  - 18- bis 24-Jährige im Straßenverkehr und Sport (R 9824)
  - Schwerpunkte im Unfallgeschehen in Schweizer Städten (R 9701)
- *Sport:*
  - Sporthallen – Sicherheitsempfehlungen für Planung, Bau und Betrieb (2020)
  - Sicherheit und Unfallprävention im Seniorensport (R 0113)
  - Mountainbike-Trails – Leitfaden zur Realisierung (2040)
  - Signalisierte Schneeschuhrouten – Leitfaden für Anlage, Signalisation, Unterhalt und Betrieb (2059)
- *Haus und Freizeit:*
  - Sicherheit im Wohnungsbau – Vorschriften der Schweizer Kantone und des Fürstentums Liechtenstein zur baulichen Gestaltung von Geländern, Brüstungen und Treppen (2034)
  - Anforderungsliste Bodenbeläge – Anforderungen an die Gleitfestigkeit in öffentlichen und privaten Bereichen mit Rutschgefahr (2032)
  - Gewässer – Tipps zur Sicherung von Kleingewässern (2026)
  - Spielräume – Tipps zur Planung und Gestaltung von sicheren, attraktiven Lebens- und Spielräumen (2025)
  - Bäderanlagen – Sicherheitsempfehlungen für Planung, Bau und Betrieb (2019)
  - Bodenbeläge – Tipps zur Planung, Bau und Unterhalt von sicheren Bodenbelägen (R 0210)
- *Allgemeine Dokumentationen:*
  - Sturzprävention für Senioren und Seniorinnen – Die Rolle des Hüftprotektors in der Sturz-Fraktur-Prävention (R 0610)
  - Schwerpunkte im Unfallgeschehen – Straßenverkehr, Sport, Haus und Freizeit (R 0301)

Literatur

Bundesamt für Statistik (BFS). Todesursachen des Jahres 2007. Medienmitteilung BFS 2009; 0350-0903-10; im Internet: http://www.bfs.admin.ch/bfs/portal/de/index/news/medienmitteilungen.Document.118 950.pdf; Stand: 16. 03. 2012

Scherer C. Unfallverhütung bei Kindern bis zu 16 Jahren. Bern: bfu – Beratungsstelle für Unfallverhütung; 2010: bfu-Fachdokumentation 2053

9 Paradigmenwechsel in der Kinderheilkunde

Die Pädiatrie hat sich in den letzten Jahren und Jahrzehnten stark gewandelt. Fand in der 1. Hälfte des 19. Jahrhunderts eine Vereinheitlichung und Anhebung des Berufsstands durch eine Prüfungsordnung (1825) statt und damit einhergehend die Verschärfung der Qualifikationsanforderungen an die ärztliche Ausbildung, war das medizinische Wissen in der 2. Hälfte des 19. Jahrhunderts gekennzeichnet durch rasche (Wissens-)Expansion durch eine zunehmend strenge naturwissenschaftliche und empirische Methodenorientierung. Eine im Verhältnis zum Bevölkerungswachstum überproportionale Zunahme der Ärzteschaft im frühen 19. Jahrhundert wurde als „Überfüllungskrise" wahrgenommen (Titze 1990). Es entwickelte sich ein verschärfter Konkurrenzkampf unter den Ärzten. Mit Niederlassungsbeschränkungen und der beginnenden Spezialisierung als Antwort darauf entstand auch die Kinderheilkunde als Spezialgebiet. Aus der inneren Medizin heraus entwickelte sich, zunächst unter starken Widerständen vonseiten der etablierten Medizin, die Pädiatrie als eigenes Fach. Im Jahre 1895 wurde schließlich in der Person von Otto Heubner, des Leiters der Kinderklinik der Charité, der erste ordentliche Professor für Kinderheilkunde in Deutschland berufen. Damit war das Fach in Deutschland auch akademisch etabliert. Heubners Nachfolger Adalbert Czerny gründete die dortige internationale Pädiatrieschule. Das Wort „Pädiatrie" wurde von dem Basler Arzt Theodor Zwicker 1722 geprägt. Das erste deutschsprachige Buch der Kindermedizin geht auf den St. Gallener Arzt Christoph Girtanner aus dem Jahr 1794 zurück (Fanconi 1970). Das erste Kinderkrankenhaus entstand erst 1802 in Paris, 1846 in Basel. In Bern wurde das Jennerspital 1862 eröffnet, in Zürich durch die Eleonorenstiftung das Kinderspital 1874. In St. Gallen wie auch in Luzern entstanden die Kinderspitäler aufgrund der Initiative von niedergelassenen Kinderärzten. Prägten im (vor-)letzten Jahrhundert die somatischen Erkrankungen (Durchfallerkrankungen, Pneumonien, Appendizitis usw.) der Kinder (Kinder sind keine Erwachsenen) das Bild der Kinderheilkunde, wandte sich die Kindermedizin bald auch präventiven Aufgaben zu: Hygiene und Ernährung wurden Thema. Erst viel später folgten die Vorsorgeuntersuchungen, die eine Entwicklung der 1960er-Jahre sind. In letzter Zeit wird von den neuen Morbiditäten gesprochen, den psychosozialen Adaptationsstörungen, den Stresserkrankungen, dem Auseinanderbrechen der Groß- in Kleinfamilien, der psychosozialen Vereinsamung, dem zunehmenden Leistungsdruck auf die Kinder in den Schulen, den zunehmenden ökonomischen Schwierigkeiten, in die z. B. alleinerziehende Eltern geraten (neue Armut), usw.

Neue Paradigmen
Damit hat sich auch die konkrete Arbeit in der kinderärztlichen Praxis in den letzten Jahren stark verändert: vom Primärversorger zum (Sozial-)Präventivmediziner. Kinderärzte sind heute in mehr als der Hälfte der Zeit damit beschäftigt, Vorsorge- und Entwicklungsuntersuchungen und damit verbundene Beratungen durchzuführen.

Aus- und Weiterbildung

Die Ausbildung zur praktischen (niedergelassenen) Kinderheilkunde wird aber leider noch nicht in genügendem Maße angeboten. Die Krankenhauspädiatrie, auch deren Zentren, hat ganz andere Schwerpunkte als die Praxispädiatrie. Praxispädiater, die ihre Erfahrungen an die nächste Generation weitergeben könnten, gibt es viele, nur haben sie als Lehrpersonen kaum je die nötige Anerkennung und Position im Krankenhausumfeld. Die Assistenten und die Klinik hören deshalb kaum etwas aus dem Arbeitsfeld der Praxis. Und leider nehmen nur wenige Praxispädiater ihre Verantwortung als Ausbildner wahr und stellen Assistenten an!

Die Praxispädiatrie wird aber auch von anderer Seite bedroht, so im Bereich der Krankheitsbetreuung. Leicht und mäßig akut kranke Kinder werden ambulant betreut, schwer kranke müssen in der Regel eingeliefert werden. Dort sind Spezialisten und die nötige Infrastruktur vorhanden, um ihnen optimal zu helfen. Ist die Akutphase vorbei, sollten diese Kinder schnellstmöglich wieder in das ambulante Setting, zum einweisenden Kinderarzt, entlassen werden. Die Praxis der modernen Praxispädiatrie belehrt aber eines Besseren: Die Zentren sind unablässig bestrebt, auch für die Nachsorge verantwortlich zu sein bzw. zu werden. Das bedeutet aber auch, dass der Kinderarzt in der Praxis nicht nur von der Weiterbetreuung (Behandlung der Zerebralparese, Diabetesbehandlung, ambulante Chemotherapie, ambulante Peritonäaldialyse, enterale Ernährung, Entwicklungsverzögerungen usw.) ausgeschlossen wird; zudem wird er durch verlustig gehendes Wissen auch zunehmend inkompetent in diesen Bereichen.

! Die auf den ersten Blick zu begrüßende „Professionalisierung der Nachsorge" gefährdet leichtfertig und unnötigerweise die Praxispädiatrie.

War und ist es noch heute gut möglich, in der pädiatrischen Praxis die allermeisten Gesundheitsstörungen fachlich kompetent zu behandeln, gibt die Spezialisierung in pädiatrische Untergebiete, wie die pädiatrische Dermatologie, Pneumologie, Endokrinologie usw., vor, entsprechende Krankheiten besser zu bewältigen. Der Kinderarzt sieht sich gezwungen, die Kinder weiter zu überweisen und läuft dabei nicht unbegründet Gefahr, auch die letzten „chronischen" Patienten an Spezialisten zu verlieren und damit auch sein entsprechendes Wissen und die Erfahrung. So heißt es zynisch dann: für jeden Pickel mindestens 3 Professoren! Weitere Faktoren sind die allgemeine Arbeitszeitenreduktion, die an sich be-

Smartphones

Die Smartphones bieten als Multifunktionsgeräte heute auch für Mediziner enorme Möglichkeiten, Wissen und Informationen im handlichen Format mit sich herumzutragen und jederzeit abzurufen, sei es via Internet oder mittels „Apps". Spezielle medizinische Apps gibt es für beide verbreiteten Betriebssysteme (Apple und Android). Allein von Apple existieren über 3500 Anwendungen (Apps) medizinischen Inhalts für das iPhone. Oft sind die Apps aber für den nordamerikanischen Markt und seine Bedürfnisse konzipiert. Persönlich bewährt hat sich das Programm MedCalc. Es bietet eine Fülle von Formeln und Scores. Die Werte des Patienten können direkt eingegeben werden, um das gesuchte Resultat zu erhalten. Je nach Version ist es für 1,10 – 11,00 CHF zu kaufen. Wertvoll ist auch ein Konvertierungsprogramm für Einheiten (z. B. Umrechnung von °F in °C), z. B. der „Units Converter". Für Medikamente und deren Dosierungen bietet sich „Drugdoses" an, das dem bekannten australischen Handbüchlein von Frank Shann entspricht. Die Datenbank enthält auch Hunderte von Normalwerten und Formeln und sei hier sehr empfohlen. Das Schweizer Kompendium existiert ebenfalls und ist gratis (iKomp, oder Kompendium; mehr Informationen unter http://www.documedinfo.ch Stand: 16. 03. 2012). Das US-amerikanische „Kompendium" ist im App „Epocrates" erhältlich. Das Grundprogramm ist ebenfalls gratis. Das Pendant zum elektronischen schweizerischen Impfausweis (s. oben, im Internet: www.meineimpfungen.ch; Stand: 16. 03. 2012) gibt es auch als App mit dem Namen „myViavac".

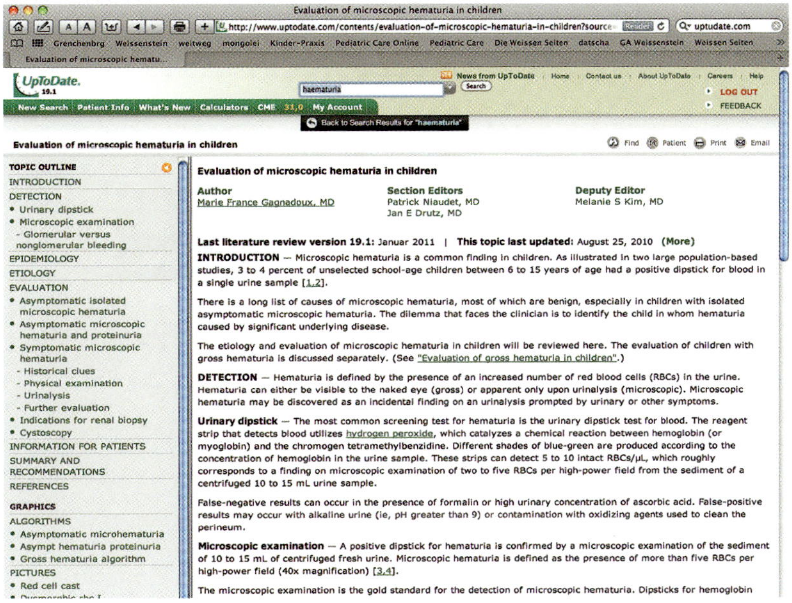

Abb. 10.**2** Originalveröffentlichungen.

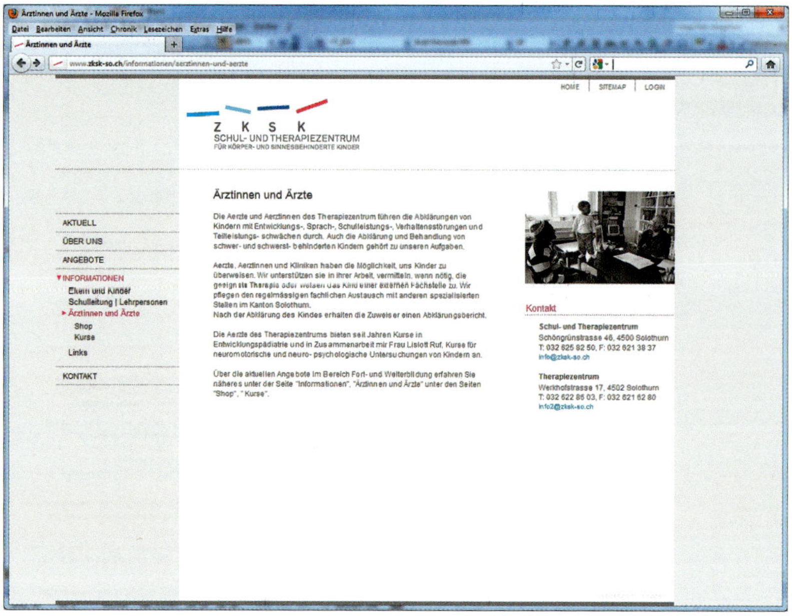

Abb. 10.**3** ZKSK: Ausbildungskurse.

Ausbildungskurse für Kinder- und Jugendärzte

Die Abteilung Wachstum und Entwicklung des Kinderspitals Zürich bietet zum Untersuchungsgang nach R. Largo regelmäßig Ausbildungskurse an. Das ZKSK veranstaltet Einführungskurse in Entwicklungspädiatrie, neuromotorische Untersuchung nach L. Ruf und anderen (Tel. 032-622 86 03; im Internet: http://www.zksk-so.ch Abb. 10.**3**). Das Forum für Praxispädiatrie (Kinderärzte Schweiz) vermittelt Kurse zum gesamten Gebiet der Praxispädiatrie (Kontakt: Kinderärzte Schweiz, Badenerstrasse 21, CH-8004 Zürich, Tel. +0041 (0)44 520 27 17, Fax +0041 (0)43 317 93 64, info@kinderaerzte-schweiz.ch). Das Zentrum für kleine Kinder in Winterthur bietet Kurse zur Erfassung von Sprachentwicklungsstörungen und anderes mehr an (Kontakt: Zentrum für kleine Kinder, Pionierstrasse 10, CH-8400 Winterthur, Tel. 0041 52 213 68 46, Fax 0041 52 213 68 47, zentrum@kinder.ch).

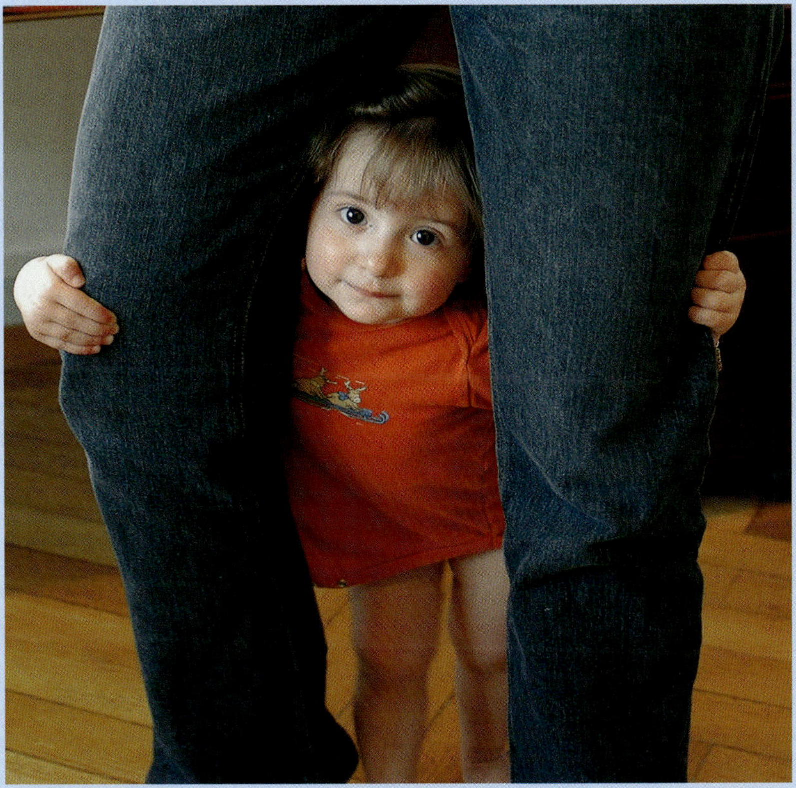

Die Vorsorge- und Entwicklungsuntersuchungen dürfen nicht unter Zeitdruck vorgenommen werden: Es ist wichtig, sich Zeit nehmen, um auf das Kind einzugehen. Da es sich nicht um akute Erkrankungen handelt, muss die Diagnose nicht sofort gestellt werden und das Kind kann bei eventuell schlechter Kooperation nochmals einbestellt werden. Es ist im Kleinkindesalter durchaus sinnvoll, sich zuerst den Eltern zu widmen, um dem Kind damit Zeit zu geben, sich auf die neue Situation und den Untersucher einzustellen. Ist es einmal so weit, kann ihm die Initiative überlassen werden, die der Arzt dann Schritt für Schritt in die gewünschten Bahnen lenkt. Er lässt also das Kind bestimmen, was es spielen will, und führt dann das Spiel sanft in die gewünschte (Test-)Richtung. Spielt der Arzt mit dem Kind und ist, frei nach Barbara Sichtermann, „Forschungsassistent" des Kindes, wird er überrascht sein, wie einfach er so zum Ziel kommt.

Ab dem Schulalter sind die Kinder unsere Indexpatienten und nicht die Eltern und sollten deshalb als Erste befragt werden. Der im Folgenden beschriebene Ablauf der Untersuchungssituation hat sich in der Praxis bewährt, muss aber – je nach Entwicklungsalter – beträchtlich variiert werden (s. entsprechende Kapitel in Teil IV).

- **Begrüßung** Der erste Eindruck ist für alle Seiten, das Kind, die Eltern und den Arzt, von allergrößter Bedeutung für den weiteren Verlauf der Untersuchung und auch der gegenseitigen Beziehung.
- **Anamnese** Dies ist die Gelegenheit für den Arzt, Zeit und Vertrauen gewinnen, denn die Fokussierung des Interesses auf die Eltern durch Erhebung der Anamnese erlaubt dem Kind, sich auf die neue Umgebung einzustimmen (Defokussierung des Kindes).
- **Untersuchung:**
  - Verhaltensbeobachtungen/Interaktion: Die Beobachtung des Spontanverhaltens des Kindes beginnt bereits während der Anamnese.
  - Entwicklungstests: Es hat sich bewährt, das Kind nach der eingehenden Anamnese in ein Spiel zu verwickeln, um den Übergang zu den einzelnen Test-Items des altersspezifischen Entwicklungstests zu erleichtern.
  - Motoskopische Untersuchung der spontanen (aktiven) Bewegungsabläufe: Die Beobachtung der Spontanmotorik gibt viele Hinweise auf die Bewegungsmuster des Kindes. Der Beobachtung entgangene Bewegungen müssen provoziert werden. Das Kind muss erst jetzt möglichst vollständig ausgezogen werden.
  - Status: Neben der gründlichen somatischen Untersuchung empfiehlt es sich, das Kind auf dysmorphe Stigmata genauestens zu untersuchen. Dies kann Hinweise zur Ätiologie einer Entwicklungsstörung geben. Neurologische und organspezifische Untersuchungen werden je nach Bedarfsfall durchgeführt.
  - Weiterführende Interventionen: Ohruntersuchung, Untersuchung mit dem Mundspatel, Blutentnahmen, Impfungen usw. sollten – wann immer möglich – an den Schluss der Untersuchung gestellt werden.
- **Abschluss***:* Zum Abschluss der Untersuchung erfolgen eine Zusammenfassung der Befunde, die Planung von Maßnahmen und der Abschied mit Würdigung, Versöhnung und Vertrag sowie einem Ausblick, der die Planung der nächsten Konsultation beinhaltet.

Einzelne Pädiater lassen den Eltern vor den Vorsorgeuntersuchungen spezifische Fragebögen zukommen, in denen die Leistungen des Sprösslings eingetragen werden können. Diese können auch die Wartezeit im Wartezimmer verkürzen helfen. Sie können die Eltern auch darauf hinweisen, was den Arzt interessiert, auf was er in der folgenden Untersuchung zu achten gedenkt. Solche Fragebögen sind im Anhang zu finden.

Auf den folgenden Seiten wird auf die einzelnen Schritte der Untersuchung näher eingegangen.

11 Begrüßung

Eine gute, patientenorientierte Beratung beginnt mit der Begrüßung aller Beteiligten, je nach Kultur mit oder ohne Handschlag und visueller Kontaktaufnahme. Präliminarien, d. h. einleitende Floskeln, Bemerkungen und Fragen, sind unerlässliche und wohl in allen Kulturen vorkommende Rituale; sie geben beiden Seiten Zeit, sich einzustimmen. Das Begrüßungsritual bietet dem Arzt die Gelegenheit, sich als freundlichen, emphatischen und rücksichtsvollen Gesprächspartner zu definieren (Abb. 11.**1**). Der Indexpatient ist das Kind und nicht die Eltern: Das Kind sollte immer begrüßt und (ab dem 3. Lebensjahr gut möglich) auch als Erstes nach dem Konsultationsgrund gefragt werden. Die Antworten können manchmal überraschend sein! Die Begrüßung hat zudem mehrere Ziele:

- Sie soll eine vertrauensvolle und respektvolle Arbeitsbeziehung ermöglichen.
- Sie soll allseitige emotionale Sicherheit bieten.
- Sie soll ermöglichen, Stimmungslagen wahrzunehmen.
- Sie soll es dem Patienten ermöglichen, seine Sicht der Dinge mitzuteilen.
- Sie soll dem Arzt ermöglichen, die Wünsche des Patienten bezüglich der Untersuchung zu hören.

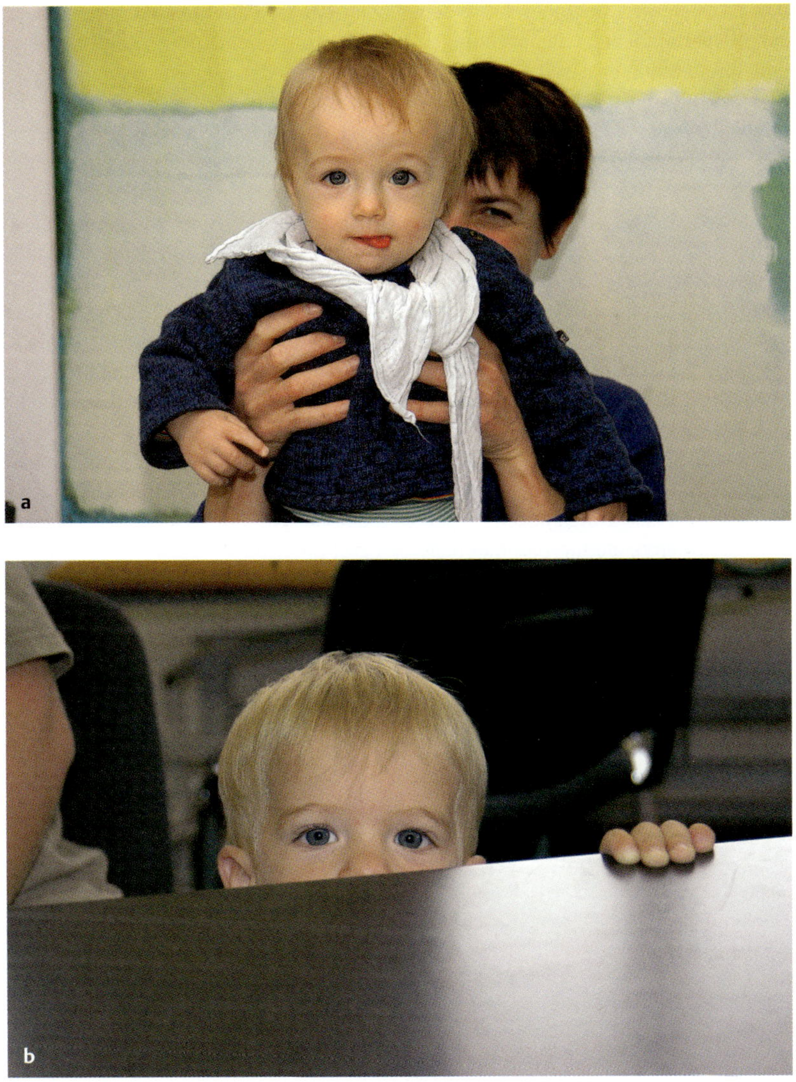

Abb. 11.**1 a, b** „Voilá mein Kind!"
a „Sicher bin ich an dir interessiert, aber nur..."
b „... aus genügender Distanz."

12 Anamnese

Das Erheben der Anamnese mit den damit verbundenen Beobachtungen und Interaktionen ist seit jeher einer der wichtigsten Teile der medizinischen Kunst. Nicht umsonst heißt das Untersuchungszimmer in einer Praxis „Sprechzimmer". Kinderärzte werden – vor allem im Rahmen der Vorsorgeuntersuchungen – nicht nur wegen medizinischer Probleme konsultiert. Eine Vielzahl von Fragen zu Entwicklung, Erziehung, Beziehung, Betreuung, Autonomie, Verhalten, Schulreife, Schule, Behinderungen, Sexualität usw. werden gestellt. Eine gute Anamnese hat viele Ziele: Sie sammelt medizinische Daten, stellt eine Beziehung her und muss die Tragfähigkeit derselben garantieren, damit die Maßnahmen auch greifen können. Die Anamnese ist nicht nur von diagnostischer Bedeutung, sondern hat auch nicht unerhebliche therapeutische Effekte. Sie kann Sicherheit, Strategien für den Umgang mit Problemen usw. vermitteln.

> **!** Wie gut aus der Sicht des Patienten bzw. der Eltern der Arzt die Anamnese macht, entscheidet über deren Beurteilung seiner Kompetenz!

Zufriedene Patienten kommen auch eher zur vereinbarten Kontrolluntersuchung oder zur nächsten Vorsorgeuntersuchung. Diese Beziehung ist auch dann von nicht zu unterschätzender Bedeutung, wenn größere Probleme anstehen.

Das Erlernen einer guten Anamnese ist eine Lebensaufgabe. Aber als Bonus erwirbt der Kinderarzt für seine Anstrengungen eine deutlich bessere Kommunikationsfähigkeit mit den Patienten, ihren Dank für die Empathie und das Verständnis und damit mehr Spaß im Berufsalltag (Abb. 12.**1**).

Der Wandel der Gesellschaft macht auch vor der Praxistür nicht halt. Kinderärzte werden – je länger sie im Beruf sind, umso intensiver – mit der „neuen Morbidität" konfrontiert: Entwicklungs- und Verhaltensstörungen, Lernstörungen, Depressionen, Misshandlungen, Gewalt unter Jugendlichen und Suizid bei Adoleszenten. Im Vordergrund steht jedoch nicht die Krankheit, sondern das Kind und der Jugendliche als ganzer Mensch. Der Paradigmenwechsel des Arztes vom mechanistischen linear-kausalen zum ressourcenorientierten systemischen Denkmodell ist dabei hilfreich. Typische Elemente dieses neuen Paradigmas sind, tragfähige Beziehungen zu den Patienten aufzubauen und zu halten, sich als Arzt als Teil des Hilfesystems zu sehen und Krankheiten bzw. soziale Abweichungen als Dysfunktion von Systemen zu verstehen, die derart ausgeprägt sind, dass Hilfestellung von außen erforderlich ist. Dabei gilt es, Kräfteverhältnisse im System einzuschätzen, zielorientierte Perspektiven zu eröffnen, gemeinsame Lösungsschritte zu finden, Begleitung durch Krisen bis zur Stabilisierung anzubieten und sich aus dem System Arzt-Patient wieder zu lösen. Dieser Ansatz bietet auch für die Klienten Vorteile: die aktive Beteiligung und Ermächtigung, eigene Lösungen zu finden (Empowerment).

Die Arzt-Patienten-Beziehung erhält zentrale Bedeutung, insbesondere bei der Begleitung von Kindern mit Entwicklungsproblemen und deren Folgesymptomen. Typisch für die Kinderheilkunde ist auch die Veränderung der Interaktion während der kindlichen Entwicklung: Von der Mutter-Arzt-Diade zur Mutter-Kind-Arzt-Triade, über die Eltern-Kind-Arzt-Interaktion zur erneuten Diade Kind/Jugendlicher-Arzt.

Es gilt, hier die Veränderungen der Beziehungen wahrzunehmen, um nicht mit einem Jugendlichen wie mit einem Vorschulkind umzugehen. Untersuchungen haben aufgezeigt, was die Eltern von einem guten Pädiater erwarten: Es sind weniger die fachliche Professionalität bzw. die Fachkenntnis-

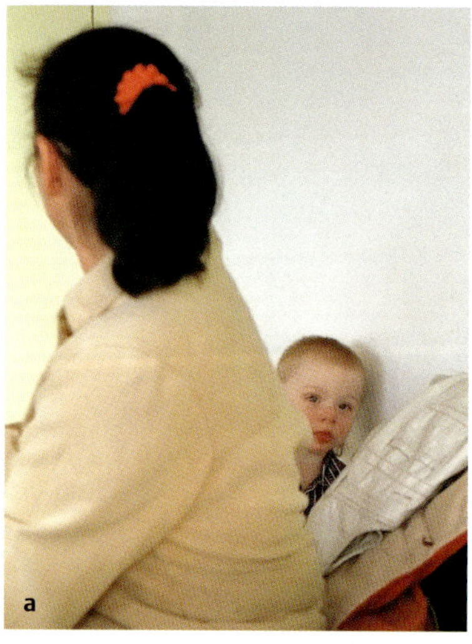

a

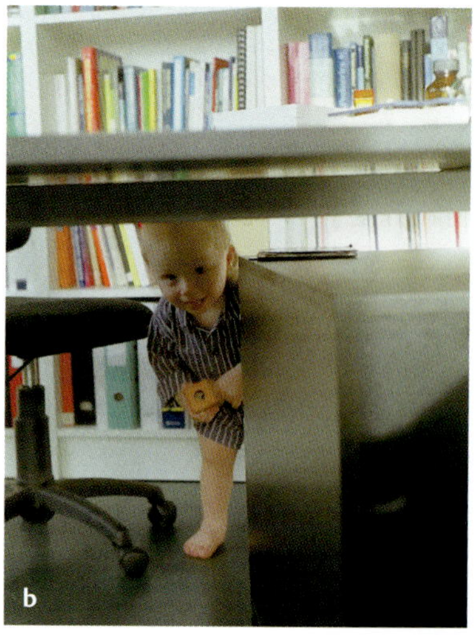

b

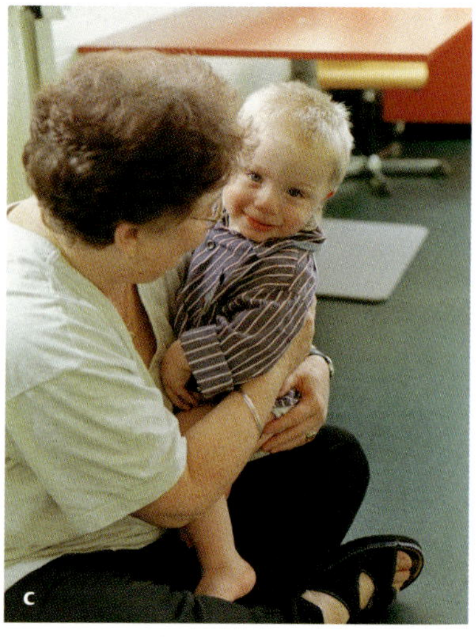

c

Abb. 12.**1 a – c** „Ganz vorsichtig nähere ich mich. Und wenn er lieb ist, lass ich mich auch untersuchen."

se des Arztes, sondern ob er sich für sie „genügend“ Zeit nimmt. Dabei bestimmen die Klienten, was genügend Zeit heißt, und nicht der Arzt. Zeit zu haben, heißt vor allem aber, Zeit zum Zuhören zu haben. Und Zuhören ist eine Kunst, die nicht unbedingt während der Ausbildung gelernt wird. Aber nicht nur Zuhören ist gefragt, sondern auch Kommunizieren, d. h. zu versuchen, die Eltern, aber auch das Kind bestmöglich zu erfassen und das Wichtige in einer Sprache mitzuteilen, die sie auch verstehen. Dabei muss der jeweilige sprachlich-kulturelle Hintergrund berücksichtigt werden. Zudem ist nicht zu vergessen, dass der eigentliche Indexpatient das Kind ist, wir uns aber die meiste Zeit mit der Mutter unterhalten, also quasi fremdanamnestische Daten erheben. Diese sind aber per se Interpretationen und damit auch mit der entsprechenden Vorsicht zu genießen. Das Verifizieren der Angaben beim betroffenen Kind ist deshalb (soweit als nur möglich) unabdingbar!

Leider können wir den Vater als weiteren Informanten oft weniger als wünschenswert einbeziehen, und oft sind die im Hintergrund entscheidenden Personen („Hidden Agenda“), wie Großmütter, Nachbarinnen, Erziehungsberaterinnen oder andere (selbsternannte) Fachleute, auch nicht im Sprechzimmer. Zudem sind moderne Eltern oft besser informiert oder desinformiert (Internet) als früher und wollen an der Entscheidungsfindung aktiv beteiligt werden.

Durch die Allgegenwart der Computer (der Arzt schreibt andauernd in den PC) kann die Interaktion ernstlich Schaden nehmen, denn eine Interaktion, bei der die Augen sich mehrheitlich auf den Monitor konzentrieren, kann nicht genug Nähe und Empathie erzeugen. Der Arzt spricht nicht zum Patienten bzw. Kind, sondern stattdessen mit dem PC! Es ist also sicher angezeigt, die Notizen nach der Konsultation in den PC zu tippen.

Wenn irgend möglich, sollte in einer Sprache (gemäß eines kulturellen Hintergrunds, allenfalls in Fremdsprache, mit vielen Beispielen, auch persönlichen) gesprochen werden, die auch der Klient und seine Eltern verstehen. Mit einem Kind sollte also seiner Entwicklung entsprechend kommuniziert werden. Und: Die subjektiv vom Patienten erlebte Krankheit ist nicht die objektive, medizinische Diagnose! Vorsicht jedoch vor verbaler Anbiederung: Auch mit dem bestimitierten jugendlichen Gassen-Slang wird der Kinderarzt nicht zum Adoleszenten!

Die Vielzahl der Themen macht deutlich, wie zentral Anamnese und Beratung in der pädiatrischen Praxis geworden sind. Es ist klar, dass ein patientenorientiertes Vorgehen besser weiterhilft als ein krankheits- bzw. arztzentriertes. Dabei ist zu beachten, dass es nicht möglich ist, „nicht zu kommunizieren“. Und jede (schichtspezifische) Kommunikation hat neben dem Inhalt auch einen Beziehungsaspekt (Watzlawick et al. 1974). Der Inhalt wird dabei vornehmlich durch Sprache, der Beziehungsaspekt durch nonverbale Zeichen vermittelt (Mimik, Körperhaltung, Sprechgeschwindigkeit usw.). Die Aufnahme eines Videos der ärztlichen Interaktion mit den Klienten ist für den Untersucher äußerst aufschlussreich!

Noch etwas darf keinesfalls vergessen werden: „It takes two to tango“. „Mühsame“ Patienten bzw. Eltern werden möglicherweise durch unser „mühsames“ Verhalten mitbedingt. Wir schaffen es wohl eher, uns zu ändern, als unsere Klienten. Deshalb macht es für den Arzt Sinn, seine „Anamnesen“ zu analysieren, vor allem, wenn sie nicht gelungen sind, und die nötigen Veränderungen einzuleiten. Leider „hängen aber unsere Augen zu nahe am Hirn“ (Rothschild 1980); damit ist gemeint, dass nur das verstanden wird, was selbst schon einmal gedacht wurde. Die Wirklichkeit kann nie vom Beobachter losgelöst werden; es gibt keine absolute Wahrheit in der Anamnese und der Beziehung! Trotzdem gilt es, die Verbesserung zu wagen. Was für den Arzt Alltag ist, ist möglicherweise für die Eltern äußerst ungewöhnlich; Rückversicherung tut not. Also sollte zurückgefragt werden, was die Eltern verstanden haben; der Arzt sollte seine Aussagen verifizieren.

Setting

Eine möglichst erfolgreiche Anamnese steht und fällt mit einem vernünftigen Setting. Weder die Eltern geschweige denn das Kind werden durch eine hochtechnisierte, gestylte Praxiseinrichtung von ihren Ängsten befreit. Der Erstkontakt erfolgt über die Arzthelferin: Ist diese ob der Arbeitslast mürrisch oder unfreundlich, nimmt sich keine Zeit für den Patienten oder ist sie unkonzentriert, färben diese ersten Erfahrungen auf den Arzt ab. Übrigens haben Umfragen in der Praxis ergeben, dass es für männliche Jugendliche besonders wichtig ist, wie schön die Arzthelferin ist, während für die weiblichen am wichtigsten die „Schönheit“ des Arztes ist. Wenn das kein Auftrag ist! Ein Doktor, der sich bei falsch verstandener Hygiene im weißen Kittel präsentiert, kann das Kind noch zusätzlich verunsichern. Dass sich im Wartezimmer – aber auch im Sprechzimmer – Spielsachen befinden, versteht sich von selbst. Befindet sich im Wartezimmer eine große Zahl von Eltern, Müttern und Kindern, signalisiert das sicherlich nicht: „Ich habe genügend Zeit für Sie!“

Einige Ärzte ziehen es vor, hinter gewaltigen Schreibtischen einen gewissen Abstand zu ihren Klienten herzustellen; andere setzen sich demokratisch an einen runden Tisch oder sogar auf den Boden, zum Kind. Alles hat Vor- und Nachteile: Die Distanz kann auch ein Schutz des Arztes vor „distanzlosen“ Ansprüchen der Klienten sein. Runde Tische vermitteln den Eindruck der Gleichheit, die in Wirklichkeit gar nicht besteht (Abb. 12.**2**).

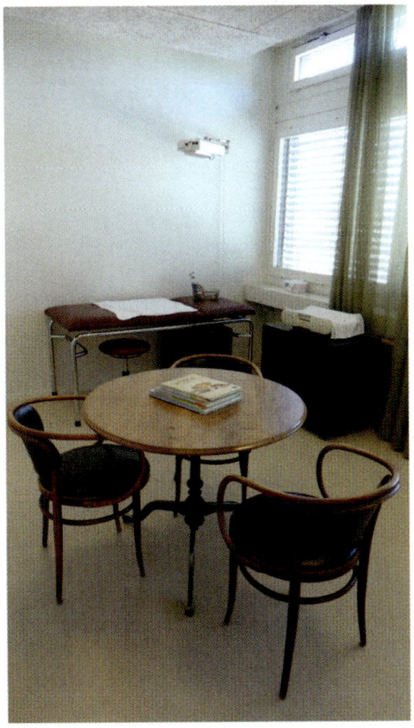

Abb. 12.**2** Sprechzimmer, mit Bilderbüchern.

Und am Boden herumkriechende Ärzte machen zuweilen einen etwas anbiedernden, „unprofessionellen“ Eindruck. Störungen durch andauernde Telefonate und Fragen der Arztgehilfin unterbrechen und beeinträchtigen die Interaktion mit dem Klienten und sind tunlichst zu vermeiden. Am besten sollte das Telefon aus dem Sprechzimmer ganz verbannt werden.

Lektüre und Bilderbücher sollten sich an alle Altersgruppen und Interessen richten (Abb. 12.**3**). Zum guten Setting gehört auch eine ruhige, freundliche, „intime“ Atmosphäre.

Von der Diade zur Triade

Das klassische Setting (Klient-Arzt) wird in der Pädiatrie erweitert durch die Triade mit der Mutter (Abb. 12.**4**), möglicherweise mit dem Elternpaar oder sogar einer weiteren Generation.

Dieses Setting führt leider oft dazu, dass der Kinderarzt vergisst, wer sein eigentlicher Indexpatient ist, und sich empathisch der Mutter zuwendet, das Kind jedoch vergisst. Kein Kind ist aber zu klein, um nicht in die Anamnese einbezogen zu werden. Kinder können sehr genau – anfangs nicht verbal, aber später auch verbal – mitteilen, wo „der Schuh drückt“. Nicht nur Mütter möchten ernst genommen werden, sondern auch die Kinder. Ginge ein Ehepaar zum Arzt, und der eine Partner redete über die Beschwerden des anderen, wobei sich dieser nicht einmal dazu äußern könnte, wäre dies für Erwachsene eine ungeheuerliche Situation. Das Kind befindet sich in der kinderärztlichen Praxis relativ häufig in einer solchen Lage.

Von der Triade wieder zur Diade

Ab dem Schulalter ändert sich die Gesprächssituation wieder. Zunehmend wird das Kind zum Mittelpunkt des Gesprächs, und die Mutter bzw. die Eltern werden eher zu Referenzsystemen. Die Triade verwandelt sich langsam wieder in eine Diade zurück. Im Adoleszentenalter ist es deshalb unter Umständen angezeigt, die Jugendlichen allein, d.h. ohne Eltern, im Sprechzimmer zu haben, da sie in der Regel so deutlich kommunikativer sind. Dabei darf aber nicht vergessen werden, dass der Arzt der Generation der Eltern angehört und vom Jugendlichen trotz seines möglichst jugendlichen Aussehens auch so wahrgenommen wird. Das führt von vornherein zu einem gewissen distanzierten Verhalten, da der Jugendliche bei besonders „jugendlichem Verhalten des Arztes“ nur Anbiederung vermutet. Authentizität ist der Schlüssel im Zugang zu Jugendlichen und keine Rollenspiele!

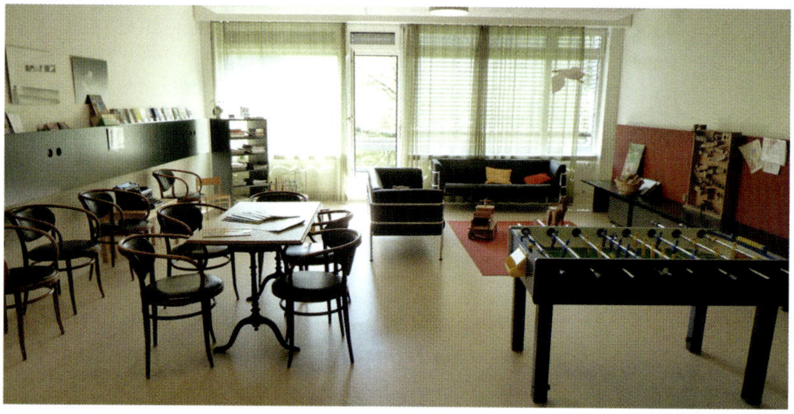

Abb. 12.**3** Wartezimmer.

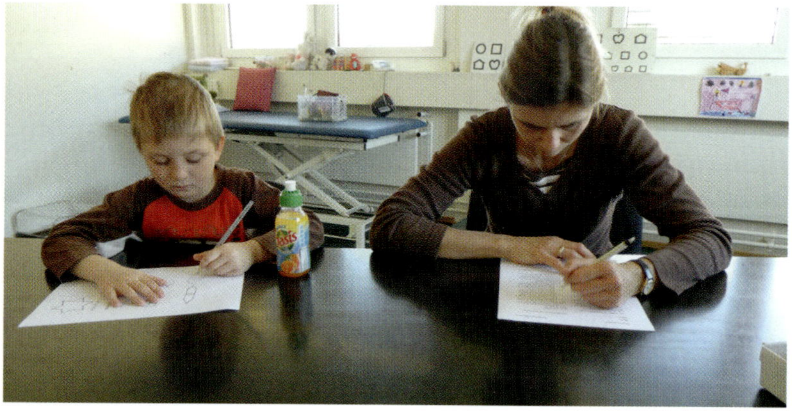

Abb. 12.**4** Alle arbeiten.

Kulturelles

Unterschiedliche Kulturen bieten auch verschiedene Möglichkeiten für die Lösung von Problemen. Diese sollten soweit als möglich bekannt sein, und es ist nicht an uns, diese kulturellen Unterschiede zu negieren oder durch unsere Vorstellungen zu ersetzen. So kann bei einigen Kulturen das Nennen der Diagnose vor dem Klienten als Zeichen verstanden werden, dass der Patient aufgegeben wird. Das Mitteilen der Diagnose ist vielmehr die Aufgabe der Familie. Sie entscheidet, wann der Kranke bereit ist, die Wahrheit zu hören. Gerade in Migrantenfamilien ist das Referenzieren (Was hat der Klient verstanden?) von nicht zu unterschätzender Bedeutung.

Im weiteren Sinn gehören zu den kulturellen Unterschieden auch die verschiedenen Metaphern, was Heilung angeht. Dies gilt für die klassische Medizin ebenso wie für die Alternativmedizin, die Homöopathie und andere manipulative Maßnahmen. Da auch wir z.B. Medikamente verschreiben, über deren Wirksamkeit zumindest Zweifel bestehen (Hustensirup, Schleimlöser, Medikamente gegen das „Zahnen“), sollten wir uns nicht dazu hinreißen lassen, überheblich, – schlimmer noch in Unkenntnis – über andere Therapiemaßnahmen zu urteilen. Nichtsdestotrotz ist davon auszugehen, dass die meisten Kinder nicht dank der Medikamente gesund werden, sondern trotz der Medikamente. Eine allgemeine Abkehr von der „materiellen Lösung“ ideeller Probleme ist aber durchaus wünschenswert.

Gesprächsführung

Die Erhebung der Anamnese benötigt vor allem viel Übung und Erfahrung. Auch geübte „Erfrager" profitieren enorm davon, sich selbst einmal in einer Videoaufnahme zu sehen:

- Gehe ich richtig auf die Menschen ein?
- Antworte ich auf ihre Fragen?
- Wirke ich emphatisch oder überheblich?
- Nehme ich die vorgestellten Probleme ernst?
- Bin ich bei der Sache?
- Nehme ich Blickkontakt auf?
- Was geschieht nonverbal?
- Spreche oder interagiere ich überhaupt mit dem Kind oder nur mit der Mutter?
- Denke ich bei der Antwort des Patienten schon an meine nächste Frage und höre deshalb nicht zu?

Aus familientherapeutischer (systemischer) Sicht ist bekannt, dass der aktive Einbezug der Väter von sehr großer Bedeutung ist. Zumindest sollte der Arzt sich bei dessen Abwesenheit über seine Stellung zu einem Problem orientieren.

Das Indexkind wird im Gespräch immer mit dem Vornamen benannt. Begleitende Geschwister werden ebenfalls mit dem Vornamen angesprochen (entsprechende Notizen in der Krankengeschichte sind hilfreich; Abb. 12.**5**). Der Arzt sollte klar, verständlich und redundant sprechen und dabei das Gegenüber anschauen. Nichts kann abstoßender sein als eine Befragung mit ständigem Blick auf die Krankengeschichte oder eine Checkliste, modern noch schlimmer auf den Bildschirm (bei Erfassung einer elektronischen Krankengeschichte). Die Eintragungen können auf die Zeit nach der Konsultation verschoben werden.

Der Arzt sollte sich vergewissern, welche Bedeutung die Eltern (das Kind) einem Symptom beimessen. Was haben sie für Erklärungen für die Störung bzw. die Entwicklung? So kann vermieden werden, aneinander vorbeizureden. Dazu gehört auch, sich bei den Eltern nach der Erwartung an die Konsultation zu erkundigen. So wird die Gefahr umschifft, am Problem vorbei zu untersuchen und zu reden. Anders ausgedrückt: Eine gute Beziehung zu den Klienten ist die Basis eines guten Beratungsgesprächs.

Für länger dauernde Konsultationen, wie Entwicklungsabklärungen, empfiehlt es sich, die Eltern – aber auch das Kind – über den Ablauf der Untersuchung aufzuklären: „Zuerst kommt das, dann mache ich das, usw.". Damit können sicher vorhandene Ängste erfolgreich abgebaut werden.

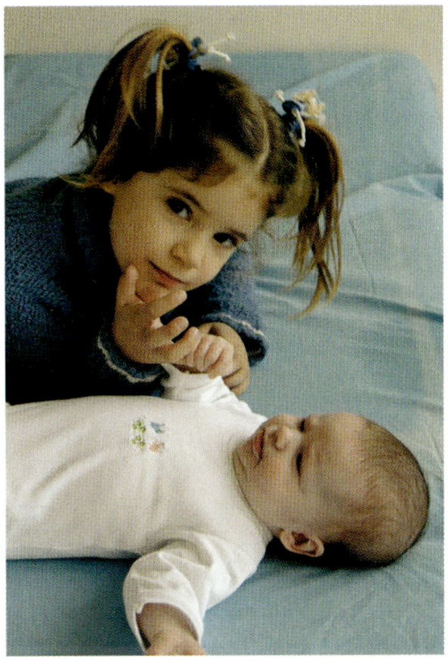

Abb. 12.**5** Die Beobachtung der Interaktion zwischen Geschwistern ist vielsagend.

Auf geschlossene Fragen, die nur mit ja oder nein beantwortet werden können, sind kaum aussagekräftige Antworten zu erwarten. Sie können aber zur Klärung von Unklarheiten durchaus gebraucht werden, so z. B.: „Habe ich Sie richtig verstanden, wenn ich sage...?" (Tab. 12.**1**).

Offene Fragen, z. B. „Wie war das für Sie, als Ihr Kind...?", sind dagegen aufschlussreich. Wenn Eltern die Anamnese ausschweifend erzählen, so kann das Wesentliche mit Kontroll- und Steuerfragen herausgeholt werden. Bei direkten Fragen kann es von größerer Bedeutung sein, wie eine Frage formuliert wird, als was gefragt wird. Auf die Frage: „Hat jemand in der Familie Asthma?" erhält der Arzt eine andere Antwort als auf die Frage: „Haben noch andere Familienmitglieder Probleme mit der Atmung?" Asthma ist ein Terminus technicus; der Klient füllt ihn unter Umständen in Treu und Glauben mit einem anderen Inhalt. Ob es sich dabei wirklich um Asthma handelt oder gehandelt hat, ist eine ganz andere Frage.

Pausen, in denen nichts gesprochen wird, sind oft genauso wichtig wie Gespräche. Kunstvoll eingesetzt, können sie die Spannung erhöhen und die Klienten dazu bewegen, diese Spannung dadurch abzutragen, indem sie etwas sagen, und zwar etwas, was sie sonst unter Umständen im dauernden Reden des Arztes nicht hätten unterbringen können, etwas, das vielleicht bedeutungsvoller ist als die Antwort auf eine Frage des Arztes.

Tab. 12.**1** Verschiedene Fragetypen.

Art	Beispiel	Antwort	Bemerkung
geschlossene Fragen	„Haben Sie verstanden?" „Tut das weh?"	ja/nein	Entscheidungsfragen geben dem Befragten wenig Möglichkeiten, genauer zu erörtern
offene Fragen	„Wie sehen Sie das Problem?" „Was glauben Sie, sind die Ursachen für...?"	Argumente	eröffnen Gespräche und führen diese weiter
Anschlussfragen	„Und wie meinen Sie das konkret?"	Präzisierung	Habe ich den Klienten verstanden?
hypothetische Fragen	„Könnte es sein, dass...?" „Was würde sich ändern, wenn...?"	Auseinandersetzung	Welche Vorstellung hat der Klient vom Problem (Injektion der Metaebene)?
klärende Fragen	„Wie erklären Sie...?"	Paradigmen	Wie denkt der Klient?
Skalierungsfragen	„Auf einer Skala von 1 – 10, wobei 1 keine und 10 unerträgliche Schmerzen bedeutet: Wie stark ist der Schmerz?"	Wie groß wird das Problem vom Klienten gesehen? Wie gut könnten gewisse Maßnahmen helfen?	gut zur Evaluation und Gradierung von Problemen und Lösungen
zirkuläre Fragen	„Was würde der Vater auf die Frage antworten?"	Wie denkt wohl der andere über das Thema?	gibt Auskunft über die Paradigmen beider Personen und deren gegenseitige Akzeptanz
Wunderfragen	„Ein Wunder geschieht und das Problem ist weg."	Dies oder jenes würde sich ändern.	Wie groß ist das Problem für den Klienten wirklich?
Verbesserungsfragen	„Wie oft (wie lange, wann) ist das Problem nicht aufgetreten?" „Was haben Sie und andere in diesen Zeiten anders gemacht?"	Einflüsse auf Probleme	Fragen nach Ausnahmen vom Problem
Verschlimmerungsfragen	„Was müssten Sie tun, um Ihr Problem zu behalten, zu verewigen oder zu verschlimmern? Was könnte ich/könnten wir tun, um Sie dabei zu unterstützen?"	Einflüsse auf Probleme	Fragen nach Gewichtung des Problems
Fragen nach Ressourcen	„Was möchten Sie in Ihrem Leben gern bewahren, wie es ist?" „Was machen Sie gern bzw. gut?"	Wo gibt es Hilfe? Was sind positive Seiten der Medaille?	mit den positiven Seiten und den Ressourcen können Probleme gelöst werden

Es ist immer aufschlussreich, die Fremdanamnese der Eltern durch die direkte Anamnese beim Kind zu verifizieren. Schon kleine Kinder können sich recht genau über „ihre Probleme“ in ihrer Sprache äußern. Das Kind sollte während der Anamneseerhebung beobachtet werden. Seine Reaktionen sind oft illustrativ und bedeutungsvoll für die Bewertung der Symptome (Abb. 12.**6**, Abb. 12.**7** und Abb. 12.**8**).

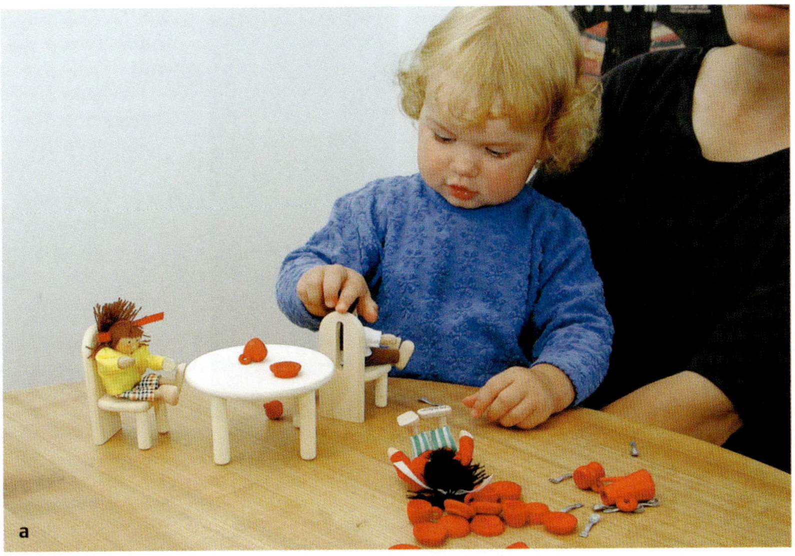

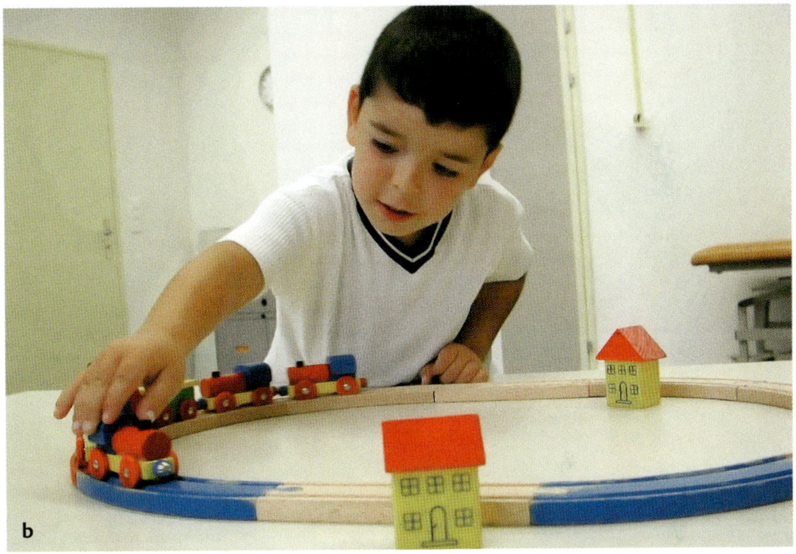

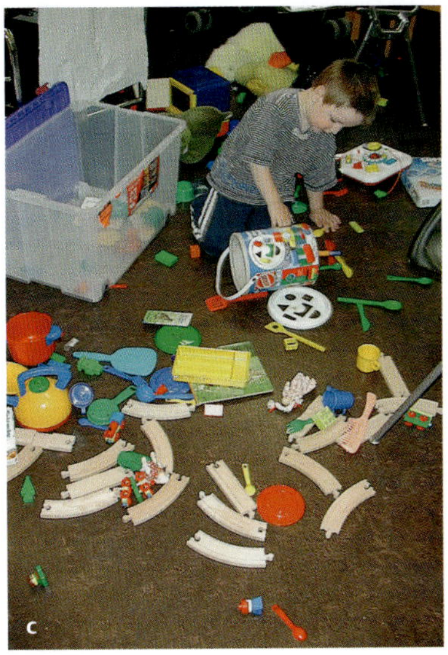

Abb. 12.**6 a – c** Durch die Beobachtung des Spontanspiels lassen sich sehr viele Informationen gewinnen. In Teilabbildung **c** ist ein psychomotorisch stark behinderter 4-jähriger Junge zu sehen, der zu keinerlei Spiel fähig ist.

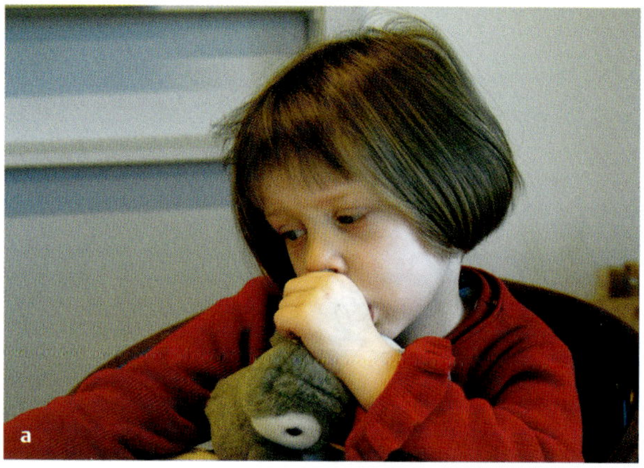

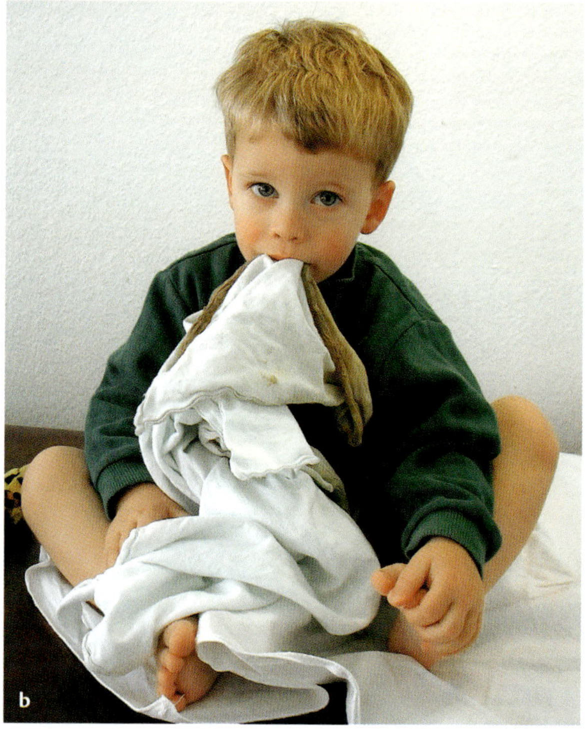

Abb. 12.**7 a, b** Beobachten Sie das Kind!

a Unsicherheit, Scheu oder (begründete) Traurigkeit?

b Versteckte Ängste oder nur (Miss-)Brauch eines Übergangsobjekts?

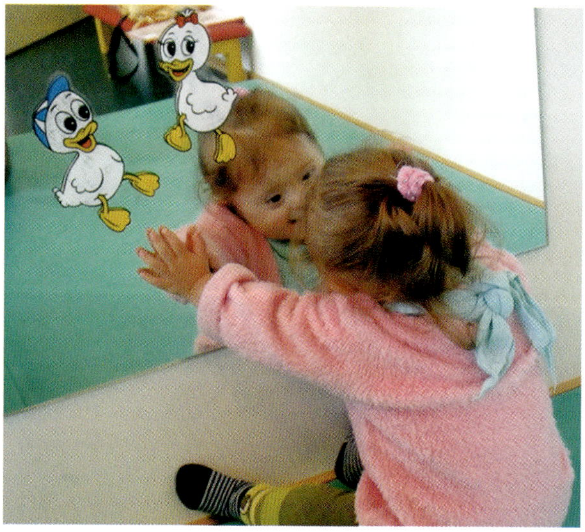

Abb. 12.**8** Während der Anamneseerhebung erkennt sich ein Kind im Spiegelbild – ein Item der psychomotorischen Entwicklung abgehakt.

Auftragsklärung

> **!** Ob Vorsorgeuntersuchung oder Akutkonsultation, die Auftragsklärung muss stattfinden.

Dazu im Folgenden einige Fragebeispiele.

Grundfragen der Auftragsklärung sind:

- „Wer will was?" (Wer ist mein Auftraggeber? Will der, der vor mir sitzt, überhaupt etwas von mir? Was müssten ich und derjenige, der vor mir sitzt, tun, um den Auftraggeber zufriedenzustellen?)
- „Von wem?" (Bin ich es überhaupt, der hier angefragt ist?)
- „Ab wann?" (Gibt es jetzt schon einen Auftrag für mich?)
- „Bis wann?" (Ist es schon zu spät?)
- „Wie viel?" (Wie viele Therapiesitzungen, Behandlungstage, neue Anregungen wünschen die Klienten?)
- „Wozu?" (Was genau soll hier zu welchem Endzweck gemacht werden?)
- „Mit wem bzw. gegen wen?" (Wie einig oder uneinig sind verschiedene Klienten untereinander bezüglich der gewünschten Dienstleistung?)

Besonders nützlich können dabei die *Umkehrungen* dieser Fragen sein:

- „Wer will nichts?" (Ist jemand eventuell gar kein Kunde?)
- „Was nicht?" (Welche Dienstleistungen sind eventuell irrelevant?)
- „Von wem nicht?" (Welche Anbieter halten sich irrtümlicherweise für angesprochen?)
- „Wann noch nicht?" (Ist es zu einer längerfristig sinnvollen Maßnahme eventuell noch zu früh?)
- „Wann nicht mehr?" (Ist die Nachfrage bereits erloschen?)
- „Wozu nicht?" (Über welche Zielsetzungen besteht eventuell gar kein Konsens?)

Fragen nach dem Kontext sind:

- „Wie kamen Sie dazu, sich an mich zu wenden?"
- „Was hat Ihnen derjenige, der mich Ihnen empfohlen hat, von meiner Behandlungsweise erzählt?"
- „Was denkt derjenige, was das Problem ist?"
- „Wo, glaubt derjenige, liegt das Problem eher – bei Ihnen oder bei der Familie?"
- „Wie groß ist nach dessen Einschätzung die Chance einer Besserung? Wie lang wird das nach dessen Meinung wohl dauern?"
- „Wenn derjenige jetzt da wäre, was würde er mir wohl als sinnvolle Therapie empfehlen?"
- „Wie lange müsste wohl Ihrer Meinung nach eine Therapie dauern, um Aussicht auf Erfolg zu haben?"

Falls *mehrere Ärzte beteiligt* sind:

- „Was denkt wohl der Kollege X über eine Behandlung hier?"
- „Was haben Sie schon alles versucht?"
- „Was hat am ehesten geholfen?"
- „Wie hat der Kollege Y bereits versucht, Ihnen zu helfen?"
- „Wie könnte ich – nach Ihrer bisherigen Erfahrung – am schnellsten erreichen, dass sich hier keine Veränderung ergeben würde?"
- „Was müsste ich – theoretisch – tun, damit Sie die Behandlung hier abbrechen?"

Tab. 12.**2** Auftragsklärung.

Auftraggeber	Hintergrund	Handlungsansatz
Eltern	**„einfach":** intaktes Familiensystem, keine Vorabklärungen bisher	Abklärung einleiten
Eltern	**„schwierig":** nicht intaktes Familiensystem, keine Vorabklärungen bisher	Konfliktproblematik zuerst ansprechen und klären
Eltern	**„Zweitmeinung":** Vorabklärung erfolgt, Eltern aber nicht einverstanden	Instrumentalisierungsproblematik zuerst klären
Eltern	**„Feuerwehrübung":** letzte Rettung vor dem Schulabschluss	Interaktionsproblematik zuerst klären
Drittpersonen (Lehrer, Beamte, Großeltern…)	**„indirekter Zwang":** Abklärung als Bedingung zum Verbleib in der Schule bzw. zur Therapie	Sozial- und Complianceproblematik zuerst klären

Versteckte Motive und Ängste

Viele Konsultationen werden wegen vorgegebener Gründe vereinbart, z. B. Husten. Dabei geht es vielleicht in Wirklichkeit darum, dass die junge Mutter mit ihrem rebellischen Trötzling nicht mehr zurande kommt. Die Vorsorgeuntersuchung ist per se ein gutes Alibi, um andere Dinge zur Sprache zu bringen, z. B. Schlafstörungen. Dabei geht es möglicherweise um einen Hilfeschrei, weil es in der Beziehung der Eltern nicht mehr klappt. Hier sind also besondere Aufmerksamkeit und Feinfühligkeit gefragt.

Viele Eltern haben vor schweren Krankheiten Angst: Kopfschmerzen heißt Hirntumor, Müdigkeit Leukämie, Appetitlosigkeit Siechtum. Es ist Sache des Arztes, nach diesen versteckten Ängsten zu forschen, sie anzusprechen und den Verdacht zu zerstreuen. Bei Gesundheitsstörungen des Kindes – vor allem aber bei chronischen Krankheiten – stellt sich bei allen Eltern die Schuldfrage. In den meisten Fällen kann diese Schuld verneint werden. Die Eltern erfahren dadurch eine riesige Entlastung. Auch (korrekte) Diagnosen erfüllen diesen Zweck!

Oft kommen Mütter in die Sprechstunde, weil sie von ihren Müttern, Schwiegermüttern, Freundinnen und anderen wohlmeinenden Ratgeberinnen dazu gedrängt werden. Es lohnt sich, nach diesen „versteckten" Auftraggebern zu fahnden; die Mütter bzw. Eltern können so entlastet werden: „Wer hat das gesagt, wer ist der Meinung, dass…?"

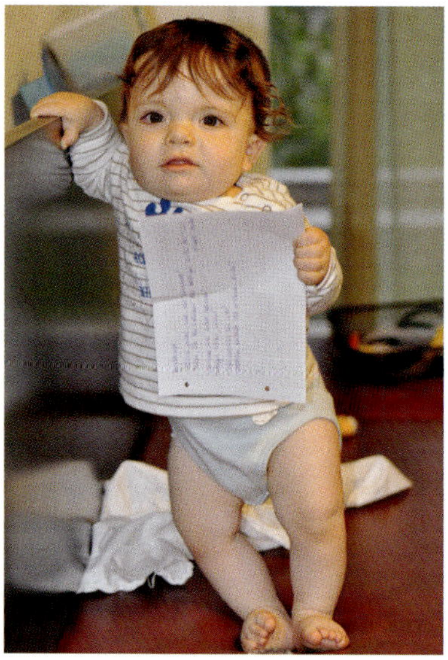

Abb. 12.**9** Die zu Hause aufgeschriebenen Fragen helfen, nichts zu vergessen.

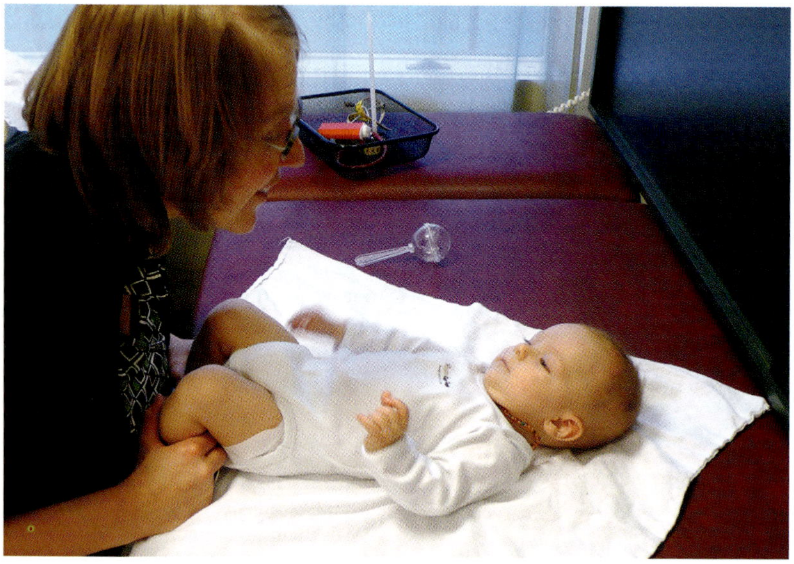

Abb. 12.**10** Hier eine sehr positive Mutter-Kind-Interaktion.

Systemübersicht

Damit möglichst viele Informationen erhoben werden können und nichts Relevantes vergessen wird, ist es sinnvoll, mittels Systemübersicht vorzugehen (Abb. 12.**9**). Die Fragen sollten immer alle 6 „W-Dimensionen" beinhalten:

- *Was* sind die Beschwerden?
- *Wo* treten sie auf?
- *Wann* treten sie auf, zu welcher Tageszeit, bei welcher Tätigkeit?
- *Wie* sind die Schmerzen: intermittierend, chronisch, sich verschlimmernd; können sie durch etwas gebessert werden, strahlen sie aus?
- *Wer* ist noch davon beeinträchtigt, z. B. Schule, Lehre, Familie?
- *Warum* treten die Beschwerden auf? Was, glaubt der Patient, ist die Ursache?

Die Systemübersicht kann entweder chronologisch, nach Funktion und/oder nach Organen gegliedert werden, z. B.:

- **Chronologisch**: Genogramm, Familienanamnese, frühere Schwangerschaften, Schwangerschaft, Geburt, neonatale Adaptation, Ernährung im Säuglingsalter, Meilensteine, Altersthemen, Sozialisation, Kindergarten, Schule, Aktivitäten des täglichen Lebens usw.
- **Nach Krankheiten:** zentrales Nervensystem, Dehydratation, kardiopulmonal, Bauchorgane, Bewegungsapparat, Allergien, Impfungen, Unfälle, Hospitalisationen usw.
- **Nach Funktionen:** Ernährung, Verdauung, Sport, Schulleistungen, Gruppenverhalten, Aktivitäten des täglichen Lebens, HEADSS (psychosoziales Interview mit Heranwachsenden zu den Themen Home, Education, Activities, Drug Use and Abuse, sexual Behavior, Suicidality and Depression) usw.

Bei Beobachtung und Gespräch *auffällige Befunde sind*:

- Ist eine Gedeihstörung festzustellen?
- Liegt ein schlechter Pflegezustand vor?
- Sind Zeichen für eine offene oder verdeckte Ablehnung des Kindes festzustellen (z. B. bei Äußerungen über Schlafstörungen oder Belastungen durch das Kind)?
- Übergehen die Eltern deutliche Signale des Kindes (Lächeln, Quengeln, Schreien usw.)?
- **Wird das Kind abgelehnt** (äußert sich unter anderem in der Mutter-Kind-Interaktion; Abb. 12.**10**)?
  - wenig freundlicher Umgang mit dem Kind (Mutter lächelt selten, wirkt überwiegend ärgerlich, angespannt)
  - geringe Zärtlichkeit (z. B. kaum zärtliche Berührungen, Kind wird mit spitzen Fingern angefasst, das Kind wird meist weit weg vom eigenen Körper gehalten)
  - gehäufte verbale Restriktionen (z. B. negative Feststellung über das Kind, Vorwürfe in ärgerlichem Ton, so, als könnte der Säugling entsprechend reagieren, wenn er nur wollte)
- **Welchen Eindruck macht das Kind?**
  - fröhlich, selbstzufrieden, ideenreich (Abb. 12.**11**)
  - bedrückt, ängstlich, inaktiv (Abb. 12.**12**)
  - umtriebig, distanzlos, provokativ
  - eigensinnig, fremdelnd
  - fordernd, störend, unselbstständig
  - unkonzentriert, hyperkinetisch
  - emotional labil und kleinkindlich
- **Welchen Eindruck machen die Eltern?**
  - entspannt, sicher, offen
  - fordernd, forsch, distanziert
  - depressiv, unsicher, verschlossen
  - extrem unsicher, überbehütend, misstrauisch
  - ungeduldig, kontrollierend, kritisch, hart
  - gefühlsarm, Problem verkennend
- **Wie ist die Kind-Arzt-Interaktion beschaffen?**
  - offen, kommunikativ – leicht motivierbar
  - initial verschlossen – schließlich kooperativ (Abb. 12.**13**)
  - eigensinnig, umtriebig – schwer motivierbar
  - extrem ängstlich, panisch – nicht motivierbar

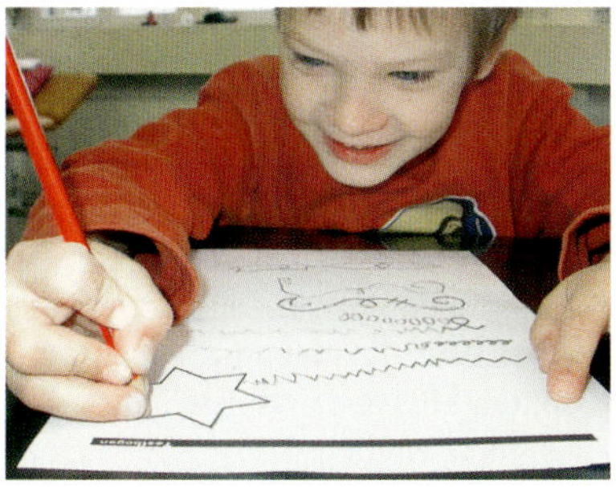

Abb. 12.**11** Zeigen, was man kann, macht Spaß: auch eine Art „Smile of Mastery“!

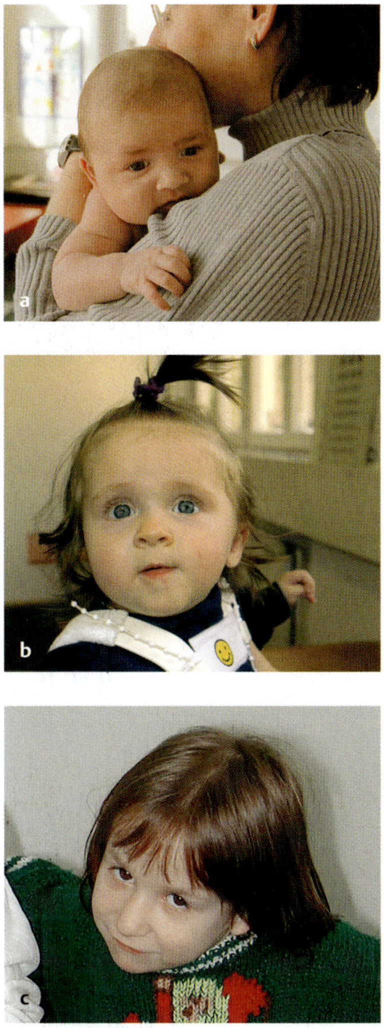

Abb. 12.**12 a – c** „Was hat er wohl mit mir vor?“

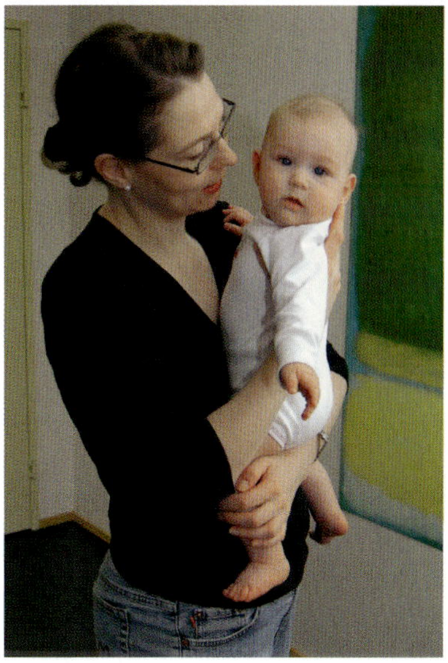

Abb. 12.**13** Auf der sicheren Basis Aufbau einer positiven Interaktion mit dem Untersucher.

Die 6 C

Eine hilfreiche Struktur zur Optimierung einer emotional tragfähigen Anamnese sind die von Binder (2010) vorgeschlagenen „4 C-Regeln“. Wir haben sie ergänzt zu den „6 C“; frei übersetzt sind das:

- **Contact:** Dies bezeichnet den emotionalen Kontakt mit dem Kind bzw. der Familie. Dazu braucht es Freundlichkeit, Empathie und positive Unterstützung. Ist der Kontakt etabliert und tragend?
- **Contract:** Dies steht für die Vereinbarung, die der Arzt mit dem Patienten (Kind, Eltern und Betreuer) schließt: Was ist die gemeinsame Aufgabe? Wer hat welchen Anteil daran?
- **Capacity:** Dies meint die zeitliche und auch die fachliche Kapazität, die der Arzt für die Problemstellung aufbringen kann oder will: Habe ich genügend Zeit für das Problem? Müssen wirklich alle Probleme hier und jetzt besprochen werden?
- **Competence:** Die Kompetenz ist selbsterklärend: Bin ich kompetent genug, um das Problem zu lösen, oder brauche ich dazu Hilfe?
- **Check-out:** Dies beinhaltet die Rückversicherung bei den Klienten, ob sie die Situation und die Erklärungen dazu alle verstanden haben. Damit sollten Missverständnisse ausgeräumt werden.
- **Commitment:** Dies meint das Engagement von allen Seiten, das Problem gemeinsam zu lösen. Wird sich die Familie dafür engagieren?

Die „6 C“ können in allen Untersuchungssituationen angewandt werden, auch und besonders bei den Vorsorgeuntersuchungen: Ist der emotionale Kontakt tragend? Ist das Ziel der Vorsorgeuntersuchung allseits klar? Haben die Eltern bzw. hat das Kind verstanden? Und werden sie die vorgeschlagenen Maßnahmen durchziehen? Selbstredend sollte sich der Arzt die Fragen auch selbst stellen, so z. B. auch: „Will ich die Beziehung weiterführen, verstehe ich von der Problemstellung genug, um sie zu lösen?“

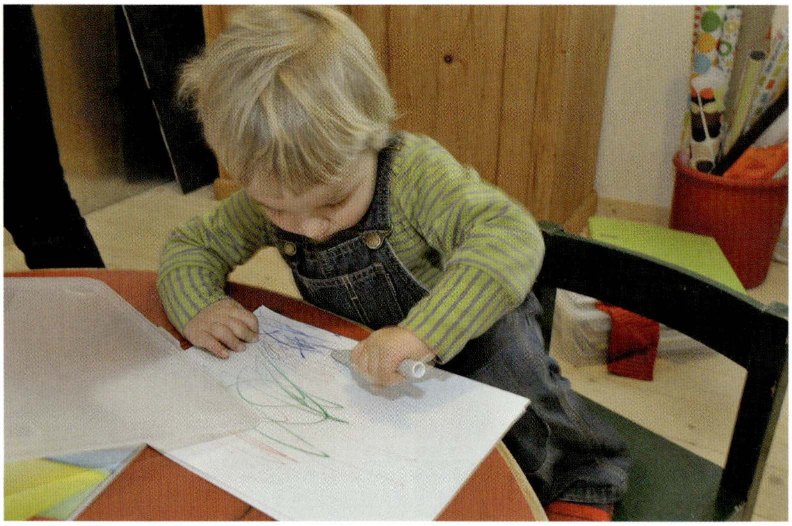

Abb. 12.**14** „Ich habe zu tun.“

Fragen Sie das Kind!

Der eigentliche „Patient“ ist das Kind und nicht die Mutter bzw. die Eltern. Es sollte frühestmöglich in das Gespräch, die Anamnese, miteinbezogen werden. Kinder sind meist sehr klar und ehrlich; manchmal kommen sie aber auch in einen Loyalitätskonflikt mit den Eltern. Kinder ab dem 4.–5. Lebensjahr geben noch so gerne Auskunft, wenn sie z. B. gefragt werden: „Was meinst du zu der Geschichte, die die Mutter soeben erzählt hat, wie hast du sie erlebt?“ Für das Gespräch mit dem Kind ist ein direkter Augenkontakt sehr wichtig. Falls es nicht sofort eine Antwort geben kann oder will, ist es gut möglich, etwas später im Verlauf der Anamnese nochmals darauf zurückzukommen. Oft geben die Kinder dann bereitwillig Antwort. Hilfsmittel, wie Zeichnungen der Familie oder seiner Selbst, sind nicht nur zulässig, sondern erwünscht (Abb. 12.**14**). Es kann hilfreich sein, das Übergangsobjekt des Kindes in das Gespräch einzubinden: „Wo hat Lumpie das Problem?“ Will (ein älteres Kind) partout nicht in der Sprechstunde reden, kann ihm auch angeboten werden, dass es einen Brief schreibt oder mit seinem Handy einen kleinen Film macht, um dem Arzt seine Sicht der Dinge mitzuteilen.

Supervision

Beurteilen Sie sich selbst oder mithilfe eines Videos, das Ihre Anamnese filmt, oder noch besser mit einem Supervisor: „Wie gut ist meine Anamnese?“

Dazu kann auch die in Abb. 12.**17** dargestellte Checkliste dienen.

Literatur

Binder J: Pediatric Interviewing: A Practical, Relationship-Based Approach. New York: Humana Press/Springer Science + Business Media; 2010

Chavira DA, Stein MB, Bailey K, MT Stein: Childhood anxiety disorders in primary care; Prevalent but untreated. Depression and Anxiety; 2004: 20, 155 – 64

Rothschild B. Seele in Not – was tun? Zürich: Fachverlag; 1980

Watzlawick P, Beavin H, Jackson D. Menschliche Kommunikation. Bern: Huber; 1974

Setting	**ja/gut**	**nein/schlecht**	**Bemerkung**
entspannt	❑	❑	
kindgerecht	❑	❑	
zweckmäßig	❑	❑	
ungestört	❑	❑	
Begrüßung			
Mutter/Eltern	❑	❑	
Kind, entwicklungsspezifisch	❑	❑	
Haltung (Körperhaltung/nonverbal)	❑	❑	
Beziehung	❑	❑	
alters-/ressourcengerecht	❑	❑	
Kontakt schaffend	❑	❑	
zuhörend	❑	❑	
Körperhaltung	❑	❑	
Augenkontakt	❑	❑	
Nonverbales	❑	❑	
Vollständiges Inventar der Beschwerden			
Verdeutlichen des Konsultationsgrunds	❑	❑	
vordergründiger Konsultationsgrund	❑	❑	
wie werden die Beschwerden empfunden?	❑	❑	
Systemübersicht	❑	❑	
ADL (Aktivitäten des täglichen Lebens)	❑	❑	
HEADSS (Pubertät)	❑	❑	
Passende Gesprächstechnik zur Erhebung			
Zuhören	❑	❑	
offene Fragen	❑	❑	
Nachfragen	❑	❑	
Zusammenfassen	❑	❑	
Spiegeln der Gefühle	❑	❑	
Führen	❑	❑	
Nachfragen	❑	❑	
beschwerdengerichtetes Fragen	❑	❑	
Rückversicherung	❑	❑	
Bezugssystem des Patienten			
passende Gesprächstechnik	❑	❑	
zielgerichtetes Fragen	❑	❑	
kultureller Background	❑	❑	
Wertesystem	❑	❑	
Versteckte Motive und Ängste			
Abrunden der Anamnese	❑	❑	
Zusammenfassen des Konsultationsgrunds	❑	❑	
Konsultationsplan	❑	❑	
Beachtung der Reaktion des Patienten			
Abwarten der Reaktion	❑	❑	
Interpretation	❑	❑	
Besprechen der Reaktion	❑	❑	
Ist noch etwas?	❑	❑	

Abb. 12.**17** Checkliste Anamnese

13 Untersuchung

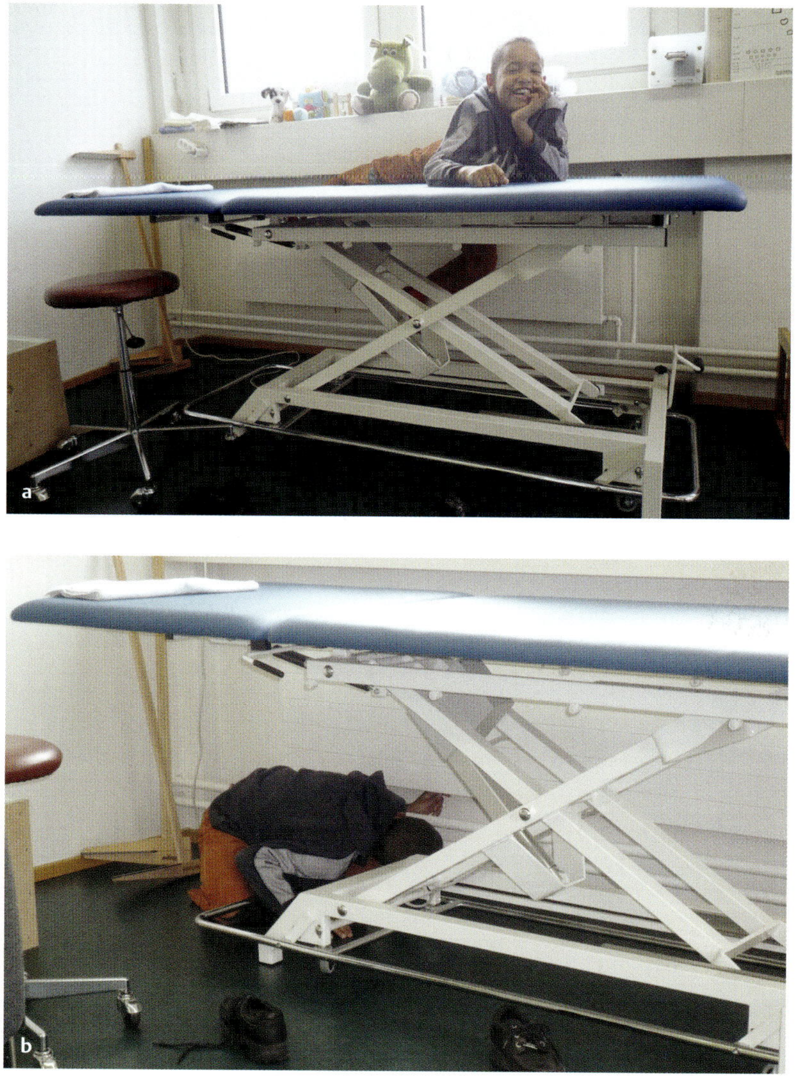

Abb. 13.**1 a, b** Interessantes Sprechzimmer!
a Zuerst auf,...
b ... dann unter der Untersuchungsliege!

Statuserhebung

Untersuchungs-Setting

Warte- und Sprechzimmer müssen nicht „altersentsprechend" eingerichtet sein. In einem Wartezimmer mit Plüschtieren und Bauklötzen fühlt sich der Jugendliche nicht wohl. Es sollten Spiel- und Unterhaltungsangebote für alle Altersgruppen da sein: Plüschtiere, Spielzeug, Bilderbücher, Literatur für Jugendliche (z. B. eine Jugendzeitschrift) und auch Elternratgeber. Zum guten Setting gehört neben dem angenehm wohnlichen Raum auch, dass dieser – vor allem für Kleinkinder und Säuglinge – eine leicht erhöhte Temperatur hat, z. B. durch eine Wärmelampe bei der Untersuchungsliege. Gutes Licht und eine Sitzgelegenheit für den Arzt sind ebenfalls wichtig. Es gibt Ärzte, die nur stehend untersuchen; das ermöglicht eine größere Beweglichkeit, impliziert jedoch wenig Ruhe und Zeit, die der Arzt dem Kind und der Untersuchung widmen kann.

Das Untersuchungsmaterial kann z. B. schon auf der Liege (Abb. 13.**1**) bereitliegen, damit sich das Kind mit den Gegenständen, wie Taschenlampe, Zungenspatel, Reflexhammer usw., auseinandersetzen kann und dadurch die Angst davor verliert.

Untersuchungsfahrplan

Es sollte versucht werden, bei der Untersuchung Wichtiges von Unwichtigem zu trennen. Anzuraten ist ein klarer, möglichst gleichbleibender Ablauf. Alles, was zur Routinediagnostik gehört, sollte untersucht werden, zusätzlich noch die Dinge, die sich aus der Anamnese ergeben. Der gleichbleibende Ablauf ermöglicht es dem Arzt, sich bei der nächsten Untersuchung noch an seine Vorgehensweise zu erinnern (Ihr eigener Goldstandard). Deshalb ist es von größter Wichtigkeit, sich einen innerlichen Fahrplan aufzustellen, der unter allen Umständen befolgt wird. Ein solcher innerer Fahrplan (die „heiligen 9 Punkte der Untersuchung") kann z. B. so aussehen:

Die 9 Schritte der erfolgreichen Untersuchung

1. Beschreiben des Fahrplans
2. Beobachtung
3. Annäherung
4. Hören, Riechen, Tasten
5. Untersuchung
6. Gerätschaften (Stethoskop, Taschenlampe, Reflexhammer, Otoskop usw.)
7. Messen
8. Prüfen der Sinne
9. Eingriffe

Beschreiben des Fahrplans

Erklären Sie dem Kind, so klein es auch sein mag (Zuspruch beruhigt), aber auch den Eltern, den Untersuchungsgang und was Sie vorhaben und zu welchem Zweck: „Zuerst werde ich..., dann..., und zum Schluss werde ich Ihnen mitteilen was ich gefunden habe."

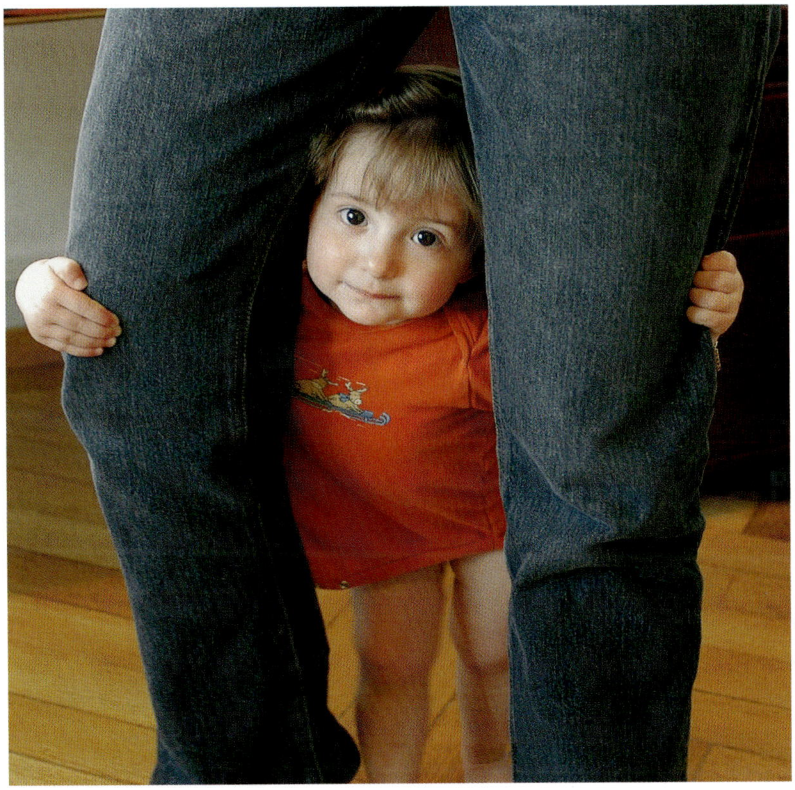

Abb. 13.**2** Interesse aus sicherer Distanz.

Verhaltensbeobachtungen und Interaktion

Nach der Begrüßung richtet sich das Interesse des Arztes meist auf die Mutter bzw. die Eltern, um die Anamnese zu erheben. Gleichzeitig kann bzw. muss das Spontanverhalten des Kindes aber bereits jetzt diskret beobachtet werden. Wie ist der Erstkontakt, wie kann es sich von der Mutter lösen (Abb. 13.**2** und Abb. 13.**3**), mit was spielt es, hat es einen referenziellen Blickkontakt, kann es auch Spielzeuge weglegen und sich etwas Neuem widmen? Was meint das Kind zu gewissen Einzelheiten der Anamnese? Gelingt es, mit dem Kind in eine aktive und partizipative Interaktion zu treten?

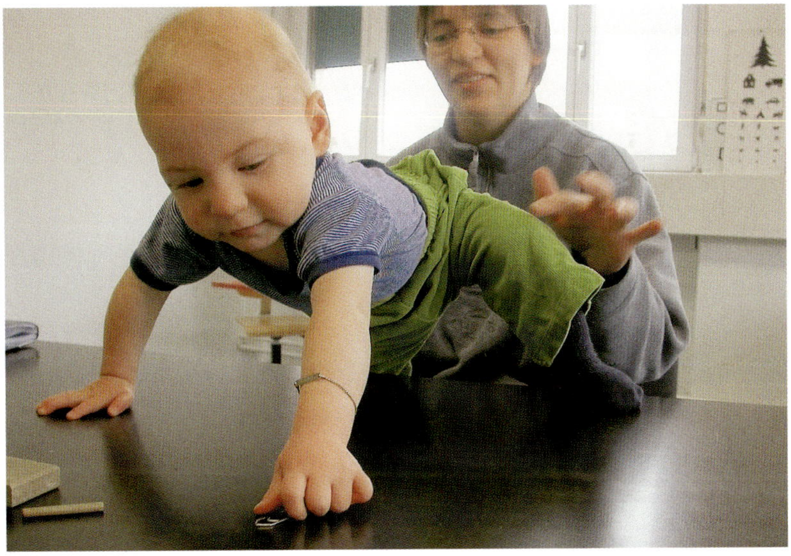

Abb. 13.**3** Schon während der Anamnese ergreift dieser junge Mann die Büroklammer: Pinzettengriff, Augen-Hand-Koordination, Visus, Dissoziation und dann Spielverhalten – alles in einem kurzen Augenblick beobachtbar!

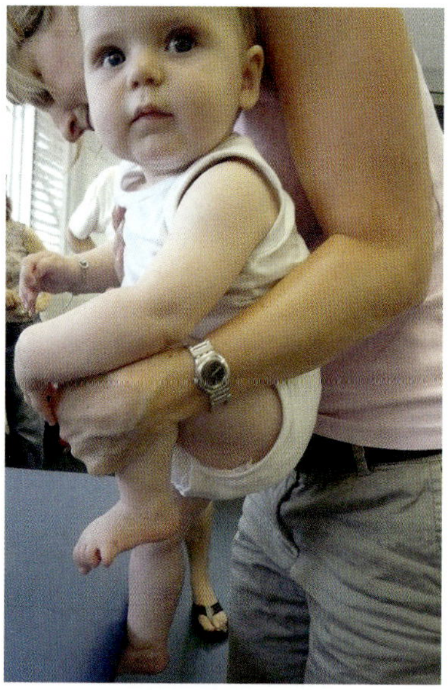

Abb. 13.**4** Unter Beobachtung.

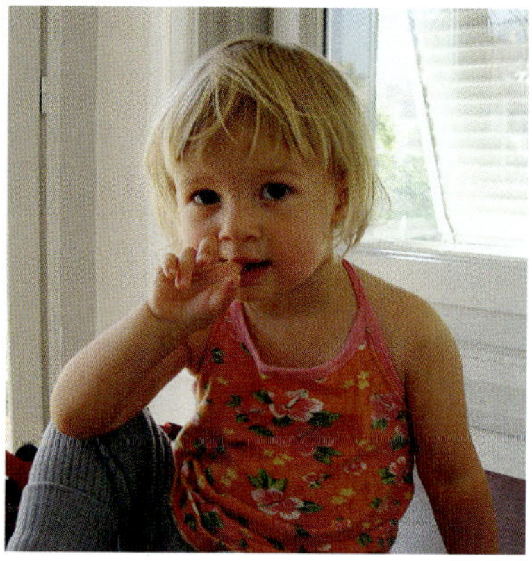

Abb. 13.**5** „Sicher bin ich mir noch nicht!“

Beobachtung

Während der Anamnese

Schon bei der Begrüßung und während der ganzen Anamneseerhebung, bei der die Konzentration auf die Mutter, die Eltern oder das Kind gerichtet ist, beginnt begleitend die Beobachtung des Kindes, anfänglich aus sicherer Entfernung, bezüglich seiner motorisch-spontanen Bewegungen, seines Spielverhaltens und seiner Interaktion mit den Eltern und dem Untersucher (referenzieller Blickkontakt; Abb. 13.**4** bis Abb. 13.**10**). In der Folge können durch Provokation gewisse Bewegungsabläufe, z. B. das freie Aufstehen, spezifisch beobachtet werden.

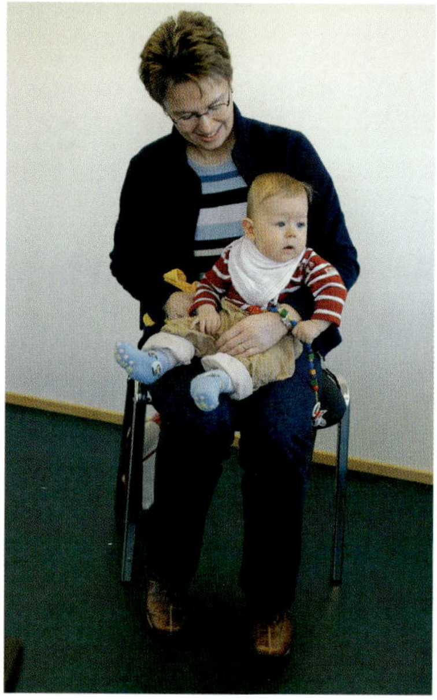

Abb. 13.**6** Vertrauen und Zuwendung geben: Fit!

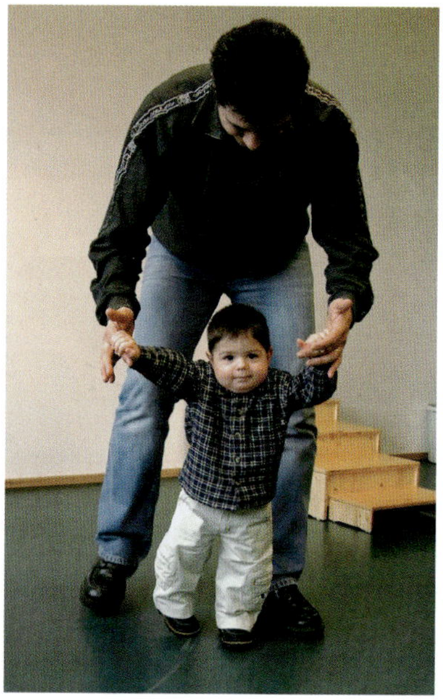

Abb. 13.**7** Sicherheit geben: Fit!

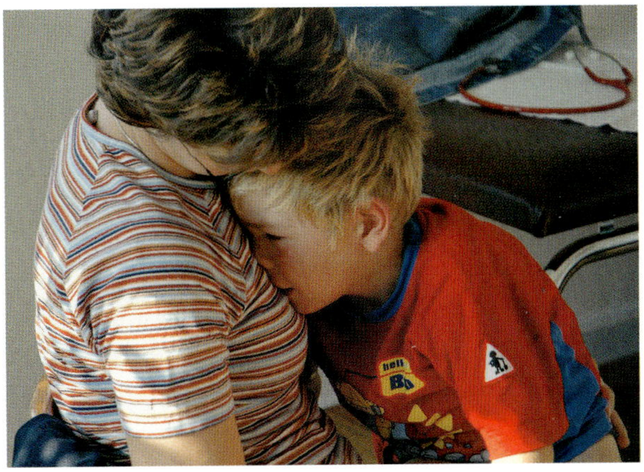
Abb. 13.**8** Eine Rettung bietet sich an.

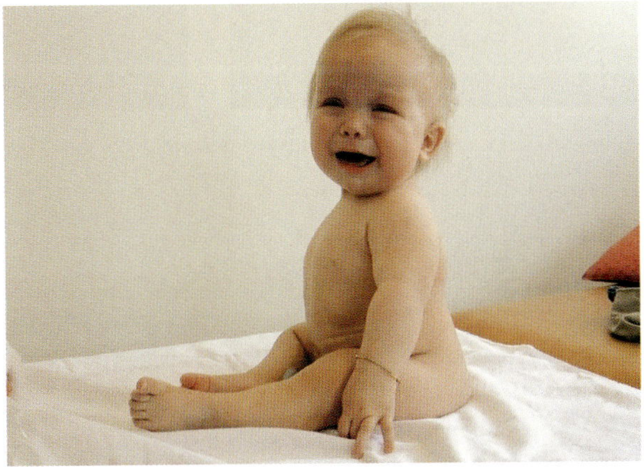
Abb. 13.**9** Offensichtlicher Misfit: beeinträchtigtes Wohlbefinden, reaktiv auf den Untersucher und kurz vor der Dekompensation.

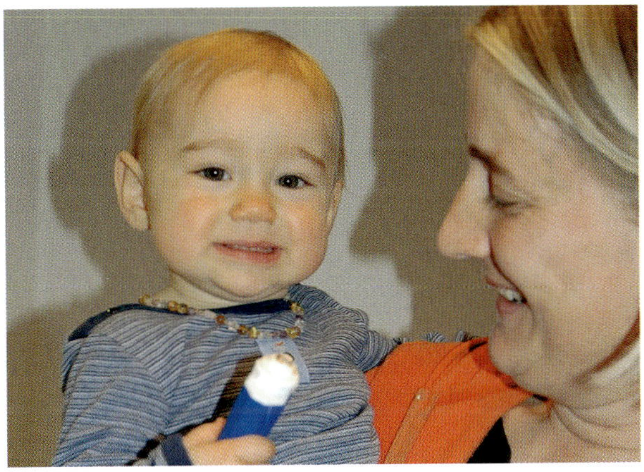
Abb. 13.**10** Sehr fit!

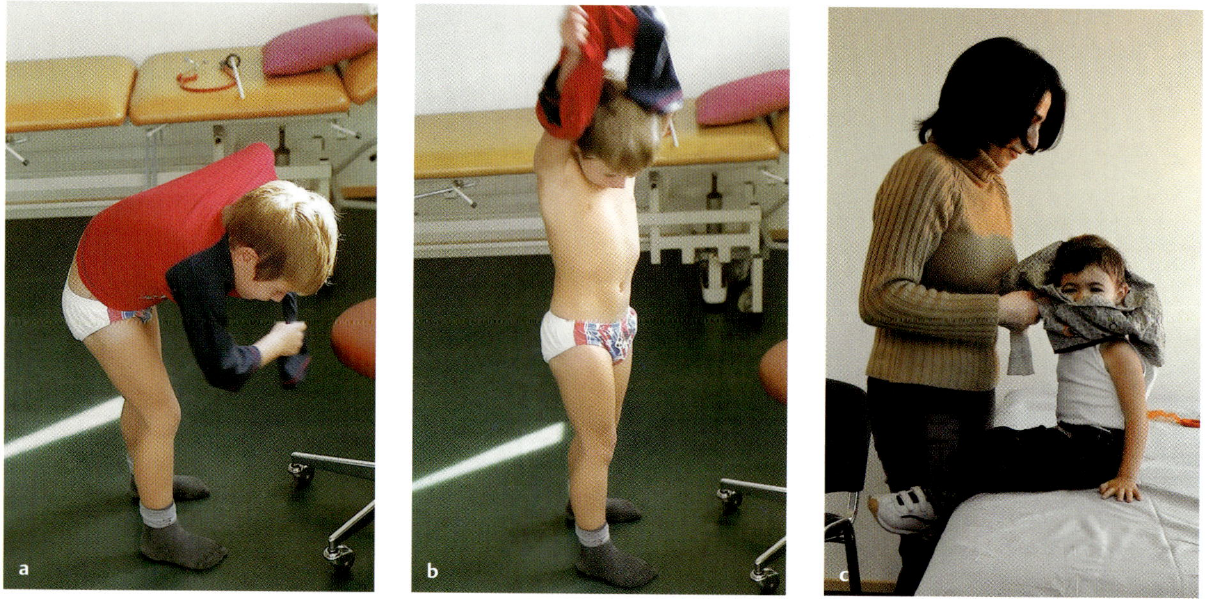

Abb. 13.**11 a – c** Ausziehen oder ausgezogen werden – eine Quelle der Information: Bewegungsplanung, Praxie, Selbstständigkeit, Interaktion, Kooperation usw.

Während des Ausziehens

Es gibt Ärzte, die möchten, dass das Kind bereits ausgezogen ist, wenn sie die Untersuchung beginnen. Uns scheint dieser Zugang eher ungünstig. Möglicherweise haben die Eltern mit dem Kind schon längere Zeit im Sprechzimmer gewartet, und mit einem halb nackten Kind ist dies für manche Eltern besorgniserregend.

Beobachten
Die Beobachtung, wie das Kind jetzt möglichst vollständig ausgezogen wird oder wie es sich selbst auszieht, ist äußerst informativ (Abb. 13.**11** und Abb. 13.**12**): Wie geht die Mutter dabei vor? Wie viel Mitbestimmung lässt sie dem Kind („Möchtest du jetzt den Pullover ausziehen?") Wer ist der Boss? Damit erhält der Kinderarzt sehr zuverlässige und erhellende Hinweise zu den Erziehungsparadigmen der Familie.

Hier sind ganz typisch die Verhaltensweisen der überprotektiven Mütter zu beobachten, die zwar das Kind ausziehen, aber gleichzeitig aus lauter Rücksichtnahme dann plötzlich nicht weiterkommen. Im Gegensatz hierzu stehen die eher rabiaten Mütter, die wenig Rücksicht auf ihre Kinder nehmen und ihnen mehr oder weniger die Kleider vom Leibe reißen. Beim älteren Kind kann die Umständlichkeit, wie es sich auszieht, auch Hinweise auf die Praxie geben. Und was geschieht mit den Kleidern? Werden sie liegen gelassen oder zusammengelegt? Macht die Mutter das? Bei dieser Gelegenheit kann auch die Stimmungslage des Kindes beobachtet werden: Ist es heiter, belastet, unbeschwert oder gar depressiv verstimmt? Das Erörtern der Beobachtungen mit den Eltern ist ein Fundus weiterer Informationen über den häuslichen Alltag und die Probleme, aber auch die Freuden im Zusammenhang mit der Kindererziehung. In diesem Zusammenhang soll noch einmal auf das Fit-/Misfit-Konzept von Remo Largo hingewiesen werden (s. S. 25).

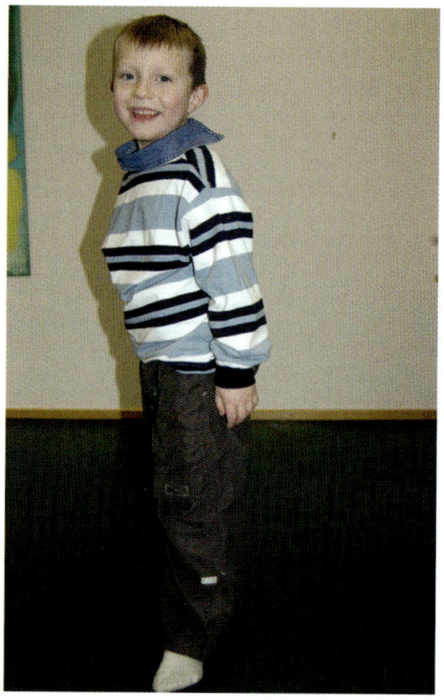

Abb. 13.**12** Sich falsch wieder anzuziehen, sagt auch etwas aus!

Auf dem Weg zur Untersuchungsliege

Nun geht es z. B. zur Untersuchungsliege. Die Beobachtung der Spontanmotorik auf diesem Weg gibt viele Hinweise auf die Bewegungsmuster des Kindes (Abb. 13.**13**). Der Beobachtung entgangene Bewegungen müssen provoziert werden. Es hat sich als nützlich erwiesen, sich zur Provokation gewisser Bewegungen und Reflexe, aber auch bei der somatischen Untersuchung, an einen (immer gleichen) Ablauf zu halten, damit keine notwendige Untersuchung bzw. Beobachtung vergessen wird.

Das distanzierte Beobachten der spontanen Bewegungen und Bewegungsmuster ist von großer Wichtigkeit (s. auch General Movements in Teil III, Kapitel 17, Abschnitt „Entwicklungsuntersuchung: pränatal bis 2 Jahre“; Abb. 13.**14**). Beim älteren Kind ist die Beobachtung des spontanen Spielverhaltens schon Teil der Entwicklungsuntersuchung. Bei Schulkindern, vor allem aber bei Jugendlichen, geben Äußerlichkeiten erste Hinweise auf die Peer-Gruppe, auf Interessen, Selbstwertgefühl usw.

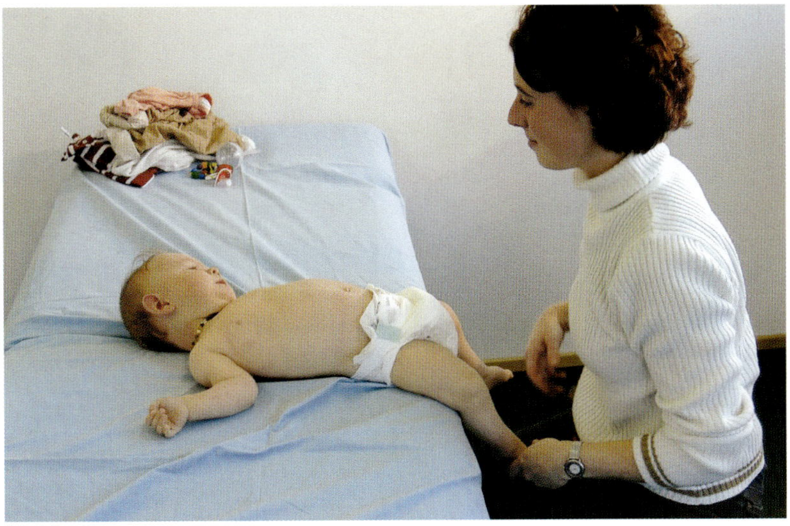

Abb. 13.**13** Zuerst Interaktion und Beobachtung: Wie sind die spontanen kindlichen Bewegungsmuster (Motoskopie)?

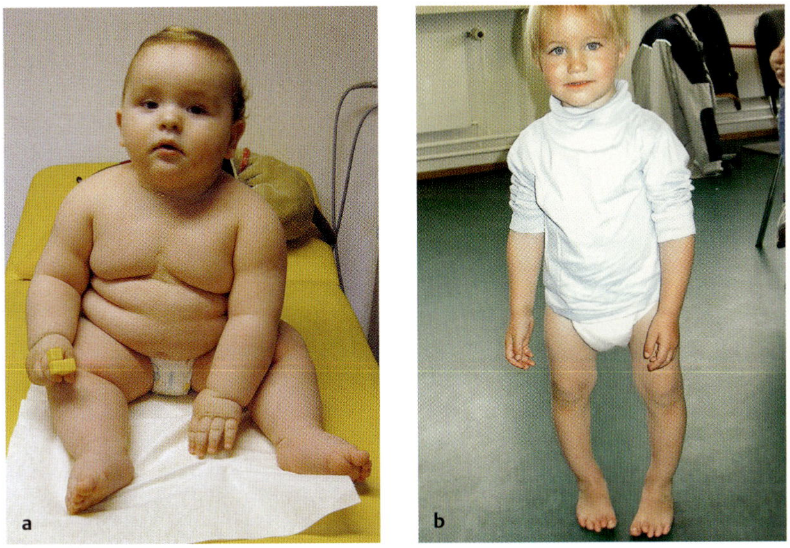

Abb. 13.**14 a, b** Man sieht es auf den ersten Blick.
a Säuglingsadipositas.
b Torsionsanomalie (physiologisch) der Beine.

Annäherung

Vor Beginn der körperlichen Untersuchung ist ein günstiger Zeitpunkt für das ärztliche Händewaschen. Damit wird Sauberkeit demonstriert. Gleichzeitig können die Hände unter dem warmen Wasser aufgewärmt werden, um nicht die taktile Abwehr des Kindes zu provozieren.

Was für die Anamnese gilt, ist auch für die körperliche Untersuchung von Bedeutung: Nicht nur das Setting muss stimmen, sondern auch der Zugang zum Kind.

> **!** Grundsätzlich ist es im Kontakt mit Kindern ratsam, sich anfangs eine große Zurückhaltung aufzuerlegen. Sich auf das Kind zu stürzen, um die dringende Untersuchung möglichst bald hinter sich zu bringen, wird das Kind unter Garantie in heillose Verzweiflung stürzen und die Untersuchung mit Sicherheit unmöglich machen; schreiend wird es sich auf den Schoß der Mutter retten. Es lohnt sich, zu warten, seinen Fokus auf die Mutter bzw. den Vater zu richten, bis das Kind aus einem natürlichen Interesse heraus auf einen zukommt; dann sind die weiteren Maßnahmen alle ganz einfach.

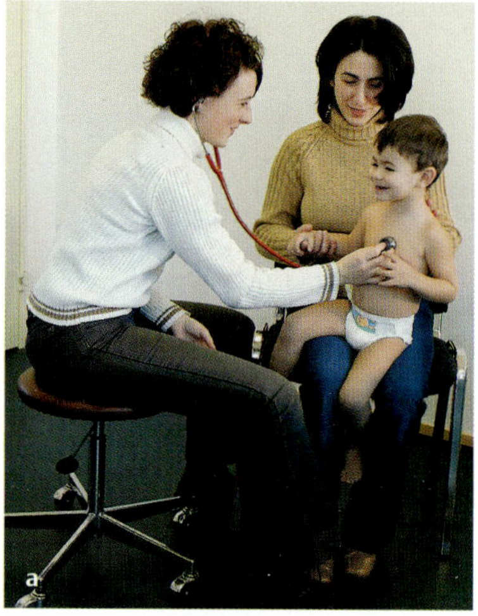

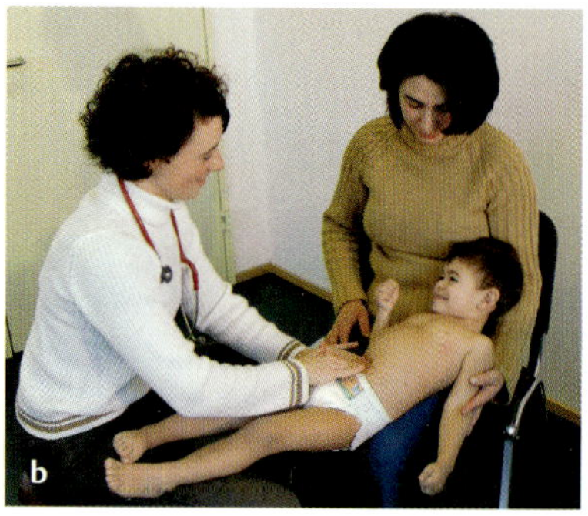

Abb. 13.**15 a, b** Untersuchung auf dem Schoß der Mutter.
a Sitzend.
b Liegend

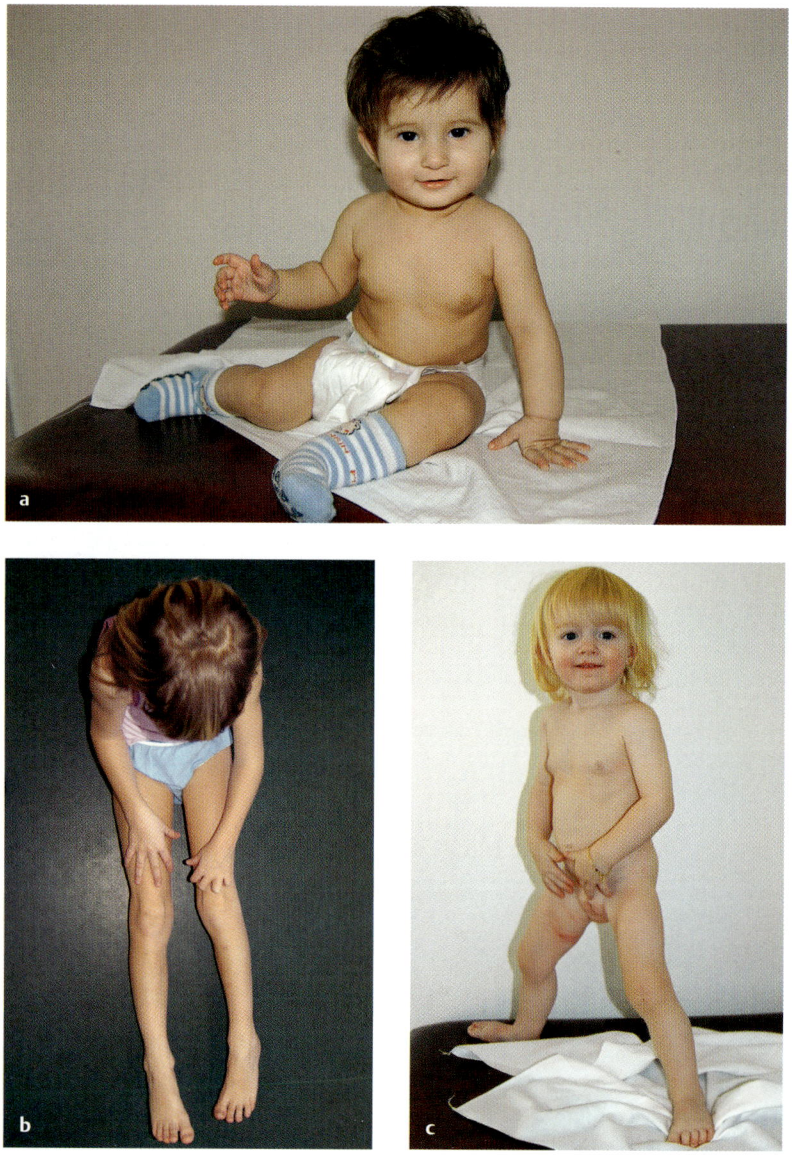

Abb. 13.**16 a – c** Untersuchung in allen Körperlagen.
a Im Sitzen.
b Hemisyndrom links, Beinverkürzung und Innenrotationsmuster des Beines.
c Im Stehen: Das Mädchen zeigt eine prämature Thelarche.

Zuerst gilt es zu beobachten (Inspektion); es sollte Augenkontakt mit dem Kind hergestellt und gehalten werden. Das Kind kann auch aufgefordert werden zu zeigen, wo es seine Schmerzen hat. Erst viel später kommt die möglichst unauffällige Betastung (Palpation) an die Reihe.

Die subtile Annäherung an das Kind ist für den weiteren Untersuchungsablauf entscheidend. Durch die vorgängige Anamnese hat das Kind hoffentlich etwas Sicherheit gewonnen. Sobald es sich für den Untersucher oder für die Untersuchungsgegenstände zu interessieren beginnt, ist das erste Eis gebrochen. Es gilt, sich mit dem Kind anzufreunden. Hier lohnt sich ein humorvolles, aber distanziertes Verhalten, um die Aufmerksamkeit des Kindes zu gewinnen. Ob die Untersuchung auf einer Liege oder auf dem Schoß der Mutter durchgeführt werden soll, ist letztlich unwichtig. Sehr entscheidend ist jedoch die Ausgangslage, in der sich das Kind auf der Liege oder auf dem Schoß der Mutter befindet (Abb. 13.**15**).

> **!** Das Kleinkind sollte nicht ohne wichtigen Grund für die Untersuchung von der sicheren Basis des Schoßes der Eltern weggenommen werden. Das Liegen auf der Untersuchungsliege macht jeden, auch den Erwachsenen, zum hilflosen Menschen. Diese Lage sollte soweit wie möglich vermieden werden.

Stattdessen sollte das Kind auf die Untersuchungsliege gesetzt werden; damit sind Arzt und Patient auf gleicher Augenhöhe. Damit lässt sich der „herablassende“ Blick auf den ausgelieferten Patienten vermeiden.

Während beim Säugling die Rückenlage noch problemlos toleriert wird, ist dies nach dem 1. Lebensjahr ein größeres Problem. Kein Mensch – vor allem auch kein Kind – erträgt die ausgelieferte Lage auf dem Rücken ohne Probleme. Es ist deshalb sicher sinnvoller, die Untersuchung beim sitzenden Kind zu beginnen (Abb. 13.**16**).

Zudem scheint es von Bedeutung zu sein, dass der Augenkontakt nicht von oben nach unten, sondern auf gleicher Ebene stattfinden kann (Abb. 13.**17**). Damit verliert der Untersucher an Bedrohlichkeit. Wenn das Kind bei der Untersuchung gleichzeitig mit Spielzeugen oder Untersuchungsinstrumenten abgelenkt werden kann, ist der Untersuchungsgang deutlich erleichtert. Wird die Aufmerksamkeit des Kindes auf die Spielsachen, auf die visuelle oder orale Erkundung eines Gegenstands gelenkt (der Arzt gibt ihm eine Taschenlampe in die Hand oder betätigt eine Spieldose), bemerkt es häufig nicht den Fortgang der Untersuchung und wird sich deshalb eher nicht wehren (Abb. 13.**18** und Abb. 13.**19**).

> **!** Bis zum Alter von 3 Jahren müssen Kinder in liegender Position gemessen werden. Dies sollte keinesfalls zu Beginn der Untersuchung versucht werden!

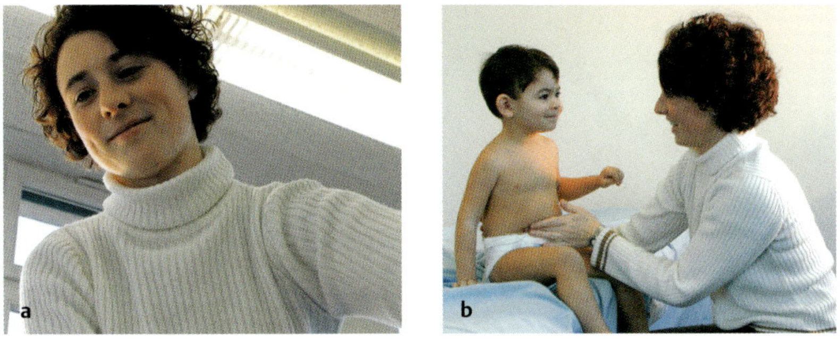

Abb. 13.**17 a, b** Untersuchung auf gleicher Augenhöhe ist ungleich vertrauenerweckender als die Perspektive des Liegenden.

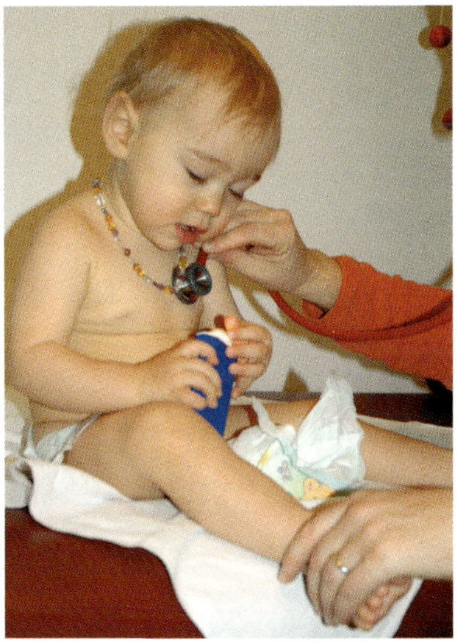

Abb. 13.**18** Ablenken durch einen interessanten Gegenstand.

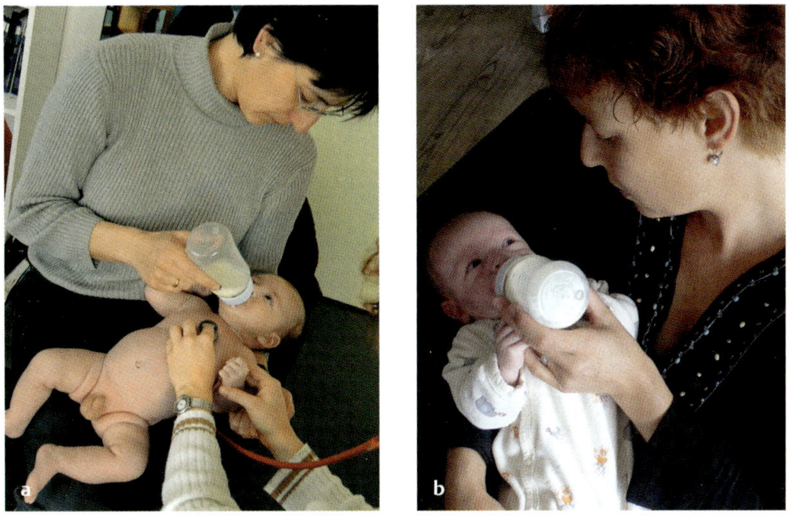

Abb. 13.**19 a, b** Ablenken durch Trinken: Ein Schoppen kann ein unruhiges Kind (und die Mutter) beruhigen.

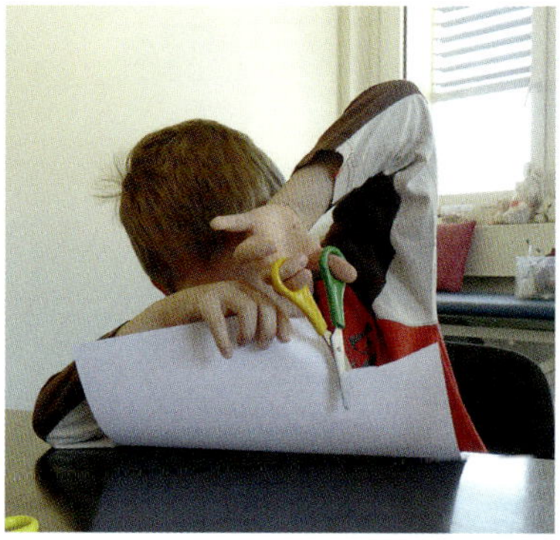

Abb. 13.**20** Auch so kann man ausschneiden (Dyspraxie).

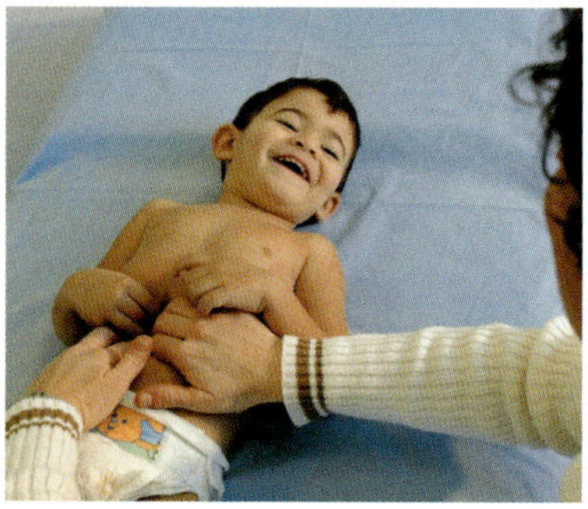

Abb. 13.**21** „Gemeinsame Palpation" hilft, Ängste zu überwinden.

Entwicklungstests

Nach der eingehenden Anamnese, die in der Regel am Besprechungstisch oder Schreibtisch stattfindet, kann das Kind in ein Spiel verwickelt werden, das den Übergang zu den einzelnen Test-Items des altersspezifischen Entwicklungstests ermöglicht. Falls nötig oder erwünscht, können jetzt Entwicklungstests bzw. Teile davon am Tisch durchgeführt werden, z. B. das Kopieren von (Gesell-)Figuren, das Zeichnen eines Menschen oder andere standardisierte Tests, auf die im Einzelnen später eingegangen werden wird (s. Teil III, Kapitel 17; Abb. 13.**20**).

Untersuchung der Sinnesorgane und der Wahrnehmung

Noch am Tisch kann die Sprechfähigkeit geprüft und auch die Visusprüfung vorgenommen werden. Ideal sind dazu Visustafeln, die beim Kleinkind gleichzeitig die Sprachkenntnisse prüfen. Beim Kleinkind kann der Visus auch mit dem kleinen Glas voller Rosinen getestet werden, die zudem sowohl über die Handmotorik (Pinzettengriff) als auch über das Inhalt-Behältnis-Konzept des Kindes Auskunft geben.

Hören, Riechen, Tasten

Sobald die Beziehungsaufnahme zum Kind gesichert ist, kann es aus der Nähe beobachtet und auch berochen werden. Hieraus lassen sich oft Pflegehinweise für die Eltern ableiten. Die Beobachtung erschließt unter anderem die Antwort auf folgende Fragen: Wie atmet das Kind, mit Mundatmung, Zwerchfellatmung, Einziehungen, Nasenflügeln, Asymmetrien usw.? Hat es Missbildungen oder besondere Hauterscheinungen? Bewegt es sich symmetrisch?

Ablenkungstechniken sind für die Betastung besonders hilfreich: Der Arzt gibt dem Kind z. B. eine Taschenlampe in die Hand, die es untersuchen kann, und bewegt sich gleichzeitig vorsichtig mit der Untersuchungshand zu den Lymphknoten. Alternativ lassen sich das Übergangsobjekt oder die Mutter als Vorführmittel einsetzen: „Schau, so geht das!" Gewisse Kinder lassen sich kitzeln, andere reagieren begeistert auf die Hand des Untersuchers, die sich mit 2 gehenden Fingern auf dem Bein der Mutter dem Kind annähert. Auch verbale Ablenkung ist einen Versuch wert. Dem ängstlichen Kind kann auch erlaubt werden, die Hand des Untersuchers zu führen (Abb. 13.**21**).

Ablenkung erlaubt
Ihrer Phantasie sind dabei keine Grenzen gesetzt. Was in die Präambel der Untersuchung an Zeit investiert wird, wird bei der Untersuchung mit dem gut partizipierenden Kind wieder eingespart.

Untersuchung

Im Unterschied zu einer problemorientierten Untersuchung in der allgemeinen Pädiatrie ist bei der Vorsorgeuntersuchung ein Screening durchzuführen. Das bedeutet, der Untersucher sollte sich einen Überblick über sämtliche Organsysteme verschaffen und nicht problemorientiert vorgehen.

Der Ablauf der körperlichen Untersuchung richtet sich nach dem Entwicklungsalter des Kindes: Während die Untersuchung beim Neugeborenen bis zum 6 Monate alten Säugling aufgrund der noch fehlenden Entwicklung des Fremdelns relativ einfach vor sich geht und das Kind in Ruhe – meist mit guter Compliance – untersucht werden kann, beginnt dies ab dem 7. bzw. 8. Lebensmonat mit der beginnenden Ich-Entwicklung bedeutend schwieriger zu werden, bis hin zu einem stark trotzenden Kleinkind im 2.–4. Lebensjahr. Im Vorschulalter und beim Schulkind ist dann die Akzeptanz der Untersuchung durch das Kind wieder deutlich besser. Beim Adoleszenten hingegen ist wiederum ein ganz anderer Zugang zu wählen. Der Versuch, den Jugendlichen als Kind zu behandeln, ist zum Scheitern verurteilt; aber auch „obercooles" Verhalten ist falsch. Jugendliche wollen ernst genommen werden und durchschauen Anbiederungsversuche an die Jugendlichkeit sofort.

Das Kind muss nackt von allen Seiten inspiziert werden. Es sollte während der Untersuchung alle Körperlagen einnehmen: im Liegen, Sitzen und Stehen (Schweben, Kippen) und beim Gehen.

> **!** Die Untersuchung im Stehen ist vor allem beim Adoleszenten wichtig, um die Varikozele nicht zu übersehen! Zudem können Knick-Senk-Füße nur im Stehen beurteilt werden.

Bei der Palpation sollten alle Lymphknotenstationen und die Organe geprüft werden. Unter Umständen ist, neben der Untersuchung der Hodenlage, auch die Palpation der Leistenpforten angezeigt. Die Palpation des Thorax über dem Herz ermöglicht eine Prüfung des Spitzenstoßes. Ebenso gehört zur Palpation auch die Erfassung der Gelenkbeweglichkeiten, die zum Teil passiv erfolgen muss.

Die Perkussion wird in der Kinderheilkunde leider etwas vernachlässigt. Die indirekte Perkussion (s. auch Teil III, Kapitel 15, Abschnitt „Atmungsapparat") mittels Klopfen auf das Sternum und Abhören mit dem Stethoskop auf dem Rücken ist aber sehr ergiebig.

Somit wird die Untersuchung beim sitzenden Kind begonnen und geht dann in die Untersuchung im Liegen über. Anschließend lässt der Arzt das Kind aufstehen, gehen und rennen. Die Motoskopie wird durch die Beobachtung der dazu nötigen Übergänge vervollständigt. Wünschenswert ist auch die Beobachtung der Übergänge zum Rollen, Robben, Pivotieren, Aufsitzen, Aufstehen und Rennen. Zur Motoskopie gehören zudem feinmotorische Items, wie das Greifen, das Stöpselspiel, die Grafomotorik und die neuromotorische Untersuchung.

In die einzelnen Unterabschnitte der Untersuchung werden die zielorientierten Zusatzuntersuchungen, die aufgrund der Erkenntnisse aus der Anamnese indiziert sind (z. B.: „Mein Kind hat auf dem Rücken noch so einen Fleck."), eingeflochten bzw. am Ende der Routineuntersuchung angehängt.

Gerätschaften

Alle Gerätschaften, vor allem unbekannte, machen einem Kind zuerst einmal Angst. Dazu gehört einmal das Stethoskop, sicher aber auch der Ohrenspiegel. Sie werden erst gegen Ende der Untersuchung eingeführt und ihre Anwendung, wenn möglich, dem Kind vorher z. B. an der Mutter demonstriert.

> **Geräte vorstellen**
>
> Es lohnt sich, Untersuchungsgeräte dem Kind in Reichweite zu präsentieren, damit es sich mit dem Stethoskop oder dem Zungenspatel visuell und taktil auseinandersetzen, sie begreifen kann. Damit sinkt die Angst vor diesen unbekannten Gegenständen (Abb. 13.**22**, Abb. 13.**23** und Abb. 13.**24**).

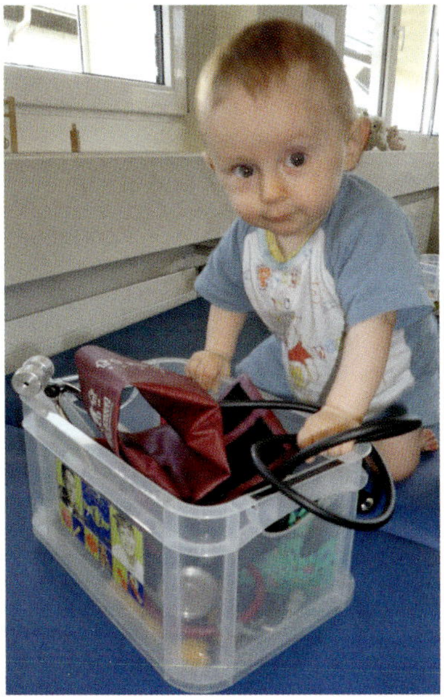

Abb. 13.**22** „Ich erforsche die Untersuchungsgegenstände."

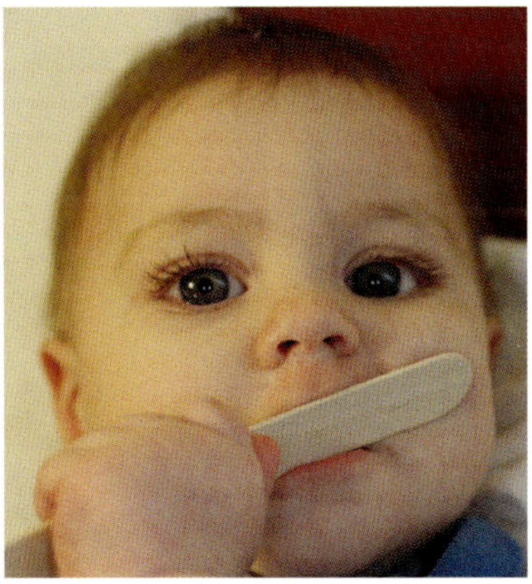

Abb. 13.**23** Exploration des Spatels.

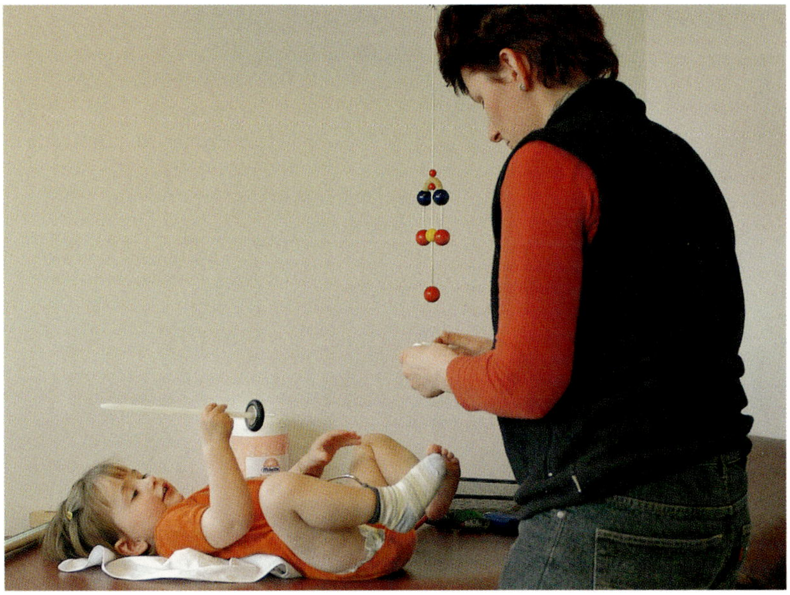

Abb. 13.**24** Das Erkunden der Untersuchungshilfsmittel nimmt die Angst davor und lenkt ab.

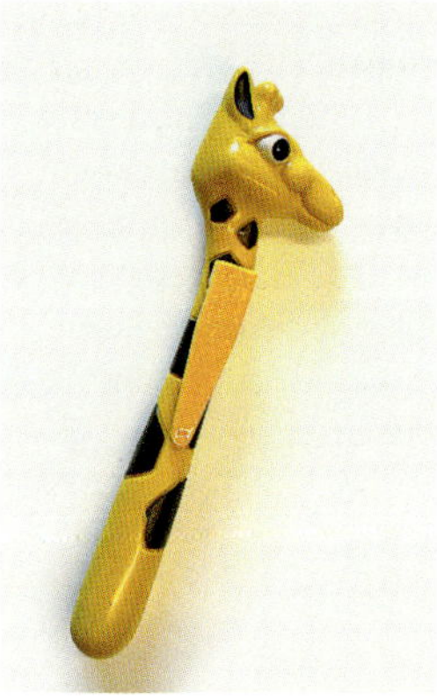

Abb. 13.**25** Reflexhammer? Ein „lustiges, kindliches“ Design ist nicht gleichbedeutend mit Funktionstüchtigkeit! Es ist besser, dem Kind die anstehende Untersuchung zu erklären und einen gewöhnlichen Reflexhammer zu benützen.

Die Auskultation mit der Glocke ist derjenigen mittels der Membran deutlich überlegen. Erstere ist kleiner, macht kaum Geräusche beim Verschieben auf der Haut, die mit Geräuschen aus der Lunge verwechselt werden können, ist wärmer und wird deshalb deutlich besser akzeptiert. Die Glocke ist besser für tiefere Frequenzen aus der Lunge geeignet, die Membran eher für höherfrequente, vom Herz ausgehende Geräusche.

Es ist zu beachten, dass beim Kind sehr oft fortgeleitete Geräusche aus dem Oropharynx den Auskultationsbefund verfälschen können. Zudem müssen die Geräusche zwischen den Schreien herausgehört werden.

! Da Pneumonien und Aspirationen von Fremdkörpern nicht selten sind, ist die Differenzialauskultation mit dem Stereostethoskop in der Pädiatrie eine große Hilfe. Mit diesem Gerät können die Seitenunterschiede simultan wahrgenommen und auch die Luftbewegungen im Thorax identifiziert werden.

Das Stethoskop kann auch zur Erfassung des Pulses eingesetzt werden. Jedoch sollte berücksichtigt werden, dass nicht nur eine Temperaturerhöhung um 1 °C den Puls um 10 Schläge/min und die Respiration um 4 Atemzüge/min erhöht, sondern teilweise schon der Anblick des untersuchenden Arztes!

Auf Reflexhammer (Abb. 13.**25**), Otoskop und Zungenspatel wird in den entsprechenden Kapiteln eingegangen (s. z. B. Teil III, Kapitel 15, Abschnitt „Neurologische Untersuchung“ und Abschnitt „Hören“).

Messen

Die Anthropometrie, das Messen des Kindes und die Eintragung der Messergebnisse in der Perzentilenkurve, erfolgt je nach Alter im Liegen oder im Stehen (s. dazu Teil III, Kapitel 15, Abschnitte „Körpergröße“, „Schädelumfang“ und „Körpergewicht“). Falls die Arzthelferin diese Tätigkeit vornimmt, muss sie genauestens über die Vorgehensweise instruiert werden, um reproduzierbare Resultate zu erhalten. Es ist von großer Wichtigkeit, die Arzthelferinnen davor zu warnen, die Daten selbst zu interpretieren, z. B.: „Der ist aber klein.“ oder: „Ihr Sohn hat aber zugenommen.“, um Missverständnisse zu vermeiden. Die Interpretation der Messergebnisse ist allein Sache des Arztes.

Prüfen der Sinne

Die Überprüfung der Sehschärfe und des Gehörs gehört obligat zu jeder Vorsorgeuntersuchung. Falls sie noch nicht im Anschluss an die Anamnese bereits am Tisch durchgeführt wurde, kann sie jetzt eingeschoben werden. Die je nach Alter des Kindes unterschiedliche Vorgehensweise dabei wird in Teil III, Kapitel 15, Abschnitt „Sinnesorgane“, sowie in Teil IV im Rahmen der einzelnen Vorsorgeuntersuchungen ausführlich beschrieben.

Eingriffe

Eingriffe, wie die Untersuchung des Gaumens mittels Spatel, die Ohruntersuchung mithilfe des Otoskops, Blutentnahmen, Impfungen usw., sollten – wann immer möglich – an den Schluss der Untersuchung gestellt werden.

Checkliste Status

Die folgende Checkliste hilft, die eigene Statuserfassung zu beurteilen (Abb. 13.26).

Neurologische und organspezifische Untersuchungen

Die neurologische Untersuchung kann im Rahmen der Vorsorgeuntersuchung nur kursorisch durchgeführt werden. Sie kann aber Hinweise zur Ursache einer Entwicklungsstörung liefern. Vor Beginn einer Reflexuntersuchung sollte jedoch geklärt sein, wonach genau zu suchen ist. Das Auslösen von Reflexen spielte in der historischen Entwicklungsdiagnostik des Säuglings eine wichtige Rolle, z. B. in der Vojta-Diagnostik. Diese ist heute aber als obsolet zu bezeichnen (s. auch Teil III, Kapitel 17).

Die organspezifischen Untersuchungen werden in Teil III, Kapitel 15, des Buches besprochen.

	ja/gut	nein/schlecht	Bemerkung
entspannt	❑	❑	
Kind, entwicklungsgemäß	❑	❑	
zweckmäßig	❑	❑	
ungestört	❑	❑	
Erklärungen vorangehend, während	❑	❑	
respektvolle/altersentsprechende Begegnung	❑	❑	
Technik der Untersuchung	❑	❑	
zielgerichtet	❑	❑	
Tempo	❑	❑	
Ablauf logisch, kohärent	❑	❑	
Kontakt schaffend	❑	❑	
Abrunden der Diagnostik			
Befunde erklären	❑	❑	
Zusammenhang mit dem Konsultationsgrund	❑	❑	
Schlussfolgerungen	❑	❑	
patientenorientiert	❑	❑	
Tempo	❑	❑	
Redundanz	❑	❑	
dem Wertsystem des Patienten der Eltern angepasst	❑	❑	
dem Informationsbedürfnis angepasst	❑	❑	
Abschätzen der Reaktion des Patienten	❑	❑	
Abwarten und Besprechen der Reaktion	❑	❑	
Einflechten präventivmedizinischer Belange in die Konsultation			
Problembewusstsein ansprechen und fördern	❑	❑	
Handlungsbereitschaft erkunden und fördern	❑	❑	
Fertigkeiten erfassen und aufbauen	❑	❑	
Umsetzungen in den Alltag planen	❑	❑	
Unterstützung und Begleitung vorbereiten	❑	❑	
	❑	❑	
Formulieren des weiteren Vorgehens	❑	❑	
Vermitteln der Vorgehensweise	❑	❑	
Ausführung	❑	❑	
Zusammenhang mit dem Konsultationsgrund	❑	❑	
Was zieht der Arzt vor, was der Klient?	❑	❑	
Alternativen/Auswirkungen	❑	❑	
aktives Einbeziehen des Patienten in die Überlegungen	❑	❑	
Respektieren der Ansicht des Patienten	❑	❑	
inhaltlich, fachlich korrekt	❑	❑	
weitere Abklärungen, Blutentnahmen, Impfungen	❑	❑	
Medikation/Überweisung/Verhaltensregeln	❑	❑	
zu erwartender Verlauf, Entwicklung	❑	❑	
Alarmsymptome	❑	❑	
Kontrollen angezeigt, wann?	❑	❑	
Abschluss der Konsultation			
Zusammenfassung auf patientengerechte Art	❑	❑	
Ist die Information verstanden worden?	❑	❑	
Verabschiedung	❑	❑	
Patient, Eltern und Arzt zufrieden?	❑	❑	
Konsultationsgrund erfüllt?	❑	❑	
Abwarten der Reaktion des Patienten	❑	❑	
Besprechen der Reaktion des Patienten	❑	❑	
Ist noch etwas?	❑	❑	

Abb. 13.**26** Checkliste Status, Zusammenfassung. Das Arzt-Patienten-Eltern-Verhältnis bei der körperlichen Untersuchung.

14 Abschluss

Zusammenfassung und Würdigung

Wortlose Untersuchungen mit strengem Blick ängstigen nicht nur das Kind, sondern auch die Angehörigen. Es kann hilfreich sein, den Eltern mitzuteilen, dass der Arzt nun untersuchen wird und dabei nicht gleichzeitig kommentieren kann und will.

Es lohnt sich, am Schluss eine Zusammenfassung der Anamnese und der Untersuchung zu machen und die Befunde den Eltern einzeln zu zeigen und zu würdigen. Die daraus abzuleitenden Schritte müssen erklärt werden. Es kann auch wichtig sein, den Eltern Informationsblätter zu aufgefundenen Störungen mitzugeben, damit sie in Ruhe zu Hause alles nochmals durchlesen und im Bedarfsfall in einer erneuten Konsultation noch Unklares vom Arzt beantworten lassen können. Solche Informationsblätter sind beim Autor und bei Herrn Dr. Paul Meier verfügbar. Es ist nicht verwerflich, bei dieser Zusammenfassung als Arzt auch die Formulierung „Ich weiß es nicht." zu verwenden. Zudem ist es statthaft zu erklären, Einzelheiten erst noch nachschlagen zu wollen. Dies kann sogar direkt während der Konsultation erfolgen. Eltern sind sich durchaus darüber im Klaren, dass auch ihr Kinderarzt nicht alles wissen kann. Ist er ehrlich und authentisch, kann er damit nur Empathie und Verständnis gewinnen. Außerdem signalisiert er damit auch Interesse und Freude am Beruf.

Es gilt zu klären, ob die Eltern mit der Untersuchung zufrieden und mit den daraus gezogenen Schlüssen bzw. Maßnahmen einverstanden sind. Dies hängt auch damit zusammen, wie der Kinderarzt seinen Auftrag versteht. Statt nur „defektologisch" auf Störungen hingewiesen zu werden, wird es auch sehr positiv aufgenommen, mitgeteilt zu bekommen, welche „gesunden" und „normalen" Befunde erhoben wurden.

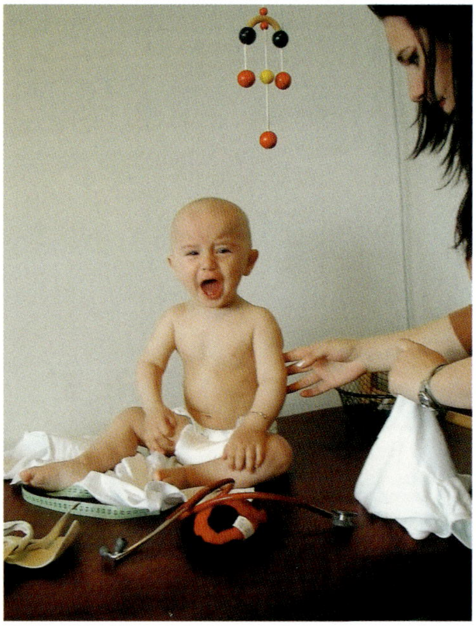

Abb. 14.1 Hier ist offensichtlich etwas schief gelaufen. Wenn die Situation nicht zu retten ist, kann nur versucht werden, es beim nächsten Mal besser zu machen!

Versöhnung und Vertrag

Die Untersuchung ist für das Kind eine Belastung (Abb. 14.1). Deswegen lohnt es sich, sich zum Schluss mit ihm zu versöhnen. Die Konsequenzen der Untersuchung sollten auch dem Kind mitgeteilt werden. Haben die Befunde Maßnahmen zur Folge, sollte das Kind in diese eingeweiht und auch mit ihm ein Behandlungsvertrag abgeschlossen werden. Das erhöht die Compliance sehr. Die Frage an das Kind, wie es die Untersuchung erlebt hat, gibt dem Arzt nicht nur ein interessantes Feedback, sondern wirkt auch sehr versöhnend: „Der nimmt mich ernst!"

Ausblick

Abschließend ist festzulegen, wer was wann und wie zu tun hat. Darüber hinaus ist zu klären, wer dafür verantwortlich ist und wann die nächste Konsultation bzw. Voruntersuchung stattfinden sollte.

Literatur

Baumann T, Meier P. Informationen vom Kinderarzt. 2. Aufl. Bern: Huber; 2011
Gill D, O'Brien N. Pediatric clinical examination. 4th. ed. London: Churchill Livingstone; 2003
Goldbloom R. Pediatric clinical skills. 4th. ed. Philadelphia: Saunders; 2010
Morgan WL, Engel GL. Der klinische Zugang zum Patienten. Bern: Huber; 1969

15 Störungen einzelner Organsysteme und Körperparameter

Gesamterscheinung

Zur Beurteilung der Gesamterscheinung eines Kindes (Abb. 15.**1** – Abb. 15.**9**) muss es nackt untersucht werden. Stimmen die Proportionen (beachte auch die Sitzhöhe) und die Symmetrien (Abb. 15.**1**)? Gleicht das Kind der Mutter bzw. dem Vater und sind Ähnlichkeiten mit anderen Familienmitgliedern auszumachen? Wie ist der Pflegezustand? Ist den Eltern des Kindes etwas an seinem Verhalten aufgefallen?

Bei etwa 15 – 20% der Frühgeborenen treten Fehlbildungen auf, und bei ca. 3% der zum berechneten Termin Geborenen werden solche in der 1. Lebenswoche entdeckt. Aber ein Teil der Fehlbildungen und/oder Dysmorphien wird erst mit einer gewissen Verzögerung, z. B. anlässlich einer Vorsorgeuntersuchung, diagnostiziert. Deshalb ist davon auszugehen, dass ca. 5% aller Kinder solche Auffälligkeiten aufweisen.

Definition Fehlbildung
Als Fehlbildung bzw. Geburtsgebrechen wird eine vor der Geburt (pränatal) entstandene Fehlgestaltung eines Organs bezeichnet, die eine funktionelle Einschränkung und/oder eine maßgebliche kosmetische Beeinträchtigung zur Folge hat.

Die häufigsten isolierten Fehlbildungen sind Herzfehler, die vor Fehlbildungen der Extremitäten, Neuralrohrdefekten, Gesichtsspalten und Fehlbildungen des Urogenitaltrakts rangieren. Die Prävalenz ist je nach geografischer Region und ethnischem Hintergrund unterschiedlich. Die meisten Fehlbildungen weisen eine genetische Komponente auf. Fehlbildungen können aber auch durch Umweltfaktoren während der Schwangerschaft (teratogen) ausgelöst werden (Infektionen, Medikamente, Alkohol, Strahlen, Chemikalien). Die ersten 8 Wochen nach der Befruchtung stellen die kritische Phase der Embryo-

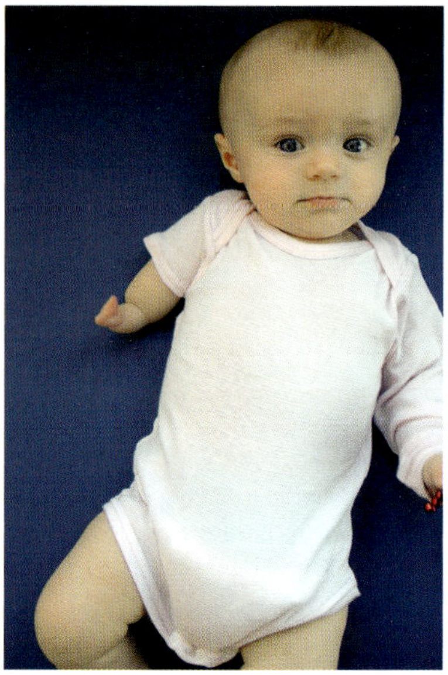

Abb. 15.**1** Multiple Dysmelie der oberen Extremität.

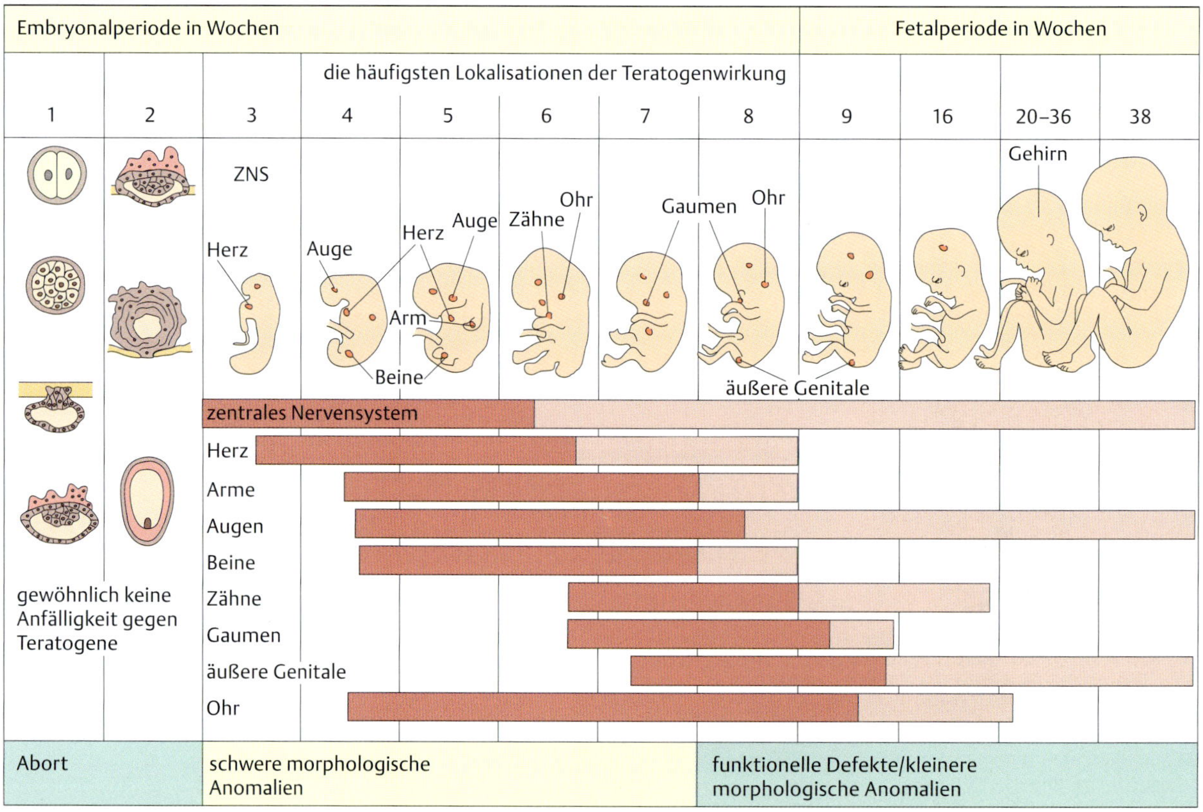

Abb. 15.**2** Kritische Phasen der vorgeburtlichen Entwicklung.

nalentwicklung dar (Abb. 15.**2** und Abb. 15.**8**), denn in diesem Zeitraum entwickeln sich die Organe. Diese Phase ist aber auch besonders kritisch für negative exogene Einflüsse, wie Medikamente und andere Noxen. Die Ermittlung der Ursache einer Fehlbildung (Abb. 15.**9**) ist von großer Bedeutung für die Prognose, das Management und die Familienberatung.

Fehlbildungen können isoliert oder „syndromal" auftreten. Die Unterscheidung zwischen isolierten nicht syndromalen einerseits und syndromalen Fehlbildungen andererseits ist für das weitere Vorgehen sehr wichtig. Die wichtigsten Instrumente für diese Unterscheidung sind:

- Familienanamnese (Stammbaum)
- Schwangerschaftsanamnese
- Geburts- und Neugeborenenanamnese
- Entwicklungs- und Verhaltensanamnese
- akribische körperliche Untersuchung

Bei Vorliegen eines Syndroms sind in den allermeisten Fällen zusätzlich Dysmorphien und/oder Auffälligkeiten im Wachstum, in der Entwicklung und im Verhalten eines Kindes vorhanden.

Definition Dysmorphien

Dysmorphien sind kleinere Auffälligkeiten, die keine funktionelle Beeinträchtigung nach sich ziehen.

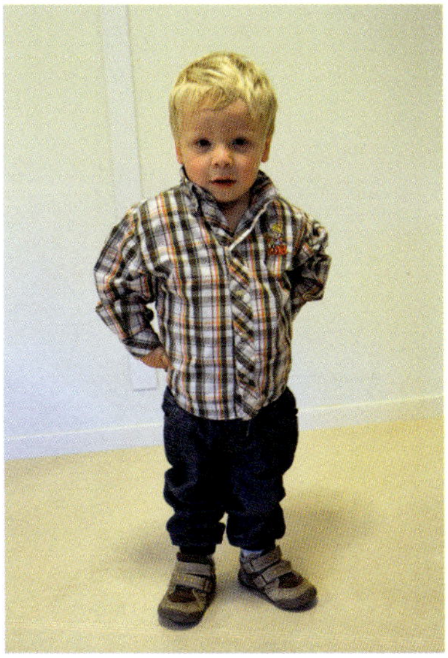

Abb. 15.**3** Gesamterscheinung: kleinwüchsig mit „speziellem Aussehen".

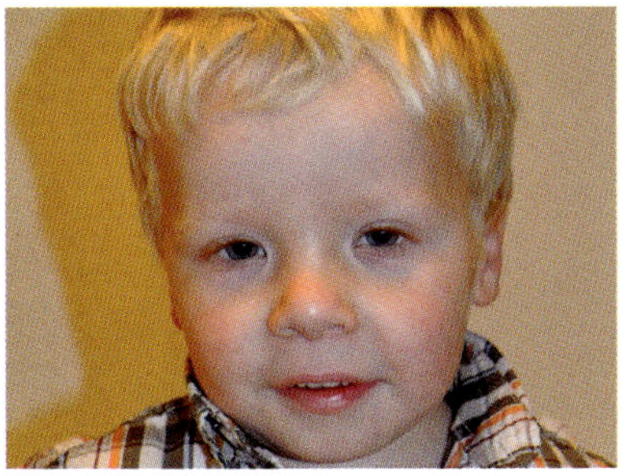

Abb. 15.**4** Puzzleteil: Epikanthus.

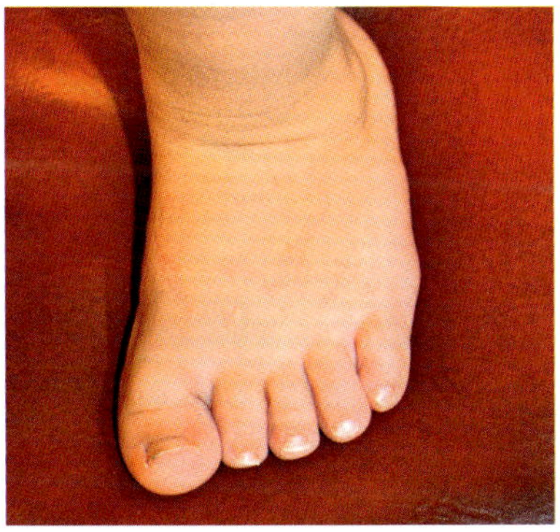

Abb. 15.**5** Puzzleteil: Dymmorphe, „große Großzehen".

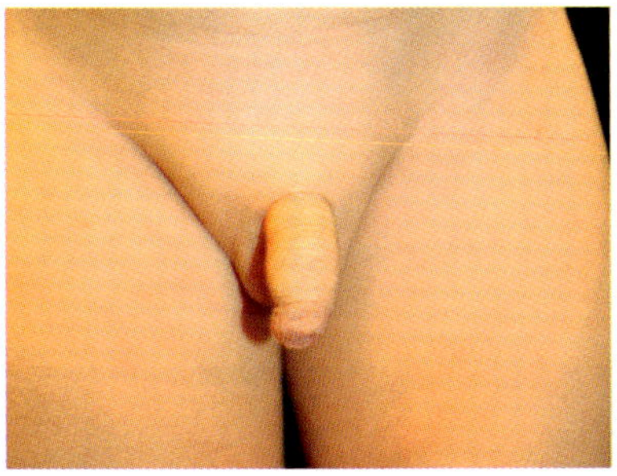

Abb. 15.**6** Puzzleteil: schürzenförmiges Genitale.

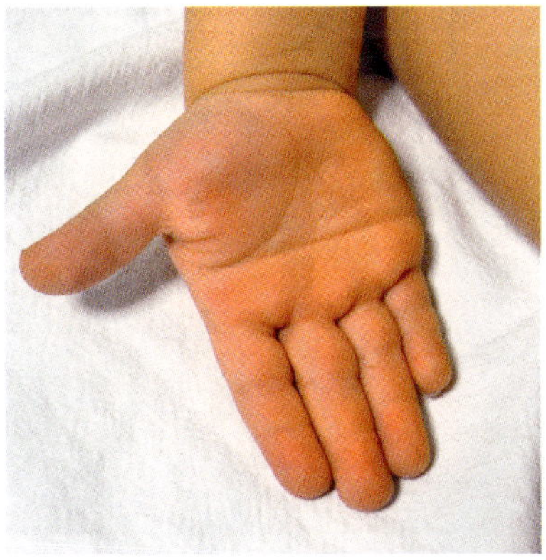

Abb. 15.**7** Puzzleteil: Brachydaktylie mit 4 Fingerfurchen: faziodigitogenitales Syndrom, Aarskog-Syndrom.

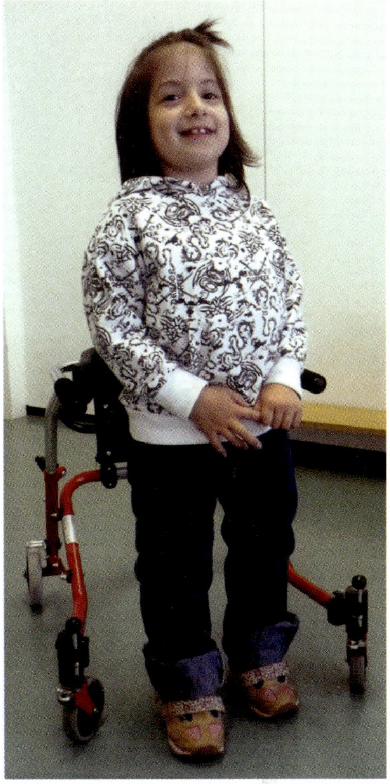

Abb. 15.**8** Ein Mädchen mit Myelomeningozele geht!

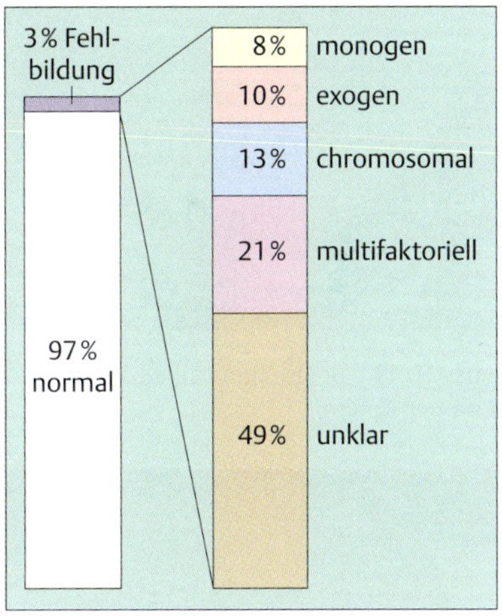

Abb. 15.**9** Ursachen von Fehlbildungen (nach Stevenson u. Hall 2006).

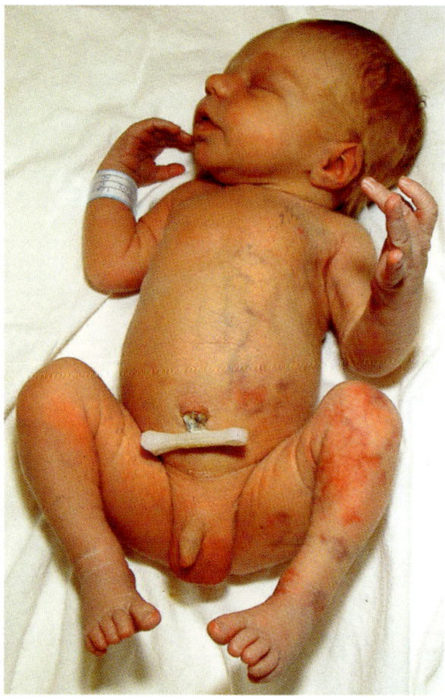

Abb. 15.**10** Cutis marmorata telangiectatica congenita.

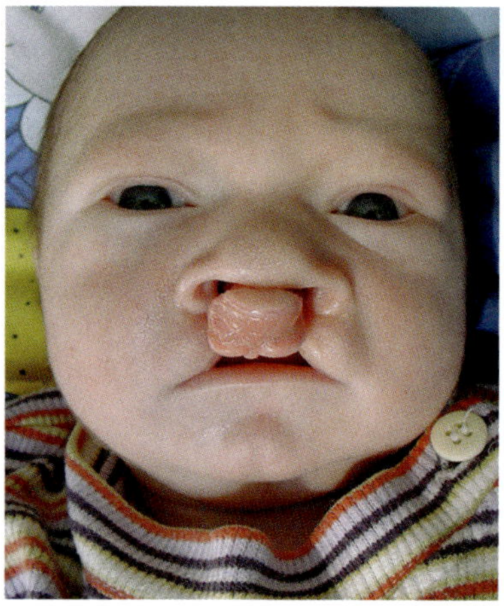

Abb. 15.**11** Beidseitige Lippen-Kiefer-Gaumen-Spalte.

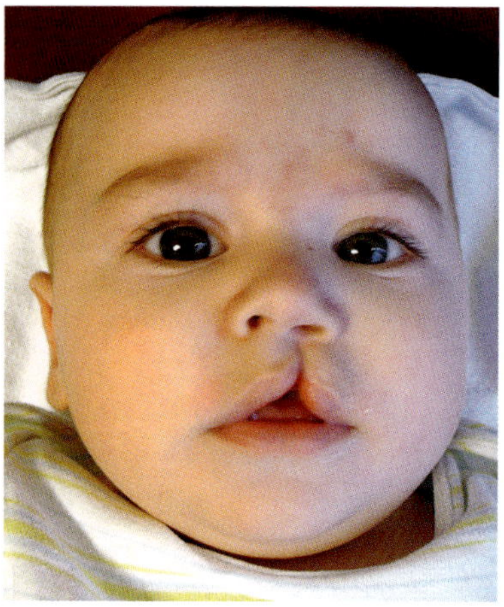

Abb. 15.**12** Einseitige Lippen-Kiefer-Gaumen-Spalte.

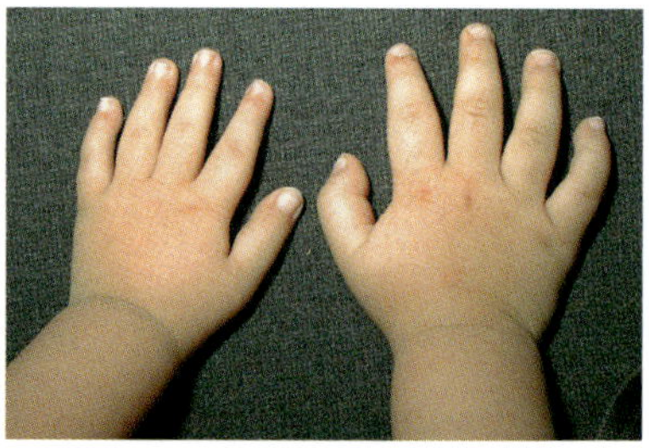

Abb. 15.**13** Dysmorphie: kongenitale Dyssymmetrie und Hypoplasie der linken Hand.

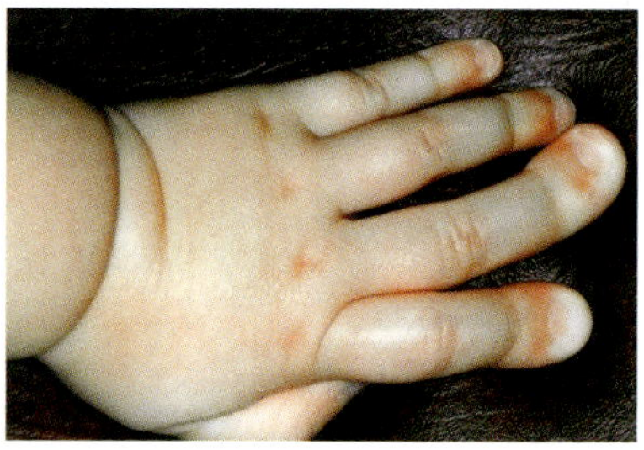

Abb. 15.**14** Dysmorphie: kongenitaler Überwuchs der Finger II und III.

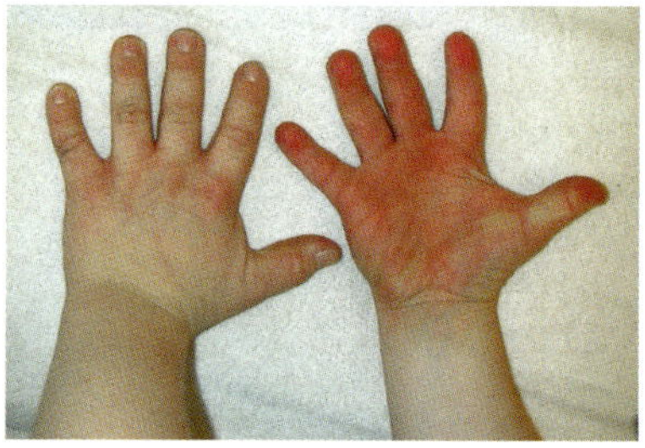

Abb. 15.**15** Dysmorphie: Kamptodaktylie beim Robinow-Syndrom.

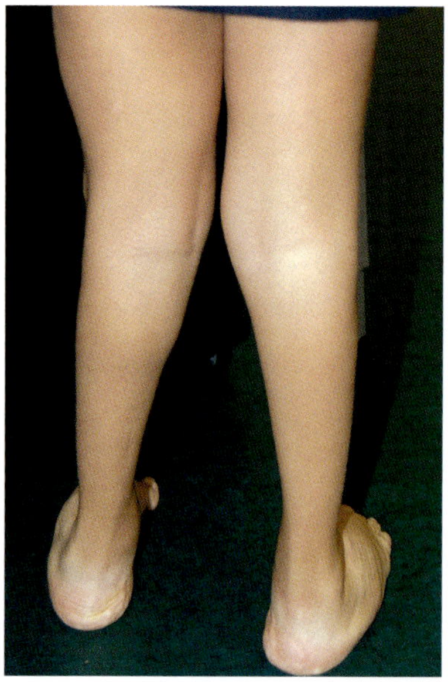

Abb. 15.**16** Hypotrophie der Wadenmuskulatur bei kongenitalem Klumpfuß beidseits.

Beispiele für Dysmorphien sind ein Lidkolobom, präaurikuläre Ohrfisteln oder -anhängsel, eine Syndaktylie, eine zusätzliche Mamille usw. Sie kommen auch bei „normalen" Individuen vor. Charakteristisch für ein Syndrom ist eine bestimmte Kombination von Zeichen und nicht ein einzelnes Zeichen. Dysmorphien spielen trotz fehlendem Krankheitswert im klinischen Alltag eine wichtige Rolle. Sie kommen am gesamten Körper vor, der entsprechend systematisch (von Kopf bis Fuß; Abb. 15.**10**) danach abgesucht werden muss (s. Prozedere zum Dysmorphiestatus in Tab. 15.**3**). Das Gesicht (Abb. 15.**11** und Abb. 15.**12**), die männlichen Genitalien und die distalen Extremitäten (Abb. 15.**13** bis Abb. 15.**16**) sind bevorzugte Lokalisationen von Dysmorphien.

Hinzu kommen Deformationen, die zu einem Syndrom gehören oder durch sekundäre Kompression (Druck bzw. Lage) bedingt sein können, z. B. Gelenkkontrakturen, Fußfehlhaltungen und später der lagebedingte Plagiozephalus. Um die syndromatologische Zuordnung zu ermöglichen, sollten die Befunde akribisch gesammelt, zusammenstellt und geordnet werden. Da der praktisch tätige Kinderarzt aber die ca. 3000 verschiedenen genetischen Syndrome kaum alle kennen kann (Tab. 15.**1** sowie Abb. 15.**17** bis Abb. 15.**20**), ist es sicher sinnvoll, betroffene Kinder einem medizinischen Genetiker zuzuweisen.

Tab. 15.**1** Einige chromosomale Störungen und die Häufigkeit ihres Auftretens (nach Wilson u. Cooley 2000).

Diagnose	Inzidenz (1/...)	Betroffene Organe/Funktionen
Down-Syndrom	600 – 1000	Herz, Schilddrüse, Gehör, Sehen, Wirbelsäule, geistige Behinderung
VATER-Assoziation	620	Herz, Nieren, Lendenwirbelsäule, Magen-Darm-Trakt, eventuell Lunge
fetales Alkoholsyndrom	670	flaches Philtrum, dünne Oberlippe, Herz, Gehör, Sehen, Skelett, Mikrozephalie, geistige Behinderung, Wachstumsstörung, Alkoholanamnese der Schwangeren
Fragiles-X-Syndrom	800	geistige Behinderung, Sehen
Klinefelter-Syndrom (47,XXY)	1000	Wachstum, Gehör, Sehen, Intellekt, Genitale
fetales Hydantoinsyndrom	2000	Ernährung, Gehör, Sehen
Noonan-Syndrom	1000 – 2500	Herz, Gehör, Sehen, Hypertelorismus, tiefes Philtrum, Wachstum, geistige Behinderung
diabetische Embryopathie	3000	Herz, Sehen, Rücken
Neurofibromatose Typ 1	3000	Gehirn, Nerven, Rücken, Skelett, geistige Behinderung
Turner-Syndrom	5000	Herz, Gehör, Nieren, Wachstum
Goldenhar-Syndrom	5600	Herz, Gehör, Sehen, Nieren, Lungen, geistige Behinderung
Trisomie 13/18	8000	Gehör, Sehen, Herz, Nieren, Skelett, geistige Behinderung
Marfan-Syndrom	10 000	Herz, Sehen, Skelett, Gelenke
Arthrogryposis, Amyoplasie	10 000	Ernährung, Lungen, Gelenke, Muskeln
Cornelia-de-Lange-Syndrom	10 000	Herz, Gehör, Sehen, Synophrys, Hypotonie, geistige Behinderung, Ernährung
Sotos-Syndrom	10 000	Makrozephalie, hohe Stirn
Ehlers-Danlos-Syndrom	10 000 – 20 000	Herz, Sehen, Haut, Gelenke
Wiedemann-Beckwith-Syndrom	17 000	Abdomen, Leber, Nieren, Tumoren
Osteogenesis imperfecta	20 000	Gehör, Skelett, Gelenke
Angelman-Syndrom	20 000	großer Mund mit hervorstehendem Oberkiefer, kognitive Behinderung, Hyperaktivität, stark reduzierte Lautsprachentwicklung
Prader-Willi-Syndrom	16 000 – 25 000	Sehen, Haut, kleine Hände und Füße, Ernährung, geistige Behinderung
Achondroplasie	16 000 – 25 000	Skelett, Rücken, Foramen magnum, Gelenke
Glykogenspeicherkrankheiten	20 000 – 25 000	Leber, Nieren, Skelett
Saethre-Chotzen-Syndrom	25 000	Schädel, Rücken, Sehen, Gehör
tuberöse Sklerose	25 000	Herz, Nieren, Skelett, geistige Behinderung
Shprintzen-Syndrom (del 22)	25 000	Herz, Gehör, Sehen, geistige Behinderung
CHARGE-Assoziation	20 000 – 50 000	Herz, Gehör, Sehen, Skelett, Ohrmissbildung, Gesichtslähmung, geistige Behinderung
Williams-Syndrom	20 000 – 50 000	Herz, Gehör, Sehen, geistige Behinderung
Mukopolysaccharidosen	25 000	Sehen, Gehör, Skelett, geistige Behinderung
peroxisomale Störungen	10 000 – 50 000	Gehör, Sehen, Leber, Nieren, Skelett, geistige Behinderung
Costello-Syndrom	selten	Kleinwüchsigkeit, flexible Gelenke, überschüssige Haut an Händen (Waschfrauenhände) und Füßen, dicke Lippen, Kräuselhaar, mentale Retardierung, kraniofaziale und kardiologische Anomalien, verfrühte Alterung und erhöhte Prädisposition für Tumoren

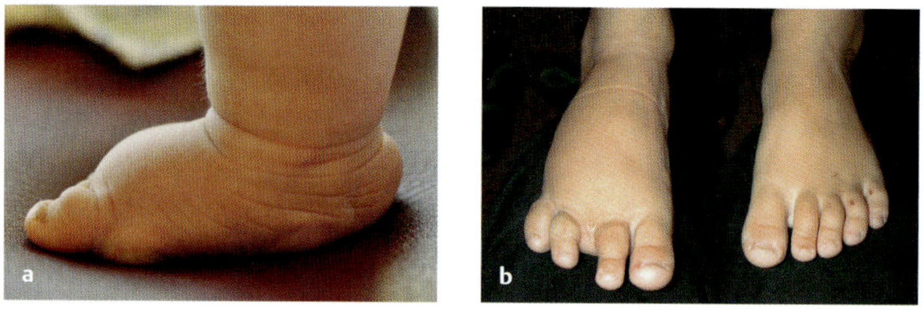

Abb. 15.**17 a, b** Turner-Syndrom.
a Fußrückenpolster.
b Lymphödeme am Fußrücken und typische Zehennägel (Zustand nach Amputation der Zehe III rechts).

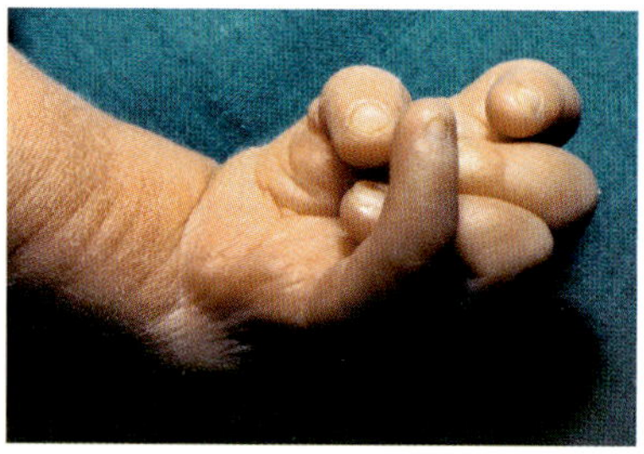

Abb. 15.**18** Finger-Hand-Missbildung bei Trisomie 18.

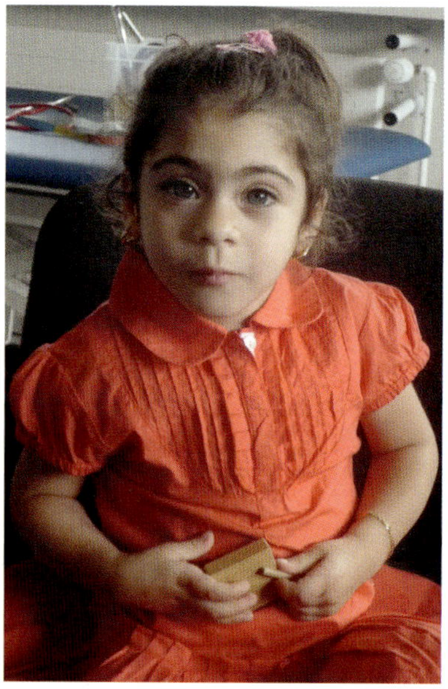

Abb. 15.**19** Cornelia-de-Lange-Syndrom.

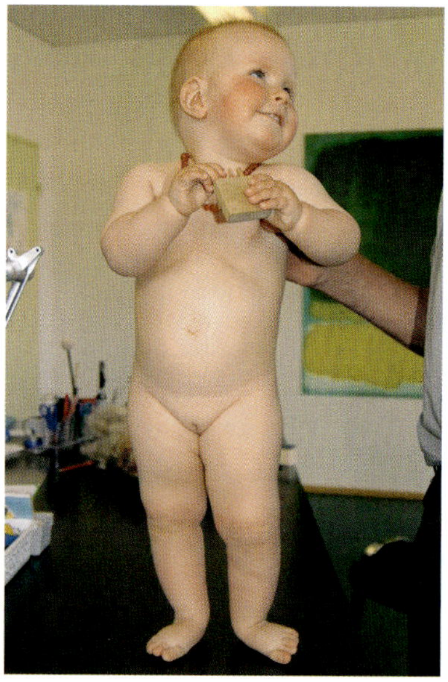

Abb. 15.**20** Prader-Labhart-Willi-Syndrom: muskuläre Hypotonie, geistige Behinderung und Minderwuchs, später Fettsucht und Hypogonadismus.

! Fotos der ganzen Familie sind bei der Suche nach dem vorliegenden Syndrom sehr hilfreich; da manche Dysmorphien vor allem im Gesichtsbereich eine ausgeprägte Altersabhängigkeit aufweisen, können auch Verlaufsfotos weiterhelfen.

Nachschlagewerke (Jones 1988; Leiber 1990; Smith et al. 2005; Kunze 2009) sowie Datenbanken (Possum Dysmorphology Database [im Internet: [im Internet: http://www.lmdatabases.com/about_lmd.html#lddb; Stand: 29.03.2012]) sind weitere unabdingbare Hilfsmittel für die Zuordnung zu einem Syndrom. Aktuell wird bei rund ⅔ der Kinder mit Verdacht auf ein Syndrom eine klare Diagnose gestellt. Häufig ist die Diagnosestellung jedoch ein langjähriger Prozess, da typische Verhaltensauffälligkeiten und/oder Dysmorphien erst später auftreten. Falls möglich, kann ein genetischer Test eine klinische Verdachtsdiagnose bestätigen oder widerlegen. Bei Verdacht auf eine Chromosomenaberration kann eine zytogenetische Untersuchung (Karyotyp, FISH-Untersuchung, Comparative genomic Hybridization Array) und bei Verdacht auf ein monogenes Syndrom eine molekulargenetische Untersuchung veranlasst werden, falls das verursachende Gen bzw. die verursachenden Gene identifiziert wurden.

Eine Diagnose ermöglicht es, den Eltern Fragen bezüglich der Prognose zur kindlichen Entwicklung zu beantworten sowie entsprechende Vorsorgeuntersuchungen und supportive Therapien vorzuschlagen und im Bedarfsfall auch Informationen über Patientenorganisationen zu vermitteln. Des Weiteren ist eine Diagnose Bedingung für die Berechnung des Wiederholungsrisikos und für die Diskussion der Möglichkeiten einer eventuellen pränatalen Diagnose. Bei Vorliegen eines genetischen Syndroms variiert das Wiederholungsrisiko je nachdem, ob es sich um eine chromosomale Störung, ein monogenes Erbleiden (dominant, rezessiv oder geschlechtsgebunden), eine multifaktorielle Erkrankung, eine mitochondriale Erkrankung oder um einen Defekt der genetischen Prägung („Imprinting") handelt. Kann die genetische Testung die Mutation beweisen, ist das Wiederholungsrisiko klar: Liegt ein autosomal-rezessives Erbleiden vor, beträgt das Wiederholungsrisiko 25% – unabhängig vom Geschlecht des Kindes. Beim geschlechtsgebundenen Erbgang liegt das Risiko bei 50% für ein männliches Kind. Um bei einer weiteren Schwangerschaft auf Wunsch eine invasive pränatale Diagnose (Chorionzottenbiopsie ab der 11. Schwangerschaftswoche oder Fruchtwasserpunktion) vorschlagen zu können, um festzustellen, ob das werdende Kind wieder von derselben Erkrankung betroffen sein wird oder nicht, muss die klinische Diagnose durch einen genetischen Test (zyto- oder molekulargenetisch) bestätigt worden sein. Der genetische Test ermöglicht unter Umständen auch ein Screening für weitere Risikofamilienangehörige.

> ! Die Bedeutung der Zuordnung zu einem Syndrom ist aus diesen Gründen keinesfalls zu unterschätzen; doch sollte der Arzt sich der Diagnose sicher sein. Kommentare, wie: „Das sieht aber komisch aus." oder: „Das Kind hat ja ein Syndrom." oder Ähnliches sollten vermieden werden, da dadurch nur unnötig die elterlichen Gefühle verletzt werden können.

Terminologie

Tab. 15.**2** gibt einen Überblick über die Terminologie von Fehlbildungen und Syndromen (Abb. 15.**21** und Abb. 15.**22**).

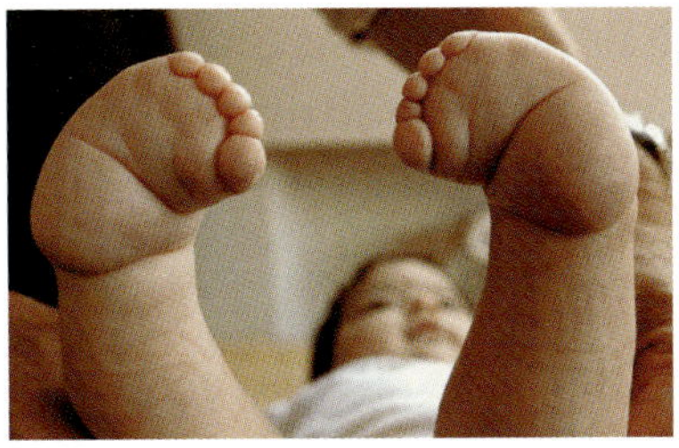

Abb. 15.**21** Klumpfüße beidseits.

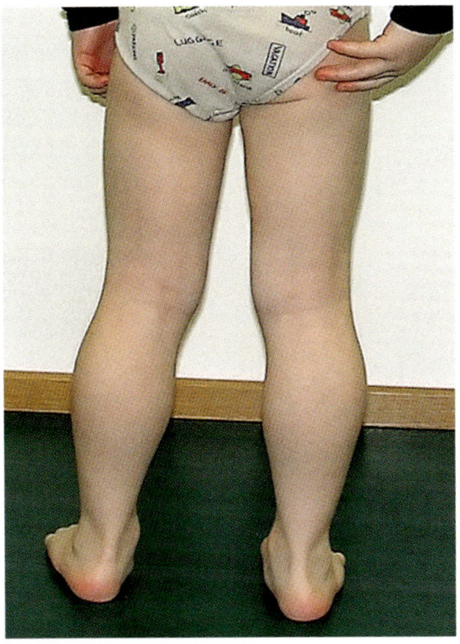

Abb. 15.**22** Hypertrophie der Wadenmuskulatur beim kongenitalen Klumpfuß.

Tab. 15.**2** Terminologie kongenitaler Anomalien und Syndrome (aus Wilson G, Cooley W. Preventive management of children with congenital anomalies and syndromes. Cambridge: Cambridge University Press; 2000).

Kategorie	Untergruppe	Definition	Beispiel
isolierter Defekt	Normvariante	bei ≥ 4% der Bevölkerung vorhanden, nicht anomal	Mongolenflecken
	Anomalie	Abweichung in Struktur, Form und/oder Funktion	Lippen-Kiefer-Gaumen-Spalte
	Malformation	morphologischer Defekt infolge einer Anlagestörung	Nierenagenesie
	Disruption	morphologischer Defekt nach ursprünglich normaler Anlage	Thalidomidembryopathie
	Deformation	abnorme Form, z. B. durch intrauterine Lage	Klumpfuß bei Oligohydramnion
	Sequenz	Muster von Anomalien, in dem ein einzelner bekannter Defekt in der Entwicklung zu einer Kaskade von weiteren Fehlbildungen führt	Robin-Sequenz
multiple Defekte	Felddefekt	Anomalien, die durch Störung eines Entwicklungsfelds (einer Region des Embryos, die in einem zusammenhängenden Raum entwickelt wurde) verursacht werden	Zyklopie
	Syndrom	multiple Anomalien, deren Ursachen pathogenetisch verwandt, aber keine Sequenz sind	Zellweger-Syndrom
	Assoziation	nicht zufälliges, gleichzeitiges Auftreten von verschiedenen morphologischen Defekten, die weder eine Sequenz noch ein Syndrom sind	VACTERL-Assoziation

Klinische Hinweise auf Krankheiten und Syndrome

Zur jeder Vorsorgeuntersuchung gehört obligat die körperliche Untersuchung. Diese gibt eine Vielzahl von Hinweisen für das Vorliegen einer Grundkrankheit oder einer genetisch bedingten Störung. In den folgenden Textabschnitten wird eine kleine Zusammenstellung gezeigt. Sehr hilfreich sind die ausführlicheren Hinweise im von Jones (1988) veröffentlichten Nachschlagewerk oder im Internet (s. Teil I, Kapitel 10). Tab. 15.**3** hilft herauszufinden, wonach genau zu suchen ist (Abb. 15.**23** bis Abb. 15.**33**). Im Anhang findet sich dazu auch eine Synopsis.

Tab. 15.**3** Malformationszeichen der verschiedenen Organe und Organsysteme.

Organ/Organsystem	Wichtige Malformationszeichen	Weniger wichtige Malformationszeichen
Kopf	• Anenzephalie • Enzephalozele (okzipital, frontal) • Holoprosenzephalie • Hydrozephalus	• anomale Haarwirbel (kein oder > 2 Haarwirbel) • Stirnvorwölbung • Plagiozephalie • flaches Hinterhaupt • Fontanella metopica
Augen	• Mikrophthalmie • Anophthalmie • Kolobome (Iris, Netzhaut)	• Epikanthus • Hypotelorismus • Hypertelorismus • nach oben oder unten zeigende Lidspalten • kleine Lidspalten • Ptosis • Synophrys
Ohren	• ausgeprägte Mikrotie	• Ohrläppchen angewachsen, mit Falten, Kerben oder 2-geteilt • kleine Ohren • Schlappohr • tassenförmiges Ohr • abstehende Ohren • Ohranhängsel • präaurikuläre Sinus
Nase		• flacher Nasenrücken • antevertierte Nasenlöcher (Steckernase) • Philtrum lang, kurz, flach
Mund und Rachen	• Lippenspalte • Gaumenspalte • schwere Mikrognathie (Robin-Sequenz) • Makro- oder Mikroglossie	• Mikrostomie • Makrostomie • Uvula bifida • multiple Frenula • Mikrognathie
Nacken	• zystisches Hygrom	• kurzer Hals • Pterygium • Nackenfalte • branchiale Nebenhöhlen
Brust	• Pectus excavatum • fehlende oder hypoplastische Schlüsselbeine	• zusätzliche Brustwarzen
Rücken	• Meningomyelozele • Spina bifida	• sakrale Grübchen
Abdomen	• Omphalozele • Gastroschisis	
Genitalien	• Intersex	• schalförmiger Hodensack • Vaginalanhängsel • Hypospadie
Extremitäten	• fehlende oder missgebildete Extremitäten	• Cubitus valgus • kleine Dellen über großen Gelenken

Fortsetzung ►

Tab. 15.3 Fortsetzung

Organ/Organsystem	Wichtige Malformationszeichen	Weniger wichtige Malformationszeichen
Hände und Füße	• Polydaktylie, Syndaktylie, komplette und Polysyndaktylie • fehlende Finger/Zehen • Ektrodaktylie	• Klinodaktylie des V. Fingers • 4-Finger-Furche • Sandalenfurche • spitze Finger • Nagelhypoplasie • dicke, fetale Fingerkuppen • partielle Syndaktylie zwischen 2 – 3 Zehen • Prominenz der Fersen • überlappende Zehen
Herz und Gefäße	• Fallot-Tetralogie • Truncus arteriosus • Hypoplasie des linken Herzes • ventrikulärer oder Vorhofseptumdefekt • Transposition der großen Gefäße • unterbrochener Aortenbogen Typ B • Anomalie des pulmonalen venösen Rückstroms • Aortenhypoplasie oder -isthmusstenose	
Haut		• Nävi • hypo- oder hyperpigmentierte Flecken • Hämangiome

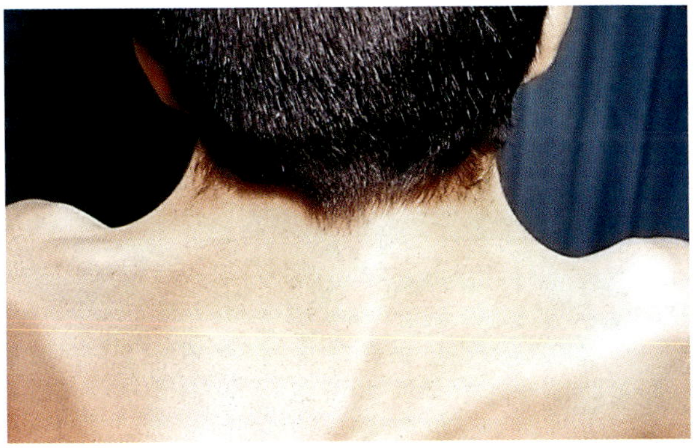

Abb. 15.23 Dysmorphie: Pterygium colli.

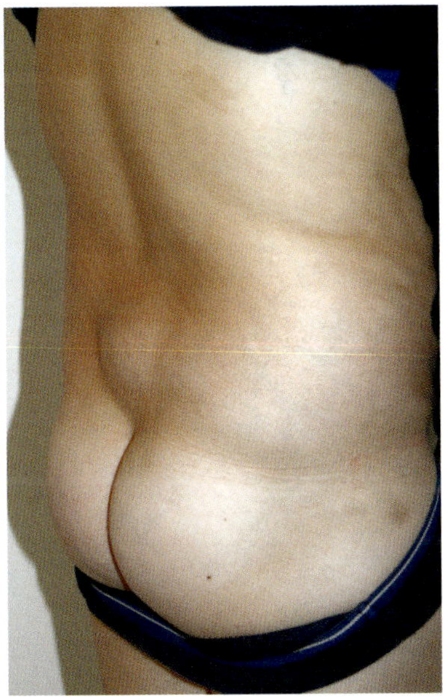

Abb. 15.24 Gedeckte, „okkulte“ Myelomeningozele.

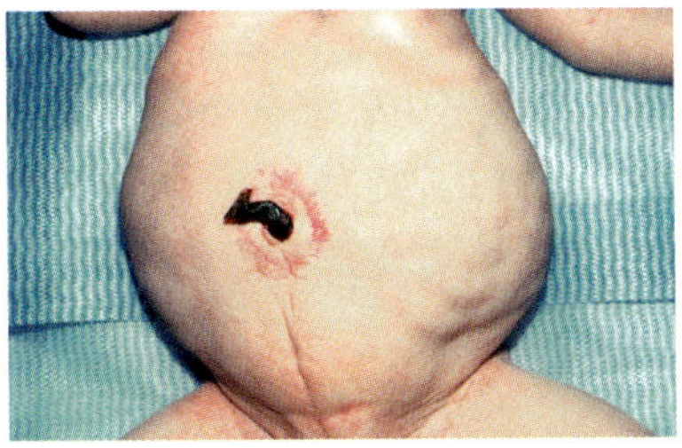

Abb. 15.25 Prune-Belly-Syndrom.

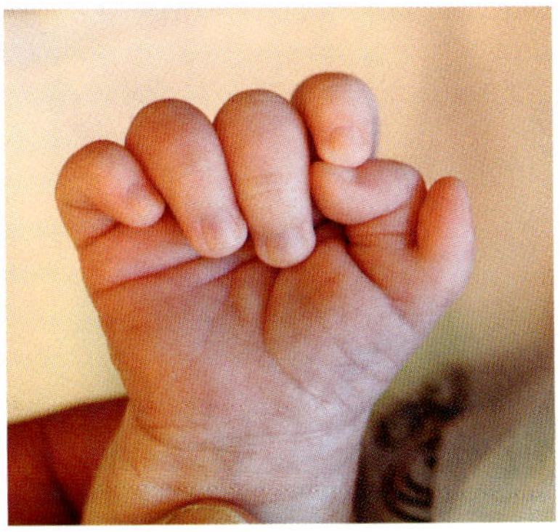

Abb. 15.26 Major Sign: Hexadaktylie.

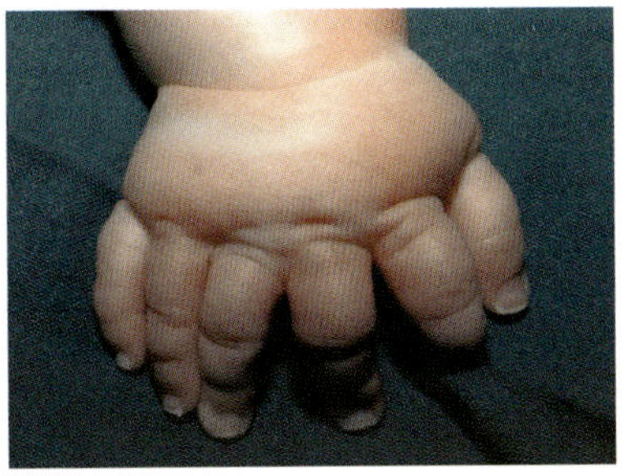

Abb. 15.27 Polydaktylie.

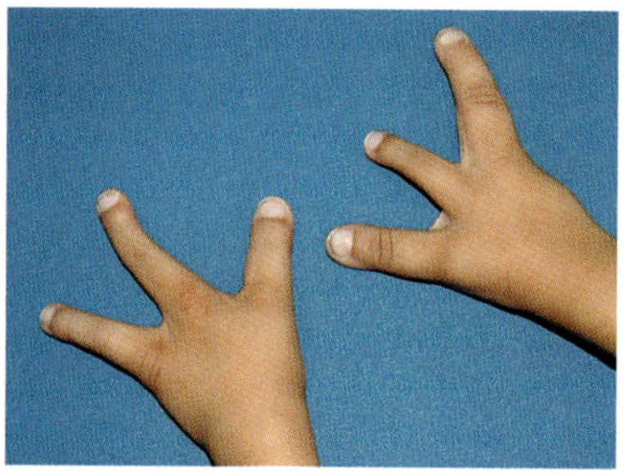

Abb. 15.28 Beidseitige Spalthände beim Polydaktyliesyndrom.

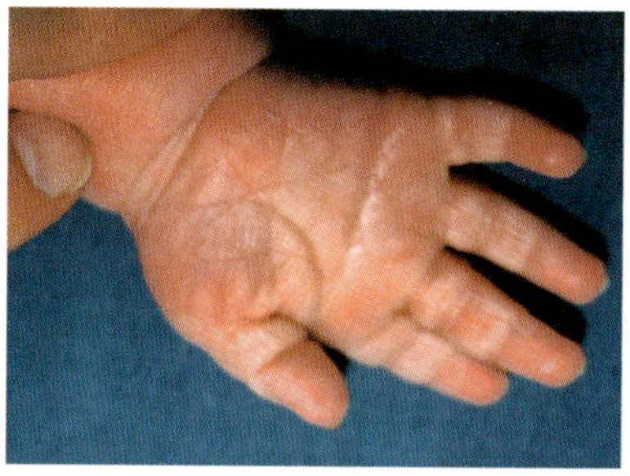

Abb. 15.32 Nicht ganz pathognomonisch, aber auch bei Trisomie 21 vorhanden: 4-Finger-Furche.

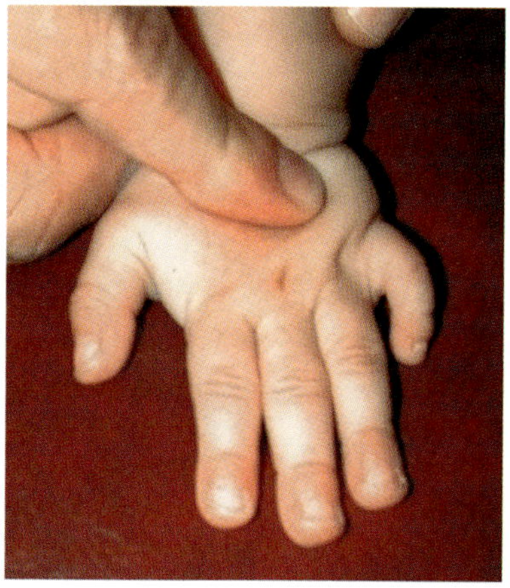

Abb. 15.29 Klinodaktylie: nicht ganz streckbarer, „verbogener“ Kleinfinger, der die Beugefalte des Endglieds des Ringfingers nicht erreicht (Dubois-Zeichen).

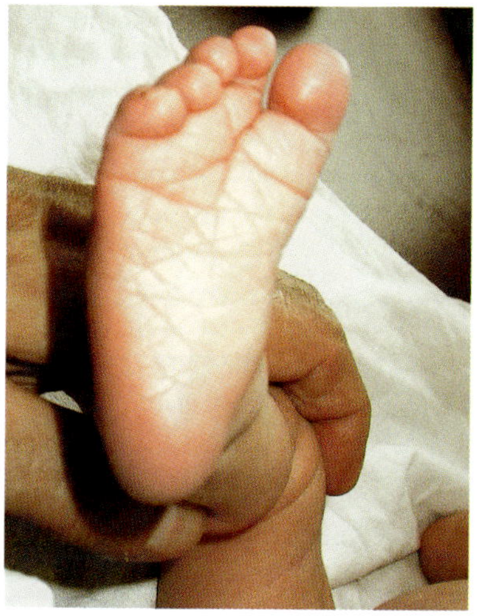

Abb. 15.33 Sandalenfurche: typisch für Trisomie 21.

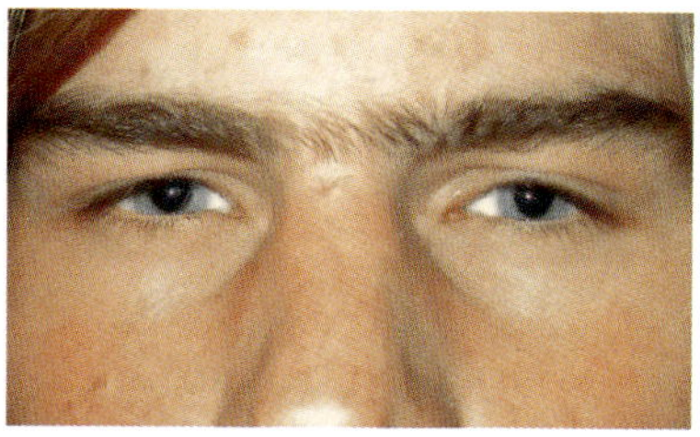

Abb. 15.30 Synophrys.

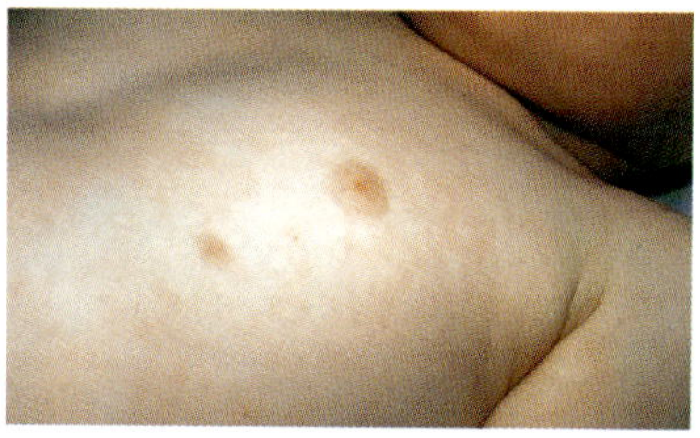

Abb. 15.31 Akzessorische Mamille.

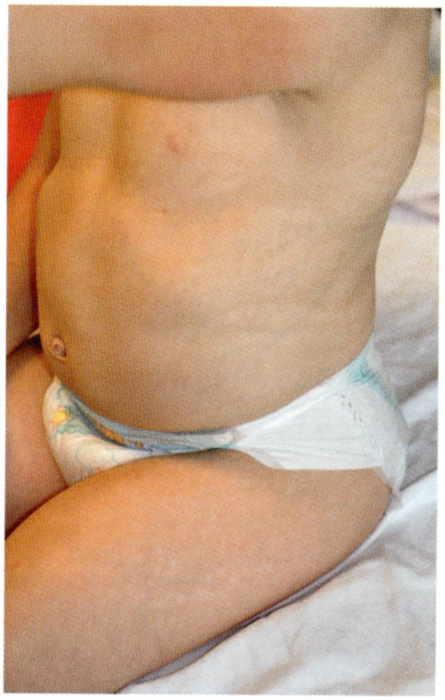

Abb. 15.34 Incontinentia pigmenti.

Körperbau und Wachstum

Kinder mit einem genetisch verursachten Syndrom sind in der Regel kleinwüchsig; dies zeigt sich manchmal schon bei der Geburt (Small for Date) oder später im Verlauf des Körperlängenwachstums. Der Körperbau kann schlank, dick und/oder disproportioniert sein. „Stammfettsucht“ ist z. B. ein Symptom des Prader-Willi-Syndroms. Disproportionierter Kleinwuchs ist immer verdächtig auf eine skelettale Dysplasie. Eine Kontrolle des Wachstumsverlaufs (mit Eintragung auf der Perzentilenkurve inklusive eines Elternkanals) gibt frühzeitige Hinweise. Beim Silver-Russell-Syndrom ist ein intrauteriner Kleinwuchs (Small for Date) typisch, ebenso bei vielen anderen Syndromen und bei mütterlichem Nikotinkonsum in der Schwangerschaft.

Haut und Haare

Das ganze Integument muss nach Nävi, anderen Pigmentstörungen und vaskulären Missbildungen abgesucht werden (Abb. 15.**34** und Abb. 15.**35**). Pigmentveränderungen sind verdächtig für Phakomatosen und können auch mit der Wood-Lampe entdeckt werden. Zahlreiche Nävi sind häufig beim Turner-Syndrom.

Die Behaarung (Lokalisation, Haaransatz und Verteilung), aber auch die Qualität der Haare ist ebenfalls von Bedeutung. Die mikroskopische Untersuchung eines Haares gibt weitere Hinweise (Kinky Hair Disease, Menkes- und Netherton-Syndrom). Ein allgemeiner reduzierter Kopfhaarwuchs ist z. B. beim Coffin-Siris-Syndrom häufig, und Hirsutismus ist ein Kennzeichen des Cornelia-de-Lange-Syndroms. Hypopigmentierte Haare sprechen für einen Albinismus; eine weiße Haarsträhne ist typisch für das Waardenburg-Syndrom.

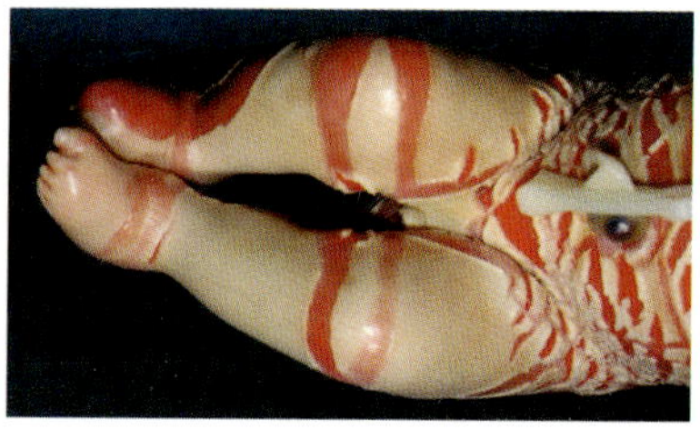

Abb. 15.35 Harlekin-Ichthyosis.

Kopf

Die Größe des Schädel (Makro- oder Mikrozephalie), seine Form, die Nähte sowie Lage und Form der Fontanelle sind wichtige Parameter. Eine Makrozephalie findet sich beim Hydrozephalus und häufig bei Makrosomiesyndromen, wie z. B. beim Sotos-Syndrom. Ein Mädchen mit einem Rett-Syndrom kommt mit einem „normalen" Schädelumfang zur Welt, das Gehirn- bzw. Schädelwachstum bleibt aber im weiteren Verlauf zurück; es bildet sich eine Mikrozephalie. Eine Mikrozephalie findet sich auch bei zahlreichen weiteren Syndromen (Angelman-Syndrome, Alkoholembryopathie, Cri-du-Chat-Syndrome [5p-], Wolf-Hirschhorn-Syndrom [4p-] usw.) und kann zudem ein Hinweis auf eine mütterliche Phenylketonurie während der Schwangerschaft sein. Schädelverformungen (Dolichozephalie, Brachyzephalie, Trigonozephalie usw.) können auf eine vorzeitige Synostose der Schädelnähte hindeuten. Des Weiteren gibt es zahlreiche Kraniosynostosensyndrome (Apert-, Crouzon-, Pfeiffer-, Saethre-Chotzen-Syndrom). Dritte Fontanellen sind typisch für das Down-Syndrom.

Gesicht

Das kindliche Gesicht mag auf den ersten Blick auffällig erscheinen, vor vorschnellen Schlüssen schützt aber ein Blick auf das Gesicht der Eltern. Trotzdem sind im Gesichtsbereich viele Auffälligkeiten zu beobachten, die Hinweise auf ein zugrunde liegendes Syndrom sein können. Asymmetrische Gesichter sind z. B. nicht nur als Residuum eines Schiefhalses (kein Syndrom) zu sehen, sondern kommen auch beim Goldenhar-Syndrom vor. Ein ausdrucksschwaches Gesicht findet sich bei der Myotonia congenita; Gesichtsgrimmassieren wird als typisch für die Glutarsäureazidurie angesehen. Es wird auch häufig von „groben Gesichtszügen" gesprochen, typisches Zeichen z. B. für das Smith-Magenis- oder das Coffin-Lowry-Syndrom (Abb. 15.**36**).

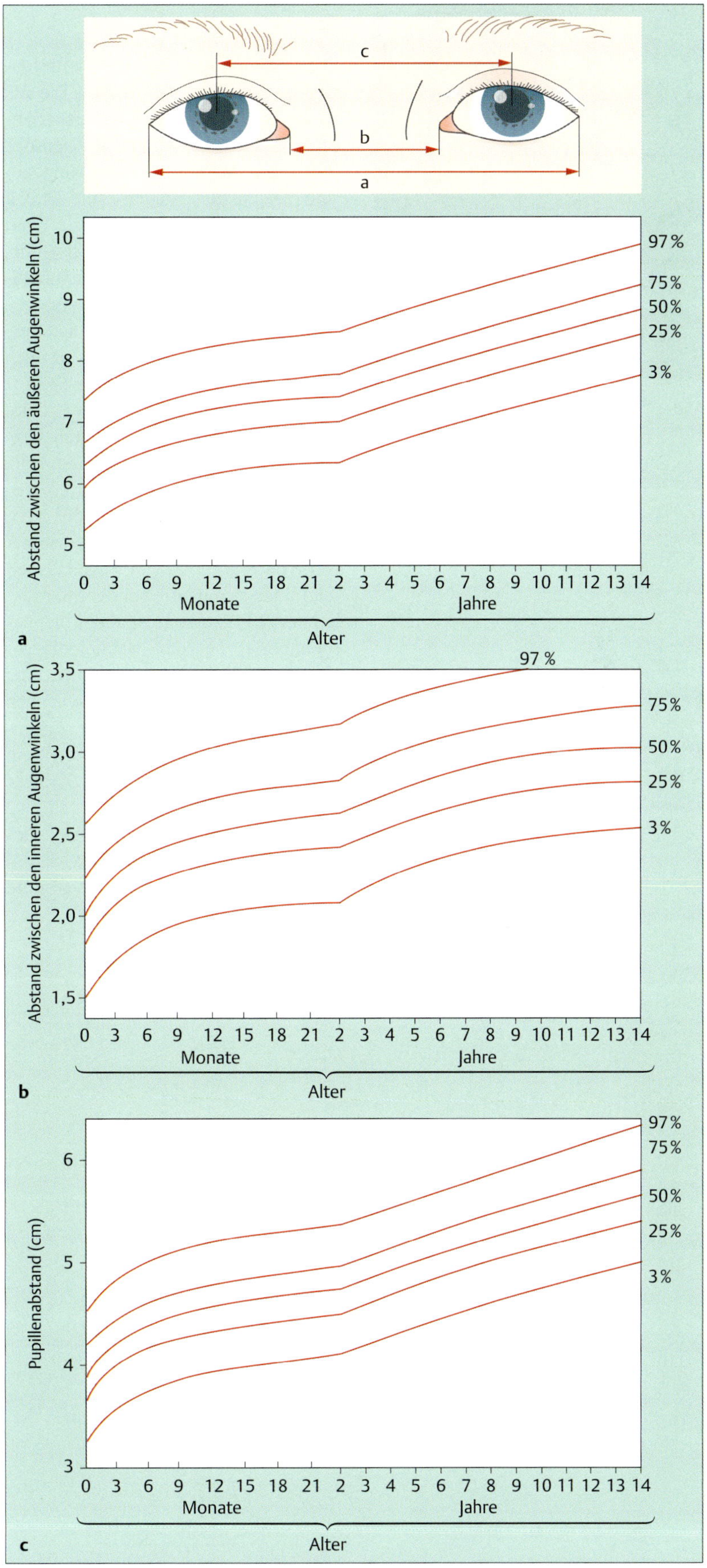

Abb. 15.**36 a – c** Gesichtsperzentilen ▶ (nach Jones 1988).

a Abstand zwischen den äußeren Augenwinkeln.

b Abstand zwischen den inneren Augenwinkeln.

c Pupillenabstand.

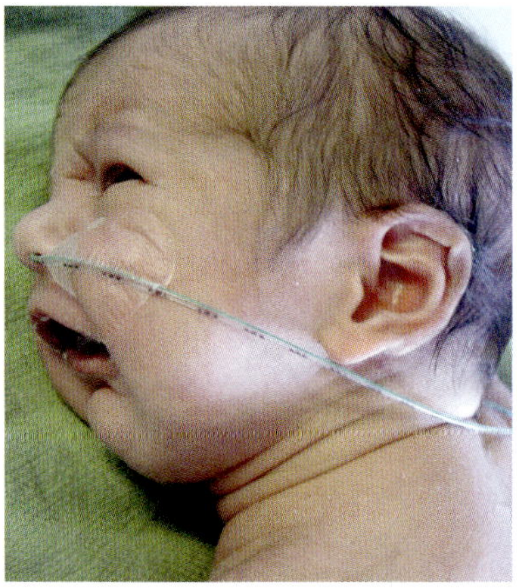

Abb. 15.37 Pierre-Robin-Syndrom.

Augen

Blaue Skleren können auf eine Osteogenesis imperfecta hindeuten. Die Iris kann Brushfield-Flecken (Down-Syndrom) oder Lisch-Knötchen (Neurofibromatose Typ 1, Morbus Recklinghausen) zeigen. Bei Kindern mit blauen oder grauen Augen ist die Iris beim Williams-Beuren-Syndrom sternförmig. Heterochromien finden sich familiär, aber auch beim Waardenburg-Syndrom. Eine Ptose kommt bei den verschiedensten Syndromen vor, so auch beim Blepharophimosis-Ptosis-Epicanthus-inversus-Syndrom oder beim Noonan-Syndrom. Die Lidspalten können nach außen-oben gerichtet sein, wie z. B. beim Down-Syndrom, während sie z. B. beim Noonan- oder beim Treacher-Collins-Syndrom typischerweise nach unten zeigen. Enge Lidspalten finden sich häufig bei der Mikrodeletion 22q11, kurze Lidspalten (Blepharophimosis) bei der Alkoholembryopathie. Die Dennie-Morgan-Falte, eine kleine Hautfalte am Unterlid, wie auch die Ausdünnung der seitlichen Augenbrauen (Hertoghe-Zeichen) können ein Hinweis auf eine atopische Diathese sein. Die Augenbrauen können zusammengewachsen sein (Synophrys); dies kann beim Cornelia-de-Lange-Syndrom auftreten, ist aber meist ohne weitere Verwertbarkeit.

Kiefer

Ein großer Unterkiefer spricht für eine Akromegalie, die im Kindesalter kaum auftritt; ein zu kleiner Unterkiefer kann ein Hinweis auf ein Pierre-Robin-Syndrom sein (Abb. 15.37). Mikrognathie tritt bei vielen anderen Syndromen (fetales Alkohol-, DiGeorge's-, Hallermann-Streiff-Syndrom, Trisomie 13 (Patau-), Trisomie 18 (Edwards-), Turner-, Progerie-, Treacher-Collins-, Smith-Lemli-Opitz-, Russell-Silver-, Seckel-Syndrom, juvenile idiopathische Arthritis, Cri-du-Chat-, Bloom- und Marfan-Syndrom) ebenfalls auf und ist deshalb wenig spezifisch.

Nase

Einige Beispiele für Nasenanomalien sind:

- *antevertierter Nasenboden* (Steckdosennase) bei Cornelia-de-Lange-Syndrom
- *Spaltnase* bei frontonasaler Dysplasie
- *langes Nasenseptum*, das tiefer zieht als die Nasenflügel, bei Rubinstein-Taybi-Syndrom

Lippen

Ein überaus breiter Mund mit dünnen Lippen findet sich beim Angelman-Syndrom, ein kleiner Mund beim Freeman-Sheldon-Syndrom. Fischmundartige, nach unten verzogene Mundwinkel mit dünnen Lippen sind typisch für das Cornelia-de-Lange-Syndrom. Dicke Lippen werden beim Coffin-Lowry-Syndrom beobachtet. Dünne Oberlippen mit einem hypoplastischen Philtrum sind ein Hinweis für ein fetales Alkoholsyndrom, ein kurzes Philtrum mit prominenter Oberlippe und abfallenden Mundwinkeln ein Hinweis auf ein Smith-Magenis-Syndrom.

Ohren

Viele Syndrome sind mit Ohrenauffälligkeiten verbunden.

> **Auffälligkeiten der Ohren**
> Der Befund „tief sitzende Ohren" ist wenig aussagekräftig und muss präzisiert werden: Die Ohren sitzen normal, wenn eine Linie vom Augenwinkel zum Hinterkopf den Ansatz der Ohrmuscheln im oberen Drittel schneidet; anderenfalls sitzen die Ohren zu tief (Abb. 15.**38**).

Große und deutlich abstehende Ohren (Abb. 15.**39**) sind charakteristisch für das Syndrom des fragilen X-Chromosoms. Kleine Ohren finden sich beim Down-Syndrom, Ohrmuschelfehlbildungen beim CHARGE-, Treacher-Collins- und vielen anderen Syndromen. Eine Einkerbung im Ohrläppchen spricht für ein Beckwith-Wiedemann-Syndrom. Präaurikuläre Fisteln und Anhängsel kommen beim Cat-Eye-, Wolf-Hirschhorn- (4p-) oder Goldenhar-Syndrom vor. Beim branchiootorenalen Syndrom liegt eine otorenale Symptomatik mit variablen Anomalien des äußeren Ohres vor, kombiniert mit Kiemenbogen- und Nierenanomalien unterschiedlicher Art.

Thorax

Eine Aplasie bzw. Hypoplasie des M. pectoralis major findet sich beim Poland-Symptomenkomplex, eine Trichter- oder Hühnerbrust bei Marfan-Syndrom und eine überzählige Mamille beim Pallister-Killian-Syndrom (Tetrasomie 12p).

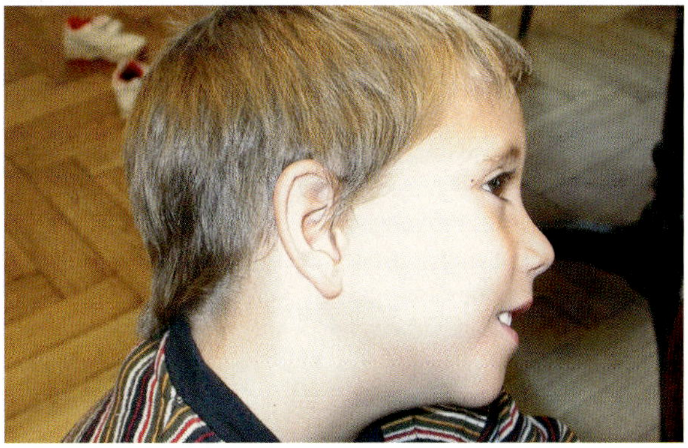

Abb. 15.**38** Dysmorphie: tief sitzende Ohren beim fetalen Alkoholsyndrom.

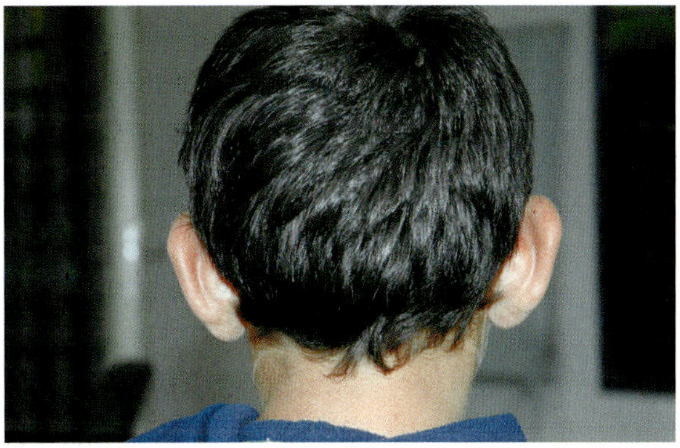

Abb. 15.**39** Anthelixaplasie und damit abstehende Ohren können ein kosmetisches Problem sein.

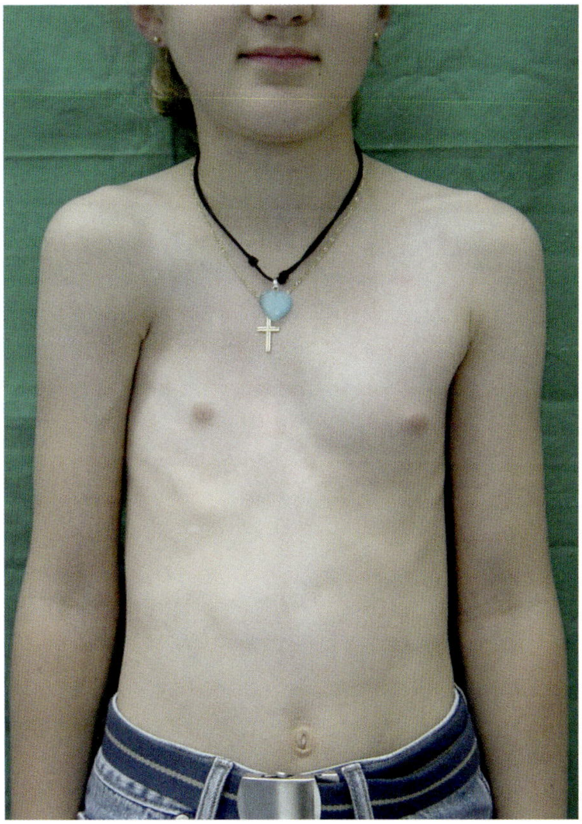

Abb. 15.**40** Brustasymmetrie beim Poland-Syndrom, einer komplexen Fehlbildung bei Frauen mit Fehlen des Brustmuskels und Fehlbildung der Brustdrüse.

Extremitäten

Ein Cubitus valgus ist typisch für das Ullrich-Turner- und das Noonan-Syndrom. Ellenbogenkontrakturen sind Kennzeichen einer ganzen Reihe von neurologischen Erkrankungen, wie des Emery-Dreifuss-Syndroms oder der zerebralen Bewegungsstörung (im Verlauf). Die Überstreckbarkeit der Gelenke kann ein Hinweis für ein Ehlers-Danlos- oder ein Marfan-Syndrom sein. Eine Hemihypertrophie kommt beim Klippel-Trenaunay-Symptomenkomplex vor und kann auch beim Wiedemann-Beckwith-Syndrom beobachtet werden (Abb. 15.**41**).

Fehlbildungen an den Händen (Abb. 15.**42**):

- *Klinodaktylie* (Russell-Silver-, Feingold-, Down-Syndrom)
- *Syndaktylie* (Digit-2-3-Smith-Lemli-Opitz-Syndrom)
- *4-Finger-Furche* (Trisomien, Zellweger-, Aarskog-, C-Trigonozephalie-, Noonan-, Smith-Magenis-, Wolf-Hirschhorn-, Smith-Lemli-Opitz-, De-Grouchy-, Cri-du-Chat-Syndrom; kommt aber auch bei der normalen Bevölkerung recht häufig vor)
- *Polydaktylien* (mehr als 90 verschiedene Syndrome sind durch Polydaktylie gekennzeichnet: Trisomie 13 und 18, C-Syndrom, Ellis-van-Creveld-, Laurence-Moon-Bardet-Biedl-, Meckel-Gruber-, Kurzrippen-Polydaktylie-Syndrom)

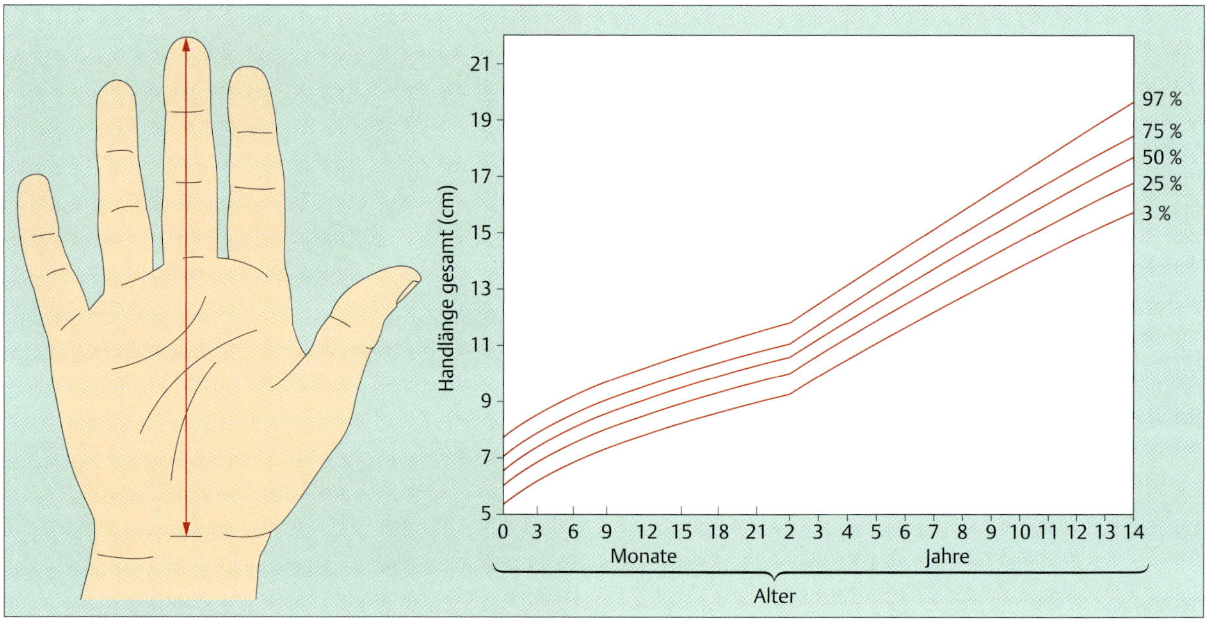

Abb. 15.**41** Handlänge (nach Jones 1988).

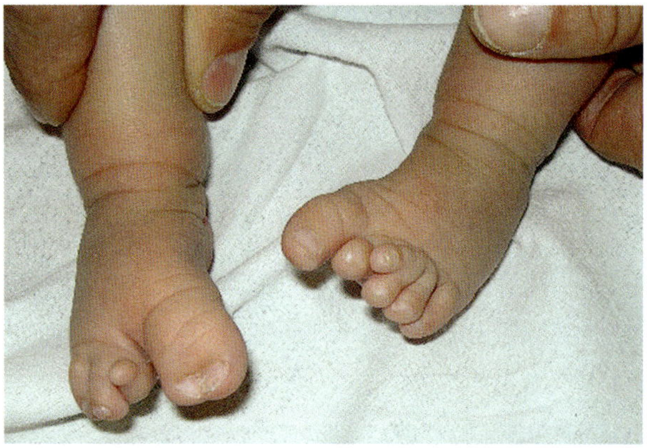

Abb. 15.**42** Syn- und Polydaktylie.

mehr geholfen, wenn durch die Tests ihre Stärken zutage treten würden.

- Diagnostische Unterteilungen in kleinste Unterdefekte, z. B. der einzelnen Wahrnehmungsqualitäten, machen aufgrund der sich verwischenden Grenzen zwischen den Teilleistungen wenig Sinn.
- Konzentration, Motorik, Lesen und Schreiben sind komplexe Fähigkeiten. Bei Störungen in diesen Bereichen ist dafür nicht eine einzelne isolierbare Ursache verantwortlich. Deshalb ist das Konzept der Störungskomplexe mit mehreren Inhalten vermutlich geeigneter.
- Ein Misfit kann der Kinderarzt in Kenntnis der bisherigen Entwicklung, der Familiengeschichte und der Schulsituation wahrscheinlich am besten erkennen.
- Bei der überwiegenden Mehrzahl der Behandlungen der diagnostizierten „Störungen" liegt kein Wirksamkeitsbeweis vor.
- Kinder werden in der Regel nicht gefragt, ob sie in eine Therapie gehen wollen oder nicht. Tun sie es wider Willen, wird die Motivation selbstredend eher gering sein.
- Eine Therapie, die vorgibt, „ganzheitlich" zu wirken, ist per se schon verdächtig.

> **!** Zu beachten ist, dass die Diagnose einer „Entwicklungsstörung" sowohl stigmatisieren als auch Erklärungen für das „abnorme" Verhalten liefern und damit die Eltern entlasten kann. Es kann ein sog. „Rumpelstilzchen-Effekt" eintreten: Das Problem hat jetzt einen Namen; dies eröffnet Wege für eine Intervention.

Im Folgenden werden einige Hinweise zur Untersuchung sowie Empfehlungen für weitergehende Testmöglichkeiten mit anerkannten Testverfahren für die willkürlich gewählten Entwicklungsabschnitte „Neugeborene und Kleinkinder" (0 – 2 Jahre), „Vorschulkinder" (2 – 6 Jahre), „Schulkinder" und „Adoleszente" aufgeführt. Es darf nicht vergessen werden, dass ein Test für sich allein wenig bringt. Es gilt stattdessen, sich ein Abklärungsverfahren anzueignen, das auch die Zusammenarbeit mit externen Stellen ermöglicht.

Harmonische Entwicklungsverzögerung versus disharmonische Entwicklungsstörung

Kinder können in allen Bereichen eine Entwicklungsverzögerung im Vergleich zur Altersgruppe zeigen oder nur in einzelnen Teilbereichen, wie der Motorik, dem Lernen oder anderen Bereichen. Dies ist für die Suche nach Ursachen und auch für die weitere Entwicklung des Kindes, die Prognose, von großer Bedeutung. Dabei ist zu beachten, dass die Teilleistungen nicht unabhängig voneinander funktionieren, es also in der Praxis z. B. kaum „isolierte" Störungen der Motorik gibt, sondern diese immer direkt und indirekt einen Einfluss auf andere Bereiche haben. Deshalb eignet sich das Konzept des „Störungskomplexes" sicher besser (Baumann u. Alber 2011). So gehen Sprachentwicklungsstörungen in der Regel und nicht ausnahmsweise mit motorischen Schwierigkeiten einher.

Ursachen

Die Ursachen für Entwicklungsstörungen sind äußerst vielfältig. Je nach Population und Art der diagnostischen Abklärung schwanken die Häufigkeitsverteilungen stark. Bei schwererer Entwicklungsstörung findet sich häufiger eine umschriebene organische Ursache. Bei leichter Intelligenzminderung sind eher psychosoziale und polygenetische Faktoren verantwortlich. Es lassen sich pränatale, perinatale und postnatale Ursachen unterscheiden (Tab. 15.**4**).

Klassifikationssysteme

Bereits im letzten Jahrhundert weckten Kinder, die trotz normaler Intelligenz nicht die von ihnen erwartete Leistung erbrachten, das Interesse von (Kinder-)Ärzten und Pädagogen. Überlieferte Beschreibungen gibt es zur Hyperaktivität (Hoffmann 1845), zur Wortblindheit (Kußmaul 1877), zur Dyslexie (Berlin 1887) und zur Intelligenz. Diese Mediziner waren naturgemäß an ätiologischen Faktoren interessiert. Die Suche nach der Ursache führte nahe liegend zum Konstrukt der prä- oder perinata-

Tab. 15.**4** Ursachen für Entwicklungsstörungen (aus *Heinen* F, Böhmer J, Hufschmidt A et al. Pädiatrische Neurologie: Diagnose und Therapie. Stuttgart: Kohlhammer; 2009).

Wirkungszeitraum der Ursachen	Ursachen
pränatal	• chromosomale Ursachen (4 – 28 %) • erkennbare Dysmorphiesyndrome (3 – 7 %) • bekannte monogene Erkrankungen (3 – 9 %) • strukturelle Fehlbildungen des zentralen Nervensystems (7 – 17 %) • Komplikationen bei Frühgeburt (2 – 10 %) • umweltbedingte teratogene Ursachen (5 – 13 %) • „kulturell-familiäre" Ursachen (3 – 12 %) • metabolische/endokrine Ursachen (1 – 5 %) • unbekannt (30 – 50 %)
perinatal	• Komplikationen bei Frühgeburtlichkeit • Hypoxie • Hirnblutungen/Infarkte/Infektionen • Gehirnverletzungen
postnatal	• nicht akzidentelles Trauma/Kindesmisshandlung • Schädel-Hirn-Traumata nach Unfällen • Infektionen des zentralen Nervensystems (Meningitis und Enzephalitis) • Hypoxien des zentralen Nervensystems (z. B. nach Reanimation/Ertrinken) • Hirnblutungen (Schlaganfall) • Bestrahlung des zentralen Nervensystems (Strahlentherapie) • Deprivation • schwere Malnutrition • chronische Intoxikation • chronische Krankheiten

Tab. 15.5 Multiaxiales Klassifikationssystem für psychische Störungen (ICD-10).

Achse	Psychische Störungen
1	klinisch-psychiatrische Syndrome
2	umschriebene Entwicklungsstörungen
3	Intelligenzniveau
4	körperliche Symptomatik
5	aktuelle abnorme psychosoziale Umstände
6	Globalbeurteilung der psychosozialen Anpassung

len „Hirnschädigung" (Brain Damage). Dieses Paradigma hatte seine Gültigkeit bis in die 1960er-Jahre. Da aber in den meisten Fällen Schäden weder mikro- noch makroskopisch nachweisbar waren, kam es nach heftigen Diskussionen zum Paradigmenwechsel: Es wurde nun von „Dysfunktion" und nicht mehr von „Schädigung" gesprochen; in den Begriffen „minimaler Hirnschaden" oder „minimale Dysfunktion" spiegelt sich die ganze Problematik. In der Folge suchten (und fanden) Ärzte auch die „minimalen Zeichen" der Dysfunktion.

Neben den im Nachfolgenden beschriebenen modernen Klassifikationssystemen existieren nach wie vor auf phänomenologischen Grundsätzen basierende Wertesysteme. Deren Namen beziehen sich auf die vermuteten Grundstörungen, so z. B. das Konzept der „Wahrnehmungsstörungen" oder die Konzepte der „Psychoanalyse", die nicht den Eingang in die neueren Klassifikationssysteme gefunden haben. Da sie oft gleichzeitig und nebeneinander verwendet werden, trägt dies nicht besonders zur Vereinheitlichung und Klärung der Begrifflichkeiten bei.

Internationale Klassifikation der Krankheiten 10 und Diagnostic und Statistical Manual of Mental Disorders, 4. Ausgabe

Die beiden heute angewandten internationalen medizinischen Klassifikationssysteme ICD-10 und DSM-IV definieren die umschriebenen Entwicklungsstörungen des Lernens. Es werden grob Lernstörungen von den Störungen der Motorik und den Kommunikationsstörungen unterschieden.

Laut der ICD-10 handelt es sich bei den Lernstörungen um Störungen, bei denen der normale Erwerb von Fertigkeiten von frühen Entwicklungsstadien an beeinträchtigt ist. Diese sind nicht einfach Folge eines Mangels an Gelegenheit zu lernen und nicht durch eine erworbene Hirnschädigung oder Krankheit (Intelligenzminderung, grobe neurologische Defizite, unkorrigierte Seh- oder Hörstörung oder emotionale Störungen) verursacht. Die Störungen müssen von normalen Variationen der Entwicklung unterschieden werden.

Fertigkeiten müssen gelernt und gelehrt werden. Sie sind nicht nur eine Funktion der „biologischen" Reifung. Zwangsläufig hängt das Niveau der kindlichen Fertigkeiten vom familiären Umfeld, von der Beschulung und von den eigenen individuellen Merkmalen ab. In den Ausbildungssystemen ist, bezogen auf jede Altersklasse, eine weite Streuung schulischer Kenntnisse bekannt, und in den verschiedenen Ländern existieren beträchtliche Unterschiede im Beschulungsalter sowie dem Unterrichtsplan. Dies erschwert die Erstellung transkulturell gültiger operationaler Definitionen der Störungen.

Da Entwicklungsstörungen – wie die psychischen Störungen auch – zumeist multifaktoriell begründet sind, wurde zur genaueren Beurteilung das ICD-10-Raster durch das multiaxiale Klassifikationsschema erweitert (Tab. 15.5; Remschmidt et al. 2001). Dieses schlägt eine 6-achsige Beurteilung in verschiedenen Dimensionen vor und ermöglicht den Einbezug von abnormen psychosozialen Umständen als Ursachen von psychischen Störungen mit konsekutiver Leistungsminderung. Da aber Entwicklungsstörungen und psychische Probleme leider meist über alle Achsen verteilt sind, klären diese „Achsen" im klinischen Alltag wenig.

Specific Learning Disability

Im angelsächsischen Raum hat sich der Begriff der Specific Learning Disability zunehmend durchgesetzt „Disability" könnte ohne Spezifitätseinbuße auch durch folgende Begriffe ersetzt werden: Dysfunktion, Schwierigkeit, Defekt oder Störung (Dysfunction, Difficulty, Defect oder Disturbance). Als große Untereinheiten der Specific Learning Disability werden sog. Nonverbal Learning Disability Syndromes und Verbal Learning Disability Syndromes unterschieden. Die weiteren Unterkategorien überschneiden sich sehr stark mit den ICD-10- bzw. DSM-IV-Störungsbildern und sind daher nicht von größerem praktischem Wert.

International Classification of Functioning, Disability and Health

Als ein weiteres Klassifikationssystem fokussiert die International Classification of Functioning, Disability and Health weniger auf die pathogenetische Schädigung als entitätsdefinierendes Kriterium, sondern versucht, die Störung aufgrund der Funktionsbeeinträchtigung im Alltag zu kategorisieren (DIMDI 2005). Die International Classification of Functioning, Disability and Health teilt die Menschen nicht in die Gruppe der „Behinderten" und die der „Nichtbehinderten" ein, sondern geht davon aus, dass aufgrund persönlicher Erfahrungen und gesellschaftlicher Bedingungen diese Schwelle an verschiedenen Stellen festgelegt wird. Die unterschiedlichen Prozentanteile der Kinder und Jugendlichen, die in verschiedenen Ländern nach besonderem Lehrplan geschult werden, ist Ausdruck der Verschiebbarkeit dieser Schwellenwerte. So wird ein Kind mit Legasthenie bei uns nicht nur auffallen, sondern auch spezifische Fördermaßnahmen erhalten; der gleiche Jugendliche würde in einem Land mit einem hohen Prozentanteil von Analphabeten oder fehlenden Therapiemöglichkeiten jedoch kaum besonders wahrgenommen. Die International Classification of Functioning, Disability and Health versucht, Alltagsaspekte der menschlichen Funktionsfähigkeit zu erfassen. Wissenschaftliche Kriterien, internationale Normen oder nationale Gesetzgebungen und individuelles Erleben sind die Grundlage zur Entscheidung, ob eine signifikante Einschränkung der Funktionsfähigkeit vorliegt, die in ihrem Gesamtbild dann eine „Behinderung“ darstellt. Die International Classification of Functioning, Disability and Health ist somit eine neue systemische Konzeption von „Behinderung“:

Klassifikation

- *Impairment (Schädigung):* jede psychologische, physiologische oder anatomische Einbuße von strukturellen Bestandteilen oder Funktionen
- *Disability (Behinderung):* jede Restriktion oder jeder Mangel an Fähigkeiten (zurückzuführen auf eine Schädigung), Leistungen zu erbringen
- *Handicap (Beeinträchtigung):* daraus folgende Beeinträchtigung bei der Teilnahme an einem „normalen“ Leben (Partizipation)

Im kinderärztlichen Praxisalltag finden sich Kinder mit einem großen Impairment, aber einem kleinen Handicap, und umgekehrt. Behandlungen und Therapien wirken jedoch nur auf den Ebenen Disability und Handicap und nur in absoluten Ausnahmefällen beim Impairment. Das mag durchaus auch als Hinweis für eine eventuell vorhandene Therapieindikation verstanden werden!

Entwicklungsprofile

Die Züricher Klinik für Entwicklungspädiatrie postuliert ein neues, durchaus sinnvolles Konzept, das der Entwicklungsprofile (Abb. 15.**47**; Jenni et al. 2011). Dem Umstand, dass Kinder gleichen Alters sehr verschieden sind und sich auch sehr unterschiedlich entwickeln, muss Rechnung getragen werden. So verfügt jedes Kind über ein individuelles Profil aus Stärken und Schwächen in verschiedenen Entwicklungsbereichen. Um die Fähigkeiten, aber auch die Schwächen eines Kindes darzustellen, werden diese auf einem Entwicklungsprofil dargestellt. Damit wird dem Kind nicht ein psychometrischer Kennwert, wie der IQ, zugeordnet, sondern die Entwicklungsalter werden für verschiedene Kompetenzbereiche eingeschätzt und mit dem Durchschnitt der Altersgruppe verglichen. Dies ermöglicht eine „ganzheitliche Sichtweise“ auf das Kind; insbesondere kommen nicht nur seine „Schwächen“ zur Geltung, sondern genauso seine „Stärken“.

Die aktuellen medizinischen Klassifikationssysteme definieren Entwicklungsstörungen im engeren Sinne, d. h. die spezifischen Lernstörungen. Aus der Sicht des Praktikers soll kritisch angemerkt werden, dass die Schwere der Störung, die kompensatorischen Fähigkeiten des Kindes oder auch seine Stärken dabei aber nicht berücksichtigt werden. Außerdem geht das klinische Spektrum weit über die umschriebenen Entwicklungsstörungen hinaus. Auch mit ausgedehnter entwicklungspädiatrischer, dysmorphologischer, genetischer, laborchemischer und bildgebender Dignostik bleibt die Ursache vieler, wenn nicht der Mehrzahl der Entwicklungsstörungen auch heute noch unklar. Dieser Umstand ist insofern weniger schlimm, als es auf den ersten Blick den Anschein haben mag, da es für fast alle diagnostisch dingfest gemachten Ursachen von Entwicklungsstörungen keine spezifischen Therapien gibt, die den Nachweis einer Wirksamkeit zweifelsfrei erbracht haben.

Neurologische Untersuchung

Neurostatus

Die Erhebung eines „vollständigen“ Neurostatus, ohne dass irgendwelche anamnestischen Hinweise oder ein klinischer Verdacht auf eine neurologische Erkrankung vorliegen, ist in der Praxis viel zu aufwendig und letztlich (ohne spezifische Fragestellung) bei der Voruntersuchung unnötig. Die „neurologische“ Untersuchung eines Säuglings ist sowieso weitgehend unbrauchbar, da sie keine Beurteilung seiner Entwicklung erlaubt.

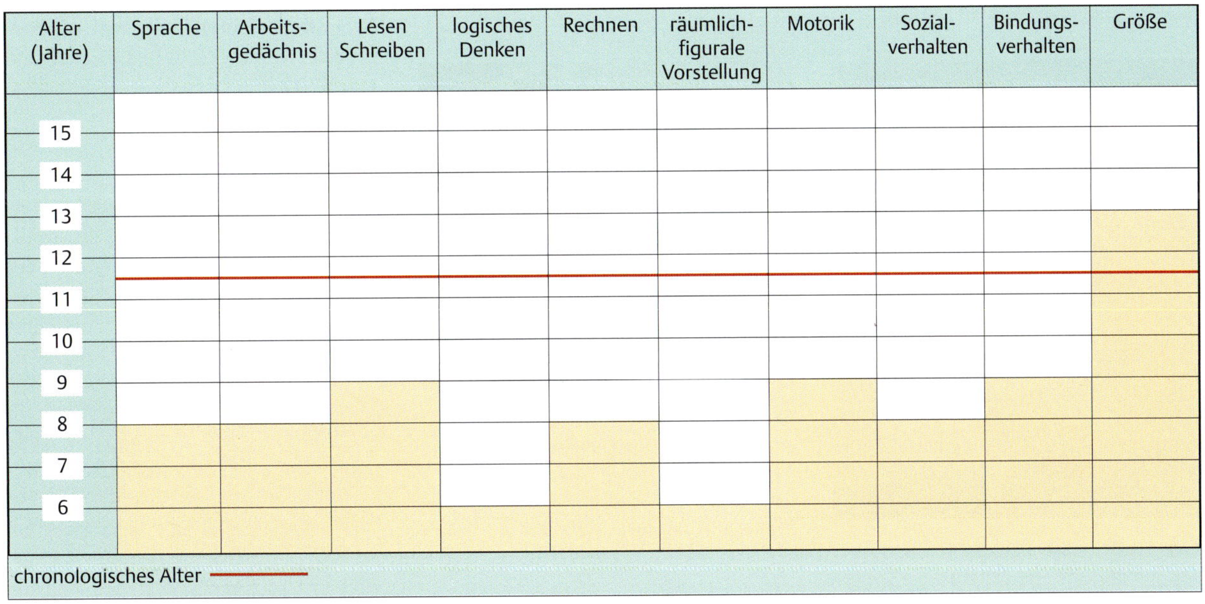

Abb. 15.**47** Züricher Entwicklungsprofil (aus Jenni O, Benz C, Latal B. Das Entwicklungsprofil. Pädiatrie up2date 2011; 2: 199).

Obwohl die Waltedauer indirekte Hinweise auf das Entwicklungsalter zu geben vermag, ist deren Variabilität zu groß; zudem gibt es heute einfachere, atraumatischere und bessere Methoden, den Entwicklungsstand eines Kindes einzuschätzen (s. dazu Einzelheiten in Kapitel 17). Die Provokation von Primitivreflexen, wie sie in gewissen Untersuchungsgängen noch gefordert wird, ist zum einen für die Mütter und das Kind erschreckend und zum anderen sinnlos, da sie keine Aussage über die zukünftige Entwicklung erlaubt. So ist das Auslösen der Vojta- und ähnlicher Reaktionen heute obsolet. Die einzelnen Primitivreaktionen werden im Folgenden trotzdem illustriert, damit der Kinderarzt die Begrifflichkeiten kennt, nicht jedoch, um sie nachzumachen! Es gilt, genau zwischen einer neurologischen und einer entwicklungspädiatrischen Untersuchung zu unterscheiden.

Inspektion

- Wie ist die Körperhaltung des Kindes (hypoton, schlaff oder hyperton?), wie die der Eltern?
- Ist der Köperbau symmetrisch (Hemisyndrom)?
- Gibt es sichtbare Muskelschwächen oder Aplasien (Poland-Syndrom, Scapula alata) oder Hyperplasien (Wadenmuskulatur bei Muskeldystrophien)?
- Finden sich auf der Haut Hinweise für eine neurokutane Erkrankung (Nävi, Café-au-Lait-Flecken, Depigmentationen, Angiome)?
- Liegt ein Strabismus (Ophthalmoplegie, Syndrom, Sehstörung) oder eine Hypomimie (Catch 22, Alkoholembryopathie) vor?
- Hat das Kind Hohlfüße (Emery-Dreifuss-Syndrom), Plattfüße (Prader-Willi-Syndrom) oder Spitzfüße (Zerebralparese, habitueller Zehengang)?
- Zeigt das Kind Tics, Dystonien, Atheosen, Ataxien oder choreiforme Bewegungen?

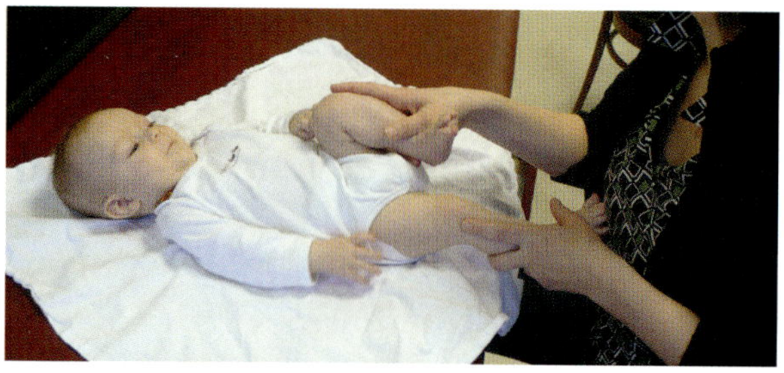

Abb. 15.**48** Tonusbeurteilung.

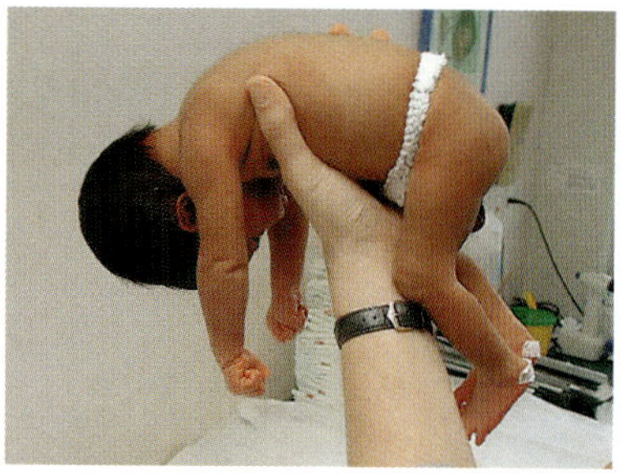

Abb. 15.**49** Ungenügende Tonisierung in der Schwebehaltung beim Neugeborenen (hier: neonatal-postprandial normal).

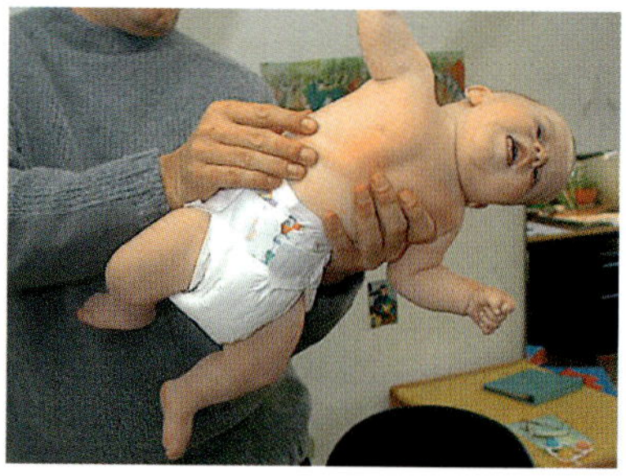

Abb. 15.**50** Floppy Baby: generalisierte Hypotonie.

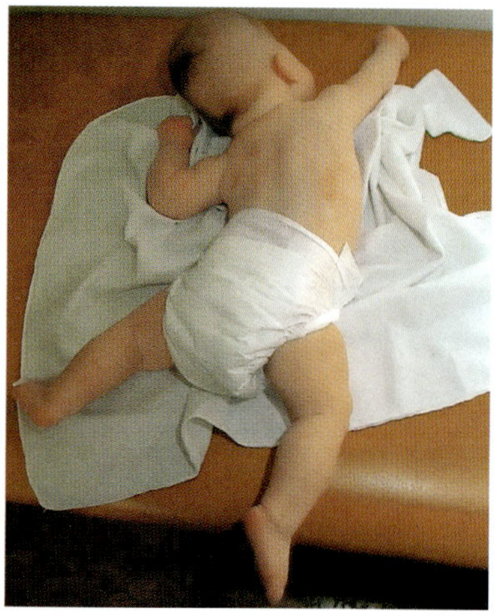

Abb. 15.**51** Ungenügende Tonisierung des Rumpfes und der Extremitäten bei generalisierter Hypotonie mit Persistenz von Primitivreflexen (asymmetrischer tonischer Nackenreflex) beim 4 Monate alten Kind.

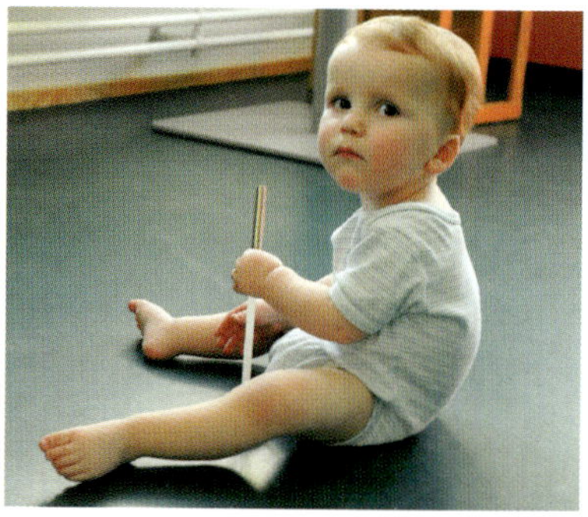

Abb. 15.**52** Langsitz: Flexion im Beckenbereich – auch hypotoniebedingt – ungenügend.

Motoskopie

Die Beurteilung der Bewegungsmuster ist von allergrößter Bedeutung. Wie geht das Kind? Existiert ein Intitialkontakt der Füße; gibt es Mitbewegungen oder eine Dissoziation? Da motorische Koordinationsprobleme im Säuglingsalter (Durchgangssyndrom) und vor allem im Vorschul- und Schulalter Grund für unzählige Interventionen und Maßnahmen sind, ist die Suche nach „Soft Signs“ sehr sinnvoll. Oft können die Eltern beruhigt werden. Natürlich kann die Motorik mithilfe des Züricher Neuromotoriktests auch objektiv geprüft werden (s. z. B. Tab. 17.**5** und Abb. 17.**78**).

Tonus

Nach der initialen motoskopischen Untersuchung ist die Erfassung des Tonus durch Spüren, passive Bewegung oder Ausmessen der passiven Gelenkbeweglichkeit (Asworth-Test) indiziert (Abb. 15.**48** bis Abb. 15.**53**).

> **Definition Tonus**
> Unter „Tonus“ wird die Grundspannung der Muskulatur verstanden, ein durch das γ-System entscheidend beeinflusster Regulationsmechanismus der Muskeln.

Der Tonus kann (wie im französischen Sprachraum) über die Beweglichkeit der Gelenke „gemessen" werden. Im deutschen Sprachraum ist „Tonus" eher ein klinischer Begriff, der „beobachtet und gespürt" wird. Es werden Normotonie, Hypertonie und Hypotonie unterschieden (s. Kapitel 17, Abschnitt „Vorgehensweise bei der Untersuchung").

Die Ashworth-Skala gilt als einer der wenigen standardisierten Tests, mit denen die Spastizität mit Zahlen dokumentiert werden kann (Tab. 15.**6**). Spastizität ist unter anderem charakterisiert als dynamischer, geschwindigkeitsabhängiger Anstieg des Muskeltonus bei passiver Muskelverlängerung. Der Widerstand tritt hauptsachlich zu Beginn der passiven Bewegung auf und ist umso größer, je rascher diese durchgeführt wird, lässt dann aber plötzlich nach (sog. Taschenmesserphänomen).

Zur Tonusbeurteilung liegt der Klient in symmetrischer Rückenlage mit dem Kopf in der Mittellinie. Die Bewegung muss rasch, d. h. im Verlauf von 1 s, durchgeführt werden. Die Beurteilung des Tonus kann auch durch die Winkelmessung erfolgen:

- Fuß in Dorsalflexion (> 10°)
- Hüftabduktion (> 45°)
- Schulterrotation (> 30°) in Rückenlage
- Hüftextension (> 10°) in Bauchlage, vor allem aber sitzend im Langsitz (> 70°)
- Kinn-Brust-Abstand (0 cm)

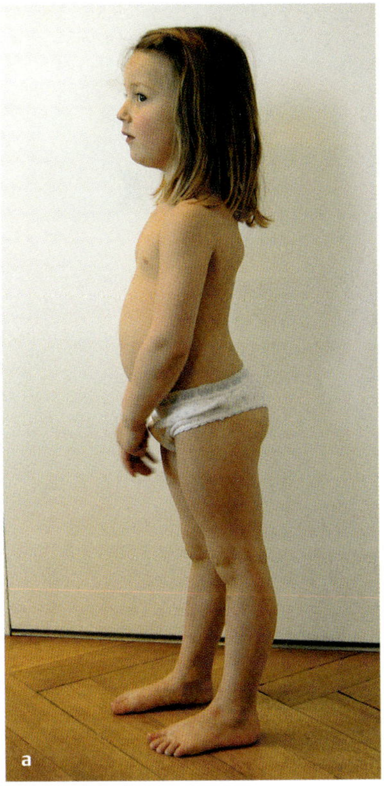

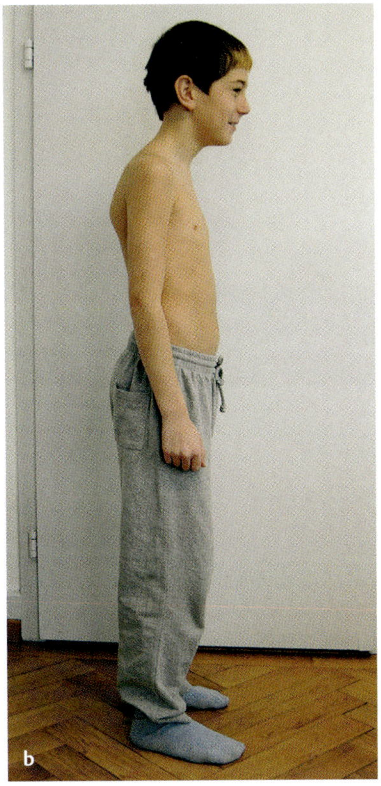

Abb. 15.**53 a, b** Hypotonie im Kleinkindesalter (**a**) führt zur typischen Haltung bis ins Jugend- (**b**) und Erwachsenenalter: Knick-Senk-Füße, Genua recurvata („hängt in den Gelenken"), Hyperlordose mit entsprechend vorstehendem Bauch und Brustwirbelsäulenkyphose – alles normal und nicht behandlungsbedürftig.

Tab. 15.**6** Beurteilung des Muskeltonus bei Spastizität mithilfe der modifizierten Ashworth-Skala.

Grad der Spastizität	Befund
0	keine Zunahme des Muskeltonus
1	leichte Zunahme des Muskeltonus, äußert sich in Muskelanspannung (Catch) und Entspannung (Release) oder durch einen minimalen Widerstand am Ende der Bewegung
1+	leichte Zunahme des Muskeltonus, äußert sich in Muskelanspannung, gefolgt von minimalem Widerstand im Laufe der 2. Hälfte der Bewegung
2	ausgeprägte Zunahme des Muskeltonus über den größten Teil der Bewegung, aber der betroffene Körperteil lässt sich relativ leicht bewegen
3	beträchtliche Zunahme des Muskeltonus; die passive Bewegung ist schwierig
4	betroffener Körperteil ist starr (rigid) in Flexion oder Extension

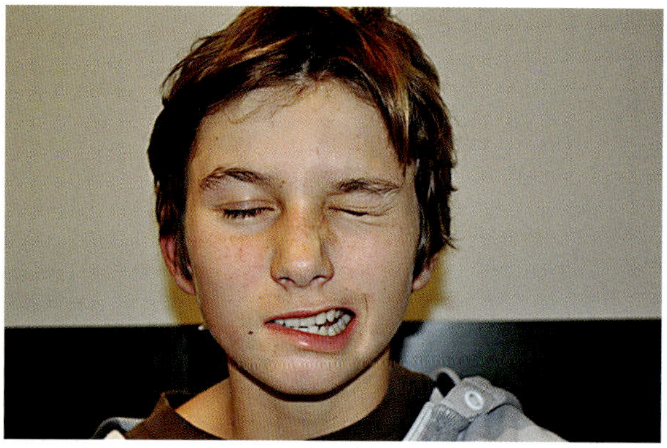

Abb. 15.**54** Periphere Fazialisparese rechts: kein Stirnrunzeln, Signe des Cils, Mundwinkelasymmetrie.

Sensibilität

Zur Erfassung der Sensibilität hat sich das Kitzeln des Kindes bewährt. Die Spitz-Stupf-Unterscheidung gelingt bestens mit einer Büroklammer. Das Kind darf dabei die Testung jedoch nicht visuell überprüfen, und es ist vorher sicherzustellen, dass es die Aufgabe versteht.

Hirnnerven

Das Erfassen der Hirnnervenfunktion kann ab dem Kleinkindesalter durch Grimassieren, Pfeifen, Verfolgen von Gegenständen durch die Augen, Augenkoordination usw. vom Untersucher provoziert werden, gemäß dem Motto: „Kannst du das auch?“. Dies erleichtert eine kursorische Prüfung und dient nicht zuletzt auch der Aufheiterung aller Beteiligten.

- *Hirnnerv I:* Die Funktion des N. olfactorius, der Geruchssinn, kann mithilfe reiner Riechstoffe (z. B. Vanillin) einfach überprüft werden (Kallmann-Syndrom). Dem Betroffenen ist die Anosmie oft gar nicht bewusst.
- *Hirnnerven II, III, IV und VI:* Der N. opticus (N. II) wird im Zusammenhang mit den Augen (s. S. 174) eingehend besprochen. Die Pupillenreaktion auf Licht prüft die Nn. II (afferent) und III (efferent) gleichzeitig. Die Augennerven III, IV und VI werden durch die Nachführbewegungen der Augen geprüft. Dazu soll das Kind dem Finger des Untersuchers oder einer Taschenlampe nachschauen, die in alle Quadranten bewegt wird (Schilling-Türk-Syndrom). Hat oder bekommt es Doppelbilder? Welches Auge sieht den Gegenstand fälschlicherweise weiter außen? Hat das Kind eine Ptose (N. III; Anlagestörung oder neuromuskuläre Erkrankung)?
- *Hirnnerv V:* Der N. trigeminus wird geprüft, indem der Arzt das Kind bittet, die Zähne zusammen- oder auf einen Spatel zu beißen.
- *Hirnnerv VII:* Zur Prüfung des N. facialis wird das Kind gebeten, die Augen maximal zu schließen (Signe de Cils), zu pfeifen oder zu blasen und die Stirn zu runzeln (periphere oder zentrale Parese?). Bei peripheren Lähmungen ist oft der Augenschluss nicht mehr vollständig möglich; das Auge wird nach oben verdreht, das Weiße wird sichtbar (Bell-Phänomen). Beim Versuch, die Stirn zu runzeln, bleibt diese auf der betroffenen Seite glatt (weitere Einzelheiten zum N. VII s. S. 128).
- *Hirnnerven IX und X:* Diese Hirnnerven werden durch Inspektion des Gaumens geprüft: Hebt sich beim „äh“-Sagen das Gaumensegel? Der Würgreflex sollte dabei jedoch nicht ausgelöst werden!
- *Hirnnerv XI:* Dieser Nerv wird bei Anspannung des M. sternocleidomastoideus beim Versuch aktiviert, die Hand des Untersuchers mit dem Kopf seitlich wegzustoßen.
- *Hirnnerv XII:* Der Patient wird gebeten, die Zunge in alle Richtungen zu bewegen. Dabei können Faszikulationen festgestellt werden (spinale Muskelatrophie).

Eigenreflexe

Zur Auslösung der Muskeleigenreflexe sind je nach Alter spezielle Techniken nötig (Abb. 15.**55**). Die motorische Antwort kann nach Graden eingeteilt werden (Tab. 15.**7**); für die Klinik ist dies jedoch nicht sehr bedeutungsvoll:

- *Achillessehnenreflex:* Dieser Reflex wird auch Triceps-surae-Reflex genannt (S 1, zum Teil auch S 2, sowie N. tibialis). Er wird beim Kind besser durch Schlag des Daumens des Untersuchers auf den flektierten Fuß als durch Schlag auf die (oft kleine) Achillessehne ausgelöst; er sollte in jedem Alter auslösbar sein.
- *Adduktorenreflex:* Der Adduktorenreflex (L 2, L 3, L 4 und N. obturatorius) wird mit dem Schlag des Reflexhammers auf die auf die proximale Innenseite des Oberschenkels gelegte Hand ausgelöst. Es kommt zur Adduktionsbewegung des anderen Oberschenkels. Dieser – in den ersten Lebensmonaten auslösbare – Reflex sollte gegen Ende des 1. Lebensjahrs verschwinden. Persistenz über dieses Alter hinaus ist ein Hinweis auf eine zerebrale Bewegungsstörung.
- *Bauchdeckenreflex:* Der Bauchdeckenreflex (Th 6 – L 1) wird durch Schlag auf den auf die Bauchmuskulatur aufgelegten Finger ausgelöst und führt zu ipsilateraler Kontraktion der Bauchmuskulatur. Cave: Nicht mit dem Bauchhautreflex verwechseln!
- *Bizepssehnenreflex:* Der Bizepssehnenreflex (C 5, C 6 und N. musculocutaneus) kann durch Schlag auf den Finger des Untersuchers ausgelöst werden, der in der Ellenbeuge des leicht angewinkelten Armes des Patienten liegt.
- *M.-biceps-femoris-Reflex* (L 5 und N. ischiadicus): Schlag auf die Sehne führt bei leicht gebeugtem Knie zu einer Flexion desselben.
- *Fingerstreckreflex:* Dieser Reflex wird auch Braunecker-Effenberg-Reflex genannt (C 6, C 7, N. radialis). Die Auslösung erfolgt durch Schlag auf den M. extensor digitorum bei leicht bis mittelstark gebeugtem Zeige-, Mittel- und Ringfinger. Es kommt zu deren Streckung.
- *Fingerbeugereflex:* Andere Bezeichnungen sind Fingerflexorenreflex, Trömner-Reflex und Knipsreflex (C 7,

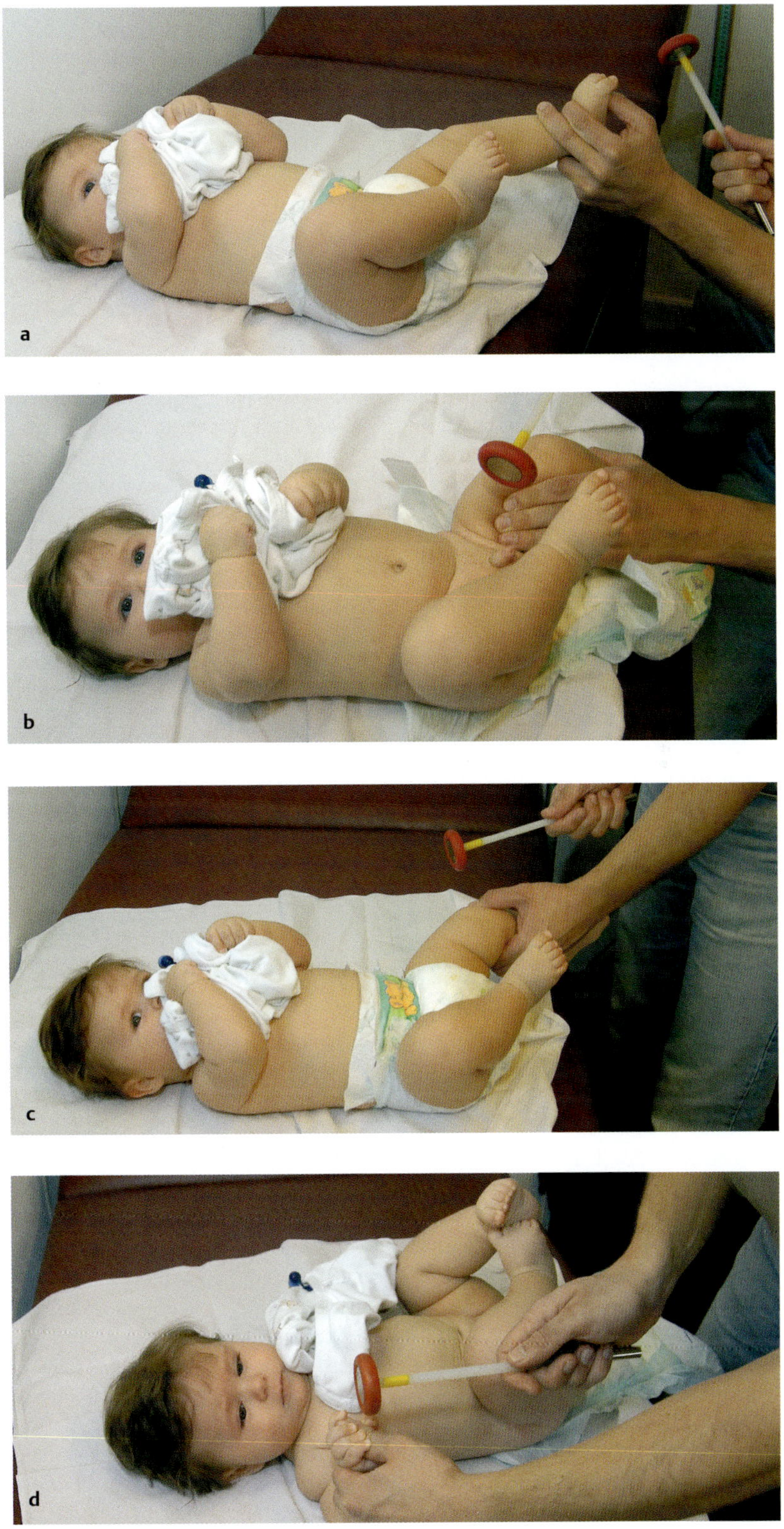

Abb. 15.**55 a – d** Eigenreflexe.
a Achillessehnenreflex (Muskeleigenreflex): Der Untersucher schlägt sich auf den eigenen Daumen, den er auf die Fußsohle des Kindes gelegt hat.
b Adduktionsreflexe.
c Patellarsehnenreflex.
d Extensorenstoß: Der Schlag des Hammers auf den in die Palma magnus gelegten Daumen des Untersuchers führt zu Streckbewegung des Armes durch den Taschenmesserreflex.

Tab. 15.7 Gradeinteilung der motorischen Antwort von Muskeleigenreflexen.

Gradeinteilung	Motorische Antwort
0	keine Reaktion (Muskelschwäche, Muskeldystrophie, periphere Neuropathie?)
1+	schwache Reaktion
2+	normale Antwort
3+	verstärkte Reaktion
4+	sehr verstärkte Reaktion (Pyramidenbahnläsion?)

C 8, N. medianus und N. ulnaris). Zur Auslösung wird auf die locker gebeugten Finger des Kindes quer der Zeigefinger des Untersuchers gelegt und mit dem Reflexhammer auf den Zeigefinger geschlagen. Cave: Es handelt sich nicht um ein sicheres Zeichen für Spastizität, sondern um einen Eigenreflex.

- *M.-masseter-Reflex* (N. trigeminus): Durch einen Schlag von oben auf das Kinn wird der Mund geschlossen.
- *Patellarsehnenreflex:* Dieser wird auch Kniesehnenreflex oder Quadrizepsreflex genannt (L 2, L 3, L 4 und N. femoralis). Er wird durch den Schlag auf die Patellarsehne bei übereinander geschlagenen Beinen in Rückenlage oder im Sitzen ausgelöst.
- *M.-pectoralis-Reflex* (C 5 –C 8): Die Auslösung erfolgt durch Dehnen der Sehne des M. pectoralis major durch Druck gegen den Brustkorb und Schlag auf die Fingerrücken; dies führt zu Adduktion des Oberarms im Schultergelenk.
- *Pronatorenreflex* (C 6, C 7, C 8 und N. medianus): Auf einen Schlag bei angewinkeltem Unterarm in Mittelstellung von innen nach außen auf den Processus styloideus radii hin werden Hand und Unterarm proniert.
- *Skapulohumeralreflex* (C 4, C 5, C 6, N. axillaris und N. suprascapularis): Dieser Reflex wird mittels Schlag auf den medialen Rand des Schulterblatts ausgelöst; dies führt zu Adduktion und Außenrotation des Armes.
- *M.-tibialis-posterior-Reflex* (L 4, L 5 und N. tibialis): Ausgelöst wird dieser Reflex durch Schlag auf die Sehne des Muskels ober- oder unterhalb des Malleolus medialis; dies führt dazu, dass der mediale Fußrand angehoben wird.
- *Trizepssehnenreflex:* Dieser Reflex wird auch Taschenmesserreflex genannt (C 7, C 8 und N. radialis). Bei angewinkeltem Unterarm wird auf die Sehne des Muskels kurz oberhalb des Olekranons ein Schlag ausgeführt.
- *Zehenbeugereflex:* Eine andere Bezeichnung für diesen Reflex ist „Rossolimo-Reflex" (S 1/S 2, N. tibialis). Der Untersuchende schlägt mit den Fingern kurz und heftig auf die Zehenbeeren; diese werden daraufhin gebeugt. Der Reflex kann in der Regel nicht ausgelöst werden. Tritt er aber auf, ist er ein Hinweis auf eine Schädigung des zentralmotorischen Systems.

Primitivreaktionen

Diese werden in Kapitel 17 bei der Entwicklungsuntersuchung des Säuglings (s. S. 425) in extenso abgehandelt.

Gleichgewicht und Koordination

Das Gleichgewicht bzw. die durch Manipulation ausgelösten Reaktionen können schon beim Säugling untersucht werden: Lagereaktionen, Einstellen des Kopfes im Raum und die Stellreaktionen. Beim Kleinkind sind die entsprechenden Reaktionen der 1-Bein-Stand und das 1-Bein-Hüpfen. Beim Rhomberg-Versuch wird das Kind aufgefordert, mit eng nebeneinandergestellten Füßen und nach vorn ausgestreckten Armen (Handflächen nach oben) aufrecht zu stehen. Schwankt oder fällt das Kind schon mit offenen Augen, spricht dies für eine Kleinhirnursache oder eine Schädigung der spinozerebellären Bahnen. Tritt Schwankung oder Fallneigung erst bei geschlossenen Augen auf, ist dies eher ein Zeichen für eine spinale oder periphere vestibuläre Störung.

Die Koordination der Bewegungen, auch intermodal, lässt sich hervorragend durch den Stöpselversuch testen, der schon ab dem 9. Monat gelingt. Der Kinderarzt macht dem Kind das Stöpseln vor und bietet ihm dann einen Stöpsel und ein Stöpselbrettchen an. Die Hand, die führt, ist meist auch die dominante Hand. Das Kind wird versuchen, die Stöpsel in die Öffnungen des Stöpselbrettchens einzupassen. Erfasst werden dabei Ataxie, Dyspraxie und auch Athetose.

Kraft

Die Kraft der Muskeln wird durch Quetschen der Finger des Untersuchers beidseits oder durch Anheben der Beine gegen den Widerstand des Untersuchers im Liegen geprüft.

> **!** Es müssen immer beide Seiten miteinander verglichen werden!

Eine Schwäche proximaler Muskeln spricht eher für eine Myopathie, eine Schwäche distaler Muskeln eher für eine Neuropathie. Mühe beim Aufstehen vom Boden ohne Zuhilfenahme der Arme ist verdächtig für eine proximale Muskelschwäche (Muskeldystrophie). Mühe mit dem Fersengang spricht für eine distale Schwäche, eine Neuropathie. Durch den Pronatortest (Arme werden so lange wie möglich nach vorn gehalten, ähnlich wie beim Rhomberg-Versuch) können Schwächen im Schulterbereich entdeckt werden (skapulohumerale Dystrophie).

Fremdreflexe

> **Definition Fremdreflex**
> Beim Fremdreflex, auch polysynaptischer Reflex genannt, erfolgt die Reflexantwort nicht am reizwahrnehmenden Ort. Fremdreflexe sind, im Gegensatz zu Eigenreflexen, habituierbar.

Der Fremdreflex ist besonders bei spastischen Lähmungen und Sensibilitätsstörungen vermindert oder verschwindet.

- *Analreflex:* Dieser Reflex wird auch Perinealreflex genannt (S 4/S 5). Durch Bestreichen der peripheren Analhaut kommt es zur Kontraktion des Anus, der Kontraktion des M. sphincter ani externus (Abb. 15.**56**). Dieser Reflex ist bei der Beurteilung von distalen Regressionssyndromen von Bedeutung.
- *Bauchhautreflex* (Th 8 –Th 12): Die Auslösung erfolgt durch Bestreichen der Bauchdecke; dies führt zur Kontraktion des M. obliquus und zum Verziehen des Nabels zu der Seite, auf der der Reiz ausgelöst wurde. Bei einer Schädigung der Pyramidenbahnen kann dieser Reflex abgeschwächt sein oder völlig fehlen. Cave: Der Bauchhautreflex darf nicht mit dem Bauchdeckenreflex verwechselt werden!
- *Kornealreflex:* Der Kornealreflex, auch Lidschlussreflex genannt (Hirnnerven V und VII), wird durch Berührung der Kornea mit einem Wattestäbchen ausgelöst; dies führt zu sofortigem Schließen des Auges. Durch diesen Reflex soll die Hornhaut des Auges vor chemischen oder thermischen Reizen geschützt werden.
- *Kremasterreflex* (L 1/L 2): Durch Bestreichen der Innenseite des Oberschenkels kommt es zum Hochziehen des Hodens durch Kontraktion des M. cremaster. Der Reflex kann bei der Suche nach Hoden hilfreich sein!
- *Plantarreflex* (L 5/S 2): Die Auslösung durch Bestreichen der Fußsohle mit einem spitzen Gegenstand führt zu einer Greifbewegung der Zehen. Cave: Nicht mit dem Babinski-Reflex verwechseln! Bei einer Schädigung der Pyramidenbahn hat das Bestreichen des äußeren Fußrands dagegen eine gegenläufige Bewegung der großen Zehe nach oben zur Folge (Dorsalextension), während die übrigen Zehen die Plantarflexion ausführen. Achtung: Der Reflex ist in den ersten Lebensjahren eines Kindes nicht verwertbar!
- *Pupillenreflex* (Hirnnerven II und III): Lichteinfall ins Auge löst diesen Reflex aus.
- *Saugreflex* (N. maxillaris [V/2], N. mandibularis [V/3], N. trigeminus, N. facialis und N. hypoglossus [Hirnnerven V, VII, XII]: Ausgelöst wird dieser Reflex durch Berührung der Lippen beim Säugling.
- *Schluckreflex* (Hirnnerven IX und X): Berührung der Schleimhaut im Bereich des Zungengrunds, der Schlundenge (Gaumenbögen) bzw. der Rachenhinterwand führt zu einer Schluckreaktion. Diese ermöglicht die Nahrungs- und Flüssigkeitsaufnahme, ohne dabei die Atemwege zu gefährden.
- *Würgereflex* (auch Gaumenreflex genannt; Hirnnerven IX und X): Durch Berühren der Hinterwand des Rachens kommt es zum Würgen bis zum Erbrechen. Nicht anwenden!

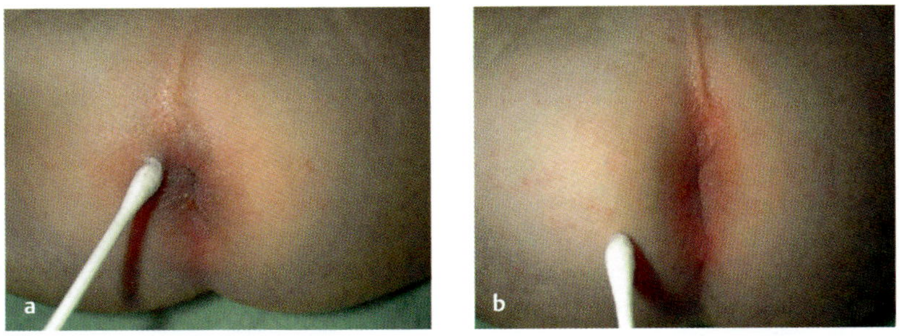

Abb. 15.**56 a, b** Analreflex.

Tastsinn

Die 2-Punkte-Diskrimination und die Erfassung der Tiefensensibilität sind bei einer Voruntersuchung nicht indiziert.

Geschmack und Geruchsinn

Wieso Kinder gewisse Dinge, manche sogar sehr viele Dinge, partout nicht essen wollen, kann, so ist eine Hypothese, mit einem noch nicht ausgereiften Geschmackssinn zusammenhängen. Wahrscheinlicher ist aber, dass diese Kinder ihre Autonomieentwicklung im Bereich des Essens (am Familientisch) ausleben. Eine Erfassung dieser Sinnensfunktion ist bei der Voruntersuchung nicht indiziert!

Die Erfassung des Geruchssinns macht wohl nur im Zusammenhang mit einem Kallmann-Syndrom, bei gleichzeitiger ungenügender Hodengröße, einen Sinn, oder im Zusammenhang mit einem bei der Voruntersuchung aber kaum indizierten vollständigen Neurostatus.

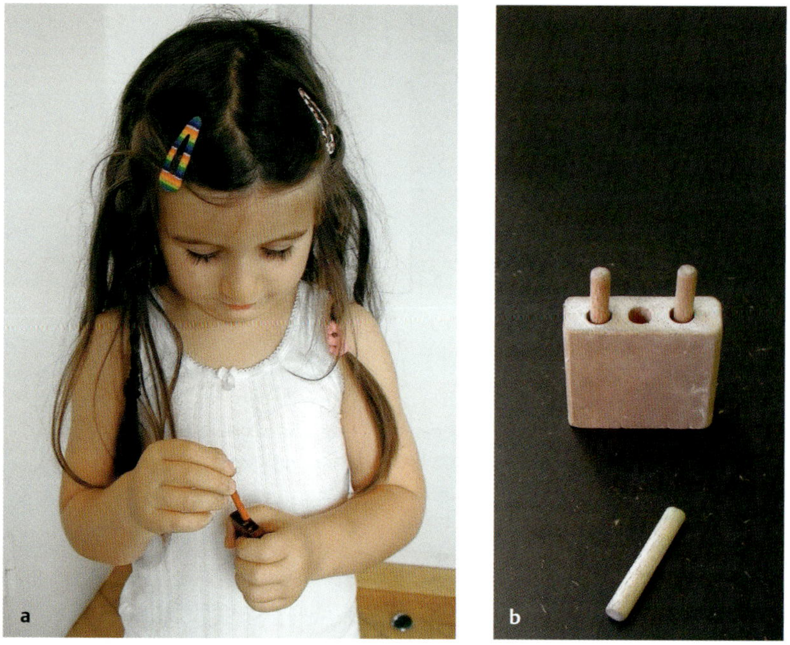

Abb. 15.**57 a, b** Prüfung der Feinmotorik bzw. Ataxie mit dem Stöpselhölzchen beim Kleinkind (Bezugsquelle: ZKSK, Solothurn).

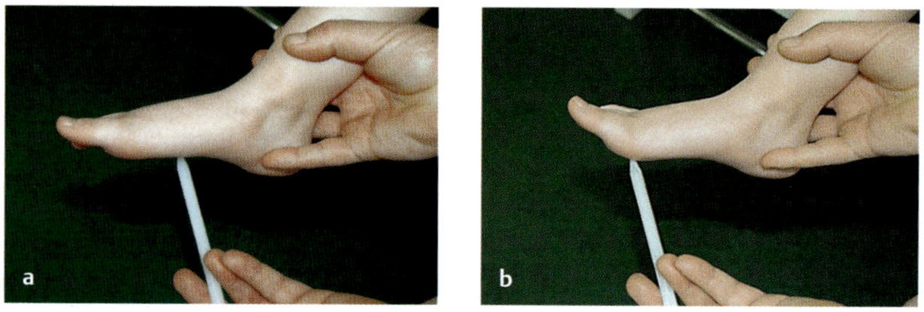

Abb. 15.**58 a, b** Positiver, pathologischer Babinski-Reflex bei einem Hemisyndrom.

Weitere klinische Zeichen

Weitere klinische Zeichen werden im Folgenden in alphabetischer Reihenfolge aufgeführt.

Ataxie

Die gezielte Bewegung weicht wegen Koordinationsstörungen disharmonisch und zittrig vom Idealweg ab. Bei der Ataxie sind die statischen Bewegungen meist wenig beeinträchtigt, umso mehr aber die dynamischen. Dies führt zu größten Schwierigkeiten, z. B., um feinmotorische Aufgaben zu erfüllen. Der Regelkreis der zentralen Steuerung – die Bewegungskontrolle seitens des Kleinhirns und seiner Nervenbahnen – ist geschädigt. Ständige Kokontraktionen sind Ausdruck einer Übersteuerung. Das Vorliegen einer Ataxie wird beim größeren Kind durch den Finger-Nase-/Knie-Hacken-Versuch getestet. Beim Kleinkind hat sich dazu der Test mit dem „Stöpselhölzchen" (Abb. 15.**57**) bewährt.

Athetose

Die Haltungssysteme des Körpers funktionieren nicht ausreichend; dadurch kommt es zu ständigen ungesteuerten – auf den Betrachter oft bizarr wirkenden – Bewegungen. Durch ständige Bewegungen versucht der Betroffene, den mangelhaften Ruhetonus zu erhöhen, damit statische Bewegungen (Sitzen, Stehen usw.) möglich werden. Die darauf aufbauenden dynamischen Bewegungen (Greifen, Gehen usw.) erscheinen hierdurch für den Beobachter grotesk und sind für den Betroffenen kaum ausführbar. Durch willentliche Benutzung (Utilisation) von tonischen Haltemustern (und residualen Primitivreflexen) versuchen die Betroffenen (und die Therapeuten), die Aufrechterhaltung des Gleichgewichts zu ermöglichen.

Babinski-Reflex

Bestreichen der Fußsohle löst eine M.-extensor-plantae-Kontraktur aus, und die Großzehe wird gehoben. Ist ein Babinski-Reflex vorhanden, ist dies Zeichen einer Pyramidenbahnläsion (Abb. 15.**58**). Im 1. Lebensjahr (unter Umständen auch im 2. Lebensjahr) ist dieser Reflex in der Regel nicht verwertbar bzw. normal. Mit dem Chaddock-Manöver (Stimulation der dorsolateralen Anteile des Fußes) kann bei Kindern, bei denen das Auslösen des Babinski-Reflexes zum Fußgreifreflex oder zu Fluchtreaktionen führt, auch ein Anheben der Großzehe provoziert werden. Auch mit dem Gordon-Manöver, dem Zusammenpressen der Wadenmuskulatur, oder der Oppenheimer-Reaktion, dem kraftvollen Entlangstreichen an der Tibiavorderkante von proximal nach distal, lässt sich der Babinski-Reflex auslösen!

Chorea

Die Chorea ist ein Symptom mehrerer Krankheiten, die die Basalganglien (Striatum) betreffen und zur großen Gruppe der extrapyramidalen Hyperkinesien gehören. Typisch sind (überwiegend im Wachzustand) unwillkürliche, plötzliche, rasche, unregelmäßige Bewegungen der Extremitäten, des Gesichts, des Halses und des Rumpfes, die sowohl in Ruhe als auch während willkürlicher Bewegungen auftreten.

Diplegie

Die Beine sind stärker von der Bewegungsstörung betroffen als die Arme (Abb. 15.**63**).

Dissoziation

Das gesunde Kind dissoziiert z. B. beim Aufstehen die Beine: Ein Bein wird in der Hüfte gebeugt, das andere Bein gestreckt (Abb. 15.**59**). Dem Kind mit der Diplegie gelingt das nicht (Abb. 15.**60**).

Extrapyramidalsymptomatik

Die Pyramidenbahn ist nicht die einzige neokortikale, große Nervenbahn, die an motorischen Funktionen beteiligt ist; daneben sind auch die Basalganglien von großer Bedeutung. Diese Ansammlung von Kernen des Vorder-, Mittel- und Zwischenhirns galt früher als das „extrapyramidal-motorische System", von dem man glaubte, dass es parallel und unabhängig vom pyramidal-motorischen System Bewegungen kontrolliert und initiiert, insbesondere langsame Willkürbewegungen. Spastische Bewegungen und Lähmungen galten als Syndrome des pyramidal-motorischen Systems; unwillkürliche Bewegungen, eine Starrheit und eine Unbeweglichkeit ohne Lähmung zählten zum extrapyramidal-motorischen System. Erst als es gelang, durch verfeinerte anatomisch-histologische Methoden zu verdeutlichen, wie eng das „pyramidale" und das „extrapyramidale" System miteinander verbunden sind, ließ sich diese Zweiteilung nicht länger aufrechterhalten.

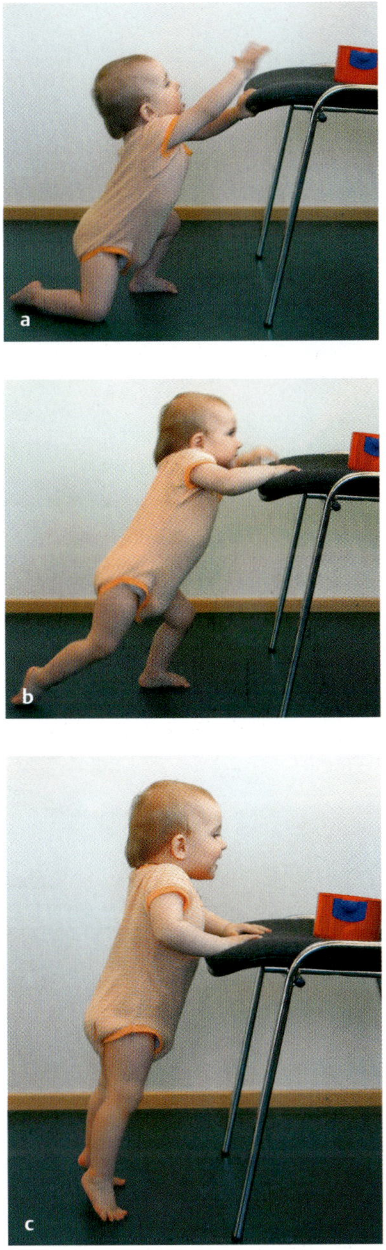

Abb. 15.**59 a – c** Aufstehen an Gegenständen mit deutlicher Dissoziation der Beine: gesundes Kind.

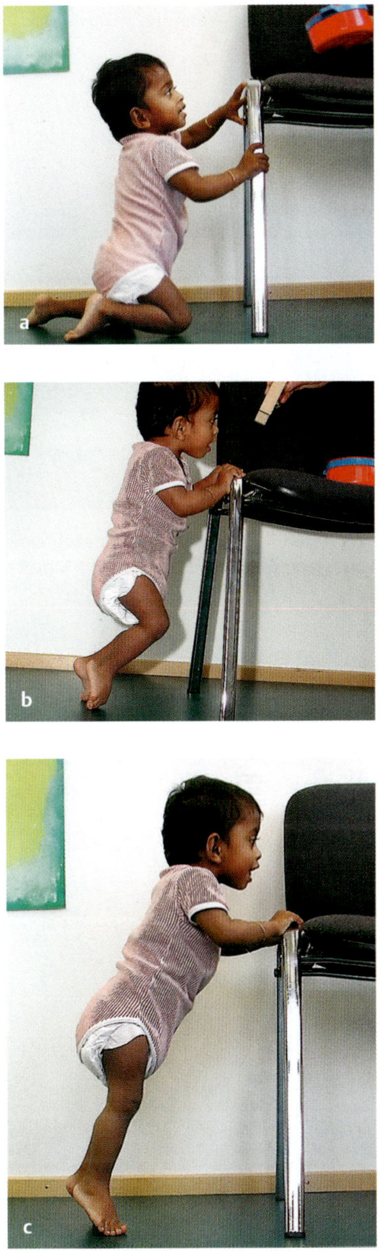

Abb. 15.**60 a – c** Ein Kind mit Diplegie drückt beide Knie durch, ohne die Beine zu dissoziieren, und kommt zum Zehenstand.

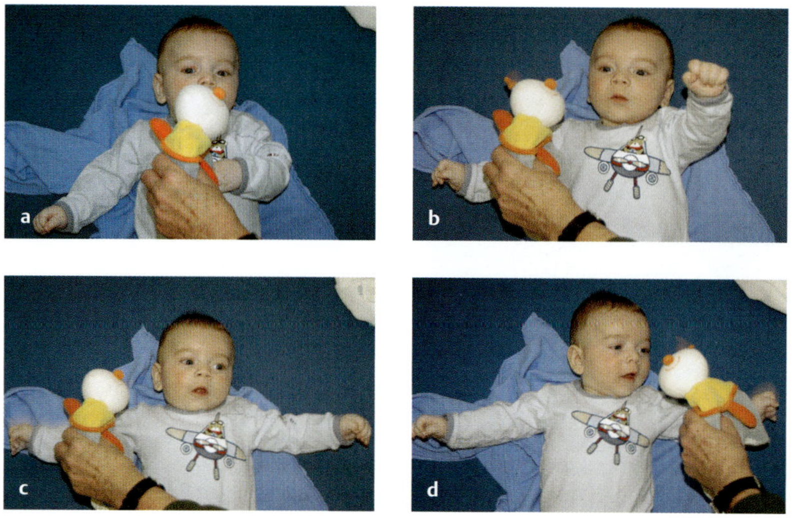

Abb. 15.**61 a – d** Hemianopsie: nach einer schweren intrazerebralen Blutung kann das Kind einen Gegenstand nur bis zur Mittellinie verfolgen.

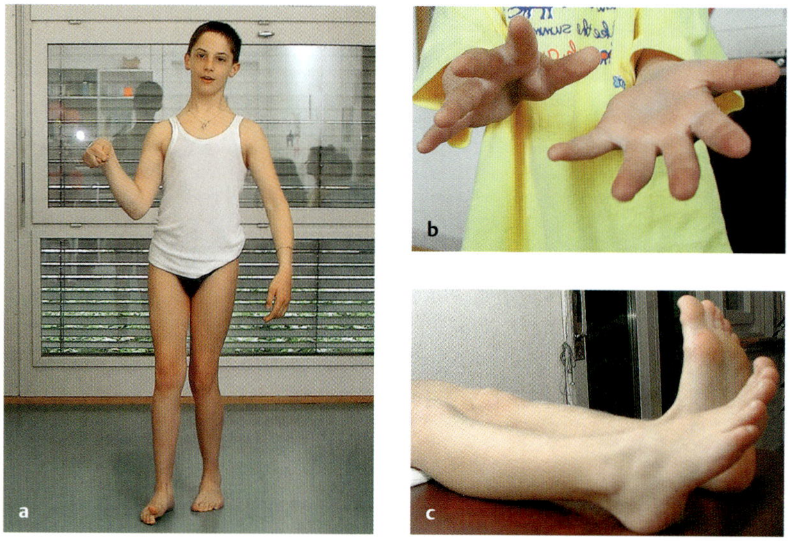

Abb. 15.**62 a – c** Hemisyndrom rechts.

a Henkelstellung des rechten Armes und Fausthaltung; Spontan-Babinski rechts, angedeuteter Einwärtsgang rechts mit Zirkumduktion, um die fehlende Abrollbewegung des Fußes zu kompensieren.

b Mangelhafte Supination des rechten Armes.

c Ungenügende aktive Redression des rechten Fußes und Beinlängendifferenz.

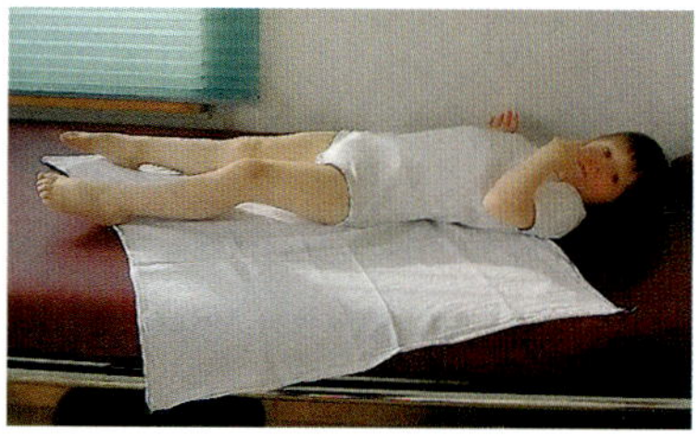

Abb. 15.**63** Diplegie: Streckmuster (Extensorenspastizität) der Beine.

Hemianopsie

Unter „Hemianopsie" wird Halbsehen verstanden – eine Hälfte des Gesichtsfelds fehlt (Abb. 15.**61**). Sie ist entweder gleichseitig, homonym, auf beiden Augen, die linke oder die rechte Hälfte betreffend, oder gekreuzt, heteronym, die beiden Nasen- oder die beiden Schläfenhälften des Gesichtsfelds betreffend.

Hemisyndrom

Die Bewegungsstörung betrifft nur eine Körperseite (Abb. 15.**62**). So heißt z. B. die Diagnose „Hemisyndrom links", dass die linke Körperseite betroffen ist. Dabei können z. B. die Arme stärker betroffen sein als die Beine. Es wird dann von einem armbetonten Hemisyndrom gesprochen. Ursache ist typischerweise eine vorgeburtliche Läsion einer Großhirnhemisphäre und eventuell zusätzlich der tiefer gelegenen Basalganglien und des Thalamus.

Bei bilateralem Hemisyndrom sind beide Körperhälften bewegungsgestört, eine Körperseite stärker, die andere nur leicht. Es gibt aber auch ein bilaterales Hemisyndrom mit Lateralisation (zur mehr betroffenen Seite).

Hypotonie

Die muskuläre Hypotonie ist definiert als erniedrigter Widerstand gegen passive Bewegung. Dazu kommt oft ein verminderter Haltetonus. Zuweilen zeigen die Kinder auch verminderte Spontanbewegungen im Vergleich zur Altersgruppe. Die Hypotonie kann zentrale oder periphere/neuromuskuläre Ursache haben oder auch durch Bindegewebserkrankungen bedingt sein.

Die klinische Untersuchung prüft den Muskeltonus durch Beurteilung des Widerstands gegen passive Bewegung mit:

- passiven Bewegungen der Extremitäten
- Scarf-Zeichen (Widerstand bei Zug des Arms über den Oberkörper)
- Widerstand beim Hochziehen des Arms
- Beurteilung des Haltetonus durch Beobachtung spontaner Haltung
- in der vertikalen und horizontalen Schwebelage
- „pull to sit" (keine Mithilfe mit den Armen, Kopf kann nicht gegen die Schwerkraft gehalten/gehoben werden)
- spontanen Bewegungen gegen die Schwerkraft
- Kraft von Bewegungen bei Stimulation

Tab. 15.**8** Differenzierung zwischen zentraler und peripherer Ursache einer muskulären Hypotonie.

Ursache	eher zentral	eher peripher
Anteil	60 – 80 %	20 % (ca. 10 % unklar)
Bewusstsein	beeinträchtigt	normal
epileptische Anfälle	möglich	keine
Familiarität	möglich	möglich
Bewegungen gegen die Schwerkraft	möglich	beeinträchtigt
Primitivreflexe	gesteigert	vermindert
Muskeleigenreflexe	normal gesteigert	geschwächt – abwesend
kognitive Entwicklung	beeinträchtigt	normal
Dysmorphiezeichen	häufig	selten
verminderte Kindsbewegungen	eher nicht	eher ja
schwacher Schrei und verminderte Mimik	eher nicht	eher ja

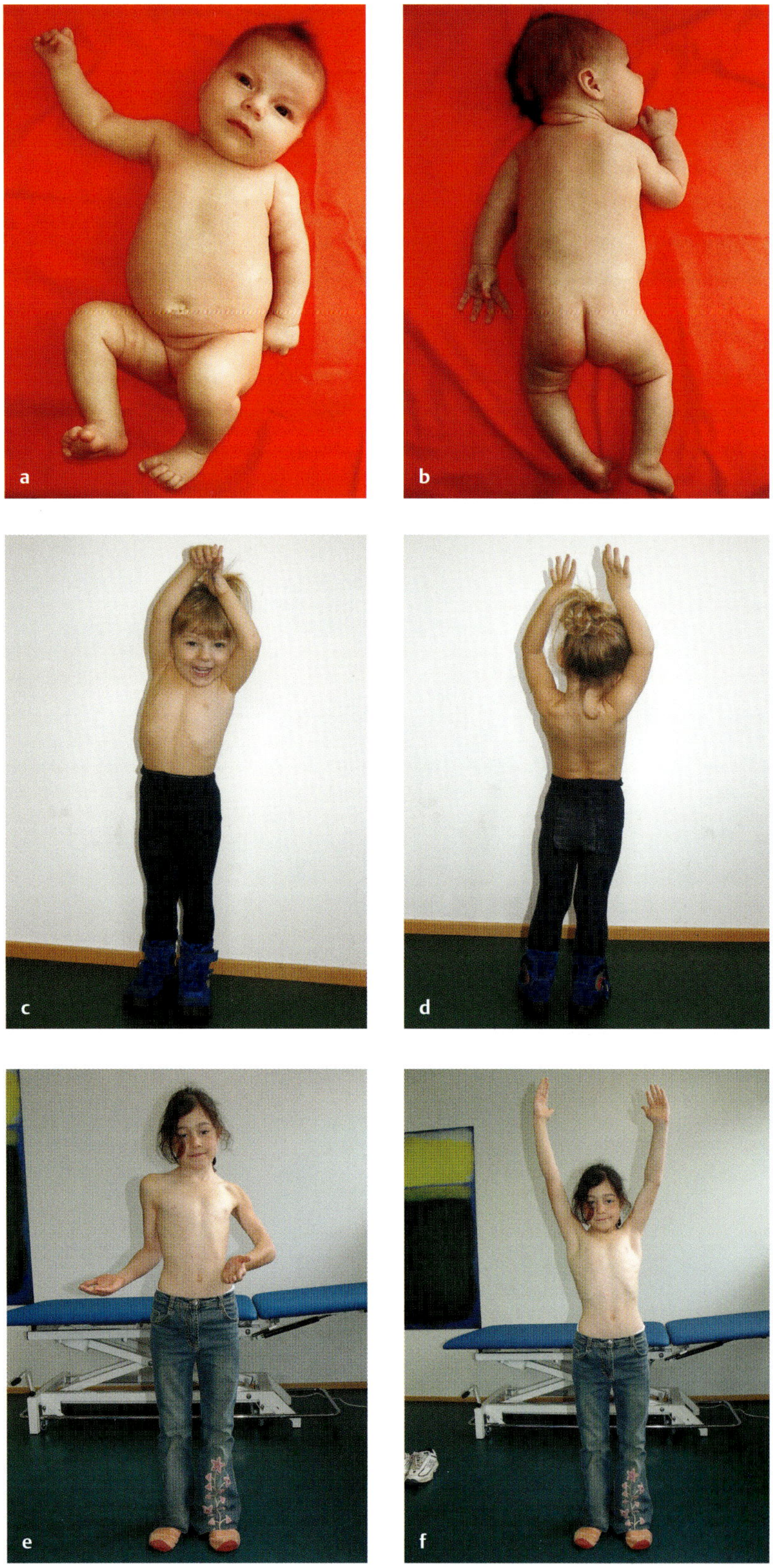

Abb. 15.**64 a – f** Obere Armplexusparese.
a Sechs Wochen altes Kind (Rückenlage): typische Armhaltung (gestreckt und innenrotiert).
b Die erhaltene Fingerbewegung ist in Bauchlage gut sichtbar.
c Dasselbe Kind im Alter von 2 Jahren (Vorderansicht): nur noch residuale Befunde (Scapula alata) nach konservativer Therapie.
d Rückansicht.
e Dasselbe Kind, noch älter (Vorderansicht).
f Vorderansicht mit hochgestreckten Armen.

Plexusparese

Eine Plexusparese tritt meist geburtstraumatisch bedingt und oft kombiniert mit einer Klavikulafraktur auf der gleichen Seite auf. Es wird die häufigere obere Plexuslähmung (Erb-Duchenne-Lähmung) von der unteren (Déjerine-Klumpke-Lähmung) unterschieden:

- *Obere Plexuslähmung:* Bei dieser führt die Läsion der Wurzel C 5 (eventuell C 6) zur Parese der Abduktoren und Außenrotatoren des Schultergelenks, der Oberarmbeuger sowie des M. supinator und unter Umständen auch zum Teilausfall der Ellenbogen- und Handstrecker. Dies verursacht die typische Armhaltung (Abb. 15.**64**). Bizeps- und Trizepssehnenreflex bei C 7-Beteiligung fehlen, der Greifreflex ist vorhanden.
- *Untere Plexuslähmung* (Th 1, eventuell C 8): Diese führt zum Ausfall der kleinen Handmuskeln. Die Sehnenreflexe sind vorhanden, der Greifreflex ist schwach oder fehlend. Manchmal ist diese Lähmung mit einem Horner-Syndrom (ipsilaterale Ptose, Miose und später Heterochromie) kombiniert. Selten kommt es auch zu einer kompletten Plexusparese.

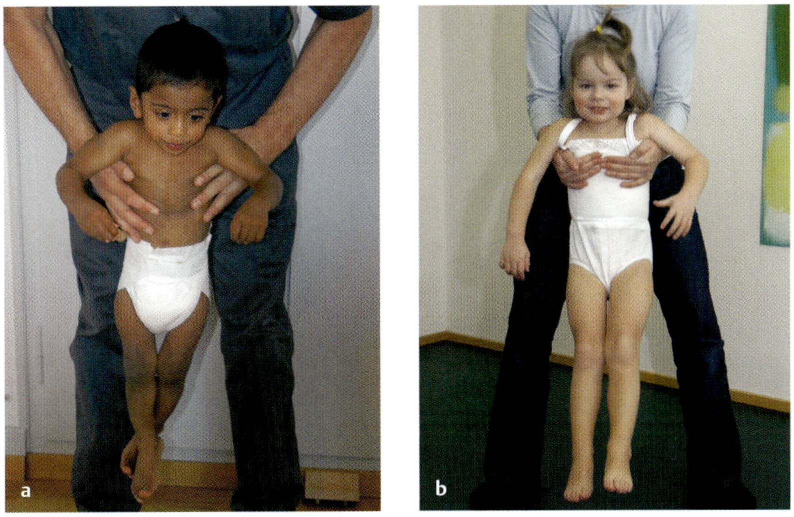

Abb. 15.**65 a, b** Hängeversuch.
a Scissoring (Überkreuzen der Beine) im Hängeversuch; auch Little-Syndrom genannt.
b Normaler Hängeversuch.

Scissoring

Der Begriff „Scissoring" beschreibt die Spastik von Muskeln, bei der die Beine, z. B. beim Hängeversuch, stark adduziert werden und sich sogar (wie eine Schere) überschneiden können (Abb. 15.**65**). Dies führt zu Schwierigkeiten beim Laufen und begünstigt später die Dislokation der Hüften. Das Scissoring ist auch unter dem Namen des Erstbeschreibers bekannt: Morbus Little.

Name ______________________ Geb.-Datum__________ Testdatum__________

Bewegung	1 keine Funktion	2	3	4	5 normale Funktion
aktive Abduktion		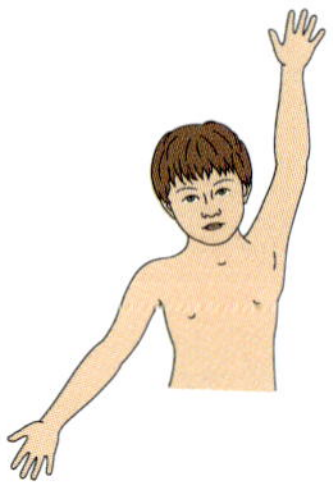	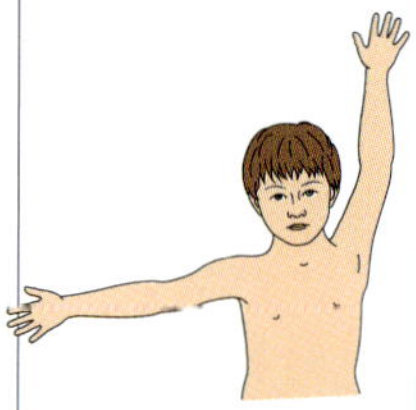	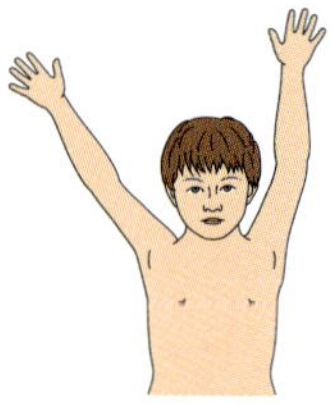	
		<30 ° =	30 ° – 60 ° =	> 90 ° =	
Außenrotation		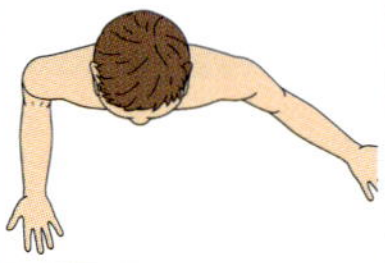	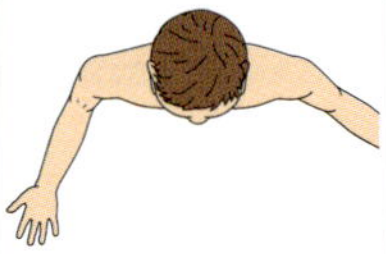	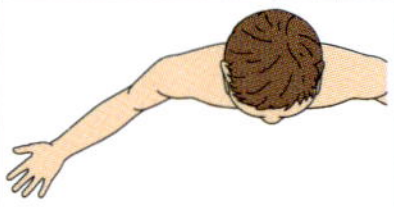	
		0 °	<20 °	>20 °	
Hand zum Kopf		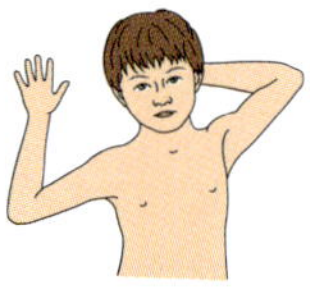	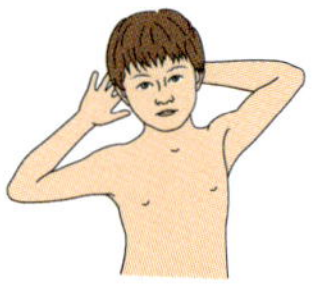	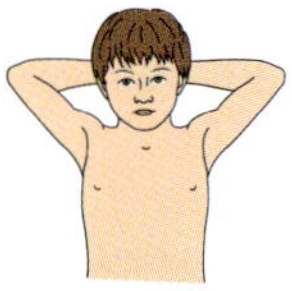	
		unmöglich	schwierig	problemlos	
Hand auf den Rücken		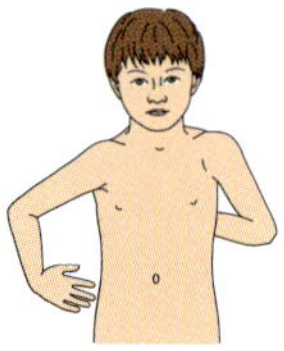	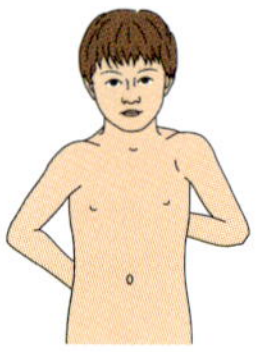	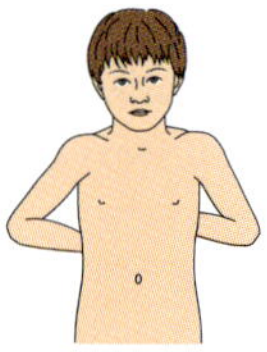	
		unmöglich	bis S1	bis Th12	
Hand zum Mund		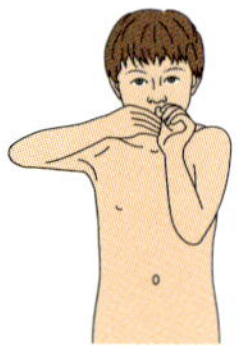	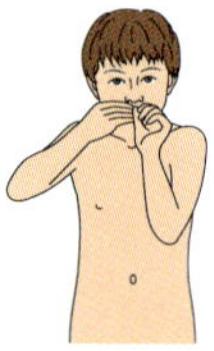	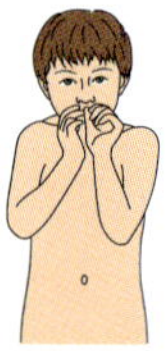	
		mit Mühe und „Trompeterhaltung“	möglich mit partieller „Trompeterhaltung“	leicht mit <40 ° Schulterabduktion	
Gesamtscore (5 – 25)					

Abb. 15.**66** Mallet-Test der Plexusparese.

Soft Signs

Soft Signs sind feine neurologische Zeichen, z. B. einer minimalen zerebralen Bewegungsstörung oder einer „umschriebenen Entwicklungsstörung motorischer Funktionen" (ICD-10). Auch wenn die Begriffe umstritten sind, sind gewisse Kinder (ca. 5 – 6 %) besonders ungeschickt und plump. Zwischen Normalität und Pathologie, zwischen Schwarz und Weiß gibt es jedoch eine große Grauzone, z. B. Kinder mit Mühe bei koordinativen Bewegungen. Gerade die Untersuchungen von Remo Largo haben aber gezeigt, wie groß die Variabilität in bestimmten Altersstufen, vor allem bei der Einschulung, ist und auch bleibt. Trotzdem sind mit den Untersuchungen nach Lesigang und Touwen diese Kinder gut differenzierbar (Tab. 15.**9** und Abb. 15.**67**). Modernere Konzepte sind Developmental Coordination Disorder und Motoric perceptuel Dysfunction als Teilsymptom von DAMP (Deficits in Attention, Motor Control and Perception) oder die umschriebenen Entwicklungsstörungen motorischer Funktionen (Tab. 15.**10**).

Auch wenn die klinischen Untersuchungen zum Teil nicht standardisiert sind, schärfen sie doch die Beobachtung und sind eine logische Fortsetzung der Motoskopie ab dem Alter von 5 Jahren. Da die betroffenen Kinder im Vergleich zu Gleichaltrigen in ihren motorischen Fähigkeiten abfallen, sind sie häufig Gegenstand von Häme und Verachtung und können sehr unter den sekundären Folgen der Bewegungsstörung leiden: Die Partizipation des Kindes (International Classification of Functioning, Disability and Health) wird beeinträchtigt! Als objektive Tests bieten sich der Movement Assessment for Children 2 oder der Zürcher Neuromotoriktest an. Die Kriterien dabei sind:

- *3–4 Jahre:* Gesamt-Score des Movement Assessment for Children 2 ≤ 5. Perzentile bzw. beim Zürcher Neuromotoriktest ≤ 2. Perzentile
- *≥ 5 Jahre:* Gesamt-Score ≤ 15

Tab. 15.**9** Screening-Untersuchungsgang zur Erkennung minimaler zerebraler Bewegungsstörungen (nach Lesigang 1973).

Reihenfolge	Beobachtet wird	Auffallende Zeichen
Arme	vorhalten	Innenrotation von Arm und Hand
	seitwärts halten	Absinken eines (des schlechteren) Armes, Gabelstellung
	hochhalten	erschwerte Hebung, leichte Flexion, besonders der Hände
Hände	in allen Positionen	Gabelstellung: Beugung im Handgrundgelenk, Überstreckung der Fingergelenke (erschwerte Supination, Flexionstendenz bis zum Faustschluss), Daumen adduziert, eingeschlagene Finger adduziert, Bajonettfinger (Fingerendgelenk gebeugt, Mittelgelenk überstreckt), choreiforme bzw. choreatische Bewegungen, athetotiforme bzw. athetotische Bewegungen
	assoziierte Reaktionen, Kraftanstrengung einer Hand	tonische Reaktion der anderen Hand: Daumen- und Fingeradduktion, Faustschluss (Pronation), Ellenbogenbeugung, Innenrotation und Adduktion des Armes
Zehenspitzengang	Zehen dorsal flektiert	in der Schwungphase: Zehenkrallen, Schleifen
Fersenstand	normal: Vorfuß hebt ab • neigt man das stehende Kind rasch nach rückwärts, heben die Füße automatisch vom Boden ab	bei Streckspastizität „klebt" der Vorfuß am Boden
1-Bein-Stand	normal: mindestens 10 s • gehobenes Bein locker, leicht • im Fuß des Standbeins lebhaftes Spiel der Sehnen • Gleichgewichtsreaktionen	• spontan wird stets ein und dasselbe Bein bevorzugt • gehobenes Bein spastisch, vermehrte Adduktion, Innenrotation • Standbein spastisch: Kind steht mühsam steif, unsicher • beachte: assoziierte Reaktionen (Gesicht, Arme, Hände)
1-Bein-Hüpfen	normal: über mehrere Meter	unsicheres, schlechtes Hüpfen, unspezifisches, aber wichtiges Hinweiszeichen
Sitzen	Langsitz	Streckspastizität erschwert, Hüftbeugung, kompensatorische Kyphose der Lendenwirbelsäule (schräges Sakrum), Lordose der Halswirbelsäule, Kopf vorgezogen, Beine innenrotiert (adduziert), Streckung des Rückens (aktiv oder passiv), vermehrte Innenrotation, Adduktion der Beine und Flexion der Knie, Vorgreifen zu den Zehen: Spitzfußtendenz, Zehenkrallen

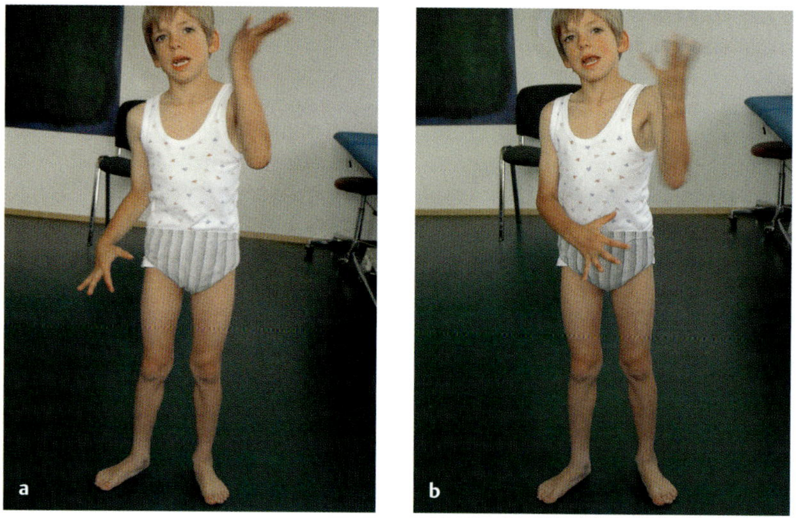

Abb. 15.**67 a, b** Soft Signs: perioral und auf der Gegenseite Tonuserhöhungen und Dystonien anlässlich der Diadochokineseprüfung (Dysdiadochokinese); Hinweis auf eine minimale Zerebralparese.

Tab. 15.**10** Diagnostische Kriterien (deutsch-schweizerische Leitlinie zu umschriebenen Entwicklungsstörungen motorischer Funktionen; aus AWMF 1999).

Kriterium	Symptome	Zeichen
1	motorische Fähigkeiten erheblich außerhalb des Altersniveaus bei angemessenen Möglichkeiten zum Erwerb der Fähigkeiten	schlechter Gleichgewichtssinn, Tollpatschigkeit, Fallenlassen von oder Zusammenstoßen mit Gegenständen fortbestehende Schwierigkeiten beim Erwerb grundlegender motorischer Fähigkeiten (z. B. Fangen, Werfen, Treten, Rennen, Springen, Hüpfen, Schneiden, Anmalen, Schreiben) objektiv: Movement Assessment for Children 2 oder Zürcher Neuromotoriktest
2	Beeinträchtigung der Aktivitäten des täglichen Lebens oder schulischer Leistungen	Beeinträchtigungen bei: Ball kontrolliert werfen und fassen, Tennisball aus 2 m Entfernung fangen und sicher prellen, über Hindernisse springen, durchschnittlich schnell und mit angemessenem Laufstil rennen, interessiert an sportlichen Aktivitäten teilnehmen, altersentsprechend nachmalen oder schreiben, genau ausmalen, leserlich schreiben, angemessene Stifthaltung mit ökonomischer Kraftdosierung, Formen genau ausschneiden, komplexe motorische Aktivitäten (Bauen, Basteln) umsetzen, rasches Aufräumen, Anziehen usw., Erlernen neuer motorischer Fertigkeiten möglich, geschicktes situationsbedingtes Verhalten
3	die Störung ist nicht allein durch Intelligenzminderung, durch spezifische angeborene bzw. erworbene neurologische Störungen oder durch schwere Verhaltensstörungen erklärbar	IQ-Tests, somatische Untersuchung, kinderpsychiatrische Exploration

Spastik

Der Hypertonus der Muskulatur führt zu einer Fehlkoordination von Bewegung und Haltungsbewahrung. Um eine Bewegung koordiniert ausführen zu können, muss der Tonus der Agonisten und Antagonisten adäquat gesteuert werden (γ-System). Dies ist jedoch infolge der ursächlichen Hirnläsion nicht möglich. Tonische Haltemuster und die Persistenz von Primitivreflexen verhindern noch zusätzlich die Koordination. Dadurch kommt es zu stereotypen Bewegungen und zu einer Verarmung an Bewegungsmöglichkeiten: Die Beine entwickeln in der Folge wegen der Dominanz der Streckmuskulatur Streckmuster, die Arme – aufgrund des Überwiegens der Beuger – mehr Beugemuster. Spätfolgen dieser Muster sind Streck- bzw. Beugekontrakturen. Tab. 15.**11** gibt einen Überblick über Muskeltests für die Untersuchung der Spastik (Abb. 15.**68** bis Abb. 15.**73**).

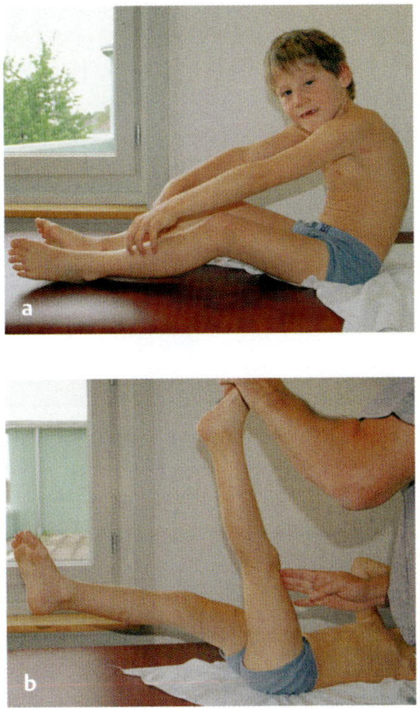

Abb. 15.**68 a, b** Thomas-Test.
a Die Spastik, die verkürzten Hamstrings und die Kontrakturen im Becken machen einen richtigen Langsitz unmöglich (Winkel ≥ 70°).
b Spastik: Die Kontraktur der Adduktoren führt dazu, dass beim Heben eines Beines das andere passiv folgt.

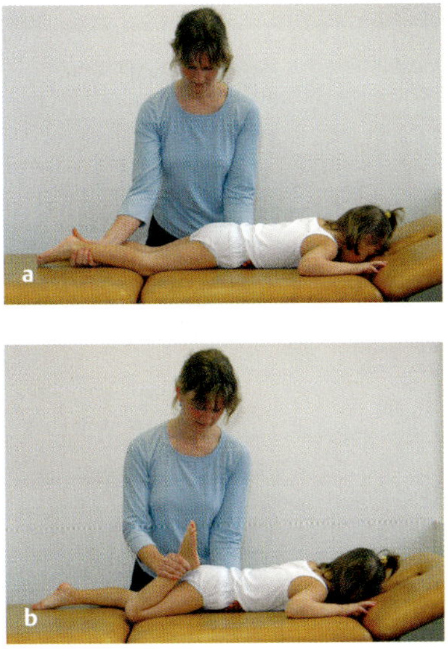

Abb. 15.**69 a, b** Duncan-Ely-Test: zunehmende Flexion im Becken (Anheben) bei Zerebralparese.

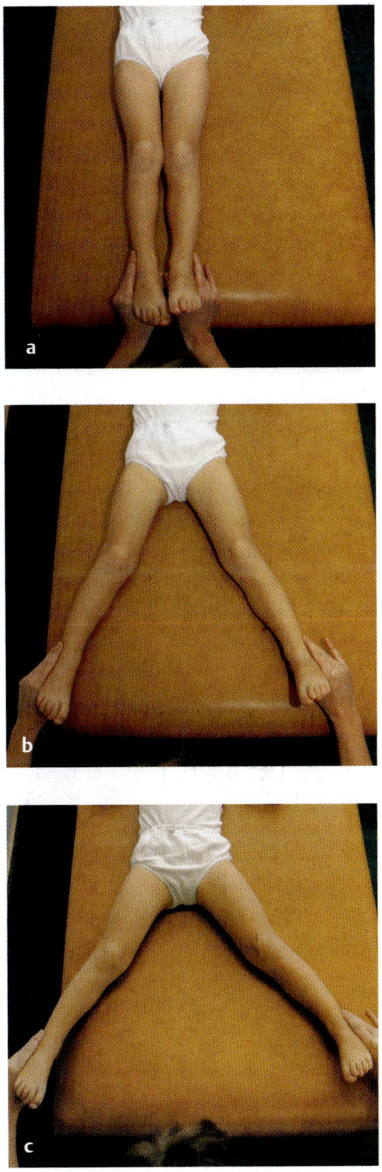

Abb. 15.**70 a – c** Abduktionstest: führt zu vermehrter Innenrotation des Beines auf der betroffenen linken Seite (Adduktorenspasmen) und eingeschränkter Abduktionsmöglichkeit.

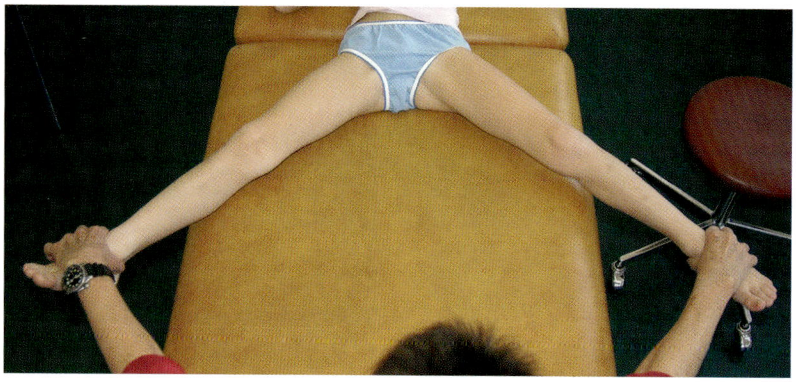

Abb. 15.**71** Abduktionstest bei einem gesunden Mädchen.

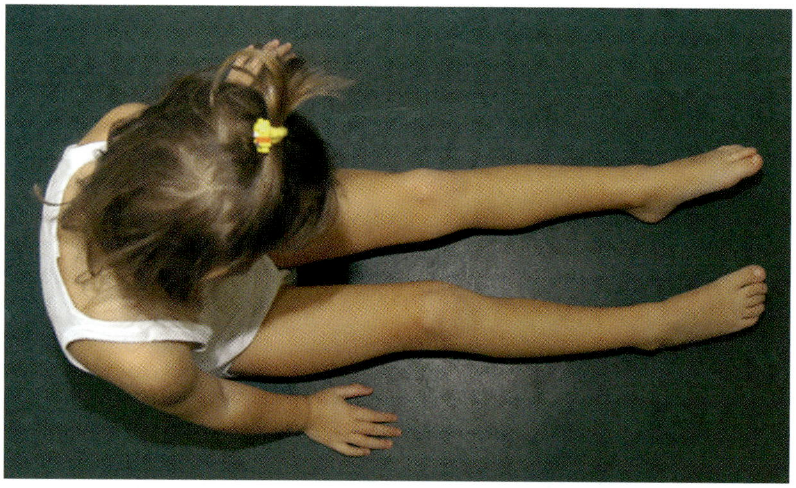

Abb. 15.**72** Im Langsitz kommt die verstärkte Adduktion des Beines beim leichten Hemisyndrom rechts auch zum Vorschein. Vermehrte Innenrotation rechts.

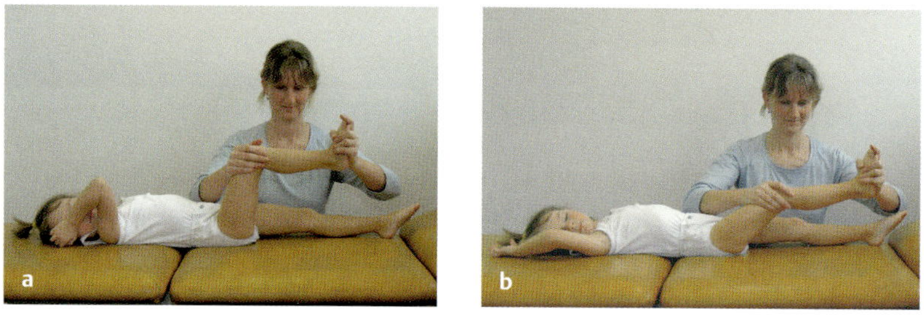

Abb. 15.**73 a, b** Silverskjöld-Test: Messung des Winkels des oberen Sprunggelenks. Bei Extension im Knie nimmt der Winkel bei Zerebralparese zu.

Tab. 15.11 Muskeltests bei (zerebraler) Bewegungsstörung.

Testbezeichnung	Muskel	Ausgangslage	Test	pathologische Antwort	Bemerkungen
Hüftbeugekontraktur					
Thomas	M. psoas	Rückenlage, Hüft- und Knieextension	Beugung im Hüftgelenk	passive Beugung der Gegenseite	
Duncan-Ely	M. psoas	Bauchlage, Hüft- und Knieextension	Flexion im Kniegelenk	Hebung des Beckens	
Adduktorenspasmus					
Knieabstand	Adduktoren, Mm. ischiocrurales	Rückenlage, Hüft- und Knieextension	Abduktion der Beine, langsam und rasch	rasch: Abstand kleiner	Messung: Abstand der medialen Kondylen
Phleps-Gracilis	M. gracilis	Bauchlage, Hüftextension, maximale Hüftabduktion und 90°-Knieflexion	Knieextension	Adduktion in der Hüfte	
Gracilis	Differenzialdiagnose M. adductor longus/M. gracilis	Rückenlage, Hüftextension Knie über Liege 90°	• Abduktion in der Hüfte • Extension im Knie	• M. adductor longus tastbar • M. gracilis tastbar	
Rotation im Hüftgelenk	Adduktoren	Rückenlage, Hüft- und Knieextension	Beine an Malleolen gehalten und abduziert	Innenrotation in der Hüfte	
Kniebeugekontraktur					
Langsitz	Mm. ischiocrurales	Rückenlage, Hüft- und Knieextension	Aufrichten des Oberkörpers	Innenrotation in der Hüfte, Rundrücken	Knie schauen sich an
Poplitealwinkel (Tardieu)	Mm. ischiocrurales	Rückenlage, Hüftgelenkflexion 90° auf Testseite, Extension auf Gegenseite	Messung des Poplitealwinkels als Defizit zur vollen Streckung	durch Hyperlordose	2 Messungen: langsame/rasche Bewegung cave: Kompensation
Spitzfuß					
Triceps-Catch (Tardieu)	M. triceps surae	Rückenlage, Hüft-, Knieflexion 90°, Extension auf Gegenseite	Winkelmessung langsam und rasch	Einschränkung der Flexion	
Silverskjöld	M. triceps: Differenzialdiagnose M. soleus/M. gastrocnemius	Rückenlage, Hüft-, Knieflexion 90°, Extension auf Gegenseite	passive Dorsalextension in Knie, Flexion und Knieextension	große Differenz der Winkelmessung	Unterschied → M. gastrocnemius kein Unterschied → M. soleus
selektive Fußbewegung	Koordination vor allem des M. tibialis anterior	Langsitz	isolierte aktive Dorsalextension des Fußes	0 = keine aktive Bewegung 1 = aktive Bewegung M. hallucis longus + M. extensor digitorum longus 2 = M. hallucis longus + M. tibialis anterior 3 = Dorsalextension des Fußes mit Knie- und Hüftflexion 4 = isolierte Dorsalextension des Fußes	je höher die Anzahl der Punkte, desto bessere Therapievoraussetzung
Pendelversuch	allgemein	Hängehaltung	Pendeln	Scissoring	

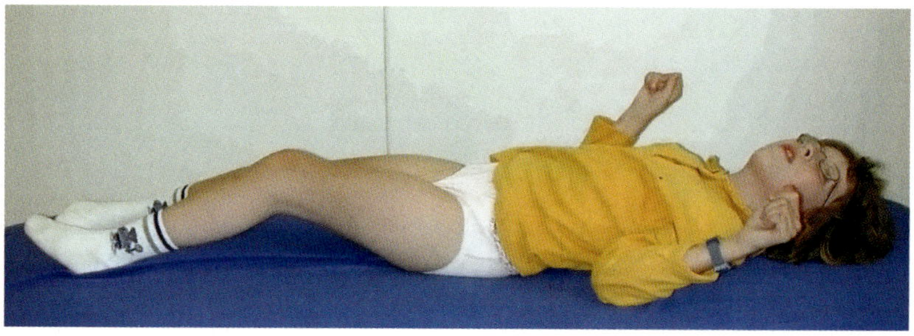

Abb. 15.**74** Tetraparese bei einem 8-jährigen Kind: Streckmuster (Kontraktionen, Spastizität) in den Beinen und Beugemuster in den Armen.

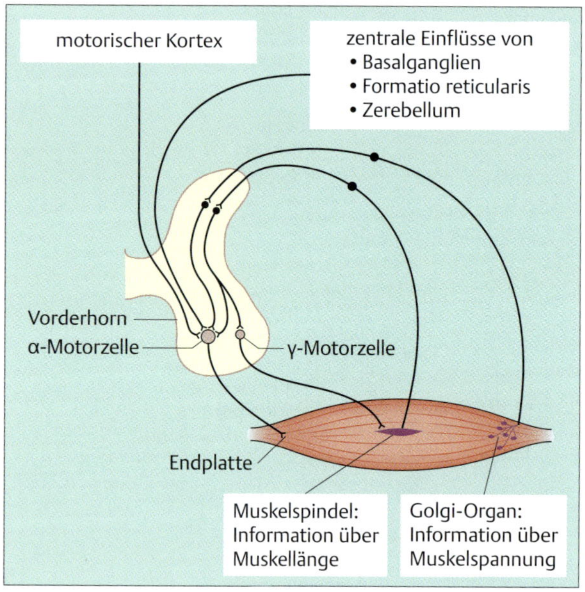

Abb. 15.**75** Regelung des Muskeltonus.

Spitzfuß

Gang auf den Zehen infolge von Spastik oder übermäßiger Kontraktion (habitueller Zehengang, s. dort) der Wadenmuskulatur ist typisch für den Spitzfuß. Die Kontraktion dieser Muskeln spannt die Achillessehne an, sodass die Ferse angehoben und das Gewicht auf die Zehen verlagert wird. Über die Ursache wird mit dem Namen „Spitzfuß" nichts ausgesagt. Er kann Folge einer zerebralen Bewegungsstörung, eines „Apparent Equinus" bei Verkürzung der Ischiokruralmuskulatur oder funktionell bedingt, dynamisch, redressierbar oder fixiert (eventuell arthrogen) sein.

Tetraparese

Alle 4 Extremitäten – und damit der ganze Körper – sind von der Bewegungsstörung betroffen (Abb. 15.**74**).

Tonus

Man unterscheidet Hypertonie und Hypotonie. Der Muskeltonus kann nicht objektiv gemessen werden, sondern ergibt sich aus der subjektiven Beurteilung des Untersuchers und ist damit erfahrungsabhängig. Praktische Bedeutung hat die muskuläre Hypotonie z. B. beim „floppy baby", einer gebräuchlichen Bezeichnung für einen hypotonen Säugling bzw. ein hypotones Neugeborenes, einer „schlechten" Haltung beim Schulkind oder dem Jugendlichen. Der Ausdruck ist deskriptiv und unspezifisch und erlaubt keinen Rückschluss auf die Ursache. Die Diagnose Hypotonie ist keine kategoriale Diagnose, sondern eine dimensionale: Zwischen Pathologie, Normvarianten und Norm gibt es viele Graustufen. Die Liste der möglichen Ursachen ist lang, die Prognose unterschiedlich (s Kap. Säuglingsuntersuchung). Der Muskeltonus ist auch altersabhängig: Während der ersten 3 Lebensmonate überwiegt der Flexorentonus, der dann zugunsten des Extensorentonus (unabdingbar für die Aufrichtung) im Lauf des 1. Lebensjahrs abnimmt. Die Eruierung der Ursache kann beim „floppy baby" aber Konsequenzen bzgl. der genetischen Beratung der Eltern und der einzuleitenden Therapie haben.

Die Steuerung des Muskeltonus geschieht durch das ZNS und das periphere Nervensystem (Abb. 15.**75**). Im

ZNS sind dies das Kleinhirn, das pyramidale sowie das extrapyramidale System (Basalganglien, Nucleus ruber, Formatio reticularis). Die Summe der „inputs“ des ZNS beeinflusst die peripheren Reflexbogen. Afferenzen kommen aus den Muskelspindeln, die die Spannung im Muskel messen und des Golgi-Apparats, der die Spannung am Sehnen-Muskel-Übergang misst. Dazu kommen Efferenzen über das α- und γ-Motoneuron, die die Spannung im Muskel bzw. in der Muskelspindel steuern. Daher wird der Tonus auch durch den Verhaltenszustand des Kindes beeinflusst. So ist naturgemäß der allgemeine Tonus im Schlaf vermindert, im Wachzustand, vor allem aber bei Aktivität gegen die Schwerkraft, erhöht. Beispielsweise verschwindet in der Regel das Speicheln des Säuglings, wie auch das Gütscheln (Erbrechen) mit dem erhöhten Grundtonus (damit verbessert sich auch der Mundschluss) durch die Aufrichtung beim Kleinkind.

Tumoren (ZNS)

Die Tumoren des ZNS machen ca. 20% aller malignen Erkrankungen im Kindesalter aus und sind damit die größte Gruppe der soliden Malignome (Abb. 15.**76** und Abb. 15.**77**). Wie bei anderen Tumorkrankheiten im Kindesalter erkranken Jungen etwas häufiger als Mädchen. Ein großer Teil der Tumoren liegt infratentoriell in der hinteren Schädelgrube. Daraus erklären sich viele Symptome. Da einige ZNS eher langsam wachsen, vergehen oft Monate und Jahre zwischen Symptom und Diagnose. In der Vorsorgeuntersuchung ist deshalb auf Frühsymptome zu achten.

In der Regel bleibt die Ursache einer Tumorkrankheit des ZNS ungeklärt. In Einzelfällen findet sich eine genetische Prädisposition. Dazu zählen:

- Neurofibromatose I und II
- Li-Fraumeni-Syndrom
- Mutationen des hSNF5/INI-1-Gens
- Von-Hippel-Lindau-Syndrom
- Gorlin-Goltz-Syndrom
- Down-Syndrom
- tuberöse Sklerose

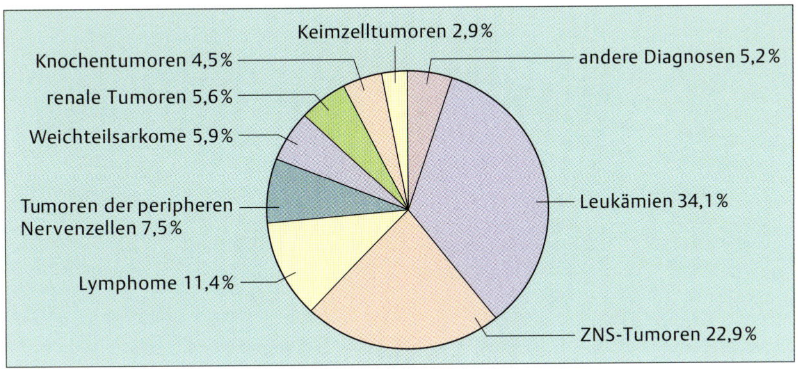

Abb. 15.**76** Relative Häufigkeiten maligner Erkrankungen im Kindesalter (deutsches Krebsregister Jahresbericht 2008).

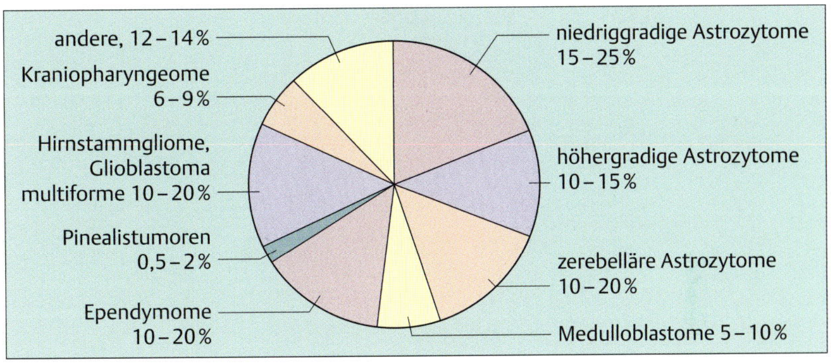

Abb. 15.**77** Relative Häufigkeit von verschiedenen Hirntumoren bei Kindern und Jugendlichen (Luis et al. 2007).

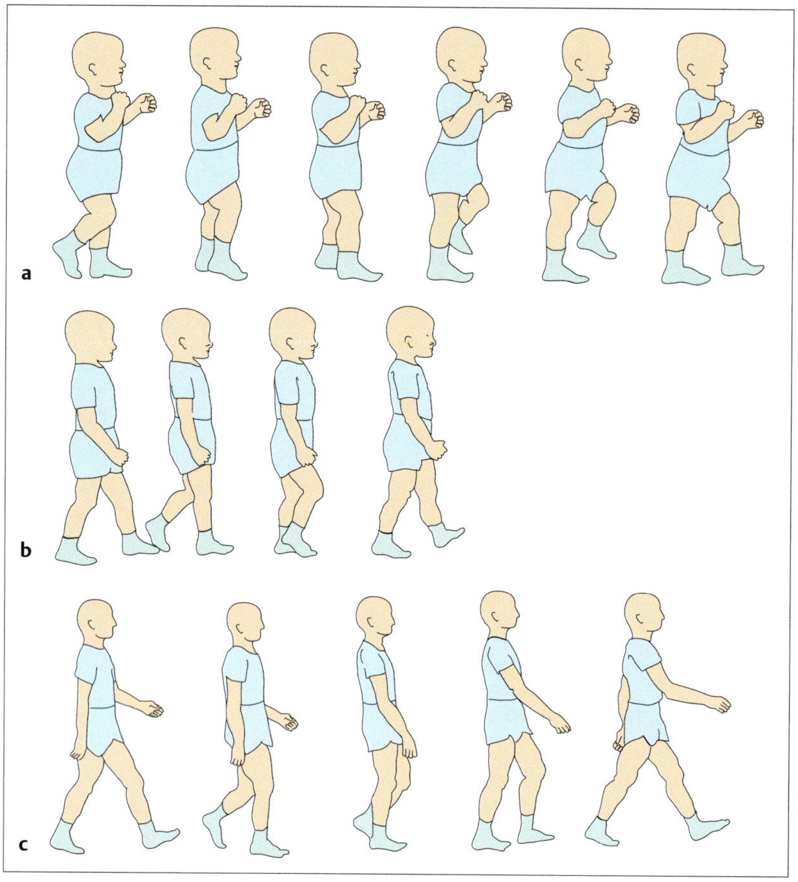

Abb. 15.**78 a – c** Die Entwicklung des Gehens (nach Gallahue u. Ozmun 1997).
a Beim Kleinkind: Flexion der Arme und schlechte Mitbewegungen, Initialkontakt im Zehenbereich, kleine Schritte.
b Mit 3 – 4 Jahren: etwas bessere Mitbewegungen der Arme, Initialkontakt der Fersen mit noch mäßigem Abrollen, aber größeren Schritten.
c Erwachsenengang (wird im Alter von 7 Jahren erreicht).

Selten ist die Ursache erworben:

- Nachwirkungen von ionisierender Strahlung/Strahlentherapie
- evtl. auch Chemotherapie, z.B. im Zusammenhang mit einer vorangegangenen Leukämietherapie

Die Symptome eines ZNS-Tumors zeigen, je nach Lokalisation, ganz unterschiedliche neurologische Ausfälle. Recht häufig treten zuerst Zeichen der Liquorzirkulationsstörung auf, wie Kopfschmerzen, Nüchternerbrechen und Nackensteifigkeit. Bei Tumoren im Rückenmarkbereich kommt es zu Zeichen einer Querschnittlähmung einschließlich Blasen-Darm-Entleerungsstörungen.

Symptome von Tumoren des ZNS (Pekrun 2008)

- Kopfschmerzen
- Persönlichkeitsveränderungen
- Berührungsempfindlichkeit
- Ataxie
- Nüchternerbrechen
- Doppelbilder
- Hirnnervenlähmungen (N. abducens!)
- Gedeihstörung, Gewichtsab- oder -zunahme
- Meningismus mit Nackensteife
- Strecksteife des Rückens
- Kopfschiefhaltung
- Querschnittzeichen
- Blasen-Darm-Entleerungsstörungen
- endokrinologische Störungen
- Krampfanfälle

Zehengang

Der kindliche Gang hat beim Gehenlernen häufig den Initialkontakt im Vorfußbereich. Später wird der initiale Bodenkontakt mehr nach plantar verschoben, und erst im Vorschulalter hat das Kind den initialen Kontakt mit der Ferse (Abb. 15.**78**). Das „unreife" Gangmuster kann aber persistieren. Dann wird vom Zehengang gesprochen, bei dem 2 Formen unterschieden werden können (s. auch Spitzfuß, s. dort):

- *Habitueller frühkindlicher Zehengang ohne zerebrale Bewegungsstörung:* Hier hat das Kind beim Gehenlernen Mühe, die Fersen als Initialkontakt auf den Boden zu bringen. Es entwickelt sich ein Muster, das, falls es nicht verschwindet, zu sekundären Verkürzungen der Suralisgruppe und zu Kontrakturen im oberen Sprunggelenk führen kann. Die Hüften sind unbeteiligt.

- *Funktioneller Zehengang bei Verkürzung des M. iliopsoas im Rahmen einer möglicherweise diskreten zerebralen Bewegungsstörung:* Dadurch wird das Becken gekippt, und die medialen Hamstrings setzen mehr kranial an. Dies führt zu einer funktionellen Verkürzung (Apparent Equinus) der Kniebeuger. Diese kompensiert das Kind mit dem Zehengang (Abb. 15.**79** und Abb. 15.**80**; s. auch Abb. 15.**60**).

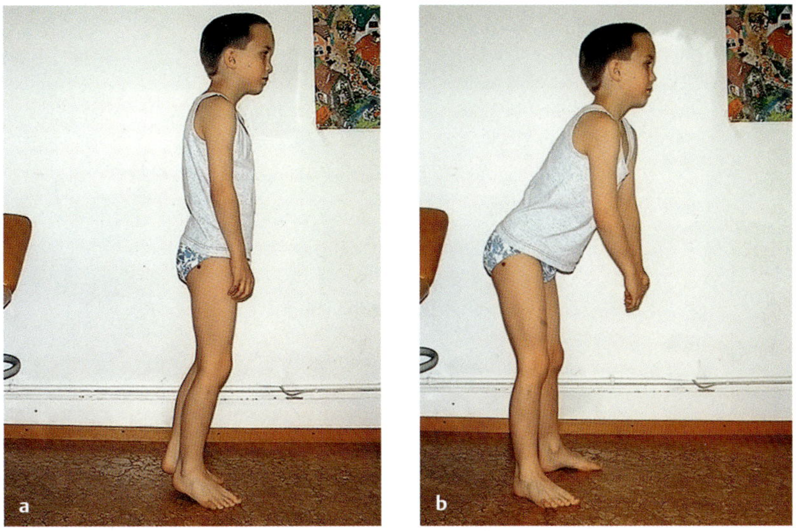

Abb. 15.**79 a, b** Spitzfuß/Zehengang Typ 2 (Apparent Equinus).
a Dieser Junge kann seine Ferse nicht auf den Boden bringen.
b Wenn er es muss, kommt er aus dem Gleichgewicht. Beachte die Flexion in den Hüften und Knien.

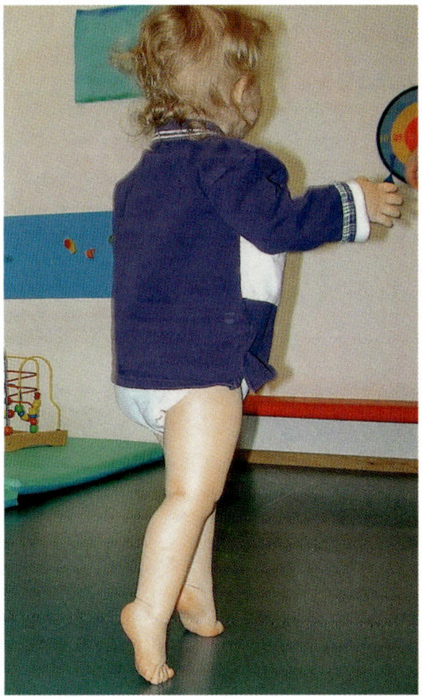

Abb. 15.**80** Dieses Kind wurde ab dem 7. Monat in eine Gehhilfe gesteckt. Auf der Basis einer zerebralen Bewegungsstörung hat sich damit das pathologische Muster verstärkt: fixierter Zehengang bei spastischer Diplegie.

Zerebrale Bewegungsstörung (Zerebralparese)

Die Zerebralparese ist eine durch Läsion der Pyramidenbahn und/oder des Extrapyramidalsystems verursachte Koordinationsstörung der Bewegung. Sie kann sich klinisch durch die Symptome Spastizität, Ataxie und Athetose (Dystonie) manifestieren, je nach Läsion mit allen oder nur einzelnen dieser Zeichen. Beim Säugling manifestiert sich die „spastische" Zerebralparese in der Regel als generalisierte Muskelhypotonie, die dann mit zunehmendem Alter des Kindes die (sekundäre?) Spastik das klinische Bild dominieren lässt.

> **!** Zerebralmotorische Störungen dürfen nicht mit geistigen Behinderungen gleichgesetzt werden!

Nach dem Modell des National Center for medical Rehabilitation, das von der American Academy for cerebral Palsy and developmental Medicine adaptiert wurde, werden verschiedene Ebenen der Behinderung unterschieden. Die „Dimension of Disablement" erstreckt sich von der Ebene der Pathophysiologie über die „Organebene" (Impairment), die funktionellen Einschränkungen (Functional Limitation) bis zur Ebene der sozialen Kompetenz und der gesellschaftlichen Rahmenbedingungen (Disability, Societal Limitation).

Tab. 15.**12** Gradeinteilung der Zerebralparese.

Gradeinteilung	Befund
1	geht ohne Behinderung; Beeinträchtigung bei höheren motorischen Fähigkeiten
2	geht ohne Gehhilfen, hat aber draußen Mühe
3	braucht Gehhilfen
4	Eigenmobilität behindert; Kinder müssen transportiert werden oder brauchen z. B. Elektrorollstuhl
5	auch mit Hilfsmitteln schwer behinderte Eigenmobilität

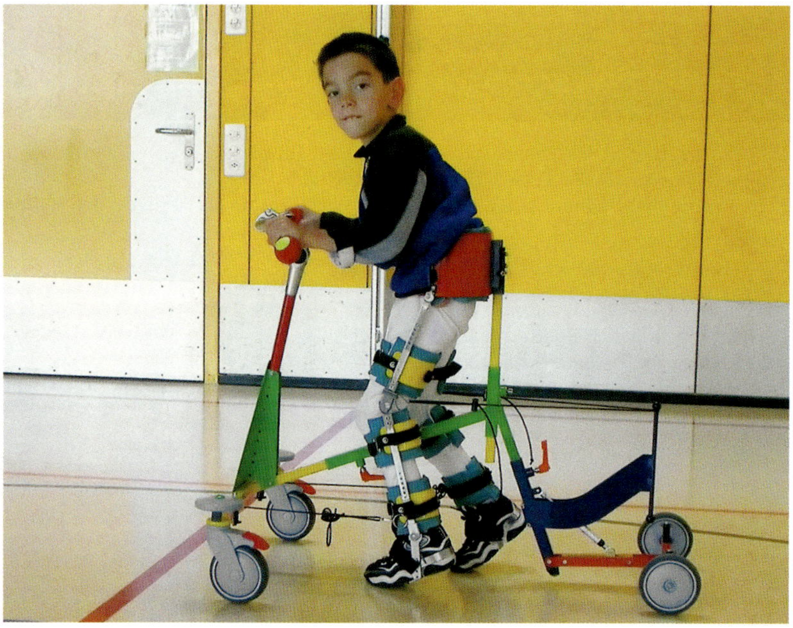

Abb. 15.**81** Die Spastik und die dadurch erschwerte Bewegungskoordination machen das freie Gehen bei diesem Kind mit Zerebralparese unmöglich, sodass eine Hilfe angepasst werden musste.

Die International Classification of Functioning, Disability and Health (DIMDI 2005) operationalisiert den Begriff der funktionalen Gesundheit als das Ergebnis der Wechselwirkung zwischen dem Gesundheitsproblem (ICD) einer Person, ihren Kontextfaktoren (Umwelt) und personenbezogenen Faktoren. Das biopsychosoziale Modell, auf dem die International Classification of Functioning, Disability and Health basiert, wurde gegenüber dem Krankheitsfolgenmodell der International Classification of Impairments, Disabilities and Handicaps der WHO erheblich erweitert und damit der Lebenswirklichkeit Betroffener besser angepasst. Im Gegensatz zur International Classification of Impairments, Disabilities and Handicaps kann die International Classification of Functioning, Disability and Health ressourcen- und defizitorientiert angewendet werden.

Die International Classification of Functioning, Disability and Health ist eine Klassifikation, mit der der Zustand der funktionalen Gesundheit einer Person beschrieben werden kann. Sie ermöglicht, die positiven und negativen Fähigkeiten in den Bereichen der Funktionen und Strukturen des Organismus, der Tätigkeiten (Aktivitäten) einer Person und ihrer Teilhabe (Partizipation) an den verschiedenen Lebensbereichen (Beruf, Schule, Selbstversorgung usw.) standardisiert zu dokumentieren (Tab. 15.**12** und Abb. 15.**81**).

Bei der zerebralen Bewegungsstörung verläuft die motorische Entwicklung in der Regel verlangsamt. Klinisch lassen sich verschiedene Formen von Bewegungs- und Haltungsbesonderheiten unterscheiden (Abb. 15.**82**); oftmals handelt es sich aber um Mischformen. Bei der Hemiplegie (32% der Betroffenen) sind die Extremitäten einer Körperhälfte (Arme und Beine) betroffen. Bei der Diplegie (40%) sind die Beine stärker betroffen als die Arme; bei der Tetraplegie (2%) bestehen eine generalisierte Lähmung aller Extremitäten sowie eine verzögerte motorische und zum Teil kognitive Entwicklung. Bei der Paraplegie weisen beide Beine eine spastische Lähmung auf. Die bilaterale Hemiplegie ist durch Parese aller 4 Extremitäten mit Bevorzugung der Arme gekennzeichnet.

Häufig treten, neben weiteren Symptomen, wie Ataxie, Athetose und Dyskinesie, auch andere Symptome auf: eine Epilepsie mit einer Häufigkeit von 30 – 50%, Augenkoordinationsstörungen, Hör- und Sprachstörungen, Minderwuchs und eine Entwicklungsverzögerung. Sekundär entwickeln sich Gelenkkontraktionen. Die zerebrale Bewegungsstörung ist ein Behinderungsbild, das mit multiplen Komplikationen einhergeht und einer ganzheitlichen Betreuung bedarf.

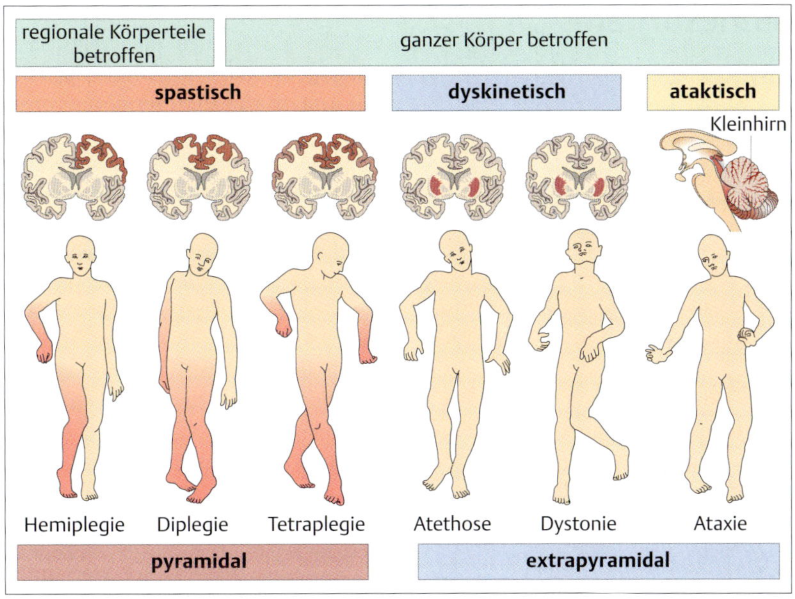

Abb. 15.**82** Klassifikation der zentralen Bewegungsstörung bzw. Zerebralparese: Ort der zentralen Läsion und die dazugehörende periphere Symptomatik (nach Pellerino 1998).

Literatur

Baumann T, Alber R. Schulschwierigkeiten. Bern: Huber; 2011

Berlin R. Eine besondere Art der Wortblindheit (Dyslexie). Wiesbaden; 1887

Deutsches Institut für Medizinische Dokumentation und Information (DIMDI), Hrsg. Internationale Klassifikation der Funktionsfähigkeit, Behinderung und Gesundheit (ICF). Genf: World Health Organisation; 2005

Duus P. Duus neurologisch-topische Diagnostik. Stuttgart: Thieme; 2003

Fenichel G: Clinical pediatric neurology: a signs and symptoms approach. München: Elsesvier; 2009

Gallaghue DL, Ozmun JC. Unterstanding motor development. Boston: McGraw-Hill; 1997

Gilbert A, Tassin JL. Obsterical palsy: a clinical pathologic and surgical review. In: Terzis JK: Microreconstruction of Nerve Injuries. Philadelphia: WB Saunders; 1987

Heinen F, Böhmer J, Hufschmidt A et al. Pädiatrische Neurologie: Diagnose und Therapie. Stuttgart: Kohlhammer; 2009

Hoffmann H. Der Struwwelpeter. 1845

Jenni O, Benz C, Latal B. Das Entwicklungsprofil. Pädiatrie up2date 2011; 2: 199

Kolb B. Whishaw IQ. Brain and behaviour. New York: Worth publishers; 2006

Kußmaul A. Die Störungen der Sprache. Versuch einer Pathologie der Sprache. Leipzig; 1877

Largo R, Fischer JE, Caflisch JA. Zürcher Neuromotorik. Zürich: AWE; 2002

Lesigang C. Minimale cerebrale Bewegungsstörungen. Pädiat Prax 1973; 12: 461 – 475

Luis DN, Ohgaki H, Wiestler OD, et al. The 2007 WHO classification of tumors of the cerebral nervous system. Acta Neuropathol; 2007: 114; 97 – 109

Pekrun A. Iglauer A. Erdlenbruch A. Tumoren des zentralen Nervensystems. Pädiatrie up2date 2008: 3; 241 – 260

Pellerino L. Cerebral palsy. In: Batshaw ML, ed. Children with disabilities. 4th ed. Baltimore: Brooke; 1998

Remschmidt H, Schmidt M, Poustka F, Hrsg. Multiaxiales Klassifikations-Schema, ICD-10. Bern: Huber; 2001

Ruf L, Baumann T. Neuromotorisch-neuropsychologische Untersuchung im Kindesalter. Stuttgart: Thieme; 1998

Ruf-Bächtiger L, Baumann T. Entwicklungsstörungen. Trainingskurs und multimediale Informationssoftware 3.0 (2 CD-Rom). Stuttgart: Thieme; 2004

Swaiman FK, Ashwal S, Ferriero DM. Pediatric neurology: principles and practice. Philadelphia: Mosby; 2006

Touwen B. Die Untersuchung von Kindern mit geringen neurologischen Funktionsstörungen. Stuttgart: Thieme; 1982

Sinnesorgane

Sehen

C. Klaeger-Manzanell

Entwicklung des Sehens

Das Sehsystem ist bei der Geburt noch relativ unreif (Tab. 15.**13**). Das Auge weist einen Durchmesser von 17 mm (Erwachsene ~ 22 mm) auf; dies entspricht bereits 70% der Erwachsenengröße eines Auges.

Das angegebene Alter ist das früheste, zu dem eine Wahrnehmungsleistung zum ersten Mal auftritt. Die Altersangaben müssen aufgrund neuerer Untersuchungen möglicherweise in Richtung auf ein früheres Alter modifiziert werden.

Um eine Pathologie der Augen im Kindesalter rechtzeitig erkennen zu können, muss der Pädiater über die ophthalmologischen Kenntnisse und Untersuchungstechniken verfügen.

Im Folgenden werden die wichtigen Untersuchungen und klinischen Bilder nach Alter der Kinder vorgestellt.

Die *Amblyopie* ist mit einer Prävalenz von ca. 5% die häufigste Sehstörung in den ersten Lebensjahren. Sie ist definiert als ein entwicklungsbedingtes, durch frühzeitige und adäquate Behandlung reversibles Sehschärfendefizit. Die z. Z. in den kinderärztlichen Vorsorgeuntersuchungen durchgeführten Untersuchungen vermögen diese Störung leider meist nur zu spät, zu ungenau oder gar nicht zu entdecken. Moderne Untersuchungsmethoden ermöglichen aber dem Kinderarzt im Rahmen der Vorsorgeuntersuchungen, diese zuverlässig zu diagnostizieren.

Die häufigsten Sehstörungen im Vorschulalter sind:

- Schielen
- asymmetrische Fehlsichtigkeit (Anisometropie)
- hohe Refraktionsfehler

Alle diese können eine Amblyopie verursachen. Die Amblyopie ist ein bedeutendes Problem für die öffentliche Gesundheit. Sie betrifft 3 – 5 % der Bevölkerung (Donahue 2005). Die Erkennung während der Vorschulzeit ist entscheidend für eine erfolgreiche Behandlung. Das vielleicht größte Risiko einer Nichtbehandlung einer Amblyopie liegt in der erhöhten Wahrscheinlichkeit eines Verlusts des Sehvermögens für den Rest des Lebens. Es besteht auch ein höheres Risiko des Verlusts der Sehkraft im gesunden Auge bei einem partiell amblyopen, als bei einem gesunden Individuum (Tommila 1981).

Tab. 15.**13** Entwicklung des visuellen Systems.

Alter	Sehleistung
Neugeborene	Visus < 0,1; die Augen können in alle Richtungen bewegt werden, aber unkoordiniert und ruckartig; Schielstellungen dürfen deshalb vorkommen; sehr geringe Akkommodation; der beste Fixationsreiz ist ein menschliches Gesicht; das Sehsystem reagiert vor allem auf hohe Schwarz-Weiß-Kontraste; die Sehnervenfasern sind noch nicht markhaltig; Pupillenreflex auf Licht
1 Monat	Visus = 0,1; Blinzelreflex; das Kind kann die Augen der Mutter kurz fixieren und größere Objekte mit den Augen erfassen
2 Monate	Visus = 0,2
3 Monate	Fixation und Folgebewegung mit Sakkaden; das Kind schaut eigene Hände an; die Augen stehen gerade (orthotrop)
4 Monate	Visus = 0,4
6 Monate	Visus = 1,0; langsame Folgebewegung mit den Augen möglich; volle Akkommodationsfähigkeit; binokulares Sehen mit Stereopsis; praktisch normale Farbwahrnehmung
1 Jahr	die Augen sind anatomisch voll entwickelt, können kleine Gegenstände scharf einstellen und raschen Bewegungen folgen; Formwahrnehmung: das Kind kann einen Gegenstand aus unterschiedlichen Blickwinkeln identifizieren
2 Jahre	das Kind kann Personen auf einem Foto erkennen; die Myelinisierung der Sehbahn ist abgeschlossen

Damit sich eine normale Sehschärfenentwicklung einstellt, sind gewisse Voraussetzungen entscheidend. Das ganze visuelle System muss funktionsfähig sein: Von einem Objekt muss ein scharfes Bild auf der Netzhaut abgebildet werden können. Die Netzhaut muss das Bild erfassen und die Lichtwellen/Korpuskularstrahlen in elektrische Reize umwandeln und diese zum Sehnerv weiterleiten. Von dort gehen die Impulse über die Sehbahnen zum visuellen Kortex. Das Bild muss dann vom Großhirn erkennbar sein (Wahrnehmung). Das alles geschieht unter symmetrischer Beteiligung beider Augen.

! Ist eine dieser Voraussetzungen nicht erfüllt, entsteht eine Amblyopie!

Unscharfe Bilder auf der Netzhaut werden in erster Linie durch Refraktionsfehler (Fehlsichtigkeit, seltener ungleiche Fehlsichtigkeit [Anisometropie]) oder Trübungen der Linse, Hornhaut oder des Glaskörpers verursacht. Refraktionsfehler und Strabismus liegen oft gemeinsam vor und sind für über 90 % der Amblyopien verantwortlich (Haase 2003). Ein Strabismus ist der Auslöser für eine ungleiche Beteiligung beider Augen am Sehen und führt zur Suppression des Seheindrucks beim schielenden Auge. Damit verhindert das Gehirn Doppelbilder, aber am unterdrückten Auge führt es zur Amblyopie.

Nur sehr selten sind Anomalien der Makula, des Sehnervs oder die höheren Zentren die Ursache einer Sehbehinderung. Noch viel seltener sind Deprivationen durch Blepharoptose (herabhängendes Lid verdeckt Auge), Linsentrübung (Katarakt) oder andere anatomische Veränderungen des Auges, welche die optische Achse stören. Letztere haben allerdings den Vorteil, dass sie klinisch relativ leicht zu erfassen und somit einer Früherfassung zugänglich sind.

Die Lernfähigkeit des Gehirns bzgl. visuellen Inputs nimmt in den ersten Lebenswochen rapide zu, um dann schon im 2. Lebensjahr wieder abzunehmen. Eine sich in dieser Zeit entwickelnde Schwachsichtigkeit kann bei älteren Kindern und Erwachsenen wegen der dann unzureichenden Plastizität des Gehirns nicht mehr behoben werden. Die vulnerable oder sensitive Phase liegt also im Vorschulalter. Frühe monokulare Deprivation ist katastrophal für das visuelle System, weil sie viele kritische Entwicklungen beeinflusst. Im Alter von 0 – 6 Monaten genügen schon wenige Wochen der Deprivation zur Entwicklung einer schweren Amblyopie, im Alter von 6 Monaten bis 8 Jahren braucht dies Monate (Adams 2008). Eine frühe Korrektur ist daher für die visuelle Erholung zwingend.

Symptome

Vorschulkinder beklagen sich in der Regel nicht über ihre „schlechte Sehschärfe" und ihr Verhalten deutet nur selten darauf hin (in Gegenstände laufen, Dinge nicht sehen usw.). Deshalb wird die einseitige Amblyopie von der Umgebung meist auch nicht erkannt. Es sind gezielte Vorsorgeuntersuchungen notwendig, um sie frühzeitig zu erfassen und damit erfolgreich zu behandeln und evtl. sogar vollständig heilen zu können.

Im Vorsorgemanual der SGP und den Checklisten 2011 werden Maßnahmen erwähnt, die der Früherfassung der Amblyopie dienlich sein können:

- durchfallendes Licht
- Rosinen sehen
- Lang-Stereotest
- Hirschberg-Test
- Abdecktest
- Brückner-Test
- Visusprüfung

Wir alle wissen, dass diese Tests theoretisch sehr hilfreich, doch im Vorschulalter oft sehr schwierig durchführbar sind.

Amblyogene Faktoren, die vom Screening erkannt werden müssen (Donahue 2007):

- Anisometropie (sphärisch oder zylindrisch) > 1,5 Dioptrien (D)
- neu aufgetretener Strabismus
- Hyperopie > 3,50 D in jedem Meridian
- Myopie > 3.00 D in jedem Meridian
- jede Trübung in den brechenden Medien > 1 mm
- Astigmatismus > 1,5 D auf 900 oder 1800, > 1,0 in schräger Achse (mehr als 100 exzentrisch von 90° oder 180°)
- Ptose ≤ 1 mm Abstand vom Hornhautlichtreflex zum oberen Lidrand
- nicht altersentsprechende Sehschärfe

Durch ein computerunterstütztes Messverfahren (s. Abb. 28.33, S. 669##) gelingt es, die Refraktion beider Augen gleichzeitig zu messen. Das Messverfahren basiert auf der exzentrischen Fotoskiaskopie mittels Infrarotlicht. Durch das von der Retina reflektierte Licht entsteht je nach Grad der Fehlsichtigkeit ein spezifischer Helligkeitsverlauf. Aus diesem wird die sphärische Refraktion errechnet und mit den altersspezifischen Referenzwerten abgeglichen. Die Messung wird aus 1 m Entfernung von den Augen des Kindes durchgeführt. Da die Untersuchung in der Regel weniger als 1 s dauert, können auch unruhige Kinder untersucht werden. Es ist auch möglich, die Refraktion über eine bereits vorhandene Brille oder Kontaktlinsen zu messen. Die modernen Geräte erfassen die Vollrefraktion (Sphäre, Zylinder und Achse), die Symmetrie der Hornhautreflexe und den Pupillendurchmesser (Anisokorie) und die Pupillendistanz.

Tab. 15.**14** Normwerte und Überweisungsgründe zum Augenarzt.

Art		Überweisung ab Alter		
		< 2 Jahre	2 – 5 Jahre	> 6 Jahre
Ansiometropie	sphärisches Äquivalent	≥ 1,0	≥ 1,0	≥ 1,0
Astigmatismus	Zylinder	≥ 2,5	≥ 1,5	≥ 1,0
Hyperopie	sphärisches Äquivalent	≥ 3,0	≥ 2,5	≥ 2,5
Myopie	sphärisches Äquivalent	≥ 1,5	≥ 1,5	≥ 0,75
Hornhautreflexe	Asymmetrie		≥ 5,0	
Anisokorie	Pupillendurchmesser		≥ 1,0 mm	

! Bei Überschreiten der altersspezifischen Normwerte ist eine Überweisung an einen Augenarzt (Tab. 15.**14**) zur Verifizierung in Zykloplegie und unverzügliche Behandlung dringend angezeigt!

Literatur

Adams DL. Normal and abnormal visual development. In: Taylor D, Hoyt CS. Pediatric Ophthalmology and Strabismus, 3rd ed. München: Elsevier; 2005

Donahue SP. Screening. In: Taylor D, Hoyt CS. Pediatric Ophthalmology and Strabismus, 3rd ed. München: Elsevier; 2005

Donahue SF, Arnold RW. Ruben JB. Preschool vision screening: what should we be detecting and how should we report it? Uniform guidelines for reporting results from studies of preschool vision screening. J AAPOS 2003; 7: 314 – 316

Goldstein EB. Wahrnehmungspsychologie. München: Spektrum; 2002

Haase W, Gräf M. Amblyopie. In: Kaufmann H (Hrsg): Strabismus. Stuttgart: Thieme; 2003, S. 243 – 318

Tommila, Tarkkanen A. Incidence of loss of vision in the healthy eye in amblyopia. Br J Ophthalmol 1981; 65: 575 – 577

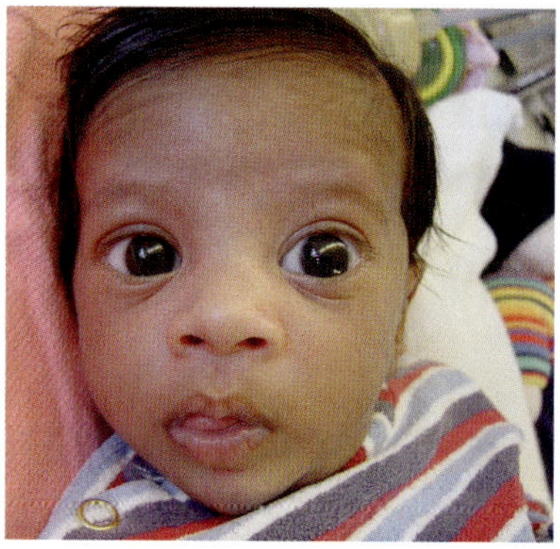

Abb. 15.**83** Buphthalmus.

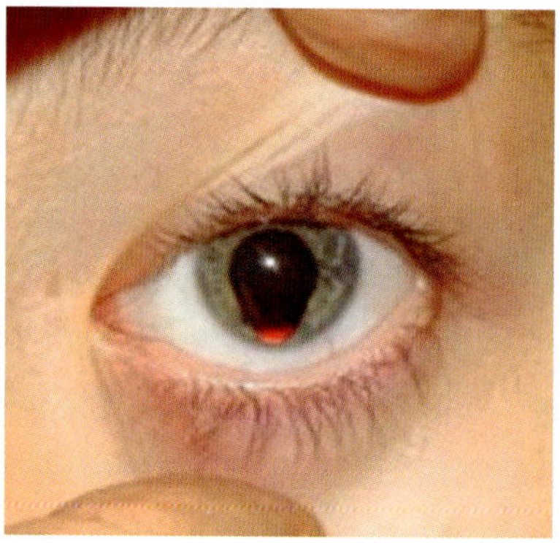

Abb. 15.**84** Kolobom der Iris.

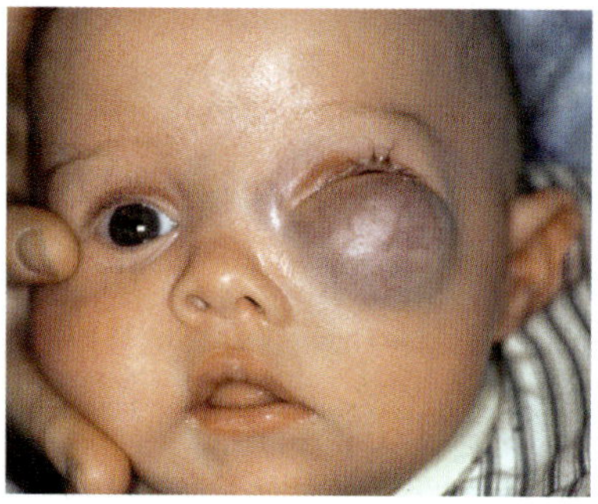

Abb. 15.**85** Unterlidhämangiom: dringender Handlungsbedarf, um die Sehkraft zu erhalten.

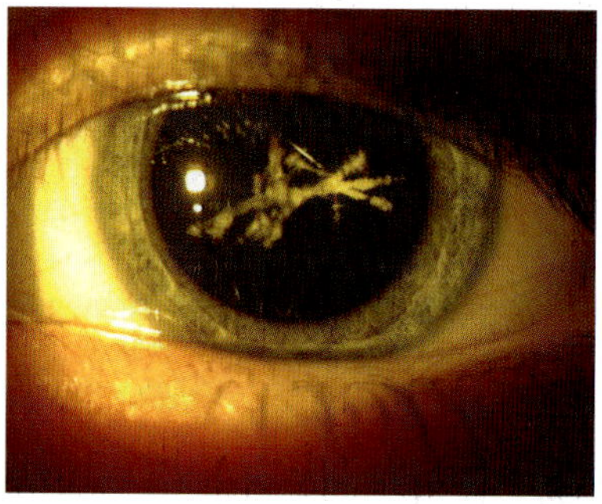

Abb. 15.**86** Katarakt.

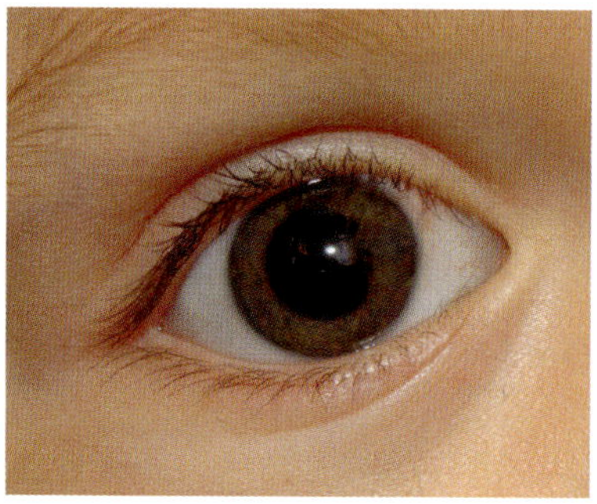

Abb. 15.**87** Pupillarmembran.

Neugeborene

Nebst der Inspektion der Augen (Abb. 15.**83** und Abb. 15.**84**) gehört zur Routineuntersuchung eines Neugeborenen die Untersuchung mit dem direkten Ophthalmoskop im regredienten Licht. Damit werden Trübungen in den brechenden Medien, also der Hornhaut und der Linse, gesucht. Auch Glaskörperblutungen können so erkannt werden. Dazu wird die Rändelschraube am direkten Ophthalmoskop auf +1 gedreht, das Licht auf die Augen gerichtet und in ca. 1 m Abstand durch das Ophthalmoskop geschaut.

Bei gesunden Augen leuchtet die Pupille ohne jegliche Trübung orange auf, bedingt durch den Fundusreflex. Bei einer kongenitalen Katarakt, die ein- oder beidseitig vorkommen kann, ist der Fundusreflex entsprechend dunkler oder gar nicht mehr erkennbar.

> **!** Die kongenitale Katarakt muss in den ersten 6 Lebenswochen operiert werden, da es sonst zu einer praktisch irreversiblen Deprivationsamblyopie kommt. Das ist die schwerstmögliche Form einer Amblyopie.

Deprivationsamblyopie bedeutet, dass die Retina – aus welchem Grund auch immer – keine adäquate visuelle Stimulation erhält. Grund kann ein Hämangiom des Lides (Abb. 15.**85**) oder eine kongenitale Ptose sein, die das Auge vollständig verschließen, eine Hornhauttrübung, eine Katarakt, eine Glaskörperblutung usw. (Abb. 15.**86** und Abb. 15.**87**). In so einem Fall entsteht innerhalb von 6 – 12 Wochen ein irreversibler Nystagmus als Zeichen eines visuellen Input-Defizits. Die Amblyopie ist sehr tief und bereits nach wenigen Monaten praktisch unheilbar.

Zeichen von vermindertem Sehvermögen im Säuglingsalter

- Nystagmus
- paradoxe Pupillenreaktion (Erweitern bei Belichtung)
- Fotophobie
- Augenbohren (okulodigitaler Reflex)
- Starren in helle Lichtquellen
- repetitive schnelle Handbewegungen vor den Augen
- Overlooking (Kind blickt über das Fixationsobjekt, schaut mit einem Teil der superioren Retina statt der Makula)

Hornhautreflex (Hirschberg-Test)
Bei diesem Test wird die Symmetrie der Hornhautreflexe eines Lämpchens geprüft, das aus ca. 60 cm Distanz auf der Stirn des Untersuchers gehalten wird (s. Untersuchung im 6. Monat, Teil IV, Kapitel 26) (Abb. 15.**88**).

Fundusreflex (Brückner-Test)
Der Fundusreflex der beiden Augen wird mittels Fundusreflexfotografie oder mit dem direkten Ophthalmoskop überprüft. Das schielende Auge ist auf dem Foto heller (positiver Brückner-Test). Um die Augenachsen noch genauer zu beurteilen, kann unter Fundusbeleuchtung zusätzlich der einseitige und alternierende Abdecktest durchgeführt werden.

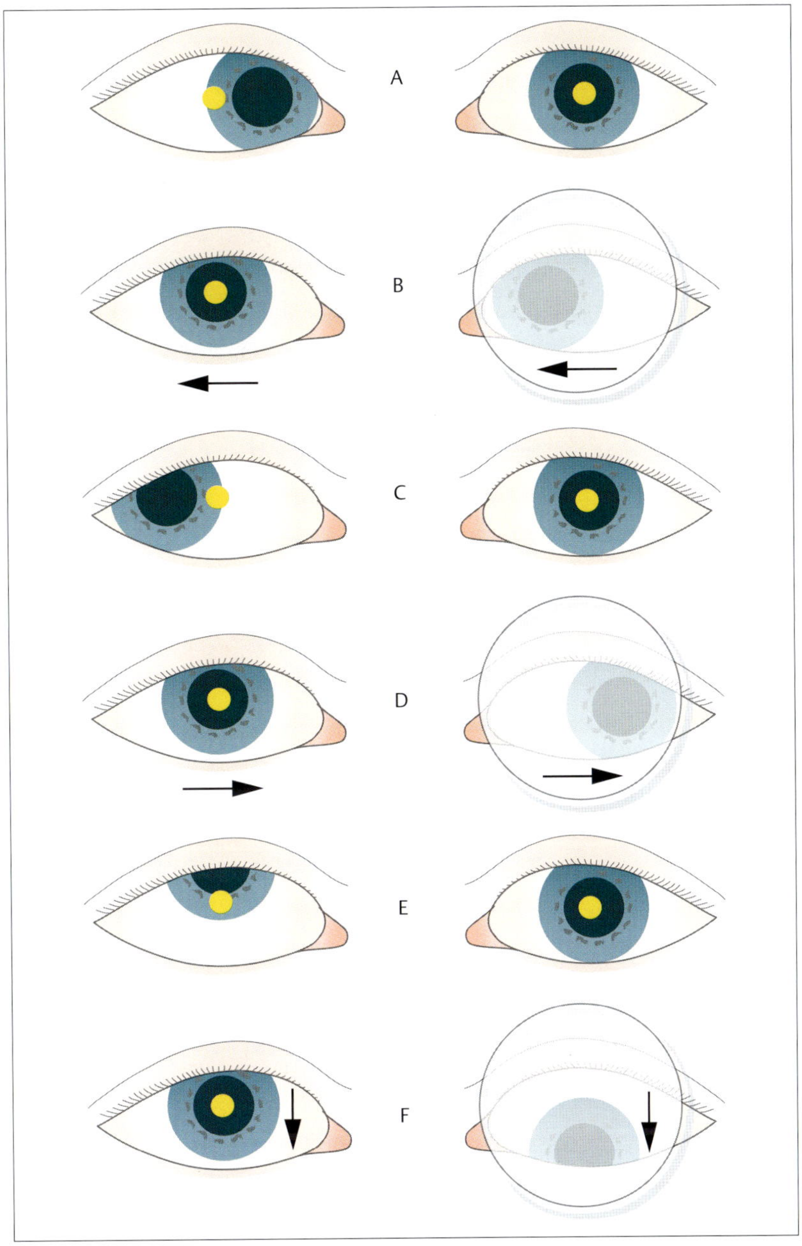

Abb. 15.**88** Einseitiger Abdecktest bei verschiedenen Heterotopien. Das führende linke Auge wird abgedeckt. Bei Esotropie (A, B) kommt das schielende rechte Auge von innen, bei Exotropie (C, D) von außen, bei Hypertropie rechts von oben. Hinter der Abdeckscheibe bewegt sich das linke Auge mit. Es muss nur das nicht abgedeckte Auge beobachtet werden.

Literatur

Baumann T: Früherfassung der Amblyopie in der Kinderärztlichen Praxis. Pediatrica 2012; 2

Gräf M. Früherkennung von Sehstörungen bei Kindern. Dt Ärzteblatt 2007; 104: 11: 2007

Lee LW: Brückner Test Useful for Detecting Reduced Vision in Children. American Academy of Ophthalmology (AAO) 2007

Waeltermann, J. Pediatric Ophthalmologist, Children's Eye Care, LLC. Catonsville: Medscape; 2012

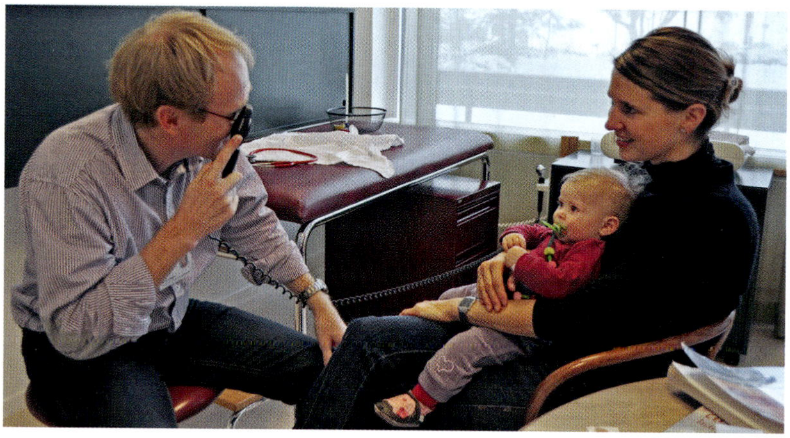

Abb. 15.**89** Untersuchungstechnik mit regredientem Licht (Rotaugentest).

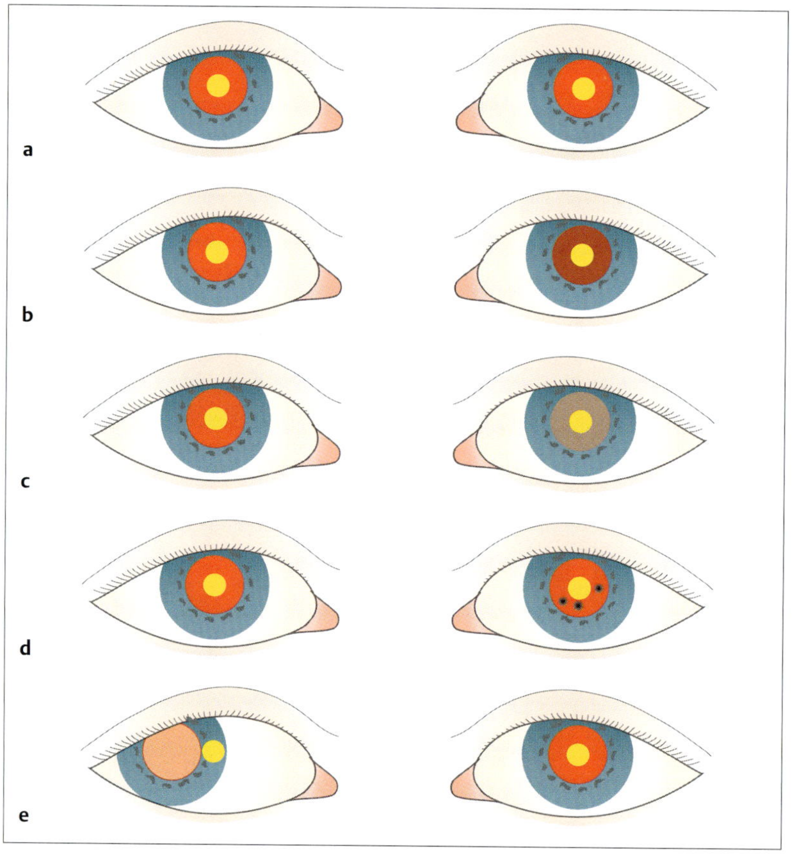

Abb. 15.**90 a – e** Auswertung des Rotaugentests.

a Normal: Der Augenhintergrund ist beidseits gleich rot, und die Lichtreflexe auf den Hornhäuten sind an symmetrischer Stelle.

b Ein Augenhintergrund ist heller als der andere, der Lichtreflex symmetrisch: Refraktionsstörung eines Auges.

c Kein roter Augenhintergrund auf einer Seite, Lichtreflexe symmetrisch: Katarakt oder andere Ursache, die verhindert, dass das Licht auf die Netzhaut fällt.

d Schwarze Flecken vor dem roten Augenhintergrund: Wenn sich der Beobachter bewegt, zeigen Fremdkörper auf der Hornhaut eine Gegenbewegung und Trübungen im Glaskörper eine Mitbewegung.

e Ein Augenhintergrund ist deutlich heller und der Lichtreflex verschoben: Strabismus (Brückner-Test).

„Rotaugentest"

Beim Blick durch das Ophthalmoskop (Einstellung C, 1 Dioptrien) in die Augen des Kindes kann das Aufleuchten des Augenhintergrunds differenzialdiagnostisch hervorragend genutzt werden. Die Augen sollten simultan (gleiche Rotfärbung?) und/oder alternierend untersucht werden. Daraus ergibt sich der Abstand zum Kind, das bevorzugt auf dem Schoß der Bezugsperson sitzt und aufgefordert wird, in das Licht des Ophthalmoskops zu blicken (Abb. 15.**89** und Abb. 15.**90**). Dabei schaut der Untersucher durch das Ophthalmoskop (Rotfärbungen). Weitere Vorteile der Untersuchungsmethode sind, dass das Kind dabei nicht angefasst werden muss (Hands off!), der Arzt aus „sicherer Distanz" die nötigen Informationen erhält und dazu keine Pupillendilatation benötigt wird. Es ist wichtig, diese Untersuchungsmethode in allen Voruntersuchungen einzusetzen, ermöglicht sie doch auf elegante Weise, Informationen über die Augenkoordination, die brechenden Medien, den Strabismus, Fremdkörper, Korneaverletzungen. Sie ist damit vielen klassischen Untersuchungsmethoden überlegen!

„Rotaugentest" mit Hilfe der Eltern

Bei Unsicherheit kann es ich lohnen, den Test durch die Eltern zu Hause wiederholen zu lassen. Sie fotografieren dazu ihr Kind mit Blitzlicht aus mindestens 1 – 2 m Distanz in schwachem Umgebungslicht. Das Kind muss in die Kamera schauen. Wichtig dabei ist, dass der „Rotaugeneffekt", der in der Kamera einen Vorblitz auslöst, nicht aktiviert bzw. abgestellt wird. Die Eltern bringen oder mailen dann die Bilder zur Absicherung des Befunds dem Arzt.

Test in Anlehnung an Brückner-Test (Brückner 1962, Abb. 15.91), U5 –U9

- *Durchleuchtungstest mittels Ophthalmoskop oder Untersuchungslampe:* Der Lichtkegel des Ophthalmoskops wird aus ca. 1 m Entfernung auf die Nasenwurzel des Kindes gerichtet, sodass das Kind fixiert und beide Augen beleuchtet sind.
- *Pupillenleuchten:* Der Untersucher betrachtet den Fundus des linken und des rechten Auges zur Beurteilung der Farbe. Trifft das Licht auf die Foveamitte, wird die Pupille dunkel; ihr Farbton entspricht einem grauverhüllten bis gedeckten Rot (foveolare Fixierung). Trifft das Licht extrafoveolar auf, so erscheint der Reflex hellrot, rot-gelb oder weißlich. Entscheidender Hinweis für das Vorliegen eines Strabismus ist ein Unterschied zwischen beiden Augen.

Was sieht man?	Diagnose	Bemerkungen
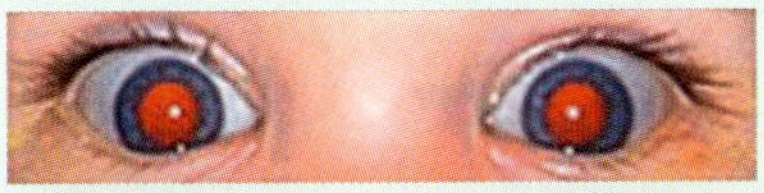	normal	Kinder mit normalem Sehvermögen haben einen gleichmäßigen, symmetrischen, roten Reflex, der durch gleiche Farbe und Helligkeit des gesamten Reflexes gekennzeichnet ist. Ein sorgfältiger Vergleich der 2 Augen ist unerlässlich!
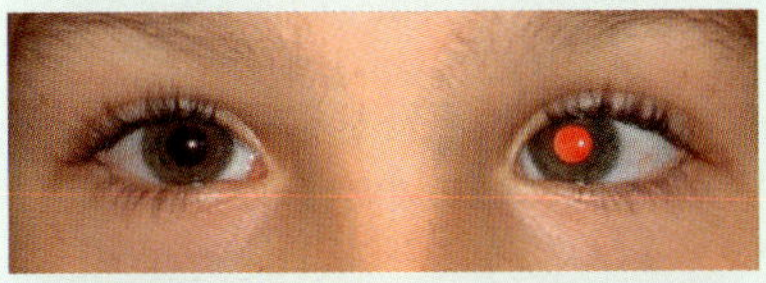 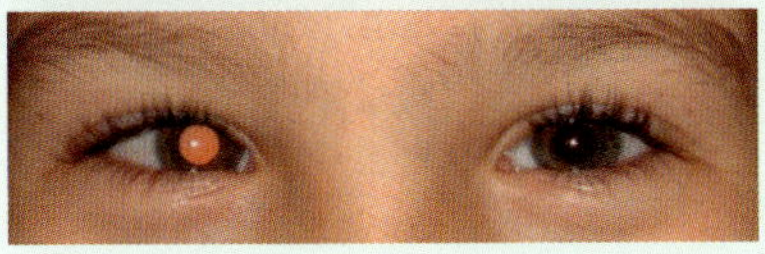	Strabismus convergens alternans (Esotropie)	Ein „positiver" Brückner-Test ist typisch für das Vorliegen eines Schielens. Es ist gekennzeichnet durch: • Asymmertrie der roten Reflexe • Verlagerung des zentralen Lichtreflexes auf der Kornea 2 Bilder eines Kindes, das im Brückner-Test alterniert. Der Rotunterschied ist nicht immer so deutlich zu sehen.
	Esotropie	Die Esotropie ist die Folge einer Drehung des Auges nach nasal. Bei Kindern mit einer Esotropie wird der Hornhautlichtreflex asymmetrisch abgebildet, er bewegt sich nach außen, in Richtung Schläfen. Der Rotreflex wird heller in dem Auge, das nach innen geht, also schielt.
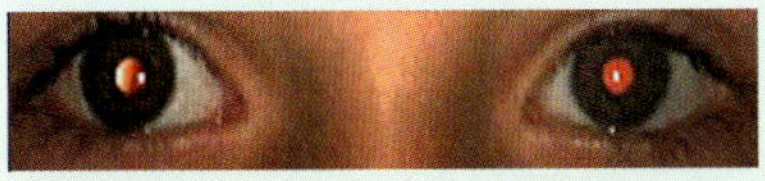	Exotropie	Bei der Exotropie wird das Auge nach temporal gedreht. Der Rotreflex wird heller im schielenden Auge und der Kornealreflex bewegt sich nach innen, in Richtung Nase. Die Abbildung zeigt eine Exotropie des rechten Auges.
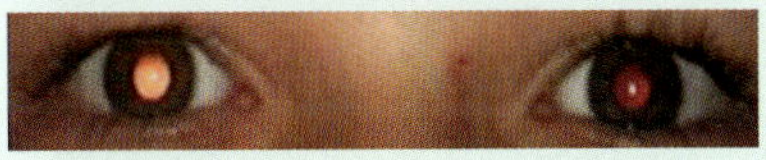	Anisometropie	Die Anisometropie ist die Folge einer ungleichen Brechung zwischen den 2 Augen. Die Reflexe des Fundus sind unterschiedlich hell, obwohl die Augenachsen gerade stehen. Es könnte sich aber auch um einen Mikrostrabismus mit positivem Brückner-Test handeln, wo die Schielabweichung so klein ist, dass sie nicht auffällt. Der Überweisungsgrund ist ohnehin gegeben.
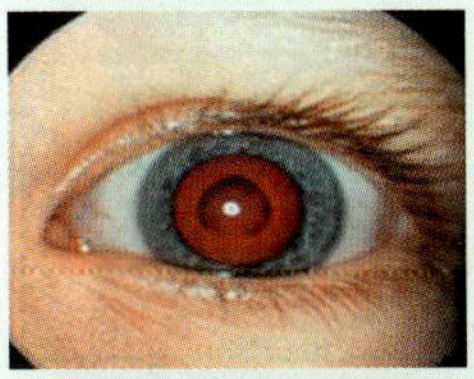	Katarakt	Die Untersuchung der Rotreflexe ermöglicht auch den Nachweis von Trübungen in den Medien, einschließlich der kongenitalen Katarakt. Hornhauterosionen und Hornhautnarben zeigen sich als schwarze Flecken auf dem roten Reflex. Fremdkörper auf der Hornhaut bewegen sich bei Augenbewegungen mit. Trübungen im Glaskörper zeigen eine Gegenbewegung.
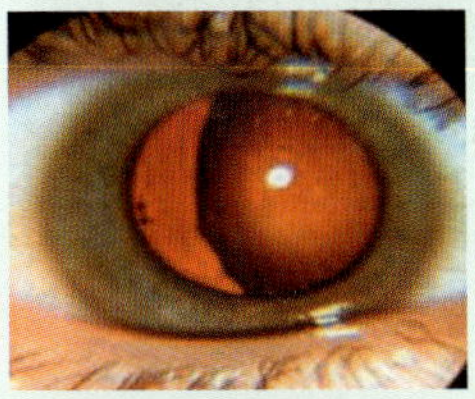	Linsensubluxation	Die Linse ist auf eine Seite verschoben, sodass bei klarer Linse die Linsenkante zu sehen ist.
	Retinoblastom	Der klassische Befund ist ein Verlust des roten Reflexes und die Entwicklung einer Leukokorie, oder einem „weißen Reflex", einem Katzenaugenphänomen.

Abb. 15.**91** Untersuchung im regredienten Licht (Rotaugentest).

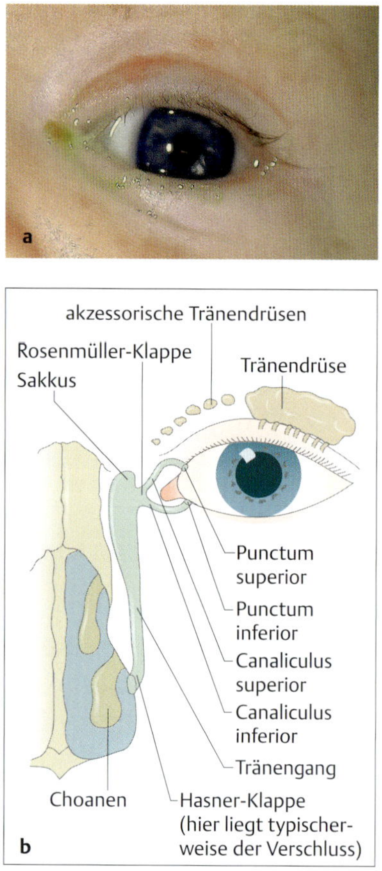

Abb. 15.**92 a, b** Tränendrüsen und -wege.
a Tränenwegsstenose.
b Tränengänge.

0 – 3 Monate

Neugeborenenkonjunktivitis/Tränenwegsstenose. Die Gonokokkeninfektion ist hierzulande so selten geworden, dass die früher übliche prophylaktische Verabreichung von Silbernitrat fast überall wegen ihrer toxischen Nebenwirkungen auf die Hornhaut verlassen worden ist.

Die seltene Chlamydienkonjunktivitis tritt typischerweise zwischen der 2. und 6. Lebenswoche auf und kann zusammen mit einer Chlamydienpneumonitis vorkommen. Die geeignete Behandlung für beide Erkrankungen ist die orale Verabreichung von Erythromycin.

Die häufigsten Keime, die eine neonatale Konjunktivitis verursachen, sind grampositive Bakterien, wie Staphylococcus aureus und epidermidis, Streptococcus viridans und pneumoniae. Gramnegative Organismen kommen seltener vor. Eine effektive Therapie ist die topische Anwendung von Ofloxacin (Floxal-Augentropfen). Sehr häufig ist eine bakterielle Konjunktivitis Folge einer Tränenwegsstenose, vor allem bei gleichzeitigem Tränen und rezidivierenden Infekten nach adäquater Behandlung. In erfahrenen Händen ist die Tränenwegssondierung im 5.– 6. Monat eine sichere, effektive und ursächliche Therapie, die bis zu einem Alter von ca. 6 Monaten noch ohne Allgemeinanästhesie durchgeführt werden kann. Bis zu diesem Alter haben sich etwa 70% der Tränenwege (Abb. 15.**92**) spontan eröffnet. Jenseits eines Alters von 6 Monaten heilen noch etwa 5 – 10% der Tränenwege spontan. Die Schmerzhaftigkeit der Tränenwegssondierung ist etwa vergleichbar mit der einer Impfung. Die Anästhesie wird bei älteren Kindern vor allem zur Ruhigstellung benötigt, damit der Eingriff überhaupt durchgeführt werden kann.

Kongenitales Glaukom. Ein kongenitales Glaukom kommt selten vor, muss aber rechtzeitig diagnostiziert werden. Verdächtig auf Glaukom sind eine Hornhaut, die in diesem Alter einen größeren Durchmesser als 11 mm hat, eine Trübung der Hornhaut (Fundusreflex testen) und/oder Lichtempfindlichkeit.

Verlaufsbeurteilung durch Foto (Abb. 15.**93**)

Mikrophthalmus. Zu kleine Augen (Mikrophthalmus) neigen zu Druckproblemen und Katarakt und sind häufig hereditär.

Manifestes Schielen. (Abb. 15.**94**)

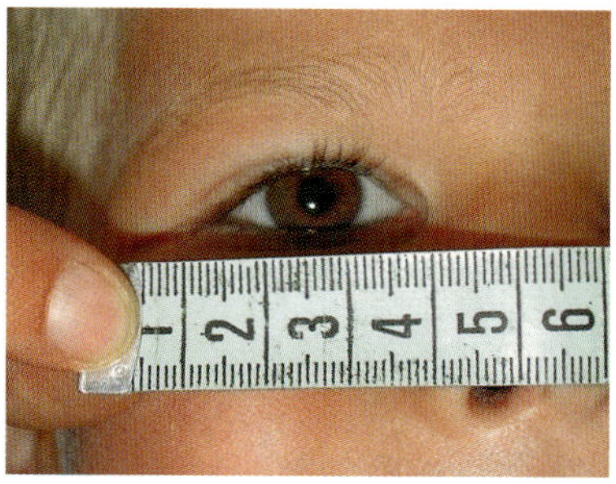

Abb. 15.**93** Das „Messen" des Hornhautdurchmessers mittels eines Fotos ist genauer als die Messung direkt am Kind (hier bei einem älteren Kind).

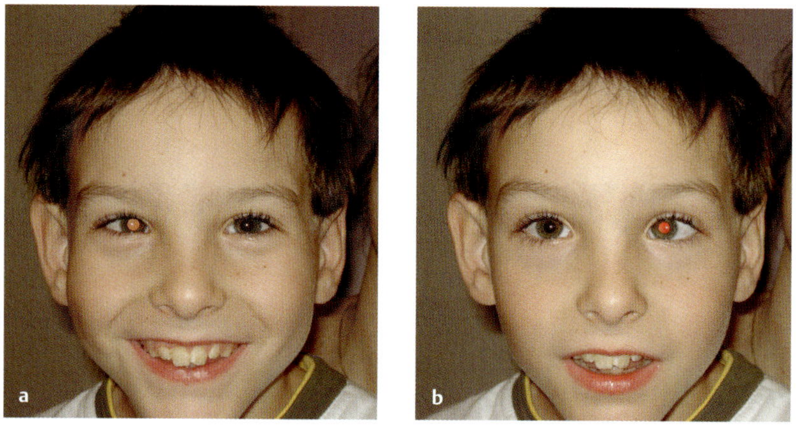

Abb. 15.**94 a, b** Manifestes Schielen.

Strabismus. Ein konstanter Strabismus (immer das gleiche Auge schielt) ist in jedem Alter pathologisch und muss dem Augenarzt überwiesen werden. Beim Kind ist die Esotropie (Innenschielen; Abb. 15.**95** und Abb. 15.**96**) viel häufiger als die Exotropie (Auswärtsschielen; Abb. 15.**99**), die Zeichen einer neurologischen Affektion (Abb. 15.**100**) oder einer einseitigen Blindheit sein kann. Ein Auge, das nicht sieht, kann meist nicht gerade gehalten werden; darum muss auch hier der Fundusreflex getestet werden (Medientrübung, Retinoblastom, obwohl extrem selten; Abb. 15.**101**). Ein schielendes Auge entwickelt wegen Nichtgebrauchs (Suppression) eine Schielamblyopie. Im Kindesalter supprimiert das Hirn ein schielendes Auge nach wenigen Tagen, um Doppelbilder zu vermeiden. Wenn ein Erwachsener plötzlich schielt, sieht er doppelt. Die Schielamblyopie hat eine viel länger dauernde sensible Phase (Zeit, in der die Amblyopie korrigiert werden kann) als die Deprivationsamblyopie. Sie dauert etwa bis zu einem Alter von 7 Jahren. Mit zunehmendem Alter wird eine Therapie schwieriger; darum ist es wichtig, das Schielen so früh wie möglich zu entdecken.

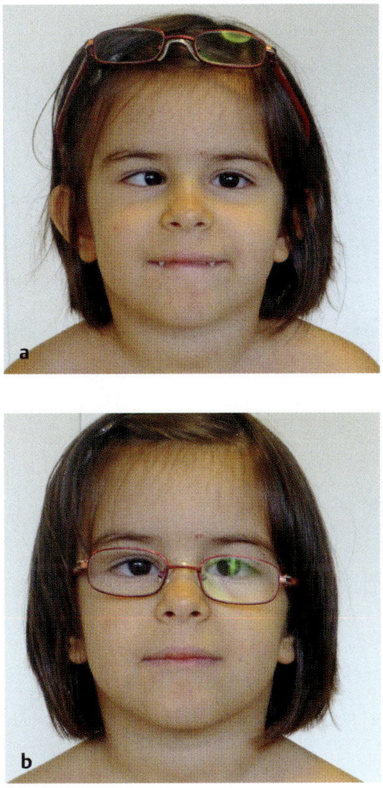

Abb. 15.**95 a, b** Strabismus convergens, links führend. Verbesserung des Schielwinkels durch die Brille.

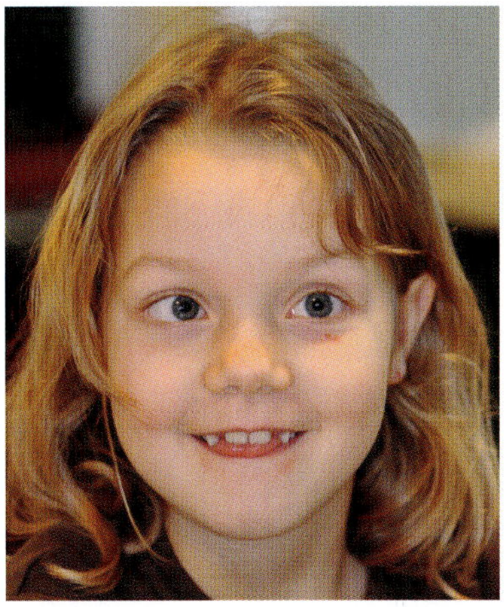

Abb. 15.**96** Befund klar: Strabismus convergens rechts.

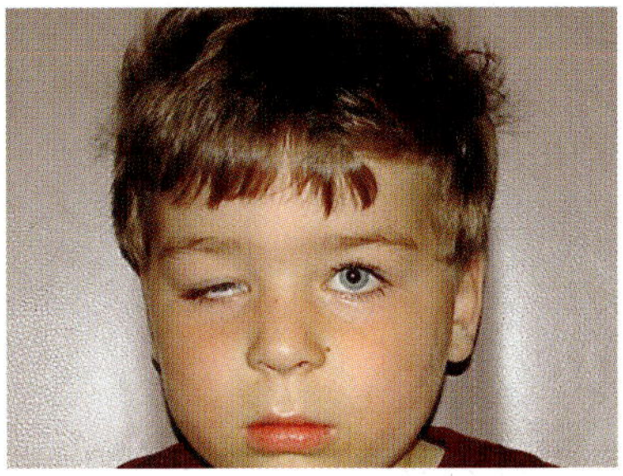

Abb. 15.**97** Kongenitale Ptose rechts.

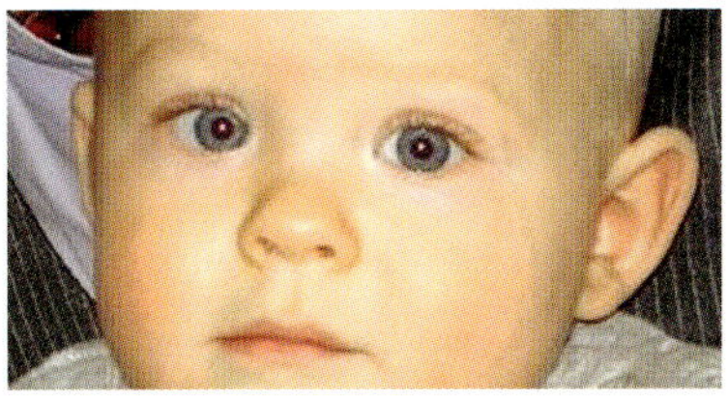

Abb. 15.**98** Pseudostrabismus: Die Pupillen leuchten im Brückner-Test gleich auf, der Hornhautreflex ist symmetrisch und zentral. Weil der Kopf des Kindes leicht nach rechts gedreht ist, müssen die Augen kompensatorisch nach links gewendet werden. Dadurch sieht man rechts nasal weniger Sklera als links nasal, was einen Eindruck des Schielens vermitteln kann.

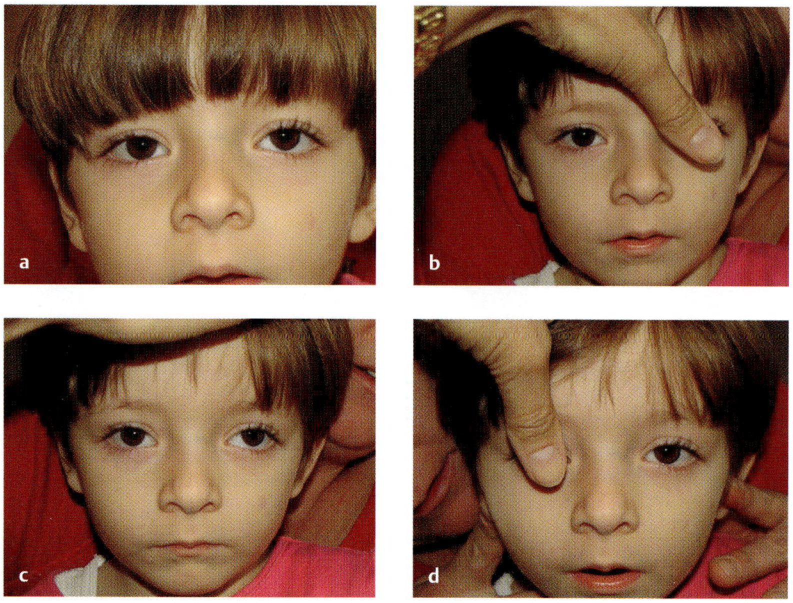

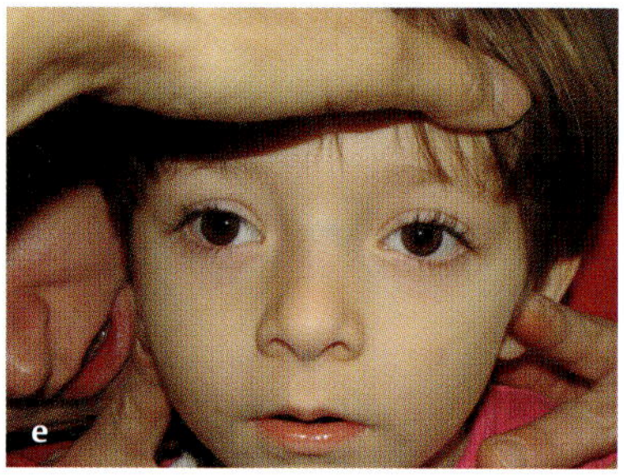

Abb. 15.**99 a – e** Der Abdecktest zeigt schön das latente Schielen (Exophorie) des Kindes. Durch die beidäugige Fixation kann es das Schielen unterdrücken.

a Beim Blick geradeaus: Parallelstand.
b Linkes Auge abdecken.
c Freigeben des linken Auges: kurzzeitig sichtbare Exotropie des linken Auges.
d Abdecken des rechten Auges.
e Freigeben: kurzzeitig sichtbare Exotropie des rechten Auges.

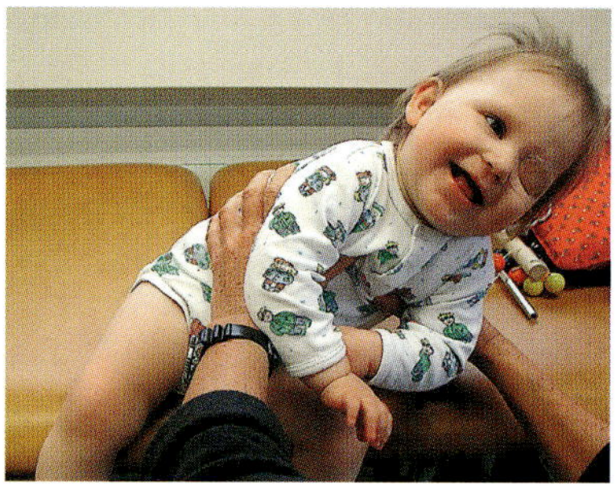

Abb. 15.**100** Abdeckbehandlung und ungenügende Reaktion in den Gleichgewichtsreaktionen bei Zerebralparese.

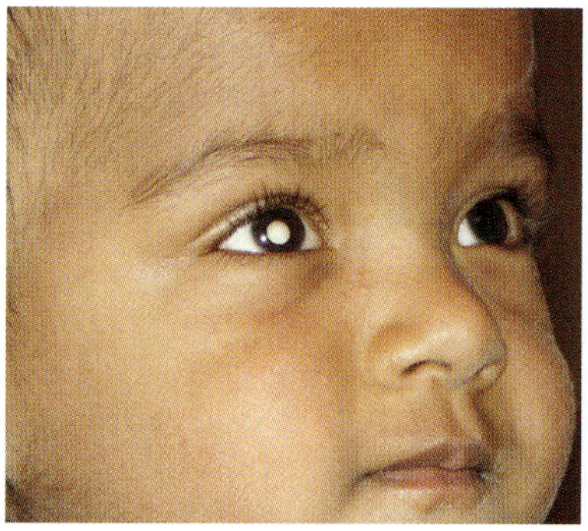

Abb. 15.**101** Retinoblastom.

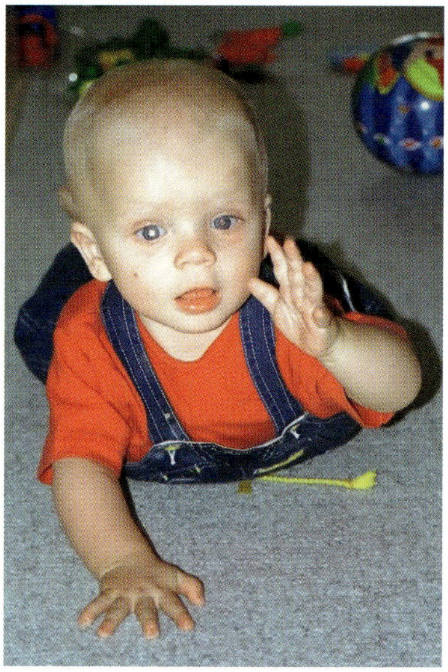

Abb. 15.**102** Typischer Reflex beim Retinoblastom.

Als „Tropie“ (Eso- oder Exotropie) wird das manifeste Schielen bezeichnet. Bei großem Schielwinkel kann dies ohne Hilfsmittel erkannt werden. Eine Taschenlampe, die der Untersucher vor seinen eigenen Augen hält und die das Kind fixiert, kann mittels des Lichtreflexes auf der Hornhaut helfen, eine Schielabweichung zu erkennen. Der Hornhautreflex ist dann nicht symmetrisch und zentral in der Pupille gelegen, sondern an einem Auge mehr temporal (Esotropie) oder mehr nasal (Exotropie) lokalisiert. Wenn dann noch Unsicherheit besteht, kann der Abdecktest durchgeführt werden (Abb. 15.**103**). Unter „Phorie“ (Eso- oder Exophorie) wird ein verstecktes Schielen verstanden, das nur beim Abdecktest zum Vorschein kommt, indem bei aufgehobenem beidäugigem Sehen ein Auge hinter der Abdeckung abweicht. Kinder mit intermittierender Exotropie (Abb. 15.**104**) kneifen häufig das abweichende Auge zu, selbst wenn sie angeben, keine Doppelbilder in der Exostellung wahrzunehmen. Typischerweise weicht das Auge bei Blendung in der Sonne ab. Solange das Kind die Augen gerade halten kann, besteht kein Handlungsbedarf. Der Befund führt aber meist früher oder später doch zur Schieloperation.

Wegen mangelnder Kooperation des Kindes kann es in diesem Alter unmöglich sein, den Abdecktest durchzuführen. Einfacher und hilfreich, aber weniger aussagekräftig ist in dieser Situation der Brückner-Test: Der untersuchende Arzt schaut durch das direkte Ophthalmoskop, das auf +1 gesetzt wurde, beleuchtet beide Augen des Kindes gleichzeitig und vergleicht den Fundusreflex beider Augen; der hellere Reflex stammt vom schielenden Auge (s. Abb. 15.**90**). Eventuell gelingt in dieser Situation der Abdecktest, indem das Auge mit dem dunkleren Reflex abgedeckt wird. Dann ist bei einem manifesten Schielen zu erkennen, wie das Auge mit dem helleren Reflex eine Einstellbewegung macht und daraufhin der Fundusreflex dunkel wird. Dieser Test kann auch mittels Blitzfotografie durchgeführt werden, wenn das Kind in die Kamera schaut. Eine stark unterschiedliche Helligkeit des Fundusreflexes kann natürlich auch von einer Trübung der Hornhaut oder der Linse herrühren oder durch eine stark unter-

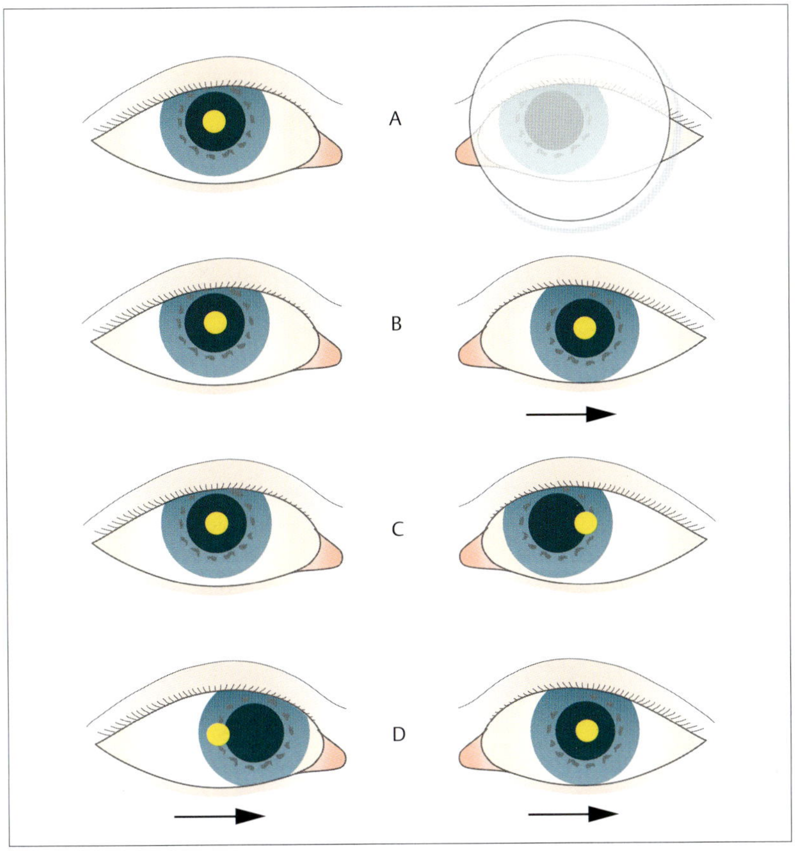

Abb. 15.**103** Abdecktest bei Esodeviation. Hinter der Abdeckscheibe ist das linke Auge nach innen abgewichen (A). Beim Aufdecken sind 3 Beobachtungen möglich: langsame Auswärtsbewegung (Fusionsbewegung) nur des linken Auges bis zum Geradstand (= Esophorie; B), keine Bewegung linksseitig, eventuell wechselseitige Esotropie (C) oder schnelle Linksbewegung, Einstellbewegung beider Augen (rechtsseitige Esotropie; D).

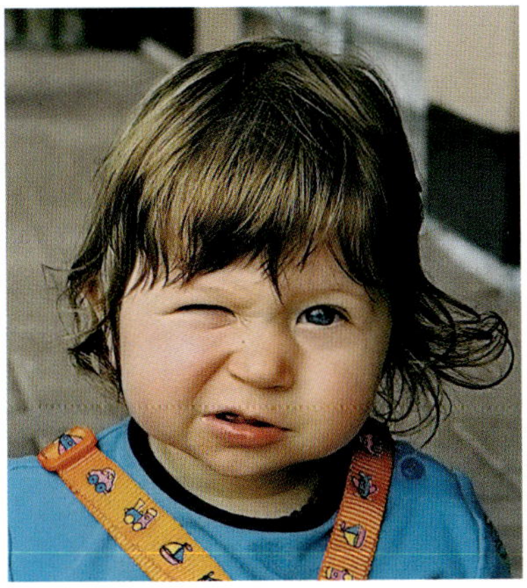

Abb. 15.**104** Intermittierende Exotropie rechts. Das Bild zeigt das rechte, aktiv zugekniffene Auge. Gleichzeitig steht das rechte Auge in exotroper Stellung. Die Untersuchung zeigt eine beidseits normale Levatorfunktion mit symmetrischer Lidspalte und guter Augenmotilität. Der Abdecktest zeigt eine Exotropie rechts.

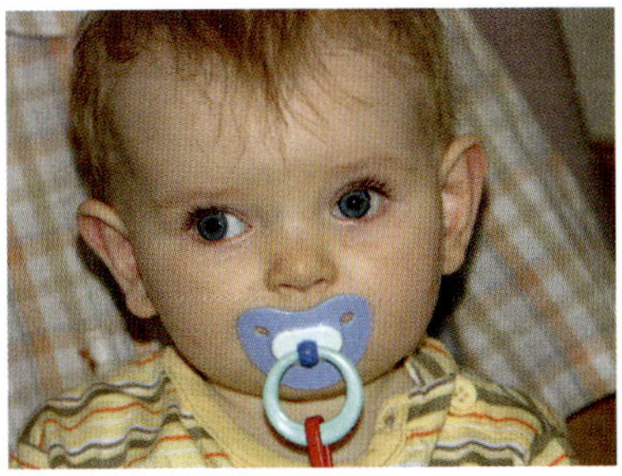

Abb. 15.**105** Exotropie.

schiedliche Brechkraft der Augen bedingt sein. Alle Varianten bedürfen einer ophthalmologischen Abklärung.

Amblyopieformen (sensible Periode)

- Deprivationsamblyopie (1 – 3 Monate)
- Schielamblyopie (1 – 7 Jahre)
- refraktive Amblyopie (1 – 15 Jahre)

Nystagmus. Ein Nystagmus (Augenzittern) entwickelt sich innerhalb von 3 Monaten nach der Geburt, wenn die Augen wegen irgendeiner Pathologie, die zwischen den Augenlidern und dem Corpus geniculatum laterale liegt (vordere Sehbahn), die Fixation nicht aufnehmen können. Dieser Nystagmus wird „sensorischer Nystagmus“ genannt. Die Sehschärfe muss < 0,4 sein, damit es zu einem Nystagmus kommt. Ursachen können ein total okkludierendes Lidhämangiom (sehr selten), eine Trübung der Hornhaut, eine Katarakt, Albinismus, eine retinale Pathologie (z. B. Zapfendystrophie), eine Optikushypoplasie, ein Chiasmagliom usw. sein. Die kortikale Blindheit produziert keinen Nystagmus und keinen Pupillendefekt. Darum muss ein Nystagmus zum Facharzt überwiesen werden, um eine Pathologie in der vorderen Sehbahn auszuschließen. Etwa 70% der kongenitalen Nystagmen haben eine sensorische Ursache; die restlichen sind motorische Nystagmen, die relativ harmlos sind und eine noch gute Sehschärfe von > 0,6 erlauben. Häufig sind sie mit einer Esotropie und einer Kopfzwangshaltung des Kindes kombiniert, um die Augen in die Position zu bringen, in der der Nystagmus am wenigsten schlägt.

2 – 4 Jahre

Ein Strabismus muss weiterhin mit dem Kornealreflex und dem Abdecktest ausgeschlossen werden. Einen Mikrostrabismus zu erkennen, ist sehr schwierig. Hier hilft der Lang-Stereotest. Wenn ein Kind die 3-dimensionalen Figuren auf dem Lang-Stereotest erkennen kann, hat es keinen manifesten Strabismus. Es kann immer noch einen intermittierenden Strabismus (am häufigsten eine intermittierende Exotropie) aufweisen, wenn es müde oder krank ist. Solange es aber noch gut fusionieren, d. h. die Augen gerade halten und somit den Lang-Stereotest erkennen kann, eilt die Behandlung nicht. Wenn ein Kind bei guter Kooperation ab einem Alter von 2 Jahren den Lang-Stereotest wiederholt nicht erkennt, ist das ein Grund für eine Überweisung an den Ophthalmologen. Es kann sich dann um einen Strabismus oder eine schlechte Sehschärfe handeln, ein- oder beidseitig. Mit einem hohen Brechkraftfehler kann der Lang-Stereotest ebenfalls nicht erkannt werden, weil die schwarzen Punkte nicht scharf gesehen werden. Wenn die Retina eines oder beider Augen nie ein scharfes Bild erhält, wird das Auge nicht richtig lernen zu sehen. Dann handelt es sich um eine Refraktionsamblyopie. Diese kann bei massiver beidseitiger Hornhautverkrümmung oder massiver Hyperopie auch beidseitig sein. Bei einer Anisometropie (ein Auge hat eine deutlich andere Brechkraft als das andere) kommt es zu einer einseitigen Amblyopie. Eine beidseitige hohe Myopie führt typischerweise nicht zur Amblyopie, weil das Kind in der Nähe scharf sehen kann.

Die sensible Phase der Refraktionsamblyopie dauert innerhalb aller möglichen Amblyopien am längsten. Das bedeutet, dass mit einer Brillenkorrektur in den allermeisten Fällen gewartet werden kann, bis ein zuverlässiger Sehtest mit ca. 4 Jahren erfolgt.

Lang-II-Test

Strabismustest mit dem Lang-Stereotest (Random-Dot-Stereopsis): ein monokular sichtbarer Stern und 3 nur binokular sichtbare Objekte (Mond, Elefant und Auto; Abb. 15.**106**). Die Karte wird vom Arzt gehalten und darf nicht bewegt werden. Dieser Test sollte routinemäßig spätestens ab einem Alter von 2 Jahren getestet werden.

- Lang-Test negativ = pathologisch: Schielen oder schlechter Visus (ca. 0,3)
- Lang-Test positiv = Schielen ausgeschlossen; refraktive Amblyopie nicht ausgeschlossen

Kornealreflex, Abdecktest

Test auf Schielen oder Phorie (verstecktes Schielen, im Aufdecktest sichtbar; im Gegensatz zur Tropie, dem manifesten Schielen. Besteht eine Kopfzwangshaltung?

- Lang-Test negativ: Tropie suchen
- Lang-Test positiv: Phorie ausschließen; in der Nähe mit Fixationsobjekt testen (kein Licht nehmen, sondern ein kleines Bild, damit es einen akkommodativen Reiz gibt)

Visustest

- E-Test, Kinderbilder, HOTV-Test, Stycar, Lea-Hyvärinen-Test in log-Einheiten usw.
- Testdistanz 3 m, gute Ausleuchtung der Testtafel (Abb. 15.**106** bis Abb. 15.**110**), ein Auge mit Pflaster zukleben oder mit der eigenen Hand abdecken
- pathologisch: Seitendifferenz von 2 Zeilen oder mehr, Visus schlechter als 0,6

Brechende Medien im regredienten Licht

Die Klarheit von Kornea und Linse werden im regredienten Licht geprüft (mit direktem Ophthalmoskop in 1 m Abstand, auf +1 eingestellt).

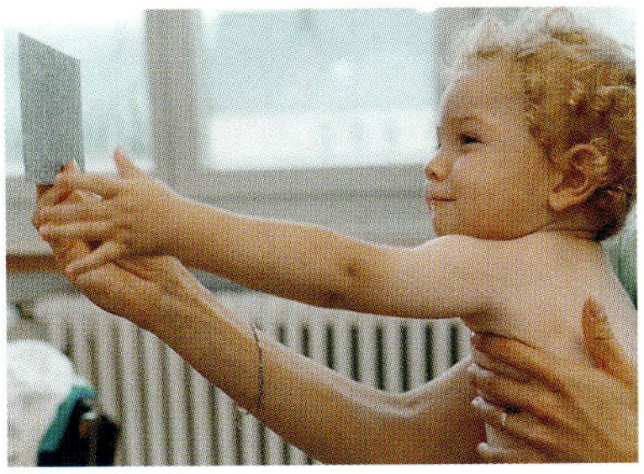

Abb. 15.**106** Lang-Test: Bilder werden nur bei Fusion der Augen erkannt.

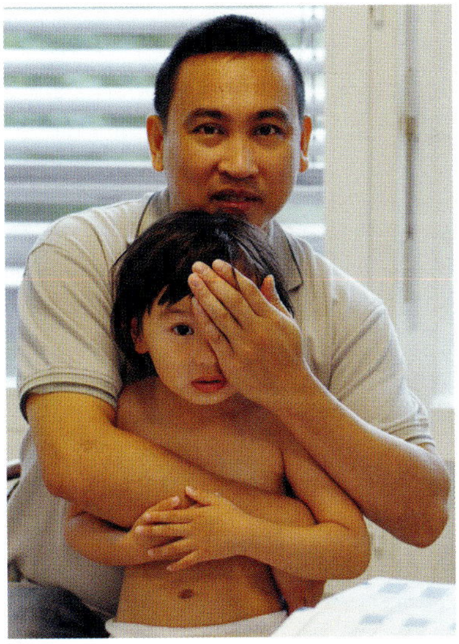

Abb. 15.**107** Visusprüfung mithilfe des Vaters. Cave: Damit das Kind nicht durch die Finger schauen kann, sollte das Auge mit der flachen Hand abgedeckt werden.

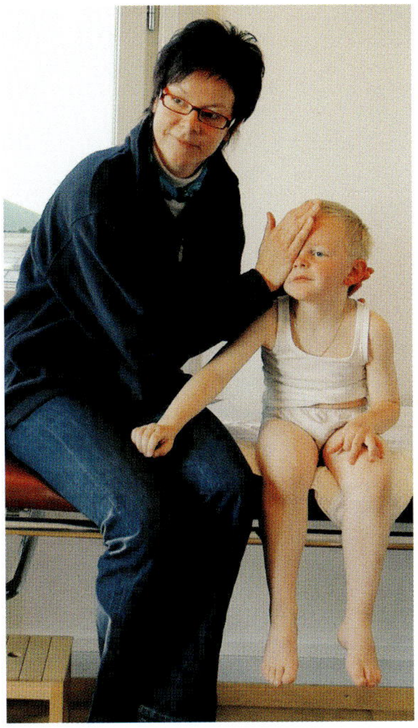

Abb. 15.**108** Visusprüfung mithilfe der Mutter, die das Auge mit der Hand abdeckt (kann unter Umständen das Pflaster ersetzen).

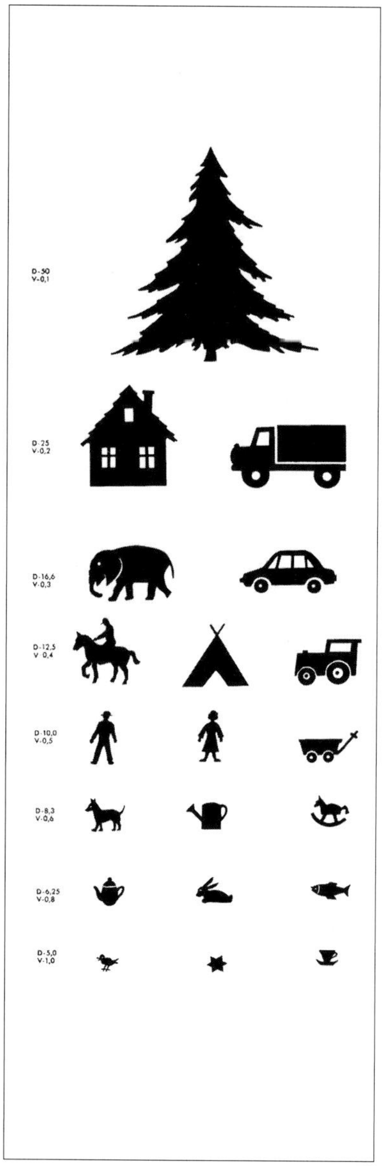

Abb. 15.**109** Visustafel des ZKSK: Diese ist zwar weniger genau als die Standardtafeln, ermöglicht aber gleichzeitig die Sprachfähigkeitstestung eines Kindes und macht zudem deutlich mehr Spaß.

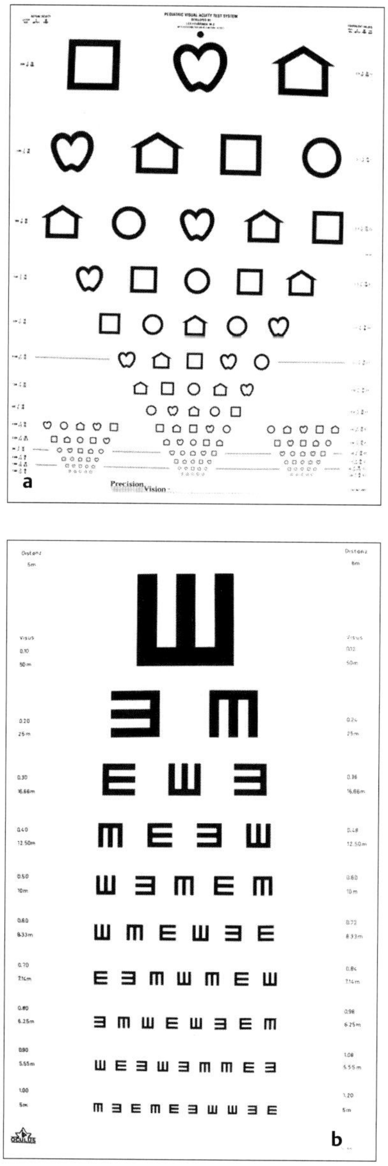

Abb. 15.**110 a, b** Visustafeln nach Lea Hyvärinen (**a**) Snellen-Haken (**b**). Diese Tafeln bewähren sich eher bei Kindern über 5 Jahren oder bei fremdsprachigen Kindern.

Gute Sehtests sind der Lea-Hyvärinen-Test in log-Einheiten, der HOTV-Test oder Kinderbilder. Der E-Test ist weniger geeignet, weil kleine Kinder rechts und links häufig nicht sauber unterscheiden, selbst wenn sie es mit der Hand zeigen sollen. Am wichtigsten ist es, mit dem eigenen Test gut vertraut zu sein, damit eine Vorstellung besteht, was noch normal ist. Der Autor empfiehlt, beim Testen ein Auge mit einem Okklusionspflaster zu verkleben, damit wirklich sicher ist, welche Seite getestet wird. Im Alter von 4 Jahren sollte ein Kind eine Sehschärfe von mindestens 0,6 beidseits erreichen, wobei das symmetrische Resultat wichtiger und aussagekräftiger ist als die absolute Höhe. Kinder, die einen Visus von 0,6 mit einem Auge nicht erreichen oder eine Asymmetrie der Sehschärfe von 2 Linien aufweisen, sollten zum Facharzt überwiesen werden.

Der Fundusreflex ist weiterhin zu überprüfen, um zu eruieren, ob eine Trübung der brechenden Medien oder ein pathologischer Reflex vorliegt – wie im Fall eines intraokularen Tumors oder einer deutlichen Brechkraftasymmetrie.

In jedem Alter

Häufigste Ursachen für ein rotes Auge
- konjunktivaler Infekt
- Allergie
- Fremdkörper
- korneale Erosion/Pathologie
- Blepharitis (Lidrandinfektion) mit Hordeola
- Iritis

Konjunktivaler Infekt. Hauptmerkmal eines konjunktivalen Infekts sind die verklebten Augen am Morgen. Tagsüber kommt es zum Ausfluss (Abb. 15.**111**). Wenn es sich um Eiter handelt, ist die Ursache bakteriell und antibiotische Augentropfen sind indiziert (z. B. Floxal). Häufiger sind die viralen Konjunktivitiden, vor allem, wenn sie mit einem Schnupfen kombiniert sind. Dann ist der Ausfluss tagsüber wässrig und wird über Nacht klebrig. Schmerzhafte präaurikuläre Lymphknoten sind sehr verdächtig für eine virale Ursache, vor allem eine Ceratoconjunctivitis epidemica. Bei viraler Konjunktivitis können desinfizierende Tropfen, wie Desomedin, zur Verhinderung einer bakteriellen Superinfektion gegeben werden, ohne damit die eigentliche Ursache zu behandeln. Virale Konjunktivitiden sind selbstlimitierend und heilen innerhalb von 1 – 2 Wochen auch ohne Therapie. Bitte keine Steroide geben.

Wenn ein Auge über Wochen und Monate rot ist, sollten Mollusca contagiosa oder Läuse an den Lidern gesucht werden (Abb. 15.**112**, Abb. 15.**113** und Abb. 15.**114**). Zum Ausschluss einer kornealen Pathologie ist der rote Fundusreflex hilfreich, um Trübungen oder Unregelmäßigkeiten inklusive Fremdkörper in der Kornea zu erkennen. Ebenso ist an Chlamydien zu denken, als seltene Ursache für eine lang dauernde Konjunktivitis, die auf eine Behandlung nicht anspricht.

Allergie. Hauptmerkmal einer Allergie ist der beidseitige Juckreiz mit nur wässrigen Augen ohne Ausfluss und Verkleben. Die Konjunktiva kann grotesk anschwellen (Chemosis; Abb. 15.**115**), speziell nach intensivem Reiben; dies ist aber harmlos. Das Allergen zu vermeiden, kühle Umschläge

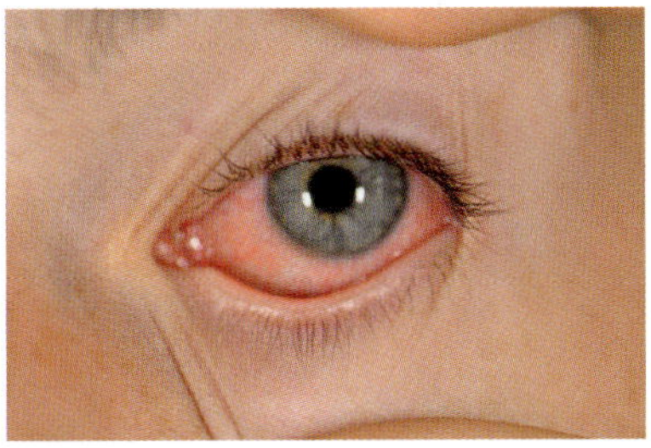

Abb. 15.**111** Konjunktivitis.

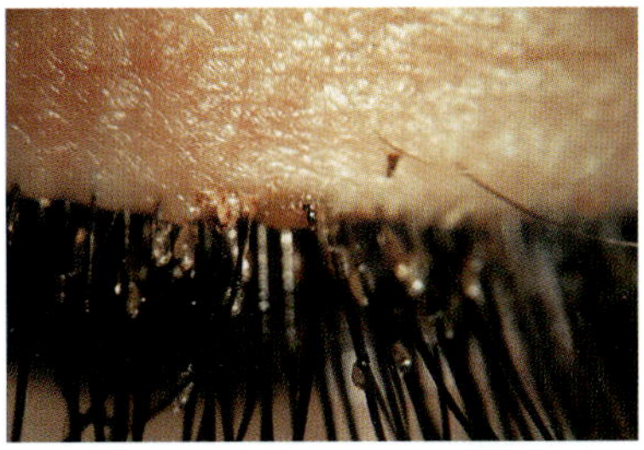

Abb. 15.**112** Auch das gibt es: Läuse an den Augenlidern.

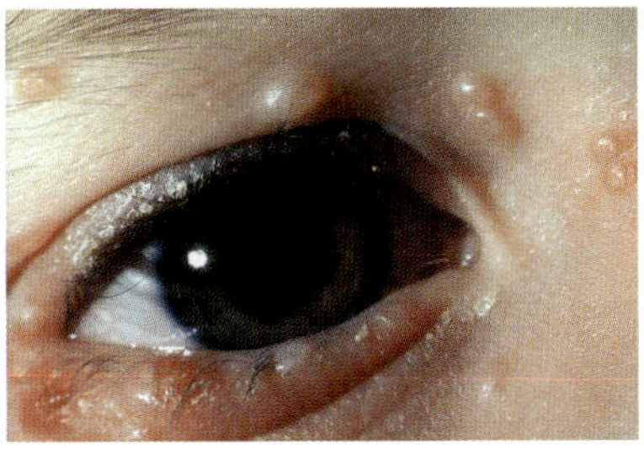

Abb. 15.**113** Mollusken (Dellwarzen) im Augenbereich.

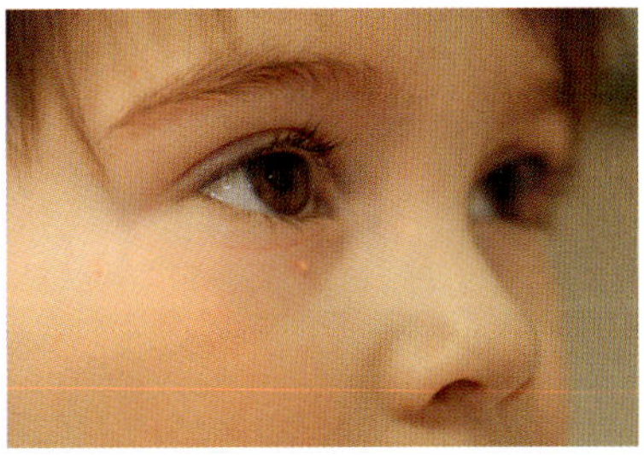

Abb. 15.**114** Mollusken im Unterlid.

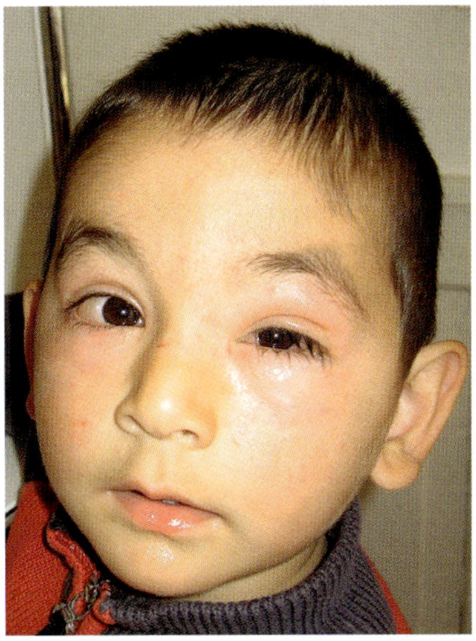

Abb. 15.**115** Konjunktivalchemosis (Allergie).

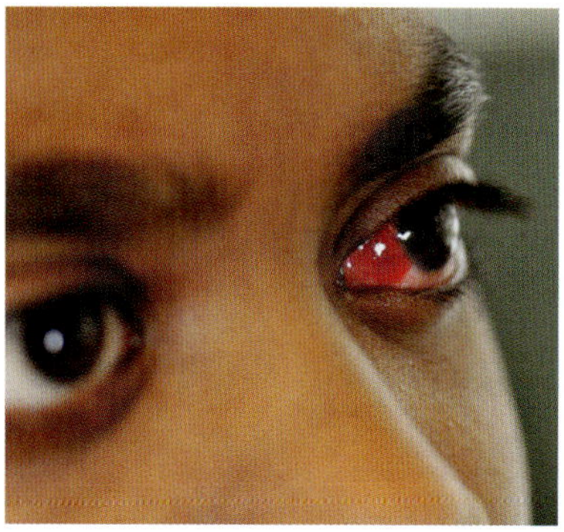

Abb. 15.**116** Sklerablutung.

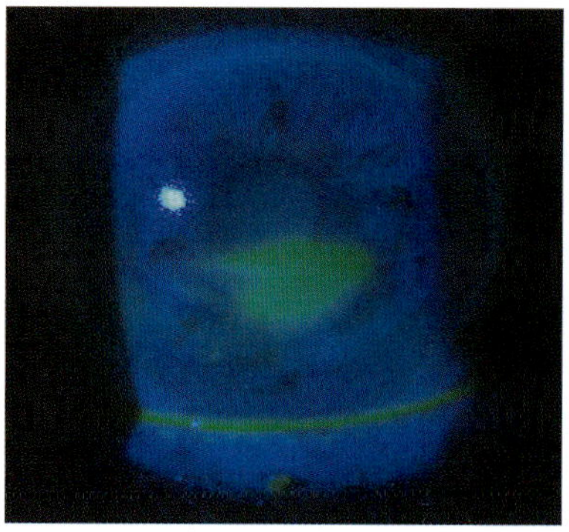

Abb. 15.**117** Erosio corneae, mit Fluoreszein angefärbt.

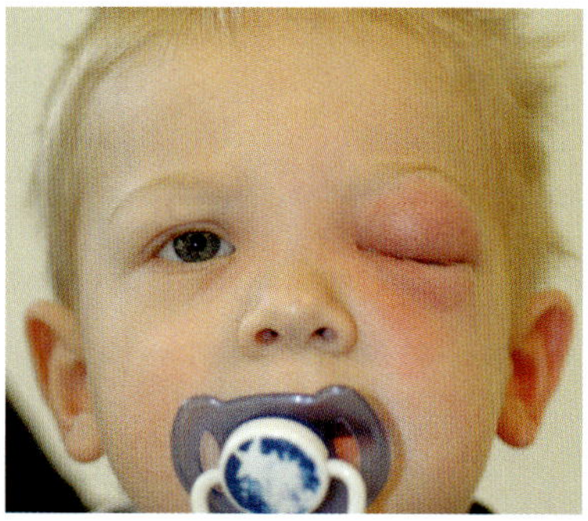

Abb. 15.**118** Dacryoadenitis.

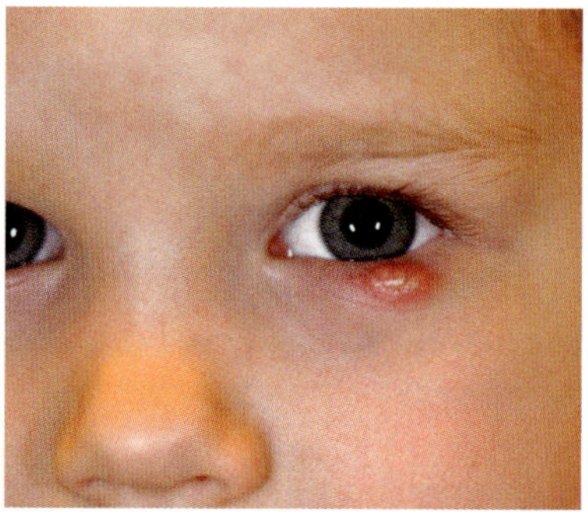

Abb. 15.**119** Hordeolum.

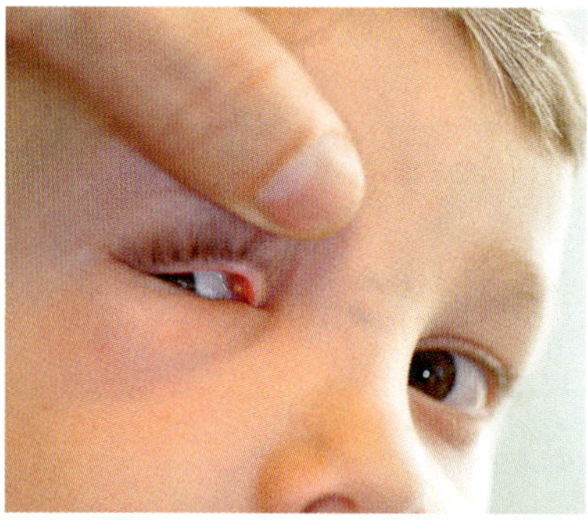

Abb. 15.**120** Hordeolum innen.

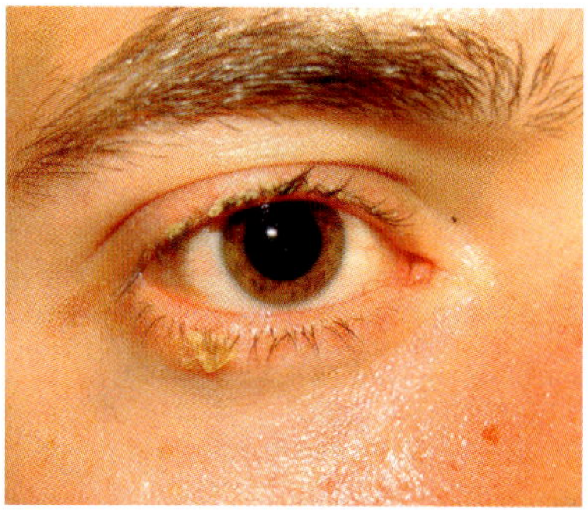

Abb. 15.**121** Blepharitis.

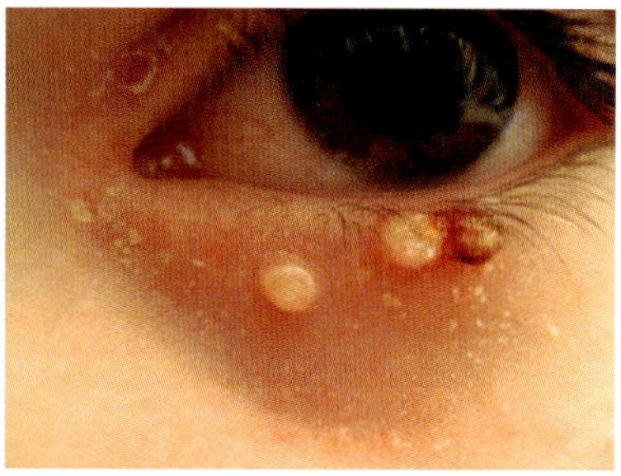

Abb. 15.**122** Mollusca contagiosa mit zusätzlicher Blepharitis.

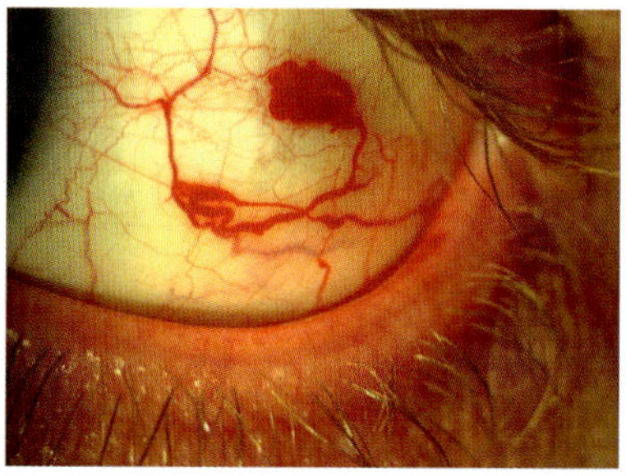

Abb. 15.**123** Konjunktivale Teleangiektasien.

und antiallergische Tropfen sind die Therapie der Wahl.

Fremdkörper. Hauptmerkmal eines Fremdkörpers im Auge ist der Schmerz. Blepharospasmus und Lichtempfindlichkeit sind ausgeprägt. Der Fremdkörper liegt meist unter dem Oberlid auf dem Tarsus, wenn er auf dem Auge selbst nicht zu finden ist. Darum sollte dem Kinderarzt die Technik des Ektropionierens (Umdrehen des Oberlids) geläufig sein. Vor allem metallische Fremdkörper brennen sich in die Hornhaut ein; dies ist wiederum am besten im regredienten Licht als schwarzer Punkt in der Hornhaut zu sehen (Fundusreflex). Eine Verletzung der Sklera kann in Form einer Sklerablutung imponieren (Abb. 15.**116**).

Korneale Erosion/Pathologie. Die Symptome sind gleich wie beim Fremdkörper. Der Fundusreflex kann wiederum die Unregelmäßigkeit auf der Kornea zeigen. Es kann auch Fluoreszein verwendet werden, um die Erosion sichtbar zu machen (Abb. 15.**117**). Ein Ektropionieren des Oberlids wird zeigen, ob ein subtarsaler Fremdkörper die korneale Erosion verursacht hat. Ein kornealer Herpes-simplex-Infekt kann wie eine Erosion aussehen, ist aber viel weniger schmerzhaft und hat eine Anamnese, die sich über mehrere Tage entwickelt. Eine echte Erosion ist ein akutes Ereignis. Wenn ein Patient einmal einen Herpesvirusinfekt hatte, muss er sich jedes Mal, wenn das Auge rot wird, beim Ophthalmologen vorstellen: einmal Herpes, immer Herpes.

Dacryoadenitis (Abb. 15.**118**). Diese Entzündung der Tränendrüsen ist meist durch bakterielle Erreger verursacht. Man behandelt mit Antibiotika und kühlenden desinfizierenden Umschlägen.

Blepharitis/Hordeola. Die Blepharitis ist eine Infektion der Lidränder. Die Diagnose wird aufgrund der leicht geröteten Lidränder mit vielen Krusten in den Wimpern gestellt. Häufig ist das die Ursache für rezidivierende Hordeola (Abb. 15.**119** und Abb. 15.**120**). Der typische Keim bei Hordeola und Blepharitis (Abb. 15.**121** und Abb. 15.**122**) ist Staphylococcus epidermidis. Eine Lidrandreinigung mit Entfernen der Krusten ist die Hauptmaßnahme (z. B. Blephagel). In hartnäckigen Fällen kann zusätzlich Fusidinsäure (Fucithalmic) 2-mal täglich eingesetzt werden, ein Antibiotikum mit guter Wirkung gegen den polyresistenten Staphylokokkus. Bei den Hordeola muss die Ursache bekämpft werden, d. h. die Blepharitis. Bei Kindern kommen eine chirurgische Inzision und Ausräumung ohne Allgemeinanästhesie nicht infrage; darum beschränkt sich das Vorgehen auf das Beobachten, bis sich das Hordeolum von selbst entleert oder resorbiert hat. Wenn Eiter austritt, wird mit Fusidinsäure therapiert. Nach der Akutphase kann ein Chalazion zurückbleiben, ein reiz- und schmerzloser Buckel, der nach Monaten meist von selbst verschwindet, sodass auch hier eine chirurgische Intervention nicht gerechtfertigt ist.

Konjunktivale Teleangiektasie (Abb. 15.**123**).

Iritis. Die Iritis beim Kind ist ein schwerwiegendes Problem im Zusammenhang mit der juvenilen Arthritis. Meist ist das Auge kaum rot und nicht besonders schmerzhaft, sodass die Iritis nicht bemerkt wird, wenn bei Patienten mit juveniler Arthritis nicht aktiv danach gesucht wird. Die Iritis kann schnell zu verschiedenen Sekundärproblemen führen, wie hinteren Synechien, Glaukom und Katarakt. Es ist an eine Iritis zu denken, wenn ein Auge über mehrere Tage rot und lichtempfindlich ist, ohne dass Juckreiz, Ausfluss oder Fremdkörperschmerzen beklagt werden, und wenn die Pupille kleiner ist als auf der nicht betroffenen Seite. Ein Patient mit Iritis muss an den Ophthalmologen überwiesen werden.

Literatur

Casteels I, Harris CM, Shawkat F et al. Nystagmus in infancy. Br J Ophthalmol 1992; 76: 434 – 437

Day S. History, examination and further investigation. In: Taylor D, Hrsg. Paediatric ophthalmology. Oxford: Blackwell Science; 1997a: 77 – 92

Day S. Photophobia. In: Taylor D, Hrsg. Paediatric ophthalmology. Oxford: Blackwell Science; 1997b: 1034 – 1036

FarmerJ, Hoyt CS. Monocular nystagmus in infancy and early childhood. Am J Ophthalmol 1984; 98 (4): 504 – 509

Good WV. Behaviors of visually impaired children. Sem Ophthalmol 1991; 6 (4):158 – 160.

Good WV, Crain LS, Quint RD et al. Overlooking: a sign of bilateral central scotomata in children. Dev Med Child Neurol 1992; 34: 69 – 73

Gottlob I, Zubcov A, Catalano RA et al. Signs distinguishing spasmus nutans (with and without central nervous system lesions) from infantile nystagmus. Ophthalmology 1990; 97: 1166 – 1175

Hoyt CS, Nickel BL, Billson FA. Ophthalmological examination of the infant. Developmental aspects. Surv Ophthalmol 1982; 26: 177 – 189

Hoyt CS, Good WV. Ocular motor adaptations to congenital hemianopia. Binocular Vision Eye Muscle Surg Qtrly 1993; 8: 125 – 126

Hoyt CS. Delayed visual maturation. In: Taylor D, Hrsg. Paediatric ophthalmology. Oxford: Blackwell Science; 1997: 29 – 32

Jan JE, Freeman RD, McCormick AQ et al. Eyepressing by visually impaired children. Dev Med Child Neurol 1983; 25: 755 – 762

Jensen H. Refraction and refractive errors. In: Taylor D, Hrsg. Paediatric ophthalmology. Oxford: Blackwell Science; 1997: 7 – 74

Lambert SR, Hoyt CS, Jan JE et al. Visual recovery from hypoxic cortical blindness during childhood. Arch Ophthalmol 1987; 105: 1371 – 1377

Lösslein H, Deike-Beth C. Normale Entwicklung des Sehens. In: Lösslein H, Deike-Beth C, Hrsg. Hirnfunktionsstörungen bei Kindern und Jugendlichen. Köln: Deutscher Ärzteverlag; 2000: 173 – 174

Für Eltern:

Wie sieht mein Kind: www.tinyeyes.com

Hören

Gehöruntersuchung

M. Vischer

Vier Tage alte Säuglinge ändern ihr Saugen, wenn sie die Stimme ihrer Mutter hören. Das erstaunt nicht, wenn man bedenkt, dass schon in der 22. Gestationswoche das Innenohr fertig ausgebildet ist. In der Hirnstammaudiometrie von Frühgeborenen der 27. Gestationswoche zeigen sich bereits die typischen Antwortpotenziale des Hörnervs und der Hörbahn. Das werdende Kind hört lange vor der Geburt und reagiert zur Freude der Mutter mit Bewegungen auf Musik. Ein gutes Gehör ist die wichtigste Voraussetzung für den Spracherwerb, der bereits vor der Geburt beginnt. Unerkannt bedeutet eine Schwerhörigkeit – je nach Ausmaß und Dauer – für das betroffene Kind eine nicht mehr aufzuholende Verzögerung der Sprachentwicklung. Das lässt sich vermeiden, sofern frühzeitig Maßnahmen wirksam werden. Der modernen Pädaudiologie stehen etablierte Methoden zur Verfügung, um die Diagnose frühzeitig zu stellen und unverzüglich die audiopädagogische Förderung einzuleiten. Im Alter von 3 – 6 Monaten sollten Hörgeräte angepasst sein und – wenn nötig – mit 9 – 12 Monaten die Kochleaimplantation erfolgen. Für Säuglinge und Kleinkinder eignen sich am besten Hörgeräte, die hinter der Ohrmuschel getragen werden. Die Anpassung und Programmierung dieser sog. Hinter-dem-Ohr-Geräte ist Sache spezialisierter Akustiker, denen damit ein wesentlicher Beitrag zum Gelingen der Rehabilitation zukommt. So haben selbst hochgradig schwerhörige Kleinkinder die Chance, eine ausreichende Hör- und Sprachentwicklung zu durchlaufen.

Zuverlässige Prüfungen des Gehörs sind in jedem Lebensalter wichtig für die normale Entwicklung des Kindes – ein Anliegen, dem Kinderärzte und Hals-Nasen-Ohren-Spezialisten gleichermaßen verpflichtet sind. Subjektive Hörprüfungen, wie die Reaktions-, die Verhaltens- und die Spielaudiometrie, sind nur erfolgreich, wenn die Kinder sich konditionieren lassen und mitmachen bzw. mitspielen. Das Ergebnis der Audiometrie hängt hier sowohl von der Untersuchungsperson als auch von der Kooperation des Kindes ab. Objektive Hörprüfungen, wie die Tympanometrie, die Stapediusreflexe, die otoakustischen Emissionen (Abb. 15.**124**) und die Hirnstammaudiometrie liefern zuverlässige Resultate und sind unabhängig von der Kooperation des Kindes. Die Interpretation der Messkurven ist standardisiert; einige Geräte enthalten bereits automatisierte Algorithmen. Ältere Säuglinge und unruhige Kinder werden in Sedierung oder Narkose untersucht. Die Wahl geeigneter Untersuchungsmethoden ist entscheidend für verlässliche und reproduzierbare Werte der Hörschwelle.

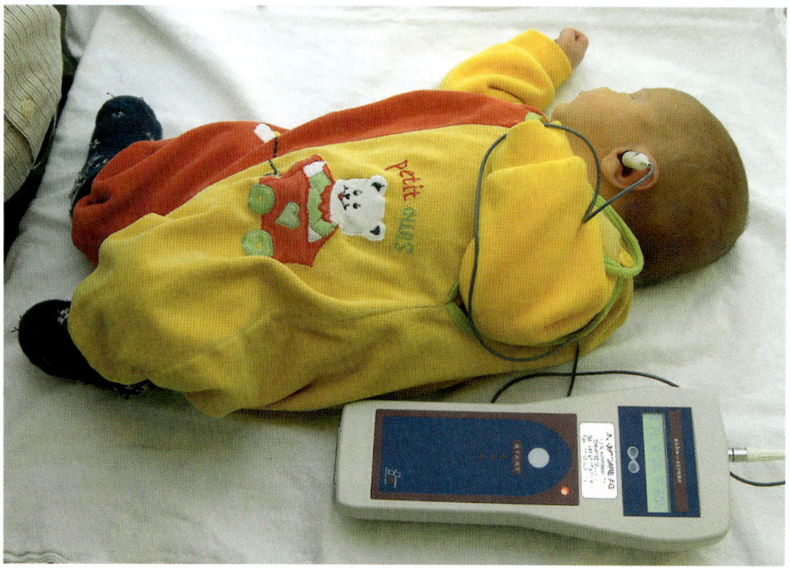

Abb. 15.**124** Otoakustische Emissionen: Screening beim Säugling.

Otoskopie.

- *Beim Säugling:* Der Säugling liegt auf dem Rücken. Der Untersucher dreht mit der einen Hand den Kopf des Kindes auf die Seite, zieht am Ohr nach kraniodorsal und kontrolliert gleichzeitig mit dem Ellenbogen die Bewegungen der kindlichen Arme. Die andere Hand nähert sich mit gestrecktem Kleinfinger dem Ohrkanal und führt das Otoskop, das wie ein Besteck und nicht wie ein Bleistift gehalten wird, in den Ohrkanal ein. Der „Sicherheitsfinger" stützt sich dabei hinter dem Ohr auf und kann bei unerwarteter Bewegung des Kindes sofort reagieren und das Otoskop wegziehen (Abb. 15.**140**).
- *Beim Kleinkind:* Am besten gelingt dies mit dem Kind auf dem Schoß der Mutter, die das Kind (liebevollbestimmt) umschlingt und dabei Kopf und Arme hält. Der Untersucher zieht mit einer Hand das Ohr nach karniodorsal (Kompensation der Gehörgangsknickung) und stellt seinen „Sicherheitsfinger" hinter dem Ohr ab (Abb. 15.**141**).
- *Bei größerem Kind und Jugendlichem:* Hier stellt die Untersuchung normalerweise kein Problem mehr dar (Abb. 15.**142**).

Nase

Missbildungen sind hier seltener als beim Ohr. Beim Neugeborenen muss die Choanalatresie ausgeschlossen werden. Oft kommt auch eine geburtstraumatische Nasenscheidewandluxation vor, die sich einfach reponieren lässt. Die Scheidewandluxation ist leicht am asymmetrischen Nasensteg erkennbar, besonders wenn auf die Nasenspitze gedrückt wird und der Beobachter dabei „in die Nasenlöcher" blickt. Im Kleinkindesalter häufig sind Fremdkörper, die vom Kind in die Nase gesteckt wurden (einseitige chronische Rhinitis). Die Extraktion erfolgt mit einem Häkchen, die Skopie mit dem Otoskop. Ein Nasenspekulum ist meist nicht notwendig.

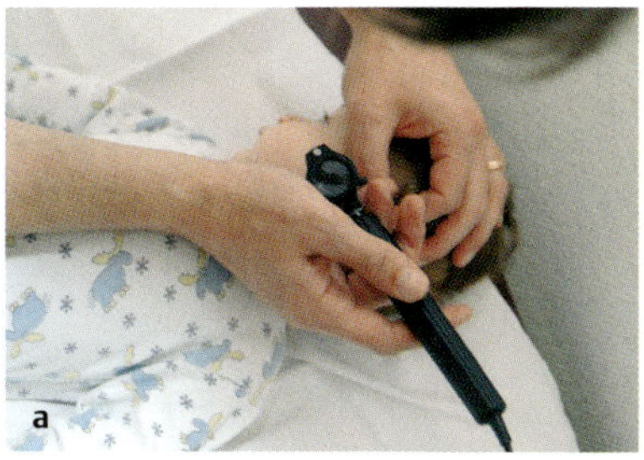

a

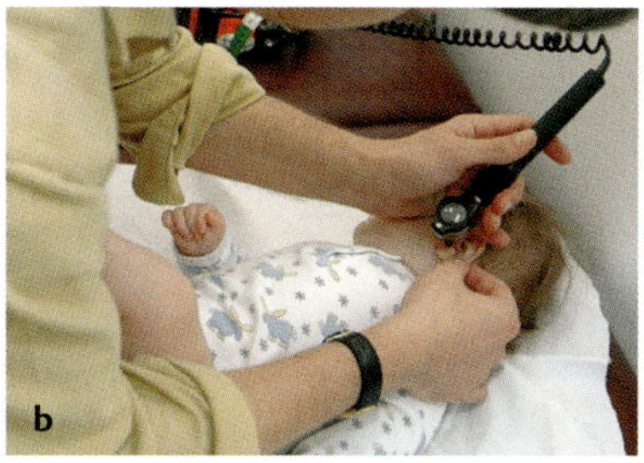

b

Abb. 15.**140 a, b** Untersuchung der Ohren beim Säugling.

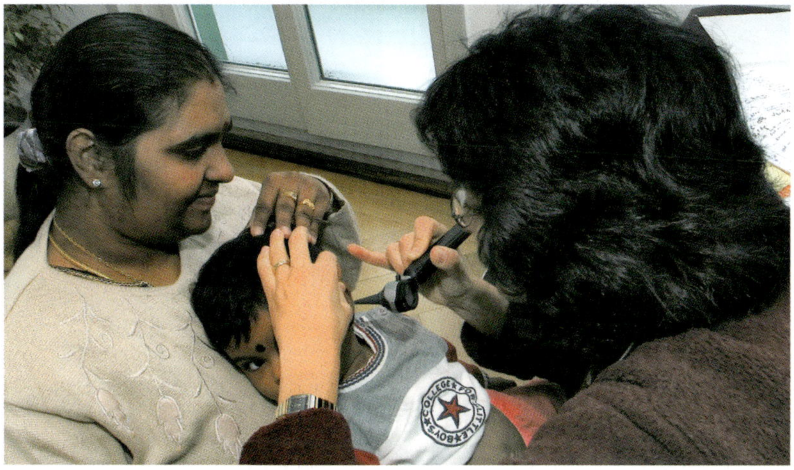

Abb. 15.**141** Untersuchung der Ohren beim Kleinkind.

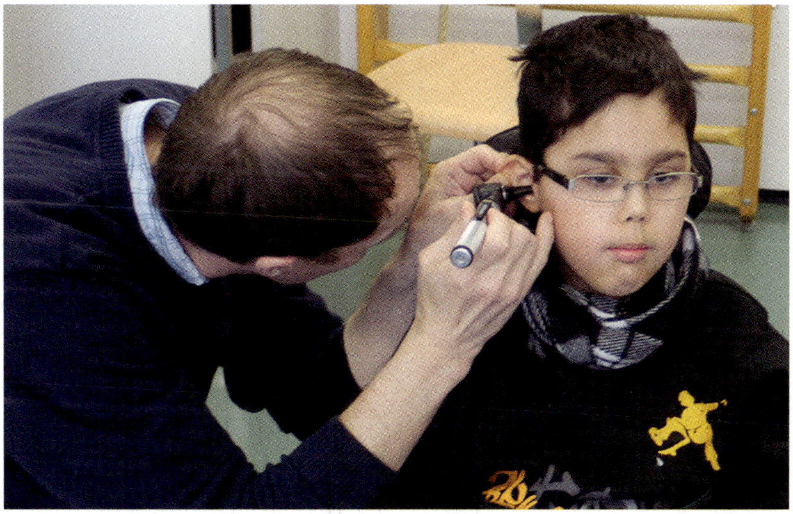

Abb. 15.**142** Ohrinspektion beim Jugendlichen.

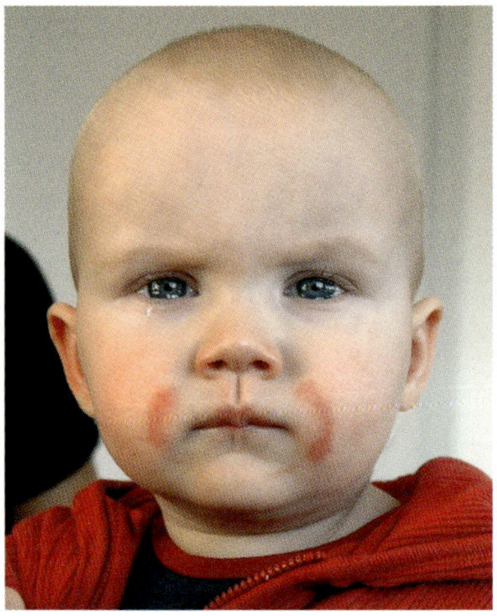

Abb. 15.**143** Periorale Dermatitis durch den Schnuller.

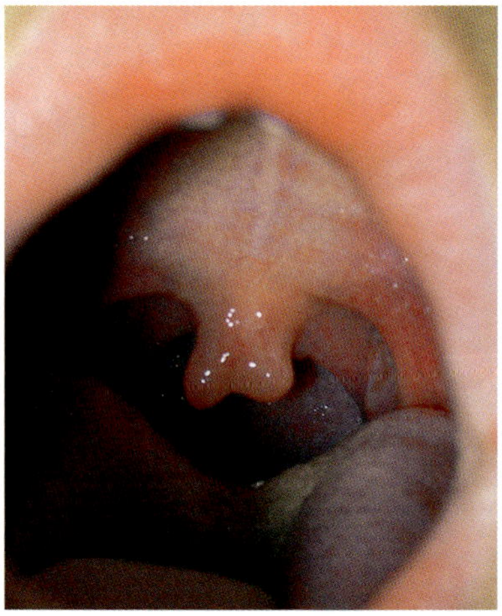

Abb. 15.**144** Uvula bifida: Laune der Natur. Minimalstvariante einer Spaltbildung.

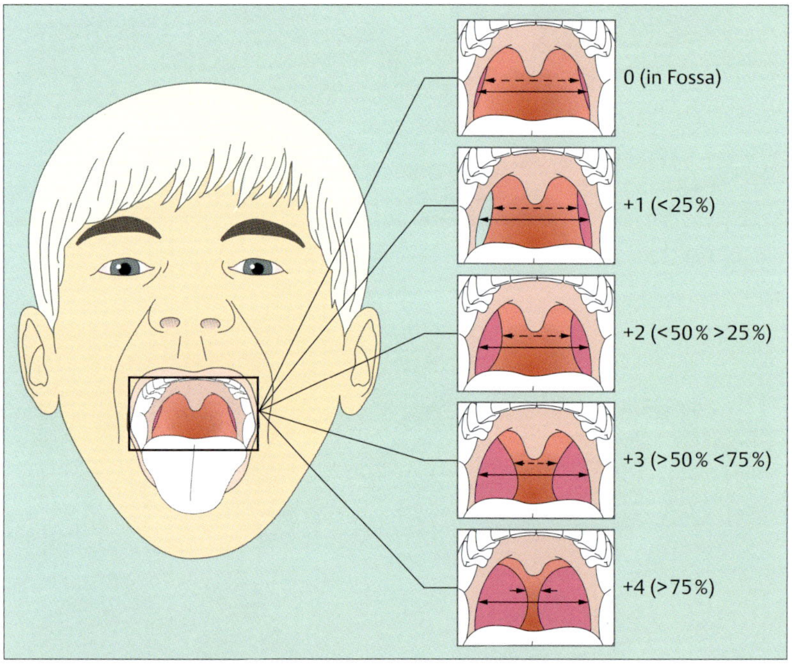

Abb. 15.**145** Gradeinteilung der Tonsillenvergrößerung.

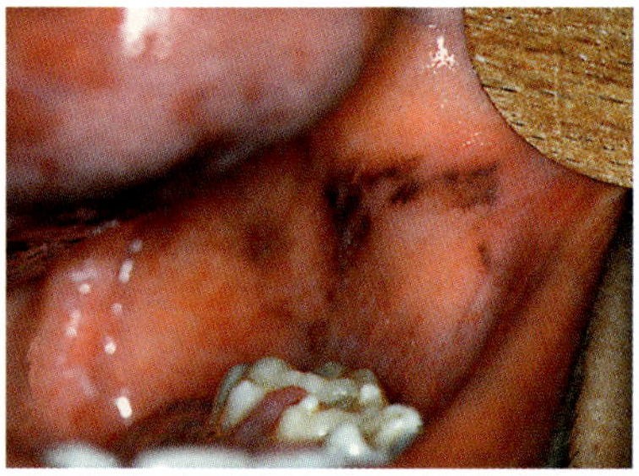

Abb. 15.**146** Enanthem bei Morbus Addison.

Mund und Rachen

Mund- und Racheninspektion. Beurteilt werden die Form des Mundes (Karpfenmund bei Morbus Steinert) oder das einseitige Verziehen beim Schreien (Asymmetric crying Face), Rhagaden oder Zeichen einer Perioraldermatitis (Abb. 15.**143**). Im Rachen sind Retentionszysten (die Epstein-Perle) oder Bednar-Aphthen sichtbar. Ein gotischer Gaumen kann imponieren. Die submuköse Gaumenspalte muss ertastet werden. Bei der Inspektion kann eine Lippen-Kiefer-Gaumen-Spalte zu sehen sein, aber auch Minimalvarianten, wie eine Uvula bifida (Abb. 15.**144**). Die Zahnleiste zeigt harmlose Retentionszysten, wie die Bohn-Knötchen, Dentallaminazysten, die Ranula oder Epulis. Das Diastema ist gekennzeichnet durch den tiefen Ansatz des Oberlippenbändchens und die damit weit auseinander stehenden Inzisiven. Die Zunge kann landkartenartige (harmlose) Verfärbungen aufweisen. Herzförmige Zungen deuten auf ein verkürztes Zungenband hin, das bei klinischer Symptomatik einfach durchtrennt werden kann. Die Größe der Gaumenmandel ist abschätzbar (Abb. 15.**145**). Wenn sich die Gaumenmandeln in der Mitte berühren, wird auch von „Kissing Tonsills" gesprochen. Die Größe der Tonsillen, inklusive der nicht einsehbaren Rachenmandeln, korreliert leider nicht mit nächtlichen Hypoxien, der Indikation für die Adenotonsillektomie!

> **!** Zum Nachweis, und damit für die Indikation zu einer Tonsillektomie, ist eine nächtliche Pulsoxymetrie unumgänglich!

Ein mit Morbus Addison assoziiertes Enanthem zeigt die Racheninspektion in Abb. 15.**146**.

- *Beim Säugling:* Der Säugling liegt auf dem Rücken, die Mutter fixiert die Hände, der Untersucher hält Lichtquelle und Spatel in einer Hand und dabei die Handfläche vor die Augen des Kindes; ein derartiges Vorgehen macht dem Patienten weniger Angst (Abb. 15.**147**).
- *Beim Kleinkind:* Das Kind sitzt bevorzugt auf dem Schoß der Mutter, die die Arme kontrolliert, falls nötig, auch den Kopf und die Beine. Die Handbewegungen des Untersuchers entsprechen denjenigen bei der Racheninspektion eines Säuglings.
- *Bei größerem Kind und Jugendlichem:* Nach eingehender Vorbereitung machen diese meist problemlos bei der Untersuchung mit.

Nebenhöhlen

Bei der Differenzialdiagnose einer Sinusitis kann – beim Nachweis einer typischen Schleimspur im Rachen und der typischen Klopfdolenz – die Diaphanoskopie hilfreich sein. Dazu wird dem Kind im abgedunkelten Raum eine Kaltlichtquelle auf die Stirn und die Wangen gesetzt. Gibt es Unterschiede zwischen links und rechts? Im 2. Test wird das Licht auf die Wange gesetzt und von oral der Unterschied der Helligkeit beurteilt. Schlussendlich kann das Licht in den Mund gehalten werden, um Unterschiede zwischen beiden Maxillae zu beobachten.

> **!** Es ist zu beachten, dass die Nasennebenhöhlen erst ab einem gewissen Alter für eine „Sinusitis" verantwortlich sein können (Abb. 15.**148**)!

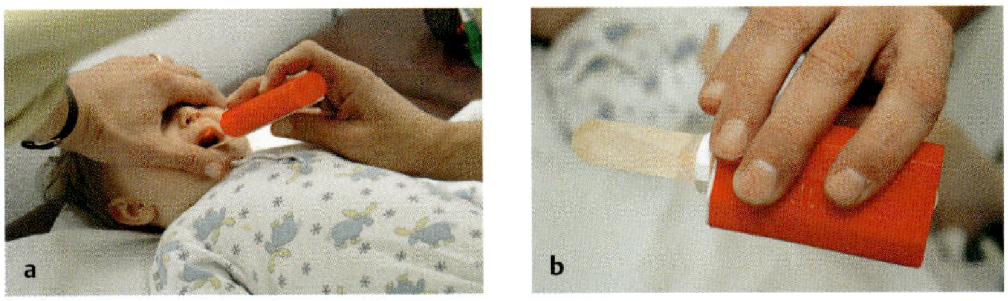

Abb. 15.**147 a, b** Racheninspektion, Haltung von Spatel und Taschenlampe mit einer Hand.

Hals

Das Abtasten der Lymphknotenstationen im Halsbereich und eine genaue Inspektion (Größe der Schilddrüse und Palpation derselben) gehören zu Untersuchung. Kleinere Mikrolymphadenopathien hinter dem M. sternocleidomastoideus und nuchal sind sehr häufig. Entsprechende Befunde vor dem M. sternocleideomastoideus oder in der oberen Thoraxappertur sind weiter abklärungswürdig. Im Halsbereich gibt es eine Unzahl von medialen und lateralen Fisteln, Überbleibsel unvollständig zurückgebildeter embryonaler Strukturen (Abb. 15.**149**).

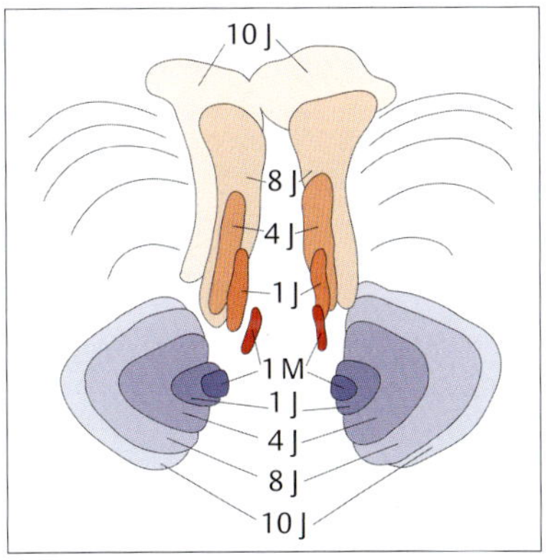

Abb. 15.**148** Reifung der Nasennebenhöhlen in verschiedenen Altersstufen.
M = Monate
J = Jahre

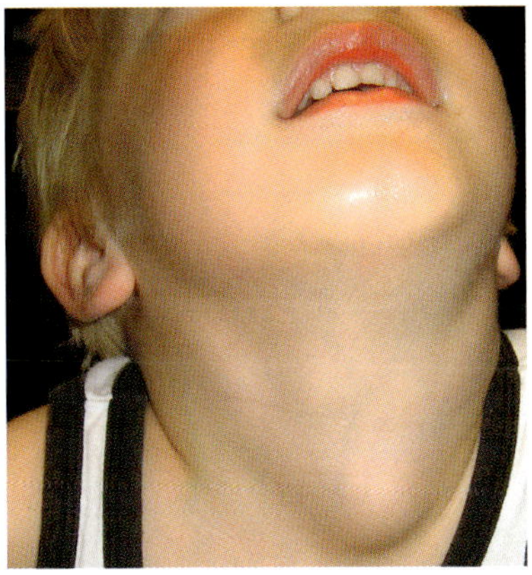

Abb. 15.**149** Mediane Halsfistel.

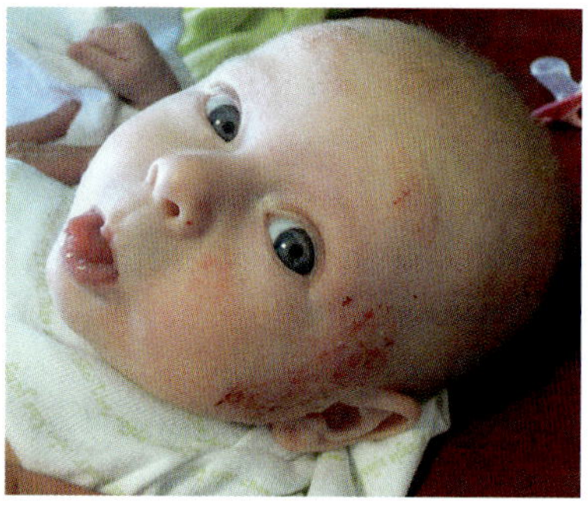

Abb. 15.**150** Atopische Dermatits beim Säugling.

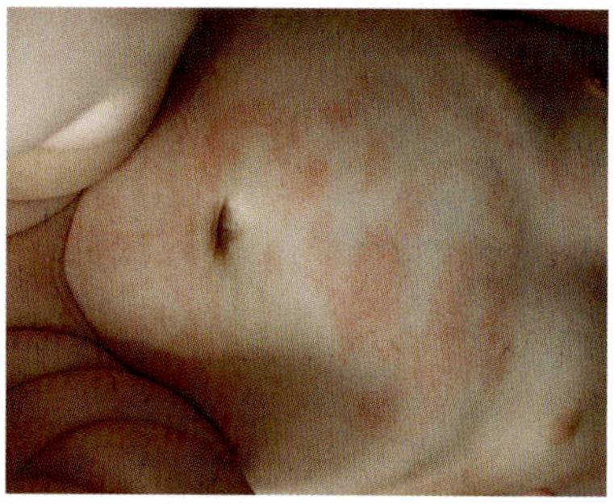

Abb. 15.**151** Säuglingsekzem, nummulär.

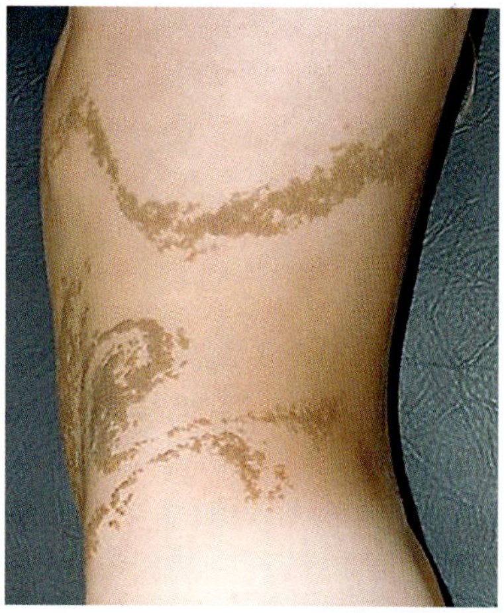

Abb. 15.**152** „Blaschkitis", blaschkolinearer epidermaler Nävus.

Haut und Hautanhangsgebilde

M.H. Schöni und K. Kernland Lang

Einige häufige Hauterkrankungen muss der Kinderarzt kennen, denn dermatologische Fragestellungen sind in der pädiatrischen Praxis häufig. Neben den klassischen entzündlichen Dermatosen, wie atopischer Dermatitis und, seltener, Psoriasis sowie Infektionen an der Haut, geht es auch darum, Malformationen der Haut und der Hautanhangsgebilde von Varianten der Norm abzugrenzen. Banale Manifestationen, wie Irritationen, müssen von Hautmanifestationen systemischer Erkrankungen unterschieden werden.

Hauterkrankungen des Kindes lassen sich nur bedingt in altersspezifische Gruppen unterteilen, da viele Hautmanifestationen sowohl im Säuglingsalter aber auch beim Schulkind oder beim Adoleszenten auftreten. Die hier gewählte Auflistung hält sich an die Vorgabe der Einheitlichkeit, die sich durch alle Kapitel des Buches zieht. Einteilungen in Krankheiten des Säuglingsalters (Abb. 15.**150**), des Kleinkindes- und des Schulkindesalters sowie der Pubertät sind dann sinnvoll, wenn einige häufig zu beobachtende Manifestationen speziell z. B. beim Säugling vorkommen, so z. B. Erythema toxicum neonatorum, Saugblasenbildungen oder Milchschorf.

Einerseits scheint ein übergeordnetes Formprinzip vorzuliegen, nach dem sich gewisse Hauterkrankungen im Verlaufe der ersten Lebensmonate manifestieren. Bei der atopischen Dermatitis z. B. tritt meistens in den ersten 2 – 3 Lebensmonaten als erstes ein „Milchschorf" an der behaarten Kopfhaut auf, mit Krusten auf entzündlich gerötetem Grund, die sich über die Schläfenregion ins Gesicht ausdehnen. Ab dem 3. Lebensmonat treten dann zunehmend ekzematöse Hautveränderungen vor allem an den Wangen und am Kinn auf, und ungefähr ab dem 5. Lebensmonat erfolgt die Ausbreitung über die Streckseiten der Extremitäten bis an die Hand- und Fußgelenke (Abb. 15.**151**). Die großen Beugen sind meist noch nicht betroffen; dies ist manchmal erst ab dem 1. Lebensjahr der Fall.

Andererseits können die altersabhängige Entwicklung der Hautfunktionen zum einen und die hormonellen Änderungen in der Pubertät zum anderen das Erscheinungsbild von Hauterkrankungen beeinflussen. Ein Beispiel für eine altersabhängige Entwicklung ist die Mastozytose, eine im Säuglingsalter häufig mit Blasenbildung auf einen mechanischen Reiz hin einhergehende Hauterkrankung. Ab dem 2. Lebensjahr schwellen die Mastozytome auf einen mechanischen Reiz hin nur noch an (Darier-Zeichen). Hormonspiegelabhängig ist dagegen der Becker-Nävus: Vor der Pubertät findet sich zunächst eine makuläre braune Hyperpigmentierung meist am Stamm von jungen Männern; mit der Pubertät kommt es dann zur Ausbildung einer meist dunklen Behaarung innerhalb dieser Pigmentierung.

Entwicklung und Pathologie

Embryologie

Für die Fragestellungen über die Entwicklung der Haut ist die Spezialliteratur zu konsultieren. In der Haut sind Bestandteile des Ektoderms (Epidermis, Talgdrüsen, Schweißdrüsen, Nägel und Haare), aber auch des Neuroektoderms (Melanoblasten, Melanozyten) und des Mesoderms (Dermis, Gefäße, Fibroblasten, Muskelzellen, Fettgewebe, Mastzellen, Makrophagen) vorhanden. Mutationen in all diesen Zelllinien können zu entsprechenden Hautmanifestationen führen. Streifenförmige Hautveränderungen, die den Blaschko-Linien (embryonalen Ausbreitungsmustern entsprechend; Abb. 15.**152**) folgen, entstehen durch genetische Varianz im Sinne eines somatischen Mosaiks (z. B. sichtbar bei Incontinentia pigmenti Sulzberger-Bloch; Abb. 15.**153**). Sie sind von den Dermatomen abzugrenzen (Hautgebiete, die von aus dem Rückenmark ausgehenden Nervenwurzeln versorgt werden; Abb. 15.**154**; z. B. sichtbar bei Herpes zoster).

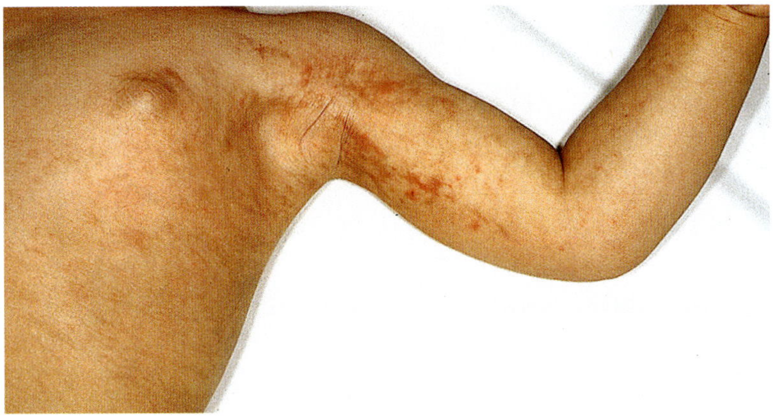

Abb. 15.**153**
Incontinentia pigmenti: verruköses und hyperpigmentiertes Stadium beim Säugling (7. Lebensmonat).

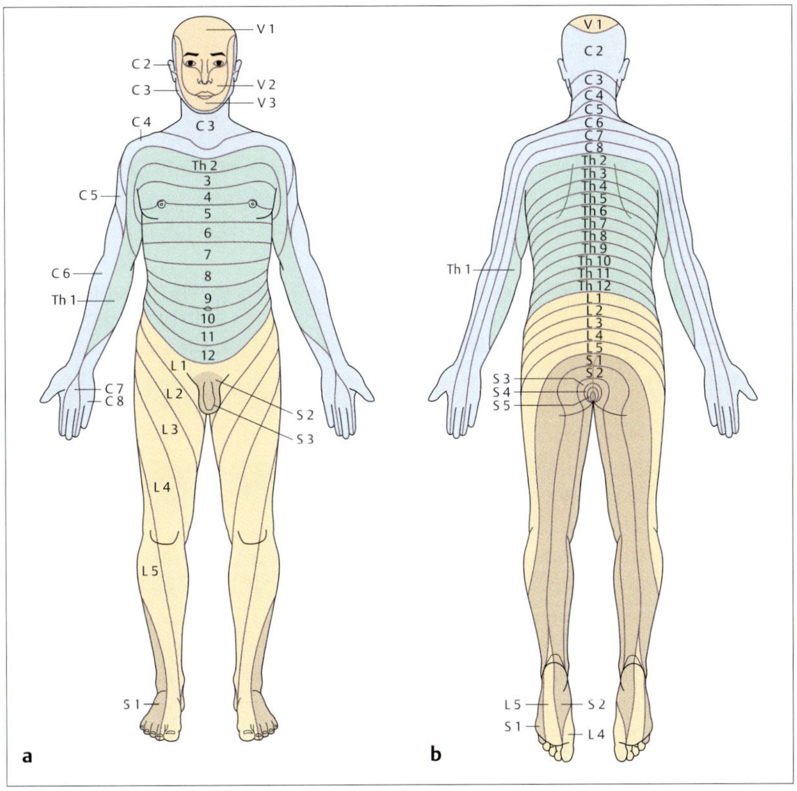

Abb. 15.**154** Schematische Darstellung der Dermatome als abgegrenzte Segmente.

Tab. 15.**15** Normwerte einiger Haarparameter (aus Traupe H, Hamm H, Hrsg. Pädiatrische Dermatologie. Berlin: Springer; 2006).

Haarparameter	Normwerte
Summe der Haarfolikel	100 000 – 150 000
Haarfollikeldichte	Erwachsene: 250 – 300/cm² Säuglinge: 500 – 700/cm²
Wachstumsrate	0,33 – 0,5 mm/Tag
Anagenphase (Wachstumsphase)	2 – 6 Jahre
Katagenphase (Übergangsphase)	2 – 3 Wochen
Telogenphase (Ruhephase)	2 – 4 Monate
Haarverlust	50 – 100/Tag

Einige genetisch klar charakterisierte Erkrankungen zeigen auch typische Hautmanifestationen, wie z. B. die meisten neurokutanen Syndrome (Neurofibromatose Recklinghausen, tuberöse Sklerose Bourneville Pringle, Incontinentia pigmenti Bloch-Sulzberger usw.).

Zu den kongenitalen Hauterkrankungen mit typischen Phänotypen gehören:

- *Angeborene Hautdefekte* (Aplasia cutis congenita).
- *Angeborene Fehlbildungen*, wie Aurikularanhänge, Halszysten, Dermoidzysten, akzessorische Mamillen, kutane Zeichen einer Spina bifida.
- *Epidermolysis bullosa*: Daran denken bei kongenitalen Blasen an Haut und/oder Schleimhaut. Es handelt sich um eine Gruppe von Hautkrankheiten mit Mutationen in Genen für Strukturproteine der dermoepidermalen Basalmembranzone. Klinisch allen gemeinsam ist, dass minimale Traumata zu Blasenbildung an Haut und hautnahen Schleimhäuten führen. Die Einteilung in die 4 Hauptformen erfolgt nach Spaltenbildungsebene in der Haut:
  - EB simplex (EBS): Spaltbildung in den basalen Keratinozyten,
  - junktionale EB (JEB): Spaltbildung entlang der Basalmembran,
  - dystrophe EB (DEB): Spaltbildung unterhalb der Basalmembran,
  - Kindler-Syndrom (KS): Spaltbildung innerhalb der Epidermis.

Die Haupttypen werden zusätzlich in Subtypen mit unterschiedlichem Erbgang, Prädilektionsstellen und Begleitsymptomen unterteilt.

- *Ichthyosen* (s. S. 217)

Haar

Das Haarwachstum findet in jedem Follikel unabhängig vom Nachbarfollikel statt und vollzieht sich zyklisch in 3 Phasen:

- *Anagenphase:* In der Anagenphase wird von den Matrixzellen ein Haarschaft gebildet. Die Dauer der Anagenphase bestimmt die maximale Länge des Haares und ist genetisch determiniert. Die Anagenphase erlischt mit dem Ende der mitotischen Aktivität der Matrixzellen im Haarbulbus.
- *Katagenphase:* Der Haarfollikel tritt in die Katagenphase ein, und der untere Follikelabschnitt atrophiert.
- *Telogenphase:* In der anschließenden Telogenphase wird das Telogenhaar aus einem sackartigen Überbleibsel des unteren Follikels hochgerückt, ehe es am Ende ausfällt. Eine neue Anagenphase beginnt.

Da sich jeder Haarfollikel in einer unterschiedlichen Zyklusphase im Vergleich zum Nachbarhaar befindet, vollzieht sich der Haarausfall klinisch kaum bemerkt. Dass in den ersten Lebenstagen eine größere Zahl von Follikeln in die Telogenphase eintritt, erklärt den „Haarwechsel des Säuglings" im Alter von 3 – 4 Lebensmonaten.

Die durchschnittliche Dauer der einzelnen Phasen des Haarzyklus an der Kopfhaut ist in Tab. 15.**15** aufgeführt.

Assoziierte Atrichien, Hypo- und Hypertrichosen. Die Tab. 15.**16** und Tab. 15.**17** führen eine Reihe von Erkrankungen auf, die mit Veränderungen der Behaarung einhergehen.

Tab. 15.16 Krankheitsassoziierte Atrichien und Hypotrichosen (nach Traupe u. Hamm 2006).

Erkrankung	Haarbefund	Erbgang
hidrotische ektodermale Dysplasie Typ Clouston	variable Hypotrichose ab Geburt mit dünnen, brüchigen Haaren, reduzierten Augenbrauen und Wimpern; spärliche Körperbehaarung	AD
ektodermale Dysplasien mit Lippen-Kiefer-Gaumen-Spalte	spärliche feine Kopfhaare, keine Achsel- und Schambehaarung, trockene Haut	AD
Trichorhinophalangeal-syndrome I–III	langsam wachsendes, feines, spärliches Kopfhaar, frühzeitige Stirnglatze, rarefizierte laterale Augenbrauen; langes Philtrum und birnenförmige Nase; Klinibrachydaktylie; Exostosen (Trichorhinophalangealsyndrom Typ II)	AD
Progeria infantilis Hutchinson-Gilford	vorzeitige Vergreisung ab dem 2. Lebensjahr; Hypotrichie bis Atrichie der Kopfhaut, Wimpern und Augenbrauen	AD
kardiofaziokutanes Syndrom	spärliches, lockiges, langsam wachsendes Kopfhaar, Fehlen von Augenbrauen und Wimpern	AD
okulodentodigitale Dysplasie	diffuse Alopezie; langsames Wachstum feiner, trockener Haare; Pili torti	AD
Dystrophia myotonica Curschmann-Steinert	vorzeitiges Ergrauen, frontoparietale Alopezie	AD
mandibuloakrale Dysplasie	frontoparietookzipitale Alopezie	AR
GAPO-Syndrom	Atrichie	AR
Knorpel-Haar-Hypoplasie	spärliches, kurzes, feines, helles Kopfhaar; spärliche Augenbrauen, Wimpern und Bart	AR
Dubowitz-Syndrom	spärliches, feines Kopfhaar	AR
Marinesco-Sjögren-Syndrom	spärliches, feines, helles, brüchiges Kopfhaar, Trichoschisis	AR
Schopf-Schulz-Passarge-Syndrom	Hypotrichose, spärliche Augenbrauen und Wimpern	AR
Rothmund-Thomson-Syndrom	spärliches, feines Kopfhaar, hoher Stirnhaaransatz, vorzeitiges Ergrauen	AR
Cockayne-Syndrom	feines, spärliches Kopfhaar	AR
Acrodermatitis enteropathica	diffuse bis totale Alopezie von Kopfhaut, Augenbrauen und Wimpern; Haarschaftveränderungen	AR
kranioektodermale Dysplasie (Sensenbrenner-Syndrom)	spärliches, langsam wachsendes, feines Kopfhaar	AR
Coffin-Siris-Syndrom	Hypotrichose des Kopfhaars, aber buschige Augenbrauen und lange Wimpern, Hypertrichose an Stirn, Rücken und Armen	AR
Hallermann-Streiff-Syndrom	spärliches, brüchiges Kopfhaar, Alopezie der Kopfhautränder und über Schädelnähten	Sporadisch (AR?)
orofaziodigitales Syndrom I	trockenes, raues, spärliches Kopfhaar, streifenförmige Alopezie	XD
Bazex-Dupré-Christol-Syndrom	diffuse Alopezie; Pili torti, Trichorrhexis nodosa	XD
anhidrotische ektodermale Dysplasie Typ Christ-Siemens-Touraine	Hypotrichose, feines Kopfhaar ab Geburt, trockene Haut, verminderte Talgdrüsen	XR
IFAP-Syndrom	totale Alopezie der Kopfhaut mit follikulärer Betonung	XR
Dyskeratosis congenita (Zinsser-Cole-Engman-Syndrom)	gelegentlich spärliches, feines Kopfhaar, vorzeitiges Ergrauen; Verminderung der Wimpern	XR

AD = autosomal-dominant
AR = autosomal-rezessiv
XD = X-chromosomal-dominant
XR = X-chromosomal-rezessiv
GAPO-Syndrom = Wachstumsverzögerung, Alopezie, Pseudoanodontie, progressive optische Atrophie
IFAP-Syndrom = Ichthyosis follicularis, Atrichie und Fotophobie

Tab. 15.17 Hypertrichosen.

Ursachen/Verteilung	Erkrankungen
kongenital/hereditär und generalisiert/diffus	• präpubertäre Hypertrichose (konstitutionelle generalisierte Hypertrichose) • Hypertrichosis lanuginosa congenita • Hypertrichosis universalis congenita (Ambras-Syndrom) • X-chromosomal-dominante Hypertrichosis congenita generalisata • Gingivafibromatose mit Hypertrichose • Osteochondrodysplasie mit Hypertrichose • kongenitale Amaurose mit Hypertrichose • Hypertrichose mit mentaler Skelettdysplasie • Retardierung und Hyperurikämie • Brachmann-de-Lange-Syndrom • Coffin-Siris-Syndrom • Gorlin-Chaudhry-Moss-Syndrom • Leprechaunismus • Lissenzephalie • kraniofaziale Dysostose (Crouzon-Syndrom) • Rubinstein-Taybi-Syndrom • Schinzel-Giedion-Syndrom • Berardinelli-Lawrence-Seip-Syndrom (progressive Lipodystrophie) • Mukopolysaccharidosen, besonders Sanfilippo-, Hurler-, Hunter-Syndrome • dystrophische Epidermolysis bullosa • Winchester-Syndrom • embryofetales Alkoholsyndrom
kongenital/hereditär und umschrieben	• kongenitale melanozytäre Nävi • Becker-Nävus (Melanosis naeviformis) • Naevus m. arrectoris pili • anteriore zervikale Hypertrichose • kongenitale Hemihypertrophie mit Hypertrichose • Hypertrichose bei zerebraler („Haarkragenzeichen") und spinaler Dysraphie („Faunenschwanz", „Silky Down") • Hypertrichose über plexiformen Neurofibromen • Oliver-MacFarlane-Syndrom – Distichiasis-Lymphödem-Syndrom – haarige Ellenbogen – haarige Ohren • Hypertrichose der Augenbrauen • Synophrys • haarige Polythelie
erworben und generalisiert/diffus	• Hypertrichosis lanuginosa acquisita (obligate Paraneoplasie) • arzneimittelinduziert: Minoxidil, Diazoxid, Cyclosporin A, Phenytoin, Penicillamin, PUVA, Kortikosteroide, Streptomycin, Benoxaprofen und andere • hepatische und erythropoetische Porphyrien • nach schwerem Schädel-Hirn-Trauma, Virusenzephalitis • juvenile Hypothyreose • POEMS-Syndrom • Dermatomyositis • Mangelernährung, Malabsorption, Marasmus • Anorexia nervosa • Aids
erworben und umschrieben	• nach wiederholter exogener Traumatisierung sowie längerer Okklusion der Haut • bei chronischen kutanen und tiefen Entzündungen, z. B. Lichen simplex chronicus, Osteomyelitis • nach längerer kutaner Hyperämie und neurovaskulärer Dysregulation, z. B. Sudeck-Dystrophie • erworbene Trichomegalie, z. B. bei Aids, Kortikosteroid-, Interferon-α-, Zyklosporin-A-Therapie

POEMS = Polyneuropathie, Organomegalie, Endokrinopathie, monoklonale Gammopathie, Hautveränderungen
PUVA = Psoralen + UV-A

Nägel

Fingernägel (Abb. 15.**155**) wachsen schneller als Fußnägel. Sie verlängern sich um ca. 5 mm im Monat, während Fußnägel nur 1 mm pro Monat wachsen. Am schnellsten wächst im Übrigen der Nagel am Mittelfinger. Der am langsamsten wachsende Fingernagel ist der Daumen. Der Fingernagel braucht, um vom Nagelhäutchen bis nach vorn vollständig herauszuwachsen, ungefähr 6 – 8 Monate. Der Zehennagel benötigt dazu nahezu die doppelte Zeit.

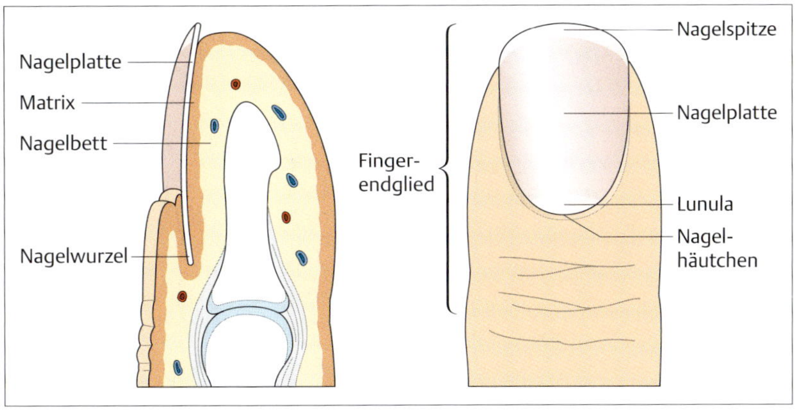

Abb. 15.**155** Aufbau des Nagels.

Nagelveränderungen. Veränderungen im Bereich der Finger- oder Zehennägel sind bei Kindern selten, können aber im Rahmen verschiedener genetischer Erkrankungen oder auch posttraumatisch gesehen werden. Beispiele sind Tüpfelnägel bei Psoriasis, Nageldysplasien bei ektodermaler Dysplasie, Beau-Reil-Furchen bei Status nach z. B. hochfieberhafter Erkrankung (konsumierendes Ereignis), Nagelverfärbungen bei Pilzinfektionen oder Onycholysen, Nageleinwachsungen oder Fehlstellungen (Abb. 15.**156**). Bei Kleinkindern finden sich häufig eingewachsene Nägel, Onychoschisis, angeborener Schiefstand des Großzehennagels sowie psoriasiforme Nageldystrophien. Bei Schulkindern kommen das Syndrom des eingewachsenen Nagels, Nagelartefakte, periunguale Warzen bzw. Fibrome, Trachyonychie sowie Nagelmykosen vor. Erworbene Nagelveränderungen entstehen durch Infektionen, Traumata, Tumoren, bei Hautkrankheiten bzw. Allgemeinkrankheiten oder auch spontan (Tab. 15.**18**, Abb. 15.**157** und Abb. 15.**158**).

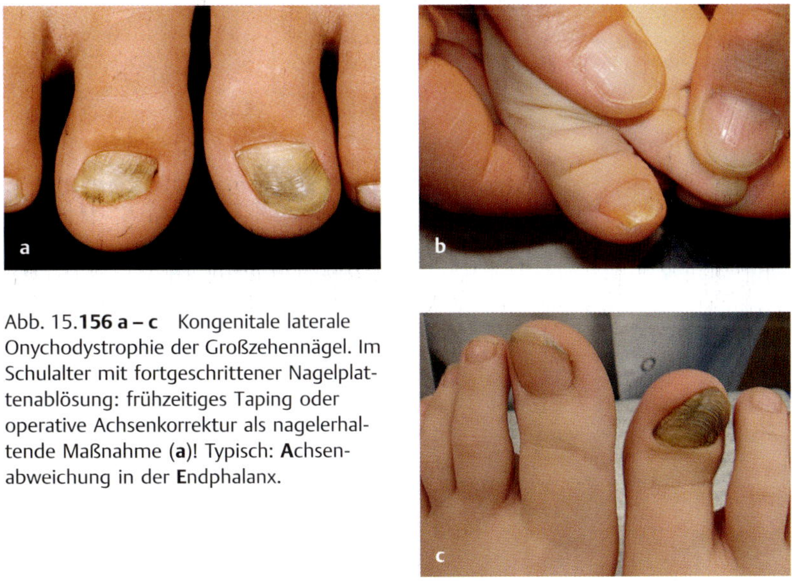

Abb. 15.**156 a – c** Kongenitale laterale Onychodystrophie der Großzehennägel. Im Schulalter mit fortgeschrittener Nagelplattenablösung: frühzeitiges Taping oder operative Achsenkorrektur als nagelerhaltende Maßnahme (**a**)! Typisch: **A**chsenabweichung in der **E**ndphalanx.

Tab. 15.**18** Nagelveränderungen.

Verformungen	Verfärbungen
• mediane Nageldystrophie • Tic-Dystrophie • Onykoschizie • Trisomien • Turner-Syndrom • ektodermale Dysplasie • Lochfraß (Psoriasis) • Beau-Linien • Onychomadesis • Loffelnägel • Trachyonychie • Twenty-Nail-Dystrophie • Onychogryphosis • Großzehennageldeformität • Ungus incarnatus • Nagelatrophie • Nail-Patella-Syndrom • kongenitale Onychodyplasie des Zeigefingers • Pachynochia congenita • Dyskeratosis congenita	*braun:* • Melanonycia striata • Medikamente • Nagelbettmelanom • Morbus Addison • Peutz-Jegher-Syndrom *blau:* • Wilson-Krankheit • Zidovudinbehandlung *grün:* • Pseudomonasinfektion • Onycholyse *rot:* • Alopecia areata • Dermatomyositis • Lupus erythematodes *weiß:* • Leukonychia punctata, striata • Onychomykose • Terrys' Nails *gelb:* • Erkrankungen des Respirationstrakts = „yellow nail" und Bronchiektasen • Lymphödem • Hypalbuminämie • Schilddrüsenerkrankung • Immunglobulin-A-Mangel

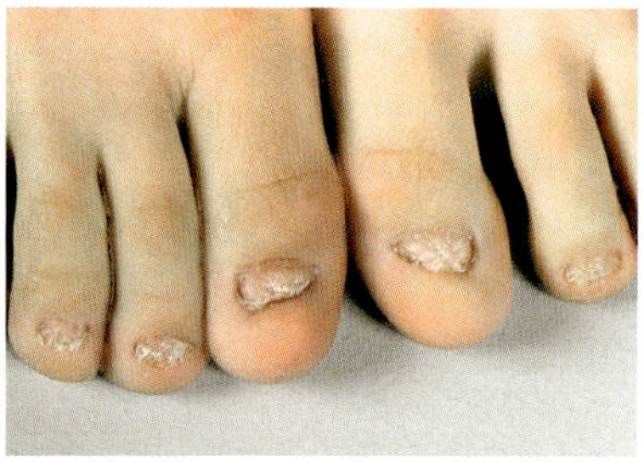

Abb. 15.**157** Zehennägel bei Hyperparathyreoidismus.

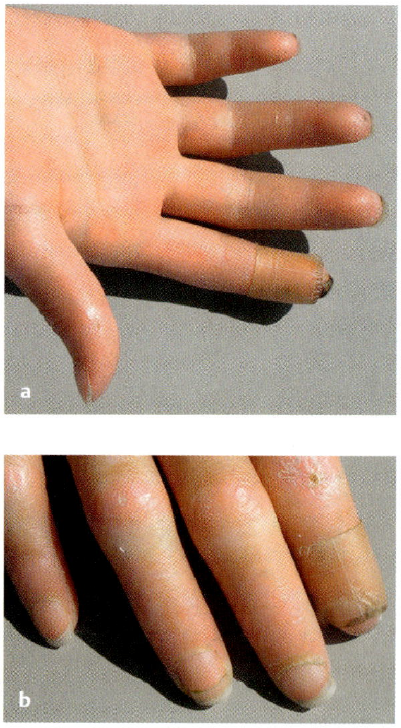

Abb. 15.**158 a, b** Systemische Sklerose mit Fingerspitzennekrose.

Organspezifische Anamnese und Untersuchung

Anamnese

Die Anamnese ist vollumfänglich auch auf die Haut bezogen zu erheben; wichtig sind familiäre Hauterkrankungen, Allergien, genetische Erkrankungen im weiteren Sinn, erstmaliges Auftreten der Symptome, Kontakte (Tiere, erkrankte Personen, Fremdstoffe usw.), Medikamente, Auslandaufenthalte, Reiseanamnese usw.

Klinische Untersuchung

Es gibt ein paar wichtige differenzialdiagnostische Zeichen, die an der Haut erhoben werden können:

Differenzialdiagnostische Zeichen der Haut

- *Dermographismus ruber:* normale Hautreaktion auf Kratzen; weißer Dermografismus bei atopischer Diathese, urtikarieller Dermografismus z. B. bei chronischer Urtikaria
- *Darier-Zeichen:* urtikarielle Schwellung und Rötung nach mechanischer Irritation eines Mastozytoms
- *Nikolski-Zeichen I und II:* beschreiben die Neigung der Haut zur Blasenbildung:
  - Nikolski I+: Blasen lassen sich auf scheinbar gesunder Haut durch Schiebedruck auslösen (z. B. bei Pemphigus)
  - Nikolski II+: schon bestehende Blasen lassen sich durch seitlichen Druck verschieben (z. B. bullöses Pemphigoid)
- *Köbner-Phänomen* (isomorpher Reizeffekt): mechanische Irritation auf gesunder Haut hat eine krankheitsspezifische Läsion zur Folge (z. B. bei Psoriasis, Lichen ruber planus)
- *psoriasisspezifische Phänomene:* z. B.:
  - Kerzenspanphänomen
  - Zeichen des letzten Häutchens
  - blutiger Tau
- *Diaskopie oder Glasspateldruck:* zur Unterscheidung vaskulärer Pathologie und Exanthemen (wegdrückbar bei Erythem und Teleangiektasien, nicht wegdrückbar bei Petechien und Purpura, da hier Erythrozytenextravasate)

Apparative und Laboruntersuchung

Lupe oder Dermatoskop

Diese Hilfsmittel dienen der vergrößerten Ansicht der zu untersuchenden Haut (Dermatoskop: vor allem pigmentierte Läsionen; Beurteilung nur mit entsprechender Erfahrung).

Lichtmikroskop

Direktpräparate für mikroskopische Diagnostik (Haare, Nägel, Abstriche, Hautschuppen usw.), inklusive Kaliumhydroxid-/Gramfärbung; zur Beurteilung von Hautbiopsien.

Bakteriologie, Virologie usw.

Die entsprechenden Methoden werden wie bei anderen Organerkrankungen eingesetzt. Besonderheit Mykologie: Bei Pilzerkrankungen an der behaarten Kopfhaut sollten zusätzlich zu Schuppenmaterial auch Haare zur Diagnostik der Trichophyten (Direktpräparat und Kultur) gezupft werden.

Fotodokumentation

Diese ist ein einfaches Hilfsmittel zur Dokumentation von Hautveränderungen für Verlaufskontrollen.

Wood-Licht

Die Wood-Lampe emittiert langwelliges UV-A-Licht (340 – 450 nm, maximal 365 nm). Sie ist in der Diagnostik hilfreich zum Auffinden von de- und hypopigmentierten Hautveränderungen – je stärker depigmentiert die Haut ist, desto stärker fluoresziert die Haut hier blau-weiß. Gewisse Pilze (vor allem Mikrosporen) und Bakterien (z. B. Pseudomonas) weisen im Wood-Licht eine rötlich bis grünliche Fluoreszenz auf.

Weitere Methoden

Fotoprovokationen, Allergietests (Patch- und Prick-Testungen, Epikutantestungen) und Schweißtest werden zur Differenzialdiagnose eingesetzt.

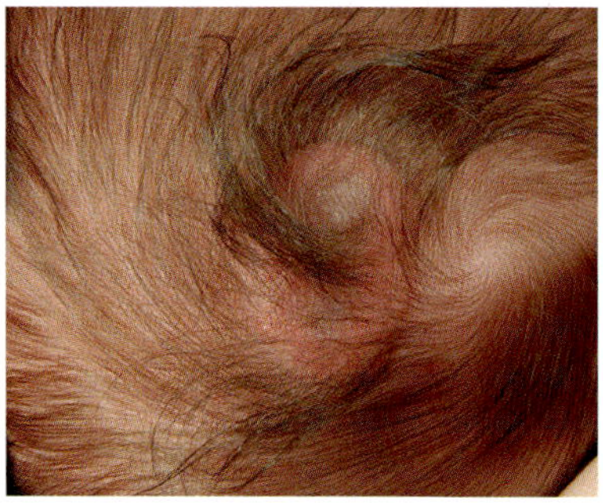

Abb. 15.**159** Haarkrausezeichen: vermehrtes und oft auch dunkleres Haarwachstum im Randbereich von Aplasia cutis oder um ein Hamartom (wie hier). Das Zeichen kann auf eine unterliegende Malformation, insbesondere eine Meningozele, hinweisen. Abklärung mittels Bildgebung!

Altersspezifische Variationen, Störungen und Krankheiten

Neugeborene

Einige wichtige bzw. häufig in der Praxis zu beurteilende Krankheitsbilder werden im Folgenden dargestellt; für die speziellere Abklärung, Therapie und Differenzialdignose sei auf die Spezialliteratur verwiesen.

Auffallende Abnormitäten an der Haut des Neugeborenen

Akzessorische Mamille. Bei diesem Befund sind keine spezifischen weiteren Abklärungen notwendig; entlang der phylogenetischen Milchleiste von den Achseln bis in die Inguinalgegend können akzessorische Mamillen auftreten (s. Abb. 15.**31**). Bei größerer Anzahl wird von Polythelie gesprochen. In der Regel kommt eine akzessorische Mamille bei 1 – 2 % aller neugeborenen kaukasischen Kinder meist unterhalb, bei Japanern oberhalb der normalen Mamille vor; es besteht eine gewisse Verbindung zu Nierenanomalien (s. Ohranhängsel, s. unten). Akzessorische Mamillen gehören zu den sog. kleinen Fehlbildungen, Anomalien und Varianten, wie z. B. auch der Mongolenfleck, die Klinidaktylie, die 4-Finger-Furche, akromiale Grübchen (Dimples), benigne neonatale Einschnürungen, Sandalenlücken, Theleorismus, Phalangenhypoplasien usw.

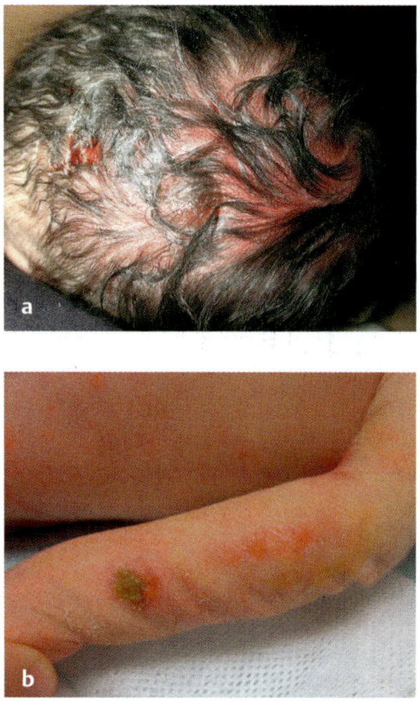

Abb. 15.**160 a, b** Aplasia cutis congenita.

Aplasia cutis congenita. Angeborene Hautdefekte können am gesamten Integument auftreten, am häufigsten jedoch an der Kopfhaut als rundliche, scharf begrenzte Erosionen oder Narben. An Stamm und Extremitäten sind sie oft bizarr konfiguriert. Sie können mit weiteren Fehlbildungen assoziiert sein. Das Haarkrausezeichen (Abb. 15.**159**) mit vermehrtem Haarwachstum (meist auch in etwas dunklerer Farbe) im Randbereich einer Aplasia cutis (Abb. 15.**160**) oder von Hamartomen ist ein möglicher Marker für unterliegende strukturelle Malformation (z. B. Spina bifida occulta, Meningomyelozele). Diese Hautdefekte erfordern eine sonografische oder radiologische Abklärung vor eventuell erforderlicher Exzision!

Neugeborenenexanthem. Das Neugeborenenexanthem (Erythema neonatorum) wurde früher Erythema neonatorum toxicum genannt. Bis zu 80 % der reifen Neugeborenen weisen ab dem 2.– 3. Lebenstag stammbetont Pusteln, Papeln und Bläschen mit Rötung und Ödem ohne Befall der Fußsohlen und Handteller auf (Abb. 15.**161**). Im Bläschen lassen sich eosinophile Leukozyten nachweisen. Das Allgemeinbefinden ist nicht beeinträchtigt; eine Therapie ist nicht erforderlich.

Kollodiumbaby (schwerste Form: Harlekin-Baby). Dabei handelt es sich um eine seltene und die schwerste kongenitale Manifestation einer autosomal-rezessiven Ichthyose (Abb. 15.**162**). Die Körperoberfläche der Neugeborenen ist dabei von einer derben Kollodiummembran umhüllt, welche im Verlauf der ersten Lebenstage einreißt (Abb. 15.**163**). Auf die Diagnose der jeweils unterliegenden Ichthyose kann dabei nicht direkt geschlossen werden, hierzu braucht es klinischen Verlauf, Hautbiopsie/Immunhistochemie und genetische Abklärungen (siehe auch unter Ichthyosen S. 217).

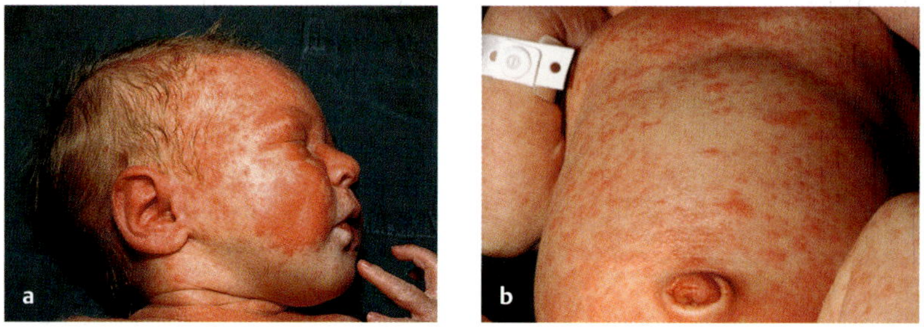

Abb. 15.**161 a, b** Neugeborenenexanthem.

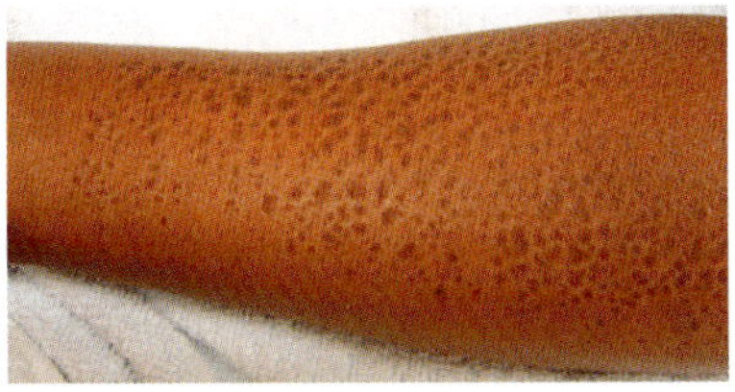

Abb. 15.**162** Ichthyosis congenita (lamelläre Ichthyose).

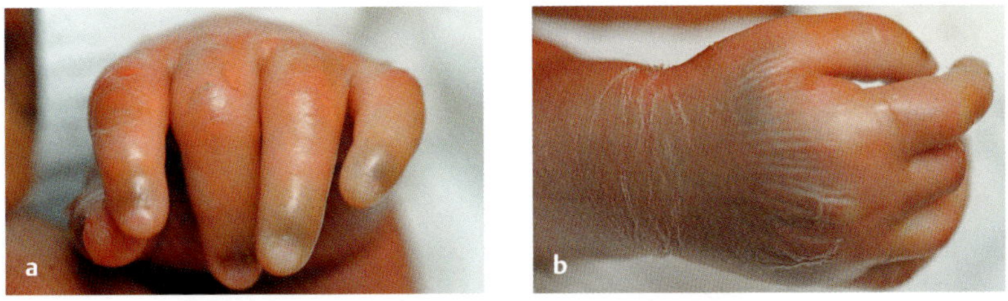

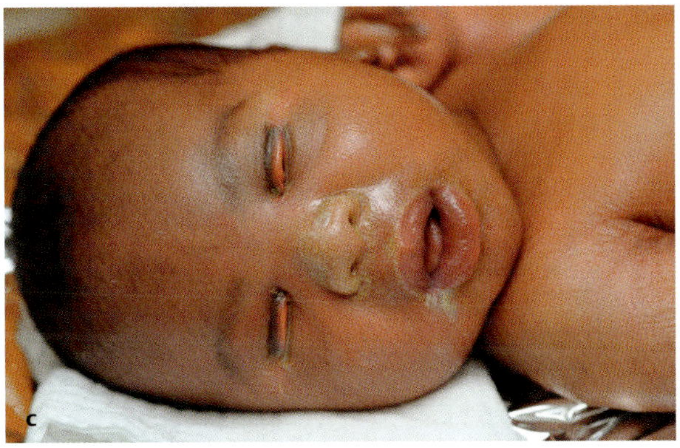

Abb. 15.**163 a – c** Kolloidbaby (kongenitale Ichthyose).

Miliaris cristallina (Milien). Unter feucht-warmen Bedingungen kann es zu einer temporären Verlegung der Schweißdrüsenausführgänge im Stratum corneum (Miliaria cristallina; Abb. 15.**164**) kommen. Bei längerem Bestehen bildet sich eine entzündliche Rötung aus (Miliaria rubra); im Gegensatz dazu handelt es sich bei Milien (Abb. 15.**165**) um Zystchen der Talgdrüsen. Sie sind vor allem im Gesicht lokalisiert. Eine Sonderform ist die sog. enorale Epstein-Perle an der Grenze zwischen weichem und hartem Gaumen und entlang der Zahnleiste. Es erfolgt meist eine spontane Rückbildung; eine Therapie ist in der Regel nicht indiziert.

Mongolenfleck. Vor allem bei asiatischen und farbigen Neugeborenen kommen diese unregelmäßigen, nicht scharf begrenzten, blau- bis blau-braun-grau-farbigen Flecken meist in der Sakroiliakalregion vor; sie können aber auch multipel andernorts auftreten (Abb. 15.**166**). In der Regel bildet sich der Fleck bis zum 5.– 6. Lebensjahr zurück.

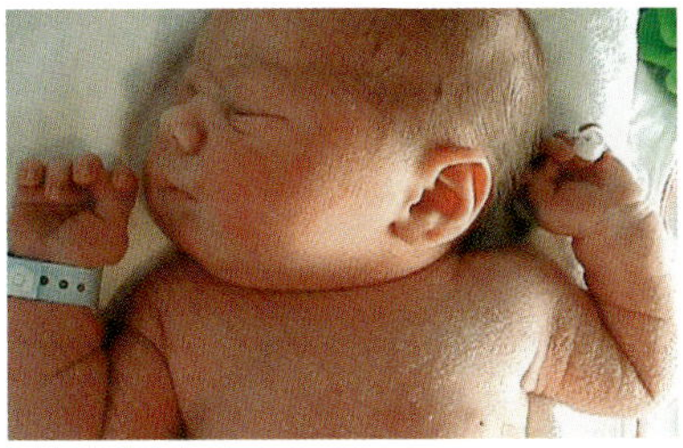

Abb. 15.**164** Miliaria cristallina.

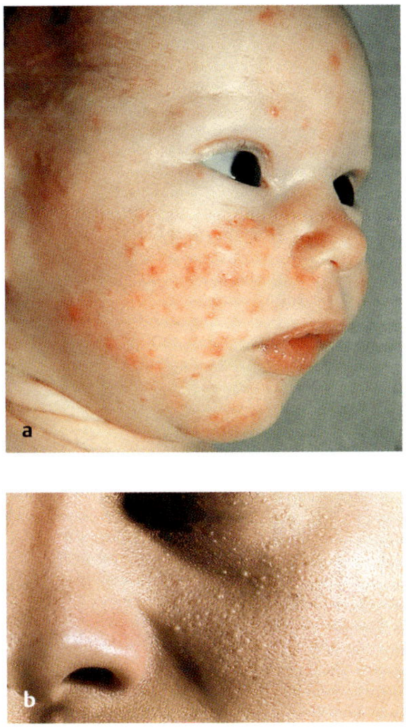

Abb. 15.**165 a, b** Benigne capitate Pustulose (Pityrosporum ovale) (**a**) und Milien (**b**).

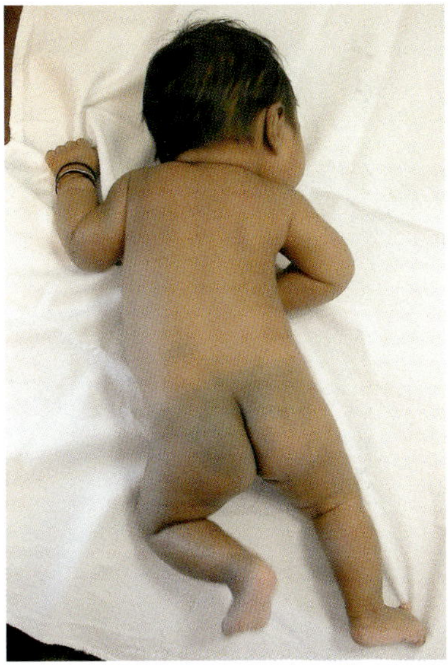

Abb. 15.**166** Mongolenflecken sind angeboren und harmlos.

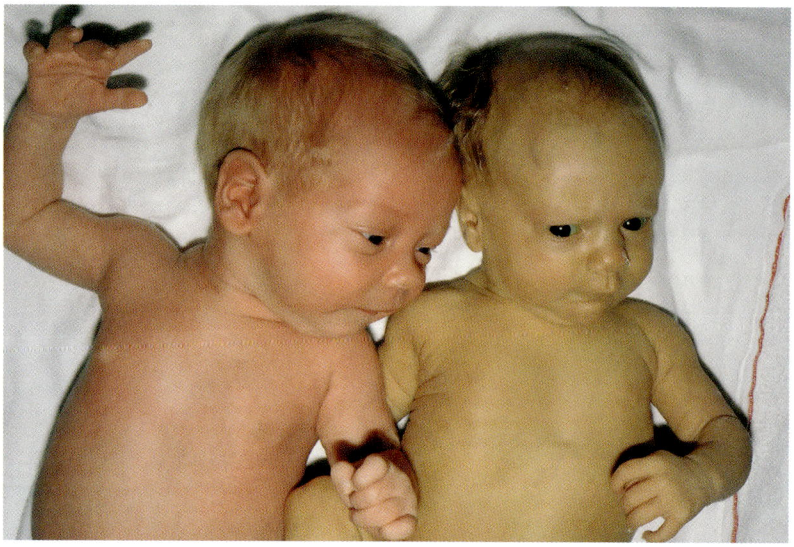

Abb. 15.**167** Veränderung der Hautfarbe bei neonataler Hyperbilirubinämie (rechtes Kind) im Vergleich zum Normalen.

Hyperbilirubinämie. Generelle Farbänderungen sind immer durch eine systemische Affektion bedingt, z. B. die grün-graue Verfärbung bei Hyperbilirubinämie (Abb. 15.**167**); zu denken ist an Blässe bei Anämie, graues Kolorit bei Sepsis, blaues zynotisches Kolorit bei Herzfehlern oder pulmonalen Erkrankungen usw.

Fettgewebsnekrose. Die Adiponecrosis subcutanea neonatorum zeigt sich postnatal als knoten- oder plattenförmige Verhärtung, entsprechend histologisch als Fettgewebsnekrose mit Granulations- und Bindegewebe. Sie wird manchmal auch als Lipodystrophie oder Adipodystrophie bezeichnet. Sie tritt in der Regel bei termingeborenen Kindern auf und zeigt einen gutartigen Verlauf. Eine Hyperkalzämie sollte ausgeschlossen werden.

Die Transiente neonatale pustulöse Melanose (TNPM, Abb. 15.**168**) oder vorübergehende Neugeborenenpustulose, ist eine harmlose selbstheilende Hauterscheinung des Neugeborenen. Die Ursache der TNPM ist unbekannt. Es ist eine benigne Erkrankung der Neugeborenenhaut, die durch Pusteln oder Bläschen ohne umgebende Rötung gekennzeichnet ist. Diese Bläschenpusteln können leicht platzen. Sie hinterlassen dann typische, langsam abblassende Dunkelverfärbungen der Haut. Typisch ist auch eine Collarette um die Pustelreste. Diese Flecken können oft noch Monate sichtbar sein, verblassen aber in der Regel spontan innerhalb 3 – 4 Wochen. Am häufigsten betroffen sind u. a. Stirn, Ohren, Kinn, Hals, Brust, Rücken, Gesäß, Bauch und Oberschenkel, viel seltener können aber auch andere Körperteile betroffen sein, so auch die Handflächen und die Fußsohlen. Läsionen in verschiedenen Stadien (Bläschen, Pusteln oder Pigmentierungen) können gleichzeitig vorliegen. Die Färbung des Pustelinhalts mit Wright- oder Giemsa-Färbung zeigt gelegentlich Entzündungszellen wie Neutrophile und Eosinophile, aber keine Keime. So sind Hautabstriche auch steril.

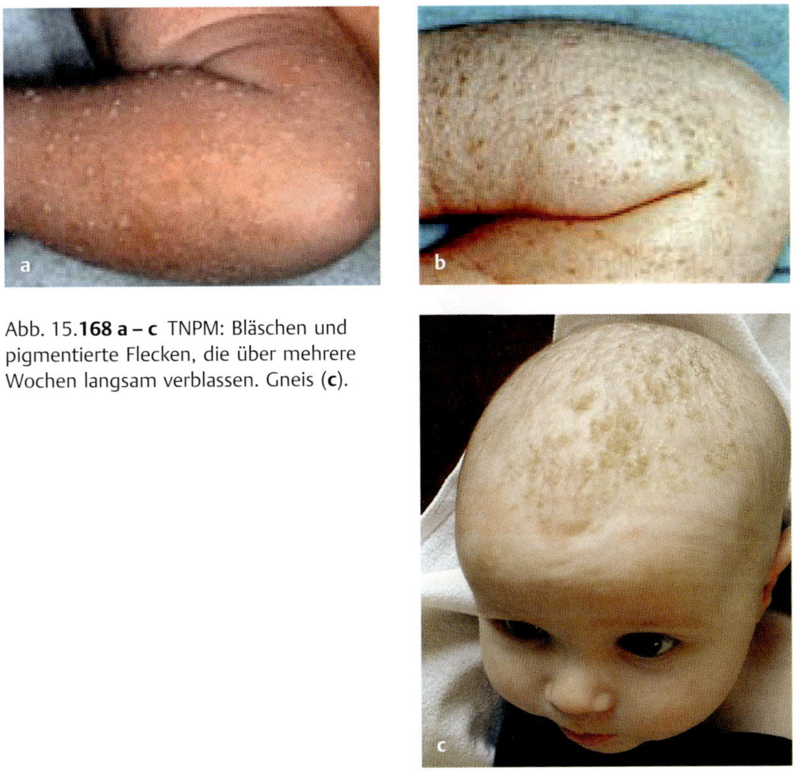

Abb. 15.**168 a – c** TNPM: Bläschen und pigmentierte Flecken, die über mehrere Wochen langsam verblassen. Gneis (**c**).

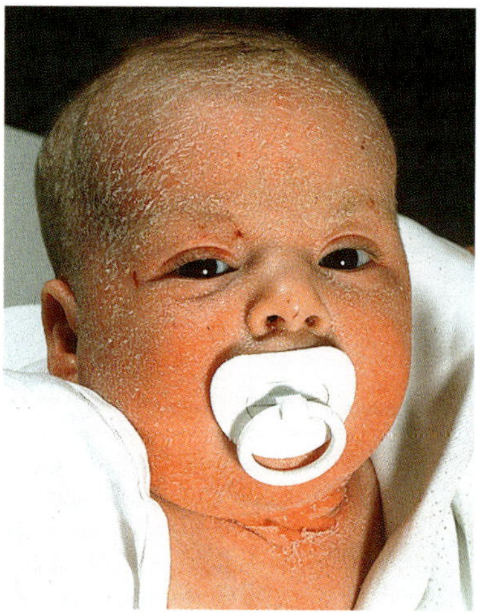

Abb. 15.**169** Atopisches Ekzem: im Säuglingsalter Erstmanifestation meist als Milchschorf.

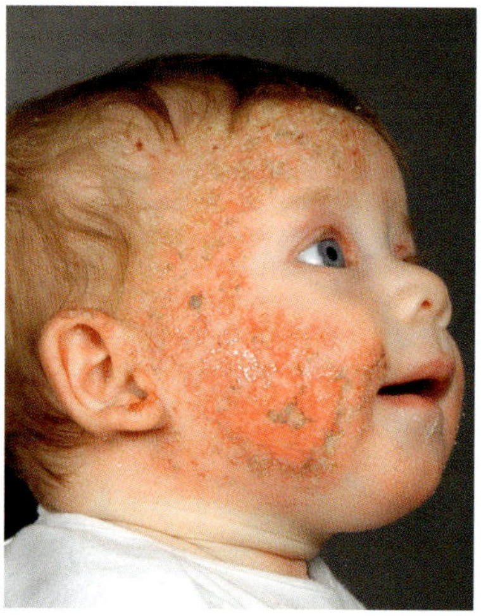

Abb. 15.**170** Impetiginisierte atopische Dermatitis im Gesicht beim Säugling. Häufigste Manifestation der atopischen Dermatitis in den ersten Lebensmonaten.

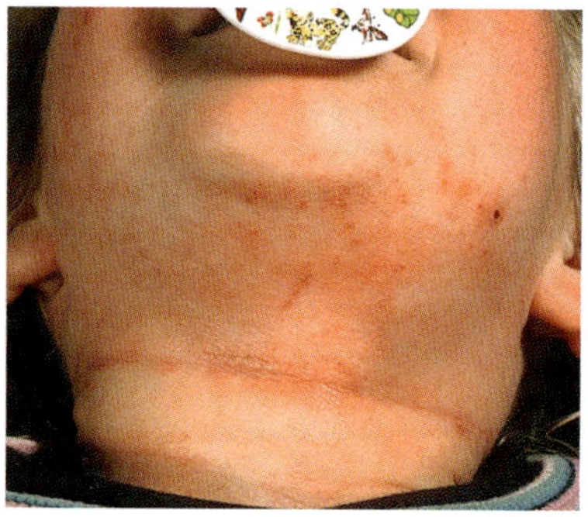

Abb. 15.**171** Impetiginisierte atopische Dermatitis auch in den Halsfalten: entscheidend ist die Mitbehandlung der bakteriellen Superinfektion.

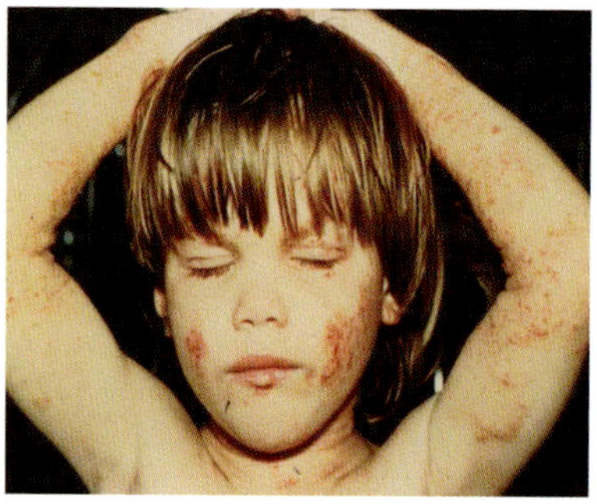

Abb. 15.**172** Klassische atopische Dermatitis.

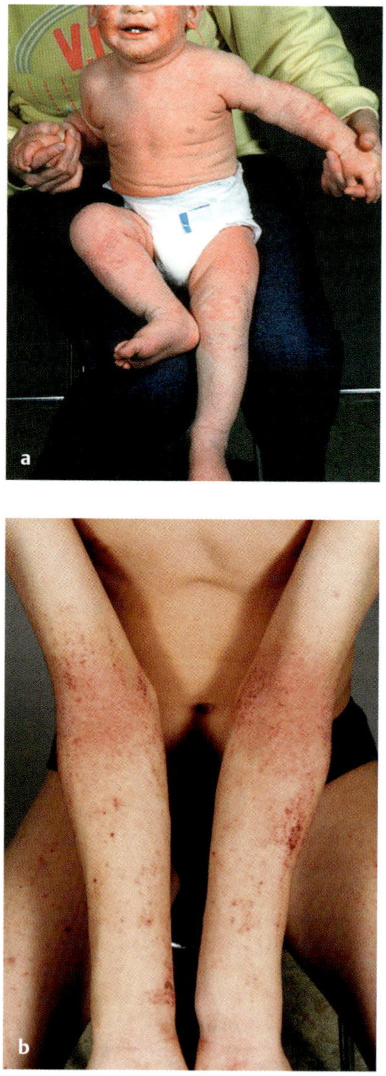

Abb. 15.**173 a, b** Atopische Dermatitis.
a Die großen Beugen sind im 1. Lebensjahr bei atopischer Dermatitis meist noch ausgespart.
b Ab dem 2. Lebensjahr erst „typische" Manifestation in den großen Beugen.

Säuglinge

Gneis/seborrhoische Dermatitis. „Milchschorf" ist eine meist erst ab dem 2.– 3. Lebensmonat auftretende Erstmanifestation der atopischen Dermatitis (Abb. 15.**168**). Davon zu unterscheiden ist die seborrhoische Dermatitis des Säuglingsalters, die folgende Kennzeichen erfüllen sollte:

- Erstmanifestation bereits vor dem 2. Lebensmonat
- gelbliche, fettend glänzende Schuppung
- auf Kopfhaut beschränkt
- Stirn, Stamm und vor allem Beugen (auch Hals) mit Rötung
- kaum Juckreiz, guter Allgemeinzustand

Die Therapie ist rückfettend und schuppenlösend, am einfachsten mit Ölbädern. Antientzündlich wirken Cremes mit Zinkoxid oder topische Kortikosteroide.

Atopische Dermatitis. Dies ist die klassische Manifestation einer Atopie, meist früh im Säuglingsalter beginnend; sie kann aber in jeder Altersgruppe neu auftreten. Dabei ändern sich die Symptomatik, die Morphologie und die Verteilung der atopischen Dermatitis im Verlaufe des Kindesalters. Zusätzliche große, individuelle Schwankungen sind die Regel. Die Diagnose wird klinisch gestellt. Typischerweise ist die Atopieanamnese familiär meist positiv. Im Säuglingsalter tritt als erste Manifestation das Ekzem an der Kopfhaut auf (Milchschorf; Abb. 15.**169**), mit Ausdehnung über die Schläfenregion ins Gesicht (Abb. 15.**170** und Abb. 15.**171**) sowie die Streckseiten der Extremitäten (Abb. 15.**172** und Abb. 15.**173**) und den Stamm. Das Ekzem ist zu diesem Zeitpunkt meist nässend und als Ausdruck der bakteriellen Superinfektion mit gelblichen Krusten belegt. Die Windelregion ist typischerweise ausgespart. Die Peripherie (Füße) ist oft kühl.

Eine Sonderform stellen die stammbetonten münzförmigen Ekzeme dar (Abb. 15.**151**).

Entscheidend ist die Mitbehandlung der bakteriellen Superinfektion z. B. mit Ölbädern (nicht zu heiß; Cave: Juckreiz), um die bakteriell besiedelten Krusten zu lösen; dies wird durch desinfizierende Syndets auf dem Waschlappen noch erleichtert. Wichtig ist eine rückfettende Ganzkörperpflege mit Cremes (keine sehr fetten Salben mit okkludierender Wirkung verwenden!) als Langzeittherapie, um der gestörten Lipidbarriere entgegenzuwirken. Kurzfristig eingesetzte topische Kortikosteroide sind oft hilfreich. Maßnahmen sollten in diesem Alter nach wenigen Wochen zu einer deutlichen Besserung der Hautverhältnisse und damit des Wohlbefindens des Säuglings führen. Erschöpfungszustände der betreuenden Eltern von Säuglingen mit atopischer Dermatitis nach 6 – 12 Monaten sind häufig; dies in der Sprechstunde anzusprechen kann für alle Beteiligten hilfreich sein.

Im Vorschulalter „wandert" das Ekzem distalwärts und manifestiert sich vermehrt an Hand- und Fußgelenken sowie am Nacken und an den Ellen- und Kniebeugen. In vielen Fällen kann eine deutliche Besserung bis zum 3. Lebensjahr erwartet werden.

! Bei atypischer Lokalisation und/oder hartnäckiger Therapieresistenz muss differenzialdiagnostisch an eine systemische oder kutane Langerhans-Zell-Histiozytose gedacht werden (Abb. 15.**174**, Abb. 15.**175**, Abb. 15.**176** und Abb. 15.**177**).

Tab. 15.**19** Häufigste Manifestationsorte des atopischen Ekzems nach Alter (Höger 2007).

Alter	Verteilungen	Morphe
1. – 2. Lebensjahr	Gesicht Stamm Streckseiten	Papulovesikel Exsudation
3. – 8. Lebensjahr	Gesicht Hals Hand- und Fußgelenke Beugeseiten	Ekzemplaques Exkoriationen Lichenifikation Sebostase
ab 8. Lebensjahr	Hand- und Fußekzem	Ekzemplaques Lichenifikationen Sebostase

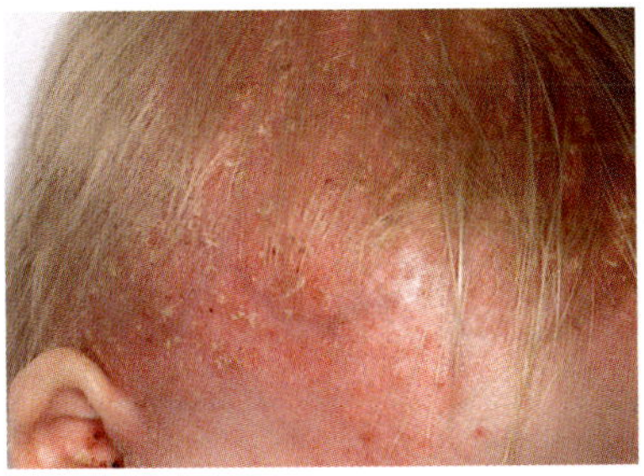

Abb. 15.**174** Kein Milchschorf, sondern Langerhans-Zell-Histiozytose!

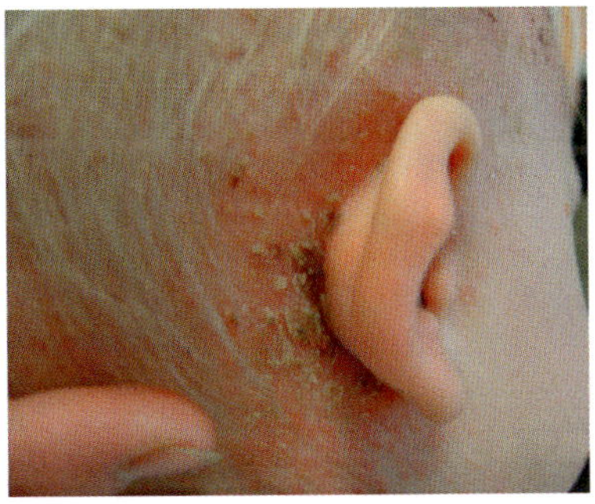

Abb. 15.**176** Gelb schuppende Hautläsionen bei Langerhans-Zell-Histiozytose: fehlende laterale Augenbraue, Hertoghe-Zeichen, Ohrläppchenrhagade, Dennie-Morgan-Falte (Unterlid).

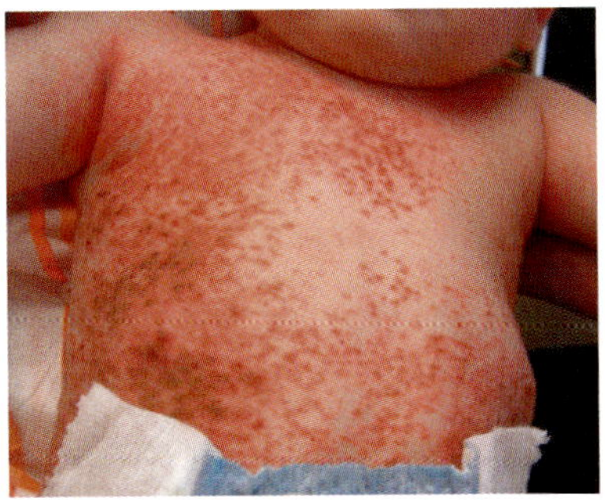

Abb. 15.**175** Langerhans-Zell-Histiozytose (Differenzialdiagnose zu atopischer Dermatitis).

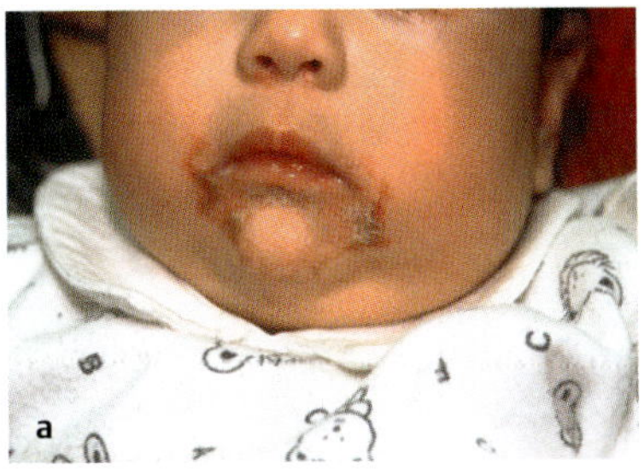

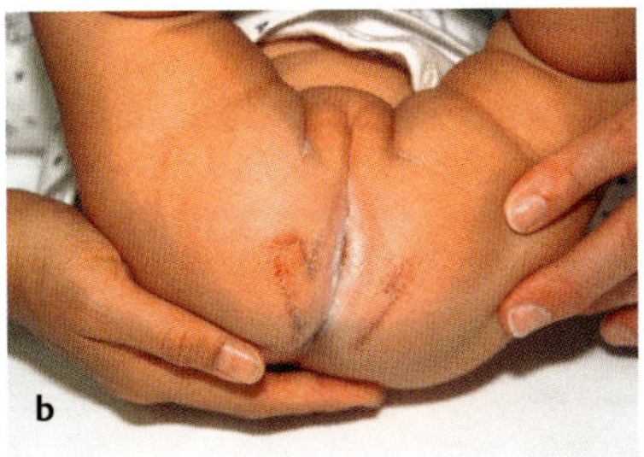

Abb. 15.**177 a, b** Nutritiver Zinkmangel.

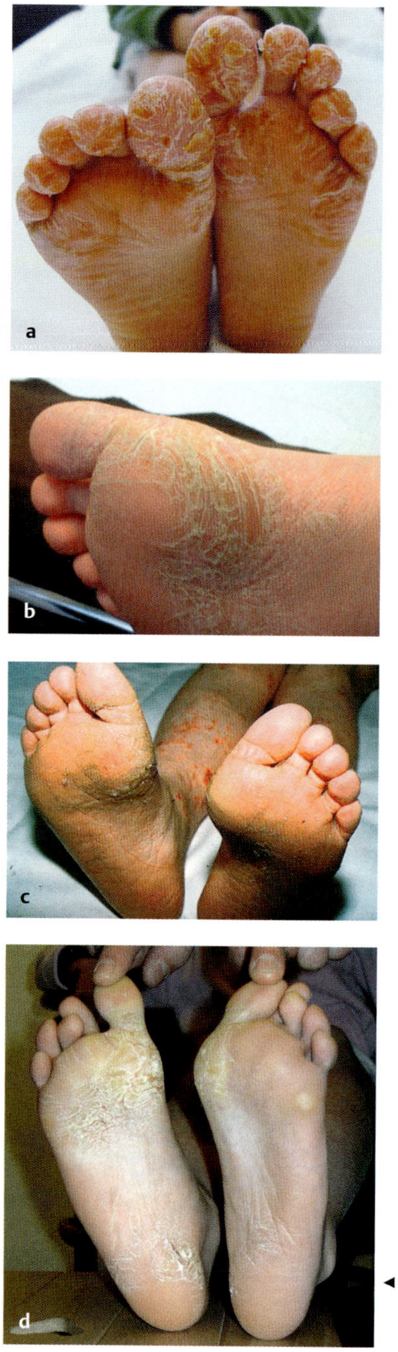

◄ Abb. 15.**178 a – d** Atopische Winterfüße DD: Tinea pedis.

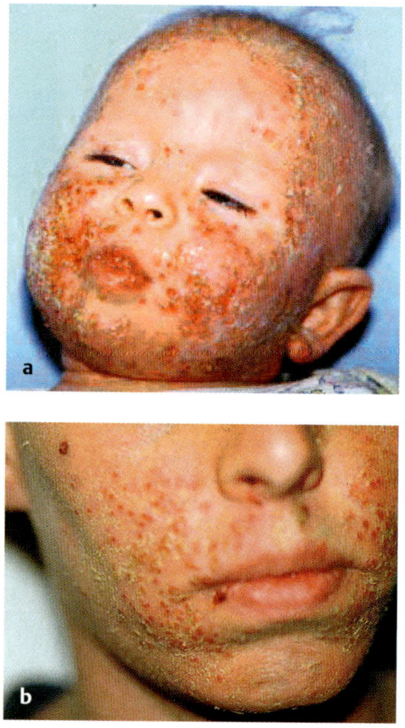

Abb. 15.**179 a, b** Ekzema herpeticatum bei atopischer Dermatitis.

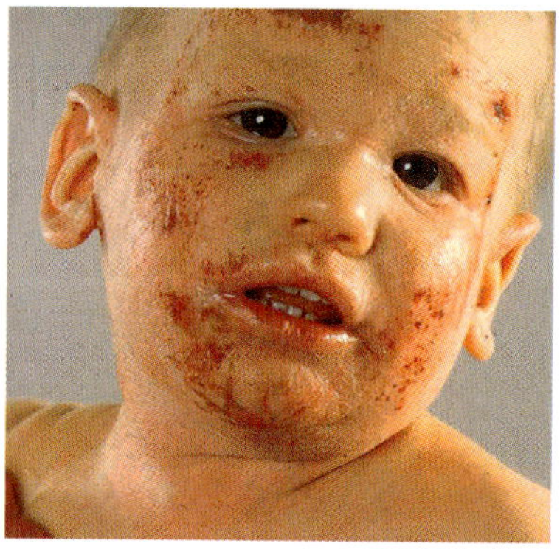

Abb. 15.**180** Ekzema herpeticatum: schwere, exkoriative Form: fehlende laterale Augenbraue, Hertoghe-Zeichen, Ohrläppchenrhagade, Dennie-Morgan-Falte (Unterlid).

Die klinische Klassifizierung erfolgt meist nach Schweregrad-Score (SCORAD = SCORing atopic Dermatitis); unterteilt wird in Schweregrade von Erythem bzw. Rötung, von Ödem bzw. Papelbildung, von Exkoriationen bzw. Lichenifizierung und von Sekretion bzw. Krustenbildung. Das nummuläre Ekzem und die (knotige) Prurigoform sind Sonderformen, die vor allem bei Kindern mit farbiger Haut auftreten. Bei beiden Formen dauert die Abheilung typischerweise etwas länger als bei der klassischen atopischen Dermatitis.

Eine rückfettende Hautpflege (Ölbäder, Lotions, Cremes) bleibt auch im Verlauf als Basistherapie entscheidend.

Als Feinzeichen des atopischen Ekzems finden sich im Schulalter zunehmend:

- Sebostase
- Keratosis pilaris
- Gesichtsblässe
- weißer Dermografismus
- Pruritus beim Schwitzen
- infraorbitaler Schatten
- Dennie-Morgan-Falte (Doppelfalten am Unterlid)
- Hertoghe-Zeichen (fehlende laterale Augenbrauen)
- vertiefte Halslinien („Dirty Neck“)
- Ohrläppchenrhagade
- Cheilitis sicca
- Angulus infectiosus
- Pityriasis alba
- präpatelläre Dermatitis papulosa juvenilis (Sandbox Dermatitis)
- Mamillenekzem
- Vulvaekzem
- atopischer „Winterfuß“ (Abb. 15.**178**).

> **!** Bei schweren Verläufen unter dem klinischen Bild einer atopischen Dermatitis müssen unterliegende oder assoziierte Erkrankungen differenzialdiagnostisch in Erwägung gezogen werden, z. B. Hyper-Immunglobulin-E-Syndrom, Wiskott-Aldrich-Syndrom oder Zöliakie mit Dermatitis herpetiformis Duhring.

Eine Komplikation der atopischen Dermatitis sind bakterielle oder virale Superinfektionen (Ekzema herpeticatum; Abb. 15.**179** und Abb. 15.**180**).

Epidermolysis bullosa. Bei konnatalen Blasen an der Haut und/oder den Schleimhäuten muss an eine Erkrankung aus dem Formenkreis der Epidermolysis bullosa gedacht werden (Abb. 15.**181** bis Abb. 15.**184**). Es handelt sich um eine klinisch und genetisch heterogene Gruppe von Erkrankungen, bei denen aufgrund von Mutationen verschiedener Strukturproteine in der Haut geringste mechanische Traumata zur Blasenbildung an der Haut und meist auch der Schleimhaut führen (s. auch Abschnitt „Embryologie“, S. 202). Die Diagnose wird heute in der Regel mittels Antigen-Mapping zur Strukturanalyse der Proteine einer Hautbiopsie gestellt.

> **!** Kongenitale Blasen = hochgradiger Verdacht auf Epidermolysis bullosa.

Ichthyosen. Dabei handelt es sich um eine klinisch heterogene Gruppe von genetisch bedingten und generalisierten Verhornungsstörungen der Haut (s. Abb. 15.**162** und Abb. 15.**163**). Für die Klinik bewährt sich die Einteilung in eine angeborene, also kongenitale Ichthyose und eine sich erst im Verlauf der ersten Lebensmonate entwickelnde Ichthyose. Zusätzlich sind isolierte Ichthyosen (z. B. Ichthyosis vulgaris) von syndromalen Formen abzugrenzen (z. B. Conradi-Hünermann-Happle-Syndrom). Die genaue Diagnose erfordert nebst der Klinik meist genetische Abklärungen und Hautbiopsien.

> **!** Nicht jede generalisierte Schuppung beim Neugeborenen bedeutet jedoch eine Ichthyose!

Autosomal-rezessive Ichthyoseformen können unabhängig von ihrer unterschiedlichen genetischen Disposition und ihrem späteren Verlauf bei den betroffenen Kindern zur Geburt als ein Kollodiumbaby führen. Hierbei ist der Körper der Kinder von einer derben Kollodiummembran umhüllt. Aufgrunddessen besteht die Gefahr der hypernatriämischen Dehydratation und eines Wärmeverlusts sowie von Hautinfektionen mit Sekundärsepsis. Im Verlauf der ersten Lebenstage beginnt diese Kollodiummembran einzureißen und schilfert ab. Die Maximalform wird als Harlekinbaby bezeichnet (s. Abschnitt „Neugeborene“, S. 210).

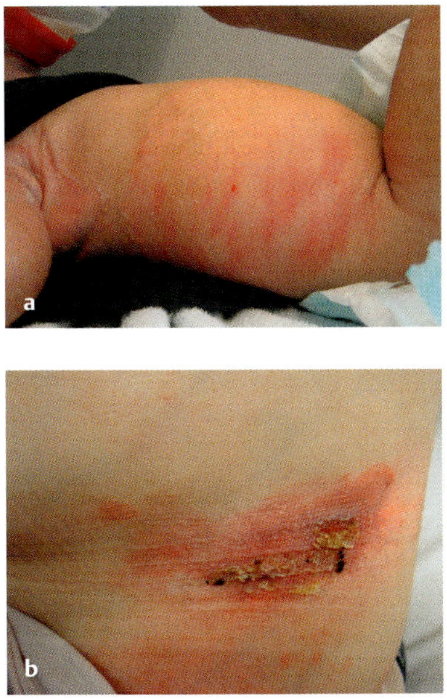

Abb. 15.**181 a, b** Epidermolysis bullosa.

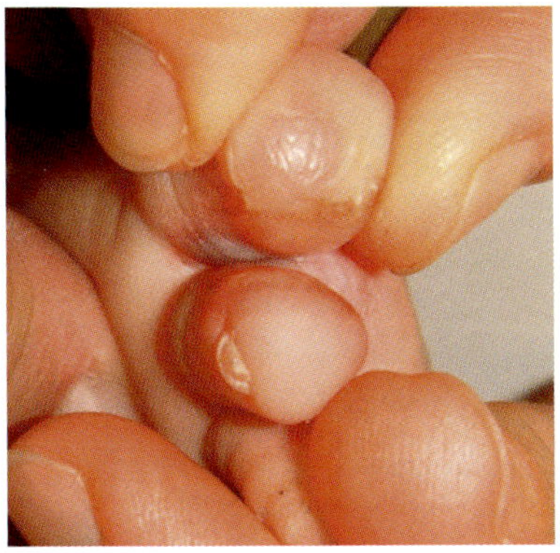

Abb. 15.**182** Epidermolysis bullosa: Blasenbildung an der Spitze der Zehen.

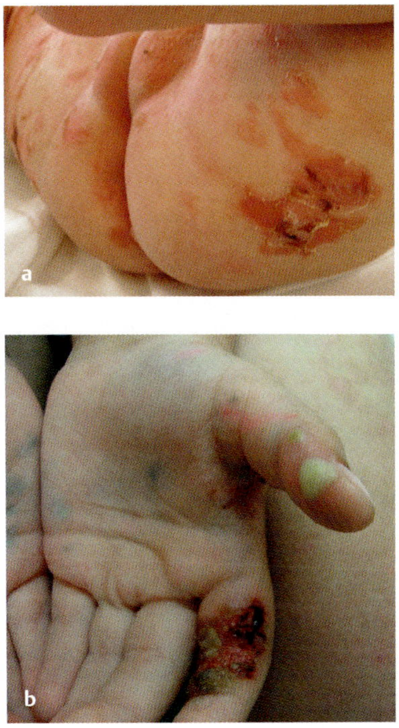

Abb. 15.**183 a, b** Epidermolysis bullosa, Typ Herlitz: schwere Form.

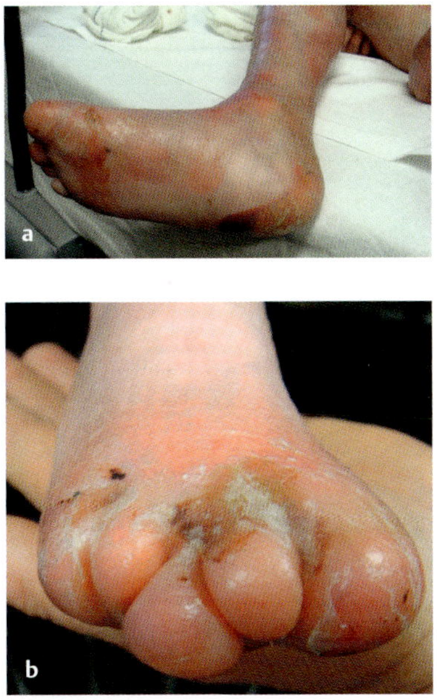

Abb. 15.**184 a, b** Epidermolysis congenita dystrophica.

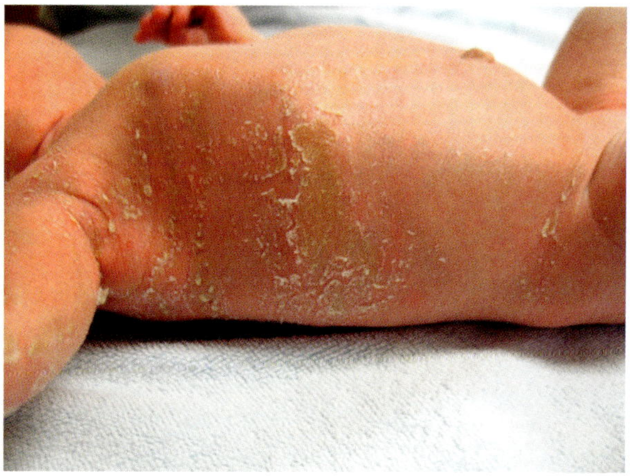

Abb. 15.**185** Conradi-Hünermann-Happle-Syndrom.

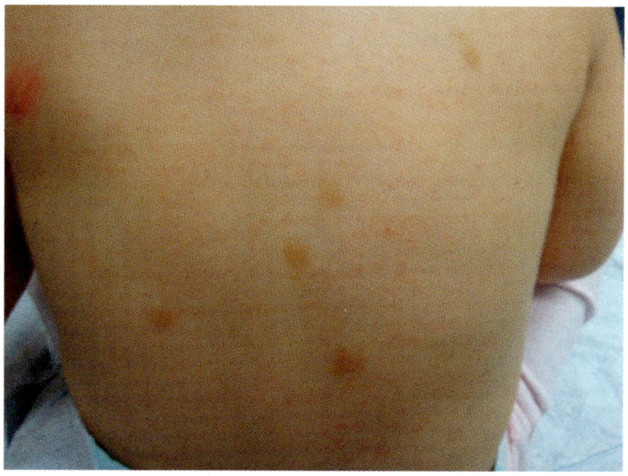

Abb. 15.**186 a, b** Mastozytome.

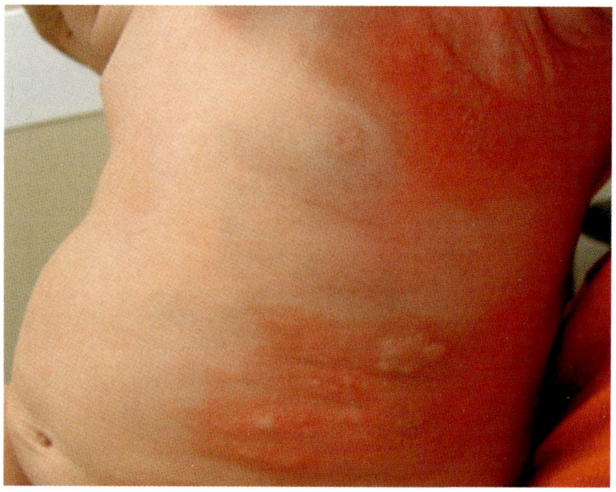

Abb. 15.**187** Kutane Mastozytose (diffuse Form).

Mastozytose. Im Kindesalter werden vor allem kutane Mastozytosen beobachtet (Abb. 15.**185**). Diese sind durch eine Mastzellhyperplasie in der Haut, jedoch nicht an anderen Organsystemen, gekennzeichnet. Solitäre Mastozytome treten vereinzelt und stammbetont meist innerhalb der ersten beiden Lebensjahre auf und weisen eine hohe Spontanheilungsrate auf (Abb. 15.**186**). Bei der Urticaria pigmentosa ist die Anzahl der meist kleineren Mastozytome größer, eine vollständige Abheilung deutlich seltener (Abb. 15.**187**). Mastozytome weisen eine Schwellung auf mechanischen Reiz hin auf (positives Darier-Zeichen), im Säuglingsalter oft mit Blasenbildung. Eine signifikante Erhöhung der Tryptasespiegel im Serum, eine klinisch fassbare Hepatosplenomegalie und Diarrhö bzw. Flush-Attacken müssen an eine Systembeteiligung denken lassen und breiter abgeklärt werden. Die diffuse Mastozytose manifestiert sich meist bei Geburt in Form einer diffusen Infiltration der betroffenen Hautareale mit Blasenbildung.

Hämangiome/vaskuläre Malformationen. Hämangiome sind die häufigsten benignen Tumoren im Säuglings- und Kleinkindesalter. Es handelt sich um Gefäßtumoren, die ein charakteristisches Wachstumsverhalten aufweisen (Abb. 15.**188**): Typischerweise sind sie bei Geburt noch nicht nachweisbar, auch wenn Prodromalzeichen (weiße, makuläre Hautveränderung oder Region mit vermehrten Teleangiektasien) sichtbar sind. Erst nach der Geburt beginnt dann eine Phase schnellen Wachstums, gefolgt von einer Plateauphase nach Wachstumsstillstand. Die spontane Rückbildung, die Phase der Involution, kann Jahre dauern (Abb. 15.**189** und Abb. 15.**190**). Die meisten Hämangiome sind bis zur Einschulung spontan regredient, auch wenn die Hautstruktur über dem ehemaligen Hämangiom bleibend alteriert (z. B. vergröberte Hautfältelung) sein kann.

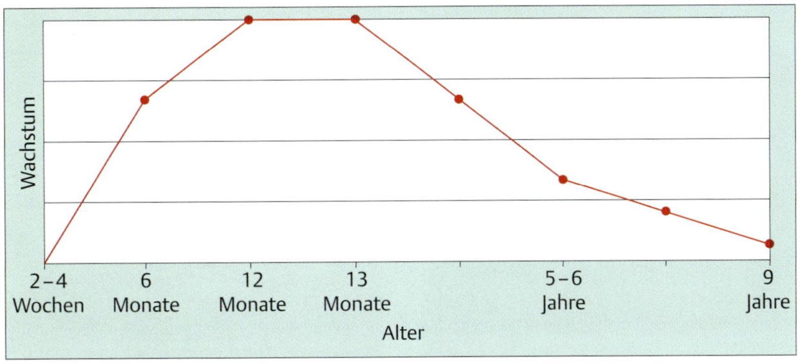

Abb. 15.**188** Phasen der Entwicklung von Hämangiomen (beispielhaft).

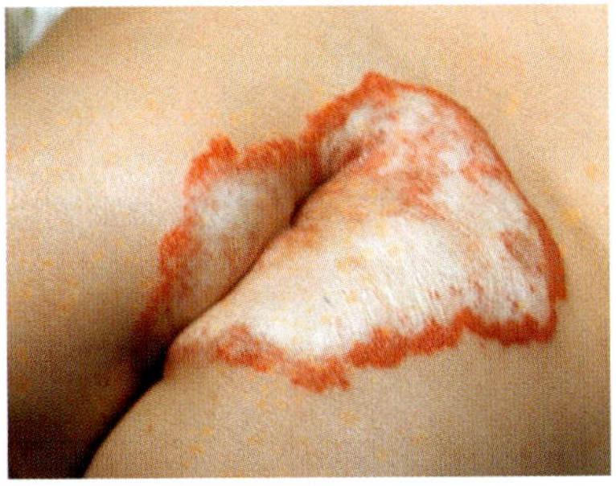

Abb. 15.**189** Hämangiom in Regression. Die rote Farbe wird verschwinden; zurück bleibt die aspektmäßig veränderte darüber liegende Haut mit Hypo- und Hyperpigmentierungen.

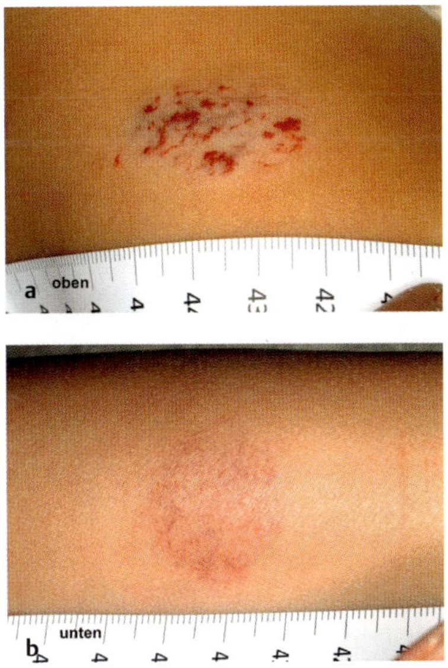

Abb. 15.**190 a, b** Hämangiome (in Involutionsphase).

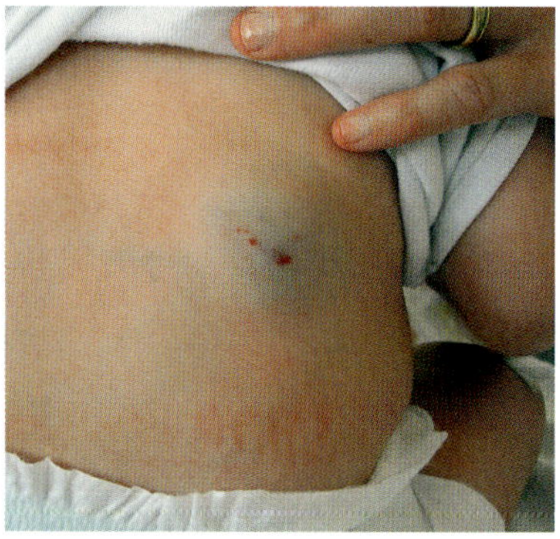

Abb. 15.**191** Gemischtes Hämatom an der Thoraxwand.

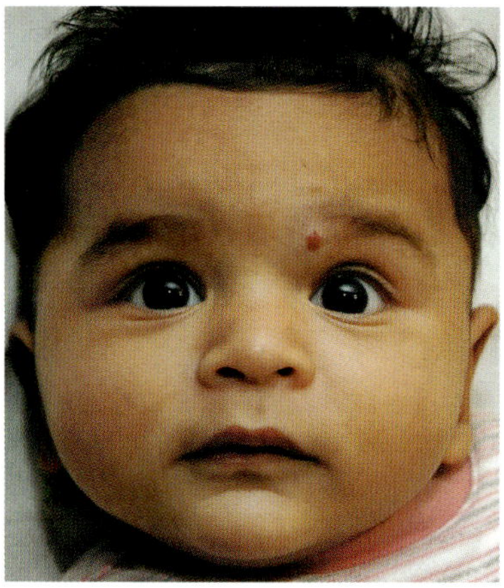

Abb. 15.**192** Erhabenes und tief liegendes, gemischtes Hämangiom, dessen Wachstum in den nächsten Monaten die optische Achse beeinträchtigen könnte: intervenieren.

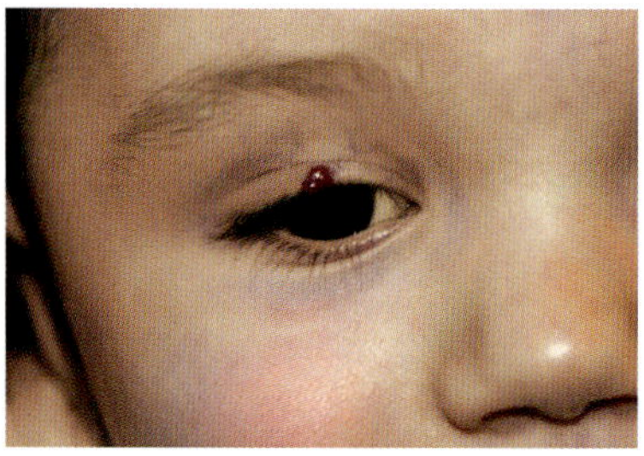

Abb. 15.**193** Lidhämangiom: unter Umständen aggressive Behandlung nötig.

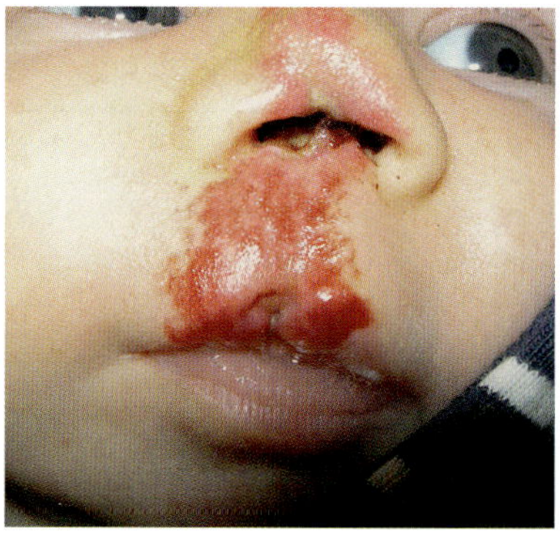

Abb. 15.**194** „Malignes", schnell wachsendes Hämangiom, das zur Zerstörung der Nasenscheidewand führte.

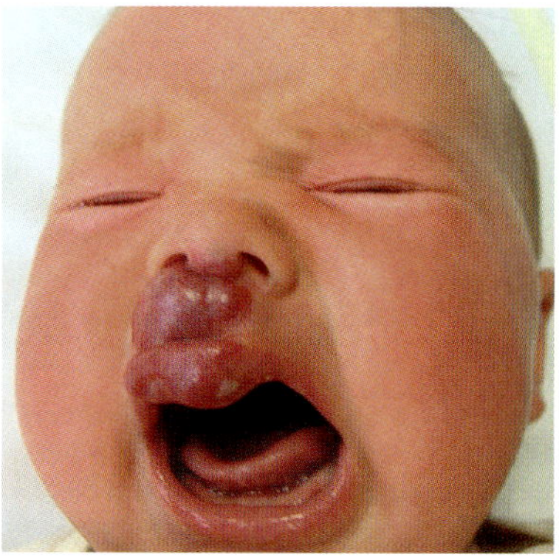

Abb. 15.**195** Kavernöses Hämangiom der Oberlippe.

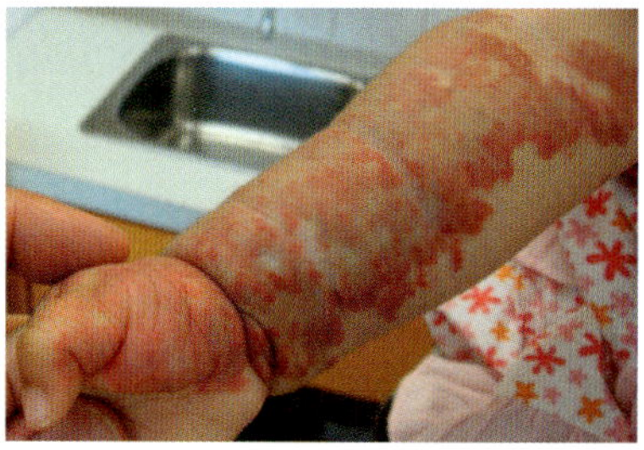

Abb. 15.**196** Kavernöses Hämangiom nach oraler β-Blocker-Therapie.

> **!** Die meisten Hämangiome bedürfen keiner Behandlung (Abb. 15.**191**).

Bei Gefährdung von unterliegenden Strukturen (z. B. Hals und Gesicht: Augen, Nase, Gehörgang; Urogenitalbereich; Abb. 15.**192** bis Abb. 15.**195**), bei Ulzeration des Hämangioms (Schmerzen!) oder sehr großen Hämangiomen erfolgt die Therapie heute vor allem mit oralen β-Blockern, die über Monate verabreicht werden (Abb. 15.**196**). Der optimale Therapiezeitpunkt hierzu ist derjenige des schnellen Wachstums, d. h. im frühen Säuglingsalter. Die Beurteilung des Einsatzes von oraler Therapie, Kryotherapie, Lasertherapie (Abb. 15.**197**, Abb. 15.**198** und Abb. 15.**199**) oder konventioneller Chirurgie sollte mit dem Spezialisten abgesprochen werden. Weitere Hämangiomformen zeigen die Abb. 15.**200** bis Abb. 15.**203**.

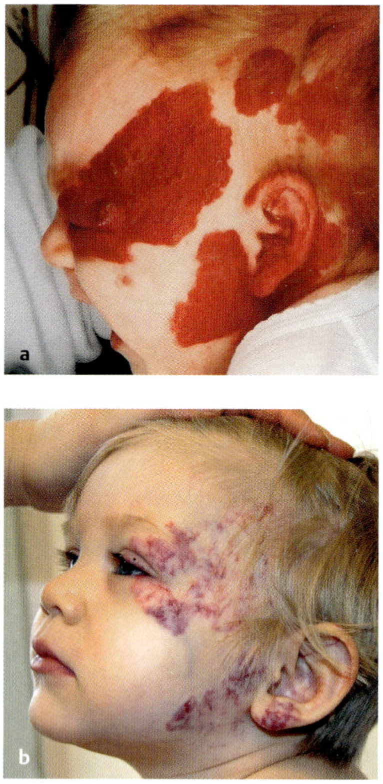

Abb. 15.**197 a, b** Ausgedehntes, oberflächliches Hämangiom.
a Vor der Laserintervention.
b Nach der Laserintervention.

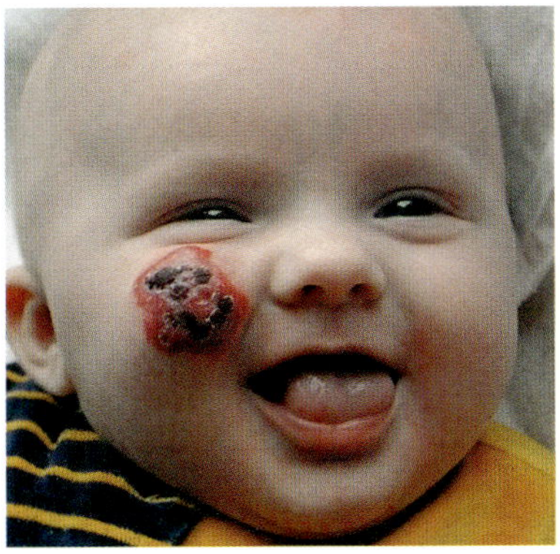

Abb. 15.**198** Soziales Lächeln beim 4 Monate alten Säugling (großes Hämangiom an der Wange, nach 1. Yag-Laserbehandlung). Risikozonen (Lid, Lippe, Genitale) sind früh zu behandeln (β-Blocker).

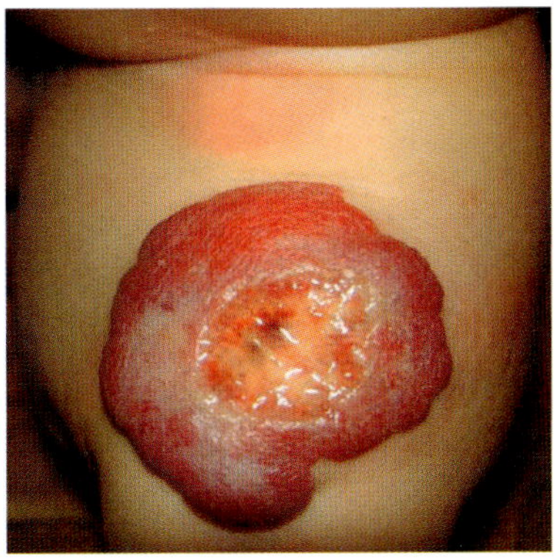

Abb. 15.**199** Nekrotisierendes Hämangiom.

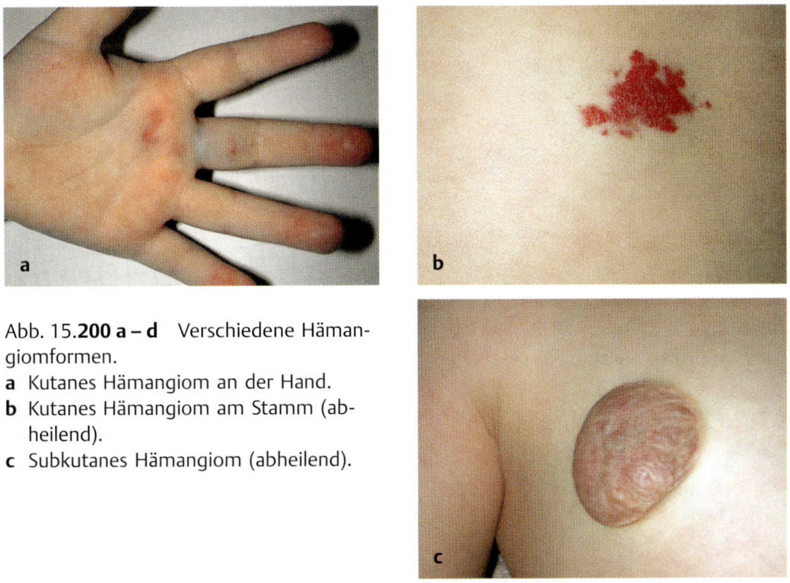

Abb. 15.**200 a – d** Verschiedene Hämangiomformen.
a Kutanes Hämangiom an der Hand.
b Kutanes Hämangiom am Stamm (abheilend).
c Subkutanes Hämangiom (abheilend).

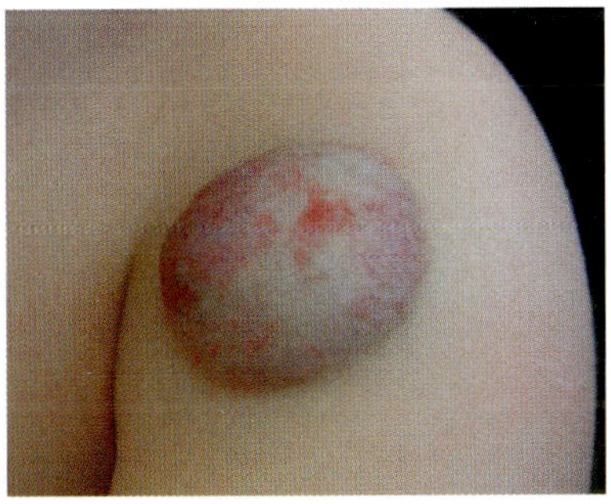

Abb. 15.**201** Kavernöses Hämangiom.

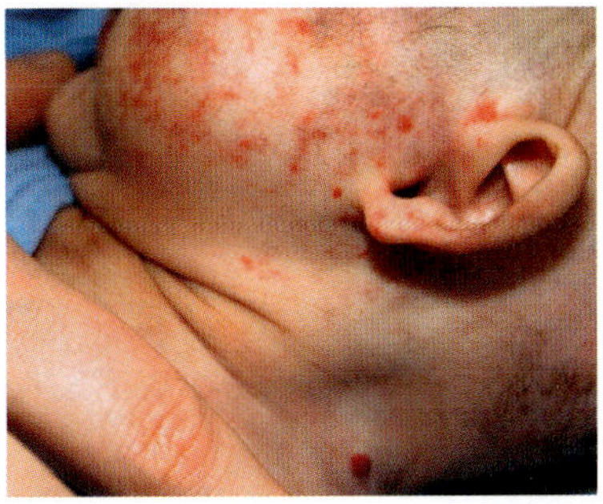

Abb. 15.**202** Beispiel eines Hämangioms im Rahmen eines PHACES-Syndroms (Posterior Fossa Abnormalities, arterial cerebrovascular Anomalies, cardiac Defects, Eye Abnormalities, sternal Defects).

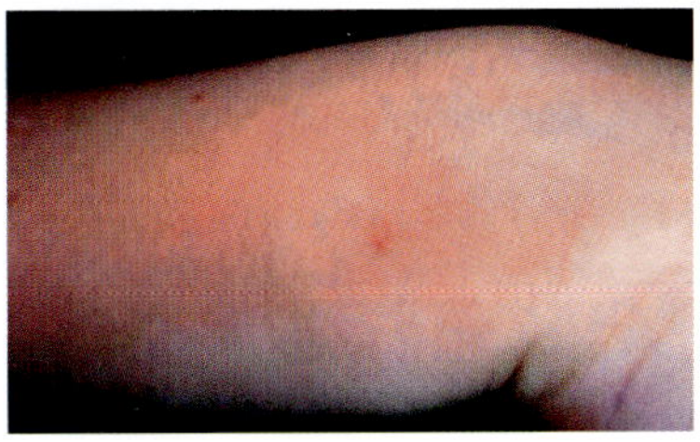

Abb. 15.**203** Spider-Nävus.

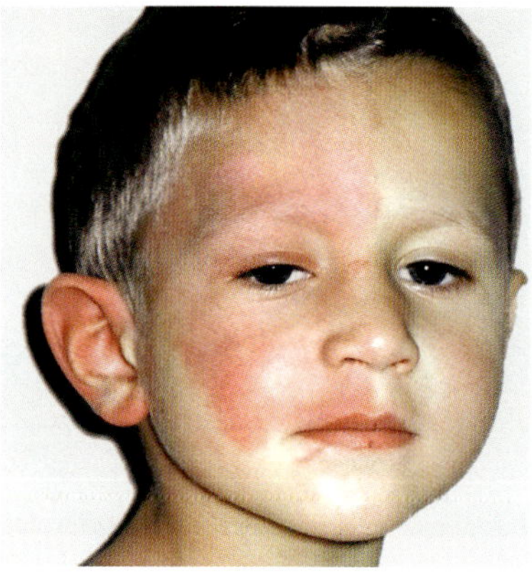

Abb. 15.**204** Naevus flammeus des Gesichts: Sturge-Weber-Syndrom. *(s. Bildnachweis)

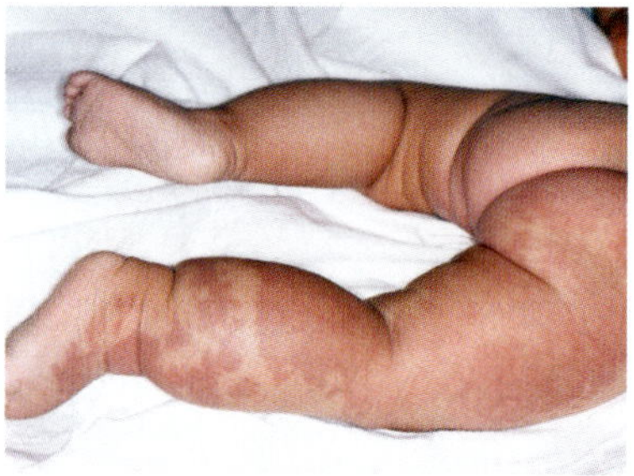

Abb. 15.**205** Segmentaler Naevus flammeus mit Hemihypertrophie.

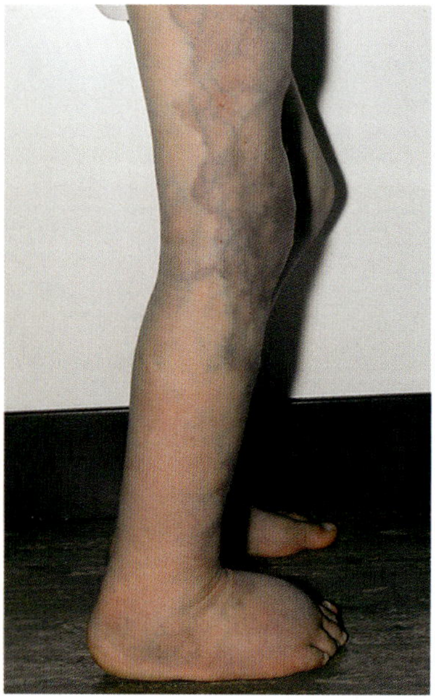

Abb. 15.**206** Ausgedehnte venöse Malformationen mit ossärer Hypertrophie beim Klippel-Trénaunay-Weber-Syndrom. *(s. Bildnachweis)

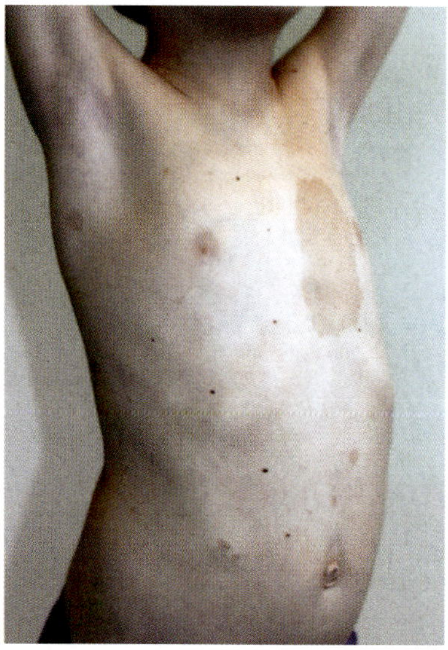

Abb. 15.**207** Pigmentstörung: Café-au-Lait-Nävus (hier bei Morbus Recklinghausen).

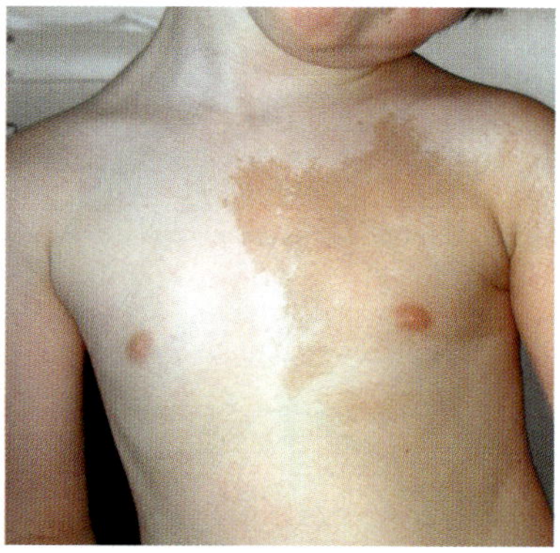

Abb. 15.**208** Großer Café-au-Lait-Fleck („Coast of Maine").

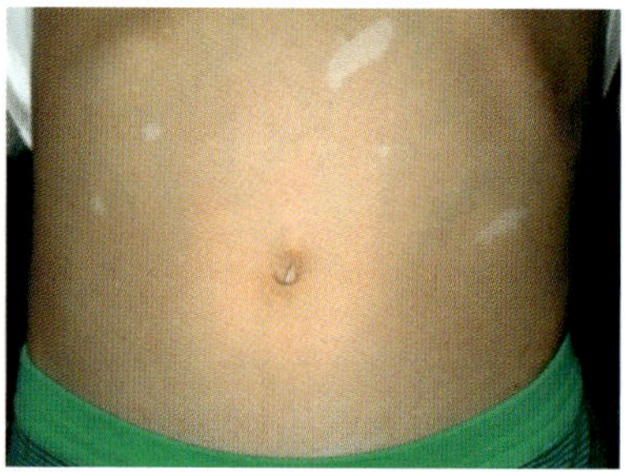

Abb. 15.**209** Phakomatose: tuberöse Sklerose.

Naevus flammeus und vaskuläre Malformationen. Bei asymmetrischer und segmentaler Anordnung muss an assoziierte Syndrome gedacht werden (z. B. Sturge-Weber-Syndrom: im Gesicht V1; Klippel-Trénaunay-Syndrom: angioosteohypertrophisches Syndrom mit Größendifferenz der betroffenen Extremität; Abb. 15.**204**, Abb. 15.**205** und Abb. 15.**206**).

Pigmentstörungen (Nävi usw.). Hyper- oder Hypopigmentierungen sind häufig, entweder im Rahmen einer neurokutanen Gesamterkrankung (z. B. Café-au-Lait-Flecken bei Morbus Recklinghausen, „White Spots" bei tuberöser Sklerose; Abb. 15.**207**, Abb. 15.**208** und Abb. 15.**209**) oder als separates Krankheitsbild (z. B. Vitiligo; Abb. 15.**210** und Abb. 15.**211**). Letztere kann lokalisiert fokal, segmental (Abb. 15.**212**) oder generalisiert (multiple depigmentierte Makulae; Abb. 15.**213**) oder als universelle Vitiligo (> 80 % der Haut befallen) auftreten. Hypo- und Depigmentierungen lassen sich auch posttraumatisch (z. B. Narben; Abb. 15.**214**) und postinfektiös finden (z. B. Pityriasis versicolor; Abb. 15.**215**). Abb. 15.**216** zeigte eine Blaschke-lineare Dermatitis.

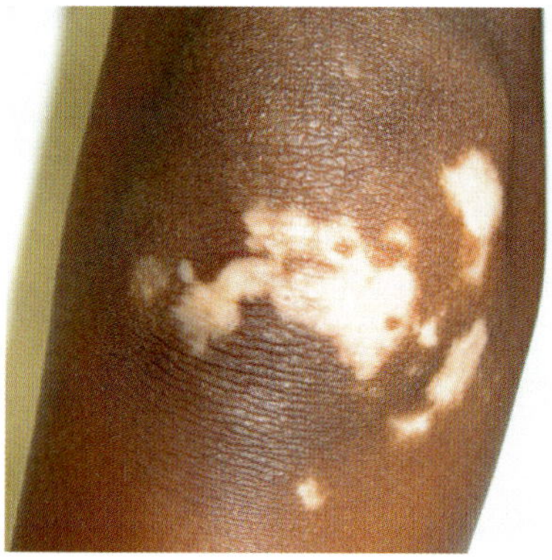

Abb. 15.**210** Posttraumatische Vitiligo.

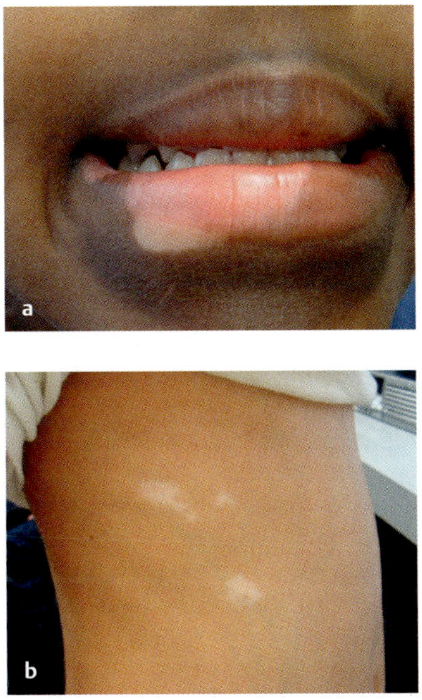

Abb. 15.**211 a, b** Vitiligo.

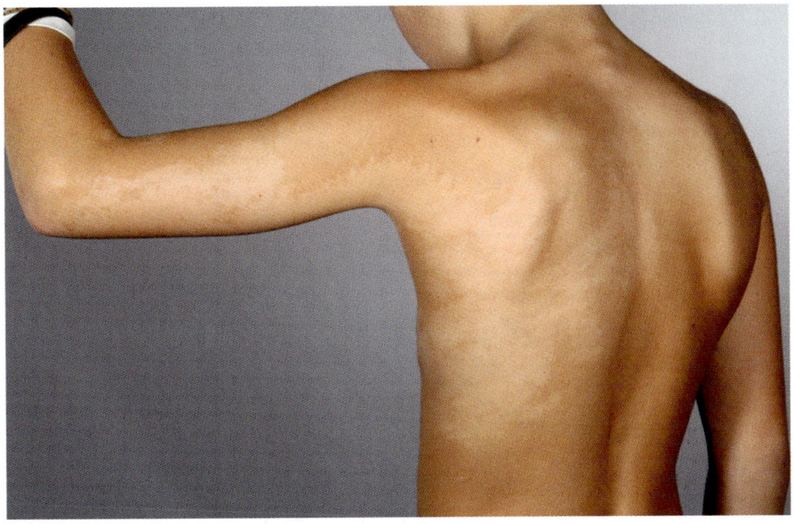

Abb. 15.**212** Segmentale Depigmentierung (Hypomelanosis Ito).

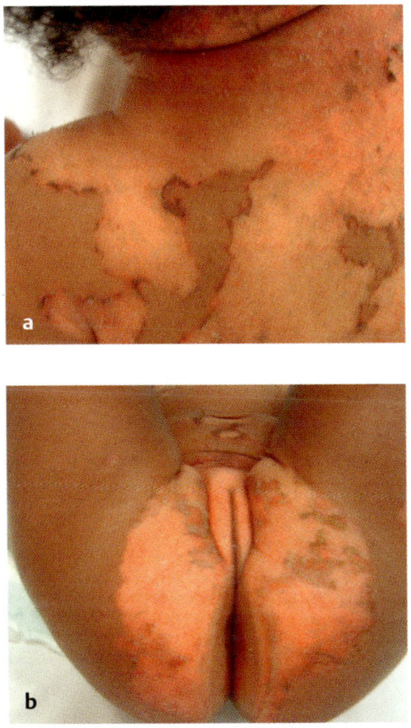

Abb. 15.**213 a, b** Zinkmangel bei schwarzer Hautfarbe.

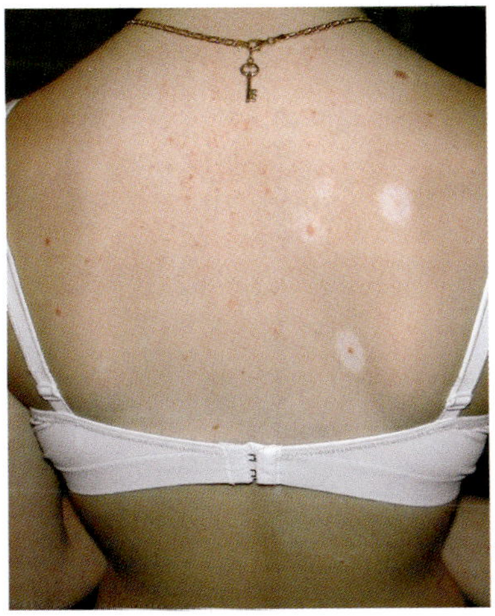

Abb. 15.**214** Halo-Nävus.

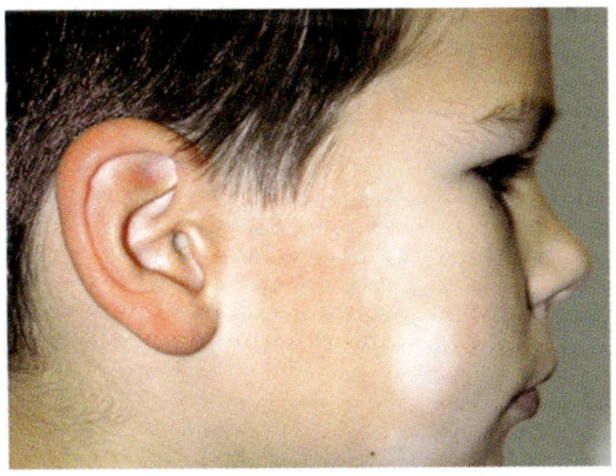

Abb. 15.**215** Pityriasis alba.

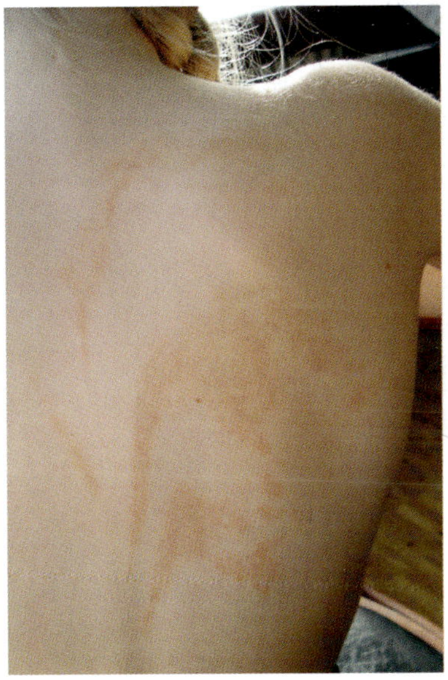

Abb. 15.**216** Blaschke-lineare Dermatitis.

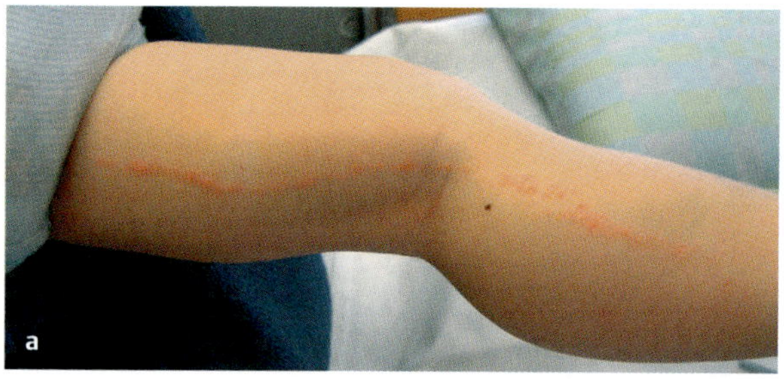

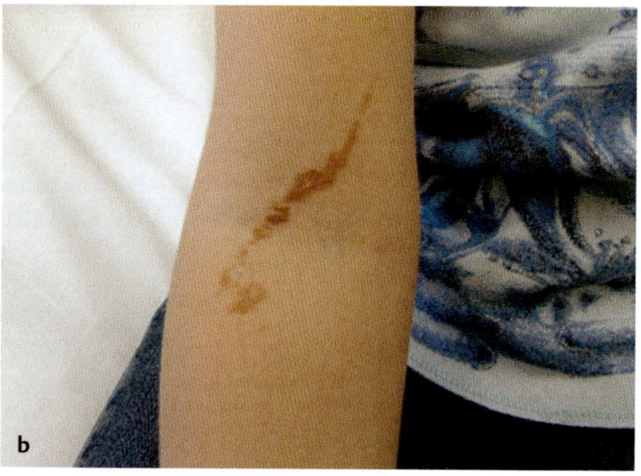

Abb. 15.**217 a, b** Inflammatory linear verrucosus epidermal Naevus (ILVEN).

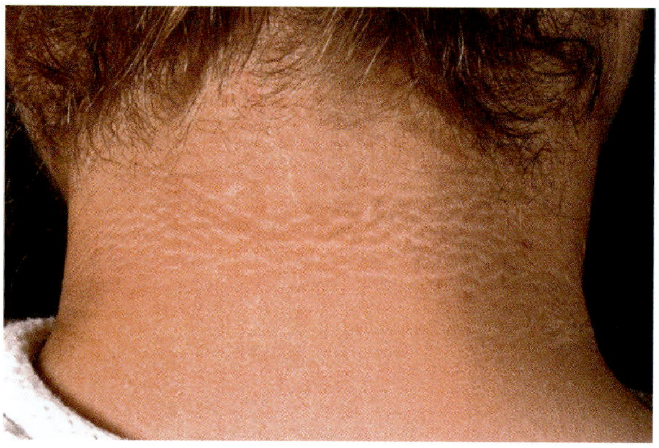

Abb. 15.**218** Akanthosis nigricans: Bei Adipositas kann dies auf unterliegende Insulinresistenz hinweisen.

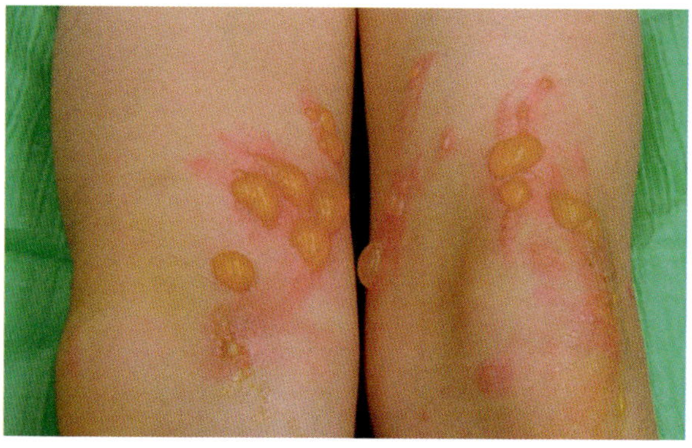

Abb. 15.**219** Fototoxizität nach „Riesenbärenklau"-Exposition.

Hyperpigmentierungen (Abb. 15.**217**) müssen an Morbus Addison, Hyperthyreose, Akromegalie, Speicherkrankheiten, Morbus Cushing, Hämochromatose oder eine hepatobiliäre Erkrankung (Morbus Wilson) denken lassen. Bei Akanthosis nigricans (Abb. 15.**218**) ist auch Diabetes Typ 2 in Erwägung zu ziehen. Zudem müssen exogene Ursachen, wie ein Status nach Verbrennungen oder eine Phytofotodermatitis (Abb. 15.**219**), in Betracht gezogen werden.

Die maligne Entartung von melanozytären Nävi im Kindesalter ist äußerst selten. Vor allem Kinder mit angeborenem melanozytärem Riesennävus haben jedoch ein erhöhtes Risiko, innerhalb des Nävus, aber auch außerhalb, de novo, an einem Melanom zu erkranken. Im Zweifelsfall müssen die Nävi mittels Dermatoskopie durch Spezialisten untersucht werden. Das gilt auch für den gutartigen, knotigen Nävuszellnävus (Spitznävus; früher: benignes juveniles Melanom) als Abgrenzung zum sehr seltenen malignen Melanom des Kindesalters.

Vorschul-, Schulkinder und Adoleszenten

Praktisch alle entzündlichen und infektiösen Hauterkrankungen des Säuglingsalters können auch bei älteren Kindern beobachtet werden (Abb. 15.**220** und Abb. 15.**221**). Einzelne typische Krankheitsbilder, wie die atopische Dermatitis, die seborrhoische Dermatitis, die infektionsassoziierten Exantheme bei Varizellen, Masern, Röteln, Ringelröteln (Erythema infectiosum, Parvovirus B19) und 3-Tage-Fieber (Exanthema subitum, Roseola infantum) werden vorwiegend bei Säuglingen und Kleinkindern gesehen. In der Differenzialdiagnose muss dann an Scharlach, Kawasaki-Syndrom (Mucocutaneous Lymph Node Syndrom), Borrelliose oder Mononukleose gedacht werden. Typisch in dieser Altersklasse sind auch Impetigo contagiosa und Molluscum contagiosum usw.

Hauterkrankungen können auch Hinweis auf seltene systemische Erkrankungen sein, so die mit Blasen und Pusteln einhergehende, Immunglobulin-A-lineare Dermatose, eine erworbene Autoimmunerkrankung, die durch Infekte und Medikamente getriggert wird. Typisch sind auch die multiplen Café-au-Lait-Flecken (≥ 6 mit Durchmesser > 0,5 cm) bei Neurofibromatosen.

Eine Einteilung dermatologischer Krankheitsbilder für das Vorschul-, Schul- und Adoleszentenalter lohnt sich außer z. B. für die Akne nicht. Im Folgenden werden einige wiederholt gesehene Krankheitsbilder behandelt.

Psoriasis. Die Psoriasis kommt in jeder Altersgruppe vor, manifestiert sich aber vorwiegend im Erwachsenenalter; bei Säuglingen ist sie möglich, aber selten. Wenn sie bei ihnen auftritt, dann vorwiegend als Psoriasis der Windelregion mit scharf begrenzten, schuppenden, erythrosquamösen Plaques. Im Kindesalter ist die Erstmanifestation als Psoriasis guttata am häufigsten, meist im Anschluss an Infektionen, insbesondere mit β-hämolysierenden Streptokokken (Abb. 15.**222**, Abb. 15.**223** und Abb. 15.**224**).

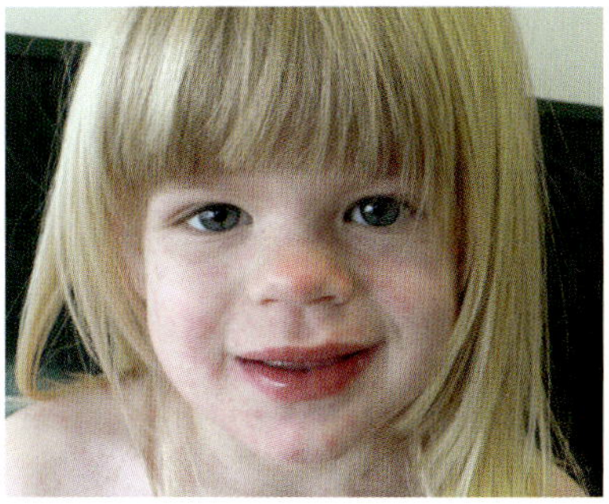

Abb. 15.**220** Exanthem bei möglichem Virusinfekt. Typisch ist dabei das Aussparen der Beugeflächen der Extremitäten.

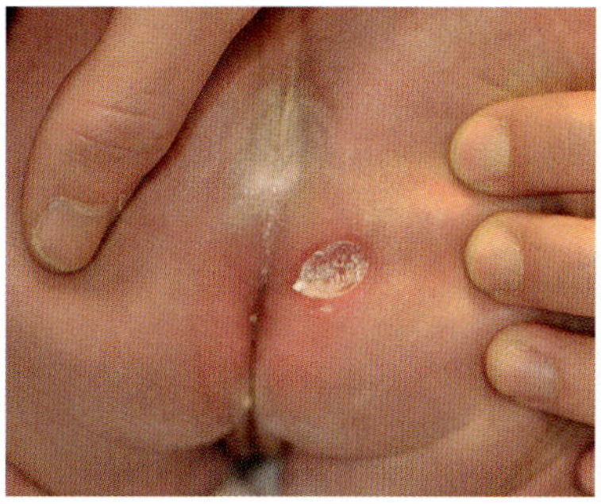

Abb. 15.**221** Ulkus: Staphylokokkeninfektion.

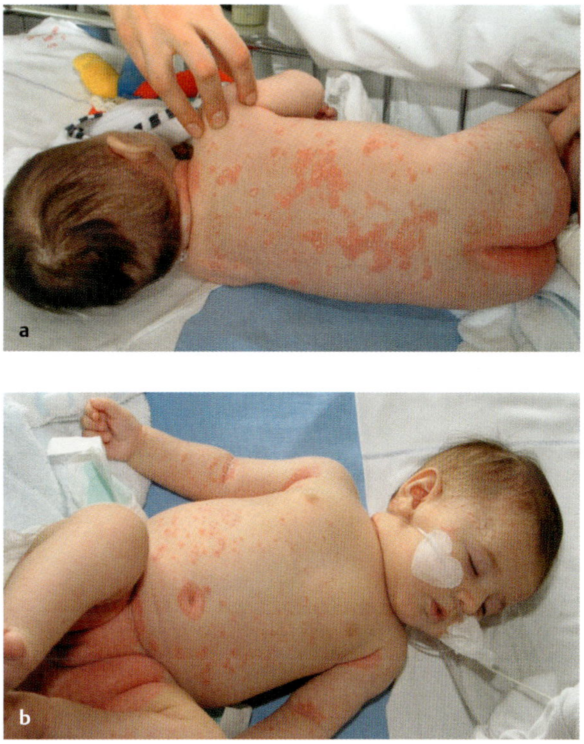

Abb. 15.**222 a, b** Psoriasis guttata.

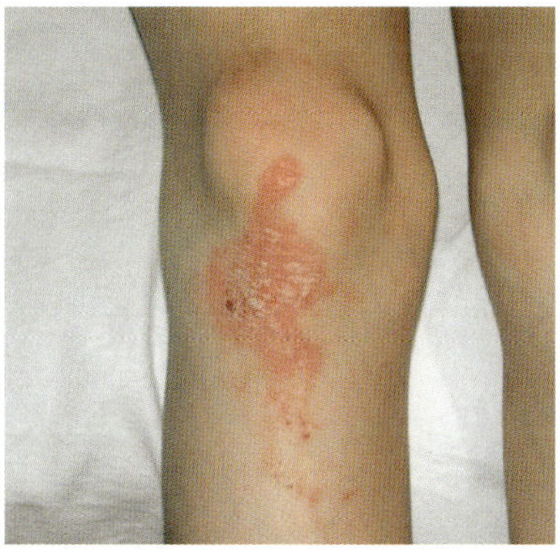

Abb. 15.**223** Psoriasis am Knie. (DD: Pityriasis rubra pilaris).

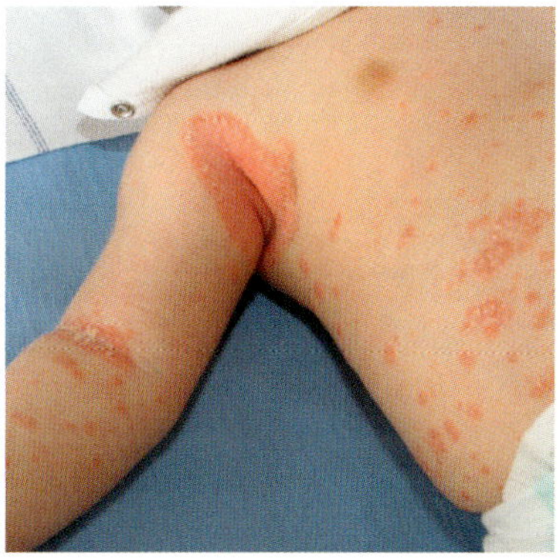

Abb. 15.**224** Psoriasis guttata in der Axilla.

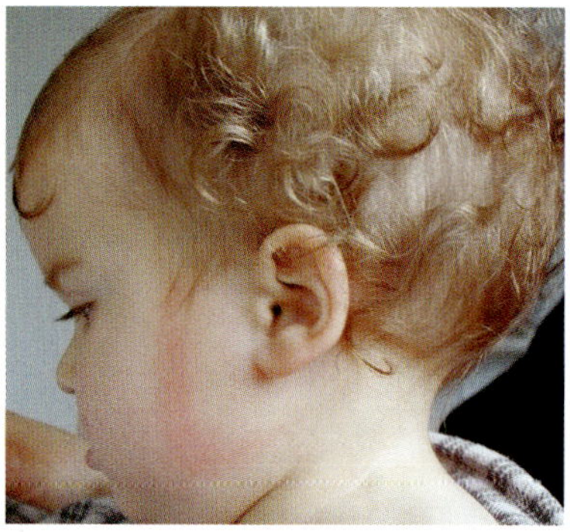

Abb. 15.**225** Erythema chronicum migrans: Beginn einer Lyme-Borreliose. Hier ist eine Intervention indiziert.

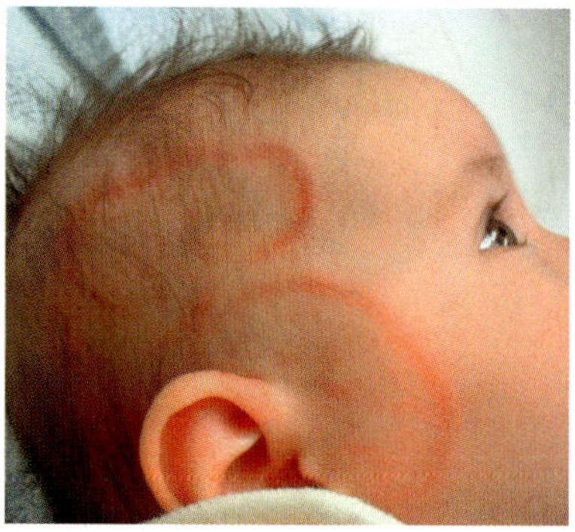

Abb. 15.**228** Kongenitaler Lupus erythematodes bei mütterlichem systemischem Lupus erythematodes.

Kutane Manifestationen bei Borelliose. Am häufigsten wird das Erythema migrans beobachtet (Abb. 15.**225** und Abb. 15.**226**). Dieses kann auch flüchtig oder sehr diskret sein, sodass es leicht übersehen wird; multiple Herde sind möglich. Nicht selten findet sich auch die Lymphadenosis cutis benigna, vor allem an Nase, Mamille und Ohrläppchen (Abb. 15.**227**). Bei rundlichem Herd beim Neugeborenen sind auch andere Differenzialdiagnosen in Erwägung zu ziehen, z. B. ein kongenitaler Lupus erythematodes bei systemischem Lupus erythematodes der Mutter (Abb. 15.**228**).

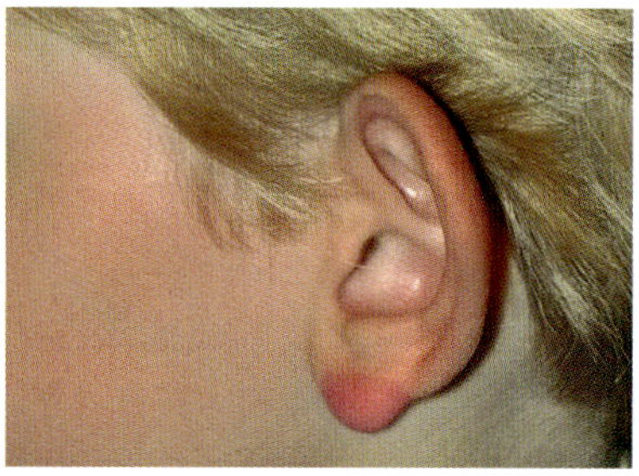

Abb. 15.**226** Lymphadenosis cutis benigna Bäfverstedt: Borreliose. Hier muss ebenfalls interveniert werden!

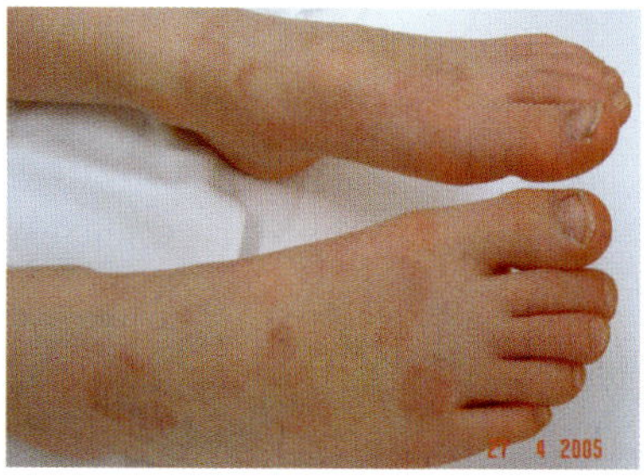

Abb. 15.**229** Granuloma anulare.

Granuloma annulare. Das Granuloma annulare kann solitär, aber auch multipel vorkommen, im Kindesalter vor allem akral, an Fuß- (Abb. 15.**229**) und Handrücken, sowie über Gelenken (Abb. 15.**230**). Eine Therapie ist nicht nötig; es kommt zur Spontanabheilung, wenn auch oft erst nach Monaten. Bei generalisiertem Auftreten wird eine mögliche Assoziation mit Diabetes immer wieder diskutiert.

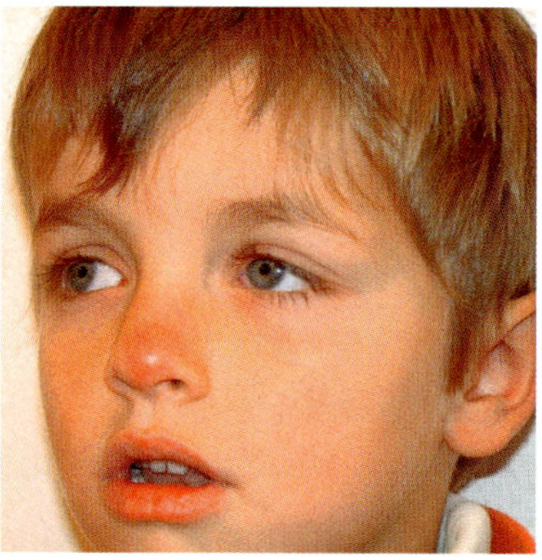

Abb. 15.**227** Lymphadenosis cutis benigna (Lymphozytom; Borrelien).

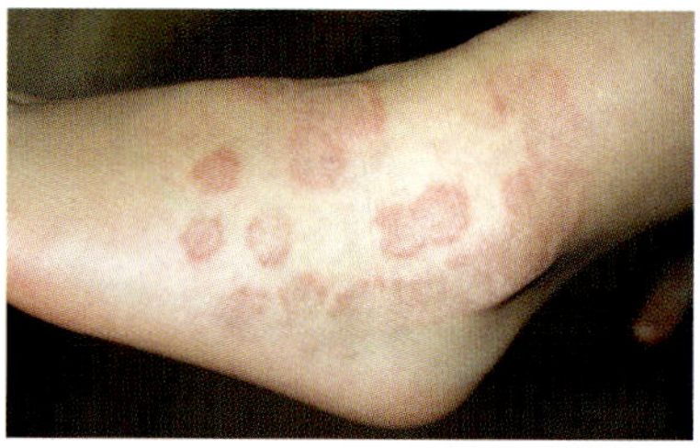

Abb. 15.**230** Multiple Granulomae annulares: Behandlung oft frustran.

Infektionen. Infektionen an der Haut sind im Kindesalter häufig sowohl bakteriell (Abb. 15.**231** und Abb. 15.**232**; z. B. Impetigo contagiosa; Abb. 15.**233** und Abb. 15.**234**), viral (z. B. Herpes simplex) als auch mykotisch (z. B. Tinea capitis; Abb. 15.**235** und Abb. 15.**236**). Bei Blutungen in oder unter die Haut (Petechien bis Hämatome) muss an Gerinnungsstörungen (z. B. schwere intravasale Verbrauchskoagulopathie bei Sepsis), an Thrombozytenpathologien (Thrombozytopenie, Thrombozytopathie) und an Vaskulitiden (z. B. Schönlein-Hennoch-Purpura) gedacht werden.

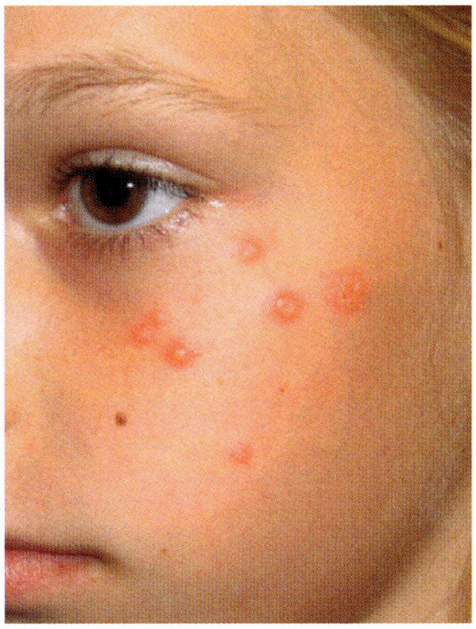

Abb. 15.**231** Bullöse Staphylodermie.

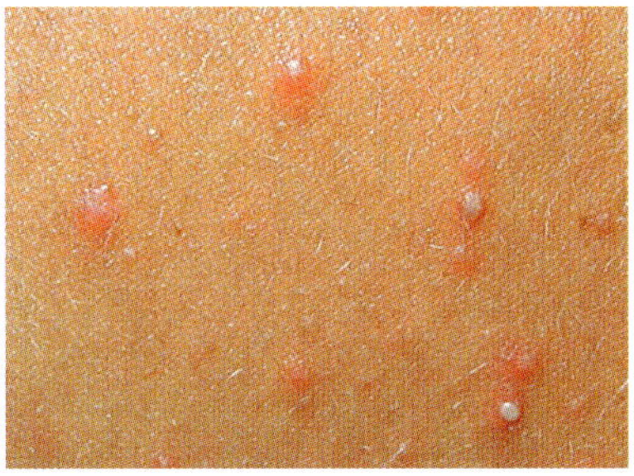

Abb. 15.**232** Follikulitis durch gramnegative Pseudomonas aeruginosa (Schwimmbad).

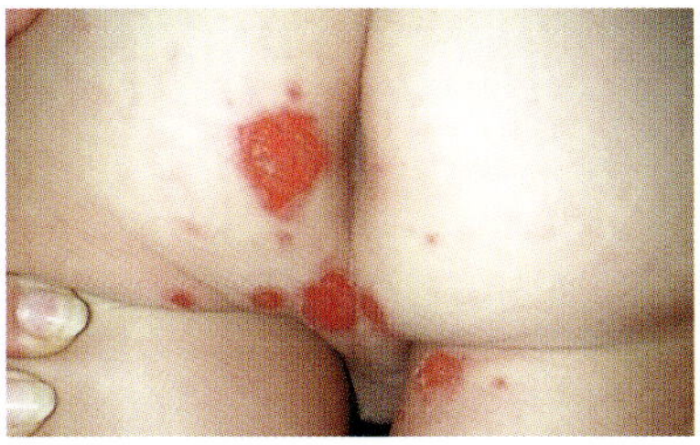

Abb. 15.**233** Perianale Impetigo contagiosa.

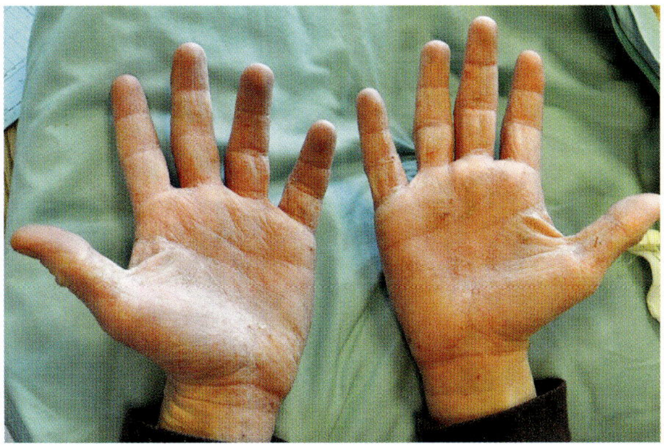

Abb. 15.**234** Impetiginisierte Skabies.

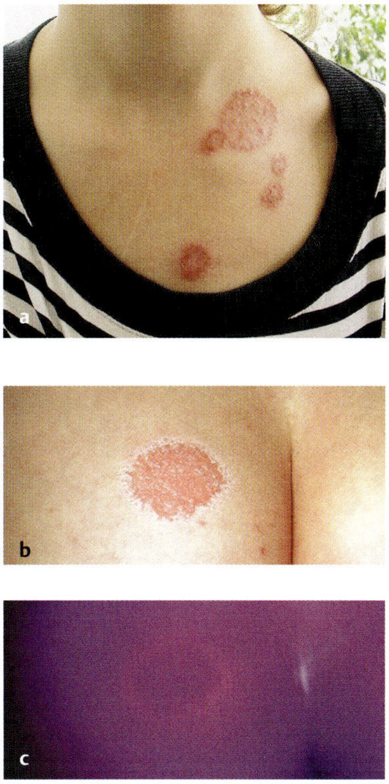

Abb. 15.**235 a – c** Tinea corporis.
a Am Thorax.
b Am Po.
c Ansicht von **b** im Wood-Licht.

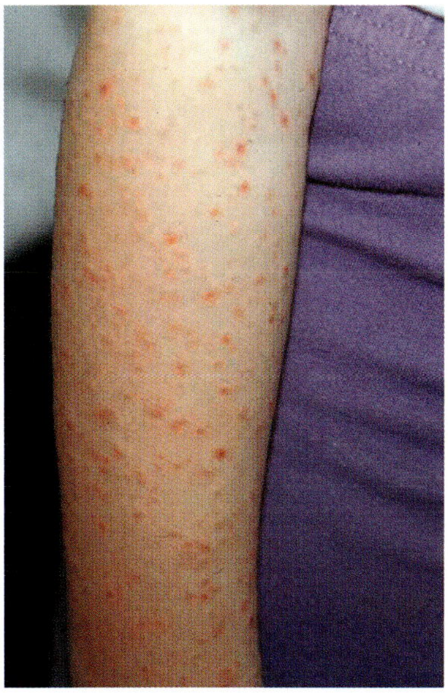

Abb. 15.**236** Pityriasis lichenoides et varioliformis (PLEVA; evtl. viral bedingt, Infektiosität umstritten; autoimmun).

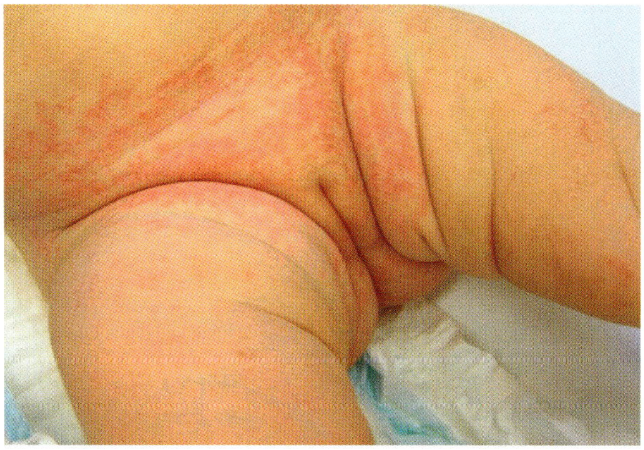

Abb. 15.**237** Windeldermatitis/Exanthem.

Die klassischen Exantheme bei Masern, Röteln, Varizellen oder Erythema subitum sind in die Differenzialdignose einzuschließen (Abb. 15.**237**). Eine parainfektiöse Mitbeteiligung der Haut ist häufig, z. B. bei viralen Infektionen (z. B. Gianotti-Crosti-Syndrom; hier Differenzialdiagnose bei Hepatitis; Abb. 15.**238**).

Battered Child. Bei der gesamten Differenzialdiagnose der Hautmanifestationen muss auf Läsionen geachtet werden, die auf äußere Einwirkungen zurückzuführen sind. Alle Läsionen sind hierbei möglich: Hämatome, Blasen, Narben, Umpigmentierungen usw. (Abb. 15.**239**, Abb. 15.**240** und Abb. 15.**241**; s. auch Abb. 7.**1a** und **c**).

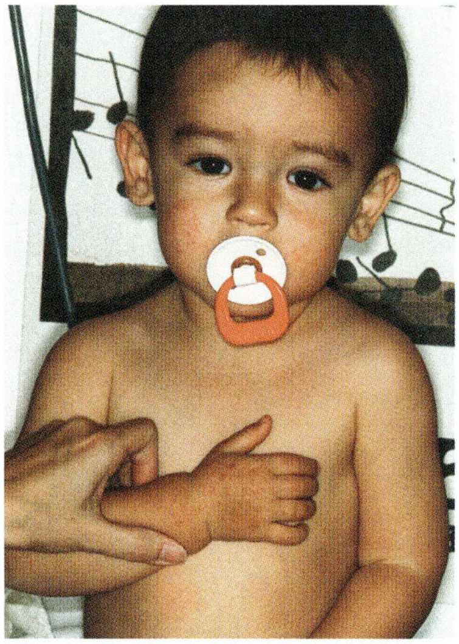

Abb. 15.**238** Gianotti-Crosti-Syndrom.

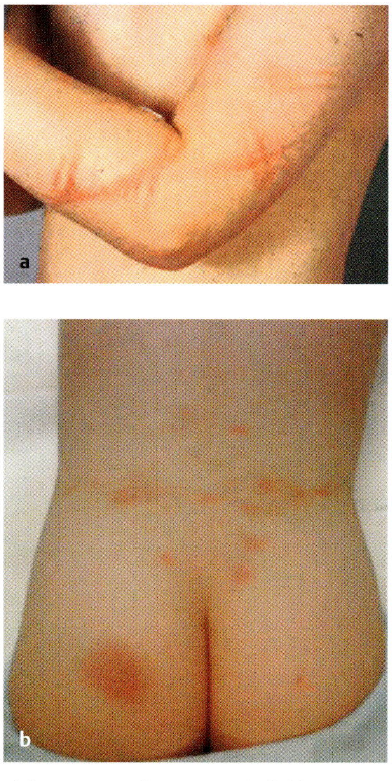

Abb. 15.**239 a, b** Battered Child.

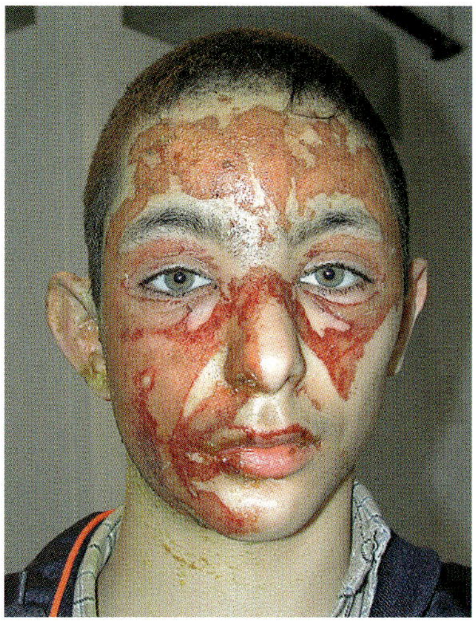

Abb. 15.**240** Verbrennungen I. und II. Grades durch angezündete Spraydose – wahrscheinlich in der „falschen" Peer-Gruppe ...

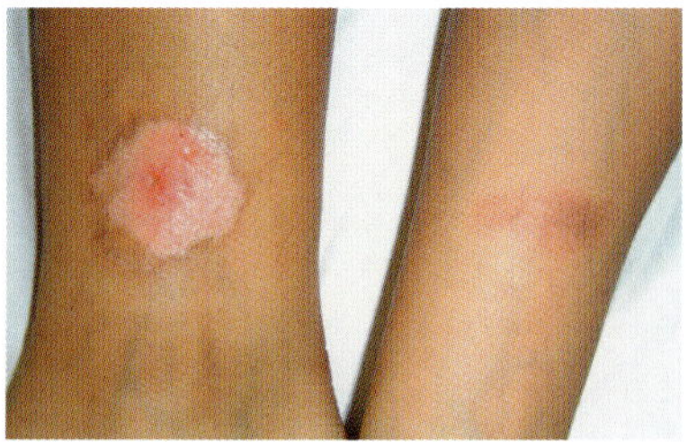

Abb. 15.**241** Selbstmutilation.

Vorzeitige Zahnentwicklung

Schon Neugeborene können Zähne haben, meist frontal-unten (Abb. 15.**252**). Die Häufigkeit liegt bei 1:2000 Geburten und ist oft familiär gehäuft. Der vorzeitige Einzelzahndurchbruch (der 1. Zahn vor dem 4. Lebensmonat) wird von der generalisierten vorzeitigen Zahnentwicklung (ein Zahnwechseln 2 Jahre vor der Norm) unterschieden, eine Dentitio praecox. Bei Letzterer ist eine allgemeine Akzeleration z. B. mittels Knochenalterbestimmung auszuschließen.

Verfrühte Zahnung
- *Vorzeitiger Einzelzahndurchbruch:* Zahndurchbruch < 4. Lebensmonat
- *Dentitio praecox:* Zahnwechsel > 2 Jahre vorzeitig

Verspäteter Zahndurchbruch bzw. -wechsel

Werden die Milchzahnwurzeln z. B. durch Karies vorzeitig zerstört, brechen die bleibenden Zähne in der Regel auch deutlich später durch. Wenn die Wurzel nicht regulär resorbiert wird, kommt es ebenfalls zu einem verzögerten Durchbruch. Traumata können die Wurzelregion global oder nur partiell stören. Es wird von verzögertem Durchbruch, die häufigste Variante, gesprochen, wenn das Erscheinen eines Milchzahns 6 Monate und eines dauerhaften Zahnes erst 1 Jahr nach dem erwarteten Durchbruch stattfindet. Ein verzögerter Zahndurchbruch kann lokale oder systemische Ursachen haben. Der Zahnwechsel beginnt normalerweise mit den Molaren und unteren Inzisivi im Alter von 6 Jahren.

Verspäteter Zahndurchbruch
Systemische Ursachen für verspäteten Zahndurchbruch:
- Wachstumsverzögerung bei Frühgeborenen
- endokrine Störungen (Hypothyreose, Hypopituitarismus, Hypoparathyreoidismus)
- Eiweißmangel im Kleinkindesalter
- Allgemeinerkrankung
- Vererbung, chromosomale Störung (z. B. Down-Syndrom)
- kraniofaziale Missbildung

lokale Ursachen:
- Trauma
- Durchbruchsbehinderung
- früher Milchzahnwurzelverlust
- Milchzahnwurzelresorptionsstörung
- idiopathisch

Verspätete Zahnung (Dentitio tarda)
- Erstdurchbruch > 13. Lebensmonat
- Zahnalter > 2 Jahre chronologisches Alter

Durchbruchstörungen

Es besteht eine erhebliche Variabilität bezüglich des Zeitpunkts und der Reihenfolge des Zahndurchbruchs (Abb. 15.**253** und Abb. 15.**254**). Der frühzeitige Durchbruch hat dabei meist keinerlei klinische Bedeutung.

Ein endgültiger Zahn soll 3 Monate nach dem Durchbruch des entsprechenden kontralateralen Zahnes erscheinen; andernfalls muss nach der Ursache der Verspätung gesucht werden. Mechanische Behinderung ist eine häufige Ursache. Bei vielen Kindern mit einem überzähligen Zahn kommt es zu verzögertem Zahndurchbruch. Anlass dafür kann auch ein zystischer oder solider Tumor sein, meist odontogen und gutartig, der einem oder mehreren Zähnen im Wege steht. Dessen Entfernung genügt meist, um den normalen Durchbruch zu ermöglichen.

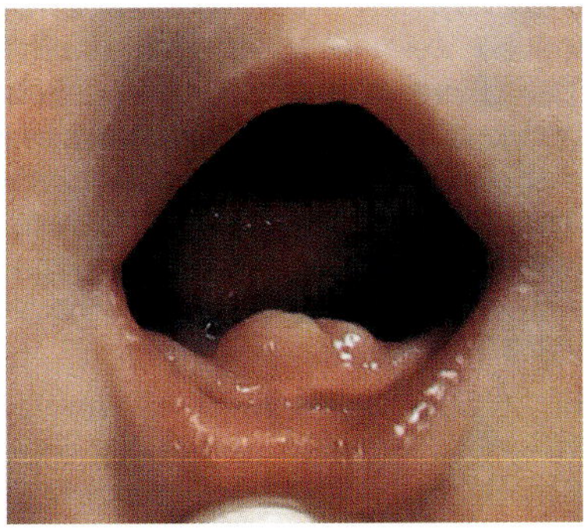

Abb. 15.**252** Neugeborenenzahn.

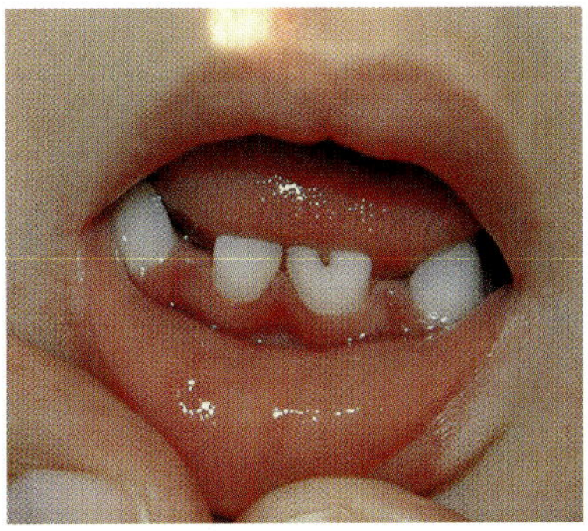

Abb. 15.**253** Zahnkeimpaarung I und fehlende II unten hat in der Regel keine prognostische Bedeutung für die bleibenden Zähne.

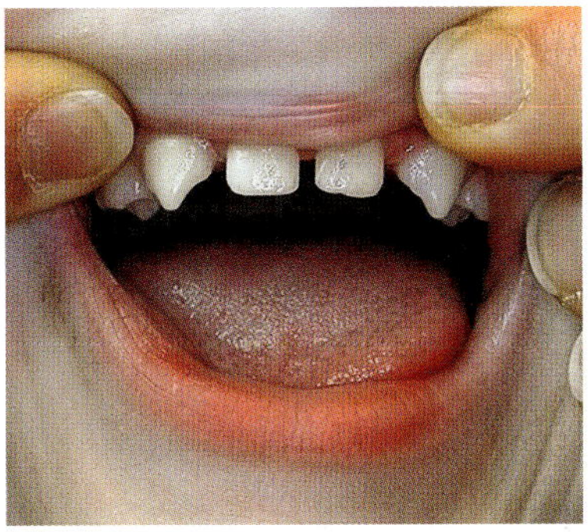

Abb. 15.**254** Zahnkeimpaarung II hat in der Regel keine prognostische Bedeutung für die bleibenden Zähne.

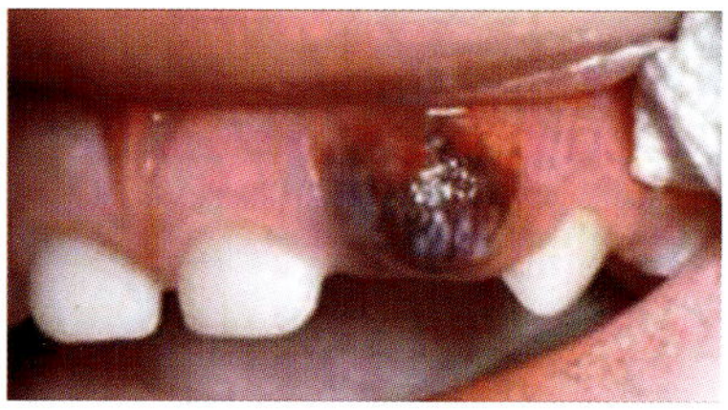

Abb. 15.**255** Hämatom bei Zahndurchbruch.

Die Infektion eines Milchzahns kann zur Zerstörung des darunter liegenden Zahnsprosses führen.

> **!** Die zu frühzeitige Entfernung eines Milchzahns kann eine Wachstumsstörung des Kiefers und damit eine Störung beim Durchbruch der bleibenden Zähne zur Folge haben!

Zahnen: das Ende eines Mythos

Dem Zahnen wurden im Jahre 1839 in England 5016 kindliche Todesfälle zugeschrieben; es war damit die Todesursache bei 12% der Kinder unter 4 Jahren! Was bleibt von diesem Mythos? Das Zahnen ist, wie die Koliken, wohl einer jener nicht evidenzbasierten Begriffe, für die Eltern die meisten Ratschläge bekommen. Natürlich haben gewisse Kinder mit dem Zahnen mehr Schwierigkeiten als andere.

Die Eltern können bei ihrem weinerlichen und mürrischen Kind eine Verfärbung der Schleimhaut im Bereich eines durchbrechenden Zahnes feststellen. Es kann dort eine weiche, bläuliche Schwellung auftreten (Abb. 15.**255**), ein sog. „Durchbruchshämatom“ oder eine „Durchbruchszyste“. Durch lokale Reizung hat sich die Follikeltasche mit Blut gefüllt. Die Größe des Hämatoms hängt von der Größe und Anzahl der beteiligten Zähne ab, ist schmerzlos und platzt spontan mit dem Durchbrechen des Zahnes. Ein Eröffnen ist selten notwendig. Noch heute wird das Zahnen für allerhand verantwortlich gemacht: Fieber, Ausschläge, Appetitmangel, Schlafstörungen, Infekte, Durchfall, Bronchitis und sogar Krämpfe. Im typischen Alter für das Zahnen nimmt aber auch die passive, durch mütterliche Antikörper bedingte Immunität ab, und das Kind macht vermehrt Infektionskrankheiten durch. Dieses chronologische Zusammenfallen führt dazu, dass den Zähnen an allem Möglichen die Schuld gegeben wird.

Die verfügbaren Studien zeigen keinen oder einen nur unerheblichen Zusammenhang zwischen dem Zahnen und den diesem Ereignis zugeschriebenen Allgemeinsymptomen. Der Glaube, dass das Zahnen systemische Symptome verursachen kann, ist unbegründet; möglich sind allenfalls lokale Symptome und leichtes Fieber.

Das Kauen eines kalten Ringes wirkt durch die kältebedingte Vasokonstriktion und das Knabbern lindernd. Speziell für das Zahnen gedachte Kekse oder tiefgefrorene Nahrung (Gemüse) können nach demselben Prinzip wirken. Sie sollen jedoch bei Kindern, die noch keine feste Nahrung bekommen, nicht verwendet werden. Das Kind muss bei Verwendung solcher kühlenden Hilfsmittel überwacht werden, da sich Nahrungsteilchen lösen können. Parazetamol und Ibuprofen können schmerzlindernd wirken.

> **!** Benzocain ist das beim Zahnen am häufigsten im Eigengebrauch verwendete Mittel. Es sollte jedoch wegen des relativen Methämoglobinämierisikos mit Vorsicht verwendet werden.

Karies

Definition Karies
Karies ist eine der häufigsten Krankheiten im Kindesalter. Es ist eine Erkrankung des Zahnhartgewebes, die zur Zerstörung des Zahnes führt.

Verschiedene Ursachen fördern die Karies. Hauptgrund ist die Plaque, die von Bakterien besiedelt ist und durch Zucker gefördert wird, und die Übertragung von kariogenen Bakterien durch die Eltern. Die für die Kariesbildung verantwortliche biologische Wechselwirkung ist die Säureproduktion kariogener Bakterien; diese senkt den pH-Wert des Speichels unter 5,5. Bei diesem kritischen Wert kommt es zur Auflösung von Hydroxyapatit im Zahnschmelz. Diese Entmineralisation leitet die Kariesbildung ein. Demgegenüber tragen im Speichel enthaltene Stoffe, wie Kalzium, Phosphat und Proteine, topisches Fluor sowie die adäquate Entfernung von Zahn-Plaque zur Remineralisation bei. Tritt diese früh genug ein, kann die Kariesbildung gehemmt werden.

Karies ist nicht angeboren: Alle 20 Milchzähne sind beim Durchbruch kariesfrei. Die Verantwortung, dass dies so bleibt, tragen die Eltern. Karies ist übertragbar! Die meisten Eltern (und Ärzte) verkennen dies. Sie kosten die Nahrung ihres Kindes, benutzen Tafelgedeck gemeinsam und/oder küssen ihr Kind auf den Mund. Dabei wird Streptococcus mutans übertragen. Dieser Keim spielt bei Kariesbildung eine zentrale Rolle. Streptococcus mutans ist im Mund des Kindes von Geburt an bis zum Durchbruch des 1. Zahnes abwesend und wird vertikal von der Mutter auf das Kind übertragen. Die horizontale Übertragung vom Vater auf die Mutter kann ebenfalls zu einer sekundären vertikalen Mutter-Kind-Übertragung führen. Auch durch das „Reinigen" des Schnullers im Mund der Mutter oder durch Brei, den die Mutter gekostet hat, wird Streptococcus mutans übertragen. Diese Übertragung ist dosisabhängig: Mütter mit einer Speichelkonzentration an Streptococcus mutans von > 106/ml haben eine Übertragungsrate von > 50%, verglichen mit nur 30% bei einer Speichelkonzentration an Streptococcus mutans von 103/ml.

! Um der Übertragung vorzubeugen, gehört deshalb zu jedem mund- und zahnhygienischen Präventionsprogramm die Mundpflege der Mütter.

Die Härte des Zahnschmelzes stellt eine erste Schranke gegen Karies dar. Veränderungen von Härte oder Zusammensetzung des Zahnschmelzes können diese schützende Wirkung mindern. Die Hypomineralisation ist ein seltener qualitativer Defekt des Zahnschmelzes (Dentindefekt), der als Veränderung der Lichtdurchlässigkeit imponiert (Abb. 15.**256**). Die Hypoplasie ist ein quantitativer Schmelzdefekt, dessen Härte normal ist, der aber Risse aufweist oder dünner als normal ist (Abb. 15.**257**). Zu den Risikofaktoren der Schmelzhypoplasie gehören Frühgeburt und niedriges Geburtsgewicht.

Risikophasen

Im Verlaufe der Kindheit gibt es 3 Risikophasen für die Entwicklung von Karies:

- *Kleinkindesalter:* Im Verlaufe des Kleinkindesalters ist der Schoppen der wichtigste Risikofaktor für Karies, abhängig von kulturellen Gewohnheiten und sozialem und Erziehungsniveau der Eltern. Mit dem Schnuller und dem gemeinsam gebrauchten Besteck wird Streptococcus mutans übertragen; das Kind wird angesteckt! Zudem können Kinderärzte und die Pharmaindustrie auch für das Entstehen von frühzeitiger Karies mitverantwortlich sein: Kinder mit chronischen Krankheiten, die saccharosehaltige Medikamente erhalten, oft kurz vor dem Zubettgehen und ohne entsprechende Mundhygiene, sind gefährdet. Die Mehrzahl der pädiatrischen Medikamente hat einen für die Auflösung des Zahnschmelzes kritischen pH-Wert von 5,5 und einen erhöhten Zuckergehalt (11 – 62%).
- *Erster bleibender Zahn:* Das Durchbrechen des 1. bleibenden Molars (im Alter von 6 Jahren) stellt ebenfalls einen Risiko dar. Die Handfertigkeit des Kindes zum selbstständigen Zähneputzen ist noch begrenzt, und die elterliche Kontrolle lässt nach.

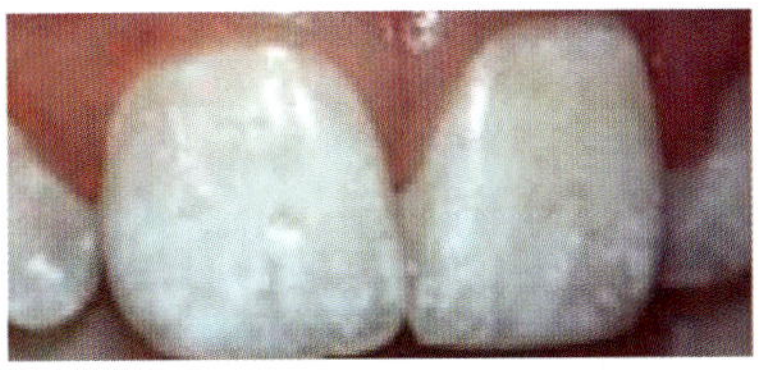

Abb. 15.**256** Hypomineralisierung des Zahnschmelzes (8-jähriges Kind).

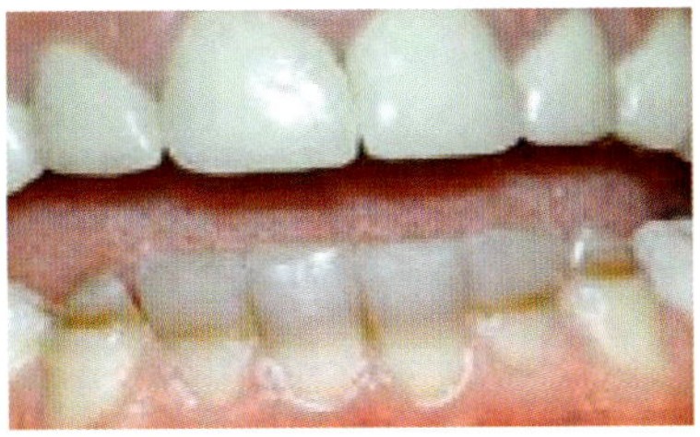

Abb. 15.**257** Zahnschmelzhypoplasie (6-jähriges Kind).

Beim Durchbruch ist der Zahnschmelz noch unreif und deshalb anfälliger für bakterielle Angriffe.
- *Schwierige Jugendliche:* Der Jugendliche stellt die Mund- und Zahnhygiene und deren „institutionellen" Charakter infrage. Zudem nimmt in diesem Alter auch das Knabbern und die Einnahme von Zwischenmahlzeiten zu; die Ernährung ist oft wenig ausgeglichen (Junk Food). Oft bestehen gar ernsthafte Ernährungsstörungen.

Einfluss der Ernährung

Saccharose

Saccharose wird als einziger Zucker zu Dextranen abgebaut, die die Adhäsion der Bakterien begünstigen, und ist damit das bedeutendste kariogene Nahrungsmittel. Dabei scheint die Häufigkeit wichtiger als die Gesamtmenge der Saccharoseeinnahme zu sein. Bezüglich frühzeitiger Karies beim Kind hat die insgesamt eingenommen Zuckermenge keinen prädiktiven Aussagewert, wohl aber die Häufigkeit der Zuckereinnahme: Häufige Zwischenmahlzeiten oder Dauernuckeln von gesüßter Milch und Getränken erhöhen das Kariesrisiko erheblich.

Häufiger Zuckergenuss ist auf Naschen oder freien Zugang zu Süßgetränken zurückzuführen, die zudem durch ihren Gehalt an Phosphorsäure einen niedrigen pH-Wert aufweisen. Daraus leiten sich die Maßnahmen zur Vorbeugung der Karies ab:

- Mundhygiene
- „zahngesunde" Ernährung
- Fluoridanwendung
- regelmäßige Kontrollen
- niemals Zucker oder Honig am Schnuller
- keine Süßigkeiten nach dem abendlichen Zähneputzen
- keine gezuckerten Zwischenmahlzeiten
- keine zuckerhaltigen Getränke im Bett (Nuckelflasche) usw.

Kuhmilch

Täglich mehrmals eingenommen, wird Milch nicht als kariogen betrachtet. Laktose ist weniger vergärbar als andere Zucker; zudem hemmen Milchproteine die Auflösung des Zahnschmelzes und in der Milch enthaltene antibakterielle Wirkstoffe die Entwicklung der kariogenen Mundflora. Während des Schlafes sind der physiologische Speichelfluss und dessen Pufferwirkung jedoch vermindert. Bekommt das Kind nachts oder während des Nachmittagsschlafs einen Milchschoppen, bleiben Milchreste und damit während längerer Zeit vergärbare Zucker auf den Zähnen zurück. Es kommt zur sog. Schoppenkaries (s. unten), und es bildet sich ein Teufelskreis: Kinder mit Mehrfachkaries schlafen schlecht; um sie zu beruhigen, bekommen sie einen Schoppen, der wiederum die Karies verstärkt.

Muttermilch

Stillen auf Verlangen des Kindes und lang andauernd, insbesondere nachts, wird ebenfalls als Kariesursache in Betracht gezogen. Ohne die vielen Vorteile des Stillens abzustreiten, empfiehlt die American Pediatric Association, es zu vermeiden, das Kind mit einem Schoppen ins Bett zu legen, und nach dem Durchbrechen des 1. Zahnes auch auf das nächtliche Stillen zu verzichten.

Prävention

Zahnpflege

Zahnpflege ist der bei Kindern am wenigsten beachtete Gesundheitsfaktor. Es gibt dafür mehrere Erklärungen: Es handelt sich nicht um eine lebenswichtige Frage, und die allgemeine Verbesserung der Mund- und Zahngesundheit während der letzten Jahrzehnte hat das Interesse für diese Probleme gedämpft. Störungen der Mund- und Zahngesundheit haben aber wesentliche Folgen: Kau-, Sprech-, Schlaf- und Konzentrationsstörungen, eine Beeinträchtigung des Aussehens und des Selbstbildnisses usw. Tückisch sind auch die langfristigen Folgen: Das Gewicht von Kindern mit Mehrfachkaries liegt um ≥ 25 % unter dem Normalgewicht Gleichaltriger. Sie sind auch kleiner als Kinder ohne Karies. Gesellschaftlicher und wirtschaftlicher Status beeinflussen die Mundgesundheit. In dieser Hinsicht haben benachteiligte Kinder 12-mal mehr Schulabsenzen wegen Zahnproblemen als besser gestellte Kinder. Ein Grund ist der erschwerte Zugang zur Zahnpflege: Sozial benachteiligte Kinder suchen 2-mal weniger häufig den Zahnarzt auf als besser gestellte.

Weil Krankenkassen wohl die Kosten für den Besuch des Grundversorgers, aber nicht diejenigen des Zahnarzts übernehmen, wenden sich die Familien lieber an den Kinder- oder Hausarzt als an den Zahnarzt: 85 % der 1- bis 4-jährigen Kinder sind mindestens einmal beim Grundversorger, aber nur 20 % sind beim Zahnarzt gewesen. Die Kinderärzte können also zur Förderung von Mund- und Zahngesundheit viel beitragen (Abb. 15.**258**).

Die Eltern müssen die Zahn- und Mundhygiene in das Tagesprogramm aufnehmen und den Kindern dabei beistehen. Bis zum Alter von 1 Jahr sollen Mundschleimhäute und Zähne mit einem in Kochsalz getränkten Tüchlein gereinigt werden. Hat das Kind mehrere Zähne, werden diese mit Wasser gebürstet, solange das Kind noch nicht ausspucken kann. Sobald es das kann und bis zum Alter von 6 Jahren empfiehlt sich die Anwendung einer erbsgroßen Menge Zahnpasta mit < 45 mg Fluor pro 100 g Paste.

Die Zahnpflege im frühen Kindesalter ist natürlich mit Schwierigkeiten verbunden, die möglichst spielerisch überwunden werden sollten. Zu Beginn können weiche „Lernzahnbürstchen" aus Gummi verwendet werden, auf denen das Kind auch lutschen und herumbeißen darf. Die Hauptwirkung des Zähneputzens ist, auch ohne Zahnpasta, die Entfernung der Plaque. Die Zähne sollten nach den Hauptmahlzeiten 2-mal täglich gereinigt werden, bis zum 8. Lebensjahr einmal am Tag durch die Eltern. Die Zahnbürsten müssen nach 1 – 2 Monaten ersetzt werden.

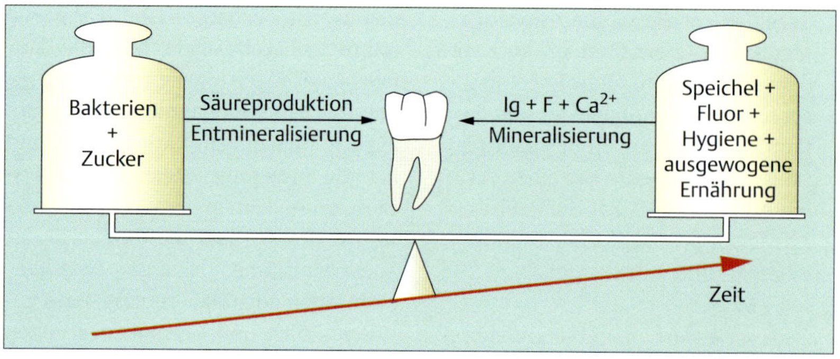

Abb. 15.**258** Karies ist partiell reversibel: Ist die zucker- und bakterienbedingte Entmineralisierung (eventuell verstärkt durch den sauren pH-Wert von Sodas und Energy Drinks) nicht allzu weit vorangeschritten (Zeitfaktor), kann der Vorgang durch das Zusammenwirken von Fluor (F), Speichelimmunglobulinen (Ig), der Verhinderung pathogener Einwirkungen durch Hygiene und durch die Zufuhr von Kalzium (Ca^{2+}) in der Nahrung rückgängig gemacht werden.

Fluor

Die Vorteile von Fluor als Kariesprophylaxe sind gut dokumentiert: Die Schweizerische Akademie der Medizinischen Wissenschaften empfiehlt, dem Kochsalz 250 ppm Fluor/kg Körpergewicht beizugeben. Die empfohlene Zufuhr beträgt 0,05 mg/kg Körpergewicht und Tag, alle Quellen inbegriffen, mit einer maximalen Tagesdosis von 1 mg.

In der Schweiz besteht kein Risiko, durch Trinkwasser und Nahrung eine Zahnfluorose hervorzurufen. Der transplazentäre Übergang ist beschränkt, weshalb es selten zu einer Fluorose der in utero mineralisierten Milchzähne kommt. Eine Fluorose kann hingegen Folge von übertriebener Fluoreinnahme während der Mineralisation der bleibenden Zähne sein (Kinder unter 8 Jahren). Sie ist abhängig von der täglichen Fluoreinnahme. Die Fluoroseschäden sind vor allem ästhetischer Natur und reichen von einer leichten weißlichen Sprenkelung bis zu ausgeprägteren braunen Flecken.

Im Alter von 0 – 6 Jahren, in dem es zur Mineralisation der bleibenden Zähne kommt, schlucken die Kinder einen großen Teil der Zahnpaste. Am besten wird eine Zahnpaste mit geringem Fluorgehalt benutzt. Unüberwacht neigt das Kind dazu, zuviel Paste auf die Zahnbürste zu geben; dies erhöht wiederum die eingenommene Fluormenge. Die meisten Empfehlungen für Kleinkinder geben eine „erbsgroße“ Menge an; dies entspricht 0,4 g Paste oder 0,44 mg Fluor. Kinder, die die Zähne 2-mal am Tag putzen, kommen damit auf die täglich empfohlene Fluormenge von 0,05 mg/kg Körpergewicht einzig durch das Zähneputzen. Fluor stellt in der Schweiz, wie gesagt, kein gesundheitspolitisches Problem dar, ganz im Gegensatz zur Karies. Der mögliche ästhetische Schaden rechtfertigt jedoch entsprechende Vorsichtsmaßnahmen.

Schoppenkaries

Definition Schoppenkaries

Schoppensyndrom oder Mehrfachkaries des Kleinkinds wird ein Befall der Milchzähne des Kleinkinds genannt, dessen Ursprung im längerdauernden und/oder nächtlichen Trinken eines Schoppens mit zuckerreichen Getränken (Icetea, Fruchtsäfte, Süßgetränke, Sirup) oder Milch zu suchen ist.

Klinisches Bild und Verlauf sind typisch: Frühzeitig, schon im 1. Lebensjahr, tritt eine progressive Karies im Bereich der Schneidezähne des Oberkiefers auf; dann werden die oberen und unteren Milchmolaren sowie die oberen, seltener die unteren Eckzähne (je nach Reihenfolge ihres Erscheinens) befallen. Die unteren Schneidezähne sind im Allgemeinen nicht befallen, einerseits dank der Nähe der sublingualen Speicheldrüsen, andererseits, weil sie beim Schoppentrinken durch Lippe und Zunge zugedeckt werden (Abb. 15.**259**).

Die Schoppenkaries ist eine ungleichmäßig verbreitete Plage: 15 % der schweizerischen Kinder gegenüber 65 % aus dem Balkan stammenden Kindern leiden an schwerer Karies. Der Kinderarzt ist oft die einzige Medizinalperson, die Kinder unter 3 Jahren untersucht und ist deshalb am ehesten in der Lage, dieser verheerenden Krankheit vorzubeugen.

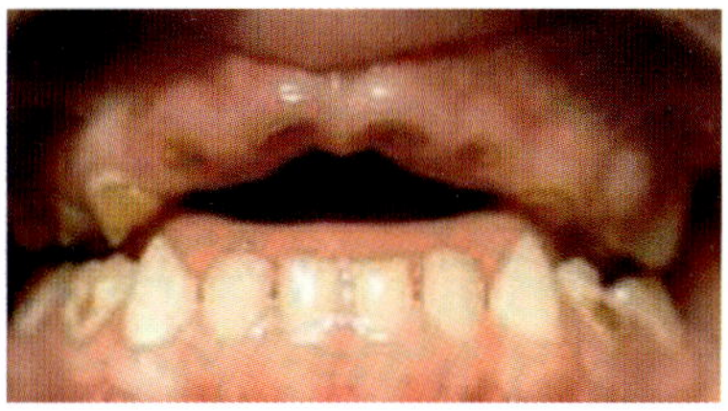

Abb. 15.**259** Schoppenkaries: Beachte den fast vollständigen Verlust der Schneide- und Eckzähne sowie den Befall der Backenzähne des Oberkiefers; pathognomonisch ist der gleichzeitige, überraschende Erhalt der Unterkieferzähne.

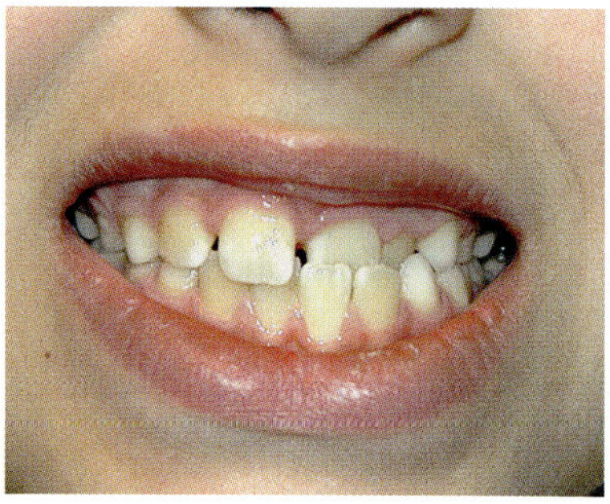

Abb. 15.**260** Frontkreuzbiss I–IV: behandlungsbedürftig.

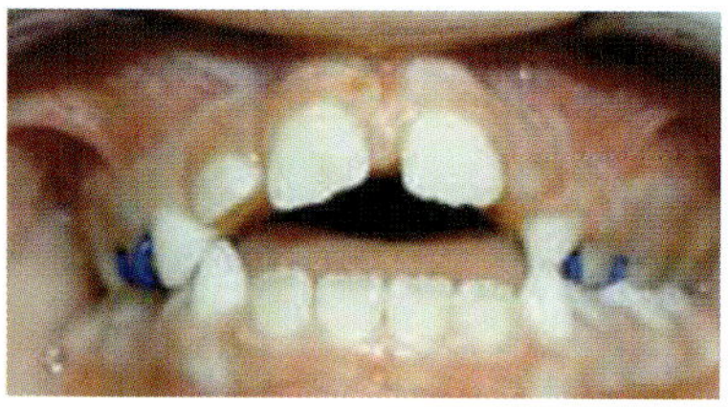

Abb. 15.**261** Open Bite oder Auseinanderklaffen der vorderen Zähne im Zusammenhang mit Daumenlutschen.

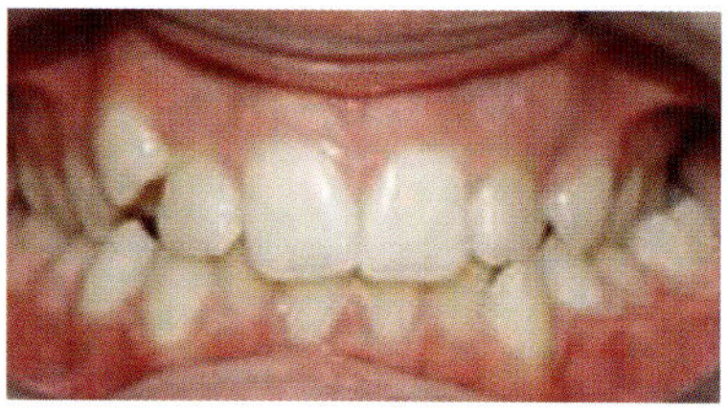

Abb. 15.**262** Cross Bite rechts (Umkehr des normalen Bisses).

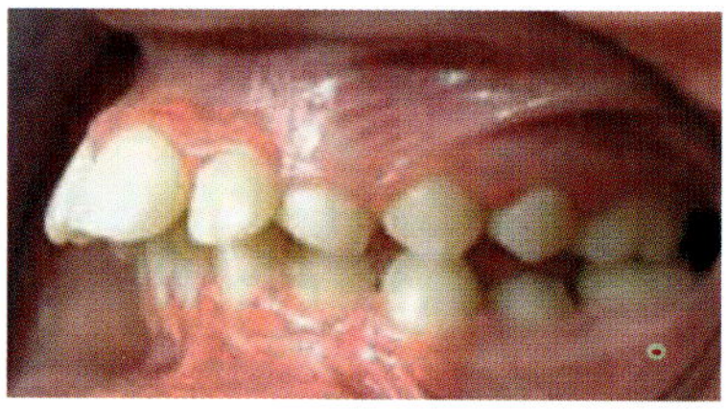

Abb. 15.**263** Oberjet: nach vorn ausladende Schneidezähne des Oberkiefers.

Daumen oder Schnuller

Unphysiologische Mundfunktionen (Bruxismus, Nagelkauen, nicht ernährungsbedingtes Nuckeln usw.) sind im Kindesalter häufig, können jedoch, dauern sie länger an, für Mund- und Zahnstrukturen schädlich sein. Daumenlutschen beginnt in utero oder während der ersten Lebensmonate mit einem Altersmaximum von 12 Monaten. Dieses nicht der Ernährung dienende Saugen ist ein wichtiges Element bei der Entwicklung der autoregulativen Funktionen des Kindes und seiner Fähigkeit, Gefühle zu beherrschen. Der Gebrauch des Schnullers nimmt während der ersten 5 Lebensjahre von 40 auf 1% der Kinder ab, das Daumenlutschen von 31% der 12 Monate alten Kinder auf 12% der 4-Jährigen. Die Mehrzahl der Kinder verzichtet mit 2 Jahren auf den Gebrauch von Daumen oder Schnuller.

Der Einfluss des nicht ernährungsbedingten Nuckelns auf Form und Entwicklung der Kiefer ist gut belegt. Es entsteht eine vermehrte Überdachung der unteren Zähne durch die oberen (Overjet), eine verstärkte Vorwärtsneigung der oberen Zähne sowie eine Retroposition des Unterkiefers gegenüber dem Schädel und dem Oberkiefer. Verlängertes Lutschen verstärkt und erhält diese Schäden; lutscht das Kind 48 Monate oder länger, kommt es zu einem engen Gaumenbogen und zu zahlreichen Bissstörungen (Overjet, hinterer Crossbite; Abb. 15.**260**). Die Prävalenz von offenstehenden Vorderzähnen (Abb. 15.**261**), hinterem Crossbite (Abb. 15.**262**) und übertriebenem Overjet (> 4 mm; Abb. 15.**263**) nimmt mit der Lutschdauer zu.

Das Kind verzichtet im Allgemeinen früher auf den Schnuller als auf das Daumenlutschen; letztere Gewohnheit ist auch deshalb schädlicher für die Zahnstellung, da der Daumen Kraft auf die knöchernen Strukturen des Kiefers ausübt, während der Schnuller passiv ist.

Die Gewohnheit, im Kleinkindesalter am Daumen oder an einem Ersatz zu lutschen, ist normal und hat nur minimale Auswirkungen auf die Gesichtsknochen. Dauert diese Gewohnheit jedoch über das Alter von 4 Jahren hinaus an, so sollte eine Beratung erfolgen.

> **!** Erste präventive Information der Eltern bezüglich der Lutschgewohnheiten sollte schon in einem Alter des Kindes von 6 – 12 Monaten stattfinden. Idealerweise verzichtet das Kind im Verlaufe des 2. Lebensjahrs darauf.

Bei der Schnullerentwöhnung kann der heilige Nikolaus, aber auch der Kinderarzt ein wichtige Rolle spielen. So kann er kraft seiner Autorität dem Kind das Versprechen abnehmen, ihm seine Schnuller (meist haben die Kinder mehrere) zuzuschicken. Das Kind bekommt dafür eine vom Kinderarzt geschriebene, persönliche Gratulationskarte, die es in der Praxis ausgesucht hat, zurückgeschickt. Welches Kind erhält schon von seinem Arzt persönliche Post?

Literatur

Bouferrache K, Pop S, Abarca M, Madrid C. Der Kinderarzt und die Zähne der Kleinsten. Paediatrica 2010; 21:1

Van Waes H, Stöckli P. Kinderzahnmedizin. Stuttgart: Thieme; 2001

Wheeler P. Dental anatomy, physiology and occlusion. Philadelphia: Saunders; 1974

Bewegungsapparat

Entwicklung

Die Entwicklung des Kindes manifestiert sich am augenfälligsten am Wachstum des Bewegungsapparats. Generell wird immer davon gesprochen, wie groß ein Kind geworden ist, nicht aber, wie klug oder reif; dies hat auch einen pejorativen Beigeschmack. Die Reifung des Bewegungsapparats beginnt mit der intrauterinen knorpeligen Anlage, geht weiter mit der sekundären Verknöcherung und endet mit dem Wachtumsfugenschluss in der Pubertät. Mit dem Wachstum (s. auch Abschnitt „Körpergröße“, S. 287) geht zudem ein eindrücklicher Gestaltwandel des Kindes einher, vom Säugling bis zum Adoleszenten. Damit ist auch die Änderung der Körperproportionen verbunden (Abb. 15.**264**). Das Verhältnis von Kopf zu Körperlänge wandelt sich vom Embryo mit 1:3 bis zum 3. Gestationsmonat zu 1:2, beim Neugeborenen zu 1:4 und schließlich beim Erwachsenen zu 1:8. Die Wachstumsgeschwindigkeit nimmt dabei ab der Geburt kontinuierlich ab, um während der Pubertät einen erneuten Anstieg durchzumachen, bevor sie auf 0 sinkt (Abb. 15.**265**).

Dabei ist das Wachstum während des 1. und abnehmend im 2. Lebensjahr kalorien- bzw. ernährungsabhängig. Anschließend sind das Wachstums- sowie das Schilddrüsenhormon wichtig, bevor in der Pubertät der Wachstumsspurt durch die Sexualhormone eingeleitet wird.

> **!** Ein Abweichen von der Perzentilenkurve nach dem 2. Lebensjahr sowie ein Absinken der Wachstumsgeschwindigkeit unter 4 cm/Jahr müssen abgeklärt werden!

Wachstum ist zwar in verschiedenen Phasen unterschiedlich schnell, doch über den ganzen Tag etwa gleich (abgesehen von der zirkadianen Hormonausschüttung). Kinder machen also nicht von Konsultation zu Konsultation „Wachstumssprünge“, sondern ent-

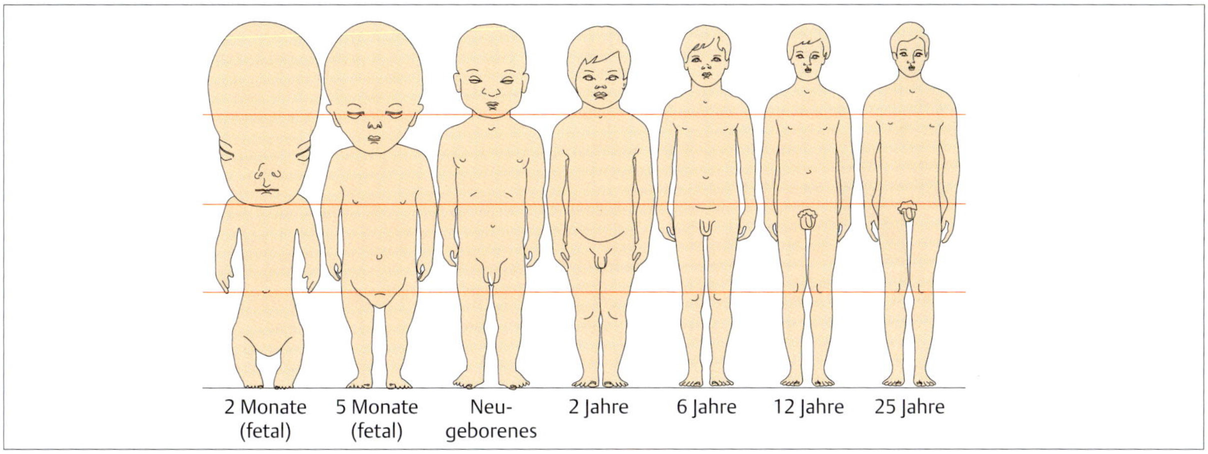

Abb. 15.**264** Entwicklung der Körperproportionen.

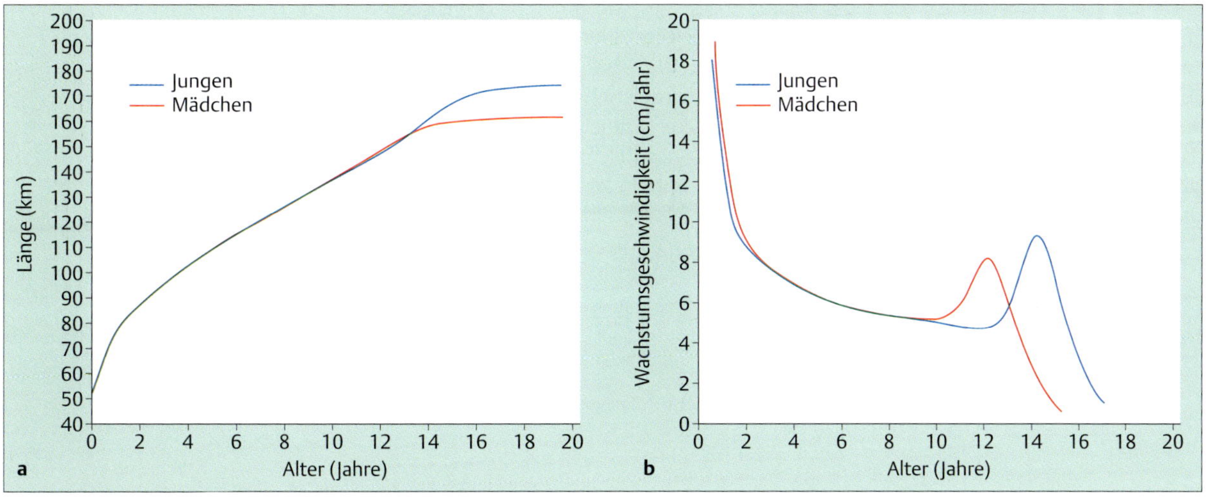

Abb. 15.**265 a, b** Wachstumskurven von Jungen und Mädchen im Vergleich. Das Wachstum bis zur Pubertät ist bei beiden Geschlechtern grundsätzlich identisch (aus Mullis PE, Janner M. Wachstum – ein zentraler Prozess. Pädiatrie up2date 2009; 3: 231 – 252).
a Körperlänge.
b Wachstumsgeschwindigkeit.

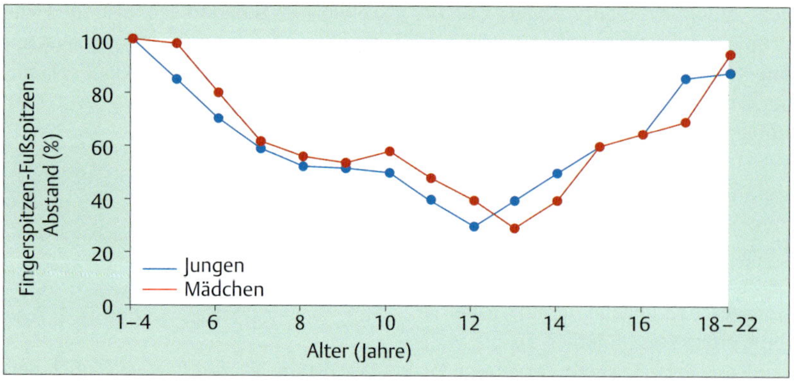

Abb. 15.**266** Fingerspitzen-Fußspitzen-Abstand im Verlauf der Kindheit.

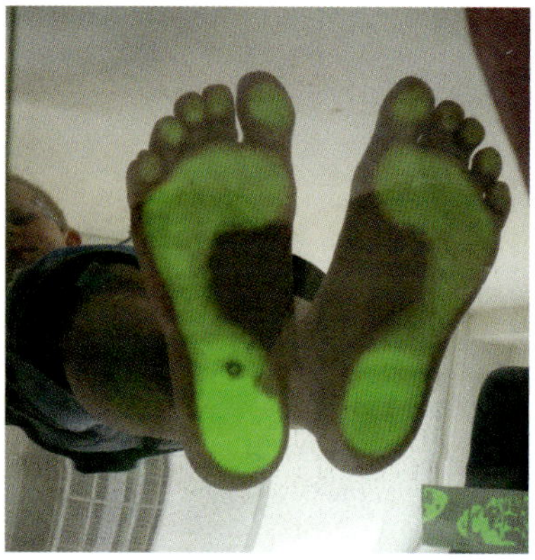

Abb. 15.**267** Auf dem Podoskop sieht man, neben den orthograden Fußgewölben, auch die störende Warze überdeutlich.

wickeln sich in ihren Perzentilenkanälen, besser gesagt den Elternkanälen. Deshalb haben sie auch kaum „Wachstumsschmerzen" während dieser „Schübe". Das Wachstum ist von biophysikalischen Gesetzen beeinflusst. Zu viel, zu wenig (z. B. bei zerebraler Bewegungsstörung) oder nicht senkrechter Druck auf die Wachstumsfugen (bei Hüftdysplasie) führt immer zu gestörtem Wachstum der Röhrenknochen. Genauso wirken auch Durchblutungsstörungen. Ist die Belastung einseitig, kann sich der Knochen verformen, wie z. B. bei der Bildung des Plagiozephalus beim Schiefhals (s. Teil IV, Kapitel 23, Abschnitt „Schädel"). Dies kann allerdings umgekehrt auch therapeutisch genutzt werden. Das Knochenwachstum ist durch enchondrales Längenwachstum und das periostale, appositionelle Dickenwachstum gekennzeichnet. Dazu kommt der regelmäßige Ab- und Umbau des Knochens.

In der 1. Wachstumsphase (bis zum 5. Lebensjahr) wachsen die unteren Extremitäten mehr als der Rumpf. Der Kopf wächst am wenigsten; deshalb nimmt die Kopfgröße relativ zur Körperlänge ab. Die 2. Wachstumsphase ist geprägt durch Rumpfwachstum (⅓ des Wachstums) und Extremitätenwachstum (⅔). In der 3. Wachstumsphase der Pubertät entfallen ⅔ des Wachstums auf den Rumpf (Sitzhöhe) und ⅓ auf die Extremitäten. Deshalb sind in diesem Alter Wachstumsstörungen der Wirbelsäule (Skoliosen) so schnell progredient. In der Pubertät nimmt auch vorübergehend die Beweglichkeit der Gelenke ab (Pubertätssteifigkeit; Abb. 15.**266**).

Organspezifische Anamnese und Untersuchung

Neben der Anamnese ist die klinische Untersuchung des Bewegungsapparats ein wichtiger Teil der Vorsorgeuntersuchung (s. Teil IV). Diese geschieht aktiv bei der Beobachtung der spontanen oder verordneten Bewegungen des Kindes und passiv durch Prüfung der Gelenkbeweglichkeit.

Dazu nötige Untersuchungsmaterialien sind:

- Maßband
- Goniometer (für die Neutralmethode)
- Skoliometer
- Bretter, um Beinlängenunterschiede zu kompensieren (dazu eignen sich auch Bücher)
- Untersuchungsliege
- eventuell Podoskop (Abb. 15.**267**)

Die Untersuchung des Bewegungsapparats kann mit der neuromotorischen Untersuchung bei der motoskopischen Untersuchung durch provozierte Bewegungen, wie Aufstehen, Gehen, Rennen usw., kombiniert werden. Beachtet werden muss, dass sich die Gangmuster – aber auch die Achsenwinkel – im Lauf der kindlichen Entwicklung stark verändern. Was heute normal ist, ist später pathologisch (Abb. 15.**268**, Abb. 15.**269** und Abb. 15.**270**; Tab. 15.**20**).

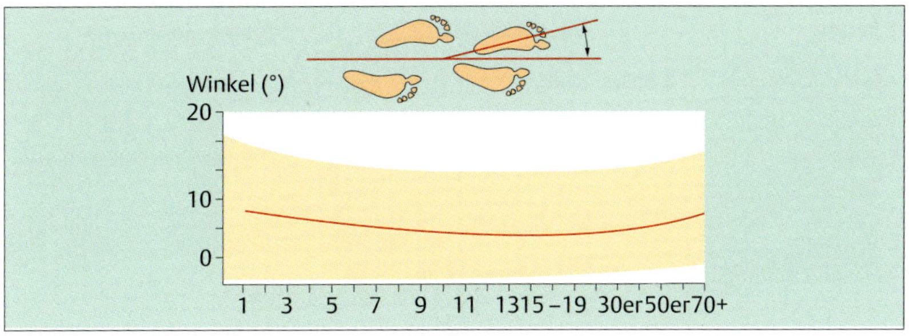

Abb. 15.**268** Gangachse in verschiedenen Altersstufen.

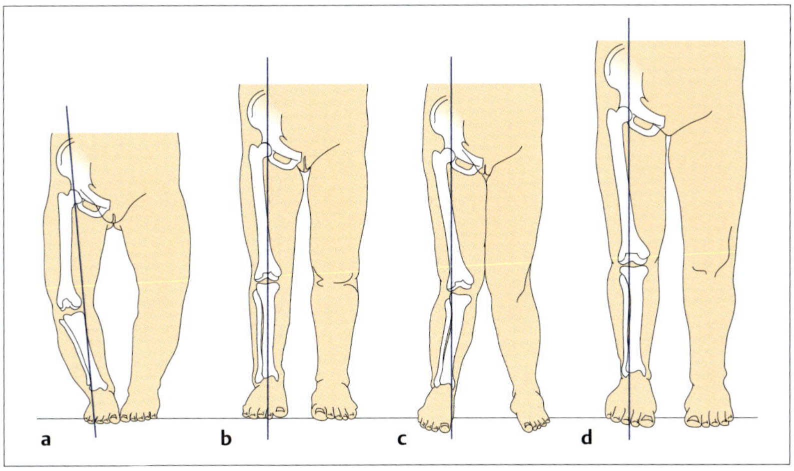

Abb. 15.**269 a – d** Physiologische Anpassung der Winkelfehlstellungen der Beine im Kindesalter.
a Beim Säugling.
b Mit 18 Monaten.
c Mit 3½ Jahren.
d Mit 7 Jahren.

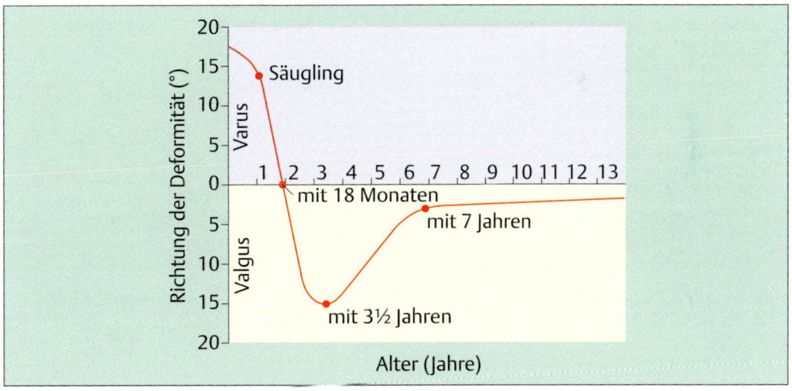

Abb. 15.**270** Entwicklung des tibiofemoralen Winkels (aus Tachdijan M. Clinical pediatric orthopedics. Stamford: Appelton & Lange; 1997).

Tab. 15.**20** Parameter des kindlichen Ganges.

Alter	Mittlere Geschwindigkeit (m/s)	Mittlere Frequenz (Schritte/min)
2 Jahre	0,78 ± 0,2	180
4 Jahre	1,00 ± 0,2	160
6 Jahre	1,10 ± 0,2	140
7 Jahre	Erwachsenengangmuster erreicht	
Erwachsene	1,50 ± 0,2	116

Gehhilfen	☐ Referenzbein links		☐ Referenzbein rechts	
Gewichtsübernahme	**Einbeinstand**		**Schwungbeinvorwärtsbewegung**	
IC / **LR**	**MSt** / **TSt**		**PSw** / **ISw**	**MSw** / **TSw**
Fersenkontakt ☐ ja ☐ nein	**adäquate Dorsalextension** ☐ ja ☐ nein			**adäquate Dorsalextension** ☐ ja ☐ nein
adäquate Plantarflexion ☐ ja ☐ nein	**Timing der Fersenanhebung** ☐ vorzeitig ☐ richtig ☐ verspätet ☐ ja ☐ nein **Beckenstabilität** ☐ ja ☐ nein			
adäquate Knieflexion ☐ ja ☐ nein	**adäquate Knieextension** ☐ ja ☐ nein		**adäquate Knieflexion** ☐ ja ☐ nein	**adäquate Knieextension** ☐ ja ☐ nein
	Hüftgelenkhyperextension ☐ ja ☐ nein		**adäquate Hüftgelenkflexion** ☐ ja ☐ nein	
Fersenabrollung ☐ inadäquat ☐ exzessiv ☐ normal	**Knöchel-abrollung** ☐ inadäquat ☐ exzessiv ☐ normal	**Vorfuß-abrollung** ☐ inadäquat ☐ exzessiv ☐ normal	**Fußablösung** ☐ ja ☐ nein	
Kompensation ☐ Anhebung des Beckens ☐ Zurückziehmanöver ☐ Zirkumduktion ☐ kontralaterales Anheben ☐ Rumpfneigung ☐ Duchenne-Hinken ☐ Trendelenburg-Zeichen	**Armpendel** **Kopfposition**		**Treppensteigen** ☐ aufwärts ☐ möglich ☐ nicht möglich ☐ Schmerzen Dual Task möglich	☐ abwärts ☐ möglich ☐ nicht möglich ☐ Schmerzen ☐ ja ☐ nein ☐ eingeschränkt

Länge der Teststrecke: .... m
gemessene Zeit: .... s
gezählte Schritte: ....

$$\text{Gehgeschwindigkeit} = \frac{\text{Länge der Teststrecke}}{\text{gemessene Zeit} \cdot 60} = \text{........ m/min}$$

$$\text{Kadenz} = \frac{\text{gezählte Schritte} \cdot 60}{\text{gemessene Zeit}} = \text{........ Schritte/min}$$

$$\text{Stride length} = \frac{\text{Länge der Teststrecke}}{\text{gezählte Schritte} \cdot 2} = \text{........ m}$$

Abb. 15.**271** Fragebogen zur funktionellen Ganganalyse (nach Götz-Neumann 2002).

Bewährt hat sich der 20-Schritte-Untersuchungsgang, inspiriert und stark modifiziert nach Mercer (Rang 2002). Dabei wird das Kind nach einem bestimmten Schema beobachtet (Motoskopie).

20-Schritte-Untersuchungsgang zur Motoskopie des Kleinkinds

1. Gehen
2. Rennen
3. 1-Bein-Hüpfen beidseits
4. Fersengang
5. Zehengang
6. Stehen und Ansicht von hinten, von vorn und von der Seite
7. Kopfbeweglichkeit nach allen Seiten
8. Vornüberbeugen
9. Rückenbeweglichkeit
10. Schürzengriff beidseits
11. Pro- und Supination der Unterarme
12. Handflexion und -extension, Faustbildung, Spreizen der Finger
13. Berühren des Armes mit dem Daumen
14. Abliegen, Rückenlage
15. Kniebeugen
16. Hüftbeweglichkeit
17. Drehen auf den Bauch
18. Torsionsstellung von Unterschenkel bzw. Fuß
19. Aufsitzen
20. Aufstehen

1. *Gehen (Hinken, Symmetrie):* Das Kind geht dabei vom Untersucher weg und auf ihn zu; die Beobachtung sollte möglichst aus Hüfthöhe erfolgen. Zu beachten sind außerdem der Initialkontakt der Füße (Vor-, Rückfuß), das Abrollen der Füße sowie die Symmetrie der Armmitbewegungen (Abb. 15.**271**, Abb. 15.**272** und Abb. 15.**273**).
2. *Rennen (Koordination):* Die Beobachtung des rennenden Kindes ist sinnvoll, sofern dies die in der Regel kleinen Kinderarztpraxen zulassen (Abb. 15.**274** und Abb. 15.**275**).
3. *1-Bein-Hüpfen beidseits (Stand- und Spielbein, Gleichgewicht, Beinstärke, Koordination):* Je nach Alter ist auch Fußballspielen angezeigt.

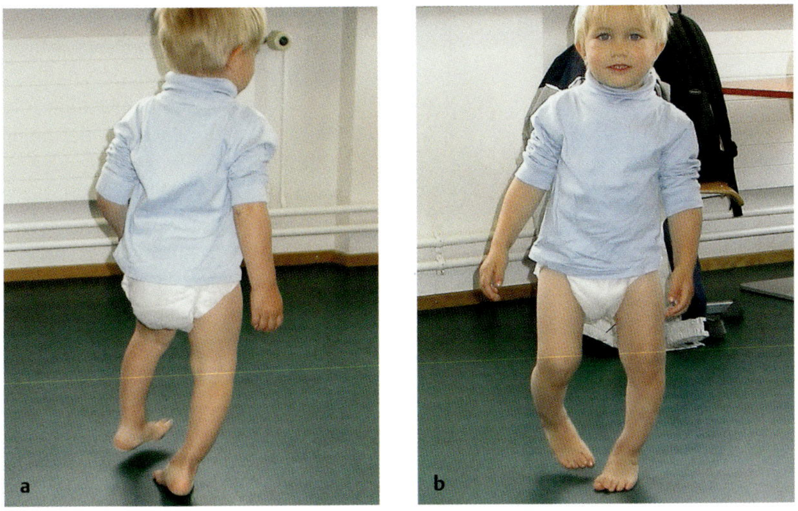

Abb. 15.**272 a, b** Gehen: Das Kind wird möglichst aus Hüfthohe beobachtet; beurteilt wird der Gangwinkel (Einwärts- und Auswärtsgang) beim Gang auf den Beobachter zu und vom Beobachter weg.

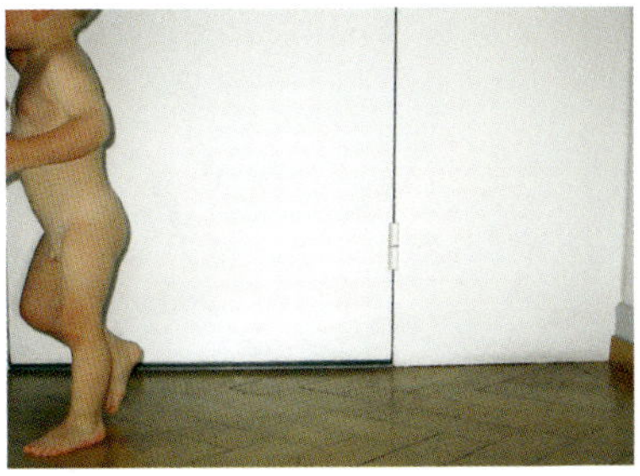

Abb. 15.**273** Die Ganganalyse in der Praxis scheitert manchmal daran, dass das Kind ungefragt das Testgelände verlässt...

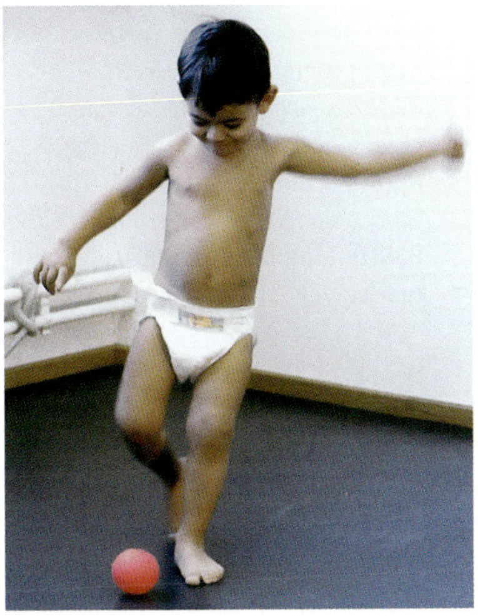

Abb. 15.**274** Rennen: Fußballspielen ist – falls es die Platzverhältnisse erlauben – ein ideales Mittel, um die Koordination zu prüfen.

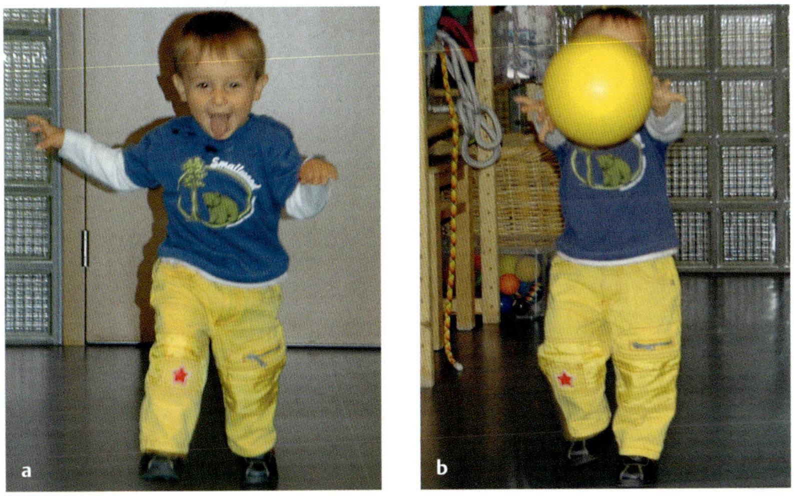

Abb. 15.**275 a, b** Rennen vom Beobachter weg und zum Beoabchter, kombiniert mit Ballwerfen, macht großen Spaß!

4. *Fersengang (Achillessehnenverkürzung, Asymmetrie bei Hemisyndrom):* Was für Mitbewegungen (Synkinesien) der oberen Extremitäten – aber auch des Mundes – können gleichzeitig provoziert werden (Abb. 15.**276**)?
5. *Zehengang (Kraft):* Dazu werden die Füße beobachtet. Bildet sich ein deutliches Fußgewölbe (Ausschluss eines Knick-Senk-Fußes; Abb. 15.**277**)?

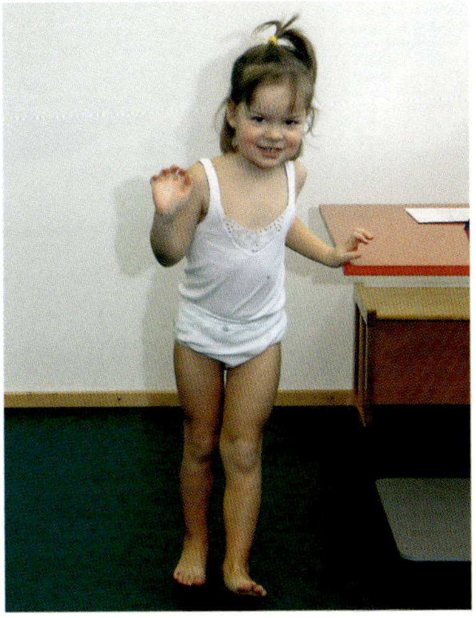

Abb. 15.**276** Fersengang: Beachte die in diesem Alter knapp altersentsprechenden Synkinesien der oberen Extremitäten.

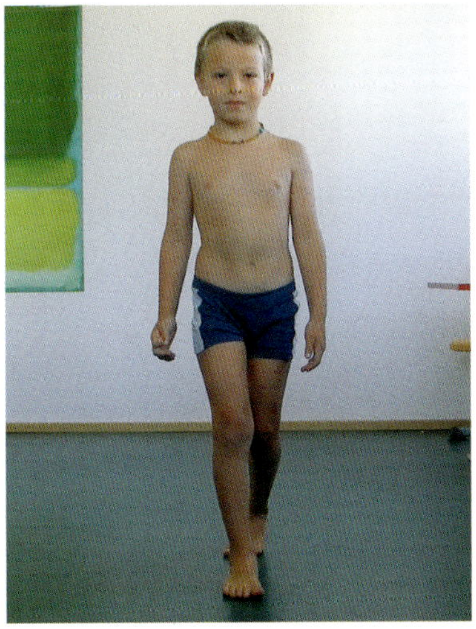

Abb. 15.**277** Zehengang.

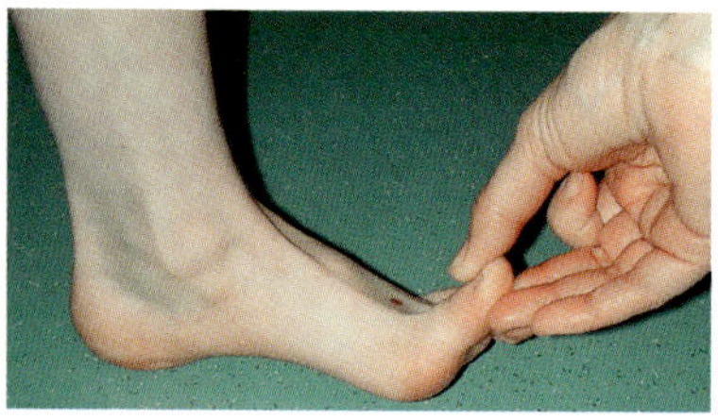

Abb. 15.**278** Testung des Längsgewölbes durch Anheben der Großzehe: physiologische Reaktion.

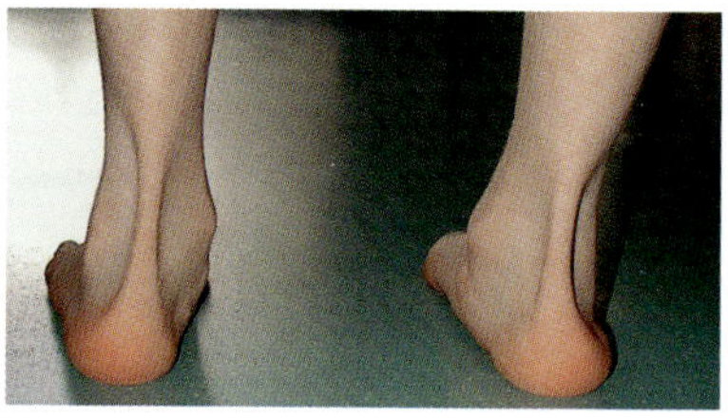

Abb. 15.**279** Physiologische Knick-Senk-Füße: Rückfuß um < 15° valgisiert.

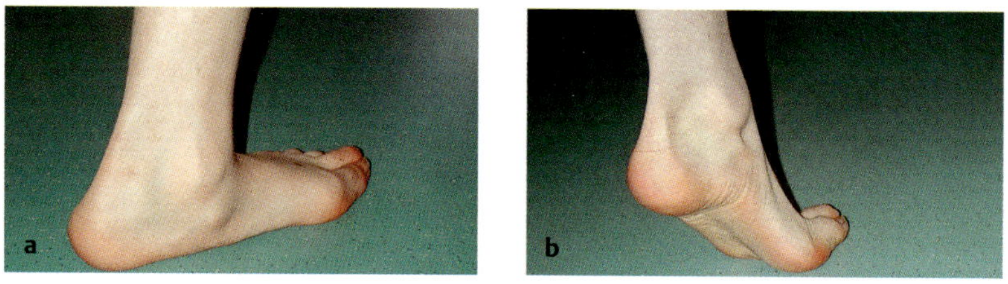

Abb. 15.**280 a, b** Physiologische Knick-Senk-Füße: beim Zehenstand schönes Fußlängsgewölbe.

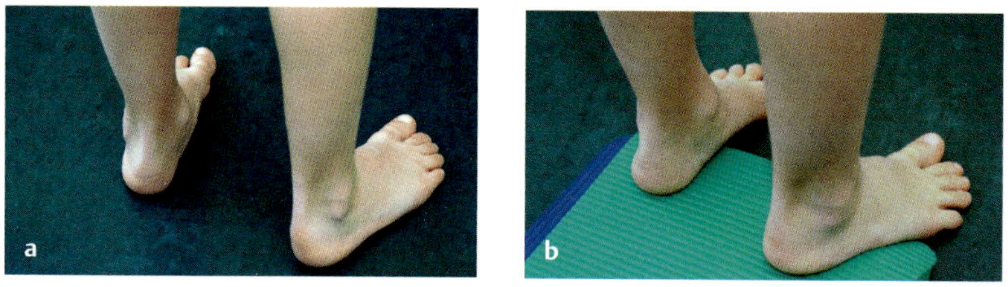

Abb. 15.**281 a, b** Der Rückfuß auf einer Unterlage zeigt das gesunde Fußgewölbe eines Knick-Senk-Fußes.

6. *Stehen und Ansicht von hinten (symmetrischer Rücken), von vorn und von der Seite:* Beurteilt werden Torsionsanomalien, das Fußgewölbe, die Beinlängen, ein Beckenschiefstand, eine Kyphose oder eine Lordose (Abb. 15.**278** bis Abb. 15.**282**).
7. *Kopfbeweglichkeit in alle Richtungen:* Das Kind wird aufgefordert, nach oben und unten sowie nach links und rechts zu schauen sowie den Kopf nach beiden Seiten zu neigen.
8. *Vornüberbeugen (Skoliose):* Von der Seite wird der Finger-Boden-Abstand geprüft: Lassen sich das große und das kleine Schober-Maß bestimmen (Abb. 15.**283** und Abb. 15.**284**)? Von hinten wird beurteilt, ob ein Rippenbuckel vorhanden ist. Im Zweifelsfall – und auch zur Verlaufsdokumentation – wird die Krümmung ausgemessen (Skoliometer; Abb. 15.**285**).
9. *Rückenbeweglichkeit mit fixiertem Becken:* Untersucht werden Flexion, Rotation und Torsion.
10. *Schürzengriff:* Dieser ermöglicht die Beurteilung der Schulter- und Armbeweglichkeit (Abb. 15.**286** bis Abb. 15.**289**).

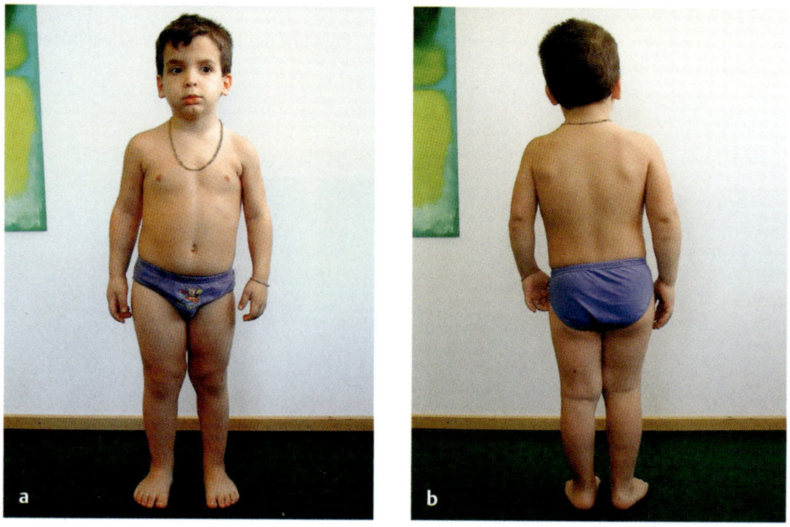

Abb. 15.**282 a, b** Stehen und Ansicht von vorn sowie von hinten: Hemihyperplasie rechts mit Beckenschiefstand und kompensatorischer skoliotischer Haltung.

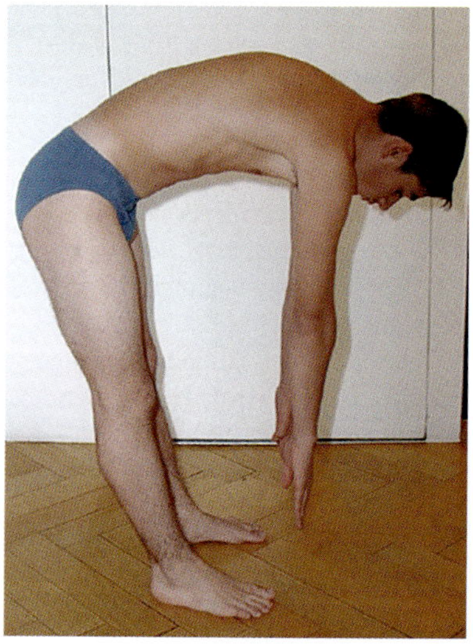

Abb. 15.**283** Vornüberbeugen und Finger-Boden-Abstand abschätzen: hier Morbus Scheuermann.

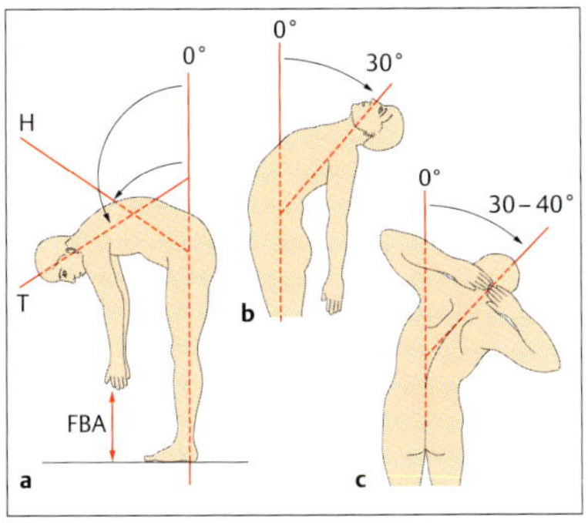

Abb. 15.**284 a – c** Bewegungsumfang des Rückens.
FBA = Finger-Boden-Abstand
a Vornüberbeugen.
b Zurückbeugen.
c Seitwärtsbeugen.

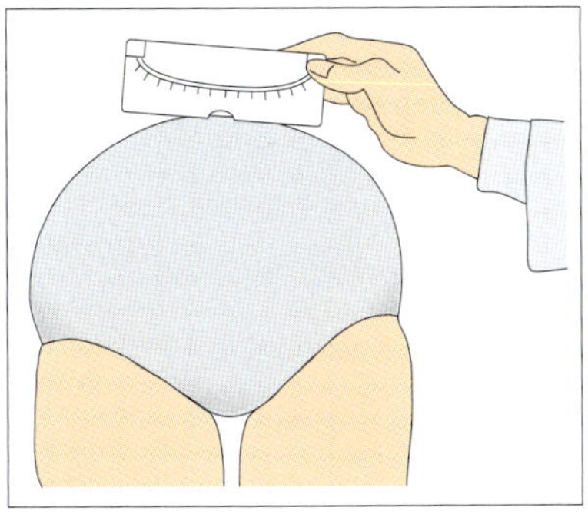

Abb. 15.**285** Skoliometer zur Objektivierung.

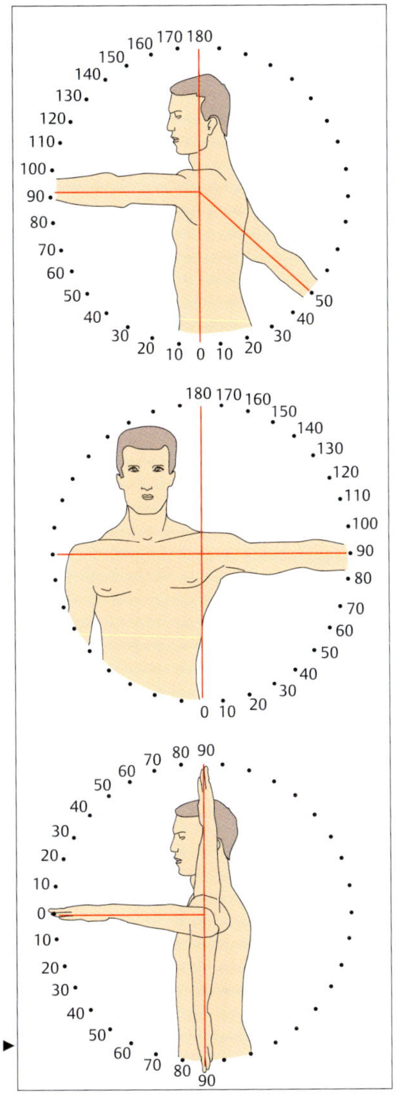

Abb. 15.**286** Bewegungsumfang in Schulter ► und Ellenbogen.

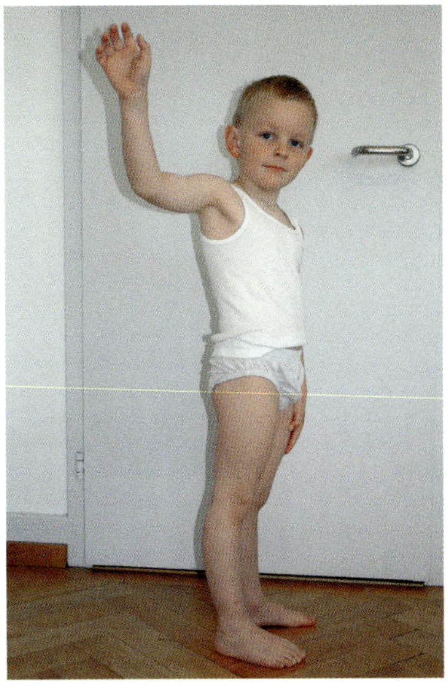

Abb. 15.**288** Von der Seite deutlich sichtbare Genua recurvata im Rahmen einer generalisierten (familiären) Hypotonie.

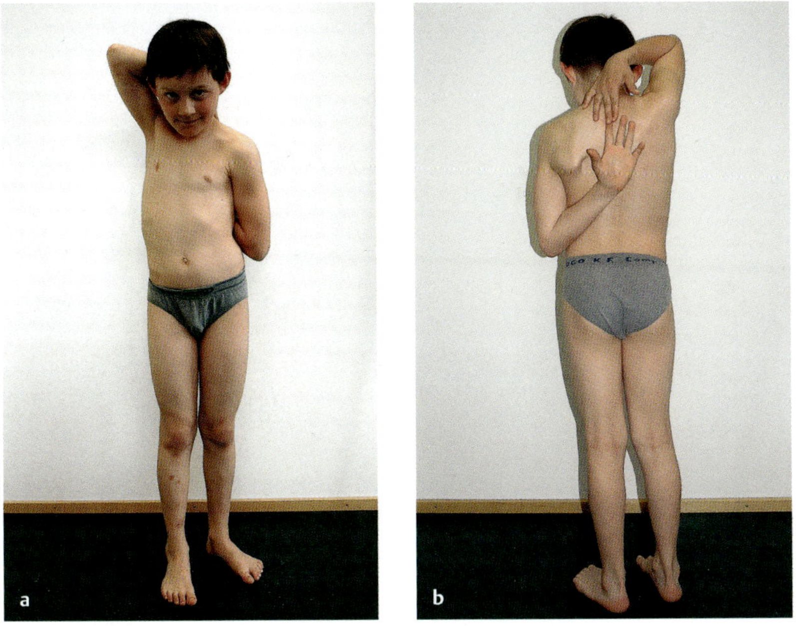

Abb. 15.**287 a, b** Schürzengriff: Prüfung der Schulterbeweglichkeit mit alternierendem Griff an das Sternum und zwischen die Schulterblätter (hier eingeschränkt und Scapula alata bei residualer oberer Plexusparese rechts).

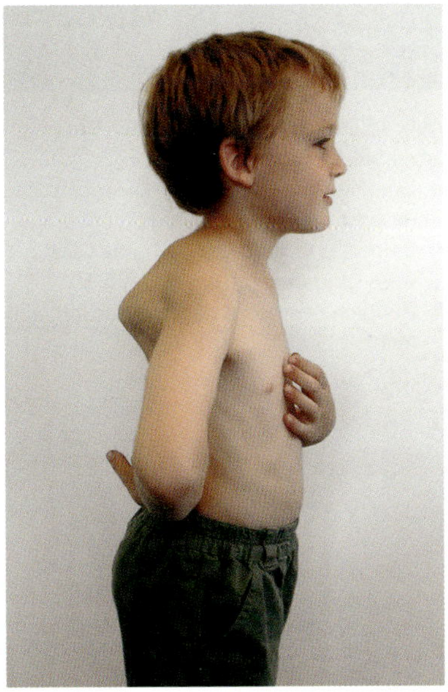

Abb. 15.**289** Scapula alata bei residualer Plexusparese.

11. *Pro- und Supination der Unterarme:* Diese gibt Auskunft über die Ellenbogenbeweglichkeit (Abb. 15.**290**).
12. *Flexion und Extension der Hand:* Wie ist die Fingerbeweglichkeit (Abb. 15.**291**)? Funktioniert die Opposition des Daumens? Liegt eine Brachymetakarpie vor (Abb. 15.**292** und Abb. 15.**293**)?
13. *Berühren des Armes mit dem Daumen:* Liegt eine Bandlaxizität vor (Abb. 15.**294**)?
14. *Abliegen in Rückenlage:* Dies erlaubt die Beurteilung von Schwellungen, Muskelschwund, Asymmetrien, Bewegungseinschränkung (Abb. 15.**295** und Abb. 15.**296**) oder Beinlängendifferenzen (s. Abb. 15.**70a**). Liegt ein „Pattern" vor, sind die Beine immer leicht in eine Richtung gedreht (leichtes Hemisyndrom)?

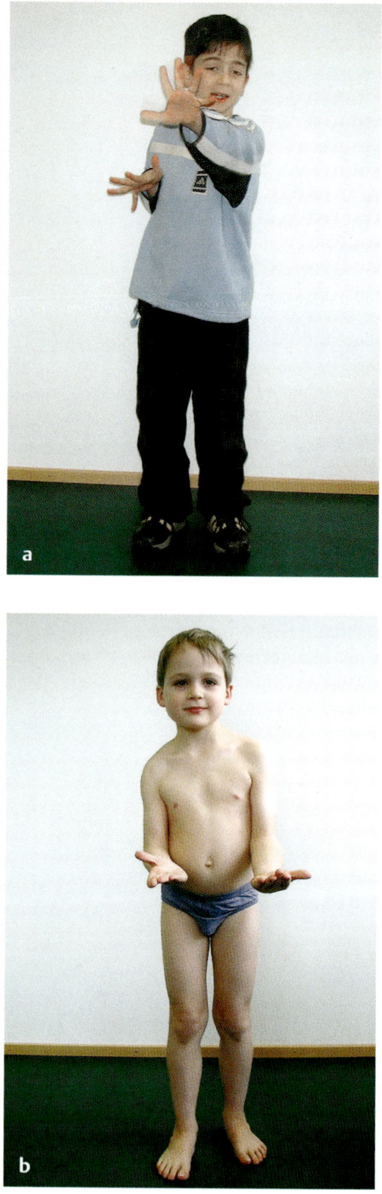

Abb. 15.**290 a, b** Pronation der Unterarme bei flexiertem Ellenbogen.
a Der Weg zur Prüfung der Diadochokinese ist nicht weit: massive Verkrampfungen und Tonuserhöhung der Gegenseite (pathologisch).
b Deutliche Asymmetrie zu ungunsten von rechts bei der Plexusparese.

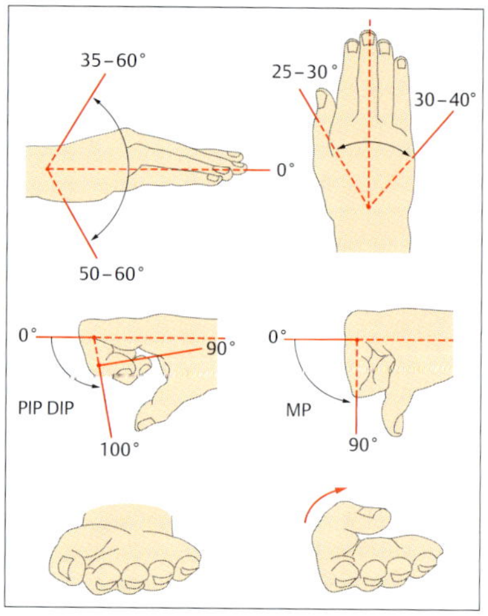

Abb. 15.**291** Bewegungsumfang in den Fingern.
DIP = distales Interphalangealgelenk
MP = Metakarpophalangealgelenk
PIP = proximales Interphalangealgelenk

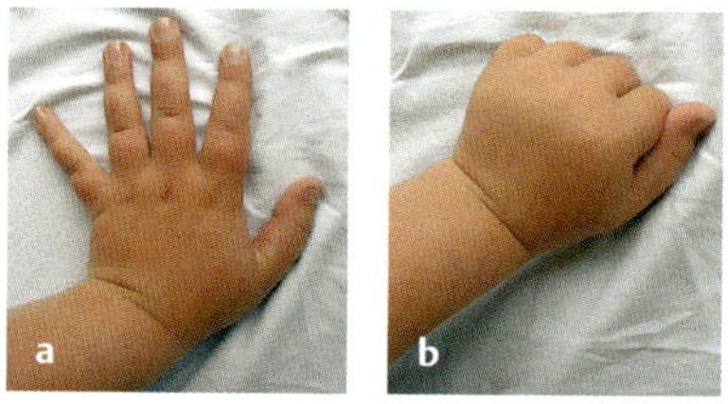

Abb. 15.**292 a, b** 14½-jähriges kleinwüchsiges Mädchen. Typische kleine „Patschhand" mit Brachymetakarpie (distale Verbindungslinie der Metakarpalia IV und V schneidet das Metakarpale IV).

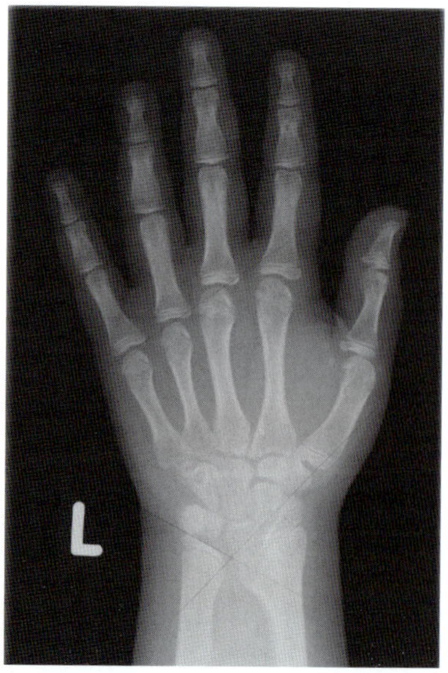

Abb. 15.**293** Madelung-Deformität beim Turner-Syndrom: Distale Gelenkflächen von Radius und Ulna schauen sich an.

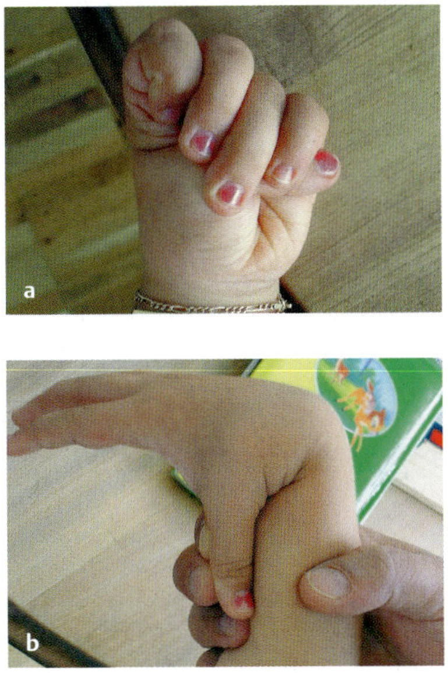

Abb. 15.**294 a, b** Steinberg-Zeichen: Bandlaxizität der Finger bei Ehlers-Danlos-Subtyp.

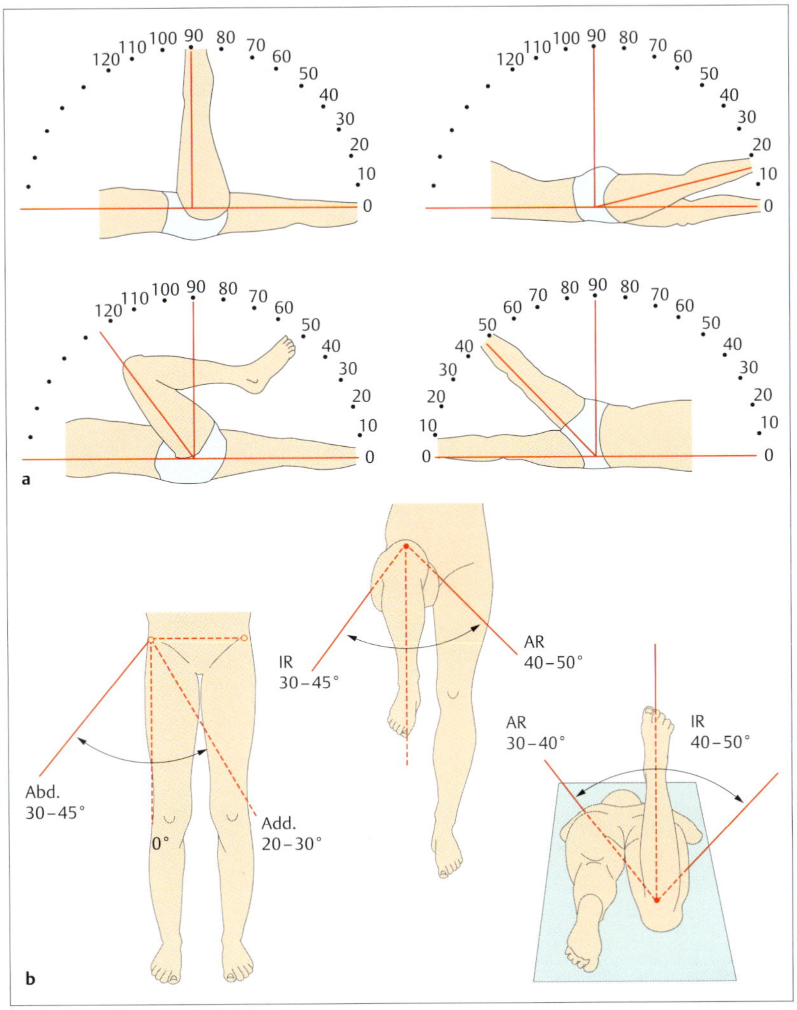

Abb. 15.**295 a, b** Passive Untersuchung der Gelenkbeweglichkeit. Notation vorzugsweise in der Neutral-0-Methode.
Abd. = Abduktion
Add. = Adduktion
AR = Außenrotation
IR = Innenrotation

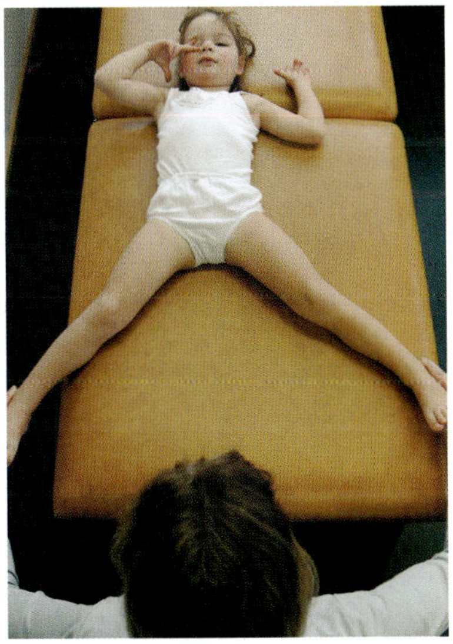

Abb. 15.**296** Spagat, aktiv oder passiv.

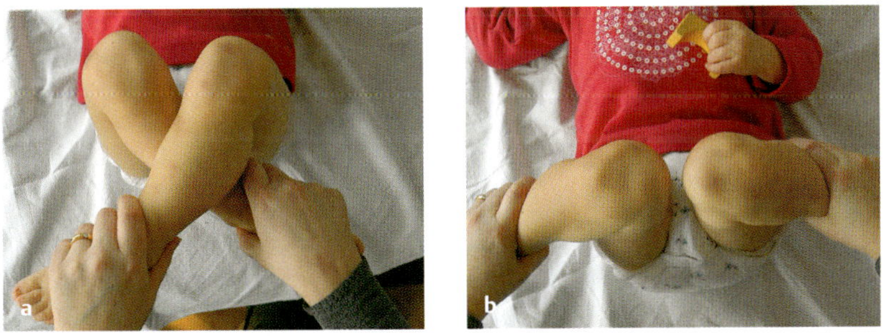

Abb. 15.**297 a, b** Klinisches Messen der Außen- und Innenrotation im Hüftgelenk in Rückenlage. Auch Impingement-Test beim Adoleszenzen.

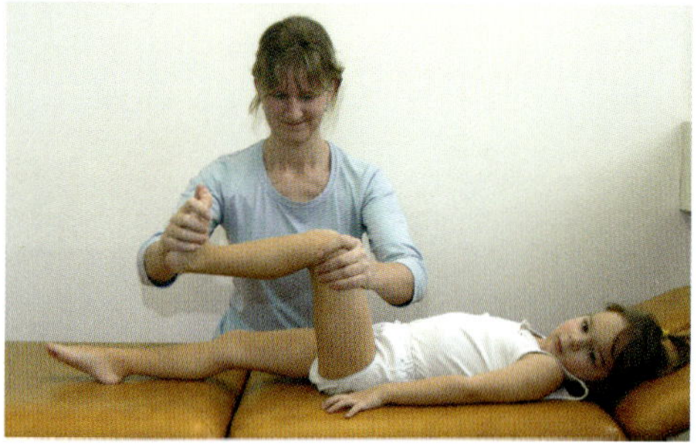

Abb. 15.298 Knie beugen und Widerstand (Tonus) prüfen.

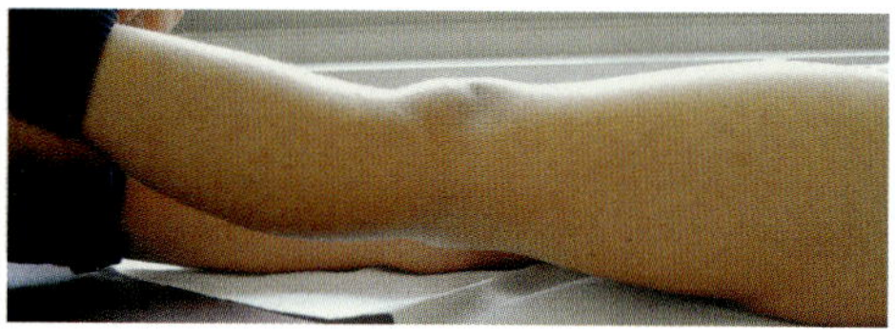

Abb. 15.299 Knie strecken und Bandlaxizität der Knie (hier bei Ehlers-Danlos-Subtyp) prüfen.

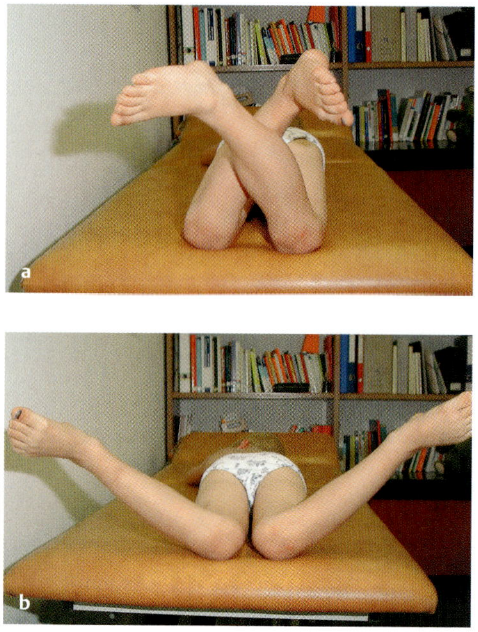

Abb. 15.300 a, b Prüfung der Hüftbeweglichkeit in Bauchlage.

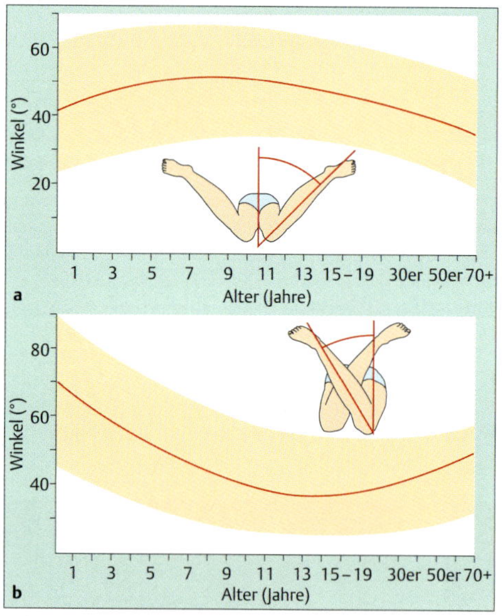

Abb. 15.301 a, b Innen- und Außenrotation im Hüftgelenk in verschiedenen Alterstufen.

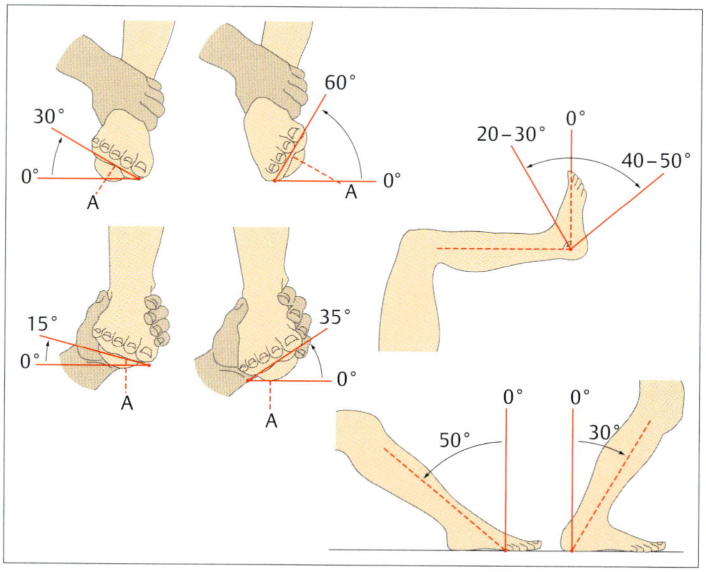

Abb. 15.302 Gelenkbeweglichkeitsmessung des Fußes nach der Neutral-0-Methode (aus Debrunner A. Orthopädie. Bern: Huber; 1988).

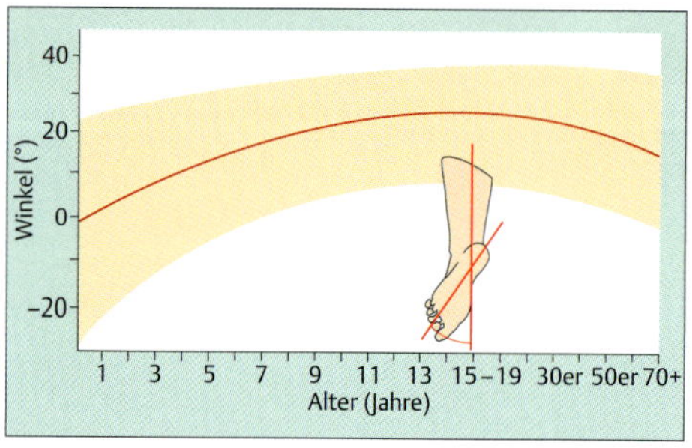

Abb. 15.303 Die Torsion der Tibia nimmt eventuell wieder ab.

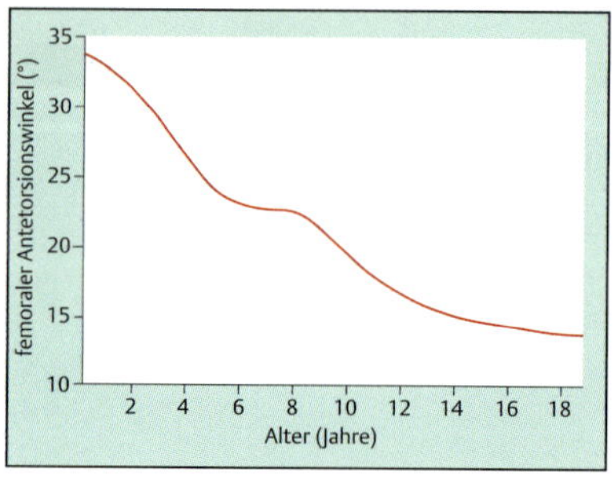

Abb. 15.304 Der Antetorsionswinkel (Zentrum-Kollum-Diaphysen-Winkel) nimmt mit zunehmendem Alter ab; der Einwärtsgang hat gute Chancen zu verschwinden.

15. *Kniebeugen:* Ist eine Steifigkeit festzustellen (Abb. 15.**298** und Abb. 15.**299**) oder klicken die Menisken?
16. *Hüftbeweglichkeit in Bauchlage:* Untersucht werden die Außen- und die Innenrotation (Abb. 15.**300** und Abb. 15.**301**).
17. *Drehen auf den Bauch:* Ist eine Poplitealzyste vorhanden?
18. *Torsionsstellung des Unterschenkels:* Wie beweglich ist der Fuß (Abb. 15.**302** und Abb. 15.**303**)?
19. *Aufsitzen in den Langsitz und mit hängenden Beinen (Symmetrie, Hamstrings-Verkürzung, Streckmuster):* Die Unterschenkelachsen werden von vorn und von oben beobachtet (Tibiaantetorsion; Abb. 15.**304**, Abb. 15.**305** und Abb. 15.**306**).
20. *Aufstehen:* Ist eine Dissoziation der Beine oder ein Gowers-Zeichen festzustellen (Abb. 15.**307**)?

Ursachen des Hinkens je nach Art des Hinkens

- *Zehenganghinken:*
  - zerebrale Bewegungsstörung
  - habituell, funktionell
  - Klumpfuß bzw. Status nach Beinlängenunterschied
- *Trendelenburg-Hinken:*
  - Morbus Perthes
  - Hüftdysplasie
  - Hemisyndrom
  - Epiphysiolyse
- *Zirkumduktion:*
  - Beinlängenunterschied
  - Zerebralparese
  - Knie- oder Sprunggelenksteifigkeit
- *Stepper-Gang:*
  - Zerebralparese
  - Myelodysplasie
  - Chorcot-Marie-Tooth
  - Friedreich-Ataxie

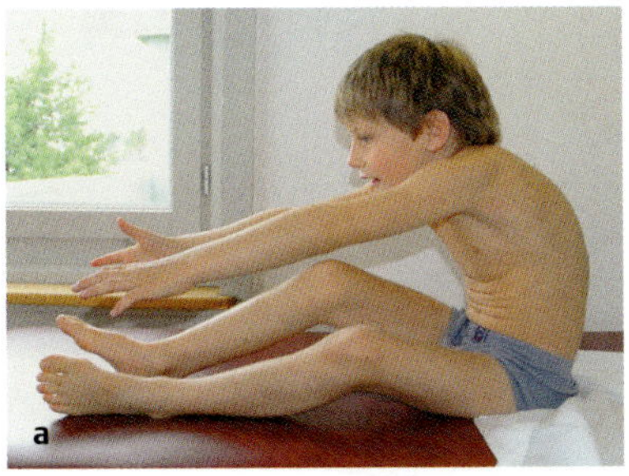

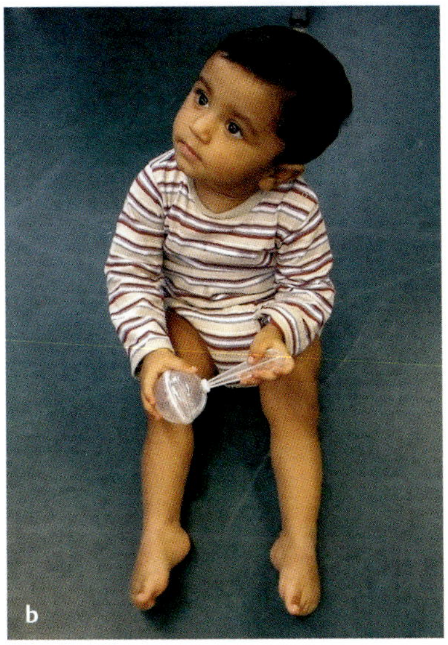

Abb. 15.**305 a, b** Langsitz.
a Durch die Verkürzung der Hamstrings bei einer Diplegie ist der Langsitz kaum möglich: Beckenkippung nach hinten, Knieflexion, Spitzfüße und Gleichgewichtsausgleich mit den Armen (s. auch „Thomas-Test", Abb. 15.**68** und Tab. 15.**11**).
b Die Verkürzung der Hamstrings führt zu Beckenkippung, Rundrücken und Streckmustern in den Füßen bei einer Diplegie.

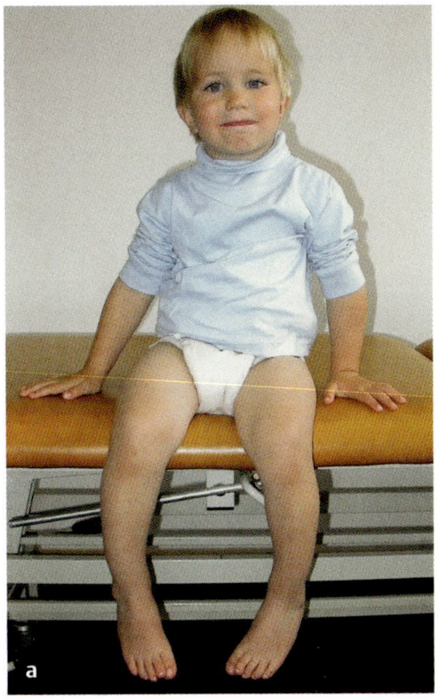

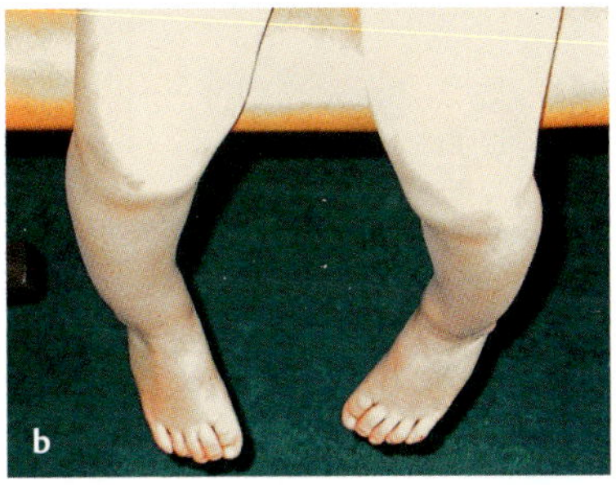

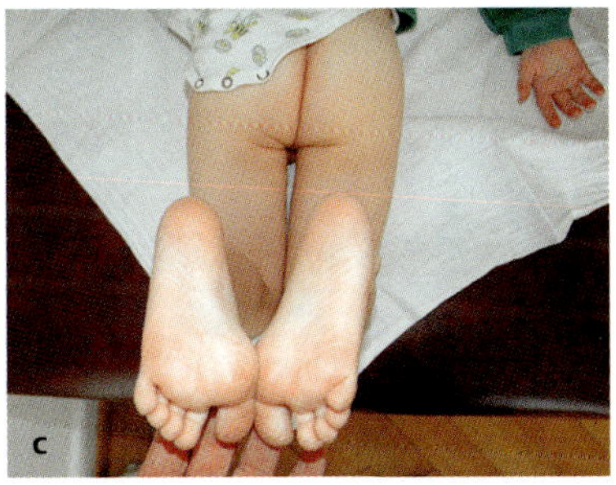

Abb. 15.**306 a – c** Der starke Einwärtsgang findet seine Erklärung in der Tibiaantetorsion (und zusätzlicher Coxa valga antetorta; die Knie schauen sich an). Der Blick von oben beim stehenden Kind verrät es! Die Rotationsfehlstellung der Hüfte wird im Sitzen oder Liegen mit gebeugten Knien kompensiert. Die Tibianantetorsion ist sichtbar.

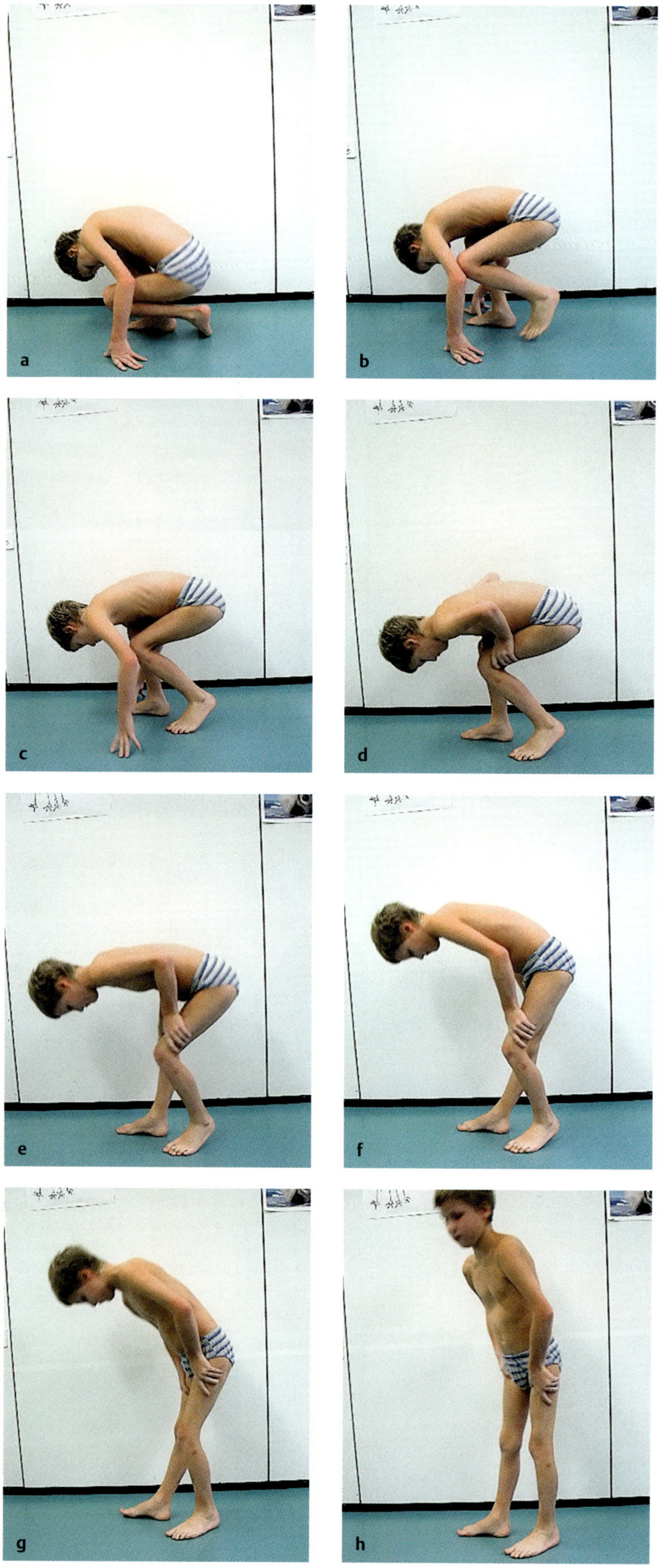

Abb. 15.**307 a – h** Gowers-Zeichen: Das Kind mit einer neuromuskulären Erkrankung stützt sich an den eigenen Beinen ab, um aufzustehen.

Ursachen des Hinkens je nach Altersgruppe

- *Unter 4 Jahren:*
  - Osteomyelitis
  - Diszitis
  - Scheibenmeniskus
  - Tumor
  - Toddler's Fracture (Tibia, Fuß)
- *4–10 Jahre:*
  - Coxitis fugax
  - Morbus Perthes
  - Fraktur
  - Osteomyelitis
  - Diszitis
  - Synovitis
  - Scheibenmeniskus
  - Osteochondritis dissecans
  - Apophysitis
  - akzessorisches Os naviculare
  - Fremdkörper im Fuß
  - Arthritis
  - Tumor
- *über 10 Jahre:*
  - Coxitis fugax
  - Stressfrakturen
  - Osteomyelitis
  - Diszitis
  - Epiphysiolyse
  - aseptische Nekrose
  - Morbus Osgood-Schlatter
  - Sinding-Larsen-Syndrom
  - Chondromalacia patellae
  - Arthritis (Lyme und andere)
  - akzessorisches Os naviculare
  - Tumor

Sehr geschickt ist bei Bedarf die Kombination dieser funktionellen orthopädischen Untersuchung mit der neuromotorischen Untersuchung (s. Abschnitt „Soft Signs", S. 165).

Mit der motorischen Untersuchung kann die körperliche Untersuchung abgeschlossen werden, falls keine weiteren Fragestellungen vorhanden sind. Das Beobachten, wie das Kind sich anzieht, oder wie ihm beim Anziehen geholfen wird, gibt weitere Hinweise zur Praxie, Autonomie und Geschicklichkeit.

Entwicklungsstörungen

Je nach Entwicklungsalter sind die Störungen im Bewegungsapparat verschieden.

Neugeborene

Beim Neugeborenen stehen Dysmelien, Klumpfuß, Hüftdysplasie und -luxation, Coxa vara, Tibiapseudarthrose, Osteogenesis imperfecta und die Folgen von Geburtstrauma (Hirnschäden; infantile Zerebralparese), Plexus brachialis und Frakturen (Klavikula, Humerus usw.) im Vordergrund.

Säuglinge

Beim Säugling sind vor allem Missbildungen (Klumpfuß, Polydaktylien usw.) und die Hüftdysplasie, die häufigste angeborene Störung des kindlichen Skeletts, sowie die septische Arthritis Untersuchungsgegenstand.

Vorschul- und Schulkinder

Im Vorschul- und Schulalter kommen die Achsen- und Fußfehlstellungen (Knick-Senk-Füße, O- und X-Beine) und die Wachstumsstörungen (Perthes, Osteomyelitis, Frakturen) dazu. Physiologische Knick-Senk-Füße haben im oberen Sprunggelenk eine Valgusstellung von < 15° und zeigen ein Absenken des medialen Fußgewölbes bei Normalbelastung im Stehen. Durch Anheben der Großzehe im Stehen oder beim Zehenstand richtet sich das mediale Fußgewölbe auf.

Adoleszenten

In der Pubertät treten die degenerativen Störungen (Epiphyseolysis capitis femoris, Morbus Scheuermann, Skoliose, habituelle Patellaluxation, Morbus Osgood-Schlatter, Morbus Köhler, Morbus Bechterew usw.) und die Sportverletzungen in den Vordergrund. Viele Jugendliche, vor allem Mädchen, werden in der Pubertät von den Eltern zu sportlichen Leistungen gezwungen, die nicht den natürlichen Interessen der Mädchen entsprechen, sondern den Ehrgeiz der Eltern befriedigen sollen. Diese Störung der natürlichen Entwicklung, die neben der „Athlets' Triad" auch viele andere Krankheiten verursachen kann, hat einen Namen: Achievement by Proxy oder Stellvertreterleistung! Diese muss vom Kinderarzt erkannt und unterbunden werden.

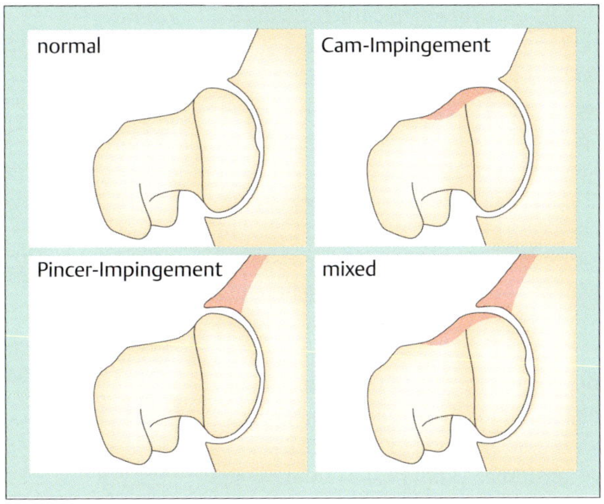

Abb. 15.**308** Einteilung des Impingements.

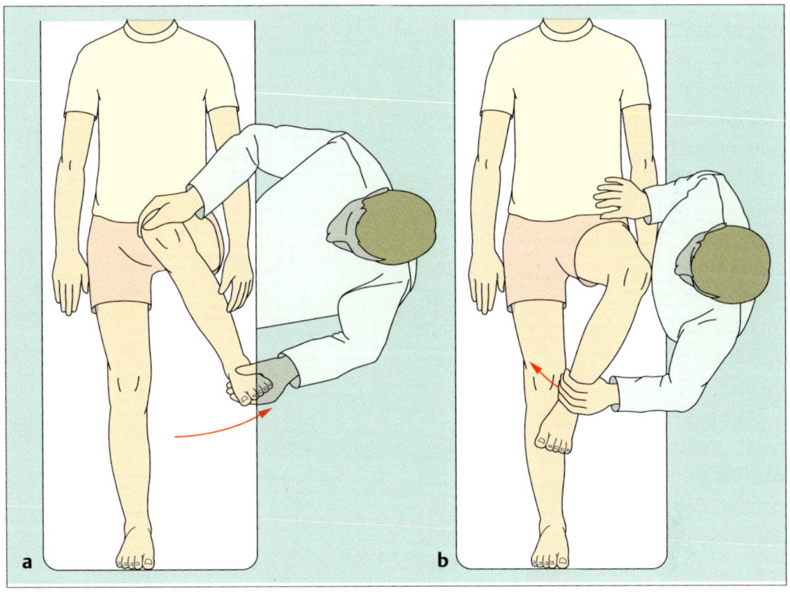

Abb. 15.**309 a, b** Klinische Untersuchung, vorderer Impingement-Test.

Vor allem beim männlichen Jugendlichen soll das femoroazetabuläre Impingement (FAI) aktiv gesucht werden. Abgesehen von seltenen, passageren Leistenschmerzen, vor allem nach Anstrengungen und längerem Sitzen, ist der Jugendliche beschwerdefrei. Da das Impingement aber eine diagnostizierbare Frühform einer sich entwickelnden Arthrose im Erwachsenenalter ist, sollte die Störung aktiv gesucht werden. Typischerweise ist das Hüftgelenk aufgrund einer Degeneration oder Einklemmung von Kapsel- oder Sehnenmaterial bzgl. seiner Beweglichkeit und Funktion eingeschränkt. Grundsätzlich unterscheidet man 3 Formen des Impingements:

- Cam-Impingement
- Pincer-Impingement
- traumatisches Impingement

Beim *Cam-Impingement* („cam" = dt. „Nocken") finden sich die Veränderungen in erster Linie am Schenkelhals. Es bildet sich eine Verdickung des Schenkelhalses aus, welche dann zum Einklemmen gegen die Gelenkpfanne führt. Von diesem FAI sind vor allem sportliche Männer zwischen 20 und 30 Jahren betroffen. Der Knorpelschaden ist oft schon beträchtlich. Beim *Pincer-Impingement* („pincer“ = dt. „Greifer“) finden sich die Veränderungen vor allem an der Gelenkpfanne – diese springt bei Beugung der Hüfte vor und klemmt den Schenkelhals wie ein „Greifer“ ein. Häufig sind davon Mädchen betroffen, die im Alter von 30 – 40 Jahren erst symptomatisch werden. Sie leiden häufig unter nächtlichen Schmerzen (Abb. 15.**308**).

Diagnose. Der Schmerz ist durch Adduktion und gleichzeitige Innenrotation des Oberschenkels in der Rückenlage auslösbar (Abb. 15.**309**). Anders als bei der Koxarthrose verschwindet der Innenrotationsschmerz aber schon bei leichter Abduktion des Beins. Bei Läsionen im vorderen, oberen Pfannendachbereich (z. B. bei vermehrter Überdachung, Pincer-Impingement) ist der vordere Impingement-Test postiv, d. h. schmerzhaft.

Kommt es hingegen zur Schmerzauslösung bei Außendrehung und Beugung in der Hüfte, handelt es sich um ein hinteres oberes Impingement. Bei Schmerzen in Streckung und Außenrotation des Beins in der Hüfte spricht dies für ein hinteres unteres Impingement.

Da das Impingement, frühzeitig erfasst, meist arthroskopisch behoben werden kann, ist eine Frühdiagnose angezeigt. Dabei werden, je nach Ursache, die Gelenkpfanne, der Schenkelhals oder sogar beides korrigiert. Offene Eingriffe sind hierzu meist nicht mehr nötig. Wird der Eingriff zum richtigen Zeitpunkt korrekt durchgeführt, so ist danach in der Regel eine volle sportliche Aktivität wieder möglich.

Literatur

Debrunner A. Orthopädie. Bern: Huber; 1988

Gallahue D, Ozmun J. Understanding Motor development. 4th. ed. Boston: McGraw-Hill; 1997

Gill D, O'Brien N. Pediatric clinical examination made easy. 4th. ed. London: Churchill-Livingstone; 2003

Goldbloom B. Pediatric clinical skills. 3 rd ed. New York: Saunders; 2003

Hefti F. Kinderorthopädie in der Praxis. 2. Aufl. Heidelberg: Springer; 2006

Hepp W, Debrunner H. Orthopädisches Diagnostikum. Stuttgart: Thieme; 2004

Jones KL. Smith's recognizable patterns of human malformation. 5th. ed. Philadelphia: Sauders; 1997

Götz-Neumann K. Gehen verstehen: Ganganalyse in der Physiotherapie. Stuttgart: Thieme; 2002

Leunig M, Ganz R. Femoroazetabuläres Impingement. TMJ 2009: 3

Lissauer T, Clyden G. Illustrated text-book in pediatrics. St. Louis: Mosby; 1997

Michel M, Witschger P. Orthopädisches Zentrum Münsingen, OZM

Morgan W, Engel GL, Adler R. Der klinische Zugang zum Patienten. Anamnese und Körperuntersuchung. Bern: Huber & Lang; 1977

Mullis PE, Janner M. Wachstum – ein zentraler Prozess. Pädiatrie up2date 2009; 3: 231 – 252

Rang M. Kinderorthopädie. Bern: Huber, 2002

Stäeli L. Fundamentals of pediatric ortthopädics. 3 rd ed. Philadelphia: Lippincott; 2007

Tachdijan M. Clinical pediatric orthopedics. Stamford: Appelton & Lange; 1997

Wiedemann HR, Kunze J, Spranger J. Atlas der klinischen Syndrome. Stuttgart: Schattauer; 2001

Wilson GN, Cooley WC. Preventive management of childern with congenital anomalies und syndromes. New York: Cambridge University Press; 2000

Atmungsapparat

Martin H. Schöni

Atemwegserkrankungen im Neugeborenen-, Säuglings- und Kleinkindesalter sind häufig. Fast 60% aller Konsultationen in der allgemeinen pädiatrischen Versorgung erfolgen wegen Erkrankungen der Atemwege. Es wird geschätzt, dass in England bis zu 97% aller Kinder im Vorschulalter einen Arzt wegen Atemwegssymptomen konsultieren (Hay et al. 2005). Vom banalen Infekt der oberen Luftwege bis zur komplexen Symptomatik eines Lungensequesters sind alle Pathologien möglich. Wie bei allen Erkrankungen basiert die Beurteilung auf einer vertieften Anamnese, einem scharfen Beobachten klinischer Manifestationen und dem sorgfältigen Untersuchen der Atemwege von der Nasenspitze bis zum Oberbauch. Wer hat nicht schon nur durch Beobachten einer Tachypnoe mit diskretem Nasenflügeln die Diagnose einer basalen Pneumonie beim Kind mit Bauchschmerzen und Erbrechen gestellt?

Entwicklung

Vom 26. Tag post conceptionem bis 3 Jahre post partum durchläuft die Lungenentwicklung verschiedene Stadien. Die embryonale Periode umfasst die Zeit bis zur 8. Gestationswoche; am 26. Tag post conceptionem entsteht aus dem entodermalen Keimblatt eine ventrale Ausstülpung mit Entwicklung einer Lungenknospe. An die fetale Periode mit dem pseudoglandulären Stadium von der 5.– 17. Gestationswoche schließt sich dann das kanalikuläre Stadium bis zur 24. Woche an. Ab dieser Zeit bis zur Geburt folgt das sakkuläre Stadium. Die Lungenweiterentwicklung ist mit der Geburt nicht abschlossen und durchläuft nach der Geburt noch die Stadien der Alveolenbildung (bis ca.18 Monate post partum) und das Stadium der mikrovaskulären Reifung (2 – 3 Jahre post partum). Anschließend erfolgt das normale Lungenwachstum bis ins Erwachsenenalter. Die Phase der Alveolenbildung und der mikrovaskulären Reifung ist sehr vulnerabel; in diese Zeit fallen z. B. die Frühgeburtlichkeit (mit z. B. Surfactant-Mangel) und andere Ursachen von Entwicklungsstörungen (z. B. Exposition gegenüber Luftverschmutzung). Ab dem 3. Lebensjahr kann die Lunge als miniaturisierte Form der adulten Lunge betrachtet werden (Burri 1999).

Die innere Lungenoberfläche und die Oberfläche der Kapillaren (auch Diffusionsfläche genannt) nehmen ab Geburt linear zum Körpergewicht zu. Strukturelle Veränderungen sind ab dem 3. Lebensjahr nicht mehr zu erwarten (Tschanz u. Burri 2004).

Organspezifische Anamnese und Untersuchung

Anamnese

Ausgehend von der Kenntnis der fetalen und postnatalen Entwicklung der Atemwege ist die organspezifische Anamnese detailliert auch auf die post- und neonatale Periode auszudehnen. Störungen in der Schwangerschaft (auch Frühschwangerschaft) sind wichtig zu erfassen; generell sind 4 Bereiche abzufragen:

- akute oder chronische Erkrankungen der Mutter während der Schwangerschaft
- Medikamente
- Drogen (Rauchen)
- Auslandaufenthalte (Letzteres z. B. für akute Infektionen, wie HIV [humanes Immunschwächevirus], Tuberkulose, Lues, Toxoplasmose usw.)

Frühere Schwangerschaften und Geburten geben Auskunft über Schwierigkeiten der Gestation. In die Anamnese sind die Fragen nach Affektionen genetischer Art (zystische Fibrose, Immotile-Zilien-Syndrom, Missbildungen usw.), nach durchgemachten Operationen beim Kind und nach postnatalen Adaptationsstörungen zu integrieren. Letzeres kann durch die Frage geklärt werden, wie lang die Mutter nach der Geburt mit dem Kind in der Geburtsklinik verbleiben musste. Bei Hausgeburten sind die postnatalen Umstände inklusive der durchgeführten Screening-Untersuchungen abzufragen. Apnoen, Schnarchen, Heiserkeit (Stridor), Husten, karchelnde Atmung, Tachypnoe und Schlafgewohnheiten sind zu eruieren. Eine familiäre Allergieanamnese inklusive eventuell ergriffener Allergiepräventionsmaßnahmen sind wichtig zu kennen, ebenso die häusliche Exposition gegenüber Irritanzien (Rauchen, Tierkontakte, chemische Substanzen usw.).

Klinische Untersuchung

Die Inspektion erlaubt die Beurteilung der Hautfarbe (Zyanose), des Nasenflügelns (Tachypnoe; Abb. 15.**310**), von „Uhrglasnägeln", Thoraxdeformationen und Einziehungen (jugulär, interkostal, sternal, xiphoidal und diaphragmal) sowie des Gebrauchs von Atemhilfsmuskeln.

Die Beobachtung der Atembewegungen lässt Rückschlüsse auf die Atemmechanik zu; so ist die Schaukelatmung typisch für eine Obstruktion (durch vermehrte Zwerchfelltätigkeit kommt es zu einer schaukelnden Bewegung des Thorax und des Abdomens bei der Atmung; Abb. 15.**311**).

> **!** Wichtig ist die Beurteilung eines Atemgeräuschs, wie Schnarchen oder Stridor (Tab. 15.**21**).

Formen des Stridors:

- *Inspiratorischer Stridor:* Der inspiratorische Stridor ist Ausdruck einer extrathorakalen Einengung der Luftwege. Differenzialdiagnostisch muss an eine Laryngomalazie (z. B. benigner kongenitaler Stridor, der im Alter von 2 – 4 Wochen schon zu hören ist), an Hämangiome, Fremdkörper und natürlich an die akute subglottische Stenose beim Krupp-Syndrom (Spasmotic Croup) gedacht werden. Cave auch: Epiglottitis.
- *Exspiratorischer Stridor:* Der exspiratorische Stridor ist Zeichen einer intrathorakalen Stenose, z.B bei Trachealstenose oder bei peripherer Obstruktion (Asthma).
- *In- und exspiratorischer Stridor:* Diese Form des Stridors ist meist Ausdruck einer Entzündung oder wird z. B. bei aspiriertem Fremdkörper oder bei anatomischen Fehlbildungen (Gefäßanomalien) auftreten.

Beim Husten ist zu unterscheiden, ob produktiver, trockener oder bellender Husten vorliegt. Husten bei Neugeborenen ist pathologisch (Pertussis!) und muss abgeklärt werden (Infekte, Aspiration, Fehlbildungen, zystische Fibrose, Zilienstörungen, Herzerkrankungen). Husten, der dauernd vorhanden ist und länger als 3 Wochen anhält, sollte weiter abgeklärt werden.

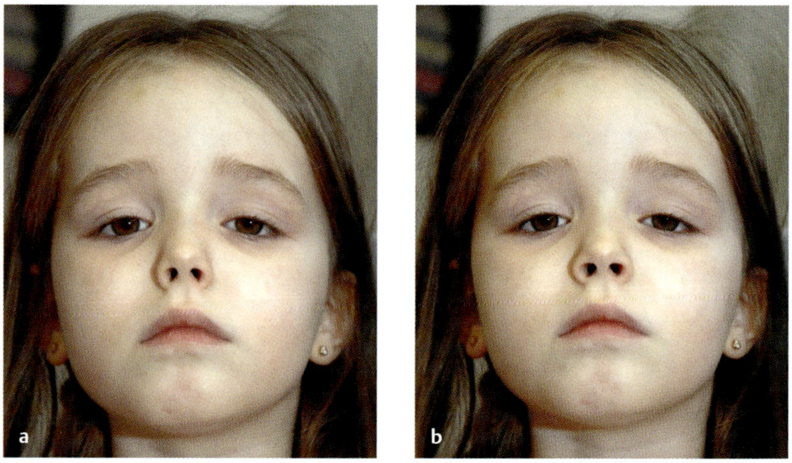

Abb. 15.**310 a, b** Nasenflügeln ist ein ominöses Zeichen und deutet immer auf eine pulmonale Problematik hin (hier: Diagnose Mykoplasmenpneumonie bestätigt).

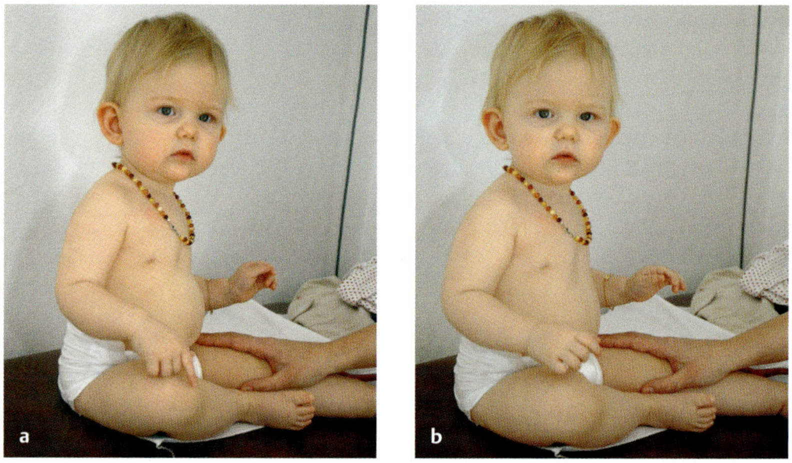

Abb. 15.**311 a, b** Bei Obstruktion kommt es zu verstärkter Zwerchfellatmung: Retraktion des Sternums und Abdominalextension bei Einatmung.

Tab. 15.**21** Internationale Nomenklatur der Atemgeräusche.

Alte Nomenklatur (deutschsprachiger Raum)		Neue Nomenklatur (deutschsprachiger Raum)	Nomenklatur (USA)	Nomenklatur (GB)
trockene Rasselgeräusche	Pfeifen	Giemen	Wheezes	(High-pitched) Wheezes
	Giemen			
	Brummen			
feuchte Rasselgeräusche	feinblasige Rasselgeräusche	periphere Rasselgeräusche	Rales	Crackles
	grobblasige Rasselgeräusche	zentrale Rasselgeräusche	Coarse Rales	Coarse Crackels

Die Palpation des Thorax kann fortgeleitete Geräusche (Schwirren) übermitteln oder einen gewissen Eindruck von der Beweglichkeit des Brustkastens oder vom Grad der Überblähung geben.

Die indirekte Perkussion (Klopfen auf das Sternum und Auskultation mit dem Stethoskop im Rücken) empfiehlt sich vor allem beim Kleinkind (Abb. 15.**312** und Abb. 15.**313**). Die Auskultation, klassisch, aber auch mit dem Doppelstethoskop, ist empfehlenswert (Abb. 15.**314** und Abb. 15.**315**).

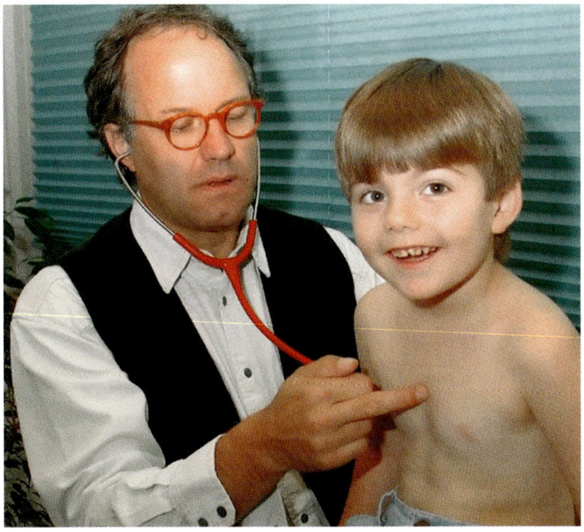

Abb. 15.**312** Indirekte Perkussion: auf das Sternum klopfen und am Rücken auskultieren.

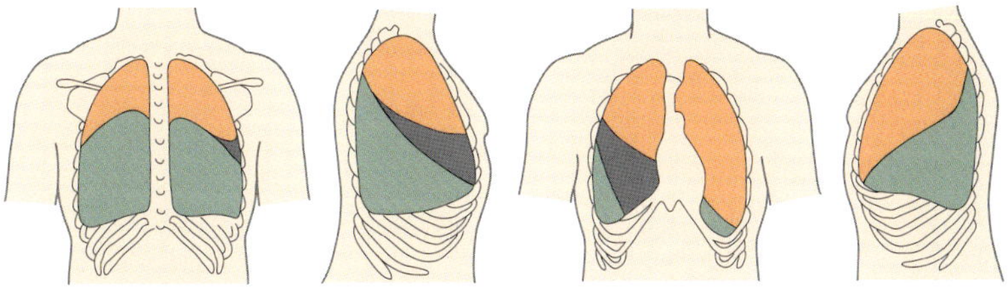

Abb. 15.**313** Projektion der Lungenlappen auf die Thoraxwand.
orange = Oberlappen
schwarz = Mittellappen
grün = Unterlappen

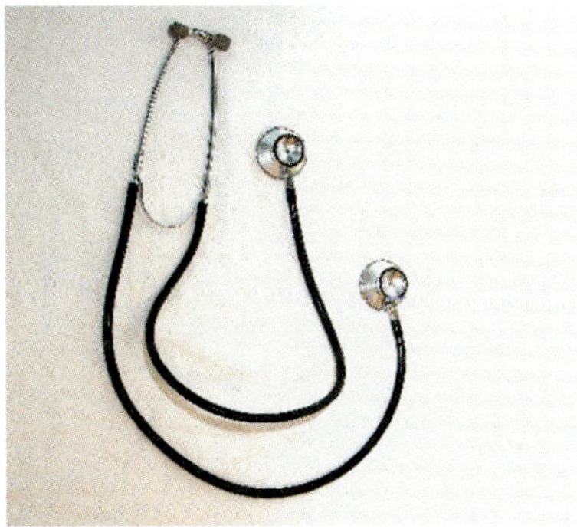

Abb. 15.**314** Differenzialstethoskop (stereohören und 3-dimensional orten).

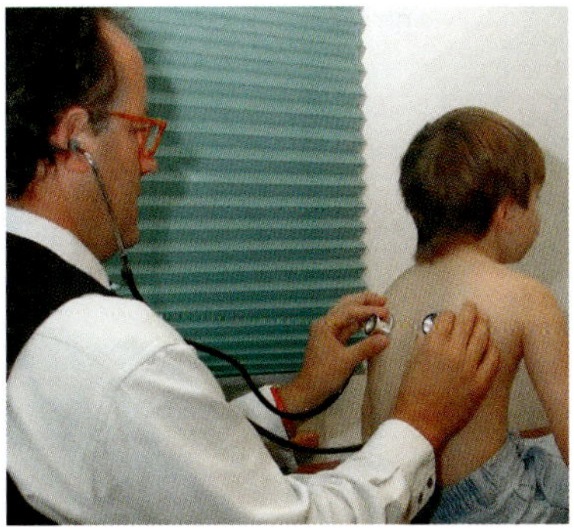

Abb. 15.**315** Differenzialauskultation: Erfassen z. B. von Fremdkörperaspiration, Pneumonien usw.

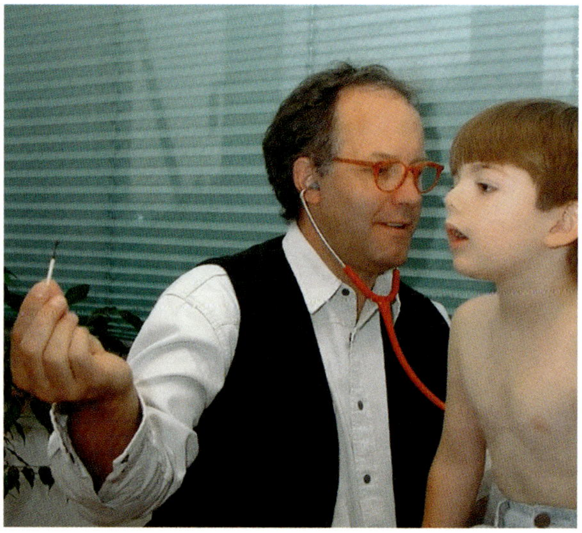

Abb. 15.**316** Atemstoßtest mittels Zündholzausblasen: obstruktiv?

Die Atembewegungen können mit Letzterem dann in Stereo gehört und besser im Thorax lokalisiert werden. Dabei werden beide Lungenflügel vorn und hinten auskultiert. Diese Methode eignet sich besonders zur Erfassung paradoxer Atem- und Luftbewegungen (Phasenheterofonie) in den Lungen, die z. B. bei der Aspiration von Fremdkörpern auftreten, kann aber auch bei der Kontrolle nach einer Intubation bzw. Pneumothoraxdiagnostik angewandt werden. Abb. 15.**316** zeigt den Atemstoßtest mittels Zündholzausblasen, Abb. 15.**317** die Atemfrequenz in Ruhe und Abb. 15.**318** den Brustumfang in mittlerer Inspiration.

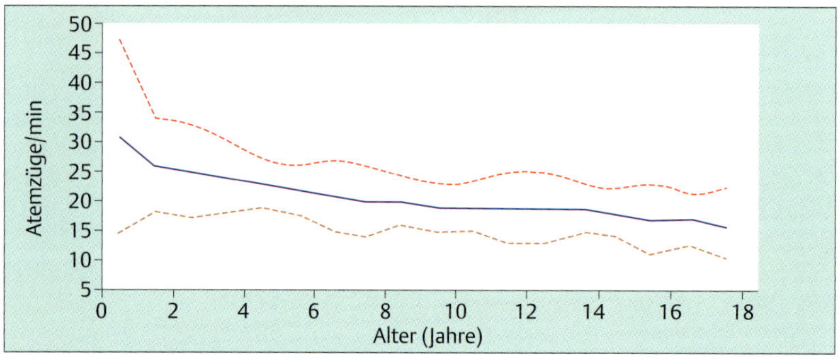

Abb. 15.**317** Mittelwerte und Standardabweichungen der Atemfrequenz in Ruhe. Kein signifikanter Geschlechtsunterschied vorhanden (aus Iliff A, Lee VA. Pulse rate, respiratory rate, and body temperature of children between two months and eighteen years of age. Child Develop 1952; 23: 237 – 245).

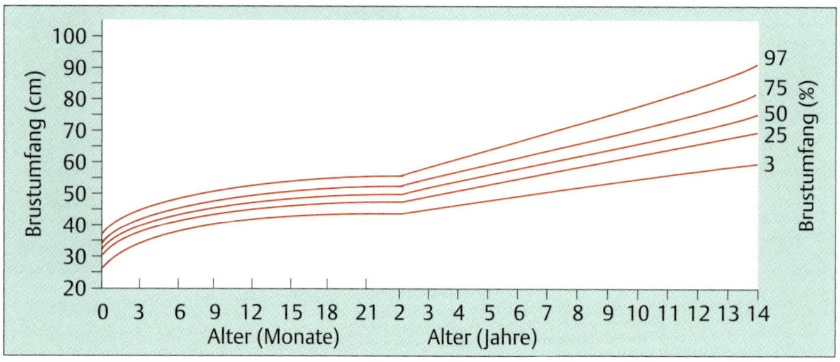

Abb. 15.**318** Normwerte des intermamillar gemessenen Brustumfangs in mittlerer Inspiration. Im Alter von 2 – 12 Jahren muss bei Mädchen 1 cm abgezogen, bei Jungen 1 cm dazugezählt werden (aus Jaeger u. Kromeyer-Hausschild 1999).

Apparative und Laboruntersuchung

Lungenfunktionstestung

Die Lungenfunktionsprüfung in der Praxis ist als Ausgangspunktbestimmung zu Beginn einer Therapie, zur Verlaufsbeurteilung oder zur Dokumentation eines Therapieerfolgs bzw. -versagens indiziert. Die Kenntnis der Anamnese und die klinische Untersuchung sind Voraussetzungen zur sinnvollen Beurteilung der Lungenfunktion. In der Praxis sind konventionelle Lungenfunktionstestungen ab ca. dem Kindergartenalter durchführbar (Abb. 15.**319**).

Es können verschiedene, technisch unterschiedliche Messungen vorgenommen werden:

Messung der statischen Lungenvolumina (Abb. 15.320). Diese erfolgt meist mithilfe eines Spirometers (heute meist handliche kleine Tischspirometer; cave: Eichung und Verwendung eines elektronischen Programms mit Normwerten für Kinder) und/oder mittels Gasauswaschmethode (Stickstoff, Helium und andere) oder mittels Bodyplethysmografie für die Bestimmung zusätzlicher Werte, wie TLC (totale Lungenkapazität), FRC (funktionelles Reservevolumen, funktionelle Reservekapazität), RV (Reserve- oder Residualvolumen) und Atemwegswiderstand (Resistance, Raw). Für die Bestimmung des Residualvolumens und damit der TLC wird ein Plethysmograf benötigt; das ITGV (intrathorakales Gasvolumen) ist von der Atemruhelage des Patienten abhängig. Diese Untersuchungen sind zur Abschätzung der Restriktion und der Größe der Lungen nötig.

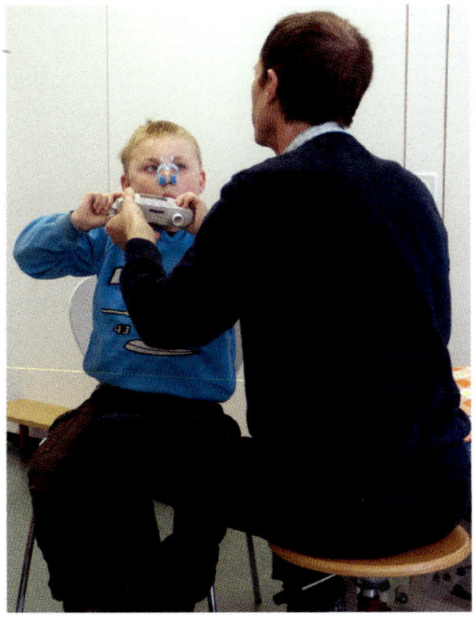

Abb. 15.**319** Kleine Lungenfunktionsprüfung.

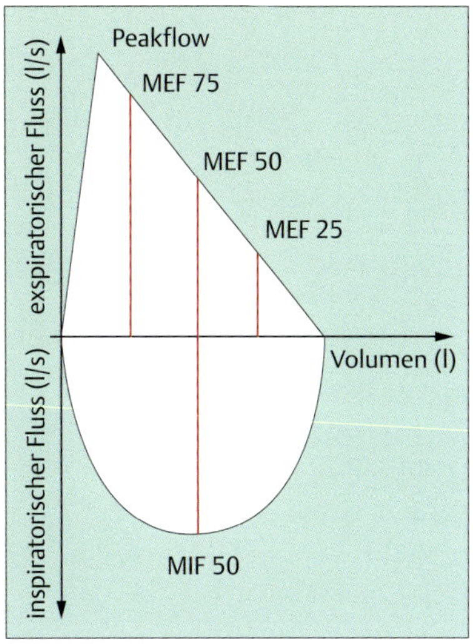

Abb. 15.**321** Dynamische Lungenfunktionsgrößen: Fluss-Volumen-Kurve.

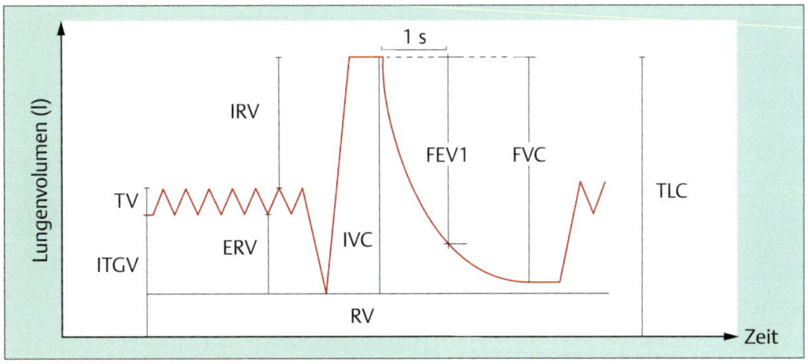

Abb. 15.**320** Statische Lungenvolumina.

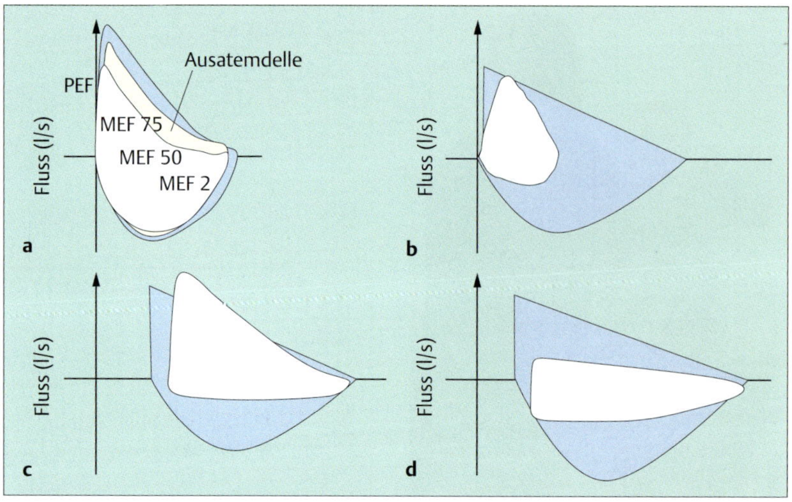

Abb. 15.**322 a – d** Pathologische Flussmuster.
blaue Fläche = normale Lungenfunktion
weiße Fläche = pathologische Lungenfunktion
gelbe Fläche = Verbesserung der Lungenfunktion nach Bronchodilatation
a Bronchiale Obstruktion.
b Restriktion: FVC = 35 %, FEV1 = 75 %, FEV1/FVC = 93 %, MEF 50 = 90 %. Bodyplethysmografie: ITGV = 60 %, RV = 82 %, TLC = 50 %.
c Fixierte extrathorakale Stenose: Abflachung der inspiratorischen Kurve.
d Intrathorakale Trachealstenose.

Die einfache Spirometrie für statische Lungenvolumina ergibt Werte für folgende Parameter:

- *TV* (Atemzugsvolumen; Tidal Volume)
- *IVC* (inspiratorische Vitalkapazität; meist wird der Messwert einfach als Vitalkapazität angegeben)

Berechnet werden können:

- *IRV* (inspiratorisches Reservevolumen)
- *ERV* (exspiratorisches Reservevolumen)

Messung dynamischer Lungenfunktionsgrößen. Diese erfolgt ebenfalls mit dem Spirometer und ergibt eine Fluss-Volumen-Kurve (Abb. 15.**321**) mit den entsprechenden Werten für folgende Parameter:

- *FEV1* (Einsekundenkapazität; früher auch Tieffenau-Test genannt)
- *FVC* (forcierte Vitalkapazität)
- *MIF* (maximaler inspiratorischer Fluss)
- *PEF* (Spitzenfluss)
- *MEF 75/50/25* (maximaler exspiratorischer Atemfluss bei 75, 50 und 25 % der Vitalkapazität; andere Schreibweise: V_{max} 75, V_{max} 50 und V_{max} 25)

Approximative Normwerte der Lungenfunktion für die Praxis

- *3. Perzentile (für Geschlecht und Körpergröße berechnete %-Werte):*
  - FEV1 und FVC: 80 %
  - PEF und MEF 75: 70 %
  - MEF 50 und MEF 25 – 75: 65 %
  - MEF 25: 60 %
  - TLC: 80 %
- *97. Perzentile (für Geschlecht und Körpergröße berechnete Werte):*
  - thorakales Gasvolumen, RV und normaler Atemwegswiderstand: 130 %
  - thorakales Gasvolumen: 45 ± 10 % des TLC

Zur Erfassung forcierter Atemmanöver wird der Atemfluss am Mund mithilfe eines Pneumotachografen gemessen, der im Bereich der von Kindern erreichten Flusswerte linear messen muss (kinderadaptiertes Lungenfunktionsgerät).

! Jeder Spirometer bzw. Pneumotachograf sollte die Messdaten exakt erfassen und muss auch zum Erhalt der Messgenauigkeit wiederholt geeicht werden. Spirometer sollten täglich volumenkalibriert werden. Dazu werden geeichte Pumpen mit definierter Genauigkeit verwendet.

Die Durchführung jeder Spirometrie erfordert die aktive Mitarbeit des Probanden; dementsprechend bleibt die Anwendung auf die über 5- bis 6-jährigen Kinder beschränkt. Je jünger der Proband, desto wichtiger ist die Erfahrung des Kinderarztes im Umgang mit Lungenfunktionen bei Kindern und die Erfahrung in der Interpretation der Daten. Bei kleinen Kindern lohnt es sich, die Atemmanöver mehrmals zu üben. Es sollten mindestens 3 Messungen gemacht werden, um eine optimale Kurve und Reproduzierbarkeit zu erreichen. Für die Messung ist eine Nasenklemme notwendig.

Eine numerische und grafische Darstellung der Messresultate von Spirometrie und Plethysmografie ist Bedingung. Allein aus der Formanalyse der Kurven können Messfehler und „Verdachtsdiagnosen" abgeleitet werden (Abb. 15.**322**); die numerische Auswertung dient der Quantifizierung. Messdatum, Gewicht und Länge des Patienten sollten auf dem Lungenfunktionsdatenblatt notiert sein.

Bei der Interpretation der Messergebnisse kann Tab. 15.22 hilfreich sein. Das insgesamt in den Lungen vorhandene Gasvolumen (TLC) und seine Unterteilung ergeben sich aus dem Zusammenspiel der Elastizität des Lungenparenchyms, der Oberflächenspannung in den Alveolen, von mechanischen Eigenschaften des Thorax, der Atemmuskulatur und der Atemwege. Eine pulmonale Restriktion darf nur diagnostiziert werden, falls eine TLC gemessen werden kann. Das heißt, bei Verdacht auf eine restriktive Funktionsstörung genügt eine Spirometrie allein zur Diagnose nicht. Bei chronisch-lungenkranken Kindern ist eine regelmäßige Lungenfunktionsprüfung, bei der FRC oder TGV mitgemesssen werden, unumgänglich. Ist der Messwert für die FEV1 wiederholt niedrig, liegt entweder wirklich eine bronchiale Obstruktion vor oder die Kooperation des Patienten sollte vermehrt beachtet werden:

Häufige Fehlerquellen bei der Funktionsprüfung

- Husten
- Zusammenbeißen des Mundstücks
- Obstruktion des Mundstücks durch die Zunge
- Glottisverschluss

Weiterführende Untersuchungen

Zusätzlich können folgende Tests gemacht werden:

Broncholysetest. β2-Stimulation ist in der Praxis problemlos durchführbar (Inhalation von 2 – 4 Hüben von Salbutamol mittels Vorsatzkammer) und ergibt zusätzliche diagnostische Angaben.

Bronchoprovokation. Von einer bronchialen Provokationstestung bei jungen Patienten in der Praxis ist entschieden abzuraten. Eingesetzt werden für eine solche Testung Methacholin, Histamin, Carbachol oder Pollenlösungen.

Messung der ausgeatmeten Stickstoffmonoxidkonzentration. Die Fraktion des exhalierten Stickstoffmonoxids wird in ppb angegeben; Geräte für die Praxis sind zurzeit noch sehr teuer. Der Gehalt von Stickstoffmonoxid in der Ausatemluft ist abhängig von den Enzymen, die Stickstoffmonoxid bilden, und ist in der Regel Ausdruck einer vor allem eosinophilen Entzündung in den Atemwegen. Es kann in der Ausatemluft als alveoläres (mit Mundstück) oder nasales Stickstoffmonoxid (Ausatmung durch die Nase) gemessen werden. Entzündungsmarker, wie Tumornekrosefaktor α, Interferon γ oder Interleukin 1b, unterhalten ebenfalls die Bildung von Stickstoffmonoxid (über Stimulation von Stickstoffmonoxidsynthetasen). Patienten mit Asthma weisen meist hohe Stickstoffmonoxidwerte in der Ausatemluft auf; Steroide reduzieren die Aktivität der Synthetase und damit die Produktion von Stickstoffmonoxid; d. h., unter Steroidtherapie werden sowohl die Eosinophilen und die Entzündungsmarker in ihrer Konzentration reduziert als auch der Stickstoffmonoxidspiegel in der

Tab. 15.22 Grobe Richtwerte für die Lungenfunktionsprüfung zur Schweregradabschätzung (Angaben in % der Norm).

Parameter	Normal	Leichtgradig	Mäßiggradig	Schwergradig
Obstruktion				
FVC	80	80 – 70	70 – 50	< 50
FEV1	80	80 – 70	70 – 50	< 50
MEF 75	70	70 – 60	60 – 40	< 40
MEF 50	80	65 – 55	55 – 40	< 40
MEF 25		65 – 55	55 – 40	< 40
PEF		80 – 70	70 – 50	< 50
Restriktion				
VC	80	80 – 70	70 – 50	< 50
positiver Bronchospasmolysetest				
Anstieg des PEF	> 20			
Anstieg des FEV1	> 20			
Abfall des Atemwegswiderstands	> 50			
positive Provokationstestung				
Abfall des PEF	> 20			
Abfall des FEV1	> 20			
Anstieg des Atemwegswiderstands	> 100			

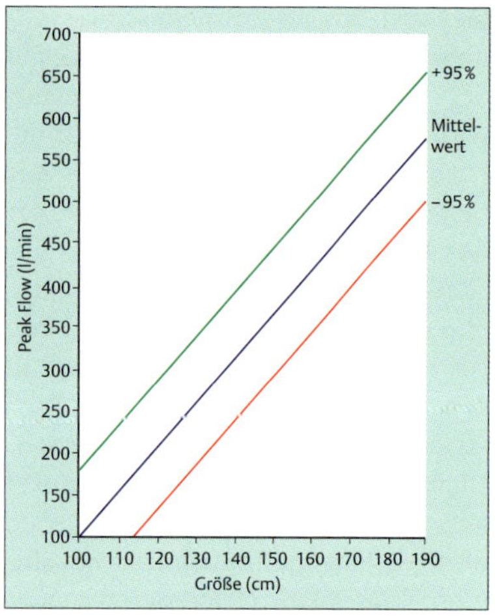

Abb. 15.**323** Peakflow-Meter-Nomogramm: eine nicht über jeden Zweifel erhabene Methode, um Obstruktionen zu erfassen (nach Godfrey et al. 1970).

Ausatemluft abgesenkt. Interessanterweise haben Patienten mit zystischer Fibrose, mit Immotile Cilia Syndrome und Raucher niedrige Stickstoffmonoxidwerte.

Peakflow-Meter. Der exspiratorische Spitzenfluss (Peakflow) wird mithilfe kurzer, maximal forcierter Ausatemmanöver gemessen (Abb. 15.**323**). Peakflow-Meter haben den Vorteil, dass sie leicht, handlich und relativ billig sind. Sie können daher von Patienten auch zu Hause zur Therapiekontrolle eingesetzt werden. Die Messung des Peakflow ist die einfachste Art der Lungenfunktionstestung. Sie hat ihren Stellenwert allein im Rahmen der Asthmaschulung oder bei der Longitudinalbeobachtung eines Kindes in Form des Peakflow-Protokolls. Jeweils morgens und abends wird dabei der beste von 3 Peakflow-Werten, vor und nach Inhalation, in den Dokumentationsbogen eingetragen. In vielen Praxen wird heute die ungenaue Methode der Messung der Atemfunktion mittels Peakflow durch eine kleine Lungenfunktionstestung ergänzt. Diese hat vor allem zur Therapiekontrolle einen großen Stellenwert erlangt. Peakflow-Werte sind interindividuell nicht vergleichbar, wenig geeignet für die Vorhersage einer Verschlechterung der Lungenfunktion und ersetzen in keinem Fall eine Lungenfunktionsprüfung (Kraemer u. Schöni 2007).

Blutgasanalyse. Eine Blutgasanalyse ist bei der Beurteilung einer Lungenerkrankung unerlässlich. Approximativ gibt die nicht invasive Messung der transkutanen Sättigung Hinweise. Eine weitergehende Blutgasanalyse kann entweder kapillär am hyperämisierten Ohrläppchen oder invasiv durch Punktion gemessen werden. Letzteres wird selten ambulant gemacht, weil es technisch nicht ganz einfach ist.

Altersspezifische Variationen, Störungen und Krankheiten

(Abb. 15.**324**)

Neugeborene

Im Neugeborenen- und insbesondere auch im Frühgeborenenalter ist vor allem das Atemnotsyndrom in Form der unreifen Lunge, d. h. die hyaline Membrankrankheit, von Bedeutung. Die klinischen Atemnotzeichen sind:

- Tachypnoe (> 60/min)
- Einziehungen (jugulär, interkostal, xiphoidal und diaphragmal)
- Stöhnen (meist exspiratorisch)
- Nasenflügeln
- Zyanose (unter Raumluft)

Diese klinischen Zeichen sollten zur genaueren klinischen Abklärung führen, insbesondere zur Durchführung einer Blutgasanalyse (kapillär oder venös):

- *Partialinsuffizienz:* pO_2 vermindert (< 70 mmHg), pCO_2 normal
- *Globalinsuffizienz:* pO_2 vermindert, pCO_2 erhöht (> 45 mmHg)

Bei einer Atemnot im Säuglingsalter kommen differenzialdiagnostisch folgende wichtige Diagnosen infrage:

- Surfactant-Mangel (Frühgeburtlichkeit)
- Pneumonie (Sepsis, z. B. Streptokokken-B)
- Bronchiolitis (respiratorische Synzytial- und andere Viren)
- Aspiration (z. B. Mekonium)
- angeborene Störungen (wie Stenosen bzw. Atresien der oberen Luftwege, persistierende fetale Zirkulation, Zwerchfellhernie, Ösophagusatresie, Lungenhypo- bzw. -aplasie usw.)
- Herzerkrankungen

Säuglinge

Im Säuglingsalter stehen die Atemnot, die stridoröse Atmung (in- und exspiratorischer Stridor) und der Husten im Vordergrund der Symptomatik. Differenzialdiagnostisch ist an folgende Ursachen zu denken:

- Fremdkörperaspiration
- infektiöse Ursache des Stridors
- Pertussis
- Infektion mit dem respiratorischen Synzytialvirus
- Pneumonie
- obstruktive Bronchitis
- Asthma
- zystische Fibrose

Entsprechend der vermuteten klinischen Diagnose ist die weitere Abklärung zu wählen.

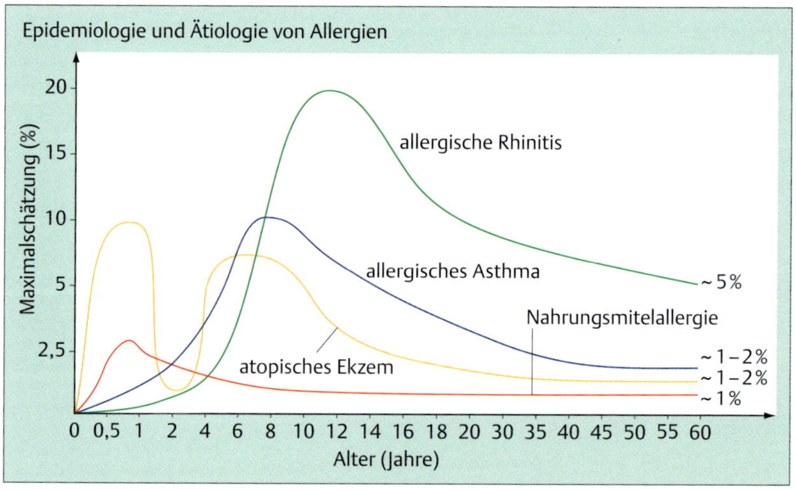

Abb. 15.**324** Schätzung der Häufigkeit von Allergien (aus Grevers G, Röcken M. Taschenatlas der Allergology. 2. Aufl. Stuttgart: Thieme; 2008).

! Ein Lungenröntgenbild ist in dieser Altersgruppe oft zur Eingrenzung der Differenzialdiagnose erforderlich, z. B. bei folgenden Symptomen:
- Symptome eines akuten Abdomens bei basaler Pneumonie
- inspiratorischer Stridor bei stenosierender Laryngitis (Croup-Syndrom)
- unstillbarer Husten bei z. B. Fremdkörper im Gehörgang usw.

Bei jeder Differenzialdiagnose ist auch auf die Auswirkung des Rauchens und Passivrauchens aufmerksam zu machen (Tab. 15.**23**).

Vorschulkinder

In dieser Altersgruppe sind Infekte, Bronchitis und Asthma, eventuell Pneumothorax, Pneumonie mit Erguss und Herzinsuffizienz (bei bekannten Herzvitien oder bei Kardiomyopathien) vordergründig von Bedeutung (Kerbl et al. 2007).

Schulkinder

Dieser Zeitabschnitt unterscheidet sich nicht hinsichtlich der Differenzialdiagnosen des Vorschulalters.

Adoleszenten

Die Differenzialdiagnose ist in dieser Altersstufe gleich wie im Schulalter, aber eventuell müssen auch Symptome im Rahmen von toxischen Einwirkungen, Rauchen, Aspirationen bei alkoholbedingter Somnolenz, kompliziertem retropharyngealem Abszess usw. berücksichtigt werden.

! Folgende Erkrankungen dürfen nicht übersehen werden:
- rezidivierende Aspiration bei Refluxkrankheit
- Tuberkuloseinfektion pulmonal (Anamnese)
- benigne Raumforderungen (Zysten)
- maligne Raumforderungen (z. B. Lymphome mediastinal)
- systemische Erkrankungen mit interstitiellem Lungenbefall (rheumatologisch, medikamentös-toxisch, allergisch usw.)
- Schlafapnoe

Tab. 15.**23** Auswirkungen des Passivrauchens auf Kinder (nach California Environmental Protection Agency 1999).

Lebensphase	Gefährdung	Ausmaß im Vergleich zu nicht exponierten Nichtrauchenden	Quelle	Kommentar
vor der Geburt	gestörte Entwicklung/niedriges Geburtsgewicht	Risiko um ca. 150 % erhöht	Cnattingius et al. 1997	Geburtsgewicht im Durchschnitt 250 g niedriger, wenn die Mutter raucht
		Risiko um ca. 20 % erhöht	Windham et al. 1999; Dejmek et al. 2002	wenn die nicht rauchende Mutter passivrauchexponiert ist
	vorzeitige Plazentalösung	Risiko um ca. 100 % erhöht	Ananth et al. 1996; Cnattingius et al. 1997	wenn die Mutter raucht
frühe Kindheit	plötzlicher Kindstod	Risiko um ca. 200 % erhöht	Blair et al. 1996	wenn die Mutter während und nach der Schwangerschaft raucht
		Risiko um ca. 140 % erhöht		wenn der Vater im Haushalt raucht und die Mutter vor und nach der Schwangerschaft nicht geraucht hat
	chronische Mittelohrentzündung	Risiko um ca. 40 % erhöht	UK Scientific Committee on Tobacco and Health 1998	wenn 1 Elternteil zu Hause raucht
	Erkrankungen der unteren Atemwege (Lungenentzündung, Bronchitis usw.)	Risiko um ca. 50 % erhöht	UK Scientific Committee on Tobacco and Health 1998	wenn 1 Elternteil zu Hause raucht
	spätere Entstehung von Asthma	Risiko um ca. 100 % erhöht	Ehrlich et al. 1992; Infante-Rivard 1993; Gupta et al. 2001; Larsson et al. 2001	wenn die Mutter raucht
Kindheit	Grippe, Bronchitis	Risiko um ca. 19 % erhöht	Hajnal et al. 1999	wenn jemand zu Hause raucht

Differenzialdiagnose der Zyanose (wichtigste Krankheitsbilder)

- *Neugeborene:*
  - Asphyxie
  - Atemnotsyndrom
  - Sepsis
  - Pneumonie
  - Pneumothorax
  - Aspiration
  - Apnoesyndrom
  - zyanotisches Herzvitium
- *Kinder vom Säuglings- bis zum Schulalter:*
  - Asthmaanfall
  - obstruktive Bronchitis
  - stenosierende Laryngitis
  - Pneumonie
  - Fremdkörperaspiration
  - Krampfanfall des zentralen Nervensystems
  - Sepsis/Meningitis
  - zyanotischer Herzfehler
  - Ertrinkungsunfall
  - interstitielle Lungenerkrankung
  - primäre pulmonale Hypertension
  - zystische Fibrose

Literatur

Ananth CV, Savitz DA, Luther ER. Maternal cigarette smoking as a risk factor for placental abruption, placenta previa, and uterine bleeding in pregnancy. Am J Epidemiol 1996; 144 (9): 881 – 889

Blair PS, Fleming PJ, Bensley D et al. Smoking and the sudden infant death syndrome: results from 1993-5 case-control study for confidential inquiry into stillbirths and deaths in infancy. Confidential Enquiry into Stillbirths and Deaths Regional Coordinators and Researchers. Br Med J 1996; 313: 195 – 198

Burri PH. Lung development and pulmonary angiogenesis. In: Gaultier C, Burbon J, Post M, eds. Lung development. New York: Oxford University Press; 1999: 122 – 151

California Environmental Protection Agency. Health effects of exposure to environmental tobacco smoke. Sacramento, California: California Environmental Protection Agency; 1999

Cnattingius S, Mills JL, Yuen J et al. The paradoxical effect of smoking in preeclamptic pregnancies: smoking reduces the incidence but increases the rates of perinatal mortality, abruptio placentae, and intrauterine growth restriction. Am J Obstetrics Gynecol 1997; 177 (1): 156 – 161

Dejmek J, Solansky I, Podrazilová K et al. The exposure of nonsmoking and smoking mothers to environmental tobacco smoke during different gestational phases and fetal growth. Environ Health Perspect 2002; 110 (6): 601 – 606

Ehrlich R, Kattan M, Godbold J et al. Childhood asthma and passive smoking. Urinary cotinine as a biomarker of exposure. Am Rev Respir Dis 1992; 145: 594 – 599

Feingold M. Genetics and Birth Defects in Clinical Practice. Lippincott: Williams and Wilkins; 1983

Godfrey S, Kamburoff PL, Nairn JR. Spirometry, lung volumes and airway resistance in normal children aged 5 to 18 years. Brit J Dis Chest 1970; 64: 15 – 24

Gupta D, Aggarwal AN, Kumar R et al. Prevalence of bronchial asthma and association with environmental tobacco smoke exposure in adolescent school children in Chandigarh, north India. J Asthma 2001; 38 (6): 501 – 507

Hajnal BL, Braun-Fahrländer C, Grize L et al. Effect of environmental tobacco smoke exposure on respiratory symptoms in children. SCARPOL Team. Swiss Study on Childhood Allergy and Respiratory Symptoms with Respect to Air Pollution, Climate and Pollen. Schweiz Med Wochenschr 1999; 129: 723 – 730

Hay AD, Heron J, Ness A. The prevalence of symtoms and consultations in pre-school children in the Avon longitudinal study of parents and children (ALSPAC): a prospective cohorte study. Fam Pract 2005; 22: 367 – 374

Iliff A, Lee VA. Pulse rate, respiratory rate, and body temperature of children between two months and eighteen years of age. Child Develop 1952; 23: 237 – 245

Infante-Rivard C. Childhood asthma and indoor environmental risk factors. Am J Epidemiol 1993; 137: 834 – 844

Jaeger U, Kromeyer-Hausschild K. Growth studies in Jena, Germany: changes in thoracic measurements between 1975 – 1995. Am J Hum Biol 1999; II: 784 – 792

Kerbl R, Kurz R, Roos R, Wessel LM. Checkliste Pädiatrie. 3. Aufl. Stuttgart: Thieme; 2007

Kraemer R, Schöni MH, Hrsg. Berner Datenbuch für Pädiatrie. 7. Aufl. Bern: Huber; 2007: 613

Larsson ML, Frisk M, Hallström J et al. Environmental tobacco smoke exposure during childhood is associated with increased prevalence of asthma in adults. Chest 2001; 120: 711 – 717

Rieger C, von der Hardt H, Sennhauser FH, Wahn U, Zach M, eds. Pädiatrische Pneumologie. 2. Aufl. Heidelberg: Springer; 2004

Tschanz SA, Burri PH. Prä- und postnatale Entwicklung und Wachstum der Lunge. In: Rieger C, von der Hardt H, Sennhauser FH, Wahn U, Zach M, eds. Pädiatrische Pneumologie. 2. Aufl. Heidelberg: Springer; 2004: 3 – 15

UK Scientific Committee on Tobacco and Health. Report of the Scientific Committee on Tobacco and Health. Environmental Tobacco Smoke (Annex I). London: Department of Health; 1998

Windham GC, Eaton A, Hopkins B. Evidence for an association between environmental tobacco smoke exposure and birthweight: a meta-analysis and new data. Pediatr Perinat Epidemiol 1999; 13 (1): 35 – 37

Herz-Kreislauf-System

J.-P. Pfamatter

Die sorgfältige körperliche Untersuchung zu mehreren Zeitpunkten der Entwicklung soll dazu dienen, die angeborenen Fehlbildungen des Herzes und der großen Gefäße rechtzeitig zu entdecken und der Behandlung zuzuführen. Für die meisten der angeborenen Herzfehler heißt das, dass die Diagnose eigentlich in den ersten Lebenswochen erfolgen sollte. Erworbene Kardiopathien spielen in der Pädiatrie quantitativ nur eine untergeordnete Rolle und können in allen Lebensaltern manifest werden; hierbei handelt es sich vorwiegend um Kardiomyopathien (alle Altersgruppen), rheumatisches Fieber (bis auf ganz seltene Ausnahmen ab Schulalter) und Endokarditis (vorwiegend bei Kindern mit unterliegendem Herzproblem).

> ! Aus dem Gesagten ergibt sich, dass aus der Sicht des Kardiologen die Neugeborenenuntersuchung und die Vorsorgeuntersuchung nach 1 Monat für die rechtzeitige Diagnose angeborener Herzvitien entscheidend sind.

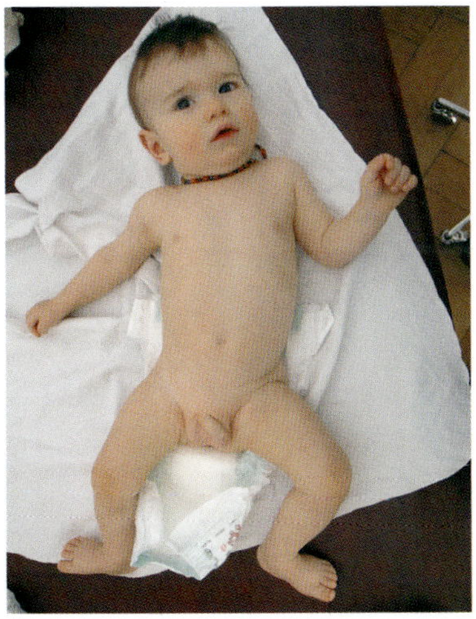

Abb. 15.**325** Marmorierte Haut ist per se nicht pathologisch, sondern meist konstitutionell bedingt, in Begleitung anderer respiratorischer Symptome aber anders zu beurteilen.

Organspezifische Anamnese und Untersuchung

Anamnese

Im Wesentlichen werden Herzvitien auf dreierlei Art manifest: Ein Teil der Kinder wird herzinsuffizient, ein anderer, kleiner Teil der Patienten ist zyanotisch; der überwiegende Teil der Patienten aber bleibt zumindest initial asymptomatisch; d. h., dass allein die Untersuchung die Hinweise auf das unterliegende kardiale Problem liefern muss. Die Anamnese aus kardiologischer Sicht kann entsprechend fokussiert gehalten werden und ergibt aus den Angaben zu Trinkverhalten (Dauer, Schwitzen, Tachy- bzw. Dyspnoe) sowie der altersadaptierten Vitalität Hinweise auf eine latente Herzinsuffizienz. Zyanose ist nur bei schwererem Ausmaß in Ruhe klar erkennbar, oft erst bei Belastung bzw. beim Schreien und dann vorwiegend an den Prädilektionsstellen (Akren, Nagelbetten, Schleimhäute, Lippen) zu erkennen.

Klinische Untersuchung

Inspektion

Die Inspektion ergibt Hinweise auf Insuffizienzzeichen, vor allem die Beobachtung der Atemmechanik; das Kind soll dabei aber möglichst in Ruhe beobachtet werden. Bei Shunt-Vitien mit erhöhtem Lungendurchfluss sind vor allem subkostale Einziehungen recht typisch. Ab dem Alter von 3 – 4 Monaten kann bei unterliegender Kardiomegalie ein sog. Herzbuckel (Voussure) beobachtet werden. Die unterliegende Kardiomegalie stößt dabei das vor ihr liegende Skelett; dies hat eine Thoraxasymmetrie zur Folge.

> ! Nicht alle Herzen liegen links! Ein Herzbuckel kann ausnahmsweise also auch rechts zu finden sein.

Eine von außen sichtbare Herzaktion sollte ebenfalls zu näherem Hinschauen verleiten, da nicht a priori im Normalfall in dieser Art vorhanden. Die allgemeine Morphologie des Kindes sollte bei Verdacht auf syndromatische Erkrankungen auch an gehäuft vorhandene Herzfehlbildungen bei vielen dieser Syndrome denken lassen (Abb. 15.**325**).

Palpation

Die Palpation ist aus kardiologischer Sicht in dieser Altersgruppe der Neugeborenen und kleinen Säuglinge mindestens ebenso wichtig wie die Auskultation des Herzes. Viele, und gerade viele der komplexen Herzvitien zeichnen sich dadurch aus, dass sie nur einen ganz uncharakteristischen Auskultationsbefund liefern (meist im Sinne eines systolischen pulmonalen Strömungsgeräuschs, wie es auch physiologischerweise oft zu hören ist). Diese Aussage gilt unter anderem für den Atrioventrikularkanal (typisch und vorwiegend bei Trisomie-21-Patienten), bei Transposition, bei Pulmonalatresien, bei vielen der univentrikulären Malformationen, bei den großen Ventrikelseptumdefekten mit pulmonaler Hypertonie sowie bei Truncus arteriosus. Diesen Vitien ist dann aber gemeinsam, dass sie einen pathologischen Palpationsbefund aufweisen. Das sog. hyperaktive Präkordium (klopfender Impuls gegen die flache Hand des Untersuchers unmittelbar parasternal links) entsteht durch eine Druckbelastung des anatomisch vorn liegenden, rechten Ventrikels. Diese Druckbelastung ist in den ersten Stunden postnatal noch physiologisch, nachher aber nie mehr.

Nebst dem hyperaktiven Präkordium ist neonatal die Palpation der Pulse an der unteren Extremität zum Ausschluss einer Isthmusstenose von großer Wichtigkeit. Es spielt dabei keine Rolle, ob die Palpation inguinal oder an den Füßen erfolgt; Letzteres ist je nach Konstitution des Kindes oft einfacher. Inguinal wird mit 2 Fingern in der Längsachse der A. femoralis eher medial in der Leistenfalte palpiert, an den Füßen entweder die A.-dorsalis-pedis- oder die A.-tibialis-posterior-Pulse.

Der palpatorische Befund des Schwirrens (vibratorische Empfindung in der flachen Hand des Untersuchers) muss an allen klassischen Auskultationspunkten (Aorta, A. pulmonalis, Erb-Punkt) gesucht werden (Abb. 15.**326**). Ein Schwirren ist nie physiologisch und entsteht physikalisch als Ausdruck einer turbulenten und beschleunigten Blutströmung. Ein Schwirren über der Aorta (Jugulum oder parasternal rechts oben) ist verdächtig auf eine Aortenstenose, über der A. pulmonalis entsprechend auf eine Pulmonalstenose, dort aber differenzialdiagnostisch auch auf einen (großen) persistierenden Ductus arteriosus Botalli. Ein Schwirren über dem Erb-Punkt ist typisch für einen größeren und in der Regel relevanten Ventrikelseptumdefekt.

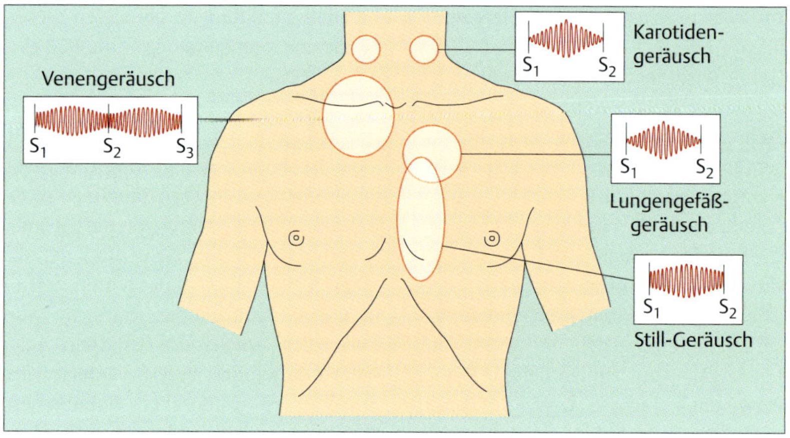

Abb. 15.**326** Vier von 5 typischen akzidentellen, harmlosen Herzgeräuschen und ihre Lokalisation (S_1, S_2 und S_3 = 1.– 3. Herzton).

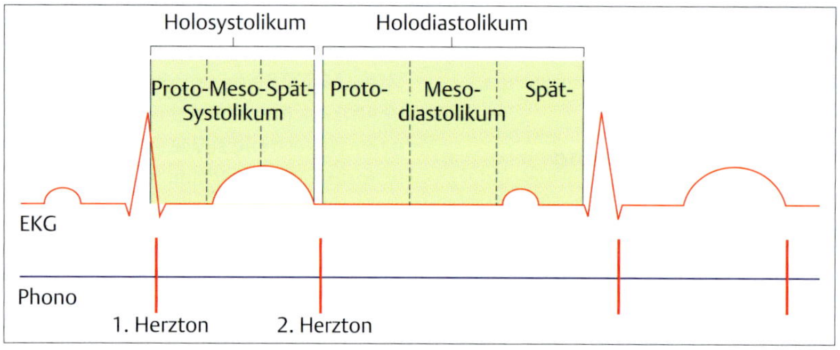

Abb. 15.**327** Komponenten der Herzauskultation.

Auskultation

Auskultation allein ist keine suffiziente kardiale Untersuchung, wie aus dem obigen Abschnitt zur Palpation bereits hervorgeht. Die klassischen Auskultationspunkte werden untersucht, also die Aorta (parasternal rechts oben), die A. pulmonalis (parasternal links oben) sowie über dem Erb-Punkt, also präventrikulär. Es werden jeweils Systole und Diastole sowie die Herztöne erfasst (Abb. 15.**327**). Die Auskultation im Rücken zwischen den Schulterblättern lässt Geräusche erfassen, die entweder der Aorta descendens (Isthmusstenose) oder den Pulmonalarterien zuzuordnen sind.

Harmlose Herzgeräusche sind in allen pädiatrischen Altersgruppen häufig. Kriterien, die für das Vorliegen eines harmlosen Geräuschs sprechen, sind in Tab. 15.**24** erläutert:

- *Akzidentelles Systolikum:* Das typische akzidentelle Systolikum des Kindesalters ist ein musikalisches Geräusch über dem Erb-Punkt ohne Ausstrahlung; es ist typischerweise lageab-

Tab. 15.**24** Akzidentelle Herzgeräusche im Kindesalter (aus Hofbeck M, Apitz C. Herzgeräusche. Pädiatrie up2date 2007; 2: 106).

Herzgeräusch	Altersgipfel	Punctum maximum	Klangcharakter	Lautstärke	Differenzialdiagnose
Still-Geräusch	3.– 6. Lebensjahr	3 – 5. Interkostalraum links parasternal	vibratorisch, musikalisch	1/6 – 3/6	kleiner Ventrikelseptumdefekt
Strömungsgeräusch der Pulmonalarterienbifurkation	Neugeborene und Säuglinge bis zum 6. Lebensmonat	2. Interkostalraum rechts und links parasternal mit Fortleitung zum Rücken	rau	1/6 – 2/6	Pulmonalstenose, periphere Pulmonalstenose
Pulmonalarterienströmungsgeräusch	Kleinkinder, Schulkinder, Jugendliche	2. Interkostalraum links parasternal	rau	1/6 – 3/6	valvuläre Pulmonalstenose
supraklavikuläres akzidentelles Geräusch	Schulkinder, Jugendliche	supraklavikulär, Jugulum und Halsgefäße	rau	1/6 – 2/6	Aortenstenose
Nonnensausen	Kleinkinder, 3.– 6. Lebensjahr	supraklavikulär rechtsseitig betont, Fortleitung nach infraklavikulär	summend, weich	1/6 – 3/6	persistierender Ductus arteriosus Botalli, arteriovenöse Fistel

hängig, d. h. nach längerem Sitzen (2 – 3 min!) leiser oder ganz verschwunden (Abb. 15.**328**). Lageabhängigkeit beinhaltet eine gewisse zeitliche Latenz zwischen liegender und sitzender Auskultation, da der Effekt der Lagevariabilität des Geräuschs darauf beruht, dass das Herzzeitvolumen sich ändert, und dieser Vorgang braucht etwas Zeit.

- *Funktionelles Systolikum:* Eine weitere Art des harmlosen Geräuschs ist das funktionelle Systolikum, das einem gesteigerten Herzzeitvolumen entspricht, also typischerweise bei Fieber oder Anämie zu hören ist. Dieses Systolikum hat Austreibungscharakter, ist über den großen Arterien lokalisiert und kann in diese auch ausstrahlen (also in Hals und Rücken).
- *Venöses Strömungsgeräusch:* Ein weiteres harmloses und recht selten zu hörendes Geräusch ist ein venöses Strömungsgeräusch, das sog. Nonnensausen, typisch hörbar über der rechten oberen Thoraxapertur, tieffrequent und oft kontinuierlich. Durch Abdrücken der Halsvenen mit einem Finger kann dieses Geräusch zum Verschwinden gebracht werden.

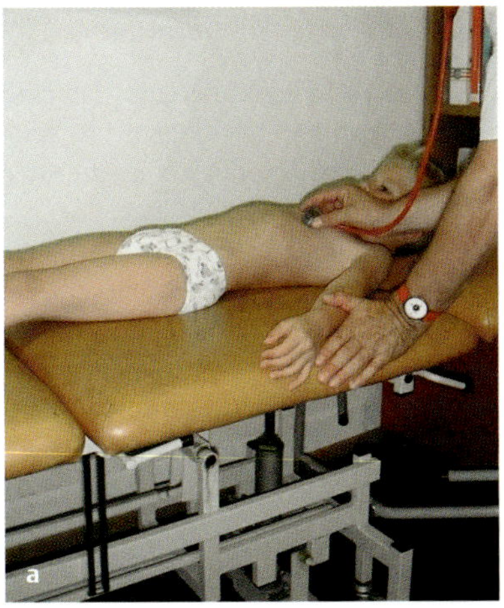

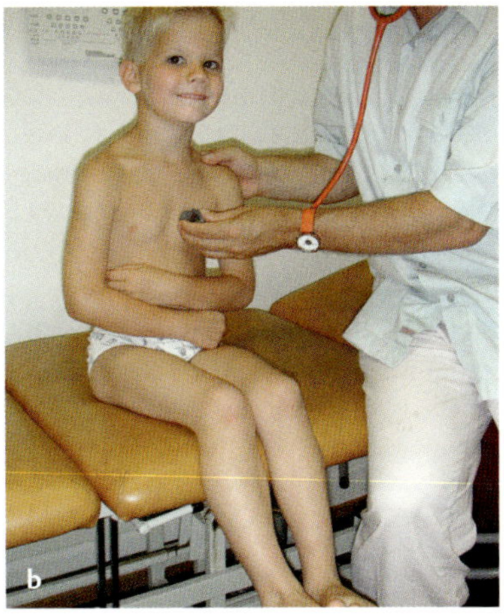

Abb. 15.**328 a, b** Untersuchung des Kindes in Liegen und im Sitzen: Ausschluss eines lageabhängigen funktionellen Herzgeräuschs.

Definition akzidentelle Herzgeräusche

Akzidentelle Herzgeräusche sind Geräuschphänomene, die bei herzgesunden Kindern auftreten, ohne dass sich dafür eine pathologische Anomalie des Herz-Kreislauf-Systems finden lässt. Charakteristika sind:

- Lautstärke < Grad II
- nur systolisch
- assoziiert mit normalem 2. Herzton
- lageabhängig variabel
- musikalischer Charakter

Bei den Herztönen ist insbesondere auf die atemvariable Spaltung des 2. Herztons zu achten. Ein fix gespaltener 2. Herzton ist typisch für einen Vorhofseptumdefekt; dieser klinische Befund ist aber oft in den ersten paar Lebensjahren wegen der hohen Herzfrequenz und der meist noch kleinen Volumenbelastung nicht eindeutig zu hören. Ein Extraton von Bedeutung ist vor allem der systolische Klick, ein mittelsystolischer Extraton von eigenem Klangcharakter und deshalb eigentlich gut von den normalen Herztönen zu unterscheiden. Ein solcher Klick entsteht durch die Öffnung einer bikuspiden Aortenklappe oder durch einen Mitralklappenprolaps. Gerade beim Mitralprolaps ist dieser Klick oft auch nur im Sitzen oder Stehen zu hören.

Altersspezifische Variationen, Störungen und Krankheiten

Neugeborene

Es ist dies die kritische Phase für die Erkennung von Herzfehlern, weil hier alle potenziell lebensbedrohlichen Zustände erwogen und ausgeschlossen werden müssen. Die Empfehlung eines generellen Pulsoxymetrie-Screenings aller Neugeborenen am 1. Lebenstag soll helfen, die Erfassungsrate der zyanotischen Herzfehler zu verbessern. Dieses Screening ist aber nur effizient, wenn es mit einem sorgfältigen kardiologischen Status kombiniert wird; insbesondere die Palpation des Präkordiums und die Pulspalpation an den unteren Extremitäten sind hier nebst der Auskultation zu nennen. Funktionelle Geräusche sind in der Altersgruppe der Neonaten ebenfalls häufig; als ganz typisches altersabhängiges Auskultationsphänomen ist insbesondere die sog. physiologische periphere Pulmonalstenose zu berücksichtigen. Es handelt sich dabei um ein hochfrequentes Systolikum, über der A. pulmonalis und gleichlaut oder lauter im Rücken zwischen den Schulterblättern hörbar; im Echo lässt sich die Ursache dieses physiologischen Strömungsgeräuschs gut aufzeigen. Während im Hauptstamm die normale Blutflussgeschwindigkeit besteht, beschleunigt sich der Fluss in der Bifurkation auf beide Seiten deutlich, dies als transitorisches Anpassungsphänomen, da mit der Kreislaufumstellung nach Geburt plötzlich rund das 10-Fache des Blutvolumens jetzt in die Pulmonalisseitenäste fließt. Eine apparative Abklärung dieses typischen Systolikums erfolgt erst, wenn wider Erwarten das Geräusch nach 4 – 6 Monaten nicht verschwunden ist.

Säuglinge

Jenseits der Neonatalperiode sind immer noch einige kardiale Diagnosen neu zu stellen. Ein Ventrikelseptumdefekt mit seinem typischen systolischen Pressstrahlgeräusch lässt leicht an diese Diagnose denken. Es ist recht typisch, dass das charakteristische Systolikum neonatal oft nicht aufgefallen ist und z. B. erst bei der 1-Monat-Untersuchung zutage tritt, wenn die physiologische pulmonale Hypertonie sich zurückgebildet hat und der Druckgradient zwischen den Ventrikeln überhaupt erst zum typischen Pressstrahlgeräusch führt. Die arteriellen Klappenstenosen können auch erst in den ersten Lebensmonaten langsam progredient werden und dabei erst nach Wochen oder Monaten durch ein auffälliges Systolikum über den entsprechenden Ausflussbahnen auffallen. Auch eine Isthmusstenose kann langsam progredient sein und erst nach einiger Zeit manifest werden; deshalb ist auch bei Vorsorgeuntersuchungen jenseits der Neugeborenenperiode die Pulspalpation der unteren Extremitäten immer noch wichtig. Ein Vorhofseptumdefekt kann sich oft später durch ein auffälliges pulmonales Systolikum manifestieren. Bei all diesen Vitien sind die Kinder typischerweise asymptomatisch.

Erworbene Herzerkrankungen sind in dieser Altersgruppe sehr selten, bei neu auftretenden, auffälligen Herzgeräuschen grundsätzlich aber zu erwägen (rheumatisches Fieber, Endokarditis, Kardiomyopathien). Die dabei typischerweise auftretenden Geräusche sind die einer Aorteninsuffizienz (diastolisch) oder die einer Mitralinsuffizienz oder Subaortenstenose (systolisch).

Vorschul- und Schulkinder

Für diese Altersgruppe gilt dasselbe wie für Säuglinge, abgesehen vom Ventrikelseptumdefekt, der in diesem Alter eigentlich immer schon bekannt ist. Aber die andern Entitäten können durch langsame, stetige Progredienz eigentlich in jedem Alter neu manifest werden. Ein auffälliges Systolikum soll also in dieser Altersgruppe durchaus an eines dieser Vitien denken lassen. Eine Blutdruckmessung (am rechten Arm) ist in dieser Altersgruppe ebenfalls sinnvoll und sollte auch alle paar Jahre wiederholt werden.

Bezüglich erworbener Kardiopathien gilt dasselbe wie für das Säuglingsalter, abgesehen davon, dass die Wahrscheinlichkeit einer solchen Erkrankung im Vorschul- und Schulalter höher ist.

Adoleszenten

Es gilt hier eigentlich dasselbe wie für Kinder im Schulalter. Typische Neudiagnosen in diesem Alter sind der Vorhofseptumdefekt (fix gespaltener 2. Herzton und/oder systolisches Strömungsgeräusch pulmonal), die Aorten- oder Pulmonalstenose, der Mitralklappenprolaps und immer noch die Aortenisthmusstenose (Blutdruck am rechten Arm, Inguinalpulse, systolisches Strömungsgeräusch axillär links oder im Rücken). Auch bezüglich erworbener Herzerkrankungen gilt dasselbe wie für Schulkinder.

Endokarditisprophylaxe

Diese prophylaktische Maßnahme (Flückiger et al. 2008) wird nur noch bei folgenden Patienten empfohlen:

- Patienten mit Klappenersatz (mechanische oder biologische Prothesen oder Homografts)
- Patienten nach durchgemachter Endokarditis
- Patienten mit/nach rekonstruierten Herzklappen:
  - unter Verwendung von Fremdmaterial für die Dauer von 6 Monaten nach Intervention
  - mit paravalvulärem Leck
- Patienten mit angeborenen Vitien:
  - unkorrigierte zyanotische Vitien sowie mit palliativem aortopulmonalem Shunt oder Conduit
  - korrigierte Vitien mit implantiertem Fremdmaterial während der ersten 6 Monate nach chirurgischer oder perkutaner Implantation
  - korrigierte Vitien mit Residualdefekten an oder nahe bei prothetischen Patches oder Prothesen (Verhinderung der Endothelialisierung)
  - unkorrigierte, nicht zyanotische Vitien mit Risiko einer Endothelläsion (Aortenvitium, Ventrikelseptumdefekt)
- Patienten nach Herztransplantation mit einer neu aufgetretenen Valvulopathie

Literatur

Arlettaz R, Bauersfeld U. Empfehlungen zum neonatalen Screening kongenitaler Herzfehler. Paediatrica 2005; 16: 34 – 37

Chang RK. Missed diagnosis of critical congenital heart disease. Arch Pediatr Adolesc Med 2008; 162: 969 – 974

Flückiger U, Jaussi A. Revidierte schweizerische Richtlinien für die Endokarditis-Prophylaxe. Kardiovaskuläre Medizin 2008; 11: 12

Hofbeck M, Apitz C. Herzgeräusche. Pädiatrie up2date 2007; 2: 106

Pfammatter JP, Stocker FP. Delayed recognition of hemodynamically relevant congenital heart disease. Eur J Pediatr 2001; 160: 231 – 234

Blutdruck

Messung

Die Blutdruckmessung im Kindesalter gehört ab dem 5. Lebensjahr zu jeder Vorsorgeuntersuchung. Verwendet wird die breiteste Blutdruckmanschette, die am leicht abgewinkelten und entblößten Oberarm satt angelegt werden kann, ohne das in der Ellenbeuge aufgelegte Stethoskop zu berühren. Mindestens 3 verschiedene Manschettengrößen (mit den Gummibalgbreiten 4, 8 und 12 cm) müssen bereitgehalten werden (Abb. 15.**329**).

Die Messung soll beim möglichst entspannten Kind erfolgen (Abb. 15.**330**). Gewisse Kinder können in der Aufregung und der Angst vor dem Doktor unter Umständen eine „Praxishypertonie" entwickeln. Es lohnt sich dann, die Messung durch eine nette Praxishilfe wiederholen oder sie sogar zu Hause durchführen zu lassen. Nach Möglichkeit sollte am rechten Arm gemessen werden (Aortenisthmusstenose), idealerweise an beiden Armen. Registriert wird der Blutdruck beim Auftreten und beim Verschwinden des Korotkow-Geräuschs. Wird das Geräusch bis gegen 0 mmHg gehört, soll der diastolische Wert beim Leiserwerden des Geräuschs abgelesen werden, z. B. 112/62/0. Balgbreite, Armseite (LA = linker Arm, RA = rechter Arm) und Position des Kindes sollten notiert werden (z. B.: 8 cm, LA, liegend).

Definition arterielle Hypertonie

Im Kindesalter wird die arterielle Hypertonie definiert als Blutdruckmesswerte systolisch und/oder diastolisch ≥ 95. Perzentile, korrigiert für Alter und Geschlecht (Tab. 15.**25**), anlässlich mindestens dreier unabhängiger Messungen. Blutdruckwerte zwischen der 90. und 95. Perzentile sowie jegliche Werte ≥ 120/80 mmHg bei Adoleszenten werden als Prähypertonie bezeichnet.

Arterielle Hypertonie (95. Perzentile, in mmHg; Tab. 15.**26**):

- *systolischer Blutdruck (1 – 17 Jahre):* 100 + (Alter in Jahren · 2)
- *diastolischer Blutdruck:*
  - 1 – 10 Jahre: 60 + (Alter in Jahren · 2)
  - 11 – 17 Jahre: 0 + (Alter in Jahren)

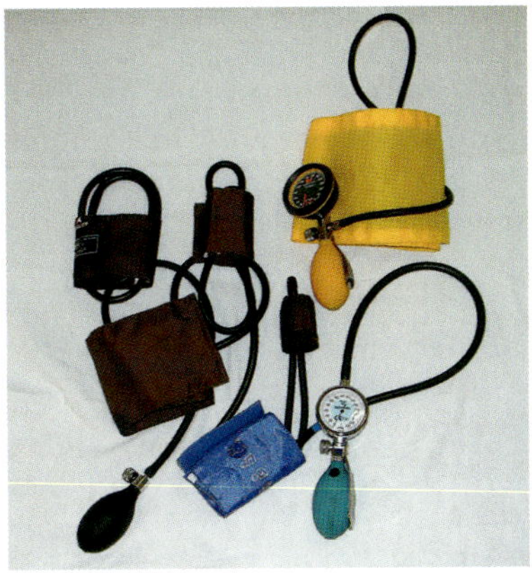

Abb. 15.**329** Blutdruckmanschetten in diversen Größen.

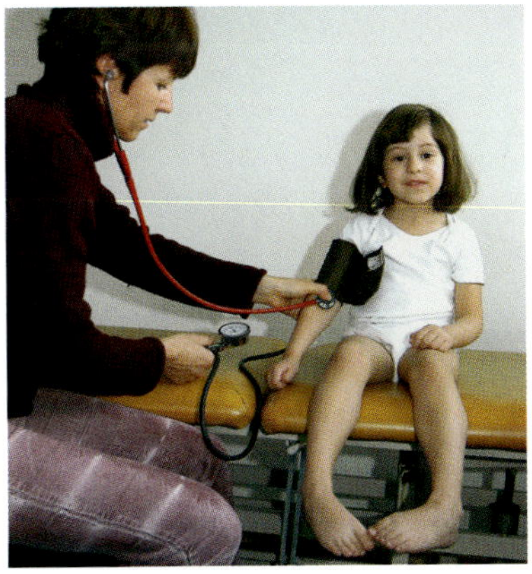

Abb. 15.**330** Blutdruckmessen.

Tab. 15.**25** Altersabhängige Blutdruckgrenzwerte.

Alter (Jahre)	Mädchen			Jungen		
	50. Perzentile (mmHg)	90. Perzentile (mmHg)	95. Perzentile (mmHg)	50. Perzentile (mmHg)	90. Perzentile (mmHg)	95. Perzentile (mmHg)
1	90/42	103/56	107/60	89/39	103/54	106/58
6	98/58	111/72	115/76	100/57	113/72	117/77
12	109/64	122/78	126/82	110/64	123/79	127/83
17	115/68	128/82	132/86	122/70	136/84	140/89

Tab. 15.**26** Gleichungen, die sich im Alltag für eine grobe Schätzung der oberen Blutdruckreferenzwerte etabliert haben (Werte in mmHg, Alter in Jahren). Die mit diesen Gleichungen ermittelten Werte sind für beide Geschlechter gültig.

Perzentile	Systolisch	Diastolisch	Prozedere
95. Perzentile (grenzwertige Hypertonie)	100 + Alter · 2	1 – 10 Jahre: 60 + Alter · 2 11 – 17 Jahre: 70 + Alter · 2	Abklärung
90. Perzentile (grenzwertige Normotonie)	95. Perzentile · 0,95		Kontrolle
75. Perzentile (Zielbereich nierenkrank ohne Proteinurie)	90 + Alter · 2	1 – 5 Jahre: 43 + Alter · 4 6 – 17 Jahre: 58 + Alter	Kontrolle
50. Perzentile (Zielbereich nierenkrank mit Proteinurie)	83 + Alter · 2	1 – 5 Jahre: 35 + Alter · 4 6 – 17 Jahre: 50 + Alter	Kontrolle

Zur Beurteilung der gemessenen Werte dient die Kurve der Blutdruckgrenzwerte (Abb. 15.**331**). Der Blutdruck wird auf die Körpergröße bezogen. Zur besseren Orientierung sind auf der Kurve zusätzlich die jeweiligen Durchschnittsalter angegeben.

Bei fraglicher Hypotonie und entsprechenden vegetativen Zeichen, Präsynkopen (Benommenheitsgefühl und Schwitzen, Sehstörungen, Übelkeit, „Schwinden der Sinne", Palpitationen oder Hyperventilation) und Synkopen, ist eine Untersuchung nach Schellong II indiziert.

Die Kreislauffunktionsprüfung erfolgt anhand der durch dosierte Belastung ausgelösten Puls- und Blutdruckveränderungen im Vergleich zu den in Horizontallage (10 min) gewonnenen Mittelwerten, z. B. nach Treppensteigen (25 Stufen, 2-mal auf und ab):

- Anstieg des systolischen Blutdrucks (sofort um 30 – 80 mmHg) bei gleich bleibenden oder leicht absinkenden diastolischen Werten
- Zunahme der Pulsfrequenz um 20 – 30/min (nicht über 100/min)
- Anstieg der Atemfrequenz um 4 – 6, Normalisierung nach maximal 2 min (im Liegen)

- normal: leichter Pulsanstieg, Blutdruckabfall ≤ 15 mmHg
- pathologisch: Blutdruckabfall ≤ 15 mmHg oder Auftreten einer Tachykardie

Weiteres Vorgehen bei Blutdruckwerten im Grenzbereich

Wiederholung innerhalb von 3 Monaten; hypertoner Bereich erfordert gründliche Abklärung:

- EKG (Elektrokardiografie)
- Nieren(-Doppler-)Sonografie
- Urinstatus
- Lipidstatus
- augenärztliche Untersuchung
- 24-h-Blutdruckmessung

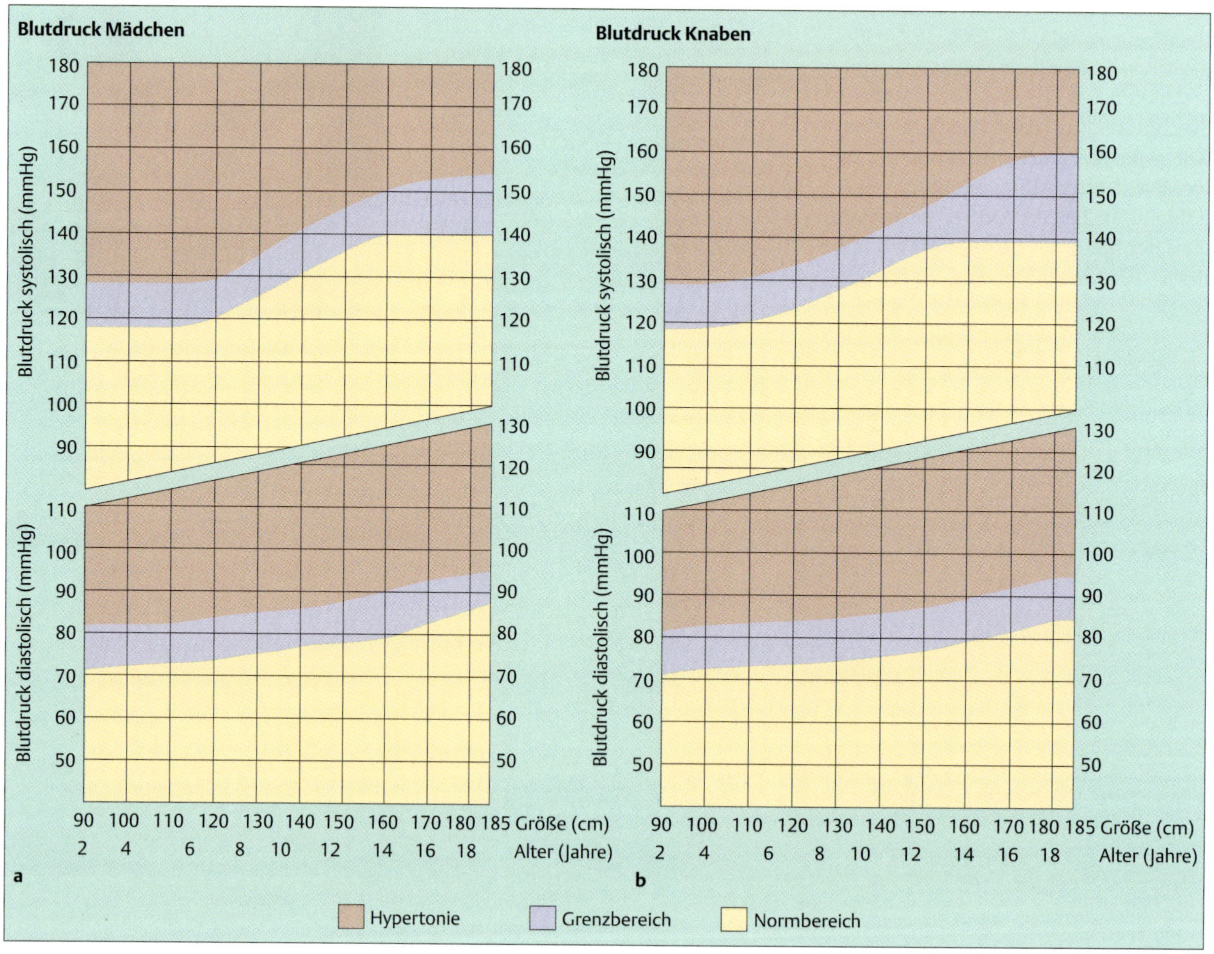

Abb. 15.**331 a, b** Blutdruck in Abhängigkeit von Alter und Körpergröße.
a Mädchen.
b Jungen.

Die arterielle Hypertonie ist im Kindesalter viel seltener als bei Erwachsenen (1 – 3 % der Patienten), die Langzeitfolgen können aber gleichermaßen verhängnisvoll sein. Je jünger das Kind, desto wahrscheinlicher liegt eine renale (parenchymatöse oder vaskuläre) Ursache für den Hochdruck vor. Selten ist eine Aortenisthmusstenose oder eine endokrinologische Erkrankung die Ursache. Die essenzielle Hypertonie wird erst im Adoleszentenalter relevant und ist eine Ausschlussdiagnose. Übergewicht und arterielle Hypertonie sind eng miteinander assoziiert. Die Wirksamkeit einer Gewichtsreduktion auf die Blutdruckregulation ist unbestritten. Eine entsprechende Beratung (Diätberatung, Adipositassprechstunde) muss bei allen übergewichtigen Kindern mit Hypertonie erfolgen. Allgemeine Maßnahmen bei arterieller Hypertonie sind:

- Reduktion der Salzzufuhr (< 100 mol/Tag oder ca. 2,5 g/Tag)
- Reduktion des Übergewichts
- vermehrte körperliche Aktivität (mindestens 3-mal 20 min/Woche)

Kinder mit mittelschwerer arterieller Hypertonie, jedoch ohne Zeichen von Endorganschädigung, dürfen Leistungssport betreiben. Blutdruckkontrollen sollten mindestens alle 2 Monate erfolgen. Bei schwerer arterieller Hypertonie ohne Endorganschäden ist bis zur guten Blutdruckeinstellung von statischen Sportarten (Gymnastik, Body-Building, Gewichtheben, Radsport) abzuraten. Bei Aufnahme der Aktivitäten soll der Einfluss auf die Blutdruckeinstellung mittels Belastungstest objektiviert werden. Bei schwerer arterieller Hypertonie mit Zeichen einer Endorganschädigung müssen intensive sportliche Aktivitäten individuell, unter Beizug eines Belastungstests, evaluiert werden.

Prävention

Stillen kann vor kindlicher Hypertonie schützen. Bereits im Vorschulalter findet sich ein statistischer Zusammenhang zwischen Body-Mass-Index und Blutdruckniveau. Bei Jugendlichen mit Bluthochdruck besteht in ca. 40 % der Fälle auch eine Adipositas; durch Gewichtsreduktion kann in diesen Fällen der Blutdruck meist in den Normalbereich gesenkt werden. Da Kinder von hypertensiven oder adipösen Eltern häufig zur Entwicklung hypertoner Blutdruckwerte neigen (im Rahmen einer genetischen Disposition oder des „ungesunden Lebensstils“ innerhalb der Familie), soll besonders bei diesen Kindern die Wichtigkeit präventiver Maßnahmen betont werden. Neue Erkenntnisse zeigen, dass auch Passivrauchen im Kindesalter zur Entwicklung höherer Blutdruckwerte führt. Frühgeburtlichkeit und intrauterine Wachstumsverzögerung gehen ebenfalls mit einem höheren Blutdruckniveau und mit einem erhöhten Herzinfarktrisiko im Erwachsenenalter einher. Gerade in diesen Patientengruppen wäre zur Vorbeugung kardiovaskulärer Komplikationen eine frühzeitige Erkennung des Bluthochdrucks durch häufigere, regelmäßige Blutdruckkontrollen angebracht (Tab. 15.**27** und Tab. 15.**28**).

!

- Bei präadoleszenten Kindern ist eine Hypertonie meist sekundär bedingt und wird am häufigsten durch Nierenerkrankungen verursacht.
- Bei Jugendlichen handelt es sich fast immer um eine essenzielle Hypertonie.
- Signifikante Risikofaktoren für primären Bluthochdruck bei Jugendlichen sind familiäre Hypertonie und Übergewicht.
- Linksventrikuläre Hypertrophie ist der häufigste Endorganschaden von Hypertonie im Kindesalter.

Tab. 15.**27** Indikation zur Blutdruckmessung im Kindes- und Adoleszentenalter (Empfehlung der SGP).

Ungezielte Messung	Gezielte Messung
• Vorsorgeuntersuchung ab dem Alter von 6 Jahren • jede gründliche Allgemeinuntersuchung • jedes unklare Krankheitsbild	• bekannte oder vermutete renale Erkrankung • bekannte oder vermutete kardiale Erkrankung • akute neurologische Erkrankung (Beispiel: Krampfanfall, Bewusstseinstrübung) • auf arterielle Hypertonie verdächtige Symptome (Beispiel: Kopfschmerzen, Epistaxis, Lähmung des N. facialis) • vor und während jeder Medikation, die potenziell den Blutdruck beeinflusst • familiäre Belastung mit arterieller Hypertonie oder Adipositas und anderen kardiovaskulären Risikofaktoren • Zustand nach Früh- oder Mangelgeburtlichkeit

Tab. 15.**28** Ursachen der arteriellen Hypertonie in verschiedenen Altersstufen.

Alter	Häufige Ursachen	Seltene Ursachen
Neugeborene und Säuglinge	• Stenose der Nierenarterie (vor allem aber Thrombose und Spasmen nach Nabelarterienkatheter) • Aortenisthmusstenose • kongenitale Erkrankungen des Nierenparenchyms (Hypoplasie, polyzystische Nierenkrankheit) • kongenitale Erkrankungen der ableitenden Harnwege (Obstruktion)	• Ductus arteriosus Botalli persistens • bronchopulmonale Dysplasie • Hirnblutung • medikamentös
Klein- und Schulkinder	• akute und chronische Nierenparenchymerkrankungen (Glomerulonephritis, Pyelonephritis, posttraumatisch) • Erkrankungen der ableitendenHarnwege (Obstruktion, Reflux) • Aortenisthmusstenose • essenzielle Hypertonie (erst ab dem Adoleszentenalter relevant)	• Stenose der Nierenarterien • neuroendokrine Tumoren • Hyperkalzämie jeglicher Genese • Hyperthyreose • Erkrankungen mit Hypokaliämie (primärer Hyperaldosteronismus) • Enzephalitis, erhöhter intrakranieller Druck (eventuell Hypotonie!) • medikamentös

Literatur

Bianchetti MG. Streptococcus-A-Tonsillitis and proteinuria. Cardiovasc Med 2004; 7: 299 – 311

Bianchetti MG, Ardissino G, Fossali E et al. Tips for the use of antihypertensive drugs: DELTAREPROSI. J Pediatr 2004; 145: 288 – 290

Cachat F, Di Paolo ER, Sekarski N. Behandlung der arteriellen Hypertonie im Kindesalter. Paediatrica 2004; 15: 5

Lurbe E, Cifkova R, Kennedy Cruickshank J. et al. Management of high blood pressure in children and adolescents: recommendations of the European Society of Hypertension. J Hypertens 2009; 27: 1719 – 1742

National High Blood Pressure Education Program Working Group on High Blood Pressure in Children and Adolescents. The fourth report on the diagnosis, evaluation, and treatment of high blood pressure in children and adolescents. Pediatrics 2004; 114: 555 – 576

Norwood VF. Hypertension. Pediatr Rev 2002; 23: 197 – 209

Simonetti GD, Rizzi M, Donadini R et al. Effects of anti hypertensive drugs on blood pressure and proteinuria in childhood. J Hypertens 2007; 25: 2370 – 2376

Somu S, Sundaram B, Kamalanathan AN. Early detection of hypertension in general practice. Arch Dis Child 2003; 88: 302

The ESCAPE trial group. Strict bloodpressure control and progression of renal failure in children. N Engl J Med 2009; 361: 1639 – 1650

Stoffwechsel

J.-M. Nuoffer

Angeborene Stoffwechselkrankheiten können sich grundsätzlich in jedem Alter manifestieren. Das Wichtigste ist, daran zu denken und Untersuchungen im akuten Stadium vorzunehmen. Im gesunden Intervall schließen normale Befunde eine zugrunde liegende Stoffwechselerkrankung nicht immer aus. Gelegentlich sind zum Ausschluss wiederholte Untersuchungen oder spezielle Tests notwendig.

Spezifische Untersuchung

Die Diagnose erfolgt einerseits durch das Neugeborenen-Screening, andererseits durch ein selektives Screening bei Verdacht auf eine Stoffwechselkrankheit.

Neugeborenen-Screening

Dank der technischen und therapeutischen Möglichkeiten ist das Neugeborenen-Screening in stetigem Wandel. Während in der Schweiz aktuell nur 7 Krankheiten routinemäßig gesucht werden, sind es in Deutschland doppelt so viele (Tab. 15.**29**). In der Schweiz ist eine Erweiterung auf andere Stoffwechselkrankheiten geplant.

Hinweisend auf eine Stoffwechselkrankheit können Informationen aus der Familien-, der persönlichen oder der Ernährungsanamnese sein (Tab. 15.**30** und Abb. 15.**332**). Es sind das Zusammenfallen verschiedener ungeklärter Symptome, der unübliche Verlauf einer banalen Erkrankung oder der progressive klinische Verlauf, die den Verdacht auf eine Stoffwechselkrankheit wecken. Eine isolierte psychomotorische Retardation ist wenig verdächtig auf eine metabolische Störung. Das Zusammenfallen mit Dysmorphie, Kardiomyopathie, Hepatopathie oder Multisystemerkrankungen macht jedoch eine zugrunde liegende Stoffwechselkrankheit viel wahrscheinlicher (z. B.: Kind mit angeblicher Zerebralparese entwickelt Selbstmutilationen, oder Eltern beschreiben roten Sand in der Windel [Verdacht auf Lesch-Nyhan-Syndrom]).

Spezialanalysen und einfache Screening-Tests

!

- Zur korrekten Interpretation von Stoffwechseluntersuchungen sind häufig die präanalytischen Umstände (gefastet, postprandial, Ernährung) und die Klinik (Krampfanfall, Organversagen) nötig. Informieren Sie also das jeweilige Stoffwechsellabor!
- Metabolische Untersuchungen des Kohlenhydrat-, Protein- und Fettstoffwechsels sind Momentaufnahmen, und jeweilige Entnahmen müssen gleichzeitig erfolgen (z. B. Glukose, freie Fettsäuren, Insulin, Aminosäuren usw.).

Tab. 15.**29** Zielkrankheiten im Neugeborenen-Screening.

Schweiz	Deutschland	Österreich
• Biotinidasemangel • Phenylketonurie • Galaktosämie • primäre Hypothyreose • adrenogenitales Syndrom • zystische Fibrose • Medium-Chain-Acyl-CoA-Dehydrogenase-Mangel	• Biotinidasemangel • Phenylketonurie • Galaktosämie • Hypothyreose • adrenogenitales Syndrom • Medium-Chain-Acyl-CoA-Dehydrogenase-Mangel • Long-Chain-3-OH-Acyl-CoA-Dehydrogenase-Mangel • Very-Long-Chain-Acyl-CoA-Dehydrogenase-Mangel • Hyperphenylalaninämie • Karnitinzyklusdefekte (Carnitin-Palmitoyl-Transferase-I-Mangel, Carnitin-Palmitoyl-Transferase-II-Mangel, Carnitin-Acylcarnitin-Translocase-Mangel) • Glutarazidurie Typ I • Isovalerianazidämie • Ahornsirupkrankheit	• Biotinidasemangel • Phenylketonurie • Galaktosämie • Hypothyreose • adrenogenitales Syndrom • zystische Fibrose • Short-Chain-Acyl-CoA-Dehydrogenase-Mangel • Medium-Chain-Acyl-CoA-Dehydrogenase-Mangel • Long-Chain-Acyl-CoA-Dehydrogenase-Mangel • Very-Long-Chain-Acyl-CoA-Dehydrogenase-Mangel • Hyperphenylalaninämie • Carnitin-Palmitoyl-Transferase-I-Mangel • Carnitin-Palmitoyl-Transferase-II-Mangel • Karnitintransportermangel • Glutarazidurie Typ I • Isovalerianazidämie • Tyrosinämie • Leuzinose • Zitrullinämie • Argininosuccinat-Lyase-Mangel • Homozystinurie • Methylmalonazidurie • Propionazidämie • 3-Methylcrotonyl-Carboxylase-Mangel • HMG-CoA-Lyase-Mangel • β-Ketothiolase-Mangel

Tab. 15.**30** Hinweise für eine Stoffwechselkrankheit.

Familienanamnese	Persönliche Anamnese	Klinische Phänotypen	Laborbefunde
• Konsanguinität • familiäre Erkrankungen • unklar erkrankte Geschwister	• spezifische Auslöser: – Katabolismus (Operation, Unfall, Infekt, Fasten, Fieber) – Diätbelastungen (Fruktose, Galaktose, Protein, Fett) – Medikamente (Porphyrien, Glukose-6-Phosphatdehydrogenase) • spezieller Urin- und Körpergeruch • Verlust von Fähigkeiten	• akute Symptomatik bei Katabolismus (Eintrübung, Hypoglykämie, Azidose, Hyperammonämie) • rezidivierende Episoden mit Koma, Ataxie, chronisch-progressiven Symptomen (zentrales Nervensystem, Leber, Niere, Muskel) • organspezifische Befunde (Organomegalie, Myopathie, Augen)	• Befunde im Routinelabor vor allem bei unklaren klinischen Befunden

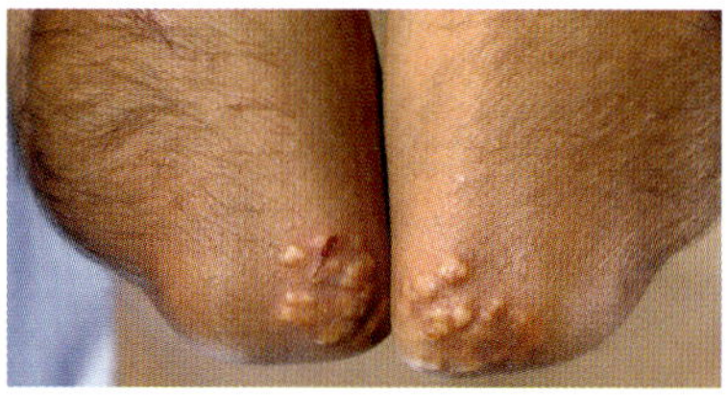

Abb. 15.**332** Xanthome bei schwerer Hypercholesterinämie (homozygot).

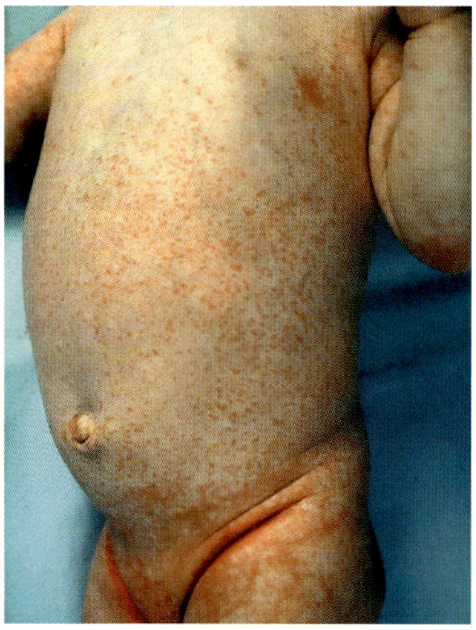

Abb. 15.**333** Typisches Exanthem bei Ahornsirupkrankheit.

Spezialanalysen

P-U-Aminosäuren (Plasma und Urin). Diese Analyse erfasst Störungen im Abbau der Aminosäuren. Beim selektiven Stoffwechsel-Screening ist immer eine Kontrolle im Plasma oder eine gleichzeitige Bestimmung in Plasma und Urin vorzunehmen. Bei Bestimmung im Liquor erfolgt eine gleichzeitige Bestimmung im Plasma. Achtung:

> **!** Die Werte sind abhängig vom Fastenzustand, sollten also möglichst am Morgen nüchtern oder im Rahmen einer akuten Episode bestimmt werden.

Organische Säuren (Urin, Liquor). Dieser Test erfasst Störungen im Abbau der Aminosäuren und der organischen Säuren sowie Störungen der β-Oxidation und und des mitochondrialen Energiestoffwechsels. Die Bestimmung sollte am Morgen nüchtern oder im Rahmen einer akuten Episode erfolgen.

Azylkarnitinprofil (Serum oder auf Filterpapier). Dies ist eine sehr sensitive Methode, die Störungen im Abbau der Aminosäuren und der organischen Säuren sowie Störungen der β-Oxidation erfasst. Spezielle metabolische Abklärungen sollten nach Absprache mit dem Labor erfolgen, um möglichst präanalytische Probleme zu vermeiden.

Einfache Screening-Tests im Urin

Sulfittest.

- *Indikation:* epileptische Enzephalopathie
- *Diagnose:* Sulfitoxidase- bzw. Molybdänkofaktordefekt

2,4-Dinitrophenylhydrazin-Test.

- *Indikation:* Verdacht auf Ahornsirupkrankheit (Abb. 15.**333**) oder Tyrosinämie
- *Durchführung:* sollte zusammen mit Ketostix durchgeführt werden, weil eine Ketose auch zu einem positiven Dinitrophenylhydrazintest führen kann

Clinitest (Reduktionsprobe).

- *Indikation:* Nachweis von Zucker (Galaktose, Fruktose, Glukose), Verdacht auf Alkaptonurie, Hyperoxalurie, Urikosurie

Nitroprussidtest.

- *Indikation:* Nachweis schwefelhaltiger Säuren bei Verdacht auf Zystinurie, Fanconi-Syndrom, alle Formen der Homozystinurie (Abb. 15.**334**), Glutathionurie
- *Auswertung:* auch positiv bei schwerer Dehydratation und Ketose bzw. bei Einnahme von N-Acetylcystein und Ampicillin

Test auf Mukopolysaccharide.

- *Indikation:* Screening bei Verdacht auf Mukopolysaccharidose (Abb. 15.**335**).
- *Auswertung:* Test auf Gesamtmukopolysaccharidose kann unter Umständen eine Mukopolysaccharidose III und IV verpassen; klinische Angaben sind unerlässlich; weitere Abklärung durch elekrophoretische Auftrennung der Mukopolysaccharide oder Enzymatik.

Oligosaccharide.

- *Indikation:* Screening von lysosomalen Speicherkrankheiten (Abb. 15.**336**)
- *Auswertung:* pathologische Muster bei Medikamenten, Infekten, Nephropathie

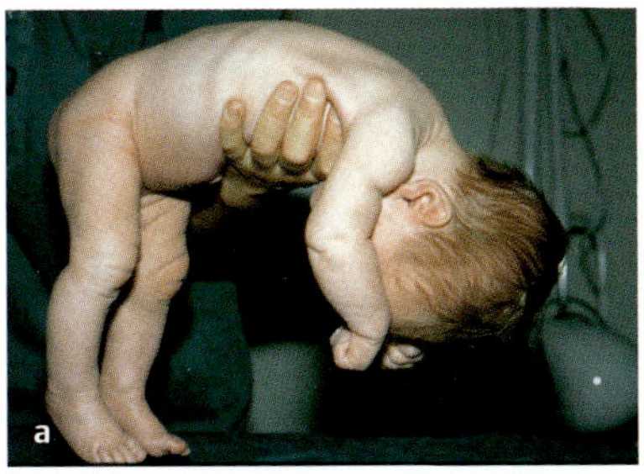

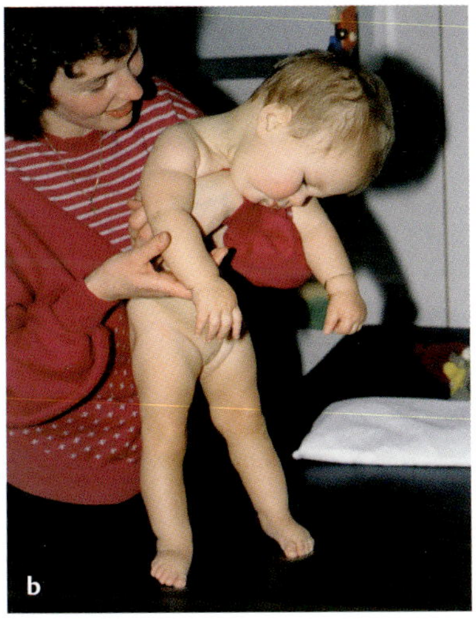

Abb. 15.**334 a, b** Massive generalisierte Muskelhypotonie bei Homozystinurie.
a Neonatal.
b Im Alter von 1½ Jahren.

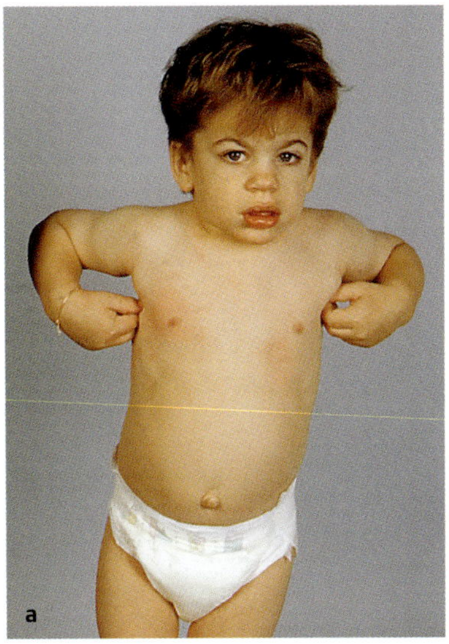

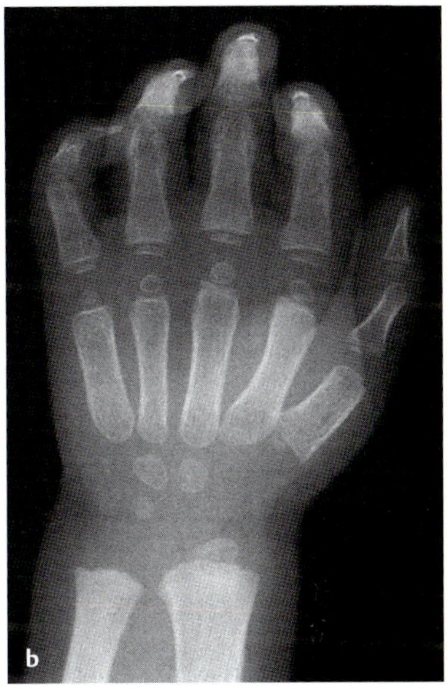

Abb. 15.**335 a, b** Junge mit Mukopolysaccharidose II (Morbus Hunter).
a Dysmorphie mit groben Gesichtszügen, dichtem Haar, „großem Bauch“ und kurzen, breiten Händen.
b Röntgenbild einer Hand.

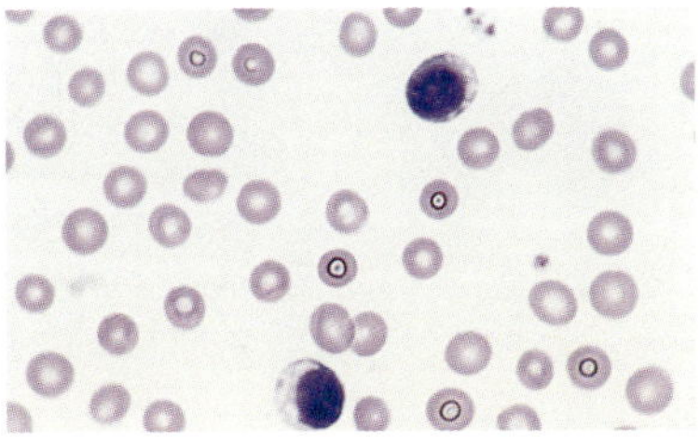

Abb. 15.**336** Speichervakuolen der Lymphozyten bei lysosomaler Erkrankung.

Tab. 15.**31** Klinische Hinweise auf Stoffwechselstörungen bei Kindern mit Entwicklungsverzögerung (nach Land 1994).

Klinisches Zeichen	Stoffwechselerkrankung	Betroffene Substanzgruppen
Mikrozephalie	mütterliche Phenylketonurie	Aminosäuren bei der Mutter
	Biotinidasemangel, mitochondriale Enzephalopathien	organische Säuren
	Purin-/Pyrimidinstoffwechselstörung, mitochondriale Enzephalopathien, Sulfitoxidasemangel	Purine
	Zeroidlipofuszinosen	Speichervakuolen in Lymphozyten
	Smith-Lemli-Opitz	Cholesterin
Makrozephalie	lysosomale Speicherkrankheiten	Mukopolysaccharide/Oligosaccharide
	Glutarazidurie Typ I, Canavan-Krankheit	organische Säuren, Azylkarnitinprofil
Fettsucht, Hypoglykämie	Wiedemann-Beckwith-Syndrom	Genetik
Geruch	Phenylketonurie, Ahornsiruplkrankheit, Isovaleriansäureazidämie, Glutarazidurie Typ II, Tyrosinämie Typ II, Trimethylaminoazidurie (Fischgeruch)	Aminosäuren, organische Säuren; Spezialanalyse oder Genetik
Haarmangel/-brüchigkeit	Menkes-Syndrom	Kupfer, Zöruloplasmin
Hirsutismus, grobe Gesichtszüge	Mukopolysacharidose	Mukopolysaccharide
Hautausschläge, trockene Haut, Ulzera	Hartnup-Krankheit, Phenylketonurie, Prolidasedefekt, Biotinmangel, Zinkmangel	Aminosäuren
Linsenluxation	Homozystinurie	
Katarakte	Galaktosämie, Morbus Wilson, mitochondriale/lysosomale Krankheiten, (Pseudo-)Hypoparathyreoidismus, Lowe-Syndrom	Galaktose, Galaktosemonophosphat; organische Säuren; Genetik
Linsentrübungen	lysosomale Erkrankungen (Mukopolysaccharidosen), Tyrosinämie, Zystinose	Mukopolysaccharide
Optikusatrophie	Leukodystrophien	langkettige Fettsäuren, organische Säuren, Azylkarnitinprofil, Oligosaccharide
Retinitis	peroxysmale Erkrankungen, Aβ-Lipoproteinämie, Retinitis pigmentosa, Long-Chain-3-OH-Acyl-CoA-Dehydrogenase-Mangel, Gyratatrophie	langkettige Fettsäuren, Lipidelektrophorese, Azylkarnitinprofil, Aminosäuren
Kornealring	Morbus Wilson (Kayser-Fleischer-Ring; Abb. 15.**337**)	Kupfer und Zöruloplasmin

Störungen und Erkrankungen

Tab. 15.**31** gibt einen Überblick über klinische Zeichen, die auf eine Stoffwechselstörung hinweisen. In Tab. 15.**32** sind Geruchsmerkmale bestimmter Stoffwechselstörungen aufgeführt, und Tab. 15.**33** erklärt einige typische Laborbefunde.

Angeborene Stoffwechselerkrankungen aus ätiologischer und therapeutischer Sicht

Einteilung in 4 Typen:

- *Intoxikationstyp:*
  - Harnstoffzyklusdefekte, Organoazidurien, Aminoazidopathien, Galaktosämie, Fruktosämie
  - Ursache: Ansammlung pathologischer Metabolite
- *Fastentyp (Intoleranz):*
  - Glykogenosen, Neoglykogenose, Hyperinsulinismus, Fettsäureoxidationsdefekte, Ketogenese- und Ketolysedefekte
  - Ursache: Hypoglykämie
- *Typ mitochondriale Energiedefizite:*
  - Energiedefizite, Pyruvatdehydrogenasedefekt, Atemkettendefekte
  - Ursache: Energiemangel
- *Typ Neurotransmitterstörung:*
  - Vitamin-B_6- und folsäuresensible Anfälle
  - Therapie: Vitamin-B_6- bzw. Folsäuregabe

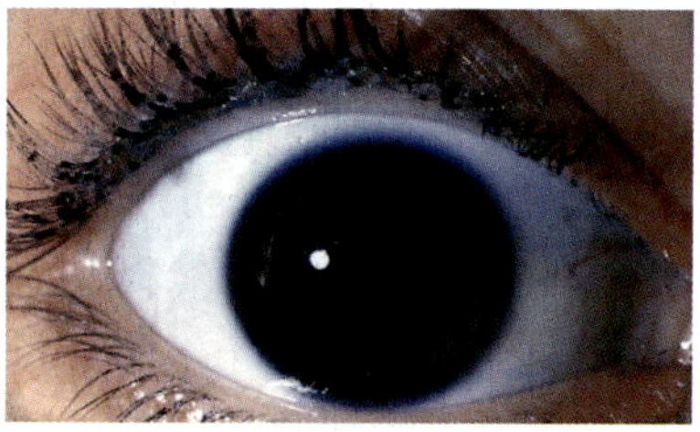

Abb. 15.**337** Der Kayser-Fleischer-Ring ist ein goldbrauner bis gelb-grüner peripherer Hornhautring, der durch Kupfereinlagerungen entsteht.

Tab. 15.32 Spezieller Urin- bzw. Körpergeruch bei verschiedenen Stoffwechselkrankheiten.

Geruch	Substanz	Krankheit	Untersuchung
Mäuse	Phenylazetat	Phenylketonurie	Aminosäuren (Plasma)
Ahornsirup/Maggi	Sotolone	Leuzinose	Aminosäuren
Schweißfüße	Isovaleriansäure	Isovaleriansäureazidämie, Glutarazidurie Typ II	Aminosäuren, organische Säuren, Azylkarnitine
Katzenurin	3-Hydroxyisovalerat	2-Methylkrotonyl-Glyzinurie-Karboxylase-Defekt	organische Säuren, Azylkarnitine
Fisch	Trimethylamin	Trimethylaminurie	Urin
	Dimethylglyzin	Dimethylglyzinurie	Spezialanalyse
Schwefel	Hydrogensulfid	Zystinurie	Aminosäuren (Urin)
Kohl, ranzige Butter	3-Hydroxybuttersäure, 2-Keto-4-Methiolbuttersäure	Tyrosinämie Typ I	Aminosäuren, organische Säuren

Literatur

Land J. Diagnosis of developmental delay. Current Pediatr 1994; 4 (4): 203 – 270

Saudubray JM, van den Berghe G, Walter J. H. Inborn Metabolic Diseases: Diagnosis and Treatment, 5th ed. Berlin: Springer; 2012

Zschocke J, Hoffmann GF, eds. Vademecum Metabolicum: Diagnose und Therapie erblicher Stoffwechselkrankheiten. 3. Aufl. Stuttgart: Schattauer; 2004

Tab. 15.33 Befunde im Routinelabor als Hinweise auf spezielle Stoffwechselerkrankungen.

Befund	Hinweis für
Harnstoff ↓	Hyperammonämien, lysinurische Proteinintoleranz, dibasische Aminoazidurie
Harnsäure ↑	Glykogenose I, Fruktosämie, Medium-Chain-Acyl-CoA-Dehydrogenase-Mangel, Purinstoffwechselstörung
Harnsäure ↓	Molybdänkofaktordefekt, Purinstoffwechselstörung
Kreatinkinase ↑	Glykogenose, Mitochondriopathien, Fettsäurenoxidationsdefekte, Adenosinmonophosphat-Deaminase, Dystrophinopathien
Antithrombin III ↓	Syndrom der Carbohydrate deficient Glycoproteine Disorders
alkalische Phosphatase ↑	Gallensäuresynthesedefekte
Thyreoglobulin ↑	Störung der Lipoproteine (CII, Lipase)
Ferritin ↑	lysinurische Proteinintoleranz, dibasische Aminoazidurie
Neutropenie	Organoazidurien, Glykogenose Ib, lysinurische Proteinintoleranz, Barth-Syndrom, mitochondriale Störungen
Retikulozytose	Glykolysedefekt, Glutamylzyklusstörungen
Thrombozytopenie	Organoazidurie, lysinurische Proteinintoleranz
Anämie	Kobolamin-Folsäure-Thiamine, mitochondriale Störungen, lysinurische Proteinintoleranz, Mevalonazidurie
vakuolisierte Lymphozyten	lysosomale Krankheiten

Harnwege

Entwicklung

Nieren- und Harnwegsfunktion

Die Urinproduktion durch die fetalen Nieren beginnt um die 9. und 12. Woche der Schwangerschaft. In der 32. Schwangerschaftswoche ist die Urinproduktion auf ca. 12 ml/h gestiegen und erreicht 28 ml/h kurz vor der Geburt. Die Bildung von Urin ist für das fetale Überleben nicht wesentlich, da die Homöostase durch die Plazenta garantiert wird. Das Gewicht der Nieren nimmt im Verhältnis zu Gestationsalter, Körpergewicht und Körperoberfläche in den letzten 20 Wochen der Schwangerschaft linear zu (Guignard 1982; Guignard u. John 1986).

Nach der Geburt kommt es zu einer markanten Zunahme der Nierenfunktion. Von 15 – 20 ml/min · 1,73 m^2 bei der Geburt verdoppelt sich die glomeruläre Filtrationsrate in den ersten beiden Wochen des Lebens. Die glomeruläre Filtrationsrate ist bei Frühgeborenen etwas niedriger. Die tubulären Funktionen reifen rasch nach der Geburt. Etwa 90 % der Neugeborenen entleeren den ersten Harn während der ersten 24 h des Lebens, 99 % innerhalb der ersten 48 h.

! Es besteht Verdacht auf eine renale oder urologische Störung, wenn im Zeitraum von 48 Stunden kein Urin ausgeschieden wird.

Die Urinkonzentrierungsfunktion ist bei Neugeborenen noch nicht voll leistungsfähig; sie können den Urin auf eine Urinosmolalität von 700 – 800 mosm/kg H_2O aufkonzentrieren. Ein gesunder Säugling scheidet in den ersten 2 Lebenstagen ca. 15 – 30 ml Urin pro Kilogramm Körpergewicht und 24 h aus, 25 – 120 ml pro Kilogramm Körpergwicht und Tag in den nächsten 4 Wochen (Tab. 15.**34**). Die Konzentrationsfähigkeit steigert sich im 2. Lebensjahr des Kindes schrittweise auf Erwachsenenwerte.

Tab. 15.**34** Frequenz normaler Urinmengen und Blasen- bzw. Darmentleerungen in verschiedenen Altersstufen (nach Campbell 1951 und Bloom et al. 1993).

Alter	Urinmenge/Tag (ml)	Blasenentleerungen/Tag		Darmentleerungen/Woche	
		10. Perzentile	90. Perzentile	10. Perzentile	90. Perzentile
0–2 Tage	15 – 60				
3–10 Tage	100 – 300				
10–60 Tage	250 – 450				
2–12 Monate	400 – 500				
< 2 Jahre	500 – 600	4,3	9,0	5,0	10,6
3 Jahre	600 – 700	3,5	7,5	5,0	12,0
4 Jahre	600 – 70	3,5	7,0	4,0	10,0
5 Jahre	650 – 1000	3,5	7,0	4,0	9,0
6 Jahre	650 – 1000	3,2	7,5	4,2	7,3
7 Jahre	650 – 1000	3,0	7,0	4,2	8,8
8 Jahre	800 – 1400	3,0	7,0	4,0	7,9
9 Jahre	800 – 1400	3,0	7,0	4,0	7,9
10 Jahre	800 – 1400	3,5	7,0	4,0	8,8
11 Jahre	800 – 1400	3,5	7,0	4,0	8,9
12 Jahre	800 – 1400	3,0	7,5	4,0	10,2
13 Jahre	800 – 1400	3,0	5,5	3,5	9,0
14 Jahre	800 – 1400	3,4	9,0	3,0	10,0
15 Jahre		3,0	7,0	3,6	8,7
16 Jahre		3,0	7,2	1,9	14,0
17 Jahre		3,0	5,5	3,6	9,0
18 Jahre		3,0	8,2	4,0	8,1

Blasenkontrolle

Das Erreichen der Blasenkontrolle ist ein Reifungsphänomen. Sowohl der Ablauf als auch die Geschwindigkeit der Entwicklung sind als festes Programm in jedem Kind individuell angelegt. Weder die Reihenfolge der dazugehörigen Entwicklungsschritte noch die Zeit, die die einzelnen Schritte zu ihrer Entfaltung brauchen, können durch Lernangebote „von außen" beeinflusst werden. Regelmäßiges Auf-den-Topf- oder Auf-die-Toilette-Setzen, nächtliches Wecken, die Kontrolle der Trinkmenge am Abend, Bestrafung für eine nasse Hose oder ein nasses Bett oder Belohnung für eine trockene Hose oder ein trockenes Bett, also klassische Sauberkeitserziehung, lässt kein Kind schneller trocken werden. Wie die Grafiken zeigen, werden Kinder mit Sauberkeitserziehung durchschnittlich mit 30 Monaten trocken, Kinder ohne Sauberkeitserziehung ebenso durchschnittlich mit 30 Monaten (Abb. 15.**338**). Die Sauberkeitserziehung kann jedoch langfristig eine ausgesprochen negative Auswirkung haben, wenn sie bereits in den ersten beiden Lebensjahren bestrafend und überfordernd war und so sekundär neurotisierend.

In der Füllungsphase der Blase ist der Sympathikus (adrenerg) aktiv; er ermöglicht die Blasenfüllung unter leichtem intraluminalem Druck der Blasenwand, Hemmung der Detrusoraktivität und erhöhtem Tonus des Blasenausgangs und der distalen Urethra. Die Blasenentleerung erfolgt durch die gleichzeitige Kontraktion des Detrusors und die Relaxation des Blasenhalses, ausgelöst durch den Parasympathikus (cholinerg). Die Steuerung erfolgt durch Nervenimpulse über S2–S4 zum Hirnstamm, die den Parasympathikus hemmen. Bei der Entleerung werden diese Hemmimpulse unterbunden.

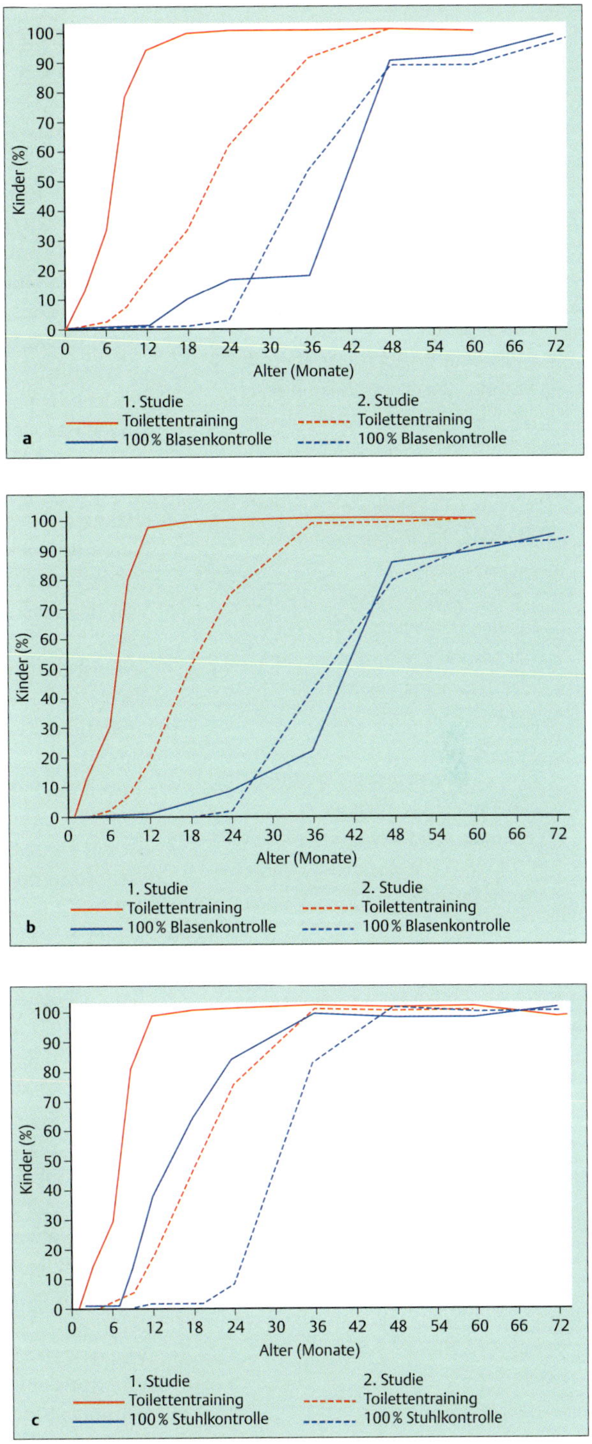

Abb. 15.**338 a – c** Entwicklung der Blasen- und Darmkontrolle (Prader u. Mitarb. 1989).
a Entwicklung der Blasenkontrolle nachts.
b Entwicklung der Blasenkontrolle tagsüber.
c Entwicklung der Darmkontrolle.

! Einige Entwicklungsschritte der Blasen- und Darmkontrolle:

- Neugeborene urinieren 12- bis 16-mal am Tag.
- Kinder entwickeln bis zu einem Alter von 2 Jahren eine Wahrnehmung der Blasenfüllung.
- Kinder bis zu 4 Jahren erkennen das Gefühl des Wasserlassens und entwickeln die Fähigkeit, es zurückzuhalten.
- Nach dem 4. Lebensjahr können fast alle Kinder trotz Harndrang die Harnabgabe noch einige Zeit hinauszögern und sogar bei geringer Blasenfüllung eine Harnabgabe willentlich einleiten. Prophylaktische Toilettengänge werden möglich.
- Kinder zwischen 6 und 7 Jahren können den Harndrang zurückhalten und die Blase entleeren, wann immer sie wollen. Sie gehen 5- bis 7-mal pro Tag auf die Toilette.
- Erwachsene gehen bis zu 4-mal pro Tag auf die Toilette.
- Weniger als ⅓ des 24-h-Urins wird beim Erwachsenen in der Nacht gebildet.

Approximative Blasenkapazität
approximative Blasenkapazität in ml = (Alter in Jahren +2) · 30 ± 60

Organspezifische Anamnese

Anamnestische Fragen zur Blasenkontrolle:

- „Nässt das Kind tagsüber ein und wenn ja, wie oft?"
- „Welche Urinmenge wird tagsüber eingenässt (Hosen nass, feuchter Fleck auf dem Stuhl)?"
- „Nässt das Kind nachts ein und wenn ja, wie oft?"
- „Welche Urinmenge wird nachts eingenässt (Bett feucht oder nass)?"
- „Wann wird in der Nacht eingenässt?"
- „Haben Sie bei Ihrem Kind Stuhlverhalten beobachtet (Verstopfung, Stuhlschmieren, „Bremsspuren")?"
- „Hat das Kind Harnwegsinfekte gehabt?"
- „Wie ist die Trinkmenge des Kindes?"
- „Leidet das Kind unter Dysurie (Brennen)?"
- „Haben Sie Pyurie festgestellt (Urin stinkt)?"
- „Ist der Harnstrahl kräftig, schwach oder stotternd?"
- „Tritt oft plötzlicher Harndrang auf?"
- „Macht das Kind Haltemanöver?"
- „Spürt das Kind die volle Blase?"
- „Kann es die Blasenentleerung unterdrücken?"
- „Geht beim Rennen, Husten oder Lachen Urin ab?"
- „Wie häufig entleert das Kind die Blase pro Tag?"
- „Welche Abklärungen haben bis heute stattgefunden?"
- „Welche Behandlungen sind bis heute durchgeführt worden?"
- „Hat das Kind genug Zeit zum Wasserlösen?"
- „Wie sitzt es auf der Toilette?"
- „Wie ist es um die Hygiene bestellt?"
- „Wird das Kind gebadet oder geduscht?"
- „Ist die Neuromotorik des Kindes normal?"
- „Gibt es sonstige Besonderheiten der Blasenentleerung?"

Störungen und Erkrankungen

Intrauterine Nierenerkrankungen

Symptome einer intrauterinen Nierenerkrankung sind das Oligo- und das Polyhydramnion:

- *Oligohydramnion:* Das Oligohydramnion kommt bei Nierenagenesie, renaler Hypoplasie, Nierendysplasie oder schwerer Obstruktion der Harnwege vor. Der Mangel an Fruchtwasser führt zu den Symptomen eines nicht renalen „Potter-Syndroms", mit auffälliger Fazies, aberranter Hand- und Fußstellung, Lungenhypoplasie und eingeschränktem fetalem Wachstum.
- *Polyhydramnion:* Ein Polyhydramnion (> 2 l) kommt bei schweren Schluckstörungen aufgrund neurologischer Störungen oder bei Obstruktion im Darmbereich vor. Es kann aber auch ausnahmsweise beim nephrogenen Diabetes insipidus oder beim angeborenen Bartter-Syndrom auftreten.

Die Plazenta hat normalerweise ein Gewicht, das 13 – 16 % des Neugeborenengewichts ausmacht. Noduläre Veränderungen auf der fetalen Seite der Plazenta sind häufiger bei Nierenanomalien. Anomalien der Nabelschnur (nur 1 Nabelarterie) sind mit einer hohen Inzidenz von verschiedenen angeborenen Missbildungen, einschließlich solchen der Harnwege, verbunden.

Eine Makrohämaturie ist selten bei Neugeborenen und kann die Folge einer Wunde im Bereich der Harnwege, einer urologischen Fehlbildung, von zystischen und dysplastischen Erkrankungen und von erworbenen renalen vaskulären Erkrankungen, wie Venenthrombosen und kortikomedullären Nekrosen, sein. Bei der klinischen Untersuchung des Kindes kann ein typisches Potter-Gesicht auffallen:

- weit auseinanderliegende Augen
- spitze Nase
- tiefsitzende Ohren
- Epikanthus

Isolierte Anomalien im Ohrbereich können, müssen aber nicht mit Anomalien der ableitenden Harnwege assoziiert sein. Das gilt auch für Fehlbildungen im Bereich der Genitalien, des

Afters, des lumbosakralen Bereichs und der Brustwirbelsäule. Die (bimanuelle) Palpation des Neugeborenenabdomens kann Nierentumoren entdecken. Eine renale Masse muss durch Ultraschall bestätigt werden.

Ödeme bei Neugeborenen sind bei angeborenen Formen des nephrotischen Syndroms zu erwarten, sekundär bei mikrozystischer Krankheit, angeborener Syphilis, Toxoplasmose, Zytomegalie, Nephroblastom, Nierenvenenthrombosen und Quecksilbervergiftung.

> **!** Vorsicht: Ödeme dürfen nicht mit „Fuß- und Handrückenpölsterchen“ bei Turner- bzw. Noonan-Syndrom verwechselt werden!

Aszites tritt bei Neugeborenen auf, die Abnormitäten des Magen-Darm-Trakts, portohepatisch oder im Urogenitalsystem haben. Bei 25% der Neugeborenen wird Aszites von Erkrankungen der Harnwege verursacht.

Fehlbildungen

Fehlbildungen des Urogenitaltrakts können bei bis zu 10% der Neugeborenen gefunden werden. Sie können isoliert oder als Teil eines komplexen Syndroms auftreten. Isolierte Nierenfehlbildungen sind die Nierenagenesie, die renale Hypoplasie, ektopische Nieren- und Harnleiteranomalien und Hufeisennieren. Renale Anomalien sind auch in Trisomiesyndromen häufiger. Zu den Fehlbildungssyndromen mit renaler Beteiligung zählen die Onychoosteodysplasie (Nail-Patella-Syndrom), das Ehlers-Danlos-Syndrom (Cutis hyperelastica), das zerebrohepatorenale Syndrom (Zellweger-Syndrom), das okulozerebrale Syndrom (Lowe-Syndrom) und das fetale Alkoholsyndrom.

Multizystische Dysplasie und infantile polyzystische Erkrankung sind die zystischen Fehlbildungen, die am häufigsten bei Neugeborenen gefunden werden können.

Durch die moderne Überwachung der Schwangerschaft mittels Ultraschall werden häufig Missbildungen der Harnwege schon intrauterin festgestellt. Das weitere Vorgehen kann Abb. 15.**339** entnommen werden.

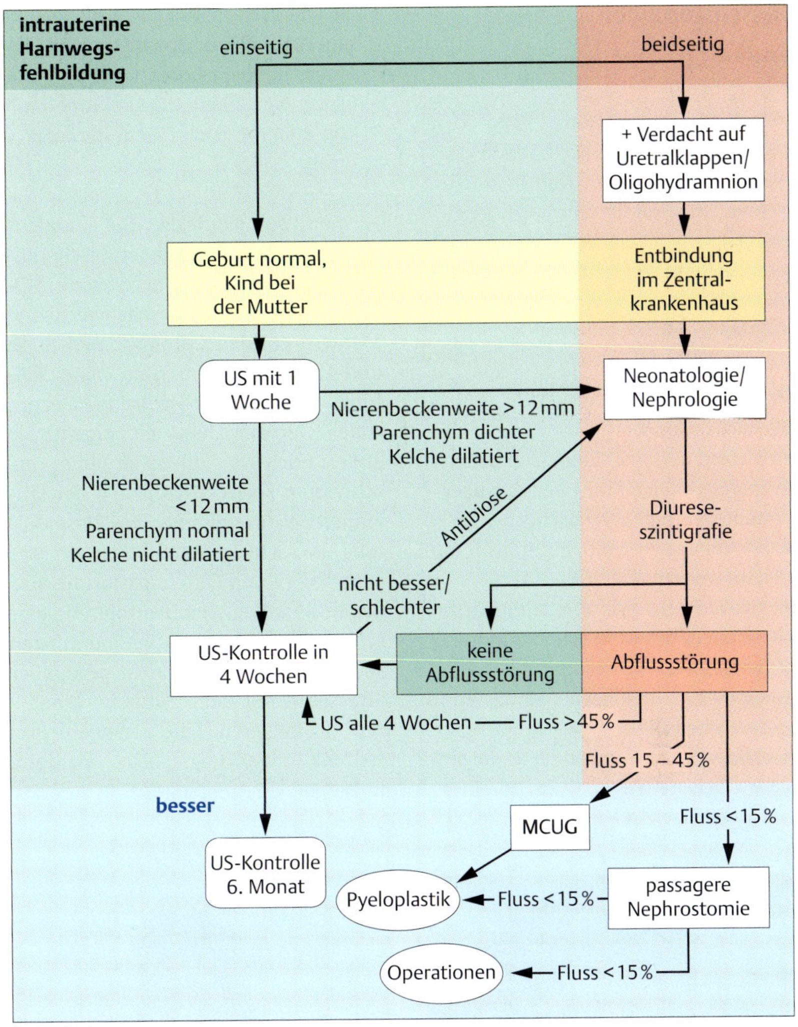

Abb. 15.**339** Algorithmus zum Vorgehen bei Vorliegen einer intrauterinen Harnwegsfehlbildung.
MCUG = Miktionszystourethrogramm
US = Ultraschalluntersuchung

> **!** Wichtig: Bei beidseitiger Harnabflusstörung bzw. Harnwegsmissbildung ist eine intrauterine Verlegung ins Zentralkrankenhaus obligat.

Bei nur einseitiger Auffälligkeit ist das Management in der Geburtsklinik durchaus möglich. Eine erste Ultraschallkontrolle sollte wegen der nötigen Diurese erst nach 5 – 6 Tagen durchgeführt werden! Es empfiehlt sich eine Ultraschallkontrolle der ableitenden Harnwege, kombiniert mit der Hüftsonografie; auf der Basis der Befunde werden die weiteren Schritte festgelegt.

Die Prognose der intrauterin festgestellten VUR bis zum Alter von 5 Jahren ist insgesamt sehr gut (Elder u. Mitarb. 1997):

- Grad I – II: 80 – 90%
- Grad III: unilateral 70%, bilateral 60%
- Grad IV: unilateral 60%, bilateral 10%

Somit rechtfertigt sich eine regelmäßige sonografische Verlaufskontrolle, um erst bei Persistenz oder Verschlechterung Maßnahmen einzuleiten.

Blasenstörungen

Enuresis

Definition Bettnässen
Von Bettnässen (Enuresis) wird gesprochen, wenn ein Kind in einem Alter von ≥ 6 Jahren noch regelmäßig einnässt. Es ist aus der Sicht der Eltern die häufigste Entwicklungsstörung im Kindesalter (Abb. 15.**340**).

Termini technici.
- *Enuresis nocturna:* Einnässen nachts
- *Enuresis diurna:* Einnässen tagsüber und eventuell auch nachts
- *primäre Enuresis:* nie länger als 6 Monate trocken
- *sekundäre Enuresis:* Wiedereinnässen, nachdem das Kind schon 6 Monate trocken war
- *Rückfall:* > 2-mal nachts Einnässen in 2 Wochen
- *initialer Erfolg:* 14 aufeinanderfolgende trockene Nächte während einer 16-wöchigen Behandlung
- *kontinuierlicher Erfolg:* kein Rückfall innerhalb von 6 Monaten nach einem initialen Erfolg
- *ganzer Erfolg:* kein Rückfall innerhalb von 2 Jahren nach einem initialen Erfolg

Formen der Enuresis. Die Enuresis nocturna ist eine phänotypisch, klinisch und genetisch heterogene Störung mit mehreren nachweisbaren Markern auf den Chromosomen 8, 12 und 13, die mit dem „Trait" einer Reifungs- bzw. Funktionsstörung des zentralen Nervensystems einhergeht. Sie äußert sich vor allem in einer erschwerten Erweckbarkeit und der fehlenden Wahrnehmung der Blasenfüllung im Schlaf. Andere Zeichen der zentralnervösen Funktionsstörung umfassen neurologische, neurophysiologische und endokrine Veränderungen sowie eine Disposition, gegenüber Stressoren mit dem Symptom Einnässen zu reagieren. Eine periphere Blasenfunktionsstörung liegt dagegen nicht vor. Eine eindeutige Assoziation von Genotyp und Phänotyp besteht nicht, sondern eine ausgeprägte genetische und klinische Heterogenität.

! Es gilt: keine Behandlung einer Enuresis nocturna, bevor das Kind nicht am Tag trocken geworden und der Stuhl unter Kontrolle ist.

Die Enuresis diurna hat häufig eine zugrunde liegende Pathologie und muss daher genauer abgeklärt werden. Bei allen Kinder > 4 Jahren muss bei Harnwegsinfektionen gezielt nach funktionellen Miktionsstörungen gesucht werden. Die Prognose ist bei frühzeitiger Behandlung gut. Anderenfalls sind vor allem auch sekundäre psychosoziale Schäden, wie Ausgrenzung, sinnlose Strafen usw., unabsehbar. Lokale Faktoren müssen ausgeschlossen werden:
- Detergenzienirritation (zerstören schützende Mukosa)
- mechanische Faktoren (autoerotisch)
- Irritationen durch Urin, enge Unterwäsche, Hosen, Oxyureninfestation

Epidemiologie.
- *Inzidenz:*
  - 25 – 33 % der 4-jährigen Kinder
  - 15 % der 5- bis 6-jährigen Kinder
  - 5 – 7 % der 7-jährigen Kinder
  - 1 % der 15-Jährigen
- *Risikofaktoren:* Noch im Jugendalter leiden 1 – 2 % an einer Enuresis. Untersuchungen zufolge hat sogar etwa 1 % der Erwachsenen ihre Blase nachts nicht unter Kontrolle. An dem Krankheitsbild leiden demnach in Deutschland rund 800 000 Menschen.
  - erhöhtes Risiko bei positiver Familienanamnese: 5 %, wenn beide Eltern betroffen waren, 40 %, wenn 1 Elternteil betroffen war
  - Jungen > Mädchen (Enuresis nocturna)
  - Mädchen > Jungen (Enuresis diurna)

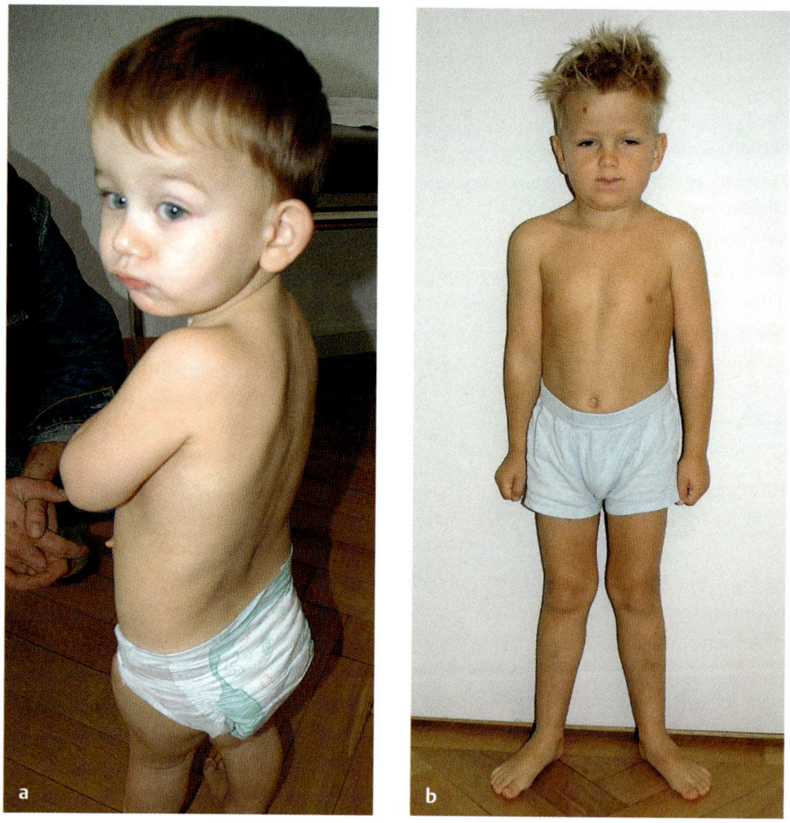

Abb. 15.**340 a, b** Der Schritt aus der Windel in die Unterhose ist gar nicht so einfach.

Anamnese.
- *Allgemeinanamnese*
- *Familienanamnese* (Wann wurde die Mutter bzw. der Vater und wann wurden die Geschwister trocken?)
- *Entwicklungsstand*
- *Miktionsprotokoll:*
  - primär oder sekundär
  - nachts oder tagsüber
  - Frequenz (wie oft in der Woche, wie oft in der Nacht)
  - Trink- und Blasentagebuch
- *Risikofaktoren:*
  - rezidivierende Harnwegsinfekte (Frequenz, Dysurie)
  - Obstipation, Enkopresis
  - neurologische Defekte
  - Diabetes mellitus (Polyurie, Polydipsie)
- *chronisches Zurückhalten:* sich hinhocken, winden, von einem Bein auf das andere treten
- *Befunde beim Zurückhalten:* löst kein Wasser nach dem Aufstehen am Morgen, löst nur 2- bis 3-mal am Tag (normal: 5- bis 7-mal täglich)
- *Motivation des Kindes und der Familie*

Untersuchung.
- *Wachstumskurve*
- *Blutdruck*
- *Genitalstatus*
- *neurologische Untersuchung, Reflexe* (Anal-, Kremasterreflex)
- *Missbildungen* der Extremitäten und des Rückenmarks
- *Rektaluntersuchung* (Obstipation)
- *primäre Enuresis:* Urinstatus mit Osmolarität (Tag und Nacht)
- *sekundäre Enuresis:*
  - Urinstatus
  - bildgebende Diagnostik:
    - Ultraschall der Nieren und der ableitenden Harnwege
    - Ultraschall: Restharnbestimmung
    - eventuell Miktionszystourethrogramm (Blasenkapazität)
    - eventuell Zystoskopie
    - eventuell Urodynamik
- *Osmolarität:* 9 Urinproben an 3 aufeinanderfolgenden Tagen, z. B. um 16:00 Uhr, 22:00 Uhr und 1:00 Uhr, während das Kind mit einer Flüssigkeitsmenge von 25 ml pro kg Körpergewicht und Tag eingeschränkt ist

Ätiologische Differenzialdiagnose der Enuresis
- *Organische Ursachen:*
  - instabile Blase
  - Obstipation
  - Diabetes mellitus oder insipidus
  - Nierenschädigung
  - Harnwegsinfekt
  - neurologische Dysfunktion
  - nicht neurogene oder neurogene Blase
- *nicht organische Ursachen:*
  - tiefer Schlaf
  - emotionale Instabilität
  - exzessives Trinken
  - geistige Retardierung
  - sexueller Missbrauch

Behandlung. Diese richtet sich natürlich nach der Ursache der Störung; die meisten Fälle können mit einer ausführlichen Beratung (Suggestion, mentales Training und Verhaltensmodifikation), seltener mit einer apparativen Verhaltenstherapie erfolgreich behandelt werden. Nur sehr selten ist eine Pharmakotherapie indiziert.

Little-Feet-Syndrom

Dieses Syndrom beschreibt Kinder, die nach Erreichen der Blasenkontrolle plötzlich zu hoher, schmerzloser Miktionsfrequenz neigen. Alle somatischen Ursachen wurden ausgeschlossen, und sie haben keine Enuresis nocturna. Die Ursache ist ungeklärt, die Prognose aber gut: Defokussierung hilft.

Asymptomatische Enuresis diurna

Die Blasenentleerung wird im Spiel vergessen. Meist tritt diese Form der Enuresis diurna im Alter von 3 – 5 Jahren auf. Sie kann auch Entwicklungsenuresis genannt werden, da sie normal und passager ist; oft ist sie schon nach wenigen Tagen wieder vorbei. Es ist keine Behandlung nötig.

Andere Ursachen für „Urinspuren“

- Eine Ursache für Urinspuren in der Unterwäsche kann vaginaler Reflux bei kleinen Mädchen bei fehlender Beinabstützung auf der Toilette sein.
- Eine andere Ursache ist vaginaler Reflux bei dicken Mädchen, die beim Urinieren die Labien (wegen der Adipositas) nicht genug öffnen können und den Urin später in die Unterwäsche entleeren („Bremsspuren“). Falsch auf der Toilette zu sitzen (die Beine werden dabei stärker gespreizt), ist diagnostisch und auch therapeutisch wegweisend.
- Ausgeprägte Labiensynechien der Labia minora führen ebenfalls zu retrograder Füllung der Vagina und zu Spuren in der Unterwäsche. Die Therapie besteht in der Adhäsiolyse mit Cremes (östrogen- oder hydrokortisonhaltig).
- Es kann ein sakrales Regressionssyndrom (und/oder eine Tethered Cord) mit unvollständiger neuraler Innervation der Blasen- bzw. Beckenbodenmuskulatur vorliegen. Es ist zu prüfen, ob ein Analreflex vorhanden ist.
- Ein ektoper Ureter lässt sich mithilfe eines intravenösen Pyelogramms feststellen.
- Auch sexueller Missbrauch oder ein Trauma können Urinspuren in der Unterwäsche verursachen.

Giggle-Inkontinenz

Dabei handelt es sich um eine unwillentliche Blasenentleerung beim Lachen oder Husten bei sonst völlig normaler Blasenfunktion. Sie tritt meist bei 5- bis 7-jährigen Mädchen auf und ist passager. Die Ursache ist unklar. Vorgehen der Wahl ist das Defokussieren.

Blasendysfunktionen

Die Diagnose einer Blasendysfunktion darf erst gestellt werden, wenn die Symptomatik mindestens 4 Wochen nach Behandlung einer Harnwegsinfektion immer noch nachweisbar ist. Außerdem sollte das Kind in einem Alter sein, in dem es eine reife Blasenfunktion haben sollte, da jüngere Kinder physiologischerweise eine instabile Blase aufweisen können. Blasendysfunktionen treten bei 7 % der Mädchen und bei 3 % der Jungen auf. Etwa 50 % der Kinder zeigen passagere Dysfunktionen zum Zeitpunkt der Reifung der Blasenkontrolle.

Miktionsaufschub

Ätiologie. Bei Kindern gibt es verschiedene Gründe dafür, die Miktion so lange hinauszögern wie nur möglich (Synonym: Voiding Postponement), z. B.:

- ungemütliche Toilette
- Toilette an einem weit entfernten Ort
- kaltes Badezimmer
- Angst, in das große Loch der Toilette zu stürzen
- Angst vor Brennen bei der Miktion bei Status nach Harnwegsinfektion
- sehr intensives und interessantes Spiel, das nicht unterbrochen werden kann
- Glaube, dass das Einnässen verschwindet, wenn das Kind den Beckenboden trainiert, usw.

Untersuchung. Die Miktion wird meist durch Kontraktion der Beckenbodenmuskulatur unterdrückt. Häufig kommt es bei übervoller Blase zu Abgang von kleineren oder größeren Mengen von Urin (Überlaufinkontinenz). Die Anamnese der Kinder mit Miktionsaufschub ist ähnlich jener der Kinder mit idiopathischer Dranginkontinenz sowie Detrusor-Sphinkter-Dyskoordination. Die Betroffenen weisen eine große Blasenkapazität auf, machen teilweise Haltemanöver (Abb. 15.**341**), verlieren häufig kleine Mengen von Urin und leiden unter rezidivierenden Zystitiden. Sie haben allerdings keinen Restharn und einen normalen Harnstrahl. Die Differenzierung ist aufgrund des Miktionsprotokolls sowie einer Sonografie und in Zweifelsfällen einer Uroflow-Metrie möglich.

Therapie. Die Therapie besteht im rechtzeitigen Aufsuchen der Toilette alle 2 – 3 h. Darunter werden diese Kinder meist innerhalb kurzer Zeit beschwerdefrei, und die Anzahl der Zystitiden nimmt ab. Bei Kindern mit sehr häufigen Zystitiden oder einer bereits chronischen Zystitis ist eine antimikrobielle Reinfektionsprophylaxe für 3 – 6 Monate sinnvoll. Wird das Verhalten dieser Kinder nicht geändert, so können sie extrem große Blasenkapazitäten entwickeln. Häufig geht dann das Gefühl für den Harndrang auch bei übervoller Blase verloren, und es entsteht das Bild der sog. Lazy Bladder (s. unten).

Idiopathische Dranginkontinenz

Synonyme für diese Erscheinung sind „instabile oder unreife Blase", „Bladder Overactivity", „Urge Syndrome" und „Urge Incontinence".

Definition idiopathische Dranginkontinenz

Die idiopathische Dranginkontinenz ist definiert als ungewollter Harnabgang bei plötzlich auftretendem, von Anfang an überstarkem Harndrang ohne eine Ursache, wie z. B. Zystitis, Fremdkörper, Vulvovaginitis oder intravesikale Obstruktion.

Meist handelt es sich bei den Betroffenen um Mädchen (seltener auch Jungen) im Alter von 5 – 8 Jahren. Als Ursache der Dranginkontinenz findet sich häufig eine Detrusorinstabilität, definiert als ununterdrückbares Auftreten einer Detrusorkontraktion von > 25 cmH_2O während der Füllungsphase der Blase; deshalb auch der Terminus „instabile Blase". Als Ursachen der instabilen Blase werden diskutiert:

- Persistenz einer frühkindlichen Blase
- rezidivierende Zystitiden
- Obstipation

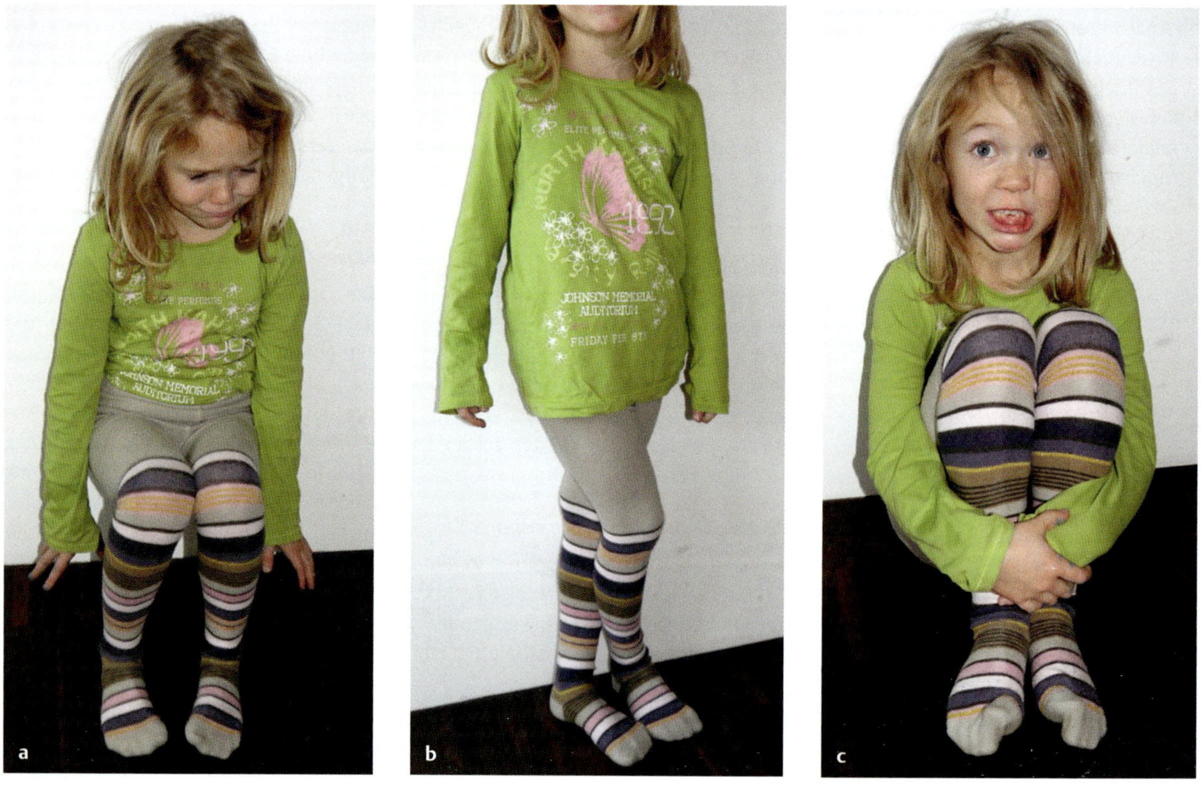

Abb. 15.**341 a – c** Haltemanöver.

Anamnese und Symptome. Kinder mit instabiler Blase weisen eine typische Anamnese und Klinik auf:

- Pollakisurie mit jeweils kleinen Urinportionen bei kleiner Blasenkapazität
- imperativer Harndrang mit Verlust von kleinen Mengen Urin tagsüber
- Haltemanöver
- häufig Einnässen nachts
- manchmal suprapubische oder perineale Schmerzen während der ununterdrückbaren Detrusorkontraktion

Komplikationen der instabilen Blase sind häufige Harnwegsinfektionen, rezidivierende Vulvitiden sowie selten ein vesikoureteraler Reflux. Ob Letzterer primär vorhanden ist und wegen der Blasendysfunktion persistiert oder ob er sekundär als Folge der Miktionsstörung aufritt, ist dabei unklar. Das Entstehen des Reflux kann einerseits durch den erhöhten intravesikalen Druck bei der Beckenbodenkontraktion infolge der nicht inhibierten Detrusorkontraktionen erklärt werden; andererseits kommt es bei erhöhtem intravesikalem Druck zu einer strukturellen Änderung der Blasenwand und somit auch an der Einmündung der Ureteren. Bei zusätzlichem vesikoureteralem Reflux besteht die Gefahr von rezivierenden Pyelonephritiden und somit auch der Entwicklung einer Refluxnephropathie. Diese Gefahr ist höher als bei Kindern mit vesikoureteralem Reflux ohne Blasendysfunktion, da bei diesen Kindern der intravesikale Druck niedriger ist.

Untersuchung. Die Verdachtsdiagnose der instabilen Blase kann aufgrund einer typischen Anamnese sowie eines Miktionsprotokolls zwar gestellt werden. Erst die Zystomanometrie beweist aber die zugrunde liegende Pathologie. Sie ist allerdings aufwendig und relativ invasiv, sodass sie nur in therapieresistenten und unklaren Fällen indiziert ist.

Therapie. Therapeutisch gibt es verschiedene Ansatzpunkte. Eine eventuell bestehende Harnwegsinfektion wird resistenzgerecht therapiert. Bei Kindern mit rezidivierenden Harnwegsinfektionen ist eine antibiotische Reinfektionsprophylaxe bis zu 3 Monate nach Sistieren der Symptome der Dranginkontinenz empfehlenswert. Mittel der Wahl sind Trimethoprim, Cotrimoxazol und Nitrofurantoin. Eine zusätzlich bestehende Obstipation muss angegangen werden. Bei einigen Patienten verschwindet die Dranginkontinenz mit diesen Maßnahmen. Ist dies nicht der Fall, so richten sich die weiteren therapeutischen Schritte nach der Ausprägung der Symptomatik, dem Alter des Kindes sowie dem Leidensdruck von Kind und Eltern. Bei Kindern ab etwa 5 Jahren empfiehlt sich ein Training der Blasenkapazität. Dabei wird das Kind nach starker Hydratation (3 – 4 dl Wasser) aufgefordert, die Miktion möglichst lange hinauszuzögern. Bei ungenügendem Erfolg führt häufig eine Therapie mit Oxybutynin zum Erfolg. Der Handelsname dieser Substanz ist Ditropan; es handelt sich um ein synthetisches tertiäres Amin, ähnlich dem Atropin, das die muskarinergen Rezeptoren antagonisiert und direkten spasmolytischen Effekt auf den Detrusor und den Dünndarm hat. Es empfiehlt sich initial eine Dosis von 0,3 mg/kg Körpergewicht täglich (in 2 – 3 Dosen), die schnell bis auf 0,5 mg/kg Körpergewicht erhöht werden kann. Kontraindikationen sind Hyperempfindlichkeit, Colitis ulcerosa, Glaukom und obstruktive Darmerkrankungen. Es treten Interaktionen mit das zentrale Nervensystem dämpfenden Medikamenten auf.

> **!** Durch Oxybutynintherapie wird das Schwitzen gehemmt; deshalb Vorsicht bei heißen Sportaktionen im Sommer. Zudem fördert das Medikament die Tendenz zu Verstopfung (Anamnese). Eine Verhaltensmodifikation zwingt unter Umständen zur Titration der optimalen Dosis!

Prognose. Die Prognose der instabilen Blase ist insgesamt sehr gut. In einigen Fällen kann es auch zum Übergang in eine andere Form der Blasendysfunktion, der sog. Detrusor-Sphinkter-Dyskoordination, mit schwerwiegenden Konsequenzen kommen (s. unten).

Dysfunktionale Blasenentleerung

Synonym wird diese Störung auch Dysfunctional Voiding, Detrusor-Sphinkter-Dyskoordination, nicht neurogene oder neurogene Blase oder Hinman-Syndrom genannt.

Pathogenese. Bei der normalen Miktion kommt es während der Kontraktion des Detrusor vesicae zu einer Entspannung der Blasensphinkter sowie der Beckenbodenmuskulatur, sodass die Blase bei normalem Druck mit gutem Strahl restharnfrei entleert werden kann. Bei Kindern mit einer Detrusor-Sphinkter-Dyskoordination ist dieser Ablauf gestört: Der Beckenboden sowie der externe Sphinkter, der der Willkürmotorik unterstellt ist, werden permiktionell nicht entspannt, sondern kontrahiert, sodass die Miktion meist stotternd, mit schwachem Strahl und unvollständig erfolgt. Dementsprechend haben diese Kinder, im Gegensatz zu den Kindern mit instabiler Blase, eine vergrößerte Blasenkapazität, sonografisch ausgeprägten Restharn sowie häufig eine verdickte Blasenwand, eine normale oder verminderte Miktionsfrequenz sowie eine sog. Staccato-Miktion. Gemeinsam sind beiden Blasenentleerungsstörungen die rezidivierenden Harnwegsinfektionen. Die Entstehungsmechanismen sind dieselben wie bei der instabilen Blase; allerdings spielt hier noch zusätzlich der Resturin eine bedeutende Rolle. Häufiger als bei den Kindern mit instabiler Blase kann ein vesikoureteraler Reflux nachgewiesen werden. Im Endstadium entspricht das Bild der Detrusor-Sphinkter-Dyskoordination demjenigen einer neurogenen Blase, ohne dass eine neurologische Störung gefunden werden kann (Non neurogenic Bladder). Die Pathogenese dieser Störung ist nicht einheitlich: Einerseits ist es möglich, dass Kinder, die während längerer Zeit unter einer instabilen Blase litten, ein solches „falsches" Miktionsmuster erlernen. Andererseits kann ein solches Miktionsmuster auch durch Verbot, auf die Toilette zu gehen (z. B. im Kindergarten), oder durch Hinausschieben der Miktion (z. B. bei unsauberen Toiletten in der Schule) konditioniert werden. Bei einigen Kindern liegt auch eine psychogene Komponente vor.

Untersuchung. Die Diagnose wird auch hier aufgrund der Anamnese, eines normalen neurologischen Status, insbesondere der unteren Extremitäten und des Retentionsmuskels (Analreflex), sowie des Miktionsprotokolls gestellt, ergänzt durch eine Sonografie mit Bestimmung des Resturins sowie einer Uroflow-Metrie mit Beckenbodenelektromyografie. Die Uroflow-Metrie zeigt dabei ein charakteristisches Bild, sodass eine ergänzende Zystomanometrie häufig nicht mehr notwendig ist.

Therapie. Das Ziel der Therapie ist das Erlernen eines normalen Miktionsmusters mit restharnfreier Miktion. Neben dem Erlernen einer guten Miktionstechnik mit regelmäßigen Miktionen alle 3 – 4 h sowie einer eventuellen antimikrobiellen Prophylaxe ist die Beckenbodenphysiotherapie zur Erschlaffung des Beckenbodens die Therapie mit der besten Erfolgschance. Idealerweise sollte das Kind mittels Biofeedback ein Gefühl für den Spannungszustand des Beckenbodens bekommen.

Prognose. Die Prognose der Detrusor-Sphinkter-Dyskoordination ist bei frühzeitiger Therapie gut. Bei fehlender oder spät begonnener Therapie besteht ein erhebliches Risiko für rezidivierende Harnwegsinfektionen und die Entwicklung oder Persistenz eines vesikoureteralen Reflux und einer „faulen Blase“.

Faule Blase

Definition Lazy Bladder

Unter einer sog. Lazy Bladder versteht man eine große, hypokontraktile Blase, die als Folge eines lange praktizierten Miktionsaufschubs oder einer Detrusor-Sphinkter-Dyskoordination entstanden ist (Tab. 15.**35**).

Zur Entleerung dieser Blase nehmen die Kinder häufig die Abdominalmuskulatur zuhilfe. Der Harnstrahl ist schwach. Die Miktion erfolgt in mehreren Portionen und meist nicht vollständig. Die Therapie ist häufig schwierig und ist je nach Miktonsmuster zu gestalten. Häufig ist vorübergehend eine intermittierende Katheterisierung notwendig, um die immer wiederkehrenden Harnwegsinfektionen zu verhindern.

Literatur

Bloom DA, Seeley WW, Ritchey ML et al. Toilethabits and continence in children. J Urology 1993; 149: 1087

Campbell M. Clinical urology. Philadelphia: Saunders; 1951

Elder JS, Peters CA, Arant B, et al. Pediatric vesicouretral reflux guidelines panel summary on the management of primary vesicouretral reflux in children. J Urol 1997; 157: 1846 – 1851

Guignard JP. In Hogg R (ed): Kidney Disorders in Children and Adolescents: a Global Perspective of Clinical Practice. London: Taylor 2006.

Largo RH, Molinari L, von Siebenthal K, Wolf'ensberge Ur. Does a profound change in toilet-training affect development of bowel and bladder control? Develop Med and Child Neurol 1996; 38: r06 – rl6

Prader A, Largo RH, Molinari L, Issler C. Physical growth of Swiss children from birth to 20 years of age (First Zurich Longitudinal Study of Growth and Development). Helvetica Paediatrica Acta 1989; Suppl. 52

Tab. 15.**35** Vergleich der 4 wichtigsten Blasenentleerungsstörungen.

	Miktionsaufschub	Dranginkontinenz	Dysfunktionale Blasenentleerung	Faule Blase
Häufigkeit (%)		10 – 15	4 – 8	4 – 8
Haltemanöver	häufig	sehr häufig	nein	nein
Miktionsfrequenz	niedrig (< 3/24 h)	hoch	normal oder niedrig	niedrig
Blasenkapazität	hoch	klein	normal	hoch
Miktionsvolumen	groß	klein	normal oder groß	groß
Inkontinenz tagsüber	häufig	sehr häufig	gelegentlich	gelegentlich
Inkontinenz nachts	nein	häufig	gelegentlich	gelegentlich
Harnwegsinfekte	häufig	gelegentlich	sehr häufig	sehr häufig
vesikoureteraler Reflux	selten	gelegentlich	häufig	häufig
Resturin (Ultraschall)	nein	nein	ja	viel
Therapie	Blasentraining	Anticholinergika	Biofeedback	Blasentraining
Kontrollen	Entlassung bei Heilung (Miktionsprotokoll)	normale Zystomanometrie/Uroflow-Metrie; Medikamente ausschleichen nach 6 Monaten	normale Zystomanometrie/Uroflow-Metrie	Entlassung, wenn Uroflow-Metrie/Zystomanometrie normal

Verdauungssystem

Durch koordinierte Peristaltikwellen (High Amplitude propagating colonic Contractions) wird der Stuhl vom rechten Hemikolon in das Rektosigmoid bewegt und so ein Defäkationsreiz provoziert. Diese Peristaltikwellen treten mehrfach täglich auf und erhöhen ihre Frequenz postprandial (gastrokolischer Reflex). Zwei koordinierte Aktionen lösen eine Defäkation aus:

- Valsalva-Manöver zur Erhöhung des intraabdominalen Druckes
- willentliche Relaxation des Beckenbodens inklusive des äußeren Analsphinkters

Entwicklung der Darmkontrolle

Die Entwicklung der Darmkontrolle geht viel unspektakulärer als diejenige der Blasenkontrolle vor sich. In den allermeisten Fällen funktioniert sie schon vor der Blasenkontrolle problemlos. Über 90% der Kinder gelingt es, bis zu ihrem 3. Geburtstag die Stuhlabgabe willentlich zu kontrollieren. Im 3. Lebensjahr entleeren Kinder ihren Darm meist nur einmal, höchstens 2-mal am Tag, gar nicht so selten auch nur jeden 2., wenn nicht gar jeden 3. Tag (s. Tab. 15.**34**). Darm und Blase melden ihre Aktivitäten ganz unterschiedlich an: Eine Darmentleerung kündigt sich über längere Zeit durch einen langsam immer stärker werdenden Drang im Enddarm an. Durch den gastrokolischen Reflex wird ein postprandialer Entleerungsdrang ausgelöst; das Sigma wird gefüllt. Diese eindeutige Anmeldung und recht zuverlässige Regelmäßigkeit des Geschehens erleichtert es dem Kind, im Verlauf des 2. Lebensjahrs eine nahende Darmentleerung wahrzunehmen. Es unterbricht seine Aktivitäten und zieht sich an ein abgeschiedenes Plätzchen zur Stuhlentleerung zurück. Das bewusste Einkoten in die Windel ist hierbei ein wichtiger Etappensieg und keine Störung.

Störung der Darmentleerung: Obstipation

Definition

Obstipation (Loenig-Baucke 1993): Mindestens 2 Kriterien müssen erfüllt sein:

- Defäkationsfrequenz weniger als 3-mal pro Woche
- 2 oder mehr Stuhlinkontinenzepisoden pro Woche
- periodisches Absetzen sehr großer Stuhlmengen 1-mal pro Woche bis 1-mal pro Monat
- tastbare Stuhlmassen in Abdomen oder Rektum

Definition Obstipation
Unter Obstipation versteht man die seltene oder schwierige Stuhlentleerung.

Ursachen

Eine funktionelle chronische Obstipation des Kleinkindesalters kann 2 Ursachen haben:

- *Outlet Delay Constipation:* Der zunächst normal weiterbeförderte Darminhalt stockt im letzten Abschnitt des Enddarms.
- *Slow Transit Constipation:* Der Transport des Nahrungsbreis durch den gesamten Dickdarm ist verlangsamt. Diese Form der Obstipation beginnt oft schon im 1. Lebensjahr.

Unter Muttermilchernährung sind die Stühle meist weich und erlauben eine regelmäßige und schmerzfreie Entleerung. Nach der Nahrungsumstellung von Muttermilch auf eine andere Säuglingsnahrung wird der Stuhl oft hart. Die Defäkationen mit härterem Stuhl führen zu einer stärkeren Dehnung des Analsphinkters, die vom Kleinkind als schmerzhaft empfunden werden kann. Es begegnet diesem unangenehmen Gefühl mit der Kontraktion des Beckenbodens anstatt einer Relaxation desselben, sodass die eine Defäkation bewirkenden Aktionen erfolglos sind. Der Analsphinkter erschöpft sich nach ca. 20 s, sodass die Kinder zur Aufrechterhaltung der Kontinenz willentlich zusätzliche Muskeln im Bereich des Be-

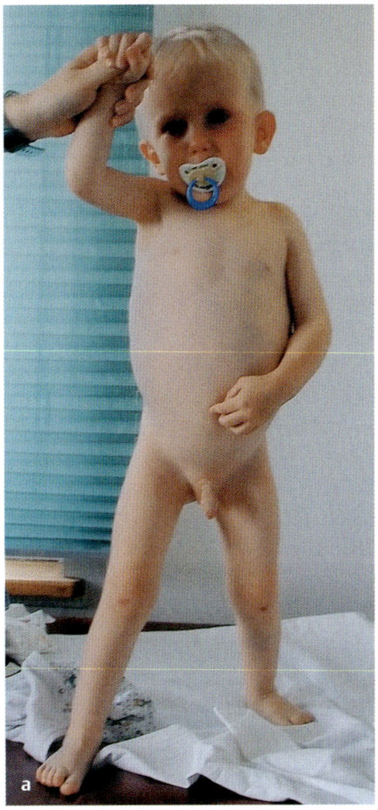
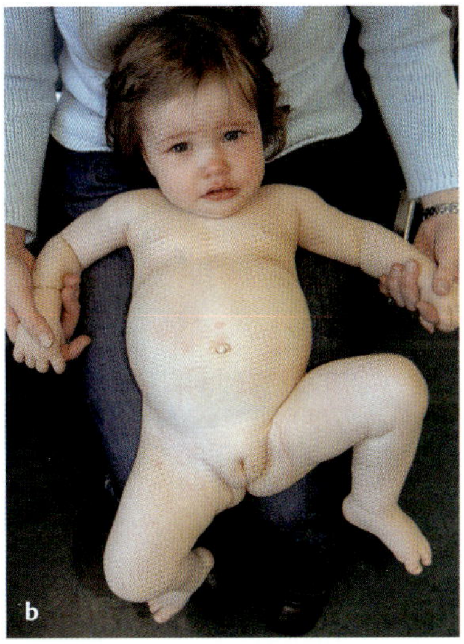

Abb. 15.**342 a, b** Aufgedunsenes Abdomen.
a Massive Koprostase (Verstopfung) auf Basis eines distalen Regressionssyndroms.
b Andere Ursache des aufgedunsenen Abdomens: ultrakurzes distales Segment.

ckenbodens aktivieren müssen. Dadurch wird der Stuhl in das kleine Becken zurückgezogen, wo er keinen Reiz mehr hervorruft und zu einer großen, harten Masse akkumulieren kann. Diese verursacht dann bei einer Defäkationswelle umso größere Schmerzen und verstärkt die Defäkationsangst noch mehr. Dies wiederum kann zu schmerzhaften Rhagaden führen, die ihrerseits wieder den Circulus vitiosus unterhalten. Es entsteht eine Koprostase mit zunehmend großen Skybala (Abb. 15.**342**), an denen vorbei die frischen, eher flüssigen Stuhlbestandteile – vom Anus nicht kontrolliert – ein sog. Stuhlschmieren verursachen, die sog. Überlaufenkopresis oder Pseudoinkontinenz.

Definition Enkopresis
Als Enkopresis wird der wiederholte, unwillkürliche Abgang von Stuhl – häufig „Überlaufstuhl" von großen Skybala – in die Unterwäsche bei Kindern über 4 Jahren über einen Zeitraum von mindestens 4 Wochen bezeichnet, wenn keine Organerkrankung dafür verantworlich gemacht werden kann.

Über die Hälfte aller chronisch-obstipierten Kinder kontrahiert paradoxerweise den äußeren Schließmuskel während der Defäkation, anstatt ihn zu relaxieren. Diese paradoxe Kontraktion wird auch als „rektosphinktäre Dyssynergie" bezeichnet.

Der Beginn einer Obstipation nach Einführung von Zusatznahrung respektive Umstellung der Ernährung von Muttermilch auf andere Kost ist nicht unbedingt typisch für einen Morbus Hirschsprung. Die Inzidenz der Aganglionose (Morbus Hirschsprung und andere neuronale Dysplasien des Enddarms) in einem Kollektiv von chronisch-obstipierten Patienten beträgt lediglich ca. 3 %.

Differenzialdiagnose und Therapie

Diffenziadiagnose der Obstipation und der obstipationsassoziierten Stuhlinkontinenz bei Kindern
(adaptiert nach Classen 2011)

- *Erkrankungen und Fehlbildungen des ZNS mit Auswirkungen auf neuromuskuläre Funktionen, z.B.:*
  - Zerebralparese
  - Muskelhypotonie
  - muskuläre Störungen
  - Muskelatrophien oder -dystrophien mit generalisierter Hypotonie
- *Erkrankungen der Wirbelsäule und des Rückenmarks:*
  - Spina bifida mit oder ohne Myelomeningozele
  - Tumoren
  - Querschnittslähmungen
  - Tethered Cord
- *Erkrankungen des Anorektums:*
  - Analdystopie/ventral verlagerter Anus
  - Analatresie (auch nach Operation)
  - Morbus Hirschsprung (auch nach operativer Korrektur)
  - Morbus Crohn des Anus mit entzündlicher Rektum- bzw. Analstenose
  - Analfissuren, perianale Dermatitis mit reaktiver Obstipation
- *Obstipation als Folge endokriner oder metabolischer Störungen*
  - Kuhmilchallergie
  - Zöliakie
  - Mukoviszidose mit Pankreasinsuffizienz
  - Hypothyreose
  - renal-tubuläre Azidose
  - Hyperkalzämie
  - Diabetes insipidus
- *Obstipation als Folge medikamentöser Therapie:*
  - Opiate, Kodein
  - Phenytoin
  - Methylphenidat
  - aluminiumhaltige Antazida
  - funktionelle Ursachen
  - Ernährungsfehler
  - geistige Retardierung
  - sexueller Missbrauch

Klysmas, aber auch rektale Untersuchungen, können das Kind bleibend traumatisieren und ängstigen. Die Tendenz zu Rückhaltemanövern wird dadurch verstärkt. Perorale Drastika bieten sich deshalb als erste Wahl an.

In der 1. Behandlungsphase muss das Rektum vollständig entleert und nachfolgend eine Neuansammlung von großen Stuhlmassen vermieden werden. Damit soll wieder eine normale Rektumgröße erreicht werden, damit sich die Muskulatur der Darmwand erholen (retonisieren) kann. Durch die chronische Überdehnung des Rektums wird häufig die Reizschwelle der sensiblen Rezeptoren in der Darmwand herabgesetzt, wodurch der Stuhldrang vermindert wird oder ganz verschwindet. Das erneute Auftreten des Stuhldrangs ist dann wieder möglich, wenn das Rektum bei normaler Stuhlkonsistenz mittelmäßig gefüllt ist.

Zum Goldstandard der medikamentösen Obstipationstherapie gehören Drastika zur initialen Entleerung und die protrahierte Gabe von Quellmitteln und ballaststoffreicher Kost, um die Stuhlkonsistenz weicher zu machen. Alles sollte von einer positiven Verhaltensmodifikation begleitet sein. Die Retonisierung eines chronisch-dilatierten Rektums oder Rektosigmoids dauert in der Regel mehrere Wochen bis Monate. Ist das Problem erst einmal gelöst, kann in der Regel davon ausgegangen werden, dass das Kind geheilt worden ist.

Literatur

Bensel J. Behaviour of toddlers during daily leave-taking and separation from their parents. Etholog Sociobiol 1992; 13: 229 – 252

Bloom DA, Seeley WW, Ritchey ML et al. Toilethabits and continence in children. J Urol 1993; 149: 1087 – 1090

Brazelton TBA. A child-oriented approach to toilet training. Pediatrics 1962; 29: 121 – 128

Campell M. Clinical urology. Philadelphia: Saunders; 1951

Haug-Schnabel G. Enuresis. Diagnose, Beratung und Behandlung bei kindlichem Einnässen. München: Reinhardt; 1994

Levine MD, Bakow H. Children with Enkopresis: a study of treatment outcome. Pediatrics 1976; 58: 845 – 852

Körpergröße

M. Janner

Wachstum ist ein zentraler Prozess in der Entwicklung des Kindes; es beginnt mit der Konzeption und endet nach Abschluss des pubertären Wachstumsspurts. Die genaue Messung des kindlichen Wachstums ist in der Kinderheilkunde von außerordentlicher Bedeutung; ihr gebührt im Rahmen der Vorsorgeuntersuchungen eine besondere Rolle, da sie die Früherkennung wichtiger Störungen der Gesundheit und des Wohlbefindens des Kindes ermöglicht.

Die Regulation des Wachstums ist extrem komplex und hängt von genetischen Faktoren (Abb. 15.**343**), von der Ernährung, vom sozialen Umfeld und nicht zuletzt von endokrinen und parakrinen Faktoren ab. So können z. B. Kinder mit chronischen Krankheiten, wie der zystischen Fibrose, nicht adäquat wachsen. Auch ein stabiles soziales und emotionales Umfeld ist Voraussetzung für normales Wachstum. Verschiedene Hormonsysteme, wie die Wachstumshormon-IGF-1-Achse (IGF = Insulin Growth Factor), die Schilddrüsen- und die Sexualhormone, müssen korrekt zusammenspielen; schließlich dürfen keine Defekte auf zellulärer Ebene im Bereich der Wachstumsfugen vorliegen, damit ein Kind seinem Potenzial entsprechend wachsen kann.

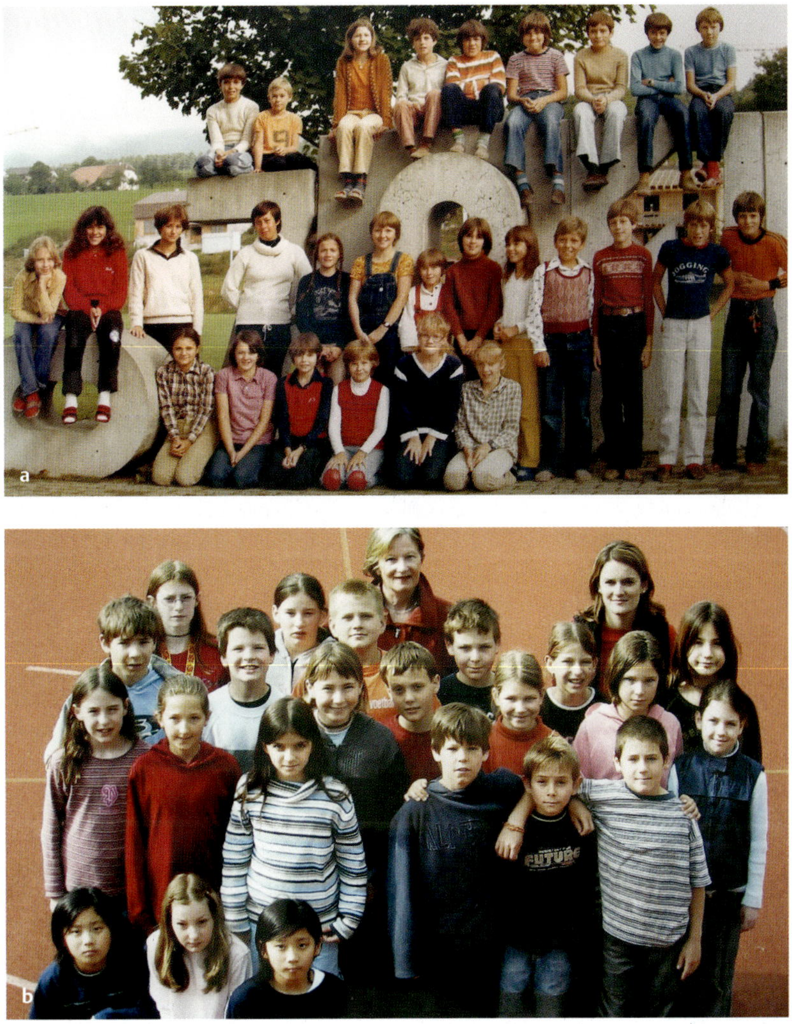

Abb. 15.**343 a, b** Wie die Mutter, so der Sohn: Beide waren jeweils die Kleinsten in der Klasse (konstitutionelle Entwicklungsverzögerung).
a Klasse der Mutter.
b Klasse des Sohnes.

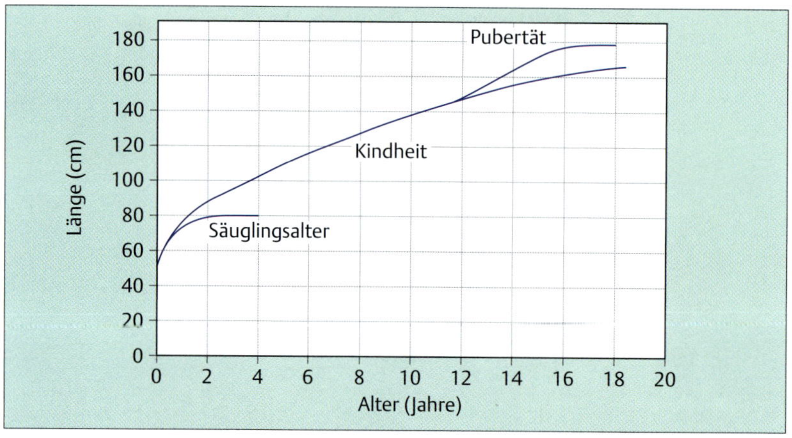

Abb. 15.**344** ICP-Wachstumsmodell (I = Infant = Säugling; C = Childhood = Kind; P = Pubertät). Jede Phase der Entwicklung unterliegt schwergewichtig anderen Faktoren. Die Säuglingsphase ist von den zugeführten Kalorien bzw. der Ernährung abhängig, die Kindheit vom Wachstums- und von den Schilddrüsenhormonen und die Pubertät von den Sexualhormonen.

Entwicklung

Das Wachstum lässt sich modellhaft in 4 Phasen gliedern:

- intrauterines Wachstum
- Säuglingsphase
- Kindheitsphase
- pubertäre Phase

Die 3 Phasen des extrauterinen Wachstums lassen sich mathematisch als 2 nicht lineare Abschnitte (Säuglingsphase und pubertäre Phase) und einen nahezu linearen Abschnitt (Kindheitsphase) beschreiben, die zusammengesetzt die gewohnte Wachstumskurve ergeben. In der Folge werden diese 4 Wachstumsphasen etwas genauer beschrieben, um ein vertieftes Verständnis für das normale Wachstum und dessen Störungen zu bekommen (Abb. 15.**344**, Abb. 15.**345** und Abb. 15.**346**).

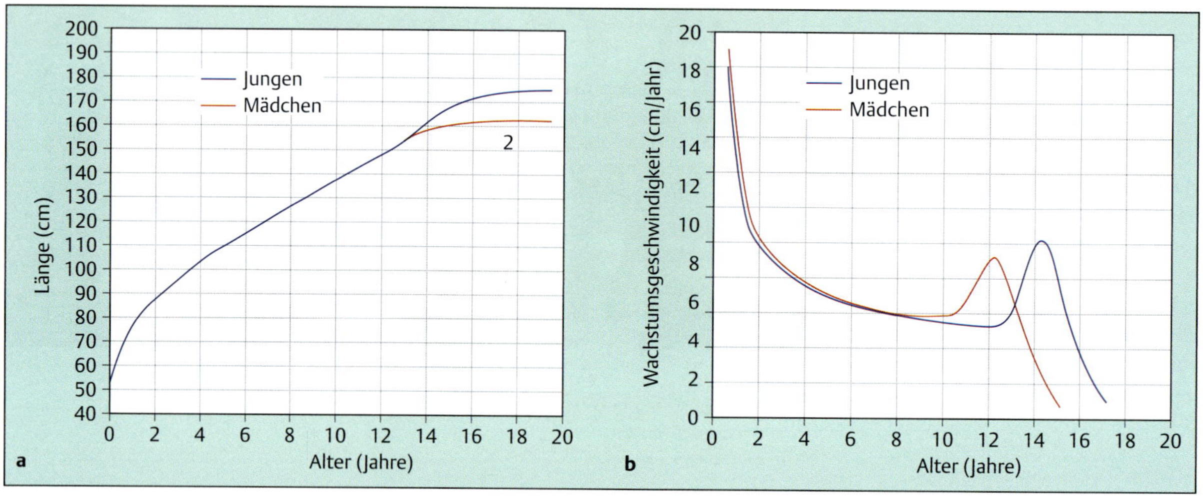

Abb. 15.**345** Wachstumskurven von Jungen und Mädchen im Vergleich. Das Wachstum bis zur Pubertät ist bei beiden Geschlechtern grundsätzlich identisch. **a** Körperlänge. **b** Wachstumsgeschwindigkeit.

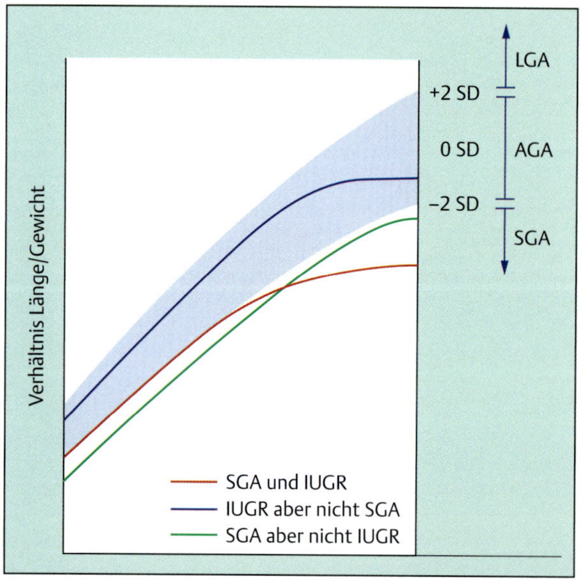

Abb. 15.**346** Intrauterine Wachstumsrestriktion: Vergleich des Wachstums von hypotrophen Neugeborenen (Small for gestational Age, SGA) und solchen mit intrauteriner Wachstumsretardierung (intrauterine Growth Retardation, IUGR). AGA = Adequate for gestational Age, LGA = Large for gestational Age, SD = Standardabweichung.

Embryologie

Die Wachstumsgeschwindigkeit des Fetus erreicht seinen Gipfel im 2. Trimenon, während die maximale Gewichtszunahme im 3. Trimenon erfolgt (Tab. 15.**36**). Das fetale Wachstum wird anlässlich der Schwangerenvorsorgeuntersuchungen mittels Ultraschall gemessen. Allgemein wird davon ausgegangen, dass der Fetus mit Länge und Gewicht einem bestimmten Perzentilenkanal folgen muss – eine Hypothese, die allerdings nicht bewiesen ist.

Zu den Faktoren, die das intrauterine Wachstum beeinflussen, gehören:

- Größe, Alter und Parität der Mutter
- Ernährungszustand der Mutter
- Plazentafunktion (vermindert z. B. bei Nikotinabusus)
- Geschlecht des Fetus
- hormonelle Faktoren, wie IGF-1, IGF-2 und Insulin

Zahlreiche Studien haben mittlerweile die Bedeutung der intrauterinen Wachstumsrestriktion für die spätere Gesundheit aufgezeigt. Dabei gilt es begrifflich 2 Entitäten auseinanderzuhalten:

Begriffsdefinition

- *Hypotrophe Neugeborene* (engl.: Small for gestational Age): Geburtsgewicht liegt unter der 10. Perzentile
- *intrauterine Wachstumsretardierung* (engl.: Intrauterine Growth Retardation): nur dann, wenn die mit Ultraschall gemessene Länge des Feten zu irgendeinem Zeitpunkt unterhalb der 10. Perzentile liegt

Tab. 15.**36** Intrauterines Wachstum.

Schwangerschaftsabschnitt	Wachstumsgeschwindigkeit (cm/Monat)	Gewichtszunahme (g/Monat)
1. Trimenon	2,8	8,3
2. Trimenon	5,2	225,0
3. Trimenon	4,0	725,0

Hypotrophe Neugeborene haben als Erwachsene ein erhöhtes Risiko für koronare Herzkrankheit, zerebrovaskulären Insult, Typ-2-Diabetes, metabolisches Syndrom und Osteoporose. Zudem ist Frühgeburtlichkeit per se unabhängig vom Geburtsgewicht ein Risikofaktor für Insulinresistenz vor der Pubertät und arterielle Hypertonie im Erwachsenenalter. Das Risiko für diese Späterkrankungen wird durch rasches Aufholwachstum nach der Geburt verstärkt. Schließlich haben auch übergewichtige Neugeborene ein erhöhtes Gesundheitsrisiko (Adipositas, metabolisches Syndrom), sodass die Beziehung zwischen pränataler Ernährung und späteren Gesundheitsrisiken U-förmig aussieht. Es ist die Aufgabe des Kinderarzts im Rahmen der Vorsorgeuntersuchungen, Kindern mit diesen pränatalen Risikofaktoren besonderes Augenmerk zu schenken; 10 % der hypertrophen Neugeborenen zeigen im späteren Verlauf ein ungenügendes Aufholwachstum und bleiben klein.

Kindheit bis Pubertät

Im Säuglingsalter ist das Längenwachstum zu einem großen Teil von der Ernährung abhängig. Zwischen der Geburt und dem Ende des 2. Lebensjahrs ist ein Wechsel der Längenperzentile (engl.: Catch-up bzw. Catch-down Growth) häufig, da das Kind in dieser Zeit in den durch die Größe der Eltern bestimmten genetischen Zielkanal hineinwächst.

Die daran anschließende, nahezu lineare Kindheitsphase dauert vom 3. Lebensjahr bis kurz vor den Beginn der Pubertät und ist hormonell in erster Linie von Wachstumshormon und Thyroxin abhängig. Die Wachstumsgeschwindigkeit nimmt zwischen einem Alter von 2 und 4 Jahren rasch ab und erreicht am 4. Geburtstag einen Durchschnittswert von 7 cm/Jahr. Die Wachstumskurven von Jungen und Mädchen unterscheiden sich in der Kindheitsphase kaum. Allerdings ist die Skelettreifung bei Mädchen etwas weiter als bei Jungen fortgeschritten. Zwischen 6 und 8 Jahren kommt es zu einer leichten Beschleunigung des Längenwachstums, die zeitgleich mit der biochemischen Adrenarche auftritt. Die Bedeutung dieses „Miniwachstumsspurts" (engl.: Mid-Childhood Growth Spurt) ist allerdings nicht klar.

Der pubertäre Wachstumsspurt beginnt bei Mädchen nach Erreichen des

Tanner-Stadiums B2. Bei Jungen beginnt der Wachstumsspurt im Durchschnitt 2 Jahre später mit einem Hodenvolumen von 6 – 8 ml. Da die Jungen 2 Jahre länger mit einer präpubertären Wachstumsgeschwindigkeit von 4 – 5 cm/Jahr wachsen und der Wachstumsspurt um 3 – 5 cm größer ist, sind erwachsene Männer etwa 13 cm größer als Frauen. Jugendliche mit einer konstitutionellen Verzögerung der Pubertät zeigen einen abgeflachten pubertären Wachstumsspurt, wachsen aber länger als Jugendliche, die eher früh reifen und einen steileren Wachstumsspurt haben; beide erreichen daher eine ähnliche Endlänge, wenn sie ursprünglich auf der gleichen Perzentile gestartet sind. Die pubertäre Wachstumsphase ist hormonell hauptsächlich von den Sexualhormonen abhängig. Der erste biologische Marker für den Pubertätsbeginn ist die pulsatile Sekretion von luteinisierendem Hormon, gefolgt von pulsatiler Sekretion des follikelstimulierenden Hormons. Die Auslösung der Pubertät ist genetisch komplex reguliert und wird noch nicht in seiner Vollständigkeit verstanden (s. Abschnitt „Pubertätsentwicklung“, S. 321).

Spezifische Anamnese und Untersuchung

Anamnese

Die Anamnese kann relevante Hinweise auf die Ursachen von Wachstumsstörungen geben. Eine Auswahl wichtiger Punkte ist in Tab. 15.**37** zusammengestellt. Insbesondere ist die Elterngröße zur Bestimmung der Zielgröße von Bedeutung; die Eltern sollten nach Möglichkeit gemessen werden.

Berechnung der Zielgröße

- *Jungen:*
  Zielgröße = $\frac{\text{(Vatergröße + Muttergröße + 13)}}{2}$
- *Mädchen:*
  Zielgröße = $\frac{\text{(Vatergröße + Muttergröße − 13)}}{2}$

Die Zielgröße hat eine Streuung von ± 8,5 cm (= ±2 Standardabweichungen) mit einem Konfidenzintervall von 95 % (= Zielbereich). Mit anderen Worten ausgedrückt: Ein Kind wächst mit einer Wahrscheinlichkeit von 95 % innerhalb seines Zielbereichs.

Klinische Untersuchung

Grundstein für die Beurteilung des Wachstums eines Kindes ist die korrekte Messung. Oft ist ein Beobachtungsintervall von 6 Monaten bis zu 1 Jahr nötig, um anhand der Wachstumsgeschwindigkeit beurteilen zu können, ob ein endokrinologisch relevantes Problem oder eine Normvariante vorliegen. Für eine adäquate auxologische Beurteilung werden einige einfache Hilfsmittel benötigt:

- Messband (bzw. Messtisch für kleine Kinder)
- Waage
- Wachstumskurven (Länge, Gewicht, Kopfumfang, Body-Mass-Index und Wachstumsgeschwindigkeit)

Außerdem ist die Beurteilung des Pubertätsstadiums wichtig; für Jungen wird hierzu ein Orchidometer (nach Prader) verwendet. Ergänzend ist ein Röntgenbild der linken Hand für die Beurteilung des Knochenalters nützlich.

Körperlängenmessung

Bis zum Alter von 3 Jahren werden die Kinder liegend, danach stehend gemessen.

Bestimmung der Körpergröße

- Bis 3 Jahre liegend messen (Körperlänge)
- ab 3 Jahren stehend messen (Körperhöhe)

Liegende Messung.

- *Messtisch:* Eine Hilfsperson fasst den Kopf des Säuglings an den Schläfen und hält ihn fest an das am Ende des Messtischs montierte Scheitelbrett. Die Blickrichtung des Säuglings (Linie Oberrand Ohrmuschel – Auge) ist dabei vertikal. Die messende Person drückt mit der einen Hand die Knie auf die Unterlage und streckt gleichzeitig das Kind. Mit der anderen Hand wird das fahrbare Messbrett gegen die im rechten Winkel stehenden Fußsohlen gedrückt und die Körperlänge abgelesen. Der Messvorgang löst beim Säugling gelegentlich eine Spitzfußstellung aus, die eine zuverlässige Messung unmöglich macht. In diesem Fall wird der Säugling nur an einem Bein festgehalten (die Spitzfußstellung löst sich, die Messung ist ebenso genau; Abb. 15.**347**).

Tab. 15.37 Wachstumsstörungen: Bedeutung der Anamnese.

Anamnese	Fragestellung
Familienanamnese	
Größe der Eltern	Zielgröße: z. B. familiärer Kleinwuchs
Hormonstörungen: Hypothyreose, Wachstumshormonmangel, Nebenniere, Kalzium-Phosphat-Stoffwechsel	erbliche Hormonkrankheiten
Körperdisproportion	Skelettdysplasien
persönliche Anamnese	
Schwangerschaftsverlauf	Frühgeburtlichkeit, Gestose, Schwangerschaftsdiabetes
Geburtsmodus, z. B. Forzeps	Hypophyseninsuffizienz
Geburtsgewicht, -länge	hypotroph, hypertroph
neonatale Hypoglykämien	Wachstumshormonmangel
Ikterus prolongatus	Wachstumshormonmangel, Hypothyreose
bisheriger Wachstumsverlauf	Knick in Längen- und/oder Gewichtskurve
gehäufte Infekte	Immundefekte
häufige Harnwegsinfekte	renaler Kleinwuchs
Schädel-Hirn-Trauma	Ausfälle von Hypophysenachsen
Systemanamnese	
Appetit, Essverhalten	Hinweis auf qualitative und quantitative Mangelernährung
Stuhlgang, Bauchschmerzen	Zöliakie, Malabsorption anderer Ursache, Hypothyreose
Polyurie, Polydipsie	Hinweis auf tubuläre Funktionsstörung (z. B. renotubuläre Azidose, Diabetes insipidus)
Husten, Dyspnoe	Asthma, zystische Fibrose, Ziliendyskinesiesyndrom
kongenitale Kardiopathie	kardialer Kleinwuchs
Integument	trockene Haut: Hypothyreose langsames Nagelwachstum: Zöliakie
Kopfschmerzen	Hinweis auf Hirntumor
Pubertätsentwicklung	frühe/späte Entwicklung ausbleibende Pubertätsentwicklung: Turner-Syndrom
Medikamente	Medikamente, die das Wachstum hemmen, z. B. Glukortikoide, Methylphenidat
bei Säuglingen: Vitamin-D-Prophylaxe	Vitamin-D-Mangel-Rachitis

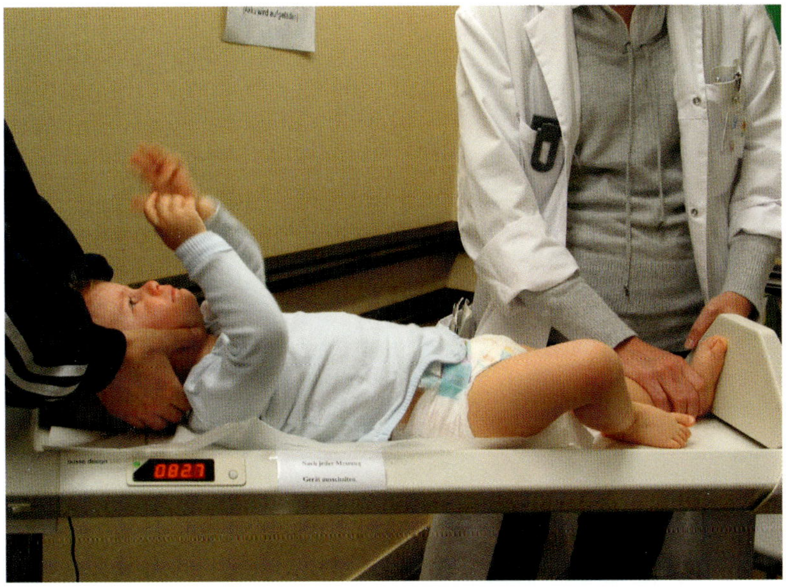

Abb. 15.347 Längenmessung beim Säugling: Wenn nur ein Bein gestreckt festgehalten wird, kann die Spitzfußstellung besser ausgeglichen werden; dies ermöglicht eine exaktere Messung. Die Linie zwischen Augenwinkel und Ohrenansatz soll genau im Lot auf der Waagerechten stehen.

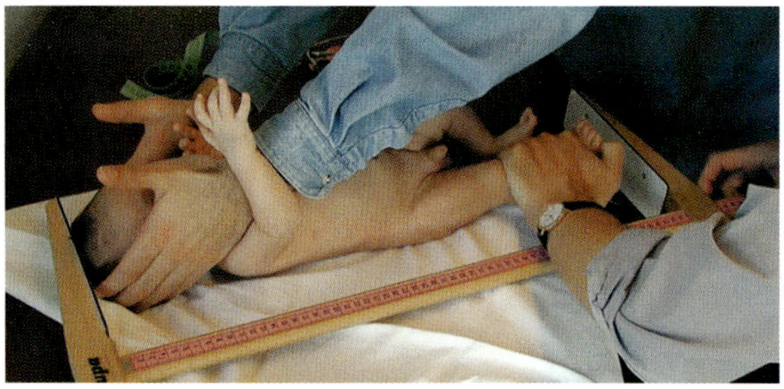

Abb. 15.**348** Messstab.

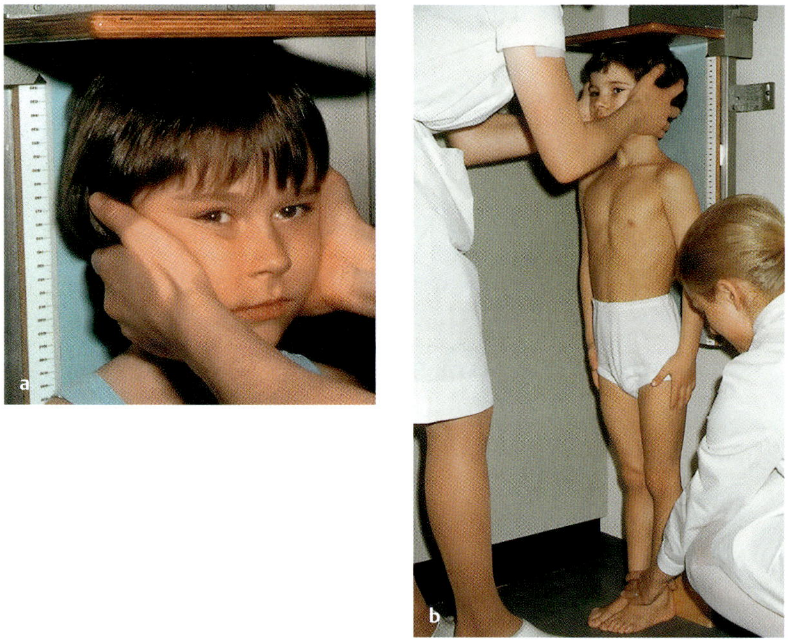

Abb. 15.**349 a, b** Messung der stehenden Länge.

a Die Linie zwischen Augenwinkel und Ohrenansatz soll genau waagerecht liegen. Es soll ein gleichmäßiger Zug an beiden Mastoidfortsätzen angewendet werden.

b Bei kleineren Kindern ist es wichtig, die Füße zu fixieren, damit die Kinder nicht in den Zehenspitzenstand gehen (durch eine Hilfsperson oder durch den Fuß des Untersuchers).

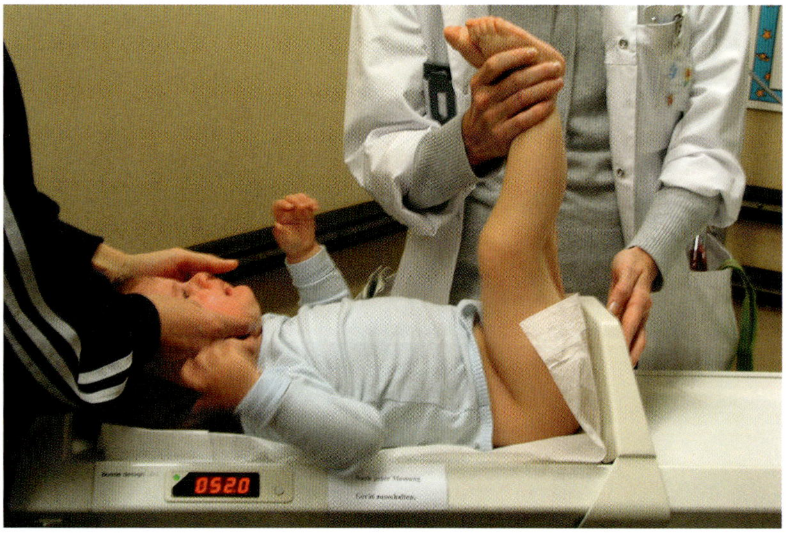

Abb. 15.**350** Messung der Oberlänge beim Säugling.

- *Messstab:* Die Messtechnik ist im Prinzip dieselbe wie auf dem Messtisch. Die Messung ist jedoch weniger genau (Abb. 15.**348**).

Stehende Messung. Am besten eignet sich ein fest an der Wand montiertes Messband. Das Kind steht mit lockeren Schultern an der Wand („Mach einen Hals wie ein Schwan!"). Der Untersucher hält mit beiden Händen Wangen und Unterkiefer des Kindes und hebt den Kopf mit leichtem Zug am Mastoid nach oben. Die Blickrichtung des Kindes ist horizontal. Eine Hilfsperson führt den Messwinkel auf den Scheitel (Abb. 15.**349**).

> **!** Es ist zu berücksichtigen, dass Kleinkinder beim Messen oft unbemerkt auf die Zehenspitzen gehen und damit das Messergebnis verfälschen. Zudem muss die Tageszeit berücksichtigt werden: Vor allem Kinder sind nach dem Aufstehen durchschnittlich 1 cm größer als vor dem Zubettgehen.

Wachstumskurven. Die Messpunkte werden in die entsprechenden Wachstumskurven eingetragen. Fällt ein Messpunkt unterhalb der 3. oder oberhalb der 97. Perzentile, sollte der SDS berechnet werden:

$$\text{SDS} = \frac{\left(\text{gemessene Länge} - \begin{array}{c}\text{mittlere Länge für}\\ \text{Alter und Geschlecht}\end{array}\right)}{\begin{array}{c}\text{Standardabweichung für}\\ \text{Alter und Geschlecht}\end{array}}$$

Dabei wird näherungsweise davon ausgegangen, dass die 3. und die 97. Perzentile ± 2 Standardabweichungen entsprechen (mathematisch genau: ± 1,88 Standardabweichungen).

Messung der Körperproportionen: Quotient Sitzhöhe/Beinlänge

Bei disproportioniertem Kleinwuchs (z. B. Skelettdysplasien, Turner-Syndrom, Rachitis) und disproportioniertem Großwuchs (z. B. Klinefelter-Syndrom) kann es hilfreich sein, den Quotienten Oberlänge/Unterlänge zu bestimmen. Es sind jedoch nicht alle Menschen mit Klinefelter-Syndrom disproportioniert oder großwüchsig; etwa 75 % liegen aber über dem elterlichen Zielbereich. Die Oberlänge wird als Sitzhöhe gemessen (Abb. 15.**350** und

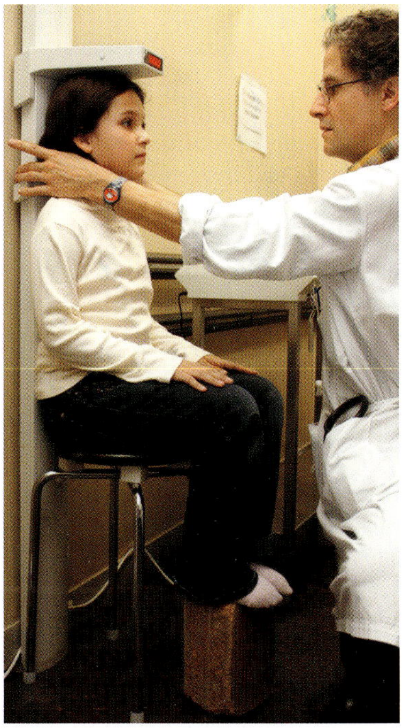

Abb. 15.**351** Messung der Sitzhöhe: Der Oberkörper soll zum Unterkörper im rechten Winkel stehen, ebenso die Oberschenkel zu den Unterschenkeln. Wenn nötig, kann dafür ein Holzbock unter die Füße gestellt werden.

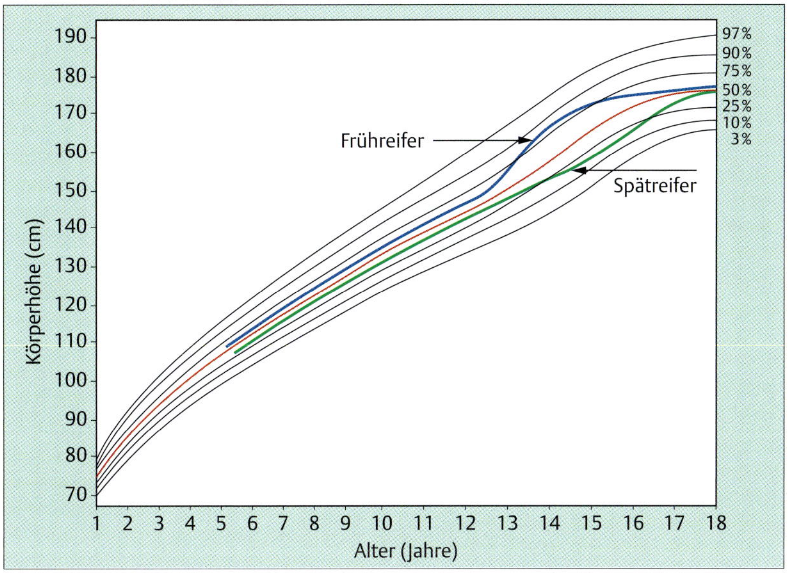

Abb. 15.**352** Auswirkung des Zeitpunkts des pubertären Wachstumsspurts auf die Endlänge (Körperhöhe; Jungen von 1 – 18 Jahren).

Abb. 15.**351**). Das Kind sitzt dabei auf einem Hocker mit bekannter Höhe; bei kleineren Kindern kann die Oberlänge auch im Liegen bestimmt werden. Die Oberschenkel müssen horizontal sein; dies wird mit einem entsprechenden Fußschemel erreicht. Die Beinlänge ist die Differenz der Körperhöhe abzüglich der Sitzhöhe (s. Normwerttabellen im Anhang).

Bestimmung der Wachstumsgeschwindigkeit

Die Wachstumsgeschwindigkeit (Abb. 15.**352**) gibt Anhaltspunkte über dynamische Aspekte des Wachstums. Serielle Messungen der Körperhöhe erlauben die Bestimmung der Wachstumsgeschwindigkeit, die auf adäquate Kurven aufgetragen werden kann (Kurven s. Anhang).

Berechnung der Wachstumsgeschwindigkeit

$$\text{Wachstumsgeschwindigkeit pro Jahr} = \frac{\Delta \text{ Körperhöhe in cm}}{\text{Zeitintervall in Jahren}}$$

Der Messfehler liegt bei etwa 0,15 cm. Um eine Kumulierung des Messfehlers zu vermeiden, sollte die Wachstumsgeschwindigkeit nicht über Zeitintervalle, die kürzer als 6 Monate sind, bestimmt werden.

! Damit ein Kind entlang derselben Perzentile wachsen kann, muss seine Wachstumsgeschwindigkeit während eines Jahres zwischen der 25. und 75. Perzentile liegen. Liegt die Wachstumsgeschwindigkeit unter der 25. Perzentile, kommt es zu einem Abflachen der Wachstumskurve. Eine Wachstumsgeschwindigkeit unter der 3. Perzentile ist in jedem Fall abklärungsbedürftig.

Messung von Armspanne, Bauchumfang und Hautfaltendicke

Gewisse Syndrome (Klinefelter-, Marfan-Syndrom) sind mit einer größeren Armspanne assoziiert. Die Armspanne wird am stehenden Kind mit seitlich waagrecht ausgestreckten Armen von den Spitzen der Mittelfinger gemessen. Als Faustregel gilt, dass die Armspanne vergrößert ist, wenn sie größer als die Körperhöhe ist.

Wenn ein Kind adipös ist, sollte auf jeden Fall auch der Bauchumfang mit einem flexiblen Messband in der Mitte zwischen der 10. Rippe und der Crista iliaca gemessen werden (Tabellen s. Anhang).

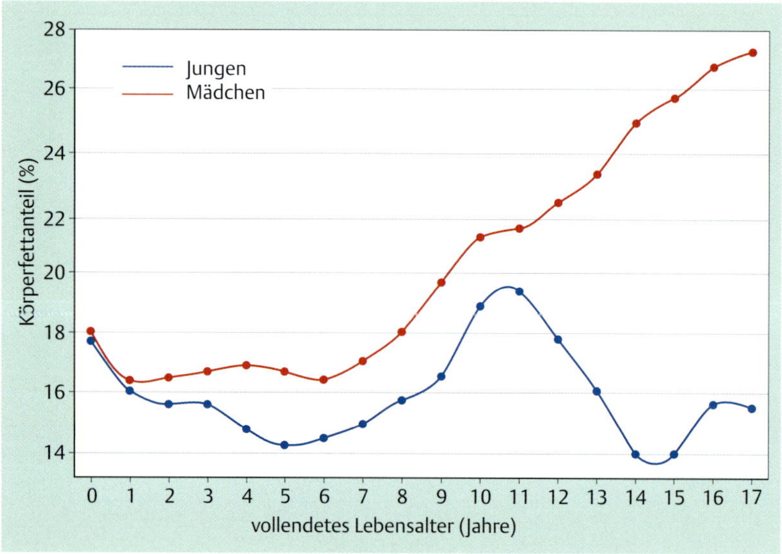

Abb. 15.**353** Körperfettanteil nach Alter und Geschlecht (aus Stolzenberg u. Mitarb. 2007).

Der Body-Mass-Index korreliert in der Regel gut mit der Fettmasse und gilt daher als bestes Maß für das Über- oder Untergewicht (s. Abb. 15.**408**). Dennoch gibt es Situationen, in denen der Body-Mass-Index schlecht mit der Fettmasse korreliert (z. B. sehr muskulöse Jugendliche). In solchen Fällen gibt die Messung der Hautfaltendicke (Trizeps- oder subskapuläre Hautfalten) eine zuverlässigere Auskunft über die eigentliche Fettmasse (Abb. 15.**353** und Abb. 15.**354**).

Körperliche Untersuchungsbefunde

Eine vollständige körperliche Untersuchung gehört zur Abklärung von allen Kindern, die wegen einer Wachstumsstörung vorgestellt werden. In Tab. 15.**38** finden sich ausgewählte Untersuchungsbefunde, die für bestimmte Störungen hinweisend sein können.

Mittelwerte (Konfidenzintervalle) von Hautfaltendicken und Körperfettanteil nach Alter und Geschlecht

Hautfaltendicke Alter (Jahre)	Geschlecht	Trizeps (mm) MW (95 %-KI)	Rücken (mm) MW (95 %-KI)	Körperfettanteil (%) MW (95 %-KI)
0	Jungen	11,4 (11,2–11,7)	7,5 (7,3–7,7)	18,2 (17,8–18,5)
0	Mädchen	11,6 (11,3–11,9)	7,5 (7,3–7,7)	18,0 (17,6–18,3)
1	Jungen	10,4 (10,1–10,6)	6,5 (6,3–6,7)	16,4 (16,0–16,7)
1	Mädchen	10,8 (10,5–11,1)	6,7 (6,5–,9)	16,6 (16,3–17,0)
2	Jungen	10,3 (10,0–10,6)	6,1 (6,0–6,3)	15,9 (15,6–16,3)
2	Mädchen	11,1 (10,8–11,5)	6,6 (6,4–6,8)	16,8 (16,4–17,2)
3	Jungen	10,4 (10,1–10,7)	5,9 (5,8–6,1)	15,8 (15,4–16,2)
3	Mädchen	11,4 (11,1–11,6)	6,6 (6,4–6,8)	17,0 (16,6–17,3)
4	Jungen	10,2 (9,8–10,5)	5,8 (5,5–6,0)	15,4 (14,9–15,9)
4	Mädchen	11,5 (11,1–11,8)	6,7 (6,4–6,9)	17,1 (16,7–17,5)
5	Jungen	10,0 (9,7–10,3)	5,7 (5,5–6,0)	15,2 (14,7–15,7)
5	Mädchen	11,7 (11,3–12,1)	6,6 (6,3–6,8)	17,1 (16,7–17,6)
6	Jungen	10,3 (9,9–10,7)	6,1 (5,8–6,4)	15,7 (15,1–16,2)
6	Mädchen	11,8 (11,4–12,2)	6,7 (6,4–7,0)	17,3 (16,8–17,7)
7	Jungen	10,9 (10,5–11,3)	6,7 (6,3–7,0)	16,7 (16,1–17,3)
7	Mädchen	12,5 (12,1–13,0)	7,5 (7,1–7,8)	18,2 (17,7–18,8)
8	Jungen	12,0 (11,4–12,6)	7,4 (6,9–7,8)	18,0 (17,2–18,8)
8	Mädchen	13,5 (13,0–14,0)	8,2 (7,7–8,6)	19,5 (18,8–20,1)
9	Jungen	12,5 (11,9–13,0)	7,8 (7,2–8,3)	18,8 (18,0–19,6)
9	Mädchen	15,0 (14,5–15,6)	9,6 (9,0–10,2)	21,5 (20,8–22,2)
10	Jungen	14,2 (13,6–14,7)	9,1 (8,5–9,7)	21,2 (20,3–22,0)
10	Mädchen	15,9 (15,3–16,6)	10,4 (9,7–11,1)	22,6 (21,8–23,4)
11	Jungen	15,4 (14,7–16,1)	9,9 (9,3–10,5)	21,2 (20,2–22,2)
11	Mädchen	16,2 (15,5–16,8)	11,2 (10,5–11,9)	23,3 (22,5–24,1)
12	Jungen	15,2 (14,5–15,9)	10,2 (9,5–10,9)	21,3 (20,2–22,4)
12	Mädchen	16,7 (15,9–17,4)	11,5 (10,8–12,2)	23,9 (23,0–24,7)
13	Jungen	13,9 (13,2–14,5)	9,9 (9,3–10,6)	20,0 (18,9–21,0)
13	Mädchen	17,6 (17,0–18,3)	12,2 (11,5–12,8)	25,0 (24,2–25,7)
14	Jungen	13,5 (12,9–14,1)	10,4 (9,8–11,1)	18,5 (17,5–19,6)
14	Mädchen	18,8 (18,0–19,6)	13,1 (12,3–13,9)	26,3 (25,4–27,2)
15	Jungen	12,4 (11,8–13,0)	10,3 (9,7–10,9)	17,5 (16,5–18,4)
15	Mädchen	19,5 (18,8–20,2)	14,0 (13,3–14,6)	27,3 (26,6–28,1)
16	Jungen	12,9 (12,2–13,7)	11,1 (10,5–11,8)	18,6 (17,5–19,8)
16	Mädchen	20,5 (19,8–21,1)	13,7 (13,2–14,3)	27,8 (27,2–28,4)
17	Jungen	12,4 (11,8–13,0)	11,1 (10,4–11,7)	18,0 (17,0–18,9)
17	Mädchen	21,2 (20,5–22,0)	15,0 (14,3–15,8)	29,0 (28,2–29,8)

Abb. 15.**354** Fettmasse und Hautfaltendicke (aus Stolzenberg u. Mitarb. 2007).

Tab. 15.**38** Wachstumsstörungen: spezielle Untersuchungsbefunde.

Befund	Fragestellung
Café-au-Lait-Flecken	Neurofibromatose (Optikusgliom!) McCune-Albright-Syndrom (Pubertas praecox)
Struma	Hypothyreose
Dysmorphiezeichen	z. B. Turner-, Noonan-, Down-, Sotos-Syndrom
Rachitiszeichen	Vitamin-D-Mangel, hereditäre Rachitiden
Augenhintergrund	Stauungspapille
Skleren	blaue oder graue Skleren: Osteogenesis imperfecta
Gesichtsfeldausfälle, Strabismus, Pupillenmotilitätsstörung, Visusabfall	angeborene oder erworbene Störungen im Bereich von Hypothalamus und Hypophyse (septooptische Dysplasie, Kraniopharyngeom)
Genitale	Hypogonadismus: z. B. Prader-Willi-Syndrom

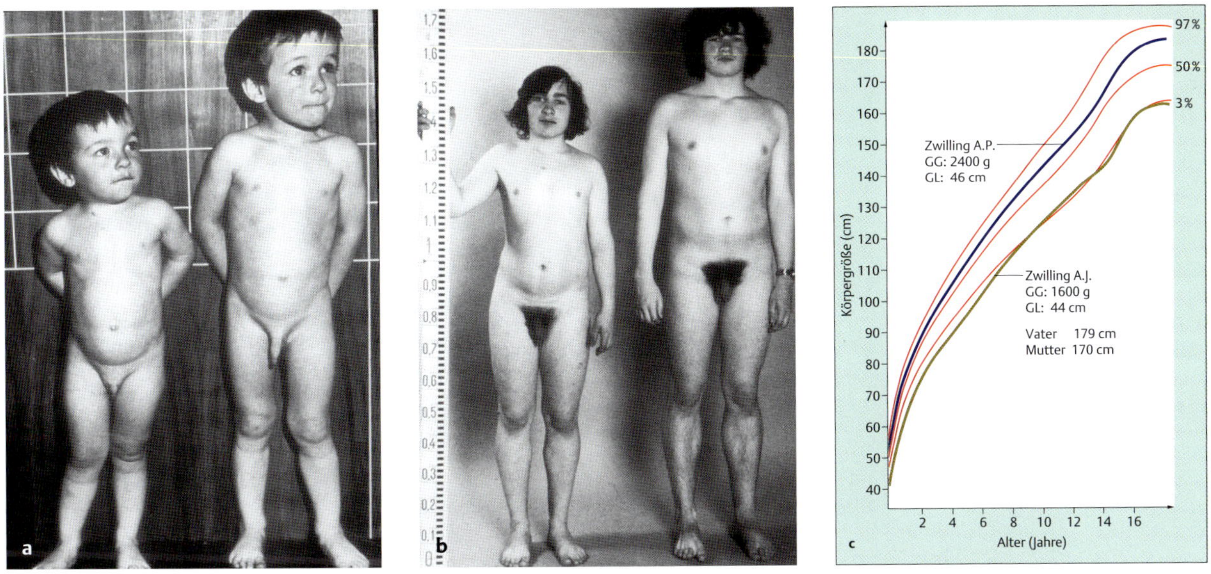

Abb. 15.**360 a – c** Intrauteriner Kleinwuchs am Beispiel von Zwillingen: typischerweise kein Aufholwachstum (Nebenbefund: Beweis, dass X-Beine ganz von allein „ausheilen“).
a Im Alter von 3 Jahren.
b Im Alter von 18 Jahren.
c Dazugehörige Wachstumskurve.
GG = Geburtsgewicht
GL = Geburtslänge

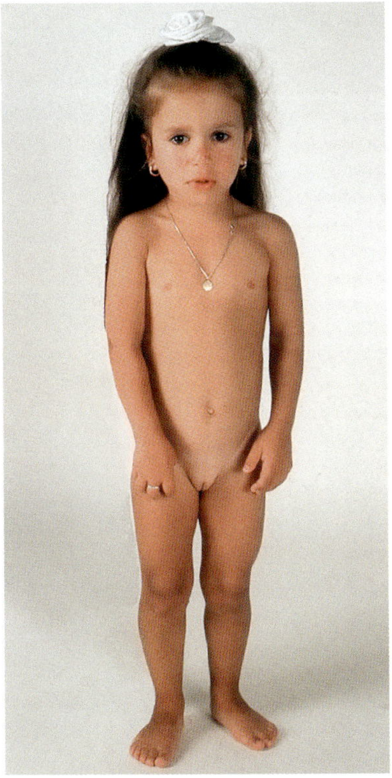

Abb. 15.**361** Ullrich-Turner-Syndrom.

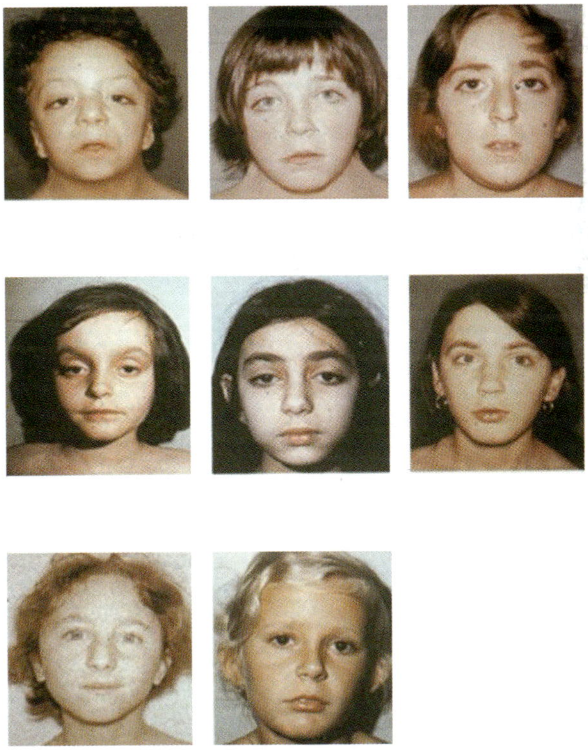

Abb. 15.**362** Die phänotypische Variabilität des Ullrich-Turner-Syndroms ist sehr groß. Merke: Ein kleinwüchsiges Mädchen, das keinerlei faziale Dysmorphiezeichen zeigt, hat bis zum Beweis des Gegenteils ein Ullrich-Turner-Syndrom.

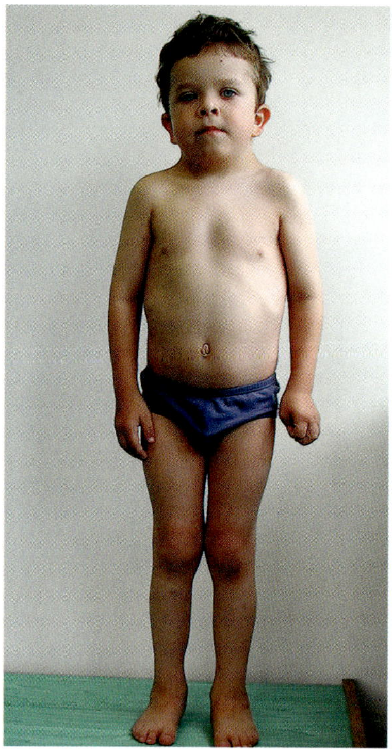

Abb. 15.**363** Noonan-Syndrom.

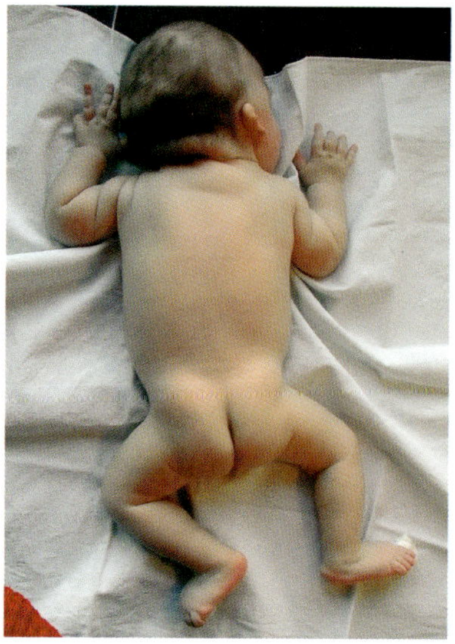

Abb. 15.**365** Silver-Russell-Syndrom.

Die Abb. 15.**363** bis Abb. 15.**382** zeigen einige weitere Störungen und Syndrome, die mit Kleinwuchs einhergehen.

Eine weitere häufige Ursache für Kleinwuchs ist die Zöliakie, die sehr diskret als monosymptomatische Form auftreten kann, die sich nur als Wachstumsverlangsamung manifestiert (Abb. 15.**383**). Das bekannte Vollbild der Krankheit ist häufiger im Kleinkindesalter; die oligo- und monosymptomatischen Formen sind im Vorschul- und Schulalter sowie in der Adoleszenz häufiger.

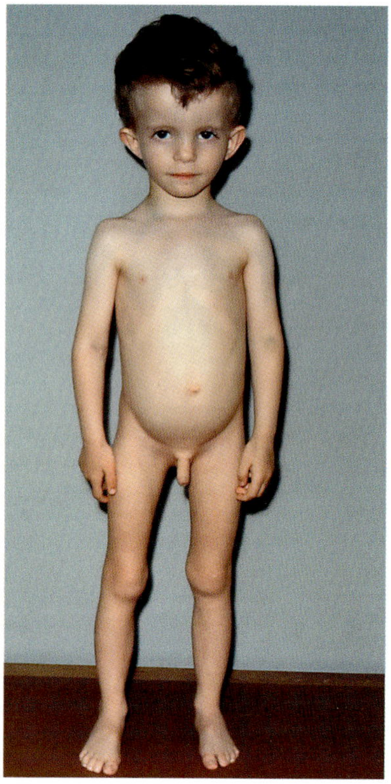

Abb. 15.**364** Hypophysärer Kleinwuchs.

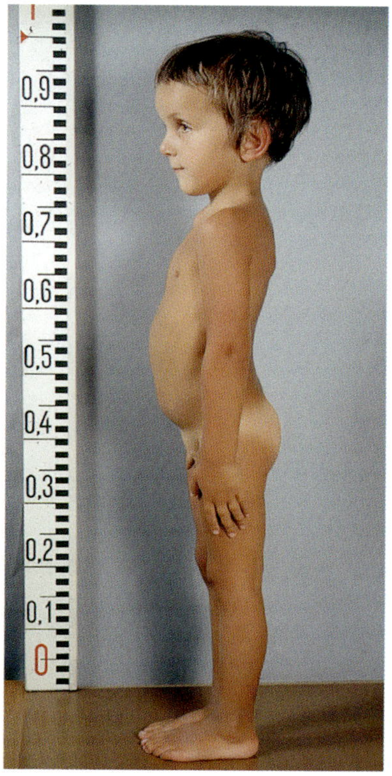

Abb. 15.**366** Hypophysärer Kleinwuchs.

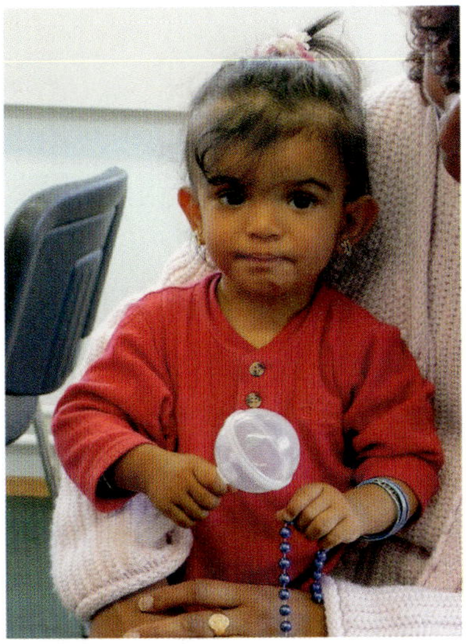

Abb. 15.**367** Silver-Russel-Syndrom: Small for Date, postpartaler Kleinwuchs, typische Fazies (hohe, bombierte Stirn, kleiner Gesichtsschädel).

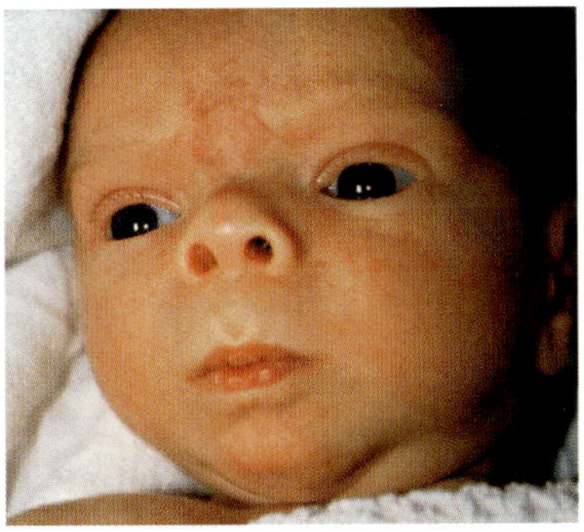

Abb. 15.**368** Blaue Skleren bei Osteogenesis imperfecta.

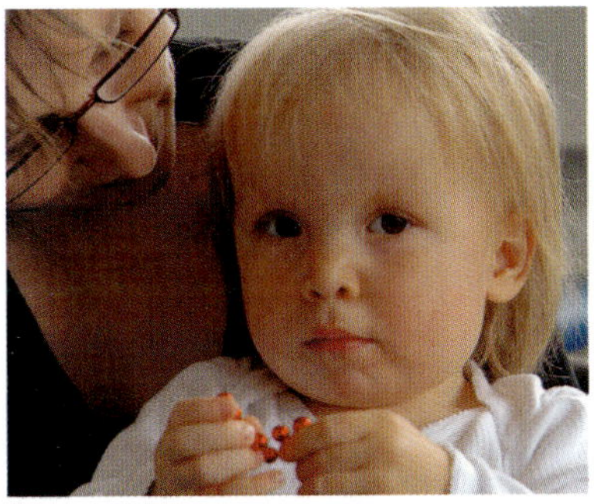

Abb. 15.**369** Dysmorphie des Gesichts: „bombierte Stirn“ bei Chondrodysplasia punctata.

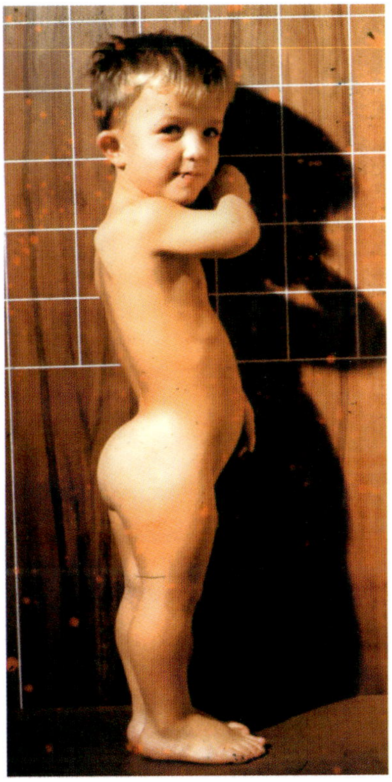

Abb. 15.**370** Achondroplasie.

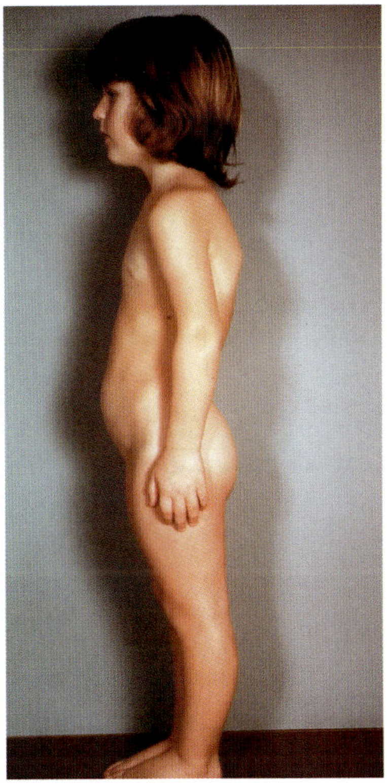

Abb. 15.**371** Habitus bei Hypochondrodysplasie.

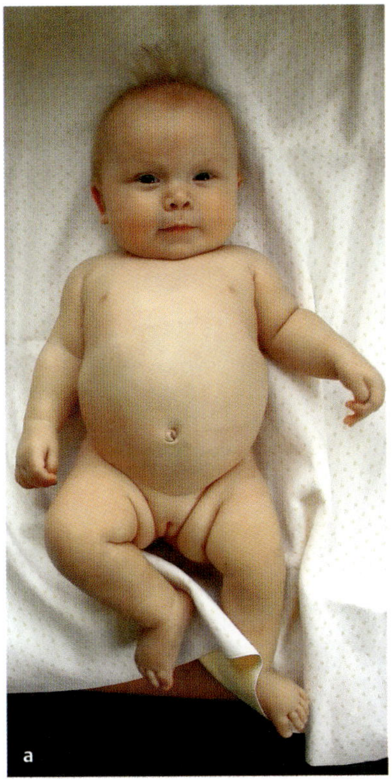

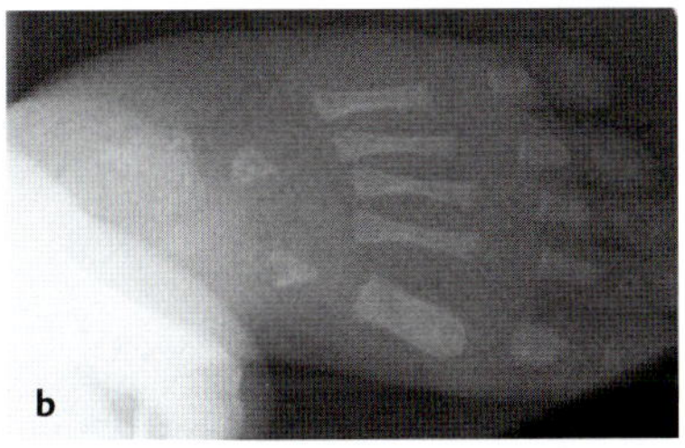

Abb. 15.**372 a, b** Brachytarsie: kurze Metatarsalia (Chondrodysplasia punctata).

a Klinisches Bild.

b Röntgenbefund.

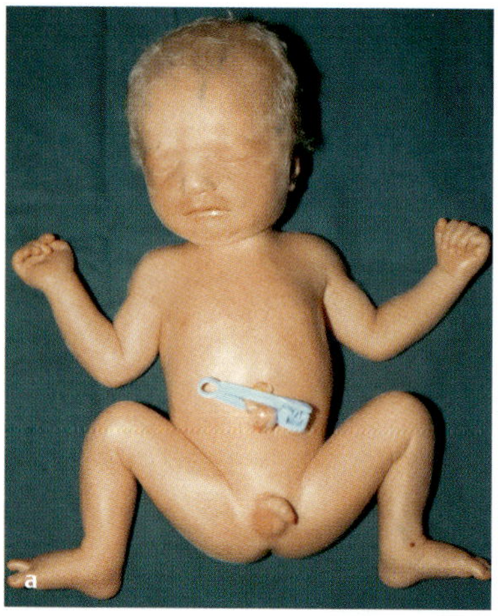

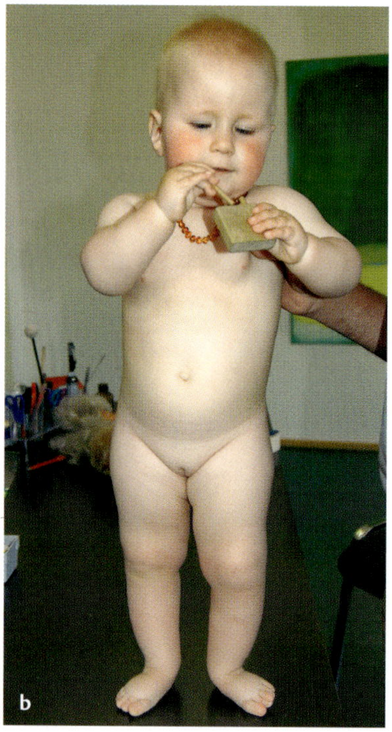

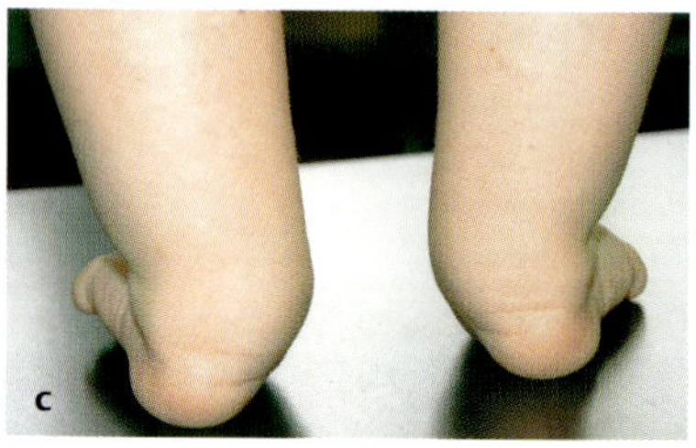

Abb. 15.**373 a – c** Prader-Labhart-Willi-Syndrom.
a Neugeborenes.
b Im Alter von 2 Jahren.
c Typisch ist die extreme Hypotonie, auch in der Fußstellung.

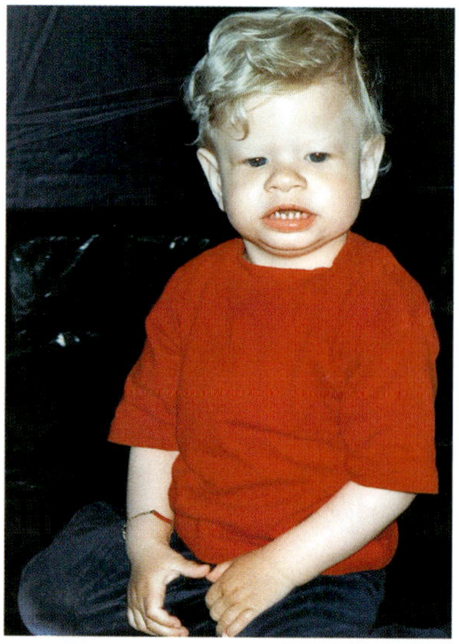

Abb. 15.**374** Williams-Beuren-Syndrom: kleinwüchsig und psychomotorisch retardiert.

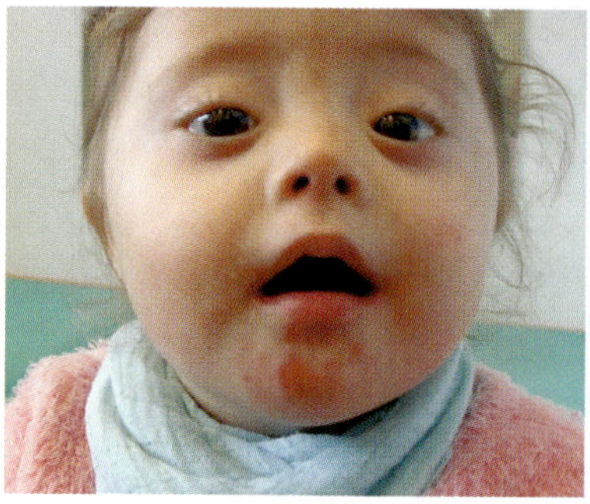

Abb. 15.**375** Kleinwuchs typisch auch beim Down-Syndrom.

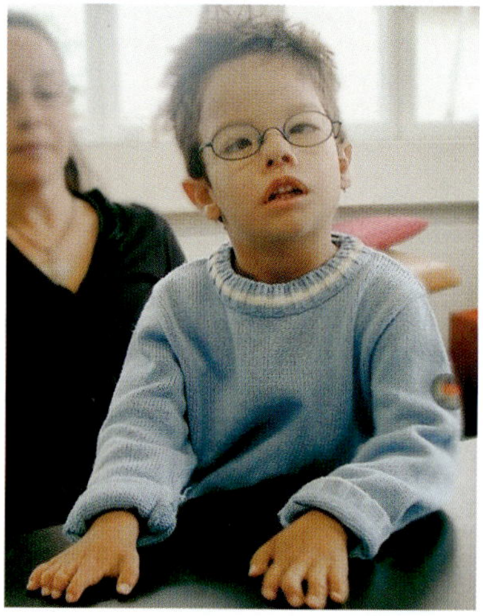

Abb. 15.**376** Orofaziodigitales Syndrom.

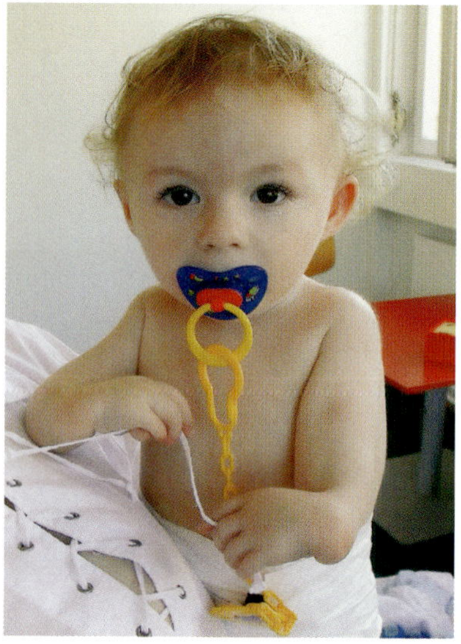

Abb. 15.**377** Thrombozytopenia-absent Radius Syndrome.

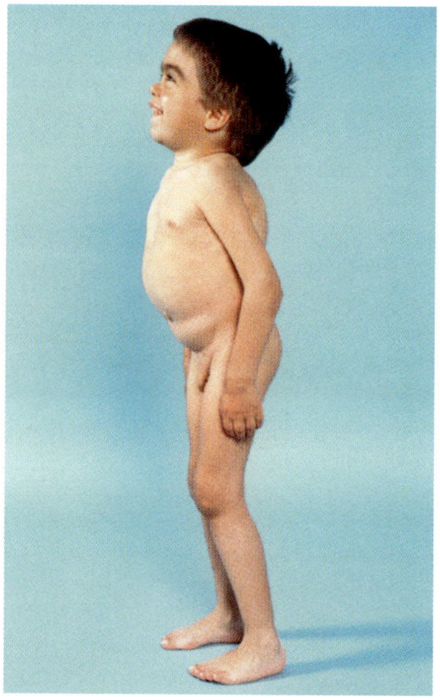

Abb. 15.**378** Mukopolysaccharidose (Morbus Hurler).

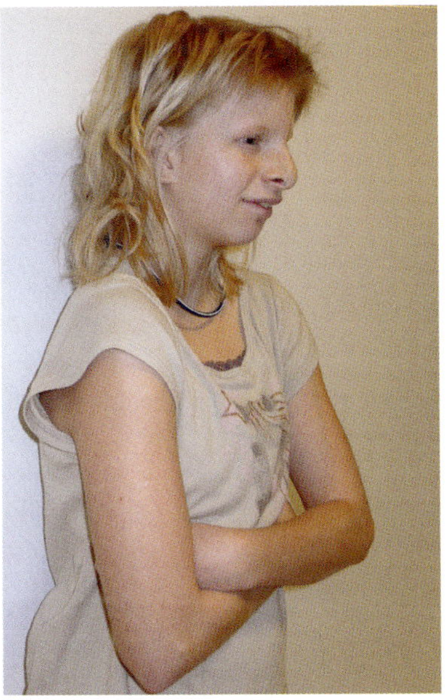

Abb. 15.**379** Seckel-Syndrom.

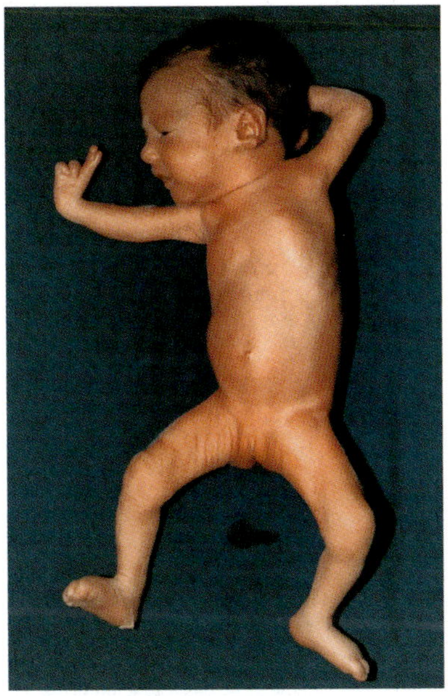

Abb. 15.**380** Holt-Oram-Syndrom: Daumenmissbildungen, Radiusaplasie, Polydaktylie und Herzfehler.

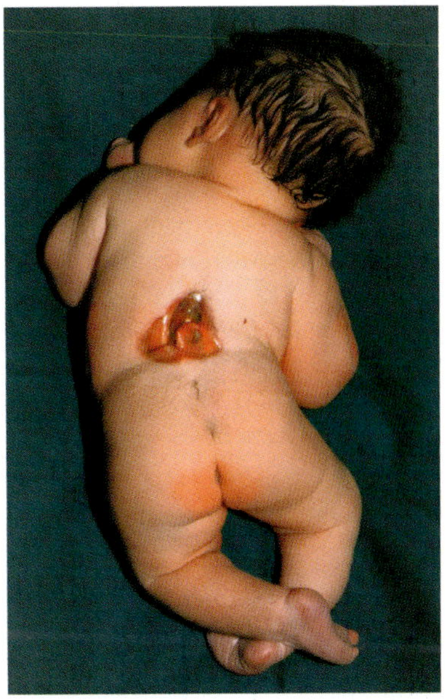

Abb. 15.**381** Typisch ist bei der Myelomeningozele neben dem Kleinwuchs die Makrozephalie (Hydrozephalus).

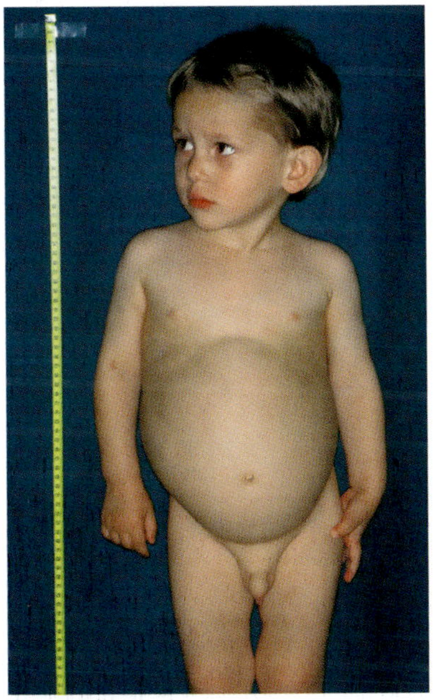

Abb. 15.**382** Sekundärer Kleinwuchs beim Morbus Hirschsprung.

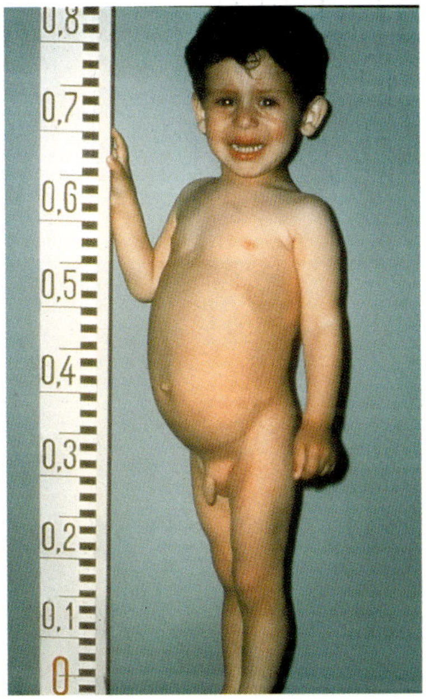

Abb. 15.**383** Sekundärer Kleinwuchs bei Zöliakie (typisch auch die „Missmutigkeit“).

Großwuchs

Definitionsgemäß sind 3 % aller normalen Kinder großwüchsig. Bei den meisten liegt ein familiärer oder ein konstitutioneller Großwuchs vor. Die Adipositas ist eine weitere häufige Ursache für Großwuchs, der meist mit einer vorgerückten Knochenreifung assoziiert ist. Kinder mit familiärem Großwuchs wachsen innerhalb des familiären Zielkanals in der Regel mit normaler Wachstumsgeschwindigkeit. Als Erwachsene werden sie auch groß sein. Kinder mit konstitutionellem Großwuchs wachsen oberhalb des familiären Zielkanals und haben ein vorgerücktes Knochenalter. Entsprechend erfolgt der pubertäre Wachstumsspurt früher, und das Wachstum kommt früher zum Stillstand, sodass die Endgröße normal innerhalb des familiären Zielkanals zu liegen kommt.

> **Absolute Abklärungsindikationen bei Großwuchs**
> - Körperlänge > 3 SDS
> - Wachstumsgeschwindigkeit > 97. Perzentile
> - klinische Stigmata, die auf ein Syndrom hindeuten (z. B. Klinefelter-, Marfan-Syndrom)

Tab. 15.**41** Ursachen für Großwuchs.

Ätiologie	Erkrankungen
primär	• familiär • konstitutionell
endokrin	• Adipositas • Pubertas praecox • Hypogonadismus • wachstumshormonproduzierendes Adenom • familiäre Glukokortikoiddefizienz
Syndrome	• Sotos-Syndrom • Marfan-Syndrom • Klinefelter-Syndrom • Wiedemann-Beckwith-Syndrom • Weaver-Syndrom • Homozystinurie • XYY-Syndrom

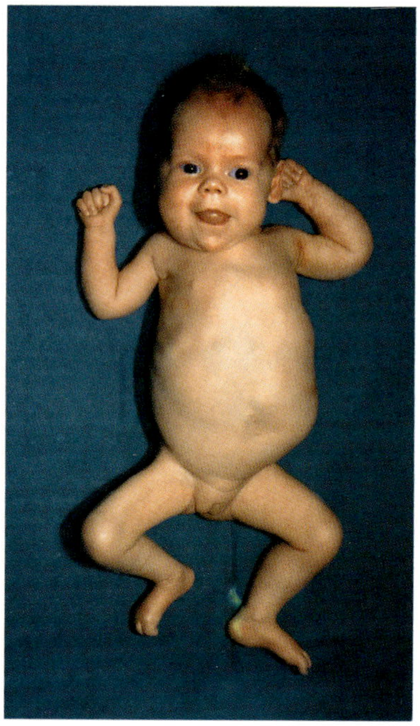

Abb. 15.**384** EMG: Wiedemann-Beckwith-Syndrom: Exophorie, Mittelgesichtshypoplasie, Makroglossie und postnataler Großwuchs.

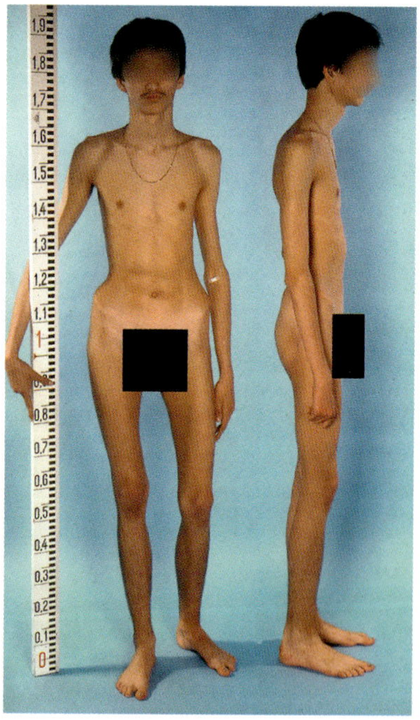

Abb. 15.**385** Homozystinurie.

Dessen ungeachtet sind heute viele Eltern wegen der Größe ihrer Kinder besorgt und möchten vom Kinderarzt wissen, ob exzessives Längenwachstum gebremst werden kann.

Anamnese und Untersuchung. Zur Abklärung von Kindern mit Großwuchs gehört eine vollständige Anamnese (Leidensdruck, aktuelle Beschwerden, sportliche Aktivität, Familienanamnese inklusive Angaben über den Zeitpunkt der Pubertätsentwicklung von Eltern und Geschwistern), Messung von Gewicht, Länge, Körperproportionen, Armspanne, Kopfumfang sowie Wachstumsgeschwindigkeit und eine vollständige klinische Untersuchung mit Erhebung des Pubertätsstatus. Schließlich sollten beide Eltern gemessen werden. Ein Röntgenbild der linken Hand zur Bestimmung des Knochenalters vervollständigt die Untersuchungen.

Therapie. Bei exzessivem Längenwachstum (Endlängenprognose bei Mädchen > 185 cm, bei Jungen > 205 cm) besteht die Möglichkeit, eine Bremstherapie durchzuführen. Diese Behandlung erfolgt bei Mädchen mit hochdosierten Östrogenen, bei Jungen mit hochdosiertem Testosteron bis zum Schluss der Epiphysenfugen (meistens während mindestens 2 Jahren). Das durchschnittliche Restwachstum beträgt bei Mädchen mit einem Knochenalter von 12,5 Jahren noch 2 cm, bei Jungen mit einem Knochenalter von 13,5 Jahren noch 1,5 cm. Ab diesem Knochenalter ist daher eine Bremstherapie nicht mehr empfehlenswert.

Differenzialdiagnose. Differenzialdiagnostisch müssen endokrine und syndromale Ursachen für einen Großwuchs (selten) abgegrenzt werden (Tab. 15.**41**, Abb. 15.**384** und Abb. 15.**385**). Die häufigsten endokrinen Ursachen für einen Großwuchs sind eine Pubertas praecox sowie Störungen, die mit einem Hypogonadismus verbunden sind. Es ist auch an einen Androgenexzess zu denken, wie er beispielsweise bei einem „Late-Onset"-adrenogenitalen Syndrom vorkommt. Die Hyperthyreose führt ebenfalls zu einer Wachstumsakzeleration, ist allerdings selten für einen Großwuchs sensu strictu verantwortlich. Exquisite Raritäten schließlich sind das wachstumshormonproduzierende Adenom und der familiäre Glukokortikoidmangel.

Das Sotos-Syndrom beruht auf Mutationen oder Deletionen des NSD-1-Gens auf dem langen Arm des Chromosoms 5. Die Kinder haben ein erhöhtes Geburtsgewicht sowie eine erhöhte Geburtslänge und sind makrozephal. Sie zeigen eine typische faziale Dysmorphie. Während des Säuglingsalters und der Kindheit weisen sie ein beschleunigtes Längenwachstum mit avanciertem Knochenalter auf (Abb. 15.**386**). Als Erwachsene sind sie meist normal groß.

Das Marfan-Syndrom beruht auf autosomal-dominanten Mutationen oder Deletionen des Fibrillin-1-Gens und kommt mit einer Häufigkeit von 1:5000 vor. Die betroffenen Kinder haben lange, feingliedrige Extremitäten mit einer ausgeprägten Bandlaxizität (der Beighton-Score ermöglicht eine Quantifizierung der Bandlaxizität; Tab. 15.**42** und Abb. 15.**387**). Die Armspanne ist deutlich größer als die Körperlänge, und der Metakarpalindex ist > 8,4 (Verhältnis Länge : Breite des längsten Metakarpalknochens auf einem anteroposterioren Röntgenbild der linken Hand; Abb. 15.**388**). Die Bindegewebsschwäche führt zudem zu einer Mitralinsuffizienz und zu einer Linsensubluxation. Die Diagnose des Marfan-Syndroms wird klinisch anhand nosologischer Kriterien gestellt.

Das Klinefelter-Syndrom ist häufig (1:700) und kann ebenfalls mit Großwuchs assoziiert sein.

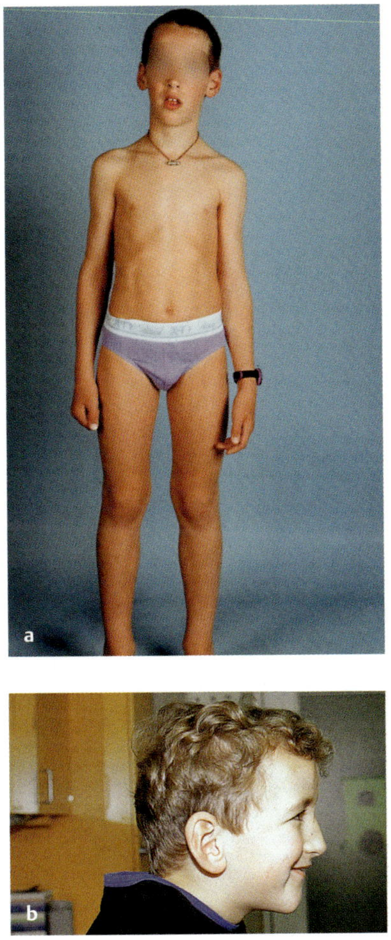

Abb. 15.**386 a, b** Sotos-Syndrom.

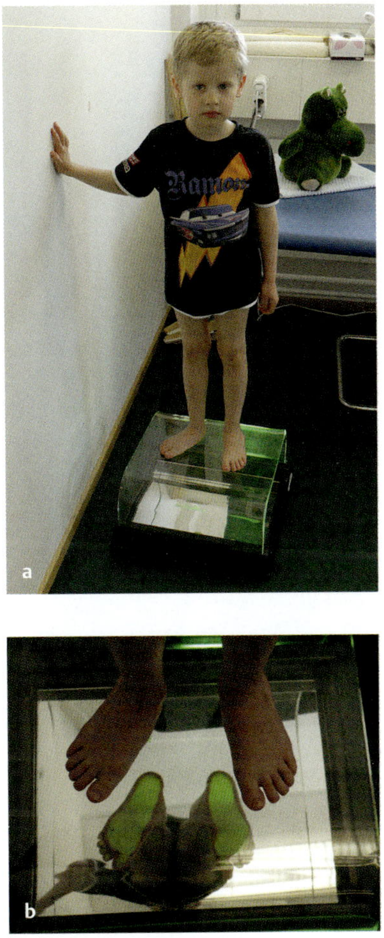

Abb. 15.**387 a, b** Bandlaxizität beim Ehlers-Danlos-Subtyp führt auch zu Plattfüßen auf dem Podoskop.

Tab. 15.**42** Bandlaxizität (Beighton-9-Punkte-Score).

Item	Score
passive Dorsiflexion im V. metakarpophalangealen Gelenk > 90°	1 Punkt pro Seite
Daumen auf die Vorderseite des gleichseitigen Unterarms opponieren	1 Punkt pro Seite
Hyperextension des Ellenbogens auf > 10°	1 Punkt pro Seite
Hyperextension des Knies auf > 10°	1 Punkt pro Seite
bei durchgestreckten Knien Hände flach auf den Boden legen	1 Punkt

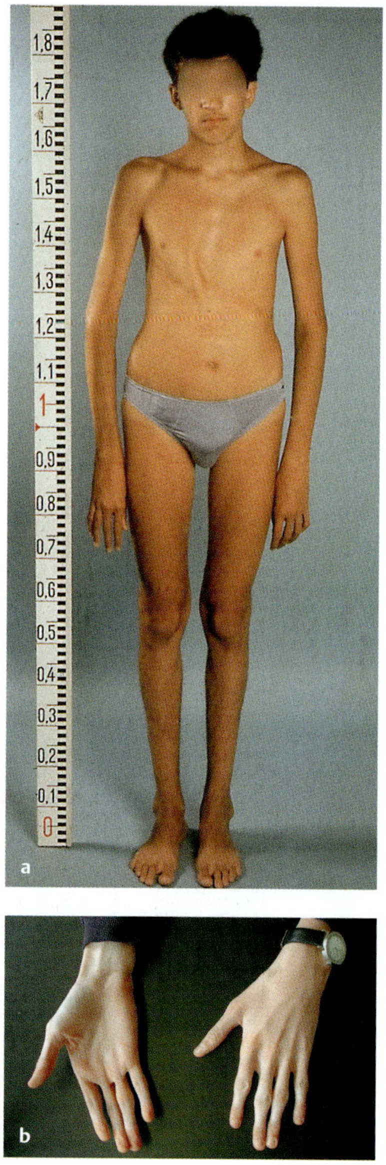

Abb. 15.**388 a, b** Marfan-Syndrom.
a Körperlänge.
b Hände (18 Jahre alter Mann).

Literatur

Brook C, Clayton P, Brown R. Brook's clinical pediatric endocrinology. 5th ed. Oxford: Blackwell Publishing; 2005

Eiholzer U. Klein- und Großwuchs in der pädiatrischen Praxis. Schweiz Med Forum 2001; 38: 19

Gluckman PD, Hanson MA, Cooper C et al. Effect of in utero and early-life conditions on adult health and disease. N Engl J Med 2008; 359: 61 – 73

Greulich WW, Pyle SI. Radiographic atlas of skeletal development of the hand and wrist. 2nd ed. Stanford: Stanford University Press; 1959

Hindmarsh PC, Geary MP, Rodeck CH et al. Intrauterine growth and its relationship to size and shape at birth. Pediatric Res 2002; 52: 263 – 268

von Rhein M, Knuf M. Gedeihstörungen (2008). Pädiatrie up2date 2008; 2: 185 – 208

Rossi E. Pädiatrie. Stuttgart: Thieme; 1989

Tanner JM. Fetus into man. Physical growth from conception to maturity. Cambridge, Massachusetts: Harvard University Press; 1990

Tanner J, Healy MJR, Goldstein H et al. Assessment of skeletal maturity and prediction of adult height. 3 rd ed. London: W.B. Saunders; 2001

Stolzenberg H, Kahl H, Bergmann KE. Körpermaße bei Kindern und Jugendlichen in Deutschland. Bundesgesundheitsbl – Gesundheitsforsch – Gesundheitsschutz 5/6, 2007

Schädelumfang

> **Definition Schädelumfang**
> Ein Schädelumfang ≥ der 97. Perzentile ist definitionsgemäß eine Makrozephalie, ein Umfang ≤ der 3. Perzentile eine Mikrozephalie.

Ein Verlassen eines Perzentilenkanals ist dabei ungleich besorgniserregender als die häufig vorkommende familiäre Makrozephalie (3% der Menschen sind makrozephal) und Mikrozephalie (Abb. 15.**389**).

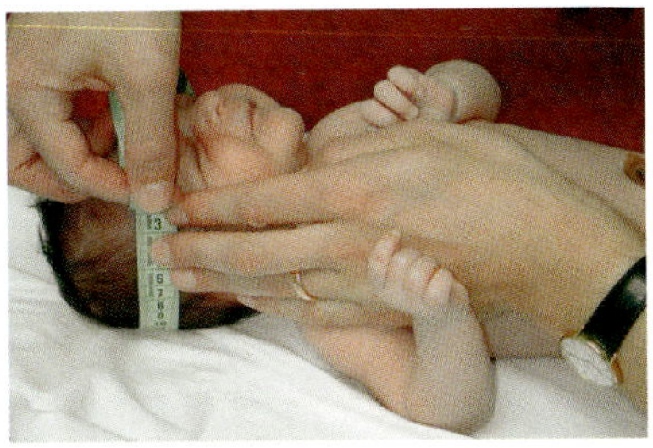

Abb. 15.**389** Messen des Kopfumfangs.

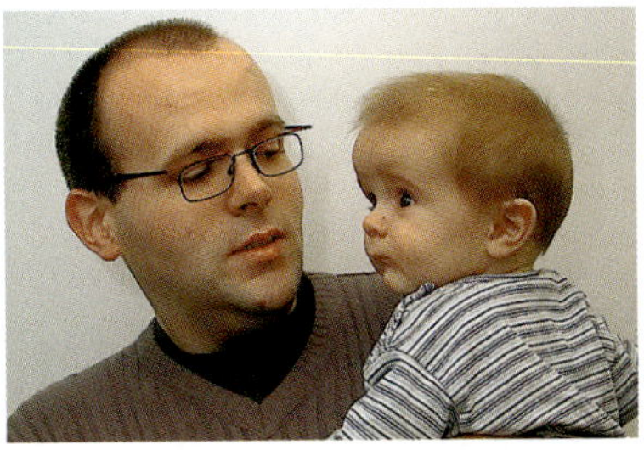

Abb. 15.**390** Familiäre Makrozephalie. Vater: Kopfumfang = 62 cm (> 97. Perzentile) Kind (9 Monate): Kopfumfang = 51 cm (> 97. Perzentile).

Stadium	Ventrikel	Parasagittal	Median-sagittal
IA	Erweiterung: Seitenventrikel-Hinterhorn	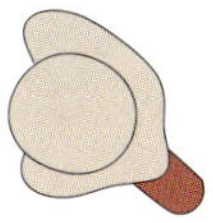	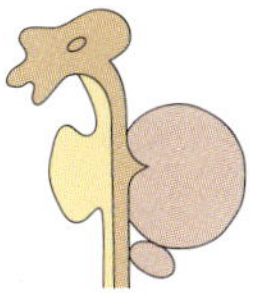
IB	Erweiterung + Verplumpung: Seitenventrikel-Hinterhorn	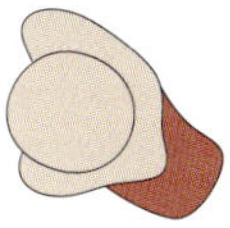	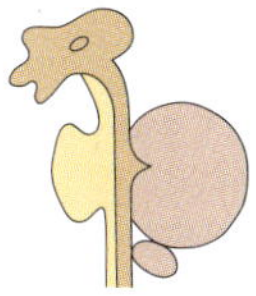
II	Erweiterung: Seitenventrikel-Hinterhorn Seitenventrikel-Vorderhorn	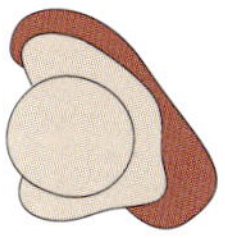	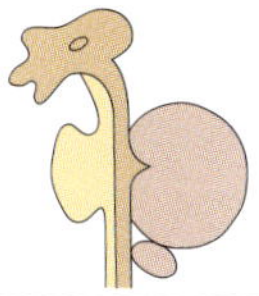
III	Erweiterung: Seitenventrikel-Hinterhorn Seitenventrikel-Vorderhorn Seitenventrikel-Temporalhorn	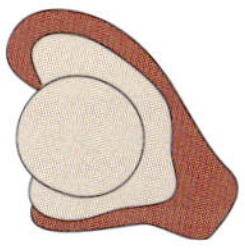	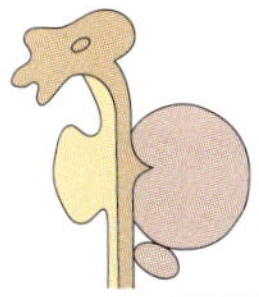
IV	Erweiterung: gesamter Seitenventrikel III. Ventrikel IV. Ventrikel	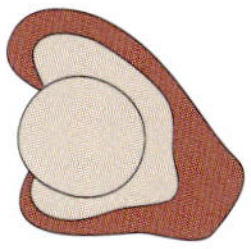	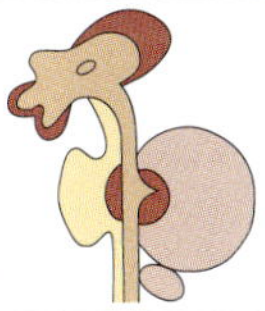

Abb. 15.**391** Sonografische Stadieneinteilung des Hydrozephalus.

Ursachen für Makrozephalie

- Familiär (Abb. 15.**390**)
- Hydrozephalus (Abb. 15.**391** bis Abb. 15.**395**)
  - posthämorrhagisch (Abb. 15.**396**)
  - postinfektiös
  - Myelomeningozele
  - Dandy-Walker-Zyste (Abb. 15.**397**)
  - Arachnoidalzyste
  - interhemisphärische Zysten
  - Aquäduktstenose
  - Enzephalozele
  - Tumor
  - subarachnoidale Blutung
  - Hirntrauma (Battered-Child-Syndrom, Kindesmisshandlung)
  - Aneurysmenblutung
  - syndromassoziiert (Morbus Cruzon, Morbus Pfeiffer)
- Tumor
- Missbildungen (Arachnoidalzyste, Myelomeningozele, Arnold-Chiari-, Klippel-Feil-Syndrom; Abb. 15.**398**)
- mit Großwuchs (Sotos-, Wiedemann-Beckwith-Syndrom)

Ursachen für Mikrozephalie

- Intrauterin erworben (Zerebralparese, Röteln, Zytomegalie, Alkohol, Kokain)
- maternale Phenylketonurie
- große Anzahl von Missbildungssyndromen (Abb. 15.**399**)
- chromosomale Störungen (Trisomien [4q, 9 p])
- sekundär bei degenerativen Erkrankungen des zentralen Nervensystems

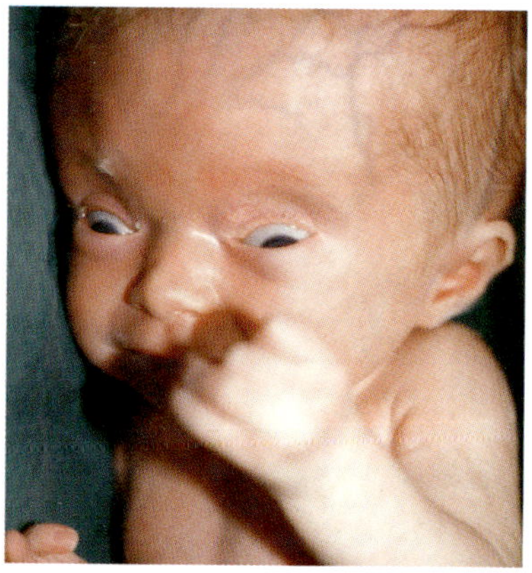

Abb. 15.**392** Sonnenuntergangsphänomen bei Hydrozephalus.

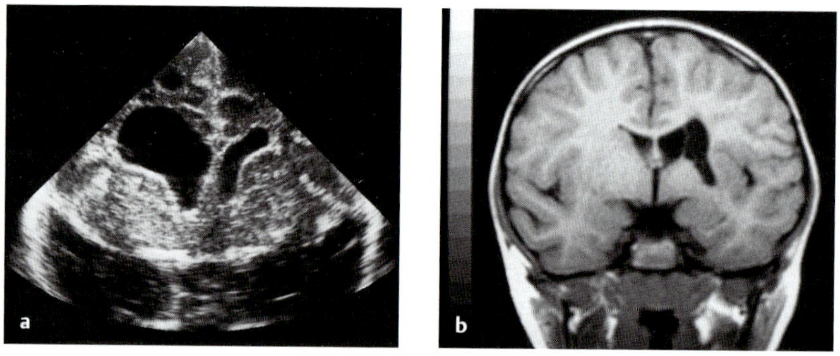

Abb. 15.**393 a, b** Hydrozephalus internus.
a Periventrikuläre Zysten im Ultraschall.
b Periventrikuläre Zysten Jahre später im CT.

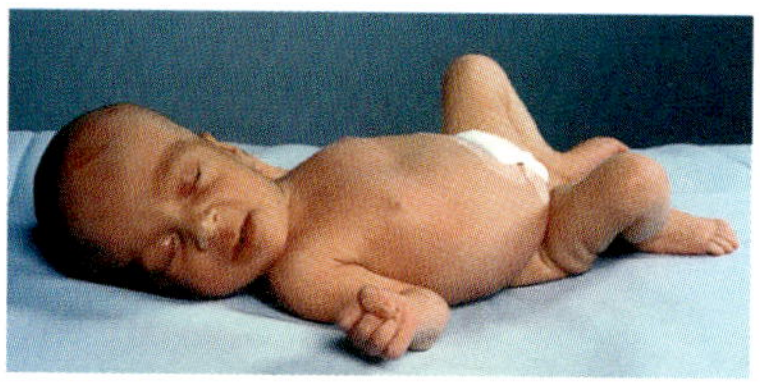

Abb. 15.**394** Schwere psychomotorische Retardierung bei Hydrozephalus und zerebraler Missbildung.

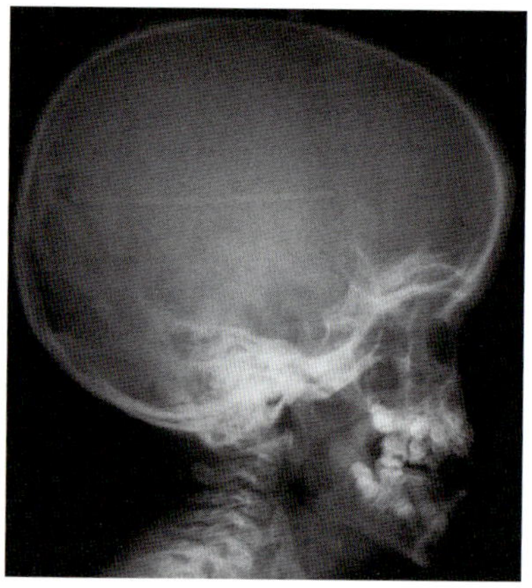

Abb. 15.**395** Liegendes Shunt-System bei Hydrozephalus.

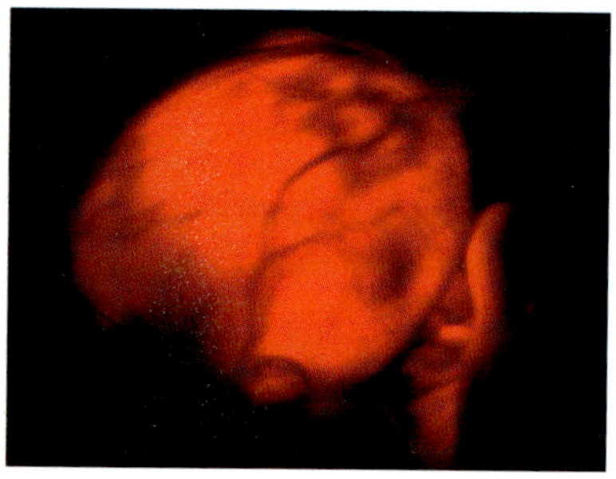

Abb. 15.**396** Transillumination eines schweren posthämorrhagischen Hydrozephalus.

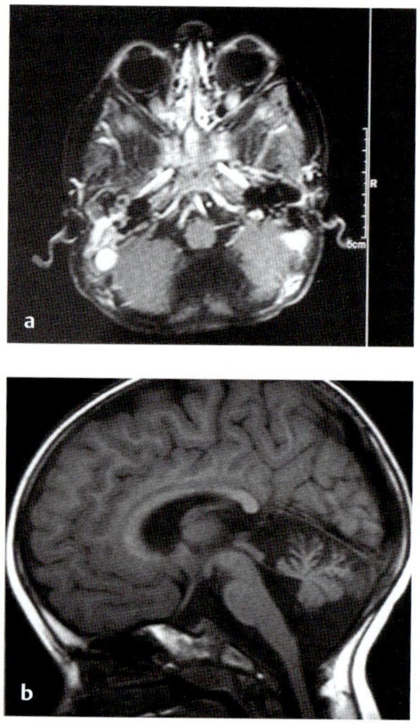

Abb. 15.**397 a, b** Dandy-Walker-Zyste.

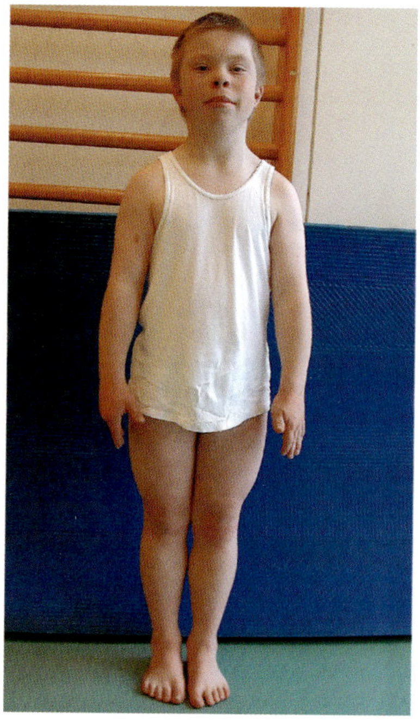

Abb. 15.**398** Robinow-Syndrom mit Makrozephalie und Kleinwuchs.

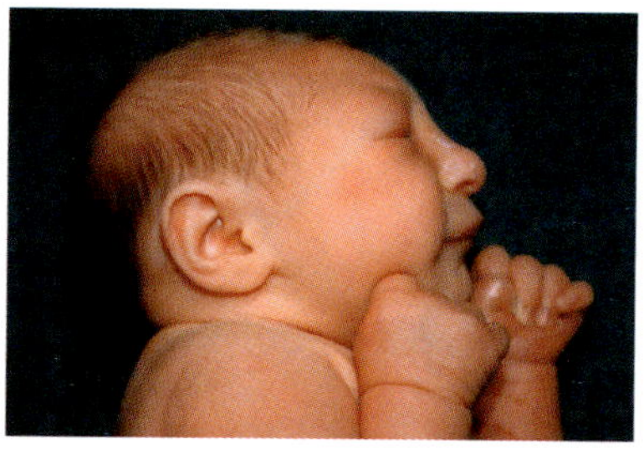

Abb. 15.**399** Mikrozephalie bei Hirnmissbildung.

Körpergewicht

Schon ab der Geburt unterscheiden sich Größe und Gewicht der Menschen. Ursachen, die für ein zu niedriges oder zu hohes Gewicht bei der Geburt verantwortlich sein können, sind Abb. 15.**400** und Abb. 15.**401** zu entnehmen. Ist das Kind bei Geburtstermin untergewichtig, wird auch von „Small for Date" gesprochen (Abb. 15.**402** und Abb. 15.**403**); Übergewicht zum errechneten Termin wird „Large for gestational Age" genannt.

Das Körpergewicht wird in regelmäßigen Abständen anlässlich der Vorsorgeuntersuchung auf der möglichst immer gleichen Waage (nackt) gemessen. Ab dem Alter von ca. 3 Jahren können die Kinder selbstständig auf einer Bodenwaage stehen. Das Übertragen und Beurteilen von Größe und Gewicht auf das Somatogramm ist eine essenzielle Kontrollmöglichkeit, um das gute Gedeihen eines Kindes zu überwachen und um Abweichungen möglichst frühzeitig zu erfassen sowie die nötigen Maßnahmen einzuleiten.

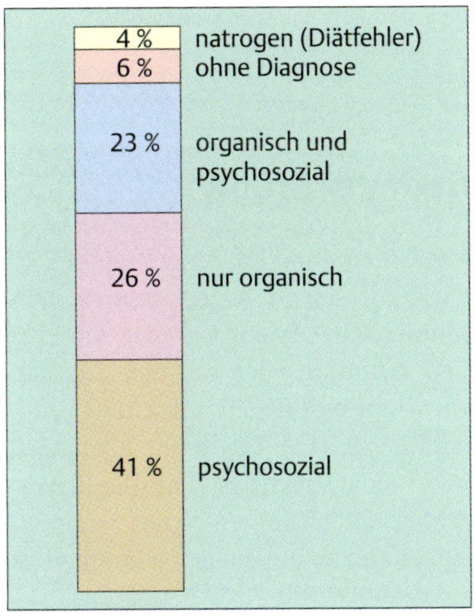

Abb. 15.**400** Ursachen für ein zu niedriges oder zu hohes Geburtsgewicht (nach Homer u. Ludwig 1981).

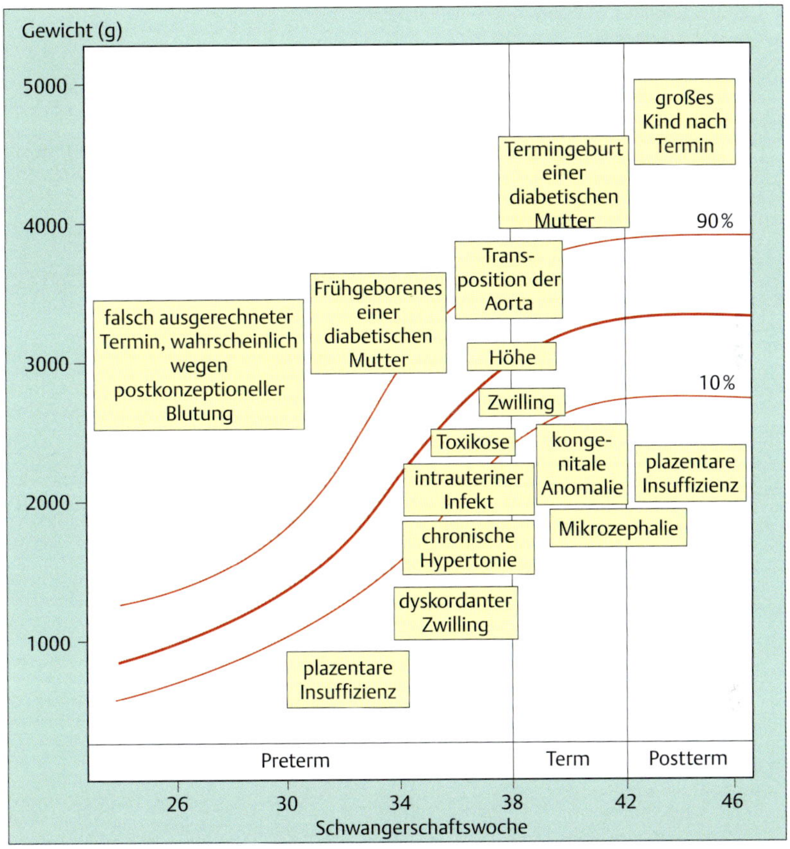

Abb. 15.**401** Grafische Darstellung von Ursachen intrauteriner Wachstumsstörungen (Lubchenko LD. In: Visser H, ed. Aspects of prematurity and dysmaturity. Leiden: Stenfert Kroese; 1968).

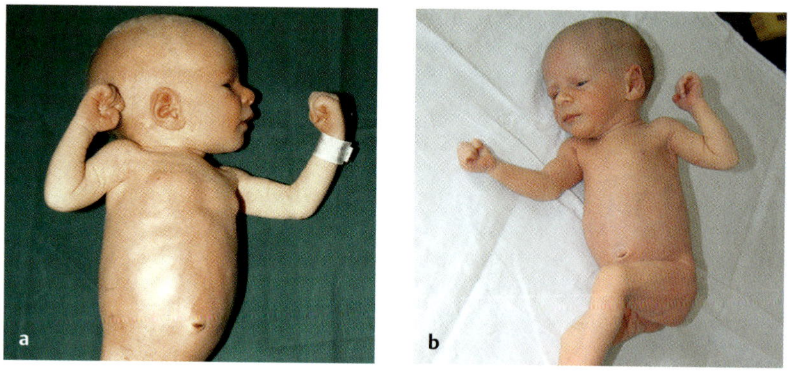

Abb. 15.**402 a, b** Termin-Mangelgeburt.
a Geburtsgewicht (39. Schwangerschaftswoche): 1,9 kg.
b Gewicht im Alter von 1 Monat: 2,2 kg.

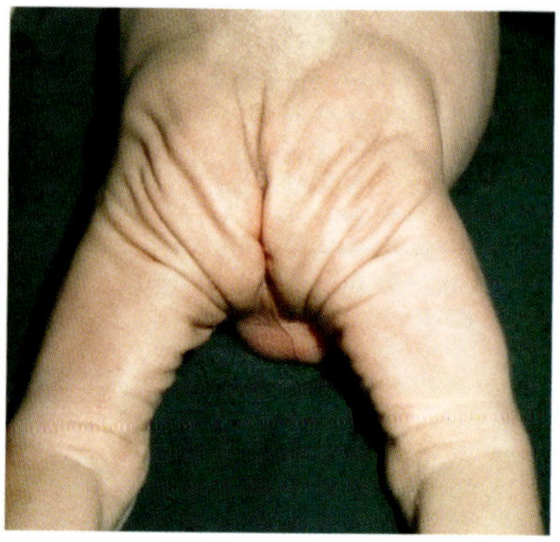

Abb. 15.**403** Schwere alimentäre Dystrophie und konsekutiver Kleinwuchs.

Tab. 15.**43** Richtwerte für die Energie-, Flüssigkeits- und Proteinzufuhr gesunder Kinder (nach Angaben des Wissenschaftlichen Lebensmittelausschusses der Europäischen Union SCF/EU).

Alter	Energiebedarf (kcal/Tag)	Flüssigkeitsbedarf	Proteinbedarf (g Protein/kg Körpergewicht)
0–4 Monate	450 – 600	150 – 170 ml/kg Körpergewicht	keine Angabe
4–12 Monate	715 – 950	90 – 140 ml/kg Körpergewicht	1,6
1–4 Jahre	1200 – 1460	1800 ml/m²	1,1
4–7 Jahre	1480 – 1840	1800 ml/m²	1,0
7–10 Jahre	1750 – 2050	1800 ml/m²	1,0
10–13 Jahre	1825 – 2340	1800 ml/m²	1,0
13–15 Jahre	2100 – 2500	1800 ml/m²	0,9 – 1,0
15–19 Jahre	2120 – 2870	1800 ml/m²	0,75 – 0,9

Tab. 15.**44** Energie- und Proteinbedarf bei Krankheit.

Zustand	Diagnose	Proteinbedarf (%)	Energiebedarf (%)
gesundes Kind	normale Population	100	100
leichter Stress	Anämie, Fieber, milde Infektion, kleine Operation	150 – 180	100 – 120
mittlerer Stress	Trauma, chronische Erkrankungen	200 – 250	120 – 140
großer Stress	Sepsis, schwere Traumata, größere Operationen	250 – 300	140 – 170
bedrohlicher Stress	schwere Verbrennung, schnelle Rehabilitation nach Unterernährung	300 – 400	170 – 200

Gedeihstörung

Verlässt ein Kind im Verlauf seiner Entwicklung seinen angestammten Perzentilenkanal, handelt es sich um eine Gedeihstörung oder um eine Übergewichtsentwicklung (s. Abschnitt „Adipositas", S. 312). Das heißt aber noch lange nicht, dass das Kind die 3. Perzentile unterschreiten muss! Schon allein ein Abfall um einige Perzentilen ist als Gedeihstörung zu betrachten. Die Gedeihstörung ist oft ein Hinweis auf eine ernste Erkrankung und muss abgeklärt werden. Mit dem Body-Mass-Index kann die Schwere der Störung abgeschätzt werden. Grundsätzlich muss geklärt werden, ob als mögliche Ursache eine verminderte Nahrungszufuhr, erhöhte Nährstoffverluste oder ein erhöhter Energieverbrauch einzeln oder in Kombination vorliegen.

! Die Gedeihstörung ist in weit über 50 % der Fälle psychosozial bedingt und fordert deshalb in besonderem Maße eine kompetente Abklärung und entsprechendes Management.

Anamnese und Untersuchung. Eine genaue Ernährungsanamnese mit Erfassung von Essverhalten und -gewohnheiten (Ernährungsprotokoll) ist der erste Schritt. Daraus kann die Nährstoffzufuhr errechnet und mit dem Nahrungsbedarf verglichen werden (Tab. 15.**43** und Tab. 15.**44**). Fällt die Gewichtskurve stärker als die Längenkurve, ist eher mit einer Unterernährung (aus welchem Grund auch immer) als mit einer Krankheit als Ursache zu rechnen. Bei ungenügender Kalorienzufuhr muss beim Säugling an eine ungenügende Brustmilchmenge gedacht werden. Auch eine Deprivation verursacht ähnliche Symptome. Fehlernährung (Veganer) muss ausgeschlossen werden. Ungenügender Appetit gibt auch Hinweise auf organische Erkrankungen: Erbkrankheiten, Nahrungsmittelallergien, Zöliakie (Abb. 15.**404**) und Stoffwechselerkrankungen. Beim stark erbrechenden Säugling sollte an eine Pylorusstenose oder eine Refluxkrankheit gedacht werden. Gedeihstörungen aufgrund chronischer Durchfälle sind möglicherweise durch eine Resorptionsstörung ausgelöst (zystische Fibrose, Morbus Crohn, Colitis ulcerosa, Enzymmangel, Lamblieninfektion, enteropathogene Kolibakterien usw.). Die eingehende körperliche Untersuchung kann bereits viele Ursachen der Gedeihstörung erklären (Tab. 15.**45**).

Literatur

Homer C, Ludwig S. Categorization of etiology of failure to thrive. . Am J Dis Child 1981; 135: 848 – 851

Lubchenko LD. In: Visser H, ed. Aspects of prematurity and dysmaturity. Leiden: Stenfert Kroese; 1968

Tab. 15.**45** Überblick zu den möglichen Ursachen von Gedeihstörungen (von Rhein u. Knuf 2008).

Beginn der Symptome	Differenzialdiagnosen
pränatal	• intrauterine Wachstumsretardierung, Frühgeburtlichkeit • intrauterine Infektionen • syndromale Erkrankungen • teratogene Faktoren
Geburt bis 3 Monate	• Trinkschwäche • Stillschwierigkeiten • Fütterstörung • perinatale Infektion • anatomische Besonderheiten • GÖR • angeborene Stoffwechselstörungen • syndromale Erkrankungen
3 – 6 Monate	• inadäquate Nahrung oder Nahrungsmenge • Fütterstörung • GÖR • angeborene Stoffwechseldefekte • Milchproteinintoleranz • Zöliakie • zystische Fibrose • renal-tubuläre Azidose • angeborene Herzfehler • neurologische Erkrankungen
7 – 12 Monate	• Fütterstörung, Interaktionsstörung • verzögerter Beginn mit Beikost • GÖR • parasitäre Erkrankungen • renal-tubuläre Azidose • Zöliakie
12 Monate und älter	• Fütterstörung, Interaktionsstörung • ungünstige Fütterumgebung, abgelenktes Kind • psychosoziale Belastungen • erworbene Erkrankungen

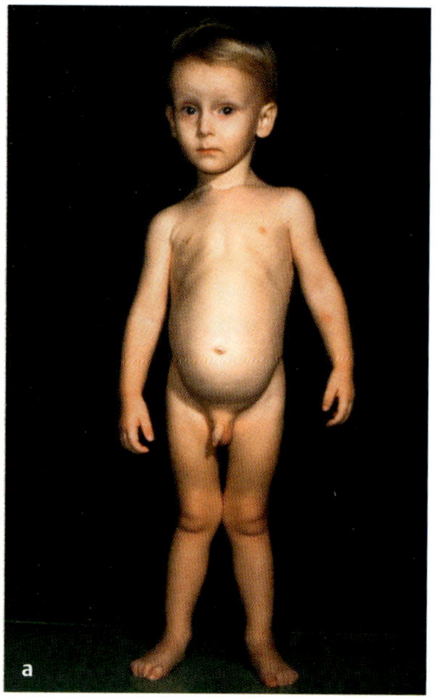

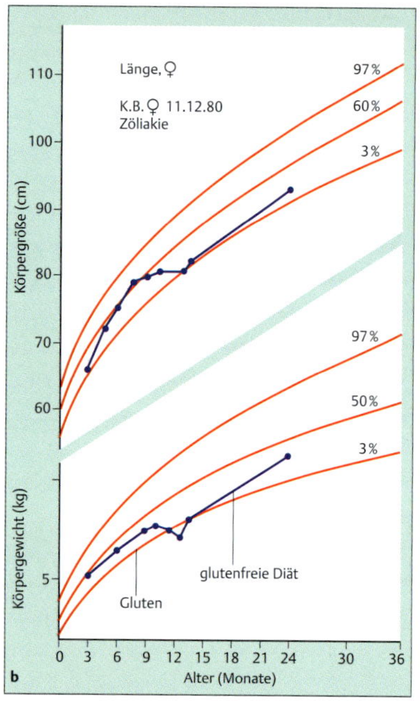

Abb. 15.**404 a, b** Zöliakie.
a Klinisches Bild.
b Typische Wachstumskurve bei Zöliakie.

Adipositas

R. Alber

Ursachen

Die Anzahl der übergewichtigen Kinder und Jugendlichen nimmt bedrohlich stark zu. Die Ursachen sind multikausal. Häufig liegt eine genetische Veranlagung vor, die bei Fehlernährung, ungenügender Bewegung und einem dysfunktionalen Stressbewältigungsverhalten zum Ausdruck kommt. Aus psychologischer Sicht bedeutet Adipositas ein Entwicklungsrisiko mit vermindertem Selbstbewusstsein, Depressivität und Leistungsversagen. Aus medizinischer Sicht tragen adipöse Jugendliche ein erhöhtes Risiko für degenerative Erkrankungen des Bewegungsapparats, des Herz-Kreislauf-Systems und des Stoffwechsels.

Die Anteile an genetischer Veranlagung und dysfunktionalem Verhalten sind individuell verschieden und führen zu vorwurfsvollen Auseinandersetzungen, zu resignierter Distanz oder aber zum Phänomen der „gemeinsamen Verdrängung“. Die Erwartungen der Betroffenen – und auch der Öffentlichkeit – an eine Therapie weichen häufig stark von der Realität ab. Ohne umfassende und andauernde Umstellung ihres Lebensstils sind bei Adipösen keine langfristig günstigen Resultate zu erwarten. Einzelmaßnahmen oder zeitlich beschränkte Therapien erbringen keine anhaltenden Veränderungen – wohl aber den bekannten Jojo-Effekt – und sind daher als ungeeignet bis kontraproduktiv einzustufen.

Ursachen für Adipositas
- Überernährung (bei > 98 % der Betroffenen)
- diabetische Fetopathie
- Wiedemann-Beckwith-Syndrom
- Prader-Labhart-Willi-Syndrom
- Laurence-Moon-Biedel-Syndrom
- endokrin:
  - Wachstumshormonmangel
  - Hypothyreose
  - Cushing-Syndrom
- Erkrankungen des zentralen Nervensystems (z. B. Kraniopharyngeom)
- geistige Behinderung (Störungen des zentralen Nervensystems)

Risikofaktoren

Neben den sehr seltenen Syndromerkrankungen, die mit einer Adipositas einhergehen, konnten in verschiedenen Studien folgende Risikokinder definiert werden:

- frühgeborene, nicht gestillte Kinder
- niedriges sozioökonomisches Milieu

Bei den Erstgenannten liegt die Pathogenese in einem veränderten Stoffwechsel; bei den Letztgenannten bestimmen die Fehlernährung, Bewegungsmangel und erhöhter psychosozialer Stress die Pathogenese.

Spezifische Untersuchung

Somatische Abklärung

Die somatische Abklärung dient dazu zu entscheiden, ob eine primäre oder eine sekundäre Adipositas vorliegt und ob Folgeerkrankungen vorhanden sind. Auch wenn ursächlich genetische Syndrome selten auftreten, sollten sie doch zunächst ausgeschlossen werden. Anamnese, Körperstatus und geeignetes Labor erlauben die Einteilung der Adipositas in primäre und sekundäre Formen (Abb. 15.**405** bis Abb. 15.**409**).

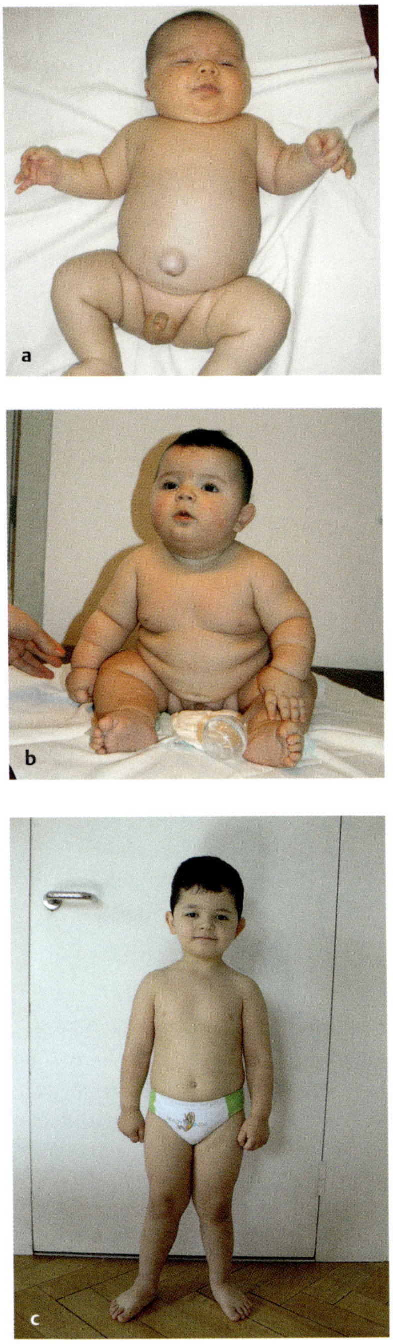

Abb. 15.**405 a – c** Alimentäre Makrosomie.
a Mit 1 Monat.
b Mit 6 Monaten.
c Auch mit über 3 Jahre hat das Kind sein „Übergewicht“ nicht verloren.

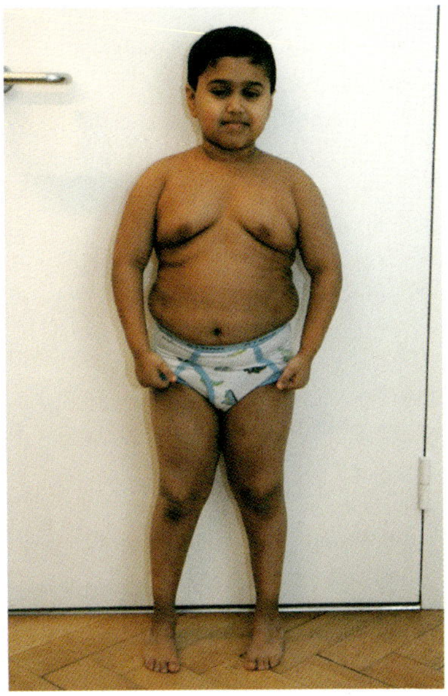

Abb. 15.**406** Laron-Zwerg (Wachstumshormonresistenz): 10,5 Jahre, 25 kg, 110 cm, Kopfumfang 50 cm, Tanner-Stadium I.

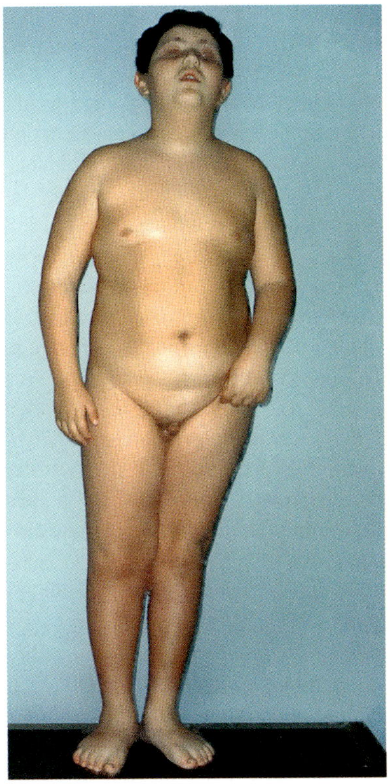

Abb. 15.**407** Adipositas bei Laurence-Moon-Biedel-Syndrom.

Primäre Adipositas: familiär-alimentär bedingt

- Anamnestisch genetische Disposition vorhanden → neurotische Entwicklung/sozialer Leidensdruck?
- normal gewachsen, kognitiv durchschnittlich entwickelt, normaler Blutdruck → psychosoziale Risikofaktoren?
- Labor ohne Hinweise für sonstige Erkrankungen → Folgeerkrankungen?

Sekundäre Adipositas: Grunderkrankung vorhanden

- Anamnese atypisch
- relativer Kleinwuchs, psychomotorische Entwicklungsretardierung → Syndrom suchen
- Status und/oder Labor mit pathologischem Befund → endokrine Störung suchen
- Grunderkrankung bekannt/Medikamente (?) → Assoziation mit Adipositas (?)

Psychosoziale Abklärung

Therapiemotivation/-fähigkeit. Die Abklärung der psychosozialen Situation und des aktuellen Ess- und Bewegungsverhaltens erlaubt Rückschlüsse auf das Ausmaß der momentanen Dysfunktionalität. Im Praxisalltag ist ein Fragebogen (s. Anhang) bzw. ein Ess- und Bewegungsprotokoll das effizienteste Instrument und der allgemeinen Anamnese an Aussagekraft weit überlegen. Die Art und Weise, wie diese Aufgaben von den Betroffenen gelöst werden, sagt gleichzeitig viel über ihre Bereitschaft aus, wirklich etwas verändern zu wollen. Die Prüfung der Veränderungsmotivation ist Voraussetzung für die Einschätzung der Therapiefähigkeit. Die Einleitung einer Therapie macht nur dann einen Sinn, wenn eine genügende Therapiemotivation seitens des Betroffenen und seiner Familie vorhanden ist. Die verbreitete Idee, dass eine fehlende Motivation bzw. eine Pseudomotivation mit wohlwollenden oder aber warnenden ärztlichen Gesprächen verändert werden kann, hält keiner wissenschaftlichen Prüfung stand. Die Motivation ist ein selbsterzeugter Prozess, der lediglich hinterfragt und damit geprüft werden kann.

Abklärung der Adipositas

- *Somatische Abklärung:*
  - genetische Disposition
  - Beginn, Verlauf, Komorbidität
  - Ernährungs- und Trinkgewohnheiten (Protokoll)
  - Bewegungsverhalten: Sport/ TV/PC (Protokoll)
  - Status: Länge, Gewicht, Body-Mass-Index, Haut, Blutdruck, Lunge, Gelenke, PME, Pubertät
  - Labor: Urinstix, Glukose, Glykohämoglobin und Lipidstatus (nüchtern!)
- *psychosoziale Abklärung* (Fragebogen):
  - Alltagsstruktur in Familie/ Schule?
  - Essverhalten: „Esstyp“, dysfunktionales Verhalten?
  - Bewegungsverhalten: Sport/ TV/PC (Protokoll)?
  - bisherige Therapien: Erfolg/ Misserfolg?
  - Erwartungen: realistisch?
  - sonstiger psychosozialer Stress?
  - Negativmotivierung (Leidensdruck): Wer? Weshalb?
  - Positivmotivierung (subjektiv „gute Gründe“): Wer? Wie hoch?

Die MOVE-FAST-Fragen zur Therapiefähigkeit helfen in der Praxis bei der Beurteilung der Therapiefähigkeit: Sind alle MOVE-Bedingungen und mindestens 3 FAST-Bedingungen erfüllt, liegt eine hohe Therapiefähigkeit und damit eine gute Compliance vor. Eine Therapie macht dann Sinn und ist mit großer Wahrscheinlichkeit erfolgreich. Sind 3 MOVE-Bedingungen und nur 2 FAST-Bedingungen erfüllt, so besteht lediglich eine reduzierte Therapiefähigkeit bzw. eine eingeschränkte Compliance. Vor Einleitung der Therapie sollten die fehlenden Voraussetzungen überprüft und korrigiert werden. Sowohl Therapieabbrüche als auch Gewichtszunahme sind in dieser Gruppe sonst deutlich häufiger zu beobachten. Sind weniger als 2 Bedingungen erfüllt, macht eine Therapie keinen Sinn – sie ist gar kontraindiziert, weil dadurch lediglich das Gefühl des Versagens und der Insuffizienz verstärkt wird!

MOVE FAST (Therapiefähigkeitscheckliste)

Therapieeinleitung erst, wenn alle MOVE-Bedingungen und mindestens 3 FAST-Bedingungen erfüllt sind:

- *M:* Motivation ist mehr selbst- und weniger fremdinduziert.
- *O:* Organisation der vorgeschlagenen Therapie ist im Alltag möglich.
- *V:* Verhalten ist lösungs- und zielorientiert.
- *E:* Erwartungen bezüglich des Zieles, der Art und der Dauer der Therapie sind realistisch.
- *F:* Familie (und Freunde) machen mit.
- *A:* Aufgaben werden konstruktiv gelöst.
- *S:* Sonstige psychosoziale Probleme sind gelöst.
- *T:* Transparenz zwischen Therapeut und Jugendlichem ist gesichert.

Darf oder soll ein Kinderarzt eine Therapieablehnung aussprechen? Ja! Aus der Psychotherapieforschung ist seit Jahren bekannt, dass erst dadurch echte Therapievereinbarungen zustande kommen. Die Führung eines sachlich-konfrontativen Gesprächs mit Betroffenen und deren Eltern trägt zur Realitätsklärung bei und ermöglicht es, sinnvolle Maßnahmen einzuleiten. Fehlannahmen werden korrigiert, Prioritäten gesetzt, die Weichen zur Lösung anderer psychosozialer Konflikte gestellt. Häufig werden dadurch die „Zugpferde“ (motivierte Mütter) entlastet bzw. entschuldet; dies wiederum führt zu weniger stressbeladenen familiären Beziehungen. Durch eine nicht eingeleitete Adipositastherapie bei fehlender Motivation wird außerdem das Vorurteil „Alles nützt nichts!“ widerlegt, das infolge bisher nur ungenügend praktizierter Einzelmaßnahmen oder unrealistischer Wünsche entstanden ist. Immer wieder erlebt der Arzt, dass nach einer derartigen Voraussetzungsklärung der Einstieg in eine Therapie zu einem späteren Zeitpunkt durch die Betroffenen selbstständig eingeleitet wird.

Zeitpunkt der Intervention. Zwischen dem 1. und dem 5. Lebensjahr kommt es normalerweise zu einem deutlichen Absinken des Body-Mass-Index (Abb. 15.**408**); danach steigt die Kurve stetig bis zum Erwachsenenwert von 25 an (Tab. 15.**46**). Laut verschiedener Verlaufsstudien ist das Ausbleiben dieser Senkung des Body-Mass-Index in der Kleinkindzeit prognostisch schlecht und sollte eine Maßnahme (Ernährungsberatung der Eltern) nach sich ziehen. Steigt der Body-Mass-Index erst im Schulalter über die 90.– 97. Perzentile, so lassen sich häufig auslösende Faktoren eruieren. Eine Therapie ohne Korrektur dieser Auslösefaktoren wird langfristig nicht wirksam sein können; sie sollte daher multimodal erfolgen (Ernährungsberatung, Sport, Psychotherapie). Bei einer langjährig bestehenden Adipositas bei Jugendlichen liegt eine chronische Erkrankung bzw. ein chronifiziertes dysfunktionales Verhaltensmuster vor, das häufig mit Folgeerkrankungen (metabolisches Syndrom, Depression) einhergeht (Abb. 15.**409**). In solchen Situationen sind therapeutisch vor allem multimodale Gruppentherapien wirksam, die medizinische Maßnahmen mit Verhaltenstherapie, Ernährungsumstellung und Bewegungstherapie kombinieren und die ganze Familie miteinbeziehen.

Berechnung des Body-Mass-Index

$$\text{Body-Mass-Index} = \frac{\text{Gewicht in kg}}{(\text{Größe in m})^2}$$

Größe (cm)

Gewicht (kg)	1,48		1,52		1,56		1,60		1,64		1,68		1,72		1,76		1,80		1,84		1,88		1,92		1,96		2,00
120	55	53	52	51	49	48	47	46	45	44	43	42	41	40	39	38	37	36	35	35	34	33	33	32	31	31	30
118	54	52	51	50	48	47	46	45	44	43	42	41	40	39	38	37	36	36	35	34	33	33	32	31	31	30	30
116	53	52	50	49	48	46	45	44	43	42	41	40	39	38	37	37	36	35	34	34	33	32	31	31	30	30	29
114	52	51	49	48	47	46	45	43	42	41	40	39	39	38	37	36	35	34	34	33	32	32	31	30	30	29	29
112	51	50	48	47	46	45	44	43	42	41	40	39	38	37	36	35	35	34	33	32	32	31	30	30	29	29	28
110	50	49	48	46	45	44	43	42	41	40	39	38	37	36	36	35	34	33	32	32	31	30	30	29	29	28	28
108	49	48	47	46	44	43	42	41	40	39	38	37	37	36	35	34	33	33	32	31	31	30	29	29	28	28	27
106	48	47	46	45	44	42	41	40	39	38	38	37	36	35	34	33	33	32	31	31	30	29	29	28	28	27	27
104	47	46	45	44	43	42	41	40	39	38	37	36	35	34	34	33	32	31	31	30	29	29	28	28	27	27	26
102	47	45	44	43	42	41	40	39	38	37	36	35	34	34	33	32	31	31	30	29	29	28	28	27	27	26	26
100	46	44	43	42	41	40	39	38	37	36	35	35	34	33	32	32	31	30	30	29	28	28	27	27	26	26	25
98	45	44	42	41	40	39	38	37	36	36	35	34	33	32	32	31	30	30	29	28	28	27	27	26	26	25	25
96	44	43	42	40	39	38	38	37	36	35	34	33	32	32	31	30	30	29	28	28	27	27	26	26	25	24	24
94	43	42	41	40	39	38	37	36	35	34	33	33	32	31	30	30	29	28	28	27	27	26	25	25	24	24	24
92	42	41	40	39	38	37	36	35	34	33	33	32	31	30	30	29	28	28	27	27	26	25	25	24	24	23	23
90	41	40	39	38	37	36	35	34	33	33	32	31	30	30	29	28	28	27	27	26	25	25	24	24	23	23	23
88	40	39	38	37	36	35	34	34	33	32	31	30	30	29	28	28	27	27	26	25	25	24	24	23	23	22	22
86	39	38	37	36	35	34	34	33	32	31	30	30	29	28	28	27	27	26	25	25	24	24	23	23	22	22	22
84	38	37	36	35	35	34	33	32	31	30	30	29	28	28	27	27	26	25	25	24	24	23	23	22	22	21	21
82	37	36	35	35	34	33	32	31	30	30	29	28	28	27	26	26	25	25	24	24	23	23	22	22	21	21	21
80	37	36	35	34	33	32	31	30	30	29	28	28	27	26	26	25	25	24	24	23	23	22	22	21	21	20	20
78	36	35	34	33	32	31	30	30	29	28	28	27	26	26	25	25	24	24	23	23	22	22	21	21	20	20	20
76	35	34	33	32	31	30	30	29	28	28	27	26	26	25	25	24	23	23	22	22	22	21	21	20	20	19	19
74	34	33	32	31	30	30	29	28	28	27	26	26	25	24	24	23	23	22	22	21	21	20	20	20	19	19	19
72	33	32	31	30	30	29	28	27	27	26	26	25	24	24	23	23	22	22	21	21	20	20	20	19	19	18	18
70	32	31	30	30	29	28	27	27	26	25	25	24	24	23	23	22	22	21	21	20	20	19	19	19	18	18	18
68	31	30	29	29	28	27	27	26	25	25	24	24	23	22	22	21	21	21	20	20	19	19	18	18	18	17	17
66	30	29	29	28	27	26	26	25	25	24	23	23	22	22	21	21	20	20	19	19	19	18	18	18	17	17	17
64	29	28	28	27	26	26	25	24	24	23	23	22	22	21	21	20	20	19	19	18	18	18	17	17	17	16	16
62	28	28	27	26	25	25	24	24	23	22	22	21	21	20	20	20	19	19	18	18	18	17	17	16	16	16	16
60	27	27	26	25	25	24	23	23	22	22	21	21	20	20	19	19	19	18	18	17	17	17	16	16	16	15	15
58	26	26	25	24	24	23	23	22	22	21	21	20	20	19	19	18	18	18	17	17	16	16	16	15	15	15	15
56	26	25	24	24	23	22	22	21	21	20	20	19	19	18	18	18	17	17	17	16	16	16	15	15	15	14	14
54	25	24	23	23	22	22	21	21	20	20	19	19	18	18	17	17	17	16	16	16	15	15	15	14	14	14	14
52	24	23	23	22	21	21	20	20	19	19	18	18	18	17	17	16	16	16	15	15	15	14	14	14	14	13	13
50	23	22	22	21	21	20	20	19	19	18	18	17	17	17	16	16	15	15	15	14	14	14	14	13	13	13	13
48	22	21	21	20	20	19	19	18	18	17	17	17	16	16	15	15	15	14	14	14	14	13	13	13	12	12	12

starke Adipositas · Adipositas · Übergewicht · Normalgewicht · Untergewicht

Abb. 15.**408** Body-Mass-Index. Innerhalb der Anthropometrie gilt der Körpermassenindex heute international als Standard zur Beurteilung des Körpergewichts, da er relativ gut mit dem Gesamtkörperfett korreliert. Er errechnet sich aus dem Körpergewicht (in kg), dividiert durch das Quadrat der Körpergröße (in m^2).

Tab. 15.**46** Entwicklung des Body-Mass-Index im Verlauf der Kindheit.

Alter	3. Perzentile	50. Perzentile	97. Perzentile
Mädchen			
6 Jahre	13,2	15,1	17,8
10 Jahre	13,6	16,1	21,1
14 Jahre	15,6	19,1	24,3
Erwachsene	17,1	20,1	25,1
Jungen			
6 Jahre	13,3	15,1	17,4
10 Jahre	13,7	15,8	19,9
14 Jahre	15,1	17,9	22,6
Erwachsene	17,6	20,9	26,7

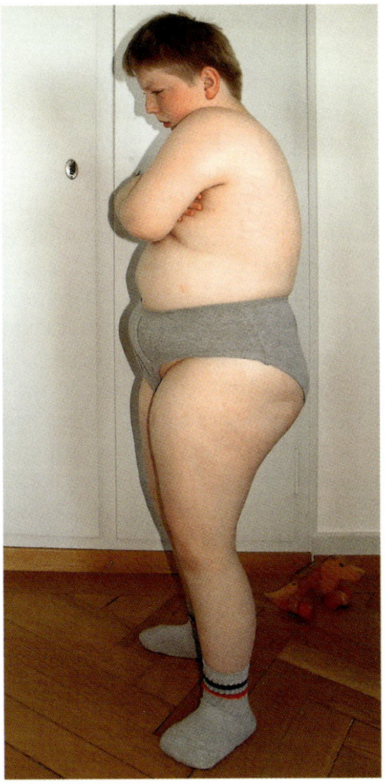

Abb. 15.**409** Adipositas bei Prader-Labhart-Willi-Syndrom.

10 wichtige Punkte.

1. Die Adipositas ist biologisch (genetische Veranlagung) und psychosozial (dysfunktionales Verhalten) bedingt und bedarf daher einer mehrdimensionalen Abklärung und Therapie.
2. In der Schweiz sind derzeit etwa 10% der Kinder übergewichtig (Body-Mass-Index: 90.–97. Perzentile) und nochmals so viele adipös (Body-Mass-Index: > 97. Perzentile), Tendenz steigend!
3. Ein adipöser Jugendlicher hat eine Chance von 75%, als Erwachsener auch adipös zu sein.
4. Adipositas korreliert bei Jugendlichen mit erhöhten psychologischen Problemen. Im Verlauf steigt zusätzlich das Risiko für somatische Folgeerkrankungen.
5. Der ätiologische Faktor Vererbung ist (noch) nicht beeinflussbar. Eine erfolgreiche Therapie zielt daher auf eine dauerhafte Verhaltensänderung im Alltag ab.
6. Voraussetzungen für eine Verhaltensänderung sind Wissen (Ernährungskompetenz), Können (Verhaltenskompetenz) und Motivation (subjektiv „gute Gründe").
7. Die Änderungsmotivation ist der psychologische Hauptfaktor für den Therapieverlauf; er muss daher vor Therapiebeginn richtig eingeschätzt werden.
8. Bei Fehl- oder Pseudomotivation ist eine Therapie zum aktuellen Zeitpunkt kontraindiziert. Den Betroffenen müssen die Gründe für die Rückweisung offen und sachlich dargelegt werden. Damit erhalten sie die Möglichkeit für notwendige Korrekturen und ersparen sich und dem Therapeuten unnötigen Frust.
9. Da die Adipositas eine chronische „Erkrankung" ist, sollten mittel- und langfristige therapeutische Ziele formuliert werden: Normalisierung der Risikobefunde, Gewichtsstabilisierung und gutes Coping mittels gesunder Ernährung (nicht Diät!) und regelmäßigem Sport.
10. Bei mindestens 70% der Jugendlichen sind auch andere Familienmitglieder betroffen. Die Familie muss daher immer in die Behandlung einbezogen werden!

Komorbiditäten/Komplikationen der Adipositas

- *Orthopädisch:*
  - X-Beine (Genu valgum)
  - Epiphysiolyse des Femurkopfs
  - Schmerzsyndrome (Rücken)
- *metabolisch/endokrin:*
  - Risiko des „metabolischen Syndroms": Hypertonie, Diabetes mellitus Typ 2, Dyslipidämie, Hyperurikämie, Herz-Kreislauf-Erkrankungen (Herz-/Hirninfarkte)
  - frühzeitige/problematische Pubertät
  - Oligo-/Amenorrhö
- *gastroenterologisch:*
  - Lebersteatose
  - Gallensteine
- *pulmonal/zentral:*
  - Asthma bronchiale
  - Schlafapnoesyndrom, Aufmerksamkeits-/Konzentrationsstörungen
  - Pseudotumor cerebri
- *dermatologisch:*
  - intertriginöse Dermatitis
  - Striae distensae
- *generell:*
  - Einschränkung der Lebensqualität
  - erhöhte Morbidität
  - erhöhte Mortalität

Therapie

Kinder und Jugendliche mit einer genetischen Veranlagung zum Übergewicht müssen früh lernen, mit diesem „Nachteil" umzugehen. Veränderbar ist jedoch nicht die Neigung zu Adipositas, sondern nur das dysfunktionale Verhalten. Voraussetzungen für eine langfristige Verhaltensänderung sind Wissen (Ernährungskompetenz), Können (Verhaltenskompetenz) und Erfolgserlebnisse (Selbstvertrauen durch realistische Zielsetzungen). Je nach Alterskategorie und je nach Ausmaß der Störung sind unterschiedliche Maßnahmen sinn- und wirkungsvoll. Der Pädiater allein verfügt aber häufig weder über die fachlichen noch über die zeitlichen Ressourcen, um diese Verhaltensänderungen zu vermitteln und mit den Kindern, Jugendlichen und/oder Eltern zu üben. Er tut daher gut daran, mit Fachleuten aus den Bereichen Ernährungsberatung, Sport und Psychologie zusammenzuarbeiten.

Prinzipiell ist das Ziel nicht das Erreichen eines statistisch errechneten Normgewichts, sondern das Erlernen eines gesunderhaltenden Ess- und Bewegungsverhaltens bzw. die Reduktion von vorhandenen medizinischen Risikofaktoren (Hypertonie, Dyslipidämie, Hyperglykämie). Da es sich bei den Betroffenen um Heranwachsende handelt, sollten für den Verlauf immer die Body-Mass-Index-Werte herangezogen werden. Eine Gewichtsstagnation bedeutet bei fortgesetztem Wachstum eine relative Abnahme des Body-Mass-Index und ist als Erfolg zu werten. Therapieempfehlungen, die langfristig umgesetzt werden können, sind sinnvoll; alle anderen fördern lediglich den bekannten Jojo-Effekt!

Kleinkinder. Erkennen die Eltern ihr alimentäres Fehlverhalten nicht und freuen sich über ihr „gesundes dickes Kind", so werden alle vorgeschlagenen korrigierenden Maßnahmen direkt oder indirekt boykottiert. Guter Rat ist dann teuer; Gewichts- und Längenkontrollen alle 6 – 12 Monate sind wohl der einzige Weg, um das Thema nicht ganz aus dem Blickfeld zu verlieren. Liegt hingegen ein Leidensdruck bei den Eltern vor, kann mit einer gezielten Ernährungs- und Erziehungsberatung der Gewichtsverlauf des Kindes häufig gut beeinflusst werden.

Schulkinder. In dieser Alterskategorie werden entweder eine „chronisch-schleichende" Gewichtszunahme über Jahre oder aber deutliche „Perzentilensprünge" beobachtet. Bei Ersterem sind überdurchschnittlich häufig auch die Eltern adipös und stehen einer Therapie skeptisch oder hilflos gegenüber. Der Einbezug der ganzen Familie in ein multimodales Therapieprogramm ist die wirksamste Maßnahme. Die Motivation zur Teilnahme an solchen Gruppenprogrammen muss jedoch erneut von den Eltern selbst aufgebaut werden und kann durch den Pädiater nur beschränkt beeinflusst werden. Im Fall der plötzlichen starken Gewichtszunahme lassen sich praktisch ausnahmslos auslösende Stressfaktoren (fehlende Essstrukturen, psychischer Stress durch schulische oder familiäre Probleme, Unfälle oder Erkrankungen) finden. Neben einem Therapieprogramm ist daher eine lösungsorientierte psychologische Einzeltherapie nutzbringend oder gar Voraussetzung für den Erfolg.

Jugendliche. Die Gruppe der Jugendlichen zeichnet sich dadurch aus, dass viele der Betroffenen bereits mehrfache Therapien ohne dauerhaften Erfolg hinter sich haben. Familiendynamisch gesehen sind sie in der Ablösungsphase und häufig in familiäre Konflikte verstrickt. Das Bedürfnis nach Anerkennung in der Gleichaltrigengruppe ist sehr hoch, die Frustration über den unförmigen Körper häufig ebenso. Der Kinderarzt ist mit der Komplexität dieser Situation nicht selten überfordert. Die klinische Erfahrung und die Fachliteratur zeigen, dass hier spezialisierte multidisziplinäre Gruppenprogramme am besten geeignet sind. In vielen Städten werden solche Therapieangebote praktiziert. Die gruppentherapeutischen Ansätze haben die größte entstigmatisierende Wirkung, und gleichzeitig können alltagsnahe Trainings gemeinsam praktiziert werden. Die Inhalte solcher Programme können in der umfangreichen Literatur eingesehen werden. Die bisher vorliegenden Studien zum Thema der Effizienz von multidisziplinären Gruppenprogrammen zeigten zumeist positive Resultate. Kritisch sei jedoch angemerkt, dass nur wenige gut evaluierte Langzeittherapiestudien dokumentiert sind und diesbezüglich noch viel Forschung zu absolvieren ist.

Es spielt eine wichtige Rolle, wie den Übergewichtigen ihr Zustand benannt wird: Von Jugendlichen wird der neutrale Begriff „Gewicht" am häufigsten als wünschenswert betrachtet. Der 2. in der Reihe ist „ungesundes Gewicht", gefolgt von „hohem Body-Mass-Index". Dann folgen „Gewichtsproblem" und „Übergewicht". Vier Begriffe sind unerwünscht: „schwer", „mollig", „fettleibig" und „extrem fettleibig". Der Begriff „fett" ist der am wenigsten wünschenswerte. Wenn Adipöse erfolgreich behandelt und begleitet werden sollen, spielt auch die Sprache eine Rolle!

Literatur

Allgemein:

Burniat W, Cole T, Lissau I et al. Child and adolescent obesity, causes and consequences, prevention and management. Cambridge: Cambrigde University Press; 2002

Dubois JM. Adipositas im Kindesalter: tägliches Brot des Pädiaters. Paediatrica 2002; 12 (1): 9 - 13

Wabitsch M, Hebebrand J, Kiess W et al. Adipositas bei Kindern und Jugendlichen; Grundlagen und Klinik. Heidelberg: Springer; 2005

Zimmermann MB, Hess SY, Hurrell RF. A national study of the prevalance of overweight and obesiy in 6 - 12y-old swiss children: body mass index, body-weight perceptions and goals. Eur J Clin Nutr 2000; 54: 568 - 572

Genetik/Metabolik:

Barsh GS, Sadaf F, O'Rahilly S. Genetics of body-weight regulation. Nature 2000; 404: 644 - 651

Blundell JE. The control of appetite: basic concepts and practical implications. Schweiz Med Wo 1999; 129: 182 - 188

Campbell PT, Katzmarzyk PT, Malina RM et al. Stability of adipositiy phenotypes from childhood and adolescence into young adoldhood with contribution of parental measures. Obes Res 2001; 9 (7): 394 - 400

Kalra SP, Dube MG, Pu S et al. Interacting appetite-regulating pathways in the hypothalamic regulation of body weight. Endo Rev 1999; 20 (1): 68 - 100

Lustig RH. The neuroendocrinology of childhood obesity. Ped Clin North Am 2001; 48 (4): 909 - 930

Whitaker RC et al. Predicting obesity in young adoldhood from childhood and parental obesity, N Engl J Med, 337: 869 - 873, 1997.

Whitaker RC, Pepe MS, Wright JA et al. Early adipositiy rebound and the risk of adult obesity. Pediatrics 1998; 101 (3): e5

Therapie:

Graf C, Dordel S, Reinher T. Bewegungsmangel und Fehlernährung bei Kindern und Jugendlichen, Prävention und interdisziplinäre Therapieansätze bei Übergewicht und Adipositas. Köln: Deutscher Ärzte-Verlag; 2007

Jeffery RW, Drewnowski A, Epstein LH et al. Long-term maintenance of weight loss: current status. Health Psychol 2000; 19 (1 Supp.): 5 - 16

Stratmann D, Wabitsch M, Leidl R. Adipositas im Kindes- und Jugendalter, Ansätze zur ökonomischen Analyse. Kinderheilkd 2000; 148: 786 - 792

Warschburger P, Petermann F, Fromme C, Wojtalla N. Adipositastraining mit Kindern und Jugendlichen. Weinheim: Beltz, Psychologie Verlags Union; 1999

Magersucht und Essstörungen

B. Zuppinger

Diagnostische Kriterien

Anorexia nervosa (Hungerzwang)

Definition Anorexia nervosa

Untergewicht (15 % unter dem Normalgewicht, Body-Mass-Index < 17,5 kg/m^2 bzw. ≤ 15. Altersperzentile des Body-Mass-Index) und fehlende Gewichtszunahme während des Wachstums weisen auf Vorliegen einer Anorexia nervosa hin. Panische Angst vor Gewichtszunahme, Angst vor kalorienreichen Speisen und eine gestörte Körperwahrnehmung kommen hinzu. Typisch sind die fehlende Krankheitseinsicht und ein jegliche Hilfe abweisendes Verhalten. Die primäre oder sekundäre Amenorrhö (mehr als 3 Zyklen) gehören dazu.

Das typische Erkrankungsalter beträgt 12 – 16 Jahre. Die Häufigkeit der Erkrankung liegt bei 1 % der weiblichen und 0,1 % der männlichen Jugendlichen.

Bulimia nervosa

Definition Bulimia nervosa

Typisch sind bei Bulimia nervosa die Esssucht und eventuell die Brechsucht. Die Betroffenen leiden unter einem Kontrollverlust während des Essens. Sie sind eher normalgewichtig, haben aber große Gewichtsschwankungen. Das Krankheitsgefühl ist vorhanden, so auch ein Leidensdruck, Schuld- und Schamgefühle. Häufig treten keine Zyklusstörungen auf.

Die Häufigkeit des Auftretens beträgt 2 – 5 % der weiblichen und 0,2 – 0,5 % der männlichen Jugendlichen.

Hinweise für den Beginn der Erkrankung

Allgemein gilt: Je früher die Erkrankung diagnostiziert und angegangen wird, desto eher können der Verlauf beeinflusst und eine Chronifizierung verhindert werden. Gründe für ein erstes Aufsuchen des Hausarzts – ohne Benennung des wirklichen Problems – können sein:

- Zyklusstörungen
- Obstipation
- Bauchschmerzen
- unklares Erbrechen
- fehlende Gewichtszunahme während des Wachstums
- verzögerte pubertäre Entwicklung
- sozialer Rückzug
- Traurigkeit
- Lustlosigkeit

Ursachen

Die Ursache ist ungeklärt, aber oft treten Magersucht bzw. Essstörungen familiär gehäuft auf. Das soziokulturelle Umfeld hat einen großen Einfluss; genetische Faktoren werden diskutiert. Ein Ungleichgewicht zwischen notwendiger Anpassungsleistung und eigenen Ressourcen im Entwicklungsprozess während der Adoleszenz werden postuliert.

Die „typische Essstörungspatientin" neigt zum Perfektionismus, hat ein niedriges Selbstwertgefühl, ist sozial isoliert, passiv und besitzt eine vermehrte emotionale Selbstkontrolle, eine familiäre Struktur mit Überprotektionismus, Rigidität, Konfliktunfähigkeit sowie hoher – oft unausgesprochener – Erwartungshaltung. Mode und Sport beeinflussen das Krankheitsbild ebenfalls.

Ursachen für Untergewicht

- Anorexia nervosa
- Bulimie
- andere psychiatrische Affektionen
- Morbus Crohn
- Colitis ulcerosa
- Zöliakie
- Morbus Addison
- Hyperthyreose
- maligner Tumor
- zystische Fibrose
- Diabetes mellitus
- Tumor des zentralen Nervensystems

Spezifische Anamnese und Untersuchung

Anamnese

Zu erheben sind:

- aktuelles Gewicht
- Gewichtsschwankungen
- Gewicht in der Kindheit und frühen Adoleszenz
- Gewicht der Mutter als junges Mädchen
- Vorstellungen über das persönliche Idealgewicht
- körperliche Entwicklung (Menarche, Zyklus)
- Ess- und Einkaufgewohnheiten
- Art der bisherigen Gewichtskontrolle, Diäten
- körperliche Aktivität (Hyperaktivität?)
- soziales Beziehungsnetz

Untersuchung

Klinische Untersuchung (Abb. 15.**410**)

- *Kreislauf:* Hypothermie, Akrozyanose, marmorierte Haut, Bradykardie, Ödeme
- *Haut:* Lanugo, trockene Haut, Dekubitus, Karotinikterus, spröde Haare, Haarausfall
- *Zähne:* Schmelzdefekte, Zahnverfärbungen
- *Otorhinolaryngologie:* vergrößerte Parotis, Hypertrophie des M. masseter
- *Neurostatus:* Hyporeflexie, Hyposensibilität, normaler Augenhintergrund
- *Abdomen:* Meteorismus, spärliche Darmgeräusche, Skybala
- *Skelett:* Wirbelsäulenkyphose (Osteoporose)

Laboruntersuchung

> **!** Allgemein gilt: Primär sind keine Blutanalysen indiziert, sondern erst sekundär bei starkem Gewichtsverlust und/oder exzessivem Erbrechen. Trotz ausgeprägter Kachexie und/oder häufigem Erbrechen sind meist nur wenige Veränderungen in den Laborwerten zu finden.

- *Blutsenkungsreaktion:* normal bis erniedrigt
- *niedrige Leukozytenzahl* (selten erhöhte Infektanfälligkeit)
- *Elektrolytverschiebungen* (Dehydratation, Erbrechen, Laxanzien, Wasserintoxikation)
- *Blutgasanalyse:* Azidose oder Alkalose (Dehydratation, Erbrechen, Laxanzien, Wasserintoxikation)
- *Kreatinin:* normal erhöht trotz erniedrigter Muskelmasse (Dehydratation)
- *Transaminasen:* normal erhöht (Cave: Leberfettdegenerationen bei extremem Hungern)
- *alkalische Phosphatase:* normal leicht erniedrigt (Wachstumsstopp)
- *Vitamine:* erniedrigt oder eventuell leicht erhöht (exzessives Einnehmen von Vitaminpräparaten)
- *Kortisol:* eventuell erhöht
- *Spurenelemente:* Zink erniedrigt (Haare, Wundheilung)

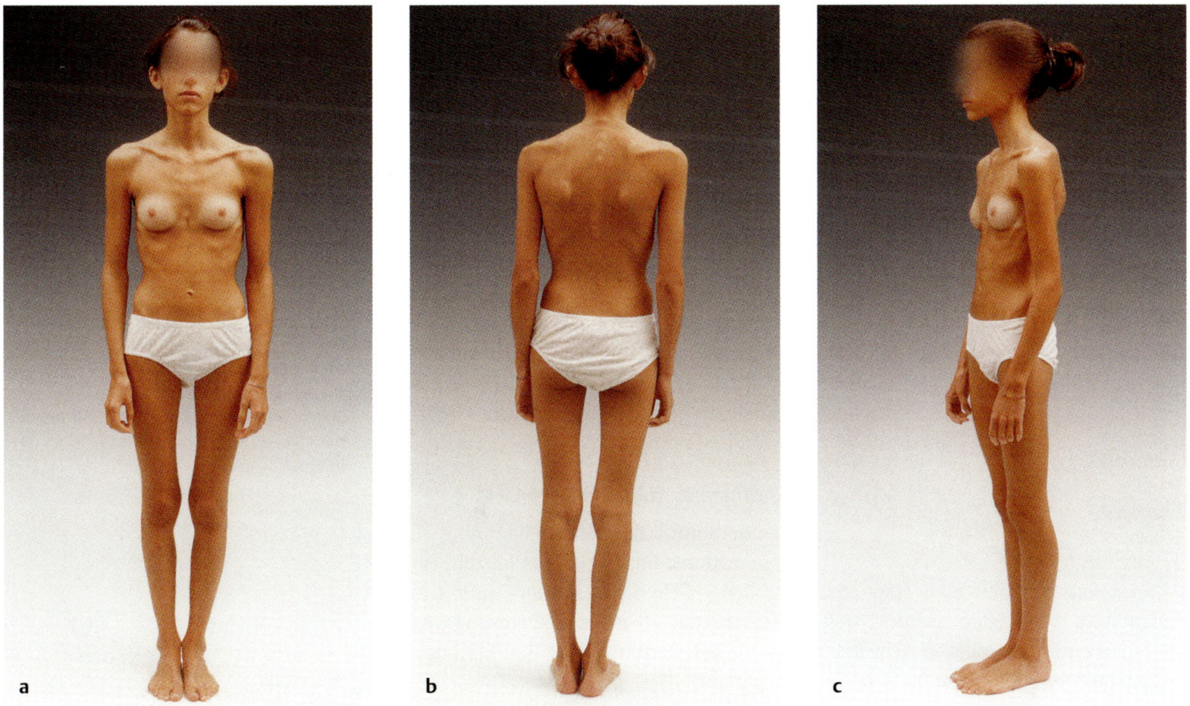

Abb. 15.**410 a – c** Patientin mit Magersucht.

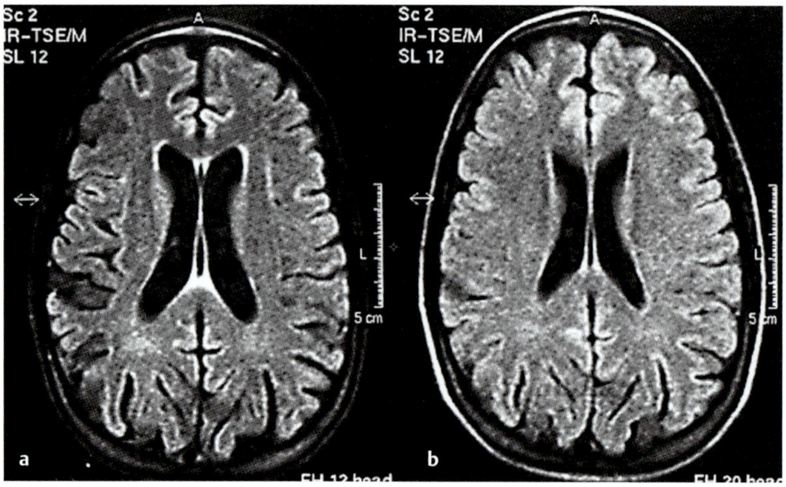

Abb. 15.**411 a, b** Abbau der Hirnsubstanz bei langjähriger Anorexie.

Gynäkologische Abklärung

Im Rahmen der gynäkologischen Abklärung müssen folgende Untersuchungen durchgeführt werden:

- gynäkologischer Status (sekundäre Geschlechtsmerkmale, Tanner-Stadien)
- Ultraschall abdominal (Uterusgröße, Endometrium, Ovarien)
- Gestagentest (nur wenn davor normale Menstruation)
- basale Hormonanalyse (follikelstimulierendes Hormon, luteinisierendes Hormon, Prolaktin, freies Tetrajodthyronin, Östradiol).

Bildgebende Verfahren

- Knochenalterbestimmung
- Osteodensitometrie (ausgeprägte und/oder chronische Anorexie)
- MRT bei atypischer Anamnese

Zahnärztliche Untersuchung

Zahnstatus und regelmäßige zahnärztliche Kontrollen (Klärung von späteren Versicherungsansprüchen) sind wichtig.

Therapie

Ambulante Therapie

Wenn möglich, sollte eine stationäre Behandlung vermieden werden. Alle Therapierichtlinien müssen schriftlich festgehalten werden. Es sollte am Anfang geklärt werden, wie viel therapeutische Personen involviert sind (Hausarzt allein oder Hausarzt mit Psychologen, Ernährungsberatung). Wichtig ist das Erkennen der eigenen Grenzen: Wenn innerhalb der ersten 3 Monate keine Besserung eintritt oder zusätzliche psychische Auffälligkeiten auftreten, ist eine Überweisung zur Psychotherapie unerlässlich.

Im ambulanten Setting ist wichtig, dass die Krankheit mit ihren Symptomen genau erfragt und benannt wird. Das Zielgewicht muss bestimmt werden (leicht unter Idealgewicht, z. B. knapp unter der 25. Perzentile des Body-Mass-Index). Die angestrebte Gewichtszunahme pro Zeit muss festlegt werden (z. B. 500 g/2 Wochen). Die oberen und unteren Gewichtslimits müssen festgelegt, die Sanktionen bei Unterschreitung schon initial kommuniziert werden. Daran muss auch festgehalten werden. Die Hospitalisationskriterien müssen klar festgelegt sein. Die Familie soll so umfassend wie möglich unterstützt werden. Es muss geklärt werden, was sie noch tolerieren kann und was noch verantwortbar ist. Allenfalls ist dazu eine zusätzliche psychotherapeutische Unterstützung nötig.

Stationäres Therapie-Setting

Eine multidisziplinäre Behandlung in einer Klinik, bestehend aus Einzel-, Familien-, Gruppen-, Körper- und Gestalttherapie, Ernährungsberatung und ärztlicher Betreuung ist ein Minimalstandard. Die geforderte Gewichtszunahme, die Therapien und die „Freizeit“ werden mittels Verträgen schriftlich festgehalten. Vor Austritt muss die Nachbetreuung gesichert sein.

Prognose und Prävention

Die Prognose ist abhängig vom Alter bei der Erstmanifestation (je jünger, umso prognostisch ungünstiger), dem Intervall zwischen ersten Symptomen und Therapiebeginn und der Komorbidität:

- Etwa 30 % der Betroffenen werden gesund (regelmäßiger Zyklus, Gewicht ± im Bereich des geforderten).
- Etwa 30 % werden leicht gebessert (kein regelmäßiger Zyklus, Gewicht unter dem geforderten).
- Etwa 30 % werden nicht gebessert (Amenorrhö, Gewicht weit unter dem geforderten).
- Etwa 5 – 10 % sterben (Suizid oder infolge körperlicher Komplikationen).

Die Prävention sollte möglichst frühzeitig erfolgen, z. B. in den Schulen und durch den Hausarzt, der das Thema anspricht. Dadurch können langfristige Folgen, wie der Abbau der Hirnsubstanz, verhindert werden (Abb. 15.**411**). Die typischen „Anorexiepatientinnen“ müssen in der Praxis erfasst werden. Dazu eignen sich die Vorsorgeuntersuchungen. Die Förderung von Aktivitäten und damit letztlich die Steigerung des Selbstwertgefühls sind hilfreich; ebenso müssen die risikoreichen soziokulturellen Faktoren (Peer-Gruppe) angesprochen werden.

Literatur

Buddeberg-Fischer B. Früherkennung und Prävention von Essstörungen – Essverhalten und Körpererleben bei Jugendlichen. Stuttgart: Schattauer; 2000

Gerlinghoff M, Backmund H. Therapie der Magersucht und Bulimie. Anleitung zum eigenverantwortlichen Handeln. Weinheim: Beltz; 1995

Wardetzki B. „Iss doch endlich mal normal!“ Hilfen für Angehörige von essgestörten Mädchen und Frauen. 4. Aufl. München: Kösel; 2000

Pubertät

M. Janner

Die Pubertät ist ein zentraler Lebensabschnitt des Menschen, während dem nicht nur die körperliche, sondern auch die psychologische und soziale Reife erreicht wird. An dieser Stelle sollen ausschließlich die Vorgänge, die zur körperlichen Reife führen, und deren häufigste Störungen beleuchtet werden.

Mädchen erreichen heute die Menarche früher als vor 100 Jahren. In den letzten 100 – 150 Jahren ist das Menarchenalter um 2 – 3 Monate pro Dekade vorgerückt. Seit den 1970er-Jahren ist das Menarchenalter in den Industrieländern allerdings stehen geblieben. Hingegen hält der säkulare Trend für die Thelarche weiter an. Dies führt dazu, dass die Zeitspanne von Pubertätsbeginn bis zu Pubertätsabschluss länger wird. Bei Jungen ist dieser säkulare Trend schlechter dokumentiert. Die prä- und postnatale Ernährung spielt dabei eine entscheidende Rolle. So konnten Studien zeigen, dass eine inverse Beziehung zwischen Ernährungszustand und Menarchenalter besteht. Diese Beziehung ist noch stärker ausgeprägt bei Mädchen, die hypotroph geboren wurden.

Entwicklung

Embryologie

Die fetalen Leydig-Zellen beginnen in der 8.– 9. Schwangerschaftswoche, Testosteron zu produzieren. Die fetale Testosteronproduktion wird zu diesem Zeitpunkt noch durch das plazentare humane β-Choriongonadotropin reguliert. Erst nach der 16. Schwangerschaftswoche wird die Hypothalamus-Hypophysen-Achse aktiv und sezerniert das luteinisierende und das follikelstimulierende Hormon. Um die 20. Schwangerschaftswoche herum erreichen das luteinisierende und das follikelstimulierende Hormon bei Mädchen und Jungen die höchsten Werte und fallen danach bis zum Termin kontinuierlich ab. In der 2. Schwangerschaftshälfte zeigen Mädchen höhere Spiegel des follikelstimulierenden Hormons, während Jungen höhere Spiegel des luteinisierenden Hormons haben. Im fetalen Ovar wird die maximale Anzahl an Keimzellen zwischen der 16. und 20. Schwangerschaftswoche erreicht. Die ersten Primordialfollikel erscheinen in der 20. Schwangerschaftswoche. Die Proliferation von Oogonien und die Differenzierung bis zum Primordialfollikel sind von dem follikelstimulierenden Hormon unabhängig.

Normale Entwicklung im Kindesalter

Beim Jungen kommt es nach der Geburt zu einem 10-fachen Anstieg des luteinisierenden Hormons, der in den ersten 3 Lebensstunden von einem starken Anstieg des Testosteronspiegels gefolgt wird. Darauf entwickelt sich beim Jungen eine pulsatile Sekretion von luteinisierendem und von follikelstimulierendem Hormon, die etwa 6 Monate andauert. Nach dem 6. Lebensmonat fallen die Gonadotropinspiegel auf die niedrigen präpubertären Werte ab.

Auch beim Mädchen entwickelt sich nach der Geburt eine pulsatile Sekretion der Gonadotropine, wobei im Gegensatz zu den Jungen die Spiegel des follikelstimulierenden Hormons bei ihnen höher sind. Die Gonadotropinspiegel fallen beim Mädchen erst mit etwa 2 Jahren auf die niedrigen präpubertären Werte ab. Im englischen Sprachgebrauch wird diese aktive Phase der Hypothalamus-Hypophysen-Gonaden-Achse als „Minipuberty“ bezeichnet.

Der Beginn der pubertären Aktivität der Neuronen im Hypothalamus, die das Gonadotropin-releasing-Hormon produzieren, ist unter komplexer genetischer, alimentärer und metabolischer Kontrolle und äußert sich zuallererst als pulsatile, nächtliche Produktion des luteinisierenden Hormons.

Erstes klinisches Zeichen des Pubertätsbeginns bei Mädchen ist die Entwicklung einer Brustknospe (Thelarche), die unilateral und zu Beginn leicht schmerzhaft sein kann. In der Regel wird etwa 6 Monate danach erste Schambehaarung (Pubarche) sichtbar. Das Auftreten der Schambehaarung zeigt eine sehr große Variabilität; so hat etwa ⅓ der Mädchen die Pubarche bereits vor der Thelarche, und 25 % der Mädchen mit einem Bruststadium Tanner 3 haben noch keinerlei Schambehaarung. Die maximale Wachstumsgeschwindigkeit wird etwa 6 – 9 Monate nach der Thelarche erreicht. Die Menarche tritt in der Schweiz im Mittel in einem Alter von 13,4 Jahren auf. Nach der Menarche wachsen die Mädchen im Mittel 7,8 cm (2,6 – 10,6 cm), die Hälfte davon im 1. Jahr (Abb. 15.**412**).

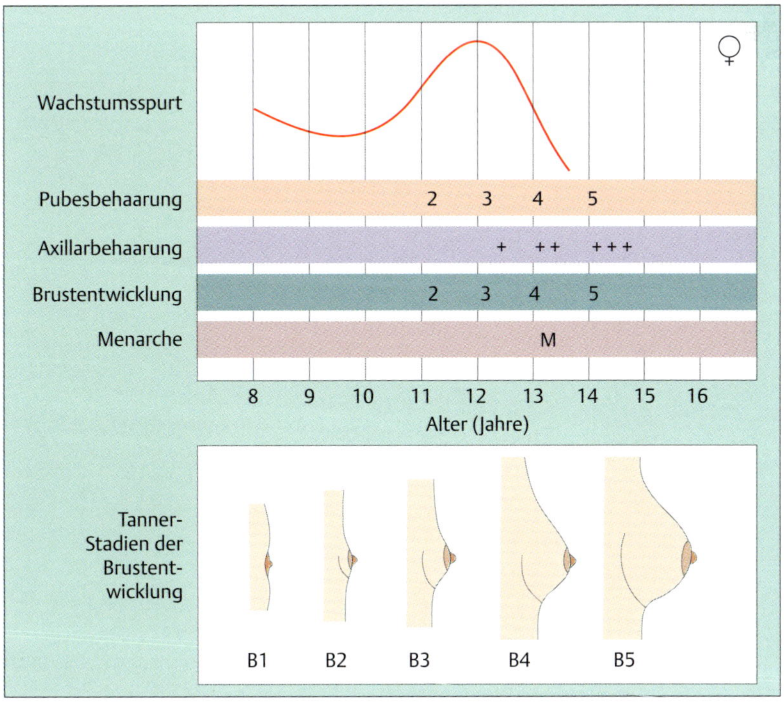

Abb. 15.**412** Pubertätsentwicklung bei Mädchen.

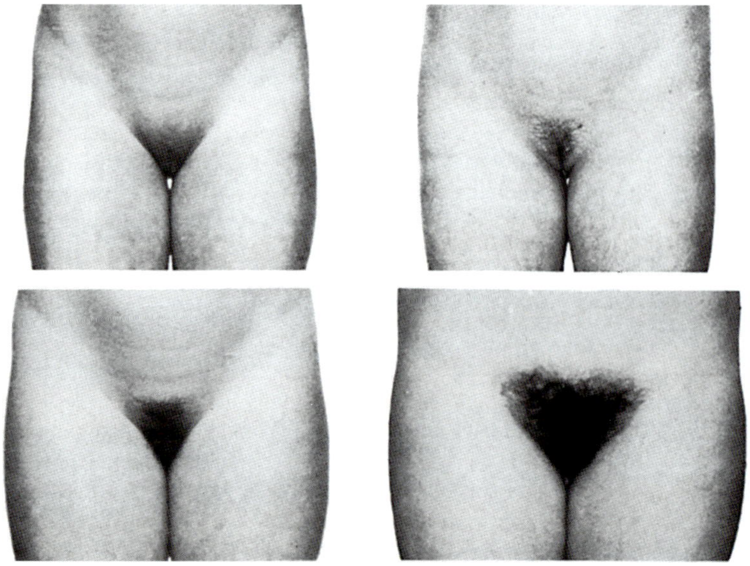

Abb. 15.**413** Tanner-Stadien der Pubesbehaarung bei Mädchen.

Pubesbehaarung bei Mädchen (Stadien nach Tanner; Abb. 15.413)

- *P1:* keine Behaarung
- *P2:* wenige, leicht pigmentierte, gerade Schamhaare um Labia majora
- *P3:* dunklere, dichtere und gekräuselte Haare über der Symphyse (auf Schwarz-Weiß-Foto sichtbar)
- *P4:* kräftige Behaarung wie beim Erwachsenen, aber geringere Ausdehnung als P5
- *P5:* ausgedehntere, kräftige Behaarung, nach oben horizontal begrenzt, seitlich auf die Oberschenkel übergreifend
- *P6:* dreieckige, mehr virile Ausweitung zum Nabel hin (nur bei 10 % der Frauen)

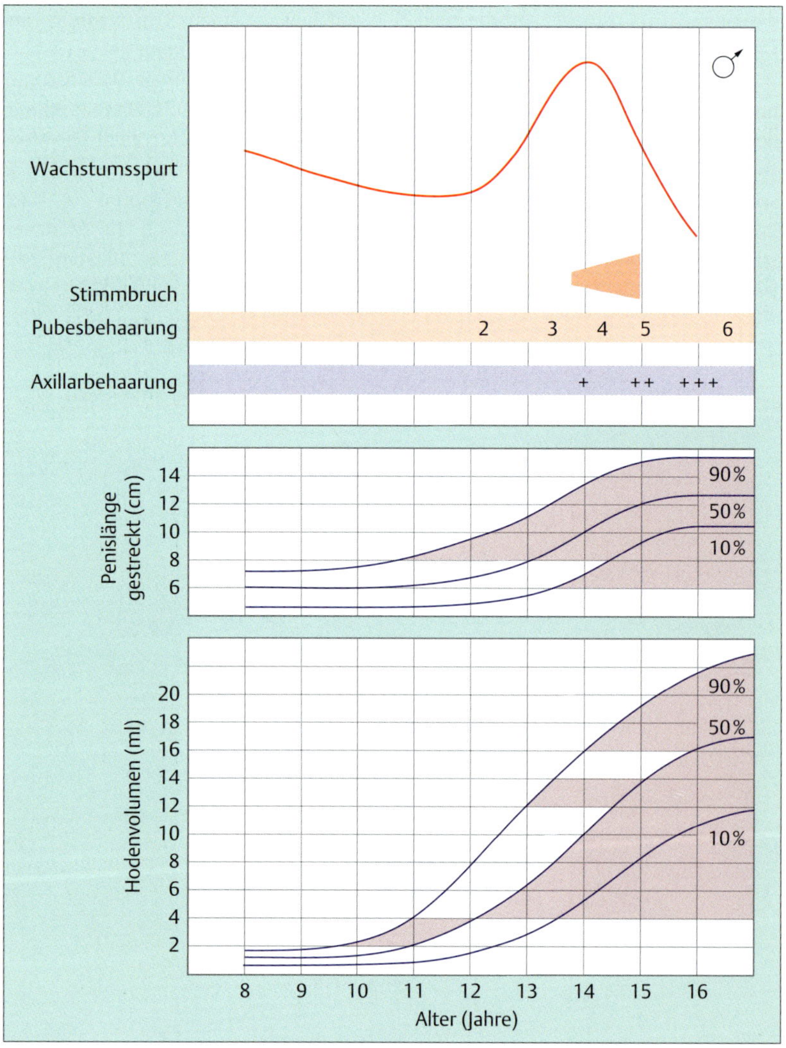

Abb. 15.**414** Pubertätsentwicklung bei Jungen.

Brustentwicklung (Stadien nach Tanner)

- *B1:* Es ist keine palpable Drüse vorhanden.
- *B2:* Knospenbrust: Im vergrößerten Warzenhof ist die Drüse palpabel.
- *B3:* Der Drüsenkörper ist größer als der Warzenhof.
- *B4:* Brustwarze und Warzenhof heben sich gesondert von dem übrigen Drüsenkörper ab.
- *B5:* Reife Brust: Die Vorwölbung des Warzenhofs geht in die Brustkontur über.

Das erste klinische Zeichen des Pubertätsbeginns bei Jungen ist das beginnende Hodenwachstum, das von einer Änderung der Textur und der Farbe des Skrotums begleitet wird. Ein Hodenvolumen von 3 ml bezeichnet den Pubertätsbeginn. Etwa 6 Monate danach werden erste Schamhaare sichtbar. Die maximale Wachstumsgeschwindigkeit wird etwa 2 Jahre danach erreicht. Die Spermarche erfolgt im Durchschnitt mit 13,3 Jahren. Der Stimmbruch tritt mit großer Variabilität gegen Ende der Pubertätsentwicklung auf. Der „Muskelspurt" folgt dem pubertären Wachstumsspurt mit einem Jahr Verzögerung (Abb. 15.**414**).

Pubesbehaarung bei Jungen (Stadien nach Tanner; Abb. 15.415)

- *P1:* keine Behaarung
- *P2:* wenige, leicht pigmentierte, gerade Schamhaare an der Basis des Penis
- *P3:* dunklere, dichtere und gekräuselte Haare über der Symphyse
- *P4:* kräftige Behaarung wie beim Erwachsenen, aber geringere Ausdehnung als P5
- *P5:* kräftige, dreiecksförmige Behaarung, nach oben horizontal begrenzt, seitlich auf die Oberschenkel übergreifend
- *P6:* virile, zum Nabel hin laufende Ausdehnung (bei 80 % der Männer)

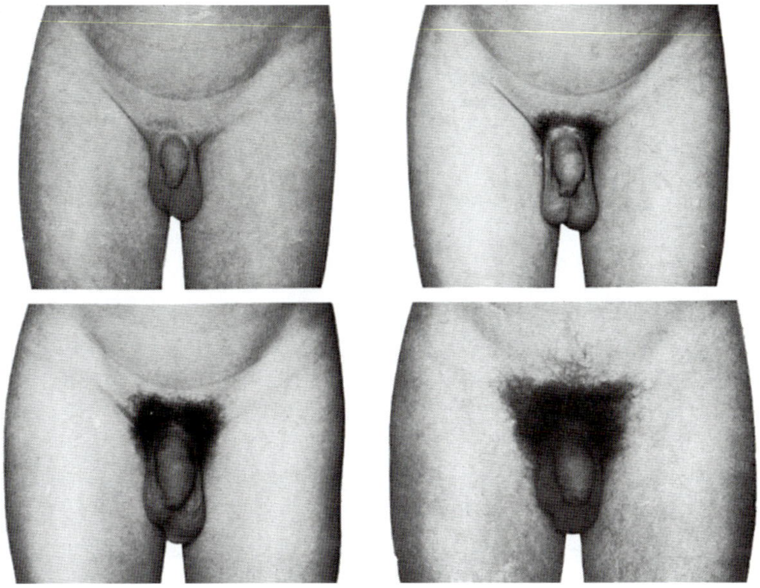

Abb. 15.**415** Tanner-Stadien der Pubesbehaarung bei Jungen.

Tab. 15.47 Pubertätsstörungen: Bedeutung der Anamnese.

Anamnese	Fragestellung
Familienanamnese	
Menarche der Mutter, 1. Rasur des Vaters	familiär frühe oder späte Pubertät
Konsanguinität	erbliche Störungen der Pubertätsentwicklung, z. B. hypogonadotroper Hypogonadismus
Neurofibromatose	Optikusgliome assoziiert mit Pubertas praecox
persönliche Anamnese	
Geburtsmodus, z. B. Forzeps	Hypophyseninsuffizienz
bisheriger Wachstumsverlauf	Knick in Längen- und/oder Gewichtskurve
gehäufte otorhinolaryngeale Infekte	Turner-Syndrom
Schädelbestrahlung	Pubertas praecox
Schädel-Hirn-Trauma	Ausfälle von Hypophysenachsen
Anorexie	Pubertas tarda
chronische Krankheit (z. B. Zöliakie, chronisch-entzündliche Darmkrankheiten)	Pubertas tarda
Systemanamnese	
Appetit, Essverhalten	Hinweis auf qualitative und quantitative Mangelernährung, Anorexie
Stuhlgang, Bauchschmerzen	Zöliakie, Malabsorption anderer Ursache, Hypothyreose
Kälteintoleranz, trockene Haut	Hypothyreose
Menstruationsanamnese	Polymenorrhö, Oligo-/Amenorrhö, Menorrhagien, Metrorrhagien
Akne, Seborrhö, apokrine Schweißsekretion	Androgenproduktion
Kopfschmerzen, Sehstörungen	Hinweis auf Hirntumor
Geruchssinn	Anosmie/Hyposmie: Kallman-Syndrom
genauer zeitlicher Ablauf der Pubertätsentwicklung	frühe, späte Entwicklung; ausbleibende Pubertätsentwicklung: Turner-Syndrom
Medikamente, Soja, Lavendelöl	Östrogene, Xenoöstrogene

Tab. 15.48 Störungen der Pubertätsentwicklung: spezielle Untersuchungsbefunde.

Befund	Fragestellung
Café-au-Lait-Flecken	Neurofibromatose (Optikusgliom!), McCune-Albright-Syndrom (Pubertas praecox)
Struma	Hypothyreose
Dysmorphiezeichen	z. B. Turner-Syndrom
Pektoralisaplasie	assoziiert mit Brustaplasie: Poland-Syndrom
Augenhintergrund	Stauungspapille
Gesichtsfeldausfälle, Strabismus, Pupillenmotilitätsstörung, Visusabfall	angeborene oder erworbene Störungen im Bereich von Hypothalamus und Hypophyse (septooptische Dysplasie, Kraniopharyngeom)
Anosmie	hypogonadotroper Hypogonadismus: z. B. Kallman-Syndrom
Genitale	Hypospadie, Kryptorchismus, Labiensynechie, Klitoromegalie, Hymenalatresie
Akne, Virilisierung	Androgenexzess

Organspezifische Anamnese und Untersuchung

Anamnese

Die Anamnese kann relevante Hinweise auf die Ursachen von Pubertätsstörungen geben. Eine Auswahl wichtiger Punkte ist in Tab. 15.**47** zusammengestellt. Besonders wichtig ist der genaue chronologische Ablauf der Pubertätsentwicklung. Für die Differenzialdiagnose bedeutsam ist die Frage, ob der zeitliche Ablauf der Pubertät synchron mit der physiologischen Entwicklung oder asynchron dazu verläuft.

Klinische Untersuchung

Zur vollständigen klinischen Untersuchung (Tab. 15.**48**) gehören auch die Bestimmung der Pubertätsstadien und die Messung des Hodenvolumens mit dem Orchidometer nach Prader (Abb. 15.**416** bis Abb. 15.**419**). Bei Jugendlichen mit einer Pubertas tarda sollte auch eine klinische Geruchsprüfung durchgeführt werden, da eine Anosmie, die mit einem hypogonadotropen Hypogonadismus assoziiert ist, auf ein Kallman-Syndrom hinweist. Tab. 15.**49** fasst einige Zusatzuntersuchungen zusammen.

Die Untersuchung und Reifebeurteilung des weiblichen Genitales wird im Kap. Kindergynäkologie, S. 330 besprochen.

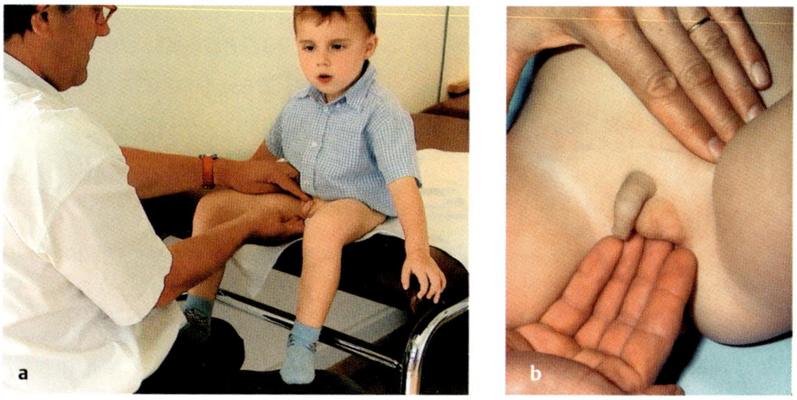

Abb. 15.**416 a, b** Untersuchungstechnik und Palpation der Hoden: Kind sitzend.

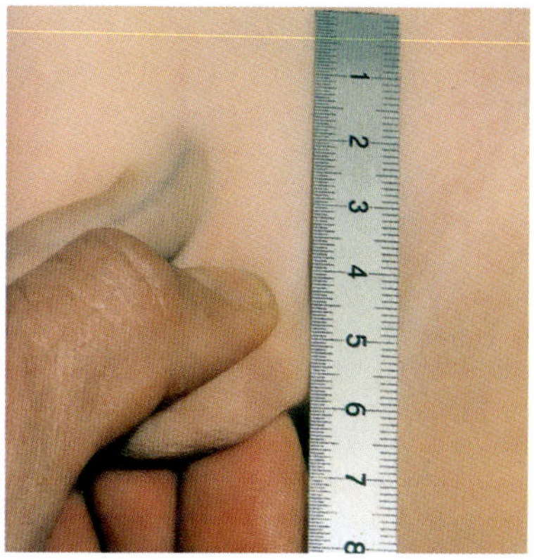

Abb. 15.**417** Bestimmung der Hodengröße mit dem Scorer-Maß.

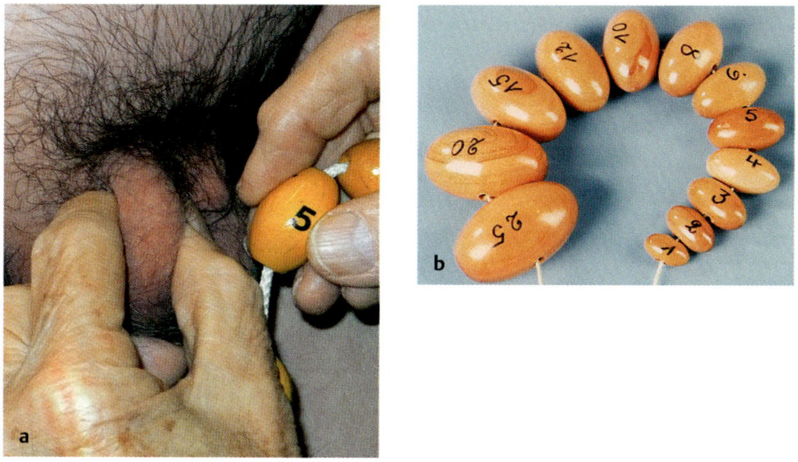

Abb. 15.**418 a, b** Bestimmung der Hodengröße mit dem Orchidometer.
a Größenbestimmung.
b Orchidometer.

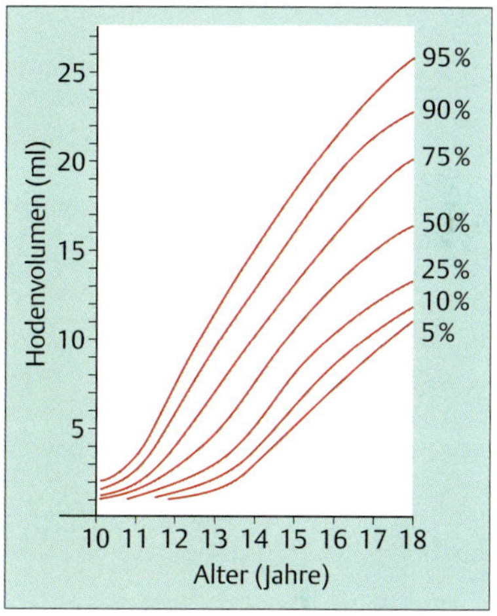

Abb. 15.**419** Referenzwerte für das Hodenvolumen (aus Largo RH, Prader A. Pubertal development in Swiss boys. Helv Paed Acta 1983; 38: 211 – 243).

Tab. 15.**49** Zusatzuntersuchungen bei Störungen der Pubertätsentwicklung.

Fragestellung	Untersuchung
Pubertas praecox, tarda	follikelstimulierendes Hormon, luteinisierendes Hormon, Östradiol, freies Testosteron
adrenaler Androgenexzess	Androstendion, Dehydroepiandrosteronsulfat, 17-Hydroxyprogesteron
Turner-, Klinefelter-Syndrom	Karyotyp
Malabsorption (z. B. Zöliakie), chronisch-entzündliche Darmkrankheiten	Hämoglobin, Blutsenkungsreaktion
Knochenalter	Röntgenbild der linken Hand anteroposterior
Uterusgröße, Endometriumreflex, Ovarien	Ultraschall des kleinen Beckens
Pubertas tarda, Amenorrhö (Prolaktinom)	Prolaktin
Zöliakie (Pubertas tarda)	Immunglobulin A, Antitransglutaminase-Antikörper (Immunglobulin A)
Hypothyreose	thyreoideastimulierendes Hormon, freies Tri- und Tetrajodthyronin

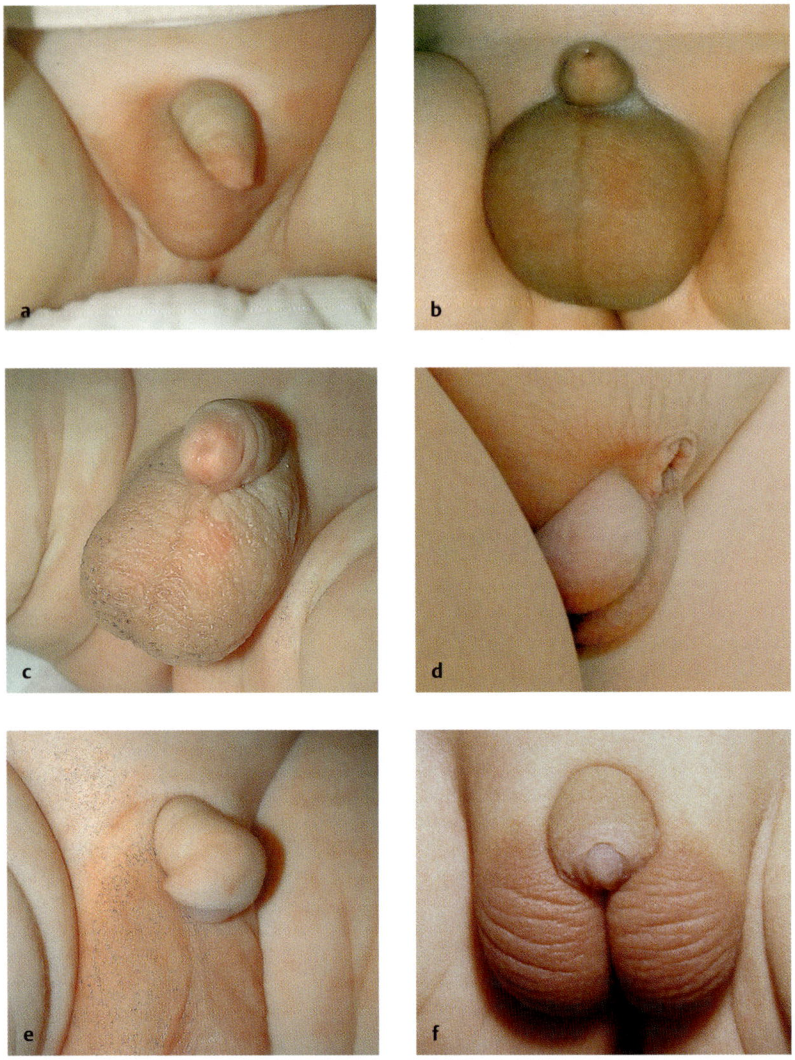

Abb. 15.**420 a – f** Verschiedene Penis- und Hodenanomalien.
a Kryptorchismus links.
b Hydrozele beidseits.
c Palmure.
d Penis enlisé (eingesunkener Penis).
e Hypospadia coronaria mit gebogener Chorda.
f Hypospadia scrotalis.

Normvarianten und altersspezifische Störungen

Normvarianten: Penisanomalien

Penisanomalien sind häufig und teilweise vorübergehend, sprich physiologisch, so z. B. die Phimose, die bei 20% der 2-Jährigen vorkommt und noch bei 10% der 3-Jährigen diagnostizierbar ist. Dazu kommt noch das kongenital stenotische Präputium, das wahrscheinlich einen entwicklungsbedingten Normalbefund darstellt. Die Ursache für eine Phimose sind Repositionsversuche und Infektionen, die zu einer narbigen Verengung der Vorhaut geführt haben. Eine operative Sanierung – es gibt eine Unzahl von Techniken – sollte vor dem 5. Lebensjahr aufgrund der wahrscheinlichen spontanen Korrektur nicht stattfinden! Ein medikamentöser Behandlungsversuch mit Kortisonsalben für 3 – 4 Wochen kann eine Operation unnötig machen.

Von einem eingegrabenen Penis (Burried Penis, früher auch „Pseudohypogenitalismus“ Fröhlich genannt) wird gesprochen, wenn dieser im präputialen Fett vergraben ist und kaum über das Hautniveau herausragt. Durch Zurückschieben des Fettes wird die wirkliche Penisgröße sichtbar. In der Adoleszenz und der damit einhergehenden Verschiebung in der Fettverteilung ist der Burried Penis oft kaum mehr ein Problem. Die Therapie ist deshalb expektativ. Bei der Palmure hingegen (Webbed Penis) ist die Skrotalhaut zu distal am Penis fixiert. Obwohl daraus keine funktionellen Beschwerden zu erwarten sind, ist unter Umständen eine kosmetische Korrektur angezeigt.

Die verschiedenen Formen der Hypospadie werden nach der Mündung der Urethra unterschieden: Hypospadia glandis, coronaria, penis, penoscrotalis und scrotalis. Je nach Lage werden verschiedene Operationstechniken angewandt. Die ersten Korrekturen sollten am Ende des 1. Lebensjahrs durchgeführt werden.

Abb. 15.**420** zeigt eine Reihe von Penis- und Hodenanomalien.

Altersspezifische Störungen

Neugeborene

Kleine Säuglinge zeigen in den ersten Lebenswochen und Monaten oft eine meist beidseitige Brustvergrößerung, die sowohl bei Mädchen als auch bei Jungen auftreten kann und auf die Stimulation durch mütterliche Östrogene unmittelbar postpartal oder während der Stillzeit zurückzuführen ist. Im Volksmund wird diese harmlose Entwicklungsvariante als „Hexenbrüstchen" bezeichnet. Eine Abklärung ist nicht angezeigt. Selten kommt auch eine blutige Sekretion aus den Brustwarzen vor, die auf harmlose Duktektasien hinweist; diese können durch einen erfahrenen Radiologen sonografisch sichtbar gemacht werden.

Störungen der Geschlechtsdifferenzierung (engl.: Disorders of sexual Differentation) manifestieren sich mit einer ganzen Palette von Auffälligkeiten des äußeren und inneren Genitales, die von einer Klitoromegalie bis zu einem vollständig virilisierten weiblichen Genitale mit penisähnlichem Phallus und fusionierten Labioskrotalfalten reichen kann. Ein Neugeborenes mit Störung der Geschlechtsdifferenzierung stellt einen endokrinologischen Notfall dar. Das Kind muss so rasch wie möglich an eine Universitätsklinik mit Disorders-of-sexual-Differentation-Team überwiesen werden. Den Eltern muss erklärt werden, dass die Namensgebung bis zur genauen Klärung der Diagnose aufgeschoben werden sollte.

Säuglinge

Jede Brustentwicklung beim Mädchen vor dem 8. Altersjahr wird als prämature Thelarche bezeichnet. Im Säuglings- und Kleinkindesalter, zwischen 6 und 24 Monaten, kommt eine isolierte prämature Thelarche als normale Entwicklungsvariante recht häufig vor (Abb. 15.**421**). Der physiologische Hintergrund dieser Entwicklungsvariante ist die pulsatile Sekretion des follikelstimulierenden Hormons, die zur Reifung kleiner Follikel im Ovar führt, die ihrerseits kleine Mengen Östradiol produzieren. Damit eine prämature Thelarche als Entwicklungsvariante beurteilt werden kann, müssen folgende Kriterien erfüllt sein:

- fehlende Pubarche
- keine Zeichen für Östrogenifizierung des äußeren Genitales
- normale Wachstumsgeschwindigkeit

Sind diese Kriterien bei einem Mädchen im typischen Alterssegment erfüllt, ist eine abwartende Haltung mit regelmäßigen klinischen Kontrollen gerechtfertigt. Differenzialdiagnostisch muss an die Zufuhr exogener Substanzen mit Östrogenwirkung (Teebaumöl, Lavendelöl, Sojaprodukte, Hühnchen) sowie an eine Pubertas praecox gedacht werden; selten kann auch eine unbehandelte primäre Hypothyreose zu einer prämaturen Thelarche führen.

Die Hoden beginnen den Deszensus in der 12. Schwangerschaftswoche und beenden ihn meist in der Mitte des 3. Trimenons. Bei 3 – 5 % der Termingeborenen sind die Hoden aber noch nicht deszendiert. Wenn die Hoden mit 6 Monaten noch nicht deszendiert sind, ist eine chirurgische Therapie zwischen dem 6. und dem 12. Lebensmonat angezeigt.

Kinder zwischen 2 und 10 Jahren

Pubertas praecox
- *Jungen:* Hodenvolumen ≥ 3 ml und/oder Schambehaarung vor dem 9. Lebensjahr
- *Mädchen:* Thelarche und/oder Schambehaarung vor dem 8. Lebensjahr

Beim Auftreten erster Pubertätszeichen vor dem 8. Lebensjahr bei Mädchen und vor dem 9. Lebensjahr bei Jungen wird von Pubertas praecox gesprochen. Ein synchroner Ablauf einer Pubertas praecox (d. h., der zeitliche Ablauf ist wie bei der normalen Pubertät) spricht für eine zentrale (d. h. gonadotropinabhängige) Pubertas praecox. Diese ist bei mehr als 90 % der Mädchen idiopathisch, hat allerdings bei etwa 90 % der Jungen eine organische Ursache (Abb. 15.**422**).

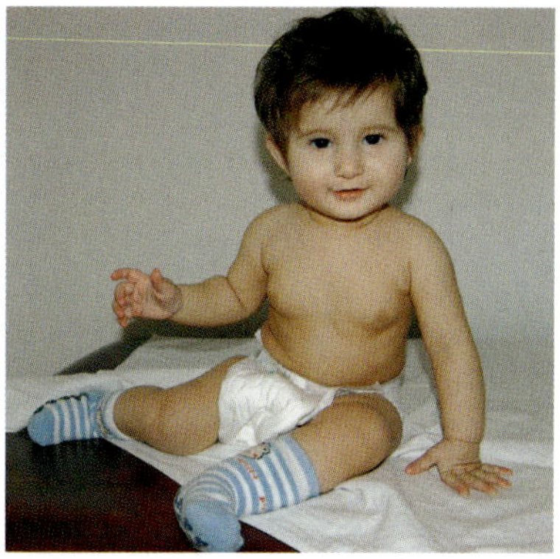

Abb. 15.**421** Prämature Thelarche.

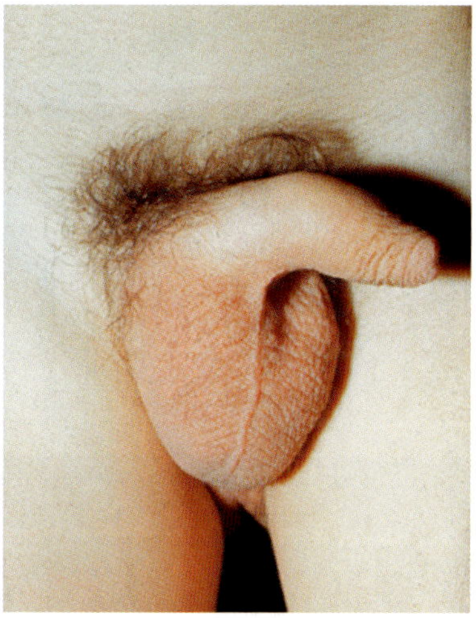

Abb. 15.**422** Pubertas praecox (prämature Pubarche) beim 6-jährigen Jungen: abklären!

Tab. 15.**50** Ursachen für eine Pubertas praecox.

Formen	Beispiele
gonadotropinabhängige Pubertas praecox	idiopathisch
	kongenitale Missbildungen des zentralen Nervensystems
	Neoplasien des zentralen Nervensystems
	Hydrozephalus
	postinfektiös
	posttraumatisch
	nach kranialer Radiotherapie
	Neurofibromatose (z. B. Optikusgliom)
	Adoption
gonadotropinunabhängige Pubertas praecox	Ovarialzyste
	McCune-Albright-Syndrom
	Testotoxikose
Androgenexzess (prämature Pubarche)	adrenogenitales Syndrom
	adrenaler Tumor
Gonadentumoren	östrogenproduzierend
	androgeneproduzierend
exogene Sexualhormone	

Ein asynchroner Ablauf einer Pubertas praecox spricht für eine gonadotropinunabhängige Pubertas praecox, für einen isolierten Androgenexzess, wie er z. B. beim adrenogenitalen Syndrom vorkommt, oder für einen hormonell aktiven Tumor in den Gonaden (Tab. 15.**50** und Abb. 15.**423**).

! Eine Pubertas praecox sollte in jedem Fall von einem pädiatrischen Endokrinologen abgeklärt werden.

Eine isolierte prämature Pubarche (Abb. 15.**424**) kann eine harmlose Normvariante sein. Eine rasche klinische Progredienz und eine Akzeleration der Wachstumsgeschwindigkeit sind jedoch Hinweise dafür, dass sie Ausdruck eines hormonproduzierenden Tumors (z. B. Leydig-Zell-Tumor) oder eines adrenogenitalen Syndroms sein könnte.

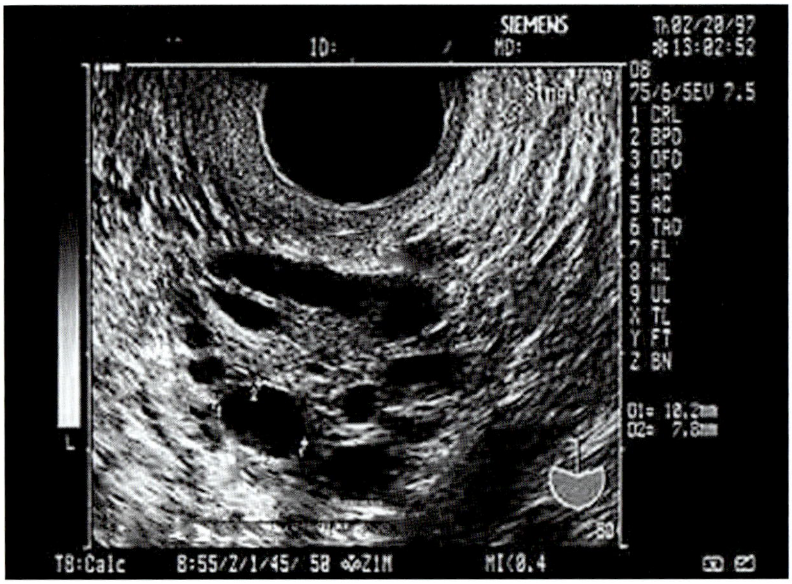

Abb. 15.**423** Polyzystische Ovarien.

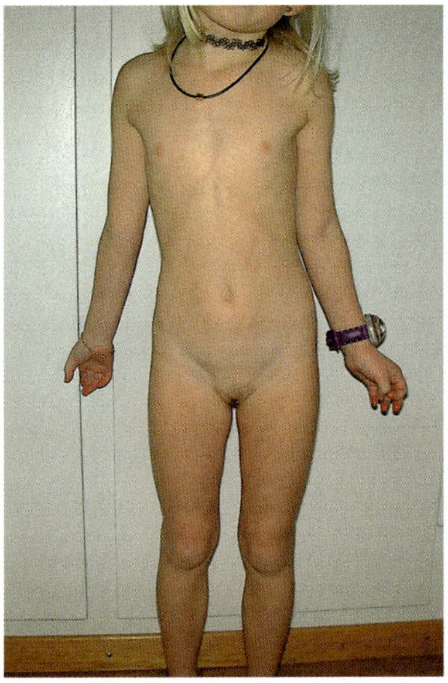

Abb. 15.**424** Prämature Pubarche beim 6-jährigen Mädchen: abklären!

Kinder zwischen 11 und 18 Jahren

Pubertas tarda
- *Jungen:* Hodenvolumen ≤ 3 ml mit ≥ 14 Jahren
- *Mädchen:* fehlende Thelarche mit ≥ 13,5 Jahren oder fehlende Menarche mit ≥ 15 Jahren oder fehlendes Fortschreiten der Pubertätsentwicklung während 2 Jahren

Eine verzögerte Pubertätsentwicklung (Pubertas tarda; Tab. 15.**51**) ist eine häufige, harmlose Entwicklungsvariante (konstitutionelle Verzögerung von Wachstum und Pubertät), wobei Jungen deutlich mehr betroffen sind als Mädchen und eine ausgeprägte familiäre Häufung besteht. Der Leidensdruck für die Betroffenen ist oft sehr relevant. Für den Kinderarzt gilt es, die Pubertas tarda als Normvariante von organischen Ursachen abzugrenzen: Häufige Ursachen sind Hypothyreose, oligosymptomatische Zöliakie, exzessives körperliches Training und Anorexie. Seltener kommen Hypophysenhormonausfälle, ein Prolaktinom und chronisch-entzündliche Darmkrankheiten als Ursache infrage. Die Assoziation von Anosmie oder Hyposmie und Pubertas tarda muss an ein Kallman-Syndrom denken lassen.

Das Klinefelter-Syndrom ist häufig (1:700); diese Jugendlichen durchlaufen die Pubertätsentwicklung meist normal, wobei das Hodenvolumen wegen der Insuffizienz der Tubuli seminiferi nie größer als 5 ml wird. Die Funktion der Leydig-Zellen und mithin die Testosteronproduktion sind zu Beginn normal; gegen Ende der Pubertät und als junge Erwachsene haben jedoch viele Männer mit Klinefelter-Syndrom auch eine ungenügende Testosteronproduktion.

Eine Brustdrüsenvergrößerung bei Jungen wird als Gynäkomastie bezeichnet. In der Pubertät kommt die Gynäkomastie als ästhetisch störende, aber harmlose Normvariante recht oft vor. Das Hodenvolumen beträgt bei diesen Jugendlichen mindestens 6 – 8 ml. Differenzialdiagnostisch muss in erster Linie an ein Klinefelter-Syndrom (kleine Hoden) sowie an eine Adipositas und seltener an einen hormonproduzierenden Tumor, eine aktivierende Mutation der Aromatase, einen 5-α-Reduktasemangel und ein Androgeninsensitivitätssyndrom gedacht werden.

Störungen des Menstruationszyklus sind in den ersten 2 – 5 Jahren nach der Menarche häufig und reflektieren meist die Unreife der Hypothalamus-Hypophysen-Ovar-Achse. Das normale Intervall zwischen den Menstruationen beträgt 28 ± 7 Tage, die normale Dauer einer Menstruation beträgt 4 ± 3 Tage. Auf die verschiedenen Störungen wird im Abschnitt „Fachgebiet Kindergynäkologie“ (s. S. 335) genauer eingegangen.

Literatur

Carel JC, Léger J. Precocious puberty. J N Engl J Med 2008; 358: 2366 – 2377

Largo RH, Prader A. Pubertal development in Swiss boys. Helv Paed Acta 1983; 38: 211 – 243

Parent AS, Teilmann G, Juul A et al. The timing of normal puberty and the age limits of sexual precocity: variations around the world, secular trends, and changes after migration. Endocrine Reviews 2003; 24: 668 – 693

Tab. 15.**51** Referenzwerte zur Pubertätsentwicklung (nach Largo u. Prader 1983; P2 –P5 und B2 –B5 beziehen sich auf die Stadieneinteilung nach Tanner).

Parameter	Mädchen (Jahre)		Jungen (Jahre)	
	Mittelwert	Streuung	Mittelwert	Streuung
Peak-WG	12,2	9,5 – 15,0	13,9	11,5 – 16,0
P2	10,4	8,0 – 14,0	12,2	9,0 – 15,5
P3	12,2	9,5 – 15,0	13,2	10,0 – 16,0
P4	13,0	10,0 – 16,0	14,1	11,0 – 16,5
P5	14,0	11,5 – 17,5	14,9	12,5 – 17,5
B2	10,9	8,0 – 14,5		
B3	12,2	9,0 – 15,5		
B4	13,2	10,0 – 15,5		
B5	14,0	12,0 – 18,0		
Menarche	13,4	10,5 – 17,0		
Stimmbruch			14,6	12,0 – 17,0
Hoden ≥ 3 ml			11,8	9,5 – 15,5
Abschluss des Hodenwachstums			15,3	12,5 – 18,5

WG = Wachstumsgeschwindigkeit

Kindergynäkologie

F. Baltzer

Die gynäkologischen Probleme im Kindesalter werden in der medizinischen Ausbildung im Allgemeinen nur am Rande erwähnt, obwohl präpubertäre Mädchen nicht selten mit Symptomen im Genitalbereich in die Sprechstunde kommen. Adoleszente Mädchen haben dagegen häufig Zyklusstörungen oder Probleme im Zusammenhang mit der Sexualität. Eine Zuweisung an die Erwachsenengynäkologen ist oft unnötig, wenn Pädiater und Allgemeinpraktiker die häufigsten Krankheitsbilder der Kindergynäkologie kennen.

Entwicklung

Die embryonalen Ovarien enthalten bis zum 7. Schwangerschaftsmonat bis zu 7 Millionen Oozyten. Dann führt die Atresie zu einer Verminderung der Anzahl, sodass bei der Geburt noch etwa 700 000 und mit Einsetzen der Pubertät noch 400 000 Eizellen vorhanden sind.

Die embryonale Entwicklung der Reproduktionsorgane beider Geschlechter ist bis zur 9. Schwangerschaftswoche gleich. Danach sind sowohl die mesonephrotischen (Wolff-) als auch die paramesonephrotischen (Müller-) Strukturen beim Mädchen weder Testosteron noch Anti-Müller-Hormon ausgesetzt; dies führt zur Entwicklung von Uterus, Tuben und proximalem Anteil der Vagina. Da die Entwicklung des mesonephrotischen Kanals eng mit derjenigen der Urethralknospe zusammenhängt, ist eine Missbildung von Uterus und Vagina oft mit einer gleichseitigen Nierenagenesie verknüpft.

Die Genitalstrukturen des Neugeborenen unterliegen dem Einfluss der mütterlichen Hormone, zeigen also einen Östrogeneffekt (Abb. 15.**425**). Dann folgt vom Säuglingsalter bis zur Pubertät die hormonale Ruhephase. Mit dem Einsetzen der endogenen Hormonproduktion entwickeln sich die inneren und äußeren Genitalstrukturen zu vollständiger Reife (Abb. 15.**426**).

Organspezifische Ananmese und Untersuchung

Anamnese

Die Genitaluntersuchung des Neugeborenen beinhaltet vorwiegend den Ausschluss von angeborenen Missbildungen. Säuglinge werden von den Müttern wegen eines Ausschlags im Genitalbereich oder mit der Frage nach der Normalität der Genitalstrukturen in die Sprechstunde gebracht. Mädchen im Kleinkindes- und Schulalter werden am häufigsten wegen Ausfluss oder wegen Ausfluss mit Blutung in der Sprechstunde vorgestellt. Es ist zu beachten, dass sich diese Befunde auf die Beobachtung der Unterwäsche durch die Mutter begründen. Oft wird auch Juckreiz oder Schmerzen beim Wasserlösen angegeben. Jugendliche Mädchen kommen am häufigsten mit Fragen im Zusammenhang mit der Menstruation oder mit der Sexualität in die Sprechstunde.

> **!** Je nach lokaler Gesetzeslage ist darauf zu achten, dass das Arztgeheimnis gegenüber dem Jugendlichen gewahrt ist. Im Allgemeinen hat der Jugendliche ab einem Alter von 14 Jahren ein Anrecht auf die ärztliche Schweigepflicht.

Die Anamnese soll mit klaren, direkten Fragen erhoben werden. Die Wortwahl ist dem Entwicklungsstand des Jugendlichen anzupassen und soll frei von Werturteilen sein. Zeitangaben sollen präzisiert werden. Als typisches Beispiel sei die Zykluslänge erwähnt, die Jugendliche oft vom Ende der Blutung bis zum Anfang der nächsten berechnen. Erläuterungen zur Abklärung und Diagnose sollen einfach gehalten werden. Ein Nachfragen bezüglich des Verständnisses des Jugendlichen lohnt sich.

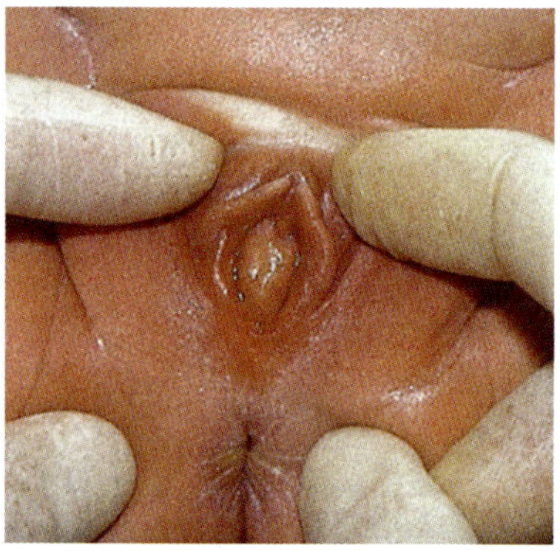

Abb. 15.**425** Östrogeneinfluss beim Neugeborenen.

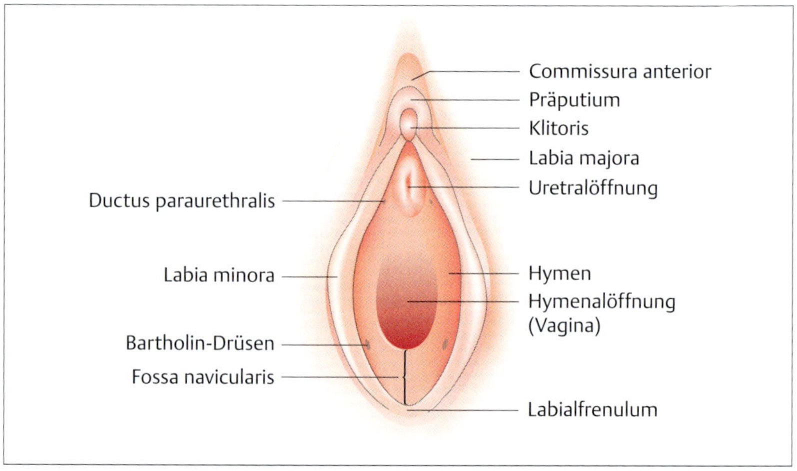

Abb. 15.**426** Anatomie der weiblichen Genitalien.

Untersuchung

Bei der Untersuchung vor allem von adoleszenten Mädchen ist auf die Privatsphäre zu achten. Die Untersuchung, Allgemeinstatus oder gynäkologische Untersuchung, ist eine Gelegenheit, mit dem Jugendlichen über den normalen Körper zu diskutieren und damit unbegründete Ängste abzubauen.

Eine gynäkologische Untersuchung (Untersuchungsstellung: Abb. 15.**427**; bis Abb. 15.**429**) soll nur mit einer spezifischen Indikation und nicht als Routine durchgeführt werden. Das Einsetzen der Pille erfordert keine zwingende, vorgängige gynäkologische Untersuchung.

Indikationen für eine gynäkologische Untersuchung (Genitalinspektion) in der Präpubertät:

- Pruritus, Brennen, Schmerzen (genital, anal)
- Harnträufeln, Enuresis, Dysurie (vulväre Dysurie: keine Pollakisurie wie bei Harnwegsinfekt)
- Fluor vaginalis
- Genitalblutung

Je nach Anamnese auch bei:

- Allgemeinsymptomen (Bauchschmerzen)
- nicht altersgemäßem Auftreten sekundärer Geschlechtsmerkmale
- Verdacht auf Genitalanomalien
- Verdacht auf sexuellen Missbrauch

Untersuchungstechnik. Das Mädchen darf niemals zur Untersuchung gezwungen werden. Man geht ruhig und erklärend vor. Es liegt mit abduzierten und angewinkelten Beinen in Rückenlage. Eine gute Lichtquelle ist unentbehrlich, ein Kolposkop kann hilfreich sein. Die Separationsmethode (Spreizen der großen Labien) und die Traktionsmethode (Zug an den großen Labien) (Abb. 15.**428**) erlauben eine optimale Beurteilung der Vulva und des Vestibulums. Mit der Traktionsmethode, vor allem bei entspannter Patientin, hat man einen guten Einblick in die distale, z. T. auch in die proximale Vagina. Das Perineum, die Anal- und Perianalgegend sollten auch immer inspiziert werden.

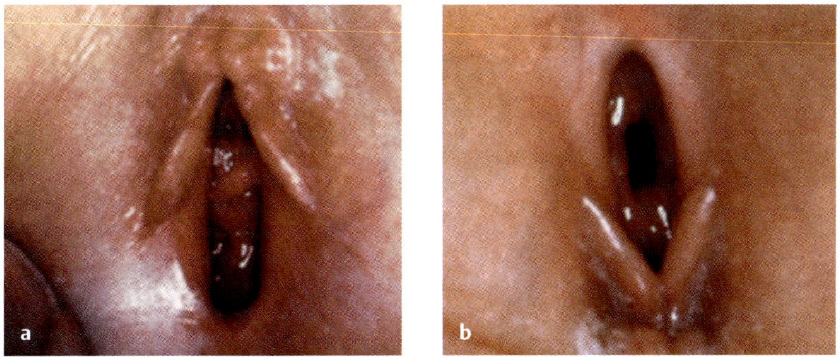

Abb. 15.**427 a, b** Untersuchungsblickwinkel bei der gynäkologischen Untersuchung.
a Patientin in Rückenlage.
b Patientin in Bauchlage, Kniestellung.

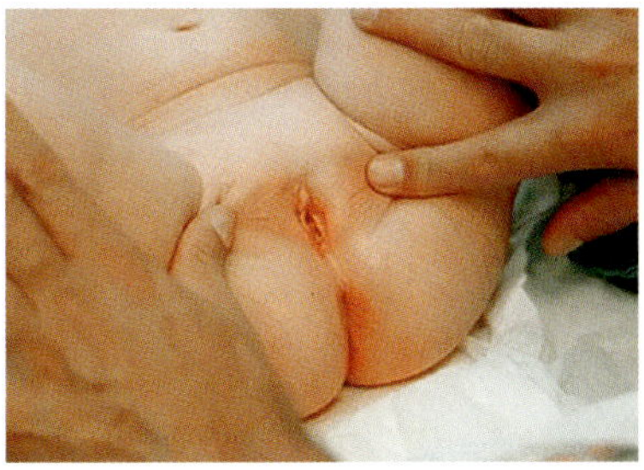

Abb. 15.**428** Inspektion der kleinen Labien in Rückenlage.

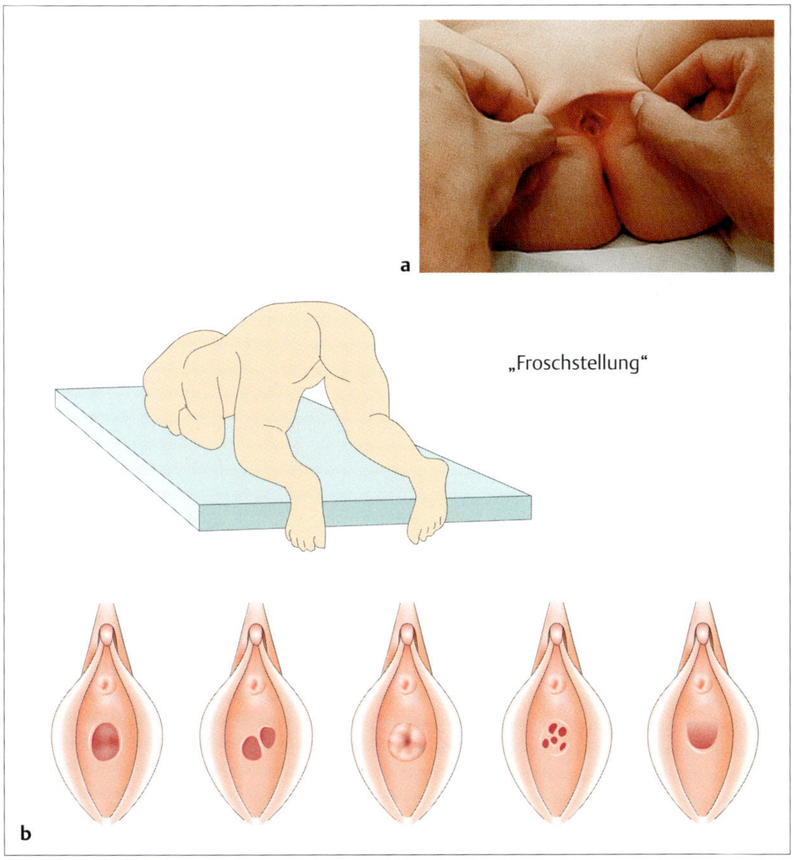

Abb. 15.**429 a, b** Inspektion des Hymens.
a Inspektion durch zartes laterales Aufziehen der großen Labien in Rückenlage.
b Inspektion in „Froschstellung“. Verschiedene Hymenalformen. Von links nach rechts: Hymen anularis, septus, fibiatus, cribriformis und crescentus.

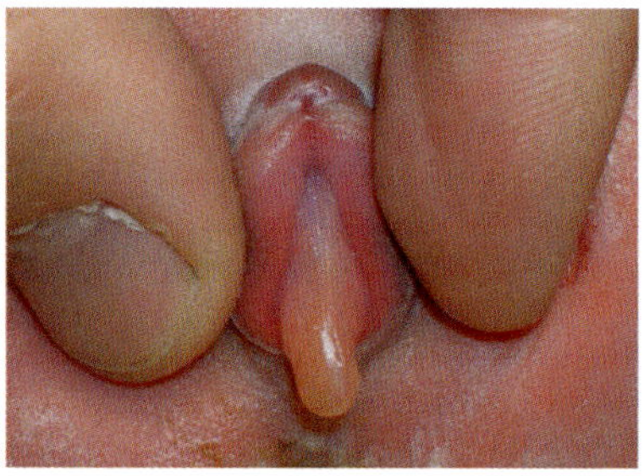

Abb. 15.**430** Hymenalanhängsel.

Altersspezifische Variationen, Störungen und Krankheiten

Im Folgenden werden die häufigsten gynäkologischen Probleme in den verschiedenen Altersgruppen besprochen, die in der Regel keine Zuweisung an den Spezialisten erfordern.

Neugeborene

Angeborene Missbildungen

Zu den angeborenen Missbildungen zählen folgende Befunde:

- *Hymenalatresie:* Darunter wird das Fehlen von physiologischer Vaginalsekretion, eventuell das Vorhandensein eines Mukokolpos mit tumorartiger Vorwölbung des nicht perforierten Hymens, verstanden. Eine chirurgische Korrektur ist notwendig.
- *Hymenalanhängsel:* Dies kann unter dem mütterlichen Östrogeneinfluss oft prominent sein (Abb. 15.**430**); es nimmt spontan an Größe ab, wenn der Hormoneinfluss der Mutter zurückgeht. Ein chirurgischer Eingriff ist sehr selten erforderlich.
- *Vaginalblutung:* Dies ist eine Abbruchblutung infolge des Aussetzens der mütterlichen Hormone, die spontan sistiert.
- *Intersex:* Intersex entsteht infolge einer anomalen Embryonalentwicklung. Eine Überweisung an ein spezialisiertes Team ist notwendig.

Pathologien der Ovarien

Falls während der Schwangerschaft im Ultraschall pathologische Befunde der Ovarien festgestellt wurden, so werden diese nach der Geburt kontrolliert:

- *Ovarialzysten:* Diese sind in der Regel funktionell und resorbieren sich spontan über die nächsten Wochen. Regelmäßige Ultraschalluntersuchungen sind angezeigt, auch um die psychische Belastung der Eltern zu vermindern.
- *Intrauterine Ovarialtorsion:* Diese führt in der Regel zu keinen Komplikationen wie im späteren Leben (akutes Abdomen). Das verbleibende Ovar übernimmt die notwendige volle Funktion; ein „Ersatzorgan" ist aber nicht mehr vorhanden.

Säuglinge

Ausschlag

Es handelt sich in den meisten Fällen um eine Kandidadermatose, die die Vulva, das Perineum, die perianale Region sowie die umliegende Haut betrifft. Satellitenläsionen sind typisch. Die Infektion beschränkt sich auf die äußere Haut; die Vagina ist nicht betroffen, da sie nicht mehr unter Östrogeneinfluss steht.

Labiensynechie

Die Fusion der kleinen Labien kann nach dem Verschwinden der mütterlichen Hormone auftreten (Abb. 15.**431**). Die Fusionslinie obstruiert die Sicht auf das Hymen und die Urethra partiell oder vollständig. Das Urinieren ist in den meisten Fällen aber trotzdem noch möglich. Das Auftreten eines Harnwegsinfekts infolge von Urinretention ist sehr selten, weshalb eine abwartende Haltung mit nachfettender Creme bis zur spontanen Lösung der Fusion durchaus gerechtfertigt ist. Ansonsten wird eine Ethinylöstradiolsalbe 2-mal täglich in kleiner Menge mit einem Wattestäbchen auf die Fusionslinie appliziert. Die Synechie löst sich im Allgemeinen innerhalb von einigen Tagen bis etwa 2 Wochen. Da das Östrogen absorbiert wird, muss auf Nebeneffekte, wie Brustwachstum, geachtet werden. Nach dem Lösen der Synechie ist ein tägliches Applizieren einer nachfettenden Creme indiziert, um ein Rezidiv zu vermeiden. Zinkhaltige Salben müssen vermieden werden, da diese die Haut austrocknen und damit dem Rezidiv Vorschub leisten.

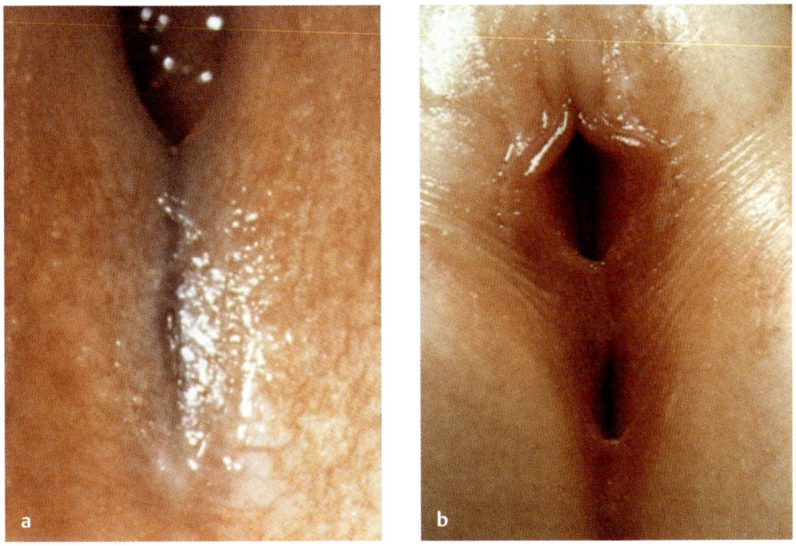

Abb. 15.**431 a, b** Labiensynechie.
a Vor der Behandlung.
b Nach partieller Behandlung.

Klein- und Schulkinder

Die folgenden häufigsten Krankheitsbilder sind nach dem Alter des Auftretens beschrieben:

Lichen sclerosus atrophicans

Das physiologische Fehlen der Sexualhormone in der Ruhephase führt oft zu einer atrophischen Haut im Genitalbereich (Abb. 15.**432**). Dies beginnt im Alter von etwa 2 Jahren und verschwindet in den meisten Fällen mit dem Einsetzen der Pubertät. Dieses Krankheitsbild ist also chronisch und rezidivierend über mehrere Jahre.

Klinik. Die klassischen Symptome sind Schmerzen beim sehr jungen Mädchen, dann Juckreiz vor allem am Abend beim etwas älteren Kind. Dazu kommen ein gelber oder grünlicher Ausfluss sowie ein übler Geruch. Die Untersuchung zeigt eine dünne, schimmernde, oft weißliche Haut der Innenseite der großen Labien, der Klitoris, des Perineums sowie um den Anus. Es können Kratzspuren, intradermale Blutungen sowie oberflächliche Risse in der Haut gefunden werden. Bei Superinfektion kann die ganze Region gerötet sein. Manchmal sind Sekretionen dieser Haut zu beobachten. Die betroffene Haut bildet typischerweise die Figur einer „8“ mit einer scharfen Demarkationslinie um Genitale und Anus.

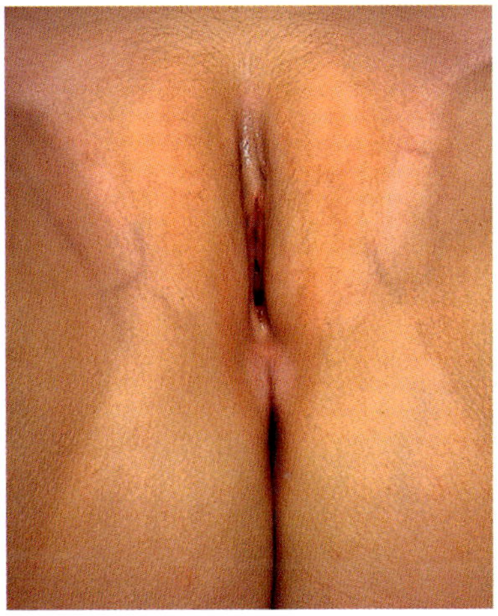

Abb. 15.**432** Lichen sclerosus atrophicans.

Differenzialdiagnose. Differenzialdiagnostisch kommen Oxyuren infrage, wobei diese keine Veränderung der Haut bewirken, abgesehen von Kratzspuren. Eine Infektion mit Kandida gibt es in dieser Altersgruppe bei normaler Immunokompetenz nicht.

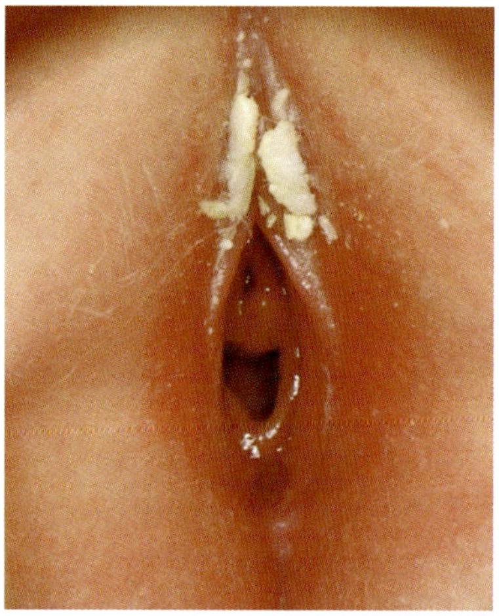

Abb. 15.**433** Vulvovaginitis.

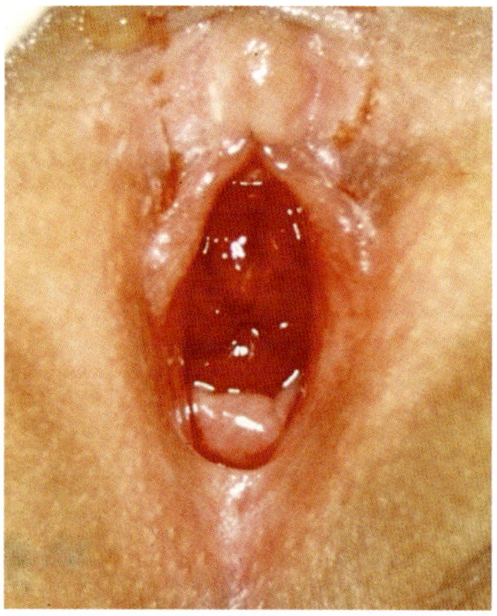

Abb. 15.**434** Urethralprolaps.

Fluordiagnostik

Bei atypischem, putridem Fluor: Absaugen von Sekret aus der Vagina (keine Vulvaabstriche) mit dünnem Neugeborenen-Absaugkatheter, nach Visualisierung des Introitus mittels Traktionsmethode. Nur ausnahmsweise mit dünnem, in steriler NaCl-Lösung getränktem Watteträger, Abstrichstäbchen. Kein „blindes Einführen" in die Vagina, weil dabei oft die Urethralwulst/-öffnung berührt wird, die sehr schmerzempfindlich ist. Danach Nativpräparat und mikrobiologische Kultur.

Therapie. Therapeutisch ist ein tägliches Nachfetten der Haut mit einer neutralen Salbe oder Creme angezeigt. Austrocknende Maßnahmen, wie zinkhaltige Wundsalben und Schaumbäder, sind zu vermeiden. Bei schwereren Fällen wird eine hochpotenzierte Steroidsalbe über 3 – 6 Wochen eingesetzt oder eine 1%ige Progesteronsalbe 2-mal täglich über 3 Wochen, dann 1-mal täglich während 3 Wochen, dann bei Bedarf. Rezidive sind häufig bis zur Pubertät.

! Es ist wichtig, die Symptome unter Kontrolle zu halten, jedoch nicht darauf zielen, die Krankheit zu beseitigen, da dies nur duch die Hormone in der Pubertät möglich ist.

Fremdkörper

Klinik. Mädchen im Vorschulalter entdecken ihren Körper und können damit mit den typischen Symptomen eines vaginalen Fremdkörpers in die Sprechstunde gebracht werden: stinkender, oft blutig tingierter Ausfluss. Bei der Untersuchung mit guter Sicht in die Vagina (Frosch- oder Kniestellung) ist der Fremdkörper, meistens in Form von Toilettenpapierkügelchen, oft leicht sichtbar.

Therapie. Das Ausspülen der Vagina mit physiologischer Kochsalzlösung und einem feinen Katheter oder einem abgeschnittenen Butterfly ohne Berühren des Hymens ist leicht in der Praxis durchführbar. Größere Fremdkörper müssen meist unter Narkose entfernt werden. Manchmal ist eine rektale Untersuchung hilfreich (Lokalisieren des Fremdkörpers; eventuell kann seine Position zum Hymen verändert werden). Eine antibiotische Therapie ist nicht angebracht.

Vulvovaginitis mit Streptokokkus A

Klinik. Eine Infektion mit β-hämolysierendem Streptokokkus A im Schulalter kann bei den Mädchen zu einer Vulvovaginitis mit akutem, gelbem Ausfluss führen. Vorausgehende Halsschmerzen sind typisch. Bei der Untersuchung sind Vulva und Hymen stark gerötet; aus der Vagina fließt Eiter (Abb. 15.**433**).

Diagnostik. Der Abstrich des Ausflusses zur Bestätigung der Diagnose kann in der hinteren Kommissur gemacht werden; das Wattestäbchen muss dazu nicht in die Vagina eingeführt werden.

Therapie. Therapeutisch wird Penizillin wie bei der Tonsillitis verschrieben. Die Vulvovaginitis rezidiviert oft nach Absetzen der Antibiotika; dann ist eine Doppeltherapie mit Penizillin und zusätzlich Rifampizin (10 mg/kg Körpergewicht in 2 Dosen für die ersten 3 Tage) angebracht.

Urethralprolaps

Klinik. Schulmädchen können eine plötzlich auftretende, leichte Blutung im Genitalbereich haben, meist ohne weitere Symptome. Die Anamnese ist negativ für ein Trauma oder sexuellen Missbrauch. Die Untersuchung zeigt einen blutigen „Tumor" in der Vulva (Abb. 15.**434**). Bei genauerer Identifikation der anatomischen Strukturen, vor allem mit dem Einsehen der Vaginalöffnung, wird aber klar, dass es sich um eine prolabierte Urethra handelt.

Differenzialdiagnose. Differenzialdiagnostisch kann an Sarcoma botryoides oder Zervikalprolaps gedacht werden; beide sind aber extrem selten in diesem Alter. Der Urethralprolaps wird mit Konstipation sowie anderen Faktoren assoziiert, die den Druck im Abdomen erhöhen (z. B. Asthma).

Therapie. Therapeutisch wird eine Östrogensalbe verwendet (2-mal täglich für 1 – 2 Wochen). Eine chirurgische Korrektur ist selten angebracht.

Trauma

Klinik. Beim Sturz mit gespreizten Beinen auf eine harte Unterlage schlagen die Strukturen über dem Os pubis auf. Dies führt zu Verletzungen im ventralen Bereich der großen und kleinen Labien. Am häufigsten finden sich Hämatome, manchmal grotesk in ihrer Größe, und Lazerationen zwischen den Labien. Vagina, Hymen und Perineum sind nicht betroffen. Eine Pfählungsverletzung kann auch Strukturen betreffen, die weiter dorsal liegen. Der Verletzungsvorgang sollte klar nachvollziehbar sein, da ansonsten ein sexueller Missbrauch nicht ausgeschlossen ist.

Therapie. Hämatome resorbieren sich spontan; ein chirurgisches Eingreifen ist nicht indiziert. Bei Pfählungsverletzungen ist eventuell eine chirurgische Rekonstruktion der Anatomie angezeigt.

Sexueller Missbrauch

Sexueller Missbrauch im Kindesalter ist häufig. Zwischen 20 und 25% der erwachsenen Frauen geben eine Vergewaltigung an, meist im Kindes- oder Jugendalter. Aufgrund der im Kindesalter meistens verübten sexuellen Gesten (Berührung, Masturbation, oraler Sex) ist der Untersuchungsbefund in den meisten Fällen normal, da keine Penetration stattfindet. Die Untersuchung ist trotzdem angebracht, um die Opfer ihrer körperlichen Integrität zu versichern.

Die genaue Kenntnis der Anatomie des präpubertären Genitales mit all seinen Normvarianten ist Voraussetzung, um eine Expertenuntersuchung durchzuführen. Eine enge Zusammenarbeit mit Kinderschutz und Justizsystem ist unerlässlich.

Adoleszente Mädchen

Menstruationsstörungen

Amenorrhö.

- *Primäre Amenorrhö:* Darunter wird das Fehlen der Menstruation in einem Alter von 16 Jahren verstanden. Die Differenzialdiagnose erstreckt sich von Pubertas tarda (meist konstitutionell) über Chromosomenaberration (z. B. Turner-Syndrom), Ausflusstraktanomalien (z. B. Hymenalatresie, Meyer-Rokitansky-Küster-Hauser-Syndrom) bis zu chronischen Krankheiten (z. B. Anorexie mit Beginn vor der Pubertät, Mukoviszidose) sowie Spitzensport. Eine genaue persönliche und Familienanamnese sowie eine detaillierte Untersuchung, auch des Genitales, inklusive Tanner-Staging sind ausschlaggebend (Abb. 15.**435**).
- *Sekundäre Amenorrhö:* Diese ist definiert als das Ausbleiben von 4 konsekutiven Zyklen. Die Differenzialdiagnose umfasst zentrale Ursachen (z. B. Anorexie, Spitzensport, Hypothyreoidose), periphere Organstörungen (z. B. prämature Ovarialinsuffizienz) und medikamentöse Nebenwirkungen (z. B. hormonelle Antikonzeption, atypische Antipsychotika). Nicht zu vergessen ist eine mögliche Schwangerschaft.

Oligomenorrhö. Die Zykluslänge variiert zwischen 6 Wochen und 3 Monaten. Diese Unregelmäßigkeiten werden in den ersten 2 Jahren ab Menarche als normal eingestuft, sollten aber anschließend auf hormonelle Störungen hin abgeklärt werden:

- *Hyper- oder Hypothyreoidose:* Schilddrüsenstörungen sind in der Adoleszenz relativ häufig und können sich klinisch ausschließlich als Menstruationsstörung manifestieren. Es ist daher angebracht, die Schilddrüsenfunktion durch Laboruntersuchungen zu testen, auch bei ansonsten euthyreotem Zustand.
- *Hyperandrogenämie/polyzystisches Ovarialsyndrom:* Adoleszente Mädchen, die normal mit der Pubertät und den Menstruationen begonnen haben, jedoch nach 1 – 2 Jahren eine zunehmende Verlängerung der Zyklen aufweisen, müssen auf eine mögliche Hyperandrogenämie untersucht werden. Dabei sind weitere klinische Zeichen, wie Akne, Hirsutismus, Gewichtszunahme und Akanthosis nigricans, möglicherweise vorhanden, jedoch längst nicht immer. Die Entwicklung des Vollbilds eines polyzystischen Ovarialsyndroms braucht wahrscheinlich bis zu 10 Jahre, sodass beim Jugendlichen die Diagnose oft einzig auf der Unregelmäßigkeit der Menstruation beruht.
  - Abklärung der Hormonspiegel: Die Abklärung umfasst die Nebennierenhormone (Dehydroepiandrosteronsulfat, 17-Hydroxyprogesteron) zum Ausschluss eines Late-Onset-adrenogenitalen Syndroms sowie die Geschlechtshormone (Testosteron, Östradiol) und die Hypophysenhormone (luteinisierendes und follikelstimulierendes Hormon). Je jünger das adoleszente Mädchen ist, desto wahrscheinlicher sind alle Werte im Normbereich. Nach mehreren Jahren kommt es typischerweise zu einer Erhöhung der Testosteronkonzentration sowie einer Umkehr der Relation von luteinisierendem zu follikelstimulierendem Hormon (normal: ca. 1:3, bei polyzystischem Ovarialsyndrom typisch: 3:1). Eine Untergruppe von Jugendlichen mit polyzystischem Ovarialsyndrom weist zudem eine Hyperinsulinämie auf, die jedoch nur mit postprandialen Werten oder einem klassischen Glukosetoleranztest mit Insulinwerten erhärtet werden kann. Nüchternwerte (Glukose und Insulin) sind normal. Andere Überschneidungen mit weiteren Hormonstörungen kommen vor.
  - Ultraschalluntersuchung der Ovarien: Diese kann gemacht werden, zeigt aber erst nach mehreren Jahren das klassische polyzystische Bild (perlschnurartige Anordnung von zahlreichen kleinen Zysten in der Randzone des Ovars). Das Vorhandensein von mehreren, verschieden großen Zysten (bis zu 5 mm) im Ovar ist bei Jugendlichen normal.
  - Therapie: Die Notwendigkeit einer Therapie der Hyperandrogenämie beim Jugendlichen ist umstritten. Befürworter einer hormonellen Therapie mit einer niedrig dosierten Pille gehen davon aus, dass damit die ovarielle Hormonproduktion stillgelegt und somit die Ausbildung des klassischen polyzystischen Ovars mit Infertilität verhindert werden kann. Ebenso werden Gewicht, Akne sowie Hirsutismus positiv beinflusst. Die Pille wird bis zum Kinderwunsch weiter gegeben.

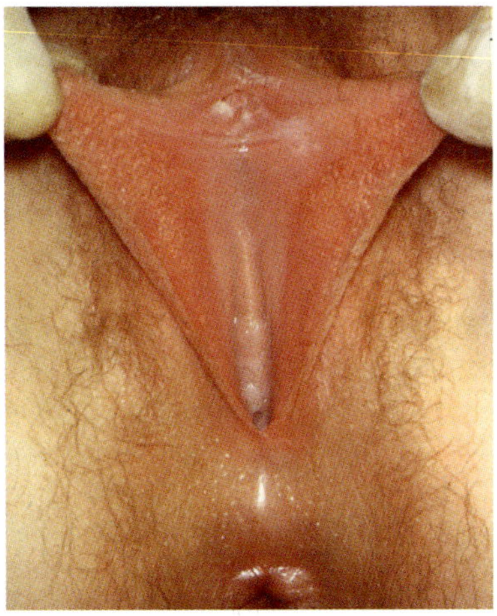

Abb. 15.**435** Vaginalatresie.

Menometrorrhagie (anovulatorische uterine Blutung). Die Zykluslänge beträgt < 21 Tage, die Blutung dauert > 8 Tage und ist zeitweise heftig (Binden oder Tampons müssen alle 1 – 2 h gewechselt werden). Diese Menstruationsstörung betrifft typischerweise junge Mädchen, manchmal direkt von der Menarche weg, manchmal in den ersten Monaten nach der Menarche. Grund für die Menstruationsstörung sind die anovulatorischen Zyklen, die in den ersten 2 Jahren nach der Menarche vorherrschen. Die endogene Östrogenproduktion ist nicht ausreichend, um ein homogenes Endometrium aufzubauen, damit die Blutung gestoppt wird. Eine mögliche Blutungsneigung (z. B. Immunthrombozytopenie, Von-Willebrand-Erkrankung) kann meist anamnestisch ausgeschlossen werden. Zur Abklärung gehören:

- Hämoglobin, Hämatokrit, Thrombozytenzahl
- thyreoideastimulierendes Hormon
- Gerinnungsfaktoren inklusive Von-Willebrand-Abklärung nur bei positiver Anamnese
- eventuell Schwangerschaftstest bei unklarer Anamnese

Die Therapie, vor allem bei bestehender Anämie oder psychologischer Belastung, besteht in genügender Östrogenzufuhr zum Aufbau des Endometriums. Die kombinierte Pille muss mindestens 30 µg, manchmal zu Beginn sogar 50 µg Ethinylöstradiol enthalten. In ganz schweren Fällen kann eine intravenöse Verabreichung von Östrogen notwendig sein, unmittelbar gefolgt von einer 50-µg-Pille. Bei niedrigem Hämoglobinspiegel ist eine Eisentherapie indiziert.

Dysmenorrhö. Menstruationsschmerzen sind häufig, insbesondere nach Erreichen der vollen Reife mit ovulatorischen, regelmäßigen Zyklen. Neben den uterinen Krämpfen gehören auch Beinschmerzen, Rückenschmerzen, Nausea, eventuell Erbrechen, Diarrhö oder Konstipation sowie Kopfschmerzen zu den Menstruationsbeschwerden. Die Symptome werden durch die Freisetzung von Prostaglandinen hervorgerufen. Therapeutisch ist deshalb darauf zu achten, dass nicht steroidale Antirheumatika (z. B. Ibuprofen) frühzeitig und in angemessener Dosierung eingesetzt werden. Damit sind die Symptome in 80 % der Fälle zu beheben. Die Abgabe der Pille verhindert die Ovulation und verringert damit die Prostaglandinsynthese. Der Wirkungsgrad ist sehr hoch. Nur sehr wenige Jugendliche, die auf die obige Therapie nicht ansprechen, müssen sich einer Laparoskopie unterziehen, um eine Endometriose auszuschließen.

Vorgehen bei unregelmäßigen Menstruationen bei sexueller Aktivität

- Schwangerschaft ausschließen
- sexuell übertragene Infektionen ausschließen
- unregelmäßige Pilleneinnahme, zu niedrig dosierte kombinierte Pille oder nur Gestagen enthaltende Methoden (Minipille, Depoprovera) abklären (können zu unregelmäßigen Blutungen führen)

Antikonzeption

Etwa 50 % der Jugendlichen sind im Alter von 15 – 16 Jahren sexuell aktiv. Die Mehrzahl geht monogame Beziehungen ein, manchmal mehrere hintereinander. Wenn die sexuelle Aktivität sehr früh einsetzt, sollte grundsätzlich an die Möglichkeit eines sexuellen Missbrauchs im Kindesalter gedacht werden. Diesbezügliche Fragen sollten gestellt werden; die Zusammenarbeit mit Jugendschutz und Justiz ist dann notwendig.

In den meisten Ländern ist eine Abgabe von Antikonzeption ohne Wissen der Eltern ab dem 14. Lebensjahr möglich. Es ist von Vorteil, über die lokalen gesetzlichen Grundlagen informiert zu sein.

! Die Anwendung von Kondomen ist bei jeder Gelegenheit zu diskutieren, da diese den einzigen Schutz gegen sexuell übertragene Krankheiten darstellen.

Geeignete Antikonzeptiva:

- *Pille danach:* Dies ist ein Gestagenpräparat, das rezeptfrei abgegeben wird. Die 2 Dosen werden mit 12 h Abstand eingenommen; sie können aber auch in einer Dosis verabreicht werden. Je früher die Einnahme nach dem ungeschützten Geschlechtsverkehr erfolgt, desto besser ist die Wirkung. Die Pille danach kann aber bis mindestens 7 Tage nachher noch verwendet werden.
- *Pille:* Die meisten Pillen sind kombiniert (Östrogen und Gestagen). Es sollte immer die niedrigste Dosierung gewählt werden, wobei zu beachten ist, dass jüngere Adoleszenten höhere Östrogendosierungen brauchen, um einerseits Zwischenblutungen zu vermeiden und andererseits einen optimalen Aufbau der Knochendichte zu gewährleisten. Eine genaue Familienanamnese, insbesondere in Bezug auf Thromboembolien, ist wichtig. Mono- und multiphasische Präparate können gleichgesetzt werden. Die ununterbrochene Einnahme der Pille ist problemlos und erhöht oft die Compliance. Das genaue Erklären der Einnahme, wenn möglich konkret mit der 1. Packung, sowie eine Nachkontrolle nach 3 Monaten erhöhen die Compliance beträchtlich. Positive Effekte der Pille, wie eine Verbesserung der Akne, verminderte und sehr regelmäßige Blutungen und die Therapie der Dysmenorrhö, sollen hervorgehoben werden. Nebenwirkungen, wie Nausea, Kopfschmerzen oder Gewichtszunahme, sind selten. Bei Mädchen mit chronischen Krankheiten ist die Antikonzeption anzupassen (z. B. höhere Hormondosis bei antiepileptischer Therapie).
- *Patch:* Als kombinierte Antikonzeption ist der Patch wie die Pille zu verwenden. Er hat den Vorteil, dass er nur einmal in der Woche gewechselt werden muss. Jugendliche geben das vorzeitige Sichablösen sowie die Sichtbarkeit der Methode als Gründe gegen den Patch an.
- *Intravaginaler Ring:* Diese kombinierte Methode erlaubt niedrige Hormondosen, da die Absorption über die Mukosa der Vagina erfolgt. Die Methode wird von vielen Jugendlichen abgelehnt, meist wegen der bestehenden Distanz zum eigenen Körper. Andere Jugendliche sind mit dieser Methode sehr zufrieden, da nur einmal monatlich an den Wechsel gedacht werden muss.

- *Intradermale Stäbchen.* Diese werden selten angewendet, da ihre Dauerhaftigkeit für Jugendliche ungüsntig ist.
- *Depoprovera:* Die 3-Monate-Spritze wird in besonderen Situationen auch bei Jugendlichen verwendet, wobei immer die negative Langzeitwirkung auf den Knochenaufbau gegen die Vorteile, insbesondere bezüglich der Compliance, abgewogen werden muss. Die manchmal massive Gewichtszunahme sowie die Durchbruchblutungen sind die häufigsten Gründe, die Jugendliche zum Abbruch dieser Methode bewegen.
- *Spirale (Intrauterine Device):* Immer mehr Jugendliche entschließen sich für eine länger andauernde Methode. Die gestagenhaltigen Spiralen sind dank ihrer langen Wirkungsdauer und der verminderten Menstruationen oder sogar Amenorrhö ideal für Jugendliche. Das praktisch schmerzfreie Einlegen (wie auch Entfernen) der Spirale ist eine Frage der Erfahrung.
  Siehe auch Zusammenstellung hormonelle Kontrazeption im Anhang.

Sexuell übertragene Infektionen

Jugendliche schützen sich beim Geschlechtsverkehr nicht besser als Erwachsene; der regelmäßige Kondomgebrauch liegt bei etwa 50%.

Die folgenden Infektionen sind nach ihrer Prävalenz aufgelistet:

- *Humanes Papillomavirus:* Die Durchseuchung bei Jugendlichen ist hoch; die zukünftige Auswirkung der Impfung wird sich zeigen. Die Häufigkeit der spontanen Eliminierung des Virus aus dem System ist hoch. Die neuesten Empfehlungen der internationalen Experten sehen vor, dass ein erster Pap-Test erst mit 21 Jahren gemacht werden soll. Diese Richtlinie soll jedoch dem Einzelfall angepasst werden.
- *Chlamydia trachomatis:* Oft sind keine Symptome vorhanden, manchmal Unterleibsschmerzen, Dysurie oder unregelmäßige Blutungen. Der Nachweis erfolgt im Zevikalabstrich mittels Polymerasekettenreaktion. Ein Urintest ist bei Mädchen nur beschränkt adäquat. Die Therapie (inklusive des Partners) besteht in der Verabreichung von Azithromyzin 1000 mg per os (Einzeldosis). Eine Nachkontrolle ist nicht erforderlich.
- *Neisseria gonorrhoea:* Als Symptom tritt meist ein eitriger Ausfluss auf. Der Keim ist oft mit Chlamydien vergesellschaftet. Der Zervikalabstrich bestätigt die Diagnose. Die Therapie (inklusive des Partners) besteht in der Gabe von Cefixim 800 mg per os (Einzeldosis).
- *Trichomonaden:* Es besteht in der Regel ein erheblicher Ausfluss mit starkem Juckreiz. Der Nachweis erstellt sich am einfachsten im Nativpräparat. Die Therapie erfolgt mit Metronidazol 2000 mg in einer Einzeldosis (inklusive des Partners).
- *Herpes genitalis:* Die Erstinfektion ist mit erheblichen Schmerzen, Ödem sowie Allgemeinsymptomen verbunden. Symptomatisch können antivirale Medikamente (früh einsetzen!) verwendet werden, ebenso zur Vorbeugung von Rezidiven.
- *Hepatitis B und C sowie HIV:* Diese Infektionen sind meist auf spezielle Risikogruppen (intravenöser Drogenkonsum, Promiskuität) beschränkt.

Literatur

Amy JJ. Pediatric and adolescent gynaecology. Europ Pract Gynaecol and Obstetrics Series 2003; 6

April K. Sprechen über Sex – und über Infektionsrisiken. Bern: Huber; 2012

Baltzer F. Praktische Adoleszentenmedizin. Bern: Huber; 2009

Emans JS, Laufer M, Goldstein D. Pediatric and Adolescent Gynecology, 6th ed. Philadelphia: Lippincott Williams u. Wilkins 2011

Greydanus D, Patel D, Pratt H. Essential Adolescent Medicine (Essentials of Pediatrics). New York: McGraw Hill Medical; 2008

Stier B, Weissenrieder N. Jugendmedizin. Gesundheit und Gesellschaft. Berlin: Springer; 2005

Sanfilippo J, Lara-Torre E, Edwards K, Tempelman C. Clinical pediatric and adolescent gynecology. Informa Healthcare; 2008

Wolf A, Esser J, Mittag FK. Kinder- und Jugendgynäkologie: Atlas und Leitfaden für die Praxis. Stuttgart: Schattauer; 2002

Kinderchirurgie

M. Bittel

Tab. 15.**52** gibt eine Übersicht über die Indikationen und den Zeitpunkt einer Intervention sowie Anmerkungen zu den Operationsmethoden und Behandlungsalternativen.

Tab. 15.**52** Indikation und Zeitpunkt häufiger kinderchirurgischer Operationen bzw. Therapien.

Befund	Optimales Alter des Kindes für die Therapie	Bemerkung
Haut		
frühkindliche Hämangiome (Lokalisation an Stamm/Extremitäten bzw. an Problemlokalisationen, wie Lid, Nase, Lippe, äußerem Genitale)	frühzeitig	• Spontaninvolution abwarten • Propanololbehandlung, Steroidtherapie • auf Wunsch: Kryo-/Lasertherapie (vor oder bei Beginn des Hämangiomwachstums im frühen Säuglingsalter; als Laser der ersten Wahl gilt der Pulsed-Dye-Laser, der seine Energie im Spektrum des roten Blutfarbstoffs abgibt)
Pigmentnävi	Adoleszenz	Exzision an mechanisch belasteten Lokalisationen, bei unscharfer Begrenzung des Nävus und bei Pigmentunregelmäßigkeiten, gegebenenfalls nach Rücksprache mit dem Dermatologen
Dermoidzyste (Braue)		Exzision vor Arrosion des Orbitarands

Fortsetzung ►

Tab. 15.**52** Fortsetzung

Befund	Optimales Alter des Kindes für die Therapie	Bemerkung
präaurikuläre Fistel	3 – 12 Monate	• Exzision möglichst vor Auftreten eines Infekts mit lokaler Abszedierung • großzügige antibiotische Behandlung bei ersten Infektsymptomen
präaurikuläres Anhängsel	3 – 12 Monate	Exzision üblicherweise im Vorschulalter
Halszysten/-fisteln (laterale Halsfisteln, Thyreoglossuszyste)	6 Monate bis 2 Jahre	• Exzision vor Auftreten von Infekten • großzügige antibiotische Behandlung bei ersten Infektsymptomen
Syndaktylien:		
• **kutane**	6 – 12 Monate	
• **ossäre**	12 Monate	
Hexadaktylie:		im Allgemeinen kann die Reduktion einer Hexadaktylie nicht ganz basisnah erfolgen, da eventuell Probleme mit Nervenenden an Metakarpale bzw. Metatarsale
• **mit kutaner Brücke**	ab 3. Monat	
• **mit ossärer Artikulation**	6 Monate	
Viszeralchirurgie		
Hernia inguinalis:		
• **bei Beschwerdefreiheit, spontaner Reposition im Liegen**	4 Wochen bis 6 Monate	beim Säugling: Herniotomie nach Auftreten
• **weibliche Säuglinge mit Ovarialprolaps**	≤ 48 h	• beim Kleinkind oder Jugendlichen unter gleichen Bedingungen wegen Gefahr einer Ovarialnekrose • die nicht reponierbare Hernie stellt einen Notfall dar; mitunter differenzialdiagnostische Schwierigkeiten zur Abgrenzung einer akuten Hydrocele funiculi
Hernia umbilicalis:	Säugling/innerhalb des 1. Lebensjahrs	• können aus kosmetischen Gründen bereits im Säuglingsalter operiert werden • Wahleingriff auf Wunsch des Betroffenen nach der Pubertät
• **große Hernien mit stark ausgewalztem Hautnabel**		
• **kleine Nabelhernien**		
Appendicitis acuta	sofort	gilt in Europa nach wie vor als dringliche Operationsindikation (im englischsprachigen Raum üblich: Progredienz der Entzündung mittels antibiotischer Therapie aufhalten, Appendektomie als Wahleingriff)
Analprolaps		• meist handelt es sich um einen Prolaps der Analschleimhaut bei Obstipation • zystische Fibrose ausschließen! • operative Korrektur/Sklerosierung ist nur bei Misserfolg konsequenter Obstipationsbehandlung indiziert
Paraanalfistel (Perianalfistel):		• sofortige Operationsindikation (Aufsuchen der zugehörigen Krypten und breite Fistelspaltung) • keine konservativen Therapieversuche • Abklärung von Morbus Crohn, Colitis ulcerosa (Endoskopie)
• **beim Säugling**		
• **beim Kind/Jugendlichen**		
hypertrophe Pylorusstenose		• keine konservativen Therapieversuche • Pyloromyotomie nach Weber-Ramstedt nach intravenöser Rehydrierung und Korrektur der Alkalose
Ovarialzyste	sofort	• Notfalleingriff bei Stieldrehung (meist adoleszente Mädchen) • Diagnosesicherung: diagnostische Laparoskopie
Megakolon: Morbus Hirschsprung	3 – 6 Monate	Indikation für Full-Thickness-Biopsien bei typischer Anamnese, positiver Rektummanometrie und Kalibersprung im Kolonkontrastmitteleinlauf

Fortsetzung ►

Tab. 15.**52** Fortsetzung

Befund	Optimales Alter des Kindes für die Therapie	Bemerkung
Urologie		
Phimose/Zirkumzision: • **medizinisch** • **religiös/traditionell**	≥ 5 Jahre	• rezidivierende Balanitis, Ballonieren des Präputiums während der Miktion, als Ausdruck einer hochgradigen Phimose, narbiger Präputialring, Miktionsbeschwerden (Stechen, Brennen), nicht zurückstreifbare Vorhaut jenseits des 5. Lebensjahrs • im Allgemeinen auf Wunsch der Eltern (im Interesse des Kindes soll auch eine religiös oder traditionell indizierte Zirkumzision unter Anästhesie [Minimum: Regionalanästhesie] und entsprechenden aseptischen Vorsichtsmaßnahmen, d. h. in einem Operationssaal, durchgeführt werden); die Zirkumzision ist zu jedem Zeitpunkt vom Säuglingsalter bis zur Adoleszenz möglich; wünschenswert ist, dass die Zirkumzision vor Eintritt in die Pubertät durchgeführt wird
Hydrocele testis/funiculi	≥ 2 Jahre	• im Allgemeinen jenseits des 2. Lebensjahrs • solange über einen offenen Processus peritoneovaginalis ohne Vorliegen einer Leistenhernie eine Kommunikation zum Abdominalraum vorliegt (Hydrocele communicans), darf zugewartet werden, da die Hydrozelen in der Regel nicht prall werden
Orchidopexie bei Hodenhochstand: • **Gleit-, Leistenhoden** • **Kryptorchismus verus** • **Pendelhoden**	≤ 18 Monate	• Orchidopexie nach Shoemaker mit 2 Jahren (jenseits des 2. Lebensjahrs treten erste mikroskopische Veränderungen des Hodengewebes auf, insbesondere Verminderung der Spermatogonien) • Leistenrevision und eventuell Laparoskopie im Alter von 2 Jahren; hinter dem Kryptorchismus verus können eine intrauterine Hodentorsion (palpabler Samenstrang), ein intraabdominaler oder sehr hoch inguinaler Hoden stecken; bei intraabdominalem Hoden: Fauler-Operation, eventuell freie Hodentransplantation • stellt keine Operationsindikation dar, selten jedoch kann eine sekundäre, inguinale Fixation mit häufiger inguinaler Lage beobachtet werden
linksseitige Varikozele III. Grades (= sichtbar im Stehen)	Pubertätsbeginn	• Eingriff: hohe Ligatur der Spermatikagefäße (offen oder laparoskopisch), Embolisation • Fertilitätsbeeinträchtigung
akutes Skrotum	sofort	• 100 %iger Notfall • Differenzialdiagnose: Hydatidentorsion, Hodentorsion, Nebenhoden-/Hodenentzündung • cave: die Doppler-Sonografie zur Beurteilung der Hoden-/Nebenhodendurchblutung hat keine 100 %ige Zuverlässigkeit • bei geringstem Zweifel: Skrotalfachrevision innerhalb von 6 h
Palmure penis	vor Beginn der Pubertät	Korrektur mittels Z-Plastik, z. B. anlässlich einer Zirkumzision
Penis enlisé (eingesunkener Penis)	vor Beginn der Pubertät	• psychologisches Problem im Kindesalter (vor allem der Eltern) • Eingriff: Fixation der Penisbasis nach Gewichtsreduktion und Prüfung eines eventuell vorhandenen Leidensdrucks des Patienten in der Adoleszenz
Hypospadien: • **Hypospadia glandis** • **Hypospadia coronaria und Penis anterior und alle proximalen, schweren Formen**	Ende des 1. Lebensjahrs	• postpartal Prüfung des Urinstrahls: Behebung einer eventuellen Meatusstenose durch Meatotomie in den ersten Lebenswochen; der Eingriff muss mit den Eltern diskutiert werden; ohne Vorliegen einer Chorda hat er rein kosmetischen Charakter • Operation
Ureterabgangsstenose		• im Allgemeinen nach dem 3. Lebensmonat bei Vorliegen einer signifikanten Obstruktion, die mit Lasix nicht überwindbar ist (MAG-3-Szintigrafie, Uro-MRT mit Lasixbelastung) • Operation nach Anderson-Hynes und anderen

Fortsetzung ►

Tab. 15.52 Fortsetzung

Befund	Optimales Alter des Kindes für die Therapie	Bemerkung
vesikoureteraler Reflux: • **Grad III** • **Grad IV/V** • **Doppelniere/-ureter**		• zunehmende Tendenz zu konservativer Behandlung; Grade I–III, eventuell auch IV/V: Defluxinjektion am Ostium (submukös) • Operation: Ureterozystoneostomie nach Cohen/Leadbetter-Politano/Grégoire und anderen • Ureterozystoneostomie en bloc des obstruierenden/refluierenden Nierenbeckensystems
Meatusstenose		nach Diagnosestellung
Thorax		
Trichterbrust	Idealalter ab 7 Jahren, Adoleszenz	• sehr oft psychologisch-kosmetische Indikation, weshalb die Motivation des Patienten ausschlaggebend ist; wichtig ist nicht der Wunsch der Eltern (hat sich durch Selbstbestimmung der Patienten in der Adoleszenz relativiert) • die thorakoskopisch unterstützte Korrektur nach Donald-Nuss ergibt in den meisten Fällen sehr gute Resultate
Kiel- oder Hühnerbrust	Schulalter	frühe Behandlung mit Druckpelotte
Neurochirurgie		
Hydrozephalus	1 – 2 Wochen	• sobald als möglich nach der Diagnosestellung • nachgewiesener leicht erhöhter Hirndruck, psychomotorischer Entwicklungsrückstand und Minor neurological Signs
Kraniosynostosen	≤ 6 Monate	Indikation: massive Verformungen des Schädels, die früh (konnatal, postnatal) auftreten, nachgewiesener leicht erhöhter Hirndruck, psychomotorischer Entwicklungsrückstand und Minor neurological Signs
Myelomeningozelen	sobald als möglich	
Impressionsfrakturen	innerhalb von 14 Tagen	Impressionen tiefer als die Kalottendicke
Bewegungsapparat		
Hüftluxation, -dysplasie	≥ 3 Jahre	• primär konservative Therapie nach dem Schema von R. Graf • offene Reposition, falls nötig, Pfannenrekonstruktion und -plastik
Klumpfüße	3 – 4 Monate	initial Redressionsgipse, Methode Ponsetti, konservativ
Syndaktylien	1 – 3 Jahre	• schwere Formen an den Händen: frühere Operation • Füße kaum Operationsindikation!
plastische Eingriffe		
Lippenspalte	3 – 6 Monate	Verschluss
Gaumenspalte	10 – 12 Monate	Verschluss
abstehende Ohren	vor dem Kindergartenbesuch	meist durch mangelnde Anthelixfaltenbildung und Konchahyperplasie
muskulärer Schiefhals		nur bei Persistenz unter konservativer Therapie

16 Entwicklung und Verhalten

Schlaf

Schlafprobleme im Kindes- und Jugendalter sind nicht nur häufig, sondern in der Regel auch chronisch, aber behandelbar. Es ist von grundlegender Bedeutung, ihnen vorbeugen, denn sie haben eine riesigen Effekt auf die Gesundheit und die Performanz des Kindes und der Familie! Die Prävalenzangaben liegen – je nach Altersstufe – bei bis zu 40 %. Allerdings beruhen die erhobenen Daten zur Häufigkeit kindlicher Schlafprobleme zumeist auf Elternberichten, also nicht objektiven Angaben der Kinder, sondern beobachteten Phänomenen und damit (unerfüllten) Ansprüchen der Eltern. Kinder klagen von sich aus nicht über einen gestörten Nachtschlaf. Definition, Klassifikation, Ursache sowie klare Zuordnung der Schlafprobleme in den pathologischen Bereich hängen maßgeblich von den Erwartungen der Eltern und von den kulturabhängigen Gewohnheiten ab, etwa bezüglich der abendlichen Zubettgehzeit oder des gemeinsamen Schlafens von Eltern und Kind in einem Bett.

! Schlafprobleme bei Säuglingen und Kleinkindern können das Familienleben nachhaltig beeinträchtigen. Im Extremfall kann es nach einer nicht selten längeren leidvollen Zeit für das kleine Kind zu schwerwiegenden Misshandlungen kommen.

Die Kenntnis der reifebezogenen, alterstypischen Veränderungen und Eigenheiten des kindlichen Schlafes ist von grundlegender Bedeutung für die Erfassung und Zuordnung kindlicher Schlafstörungen. Erst auf dieser Grundlage können geeignete Strategien zur Lösung der Schlafprobleme entwickelt werden (Abb. 16.**1**).

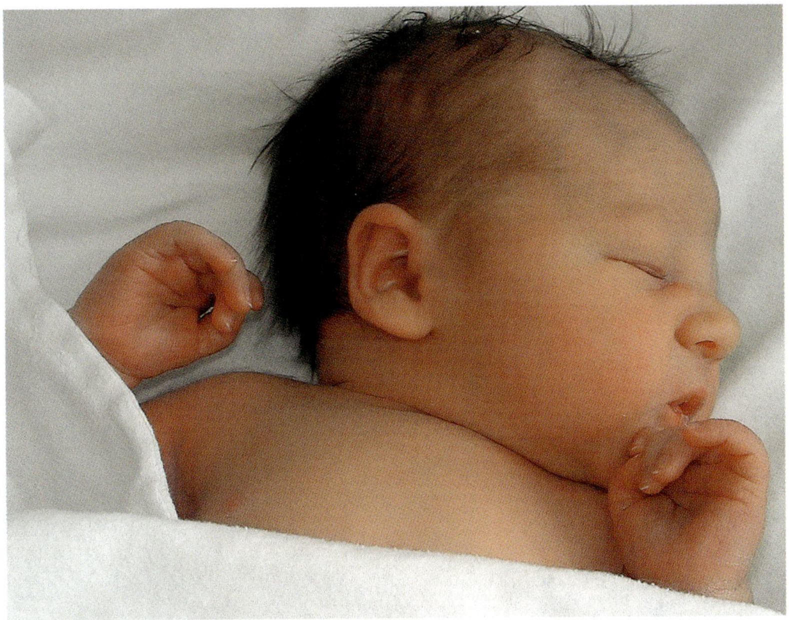

Abb. 16.**1** Keine Schlafprobleme...

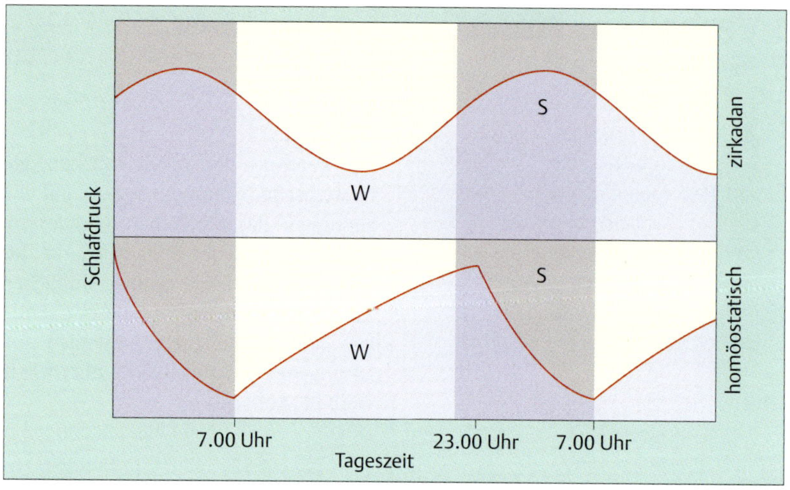

Abb. 16.**2** Zweiphasenmodell der Schlafregulation.
W = wach
S = schlafend

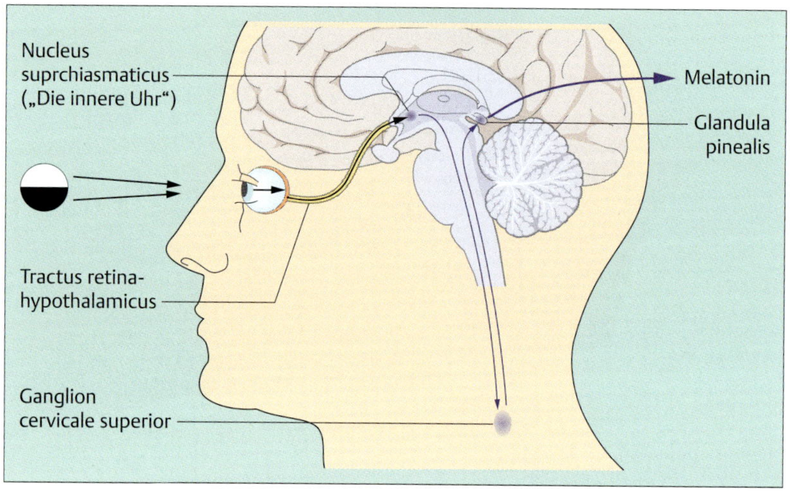

Abb. 16.**3** Afferenzen und Efferenzen der biologischen Uhr in den suprachiasmatischen Kernen des Zwischenhirns.

Normales Schlafverhalten

Zirkadianer Prozess und Schlafhomöostase

In einem von Jenni und Benz (2007) postulierten Modell wird der Schlaf von 2 biologischen Faktoren beeinflusst, dem zirkadianen Prozess und dei Schlafhomöostase (Abb. 16.**2**).

Die innere Uhr, der zirkadiane Prozess, ist ein regelmäßiger und schlafunabhängiger Prozess, der dem Individuum nahe legt, nachts zu schlafen und tagsüber wach und geistig aktiv zu sein. Dieser Prozess, anatomisch in den suprachiasmatischen Kernen des Zwischenhirns lokalisiert (Abb. 16.**3**), steuert nicht nur Wachheit und Schlaf, sondern auch viele andere Prozesse, wie Körpertemperatur, Atmung, Blutdruck, Herztätigkeit, Harnausscheidung, Hormonproduktion (z. B. Melatonin), Aufmerksamkeit, kognitive Leistungsfähigkeit usw.

Die innere Uhr wird täglich mithilfe der regelmäßig wiederkehrenden Umgebungsfaktoren mit der äußeren Zeit (Uhrzeit) synchronisiert. Der wichtigste äußere Zeitgeber ist das Tageslicht. Die innere Uhr bestimmt den Chronotypus des Menschen, diejenige Eigenschaft, die zum Morgentyp („Lerche“) oder zum Abendtyp („Eule“) macht. Der Morgentyp wacht in der Regel morgens frühzeitig auf, erreicht sein Leistungsmaximum bereits am frühen Morgen und geht in der Regel relativ früh am Abend ins Bett. Der Abendtyp hingegen wacht tendenziell später auf, ist erst am Nachmittag und Abend voll leistungsfähig und geht relativ spät ins Bett.

> **!** Der Chronotypus eines Individuums ist genetisch vorgegeben, manifestiert sich bereits im Kindesalter und bleibt ein Leben lang erhalten.

Der homöostatische, schlafabhängige Prozess hingegen beschreibt die während des Wachseins aufgehäufte Schlafschuld. Diese nimmt im Wachzustand langsam so weit zu, bis der Mensch schließlich einschläft. Im Schlaf wird dann die Schlafschuld wieder abgebaut. Je länger die Wachphase ist, desto größer werden Schlafschuld und Schlafbereitschaft, d. h., umso tiefer und länger ist der Schlaf. Nach einem Schlafentzug kommt es zu einer kompensatorischen Zunahme von Schlaftiefe und -dauer. Schlafen führt in der Folge zur Abnahme der Schlaftiefe. Idealerweise sind homöostatischer und zirkadianer Prozess so aufeinander abgestimmt, dass sie einander ergänzen. Störungen dabei führen zu Einschlaf- und Durchschlafstörungen oder vermehrter Tagesmüdigkeit.

Schlafbedarf

Der Schlafbedarf ist in jedem Alter und von Mensch zu Mensch sehr unterschiedlich (Tab. 16.**1** und Tab. 16.**2**). Die meisten Erwachsenen brauchen zwischen 5 und 9 h Schlaf (im Mittel 7 h), um leistungsfähig zu sein. Es gibt aber auch solche, die mit 4 h auskommen, und andere, die 10 h Schlaf benötigen. Diese große Variabilität besteht auch bei Kindern. Der individuelle Schlafbedarf ist eine relativ stabile Größe, d. h., Langschläfer bleiben in der Regel Langschläfer und Kurzschläfer schlafen auch später in ihrem Leben wenig. Weil der Schlafbedarf unter gleichaltrigen Kindern so unterschiedlich ist, gibt es keine Regel, wie viel Schlaf ein Kind in einem bestimmten Alter benötigt. Für jedes Alter gilt: Ein Kind kann nur so viel schlafen, wie es seinem Schlafbedarf entspricht. Es macht also keinen Sinn, ein Kind „frühzeitig" ins Bett zu stecken, um ihm den vermeintlichen Schlafmangel zu kurieren.

> **!** Das Anpassen der Bettzeit an den individuellen Schlafbedarf eines Kindes ist eine wichtige Behandlungsmaßnahme bei Einschlaf- und Durchschlafstörungen.

Das Kind sollte nur zu Bett gehen, wenn es ausreichend müde ist. Das Bett soll mit Ruhe und Entspannung assoziiert werden und ist nur zum Schlafen da. Es kann niemand zum Schlaf „gezwungen" werden, da eine Erhöhung des biologisch vorgegebenen Schlafbedarfs durch verhaltenstherapeutische oder medikamentöse Maßnahmen nicht möglich ist.

Schlafarchitektur

Der Schlaf verläuft in Zyklen: Oberflächlicher Schlaf (REM-Schlaf), in

Tab. 16.**1** Schlafdauer in den ersten Lebensmonaten.

Alter (Monate)	Totale Schlafdauer (Stunden)			
	Mittelwert	Standardabweichung	2. Perzentile	98. Perzentile
0,5	14,2	1,9	10,4	18,1
0,75	13,9	1,7	10,5	17,4
1	13,9	1,2	11,4	16,5
1,5	13,6	1,2	11,1	16,0
2	13,2	1,2	10,8	15,6
3	12,5	1,1	10,3	14,8
4	11,8	1,0	9,7	14,0
5	11,4	0,9	9,5	13,3
6	11,0	0,8	9,3	12,6
7	10,6	0,7	9,2	12,1
8	10,4	0,7	9,0	11,7
9	10,1	0,6	8,8	11,4
10	9,9	0,6	8,6	11,1
11	9,6	0,6	8,3	10,9
12	9,3	0,6	8,0	10,7
13	9,0	0,7	7,7	10,4
14	8,7	0,7	7,3	10,1
15	8,4	0,7	7,0	9,9
16	8,1	0,7	6,6	9,6

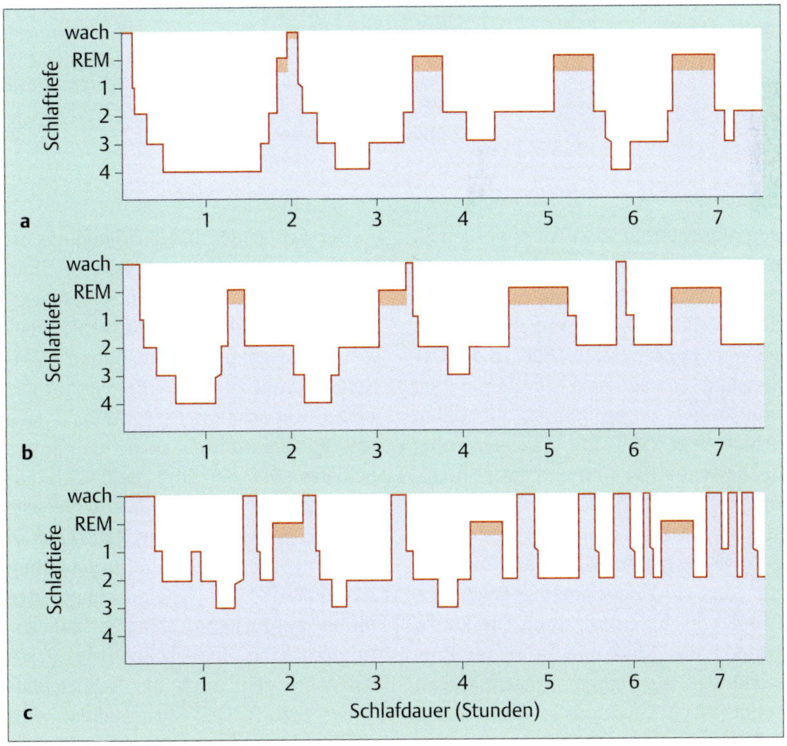

Abb. 16.**4 a – c** Normale Schlafzyklen: REM = aktiver Schlaf mit raschen Augenbewegungen. Je älter der Mensch ist, desto kürzer sind die Schlafstadien und desto weniger tief, „leichter", ist der Schlaf.
a Kinder.
b Erwachsene.
c Alte Menschen.

Tab. 16.**2** Normale, entwicklungsbedingte Veränderungen in der Kinderschlafarchitektur (aus Mindell JA, Owens JA. Pediatric Sleep. Philadelphia: Lippincott Williams & Wilkins; 2003).

Alter	Durchschnittliche Schlafdauer/24 h (h)	Schlafmuster	Schlafart	Typische Störung
Neugeborene	16 – 20	1- bis 4-stündige Schlafperioden, gefolgt von 1- bis 2-stündiger Wachzeit Dauer des Nachtschlafs in etwa = Dauer des Tagesschlafs	3 Schlafstadien: • aktiv („REM-artig"; 50 % des Schlafes) • ruhig („nicht-REM-artig") • unbestimmbar • gehen in den Schlaf über ein aktives Stadium	
Säuglinge (0–1 Jahr)	14 – 15 mit 4 Monaten 13 – 14 mit 6 Monaten	3- bis 4-stündige Schlafperioden in den ersten 3 Monaten, 6- bis 8-stündige Schlafperioden mit 4 – 6 Monaten Tag-Nacht-Differenzierung ab 6. Woche bis 3. Monat 78 – 80 % der Kinder schlafen mit 9 Monaten durch 2- bis 4-stündige „Tagesschlafepisoden" in 2 Episoden	Menge des aktiven, REM-artigen Schlafes nimmt ab Entwicklung von 4 Phasen von Non-REM-Schlaf Schlafzyklus alle 50 min Einschlafen über Non-REM-Schlaf-Stadium	• Durchschlafstörung • Rhythmusstörung • ekzessives Schreien und anderes • Sudden-Infant-Death-Syndrom
Kleinkinder (1–3 Jahre)	±12	1 Mittagsschlaf à 1,5 – 3,5 h	REM-Schlaf nimmt kontinuierlich ab	• Aufwachstörugen • Widerstände gegen Zubettgehen • Parasomnien
Vorschulkinder (3–6 Jahre)	11 – 12	Mittagsschlaf nimmt ab; meiste Kinder haben mit 5 Jahren aufgehört	REM-Schlaf nimmt weiter ab Schlafzyklen alle 90 min viel „Slow-Wave"-Schlaf	
Schulkinder (6–12 Jahre)	10 – 11	wenig Tagesmüdigkeit zunehmende Diskrepanz zwischen Nachtschlafmenge an Schul- und an schulfreien Tagen	Latenz vom Schlafbeginn zu REM-Schlaf wird größer hohe Schlafeffizienz (Verhältnis Bettzeit/Schlafzeit)	• Einschlafverzögerung (Bettzeit ≠ Schlafzeit) • Atemstörungen (nächtliche Hypoxien)
Adoleszenten (> 12 Jahre)	9 ideal 7 real	oft unregelmäßiger Schlaf-Wach-Rhythmus zirkadiane Phasenverzögerung mit späteren Bettgehzeiten und früheren Aufstehzeiten	40 % Abnahme des „Slow-Wave"-Schlafes REM-Schlaf des Erwachsenen (25-30 %)	• Einschlafverzögerung (Bettzeit ≠ Schlafzeit) • Delayed-Sleep-Phase-Syndrome • Narkolepsien

dem der Mensch leicht zu erwecken ist und am meisten träumt, wechselt mit tiefem Schlaf (Non-REM-Schlaf), aus dem der Mensch sich nur ungern und schwer wecken lässt (Abb. 16.**4**). Der Säugling bewegt sich im REM-Schlaf und atmet unregelmäßig. Im tiefen Schlaf liegt das Kind dagegen ruhig da, bewegt sich kaum und atmet regelmäßig. Dieser Wechsel der Schlafphasen ist erst nach einigen Wochen einigermaßen regelmäßig; dann werden für den Schlaf des Säuglings auch Einflüsse von außen wirksam. Die Eltern können das Kind nun in seiner Entwicklung zu einem regelmäßigen Schlaf-Wach-Rhythmus unterstützen, z. B. indem sie ein Einschlafritual einführen und das Leben des Kindes bezüglich Mahlzeiten, Einschlafzeiten, Spazierengehen usw. regelmäßig gestalten.

Der Schlaf des jungen Säuglings ist noch unreif. Er ist gekennzeichnet durch eine große Gesamtschlafdauer, eine Zerstückelung mit kurzen Schlaf-Wach-Phasen und einen hohen REM-Schlaf-Anteil von 50 %. Im Verlauf der ersten Lebensmonate verändern sich sowohl Quantität als auch Qualität des Schlafes. Der Säugling stellt sich allmählich auf den Tag-Nacht-Wechsel ein und entwickelt einen Rhythmus in seinen körperlichen und psychischen Aktivitäten. Die Gesamtschlafmenge nimmt auf Kosten des Tagesschlafs kontinuierlich ab. Erst ab Ende des 2. Lebensjahrs geht auch die Nachtschlafdauer zurück. Der Mittagsschlaf wird ab dem Alter von 2 – 4 Jahren aufgegeben. Durchschlafen ist ein wichtiger Meilenstein der frühkindlichen Entwicklung und wird von Reifungsprozessen der inneren Uhr und der Schlafhomöostase bestimmt. Während die Reifung der homöostatischen Regulation nicht von außen beeinflusst werden kann, hilft Regelmäßigkeit im äußeren Tagesablauf dabei, die innere Uhr einzustellen. In den ersten Lebensmonaten gilt es, durch einen regelmäßigen Tagesablauf diesen Rhythmus positiv zu beeinflussen. Dies ist meist die einzige Maßnahme, die nötig ist, um Schlafstörungen im Säuglingsalter zu beheben. Die genaue Schlafanamnese wird durch das Ausfüllen eines Schlafprotokolls (s. Anhang) erreicht. Darin werden die Tages- und die Nachtschlafzeit berechnet, die zusammen die individuelle Gesamtschlafdauer ergeben. Daraus errechnet sich die nötige Bettzeit. Dann wird der Tagesrhythmus untersucht und mittels Fragebogen (s. Fragebogen zum Schlafverhalten im Anhang) wichtige Kofaktoren erfasst.

> **!** Das 3-Stufen-Konzept zur Behandlung von Schlafstörungen im Kindesalter:
> 1. *rhythmisieren:* regelmäßiger Tagesablauf
> 2. *anpassen:* Schlafbedarf erfassen und Bettzeit danach ausrichten
> 3. *autonomisieren:* selbstständiges Einschlafen fördern

Einschlafen

Das selbstständige Einschlafen ist oft die am schwierigsten umzusetzende Maßnahme. Dabei helfen Einschlafrituale und -hilfen. Das selbstständige Einschlafen und damit die Fähigkeit des Kindes, sich selbst ohne Hilfe wieder in den Schlaf zu bringen, ist eine wesentliche Voraussetzung für das Durchschlafen. Die Änderung von Einschlafgewohnheiten kann mit 3 verschiedenen verhaltenstherapeutischen Techniken erreicht werden:

- Extinktion (schreien lassen)
- graduelle Extinktion (nach Ferber)
- Verhaltensmodifikation (schrittweises Heranführen an neues Verhalten)

Die Extinktion (Auslöschung) ist zwar wirksam, aber wenig kompatibel mit dem Kind und seiner Umwelt. Viele Eltern wollen oder können die Methode nicht durchführen. Die graduelle Extinktion, auch bekannt aus dem Buch „Jedes Kind kann schlafen lernen" eines Schülers von Richard Ferber (Ferber 2006) ist wirkungsvoller und atraumatischer. Bei der Verhaltensmodifikation (auch Annäherungsmethode genannt) müssen sich die Eltern Rechenschaft über die Autonomieentwicklung des Kindes auch im Alltag geben und diese auch unterstützen. Konkret beginnt dies schon beim täglichen Spiel, so z. B. indem das Kind die Chance erhält, selber Lösungen für seine Probleme zu finden, und nicht sofort durch die Eltern interveniert wird. Bei einem Kind, das nur auf dem Arm der Mutter einschlafen will oder kann, kann dies z. B. heißen, dass sich Mutter und Kind zuerst gemeinsam ins Bett legen und sich die Mutter dann vom Kind langsam, über die nächsten Wochen, Schritt für Schritt entfernt, bis es gelernt hat, ohne Eltern einzuschlafen.

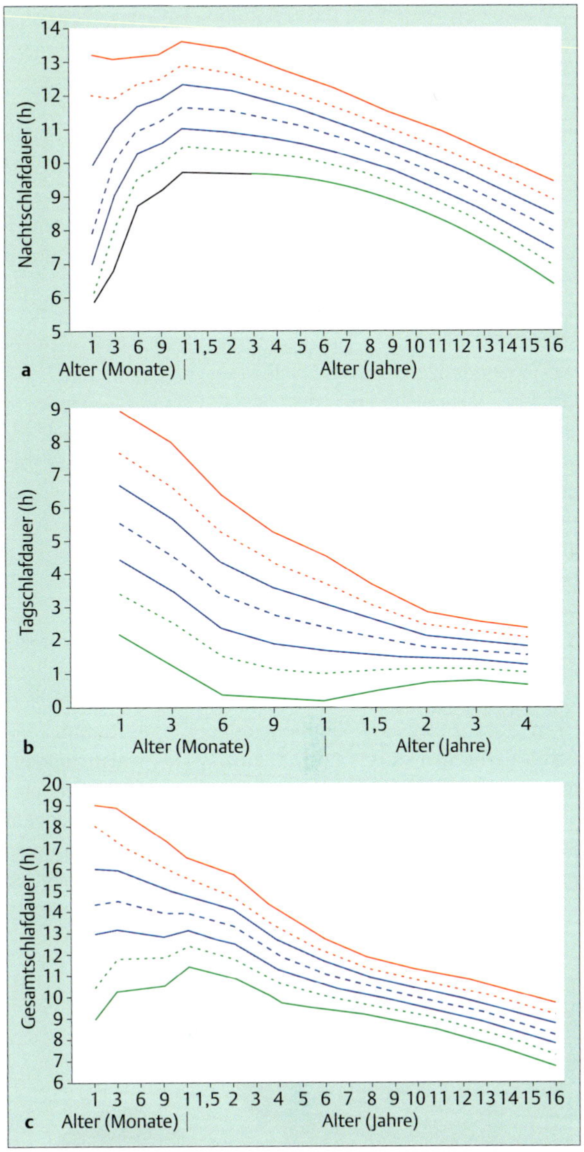

Abb. 16.**5 a – c** Schlafdauer in Abhängigkeit von der Altersstufe (aus Iglowstein I, Jenni OG, Molinari L et al. Sleep duration from infancy to adolescence. Pediatrics 2003; 111 [2]: 302 – 307).
a Nachtschlafperzentilen pro 24 h.
b Tagesschlafperzentilen pro 24 h.
c Totalschlafperzentilen pro 24 h.

Bis zur Adoleszenz gibt es einen graduellen Rückgang der Schlafdauer von 16 – 17 h bei Säuglingen über 10 h bei Schuleintritt auf 8 – 9 h in der Adoleszenz (s. Tab. 16.**2**). Hormonelle Veränderungen können bei Jugendlichen allerdings das Schlafbedürfnis vorübergehend wieder erhöhen. Der REM-Schlaf-Anteil von 50 % bei Säuglingen sinkt auf 25 – 30 % bei Adoleszenten. Beim Delayed-Sleep-Phase-Syndrom leiden Jugendliche daran, erst sehr spät (zu spät) einzuschlafen, um dann Schwierigkeiten zu haben, rechtzeitig aufzustehen, um zur Schule zu gehen oder normale Arbeit zu verrichten. Das führt zu großen akademischen und allgemeinen Leistungseinbußen. Delayed-Sleep-Phase-Syndrom ist für 7 – 10 % aller Fälle von chronischen Schlafstörungen verantwortlich. Diese Störung wird, da sie nur wenigen Ärzten bekannt ist, oft nicht erkannt und nicht behandelt. Therapeutisch gibt es für einen Patienten, der unter Delayed-Sleep-Phase-Syndrom leidet, 2 Möglichkeiten: Entweder er gewöhnt sich an seine innere Uhr (sucht sich eine Schule bzw. Arbeitsstelle, die zu seinem Schlaf-Wach-Rhythmus passt, gleicht sein Defizit an Schlaf durch Schlafen am Tag oder an den Wochenenden aus), oder die Umwelt passt sich an die innere Uhr des Jugendlichen an (Chronotherapie, Lichttherapie, Schlafhygiene und/oder Schlafrestriktion). Die Motivation des Jugendlichen zur Veränderung ist der Schlüssel zur erfolgreichen Behandlung!

Wichtig zu wissen ist, dass es große individuelle Unterschiede bezüglich Schlafqualität und Schlafdauer gibt (Abb. 16.**5**). Es macht also keinen Sinn, einem Kind das Einschlafen zu befehlen. Hier ist Elternberatung vonnöten. Es empfiehlt sich, bei der Beurteilung von Schlafstörungen im Kindes- und Jugendalter auch auf Umgebungsfaktoren zu achten, z. B. dem problemlosen Einschlafen zuwiderlaufende abendliche Aktivitäten (unangemessene TV-Sendungen, wilde Spiele), sekundäre Verschiebungen des Schlaf-Wach-Rhythmus wegen unregelmäßiger Mittagsschlaf- und Zubettgehzeiten oder nächtliches Aufstehen mit Aktivitäten wie Essen und Trinken. Aber es gibt auch Widerstände gegen das Zubettgehen im Rahmen oppositioneller Verhaltensstörungen und Ängste vor dem Zubettgehen im Rahmen von Angststörungen. Sicherlich können ungünstige Lichtverhältnisse, nächtlicher Lärm oder Teilen des Zimmers oder Bettes den Schlaf stören. Auch Medikamente können sich negativ auf den Schlaf auswirken (Antiasthmatika, Schilddrüsenhormonpräparate, Antibiotika, Antidepressiva, Stimulanzien).

Schlafstörungen

Definition Parasomnie

Mit dem Begriff der „Parasomnie“ (Kunstwort aus griech.: pará = neben und lat.: somnus = der Schlaf) werden Störungen des Schlafes (Dyssomnien) bezeichnet, die beim Erwachen, beim teilweisen Erwachen oder bei Schlafstadienwechsel auftreten und den Schlafprozess stören:

- *Dyssomnie:* Dauer, Qualität und Zeitpunkt des Schlafes gestört
- *Insomnie:* Ein- und/oder Durchschlafstörung
- *Hypersomnie:* exzessives Schlafbedürfnis bzw. Schläfrigkeit

Zu den wichtigsten Parasomnien zählen:

- Nachtschreck (Pavor nocturnus)
- Albtraum
- Schlaftrunkenheit
- Schlafwandeln (Somnambulismus)
- Einschlafzuckungen
- Sprechen im Schlaf (Somniloquie)
- nächtliches Zähneknirschen
- kindliche Schlafapnoe

Parasomnien sind bei Kindern häufig und kommen bei Erwachsenen sehr viel seltener vor. Es sind abnorme Ereignisse, die entweder während des Schlafes oder an der Schwelle zwischen Wachsein und Schlafen auftreten. Als Hauptbeschwerde nennt das Kind bzw. nennen die Eltern das Ereignis und nicht seine Auswirkungen auf den Schlaf (Abb. 16.**6**). Dennoch können ausgeprägte Formen auf Dauer zu regelmäßigen Schlafunterbrechungen im Sinne einer Durchschlafstörung und damit zu einer ungenügenden Schlafdauer (Insomnie) führen.

Insomnien

Unter Insomnien werden Ein- und/oder Durchschlafstörungen verstanden. Ihr Häufigkeitsmaximum liegt im Säuglings- und Kleinkindesalter (Abb. 16.**7** und Abb. 16.**8**). Ursachen können Hunger, Kälte, nasse Windeln, Schmerzen, Ängste bzw. körperliche Erkrankungen sein. Daneben kommen auch von den Eltern zu wenig wahrgenommene Schlafhygiene mit unregelmäßigen Zubettgehzeiten, unangemessene abendliche Aktivitäten oder fehlende bzw. ungünstige Einschlafrituale als Ursachen infrage.

Weitere Ursachen

Auch kinder- und jugendpsychiatrische Erkrankungen können mit Schlafstörungen assoziiert sein (Tab. 16.**3**).

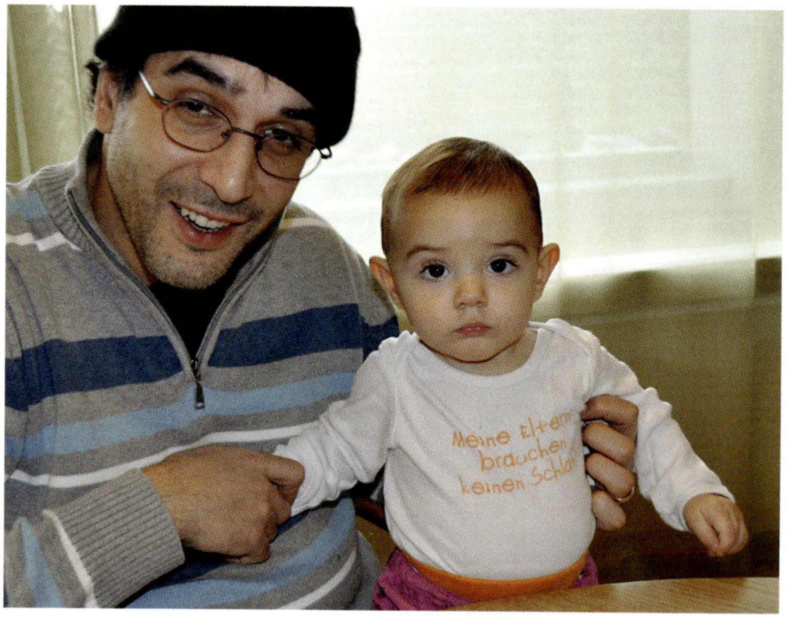

Abb. 16.**6** Das T-Shirt sagt alles...

Altersspezifität von Parasomnien

Tab. 16.**4** gibt eine Übersicht über die häufigsten primären Schlafstörungen in Abhängigkeit vom Alter der Kinder.

Spezifische Anamnese und Untersuchung

Bei Verdacht auf eine Schlafstörung empfiehlt sich folgendes Vorgehen:

- *Anamnese* samt Ausfüllen strukturierter Fragebögen und eines Schlafprotokolls:
  - Wie viel schläft das Kind?
  - Gibt es regelmäßige Muster des Schlafes und der Ernährung?
  - Wie lange braucht das Kind zum Einschlafen?
  - Was tun die Eltern, um den Schlaf zu ermöglichen (oder zu stören)?
- *somatische Untersuchung*
- *Polysomnografie:* nur indiziert, wenn mittels Anamnese und Untersuchungsbefund keine Ursache eruiert werden kann bzw. keine Zuordnung der Schlafstörung gelingt

Bei Jugendlichen und Erwachsenen kann mittels der Epworth-Schläfrigkeitsskala mit 8 Fragen die Wahrscheinlichkeit des Einnickens am Tag erhoben und mit einem Zahlenwert von 0 – 3 bewertet werden. Der Normalbereich liegt bei 6 (± 3) Punkten. Der Test ist schnell gemacht und weist eine hohe Validität auf. Bei einem Punktwert > 10 liegt eine Tagesschläfrigkeit vor, bei einem Wert > 14 eine exzessive Tagesschläfrigkeit, die zu erheblichen beruflichen, privaten und sozialen Einschränkungen führt. Eine erniedrigte Punktzahl (< 2) weist auf eine psychogene oder psychoreaktive Insomnie hin.

Tab. 16.**4** Häufigste primäre Schlafstörungen im Kindesalter in Anlehnung an die internationale Klassifikation der Schlafstörungen (ICSD–2; nach Jenni u. Benz 2007). Sekundäre Schlafstörungen, wie sie im Rahmen von organischen Erkrankungen oder unter Medikamenteneinnahme auftreten können, sind nicht explizit aufgelistet.

Altersgruppe	ICSD-2-Kategorie	Beispiele
Säuglinge	Insomnien	Regulationsstörungen (Schlaf-Wach-Schreistörung)
	Bewegungsstörungen	Einschlafmyoklonien
	Atemstörungen	• Schlafapnoesyndrome (zentral oder obstruktiv) • Hypoventilationssyndrome
Vorschulkinder	Insomnien	• Widerstand bei den Bettgehvorbereitungen • Durchschlafstörung (häufiges nächtliches Erwachen)
	andere Parasomnien	• Confusional Arousal/Pavor nocturnus • Schlafwandeln • Albträume • Sprechen im Schlaf
	Bewegungsstörungen	• Kopfwackeln, Körperrollen • Bruxismus
	Atemstörungen	• Schlafapnoesyndrome (zentral oder obstruktiv) • Hypoventilationssyndrome
Schulkinder/ Jugendliche	Insomnien	Einschlafstörung
	andere Parasomnien	• Schlafwandeln • Albträume • Sprechen im Schlaf
	Bewegungsstörungen	• Restless-Legs-Syndrom • Bruxismus
	Atemstörungen	• Schlafapnoesyndrome (zentral oder obstruktiv) • Hypoventilationssyndrome
	Hypersomnie	• Schlafmangel mit Tagesmüdigkeit • Narkolepsie, Kleine-Levin-Syndrom
	Schlafstörungen im Zusammenhang mit dem zirkadianen Rhythmus	• Advanced-/Delayed-Sleep-Phase-Syndrom • unregelmäßiger Schlaf-Wach-Rhythmus

Tab. 16.5 Epworth-Test der Tagesschläfrigkeit.

Frage: Wie wahrscheinlich ist es, dass Du in einer der folgenden Situationen einnicken oder einschlafen wirst, dich also nicht nur müde fühlst? Die Fragen beziehen sich auf deinen Alltag in der letzten Zeit. Selbst wenn du einige der Situationen in letzter Zeit nicht erlebt hast, versuche bitte, dir diese vorzustellen, und kreuze an.

Situation	niemals einnicken	kaum einnicken	möglicherweise einnicken	wahrscheinlich einnicken
im Sitzen lesen	0	1	2	3
fernsehen	0	1	2	3
ruhiges Sitzen an einem öffentlichen Ort (z. B. Theater oder Versammlung)	0	1	2	3
als Mitfahrer in einem Auto während 1 h Fahrt ohne Unterbrechung	0	1	2	3
sich nachmittags zum Ausruhen hinlegen, wenn es die Umstände erlauben	0	1	2	3
mit jemandem zusammensitzen und sich unterhalten	0	1	2	3
ruhiges Sitzen nach einem Mittagessen ohne Alkohol	0	1	2	3
in einem Auto, während man für wenige Minuten im Verkehr anhält	0	1	2	3

Therapie

- Wichtig ist die Aufklärung und Beratung der Eltern unter Berücksichtigung der physiologischen Besonderheiten des kindlichen Schlafes.
- Bei Ein- und Durchschlafstörungen können verhaltenstherapeutische Maßnahmen erfolgreich sein.
- Bei den Parasomnien benötigen die Eltern Beratung im Umgang mit dem nächtlichen Verhalten des Kindes. So sollen schlafwandelnde Kinder nicht in einem Hochbett schlafen; Fenster und Haustür sollten abgeschlossen werden. Bei Kindern mit starker motorischer Erregung beim Nachtschreck ist es ratsam, Kissen vor das Bett zu legen respektive das Bett von der Wand zu schieben, damit sich das Kind nicht verletzen kann. Die Eltern sollen während der Pavor-nocturnus-Episoden zum Kind gehen, es aber nicht wecken, sondern sicherstellen, dass es schlussendlich wohlbehütet in seinem Bett weiterschlafen kann.
- Die medikamentöse Behandlung nicht organischer Schlafstörungen ist selten angebracht.

Literatur

Blader JC, Koplewicz HS, Abikoff H et al. Sleep problems of elementary school children. Arch Pediatr Adolesc Med 1997; 151: 473 – 480

Edwards KJ, Christophersen ER. Treating common sleep: problems of young children. J Dev Behav Pediatr 1994; 15: 207 – 213.

Ferber R. Solve your child's sleep problems. New York: Touchstone; 2006

Gillberg C. Clinical child neuropsychiatry. Cambridge: Cambridge University Press; 1995

Hörne J. Sleep and its disorders in children. J Child Psychol Psychiat 1992; 33: 473 – 487

Iglowstein I, Jenni OG, Molinari L et al. Sleep duration from infancy to adolescence. Pediatrics 2003; 111 (2): 302 – 307

Jenni A, Benz C. Schlafstörungen. Pädiatrie up2date 2007: 309 – 333

Kast-Zahn A, Morgenroth H. Jedes Kind kann schlafen lernen. München: Gräfe & Unzer; 2007

Largo RH, Hunziker U. A developmental approach to the management of children with sleep disturbences in the first three years of life. Eur J Pediatr 1984; 142: 170 – 173

Largo RH, Hunziker U. Normales Schlafverhalten und die häufigsten Störungen in den ersten Lebensjahren. Pädiat Prax 1989; 38: 215 – 223

Largo R. Babyjahre. Die frühkindliche Entwicklung aus biologischer Sicht. München: Pieper; 2001

Mindell JA, Owens JA. Pediatric Sleep. Philadelphia: Lippincott Williams & Wilkins; 2003

von Schlippe A, Schweitzer J. Lehrbuch der systemischen Therapie und Beratung. Göttingen: Vandenhoeck & Ruprecht; 1996

Steinhausen HC, von Aster M. Handbuch Verhaltenstherapie und Verhaltensmedizin bei Kindern und Jugendlichen. Weinheim: Beltz/PVU; 1993

Vella S. Abklärungen von Schlafstörungen im Kindes- und Jugendalter. Paediatrica 2003; 14 (3): 49 – 54

Spiel

Sobald ein Säugling einen Gegenstand in die Hand nehmen kann, diesen manipuliert und zum Mund führt, wird vom „Spielen“ des Kindes gesprochen. Aber vielleicht spielt das Kind schon früher, bevor es „handelt“ – darüber waren bislang keine Erkenntnisse zu gewinnen.

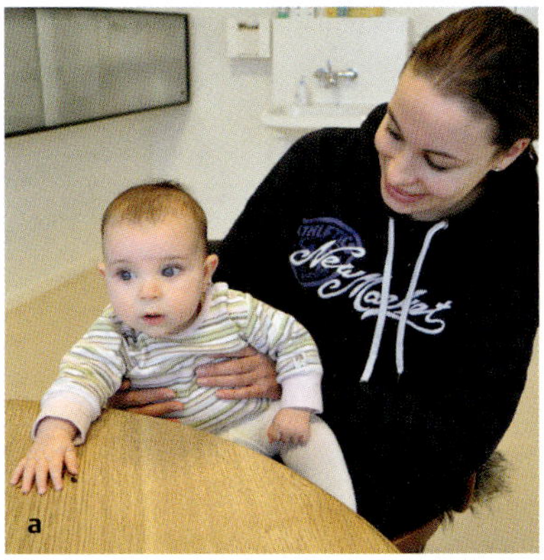

a

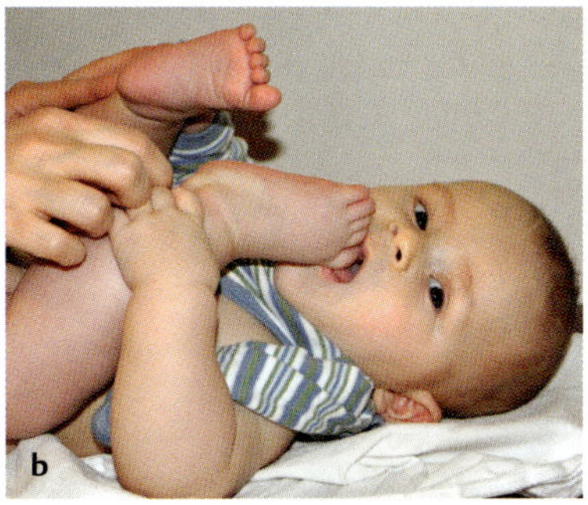

b

Abb. 16.**12 a, b** „Spielzeug.“
a Rosinen...
b ... oder Füße!

Formen des Spieles

Sicher ist, dass Kinder sich schon sehr früh mit ihrer Umgebung auseinandersetzen, betrachten, hantieren, spüren und aus dem Beobachteten, Berührten, Gehörten usw. ihre Schlüsse ziehen und dabei lernen (Abb. 16.**12**). „Lernen“ ist ein Begriff der Erwachsenenwelt; Kinder haben zunächst ganz andere Ziele mit dem Spielen, denn „Sinn“ des kindlichen Spieles ist Handlung und nicht das Endresulat (Abb. 16.**13**):

- Neben dem Hantieren und dem Erkunden lernen die Kinder die Funktion der Gegenstände kennen.
- Sie spielen die „So-tun-als-ob“-Spiele.
- Sie entdecken Inhalt und Behältnis, Mittel zum Zweck, und entwickeln ein Verständnis für den Raum und ihre Beziehungen darin.
- Sie gebrauchen Gegenstände und lernen deren Anwendungen.
- Sie machen Versteckspiele, finden versteckte Gegenstände, werfen Gegenstände um sich und freuen sich ob der Reaktion des Gegenübers!
- Sie spielen symbolische Spiele, in denen sie Gegenständen Eigenschaften geben, die nur ihnen bekannt sind.
- Sie bauen, leeren um, imitieren, stellen Regeln auf und üben das soziale Spiel. Sie lernen dabei Kategorisieren und Zuordnen.
- Kinder beginnen zu zeichnen, schauen Bilderbücher an, hören Geschichten zu, lernen spielerisch sogar Schulstoff.
- Das kindliche Spiel ist lustbetont und nicht „trainierbar“.

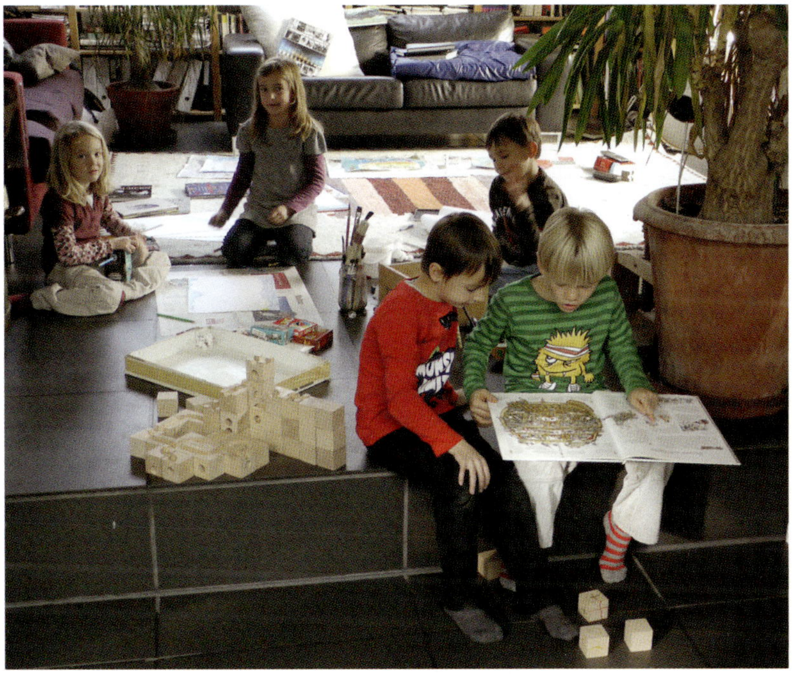

Abb. 16.**13** Verschiedene Kinder – verschiedene Spiele.

Die Spielentwicklung verläuft phasenweise, der Entwicklungsstufe entsprechend (Abb. 16.**14**):

- **Greifen:**
  - Neugeborenes: Spiel mit den Händen als Vorbereitung für das Greifen
  - ab dem 4. Schwangerschaftsmonat bis ca. 4 Lebensmonate: Hand-Mund-Koordination
  - 2. und 3. Lebensmonat: Hand-Augen-Koordination
  - 3.– 4. Lebensmonat: Hand-Hand-Koordination
  - 4.– 5. Lebensmonat: beidhändiges palmares Greifen
  - 6.– 7. Lebensmonat: einhändiges palmares Greifen
  - 7.– 8. Lebensmonat: Scherengriff
  - ab 8. Lebensmonat: Händigkeit beim Rechtshänder
  - 9.– 10. Lebensmonat: Pinzettengriff
  - Anfang des 2. Lebensjahrs: gezieltes Loslassen
- **Erkunden:**
  - 3.– 8. Lebensmonat: orales Erkunden
  - ab dem 8.– 9. Lebensmonat: visuelles Erkunden
  - charakteristisch für die 2. Hälfte des 1. Lebensjahrs: manuelles Erkunden
- **Merkfähigkeit:**
  - ab dem 8.– 9. Lebensmonat: Entwicklung der Merkfähigkeit, Kurzzeitgedächtnis, Objektpermanenz, Suchen nach Gegenstän-

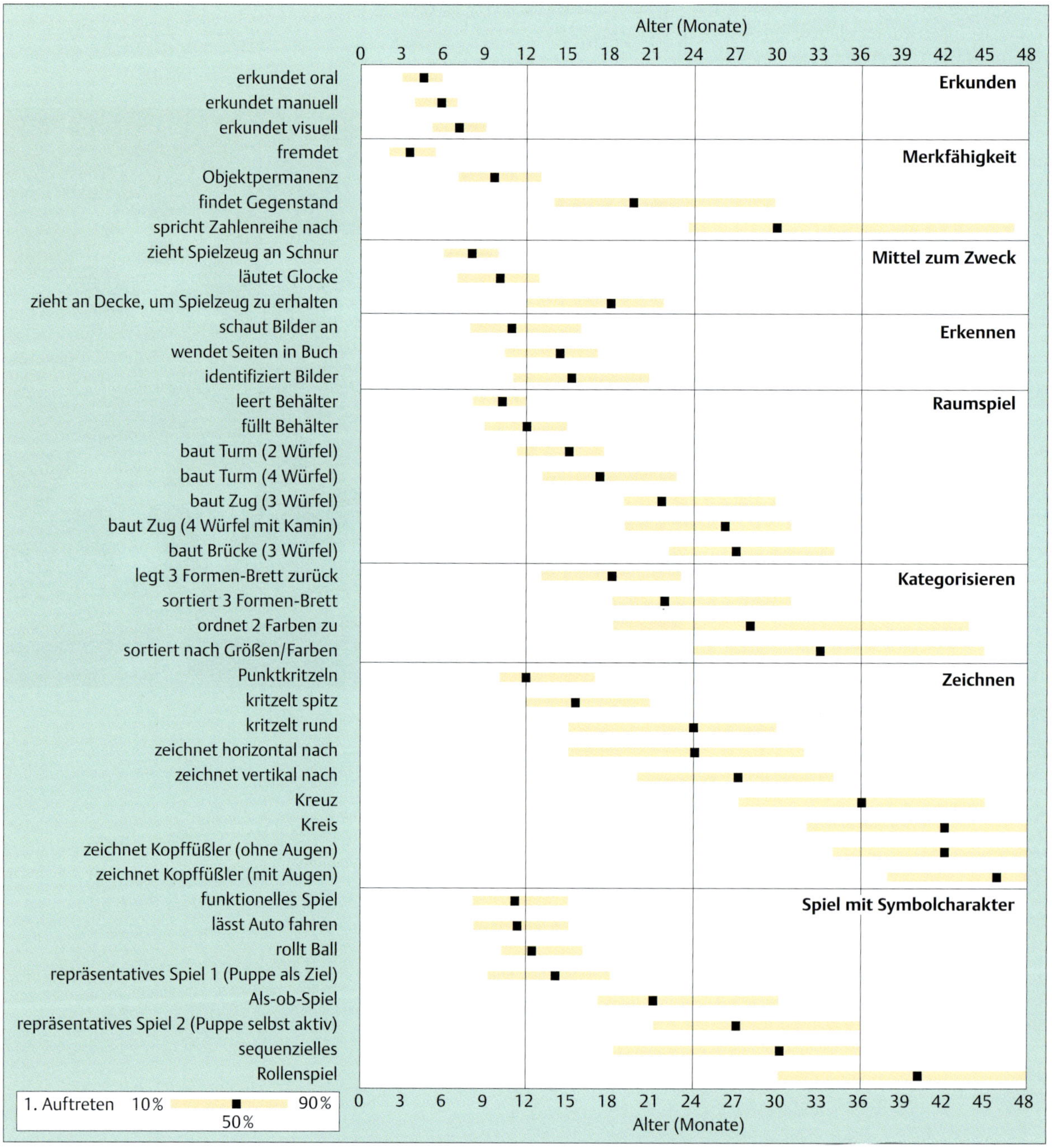

Abb. 16.**14** Welches Spiel in welchem Alter (aus: Abteilung Entwicklungspädiatrie [2010], Kinderspital Zürich, Schweiz [http://www.kispi.uzh.ch/Kinderspital/Medizin/Medizin/AWE/Downloads/Spiel.pdf]).

den, die aus dem Blickfeld verschwinden
- bis zum 12. Lebensmonat passiv: Gugus-dada-Spiele

- **Mittel zum Zweck:**
  - ab dem 8.– 9. Lebensmonat: Begreifen von Auswirkungen einfacher Handlungen (Gegenstände an einer Schnur heranziehen, Aufdrehen von Wasserhähnen, Betätigen von – Lichschaltern)
- **Inhalt/Behälter:**
  - 4 – 7 Lebensmonate: Glasflasche mit Holzkugel als Ganzes wahrgenommen
  - 7 – 9 Lebensmonate: Interesse für Kugel
  - 9 – 12 Lebensmonate: Zeigefinger in die Öffnung stecken
  - 12 Lebensmonate: einfüllen, nicht herausnehmen
  - 15 Lebensmonate: entleeren nach vorzeigen
  - 18 Lebensmonate: spontanes Entleeren
- **Raumverständnis**
  - 10 – 15 Lebensmonate: Vorliebe für das Ein- und Ausräumen
  - 18 Lebensmonate: stapeln
  - 24 Lebensmonate: horizontales Bauen
  - 30 Lebensmonate: Kombination vertikal/horizontal, funktionelles Verständnis
  - 2 – 4 Lebensjahre: 3-dimensionales Bauen
- **Spielverhalten mit Symbolcharakter:**
  - Ende des 1. Lebensjahrs: Nachahmung von einfachen Handlungen
  - 9 – 12 Lebensmonate: funktionelles Spiel (Nachahmen von einfachen Handlungen)
  - 12 – 18 Lebensmonate:
    - Entwicklung von Symbolfunktionen (innere Vorstellung von Handlungen)
    - repräsentatives Spiel I (Übertragen einer Handlung auf eine Zweitperson bzw. Puppe)
    - repräsentatives Spiel II: Puppe wird zur handelnden Figur
  - ab 18 Lebensmonaten: symbolisches Spiel (Gegenständen wird anderer Sinn gegeben)
  - 21 – 24 Lebensmonate: sequenzielles Spiel (Handlungsabläufe einer Alltagssituation)
  - 3. – 5. Lebensjahr: Rollenspiel
- **Kategorisieren:**
  - 18 – 24 Lebensmonate: sortieren bzw. gruppieren von Gegenständen nach bestimmten Eigenschaften
  - 2. Lebensjahr: unterscheiden von Kreis, Quadrat und Dreieck
  - 3. Lebensjahr: Steckpuzzles
  - 4. Lebensjahr: Puzzles mit > 10 Teilen

Eine Spielart wird, sobald sie entdeckt ist, so lange geübt, bis sie langweilig geworden ist oder das Kind dadurch eine neue Spielart, möglicherweise auf einer höheren Stufe, entdeckt (Abb. 16.**15** und Tab. 16.**6**). Kinder sind Forscher und Erfinder, und die Aufgabe der Eltern ist es, diesen Forschergeist mit allen Mitteln zu unterstützen und nicht zu begrenzen (es sei denn, das Kind kann sich selbst dabei gefährden). Der Erwachsene kann mitspielen; die Regeln bestimmt aber das Kind – es ist das Spiel des Kindes und nicht das der Eltern (Abb. 16.**16**). Wenn das Kind aber Regeln lernen will, so können die Eltern natürlich Regeln dazu beitragen oder kommentieren.

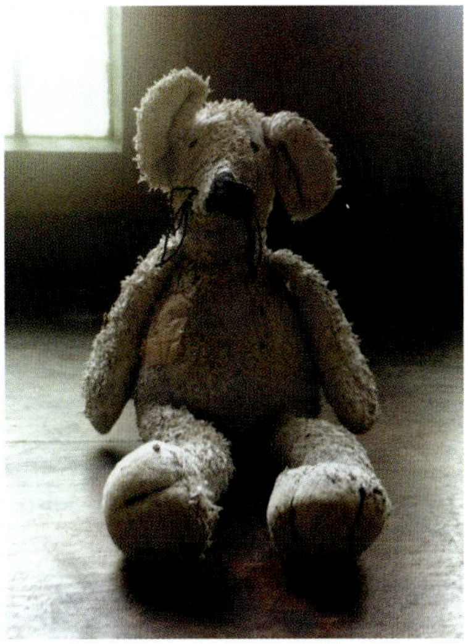

Abb. 16.**15** Einsames Übergangsobjekt.

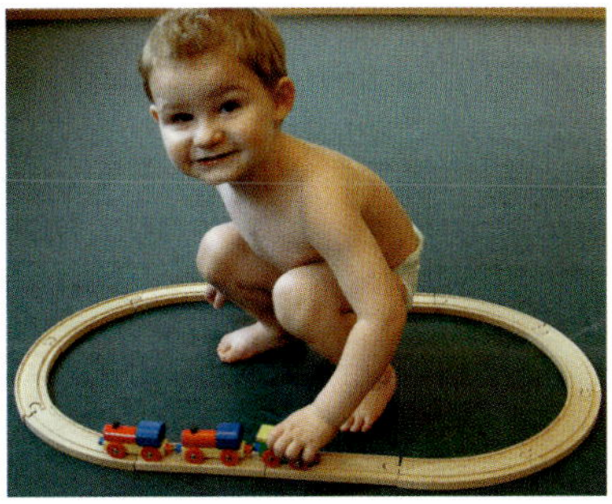

Abb. 16.**16** „Ich kann mich selbst beschäftigen!“

Tab. 16.**6** Verschiedene Spielkategorien.

Spielkategorie	Spielart	Erläuterungen
Erkunden	oral[1)]	Kind tastet Gegenstand mit dem Mund ab
	manuell[1)]	Kind manipuliert Gegenstand mit der Hand
	visuell[1)]	Kind betrachtet Gegenstand, betastet ihn mit dem Zeigefinger
Merkfähigkeit	Fremdeln[2)]	Kind reagiert mimisch auf unbekannte Person
	Objektpermanenz[2)]	Kind schaut heruntergefallenem Gegenstand nach
	Finden eines Gegenstands[2)]	Kind findet Gegenstand, der unter Tasse versteckt oder in Tuch eingewickelt wurde (2-mal)
	Nachsprechen einer Zahlenreihe[1)]	Kind spricht 2 Zahlen nach

Fortsetzung ▶

Tab. 16.6 Fortsetzung

Spielkategorie	Spielart	Erläuterungen
Mittel zum Zweck (kausale Zusammenhänge)	Ziehen eines Spielzeugs an einer Schnur[3)]	Kind zieht gezielt an einer Schnur, um ein Spielzeug oder einen Gegenstand zu ergreifen
	Läuten einer Glocke[1)]	
	Ziehen an einer Decke, um ein Spielzeug zu erhalten[3)]	Kind zieht gezielt an einer Decke, um ein Spielzeug oder einen Gegenstand zu erhalten
Bilder Erkennen	Anschauen von Bildern[2)]	Kind schaut einfache Bilder in einem Bilderbuch kurz an (Teddybär, Ball)
	Umwenden von Seiten in einem Buch[2)]	
	Identifizieren von Bildern[2)]	Kind zeigt auf Bilder bzw. betrachtet sie intensiv auf Nachfrage
Raumspiel	Leeren eines Behälters[1)]	Kind entnimmt/entleert/schüttelt Gegenstände aus einem Behälter (auf Aufforderung/spontan)
	Füllen eines Behälters[1)]	Kind füllt Gegenstände in einen Behälter (auf Aufforderung/spontan)
	Bauen eines Turmes (2 Würfel)[1)]	Kind baut einen Turm (spontan, auf Aufforderung oder nach Vormachen)
	Bauen eines Turmes (4 Würfel)[1)]	
	Bauen eines Zuges (3 Würfel)[1)]	
	spontanes Bauen eines Zuges (4 Würfel, mit Kamin)[1)]	
	Bauen einer Brücke (3 Würfel)[1)]	
Kategorisieren	Zurücklegen des 3-Formen-Bretts[2)]	Kind legt passende Formen in Leerformen zurück
	Sortieren des 3-Formen-Bretts[2)]	Kind ordnet vertauschte Formen richtig zu (umgedrehtes Formenbrett)
	Zuordnen von 2 Farben[4)]	Kind ordnet gleichfarbene Gegenstände einander zu
	Sortieren nach Größen/Farben[4)]	Kind sortiert große/kleine Plättchen, weiße/schwarze Plättchen
Zeichnen	Punktkritzeln[2)]	Kind benutzt einen Stift
	spitzes Kritzeln[2)]	Kind führt spitze Richtungswechsel aus (spontan)
	rundes Kritzeln[2)]	Kind führt runde Richtungswechsel aus (spontan)
	vertikales Nachzeichnen[1)]	Kind zeichnet einen vertikalen Strich nach
	horizontales Nachzeichnen[1)]	Kind zeichnet einen horizontalen Strich nach
	Zeichnen eines Kreuzes[1)]	Kind zeichnet ein Kreuz nach
	Zeichnen eines Kreises[1)]	Kind zeichnet einen geschlossenen Kreis nach
	Zeichnen eines Kopffüßler (ohne Augen)[1)]	Kind zeichnet einen Kopffüßler ohne Augen (auf Aufforderung)
	Zeichnen eines Kopffüßlers (mit Augen)[1)]	Kind zeichnet einen Kopffüßler mit Augen (auf Aufforderung)
Spiel mit Symbolcharakter	funktionelles Spiel[5)]	Kind verwendet einen Gegenstand (Kamm, Löffel, Telefon) an sich selber
	Fahrenlassen eines Autos[2)]	Kind lässt ein Auto auf einem Tisch fahren
	Rollen eines Balles[2)]	Kind rollt einen Ball auf einem Tisch
	repräsentatives Spiel 1[5)]	Kind verwendet einen Gegenstand funktionell an einem Gegenüber (z. B. Puppe, Mutter)
	Als-ob-Spiel[5)]	Kind verleiht einem Gegenstand die Bedeutung eines anderen Gegenstands (z. B. Holzstück als Flugzeug)
	repräsentatives Spiel 2[5)]	Kind führt ein Gegenüber (Puppe), um einen Gegenstand funktionell zu benutzen (Puppe isst mit einem Löffel)
	sequenzielles Spiel[5)]	Kind führt eine Sequenz mit Puppenmöbeln aus (mindestens 2 Handlungsstränge, z. B. Essen am Tisch und Schlafengehen)
	Rollenspiel (Erfahrungswert)	2 oder mehr Kinder spielen gemeinsame Thematik

1) Zürcher Longitudinalstudien (seit 2006 unter Leitung von O. Jenni)
2) Griffiths Mental Development Scales
3) Bayley Scales (Abteilung Entwicklungspädiatrie of Infant Development)
4) Snijders-Oomen non-verbal Intelligence Test
5) Largo u. Howard 1979 a u. b

Auswahl des Spielzeugs

Spielsachen für Kinder werden von erwachsenen Mitarbeitern der Spielzeugindustrie erfunden, mit einem genauen Seitenblick auf den vermuteten Geschmack der Eltern. Manchmal, nicht oft, haben sie mit den wirklichen Bedürfnissen des Kindes zu tun; meist jedoch zielen sie dahin ab, den Umsatz und den Gewinn der Industrie zu erhöhen. Und die Werbung wird heute zielgruppenspezifisch eingesetzt. Geschickt wird der Gruppendruck unter den Kindern ausgenutzt: „Hast du schon…?“ oder „Was, du hast… noch nicht?“ Dabei haben Spielzeuge doch eigentlich den Sinn, die Welt der Erwachsenen, vor allem aber auch die der Kinder, spielerisch zu erlernen. Haben da Kriegsspielzeuge einen Sinn oder sind sie Ausdruck gerade eben der Fehlfunktion und ihrer Profiteure vom Spielzeug? Diese industriell hergestellten Spielzeuge sind oft so detailliert und dem Erwachsenengeschmack nachempfunden, dass die Spielfantasie des Kindes damit eher eingeschränkt wird. Letztlich muss ja ein Kind entscheiden, was in seinen Augen ein Spielzeug ist, und nicht die Eltern!

Gutes Spielzeug ist nicht weit weg vom Alltagsleben: Kochgeschirr, Puppen, Kleider, Puppenstuben, Bauklötze und Werkzeug. Übrigens sind die Präferenzen für gewisse Spielzeuge bei Jungen und Mädchen auch, aber nicht nur genetisch determiniert (Abb. 16.**17**).

Lernspielzeug

Mit dem Begriff „Lernspielzeug“ wird ein weiterer Aspekt des Spielzeugs mit einer fraglichen Zielsetzung verknüpft: Das Kind soll mittels des Spielzeugs gefördert werden, um später in der Schule oder im Leben erfolgreicher zu sein. Nur liegen diesen Bestrebungen elterliche Vorstellungen und Wünsche zugrunde, die mit denen der Kinder nichts gemein haben. Kinder sollten mit dem Spielzeug spielen dürfen, an dem sie momentan Interesse haben. Spiel heißt, den Alltag zu erforschen, in dem sich das Kind gerade aufhält, und nicht die Zukunft zu planen.

Aus der Sicht des Kindes ist es sicher sinnvoller, wenn ihm im Alltag, im Haus und in der Umgebung ermöglicht wird, am Leben teilzuhaben und Gegenstände für seinen unbremsbaren Spieltrieb selbst auszuwählen. Eltern sollten am Spiel des Kindes aktiv teilnehmen; dann haben alle etwas davon!

Überflüssiges Spielzeug

Spielsachen haben natürlich auch die Funktion, die Kinder zu beschäftigen. Die schlimmste Variante mit dieser Zielvorstellung sind das Fernsehen und die diversen elektronischen Spielmöglichkeiten: Die Eltern haben damit einen günstigen Babysitter angeschafft und deshalb weniger mit den Kindern zu tun. Den Eltern helfen diese Dinge, sich aus ihrer eigentlichen Aufgabe, sich mit ihren Kindern zu beschäftigen, herauszustehlen. Denn diese Spielsachen sind nicht primär für Kinder, sondern für die Erwachsenen da. Da Spielsachen zudem mithelfen sollen, gemeinsame Erfahrungen zu sammeln und voneinander zu lernen, erfüllen diese elektronischen Spiele auch diesen Anspruch in keiner Weise.

Literatur

Bayley N. Bayley Scales of Infant and Toddler Development, 3rd ed. San Antonio; Pearson; 2005

Brandt I, Sticker EJ. Griffiths Entwicklungsskalen (GES). Göttingen: Beltz; 2001

Largo RH, Howard JA. Developmental progression in play behavior of children between nine and thirty months. I: Spontaneous play and imitation. Dev Med Child Neurol 1979; 21 (3): 299 – 310

Largo RH, Howard JA. Developmental progression in play behavior of children between nine and thirty months: II: Spontaneous play and language development. Dev Med Child Neurol 1979; 21 (4): 492 – 593

Tellegen PJ, Winkel M, Wijnberg-Williams BJ. Snijders-Oomen Non-verbaler Intelligenztest, SON-R 2½-7. Testzentrale; Schweiz 2006

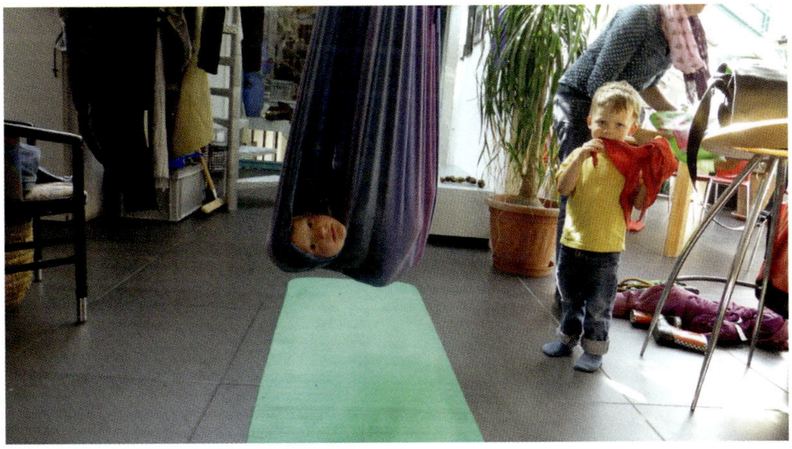

Abb. 16.**17** Bewegungsspiele machen immer Spaß (Jean Ayres lässt grüßen).

Sprache

B. Zollinger

Die Sprachentwicklung wird meist als ein Ablauf von Sprechereignissen, wie Vokalisieren, Lallen, erste Wörter sowie 1-Wort-, 2-Wort- und Mehrwortsätze, beschrieben. Sprache zu entwickeln, bedeutet aber nicht einfach, Wörter und Sätze sprechen zu lernen. Sprache und Sprechen sind in Wirklichkeit 2 sogar ziemlich unterschiedliche Vorgänge: Sieht ein 15-monatiges Kind ein Auto und sagt „Auto", so kann es zwar ein Wort sprechen – mit Sprache hat dies aber noch wenig zu tun. Was die Sprache ausmacht, ist die Möglichkeit, von einem Auto zu sprechen, wenn es nicht da ist, und zugleich zu wissen, dass der Mama etwas über das Auto erzählt werden kann, d. h., dass sie das Wort „Auto" verstehen kann.

In diesem Sinne sind für die Entdeckung der Sprache 2 wichtige Voraussetzungen nötig:

- die Möglichkeit, sich etwas nicht Vorhandenes vorzustellen
- die Lust, dem „Du" etwas zu erzählen, im Wissen, dass diese andere Person nicht automatisch das Gleiche denkt wie ich

Entwicklung

Einen Überblick über die Entwicklung von Vorstellung, Sprache und Individuum zeigt Abb. 16.**18**.

Entwicklung der Vorstellung

Erstes Lebensjahr

Das Kind lernt, Vorstellungen aufzubauen, indem es verschiedene Erfahrungen mit den Gegenständen macht: Es muss die Dinge sehen, betasten und greifen, um sie zu begreifen. Diese Erfahrungen machen Kinder beim Spielen: Zwischen 1 und 1½ Jahren lernen sie, die Gegenstände ihrer Funktion entsprechend zu gebrauchen, z. B. das Auto zum Fahren, Telefone zum Telefonieren, Bälle zum Werfen, Malstifte zum Malen, Löffel zum Essen, Bücher zum darin Blättern usw.

Mit etwa 1½ Jahren machen sie dabei eine ganz wichtige Entdeckung: Sie realisieren plötzlich, dass alle ihre Tätigkeiten auch Spuren hinterlassen, d. h., dass sich durch jede Handlung etwas in der Welt verändert. So ist es nun nicht mehr nur interessant, mit dem Malstift auf dem Papier hin und her zu fahren, sondern das Kind entdeckt, dass da etwas entstanden ist. Oder es legt nicht mehr nur wahlweise Klötze neben- und aufeinander, sondern es sieht, dass es etwas bauen kann.

Damit verändert sich die Welt des Kindes radikal: Wenn jede Handlung auch ein Resultat hat, dann kann diesem Resultat auch eine Bedeutung gegeben werden. Der Strich ist dann wie etwas, das das Kind schon gesehen hat, vielleicht wie eine Schlange; oder die aufeinander gelegten Würfel sind wie ein Turm oder wie ein Haus. Indem das Kind Bedeutung gibt, nimmt es

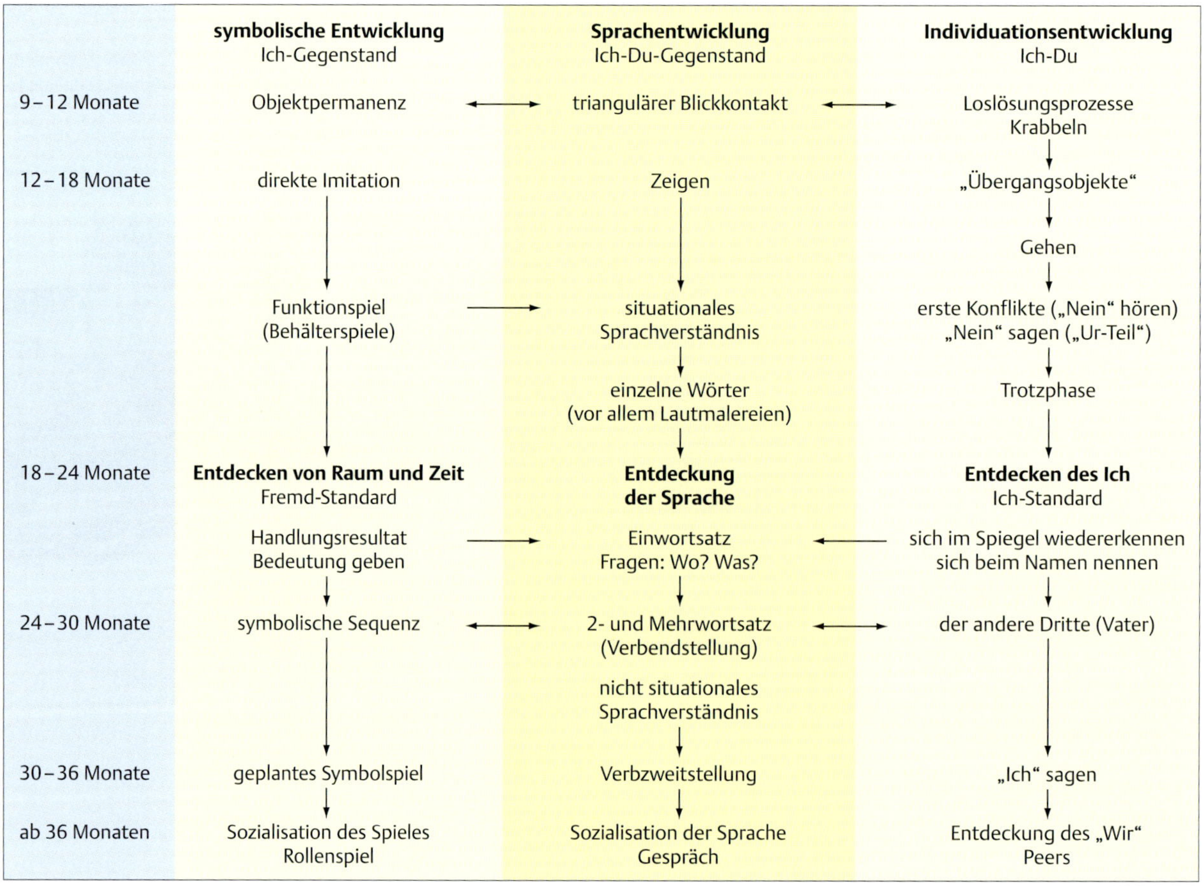

Abb. 16.**18** Entdeckung der Sprache (aus Zollinger 2008).

Bezug zu etwas nicht Vorhandenem, zu einer früheren Erfahrung. Ausgehend von dem, was es gerade tut, baut es eine Vorstellung von etwas auf, das nicht hier ist. Damit schafft es den Übergang vom Handeln zum Denken.

Zweites Lebensjahr

Weil die Welt des Kindes ab etwa 2 Jahren nicht mehr auf das Hier und Jetzt beschränkt ist, braucht es nun auch die Sprache, um eben auf das Nichtvorhandene, Vergangene oder Zukünftige Bezug zu nehmen.

Entwicklung des Ich

Erstes Lebensjahr

Während des 1. Lebensjahrs macht das Kind die Erfahrung, dass seine Bezugsperson in den meisten Situationen versteht, welche Bedürfnisse es hat. Ein Säugling zeigt sein Unwohlsein, indem er wimmert oder auch laut schreit. Die Mutter gibt diesem Unwohlsein eine spezifische Bedeutung, indem sie feststellt: „Ja, ich weiß, du hast Hunger." oder „Gell, du bist so müde – jetzt gehen wir ins Bett." oder aber „Oh, hast du wieder Bauchschmerzen?". In der Folge wird sie auch entsprechend handeln, d. h. dem Kind die Brust geben, es ins Bett legen oder seinen Bauch streicheln. Das Kind erlebt die Mutter in dieser Zeit so, als ob sie in es hineinsehen bzw. im gleichen Moment dasselbe fühlen könnte.

Zweites Lebensjahr

Zu Anfang des 2. Lebensjahrs beginnt sich diese Beziehung zu verändern: Das Kind macht die ersten Schritte und kann nun Nähe und Distanz zur Mutter mitbestimmen. Weil es aber noch nicht an die Mutter denken kann, ist es in dieser Zeit oft ängstlich und „fremdelt", sobald eine Situation nicht mehr vertraut ist. Andererseits wird es ihm dank der ersten Schritte aber auch möglich, die Welt selbstständiger zu erkunden. Dabei interessiert es sich natürlich weniger für seine eigenen Spielsachen, sondern primär für jene Dinge, die den Erwachsenen wichtig sind, wie z. B. die Stereoanlage oder das Bücherregal. Dadurch entstehen zunehmend Situationen, in denen sehr deutlich wird, dass die Mutter manchmal ganz andere Absichten und Gefühle hat als das Kind: Es entstehen die ersten Konflikte, und der Gebrauch des Wortes „nein" steigt sprunghaft an. Dieses Wort führt beim Kind zwar häufig zu Frustrationen, Ärger und Wut; gleichzeitig ist es aber auch fasziniert von der Macht dieses Wortes, und es wird seine Wirkung auch bald selbst ausprobieren wollen: Es kommt in die „Trotzphase". Diese Auseinandersetzungen während des 2. Lebensjahrs sind zwar für Eltern und Kind oft anstrengend und schwierig; für die kindliche Entwicklung sind sie jedoch von größter Bedeutung. Das Kind erlebt, dass es zwar bezüglich vieler Ereignisse denkt und fühlt wie die anderen Menschen (Identifikation); es entdeckt aber auch, dass es eigene, individuelle Bedürfnisse hat, die manchmal gar nicht mit denjenigen der anderen übereinstimmen (Individuation).

Da es ihm mit etwa 2 Jahren auch möglich ist, erste Vorstellungen aufzubauen, kann es nun ein Bild von sich entwickeln; es kann sich im Spiegel wiedererkennen (Abb. 16.**19** und Abb. 16.**20**) und beginnt, sich beim Namen zu nennen und etwas später auch „ich" zu sagen. Es freut sich, wenn ihm eine Handlung gelingt, realisiert aber auch auftretende Schwierigkeiten und ärgert sich über sich selbst.

> **!** In dem Sinne, wie sich das 2-jährige Kind als eigenständige kleine Person erlebt, braucht es jetzt auch die Sprache, um seine eigenen Absichten und individuellen Gefühle mitzuteilen.

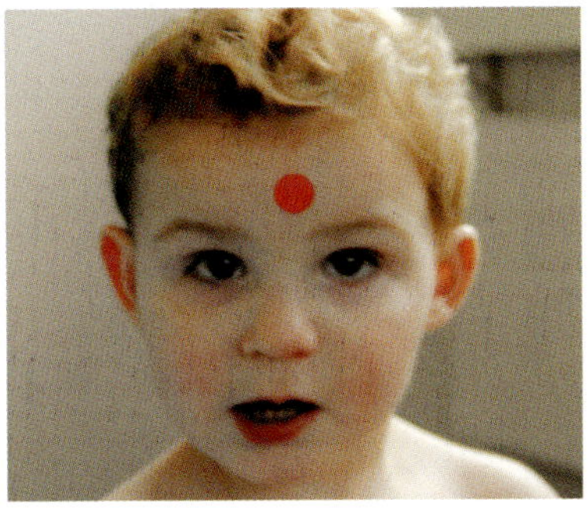

Abb. 16.**19** „Was habe ich da auf der Stirn?": Rouge-Test.

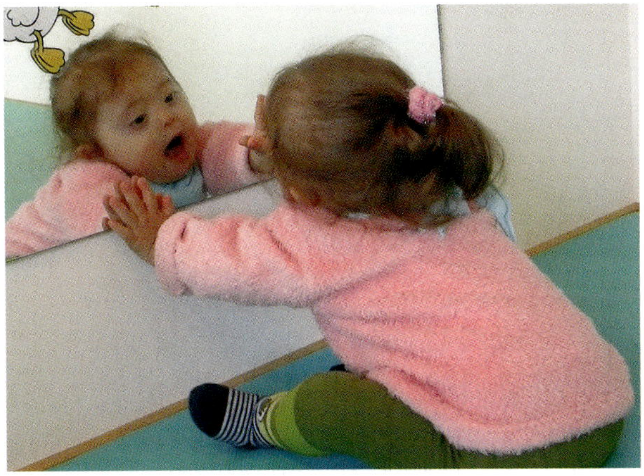

Abb. 16.**20** „Ich erkenne mich im Spiegelbild – oder zumindest das Mädchen auf der anderen Seite – und erzähle ihr mal was..."

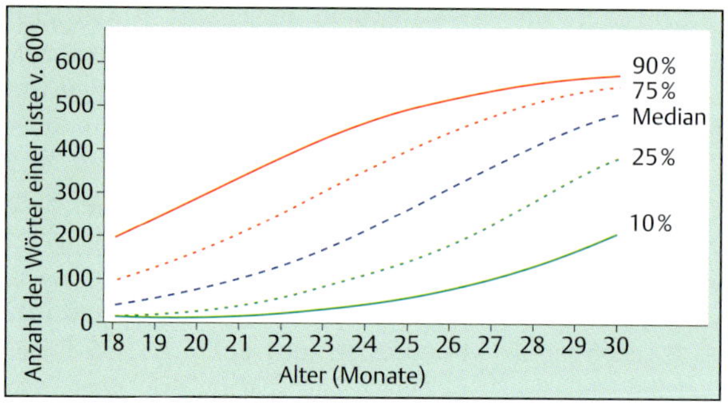

Abb. 16.**21** Anzahl der Wörter aus einer Liste von 600 auf den verschiedenen Altersniveaus: Median und Streubreite der angepassten Werte. Variabilität von bis zu 12 Monaten zwischen 10. und 90. Perzentile im Alter von 1½ – 2½ Jahren (Szagun 2011).

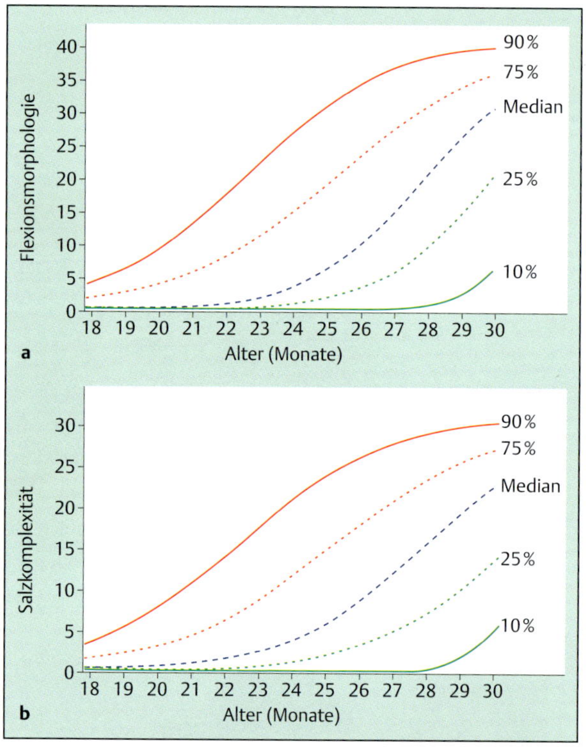

Abb. 16.**22 a, b** Morphologie- und Syntaxentwicklung (Grammatik) (Szagun 2011).

a Flexionsmorphologiewerte (Maximalwert = 42) auf den verschiedenen Altersniveaus: Median und Streubreite der angepassten Werte.

b Satzkomplexitätswerte (Maximalwert = 32) auf den verschiedenen Altersniveaus: Median und Streubreite der angepassten Werte.

Entwicklung der Sprache

Sprache beinhaltet immer eine Dreieckssituation, d. h., sie kommt vom Menschen, ist an ein „Du" gerichtet und bezieht sich auf etwas Drittes, d. h. auf einen Gegenstand oder später auf ein Thema. Um die Sprache als Kommunikationsmittel zu entdecken, ist es deshalb wichtig, dass das Kind dieses Dreieck zwischen „Ich", „Du" und „Gegenstand" herstellen kann, d. h. die Welt der Dinge mit der Welt der Personen zu verknüpfen lernt (Abb. 16.**21** und Abb. 16.**22**).

Erstes Lebensjahr

Während des 1. Lebensjahrs ist eine solche Verbindung noch nicht möglich. Wird dem 6-monatigen Kind das Geräusch einer Rassel vorgeführt, wird es nach ihr greifen und sie zum Mund führen. Wenn die Mutter jetzt etwas zu ihm sagt, wird das Kind sie anschauen und vielleicht auch mit kleinen Vokalisationen antworten: „a-a-ah!“. Fragt die Mutter, ob das Kind denn die Rassel toll finde, und will sie ihm nochmals zeigen, wie sie tönt, bleibt das Kind jedoch ganz auf das Gesicht der Mutter konzentriert, lächelt sie an und wiederholt: „a-a-ah!“ – für die Rassel zeigt es vorerst kein Interesse mehr.

Erst gegen Ende des 1. Lebensjahrs verändert sich diese Situation: Das Kind greift die Rassel, schüttelt sie und schaut nun sofort zu der Mutter, als ob es fragen wollte: „Hast du das gehört?“ oder „Was meinst du dazu?“. Daraufhin lächelt die Mutter und sagt: „Oh, die Rassel tönt ja toll!“. Das Kind wendet sich wieder der Rassel zu, schüttelt sie kurz und schaut wieder zu der Mutter in der deutlichen Erwartung ihrer Reaktion. Durch diesen Blick zeigt das Kind, dass es ein Erlebnis mit dem Gegenstand teilen will; er bildet deshalb die eigentliche Basis der „Mit-Teilung“. Da das Kind damit das Dreieck „Ich“–„Du“–„Gegenstand“ herstellt, wird er auch als „triangulärer Blickkontakt“ bezeichnet (Abb. 16.**23**).

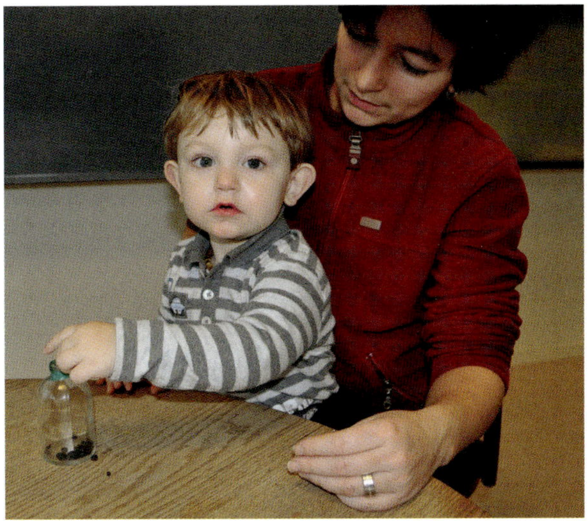

Abb. 16.**23** Referenzieller Blickkontakt.

Zweites Lebensjahr

Zwischen 12 und 18 Monaten bildet dieser Blick die zentrale Form jedes kommunikativen Austauschs; bei jedem kleinen Ereignis „fragt“ das Kind auf diese Weise, was die Bezugsperson dazu zu sagen hat, und lernt so, die Wörter mit den Gegenständen und Handlungen zu verknüpfen: Es entwickelt ein erstes Sprachverständnis. Die meisten Eltern haben in dieser Phase das Gefühl, das Kind verstehe jetzt alles. In Wirklichkeit ist es jedoch so, dass dieses erste Sprachverständnis noch ganz an das Hier und Jetzt gebunden ist. Wenn das Kind ein Wort hört, schaut es, zu welchem vorhandenen Gegenstand es am besten passt. Noch kann es aber nicht an ein genanntes Ding „denken“. Deshalb kann dem Kind in diesem Alter auch noch keine Geschichte erzählt werden.

Ebenfalls zwischen 12 und 18 Monaten beginnt das Kind auch, die ersten Wörter zu sprechen. Meist sind es die Wörter „Mama“, „Papa“ und etwas später auch „nein“ sowie verschiedene Lautmalereien, wie z. B. „brumbrum“ (Auto), „tschitschi“ (Zug), „mämäm“ (essen), „pipi“ (Vogel) und „wuwu“ (Hund). Insgesamt äußert es in dieser Zeit etwa 10 – 20 Wörter. Das Besondere an diesen ersten Wörtern ist, dass sie, wie das Sprachverständnis, noch an das Hier und Jetzt gebunden sind. Das Kind sagt z. B. „mämäm“, wenn es den Schoppen sieht; noch kann es aber nicht „mämäm“ sagen, um mitzuteilen, dass es Hunger hat.

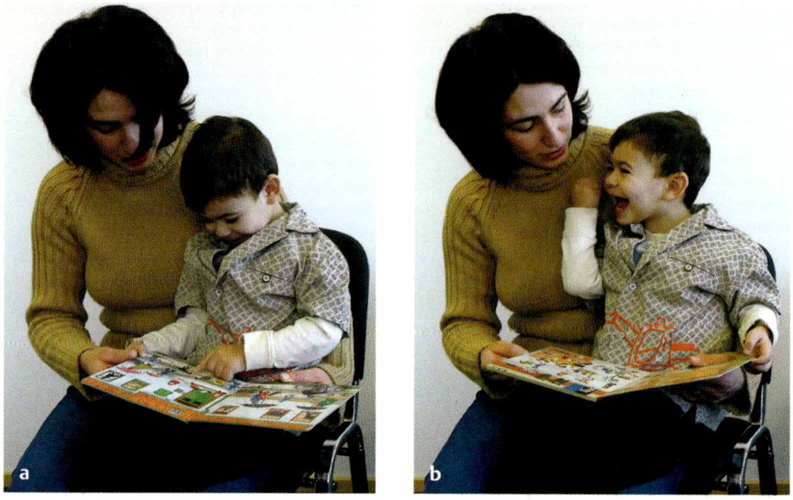

Abb. 16.**24 a, b** Erster Wortschatz.
a „Was ist das?"
b „Ein Gägäbem!"

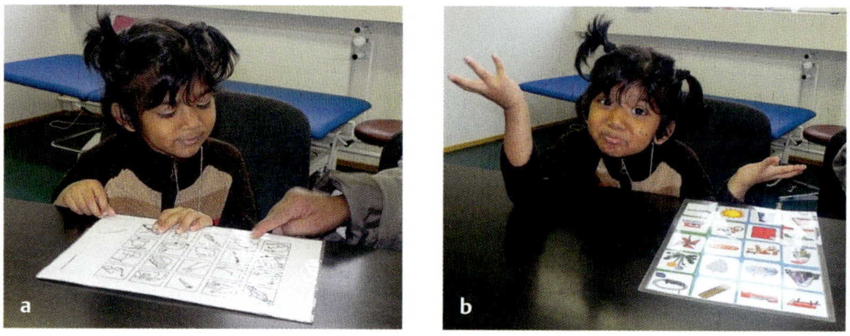

Abb. 16.**25 a, b** Wortschatztest: „Manchmal weiß ich einfach nicht, was das auf Deutsch heißt!"

Gegen Ende des 2. Lebensjahrs ändert sich dies: Das Kind kann jetzt erste Vorstellungen aufbauen, d. h., es kann an den Schoppen denken, wenn es das Wort hört, und es kann das Wort „mämäm" sagen, wenn es hungrig ist. Das Verstehen und auch das Sprechen sind damit nicht mehr an das Hier und Jetzt gebunden (Abb. 16.**24** und Abb. 16.**25**). Gleichzeitig beginnt das Kind, auf das Resultat seiner Handlungen zu achten, und es realisiert, dass es auch mit seinen Wörtern etwas bewirkt. Dies ist die eigentliche Entdeckung der Sprache: Die gesprochenen Wörter können von den anderen verstanden werden. Diese Entdeckung ist umso wertvoller, als sich das Kind zu eben dieser Zeit auch zu einer selbstständigen, individuellen Person entwickelt hat, sodass es die Sprache nun auch wirklich braucht, um seine Absichten und Gefühle mitzuteilen. Um weil dies so ist, will es jetzt natürlich mehr über diese Sprache wissen: Es beginnt zu fragen („Was?", „Wo?"). Auf diese Weise kommt es zu einer „Sprachexplosion", sodass das Kind mit etwa 2 Jahren bereits einen Wortschatz von 160 – 200 Wörtern hat und erste Wortkombinationen bildet.

Drittes Lebensjahr

Aufgrund der Möglichkeit, Vorstellungen aufzubauen, stehen im 3. Lebensjahr die Dimensionen Raum und Zeit im Mittelpunkt. Durch das Fragen nach Abwesendem, Vergangenem und Zukünftigem erwirbt das Kind die passenden sprachlichen Strukturen (Präpositionen, Perfekt und Futur), und durch die Auseinandersetzung mit der Welt der Möglichkeiten wird es notwendig, Subjekt, Handlung und Objekt zu benennen sowie deren Qualität zu bezeichnen, d. h. mit Adjektiven zu umschreiben. Damit steht im 3. Lebensjahr die Grammatikentwicklung im Mittelpunkt, verknüpft mit einem enormen Anstieg des Wortschatzes.

Viertes Lebensjahr

Im 4. Lebensjahr können sich Kinder bereits ganze Szenen vorstellen, d. h., sie spielen, verstehen und erzählen kleine Geschichten. Im Zentrum steht damit nicht nur die Abfolge, sondern auch die Verknüpfung von Ereignissen. Durch Tausende von „Warum"-Fragen lernt das Kind, dass kausale Verknüpfungen durch ein „weil" eingeleitet werden und der Nebensatz durch Verbendstellung markiert wird. Mit den Rollenspielen bekommt auch das Tun-als-ob eine sprachliche Form; dies manifestiert sich ebenfalls im 4. Lebensjahr durch den Gebrauch des Konjunktivs (Tab. 16.**7** und Tab. 16.**8**).

1-Wort-Äußerungen

- Wörter aus verschiedenen Wortklassen der Erwachsenensprache werden benutzt.

2-Wort-Äußerungen

- Es sind gleiche semantische Funktionen wie auch in anderen Sprachen vorhanden.
- Die Endstellung des Verbs dominiert.
- Einzelne Flexionsmorpheme sind vorhanden.

3- und Mehrwortäußerungen

- Das grammatische Geschlecht der Substantive wird schnell und fast fehlerlos erworben.
- Der Erwerb der Kasusmarkierungen verläuft langsam und mit vielen Fehlern. Nominativ und Akkusativ werden am häufigsten übergeneralisiert.
- Der Erwerb der Verbkonjugation verläuft schnell.
- Es werden Vergangenheits- und Zukunftsformen verwendet.
- Plural- und Vergangenheitsformen werden übergeneralisiert.
- Die wesentlichen Verbstellungsregeln des Deutschen werden übernommen.
- Verneinung und Frage werden formal korrekt markiert.

Komplexe Strukturen

- Satzgefüge mit verschiedenen Arten von Nebensätzen und das Passiv treten hinzu.

Tab. 16.**7** Rezeptiver und produktiver Sprachgebrauch (nach Grimm 2003).

Alter	Sprachgebrauch rezeptiv	Sprachgebrauch produktiv
1 Monat	Lautwahrnehmung; Kind präferiert die Muttersprache und dabei die mütterliche Sprache; Sensitivität für Rhythmus und Prosodie	Schreien; Kind zeigt erste reaktive Laute
1–5 Monate	kategoriale Wahrnehmung; Kind kann unterschiedliche Intonationsmuster erkennen; Präferenz von „Baby Talk"; Kind erkennt Silben	Gurren, Lachen; Nachahmen von Vokalen
5–9 Monate	Kind zeigt intermodale Wahrnehmung; erkennt Phasenstrukturgrenzen; Präferenz von Wörtern der Muttersprache; erstes Wortverständnis	Kind spielt mit Lauten; kanonisches Lallen; Produktion muttersprachlicher Vokale; Kind ahmt muttersprachliche Intonation nach
9–12 Monate	Aufbau der phonologischen Struktur; Kind kann Wörter erkennen und verstehen	lange Lallsequenzen; erste Wörter; Herstellen eines gemeinsamen Aufmerksamkeitsfokus (Joint Attention)
12–16 Monate	Kind versteht ca. 100 – 150 Wörter und einfache Sätze/Aufforderungen	Kind produziert ca. 20 – 30 Wörter; nominaler versus expressiver Sprachstil
16–20 Monate	Kind versteht ca. 50 – 200 Wörter; Etablierung von Wortkategorien	Kind produziert ca. 50 – 200 Wörter; Wortschatzspurt mit 18 Monaten; Zunahme von Funktionswörtern
20–24 Monate	Kind versteht Relationen und Wortordnungen	starke Zunahme des Wortschatzes; Reorganisation der Aussprache; Kind produziert erste Mehrwortäußerungen
24–36 Monate	Kind versteht zunehmend komplexe Sätze	Kind dekompensiert prosodisch organisierte Formen und leitet grammatikale Strukturen und Regeln ab
ab 48 Monate bis Vorschulalter	Beginn metasprachlicher Bewusstheit	Sprachgebrauch wird zunehmend korrekt; Ausbau von Syntax und Morphologie; erfolgreiche sprachliche Kommunikation

Tab. 16.8 Synopsis der Sprachentwicklung von 0 – 5 Jahren.

Alter (Monate)	Spiel	Individuation	Kommunikation
3 – 9	Sensomotorik, Exploration	Diade, 8-Monate-Angst (vertraut/unvertraut)	nonverbale Dialogstrukturen (Turn-Taking, Blickkontakt, Mimik, Intonation usw.), Lallen, Vokalisationen
9 – 12	Zirkulärreaktionen, direkte Nachahmung, Objektpermanenz	Geben und Zeigen	Sprache als Lautphänomen, Triangulation, Silben: „dä-dä-dä“ (trochäischer Rhythmus mit Betonung der 1. Silbe)
12 – 15	Mittel zum Zweck, Funktionsspiel	Loslösung durch Gehen	Sprache mit vollzogener Handlung in Beziehung setzen, Beginn des alltags- und kontextbezogenen Verstehens (z. B. zuordnen), erste Wörter situational
15 – 18	Wirkung der Handlung ergründen, Eigenschaften erfassen	Erfahrungen mit „nein“	Begriffe situational, Fragen im 1-Wort-Satz, Verständnis situational
18 – 24	Handlungen verinnerlichen, Vorstellungen aufbauen und speichern (Symbole), Beginn des „Denkens“, Symbolspiel „So-tun-als-ob“ (meint „Nichtwirkliches“), verzögerte Nachahmung, Handlungsresultat beachten (Bedeutung geben)	Ich-Bewusstsein, eigener Name, Spiegelbild erkennen, „nein“ aktiv gebrauchen, um Hilfe bitten, Fremdstandard aufbauen, „wissendes Lächeln“	Begriffe und 2- bis 3-Wort-Sätze, nicht situational; Verständnis: kann 2 – 3 Informationseinheiten erfassen, Beginn nicht situational; Was- und Wo-Fragen, Absicht ausdrücken
24 – 36	lineare symbolische Spielsequenzen, geplante symbolische Spielsequenzen	Autonomie/Trotzen, Ich, der andere Dritte (Vater)	Mehrwortsätze mit ersten, grammatikalischen Strukturen; zusammenhängende Informationen verstehen, einfacher Frage-Antwort-Dialog, Was- und Wo-Fragen
36 – 48	längere Spielsequenzen, vorgängige Planung, Vorher/Nachher, Fantasiespiel, Sozialisation des Spieles	Sozialisation, Geschlechtsidentifikation	Erlebnisse erzählen, kurze Geschichten verstehen können, Warum-Fragen, Sozialisation der Sprache, „Wir“ entdecken!
48 – 60	Fantasiespiel, Rollenspiel	Peers, erste Freundschaften	„Abschluss“ des Spracherwerbs mit Unfertigkeiten, Sprachverständnis: vermehrt Orientierung an Grammatik
ab 60	Rollenspiele, Gruppenspiele, Regelspiele, Konstruktionsspiele usw.	vom Egozentrismus zur vermehrten Dezentrierung: Empathie, Durchsetzungsvermögen, Anpassungsfähigkeit, Kooperationsfähigkeit usw.	Gespräche über fiktives Thema, Sprachverständnis: Fakten und inhaltliche Zusammenhänge einer Geschichte erfassen

Störungen der Sprachentwicklung

Verzögerter Sprechbeginn

Viele spracherwerbsverzögerte Kinder zeigen kleinere oder größere Auffälligkeiten im neuropsychologischen Berech, d. h. in der Motorik, der Wahrnehmung und/oder der Praxie. Für die verschiedenen Entwicklungsbereiche können diese Schwierigkeiten folgende Auswirkungen haben:

In der Auseinandersetzung mit der Gegenstandswelt muss sich das Kind häufig sehr auf die Handlung konzentrieren, um seine Schwierigkeiten zu kompensieren, oder aber es behandelt die Dinge nur oberflächlich, ist rasch frustriert und sucht immer wieder nach neuen Spielsachen. In beiden Situationen fällt es ihm schwer zu erkennen, was es mit seinen Handlungen bewirkt, und es kann ihnen damit auch keine Bedeutung geben. Auf diese Weise kann es aber auch keine Tun-als-ob-Spiele entwickeln, d. h., es bleibt im funktionalen Hantieren blockiert. Viele Kinder werden deshalb im 3. und 4. Lebensjahr zunehmend unzufriedener; sie können sich kaum 5 min mit einem Gegenstand beschäftigen, werden hyperaktiv und oft auch aggressiv. Andere hingegen ziehen sich zunehmend in ihre eigene Welt zurück, spielen immer wieder dieselben Spiele, wie Autos aneinander zu reihen oder endlos Puzzles zusammenzufügen, und scheinen sich wenig für Neues zu interessieren.

In der Auseinandersetzung mit der Personenwelt ist es für viele Kinder – und damit auch für ihre Mütter – oft schwierig, sich aus der sicheren Beziehung der 2-Einheit zu lösen (Abb. 16.**26**). Die meisten machen ihre ersten Schritte eher spät und zeigen sich wenig interessiert am Erforschen der Erwachsenenwelt. So kommt es innerhalb des 2. Lebensjahrs nur selten zu Konflikten, sodass eine aktive Abgrenzung vonseiten des Kindes wie der Mutter schwierig ist. Einige Kinder haben gar nie gefremdelt, zeigen keine Ängste und würden auch noch mit 3 oder 4 Jahren einer völlig fremden Person nachlaufen. Sie scheinen sich weder um die Mutter als Bezugsperson noch um sich selbst zu sorgen und können auch einfache Verhaltensregeln, z. B. auf der Straße oder im Schwimmbad, nicht einhalten. Andere Kinder hingegen machen die ersten Schritte zur Loslösung. Weil sie aber keine verlässlichen Vorstellungen von sich und der Bezugsperson aufbauen können, müssen sie die Anwesenheit der Mutter auch im Alter von 3 oder 4 Jahren immer kontrollieren. Sie bleiben scheu und ängstlich, trauen sich nur wenig zu und resignieren sofort, wenn sie auf Schwierigkeiten treffen.

In der Auseinandersetzung mit der Sprache haben praktisch alle diese Kinder Schwierigkeiten mit dem triangulären Blickkontakt. Wenn sie sich mit dem Gegenstand beschäftigen, nimmt dies auch noch mit 2 Jahren ihre ganze Kraft in Anspruch, oder aber sie haben gar keine echten Erlebnisse mit den Dingen, sodass sie auch nicht schauen können, was der andere dazu meint. Einige sind aber auch immer wieder ganz vom Gesicht und den Wörtern der anderen Person fasziniert, sodass sie ihren Blick nicht mehr den Dingen zuwenden können. Manche Kinder spüren im Blick der Erwachsenen aber auch die Besorgnis oder die Irritation, weil sie sich oft anders verhalten, und können den anderen aus diesem Grund nicht erwartungsvoll anschauen. Fehlt nun aber dieser trianguläre Blick oder taucht er nur selten auf, bleibt das, was das Gegenüber zu den Ereignissen sagt, im Hintergrund. Die Kommentare der Erwachsenen werden zu einer Art Musik, die die Handlung „wie von Ferne" begleitet. Mit 2 oder 3 Jahren kann das Kind dann zwar vertraute Wörter mit bekannten Situationen in Verbindung bringen; z. B. holt es die Schuhe, wenn die Mutter sagt, sie gingen einkaufen. Weil es sich aber nie aktiv mit der Sprache auseinandergesetzt hat, kann es das Wort nicht verstehen, wenn es in einer anderen Situation geäußert wird, z. B. wenn der Kinderarzt beim Spiel während der Abklärung vorschlägt, sie könnten einkaufen gehen. Um diese Schwierigkeiten im Sprachverständnis zu überdecken, entwickeln viele Kinder schon früh sehr geschickte Strategien. Eine häufige besteht darin, jede Äußerung mit „ja" zu beantworten und einfach das zu tun, was von der Situation her am Naheliegendsten ist. Im kommunikativen Austausch funktioniert diese Strategie nicht schlecht; beim Kind

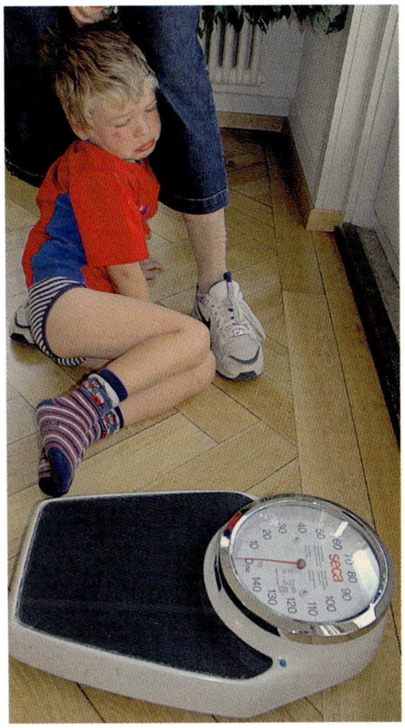

Abb. 16.**26** Ein Bild sagt mehr als 1000 Worte.

selbst führen die Sprachverständnisschwierigkeiten aber zu einer zunehmenden Verunsicherung vor allem in neuen, fremden Situationen.

Im Bereich der Sprachproduktion äußern viele Kinder zwischen 12 und 18 Monaten erste Wörter, wie „Mama" und „Papa", sowie einige Lautmalereien. Da sie jedoch in der Auseinandersetzung mit der Gegenstandswelt den Schritt zur Konzentration auf das Handlungsresultat nicht machen können, ist es ihnen auch nicht möglich zu erkennen, was sie mit ihren ersten Wörtern bewirken. Da sie zudem noch keine Vorstellungen entwickelt haben, bleiben ihre Handlungen an das Hier und Jetzt gebunden, sodass sie kein Bedürfnis haben, über nicht vorhandene Dinge zu sprechen. Gleichzeitig fehlt durch die Verzögerung der Loslösungsprozesse auch die Notwendigkeit, den Bezugspersonen die eigenen Absichten und Gefühle sprachlich mitzuteilen. So stellen die meisten Mütter fest, dass sie das Kind auch ohne Sprache gut verstehen können.

Durch diese Verknüpfung von Schwierigkeiten in den verschiedenen Entwicklungsbereichen ist es nicht möglich, die Sprache zu entdecken; das Kind setzt sich nicht aktiv mit den

Wörtern auseinander, beginnt nicht zu fragen und äußert deshalb auch während des 3. Lebensjahrs nur einzelne Wörter. Die Eltern stellen fest: Es beginnt nicht zu sprechen.

Dysgrammatismus, Dyslalie und kleiner Wortschatz

Obwohl die Entwicklung der Vorstellung, der Individuation und des Sprachverständnisses nach wie vor blockiert ist, beginnen zwischen 3 und 3½ Jahren fast alle Kinder zu sprechen. Es wird davon ausgegangen, dass die Reifung der Hirnfunktionen, die für das Sprechen verantwortlich sind, zu diesem Zeitpunkt so weit fortgeschritten ist, dass das Kind nun die Sprache direkt kopieren kann. Dabei geht es so vor, dass es Satzteile übernimmt, die im Alltag häufig geäußert werden, und sie dann in den gleichen Situationen wieder produziert, z. B. „tun-i“, „muss-i no(ch)“, „wämme“ (wollen wir), „hämme na“ (haben wir noch) und „das is“. Diese Satzteile, die auch als Phrasen bezeichnet werden, werden nun mit sog Passepartout-Wörtern verbunden. Dies sind kleine Wörter, die zu jeder Situation passen, also z. B. „der“, „das“ oder „dort“. Auf diese Weise beginnt das Kind, die Sprache nicht über 1-, 2- und 3-Wort-Sätze zu konstruieren, sondern es spricht gleich ganze Sätze. Weil aber die Vorstellungen nach wie vor fehlen oder zumindest wenig verlässlich sind, bleibt dieses Sprechen ganz an das Hier und Jetzt gebunden und ist deshalb mehr ein Kommentar der Handlungen als eine echte Form der Mitteilung. Zum Beispiel sagt das Kind während des Spieles mit den Autos: „Und etz tömme na das da det ane, und dänn tümme na das so, und etz is das da, da, und etz de da, brrrum, brrrum, fahle, fahle, wide fahle.“. Sein Sprechen ist also ganz ähnlich wie sein Verstehen; es ist wie eine Art Musik zur Begleitung der Handlungen. Es fehlt der Anspruch, wirklich etwas bewirken zu wollen. Aber das Kind spricht.

> **Sprache als Kommentar des Handelns**
> Gerade jene Kinder, die aufgrund ihrer Schwierigkeiten in der motorischen Entwicklung oder in den Wahrnehmungsbereichen auch noch mit 4 oder 5 Jahren keinen echten Zugang zum Spiel gefunden haben, versuchen nun, mit dem Sprechen diese Probleme zu kompensieren: Sie sprechen, statt zu handeln.

Zudem finden sie oft rasch Strategien, wie sie mit dem Sprechen auch die Schwierigkeiten im Verstehen überdecken können, d. h., sie stellen ununterbrochen Fragen („Was ist das?“, „Warum?“), auch wenn sie an den Antworten gar nicht interessiert sind. Damit können sie aber ihre sprachlichen Fähigkeiten nicht aktiv erweitern, sodass der Wortschatz meist sehr eingeschränkt und die Satzbildung rudimentär bleiben (Dysgrammatismus). Viele Kinder zeigen zudem eine verwaschene, schlecht artikulierte Sprechweise mit vielen Lautauslassungen und -ersetzungen (Dyslalie).

Stottern und Poltern

Durch die oft hastige, schlecht kontrollierte Sprechweise kommt es bei vielen Kindern auch zu Laut- und Silbenrepetitionen (Poltern). Solche Laut-, Silben- und Wortwiederholungen sind auch beim Stottern zu beobachten; im Unterschied zum Poltern handelt es sich dabei aber nicht um ein Problem der Sprachentwicklung, sondern eher um einen Ausdruck der Beziehungs- und Individuationsdynamik. Ein frühes Stottern taucht deshalb oft zum Zeitpunkt der Trotzphase auf.

Sprachverständnisschwierigkeiten und soziale Probleme

Die sprachlichen Auffälligkeiten sind aber selten das Hauptproblem der beschriebenen Kinder. Im Vordergrund stehen vielmehr die Schwierigkeiten im Kontakt mit den Gleichaltrigen in der Spielgruppe oder im Kindergarten. Sie können nach wie vor schlecht allein und deshalb auch nicht mit den anderen spielen, oder aber sie können sich nur allein beschäftigen. Da sie auch im Sprachverständnis immer noch keine verlässlichen Vorstellungen aufbauen können, ist es ihnen nicht möglich, der Erzählung einer kleinen Geschichte zu folgen oder die Regeln eines einfachen Spieles zu verstehen. Dies führt fast tagtäglich zu großen Verunsicherungen. Einige Kinder bleiben deshalb sehr ängstlich und zurückhaltend; andere wiederum versuchen diese Unsicherheiten durch lautes, aggressives Verhalten zu überdecken. Viele betroffene Kinder werden deshalb gemieden oder ausgelacht. Dies wird oft auf die Sprachschwierigkeiten zurückgeführt. Unsere Beobachtungen zeigen aber, dass gerade Kinder sehr gut mit sprachlichen Problemen umgehen können, sofern das entsprechende Kind ein guter Kumpel ist, d. h. gut mitspielen kann (Tab. 16.**9**).

Tab. 16.9 Sprachentwicklungs-Screening von 1 – 5 Jahre.

Alter	Verfahren	Kommentar
12 und 24 Monate	Elternfragebogen ELFRA-1&2 (Grimm 2006)	Screening-Instrumente, die es ermöglichen, Risikokinder für eine Sprachentwicklungsstörung zu identifizieren; speziell für die kinderärztliche Praxis liegen Kurzformen vor
18 – 30 Monate	FRAKIS-K und FRAKIS (Szagun 2009)	Erfassung von Wortschatz- und Grammatikentwicklung
2 – 3 Jahre	SETK-2 (Grimm 2000)	Sprachentwicklungstest für 2-jährige Kinder; Sprachdiagnostik von Verständnis von Wörtern und Sätzen sowie Produktion von Wörtern und Sätzen
3 – 4 Jahre	SSV (Grimm 2003)	Sprach-Screening für das Vorschulalter; phonologisches Arbeitsgedächtnis für Nichtwörter und morphologische Regelbildung (Pluralbildung)
3,5 – 4 Jahre	SEV (Heinemann u. Höpfner 1993)	Screening zur Erfassung von Sprachentwicklungsverzögerungen, Sprachverständnis, Wortschatz, Satzgedächtnis, Artikulation
3 – 5 Jahre	SETK-3 – 5 (Grimm 2001)	Satzverständnis, Enkodierung semantischer Relationen, morphologische Regelbildung, phonologisches Arbeitsgedächtnis, Gedächtnisspanne für Wortfolgen, Satzgedächtnis
32. – 40. Monat	SBE-3-KT (von Suchodoletz u. Mitarb. 2009)	Liste mit 82 Wörtern und 15 Fragen zu grammatischen Fähigkeiten; die Eltern sollen ankreuzen, welche Wörter ihr Kind schon spricht und welche von den vorgegebenen grammatischen Varianten ihr Kind benutzt; alle Items beziehen sich auf die Sprachproduktion; Fragen zum Sprachverständnis sind nicht enthalten, da sich diese bei der Bewertung der diagnostischen Trennschärfe der einzelnen Items als zu wenig aussagefähig erwiesen hatten

Lern- und Verhaltensauffälligkeiten in der Schule

Bis zum Eintritt ins Schulalter lernen die meisten Kinder gut sprechen. Viele aber haben auch zu diesem Zeitpunkt noch nicht wirklich entdeckt, dass die Wörter Symbole sind, d. h., dass sie sich in verlässlicher Weise auf etwas ganz Bestimmtes beziehen. Und nun sollen sie die Schriftsprache lernen, d. h. neue Symbole (Buchstaben) für die vertrauten Symbole (Wörter) erwerben. Wieder kommt es dazu, dass sie sich nicht aktiv mit der Schrift auseinandersetzen, und sie beginnen verspätet zu lesen und zu schreiben. Aufgrund der Sprachverständnisschwierigkeiten können viele Kinder immer noch nicht richtig zuhören. Da das schulische Lernen aber fast ausschließlich so funktioniert, dass verstanden werden muss, was die Lehrerin erzählt, scheinen die Kinder unaufmerksam, unkonzentriert, verträumt oder hyperaktiv. Auf diese Weise kommt es oft auch zu Schwierigkeiten in anderen schulischen Fächern, wie z. B. dem Rechnen, und die Verhaltensauffälligkeiten nehmen zu. Das Kind und die Eltern sehen sich mit einer Reihe neuer Diagnosen und entsprechenden Therapien konfrontiert.

Artikulationsstörungen

En Zungenband kann Ursache schwerer Artikulations- und damit Sprachstörungen sein (Abb. 16.**27**).

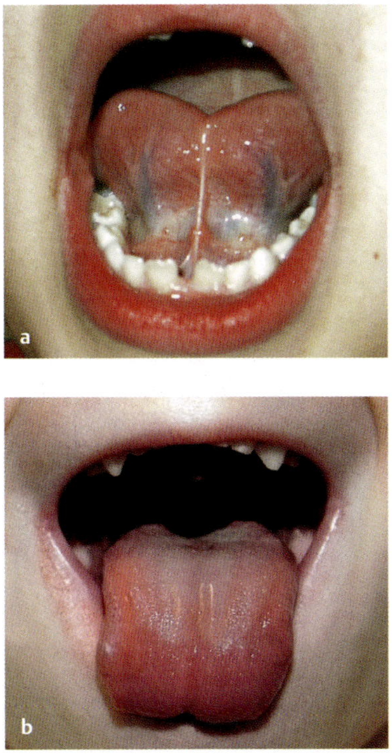

Abb. 16.**27 a, b** Das Zungenband führt im ausgeprägten Ausmaß zur Ankyloglossie und zur hier angedeuteten Lingua bipartita.

Logopädische Begriffe

Late Talker und Late Bloomer

Etwa 13 – 20 % aller Kinder haben einen verspäteten Sprechbeginn, d. h., im Alter von 24 Monaten ist ihr Wortschatz kleiner als 50 Wörter, und sie zeigen keine 2-Wort-Kombinationen. Sie werden auch als „Late-Talker" bezeichnet.

Etwa die Hälfte der Kinder mit einem verspäteten Sprechbeginn holt den Rückstand im Laufe des 3. Lebensjahrs auf, sodass sie im Alter von 3 Jahren keine sprachlichen Probleme mehr zeigen. Sie werden als „Late Bloomer" (spät Erblühende) bezeichnet.

Spezifische Spracherwerbsstörung

Der Begriff „spezifische Spracherwerbsstörung" bezieht sich auf Kinder, die primär im sprachlichen Bereich große Probleme aufweisen, wobei Schwierigkeiten in anderen Entwicklungsbereichen nicht grundsätzlich ausgeschlossen werden können. Das Spektrum ist ausgesprochen vielfältig und bildet in verschiedenen Entwicklungsphasen durchaus wechselnde Erscheinungsbilder.

Dysgrammatismus

Der Dysgrammatismus bezeichnet eine Störung auf der Satzebene, d. h. im Satzbau selbst (Syntax) oder in der Wortbildung (Morphologie). Da die Probleme meist in beiden Bereichen auftreten, wird meist von morphosyntaktischen Störungen gesprochen. Sie sind eines der Leitsymptome der spezifischen Spracherwerbsstörung und treten selten isoliert auf.

Dyslalie (Stammeln)

Die Dyslalie bezeichnet eine Störung auf der Lautebene, die sowohl die Artikulation (Phonetik) als auch die bedeutungsunterscheidende Funktion der Laute (Phonologie) betreffen kann. Wenn das Kind einen Laut (noch) nicht bilden kann, wird er entweder ausgelassen (Elision) oder durch einen anderen ersetzt (Substitution). Es gibt aber auch die Möglichkeit, dass das Kind den Laut isoliert bildet, innerhalb des Wortes jedoch an einen anderen angleicht (Assimilation).

> ! Im Rahmen von spezifischen Spracherwerbsstörungen treten phonetische und phonologische Probleme meist miteinander auf, sodass von phonetisch-phonologischen Schwierigkeiten gesprochen wird.

Vor allem im Kindergartenalter kommen Artikulationsprobleme auch isoliert vor; es sind meist Fehlbildungen der Laute „S" (Sigmatismus), „Sch" (Schetismus) und „R" (Rotazismus). Da sie in diesem Alter noch bei etwa ⅓ aller Kinder vorkommen, fallen sie zu diesem Zeitpunkt in den Normbereich.

Probleme auf der Wortebene

Störungen auf der Wortebene können sowohl die Anzahl der zur Verfügung stehenden Wörter betreffen (Lexikon/Wortschatz) als auch die Bedeutung der Wörter (Semantik).

> ! Bei der spezifischen Spracherwerbsstörung sind die beiden Bereiche ebenfalls meist verknüpft, weshalb von lexikalisch-semantischen Problemen gesprochen wird.

Diese Probleme zeigen sich vor allem durch den Gebrauch vieler Passe-par-Tout-Wörter („der", „das", „dort", „tun", „machen"), Wortfindungsschwierigkeiten („eh..."), Generalisierungen („wauwau" für alle Tiere) und Umschreibungen („das zum esse" für Gabel).

Störungen des Sprachverständnisses

Störungen des Sprachverständnisses werden selten beschrieben, weil sie grundsätzlich nicht direkt beobachtbar sind und damit nicht als solche auffallen. Sie treten jedoch bei allen genannten Störungsbildern fast immer in Kombination mit den Auffälligkeiten in der Sprachproduktion auf, sind aber durchaus auch in isolierter Form möglich.

Stottern bzw. Poltern

Viele Kinder zeigen zwischen 3 und 6 Jahren kürzere oder längere Phasen von Unflüssigkeiten beim Sprechen. Eine Sprechunflüssigkeit entwickelt sich dann zum Stottern, wenn das Kind dagegen anzukämpfen versucht und wenn ihm nicht mehr wohl ist. Meist verschwindet auch dieses frühe Stottern wieder; bei ca. 1 % der Kinder entwickelt sich daraus aber ein manifestes Stottern. Dieses zeichnet sich durch eine häufige und ungewollte Unterbrechung des Redeflusses mit Wiederholungen, Dehnungen und/oder Blockaden aus. Es wird von starken Emotionen begleitet.

Das Poltern ist eine schnelle, überhastete Sprechweise, die meist in Kombination mit undeutlicher, verwaschener Artikulation sowie Problemen im Sprachverständnis auftritt.

Literatur

Grimm H. Störungen der Sprachentwicklung: Grundlagen – Ursachen – Diagnose – Intervention – Prävention, 2. Aufl. Göttingen: Hogrefe; 2002

Jakobson R. Kindersprache, Aphasie und allgemeine Lautgesetze. Berlin: Suhrkamp; 1969

Szagun G. Sprachentwicklung beim Kind: Ein Lehrbuch, 4. Aufl. Weinheim: Beltz; 2011

Zollinger B. Kindersprachen. Kinderspiele: Erfahrungen aus der Therapie von kleinen Kindern. Bern: Haupt; 2004

Zollinger B. Spracherwerbsstörungen, Grundlagen zur Früherfassung und Frühtherapie, 8. Aufl. Bern: Haupt; 2008

Zollinger B. Die Entdeckung der Sprache. Bern: Haupt; 2010

Schulbereitschaft

Nach der Krabbelgruppe ist der Kindergarten die erste Institution, in der die Kinder bezüglich ihrer Fähigkeiten einem direkten Quervergleich ausgesetzt sind. Kinder, die bisher im Schoß der Familie wenig aufgefallen waren, sind nun plötzlich in den Augen anderer nicht mehr so, wie sie sein sollten. Zur Objektivierung, aber auch zur Unterstützung der Beobachtungen der Erzieherinnen, werden oft Fachleute – wie z. B. der Kinder- und Jugendarzt – aufgesucht. Oft sind jedoch auch Institutionen, wie der schulpsychologische Dienst, involviert, deren Kenntnisse des Kindes und seiner Herkunft oft nur punktuell sind und deren Beurteilung meist testpsychologischer Art ist. Beim Kinderarzt werden, neben der bemängelten Motorik, aber auch Fragen der Einschulung aktuell: Soll das Kind zurückversetzt, später oder gar vorzeitig eingeschult werden bzw. in eine Sonderschule kommen?

Ist die Klippe der Einschulung einmal überwunden, stellen sich im Verlauf der weiteren Schulzeit Fragen gleicher Art: Relegieren, Sonderförderung oder Überspringen einer Klasse? Wie viel Engagement und Autorität der Kinder- und Jugendarzt für diese Fragen aufbringt, hängt auch davon ab, wie sehr seine Meinung von den Schulbehörden gewünscht wird. Die Eltern sind jedoch sicher froh, die „unabhängige" Meinung ihres Kinderarzts zu hören, der ihr Kind seit Langem kennt.

Die älteren Begriffe „Schulreife" (körperliche Reifung) und „Schulfähigkeit" (geistige Entwicklung) sollten zugunsten des Begriffs der „Schulbereitschaft", als Kombination dieser Eigenschaften und dem Interesse an Schulischem, aufgegeben werden. Die Schulbereitschaftsuntersuchung ist die somatische, intellektuelle und psychosoziale Gesamtbeurteilung eines Kindes im Hinblick auf eine bestimmte Schule. Und obwohl es hierzu keine objektive, zweifelsfreie, standardisierte Untersuchungsmethode gibt, kann eine eingehende Untersuchung des Kindes bei Kenntnis der Vorgeschichte sehr wohl die Schulbereitschaft beurteilen. Als wichtiges Nebenprodukt der Untersuchung können unter Umständen Defizite beim Kind aufgedeckt und einer spezifischen (Früh-)Förderung zugeführt werden.

Spezifische Anamnese und Untersuchung

Anamnese

In der Anamnese sind folgende Punkte zu klären:

- Beobachtungen bzw. Wünsche der Eltern
- persönliche Schulerfahrungen der Eltern (des Arztes usw.)
- Befunde der Erzieherin bzw. Betreuerin (s. Fragebogen im Anhang)
- Diskussion möglicher Alternativen (Normal-, Sonder-, Privatschule usw.)

Folgende Fragen sind dazu hilfreich:

- Konnte das Kind in den ersten Lebensjahren ein stabiles Bindungsverhalten zu einer oder mehreren Bezugspersonen aufbauen?
- Hat es ein stabiles Selbstwertgefühl und Selbstvertrauen?
- Ist es gut im Kindergarten integriert?
- Hat es Freunde?
- Kann es sich von engen Bezugspersonen für einige Stunden oder über Nacht – in einer ihm bekannten Umgebung oder von vertrauten Personen betreut – trennen?
- Gibt es Hinweise für Verhaltensauffälligkeiten oder -störungen?
- Was sind seine Lieblingsspiele bzw. -geschichten?
- Wie ist es um folgende Eigenschaften bestellt:
  - Beeindruckbarkeit
  - märchenhaftes, unlogisches Denken
  - magisch-animalisches Zeichnen
  - Egozentrik
  - Impulskontrolle
  - Sicherheit/Ängstlichkeit/Sensibilität
  - Selbstständigkeit

Von der spielerisch-funktionalen Betätigung des Kleinkinds zur zielgerichteten Leistung des Schulanfängers: Folgende Eigenschaften und Fähigkeiten geben über das Lernverhalten und die Werkreife Auskunft:

- Spielverhalten
- Sozialisation
- Einstellung zur Schule
- Lust, in die Schule zu gehen
- Lust und Eifer zu lernen
- Fähigkeit, sich sozial einzuordnen
- gute Konzentrationsfähigkeit
- emotionale Stabilität und Kompetenz
- Fähigkeit, eine Lektion lang still zu sitzen
- Frustrationstoleranz
- Verstehen von Symbolen
- sichere auditive/visuelle Diskriminierung (ohne „S"/„Sch")
- einfache, aber grammatikalisch korrekte Sprache

Untersuchung

Die Untersuchung umfasst folgende Schritte:

- *Beobachtung des Kindes durch den Untersucher in der Einzelsituation:*
  - distanzloses/scheues Verhalten
  - regredierendes Verhalten
  - „Kann ich nicht."
  - Ausdauer
  - Affektsteuerung
- *Status:*
  - Allgemeinstatus
  - Sinnesorgane/Neurostatus
  - Neuromotorik, Graphomotorik, Griffelhaltung
- *Testuntersuchung* (Abb. 16.**28**):
  - Männchenzeichnen nach Ziller: > 12 Punkte zur Schulbereitschaft erforderlich
  - Bilder benennen nach Biäsch-Fischer: ≥ 17 Richtige zur Schulbereitschaft erforderlich
  - Formenreproduktion nach Jean Ayres und/oder L. Ruf
  - Zahlenverständnis, Mengenverständnis, Mengenkonstanz nach Piaget, Auszählen
  - Geschichte erzählen aus Kramer (1 oder 2)
  - Rechts-links-Differenzierung
  - Zahlenbegriff
  - Sprache: Artikulation, alle Laute bis auf „S"/„Sch", Grammatik (spricht grammatikalisch richtig), kann Funktionen (Uhr, Radio) erklären, Flüssigkeit der Sprache, bildet korrekte Sätze inklusive Nebensätze, großer Wortschatz, guter Ausdruck, kein Nachsprechen
  - Gedächtnis: Zahlennachsprechen nach Hamburg-Wechsler-Intelligenztest für Kinder III, Mottier-Test, Sätze Nachsprechen nach L. Ruf

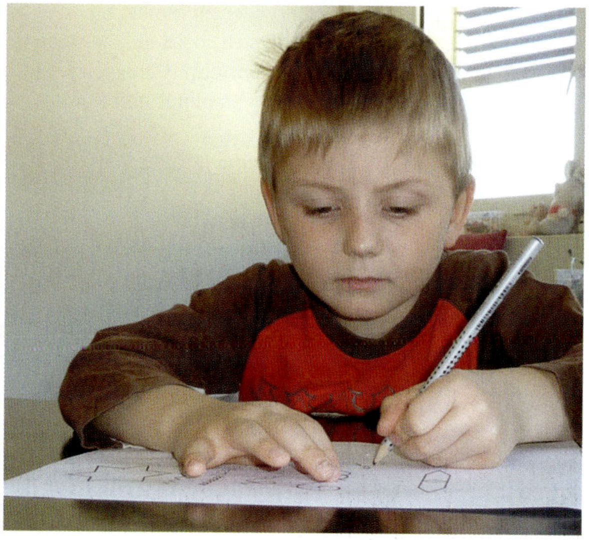

Abb. 16.**28** Einschulungstest.

- Intelligenz, z. B. progressiver Matrizentest nach Raven
- körperliche Untersuchung
- Untersuchung der Teilleistungsbereiche nach Ruf

Verschiedene Autoren haben Einzeltests für gezielte Fragestellungen oder aber Testbatterien entwickelt, die spezifisch die Schulfähigkeit eines Kindes prüfen sollen (Tab. 16.**10**). Bei unklaren Situationen sind diese Tests oft Bestandteil einer Abklärung durch Schulpsychologen. Wenn das Kind motiviert mitmacht, lassen sich zweifellos Aussagen zu seinen einzelnen Fähigkeiten und seinem Entwicklungsstand ableiten. Als problematisch erachten wir, dass die Test-Compliance insbesondere bei jüngeren Kindern durch Angst und Ablenkbarkeit bzw. Tagesschwankungen häufig nicht optimal ist. In der Beurteilung der Testresultate müssen diese Voraussetzungen daher genügend berücksichtigt werden.

Es existieren außerdem kaum Studien darüber, ob mit den Testresultaten wirklich prospektive Aussagen für den Schulverlauf gemacht werden können. Auch wenn bei den Testverfahren prinzipiell Stärken und Schwächen des Kindes abgebildet werden sollten, besteht die Gefahr der Fixierung auf die Defizite. Und diese wiederum führen nicht selten, im Sinne der „selbsterfüllenden Prophezeihung“, zu einer psychologischen Negativspirale. Deshalb sollte sich der Kinderarzt nicht von allzu vielen Tests beeinflussen lassen und stets den Bezug zum reellen (Lern-)Alltag des Kindes und zum sozial-familiären Kontext herzustellen versuchen. Denn aus systemischer Sicht kann nur ein konsensueller Entscheid mit den Eltern auf Dauer tragfähig sein – sie allein begleiten das Kind durch seine Schulkarriere und freuen sich bzw. leiden mit ihm.

Warnsymptome für die weitere „Schulentwicklung“

Warnsymptome für (noch) nicht vorhandene Schulbereitschaft

- Das Kind trennt sich schlecht von Bezugspersonen oder geht ungern in den Kindergarten.
- Das Kind zeigt eine unangemessene Fixierung auf Bezugspersonen im Kindergarten.
- Das Kind benötigt noch „Übergangsobjekte“ (Plüschtier, Schmusetuch).
- Es kommt zu zeitaufwendigen, belastenden Trennungszeremonien.
- Das Kind zeigt einzelgängerisches Verhalten im Kindergarten.
- Es wurden Aggressionen gegen andere Kinder beobachtet.
- Das Kind neigt zu ausgeprägten Tagträumen.
- Das Kind zeigt Tendenzen des In-sich-selbst-Zurückziehens oder nicht angemessenes Sichverlieren in eigene Spiel- und Erlebniswelten.
- Das Kind weist eine auffällige und anhaltende Angstsymptomatik auf.
- Es sind deutliche und länger anhaltende Verhaltensauffälligkeiten oder -störungen vorhanden.

Tab. 16.**10** Auswahl der bekanntesten Schulfähigkeitstestverfahren.

Test	Akronym	Quelle	Dauer	Verfahren
diagnostische Einschätzskalen zur Beurteilung des Entwicklungsstands und der Schulfähigkeit	DES	Barth 2008	1½– 2 h	das „Screening-Verfahren" erlaubt kompetente Elternberatung sowie Orientierung darüber, ob weitere Fachdienste (Kinderärzte, neuropädiatrische Zentren, Beratungsstellen, Sprach-, Ergo-, Mototherapeuten usw.) zur genaueren diagnostischen Klärung nötig sind es werden insgesamt 28 Leistungen in den Bereichen Wahrnehmung, Motorik, Gedächtnis, kognitive, soziale und emotionale Arbeit erfasst
Entwicklungsstanddiagnose	EDI	Mlynek u. Forster 2005	40 – 45 min	erprobtes, förderdiagnostisch orientiertes Verfahren zur Erfassung der Lernausgangslage für das schulische Lernen profilmäßiger Entwicklungsstand für schulleistungsrelevante visuelle, visomotorische und auditive Wahrnehmungsleistungen und kognitive Fähigkeiten (rezeptives Sprachvermögen, pränumerische Leistungen und grundlegende Denkfähigkeiten auf verbaler und visueller Basis) Wahrnehmungsverarbeitungs- und kognitive Vernetzungsfähigkeiten einschließlich der dazu erforderlichen Stützfunktionen, wie Aufmerksamkeit/Konzentration und Merkfähigkeit, werden eingeschätzt sehr gut bewährt auch bei Frühgeborenen, bei Schülern mit Migrationshintergrund, Schülern in den Grenzbereichen zur Lernbehinderung und zur geistigen Behinderung
Mannheimer Schuleingangsdiagnostikum	MSD	Jäger et al. 1994	45 – 50 min	Untertests: Motorik, Mosaik, Konzentration, Gliederungsfähigkeit und Gedächtnis feinmotorische Ungeschicklichkeit behindert nicht die Beantwortung diagnostizierte Defizite werden nicht zur Selektion, sondern zur Förderung benutzt
Reutlinger Test für Schulanfänger	RTS	Kratzmeier 1993	30 – 35 min	mit der Formunterscheidung, Verhältniserfassung, Lückenerkennung, Randverzierung, Inhaltserfassung, Zahlgliederung, Wortgliederung, Zuordnung, Formwiedergabe und Blumenzeichnung werden realistisch-sachliche Einstellungen, Aufmerksamkeit und Differenzierungsfähigkeit geprüft differenziert besonders gut bei leistungsschwächeren Kindern
Screening des Entwicklungsstands bei Einschulungsuntersuchungen	S-ENS	Döpfner et al. 2005	ca. 1 h	S-ENS wurde als standardisiertes Untersuchungsraster konzipiert, mit dem Entwicklungsauffälligkeiten in den Bereichen Körperkoordination und grobmotorische Funktionen, Visuomotorik und visuelle Informationsverarbeitung, Sprachkompetenzen einschließlich auditiver Informationsverarbeitung sowie Artikulation identifiziert werden können 8 Untertests: seitliches Hin- und Herspringen, Gestaltrekonstruktion, -reproduktion, visuelle Wahrnehmung und Informationsverarbeitung, Pseudowörter nachsprechen, Wörter ergänzen, Sätze nachsprechen sowie Artikulation
visuomotorischer Schulreifetest	VSRT	Esser u. Stöhr 1990	Durchführung und Auswertung jeweils zwischen 3 und 5 min	die Beurteilung der visuomotorischen Koordination erfolgt aufgrund der graphomotorischen Analyse einer Menschzeichnung sowie Anordnung geometrischer Symbole (Einstellung von Körper und geometrischer Form im Raum, Beachtung der räumlichen Dimensionen (Raum – Lage – Stabilität), sequenzielle Anordnung und vorlagegetreue Reihung der Symbole, Beachtung der vorgegebenen Distanzen und Größenrelationen, proportionale Stimmigkeit, Geschlossenheit der Konturen und anderes) lässt auch eine Überprüfung der allgemeinen Intelligenz zu
Weilburger Testaufgaben für Schulanfänger	WTA	Hetzer u. Tent 1994	ca. 2 Unterrichtsstunden	ökonomisches, objektives, zuverlässiges und gültiges Verfahren zur Vorauswahl nicht schulfähiger Schulanfänger 10 Aufgabengruppen (freies Zeichnen, Mengendarstellung, Randverzierung zeichnen, Begriffsbildung, Postspiel, Gegenstände einprägen, Gegenstände wiedererkennen, Nachzeichnen, Zuordnung, Größenvergleich, Punktzeichnen, Mengenerfassung) dienen dazu, ein möglichst breites und relevantes Spektrum von Verhaltensaspekten zu erfassen

„Nicht schulbereit" ist keine Diagnose, sondern ein Aufruf, der Ursache hierfür weiter auf den Grund zu gehen und Maßnahmen dagegen einzuleiten. Ursachen können sein:

- psychoorganisches Syndrom, ADD, ADHD
- DAMP-Syndrom
- psychomotorische Entwicklungsverzögerung
- geistige Behinderung
- „Spätentwickler"
- psychosoziale Ursachen:
  - Fremdsprachigkeit
  - Verwahrlosung
  - Deprivation
  - Trennungsproblematik
- somatische Ursachen:
  - zystische Fibrose
  - Hör- und Sehstörungen usw.

Konsensuelle Zurückstellung bzw. vorzeitige Einschulung

Je nach Ausprägung einer beschleunigten oder aber verzögerten Entwicklung ist eine vorzeitige Einschulung oder Zurückstellung eines Kindes für alle Beteiligten „sonnenklar". Insbesondere bei generalisiert avancierten oder eben retardierten Kindern machen solche Weichenstellungen Sinn und erlauben eine stützende Begleitung des Kindes. Die Passung der Schulanforderungen an den Entwicklungsstand fördert die weitere Entwicklung des Kindes und stärkt durch positive Erfahrungen sein Selbstwertgefühl. Wenn Anforderungen und Leistungsfähigkeit in einem guten Verhältnis zueinander stehen, wird von einer „Fit-Situation" gesprochen. Natürlich gilt es zu berücksichtigen, dass einerseits das Kind eine Anpassungsleistung erbringen muss und andererseits auch der Familienalltag dadurch verändert wird. Stimmt die gewählte Schulsituation aber für das Kind, stabilisiert es sich innerhalb weniger Monate auch emotional und kann sich psychosozial neu integrieren.

Nicht konsensuelle Zurückstellung bzw. vorzeitige Einschulung

Schwieriger wird es, wenn die Einschätzungen des Entwicklungsstands des Kindes bei Eltern und Lehrpersonen divergieren. Dann werden ausnahmslos Drittpersonen (Schulpsychologen, Kinderärzte, sonstige Fachpersonen) zur Stellungnahme angefragt. Häufig handelt es sich dabei um Kinder mit sog. dissoziierten Entwicklungsprofilen; d. h. stark unterschiedlichen Fähigkeiten. Wie bereits oben erwähnt, fehlen prognostisch sichere Beurteilungskriterien, und wie auch immer entschieden wird, sind die psychologischen Voraussetzungen für das Kind misslich: Sowohl die Eltern als auch die Lehrperson werden weiter, bewusst oder unbewusst, beweisen wollen, dass sie Recht hatten. Es besteht daher eine „Misfit-Situation" für das Kind, die eine schlechte Grundlage dafür darstellt, sich sicher zu entwickeln. Aus systemischer Sicht ist eine Empfehlung eigentlich unmöglich, und die Beteiligten sollten auf diese Pattsituation für das Kind angesprochen werden. Mittels einer breiten Abklärung kann zwar ein differenziertes Entwicklungsprofil erstellt werden; ohne wohlwollende Unterstützung kann aber auch ein cleveres Kind in keiner Schule auf Dauer bestehen. So kommt es im praktischen Alltag bei solchen Ausgangssituationen häufig zu Schul- oder sogar Wohnortswechseln, die eine Zusatzbelastung für das sowieso verunsicherte Kind bedeuten.

Literatur

Barth K. Die Diagnostischen Einschätzskalen (DES) zur Beurteilung des Entwicklungsstandes und der Schulfähigkeit. 5. Aufl. München: Reinhardt; 2008

Döpfner M, Dietmair I, Mersmann H, Simon K, Trost-Brinkhues G, Hrsg. S-ENS – Screening des Entwicklungsstandes bei Einschulungsuntersuchungen. Göttingen: Hogrefe; 2005

Esser G, Stöhr R-M. Visuomotorischer Schulreifetest. Bern: Huber; 1990

Jäger RS, Beetz E, Erler R, Walter R, Hrsg. Mannheimer Schuleingangsdiagnostikum (MSD). 4. Aufl. Weinheim: Beltz; 1994

Hetzer H, Tent L. Weilburger Testaufgaben für Schulanfänger. 2. Aufl. Weinheim: Beltz; 1994

Kratzmeier H. Reutlinger Test für Schulanfänger. 2. Aufl. Weinheim: Beltz; 1993

Mlynek H, Forster B. Entwicklungsstand-Diagnostikum: EDI; förderdiagnostisches Verfahren zur Feststellung der Lernausgangslage (Lernfähigkeit) bei Schülern im Eingangsbereich und Unterstufenbereich. Deggendorf: F.-M.; 2005

Schule und Schulschwierigkeiten

Immer mehr Jugendliche verlassen die Schule ohne Abschluss, und Eltern beklagen die Überforderung durch die Schule. Die gesellschaftlichen Ansprüche steigen, sodass die Lehrer glauben, zu mehr Leistungsdruck verpflichtet zu sein. Gleichzeitig wird die Schule mehr oder weniger freiwillig zur Veränderung gedrängt – PISA-Studie und Bologna-Manifest haben ihre Wirkung. Das wirkt destabilisierend. Auch die sonst so entscheidende Peer-Gruppe gibt im Schulbereich wenig Halt. Die Schüler sind zunehmend den Ansprüchen nicht mehr gewachsen, und es entwickeln sich reaktive Leistungseinbußen, „Ablöscher", Schulunlust und Schulverweigerung sowie Fluchtverhalten in (leichtere) Drogen oder sogar psychoreaktive Störungen.

Definition Lernstörung
Ist ein Kind nicht in der Lage, den Lernanforderungen in der Schule ausreichend zu folgen, wird von Lernstörungen gesprochen.

Die Ursachen sind multifaktoriell:

- *pädagogische Ursachen:* falsch verstandene Leistungsnivellierung (nach oben oder unten), sture Erfüllung von Lehrplänen statt Vermittlung von interessanten, motivierenden Lehrinhalten, die Art der Stoffvermittlung (Bologna-Modell versus Frontalunterricht), eine die Rezeptivität statt Eigeninitiative und Kreativität fördernde Pädagogik sowie nicht zuletzt auch Leistung als Erfüllung von Erwartungsnorm und Fachehrgeiz des Lehrers, Relegationsschule statt Förderschule
- *psychosoziale Ursachen:* Verwahrlosung, Überbehütung, Orientierungslosigkeit, intrafamiliäre Spannungen, Desozialisierung im Klassenverband und zum nicht existenten Klassenlehrer (nur noch Fachlehrer), Motivationsprobleme (Früh-Burn-out), Misshandlung, Trennungsfamilien, Selbstwertstörung, finanzielle Probleme, Peer-Probleme und Drogenkonsum, Probleme der Eltern mit Kindern, die „mehr Schwierigkeiten und Probleme als andere" haben, erzieherische Ratlosigkeit und Grenzenlosigkeit (Laisser-faire) zur gegenseitigen Frustrationsvermeidung, erzieherische Polypragmasie (Ratschläge von Verwandten, Bekannten und Konzeptlosigkeit), frustrane Ursachenerforschung bei Schulproblemen des Kindes und gegenseitige Beschuldigungen, „Therapie-Hopping" (was kann da nicht alles behandelt werden…) und echte psychische Ursachen, wie die „Adoleszentenkrise", psychische Störungen und Präpsychosen
- *somatische Ursachen:* akute und chronische Erkrankungen, Invalidität, Zerebralparese, Hemiplegie, Minimalzerebralparese, Muskeldystrophie, Seh- bzw. Hörstörung, Teilleistungsschwächen, Intelligenzdefizite bzw. Hochbegabung oder somatische Erkrankungen

Lernstörungen treten in einer Häufigkeit von 9,2% (5,8 – 13,6%) für Jungen und 2,9% (1,9 – 4,5%) für Mädchen auf (Bray 2009). Jedes 5. Kind zwischen 4 und 18 Jahren hat seelische Probleme und ist psychisch so angeschlagen, dass es Hilfe braucht (Schulte-Markwort u. Mitarb. 2001).

Eine weitere Risikogruppe für Schulprobleme werden zunehmend die Jungen: laut, unruhig, gewalttätig, leistungsschwach und von den Erwartungen an die zukünftige Rolle als Mann überfordert – im schulischen Umfeld von tüchtigen, reiferen und unter Umständen angepassteren und leistungsorientierten Mädchen umgeben. Der Entwicklungsunterschied gleichaltriger Mädchen und Jungen in der gleichen Schulklasse ist oft gravierend.

Die Abklärung von Schulproblemen ist, aufgrund der mannigfaltigen Ursachen, vielschichtig, die benötigten Testverfahren ausgedehnter und komplexer. Selbst- und Fremdbeurteilungsbögen können wichtige Informationen geben. Das Erstellen eines Entwicklungsprofils mit der Erfassung aller nötigen Teilbereiche ermöglicht dabei eine umfassende Beratung, möglicherweise unter Einbezug der schulischen Instanzen.

Rolle des Kinderarzts

Der Kinderarzt befindet sich an der Schnittstelle zwischen Schule und Elternhaus oft wie zwischen 2 Puffern. Er steht zwischen den Erwartungen der Eltern an ihr Kind und die Schule und den Erwartungen der Schule an das Kind und die Eltern. Die heutige staatliche Grundschule (Primärschule) ist von 2 sich diametral zuwiderlaufenden Entwicklungen geprägt: Auf der einen Seite besteht ein unglaublicher Druck zur Normalität. Alle Kinder müssen die gleichen Leistungen (Stoffplan) erfüllen, und dies mit gleich viel Begeisterung. Jegliche individuelle Abweichung von dieser Normvorstellung wird als „Defizit" oder „Defekt" wahrgenommen und, wenn irgend möglich, irgendeiner „Therapie" zugeführt. Gleichzeitig leben wir in einer Welt, die Individualität und Selbstverwirklichung als große Errungenschaft unseres Systems feiert. Was will die Gesellschaft denn nun: individualisierte Normalos oder normale Individuelle? Und dann gibt es noch die Wunschvorstellung einer „integrativen" Schule, in der jene Kinder, die bisher in Klein-, Spezial- oder Sonderklassen unterrichtet wurden, künftig mit allen anderen Kindern zusammen die Regelklassen besuchen sollen. Der Normalitätsbegriff wird dabei in die genau gegenteilige Richtung stark ausgeweitet. Eine Folge davon ist, dass die zunehmend überforderten Lehrer – im Wunsch, den Schulalltag möglichst homogen zu gestalten – immer mehr Kinder in die Mühlen von Abklärungen und Therapien schicken. Schulkinder werden dadurch zunehmend medizinalisiert oder psychologisiert, psychiatrisiert und, noch schlimmer, einem ausufernden Therapie- und Förderwahn ausgesetzt. Ob dies alles wirklich zum Wohl der Kinder ist, muss ernsthaft bezweifelt werden.

Die Beobachtung der kindlichen Entwicklung und die entsprechende Forschung lehren seit Langem, dass Kinder sich auf unterschiedlichen Wegen entwickeln. Dieser Individualität wird aber leider im täglichen Schulbetrieb nur wenig Beachtung geschenkt. Gleichaltrige Schulkinder unterscheiden sich interindividuell, von Kind zu Kind, nicht nur in Bezug auf ihren sozialen Hinter-

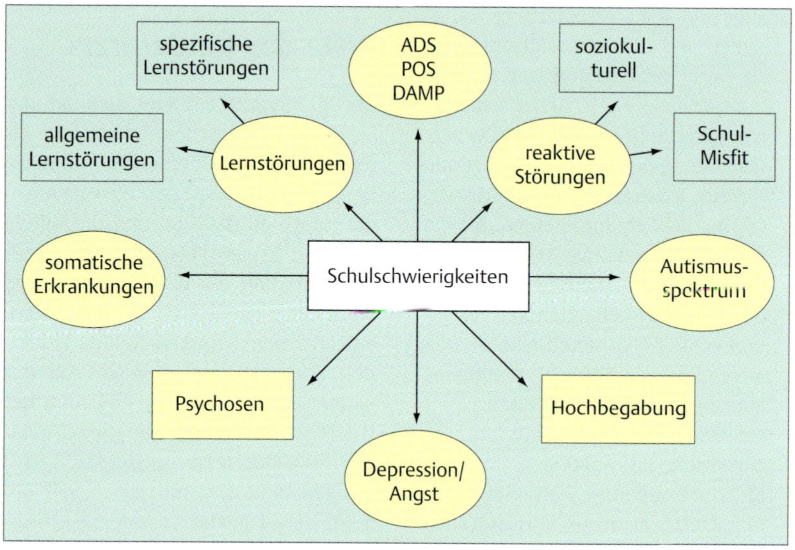

Abb. 16.**29** „Differenzialdiagnose" von Schulschwierigkeiten. ADS = Aufmerksamkeitsdefizitsyndrom oder -störung, DAMP = Disease of Attention, Motricity and Perception, POS = frühkindliches psychoorganisches Syndrom.

grund und die ökonomischen Ressourcen. Sie sind auch unterschiedlich groß, schwer, gescheit, temperamentvoll, selbstsicher, emhathisch, resilient, emotional stabil und „reif". In ihrer Entwicklung haben sie entsprechend völlig verschiedene Ansprüche an die Schule. Statistisch ist zu erwarten, dass von 100 Kindern etwa 20 mehr Zeit zum Lernen brauchen, bei 5 sind unterdurchschnittliche kognitive Fähigkeiten vorhanden, bei 5 – 6 Kindern liegen sog. Teilleistungsstörungen vor. Gleichzeitig fällt etwa 20 Kindern das Lernen besonders leicht. Etwa 2 – 5 Kinder sind hochbegabt und in der Schule unterfordert. Letztlich eignet sich die „08/15-Schule" nur für die Hälfte der Kinder in einem Normalkollektiv (Hunziker 2009). Die Unterschiede sind gravierend: Vier von 5 Kindern im Kindergarten beherrschen den Mathematikstoff der 1. Klasse ganz oder teilweise und mehr als die Hälfte den Stoff in der Sprache (Schneebeli u. Moser 2005)! Der Lesebeginn der Kinder variiert zwischen 4 und 8 Jahren. Und alle sitzen in der gleichen Klasse, bei der gleichen Lehrerin, die allen gerecht werden soll bzw. muss.

Zudem entwickeln sich Kinder auch intraindividuell sehr unterschiedlich. Ein Kind, das in allen Bereichen gleich gute Leistungen zustande bringt, hat ein homogenes Entwicklungsprofil. Das ist jedoch eher die Ausnahme als die Regel. Die Regel ist vielmehr ein heterogenes Profil, bei dem das Kind einige Dinge besser, andere schlechter kann. Die intraindividuellen Unterschiede betreffen alle Lernbereiche: die Wahrnehmung, die Sprachfähigkeit, das mathematische Denken und die Logik, die Kommunikationsfähigkeit, die Aufmerksamkeitsfähigkeit, die Werkreife, die Flexibilität, die Fähigkeit, Gelerntes zu speichern, die Selbstkontrolle, den Affekt, die Frustrationstoleranz und die Fähigkeit, sich in soziale Netze einzubinden. Diese nicht vollständige Aufzählung zeigt auf, in wie vielen Bereichen Kinder sich unterscheiden; dies zeichnet sie letztlich auch als Individuen aus.

Diese Unterschiede führen dazu, dass sich in der Jahrgangsklasse die Schüler in verschiedenen Kriterien um mehrere „Entwicklungsjahre" unterscheiden. Einige Kinder sind in der Folge in der Klasse überfordert, andere unterfordert. Sowohl die unterforderten als auch die überforderten Kinder nehmen Schaden, Erstere, weil ihr Selbstvertrauen und damit auch das Interesse am Schulstoff abnehmen, Letztere, weil sich bei ihnen die Langeweile breit macht und somit das Gleiche geschieht. Es kann in beiden Fällen zu Rückzug, Verweigerung und Schulangst kommen, von Absentismus ganz zu schweigen. Psychosomatische und funktionelle Beschwerden können sich einstellen, die erst auf den 2. Blick den Zusammenhang mit der Schule offenbaren – ein weiterer Grund, den Kinderarzt aufzusuchen!

Für die meisten Kinder ist die Schule die Berufsschmiede schlechthin, d. h. der Ort, an dem es sich zu beweisen gilt. Je nach Voraussetzungen erreichen sie die vorgegebenen Lern- und Verhaltensziele leichter oder schwerer bzw. gar nicht. Nicht wenige Kinder sind bzw. werden im Laufe der Schullaufbahn daher körperlich oder psychisch krank. In der Bundesrepublik verlassen derzeit gut 9 % der Hauptschüler die Schule ohne Abschlusszeugnis (Lauth u. Mackowiak 2006). Auch in Realschulen und Gymnasien kommt es häufig zu folgenschweren Abbrüchen der Schullaufbahn. In Reihenuntersuchungen geben 20 % der Schüler an, sich den Ansprüchen von Lehrern und Eltern nicht gewachsen zu fühlen. Sie fallen durch schwache, ungleichmäßige oder plötzlich nachlassende Leistungen auf, zeigen Schulunlust bzw. -angst oder andere Störungen im psychischen und körperlichen Bereich: Gefühle von Resignation bis Aggression, motorische Unruhe oder psychosomatische Symptome.

Schulschwierigkeiten
Je nach sozial-psychologischem Hintergrund werden pauschale Diagnosen, wie „Begabungsmangel", „Faulheit" oder „Konzentrationsschwäche", ausgesprochen, oder aber es beginnt eine Odyssee an Abklärungen für das Kind, die in konzeptuell diffusen Erklärungen münden.

Während bei den einen Vorwürfe, Strafen, Drill, Klassenwiederholung oder voreilig eine Sonderbeschulung eingeleitet werden, werden bei den anderen unterschiedlichste Therapiearten versucht, die jeglicher Wissenschaftlichkeit entbehren. In vielen Fällen schieben sich Schule und Eltern gegenseitig die Verantwortung zu, und die Zuständigkeiten auch der schulnahen Fachpersonen bleiben unklar. Dies ist Ausdruck von allseitiger Ratlosigkeit und hilft nicht wirklich, sondern verschärft oft nur die Situation für das Kind.

Die Frage nach „Schulschwierigkeiten" gehört obligat zu den Vorsorgeuntersuchungen im Schulalter. Der Kinderarzt ist die geeignete Fachperson, diese abzuklären (Abb. 16.**29**) und geeignete Maßnahmen einzuleiten. Der Kinderarzt hat das Kind und seine Familie bereits in der Vorschulzeit begleitet und betreut. Er verfügt über die Grundlagenkenntnisse in den Bereichen Medizin, Entwicklung und Neurologie und ist häufig für die Eltern eine wichtige Vertrauensperson. Die Komplexität der Fragestellung und ungenügende Erfahrung hindern ihn aber oft daran, sich der Problematik anzunehmen.

Dass die Störungen nur in Ausnahmefällen als isolierte Leistungseinbußen auftreten, aber in der Regel als Symptomenkomplexe die diversen Fähigkeiten betreffen, macht ihm die Aufgabe nicht leichter. Im praktischen Alltag treten die Störungen in der Regel nicht isoliert und klar voneinander abgrenzbar auf, sondern sind meist kombiniert und ineinander verwoben. Ein Kind mit Rechenstörungen hat beispielsweise oft auch eine Aufmerksamkeitsstörung und gelegentlich zusätzlich motorische Probleme. Der Fokus des Praktikers sollte sich daher auf die individuellen Stärken und Schwächen des Kindes richten. Es ist seine Aufgabe, die spezifischen Schwierigkeiten eines Kindes mit geeigneten Diagnostikwerkzeugen so zu differenzieren, dass es mit einer möglichst gezielten Therapie bzw. Maßnahme nicht in seiner Schullaufbahn behindert wird. Das Spannungsfeld zwischen Erziehung, Pädagogik und Psychologie beinhaltet aber auch die Gefahr der Instrumentalisierung durch die jeweiligen Auftraggeber. Der Pädiater muss für sich entscheiden, ob er die Auswahl und die korrekte Anwendung der spezifischen Testinstrumente selber lernen oder zumindest Teile der Abklärung an sachkompetente (Neuro-)Psychologen delegieren will. Wir plädieren dafür, dass sich der Kinderarzt über die Abklärung von Schulschwierigkeiten sachkundig macht: Er kennt häufig die bisherige Entwicklung des Kindes sehr gut, kann die psychosozialen Umstände aus seiner Langzeitbetreuung objektiv einschätzen und Überschneidungen von körperlichen und psychischen Symptomen abklären. Von den Eltern wird er viel eher als „schulneutral" wahrgenommen als Lehrpersonen und Schulpsychologen, und auch bezüglich der empfohlenen Therapien scheint er unabhängiger in seinen Empfehlungen als die entsprechenden Therapeuten. Wichtig scheint uns ein Engagement, primär zugunsten der betroffenen Kinder und sekundär auch aus berufspolitischer Überzeugung.

Eine kinderärztliche Abklärung, die über eine Intelligenztestung hinausgeht, ein Entwicklungsprofil, das somatische, motorische, perzeptive und funktionelle Gesichtspunkte prüft, soll ermöglichen, die Störung möglichst genau einzugrenzen. Ziel ist, nicht nur die Defizite zu benennen, sondern vor allem auch die Stärken zu identifizieren und dem Kind und seiner Umgebung dadurch Gelegenheit zu geben, sich vermehrt an diesen zu orientieren. Der Leidensdruck des Kindes ist maßgeblich entscheidend dafür, ob eine fördernde oder aber eine fordernde Maßnahme eingeleitet werden soll.

> **!** Lernstörungen haben den Charakter von beiläufigen Randerscheinungen verloren. In der Prävention, der Diagnostik, aber auch der Beratung und Behandlung der Kinder mit solchen Störungen kann und muss der Kinderarzt eine wichtige Rolle übernehmen.

Neben der Erfassung und diagnostischen Klärung kommen dem Kinderarzt die koordinativen Aufgaben mit Lehrpersonen, Schulämtern, schulpsychologischen und/oder kinder- und jugendpsychiatrischen Diensten zu. Die Eltern schätzen die „unabhängige" Meinungsäußerung des Kinderarztes, der ihr Kind seit Langem kennt!

Weitergehende Hinweise zu Ursachen, Abklärung und Behandlung sind bei Baumann und Alber (2011) nachzulesen.

Schulverweigerung

Ängste treten bei Kindern im Verlauf ihrer Entwicklung wiederholt auf und signalisieren, dass wichtige Entwicklungsschritte im Gang sind. Hierzu gehört z. B. das Fremdeln (8-Monate-Angst), aber auch mildere Formen von Trennungsangst oder von Dunkelangst bei Klein- und Vorschulkindern.

Die Schulverweigerung ist hingegen ein Phänomen mit verschiedenen möglichen Ursachen. Es wird zwischen der Schulphobie, der definitionsgemäß eine Trennungsangst zugrunde liegt und die somit nicht wirklich auf die Schule gerichtet ist, der Schulangst, die auf die Schule bezogen ist, und dem Schulschwänzen unterschieden.

> **Schulverweigerung**
> Schulphobie und Schulangst gehören zu den emotionalen Störungen des Kindes- und Jugendalters, während das Schulschwänzen eine Störung des Sozialverhaltens ist, bei der Angst in der Schulsituation keine ursächliche Rolle spielt.

Beim Schulschwänzen genügt es oft, den Vorteil zu eliminieren, den sich das Kind vom Schwänzen erhofft bzw. bekommt (es kann in dieser Zeit z. B. fernsehen usw.). Dem Kind darf kein (systemischer) Vorteil beim Schwänzen erwachsen! Im Fall der Schulphobie und der Schulangst erreicht die Angst ein Ausmaß, das den Besuch des Kindergartens oder der Schule sporadisch oder ununterbrochen unmöglich macht. Diese Angstsyndrome kommen häufiger bei Kindern mit ängstlicher, scheuer Persönlichkeit und mit mehr oder weniger stark ausgeprägter Somatisierungstendenz vor. Bei der Schulangst lassen sich auch häufig Lernstörungen ausmachen.

Zur Festlegung der Behandlung ist die Zusammenarbeit mit einem Kinderpsychiater anzustreben. Eine stationäre kinder- und jugendpsychiatrische Behandlung mit therapeutischem Einbezug der Eltern ist oft unumgänglich, bewährt sich dafür aber auch hinsichtlich der langfristigen Prognose.

Hochbegabung

Hochbegabung

So, wie es in der Gauß-Normalverteilung Kinder gibt, deren intellektuelle Leistungsfähigkeit im Bereich der Lernbehinderung liegt (IQ ≤75), gibt es auch solche mit einem IQ >130, die Hochbegabten.

Wie bei jeder Definition ist zu beachten, dass die Grenzen zwischen guter und überdurchschnittlicher Begabung, Hoch- und Höchstbegabung willkürlich festgesetzte Größen sind und eine Hochbegabung sich auch in anderen Bereichen als der Intelligenz auswirken kann:

- intellektuell (sprachlich, mathematisch, technisch-konstruktiv, abstrakt, begrifflich-logisch usw.)
- sozial-emotional
- musisch-künstlerisch, musikalisch
- Kreativität (sprachlich, mathematisch, technisch, gestalterisch)
- Psychomotorik (Sport, Tanz usw.)
- praktische Intelligenz

Zur Untersuchung auf Hochbegabung werden die für die Fragestellung typischen Testverfahren durchgeführt. Daneben muss das Kind umfassend – d. h. auch somatisch – untersucht werden. Nicht selten ist Hochbegabung nicht die vom Arzt zu beweisende Vermutung der Eltern, sondern Ursache von Schulproblemen und Verhaltensstörungen.

Zu bedenken ist stets, dass der Mensch viele Eigenschaften hat – unter anderem die Intelligenz. Es gilt, ein Entwicklungsprofil zu erstellen, um allen Eigenschaften gerecht zu werden. Handelt es sich bei einem Kind um eine harmonische Hochbegabung, kann davon ausgegangen werden, dass es sich in allen geprüften Teilbereichen über der Altersnorm entwickelt. Häufiger sind jedoch Kinder, bei denen gewisse Teilbereiche, z. B. die Intelligenz, hoch entwickelt, andere jedoch nicht altersentsprechend entwickelt sind (z. B. die psychosoziale Reife). Es handelt sich dann um Kinder mit einem disharmonischen Entwicklungsprofil. Ein gutes Beispiel dafür ist der „zerstreute Professor". Hier sind ganz andere Fördermaßnahmen gefragt als bei der harmonischen Entwicklung, bei der z. B. spezifische „Enrichement-Programme" greifen sollten. Es gilt, für jedes einzelne Kind die adäquate Förderung zu finden, so wie dies auch bei schwach begabten Kindern bereits seit Langem praktiziert wird. Auch im Bereich der Hochbegabung werden zurzeit riesige Angebote zur Förderung gemacht und es gilt, die Spreu vom Weizen zu trennen.

Definition Minderleister

Der Umstand, dass Schüler trotz bester kognitiver Voraussetzungen den Ansprüchen der Schule nicht gerecht werden können, hat zur Beschreibung des Minderleisters (engl.: Underachiever) geführt.

Die Ursachen liegen auf verschiedenen Ebenen: der schulischen Seite (schlechter Unterricht), der Seite der Familie (Desinteresse am schulischen Fortkommen des Kindes, problematischer Erziehungsstil, überhöhte Leistungserwartung) wie auch auf der Seite des Schülers (Persönlichkeitsmerkmale, wie Angst, Anstrengungsvermeidung) und auf der Seite der Mitschüler (Peer-Druck zur Anpassung und Nivellierung, kein „Streber" sein usw.). Der statistisch zu erwartende Anteil hochbegabter Minderleister ist ca. 15 %. Eine Abklärung (testpsychologisch und mithilfe des Entwicklungsprofils) unter besonderer Beobachtung der Motivation des Schülers ist angezeigt. Je nachdem sind Enrichment-Programme, Elternberatung, Familientherapie oder sogar ein Wechsel der Klasse bzw. Schule angezeigt. Auch hier soll sich der Kinderarzt für das Kind einmischen!

Literatur

Baumann T, Alber R. Schulschwierigkeiten; Störungsgerechte Abklärung in der pädiatrischen Praxis. Bern: Huber; 2011

Bray M. Confronting the shadow education system: what government policies for what private tutoring? Paris: UNESCO International Institute for Educational Planning (IIEP); 2009

Hunziker U. Kein Kind ist wie das andere. In: Bachmann H, Hunziker U, Vogel A, Hrsg. Ist unsere Schule noch zeitgemäß und artgerecht? Oberentfelden: Sauerländer; 2009

Lauth G, Mackowiak K. Lernstörungen, Kindheit und Entwicklung. Göttingen: Hogrefe; 2006

Schneebeli D, Moser U. Erstklässler können mehr, als von ihnen verlangt wird. Tagesanzeiger 21. 10. 2005

Schulte-Markwort M, Diepold B, Resch F. Psychische Störungen bei Kindern und Jugendlichen, 2. Aufl. Stuttgart: Thieme; 2001

Verhaltensstörungen und -auffälligkeiten

Kinder sind nicht nur angepasst und pflegeleicht. Die kindliche Entwicklung ist ein Versuch, sich an die kommende Erwachsenenwelt anzupassen. Diese Versuche beginnen schon sehr früh: Kinder, die schreien, weil sie die Mutter oder den Vater brauchen, die nicht allein einschlafen wollen, die nicht gehorchen, unter Angstträumen leiden, einnässen, Trotzreaktionen zeigen und „pubertieren". Manche sind sehr schüchtern oder beißen andere Kinder. Viele dieser Verhaltensweisen treten altersspezifisch auf und gehören zur normalen Entwicklung eines Kindes (Jenni u. Latal 2009). Ob das mitunter altersgemäße Verhalten als Verhalten im Rahmen der „normalen" Entwicklung, als Verhaltensauffälligkeit oder als Verhaltensstörung bezeichnet wird, bestimmt der Beobachter (Eltern, Betreuer, Fachleute). Es hängt natürlich auch von Häufigkeit, Intensität und Dauer der „Störung" ab und auch vom Alter und Entwicklungsstand des Kindes. Kulturelle Gegebenheiten und Traditionen spielen dabei ebenfalls eine Rolle. Und natürlich ist es entscheidend, wer der Beobachter ist bzw. in welchem Bezugsrahmen er sich bewegt. Je nachdem, ob es sich um die Eltern („Das Kind soll sich endlich benehmen!"), den Psychologen („Störung des Sozialverhaltens mit oppositionellem, aufsässigem Verhalten, ICD-10: F91.3."), den Pädagogen („Lernstörung."), den Schulpsychologen („Teilleistungsstörung.") oder den Kinderarzt handelt („Das ist normal, allenfalls bzw. schlimmstenfalls eine Verhaltensauffälligkeit.") lautet die Beurteilung verschieden, sogar sehr verschieden. Seit vielen Jahrzehnten versuchen Medizin, Psychologie und Pädagogik, die Vielfalt von beobachtbaren Verhaltensabweichungen bei Kindern durch Klassifikationen zu ordnen. Eine (verständliche, fachgebietsübergreifende) Vereinheitlichung ist bisher aber nicht erfolgt.

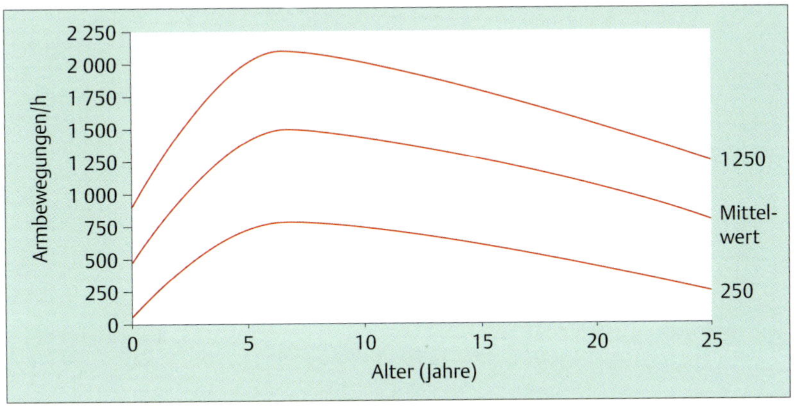

Abb. 16.**30** Motorische Aktivität in den ersten Lebensjahren (aus Eaton u. Mitarb. 2001).

Die wichtigsten Klassifikationssysteme sind für das Vorschulalter besonders ungeeignet: Es findet sich für viele der abweichenden Verhaltensweisen im Vorschulalter keine Kategorie. Klassifikationen von Verhaltensstörungen werden aber im klinischen Alltag und in Studien häufig angewendet. Es fehlen dabei aber Entwicklungs- und Kontextaspekte fast vollständig. So ist z. B. die Kategorie „Hyperaktivität" ohne Altersbezug letztlich sinnlos, da die motorische Aktivität von Kindern eine besondere Entwicklungsdynamik zeigt. Der kindliche Bewegungsdrang nimmt im Vorschulalter zu, erreicht im Kindergarten und frühen Schulalter ein Maximum und nimmt dann im Verlauf der weiteren Entwicklung wieder ab (Abb. 16.**30**). Dieser Umstand wird in den Klassifikationssystemen aber nicht berücksichtigt. Das Gleiche gilt für die „Aufmerksamkeitsstörung", die in hohem Maße kontext- und motivationsabhängig ist (zu Hause, im Kindergarten, bei welchen Tätigkeiten des Kindes, in Gegenwart einer Bezugsperson oder in der Gruppe, allein usw.). Es gibt bis heute allerdings auch noch kein geeignetes Klassifikationssystem für Verhaltensstörungen im Kindesalter, das die Entwicklungs- und Kontextperspektive von kindlichen Verhaltensweisen genügend berücksichtigt. Deshalb wurde neu die DC: 0 – 3 R (Diagnostic Classification of Infancy) entwickelt.

Die Ursachen für eine Verhaltensstörung sind meist nicht unmittelbar eruierbar. Es werden dazu biologisch-medizinische Modelle bemüht. So wird die Aufmerksamkeitsstörung mit neurobiologischen Fehlfunktionen erklärt (Dopaminhypothese), obwohl Studien dies nicht haben bestätigen können. Wenn aber, laut kinderpsychiatrischer Literatur, die Störungen in der Regel mit sog. Komorbiditäten einhergehen, wird damit eine einheitliche Krankheitsentität grundsätzlich infrage gestellt.

Die entwicklungspädiatrische Sichtweise von Jenni und Latal (2009) orientiert sich zu Recht an der großen intra- und interindividuellen Variabilität der Entwicklung.

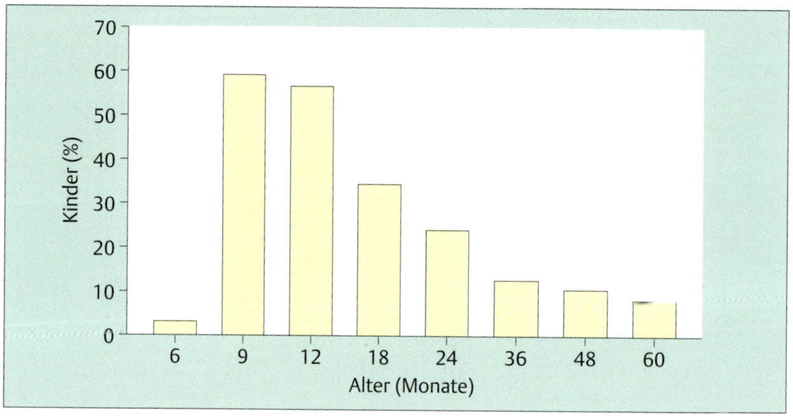

Abb. 16.**31** Häufigkeit rhythmischer Bewegungen in den ersten Lebensjahren (Klackenberg 1968).

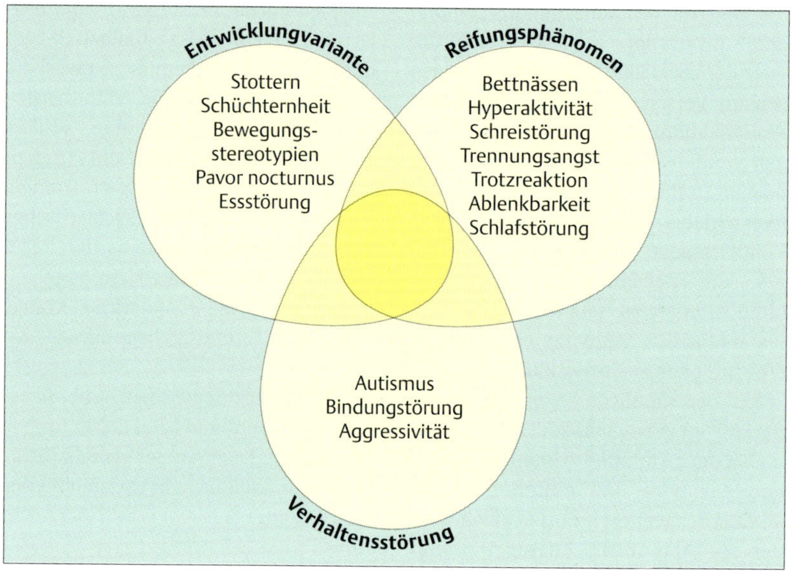

Abb. 16.**32** Überschneidung der Manifestationen von Entwicklungsvarianten, Verhaltensstörungen und Reifungsphänomenen (Jenni u. Latal 2009).

Definition Verhaltensstörungen

So ist Verhalten „normal", „auffällig", eine Entwicklungsvariante, ein typisches Reifungsphänomens oder „gestört" – wie gesagt, je nach Beobachter und geprägt von seinen Paradigmen:

- *Entwicklungsvariante:* Dies ist ein Verhalten, das bei Kindern vorkommt, aber nicht den Charakter einer Störung aufweist. Typisch dafür sind „Shuffling" (Kreisrutschen), Entwicklungsstottern, Schüchternheit, Bewegungsstereotypien (Abb. 16.**31**) oder der Pavor nocturnus.
- *Reifungsphänomen:* Dabei handelt es sich um ein Verhalten, das bei vielen Kindern in einem gewissen Entwicklungsstadium auftritt, um nachher wieder zu verschwinden. Beispiele dafür sind die „3-Monate-Koliken", nächtliches Aufwachen, Bettnässen, Trotzanfälle oder die Trennungsangst.
- *Verhaltensstörung:* Das ist ein Verhalten, das in Intensität und Dauer so groß ist, dass das Kind wesentlich daran gehindert wird, altersgemäße Entwicklungsaufgaben zu bewältigen. Ein gutes Beispiel dafür sind die autistische Störung oder der selektive Mutismus.

Leider können die 3 Kategorien nicht immer scharf und vollständig voneinander getrennt werden und überschneiden sich (Abb. 16.**32**).

Eine Entwicklungsvariante oder ein Reifungsphänomen können aber dann zu einer Störung werden, wenn sie in Häufigkeit und Intensität die vom Umfeld gesetzten Erwartungen oder Vorstellungen übersteigen und sich ein Misfit entwickelt. Gerade kontextspezifische Beobachtungen und deren Validierung können in der Regel nur außenstehende Beobachter sicher machen. Einmal mehr kann und muss der Kinderarzt in dieser „unabhängigen" Funktion seine Beurteilungen einbringen und sich für das Kind einsetzen, um es vor vorschnellen Pathologisierungen zu schützen!

Störungskomplexe

Störungskomplexe (Tab. 16.**11**) sind, neben den spezifischen Lernstörungen, mit Sicherheit die häufigste Ursache von Verhaltensstörungen und Schulschwierigkeiten. Dass sie als Störungskomplexe bezeichnet werden, hat damit zu tun, dass die einzelnen Entitäten unscharf und historisch gewachsen sind und dadurch von Land zu Land unterschiedlich diagnostiziert werden (z. B. ADHD, ADD, psychoorganisches Syndrom und DAMP-Syndrom). Im Hinblick auf die in der Regel bestehenden Komorbiditäten ist eine Aufteilung in einzelne „Entitäten" sowieso wenig sinnvoll.

Aufmerksamkeitsdefizit-/ Hyperaktivitäts-, Aufmerksamkeitsdefizit- und psychoorganisches Syndrom

Klassifikation

Das „hyperkinetische Syndrom" ist eine der häufigsten Diagnosen, die in der kinderärztlichen Praxis gestellt werden. Sie wird in Zusammenhang mit den unruhigen Zeiten gebracht, in denen wir uns befinden, und damit auch erklärt: Die Hyperaktivität sei ein Produkt der Zeit, die durch immer höhere Erwartungen, Reizüberflutung, Kinderfeindlichkeit, Stress usw. unserer Gesellschaft geprägt sei. Das Phänomen wurde aber schon im frühen 19. Jahrhundert beobachtet. Die ältesten und auch die bekanntesten Schilderungen über die Hyperaktivität gehen auf den Frankfurter Nervenarzt (Kinderärzte gab es zu dieser Zeit noch nicht) Heinrich Hoffmann zurück, der den „Zappel-Philipp" geschrieben hat. Es werden in der internationalen Literatur über 40 verschiedene Beschreibungen und Diagnosen für diese Störungen gefunden. Die Begriffe sind teils deskriptiv, teils ätiologisch und haben einen starken zeitgeschichtlichen Bezug. Bis heute ist es nicht gelungen, eine international gültige Nomenklatur und, damit verbunden, eindeutige Kriterien für die genannten Störungen zu definieren.

Problem: Definition Kriterien
Erschwerend kommt hinzu, dass in der Regel bei mehreren vorliegenden Störungen nur eine einzige Diagnose gestellt und die Störungen nicht als Störungskomplex verstanden werden.

Tab. 16.**11** Störungskomplexe (aus Baumann T, Alber R. Schulschwierigkeiten. Bern: Huber; 2011).

Diagnose	Akronym	Anmerkungen
Minimal Brain Dysfunction	MBD	früher (vor 1960) Minimal Brain Damage; da aber „Damage" nicht nachgewiesen werden konnte, heute „Dysfunction"; wird heute noch für Kombinationen von Aufmerksamkeits-, motorischen und Lernstörungen verwendet
Attention-Deficit-Disorder	ADD	DSM-III vor allem in den USA gebraucht; diagnostische Kriterien unscharf; mit oder ohne motorische Probleme; tautologisch: „Deficit" oder „Disorder", wohl nicht beides!
Attention-Deficit-Hyperactivity-Disorder	ADHD	DSM-IV wird vorwiegend unterteilt in „unaufmerksamer Typ" und „hyperaktiv-impulsiver Typ" oder Kombinationen davon; dass damit in der Regel auch andere Störungen verbunden sind (motorische, perzeptive usw.), wird zum Teil realisiert, aber nicht spezifiziert, stattdessen übersehen oder sogar verdrängt
Disorder of Attention, Motor-control and Perception	DAMP	in Nordeuropa die akzeptierte Kombination von Störungen der motorischen Kontrolle, der Aufmerksamkeit und der Wahrnehmung
psychoorganisches Syndrom	POS	in der Schweiz als Geburtsgebrechen etabliert mit den kumulativen Störungen im Bereich der Aufmerksamkeit, der Aktivität, des Verhaltens, des Erfassens und der Merkfähigkeit bei normaler Intelligenz (IQ > 75); die Diagnose und 1. Behandlung muss vor dem 9. Lebensjahr erfolgen
Hyperkinetic Disorder		vor allem in Großbritannien gebrauchte Bezeichnung für ausgeprägte (pervasive) Hyperaktivität ohne begleitende Verhaltensstörung
Oppositional Defiant Disorder	ODD	Störung des Sozialverhaltens mit oppositionellem, aufsässigem Verhalten; ICD-10: F91.3
minimale zerebrale Bewegungsstörung	MCB	wird manchmal gebraucht (in der Schweiz Geburtsgebrechen) für leichtgradige motorische Koordinationsstörungen mit eindeutigen, aber leichten Zeichen einer zerebralen Bewegungsstörung (?)
ungeschicktes Kind		britisches Konzept, das nur einen Aspekt eines mehrschichtigen Problems hervorhebt, nämlich die motorische Ungeschicklichkeit
umschriebene Entwicklungsstörungen der motorischen Funktionen F82 (ICD-10)		verzögerte Meilensteine, neurologische Auffälligkeiten, Störungen der Selbstständigkeit, der Feinmotorik und der Handlungsfähigkeit sowie Verhaltensstörungen (entwicklungsbedingte Koordinationsstörung, Entwicklungsdyspraxie, Syndrom des ungeschickten Kindes)
Motor-perceptual Handicap		auch in Skandinavien gebrauchter Begriff für motorische Probleme, die mit Wahrnehmungsstörungen, häufig auch mit anderen Störungen kombiniert sind
Developmental Coordination Disorder	DCD	motorische Störung, die nicht auf eine andere Ursache, wie Zerebralparese, Muskeldystrophie usw., zurückgeführt werden kann; führt zum verspäteten Erreichen von Meilensteinen und beeinträchtigt komplexe neuromotorische Leistungen

Dies scheint uns besonders bei der Diagnose „ADHD“ problematisch, zumal bei dieser Störungen Komorbiditäten die Regel und nicht die Ausnahme sind. So werden beispielsweise die motorischen Störungen und/oder Wahrnehmungsstörungen nicht erfasst und in der Folge nicht einer adäquaten Therapie (funktionelle Therapie, wie Ergotherapie, Psychomotorik) zugeführt. Nicht unerwähnt bleiben soll der rein phänomenologisch deskriptive Charakter der Diagnose „Aufmerksamkeitsstörung“. Ob diese nicht eher sekundär ist, wird bei einer solchen (oberflächlichen) Betrachtungsweise unterschlagen. Eine „ätiologischere“ Benennung wäre – sofern eine solche gefunden wird und einen Konsens erlaubt – sinnvoller!

Es gibt bis heute keinen internationalen Konsens für die Grenzen der Aufmerksamkeitsstörung, geschweige denn über die Ätiologie (Dysfunktionen im Frontalhirn, des Striatums, der kortikostriatonigrathalamokortikalen Schleife, Dysbalance von Noradrenalin und Dopamin, Schilddrüsenhormonresistenz, spezifische Endophänotypen usw.). Neu eingeführte Begriffe, wie z. B. „exekutive Funktionen“, sind ungenau und umstritten und klären letztlich wenig (Castellanos u. Sonuga-Barke 2006).

Für den klinischen Alltag ist es praktisch, die Störungen in verschiedene Schweregrade einzuteilen; dies ermöglicht auch eine differenzierte Behandlung (Tab. 16.**12** und Tab. 16.**13**).

Spezifische Untersuchung

Für die Diagnosestellung haben in den letzten Jahren Fragebögen (Döpfner et al. 1993; Conners 2005 und andere) stark an Bedeutung gewonnen. Die Fragebögen stellen nur zum kleinen Teil Fragen nach der Hyperaktivität, sondern mehr zu Verhaltensstörungen. Das wiederum macht die Sache nicht

Tab. 16.**12** Mit Hyperaktivität einhergehenden Störungskomplexe im Vergleich.

Störung	ADHD	Oppositional Defiant Disorder	DAMP-Syndrom	psychoorganisches Syndrom
Prävalenz (%)	3–5	6–12	5–10	2–7
Hauptsymptome	Aufmerksamkeitsstörung, Hyperaktivität, Impulsivität	persisierend: agressiv, asozial, trotzig, gefährlich	Aufmerksamkeits-, motorische, Wahrnehmungsstörung	Wahrnehmungs-, Konzentrations-, Verhaltens-, Merkfähigkeitsstörung (motorische Störung)
Persistenz ins Erwachsenenalter (%)	50	50	70	70
Behandlung	Stimulanzien	Stimulanzien/ Psychopharmaka, Psychotherapie	Stimulanzien, funktionelle Therapie	Stimulanzien, funktionelle Therapie

Tab. 16.**13** Schweregradeinteilung der mit Hyperaktivität einhergehenden Störungen.

	Schweregrad		
	leicht	mittel	schwer
Eigenschaften/Auswirkungen			
Zeitpunkt des Auftretens	Grundschule	Kindergarten	Kleinkindesalter
Art des Auftretens	variabel, unstrukturiert, bei Langweile	in der Schule, zu Hause, wenn nicht „Playstation“ gespielt wird	immer und überall
Verlauf, wenn unbehandelt	Verschlimmerung, wenn Ansprüche steigen	chaotisch, Lernstörungen	sekundäre Störungen, Versagen
Komorbiditäten	kaum	manchmal	immer
Maßnahmen/Behandlung			
pädagogisch	strukturierter Unterricht (Kindergarten/Lehrer)	Zusatzunterricht	Sonderschulung
zu Hause	Struktur, Konsequenz	Verhaltensmodifikation	Verhaltenstherapie, alle Bereiche umfassend
funktionelle Therapien	kaum	bei Wahrnehmungsstörungen, gestörtem Selbstwertgefühl	meist nötig
Medikamente	als Zusatz	in der Schule, eventuell zu Hause	Multilevel
Psychotherapie	kaum	kurzzeitig, Selbstkontrolle, Selbstwert	meistens langzeitig, Aggressionskontrolle, Integration usw.

besser: Ist das ADHD nun eine Verhaltensstörung oder eine Störung der Aufmerksamkeit bzw. Hyperaktivität? Bei der Interpretation von Fragebögen ist Vorsicht geboten: Ein großer Leidensdruck (Misfit) führt automatisch zu hohen Werten in Fragebögen, während ein geringer Leidensdruck entsprechend niedrige Werte zur Folge hat. So kann es vorkommen, dass Eltern seit Jahren unter dem schwierigen Verhalten ihres Kindes leiden; weil es aber in der Schule ein Träumer ist und verhaltensmäßig nicht besonders auffällt, ergibt der Fragebogen des Lehrers relativ niedrige Werte. Werden nur die quantitativen Ergebnisse des Fragebogens herangezogen, wird das Ergebnis unter Umständen dem Sachverhalt nicht gerecht. Wenn diskrepante Beurteilungen zwischen Eltern und Lehrern vorliegen, lohnt es sich immer, die Einschätzungen bei einzelnen Fragen anzuschauen. Eine sorgfältige Anamneseerhebung ist in jedem Falle nötig.

Testpsychologische Untersuchungen ermöglichen keine genaue Differenzierung der Störung (Drechsler et al. 2009). Eine alleinige Anwendung von Intelligenztests genügt nicht, da die Leistung in einem Untertest nie durch eine isolierte kognitive Funktion, sondern durch das Zusammenwirken unterschiedlicher Funktionen zustande kommt. Besonders wenn das Entwicklungsprofil deutliche Leistungsminderungen ergibt, müssen mögliche Störungen durch weitere Untersuchungen näher eingegrenzt werden. Auffällige Testergebnisse bedeuten nicht automatisch, dass eine „hirnorganische Ursache" vorliegen muss. Schlechte Leistungen können auch durch andere Faktoren, wie z. B. geringe Motivation, schlechte emotionale Verfassung und mangelnde Vertrautheit mit der Aufgabenart oder anderes, zustande kommen. Vor allem Kinder mit Migrantenhintergrund haben bei den landläufigen sprachbetonten Intelligenztests verständlicherweise Probleme und können so ungerechtfertigterweise diskriminiert werden. Nach einer weit verbreiteten Annahme weisen große Differenzen zwischen Verbal- und Handlungsteil von Intelligenztests auf hirnorganische Beeinträchtigungen hin. Dies konnte in wissenschaftlichen Untersuchungen bisher nicht bestätigt werden. Auch bei hirngesunden Kindern und Erwachsenen können erhebliche Unterschiede vorhanden sein. Daher sind zur Bewertung von Ergebnissen weitere Informationsquellen sinnvoll. Das führt diagnostisch zu einer Kombination aus Verhaltensbeobachtungen, Befragungen des Kindes und der Bezugspersonen, Sichtung der anamnestischen Daten einschließlich der Schulleistungen und der Vorbefunde, einer körperlichen und neuromotorischen Untersuchung sowie ausgewählten (partiellen) Testverfahren.

> **!** Es gibt bis heute keinen einzigen anerkannten Test zur Diagnosestellung, keinen Goldstandard! Dies wiederum öffnet einem leichtfertigen Einsatz von Stimulanzien Tür und Tor.

Verhaltensbeobachtung. Der Verhaltensbeobachtung des Kindes während der klinischen oder testpsychologischen Untersuchung kommt eine zentrale Bedeutung zu. Zwar ist die Diagnose nur zulässig, wenn das Kind in allen Lebensbereichen, zu Hause und in der Schule Störungen zeigt; es ist aber oft so, dass das Verhalten während der Untersuchung nicht besonders auffällt. Es wäre falsch, daraus zu schließen, dass dieses Kind kein Problem hat. Eine Testuntersuchung läuft relativ strukturiert ab: Es sind nur 2 oder wenige Personen anwesend, und Störreize sind weitgehend ausgeschaltet. Unter diesen Bedingungen kann ein Kind mit ADHD oft recht gut „funktionieren". Sobald es aber in der Schule von vielen anderen Kindern umgeben ist und es mehrere Stunden hintereinander aufmerksam sein soll, beginnen die Schwierigkeiten.

Testuntersuchung. Es ist dem betroffenen Kind unmöglich, die Aufmerksamkeit längere Zeit auf die gleiche Sache zu richten. Dabei kann die Aufmerksamkeit sehr unterschiedlich beeinträchtigt sein. Bei genauerer Untersuchung lässt sich zwischen Störungen der Daueraufmerksamkeit (z. B. einen ganzen Morgen in der Schule aufmerksam mitzumachen), der selektiven Aufmerksamkeit (z. B. einer bestimmten Person zuzuhören, wenn daneben andere auch sprechen) und der geteilten Aufmerksamkeit (z. B. im Straßenverkehr auf Lichtsignale und gleichzeitig auf die Motorgeräusche herannahender Fahrzeuge zu achten) differenzieren.

Testverfahren (s. auch Büttner u. Schmidt-Atzert 2004):

- d2-R
- Frankfurter Aufmerksamkeitsinventar
- Inventar komplexer Aufmerksamkeit
- Testreihe zur Prüfung der Konzentrationsfähigkeit
- Testbatterie zur Aufmerksamkeitsprüfung

Meistens sind hyperaktive Kinder nicht ständig hyperaktiv; es kann durchaus auch ruhige Momente geben. Im Vergleich zu anderen Kindern fällt der ausgeprägte Bewegungsdrang auf. Es gibt jedoch keine Untersuchungsmethode, um Hyperaktivität zu messen. Hilfreich sind deshalb Fragebögen für Eltern, Lehrer und Erzieher. Neben der Hyperaktivität kommt auch Hypoaktivität (zu wenig Aktivität) vor. Es handelt sich meist um Kinder, die passiv und verträumt sind, die irgendwo „in den Wolken schweben" und in der Schule in Gedanken oft ganz woanders sind als beim Unterrichtsthema. Sie entwickeln wenig Eigenaktivität und -initiative, lassen sich lieber von anderen Kindern leiten und entfalten ihre grundsätzlich vorhandenen Fähigkeiten zu wenig. Hypoaktive Kinder sind seltener als hyperaktive, und es sind eher Mädchen davon betroffen als Jungen. Da ihr Verhalten im Unterricht nicht eigentlich störend ist, wird ihre Hypoaktivität bzw. die zugrunde liegende Aufmerksamkeitsstörung oft verkannt.

Eine Merkfähigkeitsstörung ist eine Störung des Kurzzeitgedächtnisses. Wie der Name sagt, geht es um das kurzfristige Behalten von Informationen, die entweder über das Auge, das Ohr oder das taktilkinästhetische System (Fühlen) aufgenommen werden. Das Kurzzeitgedächtnis hat eine beschränkte Kapazität; Erwachsene können sich beispielsweise maximal etwa 7 1-ziffrige Zahlen merken, wenn sie diese hintereinander im Abstand von 1 s hören. Bei der Untersuchung von Kindern mit ADD zeigt sich, dass entweder nur der visuelle (Information wird über das Auge aufgenommen), nur der auditive (Information wird über das Ohr aufgenommen) oder nur der taktilkinästhetische Kanal betrof-

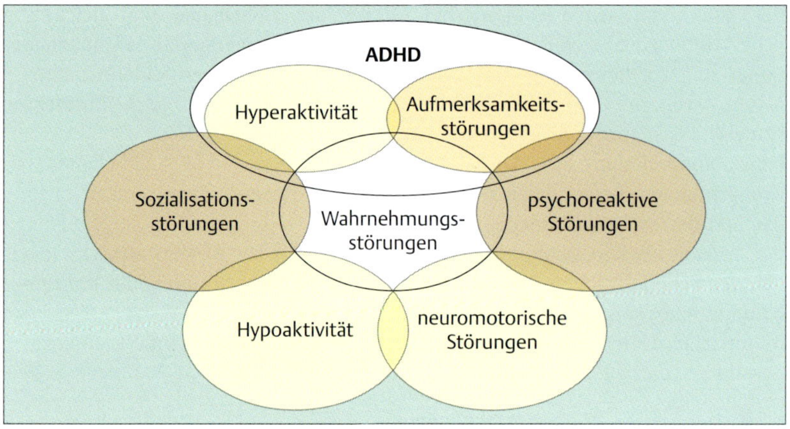

Abb. 16.**33** Psychoorganisches Syndrom.

fen sein kann. Sehr oft ist es aber so, dass Beeinträchtigungen in allen Kanälen zu beobachten sind. Im Alltag äußern sich Merkfähigkeitsstörungen etwa in einer hohen Vergesslichkeit oder auch darin, dass Kinder ständig nachfragen müssen. Merkfähigkeitsstörungen sind sehr stark an die Aufmerksamkeit gekoppelt. Wenn ein Kind nicht aufmerksam ist, kann es sich nichts einprägen. Dies ist ein fataler Mechanismus, der sich in der Schule sehr oft in schlechten Leistungen auswirkt, obwohl das Kind intellektuell die notwendigen Voraussetzungen für normale Schulleistungen hat. Testdiagnostisch lassen sich komorbide Störungen erfassen (Entwicklungsstörungen, Lernstörungen und Teilleistungsschwächen). Je mehr Teilleistungsschwächen vorliegen, umso niedriger wird die allgemeine Intelligenzleistung ausfallen, da auch die Intelligenztests am Rande Teilleistungen erfassen. Kinder mit ADHD haben in der Regel eine normale Intelligenz (IQ > 85).

Das in der Schweiz diagnostizierte psychoorganische Syndrom, eine (kumulative) Störung der Konzentrationsfähigkeit, der Merkfähigkeit und des Verhaltens (Abb. 16.**33**), wird als Geburtsgebrechen anerkannt und von der Invalidenversicherung übernommen. Diagnostisch hat sich die Untersuchung nach Ruf (Ruf u. Baumann 1998) etabliert; eine strukturierte Ausbildung und Supervision wird dazu auch angeboten. Der Vorbehalt gegenüber der Untersuchung, sie sei nicht standardisiert (einzelne Items daraus sind jedoch sehr wohl aus standardisierten Tests entnommen), wird dadurch entkräftet, dass bisher keine Daten vorliegen, die die Sensitivität und die Spezifität der Untersuchung genauer untersucht bzw. infrage gestellt haben. Eine Überarbeitung der Kriterien ist zurzeit im Gange. Durch die Testbatterie nach Lislott Ruf (CD-ROM) ist dem Untersucher ein hervorragendes Mittel gegeben, neben der ausführlichen Anamnese eine eingehende Untersuchung der Motorik, der Wahrnehmung und der Konzentration vorzunehmen.

Therapie

Für die Behandlung der Aufmerksamkeitsstörung sind Stimulanzien in den letzten Jahren zum Goldstandard geworden, wobei sie allerdings in der Zwischenzeit oft zu unkritisch eingesetzt werden. Teilleistungsstörungen müssen spezifisch angegangen werden, z. B. durch folgende Maßnahmen:

- Logopädie
- Ergotherapie
- Psychomotorik
- Stützunterricht
- sonderpädagogische Maßnahmen
- kinderpsychiatrische Maßnahmen
- verhaltenstherapeutische Maßnahmen
- Eltern- und Schulberatung

Sie müssen individuell und den lokalen Gegebenheiten angepasst werden. Insgesamt haben multimodale Behandlungen den besten Effekt!

Syndrom mit Defiziten in Aufmerksamkeit, Motorik und Wahrnehmung

Definition DAMP-Syndrom
Es handelt sich bei dem DAMP-Syndrom um einen Störungskomplex in den Bereichen der Aufmerksamkeit, der Motorik und der Wahrnehmung.

Das in skandinavischen Ländern gebräuchliche DAMP-Konzept hat Einiges für sich: Die motorische Komponente erklärt daraus resultierende Dyspraxien, die sprachlichen Störungen auf der Ebene der Phoneme (z. B. Artikulationsprobleme), die bei diesen Kindern oft vorhanden sind. Die Störungen der Wahrnehmung, vor allem visuell-räumlich, auditiv-sprachlich, aber auch taktilkinästhetisch, können zudem die komplexeren Sprachprobleme erklären (morphologische Störungen): Stottern, Dysgrammatismen, Elisionen, Substitutionen, aber auch die spezifische Sprachentwicklungsverzögerung, die bei DAMP-Kindern gehäuft vorkommt. Komorbiditäten wurden beschrieben (Depressionen, Verhaltensstörungen, autistische Züge, Angststörungen, Tics, psychosomatische Störungen, z. B. funktionelle Bauch- und Kopfschmerzen usw.); all diese Störungen treten häufiger auf als in der sonstigen Bevölkerung (Gillberg u. Mitarb. 1989).

Das DAMP-Konzept (ähnlich wie das des psychoorganischen Syndroms) überzeugt insofern, als es von den äußerst selten auftretenden isolierten Störungen und deren Diagnostik weg hin zu einem Störungskomplex gekommen ist, wie er in natura tatsächlich anzutreffen ist.

Funktionelle Störungen, psychosomatische Beschwerden

In der täglichen Praxis sind körperliche Symptome und Beschwerden, die nicht ausreichend durch bekannte somatische Krankheiten oder pathophysiologische Mechanismen erklärt werden können, bei Kindern und Jugendlichen sehr häufig. Sie sind sowohl für den Kinder- und Jugendarzt als auch für den Kinder- und Jugendpsychiater eine besondere diagnostische und therapeutische Herausforderung. Psychosomatische Beschwerden treten im Alter zwischen 2–6 Jahren bei 18% der Kinder auf, bei 7- bis 12-Jährigen bei 25%, bei 13- bis 17-Jährigen bei 31% (Bengtson u. Mitarb. 2001). Ab dem Jugendalter sind weibliche Jugendliche deutlich häufiger betroffen als männliche. Psychosomatische Beschwerden bei Kindern und Jugendlichen können zu erheblichen Einschränkungen und Behinderungen der Entwicklung führen. Der Kinderarzt und der Hausarzt haben eine wichtige Funktion für die Erkennung und Behandlung von psychosomatischen Beschwerden. Sie sind die ersten Fachpersonen, an die sich die Familie wendet. Meistens besteht eine vertrauensvolle Beziehung, eine einmalige Chance, um eine Chronifizierung zu verhindern. Ein ganzheitliches Vorgehen ist wichtig. Die Haltung der Fachpersonen – Kinderarzt und Psychiater – prägen das Krankheitsverhalten der Patienten. Die Berücksichtigung sowohl somatischer als auch psychosozialer Überlegungen erlaubt ein flexibleres Vorgehen bei der Behandlung. Die Diagnostik und Therapie kann dadurch individuell angepasst werden.

Symptome ohne pathologische Befunde wurden in der Medizin als funktionelle Störungen (wie z. B. Fibromyalgie, Colon irritabile, chronisches Müdigkeitssyndrom) diagnostiziert. Man kann auch sagen: Sie haben auch eine „Funktion" im System. Demgegenüber werden psychosomatische Störungen als körperliche Beschwerden bezeichnet, für die eine psychische Ursache angenommen wird. Diese künstliche kategorische Unterscheidung hat sich im Alltag nicht nur nicht bewährt, sondern verunmöglicht einen rationalen Umgang mit dem häufigen Phänomen. Heute werden die meisten funktionellen Störungen und die psychosomatischen Störungen unter den psychiatrischen Diagnosen des Klassifikationssystems ICD-10 und in der amerikanischen Klassifikation DSM-IV-TR entweder als somatoforme Störungen, dissoziative Störungen, Essstörungen oder im Rahmen einer primären psychischen Störung (z. B. depressive Episoden, Angststörungen) diagnostisch eingeordnet. Mehrdimensionale Erklärungsmodelle, in denen neurobiologische, genetische, psychosoziale, psychologische Faktoren aber auch die Entwicklung eine Rolle spielen, können das Phänomen besser erklären. Für alle diese Symptome und Krankheitsbilder eignet sich der Begriff „psychosomatische Beschwerden" wohl am besten. Wobei psychosomatisch nicht ätiologisch verstanden werden soll, sondern als „ganzheitlicher" Begriff ohne Trennung von Psyche und Soma. Körperliche Erkrankungen beeinflussen die Psyche, und psychische Leiden manifestieren sich immer auch über den Körper. Eine psychosomatische Störung schließt dabei eine zusätzliche organische Erkrankung nicht aus, genauso wie eine organische Erkrankung eine psychosomatische Störung nicht ausschließt.

Kriterien für die Diagnose somatoformer oder dissoziativer Störungen (nach Lehmann u. Marti 2009):

- Vorhandensein akuter oder chronischer psychosozialer Belastungen
- traumatische Lebensereignisse mit zeitlichem Zusammenhang mit dem Auftreten der Symptomatik
- anamnestisch diagnostizierte psychiatrische Störungen
- primärer oder sekundärer Krankheitsgewinn
- Symbolgehalt oder Ausdrucksgehalt der Symptomatik
- Übernahme von Symptomen in Anlehnung an ein Modell (Familie oder soziales Umfeld)
- gehäuftes Auftreten von psychosomatischen oder psychiatrischen Erkrankungen in der Familie; Symptom entspricht nicht anatomischen oder (neuro-)physiologischen Mustern
- organische Erkrankungen am, vor oder während des Beginns der somatoformen Symptomatik, z. B. chronische Krankheiten wie Diabetes, systemischer Lupus erythematodes
- körperliche Belastungen durch Deformitäten oder bleibende Krankheitsfolgen
- ähnliches Coping-Verhalten bei früheren vorangegangenen organischen Erkrankungen
- häufiger Ärztewechsel (doctor shopping)
- manipulative Handlungen bis hin zu selbstschädigenden Handlungen

Typische psychosomatische Störungen im Kindesalter:

- rezidivierende Bauch- und Kopfschmerzen
- Gelenk- und Rückenschmerzen
- Müdigkeit
- Schwindel
- Übelkeit
- Schwächeanfälle
- synkopale Episoden
- Lähmungen
- Gangstörungen
- Schwerhörigkeit
- Sensibilitätsstörungen
- Stimmbänder-Dysfunktion (vocal cord dysfunction)

Das Ausmaß des subjektiven Leidens des Kindes, und in der Folge das der Familie, variieren stark. Oft verschwinden die Beschwerden von allein oder nach einer einzigen kinderärztlichen Konsultation. Sie können sich aber auch wiederholen und allenfalls das Zielorgan wechseln. Das sind dann Hinweise für eine drohende Chronifizierung. Sind die Symptome im Kindes- und Schulalter meistens monosymptomatisch, wechseln sie im Jugendalter vermehrt zu polysymptomatischen Beschwerden (Campo u. Garber 1998).

Der aufgesuchte Kinderarzt macht leider in der Regel eine konsequente Trennung zwischen Körper und Seele. Die somatische Medizin ist für den Körper, die Psychiatrie und Psychologie für den Bereich der Psyche zuständig. Kann der Kinderarzt durch eine adäquate somatische Untersuchung eine körperliche Ursache der Störung ausschließen, lässt er sich oft dazu hinreißen den Eltern mitzuteilen, dass das Kind „nichts habe"! Damit ist aber die Mehrdimensionalität der Störung verkannt und dem Kind vielleicht ein wichtiges Mittel weggenommen worden, die es ihm ermöglicht, seine Ziele zu erreichen. Symptome führen nämlich obligat zu einer Modifikation der Beziehungen im Umfeld. Ein Wechsel der Symptomatik droht oder sogar eine Chronifizierung. Da der Somatiker die organische Ursache oft nicht mit allerletzter Sicherheit ausschließen kann, neigt er zu weiteren diagnostischen Maßnahmen (Cave: quartäre Prävention, s. dort), die die Unsicherheit zusätzlich verstärken.

Wenn der Kinderarzt das Kind frühzeitig dann an einen Kinderpsychologen oder -psychiater überweist, heißt das im Klartext, dass das Beschwerdebild als psychische Störung zu verstehen und zu behandeln ist. Dadurch fühlen sich die Familien unverstanden und nicht ernst genommen. Dazu kommt, dass die Mehrheit der an psychosomatischen Beschwerden leidenden Familien ein somatogenes Krankheitskonzept haben, das es ihnen verunmöglicht zu akzeptieren, dass keine organische Ursache für die Störung ihres Kindes vorhanden ist. So kommt es zu Ärztewechseln mit dem Ziel, dass der andere Arzt der Ursache sicher auf den Grund gehen kann. Dieses führt zu Wiederholung der Untersuchungen und weiteren (unnötigen) diagnostischen Maßnahmen. Dementsprechend steigt das Risiko, dass sich die Symptomatik verschlimmert und chronifiziert.

Auf der anderen Seite werden psychische Probleme in diesen Familien oft verneint. Nicht nur weil dies Angst auslöst, sondern auch, weil sie oft nicht bewusst wahrgenommen oder verdrängt wird. Sie zeigen sich blind für Beziehungsschwierigkeiten und innerpsychische Konflikte (Kapfhammer 2007). Dazu kommt, dass in unserer Kultur Krankheiten mit körperlicher Ursache besser „akzeptiert" werden. Eine psychische Krankheit ist hingegen selbstverschuldet oder eingebildet (Abb. 16.**34**).

Eigentlich sind „psychosomatische Störungen" aber weder eine rein psychiatrische noch eine rein somatische Diagnose. Im deutschen Sprachbereich wird vorwiegend die ICD-10 verwendet.

Psychosomatische Störungen können in somatoforme und dissoziative Störungen unterteilt werden:

- *Somatoforme Störungen (ICD-10 F45):* Sie sind charakterisiert durch eine „wiederholte Darbietung körperlicher Symptome in Verbindung mit hartnäckigen Forderungen nach medizinischen Untersuchungen trotz wiederholter negativer Ergebnisse". Eine Komorbidität mit Depression oder Angststörungen ist häufig.
- *Dissoziative Störungen (ICD-10 F44):* Diese werden auch Konversionsstörungen genannt und äußern sich durch den „teilweisen oder völligen Verlust der normalen Integration, die sich auf Erinnerungen an die Vergangenheit, Identitätsbewusstsein und unmittelbare Empfindungen sowie auf die Kontrolle von Körperbewegungen bezieht" (Remschmidt u. Mitarb. 2001). Die körperlichen Symptome sind vor allem Bewegungs- und Sensibilitätsstörungen sowie Krampfanfälle (früher als hysterische Anfälle bezeichnet).

Im Kindes- und Jugendalter ist die kategoriale diagnostische Zuordnung psychosomatischer Beschwerden nach ICD-10 oder DSM-IV häufig nicht möglich, da meistens das Vollbild einer Somatisierungsstörung (vor allem die Störungsdauer) nicht erreicht wird

Differenzialdiagnostisch muss daran gedacht werden, dass psychosomatische Beschwerden auch im Rahmen primärer psychiatrischer Störungen (Depressionen, Angststörungen, posttraumatischen Belastungsstörungen) auftreten können. Auch an Simulation, „Münchhausen-Syndrom" und „Para-Münchhausen-Syndrom" muss gedacht werden.

In seiner Entwicklung lernt das Kind von seinen Eltern, wie es mit Gefühlen und körperlichem Empfinden umzugehen hat. Beispielsweise werden in der Familie Konflikte oder unangenehme Gefühle vermieden. Die Kinder somatisieren in der Folge ihr Leiden, da dem körperlichen Symptom von Eltern mehr Aufmerksamkeit geschenkt wird, als den dahinterstehenden Emotionen. Es bekommt dadurch mehr Beachtung und Zuwendung. Das Kind hat dadurch einen „Krankheitsgewinn". Diesen, dem Kind durch ärztliche Tätigkeit oder Beurteilung wegzunehmen, führt obligat zu Chronifizierung oder Symptomwechsel. Es gilt, den Krankheitsgewinn zu entschlüsseln und den Effekt zu modifizieren. Ein primärer Krankheitsgewinn entsteht, wenn ein körperliches Symptom zur Reduktion von innerpsychischen Konflikten und unangenehmen Gefühlen, z. B. Trennungsangst, führt. Die Aufmerksamkeit wird auf das Symptom gerichtet, wodurch die Angst nicht mehr als solche wahrgenommen wird. Ein sekundärer Krankheitsgewinn entsteht, wenn das Kind durch die vermehrte Aufmerksamkeit von den Eltern z. B. zu Hause bleiben darf und nicht in den Kindergarten muss. Dadurch wird die, von beiden Seiten befürchtete Situation der Trennung, vermieden. Nicht selten führen so überbehütende, kontrollierende und die Unabhängigkeit des Kindes hemmende Haltungen der Eltern zu Somatisierungen beim Kind.

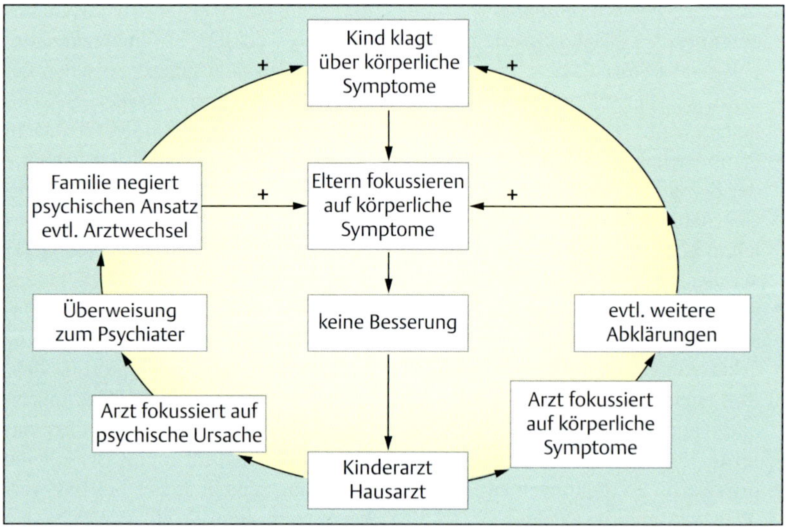

Abb. 16.**34** Typische Abläufe psychosomatischer Störungen (aus Lehmann u. Marti 2009).

Es gibt einige familiäre Faktoren, die psychosomatische Beschwerden begünstigen: psychiatrische und somatische Krankheiten der Eltern, Paarkonflikte, Trennung der Eltern, konflikthafte Eltern-Kind-Beziehungen, Arbeitslosigkeit und finanzielle Schwierigkeiten. Weitere Faktoren sind Probleme in der Schule, der Peer-Group (z. B. Mobbing) und soziale Isolation. Extreme Belastungen sind physische und psychische Misshandlungen und Vernachlässigung. Nach diesen muss aktiv gefragt werden!

Auch kindliche Faktoren können eine Rolle spielen: frühere Krankheitserfahrungen, die zu erhöhter Aufmerksamkeit und Überbehütung führten. Diese Kinder haben wenig Gelegenheit, ihre Autonomie zu üben und erleben sich oft als hilflos und wenig selbstwirksam. Auch Angststörungen, insbesondere Trennungsängste und andere psychiatrische Erkrankungen, sind von Bedeutung. Eine wichtige Rolle dabei spielt die Fähigkeit des Kindes oder Jugendlichen, Emotionen und Gefühle wahrzunehmen, begrifflich zu fassen und auszudrücken und mit der Familie zu besprechen. Das Fehlen dieser Fähigkeit wird auch Alexithymie genannt.

Beispiele für ergänzende Screening-Verfahren (adaptiert nach Oyama u. Mitarb. 2007):

- *Allgemeiner Fragebogen Verhalten (Elternbeurteilung):* Deutsche Version der Child Behavior Checklist (CBCL 4-18). Gute Unterscheidung zwischen klinisch-psychiatrischen Problemen und nicht klinischen Stichproben; aktuelle deutsche Normierung auf Alter und Geschlecht.
- *Fragebogen zu Stärken und Schwächen:* Deutsche Version des Strength and Difficulties Questionnaire (SDQ-Deu; Elternbeurteilung für 4- bis 16-Jährige; Selbstbeurteilung für 11- bis 16-Jährige). Gute Unterscheidung zwischen klinisch relevanter psychischer Problematik und nicht klinischen Stichproben. Keine Deutsche Normierung, aber Validierung, gleich gute Unterscheidung wie in der CBCL. Vorteil: Dauer von 5 Minuten.
- *Fragebogen für spezifische psychiatrische Störungen* (Selbstbeurteilungsfragebogen, nur ältere Kinder und Jugendliche):
  - depressive Störungen: Depressionstest für Kinder (DTK) oder Depressionsfragebogen für Kinder und Jugendliche (DIKJ)
  - Screening psychischer Störungen SPS-J-II (2012); wenige Minuten; erstellt ein zuverlässiges Profil
  - Angststörungen: Angstfragebogen für Schüler (AFS)
  - somatoforme Störungen: Gießener Beschwerdebogen für Kinder und Jugendliche 9- bis 15-Jährige (GBB-Kj) und Gießener Beschwerdebogen für Erwachsene ab 16 Jähre
  - siehe auch Fragebogen im Anhang

Maßnahmen. Bei der Diagnostik und Therapie psychosomatischer Beschwerden spielt der Faktor Zeit eine zentrale Rolle. Dieser Prozess beginnt schon mit der somatischen Abklärung und dem Verständnis des behandelnden Arztes für die Störung, bzw. das Kind.

> Ein multidimensionales, integratives Vorgehen hat sich bewährt. Von Anfang an muss systemisch, auf verschiedenen Ebenen gleichzeitig gedacht werden, das heißt auf organischer, psychosozialer und interaktioneller Ebene. Eine Entweder-oder-Perspektive (entweder somatisch, oder psychisch) ist zu vermeiden. Zeilführend ist ein Sowohl-als-auch-Denken.

Strategien bei psychosomatischen Störungen (modifiziert nach Wartmann u. Marti 2002):

- gründliche medizinische Abklärung von Patient
- Familie ernst nehmen
- Symptome nicht infrage stellen
- Symptome im Kontext verstehen
- Angst reduzieren: es besteht keine lebensbedrohliche Krankheit
- zuversichtliche Haltung einnehmen
- keine voreiligen Zusammenhänge mit psychischen Faktoren herstellen
- Symptome in Kontext setzen lassen (Tagebuch, Befindlichkeitsskalen)
- Einbeziehen von Psychiater/Psychologen (nicht statt, sondern zusätzlich zum/zur Kinderarzt/-ärztin)
- Rehabilitationsansatz
- Patientenrolle nicht verstärken
- Entspannungstechniken (progressive Muskelrelaxation, Fantasiereisen)
- möglichst keine Wechsel der Behandler
- regelmäßige Konsultationen vereinbaren
- bei assoziierten Problemen (Depression, Angst, Familien-, Schulprobleme) entsprechende psychiatrisch-psychologische Interventionen
- Coping-Strategien stärken, dass Patient und seine Familie mit der Symptomatik selbständig umgehen können
- Erklären psychosomatischer Mechanismen, wie etwa die Schmerzsensitivierung, die kognitiv-emotionale Beeinflussung des Schmerzerlebens, die Interaktionen zwischen Emotion, Kognition und Verhalten bei der Schmerzregulation
- regelmäßige Kontrolltermine, um eine Kontinuität zu sichern
- ... in komplexeren Situationen, d. h. bei rezidivierenden Beschwerden, funktionellen Einschränkungen des Kindes oder Jugendlichen und Hinweisen für eine psychologische Problematik, muss interdisziplinär gearbeitet werden ...
- ... psychologisch geschulte Fachpersonen oder Mitarbeiter aus anderen Bereichen, wie z. B. Physiotherapeuten, Ergotherapeutinnen und Sozialarbeiter, sollten so früh wie möglich beigezogen werden ...
- ... psychotherapeutische Hilfe muss ergänzend zur Behandlung durch den Haus- oder Kinderarzt gesehen werden ...
- Haus- oder Kinderarzt vereinbart weiterhin regelmäßige Konsultationen
- Risiko eines Medikamentenmissbrauchs ist speziell bei somatoformen Schmerzstörungen hoch, vor allem für Analgetika (nicht steroidale Analgetika und Opioide).
- ... medikamentöse Behandlung festigt ein rein organisches Krankheitskonzept der Betroffenen ...
- stationäre psychiatrisch-psychosomatische Behandlung bei schwerwiegenden, chronifizierten Störungen
- direkte Hilfestellungen in gewissen Situationen, z. B. in schwierigen schulischen Situationen durch Kontaktnahme mit der Schule
- soziale Entlastungsmöglichkeiten
- Kindschutzmaßnahmen, wenn der Verdacht einer Misshandlung besteht.

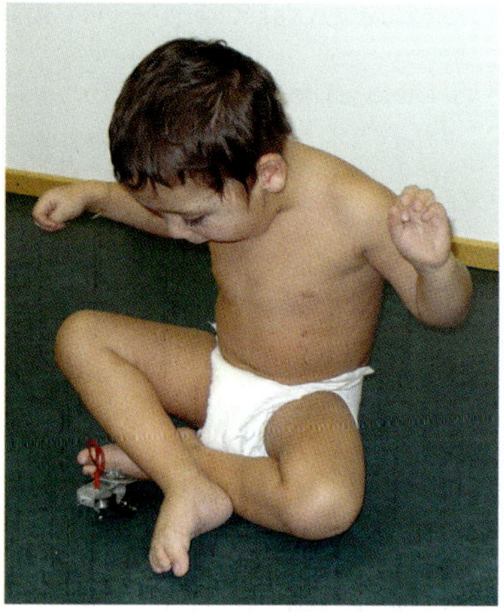

Abb. 16.**35** „Flattern“ bei Autismus.

Autismusspektrum

In den letzten Jahren ist das Interesse an autistischen Störungen deutlich gestiegen und damit auch die Anzahl der gestellten Diagnosen. Zu Recht, denn Studien zeigen, wie häufig die Störungen auftreten, wenn danach gesucht wird (Chakrabarty u. Fombonne 2001):

- *frühkindlicher Autismus:* bei 1,7 von 1000 Kindern
- *atypischer Autismus:* bei 3,6 von 1000 Kindern
- *Asperger-Syndrom:* bei 0,8 von 1000 Kindern
- *Störungen aus dem Autismusspektrum insgesamt:* bei 6,2 von 1000 Kindern

Das Autismusspektrum erstreckt sich von der „leichten“ Form, dem Asperger-Syndrom, über den atypischen und den frühkindlichen Autismus bis zu den „schweren“ Formen, zu denen das Rett-Syndrom und die desintegrative Störung zählen.

Spezifische Anamnese und Untersuchung

Die typischen Verhaltensweisen von Kindern mit autistischen Störungen sind:

- Sie finden keinen Anschluss, werden ausgegrenzt und geplagt.
- Sie halten sich nicht an Regeln und Konventionen.
- Sie machen verletzende Bemerkungen.
- Sie wollen nur über ihr Lieblingsthema reden.
- Sie wenden extrem viel Zeit für ihre Hobbys auf.
- Sie hängen sehr an festen Abläufen und haben Mühe mit Unvorhergesehenem.
- Sie haben Mühe mit Nähe und Distanz.
- Sie sind oft motorisch ungeschickt.
- Sie zeigen häufig sensorische Überempfindlichkeiten (Essen, Gerüche, Lärm, Kleider).
- Sie haben Spezialinteressen, z. B. technische Geräte, Fahrzeuge, Fahrpläne usw., und nicht alterstypische Interessen, die sie mit auffälliger Intensität und mit Ansammlung von Faktenwissen verfolgen (viele Details, Anlegen von Tabellen und Listen usw.).
- Sie haben kaum Zeit für anderes.

Dem Untersucher fallen der mangelhafte Blickkontakt auf, die stereotype und schlecht an die Situation angepasste Mimik und Gestik (Abb. 16.**35**) sowie eine „besondere, oft komplizierte“ Sprache, monoton und altklug. Ein „Gespräch“, eine Kommunikation, die den Namen verdient, ist kaum möglich, da das Kind zu Monologen neigt und ein wortwörtliches Sprachverständnis hat. Zudem ist die nicht alterstypische rigide Meinung auffällig. Das Kind hat auch Mühe, Leute zu charakterisieren, und ist nur an seinen Themen interessiert. Es kann sich nur mit allergrößter Mühe auf neue Situationen, so z. B. die Konsultation beim Arzt, einstellen.

Anhand spezifischer Fragebögen (s. Anhang) kann bei Verdacht die Diagnose erhärtet oder verworfen werden:

- Checklist for Autism in Toddlers (CHAT)
- Modified Checklist for Autism in Toddlers (M-CHAT)
- modifizierter Fragebogen für soziales Verhalten und Kommunikation (Hogrefe)
- Autismusspektrum-Screening-Fragebogen (ASSF)
- Autism Diagnostic Interview revised (ADI-R)
- Asperger-Syndrom: diagnostisches Interview (ASDI)
- Marburger Beurteilungsskala zum Asperger-Syndrom (MBAS)
- Diagnostische Beobachtungsskala für Autistische Störungen (ADOS). Ein strukturiertes Verfahren zur Erfassung von Kommunikation, sozialer Interaktion und Spielverhalten oder Fantasiespiel mit Gegenständen bei Kindern wie Erwachsenen. Ein Sammelsurium aus Items, die in der Entwicklungspädiatrie gut bekannt sind!

Checkliste für Autismus (Baron-Cohen 1992)

Fragen an die Eltern (Best 7) aus der Modified Checklist for Autism in Toddlers):

- „Hat Ihr Kind Interesse an anderen Kindern?"
- „Spielt Ihr Kind So-tun-als-ob-Spiele (Tut es z. B. so, als ob es Tee kocht oder trinkt)?"
- „Benutzt Ihr Kind den Zeigefinger, um auf bestimmte Objekte aufmerksam zu machen und somit sein Interesse mit Ihnen zu teilen?"
- „Bringt Ihr Kind Ihnen Gegenstände, um Ihnen etwas zu zeigen und Ihr Interesse zu wecken?"
- „Reagiert Ihr Kind auf seinen Namen?"
- „Wenn Sie auf ein Spielzeug auf der anderen Seite des Raumes zeigen, schaut das Kind hin?"
- „Haben Sie sich jemals gefragt, ob Ihr Kind taub ist?"

Ein Kind zeigt ein Risiko für Autismus, wenn 2 oder mehr der „Best-7"-Fragen mit „nein" beantwortet werden.

Verhaltensmerkmale in der Untersuchungssituation:

- Hat das Kind in der Untersuchungssituation Blickkontakt aufgenommen?
- Aufmerksamkeit des Kindes sichern: Zeigen Sie auf einen bestimmten Gegenstand im Raum und sagen Sie: „Schau, das ist ein... (z. B. Auto)!". Beobachten Sie, ob das Kind den von Ihnen gezeigten Gegenstand anschaut.

  Für ein „ja" ist es wichtig, dass das Kind nicht nur auf Ihre Hand geschaut hat, sondern wirklich den Gegenstand ansieht, auf den Sie gezeigt haben.
- Aufmerksamkeit des Kindes sichern: Geben Sie ihm eine Spielzeugtasse und eine Spielzeugkanne und sagen Sie: „Kannst du eine Tasse Tee machen?". Beobachten Sie, ob das Kind so tut, als gieße es Tee ein, als trinke es Tee usw. Wenn Sie ein anderes Spielverhalten auslösen können, bei dem das Kind eine Alltagshandlung darstellt, vermerken Sie bei diesem Punkt ein „ja".
- Fragen Sie: „Kannst du mir das Licht zeigen? Wo ist das Licht?". Beobachten Sie, ob das Kind mit dem Zeigefinger zeigen kann. Wiederholen Sie die Frage mit „Wo ist der Teddybär?" oder einem anderen, nicht erreichbaren Objekt, wenn das Kind das Wort „Licht" nicht versteht. Für ein „ja" bei dieser Frage muss das Kind kurz in Ihr Gesicht geblickt haben, als es auf den Gegenstand zeigte.
- Kann das Kind mit Klötzen einen Turm bauen (wenn ja, wie viele Klötze benutzt es)?

Siehe auch Asperger-Syndrom Diagnostik-Interview im Anhang!

Diagnostische Kriterien zur Diagnose einer autistischen Störung sind in Tab. 16.**14** zusammengefasst.

> **!** Das Asperger-Syndrom tritt nicht nur bei Jungen, sondern auch bei Mädchen auf.

Diese zeigen eine andere Bewältigungsstrategie als die Jungen: Sie passen sich an, machen sich unsichtbar oder äffen andere nach, die ihrer Meinung nach in der Hierarchie höher stehen. Sie benutzen Puppen, um soziale Situationen nachzuspielen und zu üben. Sie lesen Romane, schauen „Seifenopern", um soziale Abläufe besser zu verstehen und zu lernen. Dabei sind sie geschickter als die Jungen mit Asperger-Syndrom, denn sie haben eher selten technische Spezialinteressen und legen ein weniger störendes Verhalten an den Tag – eher werden sie zur „Dienerin" anderer Mädchen. Aufgrund des nicht sehr spektakulären und auffälligen Verhaltens werden wohl Mädchen mit Asperger-Syndrom häufig nicht erkannt!

> **!** Sehr häufig werden insbesondere Kinder mit einem Asperger-Syndrom fälschlicherweise als Kinder mit ADHD diagnostiziert.

Tab. 16.**14** Diagnostische Kriterien des Autismus (Auswahl nach ICD-10).

Qualität	Symptome
qualitative Auffälligkeiten der sozialen Interaktion	• Unfähigkeit, nonverbales Verhalten zur Regulation sozialer Interaktion zu verwenden • Mangel an sozial moduliertem Blickkontakt • Mangel an sozialem Lächeln und Körpersprache • eingeschränkte Bandbreite von Mimik und Gesichtsausdruck • Unfähigkeit, Beziehungen zu Gleichaltrigen aufzubauen • Mangel an geteilter Freude • Mangel an sozioemotionaler Gegenseitigkeit
repetitives, restriktives und stereotypes Verhalten	• umfassende Beschäftigung mit stereotypen und begrenzten Spielinteressen • zwanghaftes Festhalten an nicht funktionalen Handlungen oder Ritualen • stereotype und repetitive motorische Manierismen • vorherrschende Beschäftigung mit Teilobjekten oder nicht funktionalen Elementen von Sachen
qualitative Auffälligkeit der Kommunikation und der Sprache	• Mangel/Verzögerung der Sprache und fehlende Kompensation durch Gestik und Mimik • Mangel an variierendem spontanem So-tun-als-ob-Spiel oder sozialem Imitationsspiel • relative Unfähigkeit, einen sprachlichen Austausch zu beginnen oder aufrecht zu erhalten • stereotype Verwendung der Sprache • idiosynkratischer Gebrauch von Worten und Phrasen

Da sie die häufig guten bis sehr guten intellektuellen Leistungen durch die Verhaltensstörung kaschieren, tragen sie ein besonders hohes Risiko, unter ihrem Niveau ein- und weitergeschult zu werden. Eine umfassende Behandlung (Aufbau sozialer und sprachlicher Fertigkeiten, Reduktion von Rigidität und Stereotypien, Elimination von Fehlverhalten, wie Aggression und Selbstverletzung, sowie Abbau familiärer Belastungen) inklusive Stimulanzien ist einzuleiten. Frühe Interventionen und die Förderung der besonderen Fähigkeiten dieser Kinder können ihr Schicksal aber entscheidend verbessern. Obwohl andernorts behauptet, macht die defizitorientierte Behandlung (Lovas usw.) wenig Sinn, da die Kommunikationsstörungen kaum für das spätere Leben entscheidend sind. Bei Asperger-Kindern gilt es ganz besonders, ihre Stärken zu fördern, und nicht, ihre Defizite zu behandeln. Auf diesen Stärken aufbauend, haben sie sehr gute Chancen, sich im Berufsleben zurechtzufinden.

Beim Autismus sind Komorbiditäten die Regel (Baumann u. Alber 2011):

- *Hyperaktivität bzw. Aufmerksamkeitsprobleme:* bei 75 % über dem klinischem Child-Behavior-Checklist-Wert
- *aggressives Verhalten:* bei 18 % über dem klinischem Child-Behavior-Checklist-Wert
- *selbstverletzendes Verhalten:* bei 35 % über dem klinischem Child-Behavior-Checklist-Wert
- *schweres selbstverletzendes Verhalten:* bei 4 % über dem klinischem Child-Behavior-Checklist-Wert

Literatur

Baumann T, Alber R. Schulschwierigkeiten. Bern: Huber; 2011

Bengtson LT, Köhler L, Gustafsson JE. Psychosomatic complaints in schoolchildren: a nordic camparison. Scand J Public Health 2001; 29: 44 – 54

Büttner G, Schmitz-Atzert L. Diagnostik der Konzentration und Aufmerksamkeit. Göttingen: Hogrefe: 2004

Campo JV, Garber J. Somatization. In: Ammermann RJ, Campo JV. Handbook of Pediatric Psychology and Psychiatry, Vol. 1. Needham Heights: Allyn & Bacon; 1998, 137 – 161

Castellanos XF, Sonuga-Barke EJS et al. Charakterizing cognition in ADHD: beyond executive function. Trends in cognitive sciences 2006; 10: 3

Chakrabati, S, Fombonne, E: Pervasive developmental disorders in preschool children. J Amer med Ass 2001; 285: 3093 – 3099

Conners K. Rating Scales (auf Deutsch) für Eltern, Lehrer und Selbstbeurteilung. Solothurn: EP-Zentrum; 2005

Döpfner M, Berner W, Fleischmann T et al. VBF 3-6: Verhaltensbeurteilungsbogen für Vorschulkinder. Weinheim: Beltz; 1993

Drechsler R, Rizzo P, Steinhausen HC. Zur klinischen Validität einer computergestützten Aufmerksamkeitstestbatterie für Kinder (KITAP) bei 7- bis 10-jährigen Kindern mit ADHS. Kindheit Entwickl 2009; 18 (3): 153 – 161

Eaton WO, McKeen NA, Campbell DW. The waxing and waning of movement: implications for psychological development. Develop Rev 2001; 21: 205 – 223

Gilberg C. Perceptual, motor and attentional deficits in Swedish primary school children. J Child Psychol Psychiat 1983; 24: 377 – 403

Gilberg C et al. Children with preschool minor neurodevelopmental disorders. IV: Bhaviour and school achivement at age 13. Devlop Med Child Neurol 1989; 31: 3 – 13

Jenni O, Latal B. Verhaltensauffälligkeiten im Vorschulalter. Kinderärztliche Praxis 2009; 80: 3 www.kinderaerztliche-praxis.de

Kapfhammer HP. Somatoforme Störungen. Nervenarzt 2007; 27: 855 – 871

Klackenberg G. The development of children in a Swedish urban community. A prospective longitudinal study. Part VI. The sleep behaviour of children up to three years of age. Acta Paediat Scand 1968; Suppl 187: 105 – 121

Lauth G, Mackowiak K. Lernstörungen, Kindheit und Entwicklung. Göttingen: Hogrefe; 2006

Lehmann PMD, Marti D. Psychosomatik und funktionelle Störungen: Pädiatrie up2date 2009; 3: 295 – 311

Oyama O, Paltoo C, Greengold J. Somatoform disorders. Amer Fam Phys 2007; 76: 1333 – 1338

Remschmidt H, Schmidt M, Poustka F. Multiaxiales Klassifikationsschema für psychische Störungen des Kindes- und Jugendalters nach ICD-10 der WHO. Bern: Huber; 2001

Ruf-Bächtiger L. Das frühkindliche psychoorganische Syndrom. Stuttgart: Thieme; 1995

Ruf L, Baumann T. Neuromotorisch-neuropsychologische Untersuchung im Kindesalter. Stuttgart: Thieme; 1998

Wartmann M, Marti D. Psychosomatische Störungen beim Kind. Schwerpunkt Pädiatrie 2002; 4: 6 – 9

Für die aufgeführten und für weitere Screening-Fragebogen:

http://www.testzentrale.de
http://www.testzentrale.ch
http://www.hogrefe.at
für Informationen und Download des SDQ siehe http://www.sdginfo.com

Psychische Störungen und Erkrankungen

Symptome psychischer Störungen
Je jünger die Kinder sind, desto unspezifischer zeigen sich die Symptome, die den Verdacht auf eine beginnende psychiatrische Störung lenken (Baumann u. Alber 2011).

In der Pubertät manifestieren sich diese jedoch immer deutlicher, und der evaluierende Kinderarzt tut gut daran, Kenntnisse der häufigsten Störungsbilder zu haben.

Akute Belastung (Anpassungsstörungen)

Veränderungen im psychosozialen Umfeld des Kindes stehen häufig im Zusammenhang mit Schulschwierigkeiten – sei es direkt ursächlich oder aber als das „Zünglein auf der Waage“ bei vorher nur knapp leistungskompensierten Kindern. Welche Veränderungen in der soziokulturellen Umgebung des Kindes als belastend („Life Events“) wahrgenommen und nicht adäquat bewältigt werden („Coping“), hängt von der individuellen Vulnerabilität des Kindes und der Fähigkeit der Familie ab, Lösungen zu entwickeln und emotionale Ressourcen zu mobilisieren. In der Laiensprache wird von „psychischen Lernblockaden“, „Schulangst“ oder „Motivationsstörung“ gesprochen. Die multifaktoriellen Ursachen und unterschiedlichen Krankheitskonzepte bei diesen psychoreaktiven Störungen führten dazu, dass sie psychiatrisch nicht einheitlich als „Belastungs-“, „Angst-“ oder „Verhaltensstörungen“ klassifiziert wurden. Tab. 16.**15** soll eine Übersicht ermöglichen.

Tab. 16.**15** Psychoreaktive Störungen (ICD-10).

Störungsform	Beschreibung
akute Belastungsreaktion	vorübergehende Störung, die sich bei einem psychisch nicht manifest gestörten Kind als Reaktion auf eine außergewöhnliche physische oder psychische Belastung entwickelt und die im Allgemeinen innerhalb von Tagen abklingt; als Synonym werden auch die Bezeichnungen „psychischer Schock“ oder „akute Krisensituation“ verwendet
posttraumatische Belastungsstörung	entsteht als eine verzögerte Reaktion auf ein belastendes Ereignis mit außergewöhnlicher Bedrohung; typische Merkmale sind das wiederholte Erleben des Traumas in sich aufdrängenden Erinnerungen (Flashbacks), Träumen oder Albträumen, die vor dem Hintergrund eines andauernden Gefühls von Betäubtsein und emotionaler Stumpfheit auftreten; zudem finden sich Gleichgültigkeit, Teilnahms- und Freudlosigkeit sowie Vermeiden von Situationen, die Erinnerungen an das Trauma wachrufen könnten
Anpassungsstörungen	Zustände von subjektiver Bedrängnis und emotionaler Beeinträchtigung, die soziale Funktionen und Leistungen behindern und nach entscheidenden Lebensveränderungen oder nach belastenden Lebensereignissen auftreten; sie beginnen in der Regel innerhalb eines Monats nach Ereignis und zeigen sich in unterschiedlichsten psychischen Symptomen: depressive Reaktionen, Ängste, Anspannung und Störung des Sozialverhaltens und der Emotionsregelung
Schulangst	auf die Schule gerichtete Angststörung; dabei kann das Verhalten von Schülern und/oder Lehrern angstauslösend sein; zu unterscheiden sind Leistungsversagensängste oder aber eine soziale Ängstlichkeit im Sinne von Selbstunsicherheit; heutzutage sind die Ängste leider häufig durch verbale und körperliche Bedrohungen anderer Schüler ausgelöst und fallen klar in die Kategorie des Bullying (= Tyrannisieren); die Eltern sind über die Schulabsenz informiert
Schulphobie	entgegen der eigentlichen Bedeutung des Begriffs „Phobie“ ist die Schulphobie keine auf die Schule gerichtete Angst, sondern im Kern eine Trennungsangst von der primären Bezugsperson; typischerweise bestehen daneben psychovegetative Symptome, wie Übelkeit und Erbrechen, Bauch- und Kopfschmerzen; häufige Persönlichkeitsmerkmale der Kinder: gehemmt, emotional unreif und passiv; die Eltern sind über die Schulabsenz informiert
Schuleschwänzen	Kinder zeigen keine Angst- oder Somatisierungssymptome, verhalten sich aber häufig aggressiv und dissozial; es muss nicht sonderlich erwähnt werden, dass das familiäre Umfeld chaotisch oder vernachlässigend strukturiert ist und wenig korrigierend auf die Situation einwirkt (Alkohol, Drogen, Gewalt); die Eltern sind über die Schulabsenz (zumeist) nicht informiert

Chronische Belastung

Kinder sind in ihrem psychosozialen Umfeld leider häufig auch anderen Belastungen ausgesetzt. Ursächlich sollte dabei an folgende Gegebenheiten gedacht werden:

Erzieherisches Misfit oder ungünstige familiäre Verhaltens- und Erziehungsstrukturen

Das inadäquate elterliche Verhalten erstreckt sich dabei als Kontinuum von zu hohen oder zu niedrigen Erwartungen über erzieherische Rat- („Was soll ich nur tun?") und Grenzenlosigkeit (Laisser-faire) bzw. Polypragmasie (Ratschläge von Verwandten und Bekannten) und Konzeptlosigkeit bis zu Verwahrlosung und Misshandlung in psychischer, physischer und/oder sexueller Hinsicht.

Häufig ist ein Misfit zwischen elterlichen Erwartungen und kindlichen Leistungen Ursache von Schwierigkeiten. Um dem Kind zu helfen, werden die Schulaufgaben gemeinsam gemacht. Sehr bald schon vermischen sich Inhalts- und Beziehungsaspekte zwischen Mutter bzw. Vater und Kind. Das Kind reagiert typischerweise initial mit Abwehr bzw. endlosen Diskussionen und letztlich Rückzug – es gibt auf. Eine wiederholt beobachtete elterliche Reaktion ist dann das „Therapie-Lifting", bei dem die Kinder von einer „Therapie" zur nächsten gebracht werden, auch „Para-Münchhausen-by-Proxy-Syndrom" (Stellvertreterbehandlungen) genannt. Oder aber die Eltern fordern von ihren Kindern Leistungen, die sie selber gar nicht erbringen können: „Achievement by Proxy" (Stellvertreterleistungen). Die Auswirkungen dieses Misfits auf die kindliche Entwicklung dürfen nicht unterschätzt werden.

Viele Medien – Fernseher, Computer(-spiele) und Spielkonsolen – bestimmen zunehmend den Alltag unserer Kinder. Dadurch, dass beide Elternteile arbeitstätig sind, wird der Fernseher zum „Babysitter"; viele Kinder konsumieren daher unkontrolliert geeignete und ungeeignete Sendungen. Studien über die Schädlichkeit der zum Teil brutalen Inhalte sind kontrovers, nicht jedoch diejenigen über die Auswirkungen auf die Schulleistung. Im Rahmen eines erzieherischen „Reframing" gilt es, das Ausmaß, die Zeit des Gebrauchs (bereits vor der Schule fernzusehen oder Computerspiele zu spielen, ist besonders schlecht) und den Inhalt genau zu regeln. Hier ist eine Leitlinie sinnvoll, denn der Medienkonsum darf die Schulleistungen nicht kompromittieren.

Paar-Misfit oder soziale Problematik

Dass sich finanzielle Probleme, chronische Streitigkeiten zwischen den Elternteilen und konfliktreiche Trennungsgeschichten belastend auf die betroffenen Kinder auswirken, ist hinlänglich bekannt. Funktionierende Familiensysteme sind von entscheidender Bedeutung für die Entfaltung der Kinder. Mit zunehmender Scheidungsrate ist die „normale" Familie zum Auslaufmodell geworden. Einzelkindfamilien, alleinerziehende Eltern oder Patchwork-Familien werden zum Alltag. Es kann eine Überforderung bedeuten, allein für die Erziehung verantwortlich zu sein. Differenzen zwischen den getrennten Eltern belasten die Situation noch zusätzlich; der Einfluss auf die Kinder ist oft widersprüchlich. Vor allem alleinerziehende Eltern laufen Gefahr, zusätzlich noch ökonomisch an den Rand gedrängt zu werden. Auf alle Fälle muss der Kinderarzt bei Trennungsfamilien vermeiden, von der einen oder anderen Elternseite für deren Ziele missbraucht zu werden. Sein Einsatz orientiert sich am Wohl des Kindes, und so setzt er sich dafür ein, dass das Kind möglichst den Kontakt zu beiden Elternteilen pflegen kann, ohne dass Spannungen erzeugt werden!

Gesellschaftliches Misfit oder Migrantenstatus

Zahlen aus dem Kanton Zürich (Brammertz u. Milic 2007) zeigen die Problematik: Der Anteil der Kinder mit Migrationshintergrund in der Grundschule beträgt 26,9 %, in der Mittelstufe 24,9 %, in den Sonderklassen der Primarschule dagegen 57,9 %, in den Sonderklassen der Oberstufe 69,6 % und in den Klassen mit den niedrigsten Anforderungen sogar 68,3 % – hier sind keine schweizerischen Kinder zu finden! Der Anteil bei den Gymnasiasten beträgt aber nur 7,7 %. Der sozioökonomische Hintergrund bestimmt leider nach wie vor die Ausbildungschancen. Da in bildungsfernen Familien und deren Umgebung die latente Tendenz zu Gewalt weitaus größer ist, entsteht eine explosive Mischung. Dass hier sowohl Lehrer, aber auch die Gesellschaft an Grenzen stoßen, ist ausgewiesen. Eine neue Integrationspolitik ist gefragt, die diesen Kindern eine reellere Chance gibt, auch am (Berufs-)Leben teilzunehmen.

Pädagogisches Misfit

Darauf wurde im Abschnitt „Schule und Schulschwierigkeiten" bei den pädagogischen Ursachen der Schulschwierigkeiten hingewiesen (s. S. 373).

Peer-Misfit

Im Schulkontext traten in den letzten Jahren neue Probleme auf, die als „Störungen des Schulklimas" oder in der psychologischen Fachsprache als „Mobbing" und „Bullying" bezeichnet werden.

> **Definition Mobbing**
> Ein Schüler wird gemobbt, wenn er wiederholt und über einen längeren Zeitraum den negativen Handlungen eines oder mehreren Mitschülern ausgesetzt ist (Olweus 1984). Negative Handlungen sind beispielsweise:
> - mit Worten (drohen, spotten, hänseln, SMS schicken, Gerüchte verbreiten, intrigieren)
> - mit Taten (schlagen, stoßen, kneifen, festhalten usw.)
> - ohne Worte bzw. Taten (ausschließen, Gesten machen, nachäffen, erniedrigend behandeln)
>
> Beim Bullying sind die Kräfteverhältnisse ungleich und arten in Tyrannisieren aus.

Diese Verhaltensstörungen sind häufig und haben weitreichende Folgen. Sie zu ermitteln, wird oft durch eine falsch verstandene Loyalität mit der Peer-Gruppe erschwert. Eine Intervention muss die Schulbehörden einbeziehen und durch erfahrene Fachpersonen in der Schulklasse begleitet werden. Der Kinderarzt muss allerdings nach diesen Problemen fahnden und die nötigen Maßnahmen initiieren.

Therapie

Symptome von Anpassungsstörungen finden sich regelmäßig bei Kindern. Auch mit einer abwägenden Beurteilung, ob diese primär die Schulschwierigkeiten begründen oder aber sekundär durch diese erst ausgelöst wurden, kann die Frage nach dem „Huhn und dem Ei" nicht immer eindeutig beantwortet werden. Das therapeutische Vorgehen reicht von einer einfachen Beratung bis zur lösungsorientierten Psychotherapie und Sozialmaßnahme inklusive Kinderschutz. Dies wird zu Recht manchmal als „ärztliche Kunst" bezeichnet.

Psychotische Erkrankungen

Eine psychotische Entwicklung bei einer akuten psychotischen Störung oder einer beginnenden Schizophrenie ist im Kindesalter selten, sollte aber als solche unschwer erkennbar sein. Bevorzugt von Dritten (Eltern, Geschwister, Lehrer) genannte (Früh-)Symptome sind Störungen von Denken und Sprache:

- Denkzerfahrenheit
- Sprechhemmung
- Gedankenabreißen
- dissoziatives Denken
- Zusammenhangsverlust (Neologismen)
- Ich-Störung (Gedankeneingebung, Gedankenentzug, Willensbeeinflussung)
- Halluzinationen (akustische, selten optische)
- Wahn (Wahneinfälle, Fehlinterpretationen der Wirklichkeit)
- Affektstörung (Verflachung, inadäquates Verhalten, Depression)
- katatone Symptome, Hypo- und Hyperkinesie

! Beachte, dass die Entwicklung zur Schizophrenie in der Regel sehr langsam verläuft.

Depressionen

Für die Depression bei Kindern und Jugendlichen wird häufig – und fälschlicherweise – die Pubertät verantwortlich gemacht. Depressionen treten jedoch bereits im Kindesalter auf und gehen dann oft mit Schulschwierigkeiten einher. Neben den anamnestischen Hinweisen des sozialen Rückzugs und der Isolation sowie der Antriebslosigkeit und dem Gefühl, allem ausgeliefert zu sein, werden häufig funktionelle Störungen geschildert (Bauch- und Kopfschmerzen, Verdauungs- und Schlafstörungen). Im direkten Kontakt fällt die eingeschränkte Mimik und Gestik auf und Aussagen wie: „Ich habe niemanden, der mich mag".

Bei Nichterfassen einer Depression besteht die Gefahr einer suizidalen Entwicklung, vor allem in der Adoleszenz. Komorbide Teilleistungsstörungen mit den damit zusammenhängenden Leistungseinbußen können eine depressive Verstimmung akzentuieren. Eine kompetente Exploration und Behandlung ist in diesem Fall angezeigt.

Manchmal zeigen Kinder und Jugendliche unspezifische Symptome und Verhaltensweisen, die schlecht einzuschätzen sind. Hat das Kind eine Störung oder nicht? Dazu gibt es einen Fragebogen für Eltern im Anhang des Buches, der in der Praxis sehr nützlich ist: der Fragebogen zur Erfassung psychischer Erkrankungen im Kindesalter.

Zur direkten Befragung bzw. Abklärung kann sich das Screening psychischer Störungen im Jugendalter II (SPS-J-II) eignen (Tab. 16.**16**). Die Durchführung der 32 Frage-Items dauert ca. 15 Minuten und ist deshalb gut für die Praxis geeignet. Der Test erfasst aggressiv-dissoziatives Verhalten, Ärgerkontrollprobleme, Ängstlichkeit/Depressivität und Selbstwertprobleme. Er ist ein reliables Instrument, das als Entscheidungshilfe für eine weitere Abklärung bzw. Therapie bei einem Kinder- und Jugenpsychiater dienen kann.

Tab. 16.**16** Psychische Störungen sind nicht selten (Hampel u. Petermann 2012).

Störung	Alter	Mädchen	Jungen
Störung des Sozialverhaltens	alle	7 %	12 %
oppositionelles Trotzverhalten	alle	9 %	11 %
ADHD	6 – 12 Jahre	2 – 4 %	6 – 9 %
Depression	Schulalter	1 – 3 %	1 – 3 %
	16 – 12 Jahre	10 %	5,6 %
Trennungsangst	Schulalter	2 – 5 %	1 – 3 %
	14 – 16 Jahre	2 – 4,6 %	0,5 – 1,2 %
soziale Phobie	Schulalter	0,8 – 3,2 %	0 – 0,9 %
	Jugendliche	0,4 – 4,3 %	0,6 – 3,7 %

Tics

Definition Tics

Als Tics werden unwillkürliche, plötzliche einsetzende und wiederholt aufretende Zuckungen bzw. Bewegungen (= motorische Tics) oder Lautäußerungen (= vokale Tics) bezeichnet.

Symptomatik

Motorische wie auch vokale Tics können einfach oder komplex aufreten:

- *einfache motorische Tics:* z. B. Augenblinzeln oder -zwinkern, Grimassieren, Stirnrunzeln, Kopfschütteln oder Schulterzucken
- *komplexe motorische Tics:* in ihrem Ablauf umfangreicher und langsamer, z. B. Hüpfen, Springen, in die Hände Klatschen, Beißen oder Schlagen
- *einfache vokale Tics:* z. B. Räuspern, Hüsteln, Schnäuzen oder Grunzen
- *komplexe vokale Tics:* Aussprechen oder Schreien von zusammenhanglosen Wörtern (Verwendung obszöner Worte, wie „Ficken" oder „Scheiße": Koprolalie)

Vokale Tics können in ihrer Lautstärke sehr unterschiedlich sein und bedeuten für den Betroffenen eine starke psychische Belastung.

Es ist nicht immer einfach, einen Tic von einer beabsichtigten Handlung zu unterschieden. Oft gelingt es Kindern mit Erfolg, ihre Tics zu verbergen, indem sie die Tics in willkürliche Bewegungen einbauen, um so weniger aufzufallen. Vielen Betroffenen ist es auch möglich, ihre Tics für Minuten bis Stunden bewusst zu unterdrücken oder aufzuschieben, so z. B. in der Schule oder am Arbeitsplatz. Dies führt jedoch bei den meisten Betroffenen zu einer inneren Anspannung. Sind sie dann in einer entspannten Atmosphäre, z. B. zu Hause, entladen sich die aufgestauten Tics umso heftiger. Eltern fühlen sich durch dieses Verhalten manchmal provoziert und vermuten, das Kind führe sich extra so auf, um sie zu ärgern. Es kann deshalb nicht genug betont werden, dass es sich bei der Tic-Störung um eine Krankheit handelt, für die weder die Eltern noch die betroffenen Kinder Schuld tragen. Darum ist es wichtig, dass das betroffene Kind für seine Tics nicht getadelt, beschimpft oder gar geschlagen wird.

Tics sind bei Kindern häufig. Sie beginnen meist im Vorschulalter, um das 6.– 7. Lebensjahr, und zeigen sich anfänglich oft als Blinzeln oder Grimassieren. Treten zusätzlich vokale Tics auf, beginnen diese in der Regel 2 – 4 Jahre nach den motorischen Tics.

Sonderform Tourette-Syndrom

Das (Gilles-de-la-)Tourette-Syndrom ist eine besondere Form der Tic-Störung, an der ca. 3 % der Bevölkerung leidet. Jungen sind 3- bis 4-mal häufiger betroffen als Mädchen. Die Störung beginnt immer im Kindesalter, häufig mit motorischen Tics im Gesicht. Das besondere Merkmal des Tourette-Syndroms ist das gleichzeitige und oft mehrmals tägliche Auftreten von vokalen und motorischen Tics. Kinder und Jugendliche, die obszöne Wörter oder Sätzen ausstoßen, sind seelisch besonders belastet und müssen mit sozialen Problemen kämpfen. Die Koprolalie lässt sich aber ebenso wenig steuern wie die anderen motorischen oder vokalen Tics des Tourette-Syndroms.

Komorbidität

Etwa 50 % der Kinder mit einer chronischen Tic-Störung haben zusätzlich eine ADHD. Diese zeigt sich meist 2 – 3 Jahre vor der Tic-Störung. Etwa ⅓ der Patienten mit einer chronischen Tic-Störung entwickelt Zwangssymptome (Zwangsgedanken, -handlungen). Typische Zwangssymptome sind Kontrollierenmüssen, zwanghaftes Berührenmüssen von Dingen oder das Anordnen von Gegenständen. Zwangsphänomene entwickeln sich gewöhnlich mehrere Jahre nach Beginn der Tics. Jugendliche mit Tic-Störungen zeigen häufig auch emotionale Störungen, wie Niedergeschlagenheit, Selbstwertproblematik und Rückzugsverhalten, oder auch psychosomatische Störungen, Ängstlichkeit und Schlafstörungen.

Therapie

Da die Mehrzahl der Tics vorübergehend auftritt, benötigt nicht jede Tic-Störung eine Behandlung. Häufig genügt bei einer mild ausgeprägten Symptomatik eine eingehende Aufklärung und Beratung der Eltern und des nahen Umfelds des Kindes (Lehrer).

> ! Die Symptomatik der Tic-Störung sollte im Alltag am besten nicht beachtet oder kommentiert werden!

Ist die Symptomatik stark ausgeprägt, leiden das Kind oder die Familie stark unter der Störung oder wirkt sie sich negativ auf das soziale Leben des Kindes aus, ist eine Behandlung sinnvoll.

Verhaltenstherapie. Eine Verhaltenstherapie ist dann angezeigt, wenn die Tic-Störung deutlich ausgeprägt ist und länger als 6 Monate dauert. Betroffene mit einer Tic-Störung erfahren oft soziale Ausgrenzung und ziehen sich aus Angst und Scham zurück. Ziel der Verhaltenstherapie ist deshalb das Erlernen von Bewältigungsstrategien, um gerade in sozial schwierigen Situationen die Tics besser beherrschen zu können und ein gewisses Maß an Selbstkontrolle zu erlangen. Deutliche Effekte lassen sich aber erst nach mehreren Therapiewochen erzielen. Da sich Tics unter emotionaler Anspannung verstärken, kann auch das Erlernen von Entspannungsverfahren hilfreich sein (z. B. Muskelrelaxation, Atemübungen). Kommt es durch die Verhaltenstherapie auch nach 6 Monaten nicht zu einer deutlichen Verbesserung der Symptomatik, sollte mit einer medikamentösen Therapie begonnen werden.

Medikamentöse Therapie. Bei etwa 70 % der Patienten lindert die medikamentöse Therapie die Tic-Symptomatik und vermindert damit einen Störfaktor in der Entwicklung des Kindes. Durch die Medikamente kann aber keine Symptomfreiheit erreicht werden. Außerdem haben die Medikamente zum Teil Nebenwirkungen, wie Müdigkeit oder Gewichtszunahme. Wird die erwünschte Wirkung erreicht und sind die Medikamente auch gut verträglich, sollten sie mindestens 1 Jahr lang gegeben werden, ehe sie versuchsweise abgesetzt werden. Bei einer Verschlechterung der Symptomatik sollte wegen des natürlicherweise stark schwankenden Verlaufs der Tic-Erkrankung keine schnelle Dosiserhöhung erfolgen.

Mittel der 1. Wahl ist Tiapridal (Tiapridhydrochlorid); es ist gut verträglich, zeigt bei vielen Betroffenen eine gute Wirksamkeit und hat wenige Nebenwirkungen. Es besteht insbesondere auch kein Risiko zur Entwicklung von Spätfolgen. Mittel der 2. Wahl sind Risperdal (Risperidon) oder Dogmatil (Sulpirid). Bei gleichzeitig bestehender ADHD kann die Kombination von Tiapridal mit Ritalin (Methylphenidat) hilfreich sein.

Sucht und Substanzkonsum

In Bezug auf Trends im Konsum psychoaktiver Substanzen von Schülern zeigt sich von 1986 – 2002 keine kontinuierliche Erhöhung im Tabakkonsum 15- und 16-Jähriger (Tab. 16.**17**). Nach einem Hoch im Jahre 1998 sind die Raucherraten 2002 wieder leicht gesunken. In Bezug auf den Tabakkonsum konnten ferner keine ausgeprägten Geschlechtsunterschiede gefunden werden. Im Gegensatz dazu haben sich der mindestens wöchentliche Alkoholkonsum sowie wiederholte Trunkenheit im Vergleich zu 1986 mehrfach erhöht. Obwohl Schülerinnen deutlich weniger Alkohol konsumieren als Schüler, sind auch sie von dem Anstieg betroffen. Die deutlichsten Zunahmen finden sich jedoch für den Konsum von Kannabis bzw. von Kannabisprodukten, wie Haschisch oder Marihuana. So hat sich der Anteil derjenigen, die schon mindestens einmal Kannabis genommen hatten, von 1986 auf 2002 in beiden Geschlechtern vervierfacht. Im Jahr 2002 hatte jeder 2. Schüler und mehr als jede 3. Schülerin im Alter von 15 bzw. 16 Jahren bereits Erfahrungen mit Kannabis gemacht.

Der Substanzkonsum Jugendlicher verzeichnet im Jahr 2002 gegenüber den Erhebungen seit 1986 deutliche Anstiege. Dabei zeigen sich die ansteigenden Trends in den Gruppen mit häufigem Konsum. Die Prävention des Substanzkonsums Jugendlicher ist des-

Tab. 16.**17** Trends im Substanzkonsum von 15- und 16-jährigen Schülerinnen und Schülern der 9. Klassen nach Erhebungsjahr und Geschlecht in der Schweiz

Substanz	Geschlecht	Anteil der Schüler bzw. Schülerinnen (%) in den Jahren				
		1986	1990	1994	1998	2002
Tabakkonsum (mindestens einmal pro Woche)	Schüler	21,7		22,1	31,1	26,5
	Schülerinnen	25,7		25,4	29,8	25,0
Alkoholkonsum (mindestens einmal pro Woche)	Schüler	24,3		31,8	29,3	40,5
	Schülerinnen	10,3		16,0	16,8	25,8
Trunkenheit (mindestens 2-mal im Leben)	Schüler	19,4		33,5	34,5	41,9
	Schülerinnen	12,6		19,6	22,0	25,4
Kannabisgebrauch (Lebenszeitprävalenz)	Schüler	12,3	14,6	27,0	40,6	49,9
	Schülerinnen	10,6	4,9	21,4	29,5	39,1

halb wichtiger denn je. Sie sollte verschiedene Ebenen umfassen und integrieren: Schule, Familie, Arbeitsplatz, Kirche, Politik, Massenmedien und das individuelle Beratungsgespräch durch den Kinder- und Jugendarzt! Ein differenziertes, nicht schuldzuweisendes Gespräch mit dem Jugendlichen (allein) bringt oft Ursachen zutage: Peer-Gruppen-Druck, Langeweile, Über- oder Unterforderung. Speziell die Zeichen einer frühpsychotischen Entwicklung müssen vom Kinderarzt erfasst und angegangen werden.

> ! Achtung: Jugendliche wissen oft mehr als der Arzt über die einzelnen Drogen. Lassen Sie sich nicht auf Details ein, sondern forschen Sie nach den Ursachen.

Literatur

Baumann T. Alber R. Schulschwierigkeiten. Bern: Huber; 2011

Brammertz R, Milic A. Sonderpädagogische und unterrichtsergänzende Massnahmen, Stand Schuljahr 2005/06. Bildungsdirektion Kanton Zürich; 2007

Delgrande Jordan M, Kuntsche E, Schmid H et al. Trends im Substanzkonsum von Jugendlichen in der Schweiz – Ergebnisse einer internationalen Studie zum Gesundheitsverhalten von Schülerinnen und Schülern. Paediatrica 2004; 15 (6): 34 – 35

Hampel P, Petermann F. Screening psychischer Störungen im Jugendalter II. Bern: Huber; 2012

Olweus D. Development of stable agressive reaction patterns in males. In: Blanchard R, Blanchard C. Advances in the Study of Agression. New York: Academic Press; 1984

Schmid H, Delgrande Jordan M, Kuntsche EN, Kuendig H. Trends im Konsum psychoaktiver Substanzen von Schülerinnen und Schülern in der Schweiz. Lausanne: Schweizerische Fachstelle für Alkohol- und andere Drogenprobleme SFA; 2003. Forschungsbericht Nr. 39.

17 Entwicklungsuntersuchungen

Im Folgenden sind einige Hinweise zur Untersuchung sowie Empfehlungen für weitergehende Testmöglichkeiten mit anerkannten Testverfahren für die willkürlich gewählten Entwicklungsphasen pränatal bis 2 Jahre, 2 – 6 Jahre (Vorschulalter), Schulalter und Adoleszenz aufgeführt. Es darf nicht vergessen werden, dass ein Test für sich allein wenig bringt. Es gilt stattdessen, sich ein Abklärungsverfahren anzueignen, das auch die Zusammenarbeit mit externen Stellen ermöglicht.

Entwicklungsuntersuchung: pränatal bis 2 Jahre

Mit der Einführung des Begriffs einer normalen Entwicklung, der auf Untersuchungen zu Beginn des letzten Jahrhunderts zurückgeht, folgte die Abgrenzung von nicht normalen Kindern. Die Erfassung dieser den allgemeinen Normvorstellungen einer gesunden Entwicklung nicht entsprechenden Kinder ist eine Hauptaufgabe der Vorsorgeuntersuchung. Ein Kredo in der Kinderheilkunde lautet ja: je früher die Erfassung, umso besser die Prognose. Die Untersuchungsmethoden, die zur Differenzierung von „normal" und „nicht normal" häufig angewandt werden, haben ihre Wurzeln ebenfalls im letzten Jahrhundert. Sie begreifen das Kind noch als reflexbestimmtes Wesen und verkennen so die Variabilität und die Entwicklungsleistungen des Großhirns, des „Menschseins". Ob diese Untersuchungen allerdings für die Diagnose der zerebralen Bewegungsstörung taugen, was Zeitpunkt, aber auch Validität der Untersuchung betrifft, ist Gegenstand von Studien und Diskussionen.

Die Schlüsselfigur für die Einführung regelmäßiger Vorsorgeuntersuchungen im Kindesalter ist zweifellos Arnold Gesell, der in den frühen 1920er-Jahren ein Raster entwickelte, gemäß dem die Kinder regelmäßig untersucht werden sollten: Säuglinge in Alter von 4, 6, 9, 12 und 18 Monaten und Kleinkinder mit 2, 3, 4, und 5 Jahren (Gesell 1925). Anhand der Befunde der Untersuchung, so das Ziel, sollte die weitere Entwicklung des Kindes vorausgesagt werden können. Die Beurteilung der psychomotorischen Entwicklung beruht (aus Mangel eines Besseren) beim Säugling vornehmlich auf der Beurteilung und Beobachtung von motorischen Phänomenen (Abb. 17.**1**). Diese sind auch Gegenstand der diversen Untersuchungsgänge nach Prechtl (Prechtl 1990; Prechtl et al. 1997), Brazelton (1973), Lubchenko u. Mitarb. (1963), Illingworth (1983), Bobath u. Bobath (1953), Vojta (2004), Griffiths (1967), Hellbrügge (1994), Collis (1954) und neu auch von Michaelis und Berger (2007). Die Aufzählung ist dabei nicht vollständig! Die Beurteilung der kognitiven Entwicklung ist dabei noch nicht einmal erwähnt. Einige dieser Entwicklungsuntersuchungen haben sich bewährt, andere sind in Vergessenheit geraten, wieder andere leider noch nicht. Die Qualität der Daten über die normative Entwicklung ist sehr unterschiedlich. Obwohl einige Tests auf

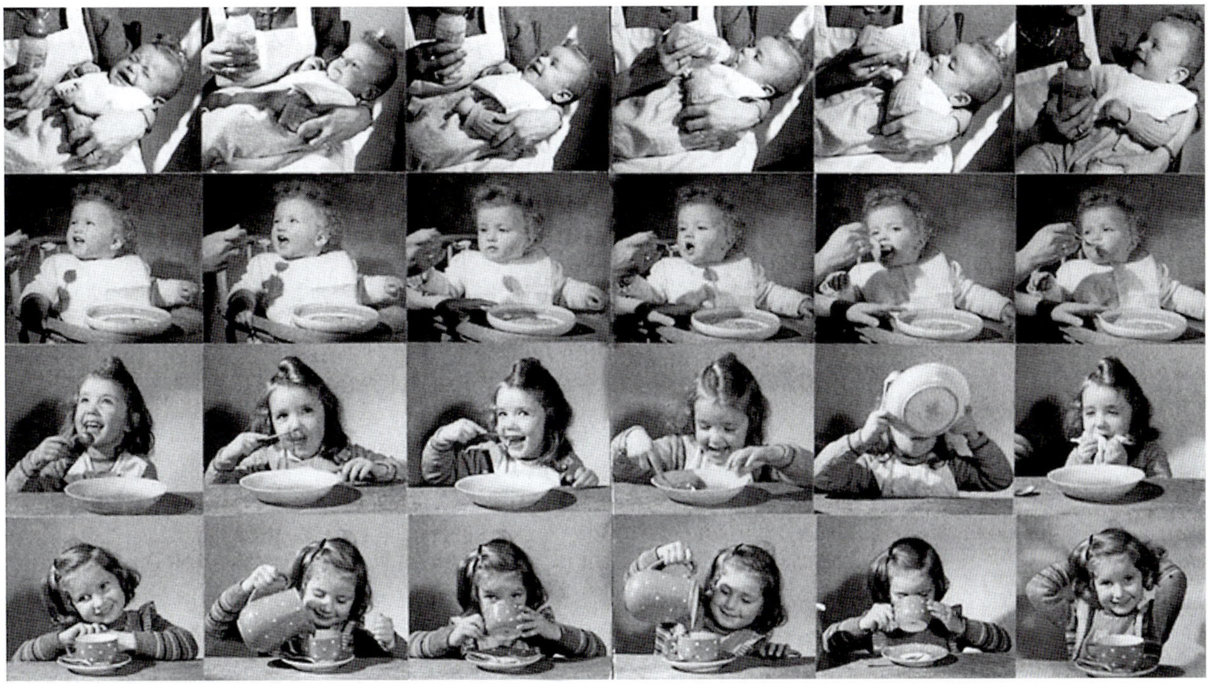

Abb. 17.**1** In den 1950er-Jahren wurde in der Schweiz die Entwicklung der Kinder fotografisch dokumentiert: hier beim Essen (unbekannter Fotograf; Nestlé).

normativen Daten basieren (repräsentative Stichproben, Vergleich mit den „normalen" Kindern), gibt es in den anderen Testverfahren keine normativen Daten, oder die normativen Daten sind nicht mehr aktuell. Einige fassen das Kind als Wesen auf, andere als reflexbestimmte Organismen (Vojita 2004). Sie postulieren verschiede Entwicklungsphasen, deren Namen vieldeutig sowie auch letztlich unklar bleiben, z. B. „phylogenetisch-holokinetisches Stadium", „ontonetisches Stadium" und „Vertikalisierungsstadium bis zum Übergang zur menschlichen Fortbewegung". Zur Differenzierung wird das Kind zu unnatürlichen Schreckreaktionen und reflexbestimmtem Verhalten gezwungen (Vojta-Reaktion, Kopfabhangversuch nach Pieper-Isbert, Collis-Reaktionen usw.), sodass die junge Mutter, falls sie zuschaut, ihren Schrecken damit zu beruhigen sucht, dass sie sich einredet, der Untersucher wisse wohl hoffentlich, was er tut! Die Untersuchung nach Gesell ist historisch und nicht mehr in Gebrauch. Der Untersuchungsgang nach Griffiths stammt aus Großbritannien und wurde erstmals 1967 publiziert. Die Differenzierung der Entwicklung in die Bereiche Motorik, persönlich-sozial, Hören und Sprechen, Auge und Hand und Leistung stellte ein Fortschritt dar; die Datenlage ist allerdings auch heute noch eher mager. Die Untersuchung nach Terry Brazelton (1973) ist leider etwas in Vergessenheit geraten und beinhaltet nur die Entwicklungsuntersuchung des Neugeborenen. Der Denver-Test, ein Screening-Test und kein Mittel zur Diagnose, wurde wiederholt aktualisiert und liegt heute in einer 2. Version vor. Er geht zu wenig auf die hier interessierende Untersuchung der Neuromotorik ein. Der Bayley Infant Neurodevelopmental Screener aus dem Jahre 1992 untersucht die neuropsychologischen Entwicklung des Säuglings in einem Alter von 3 – 24 Monaten. Er enthält Teile, die aus anderen Tests entnommen wurden. Untersuchungen zeigen, dass er eine hohe Spezifität hat und somit dafür geeignet ist, Säuglinge mit Entwicklungsverzögerungen zu erfassen Die Untersuchung nach Milani-Comparetti (Milani-Comparetti u. Gidoni 1967) testet die Funktion der neuromotorischen Entwicklung von der Geburt bis zu einem Alter von 24 Monaten.

Die neurologische Untersuchung von Neugeborenen und jungen Säuglingen beruht vor allem auf der Untersuchung der Neugeboreneneflexe, wie Greifreflex, Moro-Reflex, Rooting, asymmetrischer tonischer Nackenreflex und Untersuchung der passiven und aktiven Muskelspannung (Tonus). Wenig Aufmerksamkeit wird dabei auf die spontane Aktivität des Kindes gerichtet. Eine entwicklungsspezifische Beurteilung des Entwicklungsalters eines Kindes lässt diese Methode zudem nicht zu. Viele dieser Untersuchungsmethoden haben zudem ein entscheidendes Manko: Sie sind in der Regel schlecht standardisiert, zu ausführlich und eignen sich deshalb häufig nicht für den an Zeitmangel leidenden Praxisalltag. Sie können eher für spezialisierte Fachleute, z. B. in einem sozialpädiatrischen Zentrum, bzw. einen Neuro- oder Entwicklungspädiater und für Forschungszwecke nützlich sein. Zudem haben die Untersuchungsmethoden in der Literatur sehr zwiespältige Resultate ergeben. Es ist nicht sicher, ob mit diesen Methoden die – glücklicherweise sehr seltene – zerebrale Bewegungsstörung wirklich erfasst werden kann bzw. wie die Güte dieser Untersuchung bezüglich falsch-positiver und falsch-negativer Befunde ist.

> **!** Der hier vorgeschlagene Untersuchungsgang versucht, moderne Erkenntnisse aufzunehmen und die Praxistauglichkeit bestehender Tests zu optimieren (was nützt der beste, standardisierte Test, wenn er nicht durchgeführt wird oder werden kann?), um die Qualität der Erfassung neuromotorischer Störungen im Säuglingsalter im Rahmen der Vorsorgeuntersuchung zu verbessern. Dabei steht die Beobachtung im Vordergrund; die Manipulation des Kindes tritt in den Hintergrund.

Die Aussagekraft bezüglich der Diagnose, aber auch der Prognose ist mit diesem einfachen Untersuchungsgang hoffentlich deutlich besser als früher. Der Untersuchungsgang beruht auf einzelnen Items der oben genannten Autoren, allerdings etwas vereinfacht, aus der Praxiserfahrung ergänzt und zum Teil verfeinert. Dabei geht es darum, alle Formen des „Andersseins" zu finden. So soll neben der Einschätzung allein der motorischen Fähigkeiten des Kindes auch eine Beurteilung anderer Aspekte (Interaktion, Wahrnehmung usw.) erfolgen, damit eine alle Bereiche betreffende (harmonische) Entwicklungsverzögerung (Verdacht auf geistige Behinderung) ebenfalls erfasst werden kann. Dies wiederum hat therapeutische Konsequenzen.

Untersuchungsmethoden

Tab. 17.1 zeigt eine Übersicht über für die Untersuchung im Säuglingsalter geeignete Untersuchungsmethoden.

Vorgehensweise bei der Untersuchung

Die hier vorgeschlagenen 7 Schritte in der Beurteilung der Entwicklung des Säuglings sind problemlos im Rahmen der Vorsorgeuntersuchungen umsetzbar, auch hinsichtlich des Zeitbedarfs. Der Autor verspricht sich dadurch eine Verbesserung der Diagnostik, aber auch des Schicksals der betroffenen Kinder.

Schritt 1: Präliminarien

Nach den ersten Interaktionen mit dem Kind (anlässlich der Anamneseerhebung) lohnt es sich, das Ausziehen des Kindes zu beobachten (oder es selber zu machen) und dabei Rückschlüsse auf die Interaktion zwischen Mutter und Kind zu ziehen. Die eigentliche Untersuchung beginnt dann mit der Beobachtung des Kindes im Spontanspiel bzw. -verhalten. Um vergleichbare Grundbedingungen für die Beobachtung zu ermöglichen, sollte das Kind nur im Prechtl-Stadium 3 oder 4 (das Kind hat offene Augen, macht keine groben Bewegungen, weint aber vor allem nicht) untersucht werden. Dieser Zustand kann im Praxisalltag nicht immer erreicht werden (Abb. 17.**3**). Die Möglichkeit, das Kind zu einem späteren Zeitpunkt (z. B. nach dem Stillen) nochmals zu untersuchen, hilft aber weiter (Abb. 17.**4**).

Abb. 17.**5** zeigt ein Normogramm zur Beurteilung des Bewegungsverhaltens.

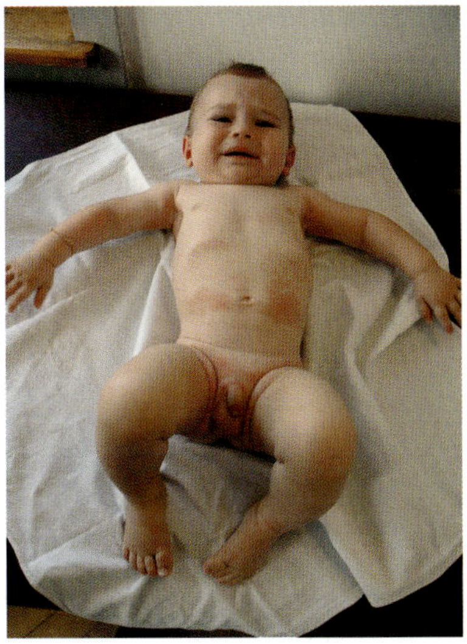

Abb. 17.**3** Bewegungsmuster im Stress: nicht beurteilen!

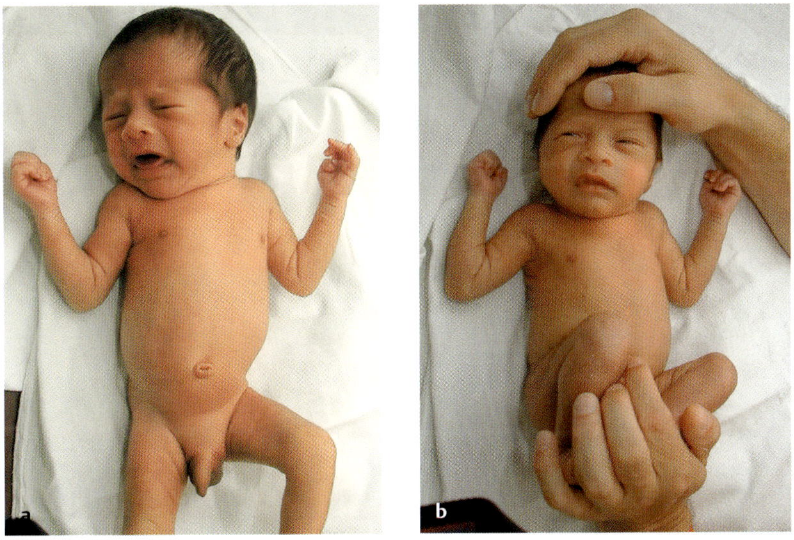

Abb. 17.**4 a, b** Durch eine liebevolle „Intrauterinhaltung" des Säuglings lässt sich oft auch der unzufriedenste Kandidat beruhigen und für die Untersuchung vorbereiten.

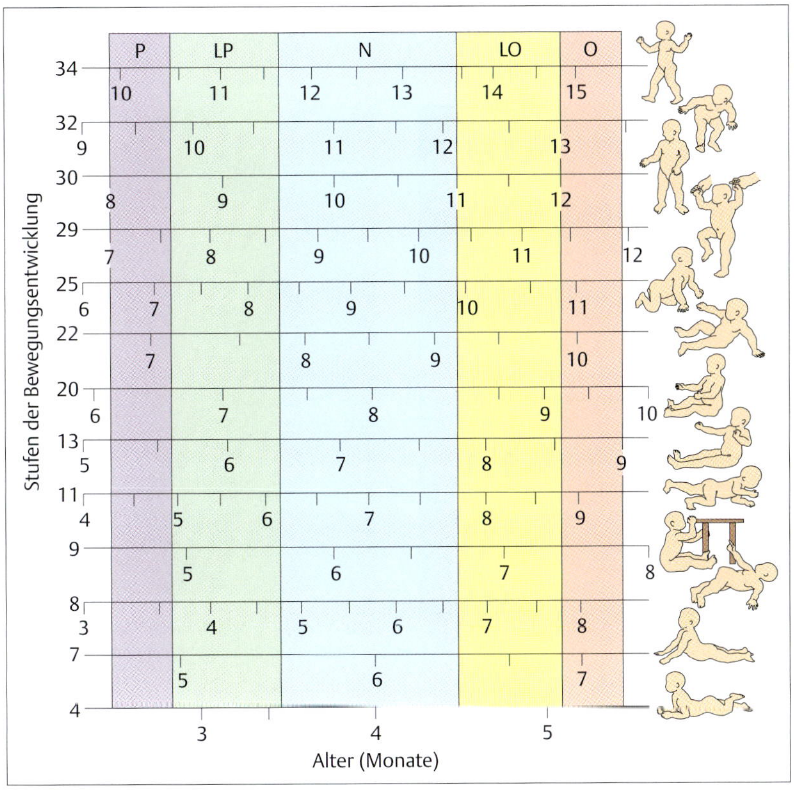

Abb. 17.**5** Nomogramm zur Beurteilung der wichtigsten Fortschritte des Bewegungsverhaltens (die Entwicklung ist innerhalb gewisser Grenzen variabel). Mittleres Alter und die Altersstreuung für das erste Auftreten der entsprechenden Schritte in der Bewegungsentwicklung. Im mit „N" bezeichneten Bereich liegen die Alterswerte jener Kinder, deren Bewegungsentwicklung durchschnittlich verläuft (35.–65. Perzentile, 30 % aller untersuchten Kinder). Im LP-Bereich befinden sich die Kinder mit einer leicht beschleunigten Entwicklung (15.–35. Perzentile, 20 % der Kinder), im LO-Bereich diejenigen mit einer leicht verlangsamten Entwicklung (65.–85. Perzentile, 20 %). Je 10 % der Befunde liegen im Bereich P (5.–15. Perzentile) und im Bereich 0 (85.–95. Perzentile) und entsprechen einer erheblich beschleunigten bzw. verlangsamten Entwicklung.

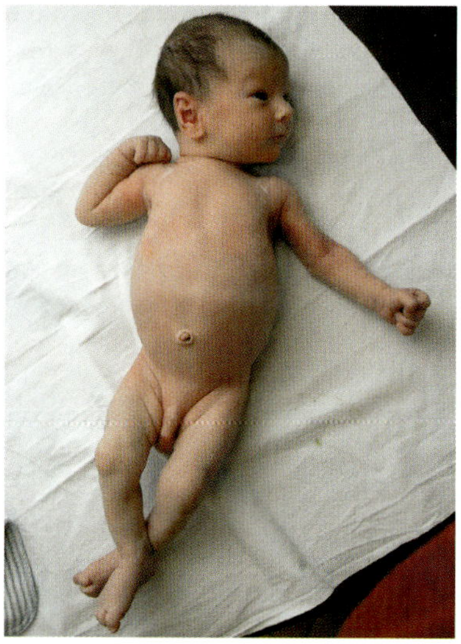

Abb. 17.6 Durch Primitivreflex (asymmetrischer tonischer Nackenreflex) beeinflusstes Bewegungsmuster: weiter untersuchen!

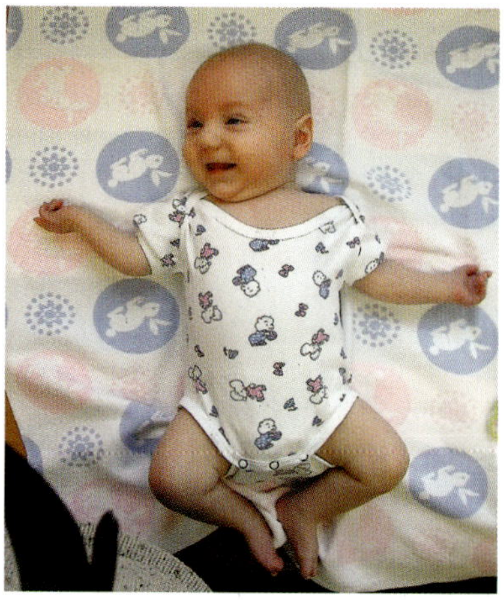

Abb. 17.7 Dystonie des rechten Armes: bedeutungslos.

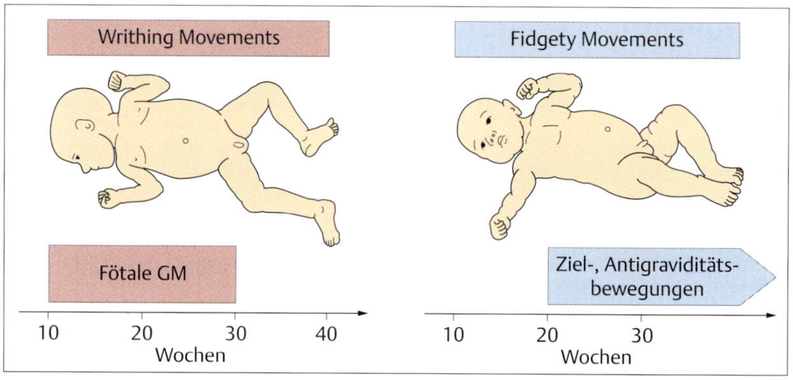

Abb. 17.8 Die „general movements (GM)" unterscheiden sich nach Entwicklungsalter: „writhing": schraubend, wie Schreibbewegungen und „fidgety": nervös, tänzelnd.

Schritt 2: Beobachtung der General Movements

Die Beobachtung der kindlichen Bewegungsmuster und des Spontanspiels hat mit der Anwendung der General Movements ein Raster. Dies ist von großer Bedeutung, nicht nur, weil eine strukturierte Beobachtung (unter Umständen videodokumentiert) reproduzierbare Ergebnisse ermöglicht, sondern auch, weil in den ersten Lebenswochen vielerlei Faktoren die Bewegungsmuster des Kindes beeinflussen und somit die Beurteilung erschweren:

- Reflexmuster, noch persistierende Primitivreflexe, asymmetrischer und symmetrischer tonischer Nackenreflex usw. (Abb. 17.**6**)
- Grundtonus der Muskulatur (Abb. 17.**7**)
- Entwicklungsstand
- genetische Faktoren
- exogene, außerhalb der biologischen Vorbedingung liegende Faktoren

Die Beobachtung der General Movements (Abb. 17.**8**) des Kindes, globale und komplexe Bewegungen, die den ganzen Körper miteinbeziehen, erlauben, diese Einflüsse etwas in den Hintergrund treten zu lassen, da einzig die Qualität der Bewegungsmuster von Interesse ist. Die General Movements dauern Sekunden bis zu 1 min. Dabei werden folgende Parameter unterschieden:

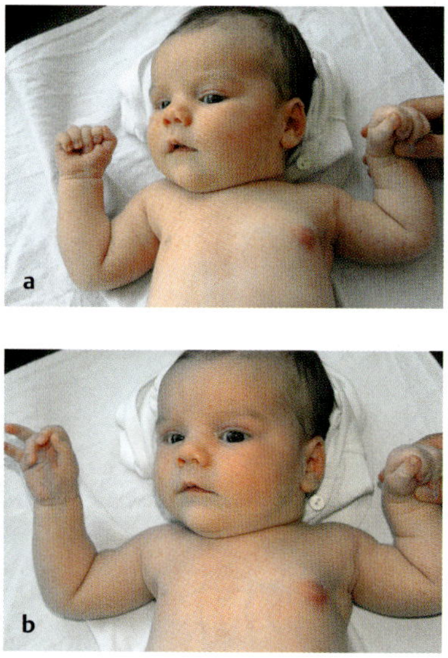

Abb. 17.**9 a, b** Distale Feinmotorik: breites Sprektrum an Finger- und Handbewegungen (einschließlich Handrotation).

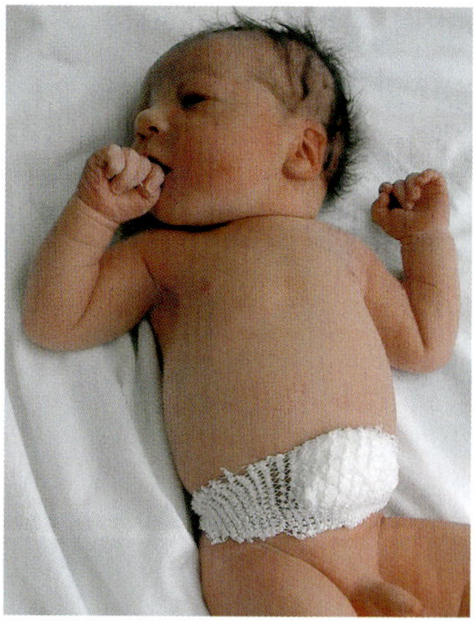

Abb. 17.**10** Distale Feinmotorik: ständiger Faustschluss, aber das Kind bringt die Faust zum Mund – eine komplexe Handlung.

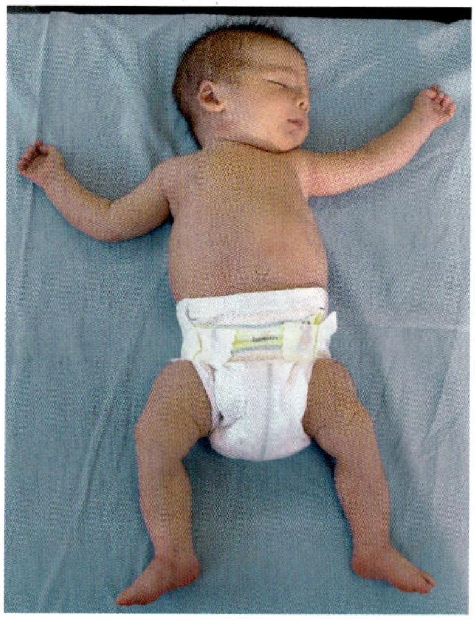

Abb. 17.**11** Distale Feinmotorik: ständiger Faustschluss (im Schlaf nicht zu beurteilen).

- Amplitude
- Geschwindigkeit
- Bewegungsbeginn und -ende
- Abfolge
- räumliches Ausmaß
- Fluss
- distale Feinmotorik (Abb. 17.**9**, Abb. 17.**10** und Abb. 17.**11**)

Die ermittelte Qualität ergibt einen Optimalitäts-Score. In Tab. 17.**3**, die als Gedankenstütze durchaus auch in der Praxis gut brauchbar ist, kann das Kind eine optimale Bewertung von 16 Punkten erreichen. Es versteht sich von selbst, dass die Beobachtung der General Movements einer gewissen Ausbildung und Übung bedarf, und es empfiehlt sich, entsprechende Ausbildungskurse zu besuchen.

Tab. 17.**3** Untersuchungs-Score Ausdruckszeitraum oder Ruheaktivität.

Bewegungsparameter	Beurteilung	Punkte
Amplitude	vorwiegend kleine Bewegungsausschläge	1,1
	vorwiegend große Bewegungsausschläge	1,2
	kleine und große Bewegungsausschläge	1,3
	kleine, mittelgradige Bewegungsausschläge	1,4
	unterschiedlich im vollen Bewegungsausmaß	2
Geschwindigkeit	gleichförmig langsam	1,1
	gleichförmig schnell	1,2
	langsam und schnell, nicht mittelschnell	1,3
	unveränderbar	1,4
	veränderbar	2
Bewegungscharakter	„cramped“	1,1
	„floppy“	1,2
	„flapping“	1,3
	zitternd	1,4
	armes Bewegungsrepertoire („Poor Repertoire“)	1,5
	veränderbar und vielfältig	2
Bewegungsabfolge	nur synchrone Bewegungen	1,1
	unorganisierte Bewegungen	1,2
	gleichförmige Bewegungsabfolge mit einzelnen General Movements	1,3
	einzelne Körperteile sind nicht in die Bewegung miteinbezogen	1,4
	Wiederholung derselben Bewegungsabfolge von einem General Movement zum anderen	1,5
	veränderliche Bewegungsabfolge	2
räumliches Bewegungsausmaß	unveränderlich	1
	veränderlich	2
Bewegungsfluss und -anmut	nicht flüssig, ohne Rotation	1,1
	nicht flüssig, wenig Rotation	1,2
	flüssig und anmutig, viel Rotation	2
Bewegungsbeginn und -ende der General Movements	plötzlich	1,1
	kaum Intensitätsabweichungen	1,2
	langsames Crescendo und Decrescendo	2
distale Feinmotorik	ständiger Faustschluss	1,1
	keine oder seltene Fingerbewegungen	1,2
	lediglich synchrones Öffnen und Schließen der Finger	1,3
	wenige unterschiedliche Fingerbewegungen	1,4
	breites Spektrum an Finger- und Handbewegungen (einschließlich Handrotation)	2
Endbewertung (normal – abnorm hypokinetisch)	optimale Bewertung: maximal 16 Punkte	

Je früher im Leben verkrampfte, chaotische General Movements auftreten, desto größer ist die Wahrscheinlichkeit, dass das Kind an einer motorischen Entwicklungsverzögerung bzw. einer zerebralen Bewegungsstörung leidet. Der prädiktive Wert solcher Bewegungen liegt bei 95 % und übersteigt somit bei Weitem die der Untersuchung z. B. nach Vojta und anderen.

Schritt 3: Motoskopie

Im Unterschied zur Beurteilung der kindlichen Bewegung aufgrund des Einflusses einzelner Reflexe und Reaktionen stellt die Theorie der Motoskopie einen bedeutsamen Forschritt dar. Gleichzeitig bietet sie eine wertvolle Hilfestellung bei der Frühdiagnose und Erstellung einer Prognose. Die Theorie geht auf Milani-Comparetti zurück. Zusammenfassend betrachtet Milani-Comparetti – im Gegensatz zur klassischen Reflexologie – angeborene und instinktive Verhaltensweisen, die als Reflexe bezeichnet werden, als frühzeitigen Ausdruck der wechselseitigen Beziehungen zwischen äußeren Anforderungen und Funktion.

! Die motoskopische Untersuchung gründet auf dem Vorhandensein bzw. der Dominanz von spezifischen motorischen Mustern und auf der Eigenschaft der Bewegung selbst.

Motoskopische Untersuchung beim Säugling

- Ausgangslage: Rückenlage, Beobachten der Spontanmotorik:
  - Interaktion mit dem Untersucher
  - Blickkontakt
  - Verfolgen von Gesicht oder Gegenständen mit den Augen
  - Feinmotorik: Greifen, visuomotorische Koordination, Passieren von Gegenständen
  - Reaktion auf die Hochtonrassel
- passives Drehen in die Bauchlage, Derotation beidseits
- Hochziehen aus der Rückenlage zum Sitzen, Traktionsversuch (selbstständiges Aufsetzen; cave: Kopf in Mittelstellung!)
- sitzend gehalten: Stellreaktionen seitlich beidseits
- stehend gehalten, stehen
- Schwebeversuch
- Haltungs- und Muskeltonus prüfen: tonische Haltungsmuster (?)
- Lagereaktionen, Prüfung der Stellreaktionen in allen Lagen (horizontal, sitzend und in Hängelage, Seitwärtsverlagerung usw.)
- Fallschirmreaktionen
- Bauchlage:
  - Arme nach hinten genommen
  - Ellenbogen, Armstütz
- eventuell Placing-Reaktion (vor allem bei beobachteten Asymmetrien der Extremitätenmuster)
- eventuell Pivotieren, Rollen, Kriechen, Aufstehen
- Haltungs- bzw. Muskeltonus (spüren)
- Asymmetrie, (tonische Haltemuster und Reflexe)

Die Bewegungen werden langsam, in Zeitlupentempo und ohne Stress durchgeführt. Es muss genügend Zeit für die Reaktion des Kindes, aber auch für die Beobachtung gegeben werden. Die provozierten, plötzlichen Bewegungen und verängstigenden Testuntersuchungen nach Vojta, Collis usw. geben keine Auskunft über Bewegungs- und Entwicklungsstörungen eines Säuglings; sie setzen ihn nur unnötig unter Stress und sind deshalb obsolet.

Schritt 4: Interaktion

Nach der Beobachtung der Spontanmotorik tritt der Untersucher in Interaktion mit dem Kind. Dabei versucht er, den Blick des Kindes zu gewinnen. Er schaut, ob es verfolgt, anspricht, reagiert bzw. ob eine Interaktion überhaupt möglich ist. Bei älteren Kindern werden Gegenstände hingehalten, um die Greiffähigkeit symmetrisch zu prüfen. Es lohnt sich auch, die Hochtonrassel einzusetzen (bitte korrekt!), um die akustischen Fähigkeiten ab dem 3. Lebensmonat nochmals zu überprüfen. Dabei vergewissert sich der Untersucher auch des für die Untersuchung geeigneten Verhaltenszustands nach Prechtl.

Schritt 5: Überprüfung des muskulären Grundtonus

Der Tonus ist die „Grundspannung“ der Muskulatur. Er kann durch die Beweglichkeit der Gelenke bestimmt werden. Im deutschen Sprachraum ist der Grundtonus eher ein klinischer Parameter, der „beobachtet und gespürt“ wird. Es wird zwischen Normotonie, Hypertonie und Hypotonie unterschieden, wobei Hypertonie nicht mit Spastizität gleichzusetzen ist.

Definition Spastizität

Spastizität ist ein dynamischer, geschwindigkeitsabhängiger Anstieg des Muskeltonus bei passiver Muskelverlängerung. Der Widerstand tritt hauptsachlich zu Beginn der passiven Bewegung auf und ist umso größer, je rascher diese durchgeführt wird, lässt dann aber plötzlich nach (sog. Taschenmesserphänomen).

Die Ashworth-Skala gilt als einer der wenigen standardisierten Tests, mit denen der Tonus bei vorliegender Spastiztät mit Zahlen dokumentiert werden kann (s. Tab. 15.**6**).

Von der Quantität des Tonus ist die Qualität zu differenzieren.

Definition Dystonie

Unter „Dystonie“ (griech.: dys- = von der Norm abweichend, übel, schlecht, krankhaft; tonus = die Spannung) werden unwillkürliche, vom Willen nur teilweise beeinflussbare, anhaltende Muskelkontraktionen verstanden. Diese können zu eigenartigen Bewegungen und Haltungen führen. Sie können am ganzen Körper auftreten oder nur bestimmte Körperteile, bzw. Muskelgruppen betreffen.

Dystonien sind im Säuglingsalter sehr häufig anzutreffen. Die fokalen Dystonien werden nach den Muskelgruppen unterschieden, die hauptsächlich betroffen sind:

- zervikale Dystonie (Schiefhals/Torticollis spasticus)
- Blepharospasmus (Lidkrampf)
- spasmodische Dysphonie (Stimmbandkrampf)
- oromandibuläre Dystonie (Mund-, Zungen-, Schlundkrampf)
- aktionsspezifische fokale Dystonien (z. B. Schreibkrampf)

Viele Dystonien, insbesondere Haltungsdystonien, wie z. B. die Jet-Stellung oder die Opisthotonushaltung, verschwinden bei Willkürbewegungen und sind somit meist harmlos.

Konkret wird beim Kind durch passive Bewegung der Beine der Grundtonus erspürt (s. Abb. 17.**12**). Es ist zu beachten, dass der muskuläre Tonus sehr oft familiär determiniert ist. Die Beobachtung der Körperhaltung der Eltern gibt dazu Hinweise!

Schritt 6: provozierte Bewegungen

Nach der Motoskopie und der klinischen Prüfung des Muskeltonus werden ergänzend provozierte Bewegungen ausgelöst. Leider ist die neurologische Untersuchung (Muskeleigenreflexe, Auslösen von Primitiv- und Fremdreflexen usw.) dabei wenig bis gar nicht aussagekräftig. Der neurologische Status diskriminiert nicht genügend zwischen „gesund“ und „krank“. Deshalb empfiehlt es sich, den klassischen Neurostatus nur bei ganz spezifischen Fragestellungen durchzuführen.

Es gibt in der Literatur eine Vielzahl von Vorschlägen, wie die neuromotorische Untersuchung des Säuglings durchzuführen ist, aber kaum Konsens darüber, welcher der richtige ist. Keiner hat sich letztlich durchgesetzt. Einige sind, wegen ungenügender Spezifität, Sensitivität und/oder Prädikabilität, zu großem Zeitbedarf, zu großer Belastung des Kindes oder allen Gründen, zusammen schlicht obsolet. In den ersten Lebensmonaten hat sich die Untersuchung der Neuromotorik mittels provozierten Bewegungen in Anlehnung an Milani-Comparetti und Bobath bewährt (Abb. 17.**12** und Abb. 17.**13**).

Lage/ Untersuchung	Art		Durchführung	Beachten
Rückenlage	Spontanmotorik, General Movements		Prechtl-Stadien 3/4 Optimalitäts-Score	Qualität, Symetrie (tonische Haltemuster und Reflexe)
	Kontaktaufnahme und Interaktion	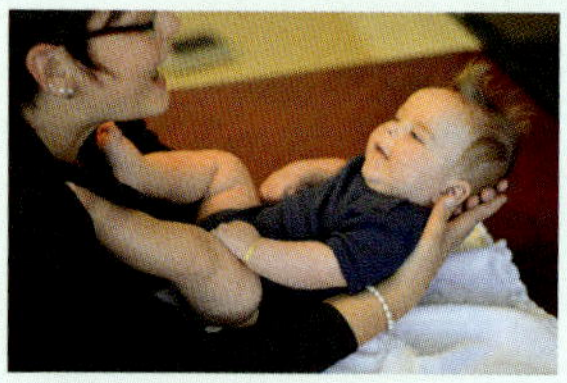	eine gute Stimmung zum Einstieg erleichtert die Untersuchung massiv und man kann gleichzeitig die beidseitige Fixation der Augen und Nachverfolgen prüfen	Fixation, Nachverfolgen
	Muskeltonus	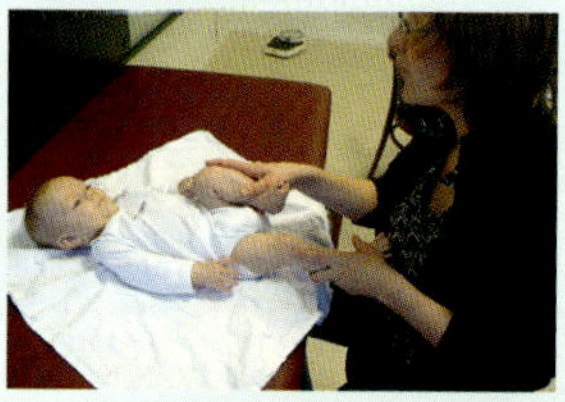	passive Bewegungen der Beine, Spüren des Tonus	hoch, tief?
	tonische Haltemuster, Reflexe	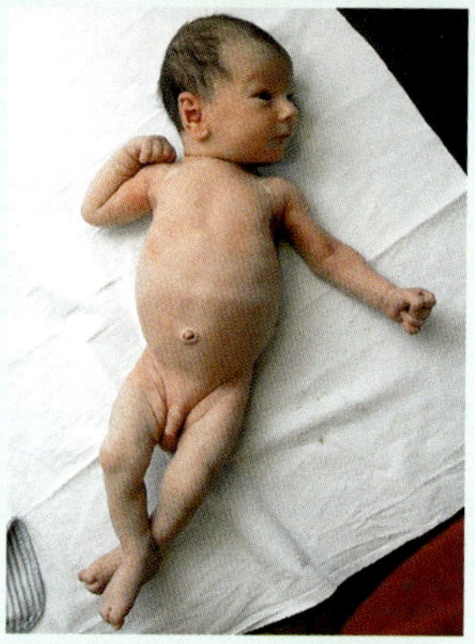	Beobachten des asymetrischen/ symmetrischen tonischen Nackenreflexes usw. beobachten	Persistenz, Einfluss
	Interaktion	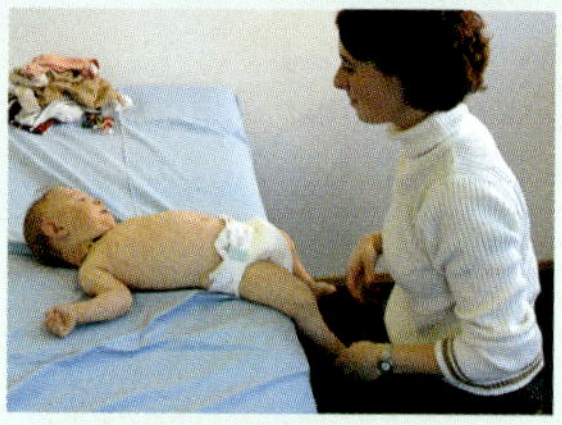	kommunikative Fähigkeiten, Blickkontakt	Verfolgen, Lächeln, Beobachten
	Handmotorik	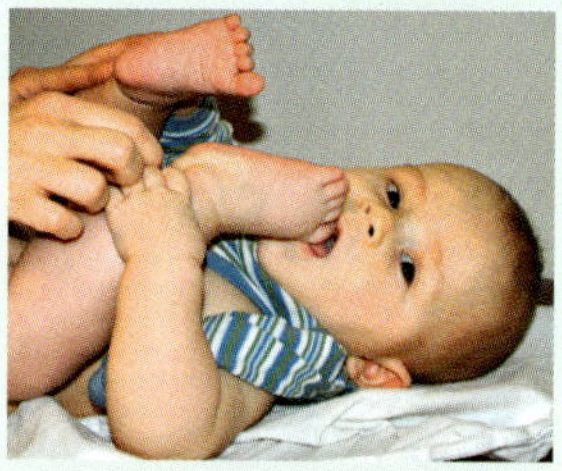	visuomotorische Koordination, Tasten, Greifen, Passieren, bipedal Greifen	Symmertie, Qualität; Synkinesie
a	Exploration	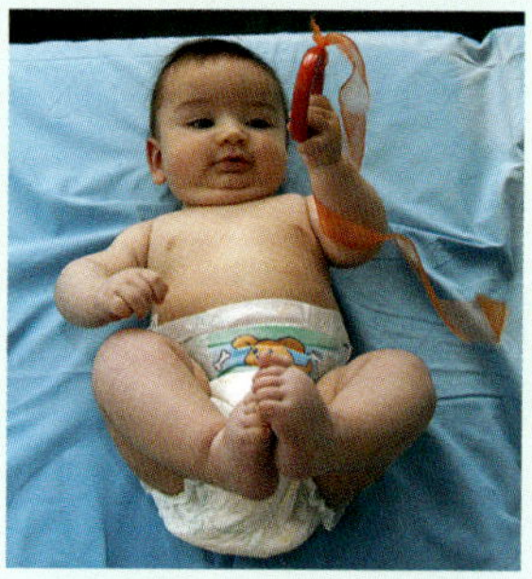	oral, visuell, taktil	Qualität

Abb. 17.**12** Modifizierter Untersuchungsgang (Basisuntersuchung) zur Beurteilung der psychomotorischen Entwicklung des Säuglings im Rahmen der Vorsorgeuntersuchung. Die farbig hinterlegten Untersuchungen werden zusätzlich und ergänzend vor allem bei Verdacht auf das Vorliegen einer Asymmetrie durchgeführt.

Lage/ Untersuchung	Art		Durchführung	Beachten
somatische Untersuchung	Sinnesorgane, Herz-Kreislauf-System, Abdomen, Genitale, Bewegungsapparat usw.		nach Vorgabe der altersgerechten Vorsorgeuntersuchung	Messen, Befunden
	Sensorik	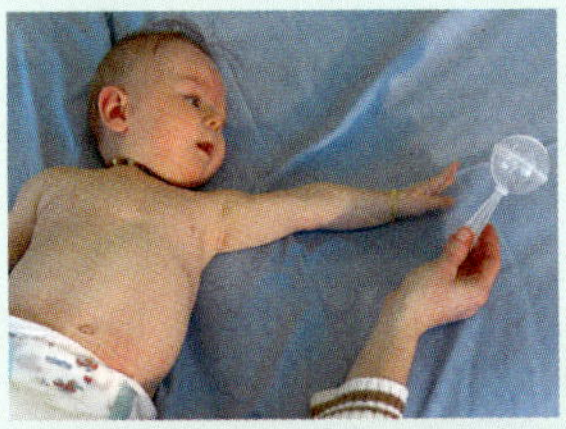	Reaktion auf die Hochtonrassel, taktile Abwehr?	Verfolgung von Gesicht oder Gegenständen mit den Augen, Drehen zur Reizquelle erst ab 3. Monat möglich (internationale Reizverarbeitung)
Aufsitzen	Traktionsversuch (selbstständiges Aufsitzen)	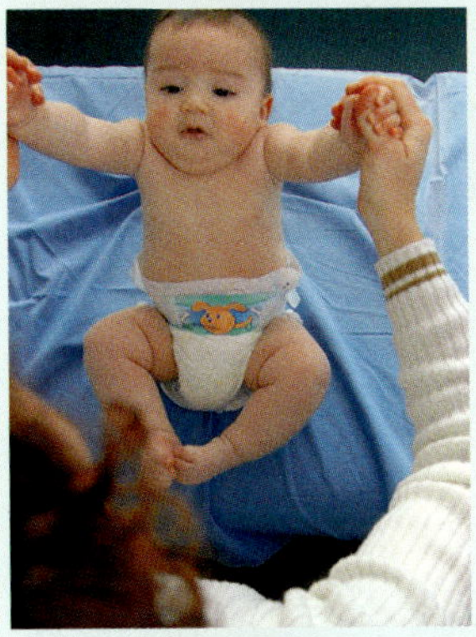	Kopf in Mittelstellung, Halten der Hände, leichter Zug an den Armen (dem Kind Gelegenheit geben, die Bewegung zu antizipieren), Aufziehen zum Sitzen	Mitnahme des Kopfes, Tonisierung des Rückens, der Arme; Flexion im Beckenbereich symmetrisch
Sitzen		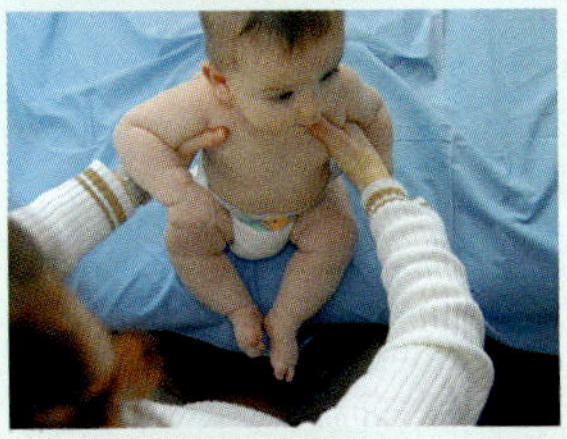	Hände wechseln auf den Rumpf, die Taille	Kind tonisiert den Rumpf und richtet ihn auf; Kopfkontrolle?
seitliches Kippen	Stellreaktionen	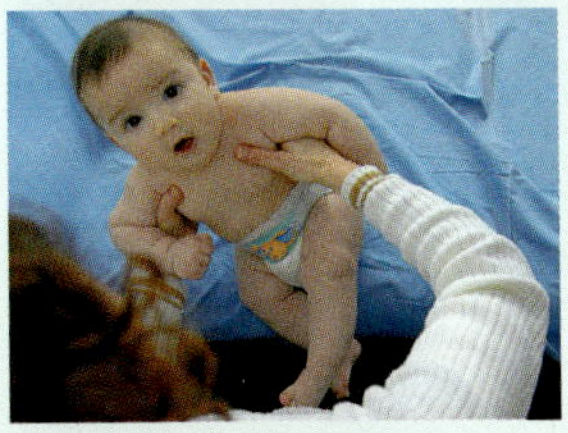	langsames Kippen des Kindes um ca. 45° mit langer und kurzer Seite	Gleichgewichtsreaktion der Beine beidseits; Asymmetrie?
Stehen	stehend gehalten	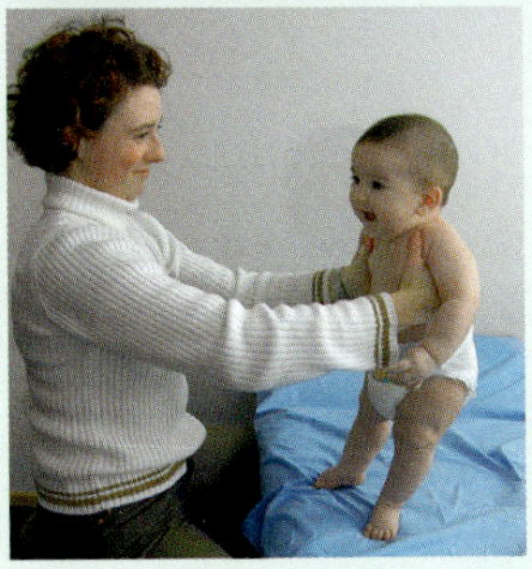	Kind wird am Rumpf gehalten, auf die Füße gestellt	plantigrad abgestellte Füße? Übernimmt er das Gewicht? Aufrichtereaktion? Asthasie?

b

Lage/ Untersuchung	Art	Durchführung		Beachten
Schweben	Lageversuch	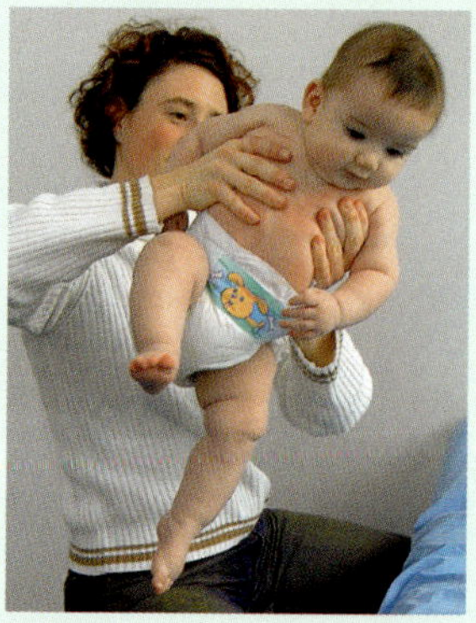	am Rumpf gehalten langsam seitwärts Kippen um ca. 30–40°	Haltungs- und Muskeltonus prüfen; tonische Haltungsmuster? Reaktion der Arme, der Beine, Tonisierung und Beugung des Rumpfes
	Lagereaktion	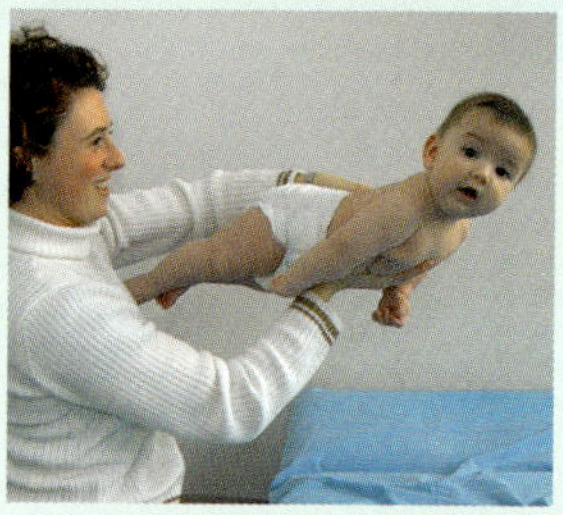	waagerecht gehaltenes Kind	Lage des Kopfes zur Körperachse? Tonisierung des Rumpfes und der Beine
	Fallschirmreaktionen vorwärts, eventuell seitwärts	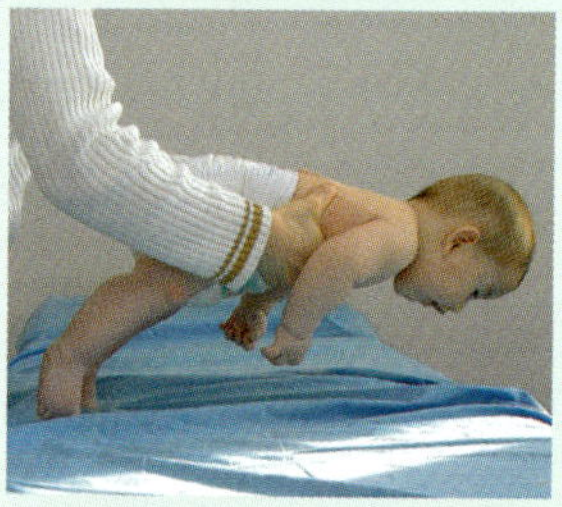	Kind am Rumpf gehalten auf die Unterlage kippen	Werden beide Arme/Hände symmetrisch nach vorn genommen?
Bauchlage		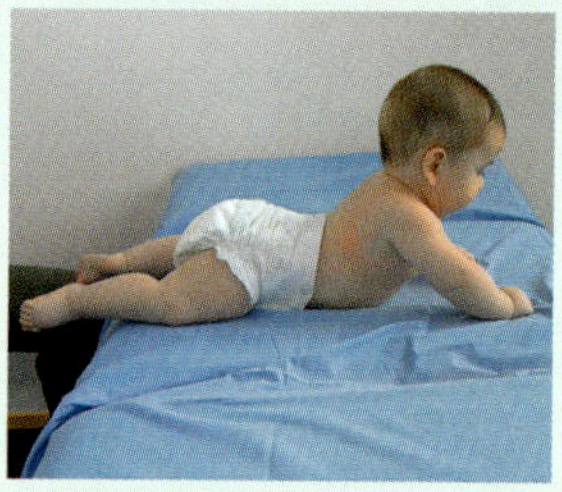	Nimmt das Kind die Arme (passiv nach hinten genommen) wieder symmetrisch nach vorn?	Ellenbogen-, Armstütz; Kopfkontrolle, Tonisierung der Beine / wird symmetrischer tonischer Nackenreflex utilisiert?
Drehen	von Bauchlage in die Rückenlage		Ziehen an einem Bein (lange Seite) und Stoßen am anderen Bein zur Einleitung einer Körperdrehung	Kommen beide Seiten symmetrisch mit Derotation des Rumpfes zur Drehung oder dreht das Kind „en bloc“?
eventuell Placing-Reaktion	(vor allem bei beobachteten Asymmetrien der Extremitätenmuster)		ein Bein gehalten, Kind in leichter Vorlage; Fußrücken an der Liege: Fuß wird gehoben und plantigrad auf die Unterlage abgelegt	Asymmetrien, Spitzfüße
eventuell Pivotieren, Rollen, Kriechen, Aufstehen usw. c		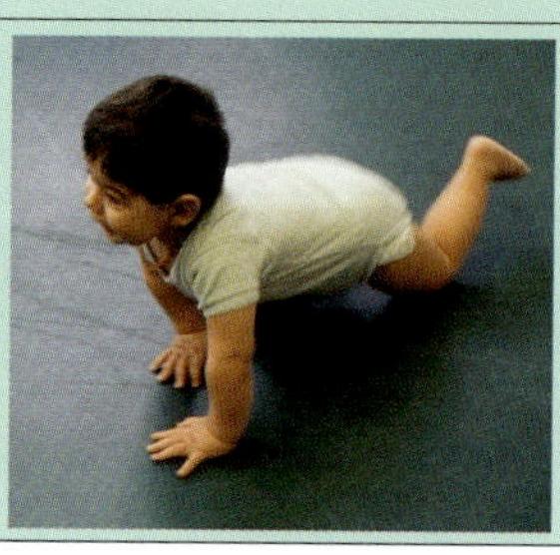	alle Übergänge genau beobachten	Dissoziation der Beine, Stellung der Füße; Tonisierung des Rumpfes

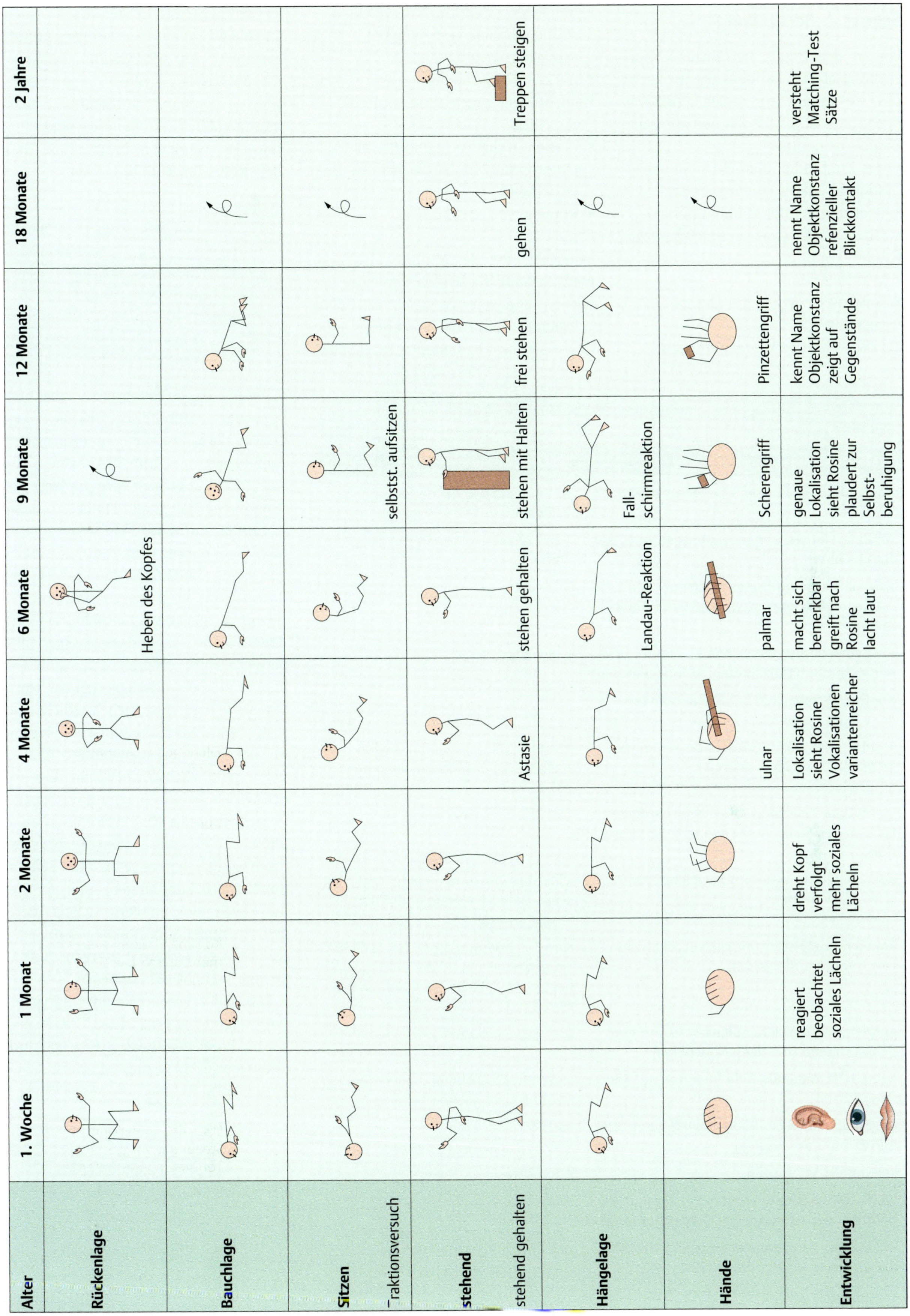

Abb. 17.**13** Synopsis der pychomotorischen Entwicklung der ersten 24 Lebensmonate (50 %-Regel, d. h., 50 % der Kinder erfüllen die Aufgabe).

Schritt 7: Beurteilung

Ein in der Praxis bewährter Untersuchungsablauf, bei dem die Beobachtung des Kindes von ungleich größerer Bedeutung ist als die Manipulation des Kindes, ist demnach:

- das Kind selber ausziehen (Tonus spüren) oder ausziehen lassen
- Beobachtung der Spontanmotorik (General Movements) in Rückenlage
- Interaktion
- Wahrnehmung
- somatische (Vorsorge-)Untersuchung
- Länge und Kopfumfang messen
- aufziehen (Traktion), sitzen lassen, seitlich kippen, stehen lassen, schweben lassen
- auf die Waage stellen
- zurück mit Lagereaktionen in die Bauchlage
- drehen in die Rückenlage (weitere Untersuchungen bei Bedarf und Unsicherheit)
- impfen

Es erfolgt die Bestimmung des Entwicklungsalters (Vergleich mit der Synopsis) und der Vergleich mit dem chronologischen Alter des Kindes. Eine Übereinstimmung bedeutet, es ist alles in Ordnung (das ist der Mutter auch umgehend mitzuteilen). Falls es Auffälligkeiten gibt (Entwicklungsalter ≠ chronologisches Alter, Asymmetrie oder Hypotonie vorhanden), sind selbstverständlich weitere Abklärungen oder die Überweisung an ein spezialisiertes Zentrum angezeigt.

> **!** Bei frühgeborenen Kindern muss für die Beurteilung der Entwicklung zwingend das Gestationsalter berücksichtigt werden; dies gilt vereinbarungsgemäß bis zum 2. Geburtstag!

Während des 1. Lebensjahrs, und hier besonders während der ersten 6 Lebensmonate, werden neurologische Auffälligkeiten (Tonusstörungen, Störungen der zentralen Erregbarkeit, pathologische Halte- und Stellreaktionen, Asymmetrien sowie Persistenz neonataler Reaktionen und Automatismen) bei vielen Säuglingen beobachtet. Jedoch ist erst im Verlauf sicher zu entscheiden, ob sie als pathologisch bedeutsam oder als vorübergehende, insgesamt aber prognostisch günstige neurologische Auffälligkeiten zu werten sind. Dies lässt sich letztlich erst dann sagen, wenn die typischen Befunde über den 6. Lebensmonat hinaus nicht mehr nachweisbar sind. Eigentlich wird dabei die Diagnose retrospektiv gestellt. Viele Kinder kommen aber unter der Diagnose „Durchgangssyndrom“ möglicherweise in den Genuss unnötiger Behandlungen, ebenso, wie die Eltern unnötig verunsichert werden. Auch hier könnte eine vereinfachte, reproduzierbare Untersuchungstechnik klärend wirksam sein.

Tab. 17.4 zeigt eine Reihe von Alarmsymptomen, die verdächtig für eine gestörte Entwicklung des Kindes sind und weitere Abklärung erfordern.

Tab. 17.**4** Alarmsymptome einer gestörten Entwicklung des Säuglings (nach Touwen 1993).

Beobachtung	Alter des Kindes
Bewegungsarmut und Mangel an Initiative	zunehmend wichtig nach dem 1. Monat
(unilaterale) stereotype Haltungen, z. B. der Hand (Faust)	jedes Alter
Vernachlässigung (Bewegungsarmut) eines Armes oder Beines, asymmetrische Bewegungen	jedes Alter
Kind rutscht aus den Händen, wenn es unter den Achselhöhlen gehalten wird (Hypotonie)	jedes Alter
Kopfhalteschwächen beim Traktionstest oder beim Sitzen	jedes Alter
Tremor während spontaner Bewegungen, wenn das Kind nicht schreit	kann bei aktiven Kindern bis zum Alter von 4 – 5 Wochen vorkommen; mit zunehmendem Alter verdächtig
stereotype Extension der Hüften, Knie und Füße in vertikaler Aufhängung (z. B. Scissoring)	nach 4 – 5 Monaten
persistierender und symmetrischer tonischer Nackenreflex	stereotyp immer verdächtig (zwischen 0 und 7 Monaten intermittierend vorhanden)
konstanter Opisthotonus (Hyperextension von Nacken und Rücken)	zum Teil intermittierend bei aktiven Säuglingen während der ersten 3 Lebensmonate; wenn konstant, immer verdächtig
auf dem Lumbosakralgelenk statt auf dem Gesäß sitzend (Hüfthyperextension)	Alarmsignal ab dem „sitzenden Alter“
keine oder ungenügende Reaktion auf Lärm	jedes Alter, zunehmend nach den ersten Lebenswochen
ungenügende Verfolgungsbewegungen der Augen (und des Kopfes)	nach 4 – 6 Wochen
konstanter Strabismus	jedes Alter
weite Nähte, straffe Fontanelle, anomal erhöhter (oder verminderter Schädelumfang)	jedes Alter
konstantes Sonnenuntergangsphänomen, mangelhafte Mimik, Erbrechen	jedes Alter (inkonstantes Sonnenuntergangsphänomen kann bei Frühgeborenen und zu kleinen Säuglingen während der ersten Lebensmonate beobachtet werden)

Literatur

Amiel-Tison V, Grenier A. Neurological assessment during the first year of life. New York: Oxford University Press; 1986

Aylward GP. Bayley Infant Neurodevelopmental Screener (BINS). San Antonio: Psychological Corp; 1999

Ballard JL, Novak KK, Driver M. A simplified score for assessment of fetal maturation of newly born infants. J Pediat 1979; 95: 769-774

Baumann T, Joss E. Prävention in der Pädiatrie. 3. Aufl. Bern: Schweizerische Gesellschaft für Pädiatrie; 1999

Baumann T. Entwicklungspädiatrie, ein Skript. 2. Aufl. Solothurn: Tri-Media; 2001

Baumann T. Atlas der Entwicklungsdiagnostik. Stuttgart: Thieme; 2007

Bax M, Hart H, Jenkins SM. Child development and child health. Oxford, London: Blackwell Scientific; 1990

Bax M, Withmore K. Neurological examination of the newborn. Develop Med Child Neurol 1999; 40: 651

Bobath B. Bobath K.: Die Diagnose cerebraler Lähmungen beim Säugling. Arch Dis Childhood 1956; 31: 159 (Sonderdruck)

Brazelton TB. Neonatal Behavioral Assessment Scale. Clinics in Developmental Medicine, No. 50. London: Spastics International Medical Publications; 1973

Brazelton TB, Nugent JK. Neonatal Behavioral Assessment Scale. Clinics in Developmental Medicine, No. 137, 3rd ed. London: MacKeith Press; 1995

Brockmann K. Früherkennung der Zerebralparese: Wen, wie und warum untersuchen. Kinderärztl Prax 2007; 5: 257 – 265

Campbell S, Hedeker D. Validity of the test of infant motor performance for discriminating among infants with varying risk for poor motor outcome. J Pediatr 2001; 139: 546 – 551

Collis E. Some differential characteristics of cerebral palsy in infancy. Arch Dis Childh 1954; 29:113 – 122

Ellenberg J, Nelson K. Early recognition of infants at high risk for cerebral palsy. Dev Med Child Neurol 1981; 43: 705 – 716

Einspieler C, Prechtl HFR, Bos AF et al. Prechtl's method on the qualitative assessment of general movements in preterm, term and young infants. Clinics in Develop Med 2005; 167

Einspieler C, Prechtl H, Bos A. Prechtl's method on the qualitative assessment of general movements in preterm, term and young infants. New York: Cambridge University Press; 2005

Fenichel G. Clinical pediatric neurology. Philadelphia: Elsevier/Saunders; 2005

Ferrari F, Cioni G, Einspieler C et al. Cramped synchronized general movements in preterm infants as an early marker for cerebral palsy. Arch Pediatr Adolesc Med 2002; 156 (5): 460 – 467

Frankenburg WK. The Denver developmental screening test. Dev Med Child Neurol 1969; 11: 260 – 262

Frankenburg WK, Goldstein AD, Camp BW. The revised Denver Developmental Screening Test: its accuracy as a screening instrument. J Pediat 1971; 79: 988 – 995

Frankenburg WK, Fandal AW, Sciarillo W et al. The newly abbreviated and revised Denver Developmental Screening Test. J Pediat 1981; 99: 995 – 999

Frankenburg WK, Dodds J, Archer P et al. The Denver II: a major revision and restandardization of the Denver Developmental Screening Test. Pediatrics 1992; 89: 91 – 97

Gesell A. Infant assessments such as the Gesell System of Developmental Diagnosis. 1925

Hellbrügge, T. Münchener funktionelle Entwicklungsdiagnostik. Lübeck: Hansisches Verlagskontor; 1994

Hellbrügge T, Lajosi F, Menara D. Fortschritte der Sozialpädiatrie 4: Münchner Funktionelle Entwicklungsdiagnostik: Erstes Lebensjahr, 7. Aufl. Lübeck: Hanseatisches Verlagskontor; 2002

Illingworth R. The normal child. New York: Churchill Livingstone; 1983

Köng E. Früherfassung zerebraler Bewegungsstörungen. Päd Fortbildungskurse Praxis 1972; 33: 1 – 14

Lubchenco O, Hansman CH, Dressier M, Boyd E: Intrauterine growth as estimated from liveborn birthweight data at 24 to 42 weeks of gestation. Pediatrics 1963; 793 – 800

Mark Ellenberg J, Nelson K. Early recognition of infants at high risk for cerebral palsy. Dev Med Child Neurol 1981; 43: 705 – 716

Michaelis R, Berger R. Neurologische Basisuntersuchung für das Alter von 0 – 2 Jahren. Monatschr Kinderheilk 2007; 155: 506 – 513

Milani-Comparetti A, Gidoni E. Routine developmental examination in normal and retarded children. Devel Med Child Neur 1967; 9: 631 – 638

Ohrt B. Die entwicklungsneurologische Untersuchung von Kindern in den ersten beiden Lebensjahren. In: Prechtl H. The neurological examination of the full term newborn infant. Clinics in Developmental Medicine, No. 63. 2nd ed. London: Heinemann/Lippincott; 1994

Prechtl HF. Qualitative changes of spontaneous movements in fetus and preterm infant are a marker of neurological dysfunction. Early Hum Dev 1990; 23: 151 – 158

Prechtl H, Einspieler C, Paolicelli PB et al. An early marker for neurological deficits after pennatal brain lesions. Lancet 1997; 349: 1361 – 1363

Schlack HG, Hrsg. Entwicklungspädiatrie. München: Marseille; 2004

Schlack HG, Largo RH, Michaelis R. Praktische Entwicklungsneurologie. München: Marseille; 1994

Strassburg HM, Dacheneder W, Kreß W, Wangerin G. Entwicklungsstörungen bei Kindern: Praxisleitfaden für die interdisziplinäre Betreuung, 4. Aufl. München: Elsevier; 2008

Straßburg H-M. Beurteilung der normalen Entwicklung. In: Dacheneder W, Kreß W, Straßburg H-M, Hrsg. Entwicklungsstörungen. 2. Aufl. München: Urban & Fischer; 2000

Suchodoletz W. Früherkennung von Entwicklungsstörungen. Göttingen: Hogrefe; 2005

Touwen B. Neurological Development in Infancy. Clinics in Developmental Medicine No. 58. London: Heinemann/Lippincott; 1976

Touwen B. Die Untersuchung von Kindern mit geringen neurologischen Funktionsstörungen. Stuttgart: Thieme; 1982

Touwen B. Pränatale und frühe postnatale motorische Entwicklung und ihre Bedeutung für die Früherkennung von Entwicklungsstörungen. Monatsschr Kinderheilk 1993; 141: 638 – 642

Vojta V. Die zerebralen Bewegungsstörungen im Säuglingsalter. Frühdiagnose und Frühtherapie. Stuttgart: Thieme; 2004

Vojta V. Die zerebralen Bewegungsstörungen im Säuglingsalter. Frühdiagnose und Frühtherapie. 7. Aufl. Stuttgart: Thieme; 2004

Reflexe und Reaktionen des Säuglings

Definition Reflexe

Reflexe sind unwillkürlich und regelhaft ablaufende Vorgänge als physiologische Reaktion eines Erfolgsorgans auf einen adäquaten Reiz. Strukturelle Grundlage ist der Reflexbogen. Unterschieden werden:

- *Monosynaptische oder Muskeleigenreflexe:* Reizort und Erfolgsorgan sind identisch; der entsprechende Reiz ist hierbei die Dehnung der Muskelspindel und führt zur Muskelkontraktion als Reflexantwort.
- *Polysynaptische oder Fremdreflexe:* Hierbei sind Reizort und Erfolgsorgan verschieden.

Frühkindliche Reflexe werden besser als Reaktionen bezeichnet, denn Reflexe bleiben unveränderbar, Reaktionen aber werden sich verändern. Für die Entwicklungspädiatrie sind diejenigen relevant, die in der Zeit der ersten Lebenswochen und -monate physiologisch auftreten und mit zunehmender Ausreifung der stammesgeschichtlich jüngeren Strukturen des zentralen Nervensystems (Putamen, Nucleus caudatus, Großhirnrinde und Pyramidenbahn) allmählich verschwinden. Fehlen, Fortbestehen (verlängert oder dauernd) oder Seitenasymmetrie sind diagnostische Hinweise für eine zerebrale Störung. Die Reize werden hauptsächlich von den Hautrezeptoren und vom Labyrinth aufgenommen; der Reflexbogen läuft über den Thalamus und den Globus pallidus (im Zwischenhirn befindlicher Teil des extrapyramidalen Systems und Zentrum der Trieb- und primitiven Reaktionsbewegungen sowie des unmittelbaren motorischen Ausdrucks) ohne Beteiligung des Großhirns.

Das Testen und Überprüfen der Reflexe im Säuglingsalter hat im klinischen Alltag sehr an Bedeutung eingebüßt. Die Kenntnis der einzelnen Reaktionen und ihrer (sehr beschränkten) Bedeutung und damit ihrer Wertung ist aber nach wie vor wichtig. Deshalb werde sie in der Folge aufgeführt.

Die Reflexe werden wie folgt eingeteilt (Abb. 17.**14**):

- *Angeborene Reflexe:*
  - Beim Ernährungsvorgang sind dies z. B.:
    - Schluckreflex: Dieser ist beim Trinken auslösbar.
    - Saugreflex: Bei Berühren der Lippen werden Saugbewegungen ausgeführt.
    - Suchreflex (Rooting): Bei Wangenberührung wendet sich der Kopf zum Reiz, und der Mund wird geöffnet.
  - Als automatisierte Körperreaktionen auf Schreck usw. gibt es z. B. den Moro-Reflex, die Greifreflexe, den Magnetreflex, die Bauer-Reaktion usw.
- *Schutzreflexe:* In Bauchlage wird der Kopf zur Seite gedreht. Die Schutzreflexe sind Voraussetzung für die gefahrlose Einnahme der Bauchlage. Hierzu gehören auch Nies-, Husten-, Würge- und Blinzelreflex.
- *Tonische Reflexe:* Sie überwachen die Lage des Körpers im Raum, bestimmen die Stellung der Körperteile zueinander und regulieren die Tonusverteilung der gesamten quergestreiften Muskulatur (blau in Abb. 17.**14**). Beispiele sind Marche automatique, Placing-Reaktion, asymmetrischer und symmetrischer tonischer Nackenreflex, tonischer Labyrinthreflex usw.

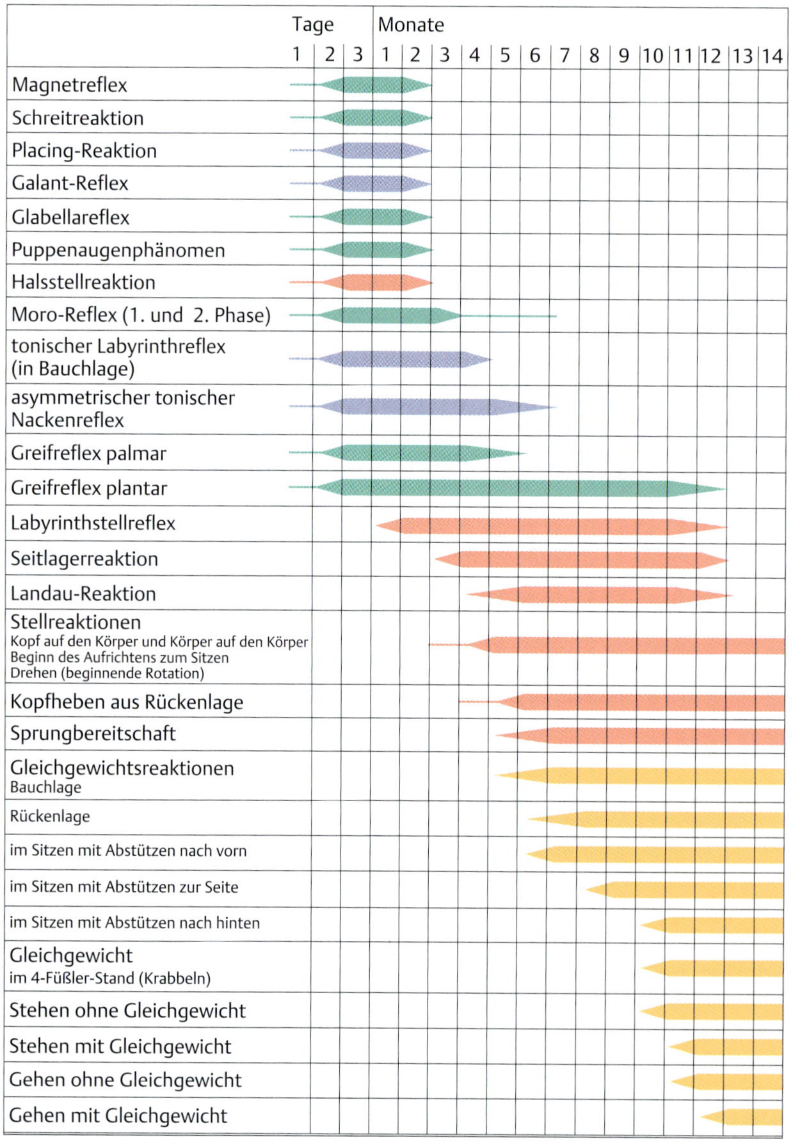

Abb. 17.**14** Reflexe und Reaktionen (nach Flehmig 2007).

- *Stellreaktionen:* Sie lösen im Allgemeinen die tonischen Reflexe ab. Mit ihrer Hilfe wird das Kind befähigt, Lage und Bewegungen des Kopfes, des Rumpfes und der Extremitäten der Schwerkraft entsprechend einzustellen. Sie sind Voraussetzung für die Entwicklung der aufrechten Körperhaltung und der Fortbewegung (rot in Abb. 17.**14**). Beispiele sind Labyrinthstellreaktion, Halsstellreaktion, Körperstellreaktion, optische Stellreaktion, Landau-Reaktion, positive Stützreaktion auf die Beine, Aufziehreaktion usw.
- *Statokinetische Reflexe/Gleichgewichtsreaktionen:* Diese sind während des ganzen Lebens auslösbar. Sie bewirken die Aufrechterhaltung des Gleichgewichts, wenn der Körper passiv aus der Mittelstellung verlagert wird, indem der Stütztonus zunimmt, der der einwirkenden Kraft entgegenwirkt. Sie bilden sich ab dem 7. Monat aus und sollen ab dem 12. Monat voll vorhanden sein (gelb in Abb. 17.**14**). Als Beispiele gelten Sprungbereitschaft und Stütz- sowie Stemmreaktion.

In alphabetischer Reihenfolge werden nun die wichtigsten Reflexe und Reaktionen im Einzelnen mit Text und Bild erklärt.

Akustischer Blinzelreflex

Erzeugen eines Geräuschs im Abstand von 30 cm ohne Windzug führt beim Neugeborenen zum Schließen der Augenlider. Dies ist absolut kein zuverlässiger Test zur Beurteilung des Hörvermögens und im Zeitalter der otoakustischen Emissionsmessung obsolet!

Astasie

Nach der Stützreaktion des Säuglings (Kind wird stehend auf die Unterlage gestellt, übernimmt sein Gewicht und richtet sich auf) versucht er, aus eigener Kraft sein Körpergewicht auf den durchgestreckten Beinen zu halten, scheitert aber nach kurzer Zeit dabei und knickt ein (Abb. 17.**15**). Die Astasie ist ab der 10. Lebenswoche bis zum 5. Lebensmonat physiologisch. Bei fehlender Astasie muss an die Persistenz eines Primitivreflexes (symmetrischer tonischer Nackenreflex) gedacht werden; dies spricht für eine zerebrale Bewegungsstörung.

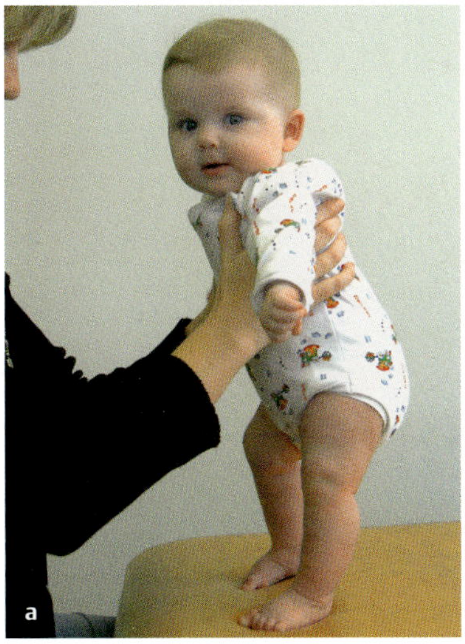

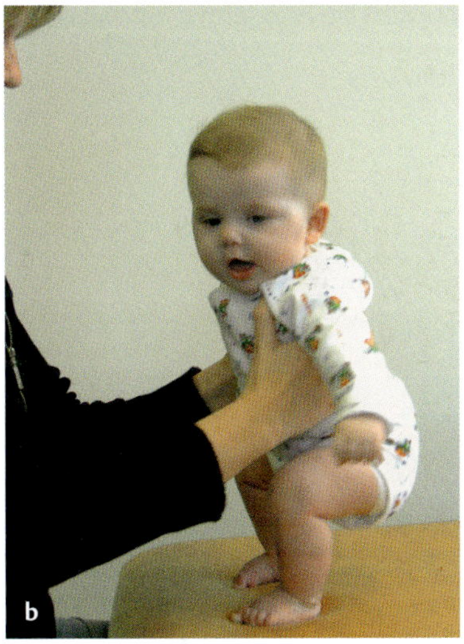

Abb. 17.**15 a, b** Astasie: Nach kurzer Übernahme des Gewichts knickt das Kind ein.

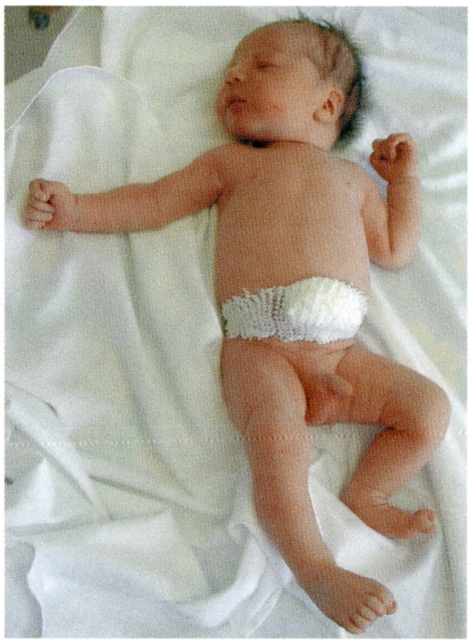

Abb. 17.**16** Asymmetrischer tonischer Nackenreflex nach rechts: Fechterhaltung mit gestreckten Extremitäten auf der Gesichtsseite.

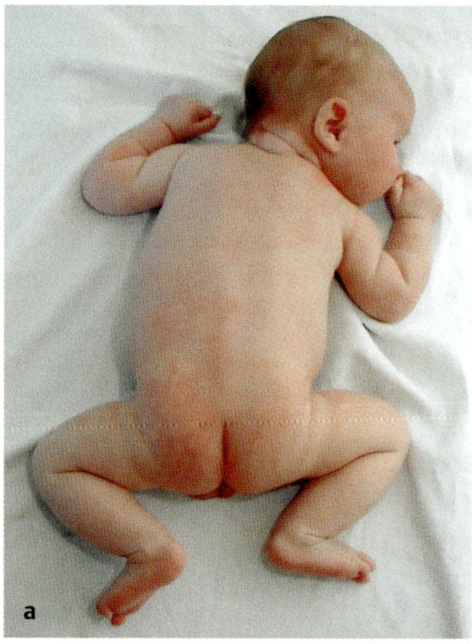

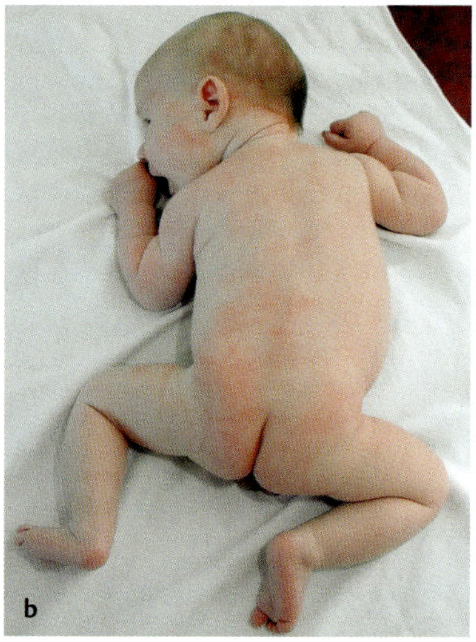

Abb. 17.**17 a, b** Cave: Der asymmetrische tonische Nackenreflex beeinflusst den gesamten Körper. Es handelt sich hier also nicht um eine Skoliose, sondern um eine – je nach Kopfhaltung – durch den asymmetrischen tonischen Nackenreflex beeinflusste skoliotische Haltung (physiologisch).

Asymmetrischer tonischer Nackenreflex

Bei nicht zu brüsker Drehung des Kopfes nach einer Seite erfolgt eine tonische Streckung der auf der Seite des Gesichts liegenden Extremitäten, während die auf der Seite des Hinterhaupts liegenden Extremitäten gebeugt werden – am Arm ausgeprägter als am Bein (Fechterstellung; Abb. 17.**16** und Abb. 17.**17**). Dieser Reflex kann normalerweise infolge von Spontanbewegungen verschwinden. Er vergeht in der Regel im 4.– 5. Lebensmonat, kann jedoch bei minimaler zerebraler Bewegungsstörung sehr lange nachweisbar (reproduzierbar) bleiben. Im 4-Füßler-Stand knickt auf der Hinterhauptseite der Ellenbogen beim Drehen des Kopfes auf eine Seite ein.

Aufrichtreaktion

Werden die Plantae pedis eines Säuglings flach auf eine Unterlage gesetzt, so streckt der Säugling Knie- und Hüftgelenk und richtet sich auf.

Aufziehreaktion

Diese Reaktion wird auch Traktionsversuch genannt. Das Kind wird, nachdem der Kopf in die Mittellage gebracht worden ist und es möglichst mit dem Untersucher visuellen Kontakt aufgenommen hat, an den Händen bzw. Armen hochgezogen. Dabei legt der Untersucher die Daumen in die kindliche Hand und hält die Handrücken bzw. Ärmchen mit den Fingern. Zunächst ist abzuwarten, bis die Arme in Flexionsstellung gehen; dann wird ein Zugimpuls in Richtung Sitz gesetzt (Abb. 17.**18**). Die Reaktionen sind – je nach Alter des Kindes – verschieden und werden in den folgenden Kapiteln jeweils genau dokumentiert. Entscheidend ist dabei, auch die Reaktion des Kindes in der Hüfte zu beobachten: Zieht es die Beine an und flektiert in der Hüfte oder kommt es zu Streckbewegungen? Letzteres ist als Zeichen einer Spastizität der unteren Extremität zu werten.

Babkin-Reflex

Beim Babkin-Reflex drückt der Untersucher beidseits in die Handfläche des Säuglings. Als Reflexantwort öffnet sich der Mund des Kindes. Dieser Reflex kann bei infantiler Zerebralparese persistieren und ein Fütterungshindernis sein.

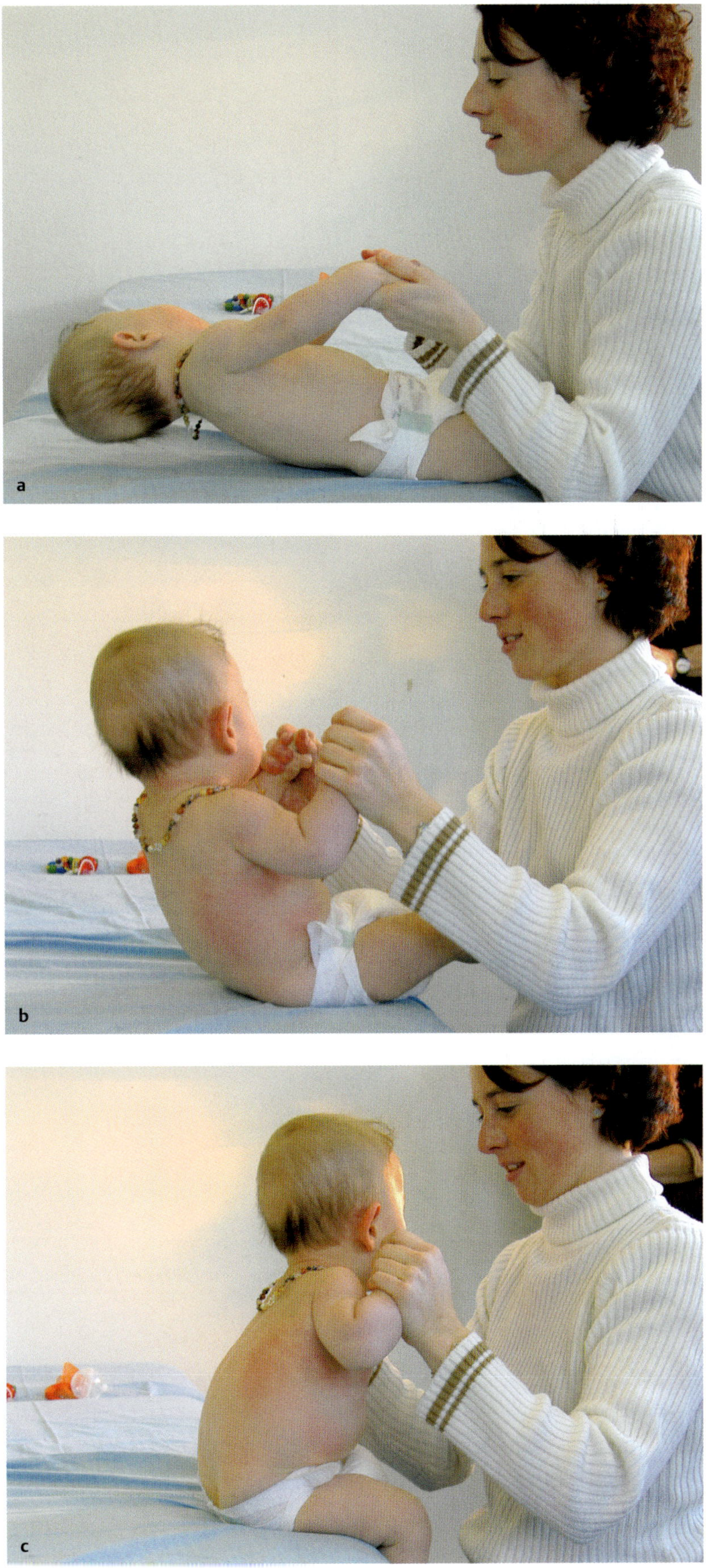

Abb. 17.**18 a – c** Aufziehreaktion.

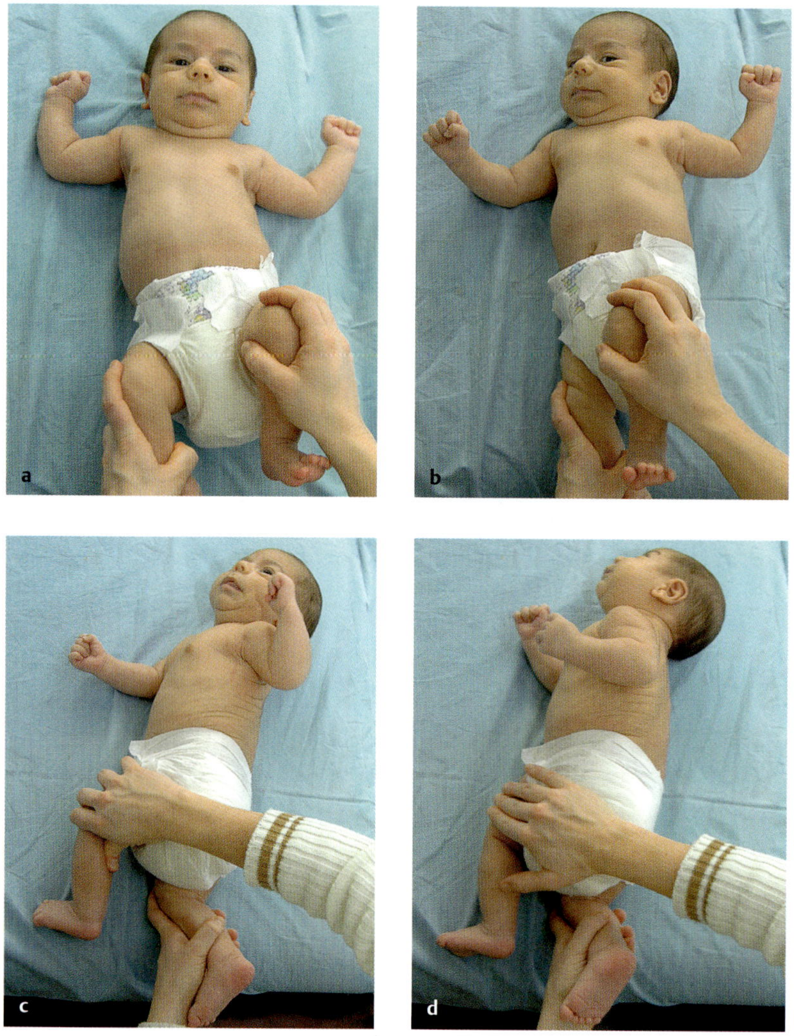

Abb. 17.**19 a – d** Derotation „en bloc“ bei einem 2 Monate alten Säugling.

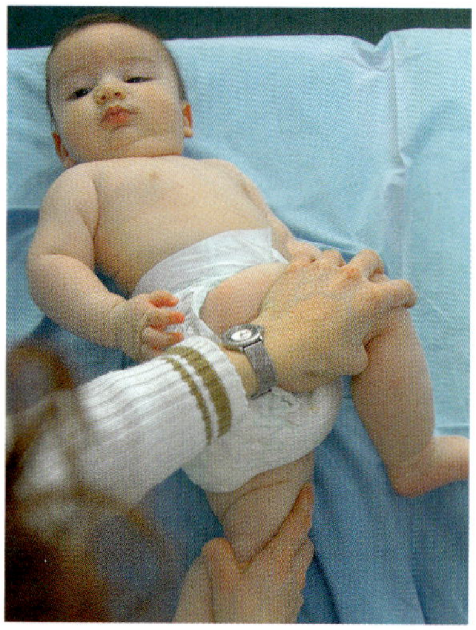

Abb. 17.**20** Aktive Mitarbeit bei der Derotation bei einem 4 Monate alten Säugling.

Derotation

Aus der Rückenlage wird das Kind durch Zug am in Drehrichtung unten liegenden Bein mittels Stoßen am oben liegenden Bein in die Bauchlage gedreht. Ein Kind unter 4 Monaten dreht sich in der Regel „en bloc“ (Abb. 17.**19**). Die Derotation sollte sowohl nach links als auch nach rechts getestet werden. Ein älteres Kind dreht aktiv mit (Abb. 17.**20**). Persistenz ist ein Hinweis auf eine zerebrale Bewegungsstörung.

Durchgangssyndrome

Während des 1. Lebensjahrs – und besonders während der ersten 6 Lebensmonate – werden neurologische Auffälligkeiten (Tonusstörungen, Störungen der zentralen Erregbarkeit, pathologische Halte- und Stellreaktionen, Asymmetrien, Persistenz neonataler Reaktionen und Automatismen) bei vielen Säuglingen beobachtet, bei denen erst im Verlauf sicher zu entscheiden ist, ob sie als pathologisch bedeutsam oder als vorübergehende, insgesamt aber prognostisch günstige neurologische Auffälligkeiten zu werten sind. Dies lässt sich letztlich erst dann sagen, wenn die typischen neurologischen Befunde über den 6. Lebensmonat hinaus nicht mehr nachweisbar sind.

Dyspraxie

Definition Dyspraxie
Die Bezeichnung „Dyspraxie“ bezieht sich auf das von Piaget ausgearbeitete Konzept der Praxie: „Unter Praxie oder Handlung versteht man nicht einfach Bewegungen, sondern ein Zusammenspiel von koordinierten Bewegungen im Hinblick auf eine Absicht oder ein Ergebnis“. Die Dyspraxie beschreibt eine komplexe Organisationsstörung der Handlung, erkennbar an der Unfähigkeit, willkürlich koordinierte Bewegungen, die auf ein Resultat hinzielen, einfach und gezielt durchzuführen.

In der Literatur werden Begriffe, wie „Plumpheit“ und „Ungeschicklichkeit“ leider oft als Synonym für Dyspraxie verwendet, um die Schwierigkeiten bestimmter Kinder zu beschreiben, die in anderen Bereichen „normal“ sind, aber bei der Ausführung jeder Tätigkeit und bei den einfachsten Aufgaben des Alltags, wie z. B. beim Anziehen, Benutzen des Bestecks, Handhaben von Gegenständen und Spielzeug, Fahrradfahren, oder beim Schreiben und Zeichnen größere Probleme zeigen (Abb. 17.**21**, Abb. 17.**22** und Abb. 17.**23**). Es liegt eine Störung der Wahrnehmung sowie der Bewegungsplanung und -durchführung zugrunde (Diagnostik der Wahrnehmungsstörungen mittels Untersuchungsgang nach Ruf-Bächtiger; Ruf-Bächtiger u. Baumann 2004).

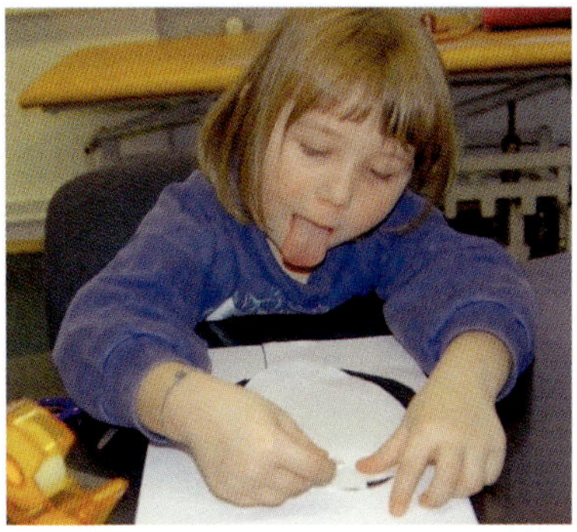

Abb. 17.**21** Ausgeprägte Synkinesie der Zunge bei mäßiger Dyspraxie.

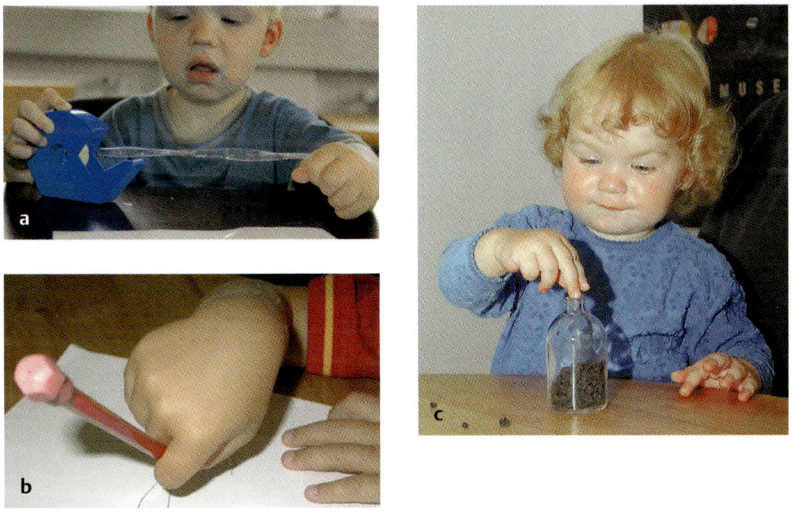

Abb. 17.**22 a – c** Testung der Feinmotorik.
a Umgang mit Klebeband.
b Zeichnen.
c Füllen von Rosinen in eine Flasche.

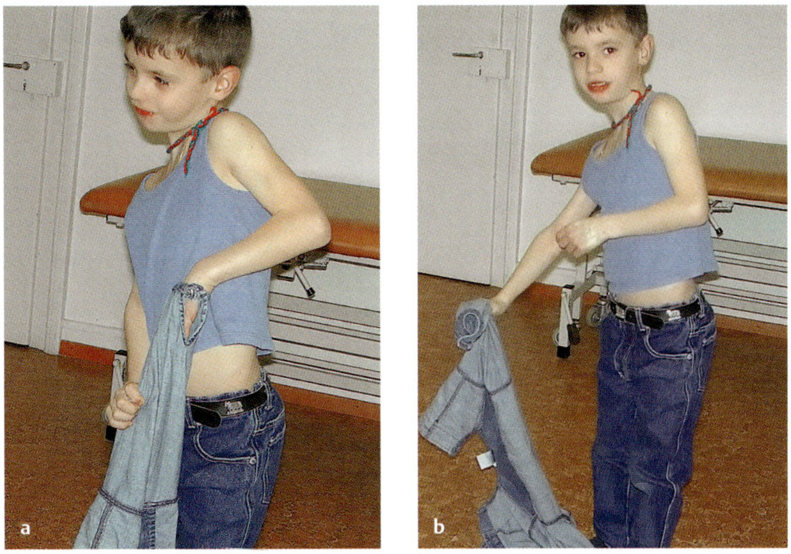

Abb. 17.**23 a, b** Dyspraxie: Auch so kann man sich ausziehen!

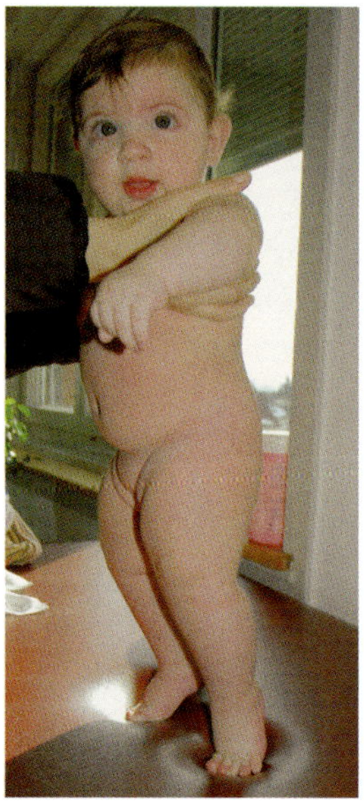

Abb. 17.**24** Situatives, dystones Zehenstehen (hier: Normalbefund).

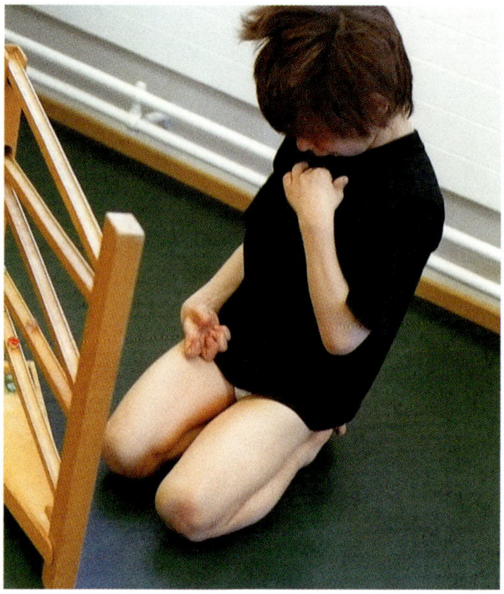

Abb. 17.**25** Aktionsspezifische fokale Dystonie beim Spielen mit der Kugelbahn.

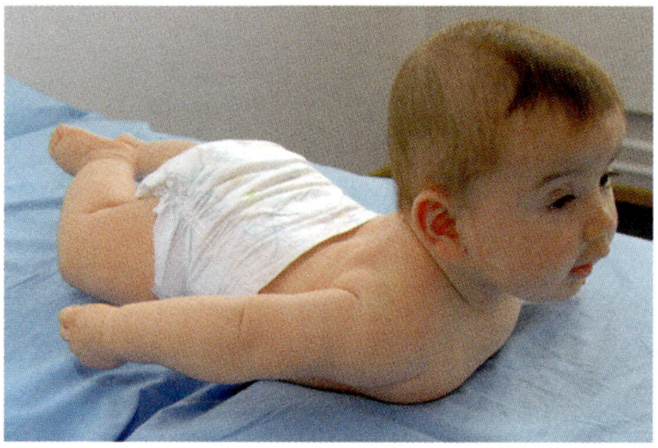

Abb. 17.**26** Diese Jet-Stellung der Arme ist nicht pathologisch, sondern eher eine leichte Dystonie (cave: nicht mit Opisthotonus verwechseln!).

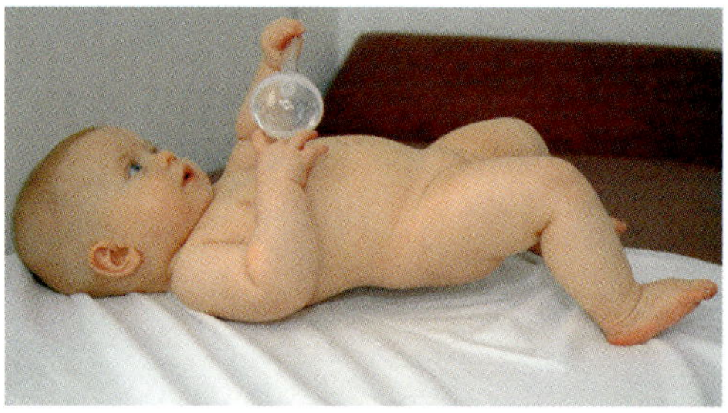

Abb. 17.**27** Auch das Bilden einer „Brücke" ist – beachte die Kopfstellung – kein Opisthotonus, sondern höchstens eine leichte Dystonie (Normalbefund).

Dystonie

Die Definition sowie die Formen der Dystonie im Säuglingsalter sind auf S. 405 nachzulesen. Viele Dystonien, insbesondere Haltungsdystonien, wie z. B. die Jet-Stellung (Abb. 17.**24** bis Abb. 17.**27**), verschwinden bei Willkürbewegungen.

Fallschirmreaktionen

Siehe Abschnitt „Sprungbereitschaft" (S. 427).

Galant-Reflex

Paravertebrales Streicheln führt zur Beugung des Körpers in Richtung der Berührung (Abb. 17.28). Der Galant-Reflex ist ein Fremdreflex und soll Segmentstörungen aufzeigen. Dies ist in der klinischen Anwendung jedoch eher selten eine Fragestellung. Der Reflex kann sicher bis zum 4. Lebensmonat ausgelöst werden, zuweilen länger.

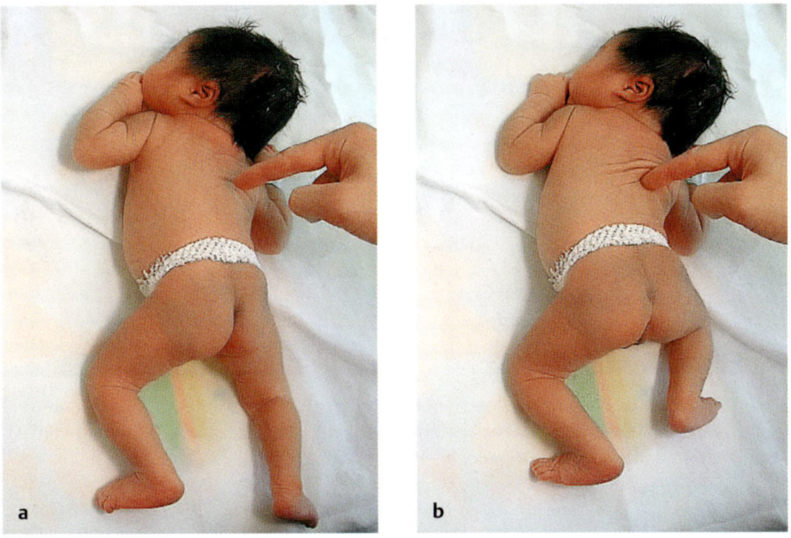

Abb. 17.**28 a, b** Galant-Reflex.

Gekreuzter Adduktorenreflex

Ein Schlag auf die Innenseite der Oberschenkel löst eine Kokontraktion der gegenseitigen Adduktoren aus: Es kommt zur Adduktionsbewegung der Beine. Der Reflex verschwindet in der Regel im 8. Monat. Bei Persistenz besteht ein Verdacht auf Pyramidenbahnläsion bzw. Zerebralparese.

Gekreuzter Streckreflex

Bei passiver Beinflexion (Knie bzw. Hüfte) erfolgt die kontralaterale Extension (bis etwa zum 2. Monat; Abb. 17.29). Eine überschießende Extension ist pathologisch.

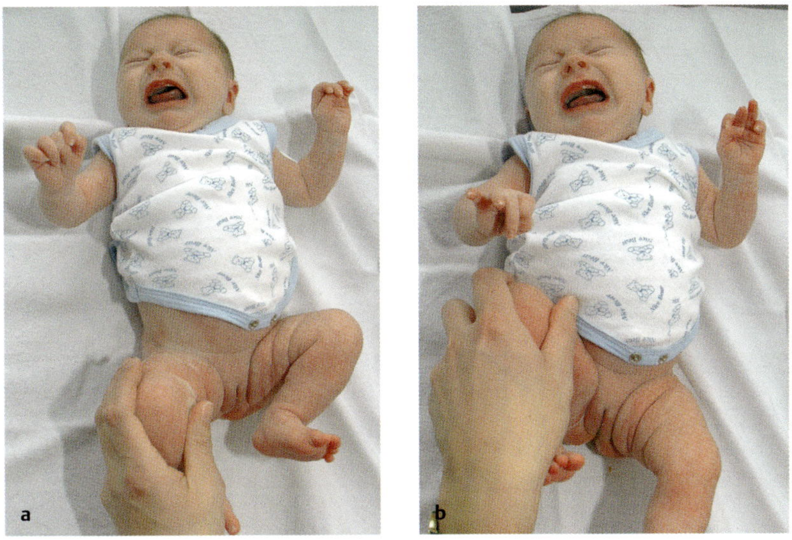

Abb. 17.**29 a, b** Gekreuzter Streckreflex.

Glabellareflex

Auf Druck auf die Mitte der Stirn hin werden die Augen geschlossen (Abb. 17.30). Hier werden Fazialisparesen sichtbar. Der Reflex ist bis in den 3. Monat beobachtbar.

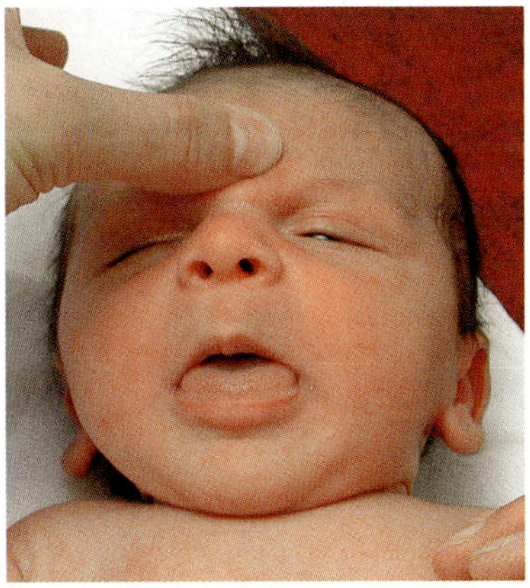

Abb. 17.**30** Glabellareflex.

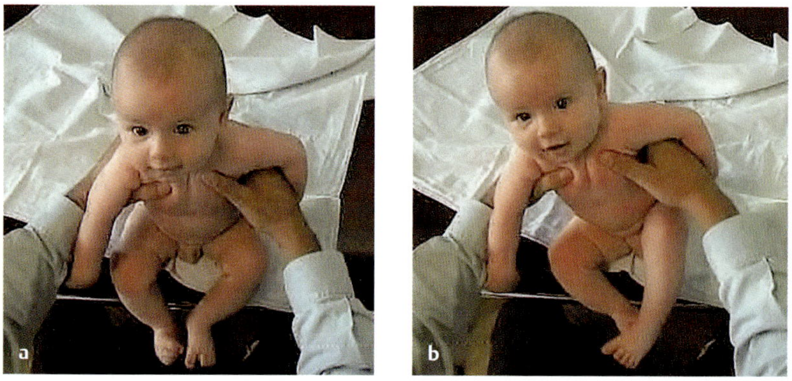

Abb. 17.**31 a, b** Gleichgewichtsreaktion: Durch Kippen des Kindes in der Vertikalen kommt es zum Heben des Beines der Gegenseite (gut geeignet für die Erfassung von Asymmetrien und Hemisyndromen).

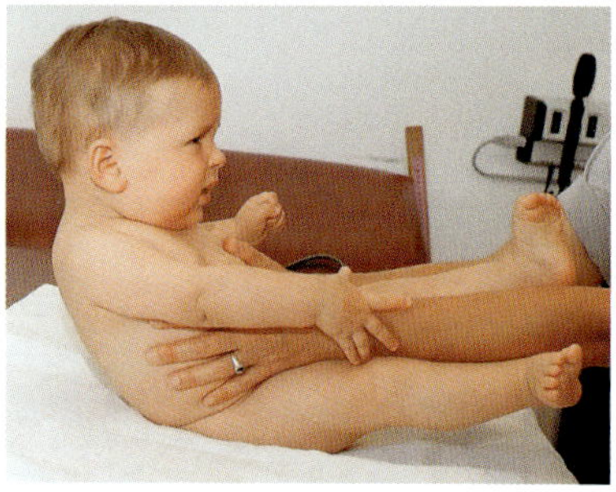

Abb. 17.**32** Gleichgewichtsreaktion: Beim Stoß nach hinten bringt das Kind den Kopf nach vorn und beugt die Wirbelsäule.

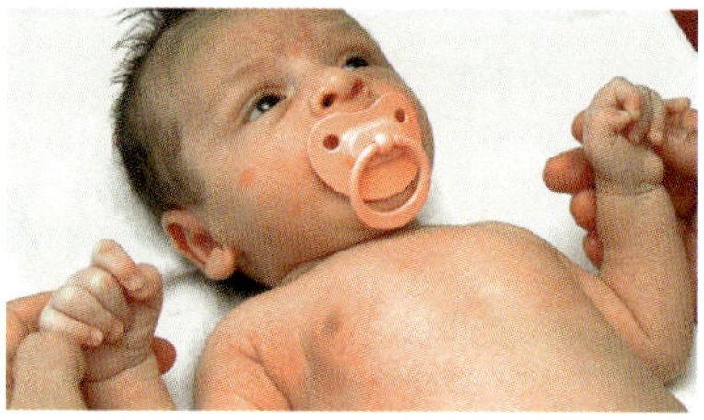

Abb. 17.**33** Handgreifreflex.

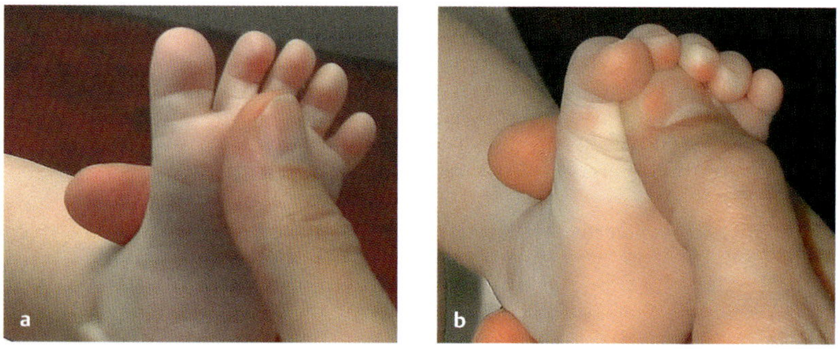

Abb. 17.**34 a, b** Fußgreifreflex.

Gleichgewichtsreaktionen

Dabei handelt es sich um statokinetische Reflexe. Sie sind während des ganzen Lebens auslösbar. Wenn der Körper passiv aus der Mittelstellung verlagert wird, sorgen diese Reflexe für die Aufrechterhaltung des Gleichgewichts, indem der Stütztonus verstärkt wird, der der einwirkenden Kraft entgegenwirkt (Abb. 17.**31** und Abb. 17.**32**). Die Gleichgewichtsreaktionen fangen ab dem 7. Monat an, sich zu entwicklen, und sollen ab dem 12. Monat voll vorhanden sein, z. B. Sprungbereitschaft, Stütz- und Stemmreaktion.

Greifreflex

Bei Berührung der Handinnenfläche oder der Fußsohle in der Nähe der Grundgelenke werden die Finger zur Faust geschlossen (Abb. 17.**33**) bzw. die Zehen plantar gekrümmt (Abb. 17.**34**). Der Greifreflex muss verschwinden, damit das aktive Greifen bzw. Loslassen möglich wird. Bis in den 4. Lebensmonat ist dieser Reflex beobachtbar. Der Fußgreifreflex kann in der Regel bis zum freien Gehen ausgelöst werden.

Halsstellreaktion

Sie bewirkt eine Ausrichtung des Rumpfes nach der Kopfstellung oder eine Korrektur des Kopfes bei Rumpfdrehung (Abb. 17.**35**). Dieser Reflex ergibt sich aus der propriozeptiven Stimulation der Nackenmuskulatur und wird – je nach Literatur – als „Nackenstellreaktion" oder „Halsstellreaktion" bezeichnet. Der Untersucher dreht den Kopf des auf dem Rücken liegenden Kindes zur Seite. Der gesamte Körper folgt der Drehung; das Kind dreht sich en bloc. Bei Persistieren wird eine Rotation zwischen Kopf und Körper und damit das Aufrichten aus der Rückenlage zum Sitzen über die Drehung unmöglich. Die Halsstellreaktion kann und sollte durch die Derotation ersetzt werden. Bis ca. zum 4. Lebensmonat ist diese Reaktion auslösbar.

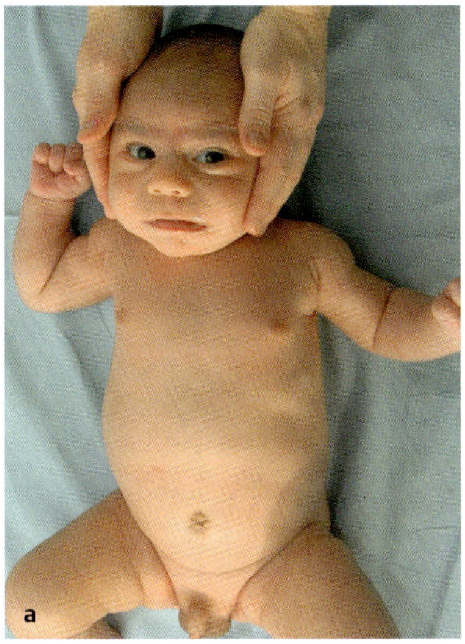

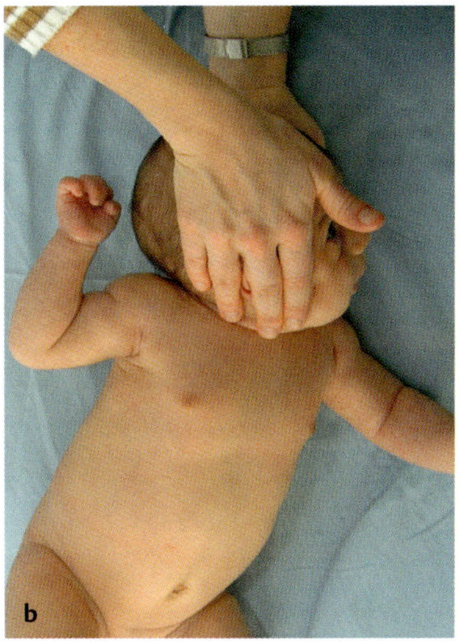

Abb. 17.**35 a, b** Halsstellreaktion: Das Kind richtet seinen Körper nach der Drehung des Kopfes.

Hypotonie

Der Widerstand gegen passive Bewegungen ist bei vorhandener Hypotonie erniedrigt. Auch schon an der Haltung zeigt sich die ungenügende Tonisierung. Das Kind bewegt sich sehr wenig, ist fast adynam bzw. hypodynam. Es liegt breit auf der Unterlage auf und zeigt ungenügende Reaktionen, um die Schwerkraft zu überwinden (Traktionsversuch; Abb. 17.**36**). Bei passiver Prüfung erscheinen die Gelenke überdehnbar. Nicht selten verbirgt sich in einer frühkindlichen Hypotonie eine Spastizität (zerebrale Bewegungsstörung), die per se auch hypoton sein kann. Das sind dann die Kinder, die aus einem „Durchgangssyndrom" eine Zerebralparese entwickeln. Die Mehrheit der Kinder (ca. 75%), die in den ersten 2 Lebensjahren eine Hypotonie zeigen, leiden an einer Zerebralparese; bei dem Rest liegen andere Ursachen vor (s. Tab. 17.**2**).

Größere Kinder und Jugendliche, die unter Hypotonie leiden, zeigen Knick-Senk-Füße, Hohlrundrücken, eine „schlechte Haltung" (s. Mathias-Test) usw. (Abb. 17.**37**).

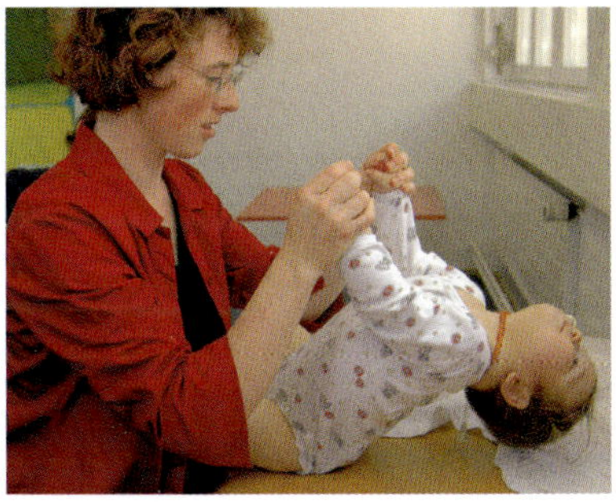

Abb. 17.**36** Ungenügende Tonisierung des Rumpfes und der Extremitäten bei generalisierter Hypotonie mit Persistenz von Primitivreflexen (asymmetrischer tonischer Nackenreflex) bei einem 4 Monate alten Säugling: Durchgangssyndrom.

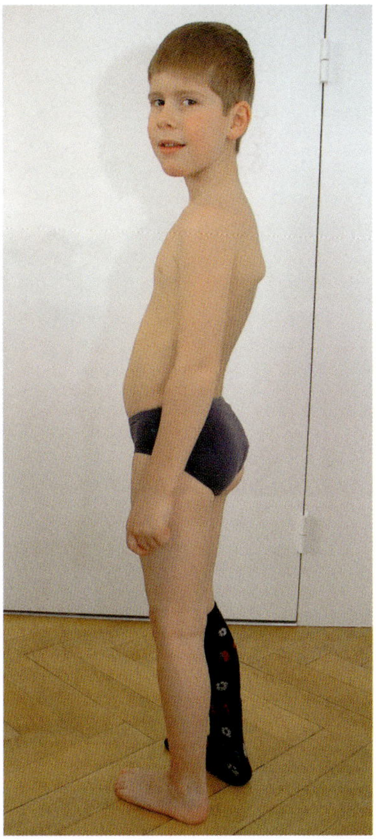

Abb. 17.**37** Hypotonie beim größeren Kind: Es „hängt" in den Schultern, zeigt eine Rekurvation (Endstellungshaltung) in den Knien usw.

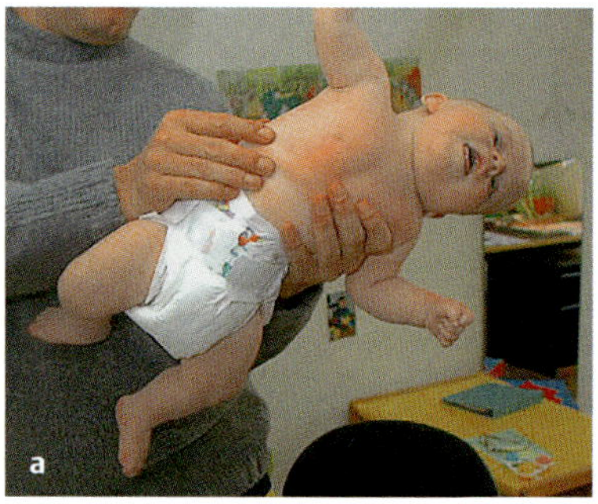

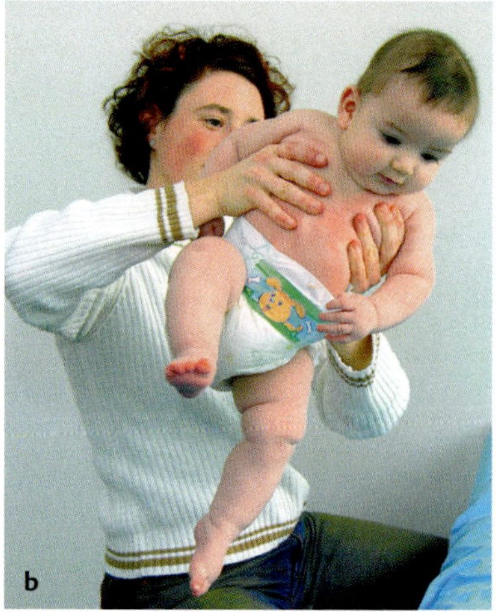

Abb. 17.**38 a, b** Körper im Raum.
a Hypotone Reaktion.
b Gesundes Kind.

Körper im Raum

Damit ist die Körperstellreaktion gemeint. Beim seitlichen Kippen wird der Kopf in der Vertikalen eingestellt, der Rumpf gebogen, und die Extremitäten werden auf der Flexionsseite gestreckt bzw. auf der „kurzen Seite" flektiert (Abb. 17.**38**). Je nach Persistenz von asymmetrischem und symmetrischem tonischem Nackenreflex ist das Muster unterschiedlich. Die Reaktion lässt jedoch Asymmetrien schön zutage treten. Sie beginnt sich ab dem 7. Monat auszuwirken.

Kornealreflex

Die Untersuchung dieses Reflexes funktioniert am besten in sitzender Stellung des Kindes, da die Augen dann infolge des Vestibulopalpebralreflexes geöffnet sind. Die Berührung der Kornea mit einem Wattestäbchen führt zum Schließen des Auges.

Landau-Reaktion

Der in Bauchlage schwebend gehaltene Säugling streckt Kopf, Rumpf und Beine und bildet somit einen nach oben konkaven Bogen. Wird der Kopf durch den Untersucher nach ventral flektiert, klappt das Kind in sich zusammen (Abb. 17.**39**). Ab dem 5. Monat sind erste Anzeichen beobachtbar; die Reaktion verschwindet in der Regel im Alter von 1 Jahr.

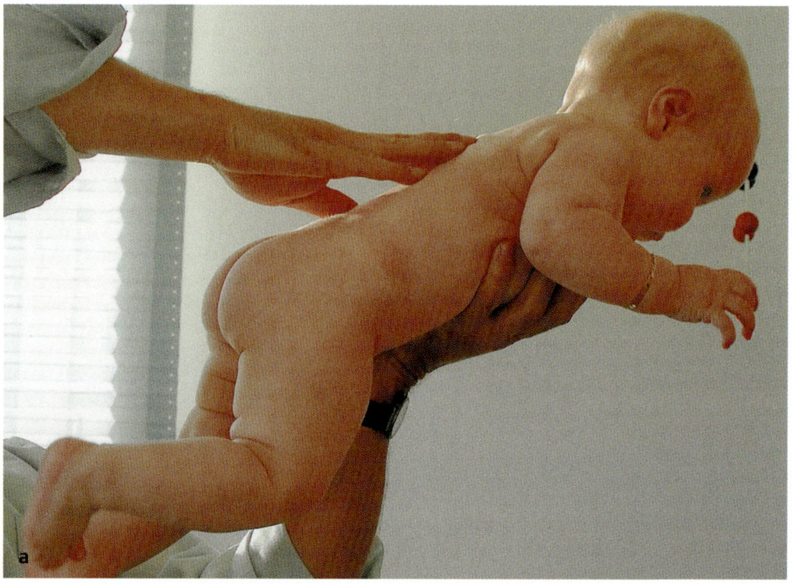

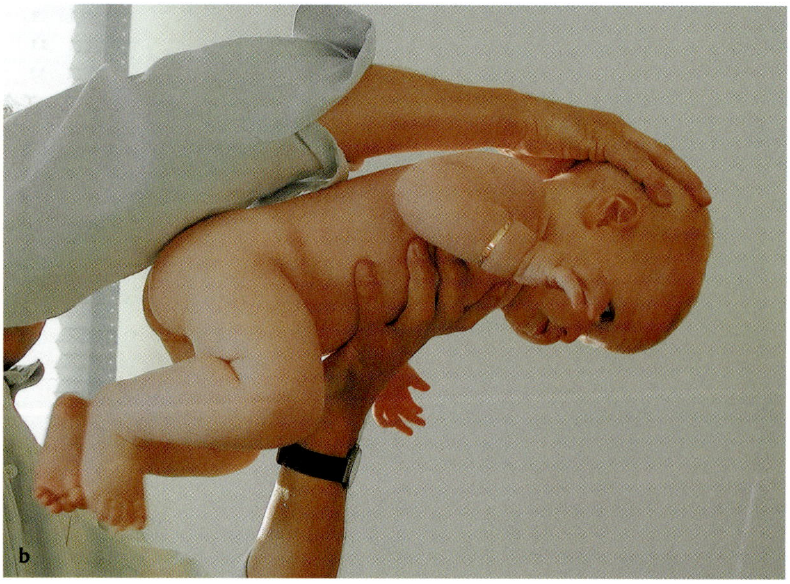

Abb. 17.**39 a, b** Auslösen der Landau-Reaktion.

Labyrinthstellreflex

Dieser Reflex dient der Aufrichtung des Kopfes gegen die Schwerkraft, d. h., bei Veränderungen der Kopf- und Körperstellung im Raum wird reflektorisch der Kopf in Normalstellung (= Mittelstellung) gedreht (Abb. 17.**40**). Dabei zeigt der Scheitel nach oben; Mundspalte und Augenlinie stehen waagerecht. Diese Kopfkontrolle ist wesentliche Voraussetzung für die Entwicklung der Aufrichtung (ab dem 1. Lebenstag). Der Reflex kann auch in Hängelage ausgelöst werden. Er fehlt beim zerebral bewegungsgestörten Kind in manchen Fällen und verursacht dadurch die mangelnde Kopfkontrolle.

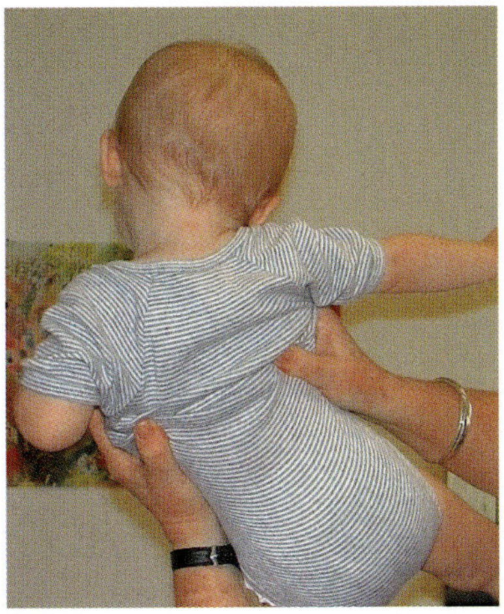

Abb. 17.**40** Labyrinthstellreflex: Einstellen des Kopfes in der Vertikalen.

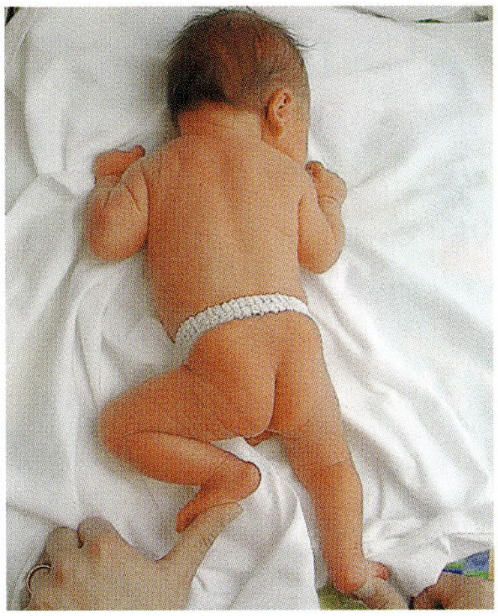

Abb. 17.**41** Magnetreflex.

Magnetreflex (Fluchtreflex)

Der Magnetreflex wird auch Bauer-Reaktion genannt. In Bauch- oder Rückenlage drückt der Untersucher bei gebeugten Hüften und Knien des Kindes seine Daumen auf die Fußsohle und zieht sie langsam zurück. Der Kontakt zwischen Finger und Fußsohle bleibt erhalten, die Beine werden gestreckt, der Fuß bleibt am Finger „kleben" (Abb. 17.**41**). Dieser Test kann auch als Ersatz des „Marche automatique" verwendet werden; der Reflex ist bis zum 2., manchmal bis zum 3. Lebensmonat auslösbar. Die Reaktion fehlt auf der Seite einer spinalen Läsion bzw. bei einem Querschnitt. Im klinischen Alltag ist diese Untersuchung kaum von Bedeutung.

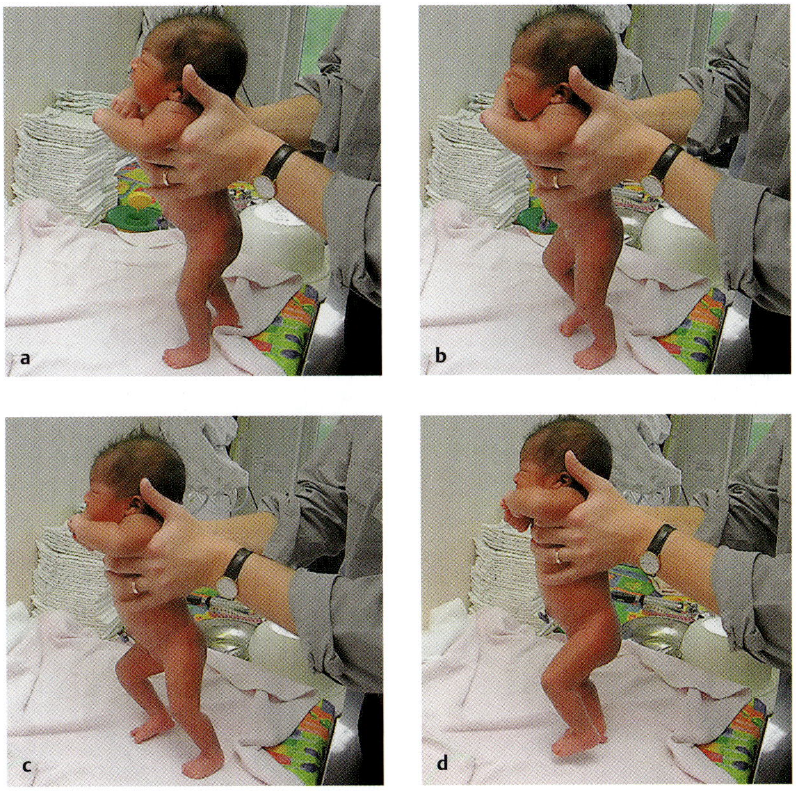

Abb. 17.**42 a – d** Marche automatique (Schreitreaktion): das Paradigma für einen in den ersten Lebenswochen verschwindenden „Primitivreflex".

Marche automatique

Das Kind wird mit beiden Händen am Rumpf vertikal gehalten.Wird die Fußsohle des einen Beines auf die Unterlage gestellt, beugt sich dieses Bein bei Berührung, und das andere wird gestreckt. Dabei berührt nun dieses die Unterlage, beugt sich, und das vorher gebeugte Bein wird gestreckt. Diese alternierende Bewegung vermittelt den Eindruck des Schreitens; darum wird dieser Reflex auch „Schreitreflex" genannt (Abb. 17.**42**). Der Oberkörper des Kindes wird dabei leicht nach vorn gehalten. Der Reflex kann auch in Bauchlage durch Berühren der Fußsohlen (Bauer-Reaktion, Magnetreflex; s. oben) ausgelöst werden. Bis in den 2. Lebensmonat ist er beobachtbar. Bei

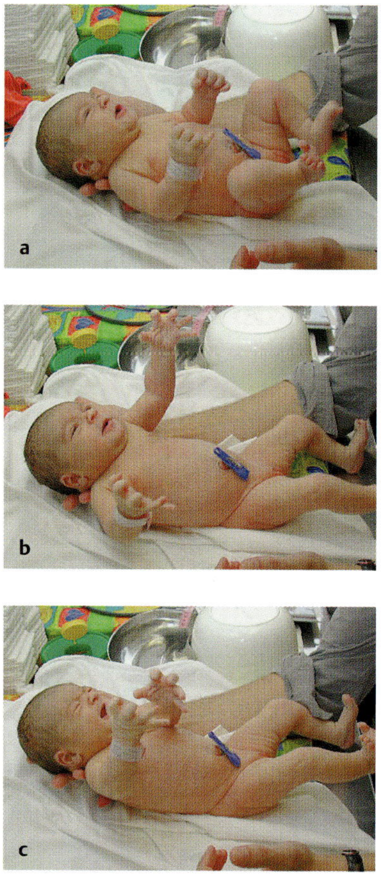

Abb. 17.**43 a – c** Moro-Reflex: 1. und 2. Phase.

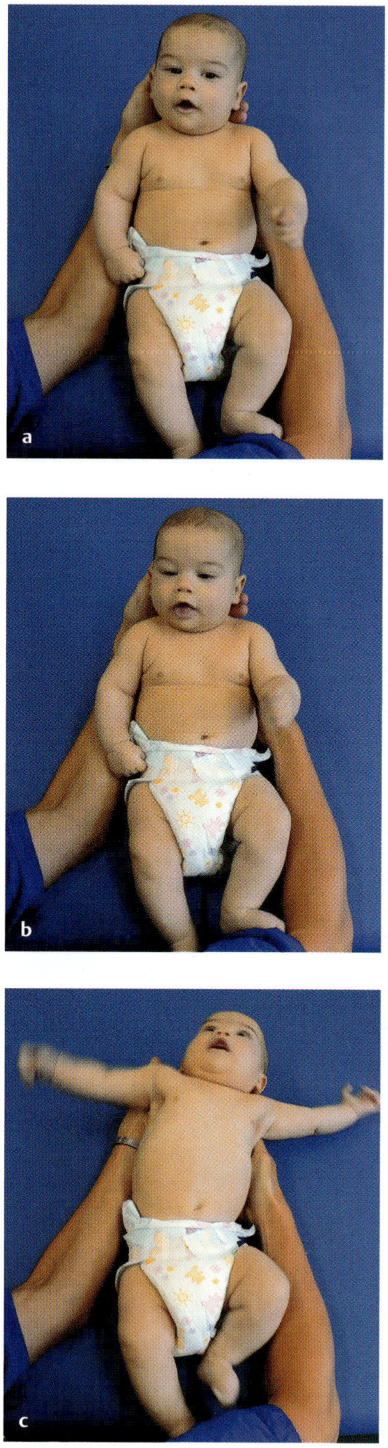

Abb. 17.**44 a – c** Asymmetrischer Moro-Reflex bei einem Kind mit Plexusparese (rechter Arm reagiert verspätet und proniert).

Steißlagekindern kann er manchmal fehlen. Der Reflex ist zwar beeindruckend für die Eltern („Das Kind kann ja schon laufen!“), aber klinisch nur von sehr beschränkter Bedeutung.

Moro-Reflex

Dieser Relfex ist auslösbar durch plötzliches Loslassen des angehobenen Kopfes des Kindes in Rückenlage oder durch Schreckreaktion (mit den Händen auf die Unterlage klopfen). Dabei ist auf Seitendifferenz zu achten! Es werden 2 Phasen unterschieden (Abb. 17.**43** und Abb. 17.**44**):

- *1. Phase:* Öffnen der Arme
- *2. Phase:* Schließen der Arme

Die Auslösung ist von klinischer Bedeutung, um z. B. eine Plexusparese oder ein Hemisyndrom auszuschließen. Der Moro-Reflex verschwindet in der Regel im 6. Lebensmonat, die 1. Phase schon früher.

Motoskopie

Dabei handelt es sich um die Beobachtung der Spontanmotorik und der durch Handgriffe provozierten Motorik eines Kindes (Säuglings). Zum Beispiel ist der „Aufstehtest“ des Kleinkinds (Kind wird auf den Boden gelegt und beim freien Aufstehen beobachtet) eine ideale Form zur Beobachtung der Grobmotorik und Koordination (s. auch Abschnitt „Entwicklungsuntersuchung“, S. 404).

Opisthotonushaltung

Ein Säugling, der sich manchmal (mithilfe des symmetrischen tonischen Nackenreflexes) wie eine Banane krümmt, ist normal. Kommt dies jedoch andauernd vor, muss von einer zerebralen Bewegungsstörung mit Persistenz von Primitivreflexen ausgegangen werden (Abb. 17.**45**). Differenzialdiagnostisch muss an das Sandifer-Syndrom gedacht werden: rezidivierende dystone Bewegungen, wie Opisthotonushaltungen, im Zusammenhang mit einem schmerzhaften gastroösophagealen Reflux, oft auf der Basis einer Hiatushernie.

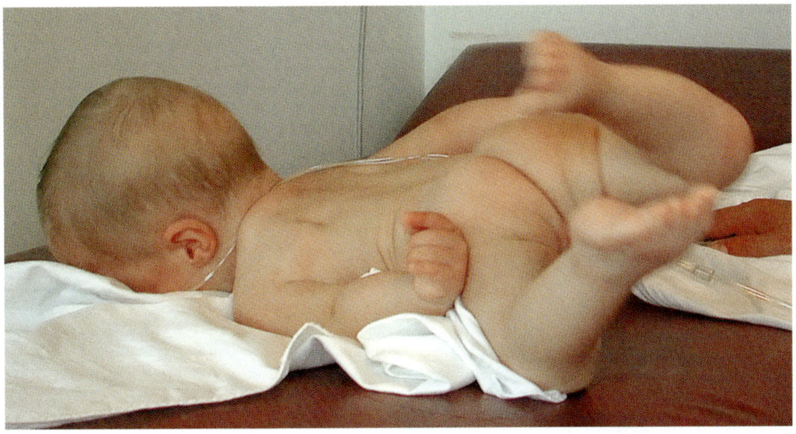

Abb. 17.**45** Beachte die gefausteten Hände und die Opisthotonushaltung dieses 6 Monate alten Kindes mit zerebraler Bewegungsstörung (Spastik in diesem Alter noch diskret).

Optische Stellreaktion

Sie bewirkt (wie der Labyrinthstellreflex) die Einstellung des Kopfes unter Augenkontrolle. Das Gesicht wird dabei unabhängig von der Körperhaltung in eine vertikale Position gebracht.

Placing-Reaktion

Der Untersucher hält das Kind um den Rumpf mit einem Fuß unterhalb der Tischkante. Durch langsames Anheben des Kindes wird unter leichter Berührung des Fußrückens dieser an der Unterkante des Tisches nach oben gezogen, woraufhin der Fuß über die Tischkante „steigt"; deshalb wird diese Reaktion auch „Steigreflex" genannt (Abb. 17.**46**). Sie kann oft bis in den 6. Lebensmonat provoziert werden. Dieser Test hat bei Asymmetrien, z. B. Hemisyndrom, große Bedeutung.

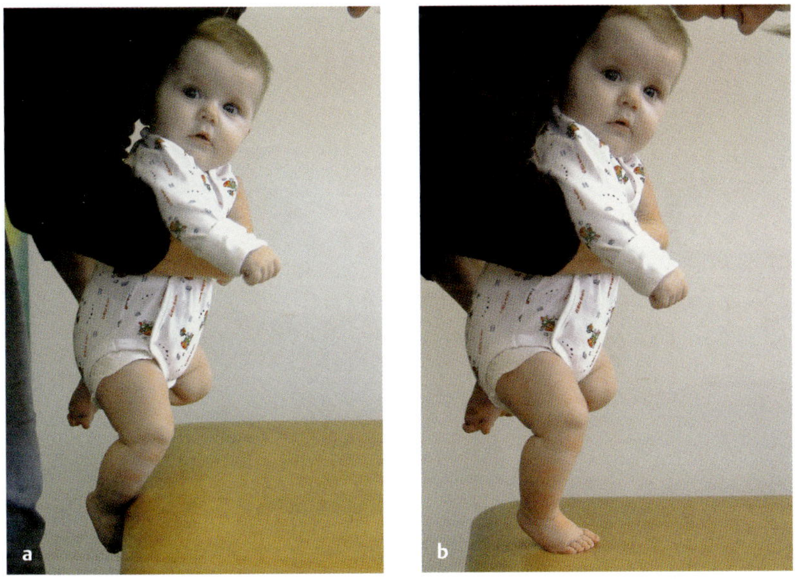

Abb. 17.**46 a, b** Placing-Reaktion.

Primitivreflexe

Dies sind in der Neugeborenenzeit vorhandene Reflexe, die im Verlauf der Säuglingszeit zunehmend verschwinden (z. B. asymmetrischer und symmetrischer tonischer Nackenreflex, Moro-Reflex usw.).

Provozierte Reaktionen

Dabei handelt es sich um eine auf Milani-Comparetti zurückgehende Zusammenstellung von Bewegungsmustern, die durch Provokation beim Säugling ausgelöst werden können.

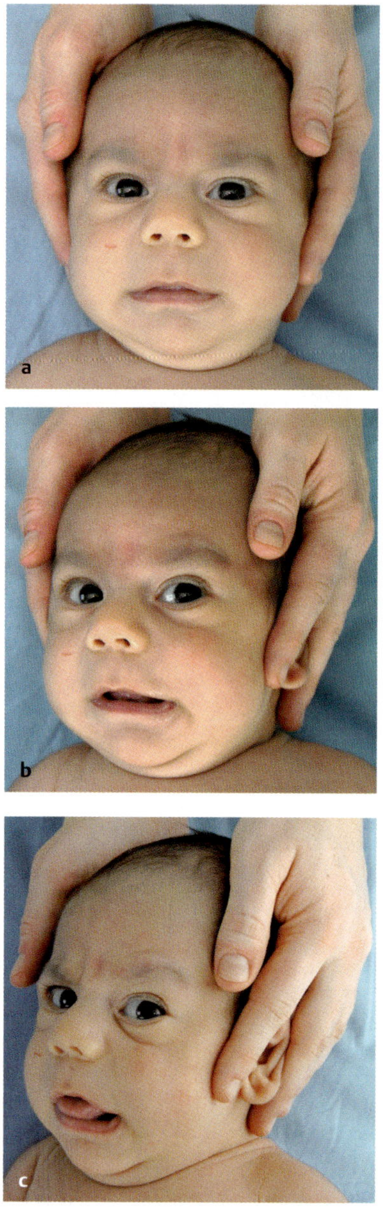

Abb. 17.**47 a – c** Augen bewegen sich nicht mit der passiven Drehung des Kopfes mit: Puppenaugenphämomen.

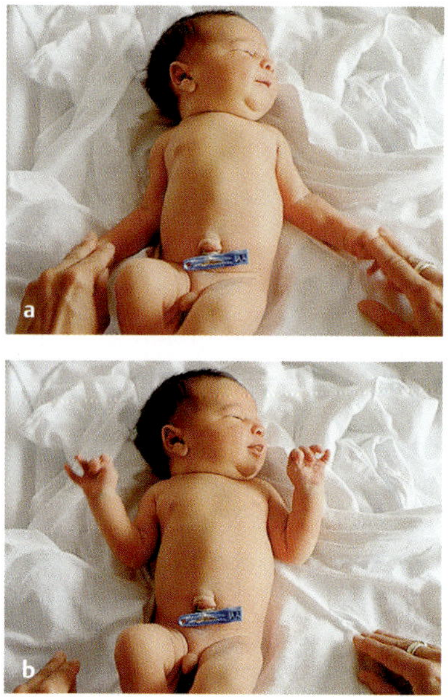

Abb. 17.**48 a, b** Recoil.

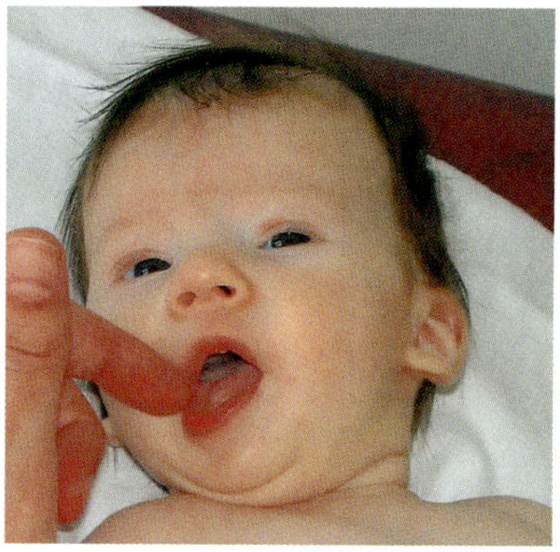

Abb. 17.**49** Rooting-Reflex.

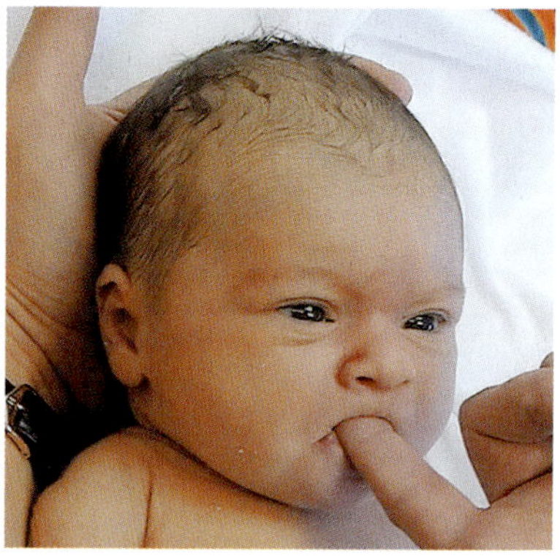

Abb. 17.**50** Saugreflex.

Puppenaugenphänomen

Der Kopf des Kindes wird langsam zur Seite gedreht; die Augen folgen normalerweise der Kopfbewegung nicht (Abb. 17.**47**). Dieser – durch das Labyrinth ausgelöste – Reflex kann während der gesamten Säuglingszeit ausgelöst werden. Er fehlt naturgemäß bei Augenmuskelparesen. Er hat im klinischen Alltag allerdings kaum eine Bedeutung.

Recoil

Gestreckt gehaltene Arme des Neugeborenen werden beim Loslassen sofort gebeugt (Abb. 17.**48**). Diese Reaktion ist in der Neugeborenenzeit auslösbar. Sie kann bei der Differenzialdiagnose der Plexusparese hilfreich sein.

Rooting-Reflex

Dieser Reflex wird auch „Suchreflex“ genannt. Die Auslösung erfolgt in der Region des Mundwinkels: Das Neugeborene verzieht den Mundwinkel in Richtung des Reizes und folgt mit dem Kopf (Abb. 17.**49**). Der Reflex kann bis zum 3. Lebensmonat ausgelöst werden.

Saugreflex

Wird dem Säugling ein Finger in den Mund gehalten, beginnt er sofort daran zu saugen (Abb. 17.**50**). Der Reflex ist bis zum 3. bzw. 4. Lebensmonat provozierbar. Er ist wichtig für die Beurteilung der „normalen“ Ernährbarkeit des Säuglings.

Sprungbereitschaft (Fallschirmreaktionen)

Wird das schwebend in Bauchlage gehaltene Kind relativ rasch der Unterlage bzw. dem Boden genähert, so streckt es stützend seine Arme nach unten aus (Abb. 17.**51** und Abb. 17.**52**). Die Fallschirmreaktion abwärts kann ab dem 4., die Fallschirmreaktion seitwärts ab dem 6. und die Fallschirmreaktion vorwärts ab dem 7. Lebensmonat provoziert werden.

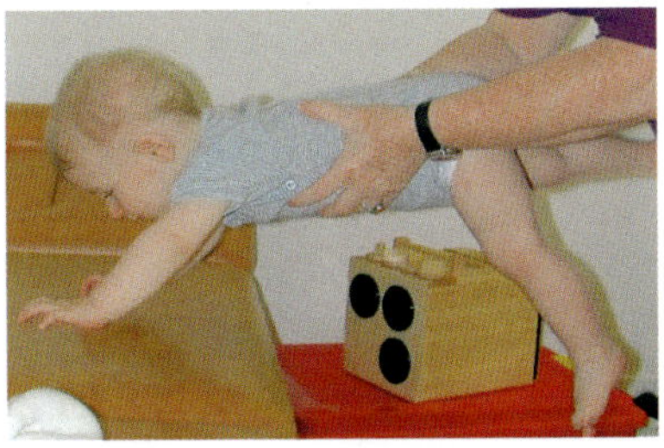

Abb. 17.**51** Sprungbereitschaft (Fallschirmreaktion vorwärts).

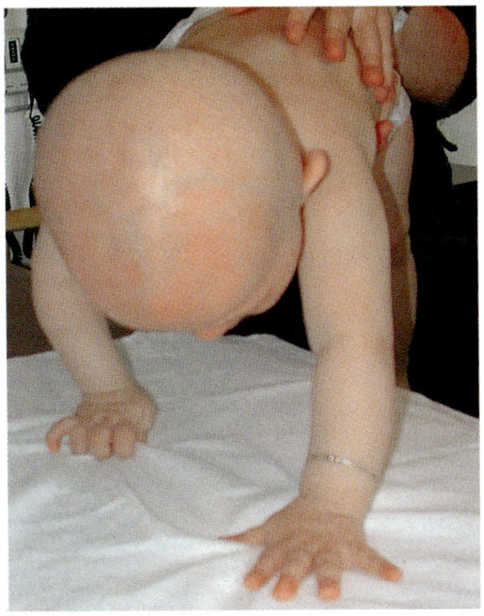

Abb. 17.**52** Auffällige Fallschirmreaktion vorwärts: Rechtsverspätung und Krallenhand (armbetontes Hemisyndrom rechts).

Stehbereitschaft (positive Stützreaktion der Beine)

Bei Berührung des Fußballens mit der Unterlage verwandelt sich das Bein in eine starre, belastungsfähige Säule; ein Teil des Körpergewichts kann übernommen werden. Sie bildet sich ab dem 6. Monat aus.

Stehend gehalten

In seiner Entwicklung versucht der aufrecht gehaltene Säugling in den ersten Lebenswochen, sein Gewicht unter Zuhilfenahme der Aufrichtreaktion zu übernehmen: Er richtet sich auf. Etwas älter – ab der 10. Lebenswoche – knickt er dann wieder ein (Astasie), um im Alter von 7 – 9 Monaten sein Gewicht ganz zu übernehmen. Bei der Untersuchung ist immer auch auf die Stellung der Füße zu achten (Abb. 17.**53**).

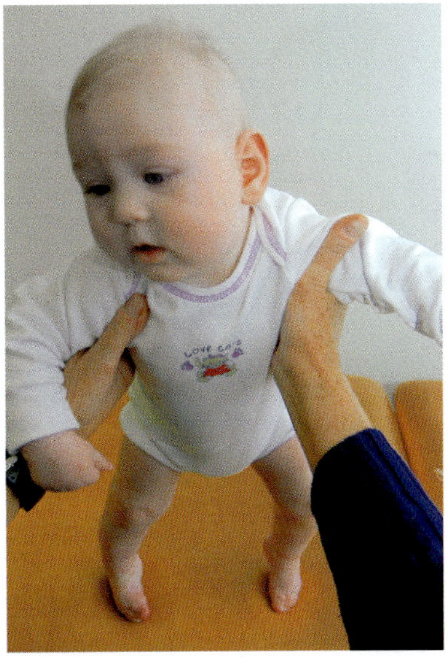

Abb. 17.**53** Stehend gehalten: Beachte die verkrampfte Fuß- und Zehenhaltung. Bei Persistenz ist eine weiterführende Abklärung indiziert.

Stellreaktionen

Die Stellreaktionen lösen im Allgemeinen die tonischen Reflexe ab (Labyrinthstellreflex, Halsstellreaktion). Mit ihrer Hilfe wird das Kind fähig, Lage und Bewegungen des Kopfes, des Rumpfes und der Extremitäten der Schwerkraft entsprechend einzustellen (Abb. 17.**54**). Körperstellreaktion auf den Kopf und Körperstellreaktion auf den Körper sind Voraussetzungen für die Entwicklung der aufrechten Körperhaltung und der Fortbewegung (s. auch die Abschnitte „Landau-Reaktion", S. 422, und „Derotation", S. 416).

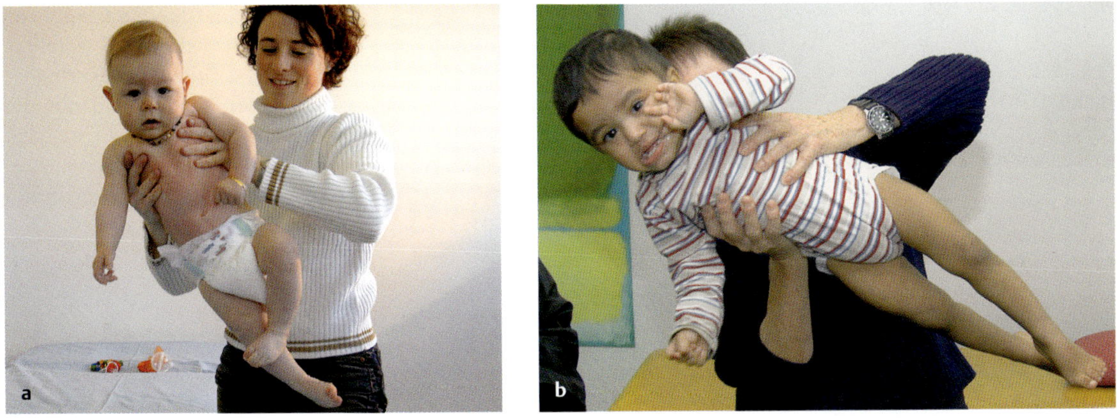

Abb. 17.**54 a, b** Stellreaktion.
a Normale, altersentsprechende Stellreaktion.
b Pathologische Stellreaktion. Beachte die Kopf- und die Extremitätenstellung!

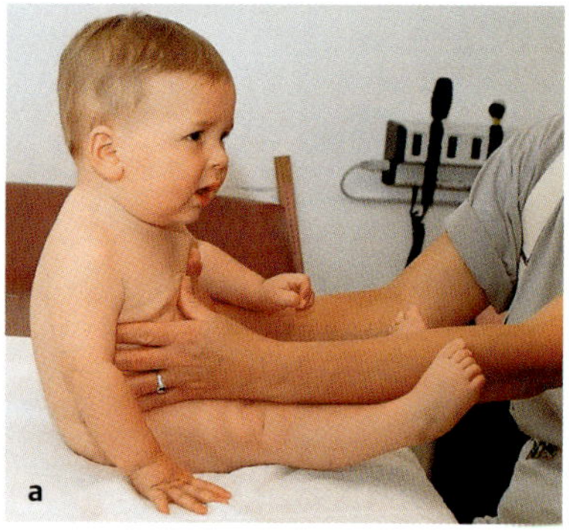

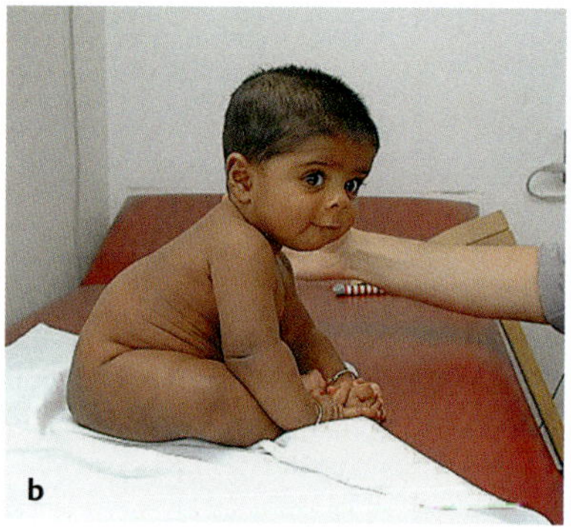

Abb. 17.**55 a, b** Stützreaktion, beginnend beim 7 Monate alten Säugling.
a Stützreaktion seitwärts.
b Stützreaktion vorwärts.

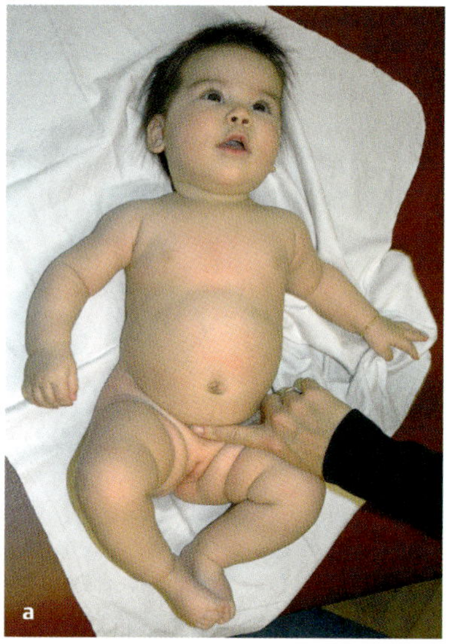

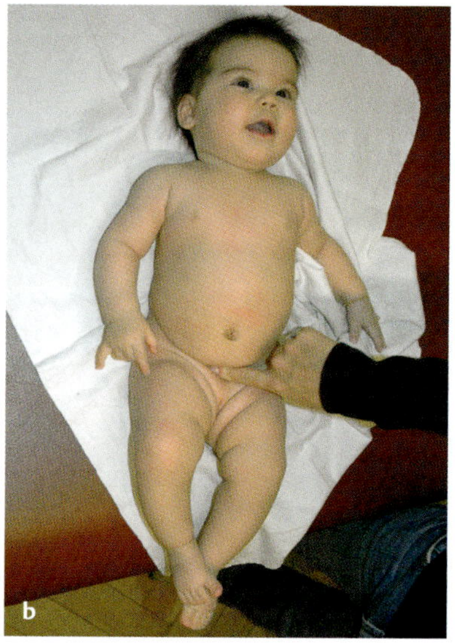

Abb. 17.**56 a, b** Suprapubischer Streckreflex.

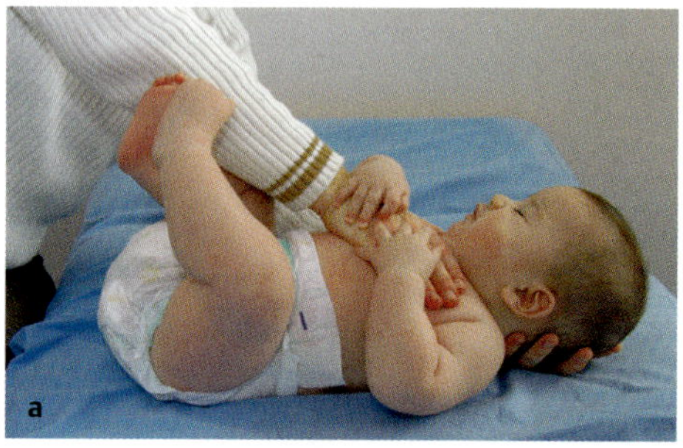

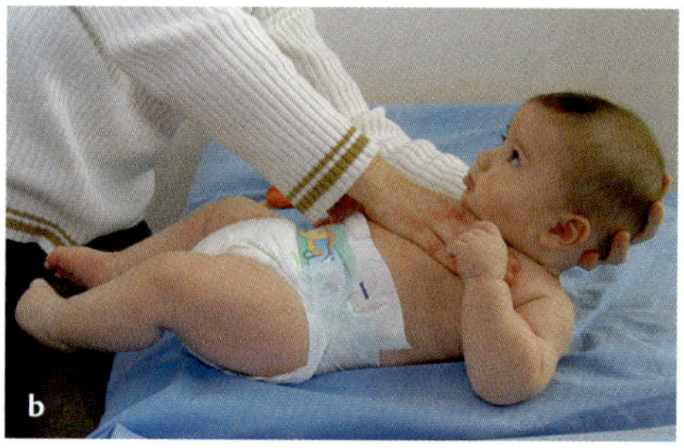

Abb. 17.**57 a, b** Provokation des symmetrischen tonischen Nackenreflexes.

Stemmreaktion

Das Kind stemmt sich im Sitzen mit dem Rumpf gegen den von vorn, von hinten oder von der Seite einwirkenden Druck.

Stützreaktion

Der sitzende Säugling, der vom Untersucher leicht gestoßen wird, stützt sich reflektorisch nach vorn, seitlich oder hinten, um das Umkippen zu verhindern (Abb. 17.**55**; s. auch Abschnitt „Fallschirmreaktionen", S. 427).

Suprapubischer Streckreflex

Beim Druck auf die Symphyse strecken sich die Beine in den ersten 3 – 4 Lebensmonaten (Abb. 17.**56**).

Symmetrischer tonischer Nackenreflex

Charakteristisch ist eine symmetrische Spontanhaltung des Rumpfes und der Extremitäten mit einer symmetrischen Erhöhung der Ruhespannung der Muskulatur, im Bereich der Arme an den Beugern und im Bereich der Beine an den Streckern. Kopfbeugung aus Rückenlage bewirkt eine Zunahme der Armbeugung – meist noch in Verbindung mit einer Rück- oder Vorwärtsbewegung der Schultern – und löst eine Streckreaktion an den Beinen aus (Beugemuster an den Armen, Streckmuster an den Beinen; Abb. 17.**57**). Provozieren lässt sich dieses Bewegungsmuster durch aktives Anheben des Kopfes. Der Reflex verschwindet, wenn das Kind krabbeln kann. Er persistiert jedoch bei zerebraler Bewegungsstörung und verhindert den 4-Füßler-Stand und damit die Aufrichtung zum Sitzen. Er ist häufig bei Diplegikern persistierend, sonst aber im 5.– 6. Lebensmonat verschwindend.

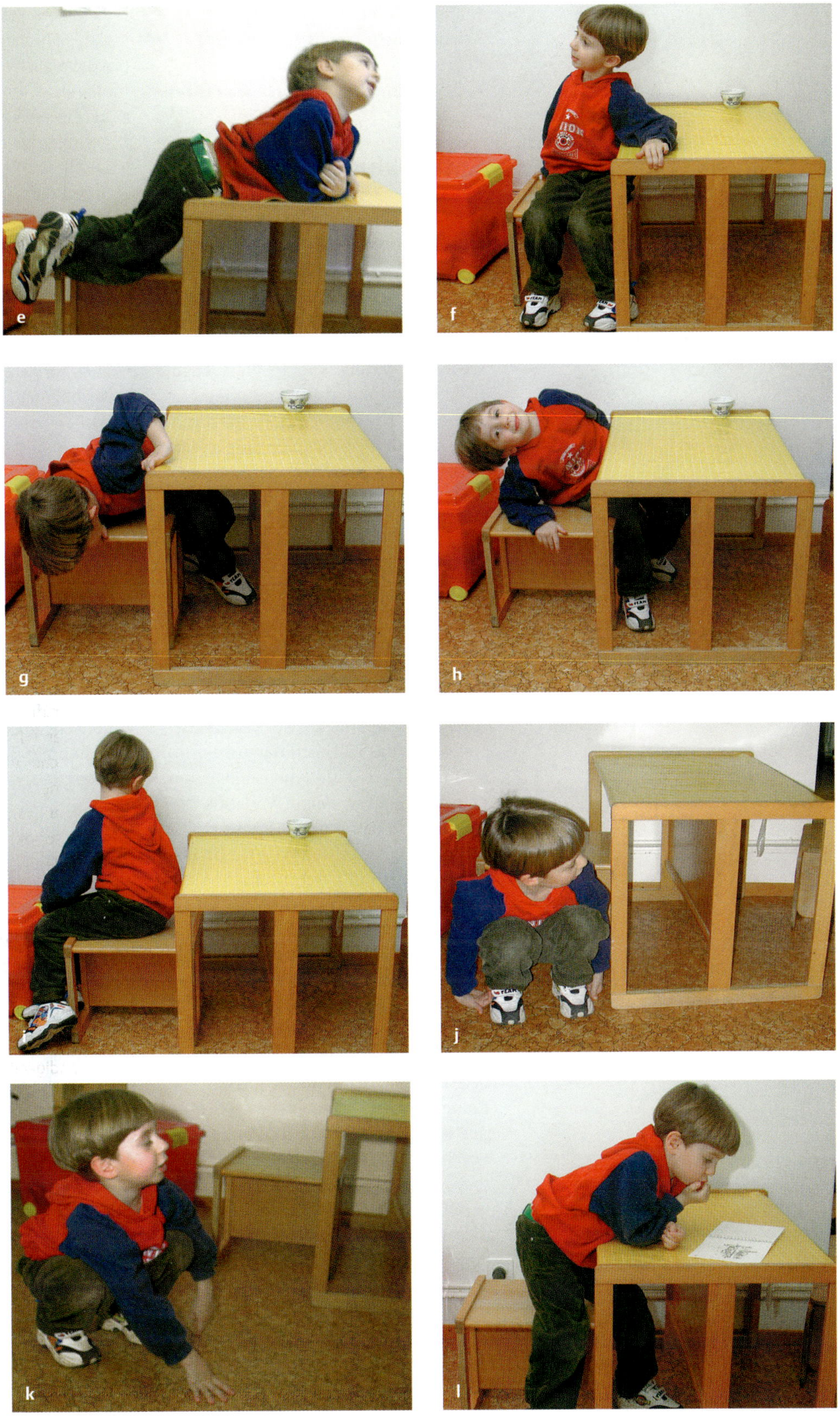

Abb. 17.**63**
Fortsetzung

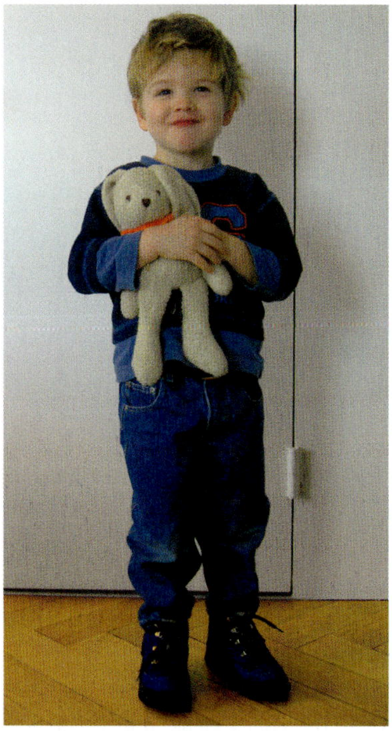

Abb. 17.**64** Zwischen „Übergangsobjekt" und Persönlichkeit: das Vorschulalter.

- „Kind macht, was man ihm sagt…"
- Bewegungsplanung
- Erziehungsparadigmen
- Selbstständigkeit (Abb. 17.**64**)

Entwicklungstests

Jeder Test hat seine Vor- und Nachteile. Ein besonderer Nachteil ist aber, dass der Test zwar standardisiert, aber mit einem anderen Test nicht vergleichbar ist. Zudem haben die Resultate für die notwendige Therapie leider meist wenig Bedeutung. Therapeuten (Logopäden, Ergo- und Psychomotoriktherapeuten und besonders Heilpädagogen) haben in ihrer Ausbildung ganz andere Tests gelernt bzw. verwenden andere Tests in ihren Abklärungen. Die Kommunikation mit dem Kinderarzt wird dadurch sehr erschwert. Ein weiteres großes Handicap für die Praxis ist der in der Regel exorbitante Zeitbedarf für eine Untersuchung. Aus all diesen Gründen werden im Vorsorgemanual keine vollständigen Tests empfohlen, sondern einzelne Items aus diesen zur Auswahl empfohlen. Der Anwender soll, so ist das Ziel, sich daraus ein Instrumentarium zusammenstellen, das er mit möglichst wenig Variation anwendet, um damit große Erfahrung zu erlangen. Den gleichen Weg hat im Übrigen Frau L. Ruf beschritten. Ihr Testverfahren (neuromotorisch-neuropsychologische Untersuchung von Kindern) hat den Vorteil, dass es von einem Großteil der schweizerischen Kinderärzte angewendet wird und es so – trotz fehlender Standardisierung – zu einer guten „Interobserver Reliability" kommt. Zumindest wissen die Kinderärzte untereinander, worüber der jeweils andere redet! Darauf einzugehen, wo im Einzelnen die Vor- und Nachteile der verschiedenen Testverfahren liegen, sprengt den Rahmen dieses Buches; entsprechende Literatur gibt es zuhauf. Eine kleine, keine Vollständigkeit beanspruchende Zusammenstellung ist in Tab. 17.**5** zu finden.

Aus den Erfahrungen der Autoren lassen sich aber Forderungen an einen praxistauglichen Entwicklungstest formulieren:

- geringer bis mäßiger Zeitbedarf
- geringer bis mäßiger Materialbedarf
- aussagekräftig (hohe Sensitivität und Spezifität)
- Validität der Einzeltests weniger bedeutungsvoll (50 %-Regel)
- gute Interobserver-Reliabilität
- Prävalenz der Störung nicht zu gering
- reproduzierbar (standardisiert)
- auch für Screening geeignet
- Ausbildung für das Testverfahren vorhanden
- Erkrankung stellt wichtiges Problem dar
- Spontanverlauf der „Krankheit" bekannt
- Latenz bzw. Frühsymptomatik
- geeignete Tests vorhanden
- Strukturen für Diagnose und Therapie vorhanden
- Test für Patient und Untersucher akzeptabel
- akzeptable Behandlung möglich
- Konsens über Behandlung
- Kosten der Screening-Untersuchung vertretbar

Durch diese Forderungen reduziert sich die Liste der in der Praxis durchführbaren Testverfahren immens. Dieser Atlas beschränkt sich auf die Darstellung einzelner Test-Items aus diversen Testverfahren, die sich in der Praxis bewährt haben, und gibt Hinweise auf international etablierte und verbreitete Testverfahren. Für die Durchführung der Entwicklungstests ist es wichtig, dass sich der Untersuchende Erfahrung in der Beurteilung der Items aneignet und sich der Grenzen der Aussagekraft der einzelnen Test-Items bewusst ist.

Für den Altersabschnitt 1 – 6 Jahre bietet sich der entwicklungsneuropsychologische Untersuchungsgang nach Zollinger an (Abb. 17.**65**). In unserer Praxis hat sich die spielerische Durchführung dieses Tests bestens bewährt. Er führt das Kind spielerisch an die Test-Items heran, und der Untersucher kann sich darauf beschränken, das Kind im Spiel mit dem Untersuchungskoffer zu beobachten und zu interagieren. Dem Kind wird die Initiative überlassen; der Arzt beobachtet es dabei. Vor allem ist dieser Untersuchungsgang

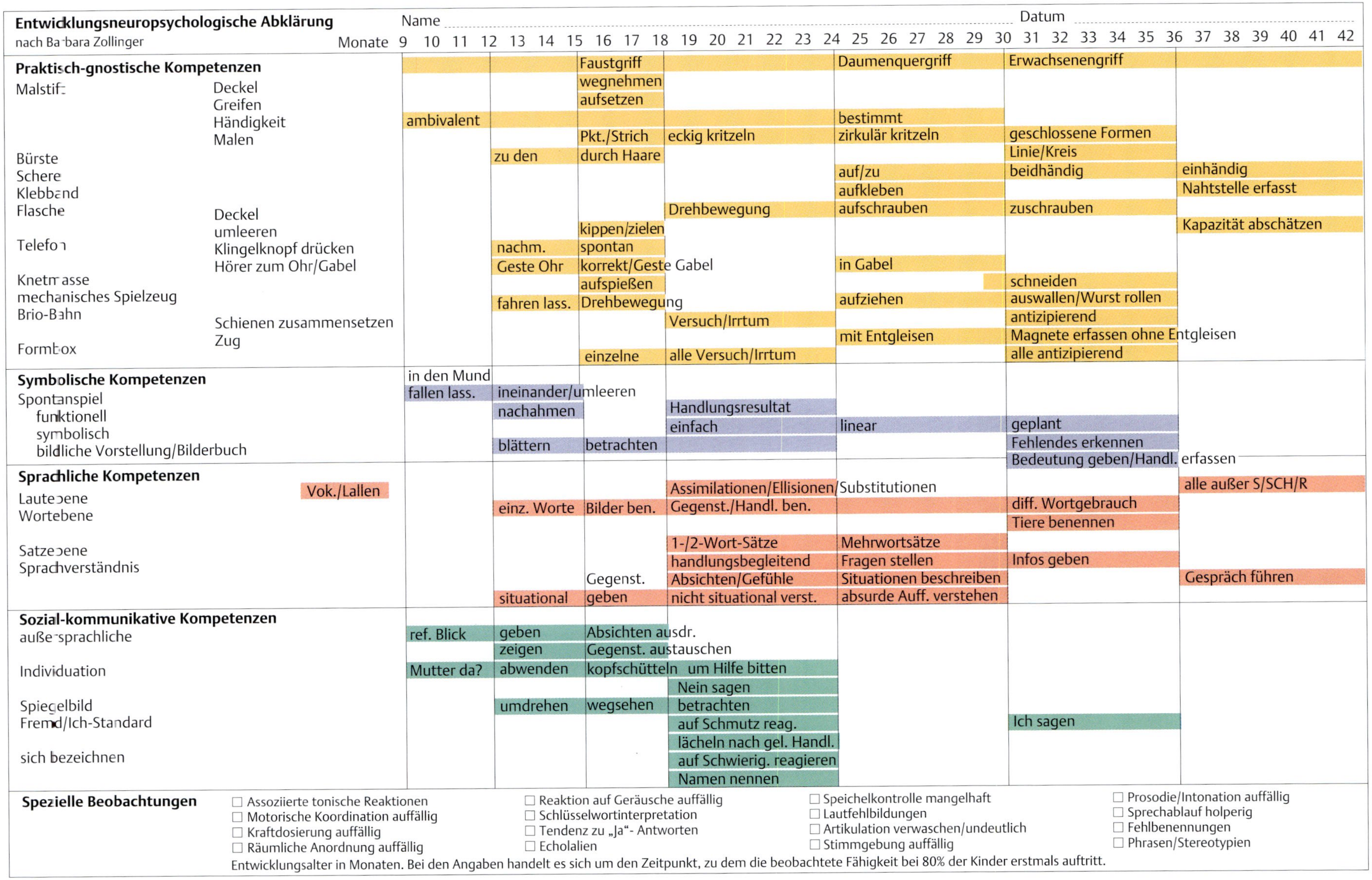

Abb. 17.**65** Entwicklungsuntersuchung nach B. Zollinger. Das Buch „Die Entdeckung der Sprache" gibt einen guten Einblick in die Methode. Die notwendigen Materialien sind im Testset des ZKSK, Solothurn, vorhanden. Zu dieser Untersuchungstechnik werden vom „Zentrum für kleine Kinder" in Winterthur regelmäßig Kurse angeboten.

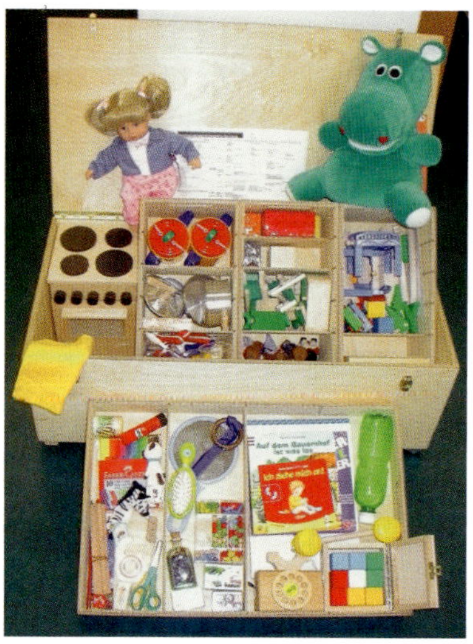

Abb. 17.**66** Testmaterial zur Entwicklungsuntersuchung. Das ZKSK, Solothurn, stellt einen Entwicklungskoffer her, der die nötigen Items für die Untersuchung nach Griffiths und Zollinger beinhaltet (Bezugsquelle s. Anhang).

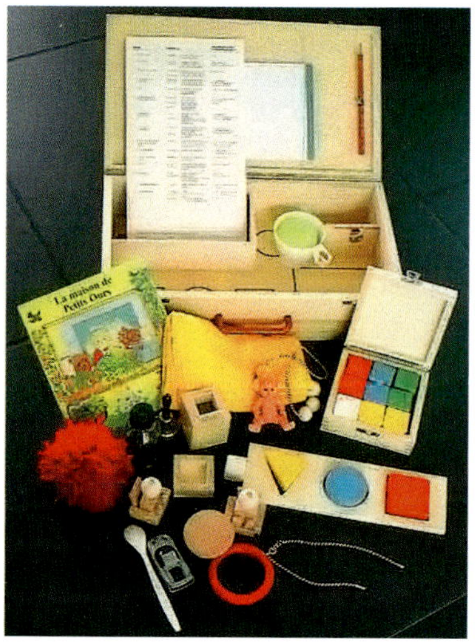

Abb. 17.**67** Milupa-Koffer der SGP.

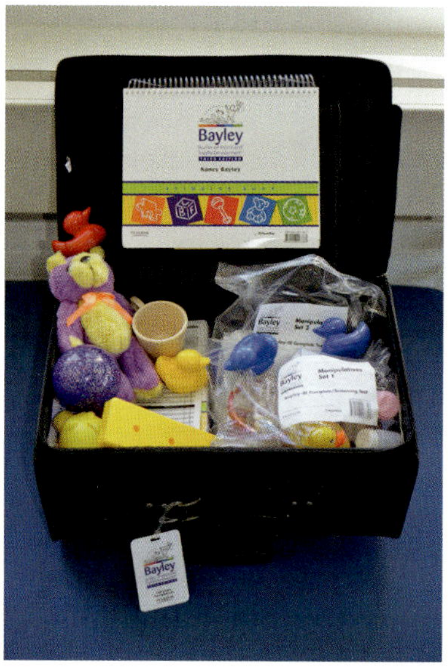

Abb. 17.**68** Bayley-III-Test, englisch.

hilfreich zur Beurteilung der Sprachentwicklung. Eine „Denver-isierte" Version, die sich im Praxisalltag bewährt, ist im Atlas abgedruckt. Die Dokumentation und illustrative Besipielvideos dazu können im Internet heruntergeladen werden (im Internet: http://www.kinder.ch; Stand: 06.04.2012). Auch kann dort die Untersuchung in Kursen erlernt werden.

Eine große Verbreitung hat in unseren Breiten, möglicherweise auf Kosten der Münchener funktionellen Entwicklungsdiagnostik, der Griffiths-Test gefunden. Etwas in Vergessenheit geraten ist der Test nach Brunet-Lézine. Für unsere multikulturelle Gesellschaft lohnt es, sich mit den sprachfreien Tests von Snijders-Oomen, Raven oder CFT 20-R auseinander zu setzen. Das ZKSK, Solothurn, hat für alle oben genannten Tests im Vorschulalter die Items in einem Testset zusammengestellt (Abb. 17.**66**, Abb. 17.**67** und Abb. 17.**68**). Dort kann es auch bezogen werden.

In sozial- und entwicklungspädiatrischen Zentren wird oft der Bayley-Test angewandt. Die 3. Version Bayley Scales III, die einzig empfehlenswerte, ist zurzeit in deutscher Bearbeitung. Für die korrekte Durchführung ist eine Ausbildung sinnvoll (Kinderklinik, Entwicklungspädiatrie Zürich). Die Intelligence and Development Scales (Grob et al. 2009) sind ein sehr innovatives, neuentwickeltes Untersuchungsverfahren, eine Mischung aus Intelligenz- und Entwicklungstest, das zusätzlich die sozioemotionale Kompetenz, schulische Fertigkeiten sowie die Motorik von Kindern zwischen 5 und 10 Jahren metrisiert. Eine viel versprechende Erweiterung (Intelligence and Development Scales 3 – 5) für das Vorschulalter ist zurzeit in Vorbereitung. Die Durchführung dauert 90 – 120 min; die Testmaterialien sind zeitgemäß und ansprechend; dies vereinfacht die Testmotivation. Die Intelligenzeinschätzung erfolgt überwiegend sprachfrei und wird getrennt von den Sprachkompetenzen geprüft. Auch die Leistungsmotivation während des Tests wird standardisiert eingeschätzt. Mittels 4 Items (Emotionen erkennen und regulieren, soziale Situationen erkennen und regulieren) werden die sozialen Kompetenzen eingeschätzt. Die Intelligence and Development Scales wurden breit in Deutschland, Österreich und der Schweiz normiert, und sie können mittels eines Computerprogramms einfach und sicher ausgewertet werden. Der Test differenziert Kinder mit Hochbegabung, Lernbehinderung, Fremdsprachigkeit, hyperkinetischer Störung, Asperger-Syndrom sowie aggressiver Verhaltensauffälligkeit.

Bei Sprachentwicklungsstörungen (s. S. 358) bewähren sich neben der Evaluation des Entwicklungsprofils (homo- oder heterogen) die Untersuchung der Hörorgane und die Erfassung der rezeptiven und expressiven Sprache mittels Pizzamiglio-Test und der modifizierte Sprachtest nach Baumann und Kottmann. Beide sind im Internet zu beziehen (im Internet: www.paediatrieinfo.ch; Stand: 06.04.2012). Störungen auf der phonologische Ebene („S"/„Sch", „R"/„K" usw.) sind in diesem Alter die Norm (> 20 % der Kinder sind nach eigenen Untersuchungen betroffen) und bedürfen eigentlich, trotz anders lautender Behauptungen der Logopäden, in diesem Alter keinerlei Intervention oder Behandlung!

Weitere Hinweise auf geeignete Tests im Vorschul- und Schulalter finden sich in Tab. 17.**5**.

Tab. 17.5 Entwicklungstests für das Vorschul- und Schulalter.

Test	Akronym	Deutsch	Alter	Zeitbedarf	Untertests	Bemerkungen
Bayley Scales of Infant Development II und III		ja (in Vorbereitung)	1 – 42 Monate	45 – 60 min	Gedächtnisleistungen, Habituation, Problemlösefähigkeiten, frühe Zahlkonzepte, Klassifikation, Kategorisierungsfähigkeit, Vokalisation und sprachliche Kompetenzen sowie frühe sozial-kommunikative Fähigkeiten; motorische Skala erfasst Haltungskontrolle, fein- und grobmotorische Koordination	am besten standardisierter Entwicklungstest, wissenschaftlich; in der Umsetzung antiquiert und direktiv-frontal, nicht spielerisch; erfasst die Variabilität der kindlichen Entwicklung nicht
Basisdiagnostik für umschriebene Entwicklungsstörungen im Vorschulalter	BUEVA	ja	4 – 6 Jahre	25 min	6 Untertests	differenziert unterdurchschnittliche Kinder im Hinblick auf Schulleistungen
Brunet–Lézine		–	0 – 2,6 Jahre		Grob-/Feinmotorik, Spiel-/Sozialverhalten	Bearbeitung des „Gesell" mit etwas anderer Anordnung der Teilbereiche, veraltet
Brickenkamp d2 –R Test		ja	9 – 60 Jahre	8 min	Aufmerksamkeitsbelastungstest	Gesamtzeit – einschließlich Instruktion – ca. 8 min, praxistauglich
Gesell		–	0 – 2,6 Jahre		Motorik, Spielverhalten, Sprache, Sozialverhalten	vermittelt das beste Verständnis für die frühkindliche Entwicklung; historisch
Griffiths Entwicklungsskalen	GES	ja	0 – 2,5 Jahre	30 – 60 min	Motorik, persönlich-sozial, Hören, Sprechen, Auge, Hand, Verhalten	je nach Beobachter mehr oder weniger zuverlässig und reproduzierbar
Denver Developmental Screening Test 1 und 2		ja	0 – 3 Jahre	15 min	Diverses	kaum differenzierend, für „Kürzest-Screening"
Prüfsystem für Schul- und Bildungsberatung	PSB-Horn; PSB–R 6 – 13, PSB–R 4 – 6	ja	4.– 6. und 6.– 13. Schulklasse		11 Untertests: Allgemeinwissen, Reihen, Wortflüssigkeit, Gliederung, Raumvorstellung, Gemeinsamkeiten, Addition, Zahlenvergleich	Bearbeitungsdauer mit Instruktion; bedingt praxistauglich; veraltet
Münchner Funktionelle Entwicklungsdiagnostik	MFED	ja	0 – 3 Jahre	50 min	Statomotorik, Sinnesorgane, Spielvermögen, Sprach-/Sozialentwicklung	in den letzten Jahren leider von angelsächsischen Untersuchungen etwas in den Hintergrund gedrängt, sehr ausführlich, aufwendig
Schlienger I, Vademecum		ja	3 – 30 Monate		Motorik, Spielverhalten, Sprache, Sozialverhalten	Beobachtungsverfahren zur Entwicklungsdiagnostik und -begleitung für Eltern und Fachleute
Zollinger		ja	9 – 44 Monate	ca. 30 min	praktische, gnostische, symbolische, sprachliche, soziale, kommunikative Leistungen	liegt in „Denver-isierter" Form vor (Atlas), sehr praxistauglich, da sehr spielerisch

Fortsetzung ►

Tab. 17.**5** Fortsetzung

Test	Akronym	Deutsch	Alter	Zeitbedarf	Untertests	Bemerkungen
Intelligence and Development Scales	ids	ja	3 – 5 in Vorbereitung und 5 – 10 Jahre	ca. 90 min	Kognition, Psychomotorik, sozial-emotionale Kompetenz, Mathematik und Sprache	zeitgemäßer Test mit riesiger Vergleichsbasis; relativ zeitaufwendig, aber trotzdem empfehlenswert
Kaufmann-Assessment Battery for Children	K–ABC	ja	2,6 – 12,6 Jahre	60 – 90 min	sequenzielle, simultane, mentale Leistungen	„ganzheitliches" und „einzelheitliches" Denken, relativ zeitaufwendig und zum Teil sehr amerikanisch, für die Praxis wenig geeignet: Unterscheidung ganz- und einzelheitlich falsch und irreführend, veraltet
Psycholinguistischer Entwicklungstest	PET	ja	3 – 10 Jahre	60 – 90 min	12 Untertests in Kommunikation, Sprache	Ausgangspunkt für Sprachförderungsprogramme bei Lernschwierigkeiten, kaum praxistauglich, Schweizer Manual vergriffen
Neuromotorisch-neuropsychologische Untersuchung	NUNKI II	ja	5 Jahre bis Erwachsene	1,5 h	Motorik, Taktilkinästhetik, visuell-räumliche und auditive Sprache, Wahrnehmung	Erfassung von Teilleistungsstörungen, Test auf psychoorganisches Syndrom, sehr praxistauglich, nicht standardisiert, aber weit verbreitet
Coloured Progressive Matrices	CPM	ja	3,9 – 11,8 Jahre	20 – 30 min	Intelligenz	sprachfrei, einfach, praxistauglich, Korrelation zu anderen IQ-Tests nicht einfach
Standard Progressive Matrices	SPM	ja	11 – 18 Jahre	30 – 40 min		
Advanced Progressive Matrices	APM	ja		45 – 60 min		
Scales of Childrens' Abilities		–	3,6 – 8,6 Jahre	45 min	Sprache, Wahrnehmung, Motorik, Kognition	für Praxis eher ungeeignet, aufwendig
SON–R		ja	2,5 – 7 Jahre, 5,5 – 17 Jahre	40 – 60 min	Sortieren, Mosaik, Kombination, Kurzzeitgedächtnis, Kopieren	von der Sprache unabhängiger Intelligenztest, ursprünglich für hörgeschädigte Kinder entwickelt
Hamburg-Wechsler-Intelligenztest für Kinder	HAWIK IV	ja	6 – 16,11 Jahre	60 – 90 min	Bilder ergänzen, Allgemeinwissen, Wortschatz, Rechnen	aufwendig, hat aber in der Praxis durchaus seinen Platz, relativ unkompliziert; sehr sprachlastig und bildungsferne Milieus deutlich benachteiligend
Konzentrations-Handlungsverfahren für Vorschulkinder	KHV-VK	ja	3,0 – 5,11 Jahre	10 – 15 min	konzentrative Fähigkeiten	einfacher, Freude bereitender Konzentrationstest für Vorschulkinder

Fortsetzung ►

Tab. 17.**5** Fortsetzung

Test	Akronym	Deutsch	Alter	Zeitbedarf	Untertests	Bemerkungen
Grundintelligenztest Skala 2 mit Wortschatztest und Zahlenfolgentest	CFT 20-R mit WS/ZF-R	ja	8,5 – 19 Jahre; Erwachsene	60 min	erfasst das allgemeine intellektuelle Niveau (Grundintelligenz)	sehr praxisgeeigneter alternativer Intelligenztest in Ergänzung bzw. als Ersatz zum Raven-Test; gute Zuverlässigkeit
Männchenzeichen-Test	MZT	ja	4 – 14 Jahre	einige Minuten	Score für die Zeichnung eines Menschen	sehr gut geeignetes Screening-Instrument für die Vorsorgeuntersuchung
Verbaler Lern- und Merkfähigkeitstest	VLMT	ja	Kinder ab 6 Jahren und Erwachsene	ca. 20 – 25 min	serielles Listenlernen mit Abruf nach Distraktion	Gedächtnistest, z. B. bei der Abklärung eines ADHD
Lese- und Rechtschreibtest, Weiterentwicklung des Salzburger Lese- und Rechtschreibtests	SLRT-II	ja		maximal 5 min, Rechtschreibtest ca. 20 – 30 min	1-min-Leseflüssigkeitstest: 1.– 6. Klasse und Erwachsene Rechtschreibtest: 2. bis Anfang 5. Klasse	praxistauglicher Test, einfach und illustrativ
Zürcher Lesetest	ZLT	ja	2.– 6. Klasse Grundschule	ca. 30 min	Einzeltest der Lesefähigkeit	Verwendung zur Erfassung legasthenischer Kinder

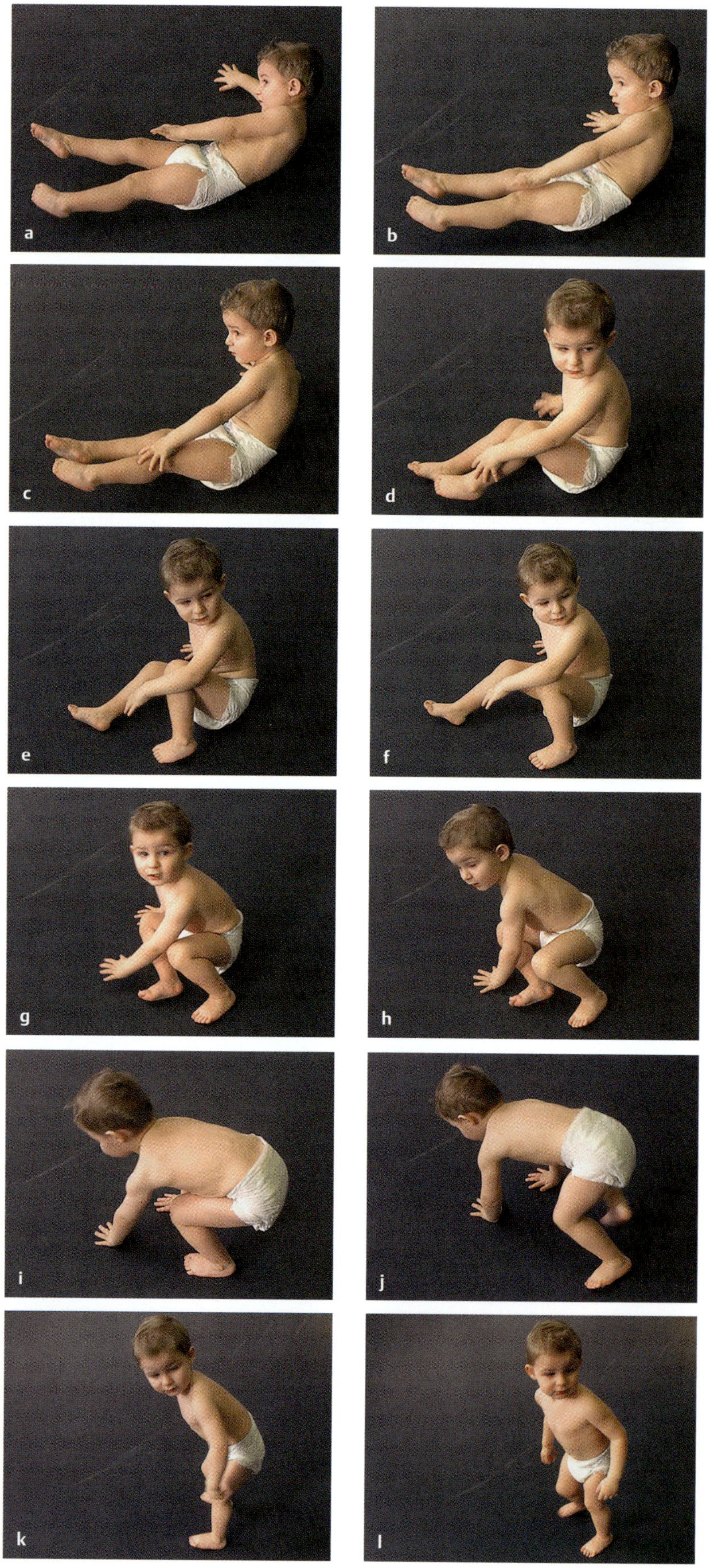

Abb. 17.**69 a – l** Aufstehtest.

Überprüfung der Motorik

Für die Neuromotorik des Kleinkinds (2 – 4 Jahre) hat sich der Aufstehtest sehr bewährt: Der Untersucher lässt das Kind aus der Rückenlage frei aufstehen und gehen (Abb. 17.**69** und Abb. 17.**70**). Ergänzend kommen dann feinmotorische Aufgaben (Steckbrett, Stöpselklotz) beidseits hinzu (Abb. 17.**71**). Empfehlenswert ist der Untersuchungsgang nach Lesigang, Touwen, Ruf und Largo.

Einen Überblick über die Entwicklung der Motorik in den ersten 7 Lebensjahren zeigen Abb. 17.**72** und Tab. 17.**6**

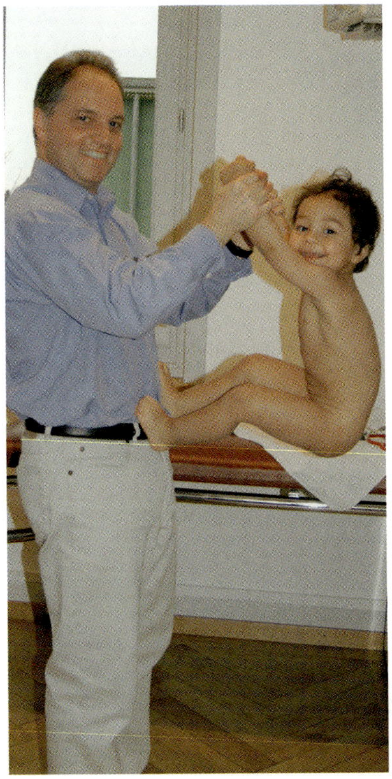

Abb. 17.**70** „... und ich zeige meine motorischen Fähigkeiten noch so gern!“

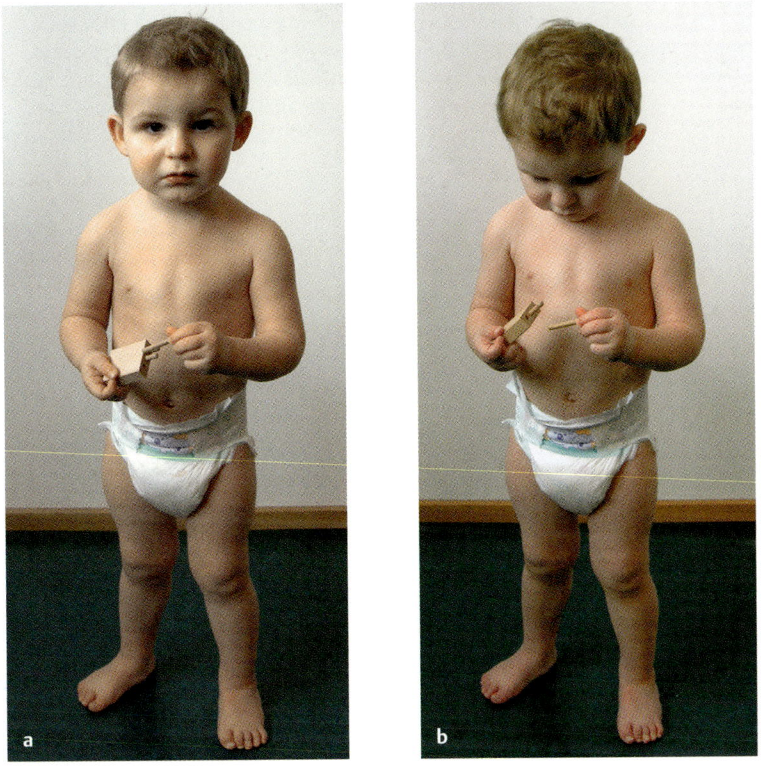

Abb. 17.**71 a, b** Im Anschluss an den Aufstehtest kann die Feinmechanik mit dem Stöpsel (nach F. Vasella) geprüft werden.

Abb. 17.**72** Übersicht über die motorische Entwicklung (aus Hebestreit H, Ferrari R, Meyer-Holz J, Lawrenz W, Hrsg. Kinder- und Jugendsportmedizin. Stuttgart: Thieme; 2002).

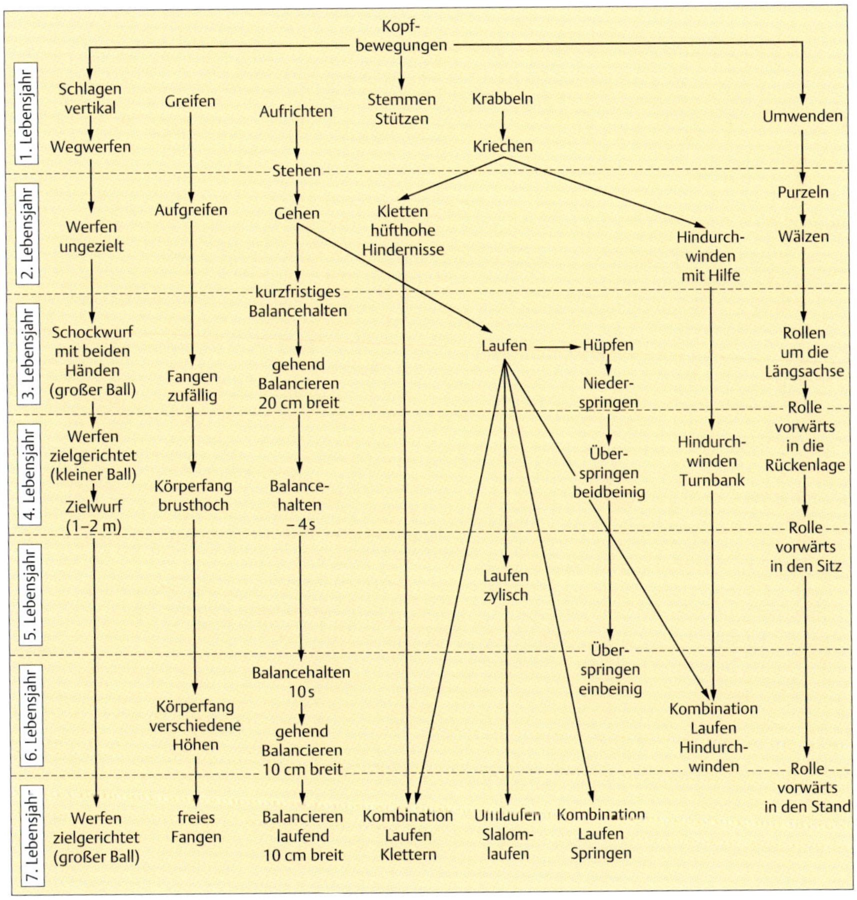

Tab. 17.6 Testverfahren zur Feststellung des fein- und grobmotorischen Niveaus im Vorschul- und Grundschulalter.

Test	Name	Autor	Alter	Untertests
ZNM	Zürcher Neuromotorik	Largo et al. (2002)	5 – 18	rein motorische Leistungen (Mitbewegungen) adaptive Leistungen (Steckbrett und dynamische Balance) Gleichgewicht (statische Balance) Stress-Gaits (Haltung)
M-ABC-2	Movement Assessment Battery for Children	Henderson u. Sugden (2007); dt. von Petermann (2008)	3 – 16	Handgeschicklichkeit Ballfertigkeiten statische und dynamische Balance
BOTMP	Bruininks-Oseretsy Test of Motor Proficiency	Egert (1994)	4,5 – 14,5	lange (45 – 60 Items) und kurze Version (15 – 20 Items) 3 Komponenten (Gesamt-Score, Fein- und Grobmotorik) Untertests: Rennen, Balance, Koordination, Hand-Auge-Koordination, Geschwindigkeit und Geschicklichkeit
Touwen	Touwen's Examination	Touwen (1973)	5 – 12	Haltung Reflexe Sensorik Hirnnerven Feinmotorik Koordination Mitbewegungen
MOT 4 – 6	Motoriktest für 4- bis 6-jährige Kinder	Zimmer u. Volkamer (1987)	4 – 7	Gewandtheit und Beweglichkeit, feinmotorische Geschicklichkeit, Gleichgewichtsvermögen Reaktionsfähigkeit Sprungkraft und Schnelligkeit Bewegungsgenauigkeit Koordinationsfähigkeit
KTK	Körperkoordinationstest	Kiphard u. Schilling (2007)	5 – 14	Balancieren rückwärts, monopedales Darüberhüpfen, Normierung für normal entwickelte, seitliches Hin- und Herspringen, seitliches Umsetzen lernbehinderte und hirngeschädigte Kinder
GMT	graphomotorische Testbatterie	Rudolf (1986)	4 – 7	Feinmotorik/Grafomotorik

Literatur

Baron-Cohen S. Mindblindness. An essay on autism and theory of mind (Learning, Development and Conceptual Change Series). Cambridge: MIT-Press; 1997

Bert CL, Touwen B. Die Untersuchung von Kindern mit geringen neurologischen Funktionsstörungen. Stuttgart: Thieme; 1982

Grob A, Meyer CS, Hagmann-von Arx P. Intelligence and Development Scales (IDS). Intelligenz- und Entwicklungsskalen für Kinder von 5 – 10 Jahren. Bern: Huber; 2009

Hebestreit H, Ferrari R, Meyer-Holz J, Lawrenz W, Hrsg. Kinder- und Jugendsportmedizin. Stuttgart: Thieme; 2002

Irblich D, Renner G, Hrsg. Diagnostik in der klinischen Kinderpsychologie. Göttingen: Hogrefe; 2009

Largo R, Fischer JE, Caflisch JA. Zürcher Neuromotorik. Zürich: AWE; 2002

Leitz R. Klinisch-neurologische Untersuchung im Kindesalter. Stuttgart: DAV; 1993

Petermann F, Macha T. Psychologische Tests für Kinderärzte. Göttingen: Hogrefe; 2005

Pollak M. Textbook of devlopmental paidiatrics. New York: Churchill Livingstone; 1993

Rauchfleisch U. Kinderpsychologische Tests. Ein Kompendium für Kinderärzte. Stuttgart: Thieme; 2000

Rennen-Allhof R. Entwicklungstests. Heidelberg: Springer; 1987

Tröster H. Früherkennung im Kindes und Jugendalter. Göttingen: Hogrefe; 2009

Entwicklungsuntersuchung: Schulalter bis 11 Jahre

Nichts prägt die Selbstwahrnehmung von Kindern und Jugendlichen im Alter von 5 – 15 Jahren bedeutender als die Schule. Die Eltern treten zunehmend in den Hintergrund; die Schule bestimmt Sein (und Schein). Reüssiert ein Kind in diesem Umfeld, dann wächst sein Selbstbewusstsein im Sinne einer sich selbst verstärkenden Positivspirale und eröffnet ihm den Weg zur beruflichen Selbstverwirklichung. Gelingt es ihm nicht, die erwarteten Leistungen zu erbringen, wird sein Selbstbild bald geknickt, und das Kind läuft Gefahr, in eine Negativspirale zu rutschen, in der es sich selber immer weniger zutraut und im Extremfall ganz aufgibt.

Schulschwierigkeiten sind anlässlich der Vorsorgeuntersuchungen häufig im Vordergrund oder müssen erfragt werden (s. S. 373 und andere). Sie äußern sich entweder als spezifische Leistungs- oder Integrationsproblematik oder als unspezifische Verhaltensauffälligkeit bzw. psychische Störung oder psychosomatisches Leiden. Die Kenntnis der vielfältigen Ursachen ist Voraussetzung, um den Kindern richtig helfen zu können. Der Umstand, dass die Störungen nur in Ausnahmefällen als isolierte Leistungseinbußen auftreten, sondern in der Regel als Symptomenkomplexe, die diverse Fähigkeiten betreffen, macht die Aufgabe für den Kinderarzt nicht leichter.

In vielen Fällen schieben sich Schule und Eltern gegenseitig die Verantwortung zu, und die Zuständigkeiten auch der schulnahen Fachpersonen bleiben unklar. Die genannten Berufsgattungen deklarieren die Klärung und Lösungsfindung von Schulschwierigkeiten traditionell als ihr Hoheitsgebiet, laufen dabei aber Gefahr, in ihrer Doppelrolle als Ausführende und Beurteilende nicht wirklich vorurteilsfrei zu agieren. Kinderärzte werden von den Eltern und den Kindern selbst häufig als „neutraler“ angesehen und gelten als Entwicklungsspezialisten. Weil sie die langfristige Entwicklung des Kindes und des Jugendlichen sowie das familiäre Umfeld häufig gut kennen, könnten (und sollten) sie die Interessen der Kinder und Jugendlichen als „Anwalt“ vertreten. Der Kinderarzt ist außerdem die einzige Fachperson, die die Zusammenhänge von körperlichen Erkrankungen und Hirnleistung sowie die Normvarianten der Entwicklung kennt und medikamentöse Therapien steuern kann. Um von allen Stellen als „Spezialist“ anerkannt zu werden, muss er über ein praktisches Know-how zur Abklärung und Behandlung der unterschiedlichen Störungsbilder verfügen.

Es ist eine besondere Herausforderung für den Kinder- und Jugendarzt, sich der gesellschaftlichen Probleme (Migration, Armut, Deprivation, Misshandlung und Missbrauch usw.) anzunehmen, die vermehrt auf den Schultern der Kinder ausgetragen werden und diese „pathologisieren“. Die Tätigkeit als Schularzt, die viele Kinder- und Jugendärzte wahrnehmen, ermöglicht es – falls der Schularzt nicht dazu reduziert wird, wenig sinnmachende Reihenuntersuchungen durchzuführen –, direkt in der Schule und bei den Behörden Einfluss zu nehmen, um die Situation der Schulkinder zu verbessern.

Eine zunehmende Zahl von Kindern wird mit Stimulanzien behandelt. Es sollte jedoch nicht darauf hinauslaufen, dass bei allen Kindern die (normvarianten) Befunde aus den Abklärungen „wegtherapiert“ werden.

> **!** Das Kind – insbesondere das Kind mit Behinderungen – steht ausdrücklich mit seinen Fähigkeiten, nicht mit seinen Defekten, im Mittelpunkt der Arbeit.

Das Kind und seine soziale Umgebung müssen als untrennbare Einheit gesehen werden. Diese Ganzheit ist wichtigster Orientierungspunkt für die Förderarbeit: „Das Leben kann nicht in Therapie verwandelt werden, ohne seine Qualität als Leben zu verlieren.“ (Milani-Comparetti 1996). Da die Variabilität der kindlichen Entwicklung oft weder den Eltern noch den Lehrpersonen oder anderen involvierten Stellen klar ist, werden, von fixen Normvorstellungen ausgehend, viele Kinder „normtherapiert“ – das kann nur schiefgehen. Es ist bekanntermaßen nicht das Defizit und kaum die Funktionseinschränkung, sondern die mangelnde Partizipationsmöglichkeit, die ein Kind in seiner schulischen Entwicklung behindert. So gibt es Kinder mit großen Defiziten und kleinen (Schul-)Problemen und Kinder mit kleinen Defiziten, aber riesigen Schulproblemen. Jede Diagnose, ob korrekt oder nicht, stigmatisiert das Kind und sein Umfeld. Die unzähligen, mittels hochkomplizierter Tests ermittelten Diagnosen haben nur selten etwas mit der eingeleiteten Therapie zu tun. Dabei ist die Defizitorientierung der meisten Tests dramatisch: Den Kindern wäre mehr geholfen, wenn durch die Tests ihre Stärken zutage treten würden. Auch liegt bei der überwiegenden Mehrzahl der Behandlungen der diagnostizierten „Störungen“ kein Wirksamkeitsbeweis vor. Die Kinder werden in der Regel nicht gefragt, ob sie in eine Therapie gehen wollen oder nicht.

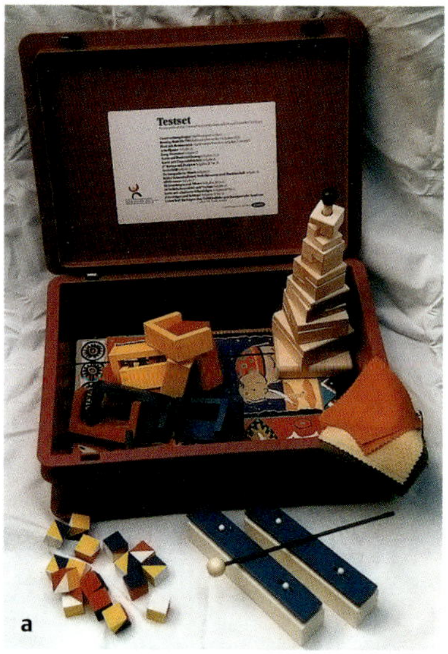

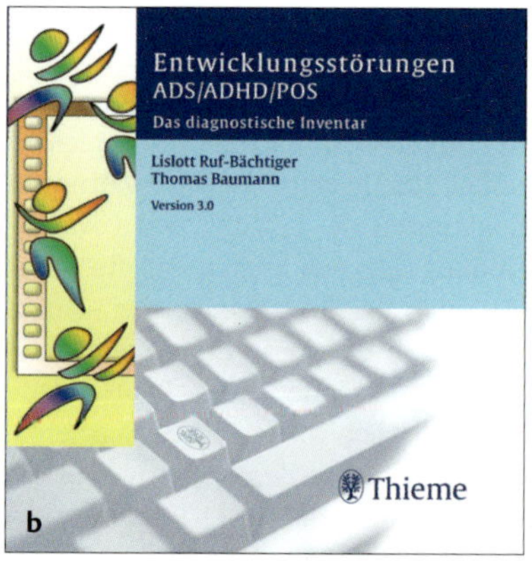

Abb. 17.**73 a, b** Untersuchung nach Ruf.
a Testkoffer (Bezug über ZKSK, Solothurn).
b CD-Rom zum Erlernen und Optimieren der Untersuchung nach Ruf.

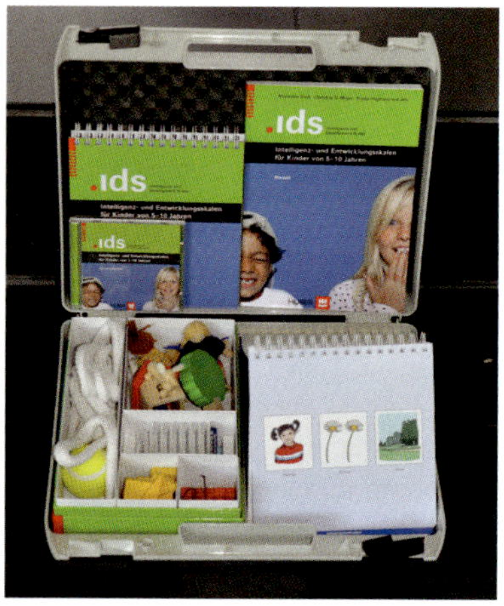

Abb. 17.**74** IDS-Koffer.

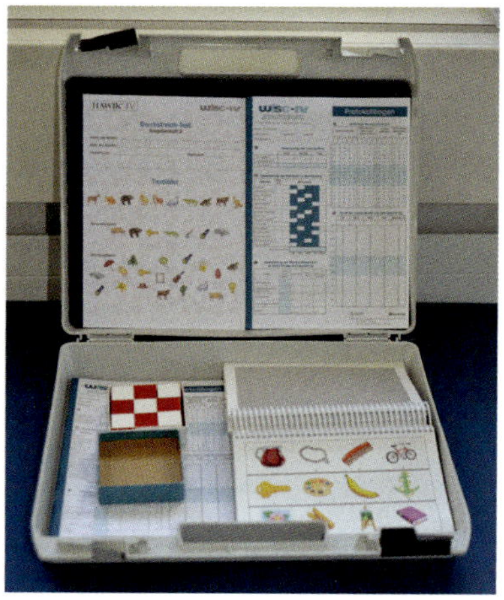

Abb. 17.**75** IQ-Test HAWIK IV.

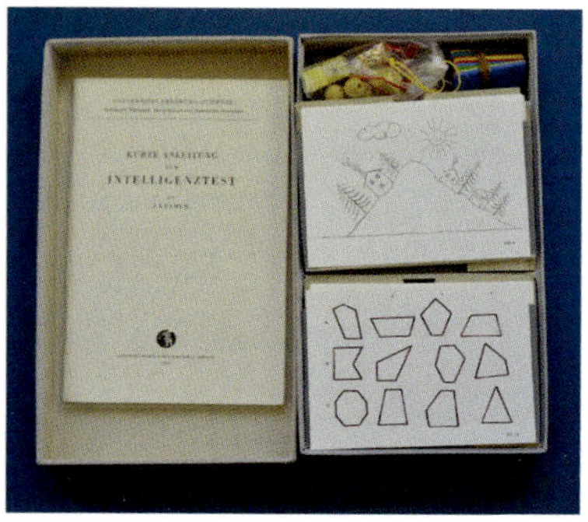

Abb. 17.**76** Kramer-Test, die Basis der IDS, mittlerweile veraltet.

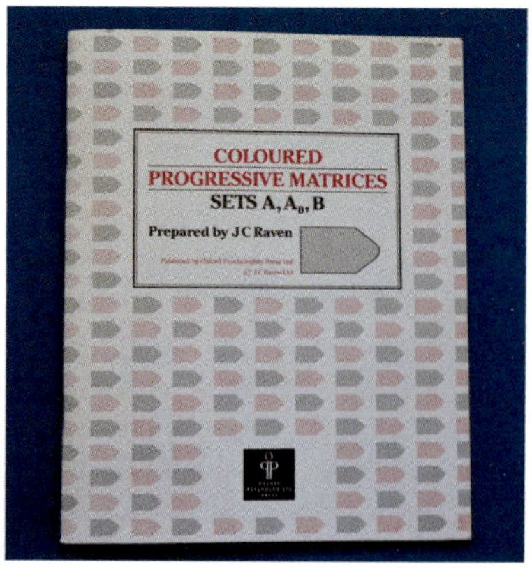

Abb. 17.**77** Coloured Progressive Matrices von J. C. Raven.

Untersuchungsmethoden

Das Schulalter ist, was die körperlichen Störungen betrifft, eine eher ruhige, unspektakuläre Phase. Dafür treten umso mehr die psychosozialen Folgen von Schulschwierigkeiten in den Vordergrund. Der Kinderarzt hat nun die Wahl, sich dieser interessanten Fragen anzunehmen oder davon abzusehen, sich hier einzumischen. Er vergibt sich dabei aber, in einem entscheidenden Lebensabschnitt des Kindes Einfluss zu nehmen.

Falls sich der Kinderarzt hingegen der psychosozialen Probleme annehmen will, steht ihm eine Unzahl von Testverfahren zur Verfügung. Ob er dabei mit den schulpsychologischen Stellen konkurrieren möchte, ist eine andere Frage. Für den praktizierenden Kinderarzt hat sich aber für die neuromotorische und neuropsychologische Untersuchung im Schulalter der Untersuchungsgang nach L. Ruf-Bächtiger bewährt (Abb. 17.**73**). Die Untersuchung der Neuromotorik ab dem Alter von 4 Jahren basiert auf Teilen der Untersuchungen nach Lesigang und Touwen, Ruf-Bächtiger und Largo. Das Leistungsprofil, das sowohl die Schulleistungen der wichtigsten Fächer, die Neuromotorik, die Wahrnehmung, aber auch Intelligenz und soziale Reifung untersucht, gibt erste Hinweise für die Beratung. Verhaltensprobleme lassen sich mit spezifischen fremd- und eigenanamnestischen Fragebögen erfassen (nach Connors, Brown, Kinsbourne und Kaufmann). Die Intelligenzabklärung kann z. B. mit dem Hamburg-Wechsler-Intelligenztest für Kinder oder dem Raven-Test (Standard und Advanced), die Beurteilung der Wahrnehmungsbereiche mit der Untersuchung nach L. Ruf erfolgen. Das psychoorganische Syndrom, eine nur in der Schweiz bekannte „Störung", findet im ADHD, im ADD, vor allem aber im DAMP-Syndrom die beste international anerkannte Entsprechung (s. Abschnitt „Störungskomplexe", S. 379). Es ist die häufigste Ursache für Lernstörungen in dieser Altersgruppe.

Die IDS (Grob/Meyer/von Arx) sind moderne, standardisierte Testverfahren, die eine differenzierte entwicklungspsychologische Standortbestimmung für Kinder im Alter von 5 Jahren bis 10 Jahre und 11 Monate für die kognitive Entwicklung (Intelligenz) und die allgemeine Entwicklung erlauben. Die Testdurchführung ist zeitökonomisch (90 – 120 Minuten). Die IDS eignen sich als Ergänzung/Ersatz des Ruf-Tests. Gegenüber den herkömmlichen IQ-Tests (K-ABC und HAWIK IV) ermöglichen die IDS praxisrelevantere Aussagen zum Entwicklungsstand und Leistungsvermögen des Schulkindes und eignen sich deshalb hervorragend für die kinderärztliche Praxis (Abb. 17.**74** bis Abb. 17.**77**).

Abb. 17.**78** zeigt das Testset für die Zürcher Neuromotorik. Das Erstellen eines Entwicklungsprofils mit der Erfassung aller möglichen Teilbereiche ermöglicht eine umfassende Beratung, möglicherweise unter Einbezug der schulischen Instanzen.

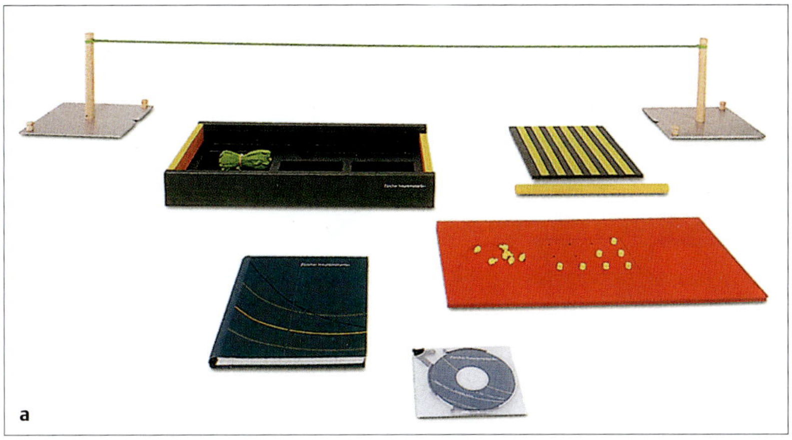

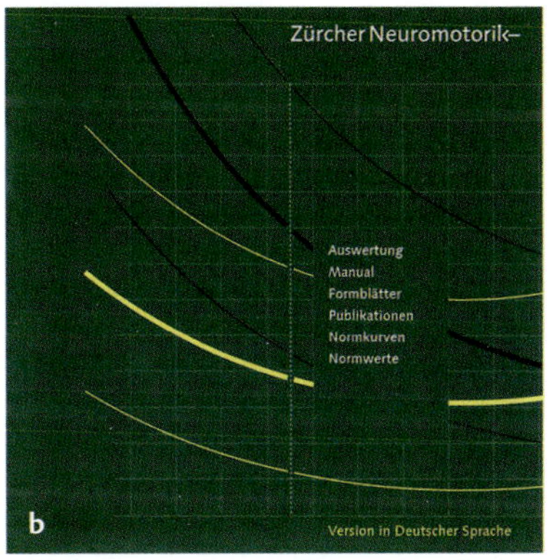

Abb. 17.**78 a, b** Zürcher Neuromotoriktest.
a Testset.
b Beschreibung.

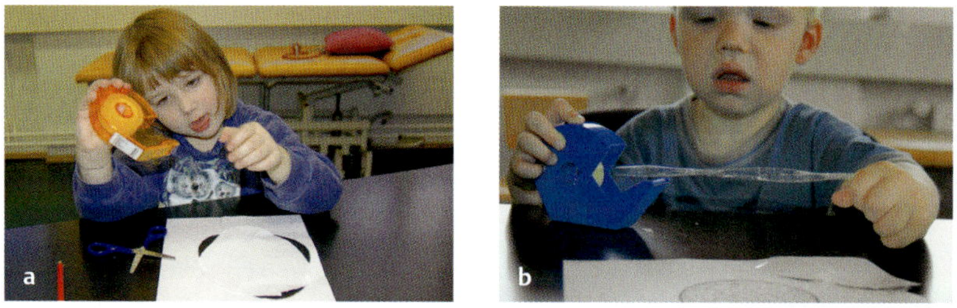

Abb. 17.**79 a, b** Der Umgang mit dem Klebeband provoziert Synkinesien und dyspraktische Bewegungen.

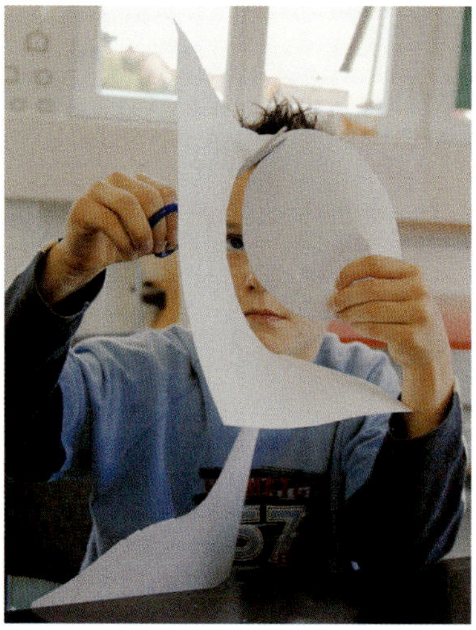

Abb. 17.**80** Koordinationstest bei der Einschulungsuntersuchung.

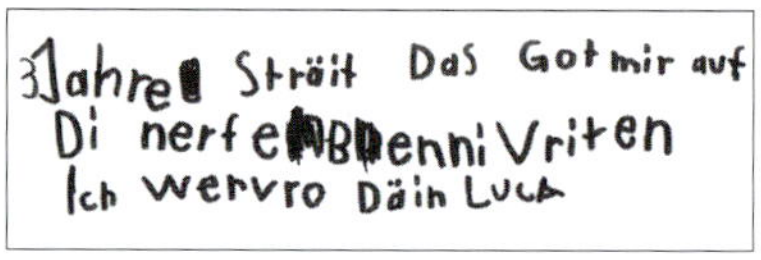

Abb. 17.**81** „3 Jahre Streit. Das geht mir auf die Nerven, Benni. Frieden. Ich wäre froh. Dein Luca" – wenn das kein Angebot ist!

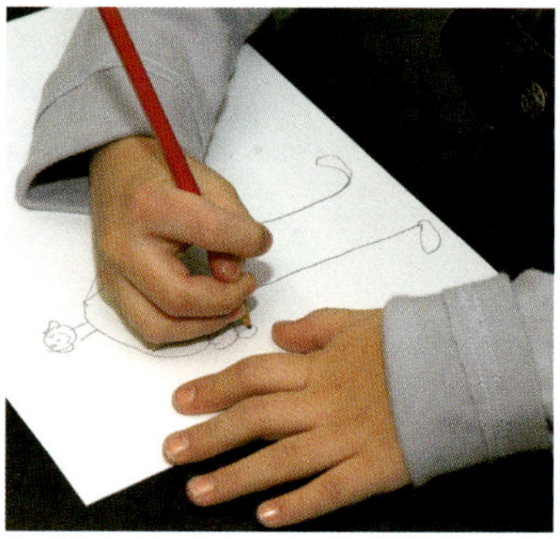

Abb. 17.**82** Wie man schreibt, ist die eine Frage – ob dies behandlungsbedürftig ist, ist eine andere!

Bei der Beurteilung der psychomotorischen Entwicklung (Abb. 17.**79** bis Abb. 17.**83**) sollten unbedingt psychosoziale und familiäre Faktoren miteinbezogen werden. Problematische Interaktionen in der Familie, zwischen den Eltern bzw. zwischen Eltern und Kind können die Entwicklung des Kindes nachhaltig gefährden. Vor allem im Schulalter steigen die elterlichen Ansprüche und Erwartungen an die Kinder oft an. Nicht selten haben die Schulleistungen einen Zusammenhang mit den späteren beruflichen Möglichkeiten. Dieser Leistungsdruck kann bei den Kindern funktionelle Störungen, wie Bauchweh, Kopfschmerzen usw., verursachen. Sind die familiären Schwierigkeiten und/oder die psychischen Probleme des Kindes groß, empfiehlt sich die Überweisung an entsprechende Fachpersonen (z. B. Erziehungsberatung, Familientherapie, Verhaltenstherapie).

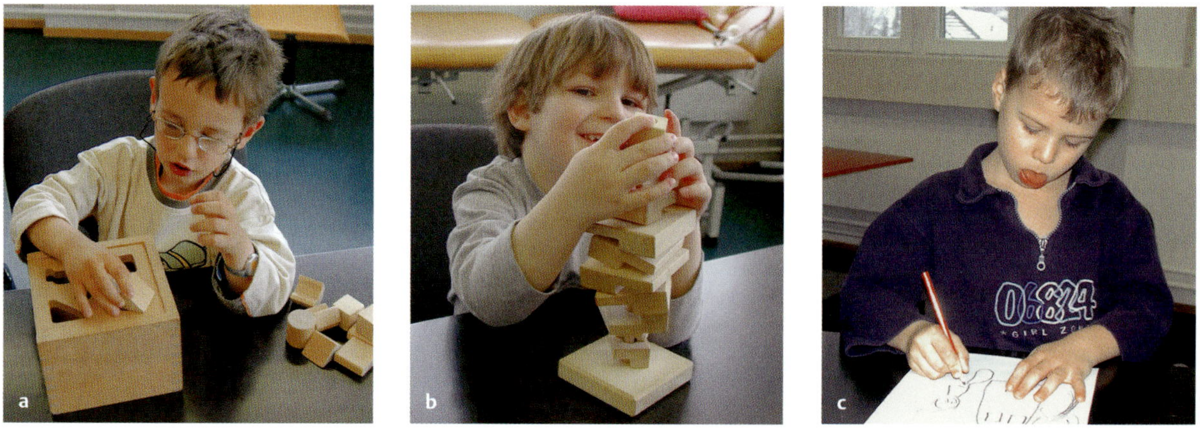

Abb. 17.**83 a – c** Weitere Möglichkeiten der Koordinationstestung.
a Steckbox.
b Steckturm.
c Malen.

Tab. 17.**7** Untersuchungsgang für Kinder im Schulalter bis 11 Jahre.

Untersuchungsabschnitt	Art	Methode	Ziel
Anamnese	• Interview • Fragebögen	Selbstbeurteilung, Eltern-/Lehrerfragebogen	Entwicklungsstörung, psychoorganisches Syndrom, ADHD, Verhaltensstörung
Untersuchung	• allgemeine Untersuchung • Neurostatus • Neuromotorik	Lesigang, Ruf, Zürcher Neuromotorik	Syndrom, chronische Krankheit, Zerebralparese, Minimalzerebralparese, „ungeschicktes Kind"
Test/Verhaltensbeobachtung	• Intelligenz • Wahrnehmung • Aufmerksamkeit • Teilleistungsbereiche	Coloured Progressive Matrices (Raven), Hamburg-Wechsler-Intelligenztest für Kinder, Kaufmann–Assessment Battery for Children, Neuromotorisch-neuropsychologische Untersuchung, Brickenkamp d2 –R Test, Methoden nach Frostig, Tap, Mottier, usw. (vgl. auch Tab. 17.**5**)	Entwicklungsprofil, Hochbegabung, Lernbehinderung, ADHD, DAMP-Syndrom, Versagensängste, psychische Störungen, Misfit
Zusammenfassung	• Diagnose	Maßnahmen, Therapie	Akzeptanz, Verständnis, Zielformulierung

Eine genaue Abklärung der intellektuellen Leistungsfähigkeit eines Kindes kann helfen, den Druck auf ein realistisches Maß zu verringern. Oft sind aber Schulschwierigkeiten auch durch eine latente Unterforderung erklärbar. Eine Potenzialabklärung und das Erstellen eines „Profils" können dies verdeutlichen. Potenzialabklärungen werden von vielen Institutionen und Fachpersonen angeboten. Wenn der Kinder- und Jugendarzt diese Untersuchungen nicht selbst durchführt, ist er gut beraten, sich über die diversen Anbieter zu informieren und als unterstützender Wegweiser zu fungieren.

Die Aufzählung weiterer gängiger Untersuchungsmöglichkeiten und Tests würde hier zu weit führen. Eine Empfehlung ist in Tab. 17.**7** zu sehen. Sehr ausführlich und praxisnah wird das Thema vom Autor gemeinsam mit Romeius Alber abgehandelt (Baumann u. Alber 2011).

Literatur

Baumann T, Alber R. Schulschwierigkeiten: störungsgerechte Abklärung in der pädiatrischen Praxis. Bern: Huber; 2011

Milani-Comparetti A. Von der Behandlung der Krankheit zur Sorge um Gesundheit und Entwicklungsförderung im Dialog. Dokumentation von Fachtagungen im Auftrag des Paritätischen Bildungswerkes Bundesverband e. V.; Frankfurt/M. 1996

Ruf L. Das frühkindliche Psychoorganische Syndrom. Stuttgart: Thieme; 2008

Entwicklungsuntersuchung: Pubertät und Adoleszenz

Biopsychosoziale Entwicklung

„Pubertät ist dann, wenn die Eltern schwierig werden.", wird salopp gesagt. „Der Eros macht die Kindheit kaputt." (B. Sichtermann im „Frühlingserwachen"). Mit dem Beginn der Pubertät verändert sich auch die Funktion des Kinder- und Jugendarzts. Die Jugendlichen lösen sich von der Elterngeneration, und zu der gehört nota bene auch der Kinder- und Jugendarzt, zu dem das Kind jahrelang – vielleicht auch gegen seinen erklärten Willen – geschleppt wurde. Für den Jugendlichen ist der Kinder- und Jugendarzt somit nicht nur eine Art „Verbündeter der Eltern", sondern er steht den Jugendlichen oft auch eher verunsichert gegenüber. Es tut also Not, die eigene Rolle neu zu definieren. Jugendliche Kleider und ein poppiges Wartezimmer mit Stereoanlage, MP3-Player und von stillenden Müttern mit ihren Säuglingen getrennt, sind da nur Äußerlichkeiten.

Die Adoleszenz beginnt mit der Pubertät, und als beendet gilt sie, wenn ein vollständiger oder zumindest weitreichender Grad an Autonomie erreicht ist, was üblicherweise mit finanzieller Selbstständigkeit gleichgesetzt werden kann. Lange Ausbildungszeiten schieben diesen Zeitpunkt immer weiter hinaus. Die Jugend ist eine Lebensphase mit speziellen Anforderungen (Tab. 17.**8**).

Tab. 17.**8** Biopsychosoziale Entwicklung von Jugendlichen (nach Rutishauser u. Navratil 2004).

Entwicklungsbereich	Frühe Adoleszenz (10–13 Jahre)	Mittlere Adoleszenz (14–16 Jahre)	Späte Adoleszenz (17–20 Jahre und älter)
somatisch	Beginn Pubertät: sekundäre Geschlechtsmerkmale, rasches Wachstum	Wachstumsspurt, veränderte Körperform und -zusammensetzung, Akne, Geruch, Menarche, Spermarche	langsameres Wachstum, Körperreife beendet
Körperbefinden	Beschäftigung mit sich selbst und mit pubertären Veränderungen	Akzeptanz des veränderten Aussehens, Sorge um Attraktivität	Akzeptanz der pubertären Veränderungen
Sexualität	sexuelles Interesse übersteigt sexuelle Aktivität	vermehrter sexueller Drang, Experimentieren, Fragen der sexuellen Orientierung	Konsolidation der sexuellen Identifikation
Kognition und Moral	konkrete Operationen, konventionelle Moral	abstraktes Denken, Hinterfragen der konventionellen Moral, mit sich selbst beschäftigt	Idealismus/Absolutismus
Unabhängigkeit	weniger interessiert an den Aktivitäten der Eltern	Streben nach elterlicher Akzeptanz von mehr Unabhängigkeit	Wiederakzeptieren von elterlichen Wertvorstellungen und Ratschlägen
Gleichaltrige	Orientierung in gleichgeschlechtlichen Gruppen	Konformität mit Gleichaltrigen, Experimentieren von risikoreichem Verhalten	Gleichaltrigengruppen weniger wichtig, intime Beziehungen wichtiger

> **!** In der Regel möchte der Jugendliche, ausgesprochen oder nicht, vom Arzt darin bestätigt werden, dass er „völlig normal" ist. Der Wunsch, so zu sein wie die Gleichaltrigen, ist zentral und kann vom Arzt kaum genug betont werden.

Themen, wie Drogen, Alkohol und Sex, haben einen hohen Stellenwert, werden anlässlich des Arztbesuchs kaum angesprochen und bedürfen des dafür nötigen gegenseitigen Vertrauensverhältnisses. Dafür werden öfters auf Anfrage andere Beschwerden genannt (in der Reihenfolge ihres Auftretens):

- Müdigkeit
- Schlafstörungen
- Kopfschmerzen
- Bauchschmerzen
- dermatologische Probleme
- Atembeschwerden
- Beinschmerzen
- Gewichtsprobleme
- Sehstörungen

Schlafstörungen können biologisch begründet sein, da sich der Schlafrhythmus in der Adoleszenz ändert und die Schlafdauer sinkt. Dennoch sollten Schlafstörungen ernst genommen werden, da sie zu Unfällen, Schulversagen und Verhaltensauffälligkeiten führen bzw. ein Syptom einer depressiven Entwicklung sein können. Etwa 40% der Jugendlichen befinden sich, zumindest zeitweise, in einer depressiven Stimmung, aber die wenigsten sprechen mit dem Arzt darüber. Weitere Hinweise sind funktionelle Beschwerden und Schulabsenzen. Letztere müssen den Arzt hellhörig machen. Schulabsenzen haben meist weniger mit den schulischen Leistungen zu tun, sondern eher damit, dass ein Jugendlicher von seiner Peer-Gruppe ausgeschlossen wird. Depressive Stimmungen oder Depressionen führen oft zu „Selbstbehandlungen", auch zu Drogenkonsum (s. Tab. 16.**17**). Mittels Drogen glauben Jugendliche, sich von ihren Problemen ablenken zu können. Dies sind aber auch (appellative) Alarmsymptome, die der Arzt kennen sollte. Risikoverhalten ist typisch für diese Alter und hilft den Jugendlichen, eigene Grenzen und ihre Identität zu finden. Überstandene Gefahren steigern das Selbstwertgefühl und die Stellung im sozialen Kontext, der Peer-Gruppe (Abb. 17.**84**, Abb. 17.**85** und Abb. 17.**86**). Um Neues kennenzulernen, z. B. gelegentlich mit Freunden einen Rausch „auszuprobieren", wäre der Begriff „Experimentierverhalten" wohl passender als „Risikoverhalten". Andererseits sind überangepasste Jugendliche ohne Risikoverhalten auch nicht wünschenswert, denn sie können in dieser Phase des Lebens ungemein wichtige Erfahrungen nicht machen, die ihnen im späteren Leben sicher fehlen werden.

Nicht vergessen werden darf in dieser Periode die oft unfreiwillige Sexualisierung im Leben des Heranwachsenden. Es ist oft erschreckend, wie die Jugendlichen – trotz aufgeklärter Eltern, Schule, Film und Internet – noch heute riesige Wissenslücken im Bereich der Aufklärung haben. Gerade Jugendliche in höheren Schulen stellen dabei eine besondere Risikogruppe dar. Das „Wissen" wird in der Regel von den Gleichaltrigen (Peer-Gruppe) vermittelt, die auch nicht besser informiert sind. Der Kinder- und Jugendarzt soll und kann sich auch dieser Fragen ehrlich und offen annehmen, entsprechende Ausbildung, eigenes Interesse und Erfahrung vorausgesetzt.

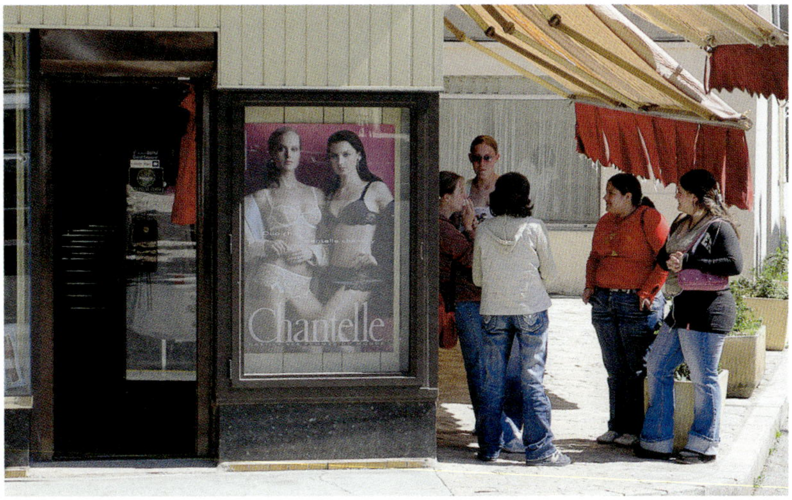

Abb. 17.**84** Modelle, Vorbilder, Peer-Gruppe, Unerreichbares?

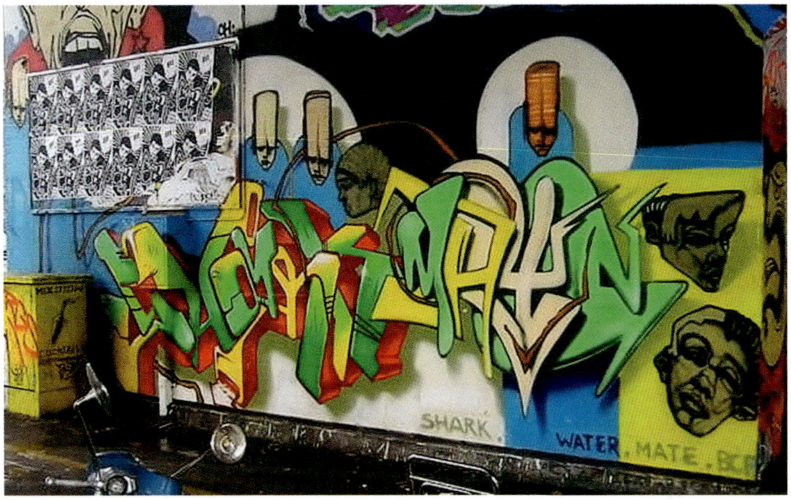

Abb. 17.**85** „Kunst am Bau" – irgendwie und irgendwo muss man seiner unbändigen Kreativität freien Lauf lassen können.

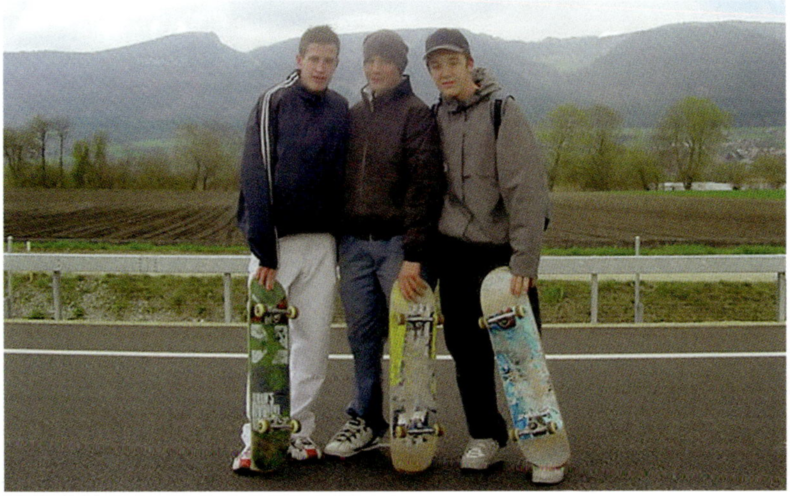

Abb. 17.**86** „Uns gehört die Welt... und die Autobahn!"

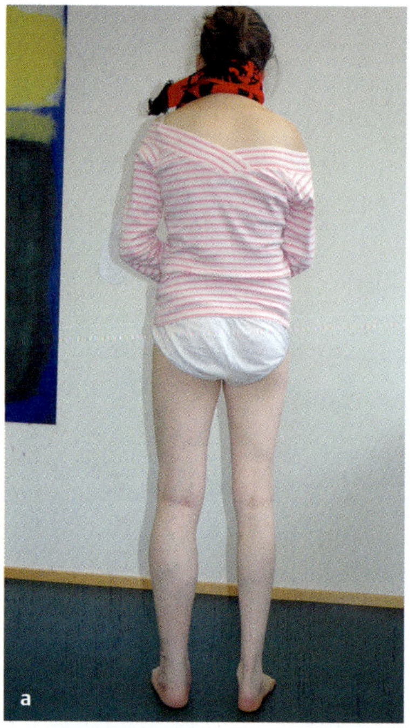

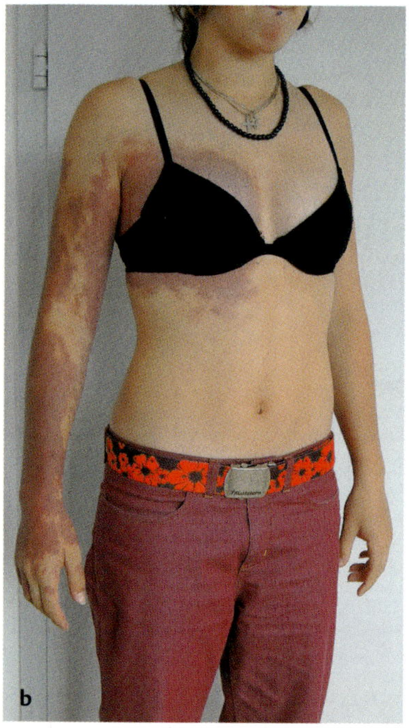

Abb. 17.**87 a, b** Körperliche Auffälligkeiten können das Selbstwertgefühl Jugendlicher entscheidend negativ beeinflussen.
a Hemihypertrophie.
b Ausgedehnter Naevus flammeus.

Beziehung zwischen Arzt und Jugendlichen

Gehen Jugendliche überhaupt zum Arzt und, wenn ja, freiwillig? Einer schweizerischen Umfrage zufolge gehen sie öfter als angenommen. Über 75 – 78 % gaben an, im letzten Jahr mindestens einmal beim Arzt gewesen zu sein. Wenn ein Jugendlicher zum Arzt kommt, sollte er immer körperlich untersucht werden, auch wenn der Arzt davon ausgehen mag, nichts Auffälliges zu finden. Was aber auffällig, nicht normal, ist, definiert der Jugendliche. Und in diesem Alter ist für ihn Vieles „nicht normal" (Abb. 17.**87**). Der Arzt kann hier Sicherheit vermitteln. Zudem dient die Untersuchung zumindest dazu, die Arztrolle und die Beziehung zu definieren.

Der Beziehungsaspekt zwischen Arzt und Jugendlichem muss nicht nur eine neue äußerliche Form, sondern auch einen neuen, ehrlichen und direkten Inhalt bekommen (von der Triade zur Diade). Bei einem jugendlichen Patienten fragt sich der Arzt oft erst einmal, ob er ihn mit „Du" oder „Sie" anreden soll. Unsicherheit besteht auch immer wieder bei der Frage, ob die Eltern bei der Konsultation zugegen sein sollen. Um die Vertraulichkeit zwischen Arzt und Patient zu gewährleisten, gleichzeitig aber Loyalitätskonflikte in der Familie zu vermeiden, kann die Konsultation mit einem gemeinsamen Gespräch beginnen. Dabei werden gemeinsam die zu besprechenden Fragen aufgelistet. Anschließend werden, nach Rückversicherung beim Jugendlichen, die Eltern gebeten, das Sprechzimmer zu verlassen. Häufig sind die Jugendlichen initial verunsichert; sie sind zum ersten Mal allein mit „ihrem" Arzt. Wenn der Jugendliche will, können die Eltern an einem Schlussgespräch teilnehmen.

Das Patientengeheimnis ist ein zentrales Element für den Aufbau einer vertrauensvollen Arzt-Patienten-Beziehung. Jugendliche sind eher bereit, mit Ärzten über persönliche Angelegenheiten zu sprechen, wenn ihnen die Wahrung des Patientengeheimnisses auch gegenüber den Eltern zugesichert wird. Wenn Ärzte aber nicht über die Wahrung des Patientengeheimnisses sprechen, können die Jugendlichen nicht wissen, ob der Arzt es tatsächlich wahren wird. Grundsätzlich sollte der Arzt aber nur die Wahrung des eingeschränkten Patientengeheimnisses zusichern (ärztliche Schweigepflicht) – unter der Voraussetzung, dass keine ernsthafte Selbst- und/oder Fremdgefährdung vorliegt. Voraussetzung für das Recht einer minderjährigen Person auf die Wahrung des Patientengeheimnisses sowie auf die selbstständige Entscheidung über medizinische Maßnahmen ist ihre Urteilsfähigkeit. Diese ist gegeben, wenn die jugendliche Person eine genügende kognitive und emotionale Reife erreicht hat, um den Zweck, die Wirkung sowie die Nebenwirkungen einer Behandlung wie auch die Folgen einer ausbleibenden Behandlung zu verstehen. Die Urteilsfähigkeit muss vom Arzt beim gleichen jugendlichen Patienten für jede Situation neu beurteilt und schriftlich dokumentiert werden.

> ! Als Faustregel kann davon ausgegangen werden, dass bei unter 12-Jährigen die Urteilsfähigkeit nicht gegeben ist, sie bei 12- bis 16-Jährigen individuell bestimmt werden muss, während sie bei über 16-Jährigen in der Regel angenommen werden darf.

Der Jugendliche dankt diese Offenheit, Ehrlichkeit und Empathie – vielleicht gerade auch auf diesem Gebiet – mit einer neuen emanzipierteren Beziehung, von der sich dann beide Teile (Jugendlicher und Kinder- und Jugendarzt) erfolgreich lösen können. Daraufhin kann das während vieler Jahre begleitete Kind in die Erwachsenenwelt (und zu „richtigen Ärzten") entlassen werden (Transition).

Untersuchungsmethoden

Die im Rahmen der schulärztlichen individuellen Schulabgangsuntersuchung oder der Vorsorgeuntersuchung 10/J1 verteilten Fragebögen (s. Anhang) sollten gemeinsam mit dem Jugendlichen besprochen werden. Sie ermöglichen es, gezielt auf offene Fragen des Jugendlichen einzugehen, und sind damit ein sehr hilfreiches Mittel. Eine weitere Unterstützungsmöglichkeit kann, nach eingehender Abklärung, die mehr oder weniger elternunabhängige Beratung in der Berufswahl sein.

Eine Interview-Technik für die Beurteilung der psychosozialen Entwicklung von Jugendlichen ist das HEADSS-Screening von Goldenring und Cohen. Es beginnt mit weniger persönlichen Fragen nach der Familie, der Ausbildung, Freizeitaktivitäten und dem Kontakt zu Gleichaltrigen. Dann folgen persönlichere Themen, wie Substanzmissbrauch, Sexualität und Depression usw.

Literatur

Dörr HG, Rascher W. Jgendmedizin. München: Urban & Fischer; 2002

Goldenring JM, Cohen E. Getting into adolescent heads. Contemp Pediatr 1988; 5: 75 – 90

Greydanus D, Patel D, Dilip R. Essential adolescent medicine (essentials of pediatrics). New York: Mcgraw Hill Medical; 2008

Rasmussen P, Gillberg C. AD(H)D, hyperkinetic disorders, DAMP, and related behaviour disorders. In: Withmore K. A neurodevelopmental approach to specific learning disorders. London: MacKeith Press; 1999

Rutishauser C, Navratil F. Schweiz Med Forum 2004; 4: 11 560

Slap G. Adolescent medicine: requisites (requisites in pediatrics). Philadelphia: Mosby/Elsevier; 2008

Stier B, Weissenrieder N. Jugendmedizin. Heidelberg: Springer; 2006

HEADSS-Screening

- *Zu Hause:*
  - „Wo und mit wem wohnst du zusammen?“
  - „Wie kommst du mit deinen Geschwistern bzw. Eltern aus?“
  - „Wie werden Meinungsverschiedenheiten ausgetragen?“
  - „Wem kannst du deine Sorgen anvertrauen?“
  - „Bist du kürzlich umgezogen?“
- *Ausbildung:*
  - „Was magst du bzw. was magst du nicht an der Schule?“
  - „Wie kommst du mit den Lehrern bzw. Mitschülern aus?“
  - „Welche Schulfächer magst du am liebsten bzw. am wenigsten?“
  - „Wie sind deine Schulleistungen? Gab es eine Besserung oder Verschlechterung in letzter Zeit?“
- *Aktivitäten und Peers:*
  - „Wie verbringst du die Zeit nach der Schule bzw. am Wochenende?“
  - „Was sind deine Hobbys?“
  - „Treibst du regelmäßig Sport?“
  - „Wie viel Zeit verbringst du mit Fernsehen und Computerspielen?“
  - „Hast du Freunde, denen du vertrauen kannst?“
- *Medikamente und Drogen:*
  - Viele Jugendliche haben mal eine Zigarette probiert oder rauchen regelmäßig; wie ist das bei deinen Freunden?“
  - „Hast du selbst schon Zigaretten geraucht?“
  - „Falls ja, hast du schon daran gedacht, mit dem Rauchen aufzuhören?“
  - „Wie oft und bei welcher Gelegenheit (z. B. mit Freunden oder allein) trinkst du Alkohol?“
  - „Hast du schon einmal Marihuana und/oder andere Drogen konsumiert?“
  - „Nimmst du gelegentlich oder regelmäßig Medikamente ein?“
- *Sexualität:*
  - „Warst du schon einmal verliebt? Falls ja, in wen?“
  - „Hast du momentan einen Freund bzw. eine Freundin?“
  - „Ein Teil der Jugendlichen ist sexuell aktiv; hast du schon eine sexuelle Beziehung mit einem Freund bzw. einer Freundin gehabt?“
  - „Hat dich jemals jemand so behandelt bzw. berührt, dass es dir unangenehm war?“
- *Suizidalität und Depression:*
  - „Wie ist es dir in den letzten Wochen gegangen?“
  - „Fühlst du dich oft traurig, schlecht gelaunt, interessenlos, innerlich leer, hoffnungslos?“
  - „Hattest du jemals Gedanken, dass du dir etwas antun bzw. nicht mehr leben möchtest?“
  - „Falls ja, wann letztmals? Hast du dir überlegt, was du dir antun würdest und wie?“
  - „Falls ja, hast du jemals zuvor versucht, dir das Leben zu nehmen?“

18 Therapeutische Maßnahmen

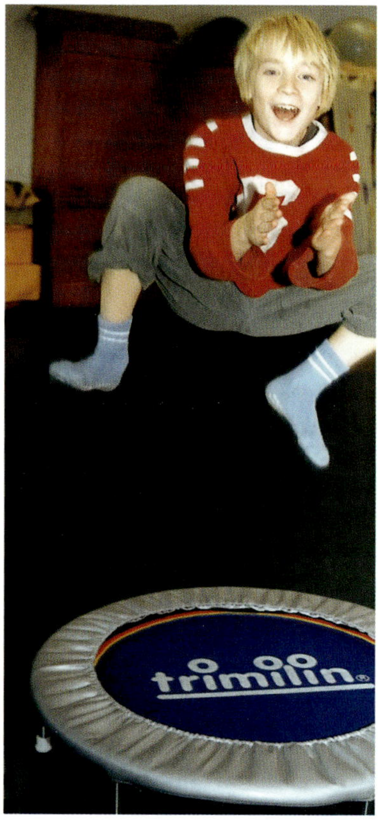

Abb. 18.1 Volle Akzeptanz der empfohlenen therapeutischen Maßnahme!

Aus Anamnese, Beobachtung und Untersuchung, im Bedarfsfall noch mithilfe zusätzlicher technischer Untersuchungen die richtigen Schlüsse zu ziehen, ist letztlich die große ärztliche Kunst. Dazu gehört nicht nur die genaue Kenntnis der Störung, sondern auch Erfahrung über den Verlauf. Dies ist prognostisch von großer Wichtigkeit.

Jeder Arzt muss für sich entscheiden, ob er den Schmerz oder die Enttäuschung der Betroffenen beim Kommunizieren der Diagnose erträgt oder den Weg des geringsten Widerstands vorzieht, auf die Heilungstendenz der Natur hofft und seine Erkenntnis verschweigt. Der Mensch lebt nicht losgelöst von der Umwelt und dem sozialen Gefüge. Da nützt auch eine standardisierte Untersuchung wenig, denn die Gesellschaft ist auch nicht standardisiert. Was an einem Ort behandelt werden muss, bleibt an einem anderen Ort wegen fehlender Behandlungsmöglichkeit Wunschdenken. Jede Therapie steht und fällt mit der Person, die sie durchführt. Wird sie akzeptiert (Abb. 18.1) oder von Eltern bzw. Kind abgelehnt? Hat die Therapie eine „wissenschaftliche" Basis oder ist sie dem Zeitgeist entsprechend esoterisch, nach dem Motto „Jeder kann mitmachen!"? Der Arzt muss mit sich selbst abmachen, ob er kontrollieren wird, ob die nötige Behandlung auch durchgezogen wird bzw. ob sich ein Behandlungserfolg einstellt. Es ist seine Entscheidung, ob er sich in Helferkonferenzen engagieren will und wo und wie er seinen Wissenstand auf dem aktuellen Stand hält. Er sollte sich darum bemühen herauszufinden, ob es Qualitätszirkel gibt.

Die Vorsorgeuntersuchungen haben zum Ziel, Krankheiten und Entwicklungsstörungen möglichst früh zu erfassen. Das hat zur Folge, dass Befunde als Normvarianten erkannt oder – als pathologisch beurteilt – einer Behandlung zugeführt werden. Neben den medizinisch-therapeutischen Maßnahmen, über deren Angebot und Qualität sich der Arzt in seinem Umfeld informieren muss und auf die hier aus Platzgründen nicht genauer eingegangen werden kann (s. auch bei den Schilderungen einzelner Krankheiten im Rahmen der Vorsorgeuntersuchungen in Teil IV), macht sich eine Vielzahl von weiteren Therapieangeboten breit. Es ist hierbei oft schwierig, sich von deren Qualität und Sinn ein Bild zu machen. Auch die Unterscheidung zwischen „Nice to have" und „unverzichtbar" ist schwierig. Damit sich der Leser rudimentär informieren kann, hier eine Zusammenstellung anerkannter und bewährter weiterer Therapieangebote. Die Vielzahl oder Unzahl von alternativen „Heilangeboten" wird dabei bewusst ignoriert, da bei diesen nie Aufwand und Ergebnis stimmen, von einer Evidenz der Wirksamkeit ganz zu schweigen. Nur kompetente und informierte, das Wohl des Kindes nie aus den Augen lassende Therapiepiloten sind gefragt!

„Para"-Münchhausen-by-Proxy-Syndrom

Mit den Lebensverhältnissen der Menschen ändern sich auch die Herausforderungen und Risiken, denen sie ausgesetzt sind. So bringt jede historische Zeit auch ihre besonderen Krankheiten hervor. Allerdings: Ob jemand krank oder gesund ist, worin seine Krankheit besteht, welche Ursachen sie hat und wie sie sich therapieren lässt, ist immer auch eine Frage des medizinischen Blickes. Und auch dieser verändert sich im Lauf der Zeit.

Neben dem klassischen Münchhausen-Syndrom, bei dem psychisch kranke (in der Regel) Mütter ihren Kindern Krankheiten andichten und medizinisches Personal missbrauchen, bis die absonderlichen Heilungswünsche erfüllt werden (eine besonders üble Art der Kindesmisshandlung), muss neu auch das „Para"-Münchhausen-Syndrom postuliert werden. Bei dieser etwas weniger invasiven Form von Misshandlung werden die Kinder immer neuen Therapien unterzogen, bei denen die Therapeuten auch gleich die Störung diagnostizieren (sog. „Selbstbefruchtertherapien"). Da werden Hirnhälften zusammengeführt, die Meridiane zum Energiefluss angeregt, das Kind konstitutionell neu zusammengesetzt usw. Der Fantasie und Scharlatanerie scheinen keine Grenzen gesetzt zu sein. Die Theorie hierzu wird in Wochenendkursen bei ebenfalls selbsternannten Fachleuten gegen teures Geld erlernt und sofort in die Tat umgesetzt. Leider werden die betroffenen Kinder kaum nach ihrer Meinung gefragt; sie sind so den „Heilerinnen und Heilern" schutzlos ausgeliefert. Hier muss der Kinder- und Jugendarzt intervenieren.

Einschätzung der Therapieindikation

Grundsätzlich gilt:

- Sind Anamnese und Befund nicht eindeutig, sollte sobald als möglich nochmals untersucht werden.
- Gespräch mit Mutter bzw. Eltern: Wie erleben diese ihr Kind? Das Urteil der Eltern ist ernst zu nehmen und in der Beurteilung zu berücksichtigen.
- Besteht der Verdacht nur aufseiten des Arztes oder nur aufseiten der Eltern, sollten häufiger Kontrollen vorgenommen werden als im Manual vorgesehen.
- Besteht der Verdacht sowohl beim Arzt als auch bei den Eltern, ist eine Überweisung zur eingehenden Untersuchung durch einen entsprechenden Spezialisten indiziert.
- Der Therapeut ist nicht Handlanger einer imaginären Normalität, sondern Mittler bestimmter fachlicher Kenntnisse zur Förderung der Möglichkeiten des Kindes, unter anderem zur Entwicklung von Autonomie. Die Qualität der Therapie ist daran zu bemessen, in wieweit sie Ausgrenzung aus dem alltäglichen Leben verhindert bzw. zur Integration in dieses beiträgt.
- Ist die Therapie in der Lage, neben der Behandlung der diagnostizierten Schwächen, auch die Stärken des Kindes zu fördern?
- Kann sich der Arzt ein förderliches, emphatisches Verhältnis zwischen der Therapeutin und dem Kind vorstellen? Passt das Kind zum Therapeuten und der Therapeut zum Kind?
- Führt die gewählte Therapie letztlich zu einer Verbesserung der Performance des Kindes?
- Läuft das Kind nicht Gefahr, durch die Therapie in seinem Umfeld stigmatisiert zu werden (kann z. B. während dieser Zeit nicht mit seinen Freunden Fußball spielen)?
- Kann die Therapie das Selbstwertgefühl des Kindes genügend verbessern?

Ergotherapie

Die Ergotherapie ist eine medizinisch-therapeutische Maßnahme, eine medizinische Behandlung, die psychologische, pädagogische und soziale Aspekte berücksichtigt. Die Therapie richtet sich an Kinder, die aufgrund einer Krankheit oder durch einen Unfall in ihrer Handlungsfähigkeit eingeschränkt sind. Sie hat zum Ziel, die Handlungsfähigkeit in persönlichen und sozialen Lebensbereichen wiederzuerlangen oder zu erhalten.

Durch gezielte und ausgewählte Tätigkeiten, die dem Alter, den Interessen und den Möglichkeiten des Kindes angepasst sind, verbessert und erarbeitet die Ergotherapie Voraussetzungen, die für praktisches Handeln und Denken notwendig sind. Die Therapie befasst sich mit den Alltagsbereichen Selbstversorgung bzw. Selbstständigkeit, Schule bzw. Kindergarten und Freizeit (Abb. 18.**2**).

Die Therapeuten behandeln Kinder mit Wahrnehmungsstörungen, feinmotorischen Schwierigkeiten und Teilleistungsschwächen sowie Kinder mit funktionellen Störungen (Hemiplegie, zerebrale Bewegungsstörungen, Missbildungen).

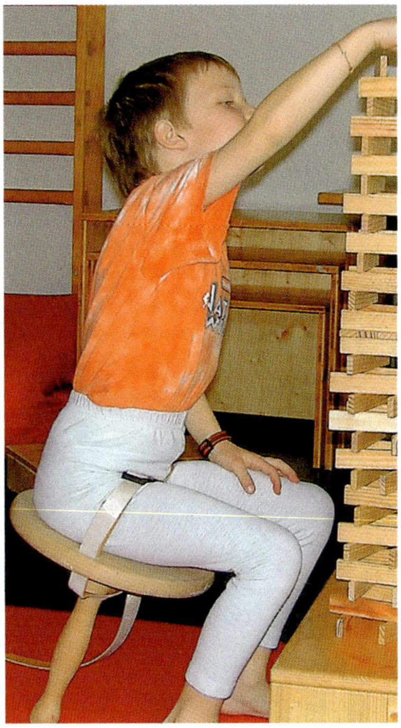

Abb. 18.**2** Ergotherapie.

Logopädie

Die logopädische Therapie ist eine pädagogisch-therapeutische Maßnahme. Die Behandlung verfolgt das Ziel, Kinder mit Sprach-, Sprech- und Stimmstörungen ihren Möglichkeiten entsprechend individuell zu fördern und sie in ihrer Kommunikationsfähigkeit zu stärken. Die Behandlung sollte bei Spracherwerbstörungen möglichst frühzeitig, spätestens jedoch mit 3 Jahren, beginnen können (Abb. 18.**3**). Im Schulalter wird die Logopädie hauptsächlich zur Behandlung von Artikulationsstörungen eingesetzt.

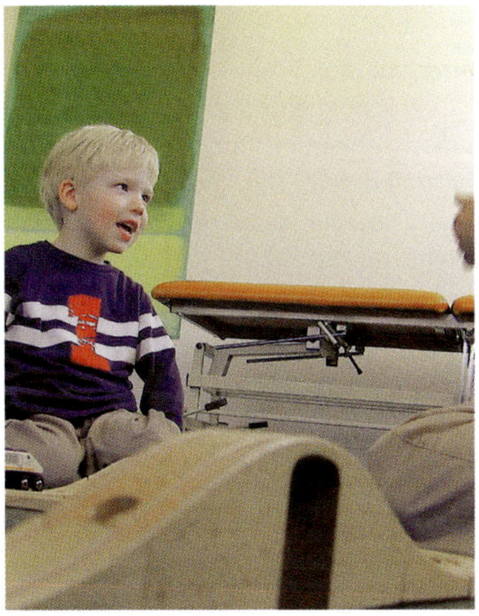

Abb. 18.**3** Logopädie.

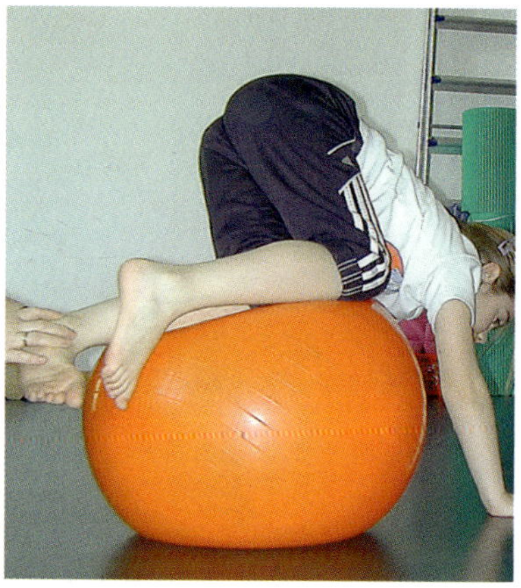

Abb. 18.**4** Physiotherapie.

Physiotherapie

Die Physiotherapie ist eine medizinisch-therapeutische Maßnahme. Sie verfolgt das Ziel, die Bewegungsentwicklung und die Wahrnehmung der Kinder zu fördern und zu verbessern (Abb. 18.**4**). Physiotherapie behandelt Kinder vom Säuglings- bis ins Jugendalter, die durch ein Geburtsgebrechen, durch Krankheit oder durch Unfall von einer Fehlentwicklung bedroht oder betroffen sind. Die Kinder erlangen in der Therapie neue Fähigkeiten und Kompetenzen zur größtmöglichen Selbstständigkeit. Die Behandlungsmethoden, die beim Kind angewandt werden und eine große Tradition haben, sind neben der klassischen Physiotherapie die Behandlungen nach Bobath und Vojta. Dazu werden auch therapeutisches Schwimmen (nach Halliwick) und Hippotherapie angeboten. Elterninstruktionen und -begleitung sowie Unterstützung in der Hilfsmittelversorgung gehören ebenfalls zu den Aufgaben der Physiotherapie.

Psychomotorik

Psychomotorik ist die Beschäftigung mit der Bewegung und dem Körperausdruck des Menschen. Die Therapie hat zum Ziel, die Bewegungs-, Wahrnehmungs-, Kontakt- und Handlungsfähigkeit des Kindes entsprechend seinen individuellen Möglichkeiten zu fördern und zu verbessern. In der Psychomotorik werden Kinder, die durch große psychomotorische Unruhe, Gehemmtheit oder Ungeschicklichkeit auffallen, sowie Kinder mit Wahrnehmungsstörungen, Entwicklungsverzögerungen oder mit ungeklärten Schulschwierigkeiten behandelt. Die Therapie orientiert sich an den individuellen Entwicklungsschritten des Kindes. Sie unterstützt das Kind in seiner Persönlichkeitsentfaltung, vermindert den Leidensdruck und erleichtert ihm den Umgang mit seinen Schulschwierigkeiten.

Pädagogische Unterstützung

Kinder mit Schulschwierigkeiten erhalten nach Bedürfnisabklärung von anderen pädagogischen, nicht medizinischen Stellen Unterstützung in verschiedenen Fächern. Dies wird dann „Stützunterricht" genannt. Damit soll dem Kind ermöglicht werden, den Rückstand zu seinen Klassenkameraden aufzuholen. Oft werden auch niederschwellige Angebote im motorischen Bereich oder Coaching angeboten.

In den Schulen haben zurzeit 2 völlig verschiedene Strömungen großen Einfluss: Einerseits soll unter dem Titel „Integration" immer mehr Kindern ermöglicht werden, die Normalschule zu besuchen; anderseits werden immer mehr Kinder „abgeklärt", mit Defektdiagnosen etikettiert und „behandelt". Die „Fördermaßnahmen" der Schule nehmen zahlenmäßig massiv zu, ebenso der Anteil der Kinder, die heilpädagogische Zusatzmaßnahmen erhalten. Sowohl die Diagnostik, die „Abklärung", als auch die Behandlung wird nicht im 4-Augen-Prinzip durchgeführt, sondern vom Wunschdenken geleitet, dass pädagogische Hilfe nützlich ist, wenn Schwierigkeiten irgendwelcher Art bestehen. Verwunderlich ist aber, dass bei Abklärungen und Einleitung der Maßnahmen der Kinderarzt kaum um eine Stellungnahme angegangen wird, geschweige denn seine Einmischung gewünscht wird – dies, obwohl er das Kind und sein Umfeld wohl am besten kennt.

Wie anderenorts (Baumann u. Alber 2011) ausgeführt, wird eine Unzahl von Maßnahmen angeboten: Legastheniebehandlung, Dyskalkuliebehandlung, „Lernstörungsbehandlung im weiteren Sinne", Psychomotorik und natürlich eine Unmenge von Altenativtherapien, wie Kinesieologie, Optologie usw., von den Lehrpersonen vermittelt bzw. sehr empfohlen – alles unter dem Moto: „Damit etwas geschehe!" Es wäre löblich, würde die Pädagogik mehr von der Medizin lernen und die Maßnahmen erst dann flächendeckend anwenden, wenn deren Nützlichkeit auch nachgewiesen worden ist (Spitzer 2010). Der Nachweis der meisten pädagogischen Maßnahmen, deren Einsatz in der Regel ohne sinnvolle Abklärung erfolgt, ist nach wie vor ausstehend.

Gleichzeitig ist bekannt, dass gesundheitliche Störungen im 2-stelligen Prozentbereich für Schulschwierigkeiten verantwortlich sind (Jenni 2011). Zudem sind in der Schweiz 7,5 % aller Geburten Frühgeburten. Der essenzielle Einbezug der Kinderärzte im schulischen Bereich für die Abklärung und Beratung der Schulbehörden fehlt jedoch leider weitgehend.

Alternative Behandlungsmöglichkeiten

Was Kinder heutzutage unter dem Kredo „Hilft es nicht, so schadet es nicht." erdulden müssen, ist unsäglich. Kinder werden von Pseudodiagnosen stigmatisiert und mit Defekten behaftet, mit „Pseudobehandlungen" gegen teures Geld „behandelt" und ihnen die letzten Freiräume wegorganisiert. Es geschieht ja alles „zum Besten" des Kindes und ist letztlich ein Para-Münchhausen-Syndrom by Proxy. Es gilt, das Kind vor unnötigen, schädlichen und stigmatisierenden Behandlungen zu schützen – eine nicht einfache, aber vornehme Aufgabe des Kinderarzts.

Psychologische Unterstützung und Beratung

In der psychologischen bzw. psychotherapeutischen Begleitung erhalten Eltern mit einem behinderten Kind professionelle Unterstützung bei der Verarbeitung der Diagnose und Hilfestellungen zur Alltagsbewältigung in der Familie. Eltern eines Kindes mit der Diagnose „Verhaltens- oder Lernstörung" (z. B. Kinder mit psychoorganischem Syndrom oder ADD) erhalten Hilfestellungen, um Wege aus den üblichen Erziehungs- und Verhaltensmustern zu finden (Geschwister werden miteinbezogen). Jugendlichen mit Schulschwierigkeiten kann ein spezifisches Konzentrationstraining angeboten werden, um ihr Lern- und Arbeitsverhalten zu verbessern. Jugendlichen mit psychischen Problemen im Zusammenhang mit der Verarbeitung ihrer Behinderung, insbesondere in der Übergangsphase zum Erwachsenenalter, wird Beratung und Unterstützung angeboten. Kinder und Jugendliche mit größeren Ablösungsproblemen und leichteren Adoleszenzkrisen können von einer psychologischen Beratung profitieren. Abb. 18.**5** zeigt einen Gesundheitsratgeber für Migranten.

Weitere Ressourcen

Die deutsche Gesellschaft für Sozialpädiatrie publiziert Richtlinien und Leitlinien für viele Gebiete der Pädiatrie, so z. B. zu Indikationen bezüglich der Verordnung von Ergotherapie im Kindesalter oder zu umschriebenen Entwicklungsstörungen schulischer Fertigkeiten, Physiotherapie bei neurologisch bedingten Bewegungsstörungen im Kindesalter, Wahrnehmungsstörungen bis hin zu Indikationen zur Verordnung von Logopädie usw. Die Internetseite http://www.awmf.org/ (Stand: 06. 04. 2012) ist aktuell und sehr zu empfehlen.

Handling

Entwicklungsfördernde „Handhabung" (Handling; Baumann u. Meier 2011) der Säuglinge und Kinder kann im täglichen Umgang von den Eltern angewandt werden. Der Arzt oder der Krankengymnast kann ihnen die Anwendung zeigen. Kaum auf der Welt, muss das Neugeborene aufgenommen, gewickelt, ernährt, angezogen, abgelegt usw. werden.Wie kann dies nun für das Kind so gemacht werden, dass es dabei gleichzeitig noch fördernde Impulse bekommt? Hier eine kurze Anleitung.

Die Bewegungsentwicklung ist von Geburt an gekennzeichnet durch die Aufrichtung gegen die Schwerkraft. Die Entwicklung erfolgt aus der unsicheren Lage des Neugeborenen in kleinen Schritten bis hin zum aufrechten Gang. Durch die richtige Handhabung werden dem Säugling sichere Lagen gegeben, aus denen er aktiv werden und somit sein Ziel, „uns davonzulaufen", sicherer erreichen kann. Die ersten Impulse für das Handling des Säuglings stammen von Frau Bobath, einer begnadeten Krankengymnastin, die sich besonders um das Schicksal behinderter Kinder verdient gemacht hat. Die „Handhabung" kann besonders bei einem Kind, das Abweichungen von der normalen motorischen Entwicklung aufweist, positive Einflüsse auf die weitere Entwicklung haben. Die wechselseitige Einflussnahme bei den Handhabungen kann für beide Seiten positive Auswirkungen haben.

Wie wird ein Neugeborenes aufgenommen, wie abgelegt, wie wird es am besten zum Stillen gehalten? Aufziehen an den Armen ist nicht möglich, da dabei der Kopf aufgrund der Schwerkraft zurückfällt und nicht gehalten werden kann. So stützt die Mutter bzw. der Vater instinktiv den Kopf mit ihrer bzw. seiner Hand. Da dem Kind so beständig Hilfe zuteil wird, wird es ihm erschwert, selber eine genügende Kopfkontrolle zu entwickeln bzw. zu verbessern. So kann unter Umständen durch die gut gemeinte elterliche Handhabung die Entwicklung des Kindes verzögert werden.

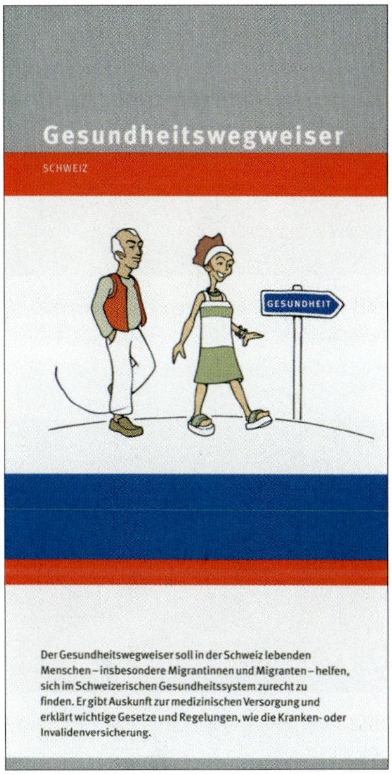

Abb. 18.**5** Gesundheitsratgeber in einer Vielzahl von Sprachen für Migranten – in einer multikulturellen Gesellschaft mit entsprechenden Kindern in den Praxen unentbehrlich (Bezugsquelle: Bundesamt für Gesundheit, Bern).

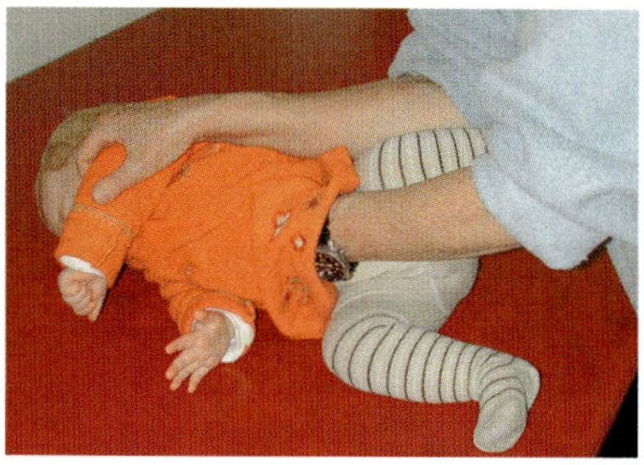

Abb. 18.**6** Handling beim An- und Ausziehen.

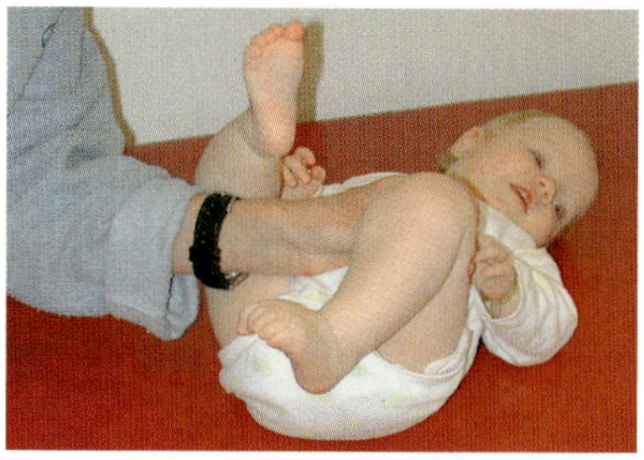

Abb. 18.**7** Handling beim Windelwechsel.

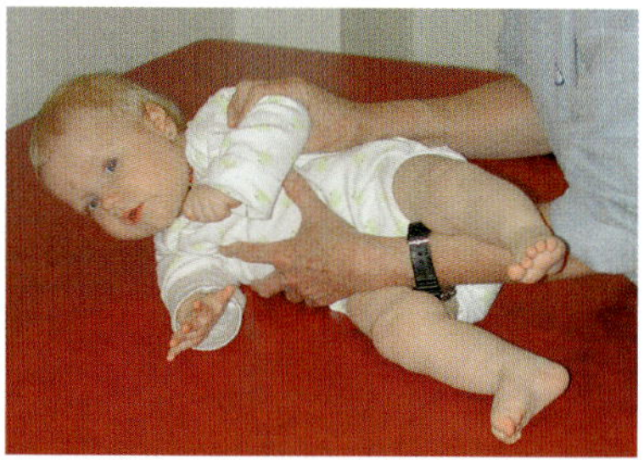

Abb. 18.**8** Handling beim Hochnehmen und Ablegen.

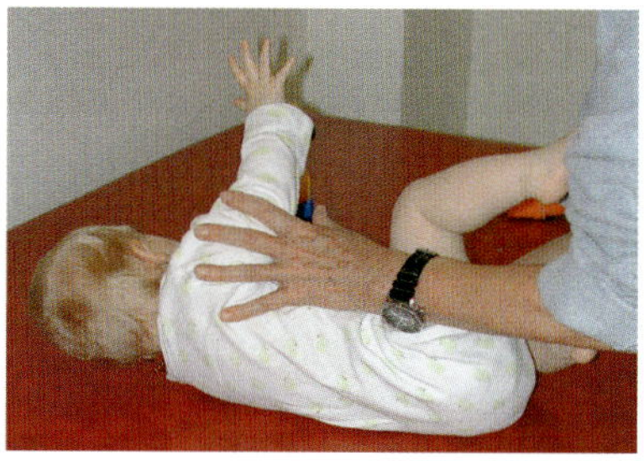

Abb. 18.**9** Handling beim Drehen des Kindes vom Schultergürtel aus.

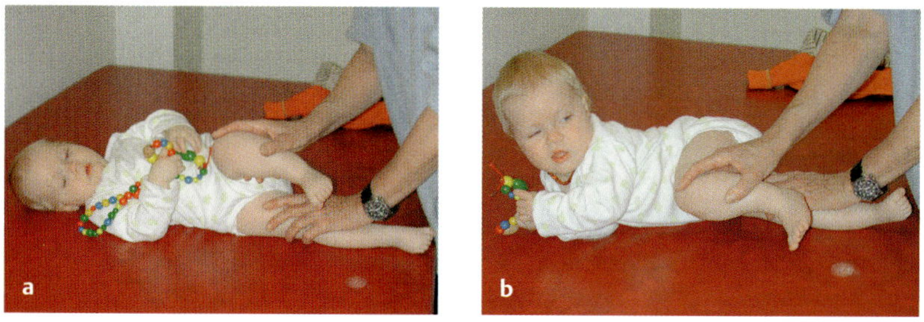

Abb. 18.**10 a, b** Handling beim Drehen des Kindes mit gebeugtem Bein.

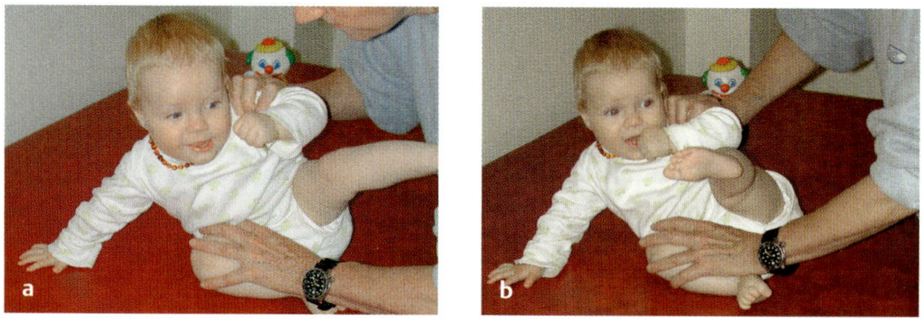

Abb. 18.**11 a, b** Handling beim seitlichen Hochkommen.

Hinweise zum Handling für die Eltern

- *Grundsätzlich:*
  - „Geben Sie so wenig Hilfestellung wie möglich, aber so viel wie nötig."
  - „Nicht zu schnell handhaben, sondern so langsam wie nötig, damit das Kind aktiv werden und sich an der Bewegung beteiligen kann (es hilft mit)."
  - „Dabei nehmen Sie seinem Entwicklungsalter entsprechend Rücksicht auf seine schon vorhandenen Fähigkeiten."
  - „Die Unterstützung passt sich dabei so gut wie möglich einer Idealentwicklung an."
- *An- und Ausziehen:*
  - „Drehen Sie das Kind auf die Seite und ziehen Sie die jeweils oben liegende Seite aus. Die Ärmchen werden dabei nach vorn gehalten." (Abb. 18.**6**)
  - „Zum Windelwechsel legen Sie das Baby in Rückenlage, greifen mit Ihrer Hand unter dem einen Bein hindurch, um das nahe liegende Bein locker zu beugen, und fassen das Bein der anderen, Ihnen abgewandten Seite." (Abb. 18.**7**)
- *Hochnehmen und Ablegen:*
  - „Drehen Sie den Säugling langsam auf die Seite, fassen Sie seine Schultern, geben Sie ihm Zeit, seinen Kopf zu halten, und nehmen Sie ihn hoch." (Abb. 18.**8**)
  - „Legen Sie ihn über die Seitenlage genauso wieder ab."
- *Drehen des Kindes:*
  - Jüngerer Säugling: „Drehen Sie das Kind vom Schultergürtel aus." (Abb. 18.**9**)
  - Älterer Säugling: „Leiten Sie die Drehung mit gebeugtem Bein einl. Dabei wird das untere Bein gezogen, das oben liegende gestoßen und kommt dadurch in Beugung." (Abb. 18.**10**)
  - Älterer Säugling: „Zum seitlichen Hochkommen drehen Sie das Kind auf die Seite und lassen es über die Seite mit aktivem Armstütz hochkommen. Zurück drehen Sie es umgekehrt." (Abb. 18.**11**)

Hinweise zum Handling für die Eltern

- *Tragemöglichkeiten* (Abb. 18.**12**):
  - „Fassen Sie das Kind zwischen den Beinen unter dem Bauch; die Arme sind vorn."
  - „Tragen Sie es seitlich vor dem Körper."
  - „Halten Sie das gegenüberliegende Bein gebeugt."
  - „Tragen Sie es über der Schulter."

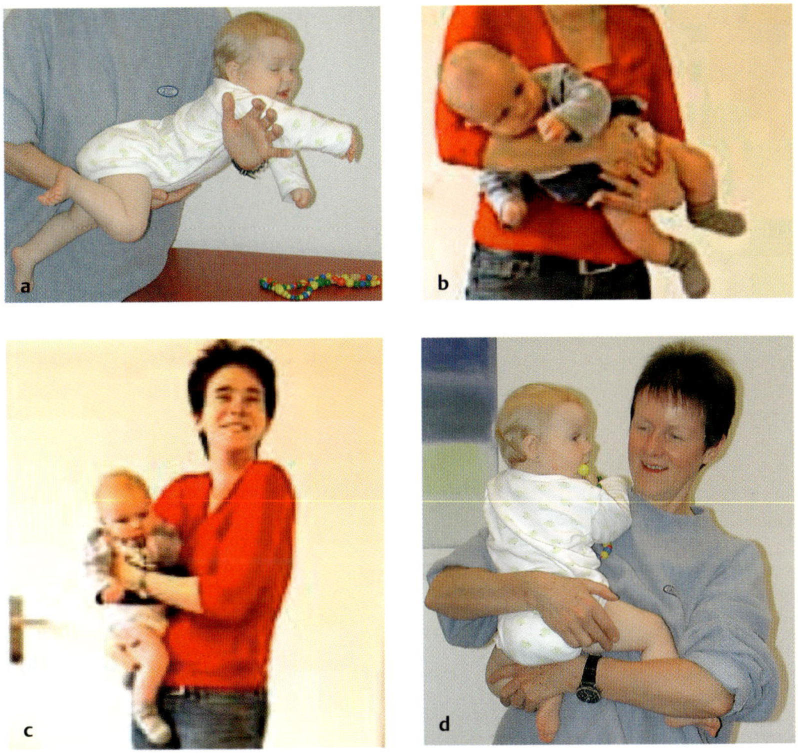

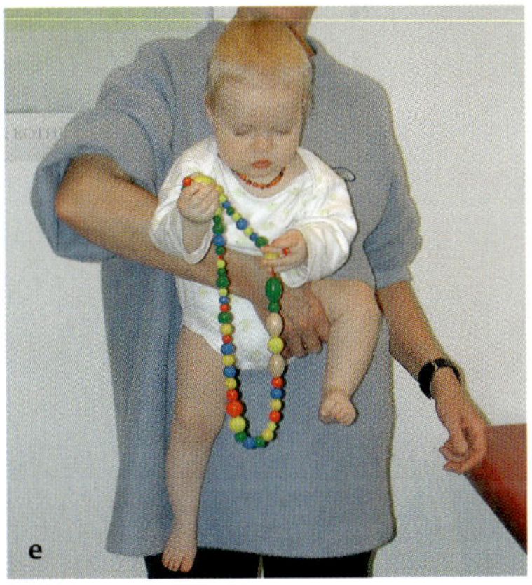

Abb. 18.**12 a – e** Handling: Tragemöglichkeiten.
a Kind zwischen den Beinen unter den Bauch fassen; die Arme sind vorn.
b Seitliches Tragen vor dem Körper.
c Tragen über der Schulter.
d Tragen vor dem Körper, wobei das gegenüber liegende Bein des Kindes gebeugt gehalten wird.
e Tragen auf der Hüfte.

Literatur

Baumann T, Alber R. Schulschwierigkeiten. Bern: Huber; 2011

Baumann T, Meier PW. Informationen vom Kinderarzt. 2. Aufl. Bern: Huber; 2011

Jenni O. Die Zusammenarbeit zwischen Sonderpädagogik und Medizin. Pädiatrica 2011; 22 (3)

Spitzer M. Medizin für die Bildung. Heidelberg: Spektrum Akademischer Verlag; 2010

IV Vorsorgeuntersuchungen

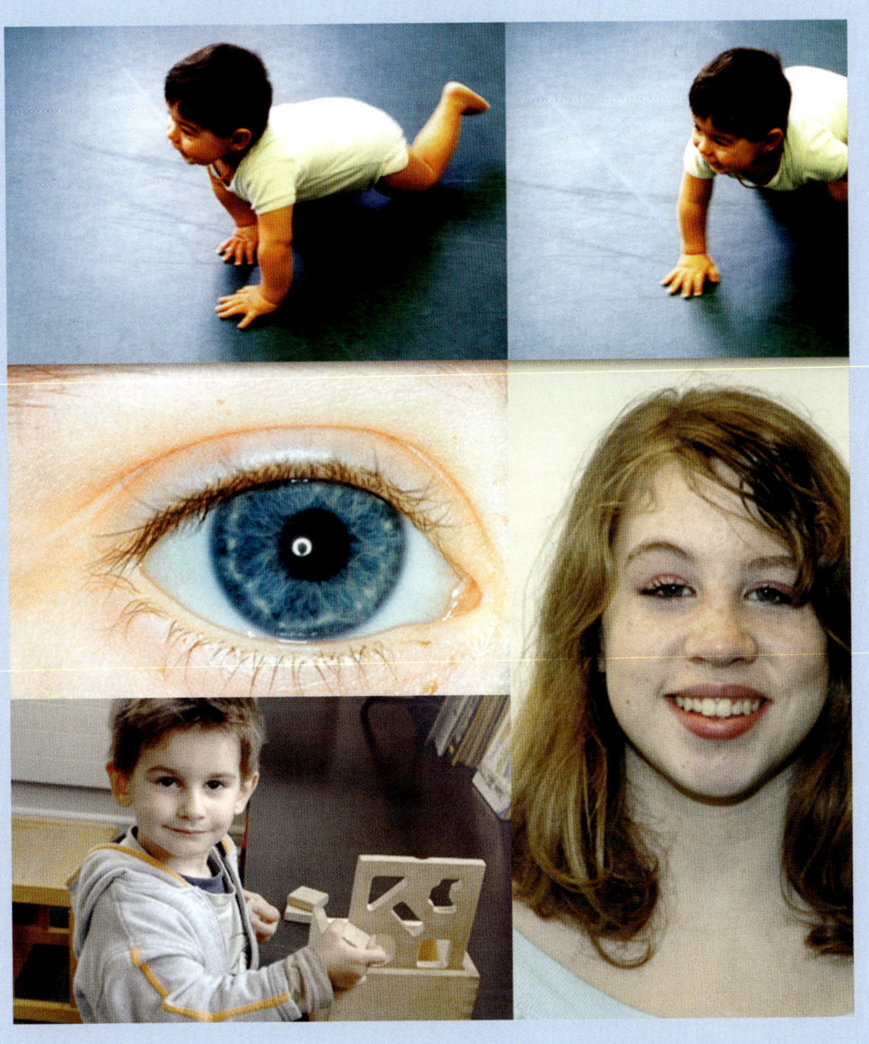

Qualitätsindikatoren der Entwicklungsuntersuchung bei Kindern.

Indikator	Häufigkeiten	Qualität der Evidenz	Literatur	Nutzen	Bemerkung
sozial-persönliche Entwicklung	3-mal im 1. Lebensjahr 2-mal im 2. Lebensjahr 1-mal im 3. Lebensjahr 1-mal im 4. Lebensjahr 1-mal im 5. Lebensjahr	III	AAP 1988	Förderung der sozialen Fähigkeiten, Verbesserung der Fähigkeiten beim Behinderten, Verbesserung der familiären Interaktion und der Coping-Fähigkeiten, Verbesserung der Fähigkeiten bei autistischen Kindern	psychosoziale Adaptationsstörungen als häufigste Ursachen einer psychomotorischen Entwicklungsverzögerung
Feinmotorik, Visuomotorik, Problemlösung	3-mal im 1. Lebensjahr 2-mal im 2. Lebensjahr 1-mal im 3. Lebensjahr 1-mal im 4. Lebensjahr 1-mal im 5. Lebensjahr	III	AAP 1988	Förderung der Feinmotorik und der Augen-Hand-Koordination, Verbesserung der Fähigkeiten beim Behinderten, Verbesserung der familiären Interaktion und der Coping-Fähigkeiten	gibt Hinweis auf die weitere geistige Entwicklung des Kindes, Indikator für drohende geistige Behinderung
Sprachentwicklung	3-mal im 1. Lebensjahr 2-mal im 2. Lebensjahr 1-mal im 3. Lebensjahr 1-mal im 4. Lebensjahr 1-mal im 5. Lebensjahr	III	AAP 1988	Förderung der Sprachfähigkeiten, Vermionderung der Hörstörung, Verbesserung der Fähigkeiten beim Behinderten, Verbesserung der familiären Interaktion und der Coping-Fähigkeiten	Sprache ist der beste Indikator für die intellektuelle Entwicklung, Sprachentwicklungsverzögerung ist Hinweis für spätere Lernstörungen
Grobmotorik	3-mal im 1. Lebensjahr 2-mal im 2. Lebensjahr 1-mal im 3. Lebensjahr 1-mal im 4. Lebensjahr 1-mal im 5. Lebensjahr	III	AAP 1988;	Förderung der Grobmotorik, Verbesserung der Fähigkeiten beim Behinderten, Verbesserung der familiären Interaktion und der Coping-Fähigkeiten	Verzögerung der motorischen Entwicklung kann Hinweis auf eine zerebrale Bewegungsstörung sein
Überweisung bei nachgewiesener Entwicklungsverzögerung	Je nach Art der Entwicklungsverzögerung Spezialist (Kinderarzt, Entwicklungspädiater), Logopäde, Physiotherapeut, Ergotherapeut, Psychomotoriker, Psychologe	III	Hoekelman u. Mitarb. 1997	Förderung im Bereich der Entwicklungsverzögerung, Verbesserung der familiären Interaktion und der Coping-Fähigkeiten	idealerweise werden Abklärung, Förderung und Management eines Kindes mit Entwicklungsstörung in einem allgemeinen, umfassenden Förderplan integriert

19 Grundlagen

Definition

Vorsorgeuntersuchungen im Kindesalter sind in regelmäßigen, festgelegten Zeitabständen durchgeführte ärztliche Untersuchungen von Kindern, die der Früherkennung und Vorbeugung (Prävention) von Erkrankungen und Entwicklungsanomalien dienen.

Primäres Ziel der Vorsorgeuntersuchungen ist das frühe Erfassen von Gesundheitsstörungen. Daneben erhält der Kinder- und Jugendarzt die Möglichkeit, das Kind in seiner Entwicklung zu begleiten, seine Familie kennenzulernen und die Lebenswelten seiner Klienten zu erfassen (Abb. 19.**1**). Untersuchungen bei bester Gesundheit, sog. „Well Baby Visits", bilden eine sehr gute Voraussetzung dafür, das Kind bei Krankheit auf einer Vertrauensbasis objektiver beurteilen zu können. Die Gesundheitsförderung wird der ganzen Familie offeriert. Ein Grundstein dazu ist die Information und Beratung der Eltern in Gesundheitsfragen, ein weiterer Schwerpunkt Beratung in Verhaltens- und Erziehungsfragen. Eltern sollen dabei nicht passive Informationsempfänger sein. Dank des erworbenen Wissens soll die Basis für ein partnerschaftliches Verhältnis mit dem Arzt geschaffen werden. In diesem Zusammenhang nimmt die „antizipatorische Beratung" eine eminent wichtige Stellung ein.

Obwohl Vorsorgeuntersuchungen in vielen Ländern fest etabliert sind, ist die wissenschaftliche Basis im Detail häufig nicht bekannt (s. dazu Tabelle S. 460). Sie zeigen aber zunehmend eine evidenzbasierte Relevanz, die jedoch durch weitere epidemiologische Studien abgesichert werden muss (Weber u. Jenni 2012).

Die Vorsorgeuntersuchungen sind ein zentrales Aufgabenfeld der Pädiatrie. Sie tragen wesentlich dazu bei, die Morbidität und Sterblichkeit bei Kindern zu senken. Sie sind Bestandteil des Leistungskatalogs der gesetzlichen Krankenversicherung. Jedoch sind Eltern nicht verpflichtet, das Angebot an Vorsorgeuntersuchungen auch in Anspruch zu nehmen. In einigen deutschen Bundesländern ist aber ein verbindliches Einlade- und Meldewesen zur Vorstellung zu den Untersuchungen beschlossen worden, um Fälle von Vernachlässigung, Verwahrlosung, Kindesmisshandlung oder sexuellem Missbrauch zu erkennen und einem entsprechenden Fehlverhalten der Erziehungsberechtigten vorzubeugen. Bestrebungen, die Vorsorgeuntersuchungen für obligatorisch zu erklären, um Kindesmisshandlungen zu erfassen, steht der Autor eher kritisch gegenüber, da sie das Vertrauensverhältnis entscheidend gefährden können. Wird ein die Entwicklung des Kindes gefährdender Befund erhoben, ist dieser in das Heft für Vorsorgeuntersuchungen mit der entsprechenden Ziffer einzutragen und weiter abzuklären. Das Untersuchungsheft sollte bei jeder Vorsorgeuntersuchung vorliegen; es wird vom untersuchenden Kinderarzt abgestempelt.

Die Vorsorgeuntersuchungen sollten stets dazu genutzt werden, durch Kontrolle des Impfausweises den Impfstatus des Kindes zu überprüfen und fehlende Impfungen nachzuholen. Weiterhin ist die Prophylaxe mit Vitamin D und Fluorid zu erfragen usw.

Es versteht sich von selbst, dass der Kinder- und Jugendarzt sich auch Entwicklungen in der Gesellschaft entgegenstellen muss, die das Wohlbefinden und die Gesundheit der Kinder gefährden können.

Hinweis

Da es illusorisch ist, alle Items, die in den Checklisten aufgeführt sind, in einer normalen Vorsorgeuntersuchung abzufragen bzw. zu untersuchen, muss der Leser eine Auswahl treffen.

Nach dem Grundsatz von Ockham (Ockham's Razor) wird die Vorsorgeuntersuchung in der Praxis aus den Bestandteilen und Untersuchungs-Items dieser Checklisten zusammengestellt. Der Untersucher sollte sich dann aber stets an seine persönliche Liste mit Untersuchungs-Items halten, um jeweils nichts zu vergessen.

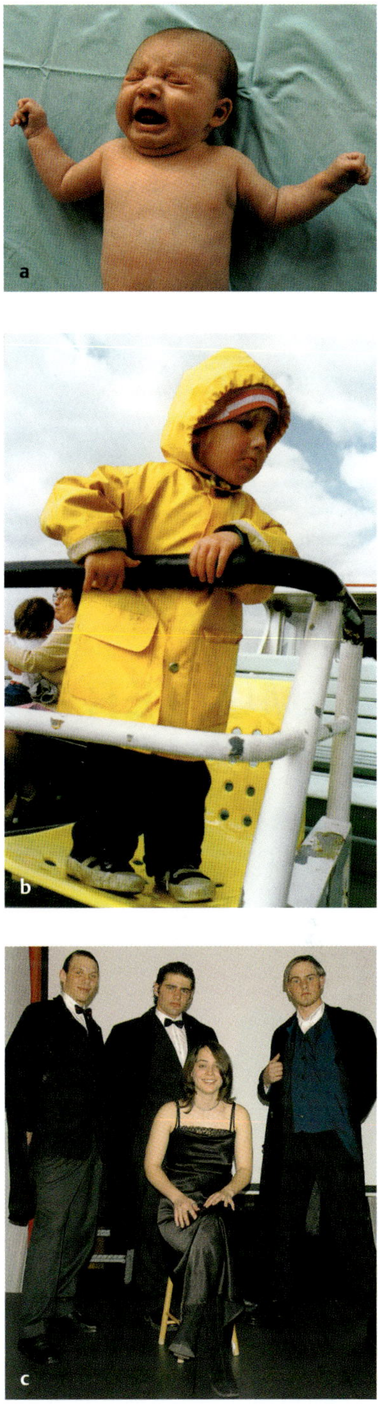

Abb. 19.**1 a – c** Die Vorsorgeuntersuchungen ermöglichen es dem Kinderarzt, das Kind in seinen ersten Jahren zu begleiten.
a Von der „Säuglingskolik"...
b ... über einen leichteren „Trotzanfall"...
c ...zum „neuen Selbstbild" des Adoleszenten.

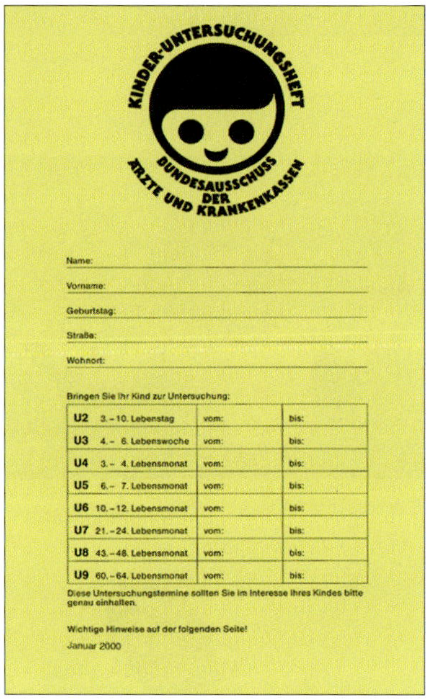
Kinder-Untersuchungsheft
Bundesausschuss der Ärzte und Krankenkassen
Name:
Vorname:
Geburtstag:
Straße:
Wohnort:
Bringen Sie Ihr Kind zur Untersuchung:

U2 3.–10. Lebenstag	vom:	bis:
U3 4.– 6. Lebenswoche	vom:	bis:
U4 3.– 4. Lebensmonat	vom:	bis:
U5 6.– 7. Lebensmonat	vom:	bis:
U6 10.–12. Lebensmonat	vom:	bis:
U7 21.–24. Lebensmonat	vom:	bis:
U8 43.–48. Lebensmonat	vom:	bis:
U9 60.–64. Lebensmonat	vom:	bis:

Diese Untersuchungstermine sollten Sie im Interesse Ihres Kindes bitte genau einhalten.
Wichtige Hinweise auf der folgenden Seite!
Januar 2000

Abb. 19.**2** Kinder-Untersuchungsheft (Deutschland).

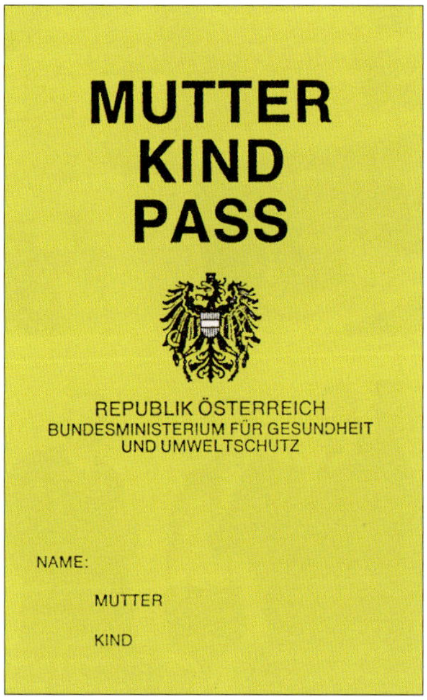

Abb. 19.**3** Mutter-Kind-Pass (Österreich).

Länderspezifische Besonderheiten

Deutschland

Der Gemeinsame Bundesausschuss der Ärzte und Krankenkassen hat in den „Kinder-Richtlinien" die ärztlichen Maßnahmen zur Früherkennung von Krankheiten bei Kindern bis zur Vollendung des 6. Lebensjahrs festgelegt. Die Kindervorsorgeuntersuchungen werden im gelbem Kinder-Untersuchungsheft „Gelbes Heft" des Gemeinsamen Bundesausschusses vom Kinder- und Jugendarzt dokumentiert (Abb. 19.**2**). Rechtsgrundlage der Kindervorsorgeuntersuchungen ist § 26 SGB (Sozialgesetzbuch) V.

Früherkennungsmaßnahmen für Säuglinge und Kleinkinder zählen seit 1971 zu den Pflichtleistungen der Krankenkassen. Seit Mai 2006 erhalten Eltern für ihre Kinder und Jugendlichen ein Vorsorgeheft mit 4 neuen Untersuchungen, die Lücken zwischen den bisher üblichen Terminen schließen, um eine bessere Prävention in den verschiedenen, für die Entwicklung des Kindes entscheidenden Altersstufen zu ermöglichen. Die Kosten für diese neuen Vorsorgen werden von den gesetzlichen Krankenkassen zunehmend übernommen.

Unabhängig hiervon bestehen in Deutschland verpflichtende Schuleingangsuntersuchungen.

Österreich

Als Mutter-Kind-Pass wird in Österreich eine Gesundheitsvorsorge bezeichnet, die eine werdende Mutter ab der Feststellung einer Schwangerschaft vom zuständigen Frauenarzt, vom Hausarzt oder von Schwangerenberatungsstellen bekommt (Abb. 19.**3**). In diesem Heftchen werden die Ergebnisse von Vorsorgeuntersuchungen sowohl während der Schwangerschaft als auch in den ersten Lebensjahren des Kindes dokumentiert. Die im Mutter-Kind-Pass-Programm vorgesehenen Untersuchungen dienen zur Früherkennung und rechtzeitigen Behandlung von Schwangerschaftskomplikationen sowie zur Kontrolle des Entwicklungsstands des Kindes. Der Mutter-Kind-Pass bzw. die darin vorgesehenen Untersuchungen sind gesetzlich nicht vorgeschrieben; der lückenlose Nachweis aller Untersuchungen ist aber Voraussetzung für die Gewährung des vollen Kinderbetreuungsgelds ab dem 21. Lebensmonat.

Schweiz

Die Vorsorgeuntersuchungen im Kindesalter werden im Manual der Vorsorgeuntersuchungen der SGP aufgeführt. In der 1. Auflage des Manuals wurden die bis 1986 gesammelten Erfahrungen mit der pädiatrischen Präventionspraxis zusammengefasst. Dies gab der systematischen Durchführung von Vorsorgeuntersuchungen im Kleinkindesalter einen wesentlichen Anstoß. Die 1993 erschienene 2. Auflage des Leitfadens berücksichtigte das Bedürfnis nach Fortführung der Vorsorgeuntersuchungen bis zur Adoleszenz. Die 3. Auflage (1999) wurde vollständig überarbeitet und erweitert. Dass das Manual aus der Praxis heraus entstanden ist und sich den rasch wandelnden Bedürfnissen der Bevölkerung anpassen musste, ist wohl das gemeinsame Merkmal aller 3 Auflagen. Mit der Einführung des neuen KVG im Jahre 1995 wurde die Vorsorguntersuchung im Vorschulalter Pflichleistung der Krankenkassen. Noch immer sind aber die Vorsorgeuntersuchungen im Schulalter nicht kassenpflichtig. Dies ist sehr ärgerlich, wurde aber damals im irrigen Glauben beschlossen, die Vorsorgeuntersuchungen im Schulalter seien Aufgabe der Schulärzte. Im letzten Jahr sind 2 Vorsorguntersuchungen dazugekommen: die 3-Jahres-Untersuchung mit dem Schwerpunkt der Spracherfassung und die Untersuchung im 12. Altersjahr, um die Lücke zwischen der Vorsorgeuntersuchung für 10-Jährige und der für 14-Jährige zu schließen. Die Vorsorgeuntersuchungen sind freiwillig (Abb. 19.**4**).

Ziele

- Förderung von optimaler Gesundheit und Entwicklung des Kindes
- Früherfassung von Abnormitäten und behandlungsbedürftigen Erkrankungen
- Prävention von Krankheiten, Unfällen und Misshandlung im weitesten Sinn
- Verbesserung der Chancen auf eine gesunde kindliche Entwicklung durch die Gesundheitserziehung und präventive Beratung der Eltern
- Ernährungsberatung
- Erkennung und – falls möglich – Elimination von Faktoren, die die Entwicklung, das Verhalten und die Schulbildung des Kindes negativ beeinflussen
- Prävention psychischer Erkrankungen
- Verständnis – soweit als möglich – und Optimierung der Interaktion zwischen Kind und Eltern bzw. Bezugspersonen
- Bieten einer Orientierungshilfe bei der Erziehung
- Vermitteln von persönlichen, fachlichen, familiären, sozialen und staatlichen Ressourcen

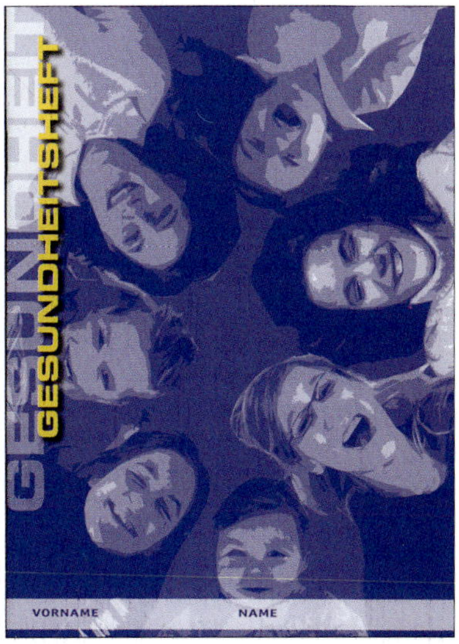

Abb. 19.**4** Gesundheitsheft (Schweiz).

Tab. 19.**1** Rückgang der Todesfälle (Angabe pro 100 000 Kindern) bei amerikanischen Kindern im Alter von 1 – 4 Jahren in verschiedenen Jahren (aus Behrman RE, Kliegman RM, Jenson HB. Nelson Textbook of pediatrics. 17th ed. Philadelphia: Saunders [W.B.] Co. Ltd.; 2003).

Todesursache	Jahr			
	1900	1950	1984	1996
alle	1980	141	52	38,3
Infektionen	1566	51	5	2,6
Tumor	8	13	4	2,8
Anomalien	9	13	4	4,1
Unfälle/Gewalt	74	37	22	2,5
andere	323	29	14	10,2

Prävention

Prävention ist Teil einer generellen Gesundheitsförderung, die den Menschen vermehrte Kontrolle und Verbesserung ihrer Gesundheit ermöglichen soll, damit sie ein möglichst vollständiges physisches, psychisches und soziales Wohlbefinden erlangen können, so die Erklärung der WHO. Präventionsmaßnahmen sind mitunter die erfolgreichsten Maßnahmen zur Verbesserung der Gesundheit der Menschen überhaupt (Tab. 19.**1** und Tab. 19.**2**).

Tab. 19.**2** Todesursachen USA (aus Disaster Center). Interessant ist die Verschiebung der Mortalitätsgründe in den verschiedenen Altersstufen. Besonders auffällig ist der Anteil der Unfalltoten und der Opfer von Gewaltverbrechen.

Todesursachen	1–4 Jahre		5–14 Jahre		15–24 Jahre	
	Anzahl der Todesfälle	Rate pro 100 000 Einwohnern	Anzahl der Todesfälle	Rate pro 100 000 Einwohnern	Anzahl der Todesfälle	Rate pro 100 000 Einwohnern
alle Ursachen	5947	38,3	8465	22,0	32 699	90,3
Unfälle und Unfallfolgen	2155	13,9	3521	9,2	13 872	38,3
• **Autounfälle**	834	5,4	2002	5,2	10 624	29,3
• **alle anderen Unfälle und Unfallfolgen**	1321	8,5	1519	4	3248	9,0
angeborene Anomalien	633	4,1	456	1,2	387	1,1
maligne Neoplasmen, einschließlich Neoplasmen der lymphatischen und hämatopoetischen Gewebe	440	2,8	1035	2,7	1642	4,5
Mord und gerichtliches Einschreiten	395	2,5	513	1,3	6548	18,1
Herzkrankheiten	207	1,3	341	0,9	920	2,5
Pneumonie und Influenza	167	1,1	136	0,4	197	0,5
Selbstmord			305	0,8	4369	12,1
HIV-Infektion	149	1	174	0,5	420	1,2
Septikämie	74	0,5				
chronisch-obstruktive Lungenerkrankungen und damit verbundene Bedingungen			147	0,4	230	0,6
benigne Neoplasmen, Carcinoma in situ und Neoplasmen mit unsicherem Verhalten und von unspezifischer Natur	71	0,5	99	0,3		
Todesursachen der Perinatalphase	69	0,4				
zerebrovaskuläre Erkrankungen					174	0,5
alle anderen Todesursachen	1587	10,2	1738	4,5	3940	10,9

Die Aufgaben des Kinderarzts haben sich in den letzten Jahren zunehmend zur Prävention verlagert, zur Erhaltung und Verbesserung der Gesundheit der Kinder mit dem Ziel, dass diese das Erwachsenenalter physisch, intellektuell und emotional so gesund wie nur möglich erreichen können. Präventive Beratungen, Entwicklungsberatung, Unterstützung bei Schulproblemen, Aufklärung, Unfallverhütung, Erziehungsberatung, Screening-Programme, schulärztliche Tätigkeiten, Ernährungsberatung und weitere Präventionsmaßnahmen sind deshalb Gegenstand des vorliegenden Buches.

Damit eine Intervention erfolgreich sein kann, müssen der natürliche Krankheitsverlauf und die Risikofaktoren für die Entstehung und Beeinflussung der Krankheit bekannt sein. Das Ziel einer jeden Intervention ist es, die Morbidität bestmöglich zu reduzieren. Abhängig davon, wie weit die Krankheit zum Zeitpunkt der Intervention fortgeschritten ist, können primäre, sekundäre oder tertiäre Präventionsmaßnahmen ergriffen werden.

Primäre Prävention

Bei der primären Prävention geht es darum, durch die Intervention das Auftreten einer Krankheit zu verhindern. Dies wird z. B. durch die Beseitigung der Risikofaktoren realisiert.

Die primäre Vorbeugung kann auf einer individuellen Ebene erfolgen (Praxis):

- Impfungen
- präventive Beratung
- Ernährungsberatung
- Suchtmittelprävention
- Einsatz für eine gesunde Umwelt usw.

Sie kann aber auch Sache der öffentlichen Gesundheitsbehörde sein:

- Förderung der optimalen Gesundheit und Entwicklung des Kindes durch Gesundheitserziehung der ganzen Familie
- Information, Ausbildung und Diskussion in Gesundheits- und Erziehungsfragen
- Förderung eines optimalen Umfelds in Schule und Gesellschaft
- Erfassen von Risikosituationen für Misshandlungen
- sauberes Trinkwasser, Pasteurisierung der Milch, Fluoridierung des Trinkwassers
- Prävention von Krankheiten durch Impfungen, Hygiene und adäquate Ernährung
- Prävention von Süchten, Vergiftungen (z. B. durch bleihaltige Farben) und Unfällen
- Prävention von „Teenager-Schwangerschaften“ usw.

Sekundäre Prävention

Bei der sekundären Prävention geht es darum, die Vorstadien einer Krankheit zu erfassen und zu bekämpfen: Die Krankheit hat schon begonnen, der Patient ist jedoch noch asymptomatisch. Die Prämisse einer sekundären Prävention besteht darin, durch eine angemessene Untersuchung, gepaart mit einem wirkungsvollen frühen Eingriff, die Morbidität wirkungsvoll zu verringern anstatt den Patienten erst dann zu behandeln, wenn er die typischen Symptome aufweist. Es werden 2 Untersuchungsarten unterschieden:

- *Reihenuntersuchung (Mass Screening):* Bei einer Reihenuntersuchung können theoretisch alle Personen, die sich in einer bestimmten geografischen Umgebung aufhalten, einem Test unterzogen werden. Ist das Resultat der Untersuchung nicht normal, wird die betreffende Person dazu aufgefordert, sich in medizinische Behandlung zu begeben. Der Vorteil einer solchen Strategie ist, auch die Menschen untersuchen zu können, die normalerweise keine medizinische Routineuntersuchung wahrnehmen. Die möglichen Nachteile sind suboptimale Untersuchungen, ungenügende Beratung und hohe Kosten.
- *Fall-Screening (Case Finding):* Beim Fall-Screening wird eine selektive Auswahl asymptomatischer Patienten getroffen; bei diesen werden spezifische Tests durchgeführt. Der Arzt geht dann die Resultate gemeinsam mit dem Patienten durch, und es wird entschieden, ob weitere Untersuchungen durchgeführt werden müssen. Die Nachteile des Fall-Screening-Programms sind:
  - Der Erfolg hängt stark von der Qualität des Tests und dessen Durchführung ab.
  - Patienten, die einen derartigen diagnostischen Test am dringendsten nötig hätten, sind oft nicht in der Untersuchungsgruppe und können deswegen nicht von der Methode profitieren.
  - Hinzu kommt, dass Krankheiten teilweise nicht entdeckt werden, wenn ungeeignete oder falsche Tests angewendet werden oder wenn anomale Ergebnisse nicht weiterverfolgt werden.

Die Untersuchung sollte nicht teuer, aber einfach durchzuführen sein. Solche Tests haben normalerweise eine hohe Sensibilität bei annehmbarer Spezifität, d. h. eine nur geringe Anzahl falsch-positiver Resultate. Ist die Krankheit einmal diagnostiziert, ist eine wirksame Therapie angezeigt. Der Patient muss sich vor dem Test damit einverstanden erklären, diese durchzuführen.

Früherkennungsuntersuchungen sind also gezielte Untersuchungen zur Erkennung von Anomalien und Entwicklungsstörungen, die ohne solche Untersuchungen nicht rechtzeitig erkannt würden und deren Prognose durch frühzeitige Therapie verbessert werden kann.

Die Probleme, die ein solches Untersuchungsprogramm beinhaltet, sind sowohl die Etikettierung („Labeling“) als auch die Bestätigung von Vorurteilen gegenüber früher Krankheitserkennung. Zu einem Labeling kommt es, wenn eine gesunde Person darüber unterrichtet wird, dass sie laut Labortest krank ist. Ein negativer Test wiederum kann einem Patienten das Gefühl geben, dass alles in Ordnung ist. Ein falsch-negativer oder falsch-positiver Befund wie auch ein Befund einer unheilbaren Krankheit kann bei einem Patienten schädliche physische und/ oder emotionale Probleme hervorrufen.

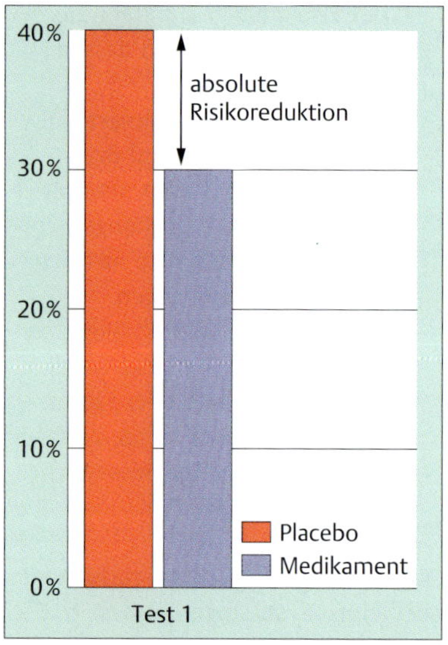

Abb. 19.**5** Test 1: Das Ereignis tritt bei Placebo bzw. bei behandelten Patienten zu 40 bzw. zu 30 % ein.
relatives Risiko = Ereignisrate in der Interventionsgruppe + Ereignisrate in der Kontrollgruppe
absolute Risikoreduktion = Differenz zwischen den beiden Ereignisraten, hier: 40 % – 30 % = 10 %
relative Risikoreduktion = relative Differenz der Ereignisraten (die absolute Risikoreduktion wird in ein Verhältnis zur Kontrollgruppe gesetzt, hier: 10/40 = 25 % weniger Ereignis)
Number needed to treat = 1 + absolute Risikoreduktion

Tertiäre Prävention

Tertiäre Prävention bedeutet die Prävention von Komplikationen oder der Morbidität im Stadium der bereits symptomatischen Erkrankung. Diese Form der Prävention ist grundsätzlich ein therapeutischer Eingriff. Die Ursache der Erkrankung interessiert hier wenig. Wenn der Krankheitsverlauf bekannt ist (Minimal Bias) und sich die Art einer Intervention etabliert hat, werden im nächsten Schritt verschiedene Eingriffsarten verglichen, um die beste Therapie zu finden. Die statistischen Mittel, die angewendet werden, sind die RRR (Reduktion des relativen Risikos) und die NNT (Anzahl der Patienten, die für den Nachweis eines Erfolgs einer Behandlung benötigt werden, Number needed to treat). RRR und NNT werden in dichotom gemessenen Studien (Resultatmöglichkeiten: ja/nein) verwendet.

Die RRR zeigt die Erfolgsaussichten eines Eingriffs an. Wenn ein hypothetischer Eingriff das Auftreten von Entwicklungsverzögerungen, hervorgerufen durch Bleivergiftungen, von 10 auf 7 % reduzieren würde, würde das RRR 30 % betragen:

$$\text{RRR (in \%)} = \left(1 - \frac{0{,}07}{0{,}10}\right) \cdot 100\,\% = 30\,\%$$

Das NNT ergibt:

$$\text{NNT} = 1 - \frac{1}{(0{,}10 - 0{,}07)} = 33$$

Dies bedeutet, dass durchschnittlich 33 Patienten nötig wären, um den gewünschten Behandlungserfolg zu erzielen.

Durch den Vergleich von RRR und NNT mit den zugehörigen 95 %-Vertrauensintervallen kann entschieden werden, welche Art der Behandlung die höchsten Erfolgschancen hat. Mithilfe des Vergleichs der Interventionsgruppe mit einer Kontrollgruppe kann die Wirksamkeit der Therapie innerhalb des 95 %-Vertrauensintervalls ausgedrückt werden (Abb. 19.**5**).

Quartäre Prävention

Quartäre Prävention bedeutet die Verhinderung von Übermedikalisierung und unnützer medizinischer Untersuchungen und Eingriffe. Es sind dabei Klienten zu erfassen, die Gefahr laufen, einem Zuviel an medizinischen Maßnahmen ausgesetzt zu werden, die ihnen möglicherweise mehr schaden als nützen. Das Konzept der quartären Prävention wurde erstmals vom belgischen Hausarzt Marc Jamoulle 1986 beschrieben. Im Jahre 1999 wurde es durch das Internationale Klassifikationskomitee der Wonca anerkannt und 2003 im Wonca Dictionary of General/Family Practice veröffentlicht. Das Prinzip „primum non nocere" ist ein Grundpfeiler der Medizin. Die Aufgabe, ein Zuviel an medizinischen Interventionen zu vermeiden, ist vor allem für die Hausarztmedizin von zentraler Bedeutung.

Das beste Mittel zur Umsetzung ist die Narrative based Medicine. Das bedeutet, das medizinisch Mögliche dem individuell Benötigten anzupassen. Es setzt eine starke und tragfähige Beziehung zum Patienten und dessen Vertrauen in ärztliche Aufrichtigkeit und umfangreiches ärztliches Wissen voraus.

Definition evidenzbasierte Medizin

Die evidenzbasierte Medizin (Evidence based Medicine) vermittelt prädiktive Werte diagnostischer Tests und zu erwartender Effektgrößen von Nutzen und Schaden von Therapie- und Früherkennungsmaßnahmen. Dies bietet erst die Möglichkeit, auf unnötige medizinische Interventionen zu verzichten.

Auch über diese Kenntnisse sollte der Haus- bzw. Kinderarzt verfügen, um den Klienten (das Kind) vor unnötigen Abklärungen, Diagnosen und Behandlungen zu bewahren. Dies wird in der heutigen Zeit, in der ein Kind für viele Menschen ein Lebensziel ist, zunehmend zum Problem, da in der Regel das Angebot die Nachfrage steuert und nicht umgekehrt.

Tab. 19.**3** fasst die Anwendungsindikationen der 4 Präventionsstufen zusammen.

Tab. 19.3 Anwendung der primären, sekundären, tertiären und quartären Prävention.

Arten der Prävention			Sicht des Arztes	
			Krankheit	
			nicht vorhanden	vorhanden
Sicht des Patienten	**Gesundheitsstörung**	**nicht vorhanden**	primäre Prävention (Gesundheitsstörung nicht vorhanden, Krankheit nicht vorhanden)	sekundäre Prävention (Gesundheitsstörung nicht vorhanden, Krankheit vorhanden)
		vorhanden	quartäre Prävention (Gesundheitsstörung vorhanden, Krankheit nicht vorhanden)	tertiäre Prävention (Gesundheitsstörung vorhanden, Krankheit vorhanden)

Präventive Beratung

Das wahrscheinlich größte präventive Potenzial in der ärztlichen Arbeit liegt heute nicht mehr bei Screening und Impfungen – sie bleiben natürlich weiterhin wichtig –, sondern bei der Veränderung des Gesundheitsverhaltens der Patienten, bevor diese manifest erkranken. Die Wirksamkeit der Patientenberatung auf alle denkbaren Endpunkte ist in vielen empirischen Studien eindrücklich nachgewiesen.

Sucht und Gewaltprävention

Die zunehmende Gewaltdisposition in Familie, Schule und Gesellschaft fordert den engagierten Kinder- und Schularzt ebenfalls heraus.

Risikogruppen

Mittelklassefamilien sind die regelmäßigsten Benutzer der kinderärztlichen Vorsorgeuntersuchungen. Zu den eigentlichen Risikofamilien zählen aber:

- sehr junge Eltern, vor allem solche mit dem ersten Kind
- Eltern mit beschränkten geistigen und familiären Ressourcen
- aus psychischen oder anderen persönlichkeitsbedingten Gründen sozial isolierte Familien
- Familien, die unterhalb des Existenzniveaus leben müssen
- wohlstandsverwahrloste Familien
- Familien, die extreme Anforderungen an sich stellen
- arbeitslose Familien
- Familien mit chronisch kranken Kindern

Die Armut, besser die neue Armut, betrifft zu einem sehr großen Teil alleinerziehende Mütter. Dies ist ein Skandal und eine Bedrohung für unsere Zukunft. Die einen sind arm, weil sie in dieser Gesellschaft nicht mehr mitkommen, die anderen, weil sie schlicht Pech haben oder sich mehrere Kinder leisten (typische Armutsgründe s. Teil I, Kapitel 5, Abschnitt „Migration und Armut"). Es ist illusorisch, diese Familien bzw. Menschen und ihr soziales Umfeld zu ändern. Möglich ist aber, ihnen Hilfe für eine Entwicklung zu offerieren, die es ihnen erlaubt, ihr Selbstvertrauen und die Fähigkeit zu verbessern, ihre Kinder zu erziehen.

Screening-Programme

Die Kriterien von Wilson und Jungner für Screening-Programme können gut auf die Vorsorgeuntersuchungen angewandt werden (Hall u. Elliman 2003):

- Die gesuchte Gesundheitsstörung sollte – unter Berücksichtigung des Gesundheitsgewinns durch eine frühe Diagnose – ein wichtiges Problem des öffentlichen Gesundheitswesens sein.
- Für Patienten mit erkannter oder noch unerkannter Krankheit sollte es eine anerkannte Behandlung oder eine andere vorteilhafte Intervention geben.
- Die Infrastruktur für Diagnose und Behandlung sollte vorhanden sein und nachgewiesenermaßen effektiv arbeiten.
- Es sollte ein latentes oder frühsymptomatisches Stadium geben. Wie dieses von den Eltern und von Fachleuten erkannt werden kann, sollte ebenfalls bekannt sein.
- Es sollte für den Nachweis der Störung einen brauchbaren (einfach, günstig, valide, wiederholbar, sensitiv, spezifisch) und für die Mehrheit der Betroffenen annehmbaren Test bzw. eine annehmbare Untersuchung geben.
- Der natürliche Verlauf der Störung und die Symptome, die sie nachahmen können, sollten bekannt sein.
- Es sollte eine Definition der gesuchten Störung geben und eine Übereinkunft darüber, welche anderen Störungen durch das Screening-Programm entdeckt werden können und ob deren Nachweis als Vor- oder Nachteil zu werten ist.
- Die Behandlung in der frühen, latenten oder präsymptomatischen Phase sollte die Prognose verbessern und für die Familie als Ganzes von Vorteil sein.
- Die Screening-Kosten sollten in einem vernünftigen Verhältnis zu den Kosten der Behandlung stehen.
- Das Entdecken der Störung kann ein einmaliger oder ein kontinuierlicher Prozess sein. Im letzteren Fall sollte aber eine Wiederholung des Screenings gerechtfertigt sein.

Zeitpunkt der Untersuchungen

Unter Berücksichtigung der essenziellen Entwicklungsschritte, des optimalen Alters der Prüfung der Sinnesorgane und der Impftermine haben sich Untersuchungstermine wie in Tab. 19.**4** aufgeführt bewährt.

In Deutschland gelten hinsichtlich der Untersuchungstermine und deren jeweiligem Umfang die Untersuchungsstandards der U1 –U10, die im vorliegenden Werk berücksichtigt wurden.

Meilensteine

Viele Kinderärzte sind es gewohnt, nach Meilensteinen zu fragen. Dabei handelt es sich um Leistungen, die das Kind in einem gewissen Alter erbringen sollte. Termine für die Meilensteine der kindlichen Entwicklung sind eher Zeiträume statt Zeitpunkte. Leider vergessen dies oft Eltern, aber auch Fachleute, und kommen daher unter starken Druck, „etwas zu tun“. Meilensteine sind zudem wenig differenzierend und erfassen vor allem die Normvarianten nicht. Auf die Frage: „Wann konnte Ihr Kind gehen?“ wird z. B. bei einem Kind, das shuffelte, eine andere Antwort gegeben. Kinder, die shuffeln, gehen später, sind deswegen aber noch nicht abnorm (Normvariante; Abb. 17.**5**). Aus der Erfragung von Meilensteinen können somit unnötige Interventionen und Unsicherheiten resultieren. Im Wissen um diese Unsicherheiten werden hier die wichtigsten Meilensteine erwähnt. Es lohnt sich, diese – oft ungenauen – anamnestischen Angaben durch eine Untersuchung zu verifizieren.

Meilensteine

- *6 Wochen:* soziales Lächeln
- *2 Monate:*
  - hebt Kopf in Bauchlage
  - gibt Laute von sich
- *4 Monate:*
  - dreht Kopf zur Schallquelle
  - hält Gegenstände
  - beobachtet Hände
- *6 Monate:*
  - reicht Gegenstände
  - sitzt (hingesetzt) kurze Zeit
  - isst selbstständig
  - spielt mit den Knien
  - plaudert
- *9 – 10 Monate:*
  - Scherengriff
  - kriecht oder shuffelt
  - sitzt auf
- *13 Monate:*
  - wirft Gegenstände
  - Pinzettengriff (Abb. 19.**6**)
- *15 – 18 Monate:*
  - geht frei
  - spricht 2 – 3 Worte
  - isst selbstständig
  - trinkt aus dem Glas
- *2 Jahre:*
  - 2-Wort-Sätze (Wortschatz: 150)
  - kritzelt eckig
  - beachtet Handlungsresultat
  - betrachtet Bilderbuch
  - gibt Gegenstände
  - sagt: „Nein!“
  - bittet um Hilfe
- *3 Jahre:*
  - tagsüber trocken
  - nachts meist trocken
  - öffnet und schließt Flasche
  - kritzelt geschlossene Formen
  - zieht sich mit Hilfe an
  - spricht alle Laute ohne „S“, „Sch“ und „R“
- *4 Jahre:*
  - Erwachsenengriff
  - reproduziert Formen
  - zeichnet Männchen (7 Teile)
  - Groß-klein-Unterscheidung
  - versteht z. B.: „Was tust du, wenn du Hunger hast?“
  - schätzt Kapazität ab
- *6 Jahre:*
  - spricht grammatikalisch korrekte Sätze
  - definiert Wörter
  - reproduziert Formen
  - zeichnet Männchen (13 Teile; Abb. 19.**7**)
  - Werkreife

Tab. 19.4 Vorsorgeuntersuchungen (VU) in der Schweiz, in Deutschland und in Österreich. Je nach den Gegebenheiten empfiehlt sich zudem eine pränatale Visite.

Lebensalter	Schweiz[1)]	Deutschland[2)]	Österreich
postnatal	Neugeborenenuntersuchung	U1 (unmittelbar nach der Geburt)	VU des Neugeborenen
1. Lebenswoche	VU 1. Lebenswoche	U2 (3.– 10. Lebenstag)	VU 1. Lebenswoche
1 Monat	VU 1 Monat	U3 (4.– 6. Lebenswoche)	VU 4.– 6. Lebenswoche
2 Monate	VU 2 Monate		
4 Monate	VU 4 Monate	U4 (3.– 4. Lebensmonat)	
6 Monate	VU 6 Monate	U5 (6.– 7. Lebensmonat)	
9 Monate	VU 9 oder 12 Monate		VU 7.– 9. Lebensmonat
12 Monate		U6 (10.– 12. Lebensmonat)	VU 10.– 14. Lebensmonat
2 Jahre	VU 2 Jahre	U7 (21.– 24. Lebensmonat)	VU 22.– 36. Lebensmonat
3 Jahre	VU 3 Jahre	U7 a (34.– 36. Lebensmonat)	VU 34.– 38. Lebensmonat
4 Jahre	VU 4 Jahre	U8 (3,5 – 4 Jahre)	VU 4. Lebensjahr
5 Jahre		U9 (5 – 5,5 Jahre)	5. Lebensjahr
6 Jahre	VU 6 Jahre		
7 Jahre		U10 (7 – 8 Jahre)	
10 Jahre	VU 10 Jahre	U11 (9 – 10 Jahre)	
12 Jahre	VU 12 Jahre	J1 (13 – 15 Jahre)	
14 Jahre	VU 14 – 16 Jahre		
17 Jahre		J2 (17 – 18 Jahre)	

1) Je nach den Gegebenheiten empfiehlt sich zudem eine pränatale Visite.
2) Die Vorsorgeuntersuchungen sind in Deutschland gesetzlich. Zusätzlich zu den aufgeführten Vorsorgeuntersuchungen gibt es IGEL (individuelle Gesundheitsleistungen an zusätzlichen Terminen)

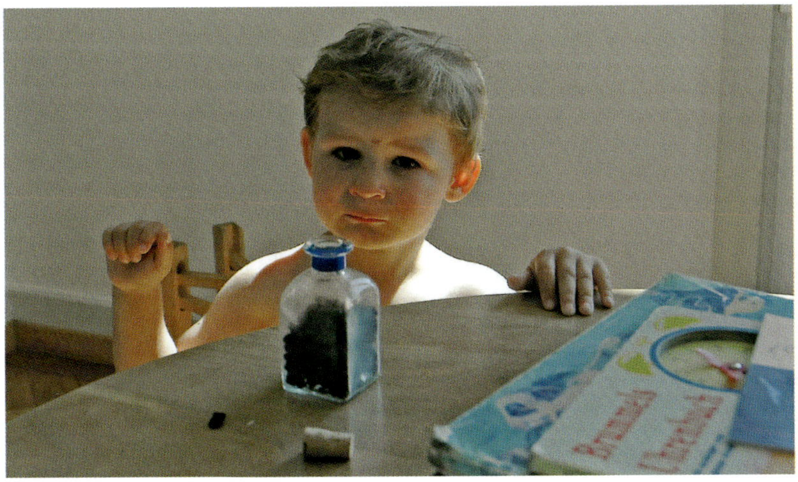

Abb. 19.6 „Siehst du, wie ich die Rosinen in die Flasche gelegt habe?" Referenzieller Blickkontakt – das Schlüsselzeichen für eine positive Sprachentwicklung.

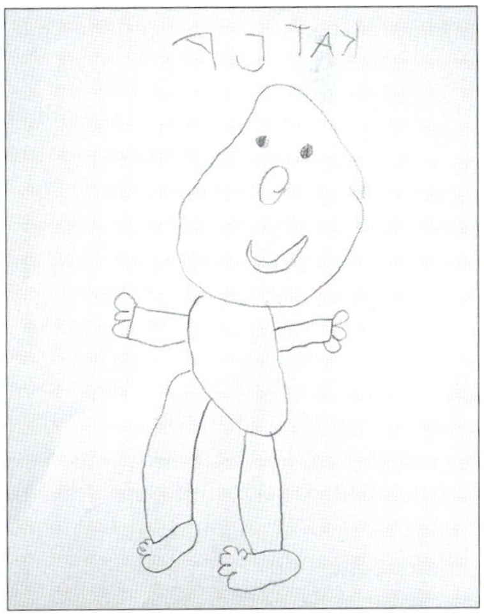

Abb. 19.7 Strichmännchen und Spiegelschrift – für Erstklässler normal!

Altersspezifische Themen

Zu Beginn jedes Kapitels findet sich eine (nicht Vollständigkeit beanspruchende) Synopsis der psychomotorischen Entwicklung, um sich im entsprechenden Entwicklungsalter besser zurechtzufinden.

Jedem Kapitel im Buch ist eine kurze Einführung (Abschnitte „Schwerpunkte der Untersuchung") vorangestellt, in der die wichtigsten Themen der Untersuchung erläutert werden. Vor den Konsultationen gelesen, sollen sie helfen, sich nicht in der Themenvielfalt zu verlieren und stattdessen (individuelle) Schwerpunkte zu setzen.

Eine gute Kenntnis der psychomotorischen Entwicklung und deren Meilensteinen ist ebenso wichtig wie das Wissen um alterstypische „Themen": In den ersten Lebensmonaten sind es das Schreien, die Säuglingskolik und der Schlaf bzw. die Schlafstörung. Im 2. und 3. Vierteljahr spielen Ernährungsfragen eine wichtige Rolle – und schon bald werden Fragen der Autonomieentwicklung zentral: das Neinsagen, Trotzen und Erziehungsfragen. Beim Vorschulkind geht es dann um das Stuhltraining (weniger ist mehr) und wieder um die Ernährung („Mein Kind isst nichts!"). Es folgen die ersten Integrationsstörungen (Schlagen, Beißen usw. von anderen Kindern) und die ersten Probleme mit der Realität (Lügen, Stehlen) im Wechselspiel mit der kindlichen Fantasie. Im (Vor-)Schulalter sind Albträume und unerklärliche Ängste die zentralen Themen. Schulschwierigkeiten, Verhaltensstörungen und Disziplinfragen kommen hinzu. In der Adoleszenz („Die Eltern werden komisch.") stehen Loslösungs- und Ablösungsfragen (auch vom Kinder- und Jugendarzt) im Vordergrund. Dazu gehören Sexualität, Schwangerschaftsverhütung, Körpergefühl, Akzeptanz des eigenen Körpers und Drogen. Es ist sinnvoll, dass der Kinder- und Jugendarzt zu diesen Themen das nötige Wissen erwirbt und sich eine eigene Meinung bildet, um die Klippen erfolgreich zu umschiffen.

Touchpoints

Die Antizipierung der kommenden Probleme kann das Kind und die Familie vor ernsthaften Störungen schützen. Das Modell der Touchpoints ist von Dr. T. Berry Brazelton entwickelt worden. Es erwuchs aus über 20 Jahren Erfahrung und Lehrtätigkeit mit der Neonatal Behavioral Assessment Scale (Brazelton u. Mitarb. 2011). Das Touchpoints-Modell ist eine Form, den Eltern wichtige Informationen über die Entwicklung ihres Kindes weiterzugeben. In jeder Entwicklungsperiode des Kindes, den Touchpoints, muss sich die Familie neu organisieren und anpassen. Die Touchpoints werden jeweils im Abschnitt „Schwerpunkte der Untersuchung" erwähnt. Sie sind ein probates Hilfsmittel für den Untersucher, helfen aber auch den Eltern, sich auf kommende Fragen einzustimmen.

Vorbemerkungen zu den Vorsorgeuntersuchungen

Vorsorgeuntersuchung des Säuglings

Das erste Jahr mit einem Kind, vor allem mit dem ersten Kind, ist eine sehr aufregende Zeit für alle Beteiligten. Es kann eine der schwierigsten Aufgaben des Lebens sein, und es ist Sache des Kinderarzts, diese Phase nach Möglichkeit zu unterstützen, indem er den Eltern die nötige Sicherheit und Zuversicht vermittelt. Alle Babys sind verschieden, haben unterschiedliche Charaktere, Zeitpläne für die Nahrungsaufnahme, Schlafrhythmen sowie Reaktionen auf Lärm und Berührung. Sie können sich leicht oder nur mit Mühe beruhigen, haben exzessive Schreiphasen oder mitunter Schwierigkeiten, ernährt zu werden. Einige Babys sind sehr aktiv und einige eher kontemplativ.

Je älter die Kinder werden, desto eher finden sie ihren Rhythmus, zeigen Vorlieben und nehmen aktiver an der Umgebung teil. Der Kinderarzt kann im Rahmen der Vorsorgeuntersuchungen helfen, die Bindungsentwicklung und die Sicherheit im Umgang mit dem Kind zu unterstützen. Er baut eine Beziehung zum Kind auf, die dann auch bei akuter Erkrankung hilft, den Zustand des Kindes zu evaluieren, und den Zugang ermöglicht.

Die Interaktion geht vor allem in Form einer Diade (Mutter-Arzt) vor sich, die sich im Laufe des ersten Lebensjahrs zunehmend in die Triade verwandelt. Der Zugang zum Säugling ist in den ersten Lebensmonaten einfach, kann sich dann aber wegen der Ich-Entwicklung und des Fremdelns verschlechtern und schwieriger werden.

Typische Inhalte der Vorsorgeuntersuchung in diesem Alter sind:

- Adaptation
- Gesundheit
- Entwicklung
- Ernährung
- Wahrnehmung
- Verhalten
- Bindung
- Schlafverhalten
- Körperfunktionen
- Betreuung
- Baby- und Papa-Blues
- psychosoziale Fragen
- Impfungen

Vorsorgeuntersuchung der 1- bis 3-Jährigen

Die Kleinkinderjahre sind faszinierend, aufregend und eine Herausforderung für Eltern und Kinder (und den Arzt) gleichermaßen („Magic Years"). Kinder lernen viele neue Dinge, so z. B. zu gehen, zu sprechen und die Welt zu entdecken. Sie werden unabhängiger, autonomer und entwickeln einen eigenen Charakter. Sie interessieren sich für Bücher und Geschichten. Manchmal haben sie Wutanfälle, und die Erwartungen der Eltern an das Kind werden oft nicht befriedigt; sie weigern sich manchmal einfach zu kooperieren. Manche Eltern sind überrascht, wie wütend sie unter diesen Umständen werden können. Eine Erörterung dieser Fragen mit dem Arzt kann helfen, Zuversicht und Sicherheit zu gewinnen.

Die Beziehungs- und Interaktionsform dieser Jahre ist die Triade. Der Kinderarzt muss sich die Beziehung, und damit den Zugang zum Kind, „verdienen".

Typische Inhalte der Vorsorgeuntersuchung in diesem Alter sind:

- Gesundheit
- Entwicklung
- Ernährung
- Seh- und Hörvermögen
- Appetit und Essverhalten
- Schlafmuster und Nickerchen
- Routinen
- Verhalten
- Temperament
- Energie oder Aktivität
- Sprachentwicklung
- Wut- und Trotzanfälle
- Ängste
- Interaktion mit anderen Kindern
- Betreuung
- Impfungen
- psychosoziale Fragen

Vorsorgeuntersuchung der 4- bis 6-Jährigen

Die Vorschuljahre sind aufregende Zeiten für Eltern und Kinder. Kinder wollen nun mehr und mehr Dinge „selber" tun, brauchen dazu aber die Unterstützung der Eltern. Sie lernen so, sich an- und auszukleiden, gehen auf die Toilette und nehmen die Welt zunehmend reflektierend war: Warum-Fragen kommen auf, und das Kind tut nicht mehr so bereitwillig alles, was von ihm verlangt oder erwartet wird. Die Kinder entwickeln in diesem Alter Lernkonzepte; sie lernen Zahlen, Buchstaben, Töne, Farben und Formen. Sie lernen aber auch Benimmregeln. Vorschulkinder verlassen die häusliche Umgebung für den Krippen- oder Kindergartenbesuch oder für Freizeitaktivitäten, und die Eltern und das Kind erfahren dabei erste Quervergleiche: „Unser Kind ist anders." Die Kinder entwickeln ihre speziellen Fähigkeiten, Fertigkeiten, Interessen und Persönlichkeiten.

Die Beziehung (Triade) beginnt sich langsam wieder Richtung Diade (Kind-Arzt) zu wandeln. Der Arzt muss sich deshalb selbst aktiv in die Beziehung eingeben. Da sich das Kind nun schlechter herumkommandieren lässt, muss es für die Untersuchung gewonnen werden – eine Situation, die oft unendlich komische und lustige Momente verursacht.

Typische Inhalte der Voruntersuchung (zusätzlich zu den bereits bei den 1- bis 3-Jährigen aufgeführten; s. oben) in diesem Alter sind:

- Sprache und Sprachverständnis
- Sexualverhalten
- Masturbation
- Erziehungsfragen
- Konzentrationsvermögen
- Spielverhalten
- Schulreife

Vorsorgeuntersuchung der 10-, 12- und 14-Jährigen

Jugendliche sind selten „krank"; sie haben keine Beschwerden, die sie (dem Arzt) offenbaren wollen. Gleichzeitig sind die Jugendlichen die Altersgruppe, die am schlechtesten medizinisch versorgt ist. Es erfordert vonseiten des Arztes besondere Anstrengungen, das Vertrauensverhältnis aufzubauen bzw. zu erhalten, damit der Jugendliche von sich aus von seinen Sorgen oder Problemen spricht. Mit am Wichtigsten ist es, den Jugendlichen nicht nur zum Reden zu bringen, sondern ihn dann auch – mit all seinen scheinbar „unwichtigen" Beschwerden und Beobachtungen – ernst zu nehmen. Dahinter steht meist die Unsicherheit des Jugendlichen, was in den nächsten Jahren mit seinem Körper geschehen wird, ohne dass er darauf Einfluss nehmen kann. Auch die Versuche, den eigenen Körper zu formen und zu verändern, müssen unter diesem Aspekt gesehen werden (Sport, Bodybuilding, Ballett, Gewichtsabnahme, Versuche zur Veränderung einzelner Körperteile, z. B. zu dicker Oberschenkel, Hautpflege, Piercing). Falls vernünftig eingesetzt, sind gerade diese Aktivitäten eine Ressource, die bei der Bewältigung von zukünftigen Problemen (Sucht, Rauchen, Übergewicht, Autonomiestreben) helfen kann! Die Pubertät durchläuft verschieden Stadien, und der Umgang mit dem Jugendlichen ist dementsprechend jeweils anders. Falls das Pubertätsstadium vom Arzt falsch eingeschätzt wird, disqualifiziert er sich als Arzt in den Augen des Jugendlichen definitiv (Tab. 19.**5**; s. auch Teil III, Kapitel 17, Abschnitt „Entwicklungsuntersuchung: Pubertät und Adoleszenz").

In diesem – äußerlich unspektakulären – Lebensabschnitt beginnt langsam und meist kaum bemerkt die Ablösung von der Familie. Das Kind lernt außerhalb der Familie und in der Schule Gleichaltrige (Peers) und neue Lebensweisen kennen. Anerkennung und Erfolge kommen nun oft auch von außerhalb der Familie. In der Regel sind es aber noch die Eltern, die das Leben der 10-Jährigen bestimmen. In dieser Altersgruppe kann der Arzt zu einem wichtigen Partner des Jugendlichen

Tab. 19.5 Entwicklungsaufgaben in der Adoleszenz (nach Cflish 2008).

	Frühe Adoleszenz	Mittlere Adoleszenz	Späte Adoleszenz
Alter	10 – 14 Jahre	14 – 17 Jahre	17 Jahre und älter
biologische Veränderungen	Pubertätsbeginn (rasches Wachstum, sekundäre Geschlechtsmerkmale)	Stabilisierung der körperlichen Veränderungen, Menarche, Spermarche	körperliche und sexuelle Reifung abgeschlossen
Körperwahrnehmung	Besorgnis um die pubertätsbedingten Veränderungen	Ausprobieren verschiedener Modellbilder und Integration eines neuen Körperbilds; Sorge um Attraktivität	Akzeptanz der pubertären Veränderungen
Sexualität	sexuelle Neugier	sexuelles Experimentieren, romantisierend, Fragen der sexuellen Orientierung	Beginn von Intimität und Vertrauen, Konsolidierung der sexuellen Identifikation
emotionale Veränderungen und Identitätsfindung	Selbsterforschung, zunehmendes Bedürfnis nach Privatsphäre, idealisierte Zielvorstellungen, Impulsivität	Identitätsfindung als Stärkung des Selbstbilds, exploratives Verhalten, Austesten von Regeln und Werten, Entwicklung einer Omnipotenz und Unfehlbarkeitshaltung	zunehmend realistischere Einschätzungen der eigenen Möglichkeiten, Emanzipation, Kompromissfähigkeit, Berufszielvorstellungen
Autonomie	konzentriert auf pubertäre Veränderungen, zunehmend eigenständigere Interessen	eigene Attraktivität, Höhepunkt der Auseinandersetzung mit den Eltern, Höhepunkt der Peer-Gruppen-Beziehungen	Selbstakzeptanz, wieder mehr Eingehen auf elterliche Unterstützung, Stabilisierung intimerer Beziehungen
soziale Veränderungen und Gruppenverhalten	Intensivierung der Beziehungen zu gleichgeschlechtlichen Gruppen, begrenzte Außenkontakte und Intimitäten	vermehrt abhängig von der Peer-Gruppe, Konformität, meist heterosexuelle Freundesgruppen	zunehmend individuelle, intimere Bindungen, „Lebensabschnittspartnerschaft“
Loslösung vom Elternhaus	emotionelle Distanzierung von den Eltern, Definieren von Abhängigkeit und Unabhängigkeit	Auseinandersetzungen mit den Eltern, Kampf um Unabhängigkeit, Streben nach elterlicher Akzeptanz, Ambivalenz	neues Rollenverständnis der Ebenbürtigkeit zwischen Kind und Eltern, Ablösung vervollständigt
kognitive Veränderungen und Moral	konkretes Denken, konventionelle Moral, egozentrisch orientiert	zunehmendes abstraktes Denken, Hinterfragen der konventionellen Moral, erste Projektionen in die Zukunft	abstraktes Denken ist etabliert, soziales Denken möglich, zukunftsausgerichtet, Idealismus
Medienverhalten	Suche nach Rollenmodellen (≠ Eltern), Idealisierung	Äußerlichkeiten der Modelle zählen mehr als deren Inhalt; neue Rollen werden eingeübt, kopiert	Relativieren der erlernten, eingeübten Rollen bzw. Modelle, eigene Werte ersetzen zunehmend die „alten“ Modelle

werden. Er kann dies dadurch zeigen, dass er das Kind immer wieder persönlich anspricht. Der Kontakt mit dem angehenden Jugendlichen ist aktiv aufrechtzuerhalten.

Bei der Vorsorgeuntersuchung kommt meist noch ein Elternteil als Begleitung mit und ist bei der Untersuchung anwesend. Je nach Situation kann ein Gespräch mit dem Kind allein wünschenswert sein. Dies kann oft zwanglos anlässlich einer Nachkontrolle erfolgen. Das Thema des Settings während der Untersuchung ist in dieser Altersgruppe relativ komplex, weil eventuell auch die Eltern Anliegen haben, die sie mit dem Arzt allein besprechen möchten. Nötige Gespräche mit den Eltern allein können entweder in einer weiteren Sitzung oder telefonisch geführt werden. Die Schwierigkeit in diesem Alter besteht darin, sowohl für das Kind als auch für die Eltern allein zur Verfügung zu stehen. Die Mitarbeit der Eltern ist in diesem Alter nach wie vor wichtig.

Beim Gespräch sollte immer klar sein, ob das Kind oder die Eltern angesprochen werden. Mischt sich die Mutter dauernd ein, kann das Kind wiederholt und persönlich angesprochen werden. Erklärungen sollen auch für das Kind verständlich sein. Eine vertrauliche Beziehung kann entstehen, wenn der Arzt sich ganz dem Kind zuwendet, es öfter mit seinem Vornamen anspricht, sich nicht fortwährend Notizen macht, nicht belehrt oder moralisiert und sich nicht durch den Praxisbetrieb stören lässt.

Entspannend im Sinn eines einführenden Joinings wirken Komplimente, z. B. bezüglich Kleidung und Schmuck, oder die direkte Frage, ob das Kind gern gekommen ist. Gewisse Fragen sollten in Gegenwart der Eltern nicht direkt an das Kind gerichtet werden (z. B. bezüglich beginnender Brustentwicklung, Rauchen usw.). Eine allgemeine Formulierung ist hier oft hilfreich („Viele Mädchen in deinem Alter…“ oder „Hast du Freunde, die…?“). Sie können aber auch später – ohne Eltern – unter 4 Augen angesprochen werden. Um nichts zu vergessen, hat sich das HEADSS-Screening sehr bewährt (s. Teil III, Kapitel 17, Abschnitt

„Entwicklungsuntersuchung: Pubertät und Adoleszenz").

Auch 10-Jährige können ein Anrecht auf die ärztliche Schweigepflicht haben, obschon sie minderjährig sind. Entscheidend ist, dass sie in Bezug auf das vorliegende Problem als urteilsfähig betrachtet werden. So kann also schon ein 10-jähriges Mädchen vom Arzt erwarten, dass er etwa nicht die Eltern informiert, wenn es mit dem Arzt über sexuelle Dinge sprechen möchte. Der Arzt sollte dem Kind mitteilen, dass er mit den Eltern nicht über den Gesprächsinhalt spricht, wenn das Kind dies wünscht. Heute werden Jugendliche früher geschlechtsreif, lange bevor sie als Erwachsene betrachtet werden. Diese Asynchronie schafft Spannungen. Vertraulichkeit und ärztliche Schweigepflicht können eine wichtige Rolle in der Sprechstunde mit Jugendlichen spielen, insbesondere, wenn es darum geht, Sexual- und Risikoverhalten anzusprechen. Obwohl die Kinder sich oft nach dem „Wachsen und Erwachsenwerden" sehnen, erfassen die körperlichen Veränderungen sie stets unerwartet, und der kindliche Körper, den sie so gut zu kennen glaubten, beginnt ihnen zu entgleiten. Die körperlichen Veränderungen verursachen Unsicherheit und erschüttern das kindliche Allmachtsgefühl, begleitet von Ambivalenz zwischen „Festhalten" und „Aufgebenwollen". Für die Jugendlichen ist es nicht immer einfach, die körperlichen Veränderungen in Worte zu fassen, da ihnen manchmal ganz einfach die entsprechenden Begriffe dazu fehlen. Es ist Aufgabe des Arztes, dem Jugendlichen zur Sprache zu verhelfen. Mädchen leiden mehr unter einer verfrühten Pubertätsentwicklung als Jungen. Umgekehrt leiden Jungen mit einer verspäteten Pubertätsentwicklung mehr darunter als die Mädchen. Haare haben eine wichtige Bedeutung in der Symbolik der Geschlechterrolle. Bei Mädchen gehören Enthaarungsmaßnahmen zum femininen Pflegeritual, zunehmend auch bei Jungen. Aus Schamgefühl werden Fragen zur Behaarung jedoch selten von den Jugendlichen angesprochen.

Jeder Arzt muss sich bewusst sein, dass das Problem des sexuellen Missbrauchs existiert und dass Jugendlichen diesbezüglich konkrete Fragen gestellt werden müssen. Das sexuelle Verhalten von behinderten Jugendlichen unterscheidet sich kaum von dem nicht behinderter. Körperlich behinderte Jugendliche benötigen eine spezifische Beratung, um das ihnen mögliche Spektrum sexueller Aktivität kennen zu lernen. Die Fragen zum Sexualverhalten und der Verhütung sind ein wichtiger Teil der präventiven Beratung in diesen Altersgruppen!

Klinisches Vorgehen bei Verdacht auf sexuellen Missbrauch
(s. auch Teil I, Kapitel 7 u. Abb. 7.**20**).

- Anamnese (aktuelles Ereignis, persönliche Anamnese, psychosoziale Anamnese)
- allgemeine körperliche Untersuchung mit Genitalinspektion
- forensische Untersuchung
- gynäkologische Untersuchung (inklusive Schwangerschaftstest und Untersuchung auf sexuell übertragbare Krankheiten)
- Therapie akuter Erkrankungen und Verletzungen
- Abgabe der Notfallkontrazeption
- Erwägung der Notwendigkeit einer Postexpositionsprophylaxe (Hepatitis B, HIV), antibiotische Therapie
- Rücksprache mit einer Opferberatungsstelle zur Planung des weiteren Vorgehens
- Diskussion der Notwendigkeit einer psychologischen und psychosozialen Betreuung

Organisation der Vorsorgeuntersuchung

Der Kinder- und Jugendarzt ist im Praxisalltag häufig zwischen dem wünschenswerten Zeitbedarf einer Vorsorgeuntersuchung und der Realität des Zeitmangels hin und her gerissen (Abb. 19.**8**). Eine umfassende Vorsorgeuntersuchung braucht viel Zeit. Es müssen jedoch, da das Kind bereits bei früheren Untersuchungen gesehen worden ist, nicht bei jeder Untersuchung alle in den folgenden Kapiteln vorgeschlagenen Untersuchungs-Items durchgeführt werden. Wenn eine eingehendere Untersuchung, eine weitergehende oder präventive Beratung ansteht, ist es sinnvoll, eine erneute Konsultation zu vereinbaren. Zudem sind gewisse Entwicklungsschritte, z. B. die Triangulation als Voraussetzung für die weitere problemlose Sprachentwicklung, vielleicht bei der 2-Jährigen-Untersuchung nicht eindeutig; dann sollte die Untersuchung z. B. 3 Monate später nachgeholt werden.

Vor der Vorsorgeuntersuchung können den Eltern Fragebögen ausgehändigt, oder zugeschickt werden, die dann zur Konsultation mitgebracht werden sollten. Der Kinderarzt kann damit die Anamnese unter Umständen umfassender, aber auch spezifischer durchführen. Solche Fragebögen gibt es praktisch zu allen Vorsorgeuntersuchungen; sie sind unter anderem im Internet aufzufinden. Nicht jeder Kinderarzt arbeitet allerdings gern mit solchen Fragebögen, und sie sind auch nicht bei allen Eltern gleich beliebt. Zudem stellt sich die Frage, ob alle fremdsprachigen Eltern (eine wichtige Zielgruppe) die Fragebögen verstehen können.

Es ist hilfreich, nach der Konsultation den Eltern zu den wichtigsten pädiatrischen Themen schriftliche Informationen mit nach Hause zu geben. Dadurch wird die Redundanz – und damit die Wirkung – der Beratung erhöht. Ein Teil der Informationsvermittlung kann auch an die instruierte Praxishilfe delegiert werden. Eine Vielzahl solcher themenspezifischen Informationsblätter kann z. B. im Internet unter www.paediatrieinfo.ch (Stand: 25. 04. 2012) heruntergeladen werden; sie sind auch in einem weiteren Buch des Autors (Baumann 2011) enthalten.

Am Ende der Konsultation sollte stets auf den nächsten Vorsorgeuntersuchungstermin hingewiesen werden. Als Erinnerungshilfen können dazu Kontrollkarten oder das Gesundheitsheft benutzt werden.

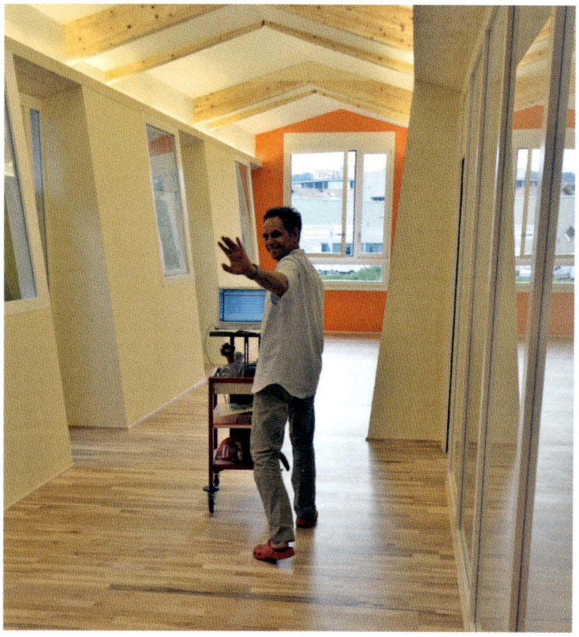

Abb. 19.**8** Arzt auf dem Weg zur Vorsorgeuntersuchung.

Literatur

American Academy of Pediatrics: Guidelines for health supervision III. Elk Grove, Village: American Academy of Pediatrics; 1997

American Academy of Pediatrics: Bright futures: guidelines for health supervision of infants, children, and adolescents. 3 rd ed. Elk Grove, Village: American Academy of Pediatrics; 2008

Baumann T. Das Baby-Entwicklungsbuch: vom Baby zum Kindergartenkind: Wie Eltern die Entwicklung entspannt begleiten. Stuttgart: Trias; 2009

Baumann T,. Meier FP. Informationen vom Kinderarzt. 2. Aufl. Bern: Huber; 2011

Behrman RE, Kliegman RM, Jenson HB. Nelson Textbook of pediatrics. 17th ed. Philadelphia: Saunders (W.B.) Co. Ltd.; 2003

Brazelton TB, Nugent JK. Neonatal Behavioral Assessment Scale, 4th edition. Wiley; 2011

Cflish M. Adoleszenz. Pädiatrie up2date 2008; 3: 289 – 317

Grüninger U. Vom Stellenwert der Beratung in der ärztlichen Prävention. Schweiz Ärzteztng 1996; 78: 140 – 146

Hall D, Elliman D. Health for all children. 4th report. New York: Oxford University Press Inc.; 2003

Hoekelman R, Friedman S, Nelson N, et al. Primary Pediatric Care, 3rd ed. Mosby; 1997

Moreton J, Macfarlane A. Child health and surveillance. 2nd. ed. London: Blackwell Scient.; 1991

Neuner-Jehle S. Kritischer Blick auf die Prävention – wann ist weniger mehr? PrimaryCare 2010; 19: 363 – 365

Schmetz J. Prävention ab Nabelschnur; wir brauchen das psychosoziale und psychiatrische Screening. Kinderarzt 1997; Suppl.

Zentralinstitut für die Kassenärztliche Versorgung: Hinweise zur Durchführung der Früherkennungsuntersuchungen im Kindesalter. Köln: Deutscher Ärzteverlag; 1991

Weber P, Jenni O. Screening in child health studies of the efficacy and relevance of preventive care practices. Dt Arztebl Int 2012; 109: 24; 431 – 435

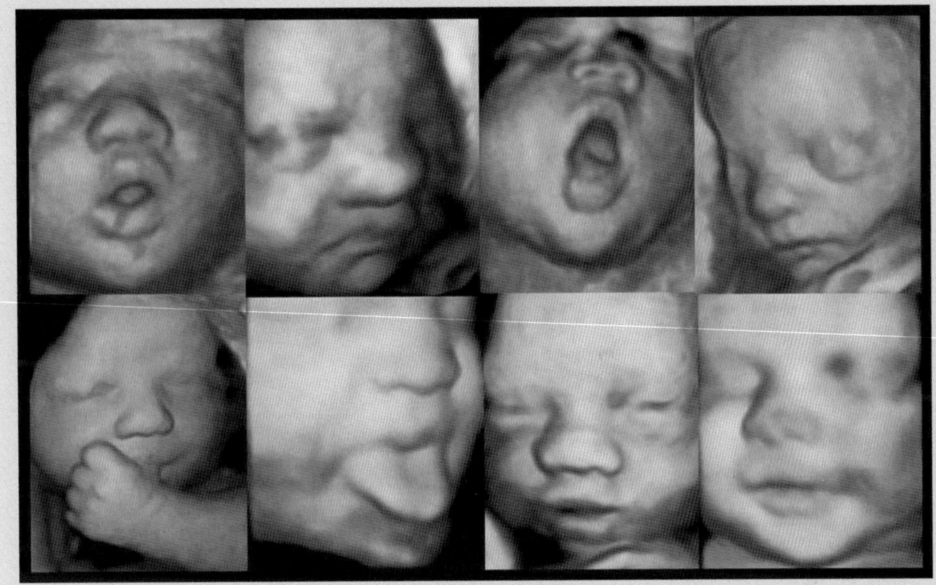

Checkliste Pränatale Visite

Name: ______________________ **Datum der Konsultation:** ______________________

Geburtstermin: ______________________

	normal	auffällig	Bemerkung
Familienanamnese	❑	❑	
Mütterliche Anamnese			
Alter	❑	❑	
Transfusionen	❑	❑	
chronische Krankheit	❑	❑	
Blutungsübel	❑	❑	
Hypertonie	❑	❑	
übertragbare Krankheit	❑	❑	
Unfruchtbarkeitsperiode	❑	❑	
Infektionen	❑	❑	
autologe, heterologe Insemination	❑	❑	
frühere Schwangerschaften	❑	❑	
Medikamente und Drogen	❑	❑	
Aktuelle Schwangerschaftsanamnese			
Kindsbewegungen	❑	❑	
Gestose	❑	❑	
Trauma	❑	❑	
Infekt/Antibiotikatherapie	❑	❑	
Poly-/Oligohydramnion	❑	❑	
Diabetes	❑	❑	
Beziehung hergestellt	❑	❑	
Präventionsthemen erörtert	❑	❑	
Fragen der Eltern ermöglicht	❑	❑	
Rollenverteilung	❑	❑	
Rolle des Vaters?	❑	❑	
Stillfragen	❑	❑	
Ernährung Mutter/Kind	❑	❑	
Ressourcen der Mutter/Familie	❑	❑	
Ängste	❑	❑	
Wünsche/Hoffnungen	❑	❑	
Impfungen	❑	❑	
Erwartungen an das Kind	❑	❑	
erste Kontrolle beim Kinder- und Jugendarzt	❑	❑	
antizipierende Beratung	❑	❑	

Abb. 20.**1** Checkliste für die pränatale Visite.

Schwerpunkte der Visite

Im letzten Trimenon, wenn möglich in Gegenwart beider Elternteile, ist diese Konsultation vor allem für erstmalige Eltern oder neue Klienten in der Praxis, aber auch bei komplizierten Schwangerschaften von Bedeutung. Die Eltern lernen dabei den Kinder- und Jugendarzt kennen. Es können für die erste Zeit vor und nach der Geburt wesentliche Gesichtspunkte erörtert werden.

Die Eltern, vor allem Erstgebärende, verbinden mit der Geburt und dem kommenden Kind viele (berechtigte) Hoffnungen und oft noch mehr (unberechtigte) Ängste. Im Gespräch gilt es, diese zu erkunden und, soweit möglich, die unberechtigten Ängste zu zerstreuen. Je weniger Stress, desto besser kann sich die Mutter auf die Geburt einstellen. Hinweise auf die postpartalen Stimmungsschwankungen (Baby Blues) können angebracht sein. Es lohnt sich, den Vater schon möglichst früh in das Geschehen einzubinden.

Touchpoints

- *Vorbereitung:* Die Vorbereitung auf die Elternschaft erfolgt körperlich und psychisch (Hoffnungen, Ängste und Erwartungen in Bezug auf die Geburt).
- *Das Baby in der Fantasie:* Idealisierte, kranke oder behinderte und reale Baby sind Vorstellungen von Mutter und Vater und damit Bestandteil ihres psychischen Lebens.
- *Beziehungen:* Während der Vorbereitung auf das Baby finden Neuausrichtungen von Beziehungen statt. Das heißt z. B., dass die Beziehung der Schwangeren zur eigenen Mutter intensiver wird und Freundschaften zu kinderlosen Paaren sich verlieren können.
- *Mutter und Vater in ihrer Fantasie:* Die werdenden Eltern sind stolz auf ihre zukünftige Rolle. Es plagen sie aber auch Selbstzweifel. Die imaginierte Mutter und der imaginierte Vater stehen einem imaginierten Baby gegenüber.

! Die pränatale Visite kann der Beginn einer langjährigen supportiven Arzt-Patienten-Familien-Beziehung werden.

Tab. 20.1 Risikofaktoren in der Schwangerschaft für das Kind.

Ursache	Risiko, Folgen
kardiale Probleme inklusive Hypertonie	Präeklampsie, Kreislaufbelastung
Nierenerkrankungen	Präeklampsie
insulinbedürftiger Diabetes	Abort, intrauteriner Fruchttod, Präeklampsie
hämatologische Erkrankungen	sub partu vergrößerter Blutverlust, Thrombopenien ungünstig (Epiduralanästhesie eventuell nicht möglich)
Thromboembolien	Thromboembolie
Lupus erythematodes	Abort, intrauteriner Fruchttod, Präeklampsie, Frühgeburt, intrauterine Wachstumsretardierung, atrioventrikulärer Block III beim Kind
Antiphospholipidsyndrom	Abort, intrauteriner Fruchttod, Präeklampsie, Frühgeburt, intrauterine Wachstumsretardierung, Thrombose
psychiatrische Erkrankungen	Medikamente (Auswahl begrenzt)
Epilepsie	Folsäure, Anfall verhindern, Vitamin K im 3. Trimenon
HIV	Transmission, Senkung der Viruslast, Geburtsmodus
schwere Präeklampsie usw.	mit Zentrumsklinik absprechen, ob Low-Dose-Aspirin gegeben werden darf
uterine Chirurgie, hoher Blutverlust, Plazentaretention	Rupturgefahr; Anämie besonders ungünstig
Rhesusinkompatibilität	Zentrumsklinik
Infekte:	
• **Listerien, Toxoplasmose, Salmonellen**	pasteurisierte Milch und Milchprodukte, durchgegartes Fleisch, gekochte Eier, Vorsicht bei Geflügel, cave: Katzenstreu; rohes Fleisch meiden
• **Parvo B19 (Ringelröteln)**	kann in den ersten 6 Monaten zu intrauterinem Fruchttod führen, später zu fetaler Anämie und Hydrops; Prävention und Antikörperbestimmung
• **Malaria**	Abort, intrauterine Wachstumsretardierung, Frühgeburt, intrauteriner Fruchttod, mütterlicher Tod, kongenitale Infektion des Kindes
Reisen	Höhe, Flüge, Frühgeburt, Impfungen, Malariaprophylaxe
Gestationsdiabetes	Einstellung, kindliche Überwachung
Risiko für Präeklampsie	aufmerksam machen auf Symptome: Kopfschmerzen, Oberbauchschmerzen usw.; Uterina-Doppler veranlassen
drohende Frühgeburt	Zervixmessung, Cerclage, Tokolytika, Lungenreifung, Fibronektintest
Placenta praevia	Hospitalisation, Lungenreifung
Wachstumsretardierung	differenzierte Ultraschallüberwachung, eingehendere Infektabklärung (Zytomegalivirus usw.), Karyotypisierung, Kardiotokografie, Doppler

Erste Beobachtungen und Fragen

Zuerst verschafft sich der Arzt einen Überblick über die vorhandenen familiären Ressourcen: Wo leben die Familien der Eltern und wie gut ist der Kontakt zu diesen? Die persönliche Geschichte der jungen Familie wird erfragt: Gibt es in der Vergangenheit Ereignisse in Bezug auf die Schwangerschaft und die bevorstehende Geburt, die Ängste hervorrufen können? Ambivalente Grundhaltungen zum Nachwuchs können erörtert werden: „Wie fühlen Sie sich in Anbetracht der bevorstehenden Geburt?“ Die Veränderungen der partnerschaftlichen Beziehungen, deren Chancen und Gefahren werden besprochen: „Was glauben Sie, ist der Einfluss des Kindes auf Ihre partnerschaftliche Beziehung?“

Diese einführenden, offenen Fragen können nach Bedarf durch Fragen und Hinweise aus der folgenden Liste ergänzt werden:

- *Familienanamnese:* Wichtig ist die Familienanamnese bezüglich Krankheiten, die für den Nachwuchs von Bedeutung sein könnten.
- *Schwangerschaftsanamnese:* Diese wird anschließend erhoben (Tab. 20.1 und Tab. 20.2):
  - Infektionen
  - Blutungen
  - Kontakt mit Tieren (Katzen, Toxoplasmose)
  - erste Kindsbewegungen
  - Gewichtszu- oder -abnahme
  - regelmäßige Durchführung der Vorsorgeuntersuchungen (klinische Kontrollen, Ultraschalluntersuchungen und Bluttests); Unterlagen dazu
  - Medikamenteneinnahme
- *Anamnese hinsichtlich Atopierisiko im Hinblick auf das Stillen oder hypoallergene Ernährung:* Neben der Beratung bezüglich einer hypoallergenen Ernährung kann auch antizipiert werden, welche Krankheiten beim Kind mit größerer Wahrscheinlichkeit auftreten können.

- *Schädlichkeit des Rauchens:* Das Kind soll in einer rauchfreien Umgebung aufwachsen. Mitrauchen gefährdet vor allem den Respirationstrakt des Kindes in Form einer Zilienlähmung im Trachealbereich und verursacht viel häufigere Bronchitiden und Mittelohrentzündungen sowie schwerer verlaufende virale Infekte.
- *Vorteile des Stillens:* Neben der verbesserten Immunitätslage des Kindes ist insbesondere auch die Vertiefung der Mutter-Kind-Interaktion von Bedeutung.
- *Schlaf-Wach-Rhythmus des Neugeborenen:* Die Kenntnis der natürlichen Reifung des Tag-Nacht-Musters und die damit verbundene Verbesserung der Durchschlaffähigkeiten kann jungen Eltern helfen, mit ihren Erwartungen realistisch zu bleiben.
- *Schreiverhalten:* Der Säugling schreit auf unterschiedliche Weise z. B. aus Anlass folgender Gründe:
  - Hunger
  - nasse Windeln
  - Schmerzen
  - Koliken
- *Säuglingspflege:* Was wissen die Eltern darüber?
- *Prophylaxe des plötzlichen Kindstods:* Näheres s. Kapitel 22, Abschnitt „Prävention des plötzlichen Kindstods“ (S. 582).
- *Kinderarzt:* Wann wird der Kinder- und Jugendarzt benötigt und wie ist er zu erreichen?
- *Zur Verfügung stehende Infrastrukturen für die Eltern:*
  - Mütter-/Väterberatungsstellen
  - Stillberatung
- *Impfungen:* Die Impfberatung soll sich ideologiefrei mit den Ängsten der Eltern auseinandersetzen. Es ist hilfreich, die Fakten sprechen zu lassen, Offenheit zu signalisieren und den Impfplan (in Deutschland der ständigen Impfkommission) zu erläutern.

Tab. 20.**2** Mütterliche Medikamente mit Schädigungspotenzial für den Fetus (aus Joch G, Hübler A. Neonatologie. Stuttgart: Thieme; 2010).

Medikament	Schädigungspotenzial
ACE-Hemmer	Anurie, Oligohydramnion, Anämie
Alkohol	Mikrozephalus, Entwicklungsrückstand
Androgene	Maskulinisierung, Pseudohermaphroditismus
Antidiabetika	Hypoglykämie, Thrombozytopenie
Antimetabolite	multiple Fehlbildungen
Barbiturate	atypische Blutungen
Benzodiazepine	Hypotonie, Hypothermie, Apnoen (Floppy Infant)
β-Blocker	Bradykardie, Hypoglykämie, Retardierung
Diazepam	Hypotonie, Hypothermie, Apnoe
Dikumarol	Blutungsneigung, Gesichtsanomalien
Heroin/Methadon	Entzugssyndrom, Hyperexzitabilität
Isoniazid	Enzephalopathie
Jod	Hypothyreose, Struma
Kannabis	Skelettanomalien, chromosomale Störungen
Karbamazepin	Spina bifida, Dysmorphien, Endphalangen
Lithium	Herz- und Gefäßfehlbildungen
Morphin/-analoga	Entzugssyndrom, Atemdepression
Nikotin	Frühgeburt, Hypotrophie, Mikrozephalus, Entzugssyndrom, Hyperexzitabilität
Östrogene	Adenokarzinom der Vagina (Spätfolge)
Phenobarbital/Primidon	multiple Fehlbildungen
Phenytoin	mentale und Wachstumsretardierung, Extremitätenfehlbildungen, Gesichtsdysmorphie
Promethazin	Entzugssyndrom, Hyperexzitabilität
Retinoide	ZNS-, Ohr-, Skelett-, Herz- und Gefäßfehlbildungen
Salizylate	Blutungsneigung, Duktusverschluss, pulmonale Hypertension
Sulfonamide	Hyperbilirubinämie, Kernikterus
Streptomyzin	Augen- und Hörnervendefekte
Tetrazykline	Zahnschmelzverfärbungen
Thalidomid	Extremitätenfehlbildungen
Thiazide	Thrombozytopenie, Hyperbilirubinämie
Thyreostatika	Hypothyreose, Struma, Retardierung
Tokolytika	Hypokalziämie, Hypoglykämie
Valproat	Herzfehler, Spina bifida
Warfarin	Chondrodysplasie, Blutungsneigung
Zytostatika	Anämie, Fehlbildungen

ACE = Angiotensin converting Enzyme
ZNS = zentrales Nervensystem

- *Bedeutung und Zeitpunkt der Vorsorgeuntersuchungen:* Das Kind wird auch im gesunden Zustand gesehen; eine Untersuchung bei Krankheit ist dadurch entsprechend leichter. Es kann sich eine vertrauensvolle Kind-Arzt-Beziehung entwickeln. Die Prävention und deren Bedeutung kann erörtert werden.
- *Personelle und finanzielle Ressourcen der Familie:* Sowohl Armut als auch Reichtum können die normale Entwicklung des Kindes gefährden. Dadurch lässt sich die Hilfsbedürftigkeit bereits im Vorfeld antizipieren.
- *Berufliche Wiedereingliederung von Mutter/Vater:* Wer übernimmt die Fürsorge für das Kind während der Arbeitszeit? Wie viel Zeit reservieren sich die Eltern für ihre Beziehung? Arbeiten beide Partner, weil sie wollen oder weil sie müssen?
- *Einfluss des Neugeborenen auf die junge Familie:* Das Neugeborene wird sich auf die Rolle des Vaters, auf die Geschwister und auch auf die Beziehung der Eltern auswirken:
  - Die meisten Neugeborenen werden in Familien hineingeboren, die ihren „Beruf" nie gelernt haben und oft völlig falsche Vorstellungen davon haben. Es gilt hier, Themen anzusprechen, um Unwissenheit zu eliminieren.
  - Der Vater muss sich auf eine neue Form der Beziehung zur Mutter und zum Kind einstellen. Eine präventive Beratung in diesen Bereichen ist angezeigt.
  - Die eventuell schon geborenen Geschwister sollten auf das neue Geschwisterkind vorbereitet werden.
- *Erwartungen an das Kind:* Zu hohe oder gar keine Erwartungen der Eltern sind für ein Kind verheerend: Der Kinder- und Jugendarzt kann hier moderierend einwirken.

Schwangerschaftsvorsorge des Geburtshelfers

Durch eine sorgfältige und regelmäßige Schwangerschaftsvorsorge sollen Risiken und schwangerschaftsbedingte Erkrankungen sowohl bei der Mutter als auch beim Kind rechtzeitig erkannt werden. Durch die Veränderungen im neuen KVG und unter dem Druck der evidenzbasierten Medizin hat die traditionelle Schwangerenvorsorge eine neue Ausrichtung erfahren. Wie die optimale Schwangerenvorsorge im Detail aussieht, darüber herrscht kein allgemeiner Konsens. Sicher ist, dass kein Zusammenhang zwischen der Anzahl von Schwangerschaftskontrollen und dem Schwangerschaftsergebnis besteht. Die aktuell rückläufigen Ressourcen im Gesundheitswesen nötigen alle beteiligten Berufsgruppen, von der maximal möglichen und wünschbaren Schwangerenvorsorge auf eine notwendige zu wechseln.

Im alten KVG von 1964 waren 4 Kontrollen für eine „normale", d. h. risikofreie Schwangerschaft vorgesehen. Ab 1965 wurden 8 – 10 Kontrollen von der Krankenkasse im Sinne eines „Gewohnheitsrechts" bezahlt, da die Verbesserungen der Schwangerschaftsergebnisse evident waren.

Im Bezug auf die optimale Anzahl der Schwangerenvorsorgekontrollen existieren verschiedene Vorstellungen: Im europäischen Schnitt sind es 8, in den USA 12 – 14). Deutschland kennt verbindliche Mutterschaftsrichtlinien, die im Mutterpass festgehalten werden (Abb. 20.**2**; u. Abb. 20.**3**) und 10 Kontrollen nach Schema beeinhalten. Die Schweiz kennt solche verbindlichen Richtlinien nicht. Sie werden von Kanton zu Kanton, von Arzt zu Arzt verschieden gewichtet und angewendet.

Seit der Intensivierung der Schwangerschaftskontrollen 1965 kann aber in der Schweiz eine spektakuläre Abnahme der mütterlichen und kindlichen Mortalität und eine Abnahme der Frühgeburtenrate demonstriert werden. Die Zahlen beweisen, dass es eine Schwangerschaft ohne Risiko nicht gibt und die derzeitigen Möglichkeiten der Voraussage unzuverlässig sind, dass aber die generelle Schwangerenvorsorge Mutter und Kind gleichermaßen gilt und deshalb sinnvoll ist.

> **!** Gut betreute Schwangere zeigen komplikationslosere Schwangerschaften, bessere Geburten und gesündere Kinder.

Das Durchschnittsalter der Gebärenden in der Schweiz steigt kontinuierlich leicht an; die Frauen bringen damit höhere Risiken mit (z. B. internistische Krankheiten) und dadurch auch ein höheres Risiko für eine medizinisch indizierte Frühgeburt.

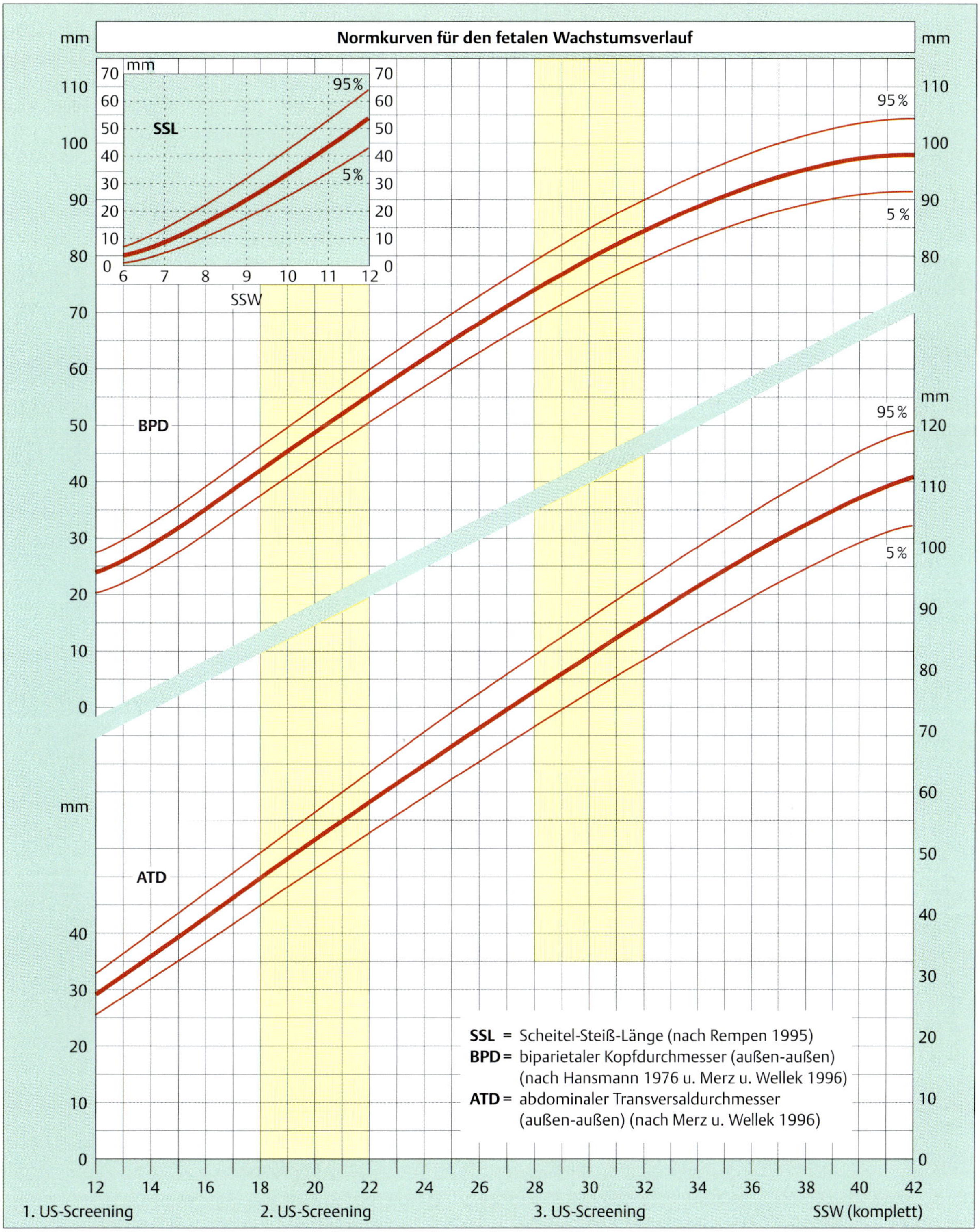

Abb. 20.**2** Wachstumskurve der Scheitel-Steiß-Länge, des biparietalen Durchmessers und transversalen Abdomendurchmessers, verwendet im deutschen Sprachraum (aus Jorch, G, Hübler A. Neonatologie. Stuttgart: Thieme; 2010, Abb. 1.1).

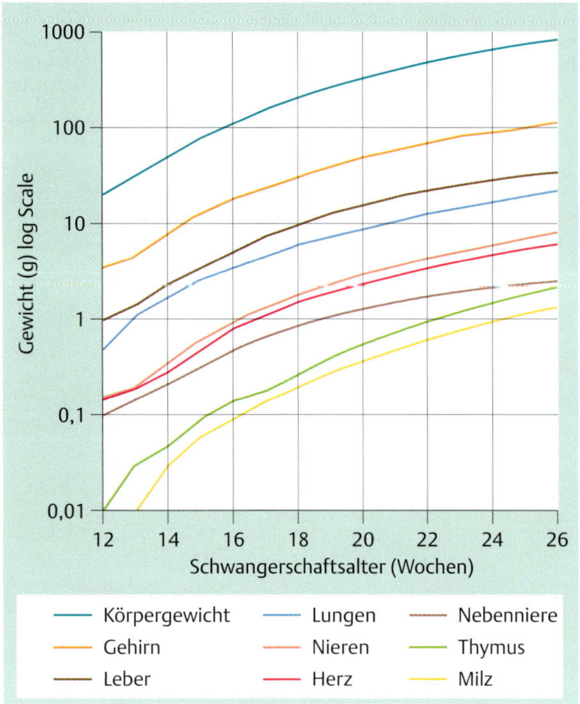

Abb. 20.**3** Wachstumsdynamik der Organe während des mittleren Schwangerschaftsdrittels (aus Jorch, G, Hübler A. Neonatologie. Stuttgart: Thieme; 2010, Abb. 1.2).

Einen Überblick über die in der Schweiz üblichen, von Kostenträgern bezahlten Kontrollen bei normalen, unkomplizierten Schwangerschaften liefert Tab. 20.**3**; Abb. 20.**4** zeigt eine Nackentransparenzmessung.

Tab. 20.3 In der Schweiz übliche, von Kostenträgern bezahlte Kontrollen bei normalen, unkomplizierten Schwangerschaften.

Schwangerschaftswochen	Vaginale Untersuchung	Blutdruck und Body-Mass-Index	Urin	Labor	Information der Schwangeren	Symphysen-Fundus-Abstand	Ultraschall	fetale Herztöne	Besonderes
präkonkonzeptionell	Spekulum + Einstellung, PAP, ggf. Chlamydien	+	Glukose, Protein	Rubella, Immunglobulin G	Folsäure (0,4 mg/Tag)				präexistente Krankheiten, Medikamente, Drogen, Rauchen, Status[1)]
6.–8.	Spekulum + Einstellung, PAP, ggf. Chlamydien	+	Schwangerschaftstest, Glukose, Protein	Hämoglobin, Toxoplasmose, Blutgruppe, Antikörpersuchtest (irreguläre Blutgruppenantikörper), HIV[2)]	Folsäure (0,4 mg/Tag), Verhaltensmaßnahmen		bei Extrauteringravidität Risiko (als Booking-Scan)		Pränataldiagnostik (nicht erwünscht/erwünscht), Status[1)]
12.–14.	+	+	(Glukose, Protein)	Toxoplasmose	Nackentransparenz, Ersttrimestertest (Nackentransparenz, β-HCG, PAPP-A), ggf. Chorionzottenbiopsie	Vitalität falls Gemini: Chorionizität	+ Nackentransparenz	nicht nachweisbar	16. Schwangerschaftswoche: Amniozentese, Serum-α-Fetoprotein
18.–20.	+	+	(Glukose, Protein)	Hämoglobin, Toxoplasmose			22. Schwangerschaftswoche: Organ-Screening; ggf. Zervixlänge	+	Geburtsvorbereitungskurs
24.–26.	+	+	Glukose, Protein	Nüchternblutzucker, Antikörpersuchtest (irreguläre Blutgruppenantikörper)		+	bei Indikation	+	Anti-D-Immunglobulin 300
30.–32.	+	+	Glukose, Protein	Hämoglobin, Toxoplasmose, ggf. Ferritin		+	bei Indikation	+	
34.–36.	(+) Strepto B	+	Glukose, Protein	Hbs-Antigen		+	bei Indikation	+	Geburtsprozedere: bei Beckenendlage, Gemini, Status nach Sektio
38.–40.	(+)	+	Glukose, Protein				bei Indikation	+	

Hbs = Hepatitis B
HCG = humanes Choriongonadotropin
PAP = Krebsabstrich
PAPP-A = Pregnancy-associated Plasma Protein A
1) kardiopulmonal, neurologisch, Schilddrüse, Varikosis
2) bei Beginn der Schwangerschaft: gegebenenfalls Hepatitis B/C, Lues, Blutzucker

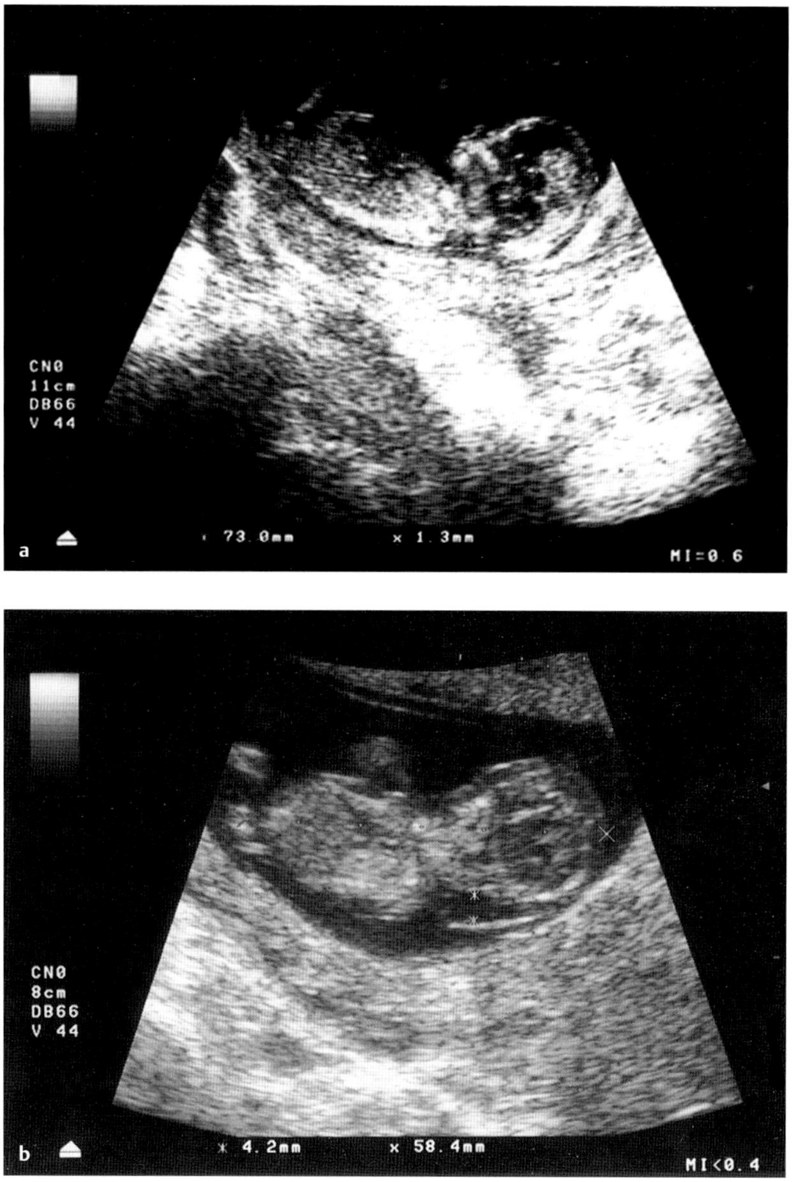

Abb. 20.**4 a, b** Nackentransparenzmessung im Schwangerschaftsultraschall als Indikator für Missbildungen.
a Normaler Befund.
b Deutliche Verbreiterung; mittels Chorionzottenbiopsie nachgewiesene Trisomie 21.

Präkonzeptionelle bzw. pränatale Beratung

Präkonzeptionell

- Beratung bezüglich Folsäureprophylaxe (zusätzlich zur Nahrung 0,4 mg/Tag; bei Risiko: 4 mg/Tag)
- Klärung der Rötelnimmunität; falls nötig, Rötelnimpfung unter Antikonzeption (3 Monate)
- Angebot eines HIV-Tests, gegebenenfalls auch eines Tests auf Hepatitis B/C und Lues
- Hinweis auf die Möglichkeit einer Varizellenimpfung
- gegebenenfalls Abstriche auf Gonorrhö und Chlamydien
- Prüfung der Teratogenität der verwendeten Medikamente
- gegebenenfalls genetische Beratung
- Information über das Rauchen und Designerdrogen

Pränatal

Bei der ersten Kontrolle sollten die AB0-Blutgruppe und der Rhesusfaktor bestimmt und ein Antikörpersuchtest veranlasst werden. Falls Antikörper der Spezifität Rh, Kell, Duffy oder Kidd positiv vorliegen, ist die Schwangere an ein entsprechend spezialisiertes Zentrum zu überweisen. In der 28. Schwangerschaftswoche muss bei rhesusnegativen Müttern mit negativem Antikörperbefund ein weiterer Antikörpersuchtest vor der Gabe der Anti-D-Prophylaxe (300 µg) durchgeführt werden. Wird einer rhesusnegativen Mutter z. B. anlässlich einer Amniozentese Anti-D verabreicht, so erhält sie Anti-D alle 12 Wochen bis zur Geburt.

Bei einer Zwillingsschwangerschaft muss im 1. Trimenon mittels Ultraschall festgelegt werden, ob es sich um monochoriale oder dichoriale Gemini handelt. Die Chorionizität bestimmt die Kontrollfrequenz (monochoriale Zwillinge werden häufiger kontrolliert, in der Regel alle 2 Wochen).

Bei vorzeitigen Wehen und vaginalem Blutabgang ist immer an eine Frühgeburt zu denken. Risikofaktoren sind ein Status nach Konisation oder nach Aborten.

Zur pränatalen Beratung gehört selbstverständlich auch ein Hinweis auf für das ungeborene Kind schädliche Verhaltensweisen, wie z. B. das falsche Anlegen des Sicherheitsgurtes (Abb. 20.**5**).

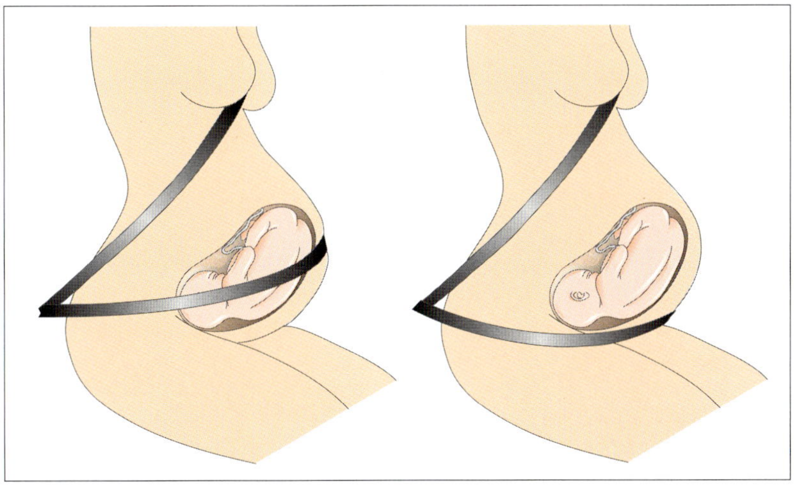

Abb. 20.**5** Sicherheitsgurte bei Schwangeren richtig anlegen: links falsch, rechts richtig.

Neue Möglichkeiten in der Schwangerschaftsvorsorge

- *α-Fetoprotein:* Bei erhöhtem α-Fetoprotein-Spiegel im Serum ist eine differenzierte Ultraschalluntersuchung indiziert (Suche nach Oberflächendefekt und anderen Pathologien, die eine α-Fetoprotein-Erhöhung verursachen könnten).
- *Condylomata acuminata (humanes Papillomavirus):* Bei Befall von Zervix, Vagina oder Vulva kann gegebenenfalls in der Schwangerschaft eine Laserbehandlung durchgeführt werden.
- *Plazentainsuffizienz:* In diesem Fall werden Doppler-Ultraschalluntersuchungen durchgeführt.
- *Ersttrimestertest:* Jede schwangere Frau jeden Alters hat das Anrecht, über die Möglichkeit der Pränataldiagnostik informiert zu werden.
- *Infektionen:*
  - Bei Varizellenexposition erfolgt eventuell der Einsatz von Varizella-Immunglobulin G (Varitect).
  - Eine Parvovirusinfektion kann zur Anämie des Kindes führen. Zur Diagnostik wird das Doppler-Ultraschall eingesetzt (Geschwindigkeitsmessung in der A. cerebri media). Die Therapie erfolgt durch intrauterine Bluttransfusion(-en).
- *Rhesusinkompatibilität:* Es besteht die Möglichkeit der kindlichen Blutgruppenbestimmung im Fruchtwasser, falls der Kindsvater heterozygot ist. Zur Abschätzung der fetalen Anämie wird die Messung der maximalen Geschwindigkeit in der A. cerebri media des Kindes benützt. Bei hohem Anämieverdacht wird in Bereitschaft einer intrauterinen Transfusion eine Nabelschnurpunktion durchgeführt. Intrauterine Transfusionen sind mehrmals möglich bzw. nötig. Bei Entwicklung eines Hydrops fetalis ist es oft schon zu spät.
- *Schwangerschaftscholestase:* Starker generalisierter Juckreiz ist gekoppelt mit einem erhöhten Risiko für intrauterinen Fruchttod. Mutter und Kind benötigen engmaschige Kontrollen (häufig Hospitalisation); gegebenenfalls ist der Einsatz von Ursodeoxycholsäure bzw. Colestyramin indiziert.
- *Ungenügendes kindliches Wachstum:* In diesem Fall erfolgt eine 3. Ultraschalluntersuchung in der 30. Schwangerschaftswoche zur Symphysen-Fundus-Messung.

Literatur

Andresen C, Matia A, Merz E. Fetal face: the whole picture. Ultraschall in Med 2012; 33: 431 – 440

Joch G, Hübler A. Neonatologie. Stuttgart: Thieme; 2010

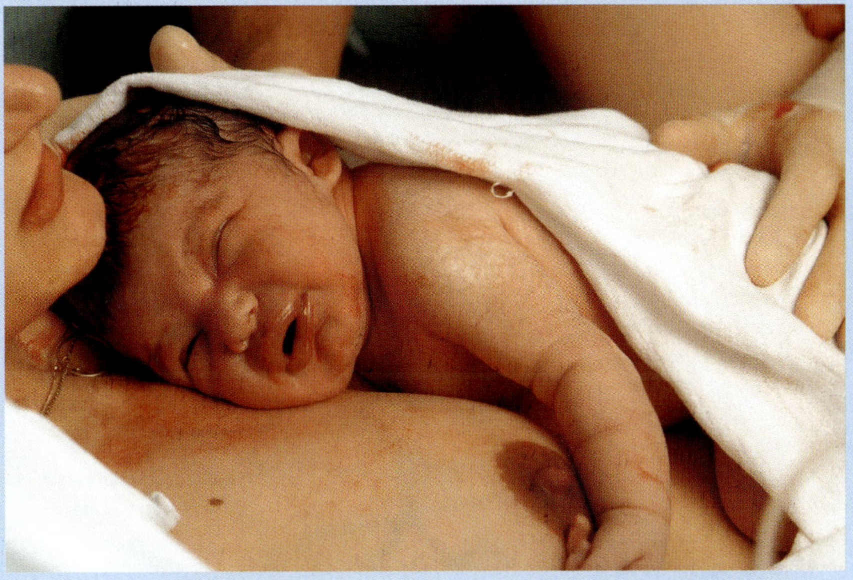

Checkliste Schwangerschaftsanamnese

Name: ____________________ **Datum der Anamnese:** ____________________

	normal	auffällig
Familienanamnese:	❑	❑
Mütterliche Anamnese:		
Alter	❑	❑
Transfusionen	❑	❑
chronische Krankheit	❑	❑
Blutungsübel	❑	❑
Hypertonie	❑	❑
übertragbare Krankheit	❑	❑
Unfruchtbarkeitsperiode	❑	❑
Infektionen	❑	❑
autologe, heterologe Insemination	❑	❑
frühere Schwangerschaften	❑	❑
Medikamente und Drogen	❑	❑
Aktuelle Schwangerschaftsanamnese:		
Kindsbewegungen	❑	❑
Gestose	❑	❑
Trauma	❑	❑
Infekt/Antibiotikatherapie	❑	❑

	normal	auffällig
Poly-/Oligohydramnion	❑	❑
Diabetes	❑	❑
Geburt:	❑	❑
Lage	❑	❑
Geburts-/Wehendauer	❑	❑
Blasensprung	❑	❑
Fieber	❑	❑
Fruchtwasser	❑	❑
Plazenta	❑	❑
Geburtsart		
Medikamente	❑	❑
Systemanamnese:		
familiäres Umfeld	❑	❑

Bemerkungen:

Abb. 21.**1** Checkliste für die Schwangerschaftsanamnese.

Checkliste Geburt

Name: ____________________ **Datum der Untersuchung/Geburt:** ____________________

Gewicht: __________ **Länge:** __________ **Kopfumfang:** ____________________

	normal	auffällig
primäre Adaptation	❑	❑
Spontanmotorik	❑	❑
provozierte Bewegungen	❑	❑
Reflexe/Tonus	❑	❑
Mund/Mundhöhle/Nase	❑	❑
Augen	❑	❑
Ohren	❑	❑
Respiration	❑	❑
Herz/Kreislauf/Femoralispulse	❑	❑
Abdomen	❑	❑
Schädel	❑	❑
Bewegungsapparat	❑	❑
Genitale/Rektum	❑	❑
Haut	❑	❑
Missbildungen	❑	❑

	normal	auffällig
Vorsorge:		
Ernährung	❑	❑
Antizipatorische Beratung:		
Erholung der Mutter	❑	❑
neonatale Impfungen, wenn nötig	❑	❑

Bemerkungen:

Abb. 21.**2** Checkliste für die Geburt.

Schwerpunkte der Untersuchung

T. M. Berger

In den letzten Jahren sind von verschiedenen ausländischen Fachgesellschaften Empfehlungen zur Reanimation von Neugeborenen erarbeitet worden. Eine Arbeitsgruppe hat im Jahre 2011 auf dieser Grundlage Leitlinien für die Schweiz entwickelt. Diese sollen lediglich als Empfehlungen verstanden werden, die im individuellen Fall angepasst werden können und sollen. Sie beziehen sich in erster Linie auf die Betreuung von Neugeborenen ab vollendeter 34. Schwangerschaftswoche und mit einem Geburtsgewicht von > 2000 g. Sie richten sich an alle Geburtskliniken der Schweiz sowie an alle Pädiater, Geburtshelfer, Anästhesisten und Hebammen. Es wird auf die organisatorischen, personellen und infrastrukturellen Voraussetzungen für eine erfolgreiche Erstbetreuung und die typischen Indikationen für eine pränatale Verlegung in ein Perinatalzentrum (Zentrum mit Versorgungsstation für Frühgeborene, Neonatologie) eingegangen. Maßnahmen bei normaler und gestörter Adaptation, der postnatale Transport des Neugeborenen und die Betreuung der Eltern nach der Geburt werden besprochen.

Die Form dieses Kapitels unterscheidet sich von der der nachfolgenden Kapitel, da die Kontrolle der Adaptation und nicht die eigentliche Vorsorge im Vordergrund steht. Die Vorsorgeuntersuchung wird im Abschnitt zur 1. Lebenswoche (s. S. 539) vorgestellt. Auch wenn hier die Reanimationsmaßnahmen im Vordergrund stehen, sollte – wann immer möglich – die frühe Mutter-Kind-Bindung unter den eingeleiteten Maßnahmen möglichst wenig zu leiden haben.

Organisation

Bis zu 10% aller Neugeborenen benötigen in den ersten Lebensminuten aktive Reanimationsmaßnahmen (ILCOR 2005; Berger et al. 2007). Weil Risikosituationen nicht immer vorausgesehen werden können, müssen bei jeder Geburt ausgebildetes Personal und die technische Ausrüstung für eine eventuell nötige Reanimation vorhanden sein (Abb. 21.**3** und Abb. 21.**4**). Eine optimale Betreuung von Neugeborenen erfordert folgende Maßnahmen:

- Kommunikation zwischen Hebamme, Geburtshelfer und Pädiater (Neonatologe)
- ausreichende Information über das neonatologische Risiko noch vor der Geburt
- Antizipation der zu erwartenden Störungen
- umsichtige Planung und Vorbereitung von Material und Personal

> **!** Zweckoptimismus und Improvisation sind die Vorstufen einer schlechten Reanimation!

Eine Person ist verantwortlich für die Erstversorgung des Kindes. Falls erforderlich, soll sie fähig sein, eine Reanimation einzuleiten, d. h., sie sollte in der Lage sein, die Luftwege freizulegen und eine Maskenbeatmung durchzuführen. Für weitere Maßnahmen, insbesondere eine intratracheale Intubation, soll Hilfe von einer in der Reanimation geübten Person (Neonatolo-

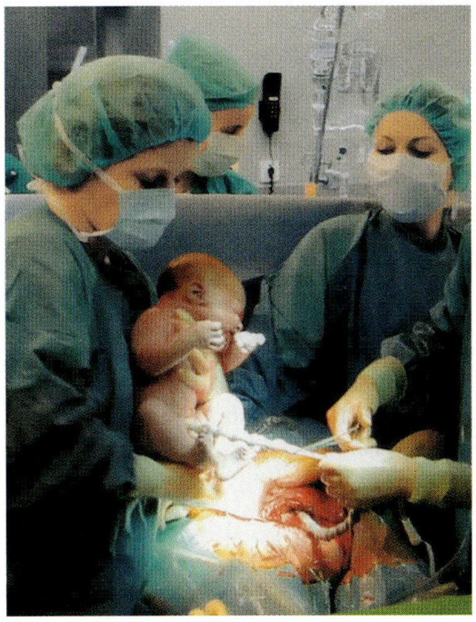

Abb. 21.**3** In der EU erfolgen 25 – 30% der Geburten per Kaiserschnitt (in der Schweiz im Jahre 2010: 33%).

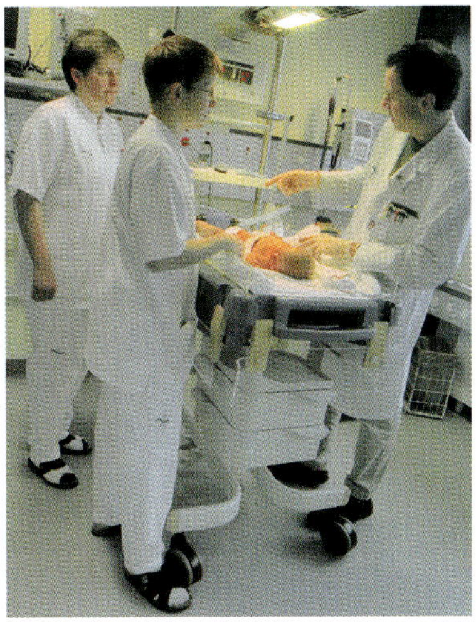

Abb. 21.**4** Personal am Reanimationsplatz für Neugeborene: Kinderarzt (Neonatologe), Kinderkrankenschwester und „3. Hand“.

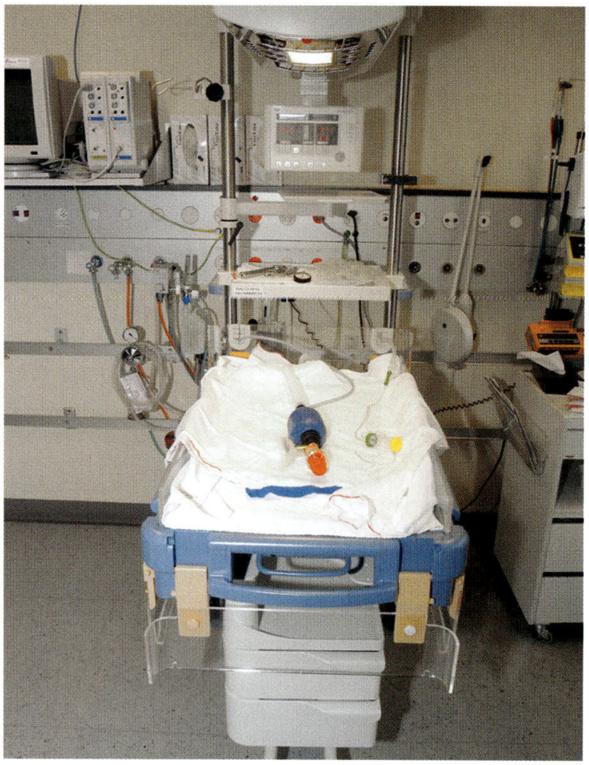

Abb. 21.**5** Komplett ausgerüsteter Reanimationsplatz für das Neugeborene: unter der Wärmelampe mit Beutel, Maske, Absauggerät, Pulsoxymeter und Nabelklemme. Auf dem Tablar: Intubationsbesteck und Tuben in diversen Größen.

ge, Pädiater, Anästhesist) angefordert werden. Auch bei einer vermeintlich risikofreien Geburt können beim Neugeborenen unvorhersehbare Probleme auftreten. Daher sind ein funktionstüchtiger Reanimationsplatz (inklusive Zubehör) und die rasche Verfügbarkeit einer in der Reanimation von Neugeborenen geübten Person Voraussetzung für jede geburtshilfliche Klinik bzw. Gebärabteilung (Abb. 21.**5**). Hier liegt die primäre Verantwortung für das Neugeborene beim Geburtshelfer. Dieser kann die Verantwortung im Einzelfall an einen Kollegen einer anderen Fachrichtung – vorzugsweise der Pädiatrie bzw. Neonatologie – übertragen.

Antepartaler Transport von Risikoschwangeren

Die Entbindung von bestimmten Risikoschwangeren benötigt im Hinblick auf die Betreuung der Mutter und des Kindes spezialisierte Kenntnisse, Fähigkeiten und Ausrüstung, die aus Häufigkeits-, Erfahrungs- und Kostengründen nicht in jeder Geburtsklinik vorhanden sein können. Ein kleiner Teil der Schwangeren soll daher vor der geplanten oder bevorstehenden Entbindung in ein perinatales Zentrum mit neonatologischer Intensivstation verlegt werden.

Fetale Indikationen für eine pränatale Verlegung

Eine intrauterine Verlegung in ein perinatales Zentrum ist in all jenen Situationen angezeigt, in denen das Neugeborene eine Reanimation oder Intensivmaßnahme brauchen wird:

- *absolute Indikationen:*
  - drohende Frühgeburt vor dem Verstreichen von 32 – 34 Schwangerschaftswochen
  - voraussehbare schwere Anpassungsstörungen, die Intensivmaßnahmen erfordern
  - höhergradige Mehrlinge
  - pränatal diagnostizierte, versorgungsbedürftige Fehlbildungen
- *relative Indikationen* (in Zweifelsfällen und je nach lokalen Verhältnissen Rücksprache mit dem Perinatalzentrum):
  - drohende Frühgeburt vor dem Verstreichen von 34 – 35 Schwangerschaftswochen
  - geschätztes Geburtsgewicht < 2000 g
  - intrauterine Infektion
  - hämolytische Erkrankung des Feten
  - fetale Rhythmusstörungen
  - intrauterine Mangelentwicklung (< 5. Perzentile)
- *chronische oder instabile Erkrankung der Mutter* (Hypertonie, Präeklampsie, HELLP-Syndrom [Hämolyse, erhöhte Leberwerte und Verminderung der Thrombozytenzahl], Diabetes mellitus, Zustand nach Transplantation, Autoimmunopathien usw.)
- *Fetus mit letalen Fehlbildungen*, bei dem Intensivmaßnahmen als nicht sinnvoll erachtet werden

Neonatale Adaptation

Die Umstellung vom intra- zum extrauterinen Leben erfordert eine Reihe von biologischen Anpassungsvorgängen, die für die Integrität vor allem des zentralen Nervensystems wichtig sind. Die Geburt und die ersten Lebenstage sind aber auch ein emotionales Ereignis, das einen prägenden Einfluss auf die zukünftige Eltern-Kind-Beziehung haben kann. Die perinatale Betreuung muss diese biologischen und emotionalen Bedürfnisse einbeziehen und adäquat gewichten.

Während in der Erstversorgung der meisten Neugeborenen einfache Basismaßnahmen genügen, benötigen ca. 10% aller Neugeborenen während der ersten Lebensminuten zusätzliche Unterstützung. Weiterführende Reanimationsmaßnahmen sind nur bei ca. 1% der Fälle notwendig. Meist ist in diesen Fällen eine vorübergehende Maskenbeatmung ausreichend. Sekundäre Reanimationsmaßnahmen, wie Intubation, Herzmassage und medikamentöse Reanimation, kommen noch seltener zum Einsatz (AHA 2006).

Vorbereitung für die Erstversorgung

- Gebärzimmer warm halten (möglichst um 25 °C)
- Wärmelampe anschalten
- Unterlagen der Mutter durchlesen und abwägen, ob Unterstützung von einer erfahrenen Person zur Betreuung des Kindes notwendig werden könnte
- Material überprüfen (z. B. vorgewärmte Tücher verfügbar?)
- Hände waschen, Handschuhe (unsteril)
- Stoppuhr bzw. Apgar-Uhr nach vollständiger Entwicklung des Kindes starten

Physiologie

Lungenflüssigkeit

In utero ist die Lunge mit fetaler Lungenflüssigkeit gefüllt; diese wird vom Lungenepithel sezerniert. Die Lunge wird so auf dem Level der künftigen funktionellen Residualkapazität (FRC) offen gehalten. Das ist für das fetale Lungenwachstum entscheidend (ILCOR 2005 u. 2006). Bei ausgeprägtem Oligo- oder Anhydramnion besteht ein erhöhtes Risiko für ein vermindertes Lungenwachstum (Lungenhypoplasie). Für eine problemlose postnatale Adaptation muss die fetale Lungenflüssigkeit unter der Geburt entfernt werden. Das früher häufig propagierte Auspressen der Lunge beim Durchtritt durch den engen Geburtskanal während einer Spontangeburt kann vernachlässigt werden. Entscheidend ist die rasche Resorption der fetalen Flüssigkeit durch das Lungenepithel unter dem Einfluss hoher Konzentrationen fetaler Stresshormone, z. B. Adrenalin, Kortisol und Trijodthyronin. Diese werden unter der Geburt ausgeschüttet, eine wichtige Voraussetzung für den problemlosen Übergang zum pulmonalen Gasaustausch. Eine sehr rasche Geburt und vor allem ein primärer Kaiserschnitt ohne vorangehende Wehentätigkeit gehen häufiger mit der Entwicklung einer Wet Lung beim Neugeborenen einher (Behrman et al. 1970), die ein erhöhtes Risiko für ein primäres Atemnotsyndrom darstellt.

Spontanatmung

Üblicherweise beginnt das Neugeborene kurz nach der Geburt zu atmen und seine Lungen zu belüften. Die dazu notwendigen Kräfte sind erheblich; es entstehen negative intrapleurale Drücke von bis zu 60 cmH_2O. In dieser ersten Lebensphase ist es wichtig, dass es dem Kind gelingt, seine FRC stabil zu halten. Damit wird der pulmonale Gefäßwiderstand reduziert und der alveoläre Gasaustausch ermöglicht. Das Einsetzen einer suffizienten Spontanatmung ist die wichtigste Voraussetzung für eine erfolgreiche Adaptation des Neugeborenen!

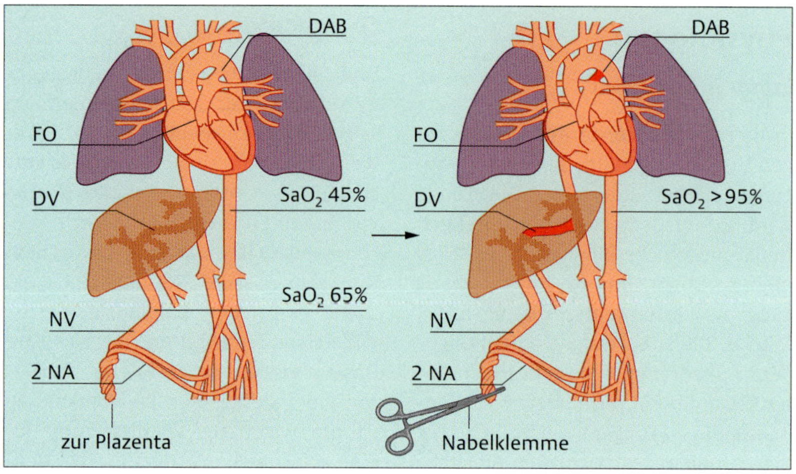

Abb. 21.**6** Umstellung vom parallelen zum seriellen postnatalen Kreilauf (aus Pilgrim S, Stocker M, Berger TM. Erstversorgung Neugeborener. Pädiatrie up2date 2009; 2: 123 – 140).
DAB = Ductus arteriosus Botalli
DV = Ductus venosus
FO = Foramen ovale
NV = Nabelvene
NA = Nabelarterie
SaO_2 = Sauerstoffsättigung

Blutkreislaufumstellung

In utero wird das fetale Blut in der Plazenta oxygeniert. Über die Nabelvene fließt das arterialisierte Blut zurück zum Feten. Obwohl der Sauerstoffpartialdruck in der Nabelvene nur 4 kPa (30 mmHg) beträgt, resultiert daraus aufgrund der hohen Sauerstoffaffinität des fetalen Hämoglobins immerhin eine Sauerstoffsättigung von 60 – 65 %. Das arterialisierte fetale Blut fließt anschließend über den Ductus venosus an der Leber vorbei in die V. cava inferior. Durch einen gerichteten Blutstrom wird das Blut der unteren Hohlvene gegen das Foramen ovale und damit in den linken Vorhof geführt. Damit gelangt das sauerstoffreichste Blut des Fetus über den linken Ventrikel und die Aorta ascendens zum Myokard und in den zerebralen Kreislauf. Blut aus der V. cava superior kommt über den rechten Vorhof in die rechte Kammer. Da der pulmonale Gefäßwiderstand in utero sehr hoch ist, erreichen nur 10 % des rechtsventrikulären Herzminutenvolumens die Lunge. Der Hauptanteil wird über den Ductus arteriosus Botalli in die Aorta descendens geleitet. In der Aorta descendens beträgt die Sauerstoffsättigung aufgrund dieser venösen Beimischung noch 45 % (Berger et al. 2007).

Die Umstellung vom fetalen zum postnatalen Kreislauf ist ein wichtiges Ereignis einer erfolgreichen Adaptation. Der Abfall des pulmonalen Gefäßwiderstands spielt dabei eine zentrale Rolle. Durch die Zunahme des pulmonalen Blutflusses erhöht sich der venöse Rückfluss von den Lungen in den linken Vorhof. Durch Druckerhöhung im linken Vorhof wird das Foramen ovale in den ersten Lebensminuten funktionell verschlossen. Die 2. physiologische fetale Shunt-Verbindung, der Ductus arteriosus Botalli, bleibt in den ersten Lebensstunden noch offen und verschließt sich während der ersten 2 Lebenstage aufgrund des erhöhten Sauerstoffpartialdrucks. Nach Verschluss dieser beiden fetalen Shunt-Verbindungen ist der Wechsel vom teilweise parallelen fetalen Kreislauf zum seriellen postnatalen Kreislauf erfolgt (Abb. 21.**6**).

Krankheitsbild des persistierenden fetalen Kreislaufs

Fällt der pulmonale Gefäßwiderstand nach der Geburt nicht rasch ab, kommt es zum Persistieren des fetalen Kreislaufs. Dies ist gekennzeichnet durch eine ausgeprägte Oxygenierungsstörung. Die Druckbelastung des rechten Ventrikels kann zu einer Trikuspidalinsuffizienz und einem Rechts-links-Shunt über das Foramen ovale führen. Bei suprasystemischen Druckwerten in der Lunge kann es auch über den Ductus arteriosus Botalli zu einem Rechts-links-Shunt und damit zu einer venösen Beimischung im Bereich der Aorta descendens kommen. Mittels prä- und postduktaler Pulsoxymetrie kann in diesem Fall eine entsprechende Sättigungsdifferenz gemessen werden.

In folgenden Situationen ist mit einem erhöhten Risiko für einen persistierenden fetalen Kreislauf zu rechnen:

- perinatale Asphyxie
- Hypothermie
- Mekoniumaspirationssyndrom
- neonatale Sepsis

! Achtung: Ein Neugeborenes kann unter gegebenen Umständen auch nach vorerst erfolgreicher Kreislaufumstellung sekundär in den fetalen Kreislauf zurückfallen.

Neo

Ausrüstung für die Neugeborenenerstversorgung in der Geburtsklinik

Raumausstattung

- Mobile Reanimationseinheit oder fest installierter Reanimationsplatz mit Wärmelampe
- möglichst warme Umgebungstemperatur, nicht dem Luftzug ausgesetzt
- Anschlüsse für Strom, Sauerstoff und Vakuum
- Abstell- bzw. Arbeitsfläche
- Zugang für Transportisolette
- Beleuchtung: helles Licht, möglichst in Wärmestrahler integriert
- Wärmequellen:
  - regulierbare Wärmelampe mit festem Abstand zur Unterlage (keine Rotlichtlampe)
  - genügend warme Tücher bzw. Windeln (keine elektrischen Wärmekissen)
  - frühzeitig vorgewärmter Reanimationstisch

Absaugvorrichtung

- Mundabsaugkatheter
- Vakuumpumpe mit Druckreduktionsventil auf -200 mbar (= - 20 kPa, ca. -0,2 atm, -2 mH_2O, -150 mmHg)
- Schlauch und Adapter für den Absaugkatheter
- Tubusansatzstück für endotracheales Absaugen
- Absaugkatheter Ch 8 und 10

Beatmungsausrüstung

- Beatmungsbeutel mit Reservoir und PEEP-Ventil (PEEP = positiver endexspiratorischer Druck) + 1 Beutel in Reserve
- Beatmungsmasken aus Silikon (Größe 00 und 01) + 1 Set in Reserve
- Laryngoskop mit je 1 Spatel 0 und 1 + 1 Set und Lämpchen und Batterien in Reserve
- Tuben in den Größen 2,5, 3,0 und 3,5 mm Innendurchmesser für orale und nasale Verwendung mit Führungsdraht; Tubusgröße:
  - bei < 1000 g Geburtsgewicht: Innendurchmesser 2,5 mm
  - bei 1000 – 2000 g Geburtsgewicht: Innendurchmesser 3,0 mm
  - bei 2000 – 3000 g Geburtsgewicht: Innendurchmesser 3,5 mm
- Magill-Zange
- Heftpflaster
- Säuglingsstethoskop
- Sauerstoffmaske und Verbindungsschlauch zur Sauerstoffverabreichung bei Spontanatmung
- eventuell Guedel-Tuben 00 und 000

Ausrüstung zum Legen venöser Zugänge

- *Periphere Leitung:*
  - Flügelnadel 25 und 27 G, Plastikkanülen 24 und 26 G
  - 3-Wege-Hahn
  - Verlängerungsstück
  - Pflaster
  - Lagerungsschiene
  - je 5 Spritzen à 10, 5, 2 und 1 ml (Mantoux)
  - Aufziehnadeln (18 G, 1,2 × 40, rosa)
- *Nabelvenenkatheter:*
  - sterile Handschuhe, diverse Größen
  - Desinfektionsmittel (Alkohol), sterile Tupfer
  - steriles Nabelvenenkatheterset:
    - Nabelbändchen
    - steriles Schlitztuch
    - 2 Péan-Klemmen
    - grobe und feine anatomische Pinzette
    - Schere
    - Nadelhalter (optional)
    - Skalpell
    - Faden (4,0; eventuell mit atraumatischer Nadel)
  - Nabelvenenkatheter Ch 3,5 und 5

Übriges Material

- Nabelklemmen
- Magensonden Ch 4 und 5
- Plastikkanülen 18 und 20 G (zur Drainage eines Pneumothorax)
- Apgar-Timer (eventuell Stoppuhr)
- Metermaß
- Thermometer

Infusionslösungen

- Glukose-10 %-Flaschen à 100 ml und Ampullen à 10 ml
- Kochsalz-0,9 %-Flaschen à 100 ml und Ampullen à 10 ml
- Ringer-Laktat-Flaschen à 100 ml

Medikamente

- *Adrenalin 1:1000 (1 mg/ml):* Dosierung 10 – 30 µg/kg Körpergewicht und Einzeldosis intravenös oder 50 – 100 µg/kg intratracheal. Dies entspricht 0,1 – 0,3 ml/kg, resp. 0,5 – 1,0 ml/l Körpergewicht einer Adrenalinlösung 1:10 000 (1 ml Adrenalin 1:1000 + 9 ml Kochsalzlösung 0,9 %).
- *Naloxon (0,4 mg/ml):* Dieses Medikament ist bei Neugeborenen mit Atemdepression indiziert, deren Mütter ein Opiat innerhalb von 4 h vor der Geburt erhalten haben. Dosierung 0,1 mg/kg Körpergewicht intramuskulär oder intravenös. Die Halbwertszeit von Naloxon ist meistens kürzer als diejenige des Opiats; deswegen ist eine Monitorüberwachung in den ersten 24 h notwendig. Naloxon ist kontraindiziert bei Kindern von drogenabhängigen Müttern.

Spezialfall Hausgeburt

Die Mindestausrüstung für eine Hausgeburt umfasst folgende Gegenstände:

- Telefonverbindung (Nummer von Ambulanz und Krankenhaus bekannt)
- Raumheizung und gutes Licht
- gepolsterte Oberfläche auf Tischhöhe
- Handtücher und Handschuhe
- Beatmungsbeutel (z. B. Baby-Ambu- oder Laerdal-Beutel mit Reservoir) und Masken (Laerdal-Masken Nr. 00 und 01)
- Sauerstoffmaske und 02-Verbindungsschlauch
- Absauggerät und -katheter
- Sauerstoffbombe mit Flowmeter (bis 6 – 10 l/min)
- Reanimationsprotokoll
- Nabelklemme, -schere
- Stoppuhr
- Stethoskop
- Thermometer

Erste Routinemaßnahmen

Wärmeverlust

Die initialen Maßnahmen umfassen das Abtrocknen des Kindes zum Verhindern von Wärmeverlust und zur taktilen Stimulation, die korrekte Lagerung sowie das Absaugen. Neugeborene können schnell auskühlen; daher muss dem Verhindern von Wärmeverlust eine besondere Beachtung eingeräumt werden. So sind z. B. feucht gewordene Unterlagen durch trockene, vorgewärmte Tücher zu ersetzen und Zugluft möglichst zu vermeiden.

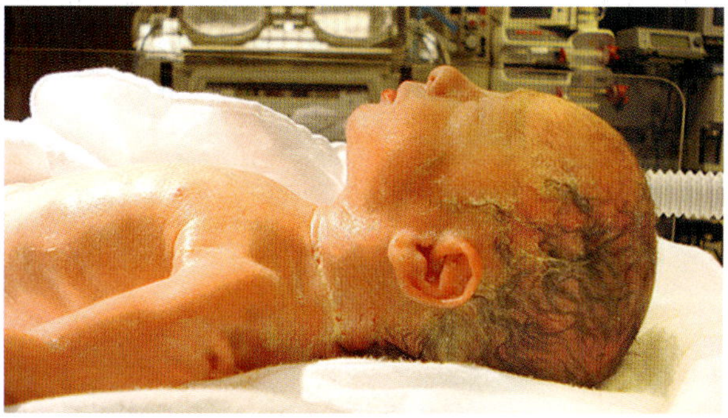

Abb. 21.**7** Korrekte Lagerung: sog. Sniffing-Position, d. h. keine Flexion und keine Hyperextension (aus Pilgrim S, Stocker M, Berger TM. Erstversorgung Neugeborener. Pädiatrie up2date 2009; 2: 123 – 140).

Lagerung

Ein oft zu wenig beachteter Punkt ist die korrekte Lagerung des Neugeborenen. Hyperextension oder Flexion der Halswirbelsäule können die Atemwege einengen und sollten daher vermieden werden. Die korrekte Lagerung für auf dem Rücken liegende Neugeborene ist die Neutralposition (Abb. 21.**7**).

> ! Die korrekte Lagerung eines Neugeborenen ist eine leichte Extension der Halswirbelsäule in die Neutralposition (sog. Sniffing Position).

Absaugen

Nach korrekter Positionierung des Kopfes werden der Mund und die Nasenöffnungen kurz abgesaugt. Dabei darf der Katheter aufgrund des Verletzungsrisikos und der Gefahr des Anschwellens der Nasenschleimhaut nicht in die Nase eingeführt werden. Das Absaugmanöver sollte nicht länger als 5 s dauern. Der Magen wird nur bei Vorliegen bestimmter Risikofaktoren, wie eines Polyhydramnions, eines Atemnotsyndroms oder schaumigen Speichels, und bei adäquater Oxygenierung abgesaugt.

> ! Achtung: Wiederholtes Absaugen und das Berühren der Rachenhinterwand können das Einsetzen der Atmung erschweren oder einen Vagusreiz mit Bradykardie verursachen.

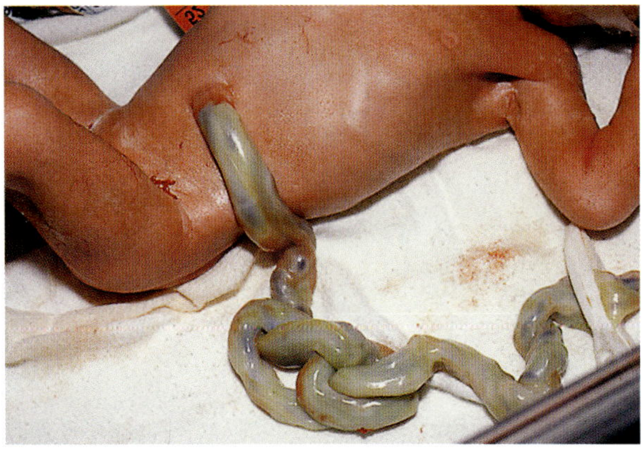

Abb. 21.**8** Knoten in der Nabelschnur.

Evaluation

Atmung

Nach den ersten einfachen Routinemaßnahmen werden Atmung, Herzfrequenz und Hautkolorit beurteilt. Zunächst wird überprüft, ob der Atemantrieb genügend ist oder ob eine ungenügende und unregelmäßige Atmung oder gar eine Apnoe vorliegt.

Gestörter Atemantrieb nach der Geburt

Eine mögliche schwerwiegende Ursache für eine Apnoe ist eine peripartale Asphyxie. Das Neugeborene reagiert auf einen intrauterinen Sauerstoffmangel nur mit einer passageren Tachypnoe. Es schließt sich die sog. primäre Apnoephase an, in der das Kind durch Stimulation oder eine kurzzeitige Maskenbeatmung schnell wieder zu atmen beginnt. Bei Persistenz des Sauerstoffmangels folgt auf diese primäre Apnoephase eine unkoordinierte Schnappatmung, nach kurzer Zeit die sekundäre, kreislaufwirksame Apnoephase.

Dieser typische Ablauf kann bereits intrauterin erfolgen. Klinisch kann nicht beurteilt werden, in welcher Phase sich ein apnoisches Neugeborenes befindet. Daher sollte bei persistierender Apnoe trotz taktiler Stimulation durch das Abtrocknen frühzeitig mit der Maskenbeatmung begonnen werden (Biarent et al. 2005). Selten können Medikamente, vor allem Opioide, die der Mutter kurz vor der Geburt verabreicht worden sind, eine Apnoe induzieren.

> **!** Klinisch können primäre und sekundäre Apnoe nicht unterschieden werden. Bei persistierender Apnoe trotz taktiler Stimulation durch das Abtrocknen muss daher ohne weitere Verzögerung eine Maskenbeatmung durchgeführt werden.

Herzfrequenz

Nach der Beurteilung der Atmung wird die Herzfrequenz des Neugeborenen ermittelt. Dies erfolgt am einfachsten durch Palpation der Nabelarterienpulsationen an der Basis der Nabelschnur (Abb. 21.**8**). Gelingt das nicht, wird die Herzaktivität mit dem Stethoskop verifiziert.

Bradykardie nach Geburt

> **Definition Bradykardie**
> Eine Bradykardie wird bei einem Neugeborenen im Kreißsaal als Herzfrequenz < 100 Schläge/min definiert.

Obwohl Neugeborene auf dem Wochenbett im Schlaf durchaus eine Ruhefrequenz von < 100 Schlägen/min haben können, ist unter der Geburt unter dem Einfluss stark erhöhter Stresshormone eine deutlich höhere Pulsfrequenz zu erwarten. Beim Neugeborenen ist eine Bradykardie in erster Linie als Zeichen einer Hypoxie zu werten. Bei Vorliegen einer Bradykardie muss unverzüglich mit einer Maskenbeatmung begonnen werden.

Nur sehr selten sind primäre Herzrhythmusstörungen für eine Bradykardie verantwortlich, z. B. bei einem kompletten AV-Block bei mütterlichem Lupus erythematodes mit Anti-Ro/SSA-Antikörpern.

Kolorit

Abschließend wird das Hautkolorit des Neugeborenen beobachtet. Durch die Umstellung vom fetalen zum neonatalen Kreislauf sollte das Neugeborene innerhalb weniger Minuten rosig werden.

Hypoxämie nach der Geburt

Bei anhaltend blassem oder zyanotischem Hautkolorit trotz normalem Atemantrieb und bei einer Herzfrequenz von > 100 Schlägen/min wird dem Neugeborenen Sauerstoff vorgehalten. Zur Objektivierung der Hypoxie und um gleichzeitig einer Hyperoxie vorzubeugen, ist eine Messung der präduktalen transkutanen arteriellen Sauerstoffsättigung sinnvoll. Diese erlaubt die kontinuierliche Überwachung der Herzfrequenz. Die präduktale transkutane arterielle Sauerstoffsättigung steigt in den ersten 10 Lebensminuten von Werten um 60 – 70 % auf > 90 % an (Cook et al. 1957; Boddy u. Dawes 1975; Bucx et al. 2003). Bis eine postduktale transkutane arterielle Sauerstoffsättigung von > 95 % erreicht ist, dauert es hingegen durchschnittlich 1 h. Dies erklärt sich durch den bidirektionalen oder teilweise sogar Rechts-links-Shunt über den noch offenen Ductus arteriosus Botalli während der Kreislaufumstellung.

> **!** Die transkutane arterielle Sauerstoffsättigung sollte unmittelbar postpartal immer präduktal an der rechten Hand gemessen werden.

Abnabeln

Bei Früh- und Termingeborenen ohne Reanimationsbedarf und insbesondere bei Neugeborenen mit Hypovolämierisiko (vor allem nach Vakuumentbindung oder Entwicklung aus Beckenendlage) kann durch eine Lagerung des Kindes etwa 20 – 30 cm unterhalb des Introitus vaginae und Abnabelung erst 60 s nach der Geburt eine plazentoneonatale Transfusion erreicht werden. Bei einer Sektio kann eine solche durch Ausstreichen der Nabelschnur und Oxytozingabe (Syntocinon) vor der Abnabelung ermöglicht werden (Biarent et al. 2005).

Klinische Beurteilung der Adaptation

Die klinische Beurteilung einer Zyanose kann schwierig sein. Mittels Pulsoxymetrie können die Sättigungswerte objektiviert und die Herzfrequenz kontinuierlich angezeigt werden. Dabei ist darauf zu achten, dass der Sättigungssensor an der rechten Hand (präduktal) angebracht wird und die Signalqualität gut ist. Die Sauerstoffsättigung soll in den ersten 5 – 10 min auf > 90 % ansteigen (Abb. 21.**9**, Abb. 21.**10** u. Abb. 21.**11**).

Maßnahmen bei normaler Adaptation

Bei einer normalen Adaptation atmet das Neugeborene ab Geburt spontan; es hat eine Herzfrequenz > 100 Schläge/min und wird im Verlauf der ersten 5 – 10 Lebensminuten rosig.

Weitere Maßnahmen:

- Das Kind wird mit vorgewärmten Tüchern sofort abgetrocknet (Abb. 21.**12**) und der Mutter auf den Bauch gegeben (Abb. 21.**13**).
- Absaugen ist nicht bei jedem Kind erforderlich (Abb. 21.**14**). Wenn gesunde Termingeborene innerhalb der ersten 60 s nach der Geburt atmen, einen guten Muskeltonus entwickeln und das Fruchtwasser klar ist, kann auf das Absaugen von Mund und Rachen verzichtet werden. Unnötiges Absaugen ist für das Kind unangenehm, kann zu Schleimhautläsionen führen und gelegentlich reflektorisch Bradykardien und Apnoen verursachen.
- Kurz nach der Geburt wird das Neugeborene erstmalig an die Brust der Mutter angelegt (Abb. 21.**15**).
- Idealerweise soll Mutter und Kind ein kontinuierlicher Haut-zu-Haut-Kontakt von 2 h nach der Geburt ermöglicht werden, mindestens jedoch bis nach dem ersten Anlegen. Routinemaßnahmen und die weitere Versorgung des Neugeborenen erfolgen 2 h nach der Geburt respektive frühestens nach dem ersten Ansetzen des Kindes (Bucx et al. 2003). Diese umfassen eine erstmalige Kontrolle des Neugeborenen durch Hebamme, Geburtshelfer oder Pädiater (Neonatologe). Alle diese Maßnahmen sind auf einem Wickeltisch und unter einem Wärmestrahler bei guten Lichtverhältnissen durchzuführen.

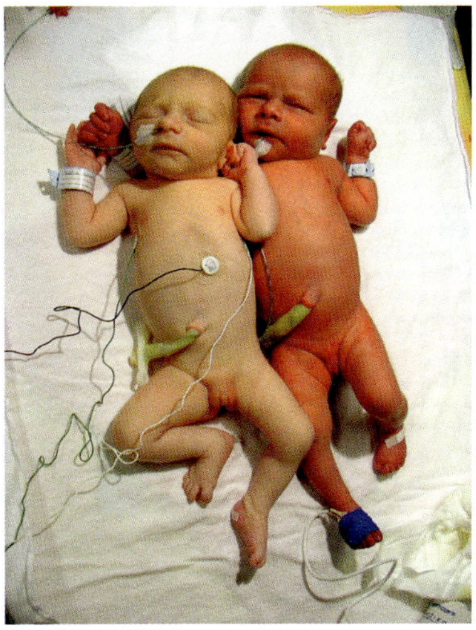

Abb. 21.**9** Twin-Twin-Transfusion-syndrom.

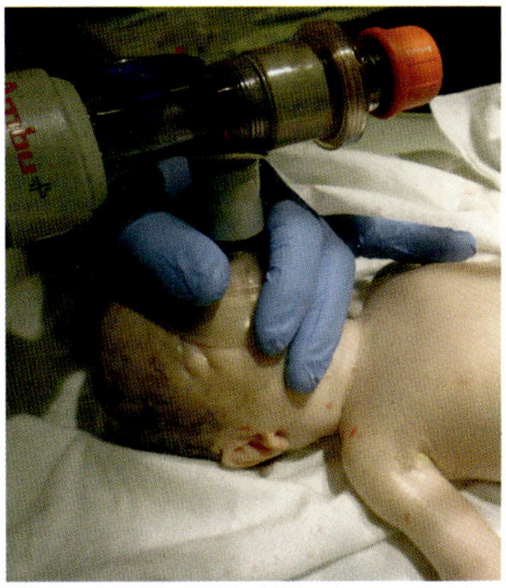

Abb. 21.**10** Neonatale Anämie bei FMTS.

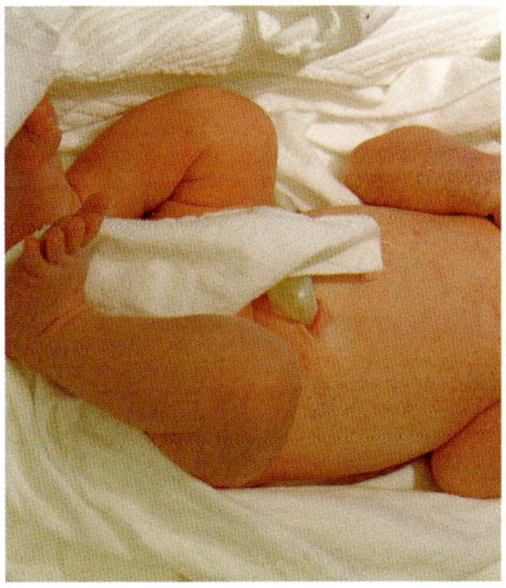

Abb. 21.**11** Petechien bei Thrombopenie.

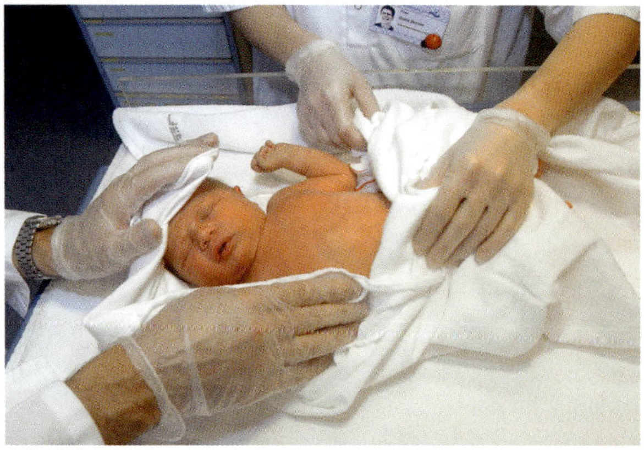

Abb. 21.**12** Abtrocknen mit warmen Tüchern.

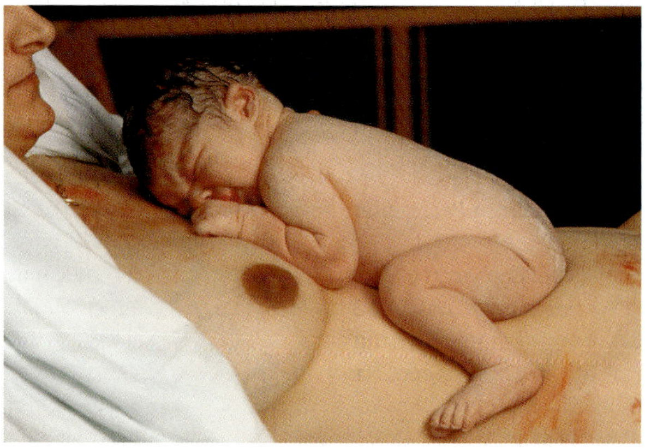

Abb. 21.**13** Das Kind wird der Mutter auf den Bauch gegeben.

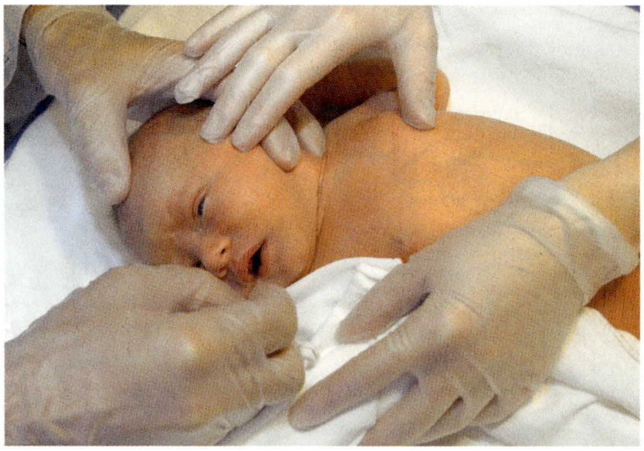

Abb. 21.**14** Absaugen ist nicht in jedem Fall erforderlich.

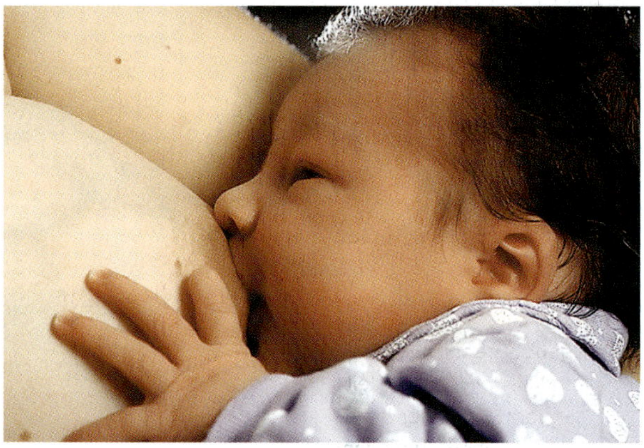

Abb. 21.**15** Erstmaliges Anlegen an die Brust.

Bei der ersten Kontrolle werden die Adaptation (Tab. 21.**1**) und die Körpermaße beurteilt sowie mögliche Fehlbildungen ausgeschlossen:

- *Körpermaße:* Gewicht, Länge und Kopfumfang werden gemessen und mit normalen Perzentilen verglichen (Abb. 21.**16**).
- *Atmung:* Beobachtet werden die Atemfrequenz (normal: 30 – 60 Atemzüge/min), Einziehungen (Abb. 21.**17**), Stöhnen, Nasenflügeln und Zyanose.
- *Kreislauf:* Die Herzfrequenz wird bestimmt (normal: 100 – 160 Schläge/min), und es wird überprüft, ob die Peripherie warm und gut durchblutet ist.
- *Wärmehaushalt:* Durch Messung der Rektaltemperatur (normal: 36,0 – 37,5 °C) lässt sich eine tiefe Analatresie frühzeitig diagnostizieren (Abb. 21.**18**).
- *Fehlbildungen:* Kontrolliert werden Extremitäten, Genitale, Rücken und Gaumen.

Neugeborenennomenklatur

- *Nach Gestationsalter* (Zeit gerechnet vom 1. Tag der letzten normalen Periode), unabhängig vom Geburtsgewicht:
  - Frühgeborenes: bis zur $36^{6/7}$. Schwangerschaftswoche (≤ 258 Tage)
  - Termingeborenes: 37.–$41^{6/7}$. Schwangerschaftswoche (259 – 293 Tage)
  - Übertragung: ab der 42. Schwangerschaftswoche (≥ 294 Tage)
- *nach Verhältnis von Geburtsgewicht und Gestationsalter* (intrauterine Wachstumskurve):
  - intrauterines Untergewicht: < 10. Perzentile
  - intrauterines Übergewicht: > 90. Perzentile
- *nach Verhältnis von Geburtslänge und Gestationsalter:*
  - intrauteriner Kleinwuchs: < 10. Perzentile
  - intrauteriner Großwuchs: > 90. Perzentile
- *nach Verhältnis von Kopfumfang bei Geburt und Gestationsalter:*
  - intrauterine Mikrozephalie: < 10. Perzentile
  - intrauterine Makrozephalie: > 90. Perzentile

Tab. 21.**1** Apgar-Score.

Punkte	0	1	2
Herzfrequenz (Schläge/min)	0 oder Asystolie	< 100	> 100
Atmung	fehlend	langsam, normal, unregelmäßig, schwacher Schrei	kräftiger Schrei
Muskeltonus	fehlend	herabgesetzt, Extremitäten in schwacher Beugung	normal, aktive Bewegungen, deutliche Beugung der Extremitäten
Reflexantwort auf Stimulation der Fußsohle	fehlend	Grimassieren	Schreien
Hautfarbe	blau, weiß	Körper rosig, Extremitäten blau	ganzer Körper rosig

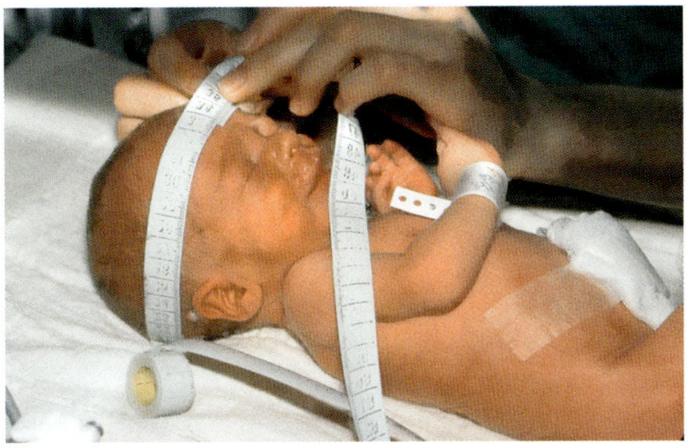

Abb. 21.**16** Körpermaße: Kopfumfang messen.

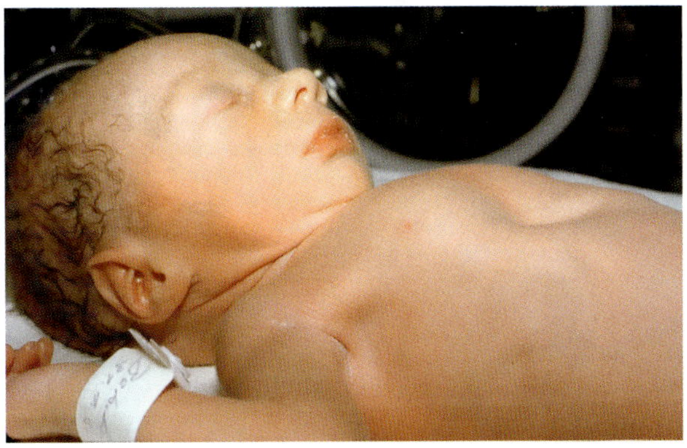

Abb. 21.**17** Atmung: sternale Einziehungen als Zeichen eines Atemnotsyndroms.

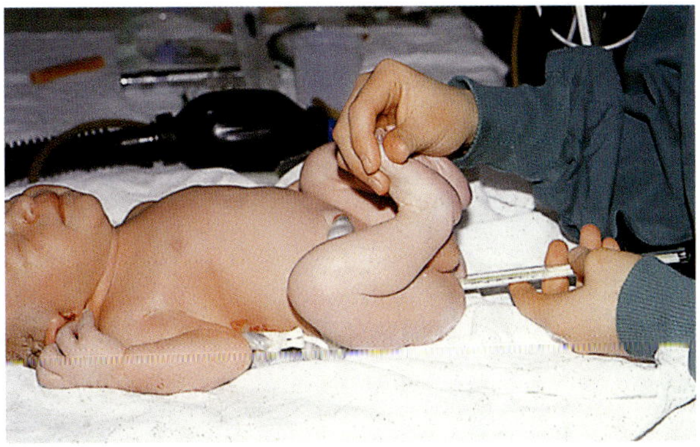

Abb. 21.**18** Wärmehaushalt: Temperatur messen.

Eine Magensondierung zum Ausschluss einer Ösophagusatresie oder einer oberen Magen-Darm-Obstruktion ist nur indiziert, wenn ein Polyhydramnion, ein schaumiger Speichelfluss oder eine Atemstörung bestehen. Auf eine systematische Sondierung der Nasenöffnungen zum Ausschluss einer Choanalatresie ist zu verzichten. Die Beobachtungen und Maßnahmen werden auf einem Überwachungsblatt für Neugeborene protokolliert (Cook et al. 1957). Die Haut wird in einem 37 – 38 °C warmen Bad von Blut- und Mekoniumresten gereinigt, ohne dass die Vernix caseosa vollständig beseitigt wird. Die Vitamin-K-Prophylaxe und – bei Indikation – eine aktive und passive Impfung gegen Hepatitis B werden gemäß geltenden Richtlinien durchgeführt. Eine Gonorrhöprophylaxe mit Silbernitrat oder anderen desinfizierenden Augentropfen wird nicht mehr empfohlen.

Vorgehen bei gestörter Adaptation

! Warnzeichen:

- *subpartale Warnzeichen:*
  - Mekomiumabgang sichtbar bei Amnioskopie oder bei der Geburt (Ausnahme: Steißlage nach Blasensprung und vorhandenen Wehen)
  - rezidivierende pathologische Herzfrequenz bei der Routineauskultation (Norm: 120 – 160 Schläge/min)
  - pathologische Kardiotokografie
  - Nabelarterien-pH-Wert ≤ 7,15
- *neonatale Warnzeichen:*
  - Apgar-Score nach 1 min ≤ 4 oder nach 5 min ≤ 6
  - keine oder ungenügende Spontanatmung nach 2,5 min
  - Herzfrequenz < 100 Schläge/min nach 2,5 min
  - neonatale Azidose:
    - 15 min postpartal: pH-Wert < 7,15
    - 30 min postpartal: pH-Wert < 7,20
    - 60 min postpartal: pH-Wert < 7,25

Maßgebende Kriterien für den Einsatz von Reanimationsmaßnahmen

- *Atmung:* Ist die Atmung vorhanden oder nicht vorhanden, sind Stöhnen oder eine Schnappatmung festzustellen? In der Regel beginnt ein gesundes Neugeborenes innerhalb der ersten 60 s nach Entwicklung zu atmen oder zu schreien.
- *Herzfrequenz:* Mit Stethoskop oder durch Palpation an der Basis der Nabelschnur wird die Herzfrequenz ermittelt. Liegt sie über 60 bzw. über 100 Schlägen/min?
- *Hautfarbe:* Wird das Kind zentral rosig (Farbe der Zunge beurteilen)? Die meisten Neugeborenen sind initial blass-zyanotisch, da die fetale Sauerstoffsättigung nur 60 – 65 % beträgt und die Hautdurchblutung noch vermindert ist. Nach einigen Minuten breitet sich ein rosiges Kolorit über den ganzen Körper aus.
- *Tonus:* Ein sehr hypotones Neugeborenes wird mit großer Wahrscheinlichkeit eine Atemunterstützung brauchen.

Reanimationsplan

Zu den Maßnahmen, die bei einer normalen Adaptation durchgeführt werden, kommen – je nach Zustand des Kindes – weitere hinzu. Die möglichen Schritte und ihre Indikation sind im Folgenden in einer Synopsis zusammengefasst.

Wärmehaushalt

- Die Reanimation wird in warmen Räumen durchgeführt. Luftzug sollte möglichst vermieden werden; Fenster und Türen sind geschlossen.
- Der Wärmestrahler ist bereits 10 – 15 min vor Geburt angeschaltet.
- Das Kind wird auf dem Reanimationstisch rasch abgetrocknet und damit unter den Wärmestrahler gebracht (Abb. 21.**19**).
- Feucht gewordene Unterlagen werden durch trockene, vorgewärmte Tücher ersetzt.

Korrekte Lagerung

- Eine korrekte Lagerung auf dem Rücken mit dem Kopf in leichter Deflexion ist wichtig für optimal durchgängige Atemwege (Abb. 21.**20**). Eine Hyperextension oder eine Flexion des Kopfes sollten vermieden werden, da dadurch die Atemwege eingeengt werden.
- Durch eine kleine Windelrolle unter den Schultern können die Atemwege besser offen gehalten werden.
- Die traditionelle Kopftieflage hat keine bewiesenen Vorteile für die Lungenfunktion (Cook u. Watchko 1996).

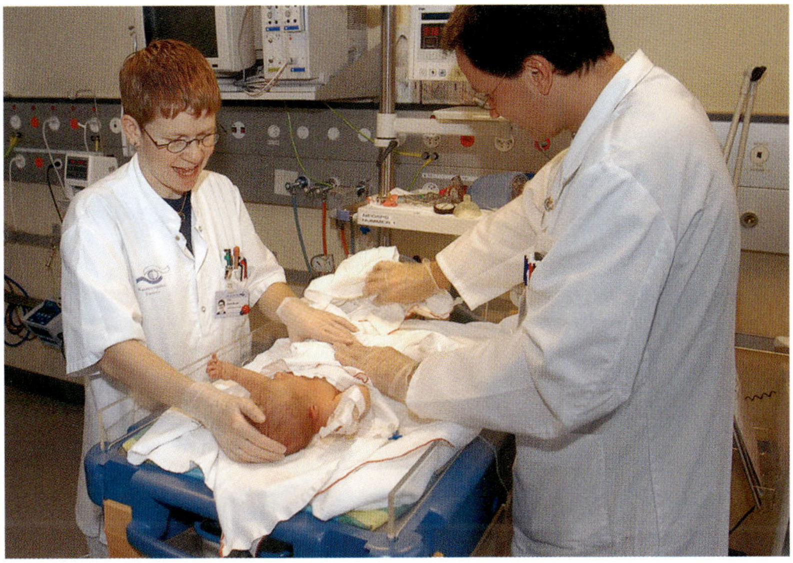

Abb. 21.**19** Wärmehaushalt: abtrocknen und unter den Wärmestrahler.

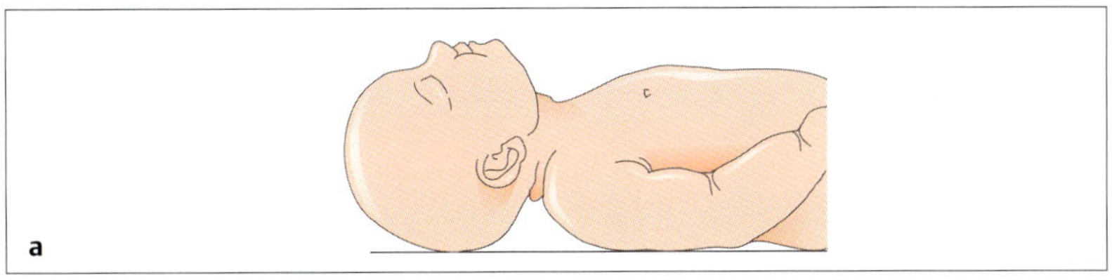

a

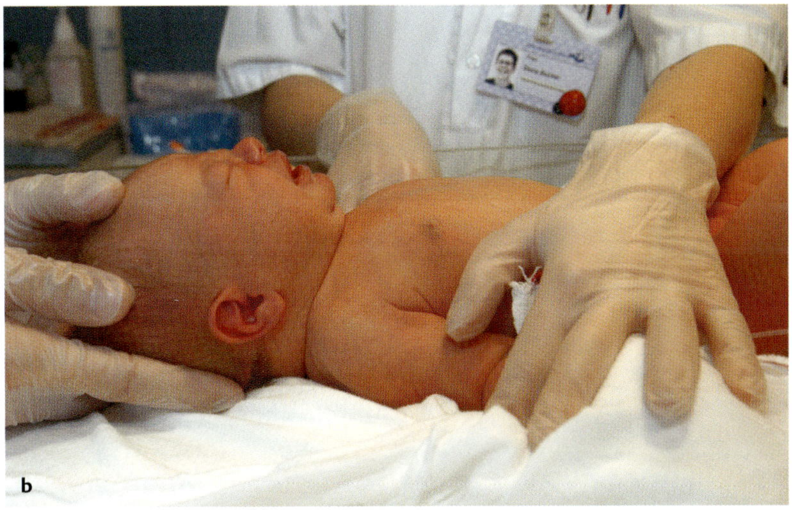

b

Abb. 21.**20 a, b** Korrekte Lagerung.

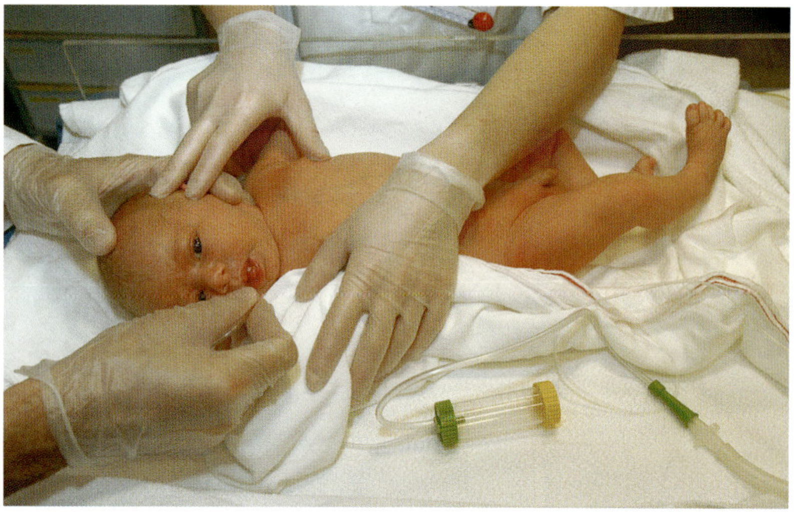

Abb. 21.**21** Absaugen ist nicht in jedem Fall erforderlich.

Absaugen

- Neugeborene sind präferenzielle Nasenatmer!
- Katheter Ch 10 ohne Seitenlöcher benutzen, bei kleinen Frühgeborenen Ch 8; Mundsaugkolben oder mechanische Vorrichtung mit Falle verwenden (Sog ca. 2 mH_2O, entsprechend 200 mbar = 150 mmHg = 20 kPa = 0,2 atm).
- Mund und, wenn notwendig, beide Nasenöffnungen absaugen (Abb. 21.**21**).
- Katheter nicht in die Nase einführen: Verletzungsgefahr und Anschwellen der Nasenschleimhaut.
- Cave: Wiederholtes langes Absaugen erschwert das Einsetzen einer Spontanatmung.
- Die Berührung der Rachenhinterwand kann einen vagalen Reflex mit Bradykardie verursachen!
- Ein Absaugmanöver sollte nicht länger als 5 s dauern.
- Der Magen wird nur bei adäquater Oxygenierung und stabilisierter Atmung und unter folgenden Bedingungen abgesaugt:
  - bei Polyhydramnion, Atemnotsyndrom oder bei schaumigem Speichel
  - nach oder unter Beutelbeatmung bzw. vor einem Transport

Gelingt es nicht, den Katheter bis in den Magen vorzuschieben, besteht der Verdacht auf eine Ösophagusatresie. Das Kind sollte wegen Aspirationsgefahr auf den Bauch gelegt und Mund und Rachen wiederholt schonend abgesaugt werden. Das Absaugen von > 20 ml Magenflüssigkeit ist verdächtig für eine obere gastrointestinale Obstruktion. Bei einem solchen Verdacht muss eine offene Magensonde gelegt und alle 10 min abgesaugt werden.

Das intrapartale oropharyngeale Absaugen hat keinen Einfluss auf das Outcome des Neugeborenen; deshalb wird diese Intervention als Routinemaßnahme nicht mehr bei allen Neugeborenen mit mekoniumhaltigem Fruchtwasser empfohlen. In seltenen Situationen, in denen dickes Mekonium die Atemwege des Neugeborenen behindert, kann das intrapartale oropharyngeale Absaugen zur Befreiung der Atemwege einen Vorteil bringen. Bei stark mekoniumhaltigem Fruchtwasser und deprimierter Atmung sollte – besonders vor einer Beutelbeatmung (die das Mekonium in die peripheren Atemwege ausbreiten würde) – das Mekonium unter laryngoskopischer Sicht abgesaugt werden. Vorausgesetzt, die betreuende Person besitzt die dazu notwendige Fähigkeit, wird das Kind intratracheal intubiert. Dabei kann der Tubus mit einem Adapter an das Vakuum angeschlossen und das Mekonium unter Sog entfernt werden (Abb. 21.**22**). Dieser Absaugvorgang mit Einführen und Entfernen des ganzen Tubus kann wiederholt werden, sofern die Herzfrequenz normal bleibt. Das Absaugen mit einem Katheter durch den Tubus ist bei dickem Mekonium meist unzureichend.

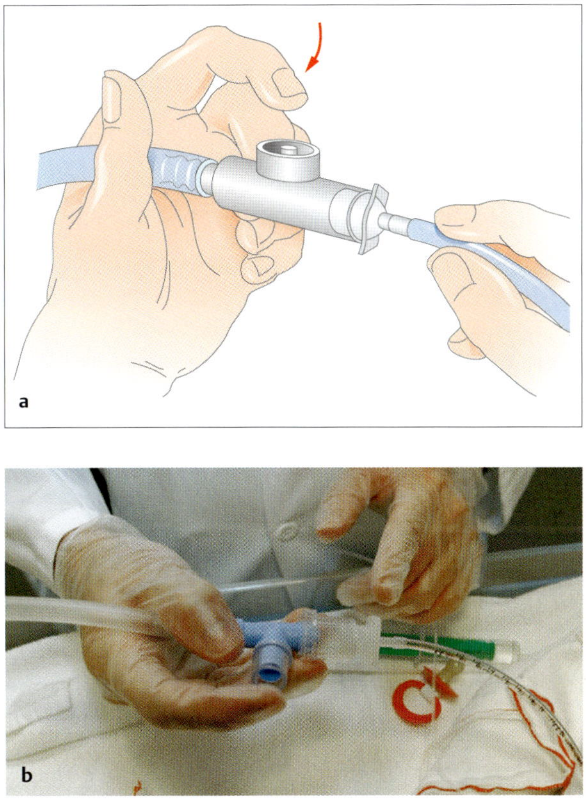

Abb. 21.**22 a, b** Adapter zum intratrachealen Absaugen von Mekonium.

Beatmung

Die Beatmung soll bei einem Termingeborenen initial mit Raumluft erfolgen; falls trotz adäquater Beatmung innerhalb von 30 s keine Normalisierung der Herzfrequenz eintritt, soll die Sauerstoffzufuhr rasch auf 100% erhöht werden (Abb. 21.**23**). Bei normaler Herzfrequenz und persistierender Zyanose soll die Sauerstoffzufuhr so titriert werden, dass die Sättigungswerte normal ansteigen:

- *1 min:* 60 – 65 %
- *2 min:* 65 – 70 %
- *3 min:* 70 – 75 %
- *4 min:* 75 – 80 %
- *5 min:* 80 – 85 %
- *10 min:* 85 – 95 %

Sauerstoffapplikation mit Gesichtsmaske

Bei Zyanose mit oberflächlicher oder langsamer Atmung und normaler Herz-

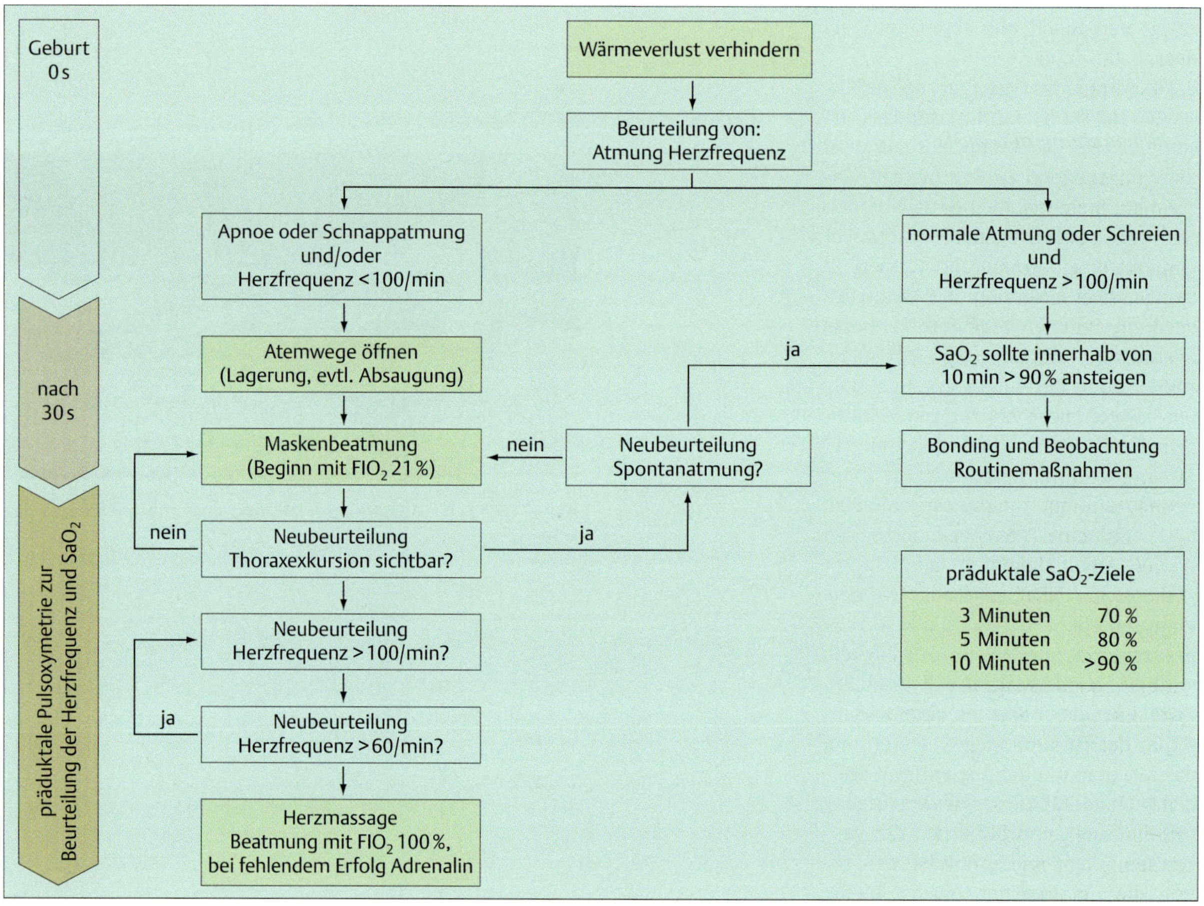

Abb. 21.**23** Algorithmus: Stabilisierung und Reanimation des Neugeborenen.

frequenz wird die Haut stimuliert und Sauerstoff über eine Gesichtsmaske angeboten. Diese Sauerstoffmaske sollte dicht und gleichmäßig über Mund und Nase gehalten werden. Unnötiges Hin-und-Her-Bewegen der Maske verursacht Fluktuationen der Sauerstoffkonzentration. Es wird ein Sauerstofffluss von 4 – 5 l/min eingestellt. Wenn nach weiteren 20 – 30 s keine Verbesserung der Atmung eintritt, die Zyanose persistiert oder die Herzfrequenz unter 100 Schläge/min abfällt, muss das Kind beatmet werden (Abb. 21.**24**).

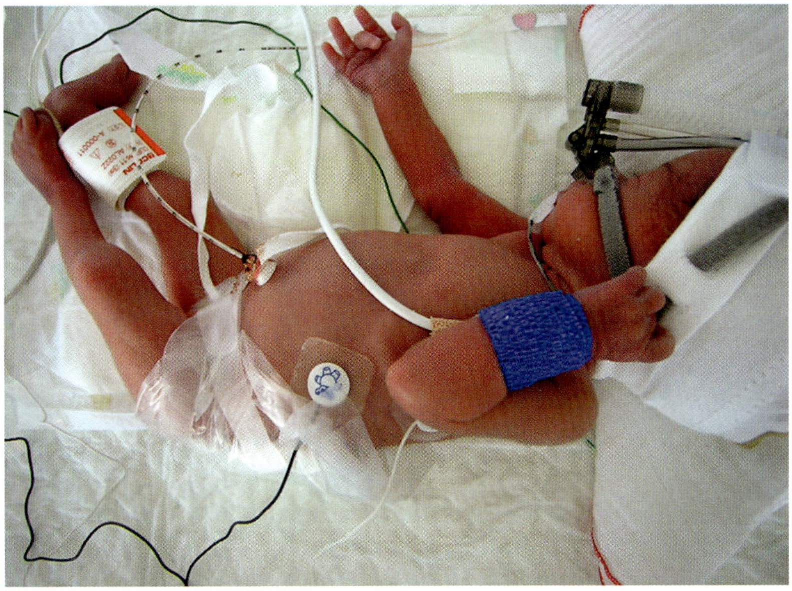

Abb. 21.**24** Therapie des Neugeborenen mit Hyperbilirubinämie.

Beutelbeatmung mit Maske

Bei ungenügender oder fehlender Spontanatmung respektive einer Herzfrequenz ≤ 100 Schläge/min und/oder persistierender zentraler Zyanose trotz Sauerstoffverabreichung soll das Neugeborene mittels Beutel und Maske beatmet werden (Abb. 21.**25**, Abb. 21.**26** und Abb. 21.**27**). Der Kopf wird dazu leicht deflektiert und der Mund etwas geöffnet gehalten. Die Beatmung wird mit einem – den Bedürfnissen des Kindes angepassten – Druck und mit einer Frequenz zwischen 40 – 60 Atemhüben/min durchgeführt. Die Belüftung der Lunge wird anhand folgender Kriterien beurteilt:

- Thoraxexkursionen sind sichtbar.
- Herzfrequenz steigt über 100 Schläge/min.
- Das Kolorit wird rosig.

Unter fortgesetzter Maskenbeatmung (> 3 min) soll eine Magensonde gelegt werden, um in den Magen abgewichene Luft intermittierend abzuleiten (Cross et al. 1964).

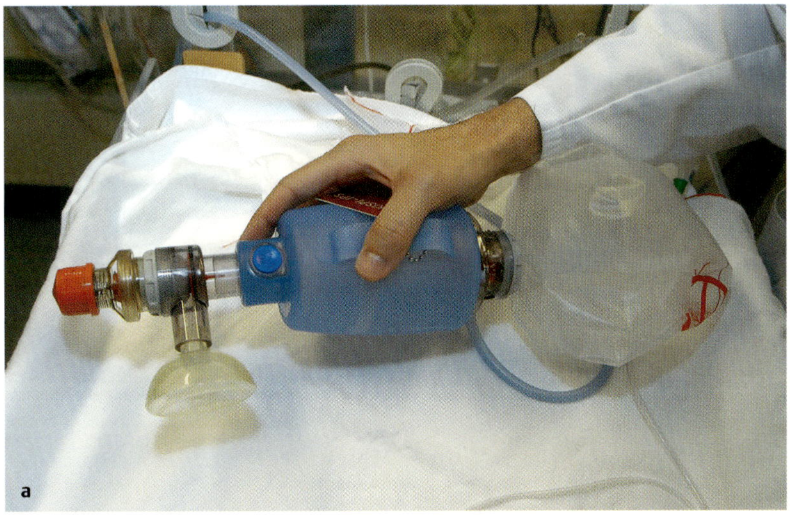

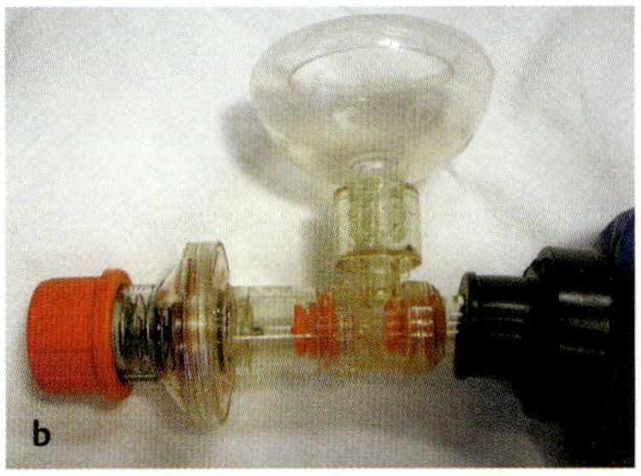

Abb. 21.**25 a, b** Beatmungsbeutel mit Maske.
a Beatmungsbeutel mit geschlossenem Sauerstoffreservoir, PEEP- (rot) und Überdruckventil (blau).
b PEEP-Ventil (rot) in der Regel auf 5 cmH_2O eingestellt.

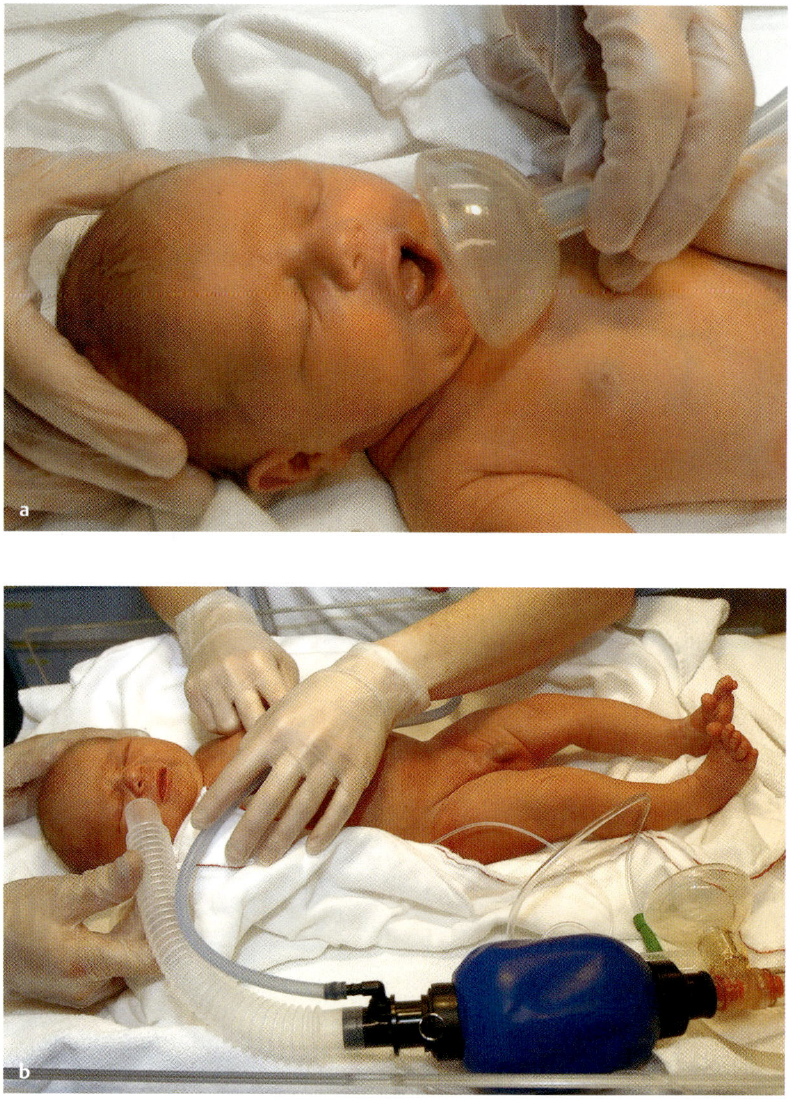

Abb. 21.**26 a, b** Sauerstoffverabreichung.
a Über den Trichter: korrektes Platzieren der Maske.
b Über das offene Sauerstoffreservoir des Ambu-Beutels.

Larynxmaske

Zur Sicherung des Atemwegs und zur Beatmung wird in den Richtlinien neu der Gebrauch von Larynxmasken erwähnt (Biarent et al. 2005; ILCOR 2005 u. 2006; AHA 2006). Die Attraktivität der Larynxmaske liegt unter anderem darin, dass die notwendigen manuellen Fähigkeiten einfacher und rascher zu lernen und beizubehalten sind als die technisch anspruchsvollere Laryngoskopie und die endotracheale Intubation (Trevisanuto et al. 2004). Larynxmasken der Größe 1 sind für Neugeborene und Säuglinge mit einem Gewicht von 2,5 – 5 kg zugelassen. Es gibt aber auch Berichte von ihrem Einsatz bei Frühgeborenen mit einem Geburtsgewicht von < 1500 g (Gandini u. Brimacombe 1999). Im Rahmen einer Neugeborenenreanimation ist es denkbar, dass mit einer Larynxmaske aufgrund des maximalen Okklusionsdrucks von 2 – 2,5 kPa (20 – 25 cmH_2O) nur ein unzureichend hoher intrapulmonaler Druck erzeugt werden kann, um die Lunge ein erstes Mal zu belüften.

Aufgrund der noch sehr beschränkten Erfahrung mit Larynxmasken in der Neugeborenenreanimation (Paterson et al. 1994; Gandini u. Brimacombe 1999; Trevisanuto et al. 2004) wird deren Einsatz zurückhaltend empfohlen: Eine Beatmung über eine Larynxmaske kann erfolgreich sein, wenn Maskenbeatmung und Intubation erfolglos sind (ILCOR 2005), z. B. bei Patienten mit Fehlbildungen der oberen Atemwege (Pierre-Robin-Sequenz [Markakis et al. 1992]; Treacher-Collins-Syndrom [Bucx et al. 2003]). Die Larynxmaske wird nicht als primärer künstlicher Atemweg empfohlen und ist einem Endotrachealtubus unterlegen, wenn mekoniumhaltiges Fruchtwasser aus der Trachea abgesaugt werden muss, eine Herzmassage durchgeführt werden muss oder Medikamente intratracheal verabreicht werden müssen (ILCOR 2005).

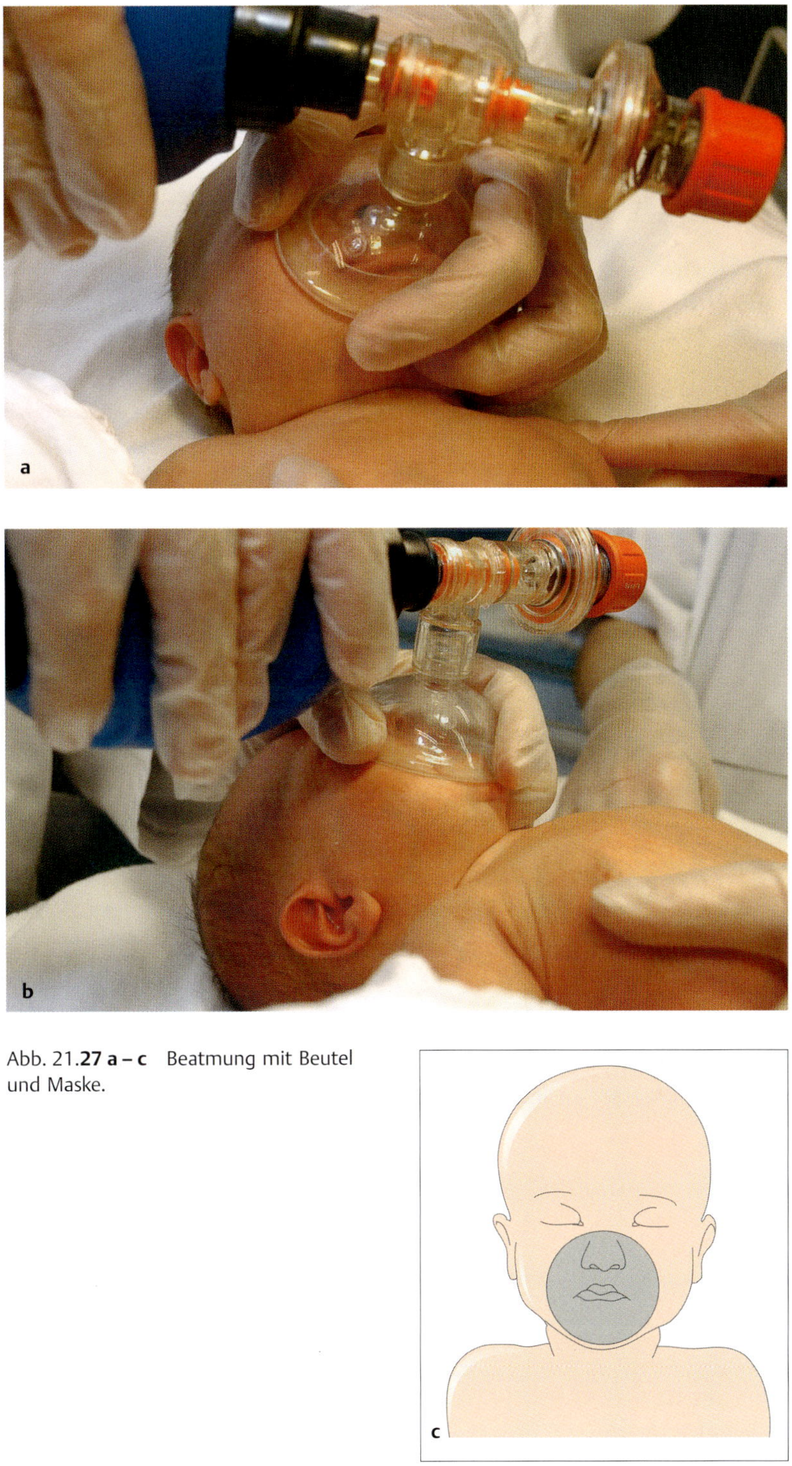

Abb. 21.**27 a – c** Beatmung mit Beutel und Maske.

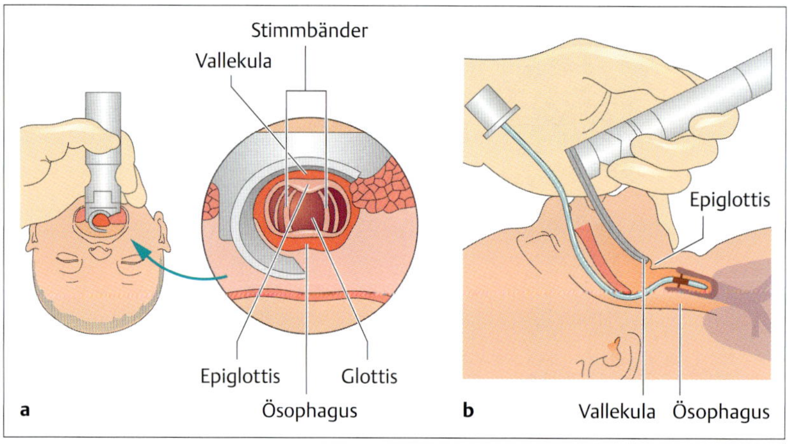

Abb. 21.**28** Situs bei Laryngoskopie und bei Intubation (aus Joch G, Hübler A. Neonatologie. Stuttgart: Thieme; 2010, Abb. 2.4).

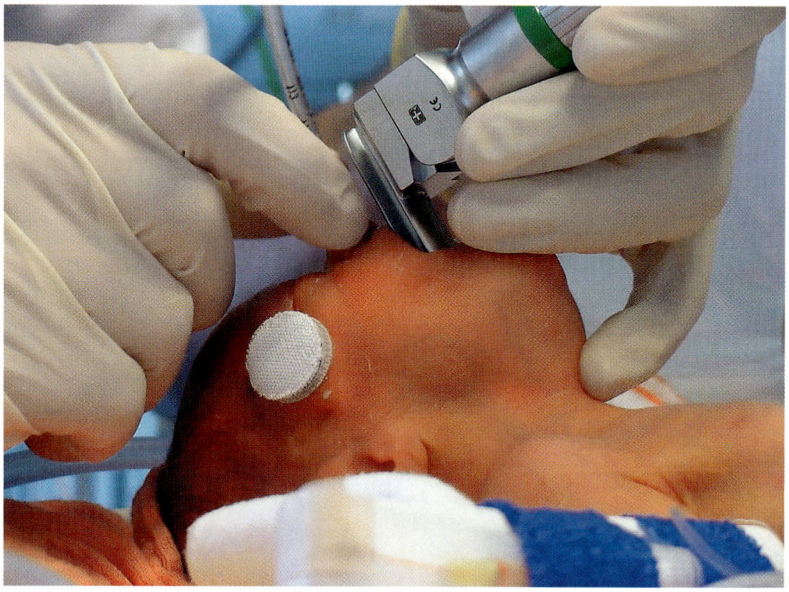

Abb. 21.**29** Nasotracheale Intubation.

Tab. 21.**2** Trachealtuben.

Gewicht/Alter	2 kg/34. Schwangerschaftswoche	3 kg/37. Schwangerschaftswoche	4 kg/40. Schwangerschaftswoche
Tubusgröße (Innendurchmesser)	3,0	3,5	3,5
Einführtiefe oral (cm)	8	9	10
Einführtiefe nasal (cm)	9,5	10,5	11,5

Tracheale Intubation

Neugeborene können meist – auch längere Zeit – über Maske beatmet werden. Daher kann die eventuell nötige Intubation durch einen erfahrenen Operateur notfalls hinausgezögert werden; bleibt die Herzfrequenz nach einigen Beutelstößen (15 – 30 s) unter 100 Schlägen/min oder setzt keine Spontanatmung oder Besserung des Hautkolorits nach Maskenbeatmung ein, wird das Kind intratracheal intubiert. Die Intubationsindikation ist abhängig von der klinischen Situation (z. B. Zwerchfellhernie), vom Ausmaß der Atemdepression, vom Gestationsalter, von der Effizienz der Maskenbeatmung und – nicht zuletzt – von der Intubationserfahrung. Eine Intubation sollte nur durch eine geübte Person ausgeführt werden. Die orotracheale Intubation ist einfacher und rascher; sie ist deswegen zur Behebung einer akuten Hypoxämie und/oder Bradykardie einer nasotrachealen Intubation vorzuziehen.

Die nasotracheale Intubation (Abb. 21.**28** und Abb. 21.**29**) erlaubt eine bessere Fixation für den Transport; sie ist jedoch technisch etwas anspruchsvoller als die orotracheale Intubation und sollte nicht im Zustand einer akuten Hypoxie durchgeführt werden. Bei Nichtbeherrschen der Intubation kann das Neugeborene bis zum Eintreffen einer trainierten Person mittels Beutel bzw. Maske weiterbeatmet werden. Während der Intubation sollte die Herzfrequenz überwacht werden. Ein Intubationsversuch wird bei Auftreten einer Bradykardie oder nach einem erfolglosen Versuch nach spätestens 30 s abgebrochen. Tab. 21.**2** gibt Hilfestellungen zur Tubuswahl.

Extubation im Kreißsaal

Im Kreißsaal intubierte Frühgeborene bleiben für den Transport auf die neonatologische Abteilung intubiert. Ausnahmsweise kann bei Termingeborenen die Extubation erwogen werden, wenn die kardiopulmonale Situation sich normalisiert hat, das Kind rosig (Pulsoxymetrie) und die Blutgasanalyse normal ist. Bei liegendem Tubus soll die Atmung des Kindes immer unterstützt und ein PEEP von 5 cmH_2O appliziert werden. Eine Spontanatmung über den intratracheal liegenden Tubus führt ohne PEEP zu Atelektasen.

Rolle des Sauerstoffs in der Reanimation

Bei gesunden Termingeborenen steigt die präduktale transkutane Sauerstoffsättigung bei normaler Adaptation während der ersten 10 Lebensminuten von 60 % auf Werte > 90 %. Die überwiegende Mehrheit der Neugeborenen braucht keinen zusätzlichen Sauerstoff unmittelbar nach der Geburt. Selbst bei reanimationsbedürftigen Neugeborenen ist der Einsatz von reinem Sauerstoff (FiO_2 1.0) durch neuere Untersuchungen in Frage gestellt worden, da tiefere Sauerstoffkonzentrationen oder reine Luft (FiO_2 0.21) bei den meisten Neugeborenen nach der Geburt ebenso effizient sind wie Sauerstoff in hoher Konzentration. Die neuesten publizierten internationalen Richtlinien zur Neugeborenenreanimation tragen dem Rechnung, indem empfohlen wird, dass Termingeborene primär mit Raumluft beatmet werden sollen. Bei normokardem, jedoch insuffizient atmendem Kind richtet sich die Indikation für zusätzlichen Sauerstoff nach den transkutanen Sauerstoffwerten (mittels präduktaler Pulsoxymetrie gemessen). Bei normaler Herzfrequenz und persistierender Zyanose soll die Sauerstoffzufuhr so titriert werden, dass die Sättigungswerte normal ansteigen. Andererseits soll die Sauerstoffzufuhr rasch auf 100 % erhöht werden, wenn die Bradykardie trotz adäquater Beatmung länger als 30 s persistiert (Perlman u. Mitarb. 2010, Richmond u. Wyllie 2010, Berger u. Mitarb. 2012).

Volumen- und Puffertherapie

Venöser Zugang: Nabelvenenkatheter

Bei intubierten oder kardiopulmonal instabilen Neugeborenen muss ein venöser Zugang geschaffen werden. In dringenden Situationen und bei Schock wird am besten ein Nabelvenenkatheter gelegt. Nach Stabilisierung des Kreislaufs wird die Infusion mit 10%-iger Glukoselösung (3 ml/kg KG) fortgesetzt. Bei einer Infusionsrate von 3 ml/kg Körpergewicht · h Glukose 10 % werden 5 mg/kg Körpergewicht · min zugeführt (Tab. 21.**3** und Abb. 21.**30**); das sollte in der Regel – außer bei Vorliegen eines Hyperinsulinismus – das Auftreten einer Hypoglykämie verhindern.

Tab. 21.**3** Intravenös verabreichte Medikamente.

Medikamente	Dosis	Zubereitung/ Indikation	2 kg/34. Schwangerschaftswoche	3 kg/37. Schwangerschaftswoche	4 kg/40. Schwangerschaftswoche
Adrenalin 1:1000 (Ampulle à 1 mg/ml)	10 – 30 µg/kg intravenös	1 ml + 9 ml NaCl 0,9 % (1:10 000, d. h. 1 ml = 100 µg)	0,2 – 0,6 ml	0,3 – 0,9 ml	0,4 – 1,2 ml
Kochsalz 0,9 % Ringer-Laktat	10 ml/kg	Volumenbolus	20 ml	30 ml	40 ml
Glukose 10 %	4 – 6 mg/ kg · min	Glukoseinfusion	6 ml/h	9 ml/h	12 ml/h
	2 ml/kg	symptomatische Hypoglykämie	4 ml	6 ml	8 ml

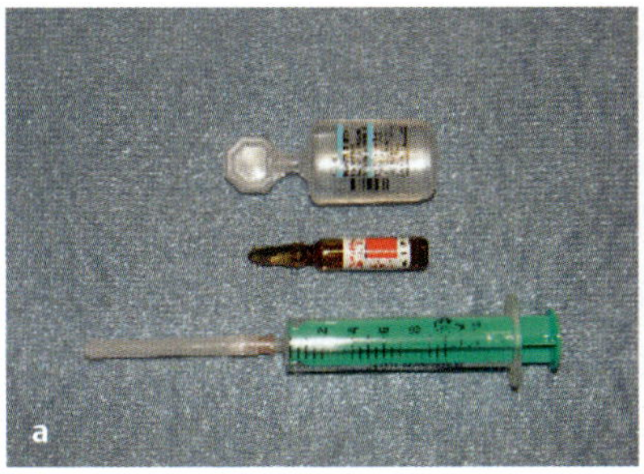

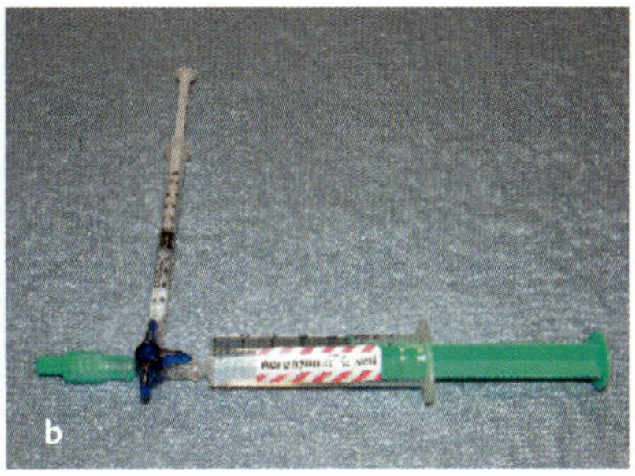

Abb. 21.**30 a, b** Verdünnung von Adrenalin.
a Materialien zur Herstellung einer Adrenalinverdünnung von 1:1000 auf 1:10 000.
b Verbindung dieser Lösung mittels 3-Wege-Hahn an eine Mantoux-Spritze zwecks problemloser Dosierung.

Einlage eines Nabelvenenkatheters (Abb. 21.**31**):

- Desinfektion des Nabels
- Anlegen eines Nabelbändchens
- Durchtrennen der Nabelschnur 1 cm oberhalb der Haut und festeres Anziehen des Nabelbändchens bei Auftreten einer Blutung
- Darstellen der 2 Nabelarterien mit fester Wand und etwas über Schnittrand hinausragend sowie der großen, dünnwandigen Nabelvene
- Einführen des mit 0,9%iger Kochsalzlösung gefüllten Nabelvenenkatheters (Ch 5) in die Nabelvene und Vorschieben um 5 cm (sollte ohne vorheriges Dilatieren widerstandslos möglich sein)
- Aspirieren von Blut muss bei korrekter Lage möglich sein
- Annähen des Katheters an der Wharton-Sulze

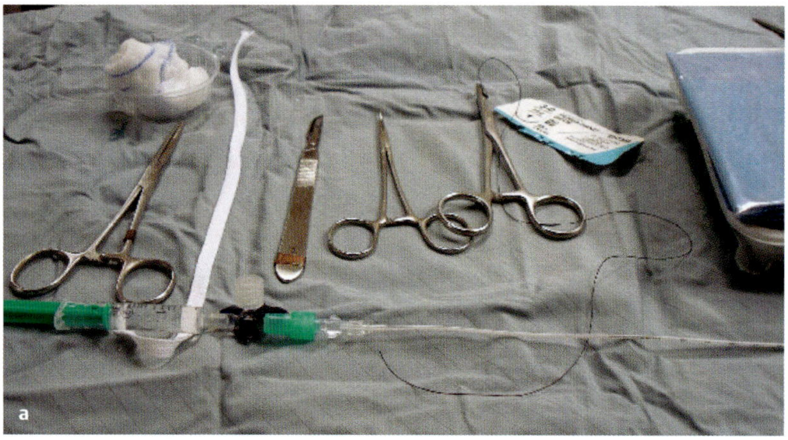

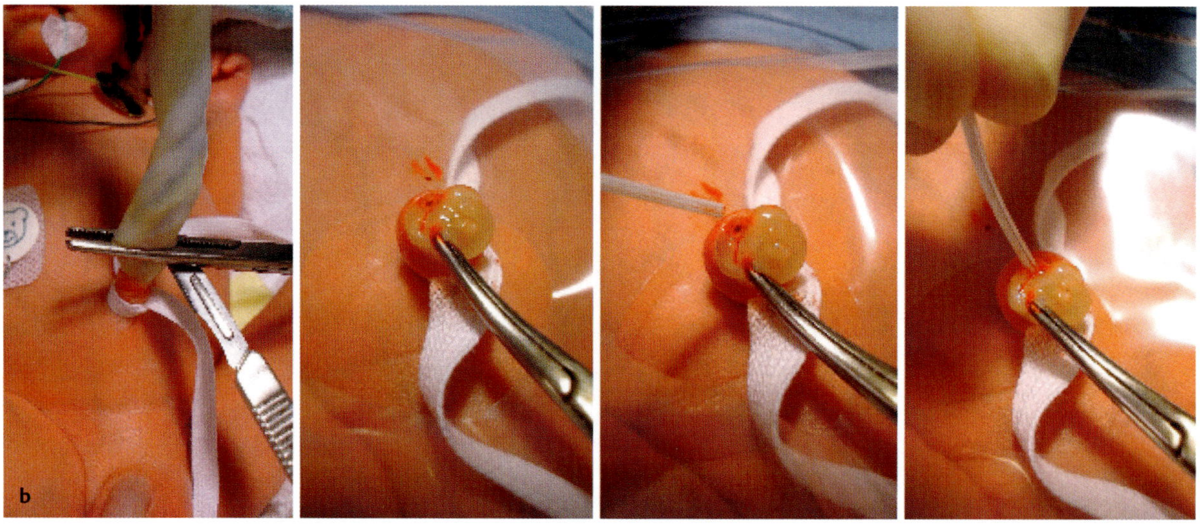

Abb. 21.**31** **a, b** Nabelvenenkatheter.
a Material für die Einlage eines Nabelvenenkatheters. Katheter mit 3-Wege-Hahn und aufgesetzter, mit Kochsalz 0,9 % gefüllter Spritze, Tupfer zur Desinfektion, Nabelbändchen, Skalpell, Péan-Klemme, Nadelhalter mit Seide 3,0 und Lochtuch.
b Einlegen eines Nabelvenenkatheters. Nach Desinfektion des Nabels wird ein Nabelbändchen um die Nabelbasis gelegt und leicht angezogen. Der Nabel wird auf 1 cm gekürzt. Es erfolgt die Identifikation der meist klaffenden Nabelvene und das Einführen des Katheters.

Volumentherapie

Bei Zeichen einer Hypovolämie oder Kreislaufinsuffizienz – wie verminderter peripherer Durchblutung, schwach palpablen Pulsen und Tachykardie – muss ein Volumenersatz erfolgen (Abb. 21.**32**).

Volumentherapie

- *Ringer-Laktat-Lösung:* initial 10 – 20 ml/kg Körpergewicht, dann je nach Blutdruck und Klinik
- *Kochsalz 0,9%:* initial 10 – 20 ml/kg Körpergewicht, dann je nach Blutdruck und Klinik
- *Erythrozytenkonzentrat* (bei akuter Anämie 0-negatives Blut verwenden); Dosierung 10 – 20 ml/kg Körpergewicht über 5 – 10 min; eventuell wiederholen

Albumin 5% wird nicht mehr als Volumenersatz der ersten Wahl empfohlen.

Puffertherapie

Bei einer metabolischen Azidose soll die Behandlung der primären Ursache angestrebt werden. Die Gabe von Natriumbikarbonat kann schwere Nebenwirkungen verursachen (paradoxe intrazelluläre Azidose, osmotisch bedingte Myokarddysfunktion, Verminderung des zerebralen Blutflusses und Hirnblutung vor allem bei Frühgeborenen). Es gibt keine Evidenz für eine Wirksamkeit von Natriumbikarbonat in der initialen Reanimation des Neugeborenen; deswegen wird diese Behandlung in dieser Phase nicht mehr empfohlen (Palme-Kilander 1992; Paterson et al. 1994; Rabi et al. 2006; Richmond 2007).

Persistiert aber in der Postreanimationsphase eine ausgeprägte metabolische Azidose (Basendefizit > 15 – 20 mmol/l) und liegen gleichzeitig eine Kreislaufinsuffizienz oder eine schwere pulmonal-arterielle Hypertonie vor, kann eine symptomatische Pufferung mit Natriumbikarbonat in Betracht gezogen werden. Sie sollte aber nur bei adäquater Ventilation durchgeführt werden. Es werden 1 – 2 mmol/kg Körpergewicht über 5 – 10 min gespritzt (2 – 4 ml/kg 4,2%ige Lösung, entsprechend 1 Teil Natriumbikarbonat 8,4% auf 1 Teil Aqua destillata). Eine Wiederholung erfolgt je nach Resultat der Blutgasanalyse.

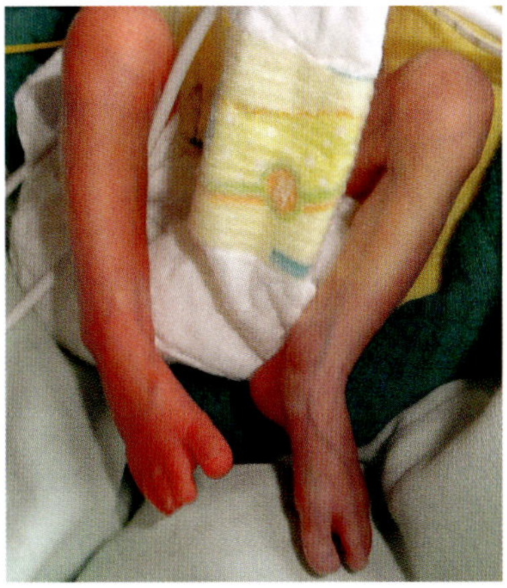

Abb. 21.**32** Einseitige Ischämie bei liegendem Nabelarterienkatheter.

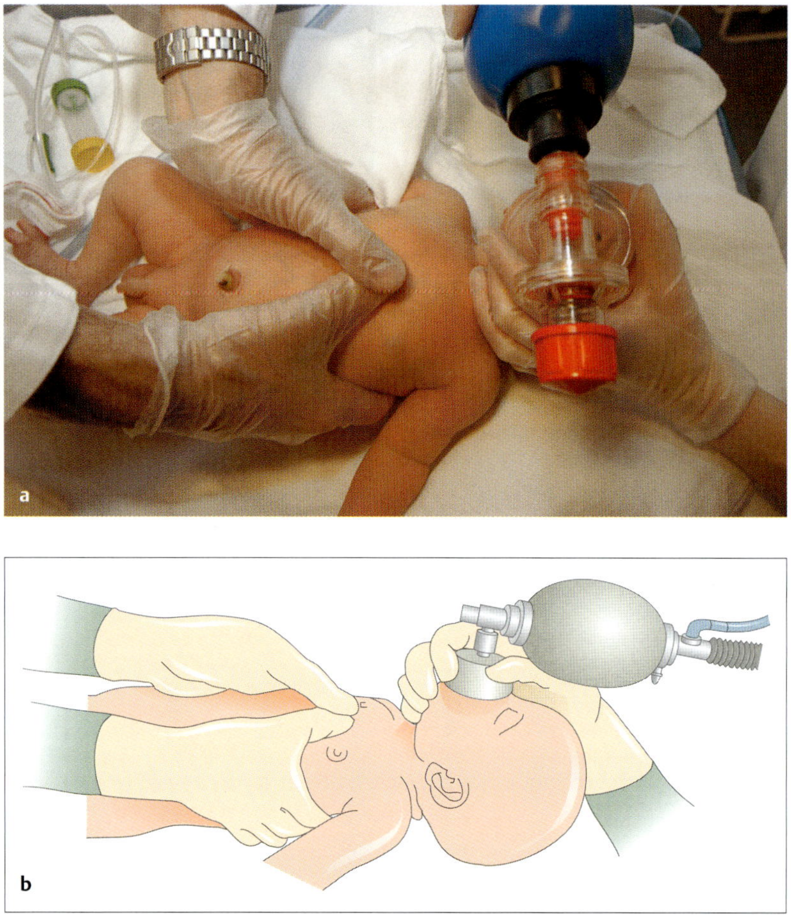

Abb. 21.**33 a, b** Herzmassage: 2-Daumen-Methode.

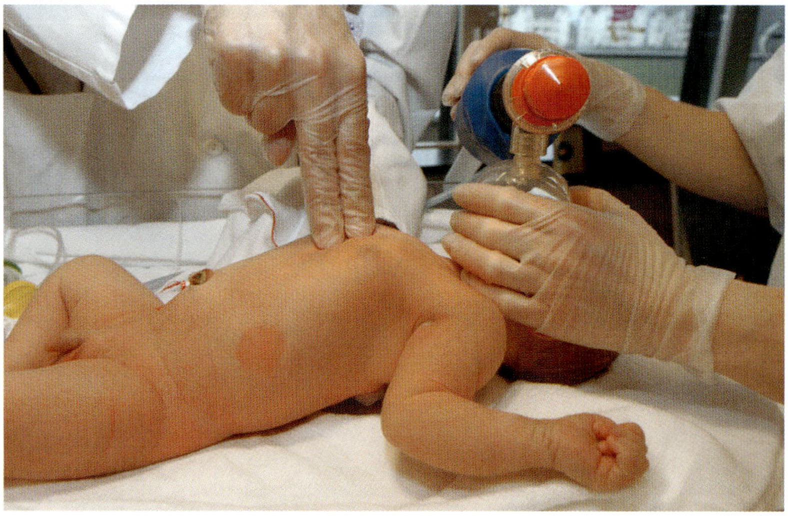

Abb. 21.**34** Herzmassage: 2-Finger-Methode.

Herzmassage

Indikationen:

- fehlende Herztöne
- Bradykardie < 60/min trotz adäquater Beatmung über 30 s

Beide Daumen werden übereinander auf das untere Drittel des Sternums gelegt (unterhalb einer Linie, die beide Mamillen verbindet); die anderen Finger umfassen den ganzen Thorax (Abb. 21.**33** und Abb. 21.**34**). Die Tiefe der Kompression sollte mindestens ⅓ des anteroposterioren Durchmessers des Thorax betragen. Beatmung und Herzmassage sollten so koordiniert werden, dass sie nicht zusammenfallen. Sie sollten in einem Verhältnis von Kompression zu Ventilation von 3:1 durchgeführt werden, und zwar mit 90 Kompressionen und 30 Atemstößen/min (Behrman et al. 1970; ILCOR 2005).

Laboruntersuchungen im Kreißsaal

Die klinische Beurteilung der Adaptation wird nach Bedarf ergänzt durch folgende „Labortrias":

Labortrias

- Blutgasanalyse
- Hämatokritwert
- Blutzucker

Die Blutgasanalyse ist indiziert bei einem Nabelarterien-pH-Wert ≤ 7,15 und bei klinischen Zeichen einer gestörten Adaptation (neonatale Warnzeichen; s. Einleitung des Abschnitts „Vorgehen bei gestörter Adaptation", S. 500).

Der Hämatokritwert sollte bei Polyglobulieverdacht (Übertragung, Dysmaturität oder periphere Zyanose) oder bei Anämieverdacht (Blässe, Kreislaufinstabilität) bestimmt werden.

Eine Blutzuckerbestimmung im Kreißsaal wird nur bei hypoglykämieverdächtigen Symptomen oder bei Zeichen einer diabetischen Fetopathie durchgeführt. In der frühen Anpassungsphase nach der Geburt sind niedrige Glukosewerte häufig. Messungen der Blutglukose in den ersten 2 – 3 Lebensstunden sind daher bei asymptomatischen Neugeborenen irreführend und klinisch nicht sinnvoll (Gandini u. Brimacombe 1999).

Postnataler Transport von Risikoneugeborenen

Ein neonataler Transport sollte, wenn möglich, durch eine antepartale Verlegung der Mutter in eine Klinik mit angeschlossener neonatologischer Intensivstation vermieden werden.

Verlegungsindikationen (Abb. 21.**35** und Abb. 21.**36**):

- Frühgeborenes vor der 34.– 35. Schwangerschaftswoche
- Geburtsgewicht < 1800 – 2000 g
- kardiopulmonale Störungen, die 3 – 4 h nach Geburt persistieren
- persistierende Hypoglykämie (≤ 2,5 mmol/l) trotz Frühernährung
- Verdacht auf Infektion (keine Antibiotika per os oder intramuskulär; vgl. Empfehlungen der Schweizerischen Gesellschaft für Neonatologie bezüglich Streptokokken der Gruppe B; Gluck et al. 1971)
- Krampfanfälle
- Ikterus bei Geburt (Guinsburg u. Wyckoff 2006)

Diese Liste ist nicht vollständig. Unklare Situationen sollten mit dem Perinatalzentrum oder der neonatologischen Abteilung besprochen werden. Der Transport ist durch eine geschulte Transportequipe durchzuführen.

Vorbereitungen für den Transport
Folgende Punkte nicht vergessen:

- Personalien und Unterlagen der Mutter (evtl. Kinderpass [Abb. 21.**37**])
- Reanimationsprotokoll
- Blut der Mutter (10 ml nativ) und Nabelschnurblut (Plazenta)
- neonatologische Abteilung vor Abfahrt telefonisch kontaktieren
- Kind vor der Abfahrt absaugen (inklusive Magen)
- Kind der Mutter bzw. den Eltern zeigen, den Eltern Adresse und Telefonnummer der neonatologischen Abteilung hinterlassen

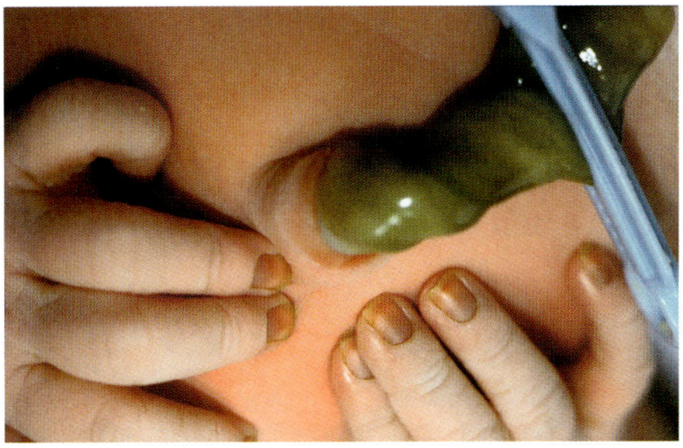

Abb. 21.**35** Grün verfärbte Nabelschnur als Stresszeichen des Neugeborenen: mit anderen Stresszeichen zusammen Indikation für die Verlegung.

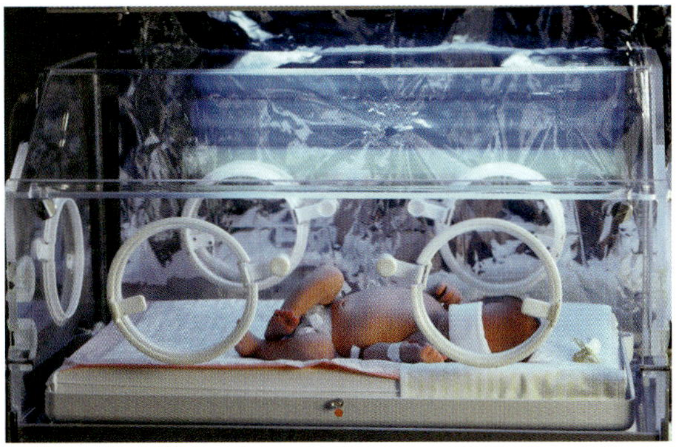

Abb. 21.**36** Verlegungsindikation: Ikterus bei Geburt (hier unter Fototherapie).

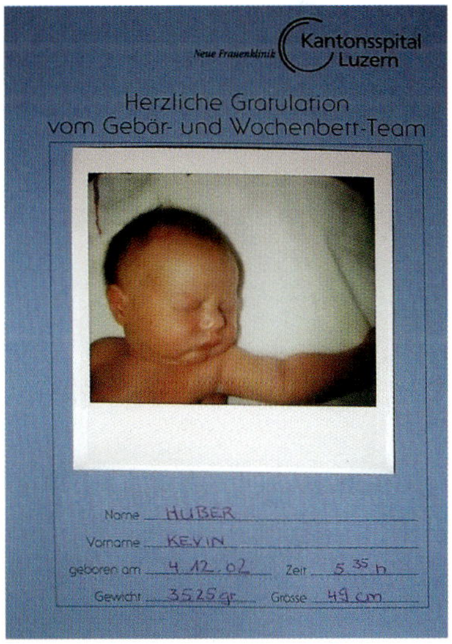

Abb. 21.**37** Vorbereitung zum Transport: „Kinderpass“.

Betreuung des Neugeborenen und seiner Eltern

Schmerzen

Auch Neugeborene, wie Säuglinge, Kleinkinder und Erwachsene auch, können Schmerzen empfinden. Unzureichende Rücksichtnahme im Umgang mit Neugeborenen und Verursachen von unnötigem Schmerz können zu einer erhöhten Morbidität und Mortalität führen. Der kumulative Effekt von neonatalem Schmerz und Stressereignissen für die weitere kindliche Entwicklung ist schwer nachweisbar, aber es werden neurologische und verhaltensbezogene Spätfolgen diskutiert.

Physiologie

Beim Embryo bilden sich in der 6. Gestationswoche die anatomischen Grundlagen für die Nozizeption. Synapsen zwischen Zellen im Hinterhorn und aszendierenden sensorischen Neuronen entstehen. Etwa in der 11. Woche erreichen die sensiblen Fasern die Haut der Extremitäten, in der 15. Woche den Stamm, in der 20. Woche die Schleimhautoberflächen. Die Reifung der Synapsen findet zwischen der 13. und der 30. Gestationswoche statt. Die Myelinisierung aszendierender Neuronen ist in der 37. Gestationswoche abgeschlossen. Die deszendierenden inhibitorischen Systeme zur Schmerzsuppression sind zwar bei der Geburt anatomisch angelegt, jedoch noch nicht voll funktionsfähig. Die häufigsten Zeichen für Schmerz beim Kind sind:

- Lethargie
- Ruhelosigkeit
- Grimassieren
- Weinen
- Tachykardie
- Tachypnoe
- Zittern
- rasche vegetative Schwankungen
- Stirnrunzeln
- Faustschluss

Schmerzskala

Für die Einschätzung von Schmerzreaktionen steht eine Reihe psychometrischer Tests zur Verfügung. Ein gut validierter Test ist die Berner Schmerzskala (Tab. 21.**4**).

Tab. 21.**4** Berner Schmerzskala für Neugeborene (Bernese Pain Scale for Neonates; nach Gluck et al. 1971 und Markakis et al. 1992).

Parameter	Punkte			
	0	1	2	3
Schlaf	ruhiger Schlaf oder physiologisch wach	oberflächlicher Schlaf mit Augenblinzeln	erwacht spontan	kann nicht einschlafen
Weinen	kein Weinen	kurze Weinphase (< 2 min)	vermehrtes Weinen (> 2 min)	vermehrtes und schrilles Weinen (> 2 min)
Beruhigung	keine Beruhigung notwendig	< 1 min zur Beruhigung	> 1 min zur Beruhigung	> 2 min zur Beruhigung
Hautfarbe	rosig	gerötet	leicht blass, eventuell marmoriert	blass, marmoriert, zyanotisch
Gesichtsmimik	Gesicht entspannt	vorübergehendes Verkneifen des Gesichts	vermehrtes Verkneifen des Gesichts und Zittern des Kinnes	dauerhaftes Verkneifen des Gesichts und Zittern des Kinnes
Körperausdruck	Körper entspannt	vorwiegend entspannt; kurze Verkrampfung	häufige Verkrampfung; Entspannung möglich	permanente Verkrampfung
Atmung	normal und ruhig	oberflächlich; Zunahme der Atemfrequenz um 10 – 14/min	oberflächlich; Zunahme der Atemfrequenz um 15 – 19 Atemzüge/min; thorakale Einziehungen	oberflächlich; unregelmäßig; Zunahme der Atemfrequenz um > 20 Atemzüge/min; starke thorakale Einziehungen
Herzfrequenz	normal	Anstieg ≥ 20 Schläge/min mit Rückgang zum Ausgangswert	Anstieg ≥ 20 Schläge/min ohne Rückgang zum Ausgangswert	Anstieg ≥ 30 Schläge/min oder vermehrte Bradykardien
transkutane Sauerstoffsättigung	Senkung um ≤ 1,9 %	Senkung um 2 – 2,9 %	Senkung um 3 – 4,9 %	Senkung um ≥ 5 %

Schmerzbehandlung

Prävention

Es versteht sich von selbst, alle Maßnahmen und Eingriffe am Neugeborenen auf das absolute, unerlässliche und für die Weiterbehandlung nicht kompromittierende Minimum zu reduzieren. Es ist durchaus sinnvoll, sich vor jeder Manipulation und Maßnahme 2-mal zu fragen, ob sie wirklich nötig ist.

Beeinflussung des Verhaltens

Dazu gehören:

- nicht nutritives Saugen mit Schnullern in Kombination mit Glukosegabe
- Sicherheit vermittelnde Berührung ohne Handschuhe (Intrauterinhaltung)
- zarte Massage

Der positive Effekt von Kangaroo Care ist erwiesen. Dabei werden medizinische Maßnahmen während des Skin-to-Skin-Kontakts mit einem Elternteil durchgeführt.

Optimierung der Umwelt des Neugeborenen (Infant's World)

Ein schreiendes Baby im Inkubator hört man kaum! Das Personal, inklusive der Ärzte, muss für diese Problematik sensibilisiert sein. Alle Mitarbeiter müssen darin geschult sein, die subjektiven Bedingungen des Kindes in Bezug auf das Verhalten und die Umgebungssituation zu erkennen. Dazu gehört auch ein allseits transparenter Informationsfluss. Ein qualifizierter Umgang mit Schmerzen von Patienten hängt auch vom Ausmaß ab, in dem Schmerzen des Kindes dem Behandler bewusst werden. Mögliche Maßnahmen sind eine positive Einflussnahme auf die neonatale Umgebung (Berücksichtigung spezieller Lagerungsverfahren, Vermeidung hoher Geräuschpegel und direkter Lichtexposition) und die Anwendung adäquater interventioneller Techniken. Nach einem Schmerzreiz kann durch gezielte Zuwendung eine raschere Stabilisierung erreicht werden.

Medikamentöse Behandlung

Tab. 21.5 gibt einen Überblick über die Medikation zur Schmerzreduktion.

Blicken Mütter ehemaliger neonatologischer Intensivpatienten auf die Behandlung zurück, so sind auch Jahre später die Schmerzen ihrer Kinder ein Hauptpunkt problematischer Erfahrungen. Dies ist vermeidbar, gilt doch heute, dass auch sehr unreifen Frühgeborenen eine effektive Schmerztherapie ermöglicht werden kann.

Tab. 21.5 Medikamentöse Schmerztherapie (aus Joch G, Hübler A. Neonatologie. Stuttgart: Thieme; 2010).

Maßnahme	Praktisches Vorgehen	Medikation
schmerzhafte interventionelle Prozeduren	Rapid-Sequence-Intubation (typischerweise nicht bei Crash-Intubation im Kreißsaal)	• intravenöse Applikation von Atropin 0,01 mg/kg • Midazolam (Dormicum) 0,1 – 0,2 mg/kg • Fentanyl 2 – 5 µg/kg • Esmeron 0,5 mg/kg entsprechend Bedarf
	Anlage eines zentralvenösen Katheters	• lokale Emlaapplikation • Parazetamol 30 mg/kg Körpergewicht rektal oder Fentanyl 1 – 2 µg/kg Körpergewicht intravenös
	Pleura-, Aszitespunktion	• lokale Umspritzung mit Lidocain 0,5 % • Fentanyl 1 µg/kg Körpergewicht intravenös
	Verweildrainagen (Pleura, Peritoneum)	• lokale Umspritzung mit Lidocain 0,5 % • Fentanyl 2 µg/kg Körpergewicht intravenös
Analgosedierung unter Beatmungstherapie	• individuelles Vorgehen entsprechend der Behandlungsziele • meist ist eine leichte Sedierung mit Midazolan (Dormicum) als Bolusgabe (0,1 – 0,2 mg/kg Körpergewicht) oder als Dauerinfusion (0,05 – 0,2 mg/kg Körpergewicht · h) ausreichend • Kombination mit Fentanyl (1 – 2 µg/kg Körpergewicht als Bolus oder pro Stunde) bei unzureichendem klinischem Erfolg erwägen • Indikation zur Anwendung des Opioids wegen Entzugssymptomatik regelmäßig (mindestens 2-mal täglich) überprüfen	
Unterdrückung der Stressantwort auf chirurgische Maßnahmen	Herniotomie, Augenoperation	• nach Übernahme des Kindes aus dem Operationssaal Parazetamol 30 mg/kg Körpergewicht rektal • Intervall für erneute Gabe dem Reifealter anpassen • bei komplizierterem Operationsverlauf zunächst für wenige Stunden Fentanyl als Dauerinfusion 1 – 3 µg/kg Körpergewicht · h, danach Umstellung auf rektale Parazetamolgabe
	große abdominelle (Gastroschisis, nekrotisierende Enterokolitis) oder thorakale Operationen (Duktusligatur, Ösophagusatresie)	• für mindestens 24 h großzügige Analgesie (Fentanyl 24 µg/kg Körpergewicht · h) in Kombination mit Sedierung (Midazolam 0,1 – 0,2 mg/kg Körpergewicht · h) • innerhalb der folgenden 1 – 2 Tage schrittweise Dosisreduktion anstreben • zusätzlichen Bedarf bei Wundversorgung beachten
	Schädeloperationen (Shunt-Operationen)	• Analgesie und Sedierung entsprechend großen abdominellen sowie thorakalen Operationen • sedierende Wirkung einer möglichen antikonvulsiven Therapie berücksichtigen

Betreuung der Eltern

Die Betreuung der Eltern während der Geburt ist eine wichtige Aufgabe. Sie wird besonders anspruchsvoll, wenn die Adaptation eines Neugeborenen gestört ist oder ein Kind mit Fehlbildungen auf die Welt kommt. Dabei beanspruchen Reanimationsmaßnahmen oft einen breiten Raum und beeinträchtigen Kontaktmöglichkeiten und Interaktion zwischen Mutter und Kind. Diese sollten jedoch, wenn immer möglich, auch in schwierigen Situationen gefördert werden. Die Frage, ob Eltern während einer Reanimation ihres neugeborenen Kindes anwesend sein dürfen oder nicht, wird zunehmend zugunsten einer Präsenz beurteilt. Es trifft aber sicher zu, dass in solchen Situationen idealerweise eine Betreuungsperson für die Eltern zur Verfügung stehen sollte.

Es hat sich bewährt, den Ablauf der Betreuung nach der Geburt und mögliche Probleme mit den Eltern im Vorfeld zu besprechen. Dabei kann auch vereinbart werden, dass die Eltern bei einer Reanimation dabei sein wollen.

> **!** Auch nach einer schwierigen Reanimation sollte den Eltern genügend Zeit für ein Gespräch eingeräumt und Gelegenheit gegeben werden, das Kind zu sehen und zu berühren.

Vor einer Trennung bzw. Verlegung des Neugeborenen sollte ein Foto für die Eltern angefertigt werden. Adresse, Telefonnummer der Neonatologieabteilung sowie der Name einer Kontaktperson, an die sich die Eltern für weitere Informationen wenden können, sollten hinterlassen werden. Die Mutter und die Pflegenden sind daran zu erinnern, dass auch in Krisensituationen die Muttermilchproduktion durch Abpumpen stimuliert werden sollte (Abb. 21.**38** – Abb. 21.**44**).

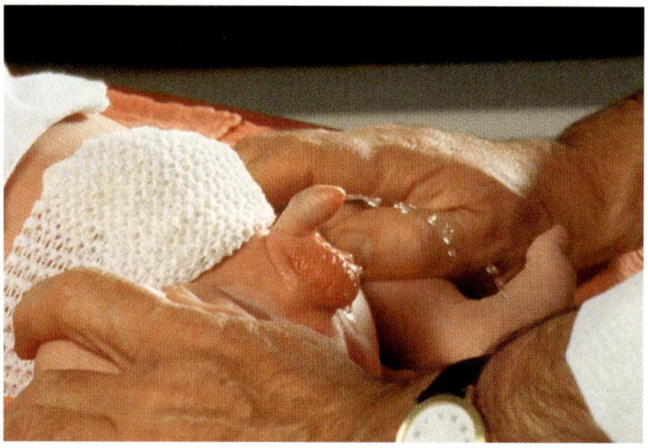

Abb. 21.**38** Alles funktioniert schon...

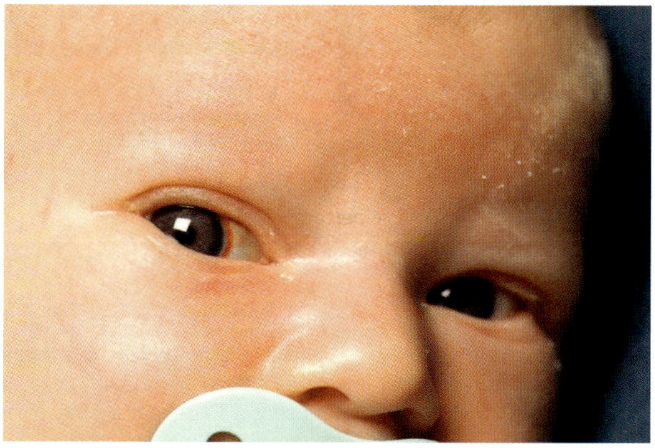

Abb. 21.**39** Konjunktivalblutung: Bei der Geburt pressen Mutter und Kind mit.

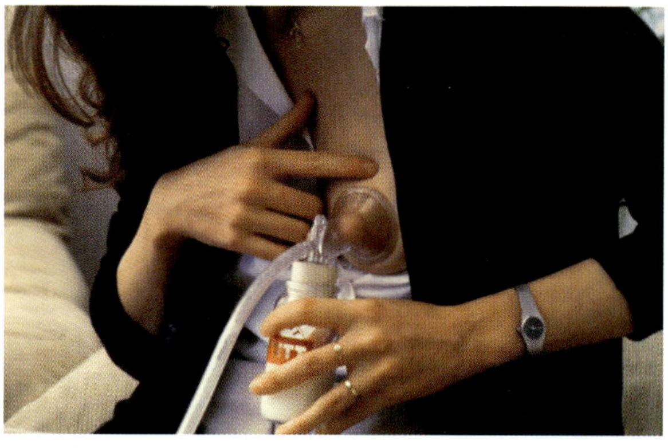

Abb. 21.**40** Abpumpen der ersten Milch.

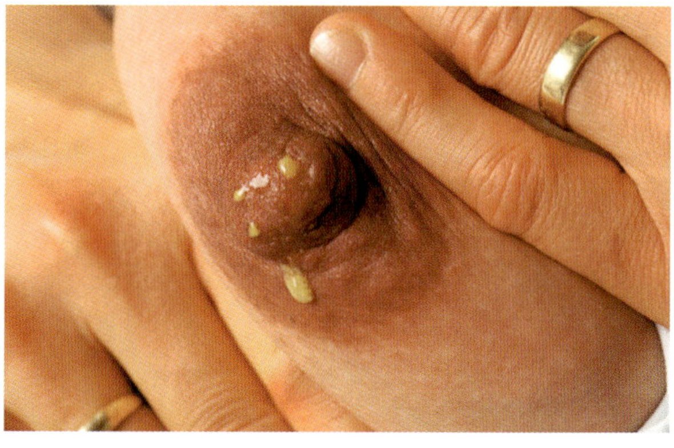

Abb. 21.**41** Kolostrum.

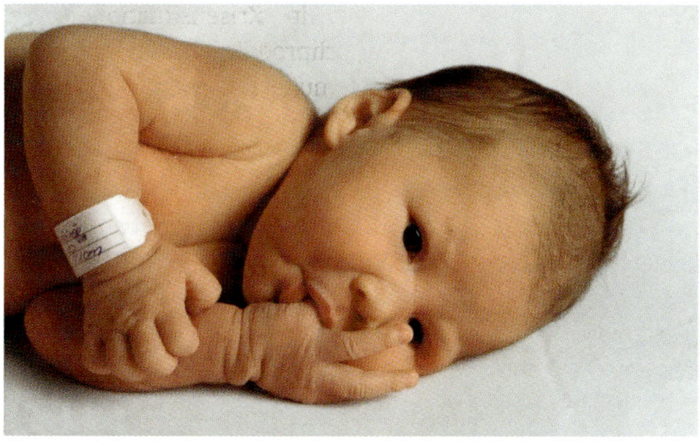

Abb. 21.**42** Kaum geboren und schon wird gelutscht...

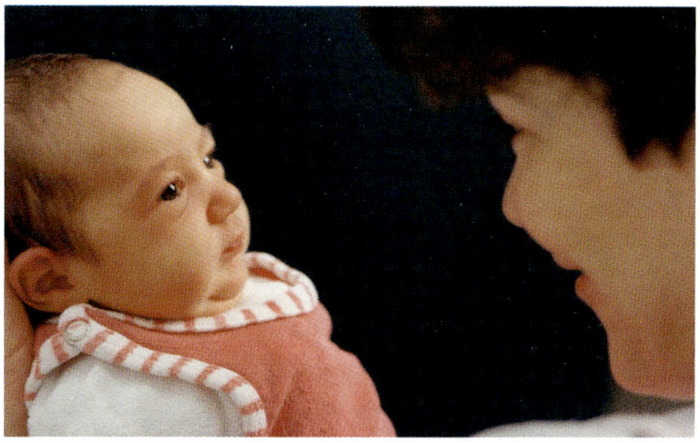

Abb. 21.**43** Interaktion und Kommunikation können beginnen.

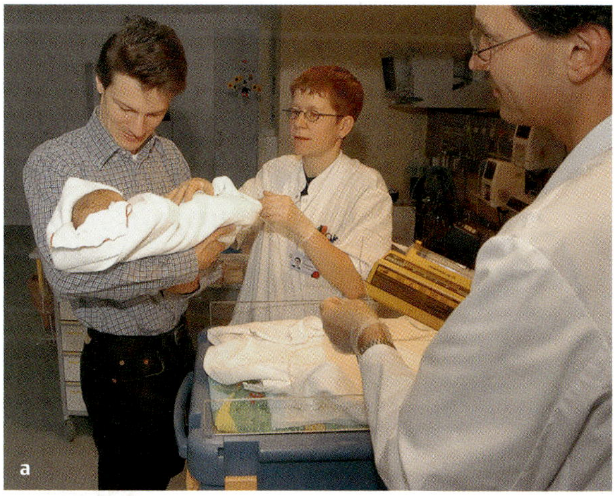

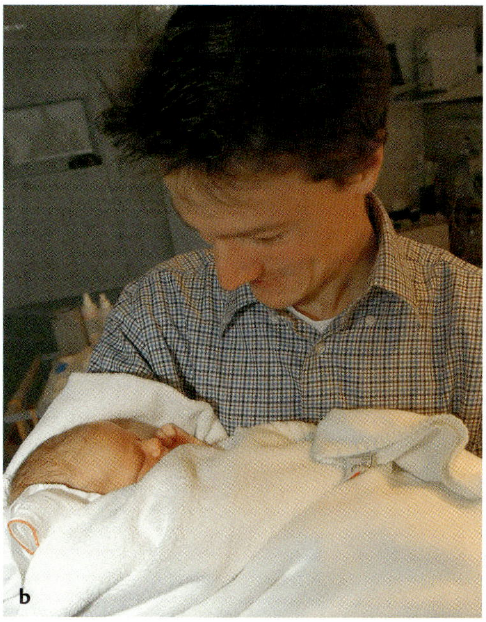

Abb. 21.**44 a, b** Das Einbeziehen des glücklichen Vaters ist essenziell für die Entwicklung einer guten Vater-Kind-Beziehung.

Betreuung von Frühgeborenen der $34^{0/7}$.– $36^{6/7}$. Schwangerschaftswoche

Die geschilderten Maßnahmen wurden an die Richtlinen der Schweizerischen Gesellschaft für Neonatologie der Jahre 2005 und 2007 adaptiert. Neuerungen sind im Internet unter http://www.neonet.ch (Stand: 26. 04. 2012) zu finden.

Zwischen 5 und 10% aller Neugeborenen kommen zwischen der $34^{0/7}$. und der $36^{6/7}$. Schwangerschaftswoche auf die Welt. Grundsätzlich können diese Geburten in der Gebärabteilung einer Klinik ohne angeschlossene Neonatologieabteilung stattfinden. Im Vergleich zu Termingeborenen ($37^{0/7}$.– $41^{6/7}$. Schwangerschaftswoche) haben Frühgeborene dieser Altersgruppe gehäuft Anpassungsstörungen und bedürfen deshalb unmittelbar nach der Geburt und während der ersten Lebenstage einer intensiveren ärztlichen und pflegerischen Betreuung. Mit den folgenden Empfehlungen sollen dafür minimale Standards festgelegt werden (Abb. 21.**45**).

Entbindung in einer Klinik ohne angeschlossene Neonatologieabteilung

Ab der $34^{0/7}$. Schwangerschaftswoche ist eine Geburt in der Gebärabteilung einer Klinik ohne Neonatologieabteilung möglich, sofern das entsprechend geschulte Personal und die besonderen Einrichtungen dafür vorhanden sind (s. Abschnitte „Personelle Voraussetzungen" und „Apparative Voraussetzungen", s. unten). Bestehen jedoch zusätzliche Risiken für eine gestörte postnatale Adaptation, ist eine Verlegung vor der Geburt in die Gebärabteilung einer Klinik mit angeschlossener Neonatologieabteilung zu erwägen. Etwa 30 – 50% der Frühgeborenen mit $34^{0/7}$ – $34^{6/7}$ Schwangerschaftswochen und 10 – 20% der Kinder mit $35^{0/7}$– $35^{6/7}$ Schwangerschaftswochen müssen nach der Geburt wegen einer oder mehrerer Anpassungsstörungen in eine Neonatologieabteilung verlegt werden. Ein Frühgeborenes verbringt deutlich längere Zeit im Krankenhaus als ein Termingeborenes, bis es nach Hause entlassen werden kann.

Personelle Voraussetzungen

- Speziell geschulte Hebammen und Pflegende müssen anwesend sein.
- Ein Kinderarzt (mit Neonatologieerfahrung) wird vor jeder drohenden Frühgeburt informiert und ist bei der Geburt anwesend oder kurzfristig abrufbar.
- Es ist eine tägliche Arztvisite auf der Wochenbettstation mit Beurteilung des Kindes erforderlich. Wird ein Kind kontinuierlich mit einem Monitor überwacht, muss eine Pflegefachkraft innerhalb von Sekunden beim Kind sein können (der Mutter allein kann die Verantwortung nicht überlassen werden).

Apparative Voraussetzungen

- Tisch mit Wärmelampe und/oder beheizter Unterlage zur Überwachung der Adaptation und zur Erstversorgung
- Luft-Sauerstoff-Mischgerät (Blender) empfehlenswert
- Inkubator mit Oxymeter (Gerät zur Messung der Sauerstoffkonzentration) zur Überwachung bei Anpassungsstörungen (Abb. 21.**46**)
- für Neugeborene geeignetes Pulsoxymeter
- Möglichkeit der Messung von Blutgasen, Blutzucker und Hämatokritwert aus Kapillarblut in unmittelbarer Nähe
- Wärmebett zur Prophylaxe einer Hypothermie

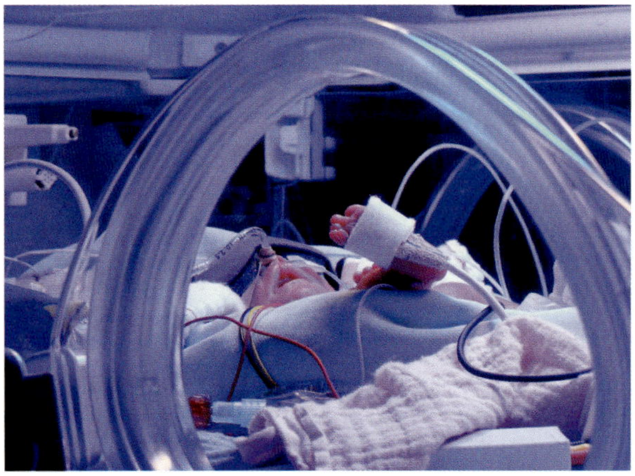

Abb. 21.**45** Ein voll versorgtes Frühgeborenes.

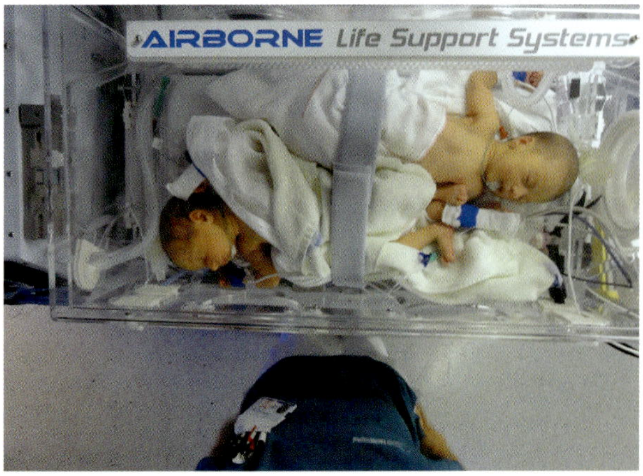

Abb. 21.**46** Transport.

Kriterien für Verlegung in die neonatologische Abteilung

- Frühgeborenes vor der 34.– 35. Schwangerschaftswoche
- Geburtsgewicht < 1800 – 2000 g
- Mutter ist Trägerin von Streptokokken der Gruppe B ohne adäquate antibiotische Prophylaxe (aktuelle Empfehlungen s. im Internet www.neonet.ch)
- Infektionsrisiko (Fieber der Mutter sub partu, Blasensprung > 18 h vor Geburt usw.) und klinische Auffälligkeit nach Geburt
- progredientes Atemnotsyndrom
- Atemnotsyndrom ohne deutliche Besserung 4 h nach Geburt
- Hypothermie < 35,5 °C
- persistierende Hypoglykämie (Blutzucker < 2,5 mmol/l nach Maltodextringabe)
- Bilirubinanstieg > 10 µmol/l · h
- Anämie (Hämatokritwert < 40 %) oder Polyglobulie (venöser Hämatokritwert > 65 %; Messung nur bei klinischer Indikation, nicht bei allen Frühgeborenen)
- einmalige Apnoe (Zyanoseanfall unabhängig von der Nahrungsaufnahme)
- Gewichtsabnahme von > 10 % des Geburtsgewichts

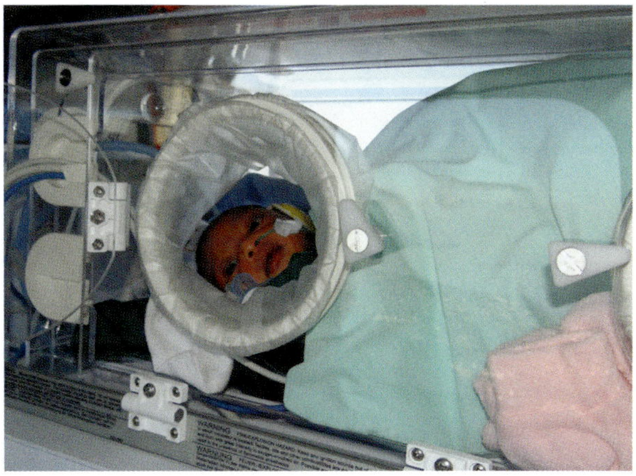

Abb. 21.**47** Blick aus der Isolette.

Primäre Adaptation

Die schweizerischen Empfehlungen zur Betreuung von Neugeborenen bei Geburt gelten auch bei Frühgeborenen ab der $34^{0/7}$. Schwangerschaftswoche (im Internet: www.neonet.ch). Da bei Frühgeborenen vermehrt mit Atemschwierigkeiten, Temperaturproblemen, Infektgefährdung und Hypoglykämien zu rechnen ist, muss vor jeder drohenden Frühgeburt der zuständige Pädiater informiert werden. Dieser oder ein anderer in der Erstversorgung von Neugeborenen erfahrener Arzt ist bei der Geburt anwesend.

Atmung

Atemstörungen sind häufig. Deshalb müssen die betroffenen Kinder regelmäßig überwacht und mögliche behandelbare Ursachen abgeklärt werden. Bei einer Verschlechterung ist rechtzeitig die Verlegung in eine Neonatologieabteilung in die Wege zu leiten (Abb. 21.**47**).

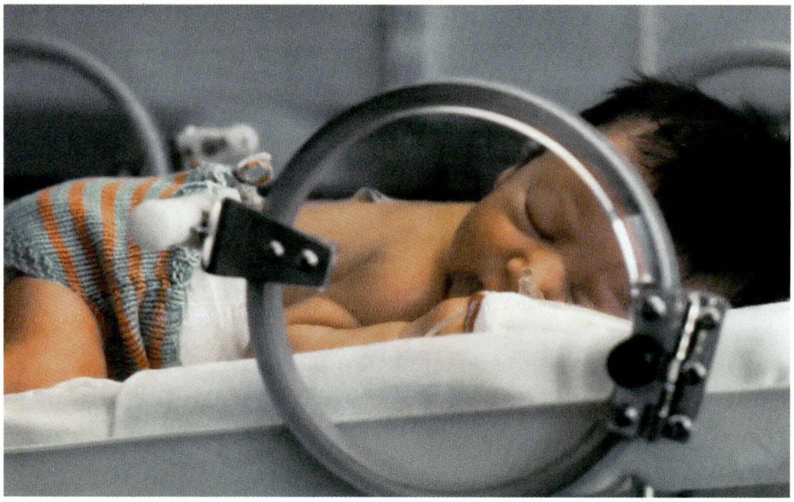

Abb. 21.**48** Bei Frühgeborenen ist ein Wärmebett optimal.

Wärme bzw. Energie

Die zentrale Temperatur (Rektaltemperatur) sollte zwischen 36,5 und 37,5 °C liegen. Nach der Geburt und nach jedem Waschen muss das Kind sorgfältig abgetrocknet werden, um einer Abkühlung durch Verdunstung vorzubeugen. Das Kind kann der Mutter auf die Haut gegeben (Stillversuch) und beide können mit einer warmen Decke zugedeckt werden (Achtung auf die Gesichtsfarbe!). Als Kleidung haben sich Fleece-Anzüge bewährt. Ein Käppchen aus Fleece-Material verhindert wirksam eine Abkühlung des Kopfes. Ein regulierbares Wärmebett für die ersten 2 – 3 Lebenstage ist optimal (Abb. 21.**48**). Bettflaschen dürfen wegen des Verbrennungsrisikos nicht eingesetzt werden. Ist ein Kind auf < 35,5 °C abgekühlt oder lässt es sich nicht innerhalb von 2 h auf > 36,5 °C aufwärmen, ist die Verlegung in eine Neonatologieabteilung indiziert.

Ernährung

Eine optimale Energie- und Flüssigkeitszufuhr in den ersten Lebenstagen ist wichtig. Nach den Richtlinien der SGP sollten die Mütter weiterhin frei nach Bedarf stillen können, mit einer Frequenz zwischen 5- bis 8-mal pro Tag bei Milcheinschuss und später 8- bis 12-mal pro Tag. Das Angebot von Zusatzflüssigkeit und/oder Muttermilchersatzpräparaten (z. B. 10 – 40 ml Dextrinmaltose 10 %) ist in folgenden medizinischen Situationen von Bedeutung, um das Risiko einer Hyperbilirubinämie günstig zu beeinflussen (Gandini u. Brimacombe 1999):

- Frühgeborene in Wochenbettstationen
- Neugeborene mit einem Geburtsgewicht < 2500 oder > 4500 g
- untergewichtige Kinder (< 10. Perzentile)
- Weinen und Unruhe trotz vorangegangener wiederholter Brustmahlzeit (Durstzeichen)
- Hinweise für Dehydratation (Gewichtsverlust > 10 %) oder anhaltende Gewichtsabnahme nach dem 4.– 5. Lebenstag.

Frühgeborene sollen so früh wie möglich, spätestens bis 2 h nach der Geburt, eine 10 %ige Maltodextrinlösung (Frühernährung) trinken. Anschließend sollten sie mindestens alle 3 – 4 h neben der Muttermilch – je nach Situation – (5 –)10 ml Maltodextrin oder ein Muttermilchersatzpräparat erhalten. Der Schritt 6 der UNICEF-Empfehlungen zur Stillförderung (gesunde Neugeborene benötigen grundsätzlich zur Muttermilch keine andere Nahrung oder Flüssigkeit) gilt nur für Termingeborene und nicht für Frühgeborene. Eine professionelle Stillberatung ist wichtig. Siehe auch die Empfehlungen für die Säuglingsernährung 2009 im Anhang.

Hypoglykämie

Physiologie des Glukosestoffwechsels

Mit der Geburt muss beim Neugeborenen eine Reihe von metabolischen Adaptationsvorgängen ablaufen, damit der Wechsel vom fetalen Zustand der diaplazentaren Glukosezufuhr und fetalen Glykogensynthese zu einem Zustand der Glukoseproduktion und -regulation stattfinden kann. Unter der Geburt erhöhen sich die endogenen Glukagon- und Katecholaminspiegel um das 3- bis 5-Fache; damit wird die Glykogenolyse initiiert, die in den ersten Lebensstunden für die Glukosehomöostase verantwortlich ist. Die Ausschüttung von Wachstumshormon und Kortisol unter der Geburt fördert die Glukoneogenese, die nach einigen Stunden zunehmend an Bedeutung gewinnt. Parallel dazu fällt der Insulinspiegel im Blut in den ersten Lebensstunden auf ein niedriges Niveau. Für den Glykogenabbau und die Glukoneogenese müssen die entsprechenden Enzyme und ihre Substrate in Form von Fett und Aminosäuren vorhanden sein.

Auch bei optimaler metabolischer Adaptation nach Geburt fällt der Blutzuckerspiegel in den ersten 2 Lebensstunden; danach steigt er kontinuierlich langsam an, bis eine Glukosehomöostase erreicht wird. Glukose ist das primäre Substrat für den zerebralen Energiebedarf. Infolge des relativ hohen Gewichtsanteils des zentralen Nervensystems haben Neugeborene insgesamt einen hohen gewichtsbezogenen Glukoseverbrauch. Als zusätzliche Energiequelle für das Gehirn stehen dem Neugeborenen Ketonkörper zur Verfügung, die im Rahmen der Lipolyse generiert werden. Damit ist das Gehirn des Neugeborenen nicht vollständig abhängig vom Blutzucker. Aus diesem Grunde soll und kann auf eine routinemäßige Blutzuckerkontrolle bei gesunden Termingeborenen verzichtet werden. Im Vergleich zu diesen haben frühgeborene und untergewichtige Neugeborene zusätzlich zu den verminderten Glykogenreserven auch verminderte Fettreserven und damit eine verminderte Lipolysekapazität; deshalb kann die alternative Energieversorgung mittels Ketonkörpern für das Gehirn unzureichend sein. Zusätzlich haben diese Neugeborenen bei niedrigem Blutzuckerspiegel eine unzureichende glukoneogenetische Gegenregulation, da zuwenig Substrate für die Glukoneogenese (Laktat, Pyruvat, Alanin und Ketonkörper) zur Verfügung stehen.

Ein früher Ernährungsbeginn des Neugeborenen mit Muttermilch fördert die Glukoneogenese, indem die entsprechenden Substrate zur Verfügung gestellt werden. Ebenfalls wird die Ketogenese durch die Zufuhr von Fettsäuren gesteigert, während der Insulinspiegel durch den Laktosegehalt der Muttermilch nur wenig erhöht wird. Im Gegensatz dazu kann eine enterale Zufuhr von Glukoselösungen kurz nach Geburt potenziell zu einer deutlichen Insulinsekretion und einer verminderten Glukagonproduktion führen und damit möglicherweise die notwendigen glukoneogenetischen und ketogenetischen homöostatischen Prozesse verzögern. Aus diesen theoretischen Gründen scheint die Verabreichung von Milch sinnvoll zu sein (Hales et al. 1993; Bucx et al. 2003; Biarent et al. 2005; Guinsburg u. Wyckoff 2006; Hoehn et al. 2008b). Wegen des erhöhten Hypoglykämierisikos ist 3-mal vor je einer Mahlzeit eine Bestimmung des Blutzuckerspiegels indiziert. Ziel ist ein Blutzucker > 2,5 mmol/l. Bei einem Blutzuckerspiegel < 2,5 mmol/l und asymptomatischem Kind wird Maltodextrin oder ein Muttermilchersatzpräparat verabreicht und 1 h später der Blutzucker kontrolliert. Normalisiert er sich nicht, ist der Pädiater zu informieren und die Verlegung in eine Neonatologieabteilung (Infusionsbehandlung) in die Wege zu leiten (s. auch Empfehlungen unter www.neonet.ch im Internet).

Blutzuckerbestimmung

Die meisten Bedside-Geräte überschätzen den Blutzuckerwert in der Regel. Die Abweichung liegt je nach Gerät bei 0,2 – 0,6 mmol/l. Vereinzelt wurden mittels Bedside-Bestimmung auch falsch-tiefe Blutzuckerwerte gemessen. Eine regelmäßige Kalibrierung (Qualitätskontrolle) der eingesetzten Geräte ist anzustreben, und es sollte eine Kalibrierung mittels der Hexokinasemethode durchgeführt werden.

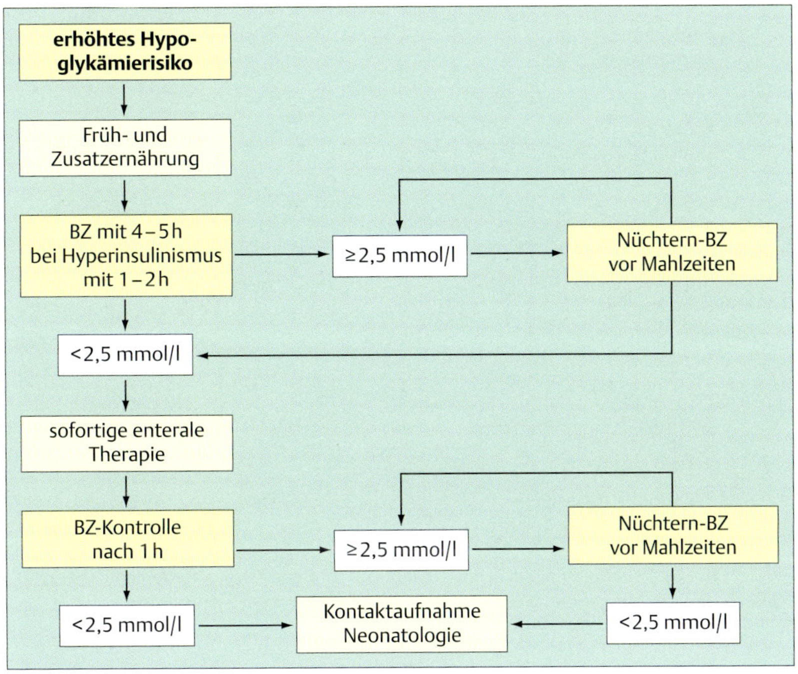

Abb. 21.**49** Notwendige Präventionsmaßnahmen bei Neugeborenen mit erhöhtem Hypoglykämierisiko.
BZ = Blutzucker

Symptome

> **!** Beim Neugeborenen wird ein Blutzuckerspiegel < 2,5 mmol/l, mittels Bedside-Bestimmung gemessen, als Hypoglykämie beurteilt.

Folgende Situationen sind unbedingt zu vermeiden und/oder bei Auftreten schnell und konsequent zu behandeln, da sie mit einem erhöhten Risiko für neurologische Komplikationen assoziiert sind:

- sehr niedrige Hypoglykämie < 1,5 mmol/l
- symptomatische Hypoglykämie
- prolongierte Hypoglykämie > 4 h
- rezidivierende Hypoglykämien

Hypoglykämieverdächtige Symptome beim Neugeborenen

- Zittern
- muskuläre Hypotonie
- Apnoen
- Hypothermie
- Krampfanfälle
- Hyperexzitabilität oder Apathie

Bewirkt eine Hypoglykämie zerebrale Symptome, muss davon ausgegangen werden, dass das Gehirn unterversorgt ist und zu wenig alternative Energiequellen zur Verfügung stehen. Aus diesem Grund muss eine rasche und konsequente Therapie erfolgen. Die beschriebenen Hypoglykämiesymptome sind unspezifisch, sodass bei Symptompersistenz trotz adäquater Therapie nach anderen Ursachen gesucht werden muss.

Vorgehen bei erhöhtem Hypoglykämierisiko

Neugeborenen mit erhöhtem Hypoglykämierisiko soll immer eine Frühernährung angeboten werden, die möglichst bald nach Geburt, spätestens aber in den ersten 2 Lebensstunden begonnen wird (Abb. 21.**49**). Während der ersten 2 – 3 Lebenstage soll das Neugeborene regelmäßig alle 3 – 4 h an die Brust angesetzt werden. Nach dem Ansetzen an die Brust wird dem Neugeborenen zusätzlich eine entsprechende Säuglingsmilch angeboten, bis genügend Muttermilch vorhanden ist. Als Alternative zur Säuglingsmilch kann auch eine Maltodextrinlösung angeboten werden. Nicht empfohlen ist die orale Gabe von Glukoselösungen (z. B. Glukose 10 %).

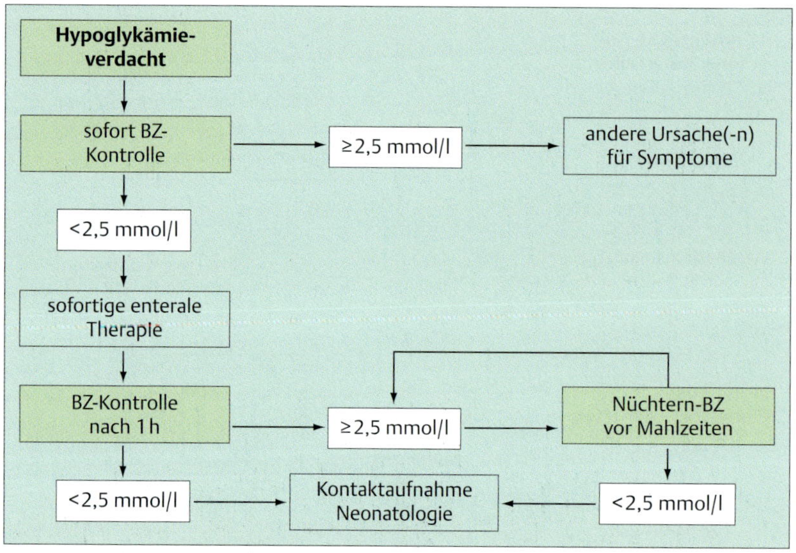

Abb. 21.**50** Notwendige Blutzuckerkontrollen und im Bedarfsfall erforderliche Therapiemaßnahmen bei Neugeborenen mit hypoglykämieverdächtigen Symptomen.
BZ = Blutzucker

Die Blutzuckerkontrollen (Abb. 21.**50**) können mittels Bedside-Test durchgeführt werden. Bei unauffälligen Neugeborenen mit erhöhtem Hypoglykämierisiko soll die erste Blutzuckerbestimmung im Alter von 4 – 5 h vor der 2. Mahlzeit erfolgen (bei erhöhtem Risiko für einen Hyperinsulinismus im Alter von 1 – 2 h, da diese Kinder innerhalb kurzer Zeit schwere Hypoglykämien erleiden können).

Vorgehen bei diagnostizierter Hypoglykämie

Bei Diagnose einer Hypoglykämie muss spätestens 1 h nach erfolgter Therapie eine Blutzuckerkontrolle durchgeführt werden, um die Wirksamkeit der ergriffenen Maßnahmen zu dokumentieren. Bei einem Blutzuckerspiegel ≥ 2,5 mmol/l werden die weiteren Kontrollen jeweils vor den Mahlzeiten durchgeführt. Damit die Kontrollen gestoppt werden können, müssen 3 aufeinanderfolgende Blutzuckerbestimmungen > 2,5 mmol/l sein. Bei hypoglykämieverdächtigen Symptomen muss immer unverzüglich eine Blutzuckerbestimmung durchgeführt werden.

Nach Diagnose einer Hypoglykämie muss ohne Verzögerung eine Therapie erfolgen. Die enterale Therapie besteht in der Gabe von Muttermilch oder einer entsprechenden Säuglingsmilch (10 – 15 ml/kg Körpergewicht). Zusätzlich wird dem Neugeborenen in der Folge in den ersten 2 – 3 Lebenstagen alle 3(– 4) h (eventuell häufiger) nach dem Stillen zusätzlich abgepumpte Muttermilch oder eine entsprechende Säuglingsmilch verabreicht (insgesamt mindestens 10 – 15 ml/kg Körpergewicht und Mahlzeit). Als Alternative zur Säuglingsmilch kann auch eine Maltodextrinlösung angeboten werden. Nicht empfohlen ist die orale Gabe von Glukoselösungen (z. B. Glukose 10 %).

Bei Trinkschwäche oder -verweigerung erfolgt nach Möglichkeit eine Sondierung der Milch oder die Kontaktaufnahme mit dem zuständigen Neonatologen oder Pädiater.

Lässt sich eine Hypoglykämie nicht durch eine perorale Zufuhr korrigieren, muss Glukose parenteral verabreicht werden. Diese Therapie erfolgt in der Regel auf einer Neonatologieabteilung. Bei niedrigen und/oder symptomatischen und/oder prolongierten und/oder rezidivierenden Hypoglykämien ist eine rasche Kontaktaufnahme mit der zuständigen Neonatologieabteilung angezeigt.

Hyperbilirubinämie

Symptome

Etwa 60 % aller gesunden Neugeborenen entwickeln in den ersten Lebenstagen eine gelbliche Hautverfärbung (s. Abb. 15.**167**). Die medizinisch-pflegerische Herausforderung besteht darin, in dieser großen Zahl von Neugeborenen mit harmlosem Ikterus die viel selteneren Neugeborenen zu erkennen, die eine gefährliche Hyperbilirubinämie mit dem Risiko einer Bilirubinenzephalopathie entwickeln. Die praxisnahen Empfehlungen gelten für gesunde Neugeborene in Gebärkliniken mit einem Gestationsalter ab $35^{0/7}$ Schwangerschaftswochen und/oder einem Geburtsgewicht > 2000 g. Eine Überbehandlung oder Verunsicherung der Eltern soll vermieden werden. Neugeborene unter 35 Schwangerschaftswochen und/oder mit einem Geburtsgewicht < 2000 g mit einer Hyperbilirubinämie sind eine Risikogruppe und sollten primär auf einer Neonatologieabteilung abgeklärt und therapiert werden.

Das Auftreten und der Verlauf einer Gelbsucht sollten routinemäßig durch die Pflegenden bei jedem Windelwechsel oder bei jeder Pflegeintervention, aber mindestens alle 8 – 12 h kontrolliert werden. Die Evaluation erfolgt durch Hautanämisierung mit Fingerdruck (z. B. der Nase oder des Schienbeins) bei gutem Licht, wenn möglich, Tageslicht. Bei dunkelhäutigen Kindern ist besondere Aufmerksamkeit geboten, da ein Ikterus klinisch schwieriger zu erfassen ist. Die notwendige Unterscheidung zwischen einem physiologischen und einem pathologischen Ikterus beruht primär auf klinischen Gegebenheiten. Für einen pathologischen Ikterus sprechen:

- *klinische Zeichen* (Blässe, Apathie, Lethargie, Trinkschwäche, Erbrechen, Fieber, dunkler Urin oder helle Stühle)
- *Icterus praecox* (in den ersten 24 h sichtbare Gelbfärbung der Haut)
- *Bilirubinanstieg* > 10 µmol/l · h
- *Icterus prolongatus* (> 14. Lebenstag)

Hohes Risiko eines pathologischen Ikterus

In folgenden Situationen ist besondere Vorsicht geboten:

- klinisch signifikanter Ikterus (Ikterus mit Gelbfärbung auch an den unteren Extremitäten)
- Icterus praecox
- Bilirubinanstieg > 10 µmol/l · h
- Vorliegen von klinischen Zeichen, die auf einen pathologisch bedingten Ikterus hindeuten
- Ikterus bei frühgeborenen Kindern

Bilirubinbestimmung

In der Regel ist die transkutane Bilirubinmessung nach der klinischen Beurteilung der erste Schritt der Diagnostik. Diese Methode ist einfach und nicht invasiv. Bei der transkutanen Bilirubinbestimmung müssen folgende Einschränkungen berücksichtigt werden:

- Bei einem Icterus praecox sollte immer eine Bestimmung des Serumbilirubins gefordert werden, um den weiteren Verlauf verfolgen und die zusätzlichen Abklärungen und Maßnahmen beurteilen zu können.
- Eine therapeutische Maßnahme (Fototherapie, Austauschtransfusion) soll nie aufgrund einer transkutanen Bilirubinbestimmung allein eingeleitet werden.
- Die transkutane Bilirubinmessung unter und nach Fototherapie sowie nach einer Austauschtransfusion ist nicht zuverlässig und sollte in diesen Situationen nicht angewendet werden.
- Die transkutane Bilirubinmessung ist bei dunkelhäutigen Kindern und bei Frühgeborenen, je nach verwendetem Gerätetyp, von unterschiedlicher Zuverlässigkeit. Deshalb sollen die Grenzen gemäß Zulassung der Geräte für jede Klinik intern festgelegt werden. Prinzipiell gilt, dass im Zweifel der blutigen Messung der Vorzug gegeben werden sollte.

Bei einer Hospitalisation < 48 h kommt der klinischen Beurteilung zum Zeitpunkt des Guthrie-Tests am 4. Lebenstag zu Hause eine besondere Bedeutung zu. Falls das Kind einen signifikanten Ikterus oder klinische Zeichen eines pathologischen Ikterus aufweist, soll eine blutige Bilirubinbestimmung vorgenommen werden. Die betreuende Hebamme und der niedergelassene Kinderarzt übernehmen die Verantwortung, die klinischen Kontrollen und Laboruntersuchungen durchzuführen (Tab. 21.**6**).

Neben der Beurteilung der klinischen Risikofaktoren kann mithilfe einer frühen Bestimmung des trans-

Tab. 21.**6** Laboruntersuchungen beim Kind.

Alter	Indikation	Laboruntersuchungen
bei Geburt	• Mutter rhesusnegativ oder mit unbekannter Blutgruppe • Mutter mit Antikörpern	Blutgruppe, direkter Coombs-Test[1)] (bevorzugt aus Nabelschnurblut) Hämatokrit oder Hämoglobin, Serumbilirubin
innerhalb der ersten 24 h	(Icterus praecox)	Blutgruppe, direkter Coombs-Test, Hämatokrit oder Hämoglobin, Serumbilirubin
nach 24 h	bei signifikantem Ikterus[2)] oder transkutanem Bilirubin über Grenzbereich	Blutgruppe, direkter Coombs-Test, Hämatokrit oder Hämoglobin, Serumbilirubin
≥ 2. Lebenswoche	bei Ikterus (= Icterus prolongatus)	Blutgruppe, direkter Coombs-Test, Hämatokrit oder Hämoglobin, totales und direktes Bilirubin

1) Die Blutgruppe und der Coombs-Test (Antiglobulintest) sind einmalige Untersuchungen.

2) Der Ikterus macht sich in der Regel zuerst im Gesicht bemerkbar und breitet sich dann kaudalwärts über Stamm und Extremitäten aus. Faustregel: Wenn eine Gelbfärbung nach Hautanämisierung durch Fingerdruck an den unteren Extremitäten sichtbar wird, beträgt die Serumbilirubinkonzentration ca. 200 – 250 µmol/l (Cook et al. 1957).

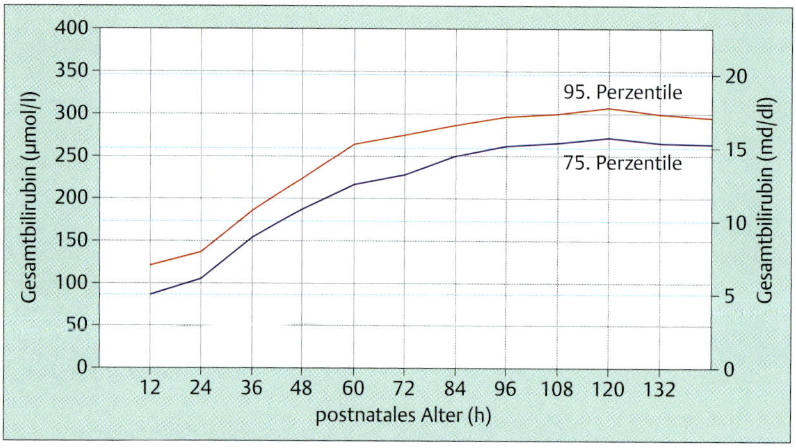

Abb. 21.**51** Modifizierte Bhutani-Kurve (Interpretation s. Text; nach Bhutani et al. 1999).

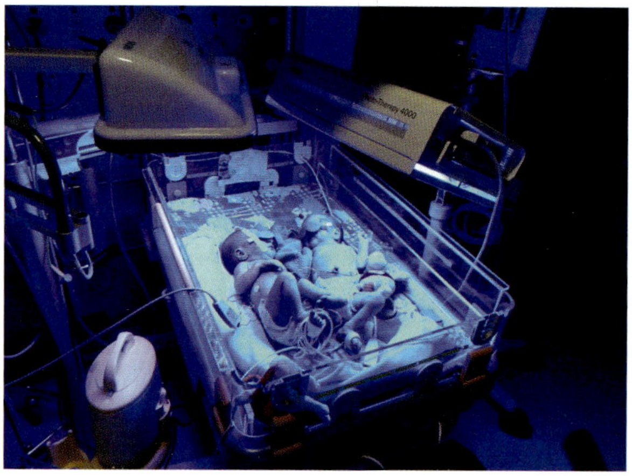

Abb. 21.**52** Fototherapie im Doppelpack.

Tab. 21.**7** Behandlungsindikationen.

Alter	Fototherapie	Austauschtransfusion
Termingeborene > 2500 g, gesund	bei 320 – 350 µmol/l Bilirubin	bei 400 – 430 µmol/l Bilirubin
Termingeborene > 2500 g, krank oder mit Hämolyse	bei 230 – 300 µmol/l Bilirubin	bei 350 – 370 µmol/l Bilirubin
Frühgeborene in der 35. und 36. Schwangerschaftswoche oder Termingeborene < 2500 g	bei 200 – 260 µmol/l Bilirubin	bei 270 – 320 µmol/l Bilirubin

kutanen oder Serumbilirubins das Risiko eines Neugeborenen abgeschätzt werden, eine schwerwiegende Hyperbilirubinämie zu entwickeln:

- Bei einer ambulanten Geburt (Hospitalisation < 24 h) soll eine ambulante Bilirubinbestimmung im Alter von 18 – 48 h vorgenommen werden.
- Bei der Kurzhospitalisation von 24 – 48 h eines sichtbar ikterischen Kindes sollten mindestens eine Bilirubinbestimmung und eine pädiatrische Untersuchung vor Entlassung durchgeführt werden. Der Bilirubinwert wird auf der Bhutani-Kurve (Abb. 21.**51**) eingetragen und dient zur Risikoabschätzung, im weiteren Verlauf eine signifikante Hyperbilirubinämie zu entwickeln (Cook u. Watchko 1996).

Therapie (Abb. 21.**52**)

Therapieindikation

Interpretation der Bhutani-Kurve:

- Liegt der Bilirubinwert über der 95. Perzentile, sind weitere Abklärungen und eine Nachkontrolle des Serumbilirubins, spätestens innerhalb der nächsten 24 h, bzw. eine Therapie einzuleiten.
- Liegt der Bilirubinwert zwischen der 75. und der 95. Perzentile, sollte eine Nachkontrolle spätestens innerhalb der nächsten 24 – 48 h erfolgen.
- Liegt der Bilirubinwert unter der 75. Perzentile, ist das Risiko einer schweren Hyperbilirubinämie gering, und eine Bilirubinbestimmung ist nur bei deutlich ikterischen Neugeborenen notwendig, z. B. zum Zeitpunkt des Neugeborenen-Screenings (Guthrie-Test).

Die Indikation zur Fototherapie und Austauschtransfusion wird in Tabellenform (Tab. 21.**7**) und als Nomogramm dargestellt (Abb. 21.**53**).

> **!** Achtung: Bei Ikterus vor einem Alter von 48 Lebensstunden, insbesondere bei Icterus praecox, sollte gemäß klinischem Ermessen eine Fototherapie bereits vor Erreichen des unteren Grenzwerts erwogen werden Abb. 21.**53**.

Bei der Auswertung von Abb. 21.**53** ist Folgendes zu berücksichtigen:

- Die Werte entsprechen Totalserumbilirubinwerten. Das direkte Bilirubin soll vom totalen Bilirubin nicht abgezogen werden.
- Sind Risikofaktoren (subpartale und neonatale Warnzeichen, neurologische Symptome, Bilirubinanstieg > 10 µmol/l · h) vorhanden, sollen die entsprechenden Grenzwerte im unteren Therapiebereich liegen (Graubereich unter Fototherapie- bzw. Austauschtransfusionsgrenze).
- Die maximale Austauschtransfusionsgrenze ist fix definiert. Diese fixe Grenze ist notwendig, um Neugeborene mit einem maximalen Bilirubinwert oberhalb der maximalen Austauschtransfusionsgrenze, also mit dem Risiko einer Bilirubinenzephalopathie, erfassen und nachkontrollieren zu können. Eine Hämolyse ist schwierig diagnostizierbar. Der direkte Coombs-Test allein ist nicht zuverlässig genug (Cross et al. 1964; Davis et al. 2004) und die Retikulozytenmessung hat eine zu geringe Sensitivität und Spezifität. Hauptkriterien der Hämolyse im klinischen Alltag:
  - Hämatokrit < 45 % oder Hämoglobin < 145 g/l
  - Icterus praecox (= in den ersten 24 h)
  - Totalbilirubin > 240 µmol/l in den ersten 48 h
  - positiver direkter Coombs-Test
  - Bilirubinanstieg trotz Fototherapie
- Hauptursachen für eine Hämolyse sind die Rhesus- und AB0-Inkompatibilität, der Glukose-6-Phosphat-Dehydrogenase-Mangel, der Pyruvatkinasemangel und die Sphärozytose.

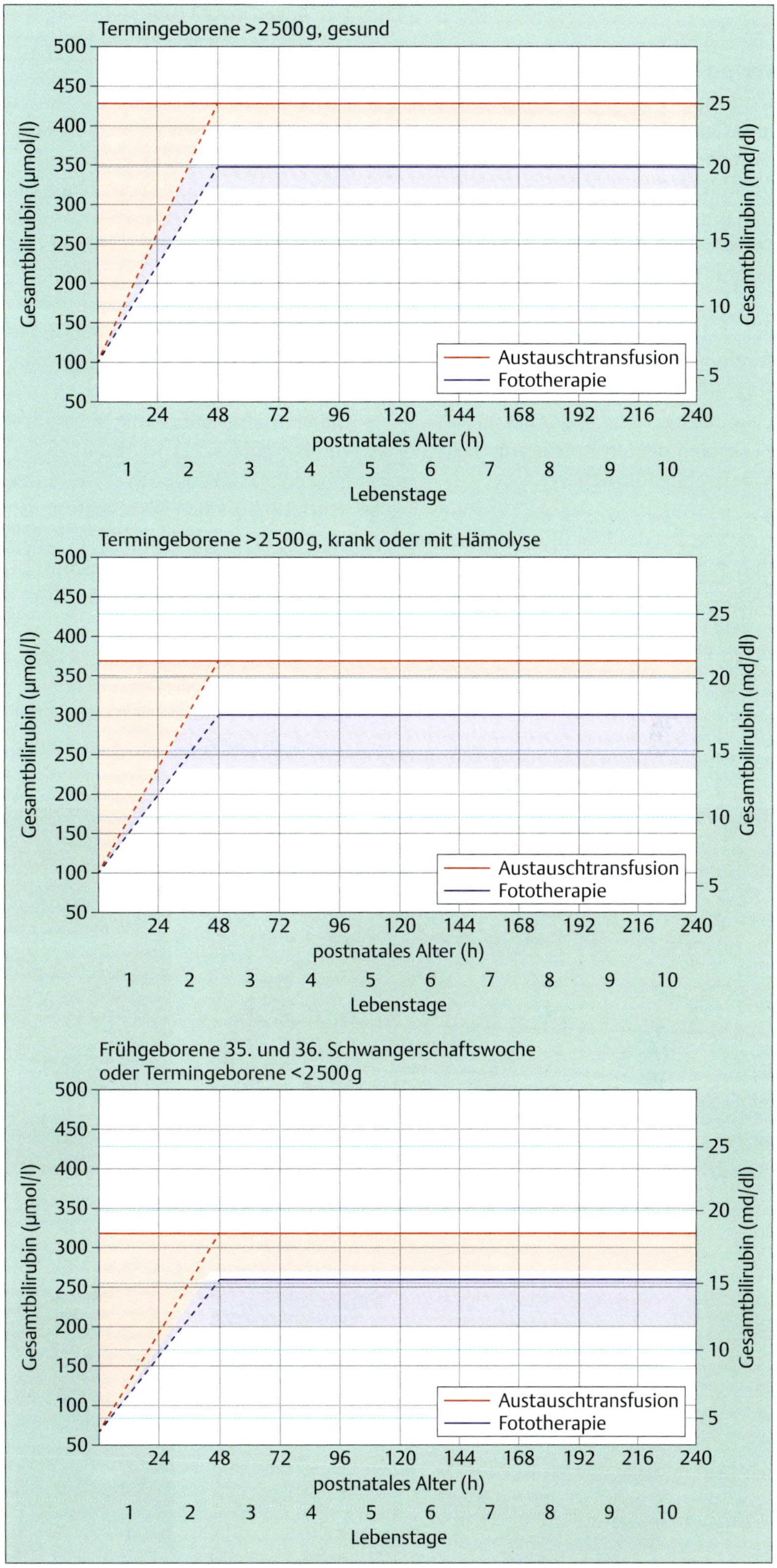

Abb. 21.**53** Behandlungsindikationen bei Hyperbilirubinämie (Nomogramm).

Fototherapie

Vor jedem Fototherapiebeginn soll das Kind von einem Arzt untersucht und die Eltern über die Therapie informiert werden. Die Fototherapie (Abb. 21.**54** bis Abb. 21.**57**) kann in einem Inkubator, unter einem Wärmestrahler mit Servosteuerung, in einem Bilirubinbett und, mit Einschränkungen, auf einer fiberoptischen Matte durchgeführt werden. Faktoren, die die Wirksamkeit der Fototherapie beeinflussen, sind:

- Lichtintensität (vor allem wirksam im blau-grünen Spektralbereich)
- Abstand der Lichtquelle zur Haut
- bestrahlte Körperoberfläche

Hinweise bei der Durchführung der Fototherapie:

- Das Kind wird nur mit kleiner Windel bekleidet; es muss immer auf die Körpertemperatur geachtet werden.
- Nur ausnahmsweise werden 2 Lampen verwendet.
- Der Augenschutz darf nicht vergessen werden (nicht nötig bei Bilirubinbett oder fiberoptischer Leuchtmatte).
- Es muss auf genügend Flüssigkeit geachtet werden; eine prinzipielle Erhöhung der Flüssigkeitszufuhr ist jedoch nicht erforderlich.
- Lichtpausen bis zu 1 h während des Stillens und der Pflege des Kindes sind erlaubt (Augenschutz entfernen). Die Mutter soll so wenig wie möglich am Kontakt mit ihrem Kind gehindert werden.
- Die Bilirubinbestimmung muss unter Fototherapie 8- bis 12-stündlich erfolgen, bei sinkenden Werten in der Regel 12-stündlich, aber spätestens nach 24 h.
- Die transkutane Bilirubinbestimmung ist während und nach Fototherapie nicht zulässig.
- Die Fototherapie wird ausgesetzt, wenn der Serumbilirubinspiegel unter den Fototherapiebereich gefallen ist. Bei Abbruch in den ersten 3 – 4 Lebenstagen und/oder Hämolysezeichen muss eine erneute Bilirubinbestimmung 12 – 24 h nach dem Abbruch erfolgen.
- Klinische Kontrollen: Temperatur, Herzfrequenz und Atmung 4-mal pro Tag, Gewicht täglich. Die Ergebnisse der Messungen müssen protokolliert werden.
- Die Fototherapiegeräte sollen regelmäßig gewartet und die Leuchtkraft der Lichtquellen überprüft werden.

> **!** Etwa 1 – 2 % der gestillten Neugeborenen entwickeln eine langdauernde Hyperbilirubinämie mit einem Maximum am 10.– 15. Lebenstag und einer Normalisierung nach 3 – 12 Wochen. Da der Muttermilchikterus ungefährlich ist, ist eine Stillpause nicht indiziert.

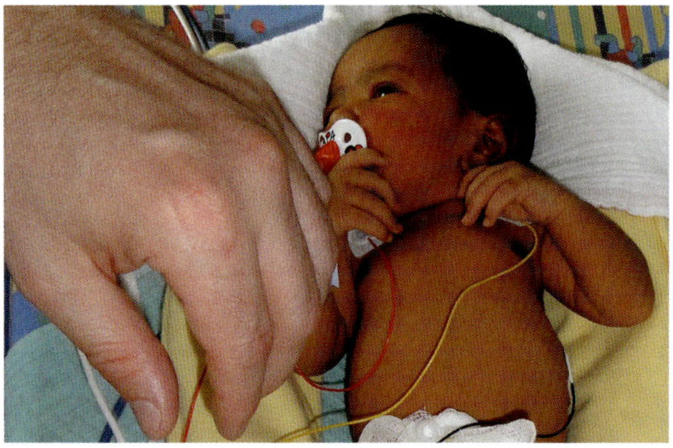

Abb. 21.**54** Hyperbilirubinämie 580 µmol/l.

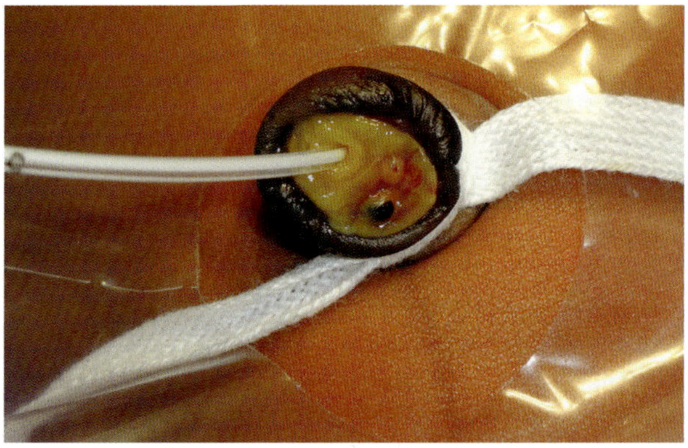

Abb. 21.**55** NS-Stumpf bei Hyperbilirubinämie.

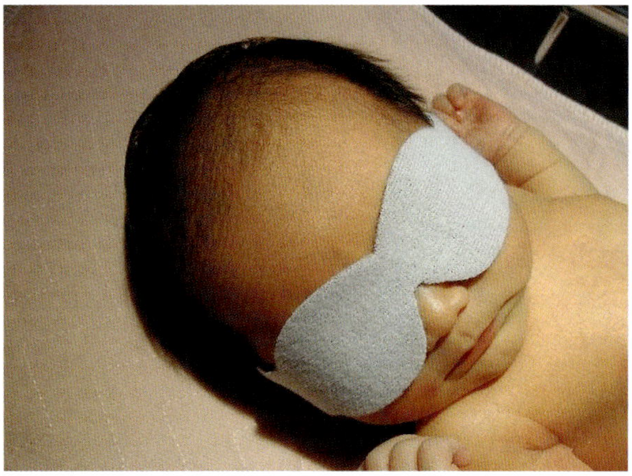

Abb. 21.**56** Augenschutz bei Fototherapie.

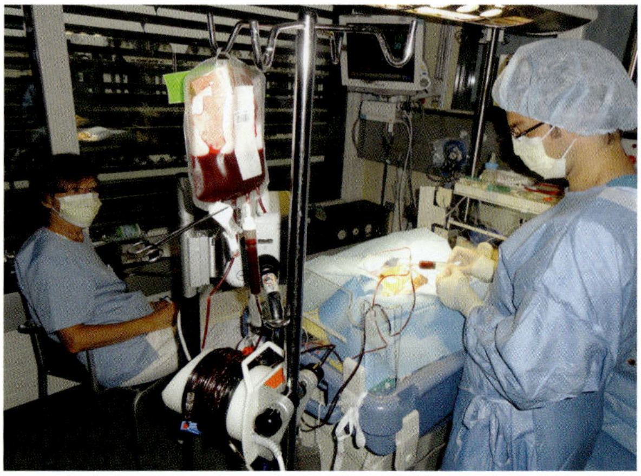

Abb. 21.**57** Austauschtransfusion.

Infekt

Tachypnoe, kühle Peripherie, auffälliges Kolorit (blass, gräulich), Stöhnen, Einziehungen, Nasenflügeln, Temperaturinstabilität, Apathie, Hypotonie, eventuell auch Irritabilität, Apnoen, Erbrechen, Magenrest und geblähtes Abdomen sind infektverdächtige Symptome beim Neugeborenen. Ein Infekt kann auch die Ursache einer Frühgeburt sein; deshalb ist anfänglich eine 4-stündliche, später eine 6- bis 12-stündliche Überwachung von Hautfarbe, Verhalten, Atmung, Herzfrequenz und Temperatur über mindestens 48 h angezeigt. Ist die Mutter Trägerin von Streptokokken der Gruppe B, erhöht die Frühgeburtlichkeit das Infektrisiko. Bei ungenügender Antibiotikaprophylaxe (< 4 h vor Geburt), zusätzlichen Risikofaktoren oder klinischen Infektzeichen ist eine Verlegung des Kindes in eine Neonatologieateilung indiziert (s. auch im Internet: www.neonet.ch).

Gruppe-B-Streptokokken

Neugeborene, bei denen vor oder kurz nach einer Geburt ein mit Gruppe-B-Streptokokken positives Abstrichresultat der Gebärenden vorliegt, gelten Richtlinien, die in Abhängigkeit davon, ob Risikofaktoren vorliegen und ob eine Antibiotikaprophylaxe durchgeführt wurde, abweichend sind. Das Grundrisiko bei mit Gruppe-B-Streptokokken kolonisierter Mutter ist bei Termingeborenen ohne Risikofaktoren und ohne antibiotische Prophylaxe etwa 6:1000 Neugeborene. Risikofaktoren erhöhen die Gefahr: Geburt vor der 37. Schwangerschaftswoche, Blasensprung > 18 h vor der Geburt oder Fieber sub partu etwa 12,5-mal, ein Geburtsgewicht < 2000 g etwa 25-mal. Eine antibiotische Prophylaxe > 4 h vor der Geburt reduziert das Risiko etwa 0,03-mal.

Grundprinzipien der Empfehlungen des Center for Disease Control:

- Infektlabor nur bei Neugeborenen von mit Gruppe-B-Streptokokken kolonisierten Müttern mit erhöhtem Risiko, nicht als Screening bei allen (geringer Vorhersagewert bei niedriger Prävalenz)
- antibiotische Behandlung nur bei Verdacht auf Sepsis (klinische Symptome oder auffälliges Labor), nicht bei völlig unauffälligem Kind mit erhöhtem Risiko
- Infektlabor ist schwach diskriminatorisch und wird lokal verschieden verwendet bei allen Kinder mit infektverdächtigen Symptomen und/ oder infektverdächtigem Labor sowie bei allen Geschwistern von mit Gruppe-B-Streptokokken erkrankten Mehrlingskindern
  - Blutkultur
  - eventuell Trachealsekret
  - Magensaft
  - Lumbalpunktion nach klinischer Indikation
- antibiotische Behandlung mit Aminopenizillin und Aminoglykosid
- Stopp der antibiotischen Therapie nach 48 – 72 h bei negativen Blut- (und Liquor-)kulturen; eventuell Stopp nach 24 h bei fehlenden Symptomen und normalem Infektlabor; eventuell längerdauernde Therapie (5 – 7 Tage) bei entsprechendem klinischem oder Laborverlauf
- bei positiven Blutkulturen Fortsetzung der Therapie für mindestens 10 Tage, bei entsprechender Resistenzprüfung eventuell mit Penizillin allein

Im Gebärsaal und auf der Wochenbettstation bedürfen demnach alle Neugeborenen mit infektverdächtigen Symptomen, alle Frühgeborenen unter 35 Schwangerschaftswochen sowie andere Neugeborene mit Risikofaktoren, Gruppe-B-Streptokokken-Sepsis bei vorhergehendem Geschwisterkind und fehlender oder verspäteter (< 4 h vor Geburt) antibiotischer Prophylaxe einer intensivierten Abklärung, Überwachung und gegebenenfalls antibiotischen Behandlung (Abb. 21.**58**). Das bedeutet in der Regel die Verlegung auf eine Neonatologieabteilung. Eine perorale oder intramuskuläre antibiotische Behandlung auf der Wochenbettstation soll bei möglicher Infektion mit Gruppe-B-Streptokokken grundsätzlich nicht durchgeführt werden. Die übrigen Neugeborenen von mit Gruppe-B-Streptokokken kolonisierten Müttern brauchen eine engermaschige Überwachung auf der Wochenbettstation für die ersten 48 h (d. h. keine ambulante Geburt!).

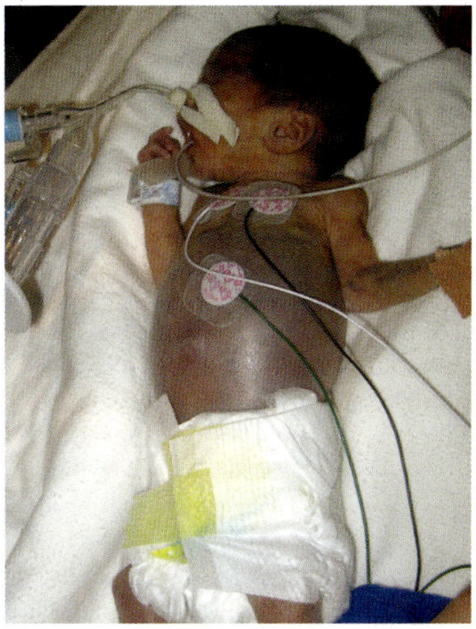

Abb. 21.**58** Nekrotisierende Enterokolitis (NEC).

Wirksame Antibiotikaprophylaxe sub partu

- Beginn der Applikation mindestens 4 h vor Geburt (d. h. für Penizillin und Aminopenizilline mindestens 2 Dosen)
- intravenöse Verabreichung
- Penizillin G: 5 Millionen Einheiten initial, dann 2,5 Millionen Einheiten 4-stündlich
- Amoxicillin: 2 g initial, dann 1 g 4-stündlich
- Clindamycin: 900 mg 8-stündlich

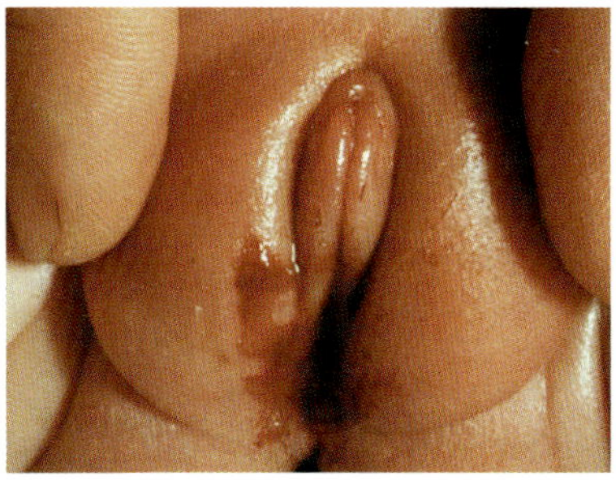

Abb. 21.**59** Neonatale Menstruation.

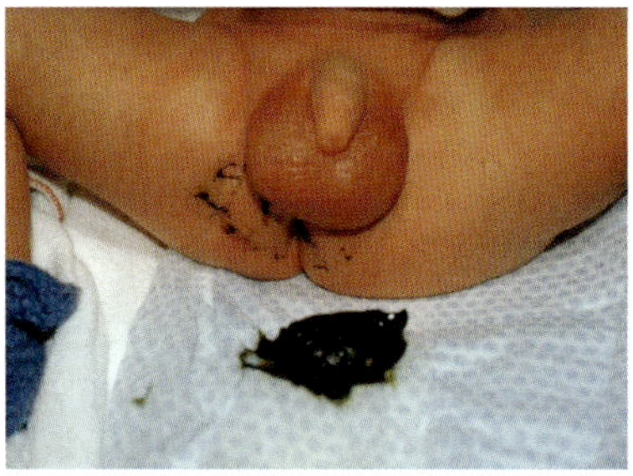

Abb. 21.**60** Mekoniumabgang.

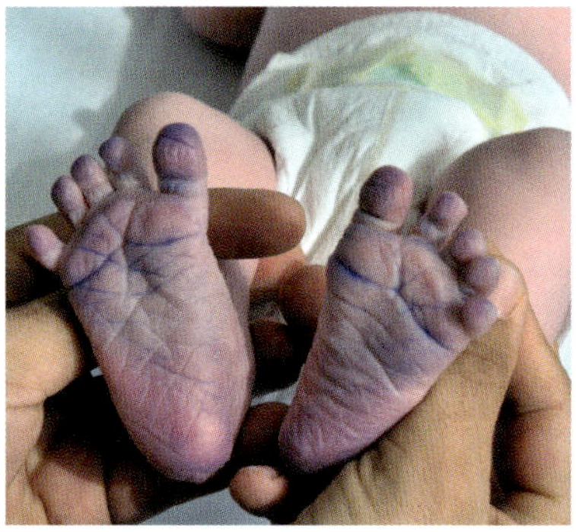

Abb. 21.**61** Blaue Fußsohlen für den Neugeborenenpass.

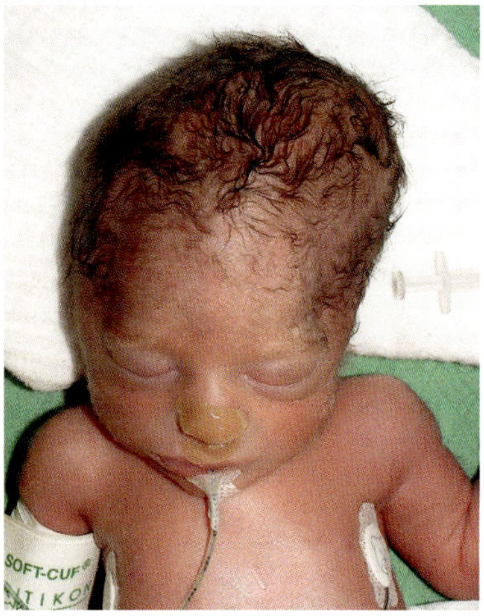

Abb. 21.**62** Kopfdeformation nach Zwillingsschwangerschaft.

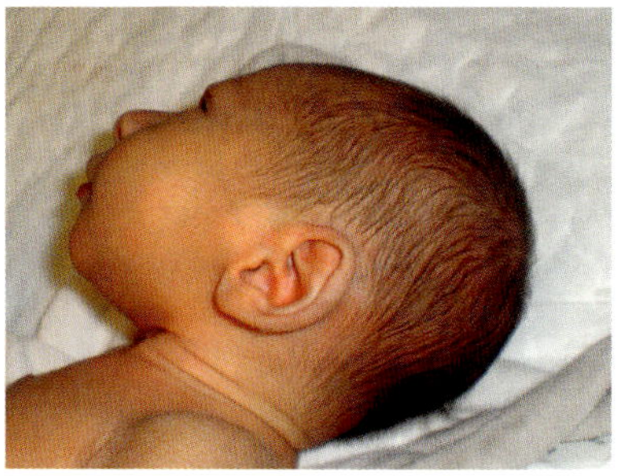

Abb. 21.**63** Mikrozephalie.

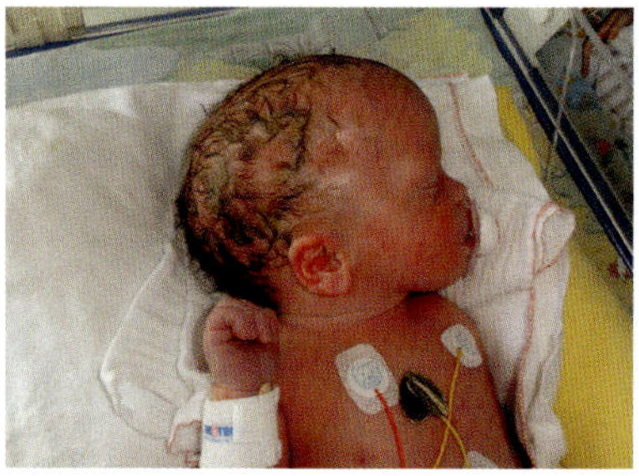

Abb. 21.**64** Hydrozephalus.

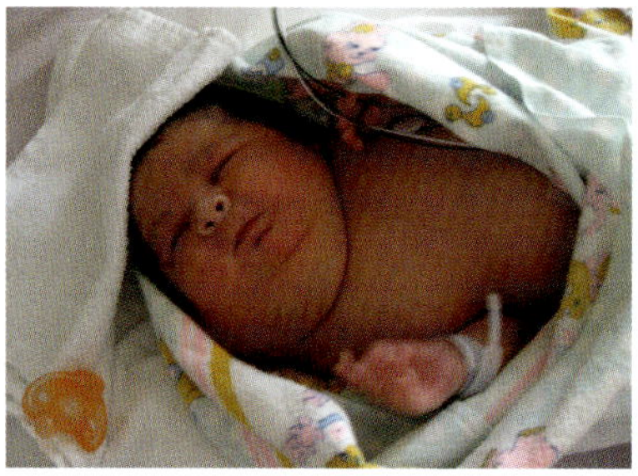

Abb. 21.**65** Lymphangiom am Hals.

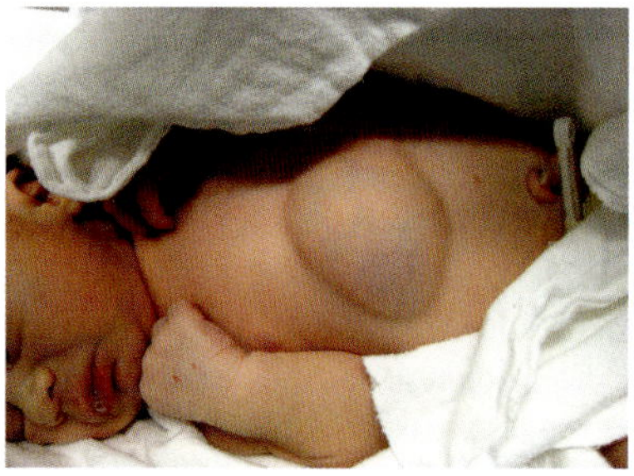

Abb. 21.**66** Lymphangiom am Thorax.

Hautpflege

Die Haut des Neugeborenen ist mehr oder weniger mit einem grau-weißen, fettigen Material, der Käseschmiere, bedeckt. Obwohl ihre Funktion noch nicht vollständig verstanden wird, ist sie unter anderem eine natürliche, „wasserdichte" Creme, die den Fetus in utero vor dem Fruchtwasser schützt. Studien belegen, dass dieser Schutz nicht leichtfertig postnatal entfernt werden darf.

Pflege der Haut

Die Haut wirkt wie ein schützendes Organ; jede Unterbrechung ihrer Integrität fördert Infektionen:

- Das Kind hat keine schützende Hautflora bei der Geburt.
- Das Kind hat mindestens eine offene Operationswunde (den Nabel).
- Der Säugling ist dem Personal und den Angehörigen ausgesetzt, die potenziell eine Vielzahl von Krankheitserregern beherbergen.

Hautpflege des Neugeborenen heißt also:

- sanfte Reinigung mit ungiftigem, nicht scheuerndem, neutralem Material
- schonende Entfernung von Blut von Gesicht und Kopf sowie von Mekonium aus dem perianalen Bereich durch vorsichtiges Spülen mit Wasser (Abb. 21.**59**, Abb. 21.**60** und Abb. 21.**61**)
- Reinigung des Gesäßes und der perianalen Regionen beim Windelwechsel mit Wasser und Trocknung mit Baumwolle oder einem sanften Tuch
- Nabelschnurpflege (es gibt keine einheitliche Methode)
- lokale Anwendung von Isopropylalkohol oder 3-fach-Farbstoff (wässrige Lösung von Brillinatgrün, Proflavin und Gentianaviolett)
- Bacitracin- oder Silbersulfadiazincremes (selten nötig)
- chlorhexidinhaltiges Produkt (sichere Alternative)

Die Haut von Frühgeborenen ist besonders empfindlich. Deshalb sollen die Kinder zurückhaltend gebadet und milde Seifen mit neutralem pH-Wert verwendet werden. Die Nabelpflege erfolgt wie bei Termingeborenen (Abb. 21.**62** bis Abb. 21.**68**).

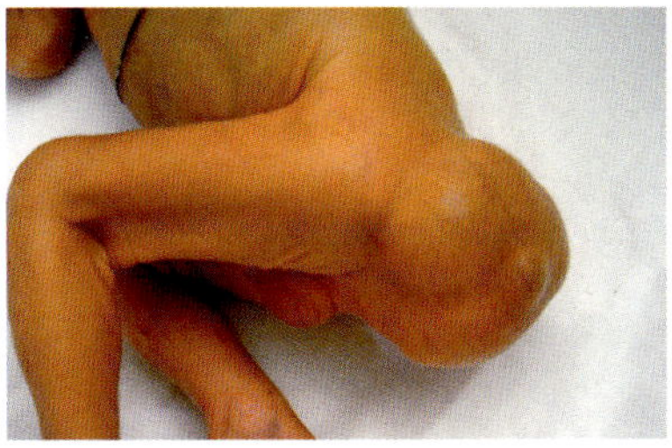

Abb. 21.**67** Steißteratom.

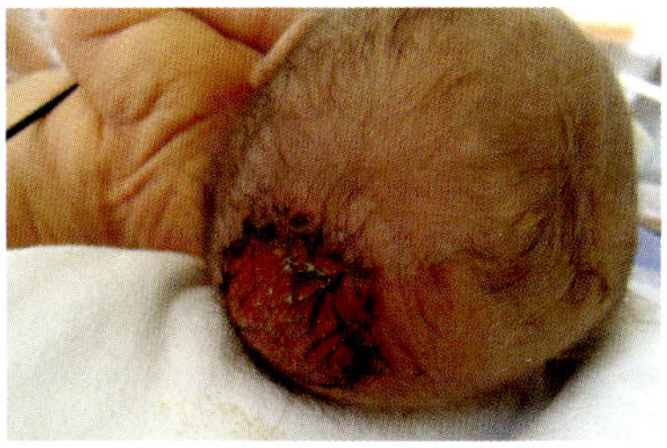

Abb. 21.**68** Trauma nach Vakuum.

Kriterien, die für die Verlegung des Kindes vom Kreißsaal auf die Wochenbettstation erfüllt sein müssen

- Geburtsgewicht > 1800 – 2000 g
- problemlose Adaptation
- abgesehen von Frühgeburtszeichen unauffälliger Status (Abb. 21.**69**)
- Rektaltemperatur vor Verlegung > 36,5 °C
- Blutzucker > 2,5 mmol/l

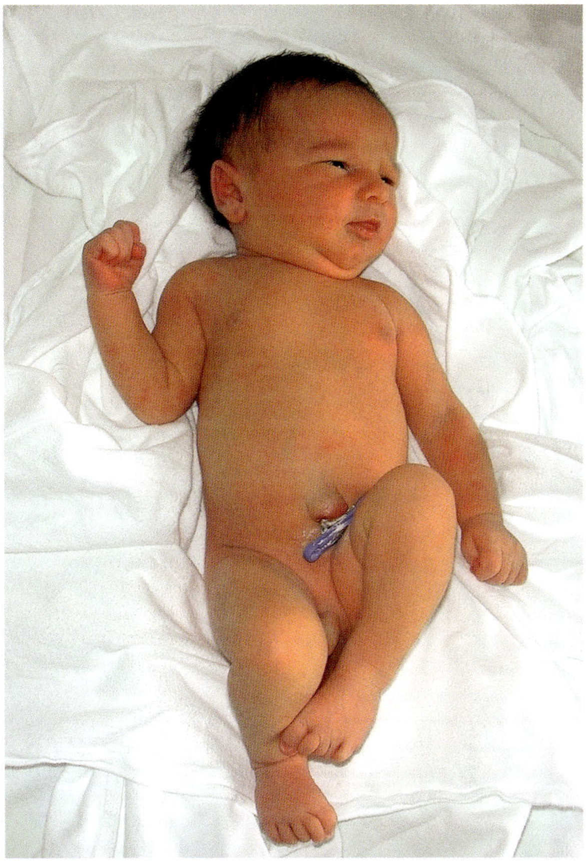

Abb. 21.**69** Den ganzen Stress glücklich überstanden. Das Abenteuer Leben kann beginnen!

Kriterien für die Entlassung nach Hause

- Die Mutter ist in der Lage, Ernährung und Versorgung des Kindes selbst vorzunehmen.
- Das Kind kann seine Rektaltemperatur ohne äußere Wärmezufuhr > 36,5 °C halten.
- Die Trinkmenge beträgt mindestens 10 % seines Körpergewichts (100 ml/kg Körpergewicht und Tag), und das Kind nimmt an Gewicht zu.
- Die klinische Untersuchung ergibt keine Anhaltspunkte für dringende Abklärungen oder Behandlungen.
- Die Mütter-Väter-Beratung ist den Eltern bekannt und – falls es sich um das erste Kind handelt – informiert.

Störungen der Geschlechtsentwicklung

(Abb. 21.**70** bis Abb. 21.**75**)

Wird ein Kind mit einem äußeren Genitale geboren, das keine eindeutige Zuordnung „Junge" oder „Mädchen" erlaubt, sind die ersten Reaktionen im Gebärraum sehr prägend für die Eltern und das weitere Leben des Kindes. Korrektes Handeln und Mitgefühl sind deshalb unerlässlich! Es handelt sich um eine psychosoziale Notfallsituation.

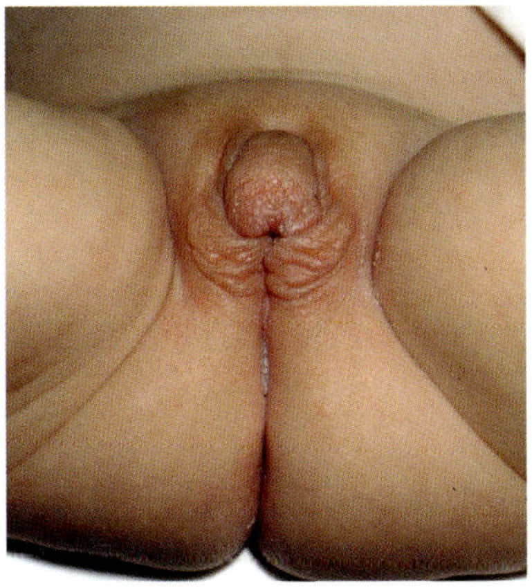

Abb. 21.**70** Störung der Geschlechtsentwicklung.

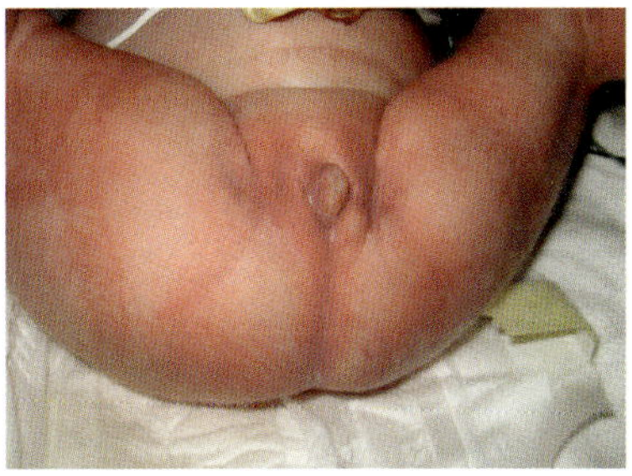

Abb. 21.**71** Analatresie.

Neo

Verhaltensweisen nach der Geburt eines Kindes mit gestörter Geschlechtsentwicklung

- Ehrlichkeit ist wichtig: Sagen Sie, die Geschlechtszuteilung sei nicht möglich und erfordere weitere Abklärungen. Bitte sprechen Sie aber nicht von Intersex, sondern von einer möglichen Störung der Entwicklung der Sexualorgane.
- Benennen Sie das Kind: Bezeichnen Sie das Kind als „Ihr Baby" oder „Ihr Kind"!
- Erklären Sie, dass eine genaue Abklärung durch einen Kinderendokrinologen notwendig ist, dass das Kind bei der Behörde noch nicht als Junge oder Mädchen angemeldet werden soll und dass das Kind (mit der Mutter) schnell für weitere Abklärungen in ein Zentrum verlegt werden soll, um die belastende Wartezeit in der Ungewissheit abzukürzen.

Durch das Zentralkrankenhaus bzw. den Kinderendokrinologen und sein Team sind folgende Punkte abzuklären:

- Diagnostik der Ursachen
- Einleitung eventuell notwendiger therapeutischer Maßnahmen (z. B. Kortisolmangel beim adrenogenitalen Syndrom)
- Versuch, die persönliche „Biologie" des Kindes soweit wie möglich zu begreifen, um zu entscheiden, wie das Kind bezüglich seiner Geschlechtlichkeit aufgezogen werden soll

Reifebeurteilung des Neugeborenen nach Lubchenko und nach Ballard

Auch wenn die Reifebeurteilung des Neugeborenen im Zeitalter des regelmäßigen Schwangerschaftsultraschalls (s. Tab. 20.**3**) etwas an Bedeutung verloren hat, ist es unter Umständen wichtig, sich von dem Reifezustand eines Neugeborenen ein Bild zu machen (Abb. 21.**76** bis Abb. 21.**81**). Die Untersuchung besteht aus klinischer Beobachtung und zarter Manipulation. Das Neugeborene wird entsprechend behandelt.

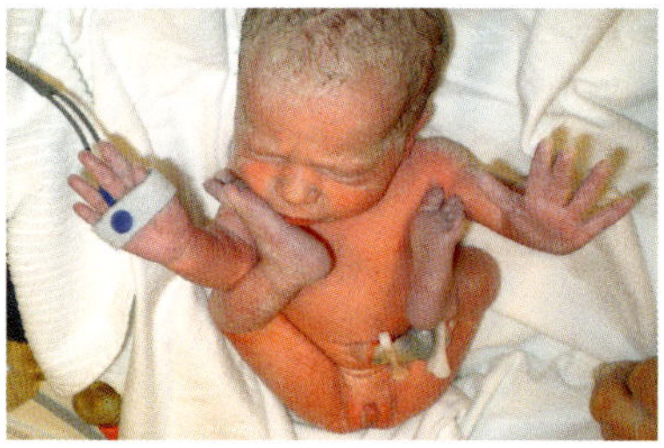

Abb. 21.**72** Lagebedingte Körperhaltung bei Status nach Beckenendlage.

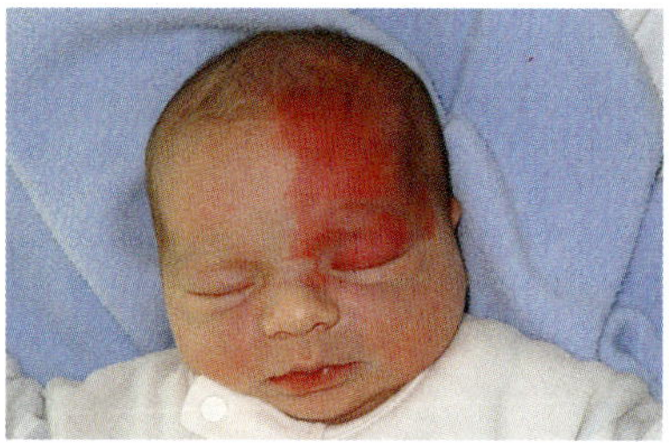

Abb. 21.**74** Sturge-Weber-Syndrom.

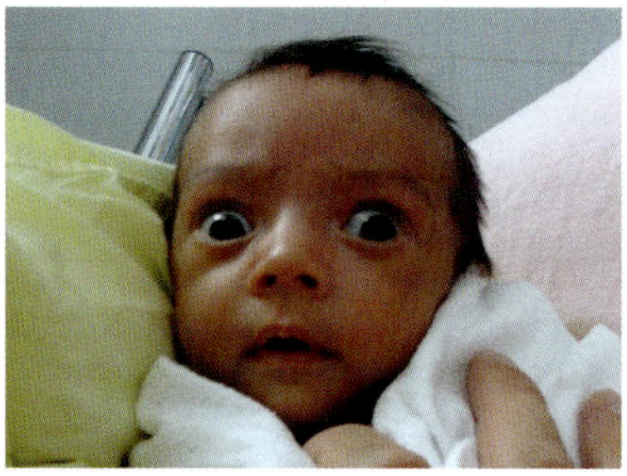

Abb. 21.**73** Mütterlicher Morbus Basedow.

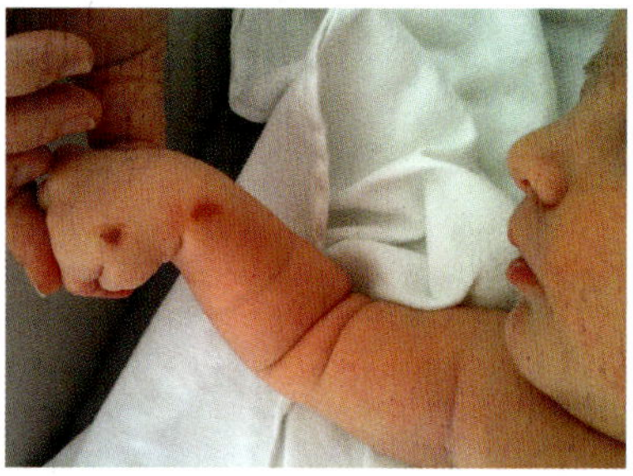

Abb. 21.**75** Saugblasen durch Saugen des Säuglings in utero erworben.

Wochen	24	26	28	30	32	34	36	38	40	42	44

Merkmal					
Brustdrüsenkörper	fehlt		1–2 mm	4 mm	7 mm und größer
Brustwarzen	kaum erkennbar	gut erkennbar			
Warzenhof	fehlt	flach		erhaben	
Fußsohlenrelief	fehlt	1 Querfalte	2 Querfalten	vordere 2/3	Übergang auf die Ferse
Ohrmuschelelastizität	fehlt		Aufrichtung langsam/schnell		bleibt aufgerichtet
Ohrmuschelform	flach ohne Relief		beginnende Randfaltung		Helix vollständig ausgeformt
Testes und	nicht deszendiert	hoch im Leistenkanal		tiefer	deszendiert
Skrotum	klein und glatt	Fältelung gering		stärker	ausgeprägt
Labien und	große Labien schwach entwickelt				kleine Labien unsichtbar
Klitoris	prominent				bedeckt
Kopfhaar	fein und wollig				kräftig, seidig
Lanugo	überall	Gesicht frei, Schultern wenig			fehlt

Neuromuskuläre Reife nach Ballard

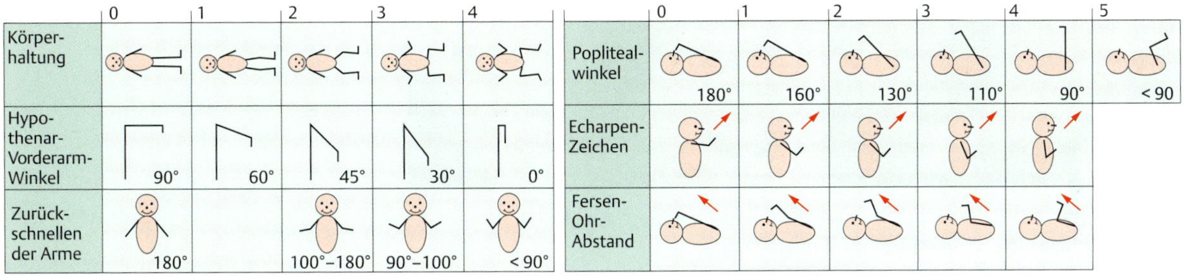

Somatische Reife nach Ballard

	0	1	2	3	4	5
Haut	– gelatinös – rot, durchsichtig	– glatt – rosig – sichtbare Venen	– oberflächliche Schuppung, und/oder Ausschlag – wenig Venen	– Hautrisse – blasse Bereiche – selten Venen	– pergamentartig – tiefe Risse – keine Venen	– lederartig – tiefe Risse – runzelig
Lanugo	– fehlend	– reichlich	– abnehmend	– haarlose Bezirke	– praktisch fehlend	
Fußsohlenfalten	– keine	– schwache rote Linien	– nur anteriore transversale Falten	– Falten über vordere 2/3	– Falten über die ganze Sohle	
Brustdrüse	– kaum sichtbar	– Areole flach – keine Drüse	– deutlich begrenzte Areole – Drüse 1–2 mm	– Areole über Hautniveau – Drüse 3–4 mm	– voll ausgebildete Areole – Drüse 5–10 mm	
Ohr	– Muschel flach – bleibt gefaltet	– beginnende Helixbildung – langsamer Rückgang in Ausgangsstell.	– Muschel geformt – rascher Rückgang in Ausgangsstell.	– feste Muschel – sofortiger Rückgang in Ausgangsstell.	– dicker Knorpel	
Genitalien ♂	– Skrotum leer – keine Rugae		– unvollständig deszendierte Hoden – wenig Rugae	– Hoden deszendiert beidseitig – deutliche Rugae	– Hoden tief im Skrotum – tiefe Rugae	
Genitalien ♀	– prominente Klitoris und kleine Labien		– kleine und große Labien gleich prominent	– große Labien groß – kleine Labien klein	– Klitoris und kleine Labien völlig bedeckt	

	SSW
5	26
10	28
15	30
20	32
25	34
30	36
35	38
40	40
45	42
50	44

Alter bei der Bestimmung: ___

errechneter Termin: ___ SSW

Untersuchungstermin: ___ SSW

Gewicht: ___ g ___ Perzentile

Länge: ___ cm ___ Perzentile

Kopfumfang: ___ cm ___ Perzentile

Knochenkerne: ___ SSW

Beurteilung: ___

von ___

Abb. 21.76 Reifebeurteilung des Neugeborenen nach Lubchenko.

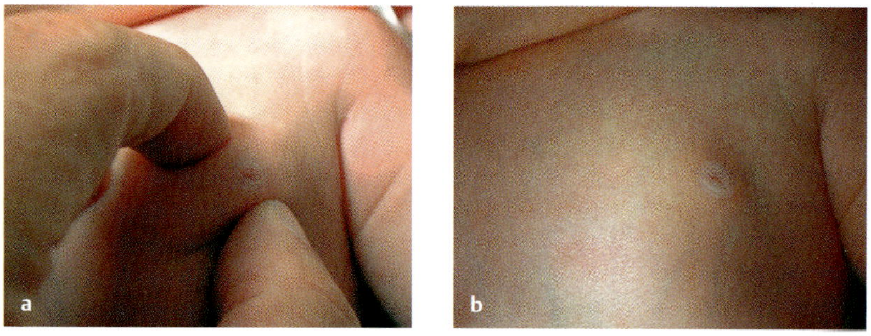

Abb. 21.**77 a, b** Reifebeurteilung nach Lubchenko und Ballard: Brustdrüsenkörper palpieren und Größe abschätzen; Brustwarzen und Warzenhof beurteilen (4 Punkte).

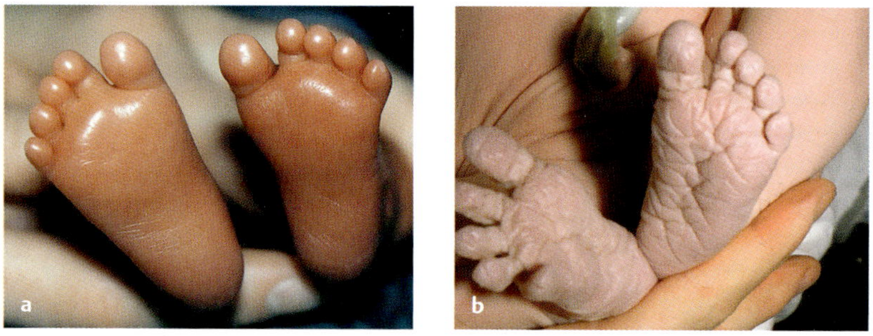

Abb. 21.**78 a, b** Reifebeurteilung nach Lubchenko und Ballard: Fußsohlenrelief.
a Schwache Linien (0 – 1 Punkt) beim Frühgeborenen.
b Übergang der Linien auf die Ferse (4 Punkte).

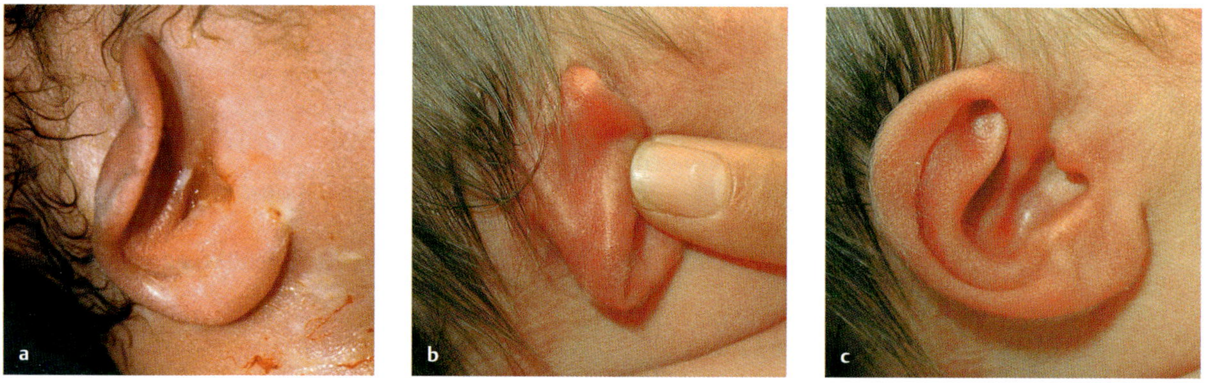

Abb. 21.**79 a – c** Reifebeurteilung nach Lubchenko und Ballard: Ohrmuschelelastizität und -form beurteilen. Muschel bleibt gefaltet/Helix vollständig ausgeformt (0 – 3 Punkte).

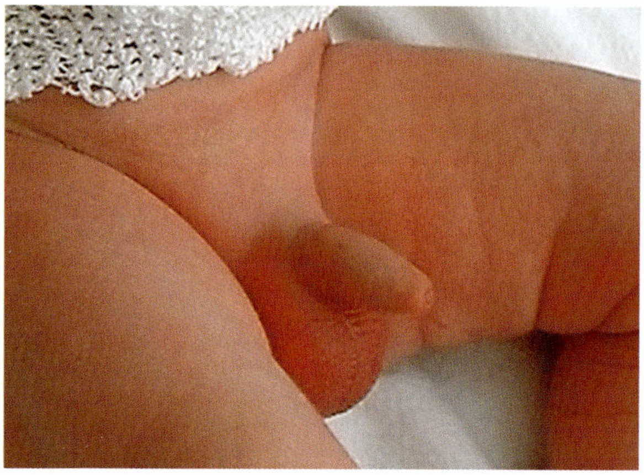

Abb. 21.**80** Reifebeurteilung nach Lubchenko und Ballard: Skrotum stark gefältelt (4 Punkte).

Folgende Parameter der neuromuskulären Reife werden beurteilt:

- *Körperhaltung:* Beobachtung des Kindes in Ruhe (Abb. 21.**82**):
  - Punktzahl 0: Arme und Beine gestreckt
  - Punktzahl 1: beginnende Beugung in Hüft- und Kniegelenken, Arme gestreckt
  - Punktzahl 2: zunehmende Beugung der Beine, Arme gestreckt
  - Punktzahl 3: Arme leicht gebeugt, Beine gebeugt und abduziert
  - Punktzahl 4: volle Flexion der Arme und Beine

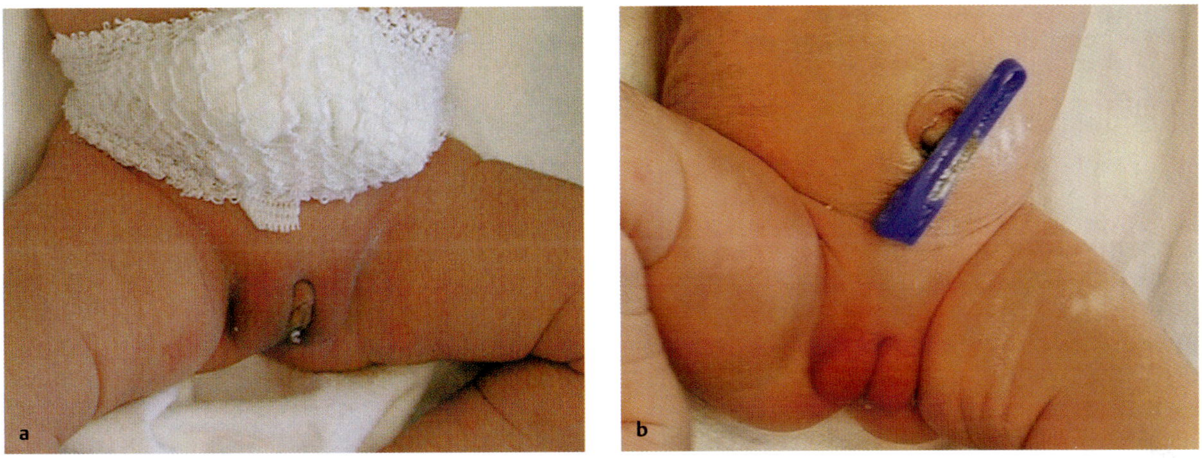

Abb. 21.**81 a, b** Reifebeurteilung nach Lubchenko und Ballard: Labien und Klitoris.
a Große Labien schwach entwickelt, Klitoris prominent (< 38. Schwangerschaftswoche).
b Große Labien gut entwickelt, kleine Labien unsichtbar, Klitoris bedeckt (> 38. Schwangerschaftswoche).

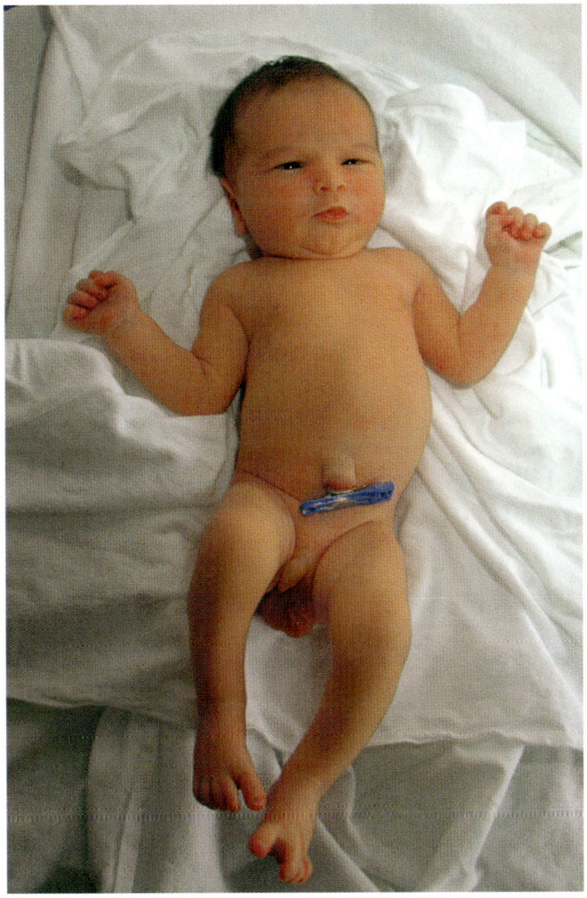

Abb. 21.**82** Neuromuskuläre Reife nach Ballard: Körperhaltung in Ruhe (3 Punkte).

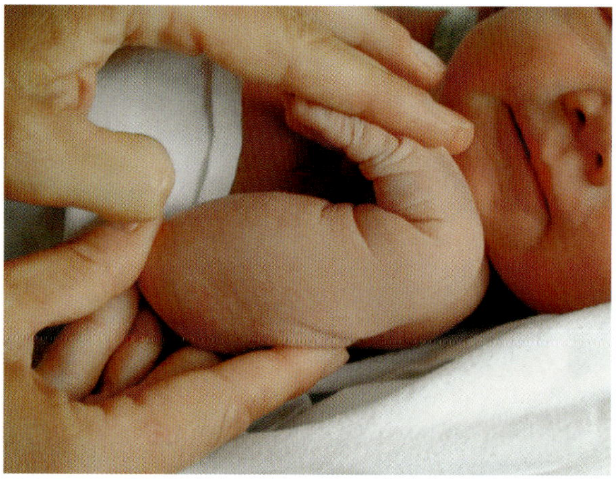

Abb. 21.**83** Neuromuskuläre Reife nach Ballard: Hypothenar-Vorderarm-Winkel (30°).

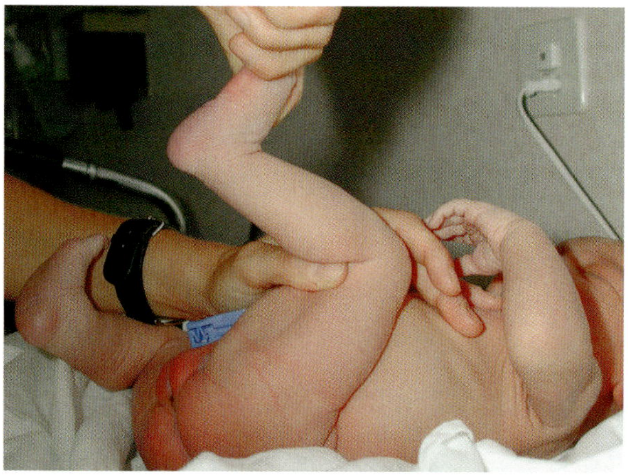

Abb. 21.**84** Neuromuskuläre Reife nach Ballard: Kniegelenkswinkel (< 90°).

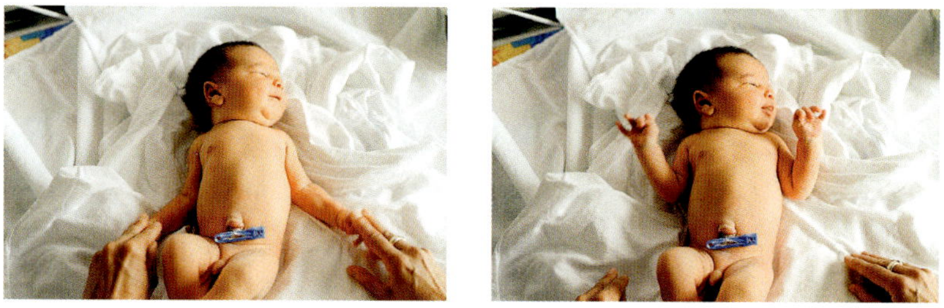

Abb. 21.**85** Neuromuskuläre Reife nach Ballard: Recoil (< 90°, 4 Punkte).

- *Handgelenkwinkel:* Die Hand wird zwischen Daumen und Zeigefinger des Untersuchers gegen den Unterarm gebeugt. Es wird genügend Druck ausgeübt, um die volle Flexion zu erreichen (Abb. 21.**83**). Der Winkel zwischen Daumenballen und Volarseite des Unterarms wird gemessen (das Handgelenk darf nicht nach ulnar oder radial abgewinkelt werden!).
- *Sprunggelenkwinkel:* Der Fuß wird nach dorsal gegen den Unterschenkel gebeugt, wobei der Daumen des Untersuchers an der Fußsohle, die übrigen Finger hinter der Ferse liegen. Es wird genügend Druck ausgeübt, um eine volle Flexion zu erreichen. Der Winkel zwischen Fußrücken und Schienbein wird gemessen.
- *Zurückfedern der Arme (Recoil):* Die Arme werden für 5 s im Ellenbogen gebeugt, dann durch Zug an den Händen völlig gestreckt und anschließend wieder losgelassen (s. Abb. 17.**48**):
  - Punktzahl 2: rasche Rückkehr in volle Flexion
  - Punktzahl 1: unvollständige oder träge Flexion
  - Punktzahl 0: ausbleibende Flexion bzw. ziellose Bewegungen
- *Zurückfedern der Beine:* Hüft- und Kniegelenke werden für 5 s voll gebeugt, anschließend durch Zug an den Füßen gestreckt und losgelassen:
  - Punktzahl 2: volle Flexion in Hüft- und Kniegelenken
  - Punktzahl 1: partielle Flexion
  - Punktzahl 0: geringe Flexion oder ziellose Bewegungen
- *Kniegelenkwinkel:* Das Becken liegt flach auf dem Untersuchungstisch auf. Der Oberschenkel wird mit dem linken Daumen und Zeigefinger in Knie-Brust-Position gehalten. Der Unterschenkel wird, mit dem rechten Zeigefinger am Knöchel, leicht gestreckt (Abb. 21.**84**). Die Beurteilung erfolgt entsprechend Abb. 21.**76**.

- *Ferse zum Ohr:* Der Fuß des Kindes wird so nah wie möglich an den Kopf gezogen, ohne dass dabei Gewalt angewendet wird. Die Distanz zwischen Fuß und Kopf und der Grad der Extension im Kniegelenk werden beobachtet (Abb. 21.**85** und Abb. 21.**86**). Die Punktzahl wird entsprechend Abb. 21.**86** vergeben. Es ist darauf zu achten, dass das Knie frei neben dem Abdomen heruntergezogen werden kann.
- *Echarpen-Zeichen:* Die Hand des Kindes wird erfasst und soweit als möglich um den Hals herum zum kontralateralen Schulterblatt geführt. Die Bewegung wird durch Anheben des Ellenbogens über das Abdomen unterstützt. Es ist zu beobachten, wie weit der Ellenbogen über das Abdomen reicht (Abb. 21.**87**):
  - Punktzahl 0: Ellenbogen erreicht die kontralaterale Axillarlinie
  - Punktzahl 1: Ellenbogen zwischen Mittellinie und kontralateraler Axillarlinie
  - Punktzahl 2: Ellenbogen erreicht die Mittellinie
  - Punktzahl 3: Ellenbogen erreicht die Mittellinie nicht
- *Kopfkontrolle:* Das Kind wird an Händen bzw. Armen langsam in die sitzende Position gezogen; dabei muss der Untersucher den Kopf des Kindes leicht stützen. Beobachtet wird die Position des Kopfes gegenüber dem Rumpf:
  - Punktzahl 0: fehlende Kopfkontrolle
  - Punktzahl 1: partielle Kopfkontrolle
  - Punktzahl 2: Kopf mit Rumpf in einer Linie
  - Punktzahl 3: Kopf über die Rumpflinie hinaus gehoben
- *Ventrale Schwebelage:* Das Kind wird, auf der Hand des Untersuchers liegend, in die ventrale Schwebelage gebracht (Abb. 21.**88**). Beobachtet werden der Extensionsgrad des Rückens und die Flexion von Armen und Beinen, ebenso das Verhältnis von Kopf zu Rumpf.

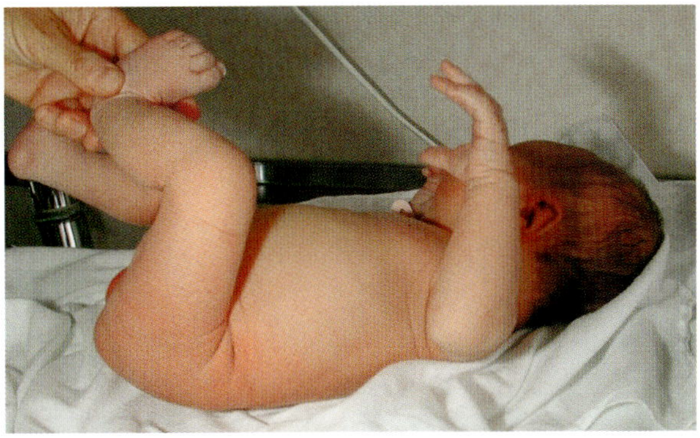

Abb. 21.**86** Neuromuskuläre Reife nach Ballard: Fersen-Ohr-Abstand (4 Punkte).

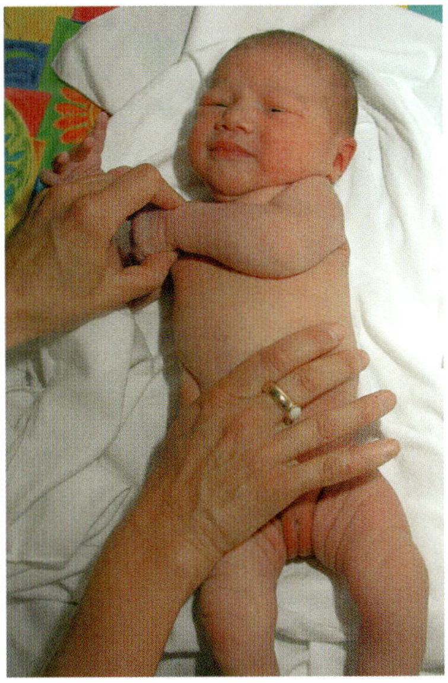

Abb. 21.**87** Neuromuskuläre Reife nach Ballard: Echarpen-Zeichen (3 Punkte).

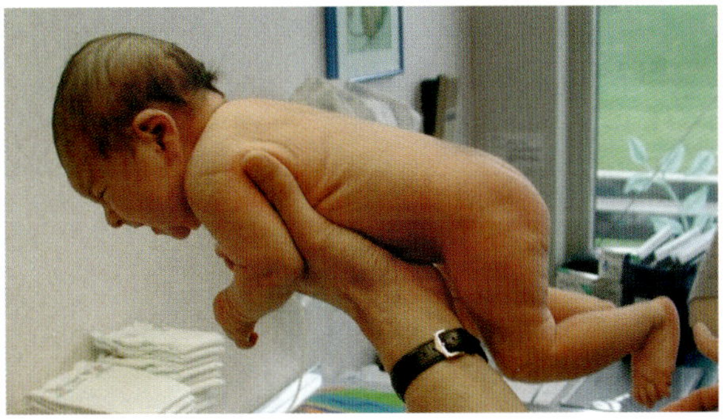

Abb. 21.**88** Neuromuskuläre Reife nach Ballard: ventrale Schwebelage.

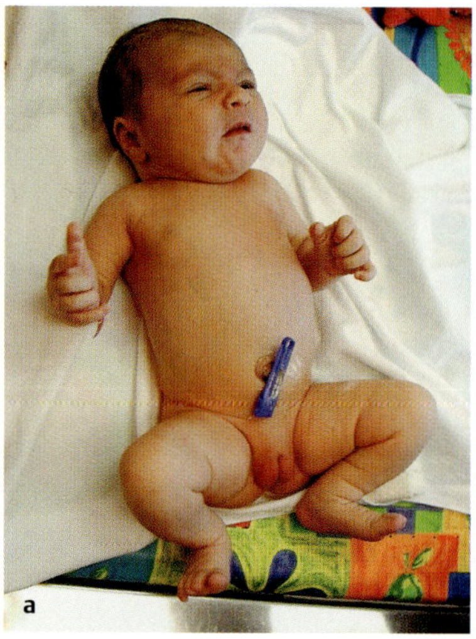

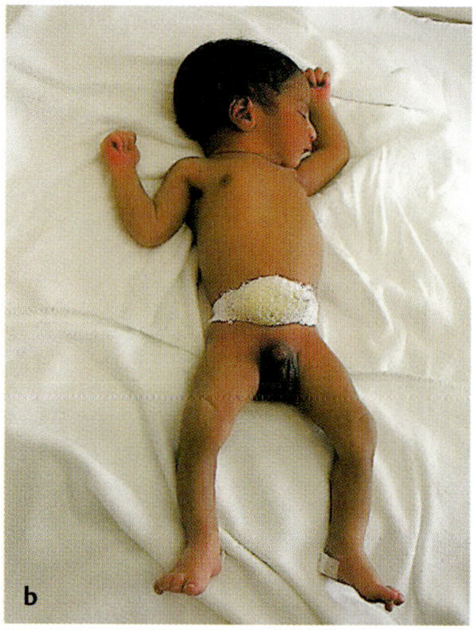

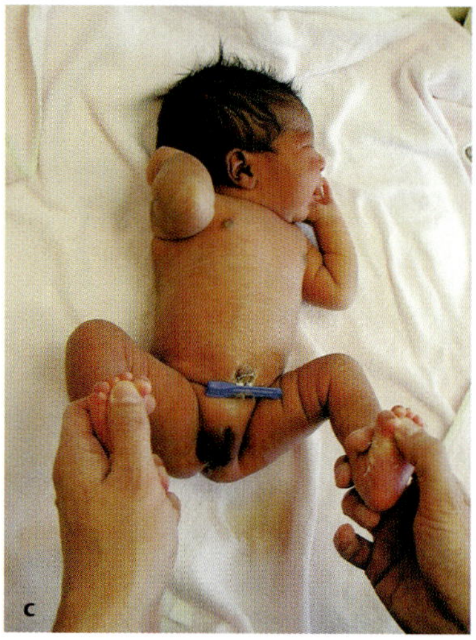

Abb. 21.**89 a – c** Rückenlage: vorherrschende Beugemuster der Arme und Beine. Beim Kind in **b** ist die Hypotonie (noch normal) sogar sichtbar, sodass sich das „Spüren" des Tonus durch passives Bewegen der Beine und durch Auslösen der Greifrelexe eigentlich erübrigt.

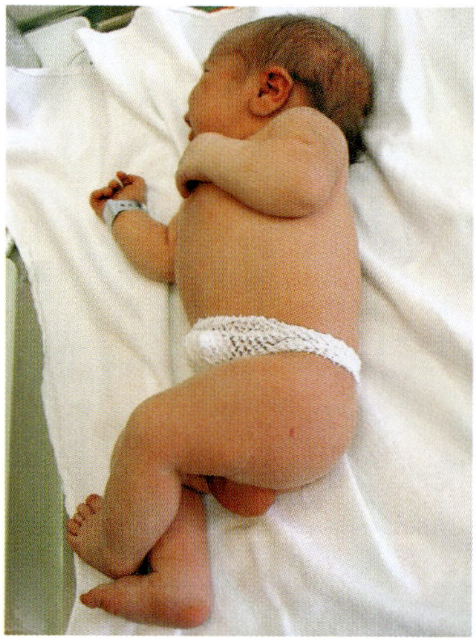

Abb. 21.**90** Seitenlage: ebenfalls Beugemuster.

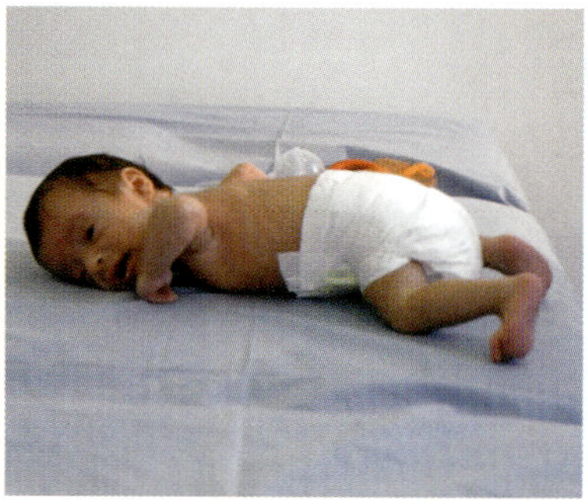

Abb. 21.**91** Bauchlage: Nur mit Mühe kommen die Arme nach vorn.

Haltungsmuster des Neugeborenen

Einen Großteil des Tages verbringt ein Neugeborenes im Schlaf. Die kurzen Wachzustände werden zur Nahrungsaufnahme und zu ersten Kontaktaufnahmen mit der Umgebung benutzt. Die Entwicklungsuntersuchung des Neugeborenen unterscheidet sich nicht grundlegend von der bei älteren Kindern. Durch die genaue Beobachtung der Bewegungsmuster (General Movements) erübrigt sich oft eine weitergehende Untersuchung der (Primitiv-)Reflexe und des Tonus. Beachtet werden muss dabei die Beeinflussung der Bewegungsmuster des Kindes durch die dominierende intrauterine Lage. So sind die Beugemuster und damit auch die Flexion im Beckenbereich bei Steißlagekindern ungleich größer. Das Kind wird in den Stadien 3, eventuell auch 4 nach Prechtl (s. Teil III, Kapitel 17, Abschnitt „Entwicklungsuntersuchung: pränatal bis 2 Jahre") in Rücken-, Bauch- und eventuell Seitenlage beobachtet (Abb. 21.**89** bis Abb. 21.**92**; s. auch Abb. 17.**16**). Provozierte Bewegungen (Traktionsversuch) sind nicht informativ, da der Kopf vom Untersucher gestützt werden muss und die Einflüsse der Primitivreflexe nicht zu unterschätzen sind (Abb. 21.**93** bis Abb. 21.**96**). Nähere Angaben zu den einzelnen Items finden sich in den Kapiteln zur Entwicklungsuntersuchung in den ersten 24 Monaten (s. Teil III, Kapitel 17).

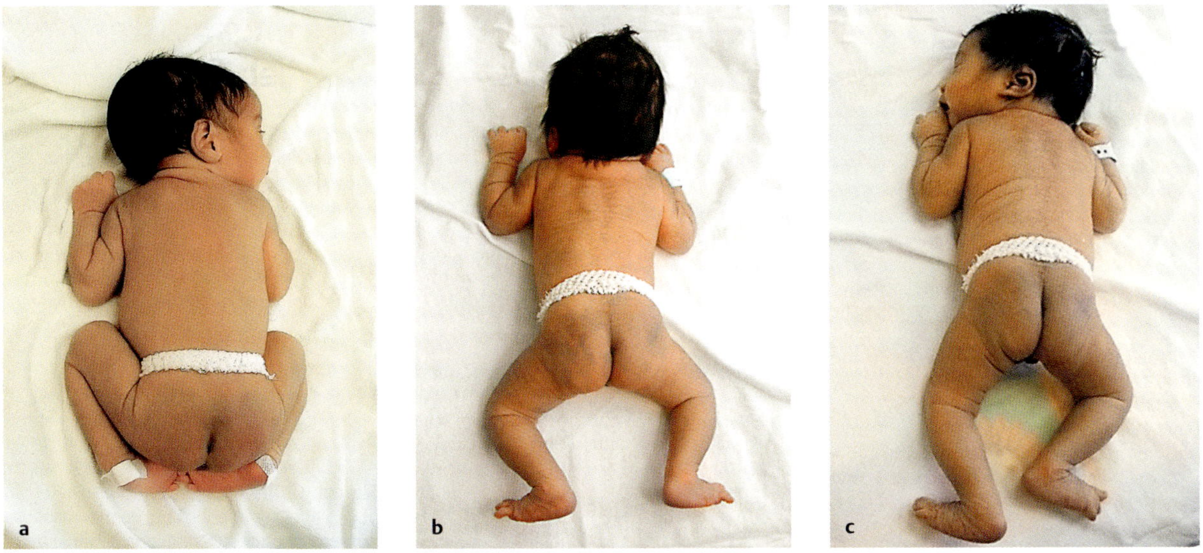

Abb. 21.**92 a – c** Bauchlage: Beugemuster vorherrschend. Kurzes Anheben des Kopfes, um ihn auf die andere Seite zu legen (Beachte Mongolenfleck).

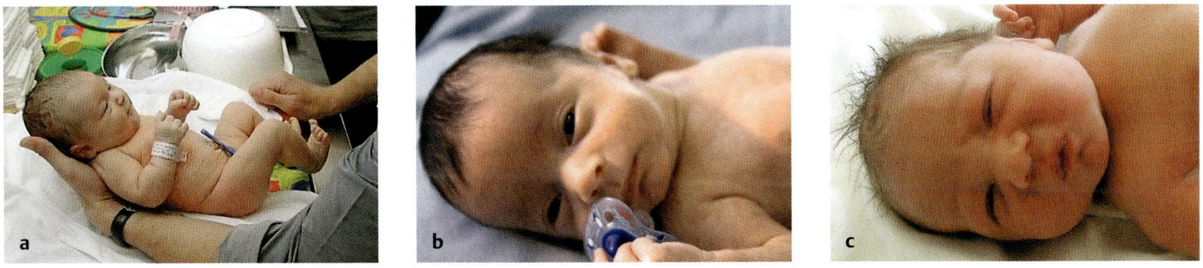

Abb. 21.**93 a – c** Interaktion und Fixation provozieren.
a Verfolgen des Gesichts.
b „Wer bist denn du?"
c Einäugiges Fixieren.

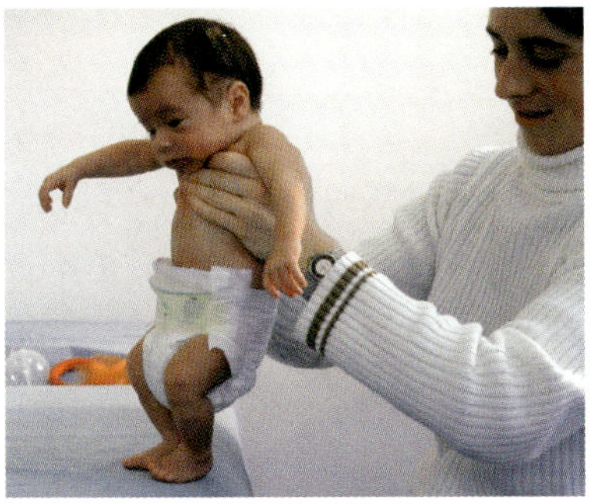

Abb. 21.**94** Astasie, dann Aufrichtreaktion.

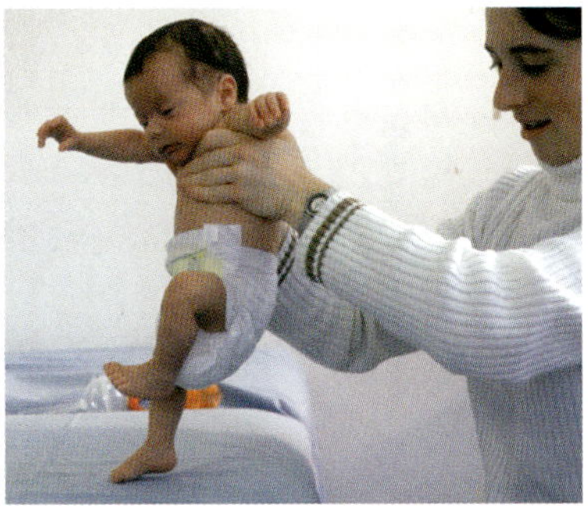

Abb. 21.**95** Marche automatique.

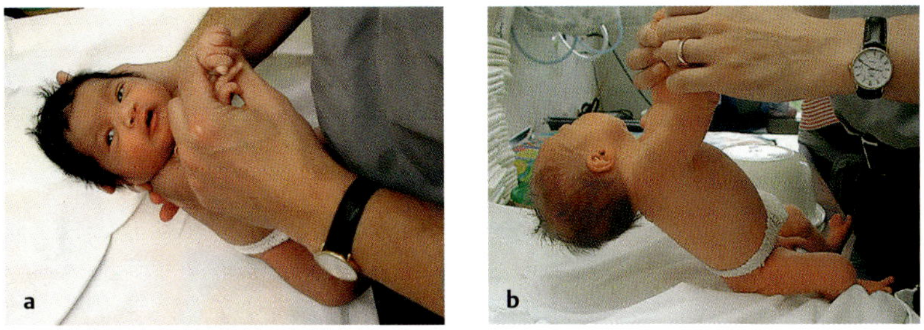

Abb. 21.**96 a, b** Traktionsversuch.
a Wegen mangelnder Kopfkontrolle für das Kind ein Stress: bitte unterlassen! Der Untersucher muss den Kopf stützen.
b Falsch.

Neo

Literatur

Berger TM, Bernet V, Fauchère JC, et al. Die Betreuung und Reanimation der Neugeborenen. Revidierte Empfehlungen der Schweizerischen Gesellschaft für Neonatologie. Paediatrica 2012; 23: 13–23

Bucx MJ, Grolman W, Kruisinga FH et al. The prolonged use of the laryngeal mask airway in a neonate with airway obstruction and Treacher Collins syndrome. Paediatr Anaesth 2003; 13: 530 – 533

Bhutani VK, Johnson L, Sivieri EM. Predictive ability of a predischarge hour-specific serum bilirubin for subsequent significant hyperbilirubinemia in healthy term and near-term newborns. Pediatrics 1999; 103: 6 – 14

Davis PG, Tan A, O'Donnell CP et al. Resuscitation of newborn infants with 100% oxygen or air: a systematic review and meta-analysis. Lancet 2004; 364: 1329 – 1333

Gandini D, Brimacombe JR. Neonatal resuscitation with the laryngeal mask airway in normal and low birth weight infants. Anesth Analg 1999; 89: 642 – 643

Hales KA, Morgan MA, Thurnau GR. Influence of labor and route of delivery on the frequency of respiratory morbidity in term neonates. Int J Gynaecol Obstet 1993; 43: 35 – 40

Hawdon JM, Ward Platt MP, Aynsley-Green A. Prevention and management of neonatal hypoglycaemia. Arch Dis Child Fetal Neonatal Ed 1994; 70: F60 –F64, discussion F65

Hooper SB, Kitchen MJ, Wallace MJ et al. Imaging lung aeration and lung liquid clearance at birth. FASEB J 2007; 21: 3329 – 3337

Jacobs S, Hunt R, Tarnow-Mordi W et al. Cooling for newborns with hypoxic ischaemic encephalopathy. Cochrane Database Syst Rev 2007; CD 003 311

Joch G, Hübler A. Neonatologie. Stuttgart: Thieme; 2010: 521

Kamlin CO, O'Donnell CP, Davis PG et al. Oxygen saturation in healthy infants immediately after birth. J Pediatr 2006; 148: 585 – 589

Mariani G, Dik PB, Ezquer A et al. Pre-ductal and post-ductal O_2 saturation in healthy term neonates after birth. J Pediatr 2007; 150: 418 – 421

Perlman JM, Wyllie J, Kattwinkel J et al., Neonatal Resuscitation Chapter Collaborators. Part 11: Neonatal resuscitation: 2010 International consensus on cardiopulmonary resuscitation and emergency cardiovascular care science with treatment recommendations. Circulation 2010; 122 (16 Suppl. 2): S 516 –S 538

Perlman JM, Wyllie J, Kattwinkel J et al., Neonatal Resuscitation Chapter Collaborators. Neonatal resuscitation: 2010 International consensus on cardiopulmonary resuscitation and emergency cardiovascular care science with treatment recommendations. Pediatrics 2010; 126 (5): e1319 – e1344

Pilgrim S, Stocker M, Berger TM. Erstversorgung Neugeborener. Pädiatrie up2date 2009; 2: 123 – 140

Rabi Y, Yee W, Chen SY et al. Oxygen saturation trends immediately after birth. J Pediatr 2006; 148: 590 – 594

Richmond S, Wyllie J. European Resuscitation Council Guidelines for Resuscitation 2010. Section 7. Resuscitation of babies at birth. Resuscitation 2010; 81 (10): 1389 – 1399

Saugstad OD, Ramji S, Soll RF et al. Resuscitation of newborn infants with 21% or 100% oxygen: an updated systematic review and meta-analysis. Neonatology 2008; 94: 176 – 182

Toth B, Becker A, Seelbach-Gobel B. Oxygen saturation in healthy newborn infants immediately after birth measured by pulse oximetry. Arch Gynecol Obstet 2002; 266: 105 – 107

Trevisanuto D, Ferrarese P, Zanardo V et al. Laryngeal mask airway in neonatal resuscitation: a survey of current practice and perceived role by anaesthesiologists and paediatricians. Resuscitation 2004; 60: 291 – 296

Trevisanuto D, Micaglio M, Ferrarese P et al. The laryngeal mask airway: potential applications in neonates. Arch Dis Child Fetal Neonatal Ed 2004; 89: F485 – 489

Trevisanuto D, Micaglio M, Pitton M et al. Laryngeal mask airway: Is the management of neonates requiring positive pressure ventilation at birth changing? Resuscitation 2004; 62: 151 – 157

Vain NE, Szyld EG, Prudent LM et al. Oropharyngeal and nasopharyngeal suctioning of meconium-stained neonates before delivery of their shoulders: multicentre, randomised controlled trial. Lancet 2004; 364: 597 – 602

Vento M, Asensi M, Sastre J et al. Resuscitation with room air instead of 100% oxygen prevents oxidative stress in moderately asphyxiated term neonates. Pediatrics 2001; 107: 642 – 647

Wiswell TE, Gannon CM, Jacob J et al. Delivery room management of the apparently vigorous meconium-stained neonate: results of the multicenter, international collaborative trial. Pediatrics 2000; 105: 1 – 7

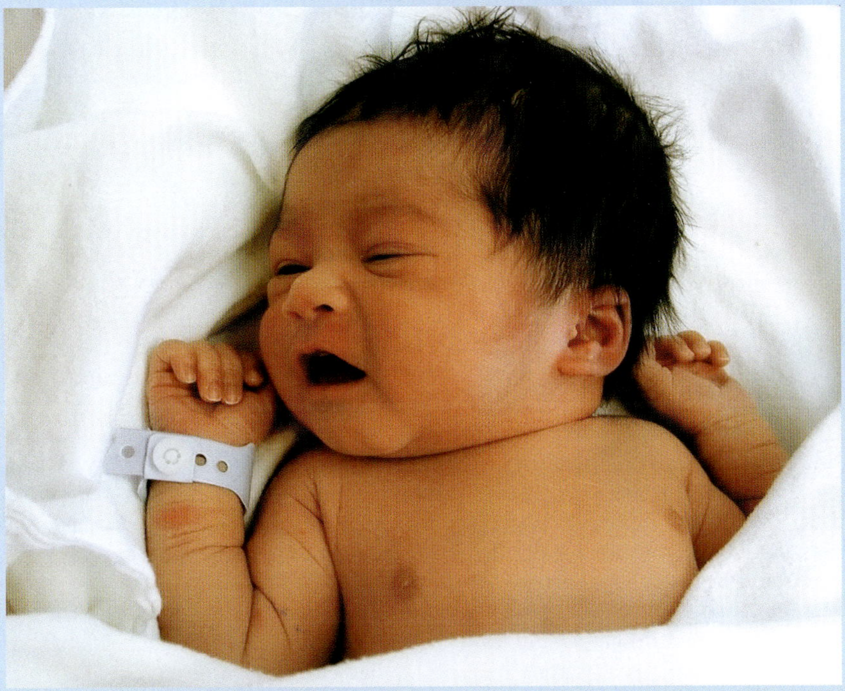

Synopsis der psychomotorischen Entwicklung

Während der ersten 10 Lebenstage sind die Bewegungsmuster des Neugeborenen noch starken Schwankungen unterworfen. Die Spontanbewegungen werden durch Primitivreflexe und -muster überlagert. Der Verhaltenszustand wechselt sehr stark, und das Kind kann ohne äußeren sichtbaren Grund vom ruhigen Schlaf zur vollen Aktivität und zum Weinen wechseln. Die Verhaltensbeobachtung, die Beurteilung der General Movements (s. Teil III, Kapitel 17, Abschnitt „Entwicklungsuntersuchung: pränatal bis 2 Jahre"), kann Rückschlüsse auf die kommende Entwicklung geben. Auch später muss immer der Verhaltenszustand des Säuglings bei der Untersuchung berücksichtigt werden. Um reproduzierbare Befunde zu ermöglichen, sollte sich das Kind bei der Untersuchung bzw. Beobachtung im Prechtl-Stadium 3 oder 4 befinden.

Motorik. Die normale Motilität besteht aus mehr oder weniger rhythmischem Strecken und Beugen der Arme und Beine durch den ganzen Bewegungsbereich. Die Bewegungsgeschwindigkeit ist variabel; die Bewegungen sind schon sehr komplex. Sie beginnen langsam, werden schneller und verlangsamen sich wieder. Hände und Füße haben ein recht großes Repertoire an Bewegungsmustern. Die vorherrschenden Primitivreflexe sind Magnetreflex, Galant-Reflex, Puppenaugenphänomen, Halsstellreflexe, Moro-Reflex, tonischer Labyrinthreflex, Greifreflexe, Bauer-Reaktion und – vor allem – symmetrischer und asymmetrischer tonischer Nackenreflex.

Körperhaltung in Rückenlage. Die Körperhaltung ist weitgehend symmetrisch; es dominieren Beugemuster. Das Kind liegt in Rückenlage mit dem Kopf leicht nach rechts oder links gedreht. Häufig stehen die Bewegungen unter dem Einfluss des asymmetrischen tonischen Nackenreflexes. Die Arme sind locker flektiert und die Beine in den Hüften leicht flektiert und adduziert, in den Knie- und Fußgelenken leicht flektiert gehalten.

Bauchlage. In Bauchlage ist der Kopf zur Seite gedreht, mit wechselnder Seite. Der Kopf kann für einige Sekunden leicht gehoben werden und so aktiv von einer Seite zur anderen gedreht werden. Arme und Beine sind flektiert, die Arme hinter Schulterniveau und adduziert am Thorax. Das Gesäß wird hochgestreckt; die Beine sind unter dem Gesäß. Es sind einzelne Kriechbewegungen zu beobachten.

Hochziehen zum Sitzen. Der Kopf bleibt noch zurück, die Arme sind flektiert und die Beine bleiben flektiert auf der Unterlage.

Sitzend gehalten. Die Kopfkontrolle ist eine gemeinsame Funktion der Aktivität der Labyrinthe und der Stärke der Nackenmuskulatur. Durch die Labyrinthreaktion kann der Kopf einige Sekunden gehalten werden. Bei muskelschwachen Kindern gelingt dies nicht. Der Rücken ist noch ganz gerundet, die Beine flektiert mit relativ deutlichem Beugetonus.

Aufrecht gehalten. Die Aufrichtereaktion und der Marche automatique sind positiv. Letzterer kann bei Steißlagekindern fehlen. Die Placing-Reaktion ist erst ab dem 10. Tag auslösbar.

Schwebehaltung. Der Kopf befindet sich unter der Horizontalen, ist aber nicht völlig schlaff hängend. Das Kind probiert kurz, den Kopf etwas zu heben. Arme und Beine sind flektiert.

Sehen und Gehör. Die Augen sind zentriert und bewegen sich parallel. Gelegentlich kann ein leichter „Blick der untergehenden Sonne" vorkommen; ein passagerer Strabismus ist normal. Als Reaktion der Pupillen auf Licht (nicht zu starke Lichtquelle nehmen, da sonst Blinzelreflex ausgelöst wird) werden die Augen geschlossen (optischer Blinzelreflex). Dieser kann bei gestörter Lichtwahrnehmung (zentral oder peripher) nicht ausgelöst werden. Das Kind verfolgt Lichtquellen mit den Augen und mit dem Kopf. Das Puppenaugenphänomen kann ausgelöst werden. Das Kind blinzelt oder öffnet die Augen und/oder zeigt Startle-(Blinzel-) Reaktionen auf plötzliche Geräusche. Der Vestibularreflex öffnet die Augen. Dazu wird das Kind aus der Rückenlage ins Sitzen gebracht und mehrmals, bis sich die Augen öffnen, wieder in Richtung Rückenlage zurückbewegt. Das Kind hält mit den Bewegungen bei Geräuschen inne.

Allgemeines Verhalten. Einen Großteil der Zeit schlafen die Neugeborenen. Die Wachphasen sind kurz; dann wird vorwiegend getrunken, was wiederum ermüdet. Die Schlaf-Wach-Phasen sind noch nicht gefestigt.

Schwerpunkte der Untersuchung

Kinderärzte, die die Vorsorgeuntersuchung in der 1. Lebenswoche durchführen (Abb. 22.**1**), übernehmen in der Regel gleichzeitig die umfassende medizinische Betreuung des Neugeborenen. Dazu gehören die Beurteilung der vitalen Funktionen und des Reifegrads nach der Geburt, die Überwachung der Adaptation des Kindes und das frühzeitige Erfassen von Störungen (z. B. Infekten, Ikterus, Hypoglykämie oder Atemnotsyndrom) sowie die Überwachung der Ernährung und der Pflege des Kindes. Das von der Schweizerischen Gesellschaft für Neonatologie publizierte „Überwachungsblatt für Neugeborene“ dient der umfassenden medizinischen Betreuung vorzüglich.

> **!** Bei der Untersuchung eines gesunden Kindes kann den Eltern nicht häufig genug versichert werden, dass ihr Kind gesund ist!

Datum: ______ Alter: ______ Gestationsalter: ______
Korr. A.: ______ Austr. G.: ______ Gewicht: ______ P______
Länge: ______ P______ Kopfumf.: ______ P______

☑ normal/ja ☒ auffällig/nein ❑ nicht untersucht/erfr.

Anamnese
- ❑ Familien-/Schwangerschaftsanamnese
- ❑ Subpartale/neonatale Warnzeichen
- ❑ Primäre Adaptation
- ❑ Mutter im Wochenbett
- ❑ Familiäres Umfeld/Ressourcen
- ❑ Risikofaktoren Misshandlung (z. B. postpartale Depression)

Entwicklung
• Motorik
- ❑ „General Movements“ normal
- ❑ Spontanmotorik harmonisch, symmetrisch
- Rücken-/Bauchlage:
- ❑ Arme und Beine leicht flektiert
- Hochziehen zum Sitzen:
- ❑ Keine Kopfkontrolle, Beine flektiert
- Aufrecht gehalten:
- ❑ Aufrichtereaktion, Marche automatique
- Schwebehaltung:
- ❑ Kopf unter Horizontalen
- ❑ Reflexe (Primitivreflexe)/Tonus

• Kommunikation, Sprache
- ❑ Blickt Untersucher an und nach (verfolgt)

• Sozioemotional
- ❑ Leicht beruhigbar/tröstbar

Somatischer Status
- ❑ Dysmorphiezeichen
- ❑ Haut/Nägel/Haare
- ❑ Mund/Mundhöhle/Nase (beds. durchgängig)
- ❑ Augen (brechende Medien klar)
- ❑ Ohren (äusserlich, Gehörgänge)
- ❑ Atmung (symmetrische Belüftung)
- ❑ Herz/Kreislauf/Inguinalpulse
- ❑ Abdomen
- ❑ Genitale (Hymen, Hoden, Penis)
- ❑ Schädel (Kephalhäm./Caput succ./Asym.)
- ❑ Bewegungsapparat (Hände, Füsse, Hüften)

Labor/Teste
- ❑ Sonographie der Hüftgelenke
- ❑ Stoffwechselscreening (Guthrie)
- ❑ Otoakustisch evozierte Potentiale (OAE)
- ❑ POx (> 94, Screening 1. Lebenstag)

Prävention
- ❑ SIDS Prävention
- ❑ Vitamin K (1. + 2. Dosis)
- ❑ Vitamin D-Prophylaxe
- ❑ Hepatitis B Impfung (bei infizierten Müttern)

Risikofaktoren, antizipatorische Beratung
- ❑ Schlafen/Schreien
- ❑ Shaken Baby
- ❑ Ernährung/Stillsicherung
- ❑ Postpartale Depression
- ❑ Handling/Lagerung (Plagiocephalus)
- ❑ Unfallverhütung
- ❑ Gesundheitsheft für das Kind SGP
- ❑ Erreichbarkeit Kinderarzt/Notfall/Ressourcen

Weiteres

Abb. 22.**1** Untersuchungsprotokoll 1. Woche.
SIDS = plötzlicher Kindstod

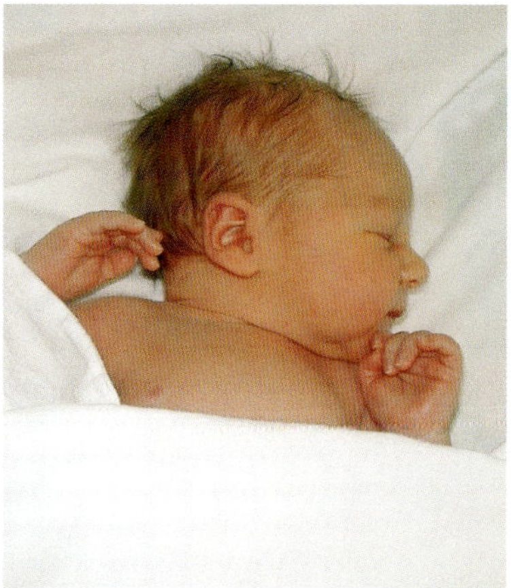

Abb. 22.**2** „Hier bin ich!"

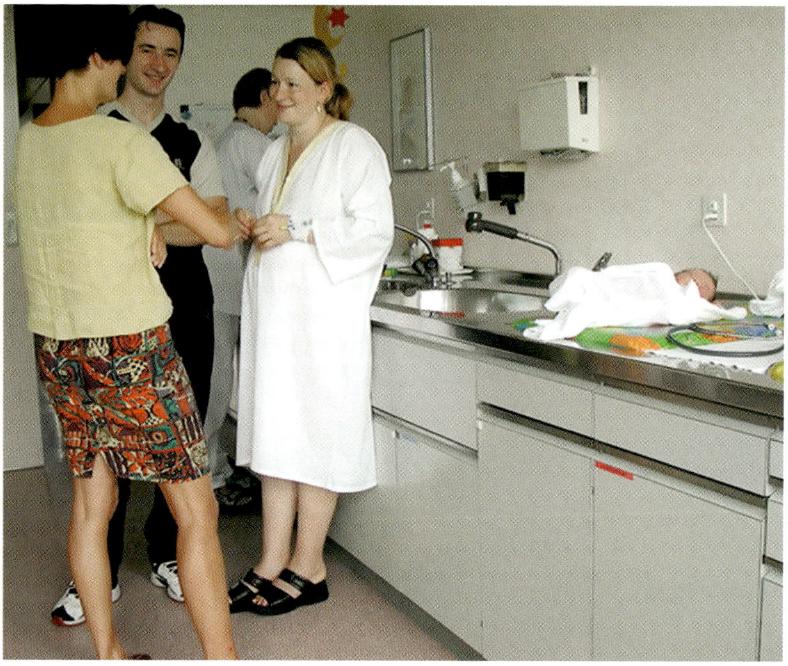

Abb. 22.**3** Gespräch Eltern/Kinderärztin nach der Untersuchung: Das Kind ist gesund!

Die Entwicklung des Kindes ist vor dem Hintergrund der Familie zu beurteilen. So können die Eltern gegenüber ihrem neuen Kind ambivalente Gefühle haben. Die Eltern sind z. B. sehr jung, haben negative Erfahrungen aus ihrer Jugend, empfinden das Kind als Störung ihrer beruflichen Karriere usw. Um diese Aspekte zu erfassen, ist die Untersuchung des Neugeborenen – wann irgend möglich – in Gegenwart der Eltern durchzuführen. Vor allem erstmalige Eltern sind auf die wiederholte unterstützende und aufmunternde Beratung des Kinderarzts angewiesen (Abb. 22.**2** und Abb. 22.**3**).

Die Zeit nach der Geburt ist bei den Eltern geprägt von starken Stimmungen: Euphorien, Erschöpfung, Überwältigung und manchmal dem „postpartalen Blues". Der Umgang mit diesen Stimmungen ist für den Kinderarzt heikel und dankbar zugleich. Eine gründliche Untersuchung des Neugeborenen in Gegenwart der Eltern kann den Grundstein für eine jahrelange fruchtbare Beziehung zwischen Eltern, Kind und Kinderarzt legen oder das Bild des „kompetenten Kinderarzts" entscheidend prägen, falls ein anderer Kinderarzt die weitere Betreuung übernimmt. Es ist dabei von großer Bedeutung und hat enormen prophylaktischen Wert, den Vater möglichst frühzeitig in die Kinderpflege und Erziehung einzubeziehen.

Die Untersuchung in der 1. Lebenswoche ist ideal für das Ultraschall-Screening der Säuglingshüften. Denn es ist unbestritten: Je früher die Diagnose gestellt wird, desto schneller ist die Heilung!

Die Eltern werden über die vorgesehenen Maßnahmen (Guthrie-Test, Vitamin-K-Prophylaxe usw.) informiert. Ein Thematisieren des Lebens „danach“ mit Hinweisen für helfende Infrastruktur kann nie schaden. Im Bedarfsfall muss schon frühzeitig Hilfe organisiert werden. Die Mutter wird in ihrem Wunsch zu stillen bestärkt. Das Vorsorgekonzept (Gesundheitsheft für das Kind) und die Untersuchungstermine werden vorgestellt.

Touchpoints

- *Gesundheit:* Ist das Baby gesund? Falls nicht, sollte der Arzt ehrlich zu den Eltern sein und sie unterstützen.
- *Gefühle der Eltern:* Überwältigende Gefühle bei der Geburt (Jubel, Angst, Einsamkeit und Zweifel) treten bei den Eltern auf.
- *Das reale Baby:* Die Eltern entdecken charakteristische Eigenschaften ihres Kindes (Haarfarbe, Geschlecht, Größe, Hautfarbe). Nun wird das idealisierte Baby durch das reale ersetzt.
- *Bindung:* Die Beziehung zu den Eltern entwickelt sich im Laufe des 1. Jahres und gewinnt immer mehr an Intensität. Die emotionale Bindung von Mutter und Kind wird durch Vorgänge in den gemeinsamen Minuten und Stunden nach der Geburt aktiviert.
- *Gespräch Mutter/Kinderarzt nach der Untersuchung:* Das Kind ist gesund!

Erste Beobachtungen und Fragen

Mit der Untersuchung des Neugeborenen in Gegenwart der Eltern kann der Kinderarzt sich einen ersten Eindruck von der körperlichen Gesundheit des Kindes und dem psychosozialen Umfeld der Familie machen (Abb. 22.**4**). Bei Unklarheiten bezüglich des Reifegrads des Kindes empfiehlt sich eine entsprechende Untersuchung.

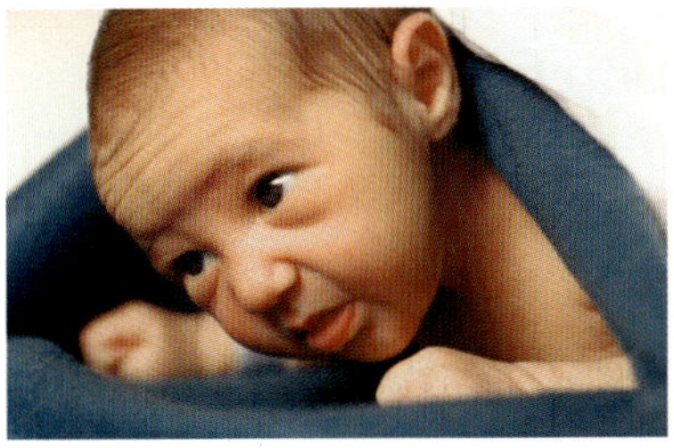

Abb. 22.**4**

Anamnese

- Familienanamnese
- Schwangerschaftsanamnese:
  - Diabetes mellitus, Epilepsie (Antikonvulsiva?) bei der Mutter
  - mütterliches Alter
  - Medikamente,Teratogene, Alkohol, Drogen (Kokain, Nikotin, Kannabis)
  - Infekte (TORCH [Toxoplasmose, Röteln, Zytomegalie, Herpes und andere])
  - langer Schwangerschaftswunsch, Zustand nach Insemination, Amniozentese, Chorionzottenbiopsie
- subpartale bzw. neonatale Warnzeichen, primäre Adaptation
- Wochenbett (Baby Blues, Papa Blues, Depression)
- kindliches Verhalten (kommunikativ, unruhig, schlecht beruhigbar, Schreikind, pflegeleicht)
- Ressourcen:
  - mütterliche Entspannung
  - familiäres Umfeld
  - Vater
  - Geschwister
  - Wiederaufnahme der Arbeit, Teilzeitarbeit geplant?
  - Krippe, Kinderbetreuung
- Risikofaktoren für Misshandlung:
  - Armut
  - Alkohol, Drogen
  - ungewolltes Kind

Untersuchung

Der Apgar-Score ist ein gutes Maß für die Adaptation des Neugeborenen. Eine, 5 und 10 min nach der Geburt werden Kolorit, Puls, Reflexe, Tonus und Atmung beurteilt und mit einem Punkte-Score bewertet (s. auch Kapitel 21, Abschnitt „Maßnahmen bei normaler Adaptation“, S. 497, und Tab. 21.1).

Beurteilen

- Trinkschwäche, abnormes Schreien, Apathie, Übererregbarkeit (Angaben der Pflegenden bzw. der Mutter)
- Verhalten der Mutter im Wochenbett, Baby-Blues, Wochenbettpsychose
- Pflegeverhalten der Eltern (interessiert, vernachlässigend, empathisch)
- Interaktion der Eltern mit dem Neugeborenen (Eltern unreif, vernachlässigend, uninteressiert, ablehnend, unsicher, ängstlich, perfektionistisch)
- sozioökonomische Situation, Schichtspezifika, Migrantenstatus, Wunsch der Mutter bzw. des Vaters nach baldiger Berufstätigkeit

Maßnahmen

Neonatale Warnzeichen

Neonatale Warnzeichen (s. Kapitel 21, Abschnitt „Vorgehen bei gestörter Adaptation“, S. 500) sind Indikationen für eine sofortige kompetente Behandlung, falls möglich, in einem neonatologischen Zentrum.

Baby Blues

Definition Wochenbett-Blues

Als Wochenbett-Blues oder Baby Blues wird ein vorübergehender, depressiver Zustand nach der Geburt eines Kindes bezeichnet. Gelegentlich kann der Baby Blues in eine schwere und länger dauernde Depression übergehen. Dann wird von Wochenbett- oder postpartaler Depression gesprochen.

Der depressive Zustand ist immer die Reaktion auf einen Verlust im realen oder übertragenen Sinne. Die frisch gebackene Mutter hat durchaus Gründe, traurig zu sein:

- Sie ist nach der Geburt in einer massiven körperlichen Umstellungsphase (Hormonentzug, Nachwehen, Milcheinschuss, Erschöpfung), die sehr empfindlich macht.
- Sie hat eine körperliche und seelische Höchstleistung hinter sich, deren Verarbeitung traurig machen kann.
- Sie „verliert“ das Kind im wahrsten Sinne des Wortes zum ersten Mal; dies löst eine Art Trauerreaktion aus, einen Abschiedsschmerz.
- Sie meint, ihr Kind sofort innigst lieben zu müssen, was sie nicht automatisch tut, und sie macht sich deshalb Vorwürfe. Die Beziehung (Bindung) zum Kind muss erst wachsen und braucht Zeit. Das ist normal.
- Während die Mutter vor der Geburt im Mittelpunkt stand (Liebe des Vaters, Bewunderung und Zuneigung der Familie), steht jetzt das Kind im Zentrum der Aufmerksamkeit. Die Mutter muss sich neu auf das Kind beziehen und nicht die Umwelt auf sie.
- Falls die Mutter besonders große, d. h. überhöhte Ansprüche an sich selbst in Bezug auf ihre Mutterrolle hat, kann sie diese nicht erfüllen und steht vermeintlich als Verliererin da.
- Dies droht auch, wenn sie sehr kompetente Vorbilder hat (die eigene Mutter, Schwiegermutter, Schwestern oder Freundinnen) und sich mit diesen vergleicht: „Das kann ich niemals!“
- Falls die Mutter die Hilfe von ihrem Partner bräuchte, dieser die Hilfe aber nicht anbieten kann, ist dies sehr belastend.

Alle zusätzlichen Belastungen, wie Ehekonflikt, Konflikt mit der Mutter oder Schwiegermutter sowie Konflikte im Umfeld, verbrauchen zusätzlich zum Umgang mit dem Kind Energie und bringen die Mutter schnell an die Belastungsgrenze.

Mütter mit dem Baby Blues sind sehr empfindlich, dünnhäutig, traurig, weinerlich und ängstlich, manchmal gereizt, haben unerklärliche Stimmungsschwankungen, fühlen sich unverstanden und ziehen sich zurück. Häufig haben sie auch Schlafprobleme. Der Baby Blues beginnt in der Regel wenige Tage nach der Geburt und dauert etwa einige Wochen. Bis zu 40% der Mütter zeigen solche Symptome nach der Geburt!

Trotz der „Heultage“ sollte die Mutter in alle Verrichtungen mit dem Kind einbezogen und dabei vollumfänglich unterstützt werden. Sie sollte Gelegenheit haben, über Gefühle offen zu sprechen. Ein positives, unterstützendes und Selbstsicherheit gebendes Gespräch, z. B. mit dem Kinderarzt, kann Wunder bewirken. Noch besser ist es, die Mütter schon vor der Geburt auf den Baby Blues vorzubereiten.

Der Mutter sollte geholfen werden, ihre Ansprüche herunterzusetzen, und ihr sollte aufgezeigt werden, dass sie nur Mensch ist und kein Übermensch und dass sie sich als Mutter auch helfen lassen darf. Zusätzliche belastende Konflikte sollten angegangen werden. Der Vater sollte als wichtige Bezugsperson motiviert werden, sich (wenn er das nicht schon tut) besonders liebevoll und verständnisvoll um seine Partnerin zu kümmern. Falls er das nicht kann, da er z. B. an Papa Blues leidet, sollte eine andere, zusätzliche Bezugsperson gesucht werden, die der Mutter auch bei der Pflege des Kindes behilflich ist. Familienkonflikte sollten unbedingt mit allen Generationen angegangen werden – die Geburt eines Kindes macht das System flexibel und öffnet es. Diese Chance sollte nicht verpasst werden.

Sollte nach etwa 2 Wochen der Baby Blues nicht vorbei sein oder vertieft er sich, wird von einer postpartalen Depression gesprochen, die sofortiger professioneller Hilfe bedarf. Je früher diese in Form von psychotherapeutischer Hilfe einsetzt, desto besser ist die Prognose.

Bei Interaktionsstörungen, Bindungsstörungen, Drogenabusus, unstabilen Beziehungen oder Armut besteht die Gefahr der Vernachlässigung oder das Risiko der Kindesmisshandlung; in diesen Situationen sind ein Gespräch mit den Eltern, die Abklärung der Situation nach dem Wochenbett sowie die Einleitung engmaschiger Kontrollen durch Arzt, Mütterberatungsschwester usw. erforderlich. Je nach gegebener Situation sollte Hilfe vermittelt (psychologisch, fürsorgerisch) und auf entsprechende Stellen hingewiesen werden.

Psychomotorische Entwicklung

Zur Entwicklungsbeurteilung des Säuglings ist die Zustandsbeurteilung von großer Bedeutung. Damit ein Säugling adäquat beurteilt werden kann, muss er sich im Stadium 3 oder 4 nach Prechtl befinden; sonst ist seine Entwicklungsbeurteilung unzulässig; s. hierzu auch die Synopsis am Anfang des Kapitels (S. 540) und Teil III, Kapitel 17, Abschnitt „Entwicklungsuntersuchung: pränatal bis 2 Jahre".

Verhaltenszustand nach Prechtl
Stadium 1 = Augen zu, Atmung regelmäßig, keine Bewegungen
Stadium 2 = Augen zu, Atmung unregelmäßig, selten Bewegungen
Stadium 3 = Augen offen, keine groben Bewegungen
Stadium 4 = Augen offen, grobe Bewegungen, kein Weinen
Stadium 5 = Augen offen und zu, Weinen
Stadium 6 = andere Zustände

Entwicklung der Motorik

Beobachtungen der Spontanmotorik bzw. Motoskopie: Spontanmotorik harmonisch, symmetrisch; General Movements normal:

- *in Rückenlage* (Abb. 22.**5** u. Abb. 22.**6**; s. auch Abb. 17.**16** und Abb. 21.**89a**):
  - Arme und Beine leicht flektiert
  - symmetrische rhythmische Streckungen
  - asymmetrischer tonischer Nackenreflex (beim Neugeborenen in Rückenlage sehr dominant; normal)
  - Blickkontakt, folgt Gesicht bzw. Gegenstand mit Blick
- *in Bauchlage* (Abb. 22.**7**; s. auch Abb. 21.**92a**):
  - Kopf wird kurz gehoben und zur Seite gedreht
  - Arme und Beine flektiert
  - Gesäß hoch, Beine unter dem Gesäß
  - Berührung der Fußsohlen kann Kriechbewegungen auslösen
- *in Schwebehaltung* (Abb. 22.**8** bis Abb. 22.**10**): Kopf wird kurz gehoben, erreicht die Körperachse aber nicht

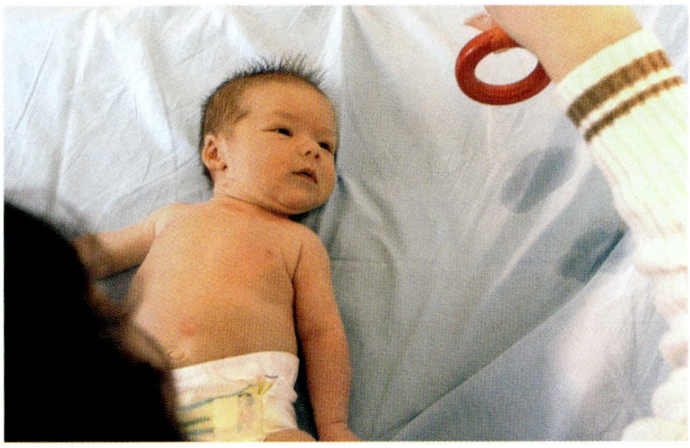

Abb. 22.**5** Verfolgt hingehaltene Gegenstände mit den Augen und (leicht) mit dem Kopf.

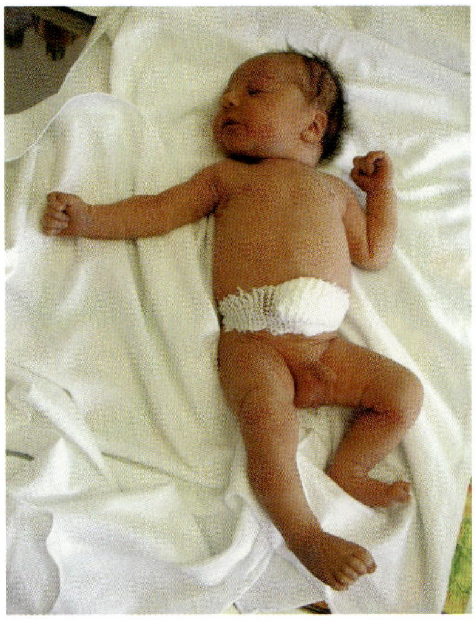

Abb. 22.**6** ATNR nach rechts.

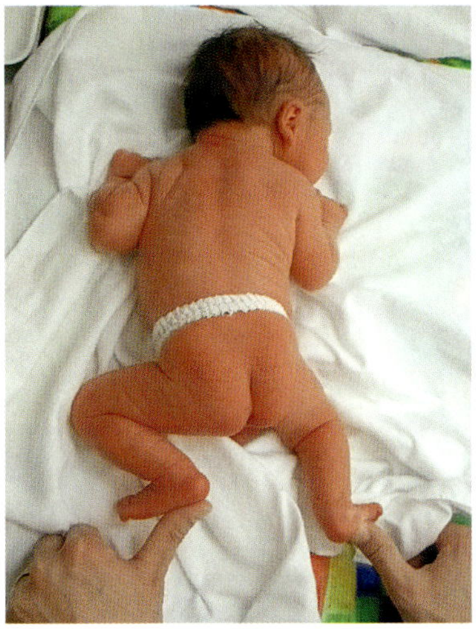

Abb. 22.**7** Berühren der Fußsohlen löst Bewegungen aus (Magnetreflex).

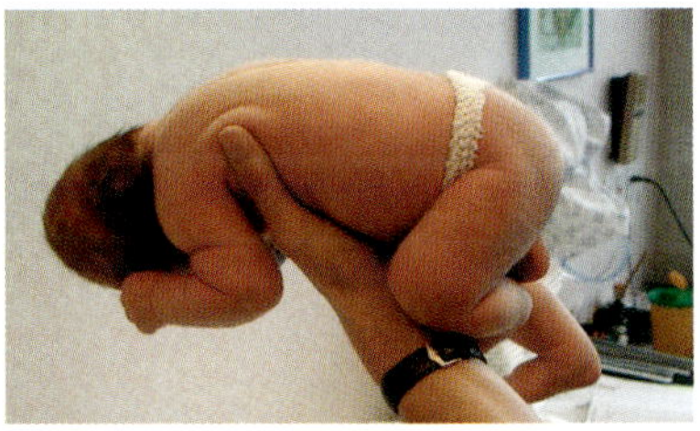

Abb. 22.**8** Schwebehaltung: hypoton oder/und postprandial.

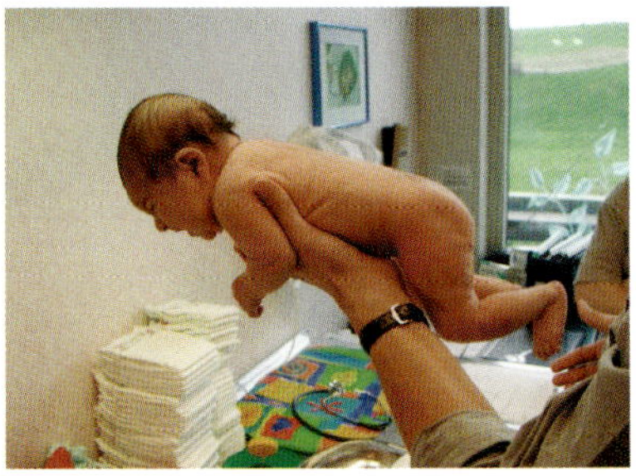

Abb. 22.**9** Schwebehaltung normal.

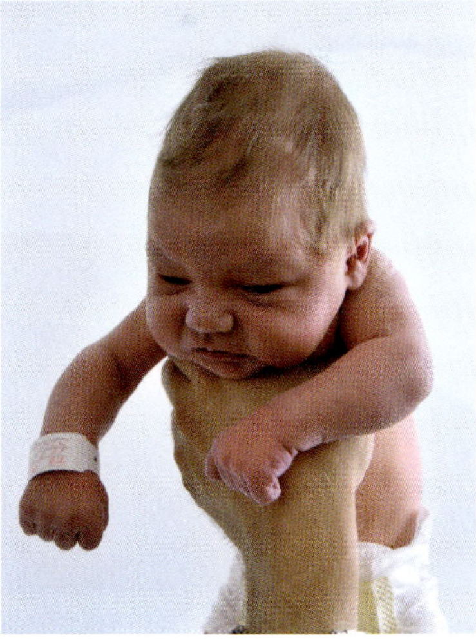

Abb. 22.**10** Fliegen!

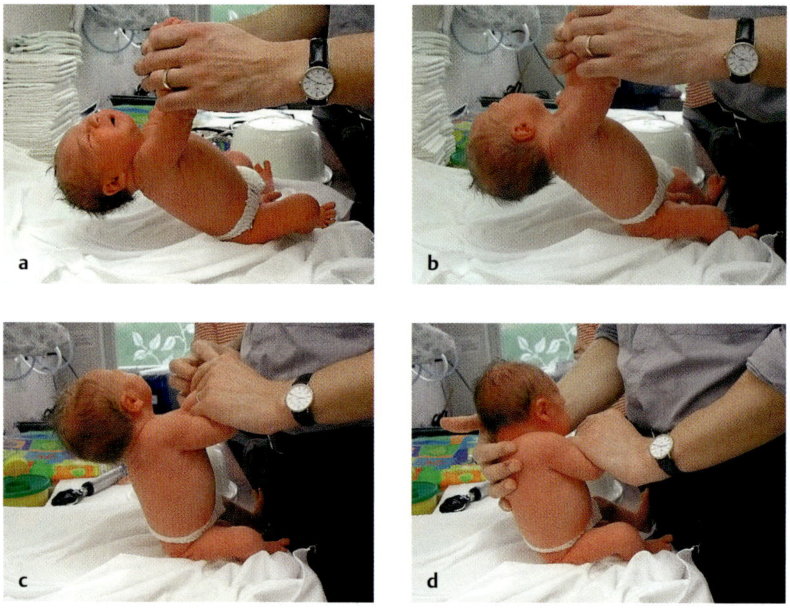

Abb. 22.**11 a – d** Hochziehen zum Sitzen (dabei Kopf stützen).

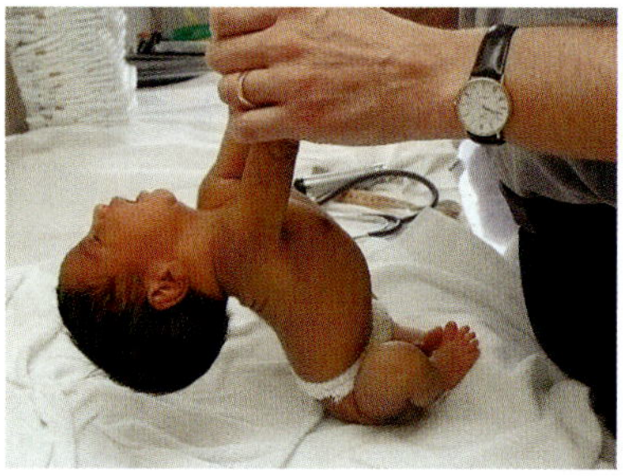

Abb. 22.**12** Ungenügende Tonisierung beim Neugeborenen: Hypotonie, kontrollbedürftig (ev. postprandial).

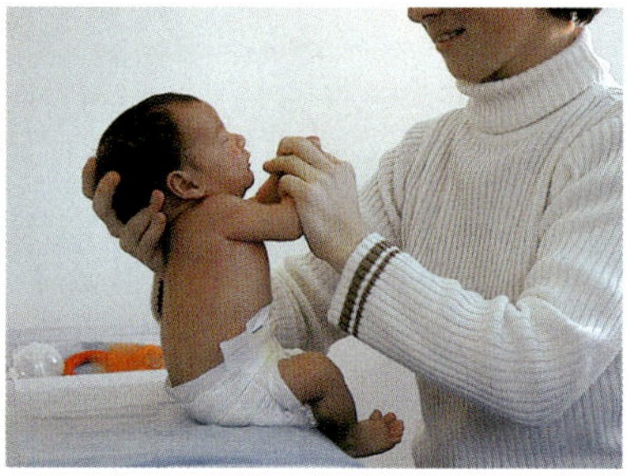

Abb. 22.**13** Sitzend gehalten: Der Kopf muss unterstützt werden!

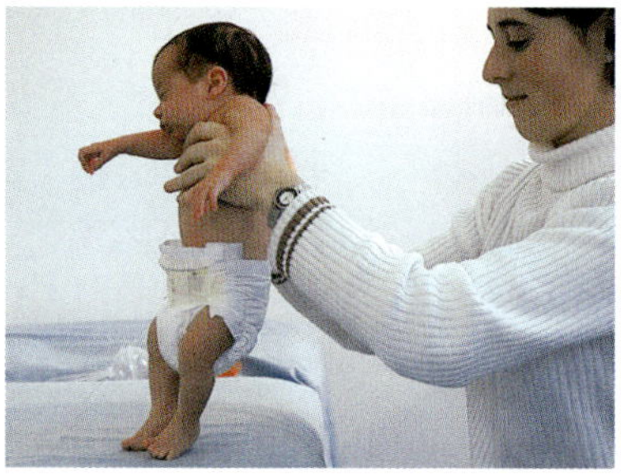

Abb. 22.**14** Stehend gehalten: Aufrichtereaktion kurz zu beobachten.

- *Verhalten:*
  - Beruhigbarkeit
  - Verhalten faszilitierend oder inhibierend (irritabel, lethargisch)
- *provozierte Bewegungen:* sind im Neugeborenenalter nicht besonders aussagekräftig; aufschlussreicher: Spontanbewegungen (General Movements) des Kindes:
  - Hochziehen zum Sitzen (Abb. 22.**11** und Abb. 22.**12**): das Kind dabei an beiden Armen aufziehen; Kopf bleibt zurück, Arme flektiert, Beine flektiert auf der Unterlage (Untersucher muss den Kopf stützen!)
  - sitzend gehalten (Abb. 22.**13**): Kopf kann kurz gehalten werden; Rücken ganz rund
  - aufrecht gehalten/stehend (Abb. 22.**14**): Aufrichtereaktion und Marche automatique kann bei Beckenendlagekindern fehlen, Stützreaktion auf die Füße
  - Schwebehaltung/Ventralsuspension: Kopf unter der Horizontalen, aber nicht völlig schlaff, Arme und Beine flektiert

Tonus und Reflexe

- Tonus beurteilen: erniedrigt, erhöht, wechselnd, asymmetrisch
- beim passiven Strecken der Beine Widerstand beurteilen
- Muskeleigenreflexe (Patellarsehnen-/Bizepssehnenreflex)
- Greifreflexe der Hände und Füße vorhanden, Moro-Reflex seitengleich
- Halsstellreaktion positiv
- Saugreflex und Routing positiv

Maßnahmen

Bei Auffälligkeiten, wie stereotypen, plumpen und monotonen Bewegungsmustern, Tonusstörungen (vor allem Hypotonie), Asymmetrien, Opisthotonus oder Übererregbarkeit, sind eine exakte neurologische Beurteilung und Dokumentation wichtig. Sind die General Movements im Normbereich? Je nach Grad der Auffälligkeit ist eine Kontrolle in 1 Monat, ein entwicklungspädiatrisches oder kinderneurologisches Konsilium oder die Zuweisung zur Physiotherapie bzw. an ein sozialpädiatrisches oder entwicklungspädiatrisches Zentrum angezeigt.

Entwicklung von Kommunikation und Sprache sowie sozioemotional

- Der Säugling sieht den Untersucher an und blickt ihm nach; er kann in der Regel auch nach einer gewissen Zeit zum Lächeln, Grimassieren oder die Zunge Heraustrecken gebracht werden.
- Der Säugling ist leicht beruhigbar bzw. tröstbar. Er nimmt Beziehungen zu seiner Umwelt auf. Die intensive Bindungsentwicklung ist im Entstehen und muss unterstützt werden.

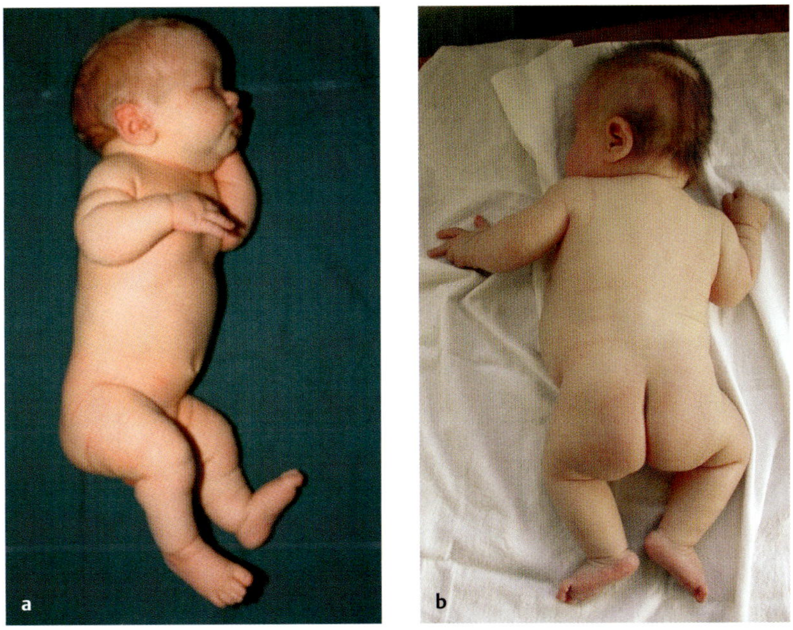

Abb. 22.**15 a, b** Disproportion.
a Zu kurze Extremitäten bei Achondroplasie.
b Zu kurze Extremitäten bei Chondrodysplasia punctata.

Somatischer Status

Körpermaße

Siehe auch Abb. 15.**389**, Abb. 15.**399** und Abb. 15.**402a**.

> **In das Somatogramm eintragen und beurteilen**
> - Untergewicht
> - Übergewicht
> - Disproportion (Abb. 22.**15** u. Abb. 22.**16**; s. auch Abb. 15.**364**), Missbildungen, Dysmorphien
> - auffälliger Gesichtsausdruck (z. B. Hypothyreose)

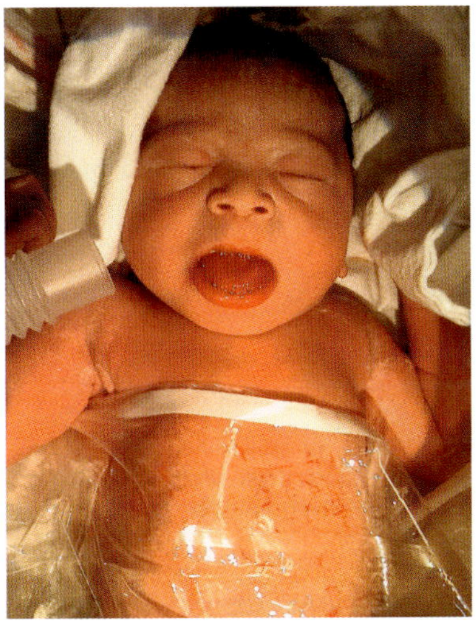

Abb. 22.**16** Beckwith-Wiedemann-Syndrom, auch Exomphalos-Makroglossie-Gigantismus-Syndrom (EMG-Syndrom) mit typischer Makroglossie und Makrosomie.

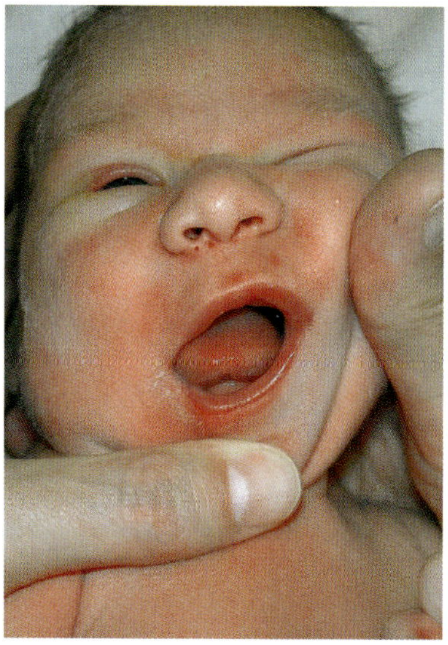

Abb. 22.**17** Inspektion des Rachens.

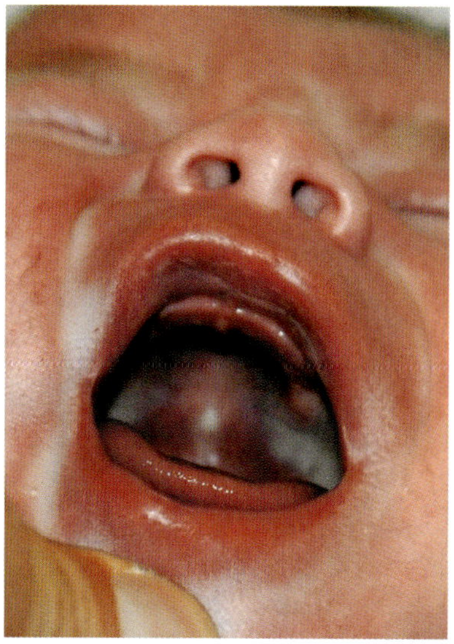

Abb. 22.**18** Bedeutungslose Epstein-Perle.

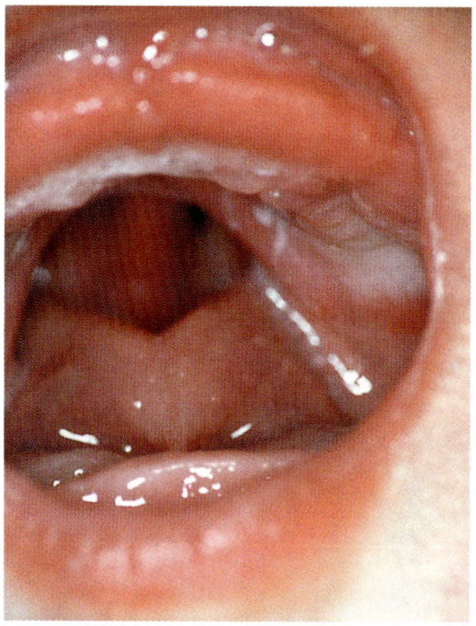

Abb. 22.**19** Gaumenspalte bei Pierre-Robin-Syndrom.

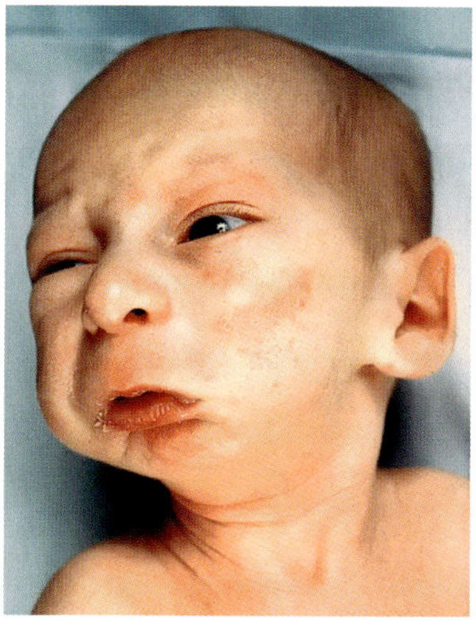

Abb. 22.**20** Pierre-Robin-Syndrom mit Mikrogenie, Glossoptose, eventuell Mikroglossie und Gaumenspalte. *(s. Bildnachweis)

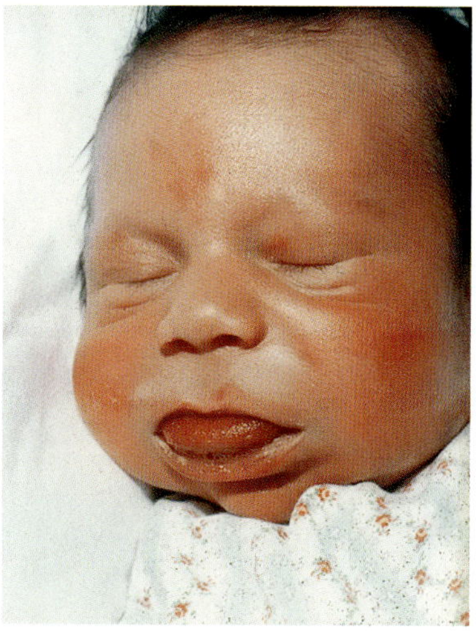

Abb. 22.**21** Makroglossie. *(s. Bildnachweis)

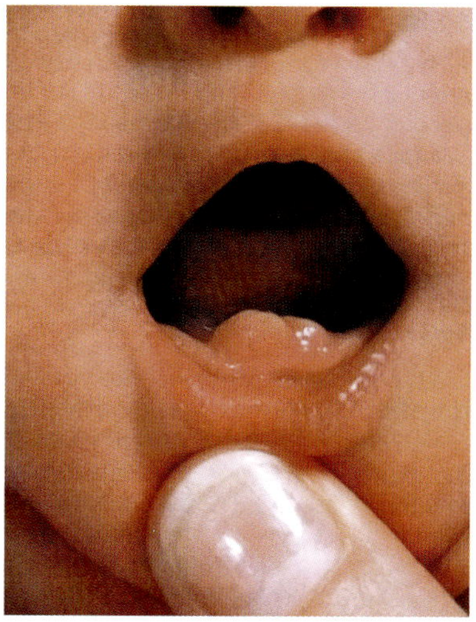

Abb. 22.**22** Neugeborenes mit Zahn: Auch das gibt es! *(s. Bildnachweis)

Mund und Mundhöhle

Mit der Untersuchung von Mund und Mundhöhle soll das Vorhandensein von neurologischen Störungen (Fazialisparese durch Einwirkungen der Geburtszange) sowie von Spaltbildungen und anderen kindlichen Stillhemmnissen ausgeschlossen werden (Abb. 22.**17** bis Abb. 22.**22**). Insbesondere sollte die submuköse Gaumenspalte, die nicht offensichtlich ist, gesucht werden. Diese wird palpatorisch mit dem Kleinfinger am Gaumen erfasst. Die Bedeutung eines kurzen Zungenbands als Stillhindernis ist umstritten. Die Indikation zur Frenulotomie ist vom Arzt aufgrund der Beobachtung des Trinkakts zu stellen.

Untersuchung

Beurteilen

- Symmetrie des Mundes: Fazialisparese, Asymmetric crying Face (Aplasie des M. depressor anguli oris)
- harter und weicher Gaumen intakt (Palpation): Gaumenspalte?
- Epstein-Perlen: ohne pathologische Bedeutung
- Beurteilung der Zungengröße (Makroglossie)

Maßnahmen

Bei vorhandener Spaltbildung ist das Kind in die Obhut eines Spezialistenteams zu geben, damit frühzeitig Ernährungshilfen (Sonde, Gaumenplatte bei offener Lippen-Kiefer-Gaumen-Spalte) bereitgestellt werden können. Die Magensondierung wird nur ausnahmsweise im Rahmen der primären Reanimation durchgeführt oder wenn der Verdacht auf eine Ösophagusatresie besteht. Bei einer submukösen Gaumenspalte muss, falls (was die Regel ist) der Schluckakt nicht beeinträchtigt ist, die spätere Sprachentwicklung beobachtet werden.

Nase

Untersuchung

Säuglinge sind auf die Nasenatmung angewiesen. Jede Behinderung der freien Nasenatmung führt zu Problemen. Untersucht wird die Durchgängigkeit der beiden Nasenlöcher durch abwechselnde Auskultation mit dem Stethoskop (Abb. 22.**23** bis Abb. 22.**25**).

Beurteilen

- Durchgängigkeit der Nasengänge: auskultatorisch oder mit hingehaltenem Spiegel (Atemniederschlag)
- im Zweifelsfall Choanalatresie mit Sonde ausschließen
- Nasenseptum an Ort und Stelle (Scheidewandluxation)

Maßnahmen

Die Choanalatresie ist ein neonatologischer Notfall und bedarf der sofortigen Erkennung und operativen Sanierung. Eine Scheidenwandluxation soll reponiert werden.

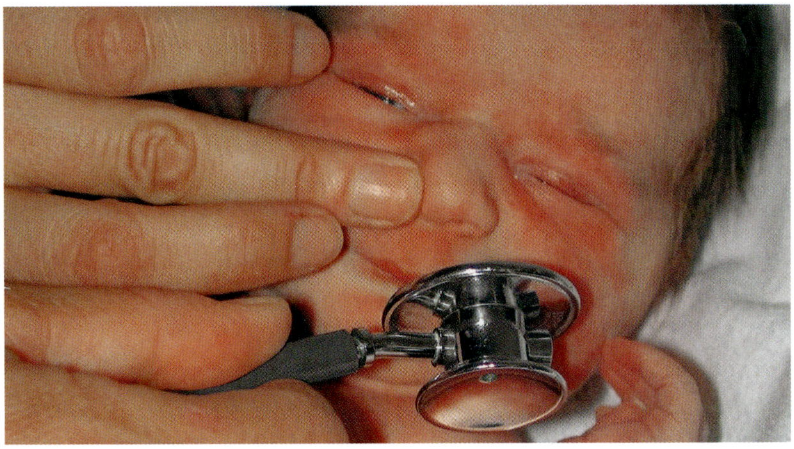

Abb. 22.**23** Auskultatorische Prüfung der Durchgängigkeit der Nase.

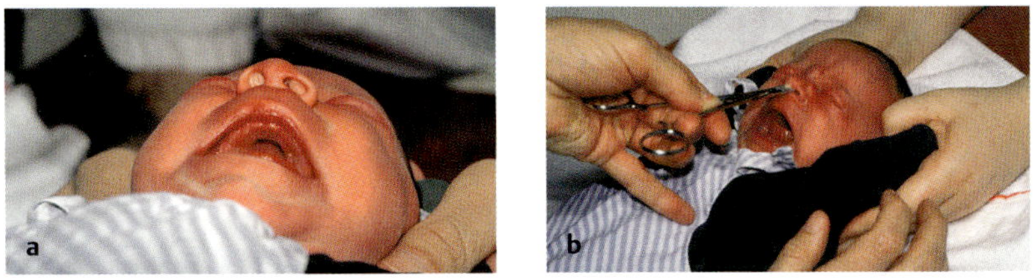

Abb. 22.**24 a, b** Nasenscheidewandluxation und -reposition.

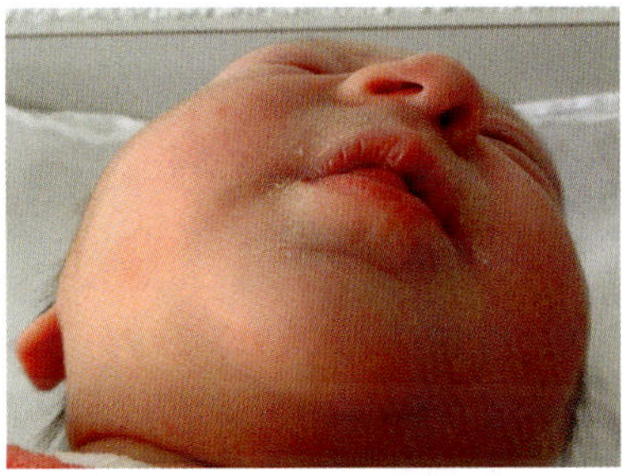

Abb. 22.**25** Lagebedingte Schiefnase, keine Nasenwandluxation. Bildet sich spontan zurück.

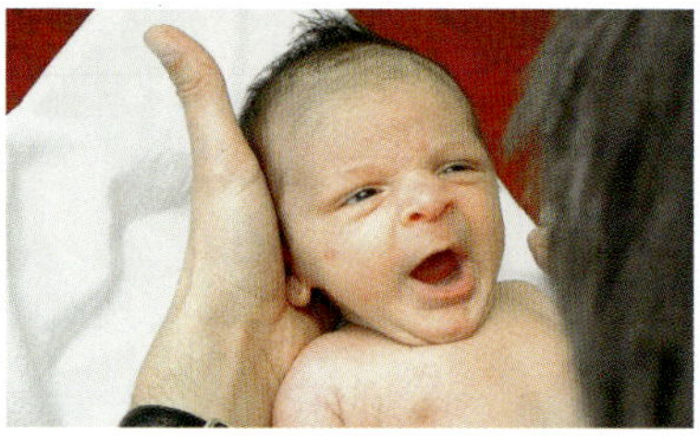

Abb. 22.**26** Visuelle Interaktion mit dem Untersucher: Durch Ausnutzen des Labyrintreflexes gelingt es häufig, die Augen zu öffnen; dazu den Kopf in der Vertikalen auf und ab bewegen.

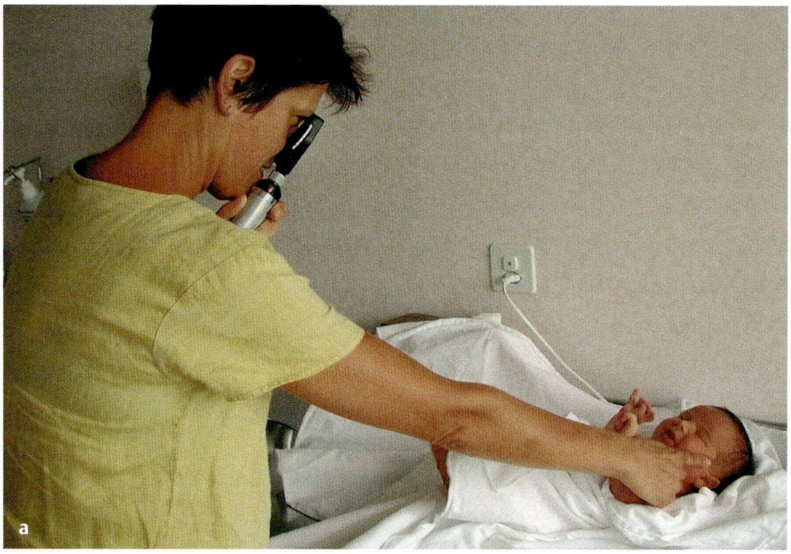

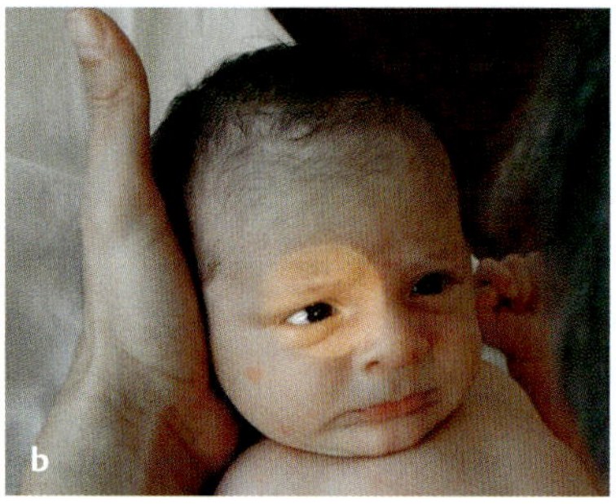

Abb. 22.**27 a, b** Untersuchung im durchfallenden Licht. Der Untersucher hält 0,5 m Abstand und korrigiert das Ophthalmoskop auf +2,0. Das Kind hat dazu idealerweise die Augen offen.

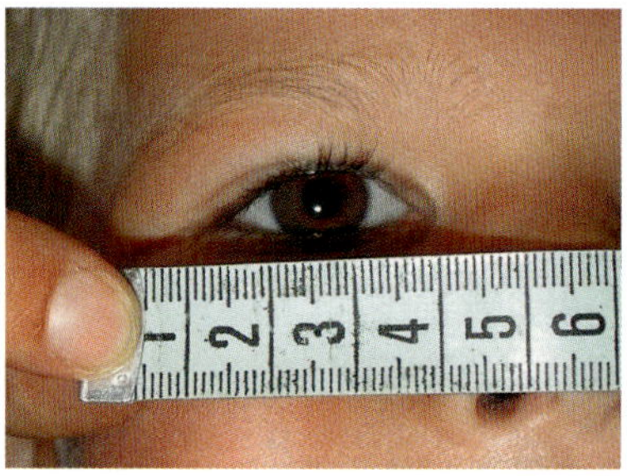

Abb. 22.**28** Das „Messen" des Hornhautdurchmessers mittels eines Fotos ist genauer als die Messung direkt am Kind (hier bei einem älteren Kind).

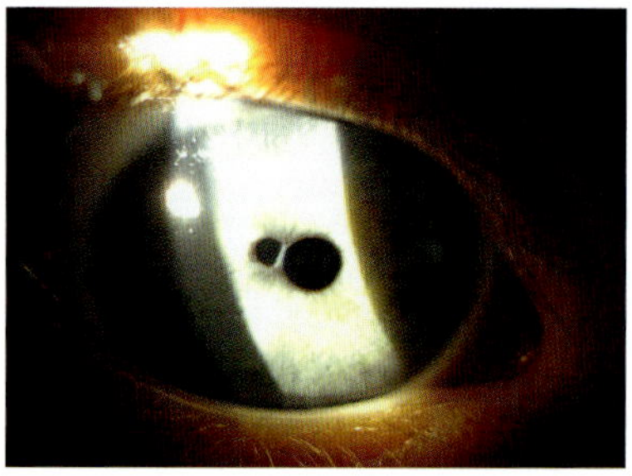

Abb. 22.**29** Reste einer Pupillarmembran.

Augen

Physiologie

Zwar ist der optische Apparat (Hornhaut, Linse, Glaskörper, Pupille usw.) des Neugeborenen praktisch ausgereift, die Netzhaut und die Wahrnehmungsfähigkeiten des Gehirns sind es aber noch nicht. Die Sehschärfe und die Wahrnehmung des Kontrasts eines Bildes sind weit von dem eines Erwachsenen entfernt. Aus diesen Gründen schauen die Augen des Kindes auch nicht immer in die gleiche Richtung und bewegen sich nicht immer parallel. Ein vorübergehendes und kurzzeitiges Schielen ist in diesem Alter völlig normal. Obwohl die Sehschärfe noch nicht sehr gut ausgebildet ist, kann das Kind ein Gesicht gut erkennen und von einem anderen unterscheiden. Dabei scheinen vor allem die Haare das entscheidende Unterscheidungsmerkmal darzustellen. Neugeborene können nur größere Objekte mit starkem Kontrast unterscheiden. Farben können nicht unterschieden werden. Bewegungen kann das Kind schon gut sehen. Das Kind kann schon Lichtquellen, aber auch Gesichter in etwa 20 cm Abstand mit den Augen und mit dem Kopf verfolgen. Die Pupillen reagieren auf Licht mit dem Schließen der Augen (optischer Blinzelreflex). Auch auf plötzliche Geräusche hin blinzelt das Kind oder öffnet die Augen. Der Vestibulärreflex, ein weiterer Reflex, öffnet die Augen, wenn das Kind aus der Rückenlage ins Sitzen gebracht und mehrmals, bis sich die Augen öffnen, wieder in Richtung Rückenlage zurückbewegt wird. Das kann ausgenutzt werden, wenn die Augen im durchfallenden Licht untersucht werden sollen. Da ein großer Anteil des sensorischen Inputs über das visuelle System erfolgt, haben Störungen in diesem Bereich gravierende Auswirkungen! Damit sich das Sehen nach der Geburt normal entwickeln kann, muss die optische Achse (Lider, Hornhaut, Linse, Glaskörper, Retina) frei sein (Abb. 22.**26** bis Abb. 22.**36**).

Zudem geben Missbildungen im Bereich der Augen Hinweise auf systemische Erkrankungen. Beim Neugeborenen wird vor allem eine Trübung der Hornhaut und/oder der Linse (Katarakt/Medientrübung) im durchfallenden Licht gesucht. Besonders große, schöne Augen sprechen so lange für einen Buphthalmus, bis das Gegenteil durch Ausmessen der Kornea bewiesen ist.

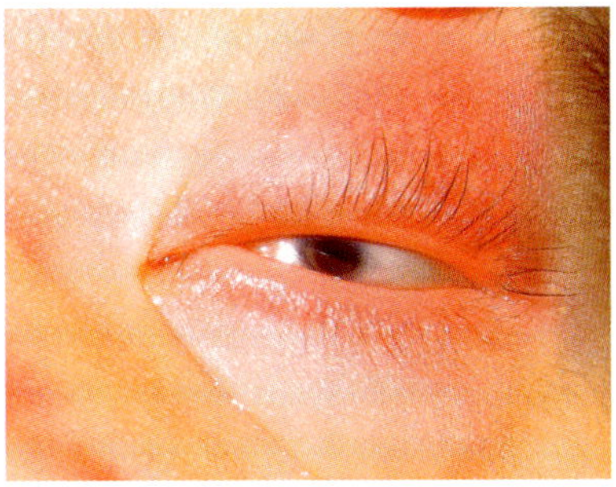

Abb. 22.**30** Mikroophthalmie.

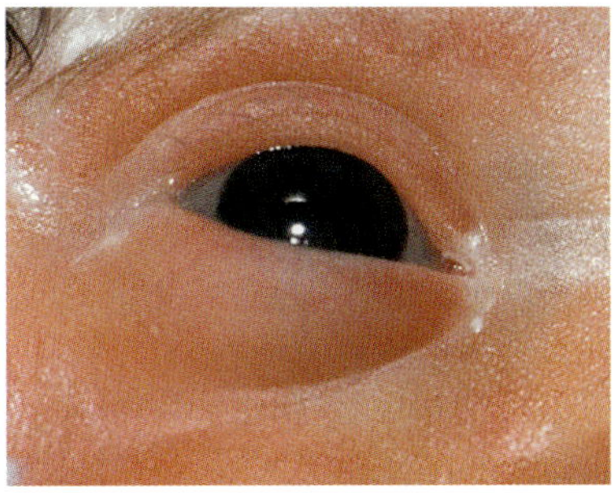

Abb. 22.**31** Blaue Skleren bei Osteogenesis imperfecta.

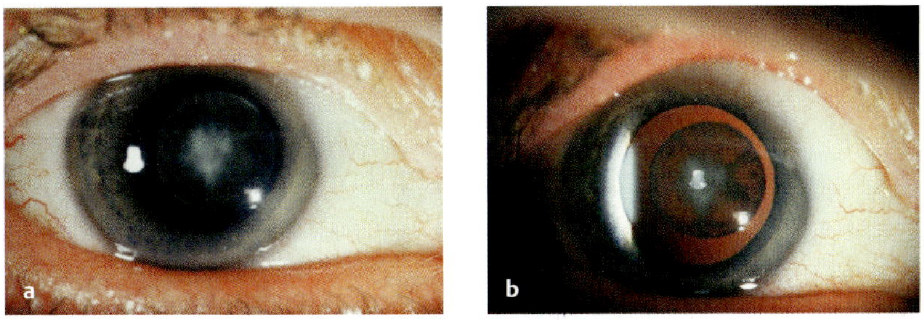

Abb. 22.**32 a, b** Kongenitale Katarakt nach Rubeolainfektion in der Schwangerschaft.
a Inspektion.
b Im durchfallenden Licht.

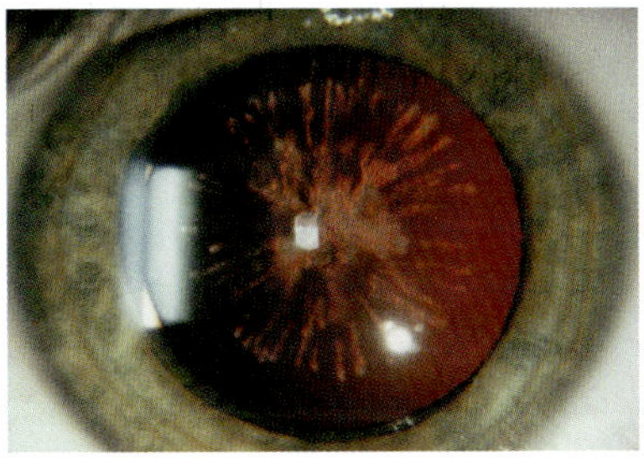

Abb. 22.**33** Kongenitale Katarakt.

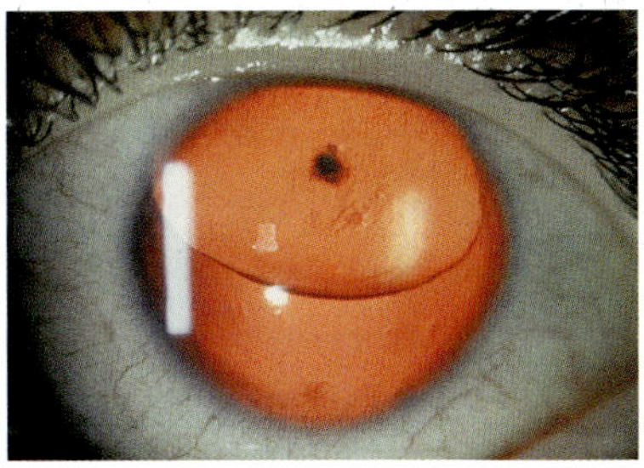

Abb. 22.**34** Aniridie, Linsensubluxation, kongenitale Katarakt im durchfallenden Licht.

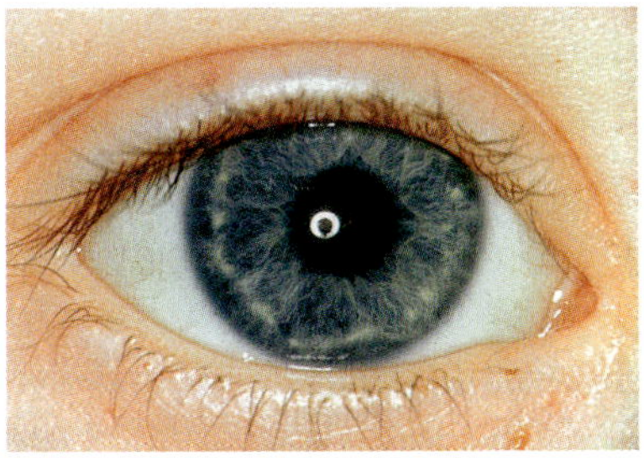

Abb. 22.**35** Brushfield-Spots bei Trisomie 21.

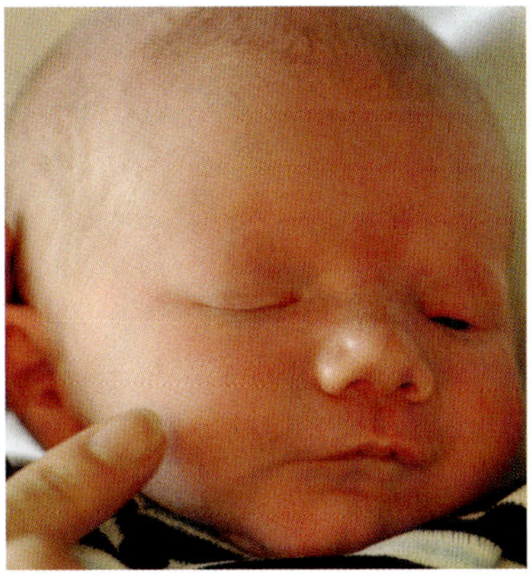

Abb. 22.**36** Dakryozystitis und Talgdrüsenhyperplasie.

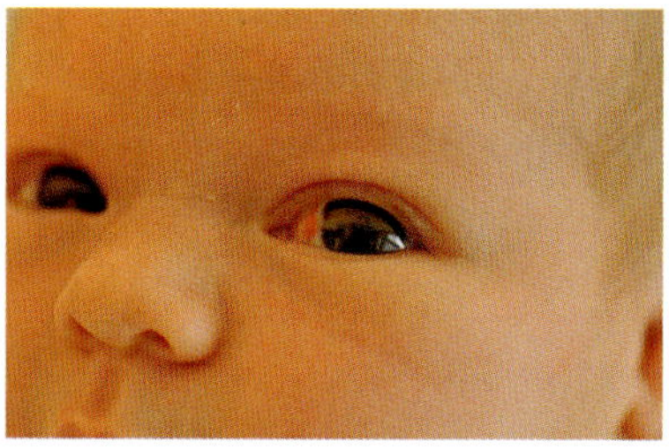

Abb. 22.**37** Konjunktivalblutung: bedeutungslos.

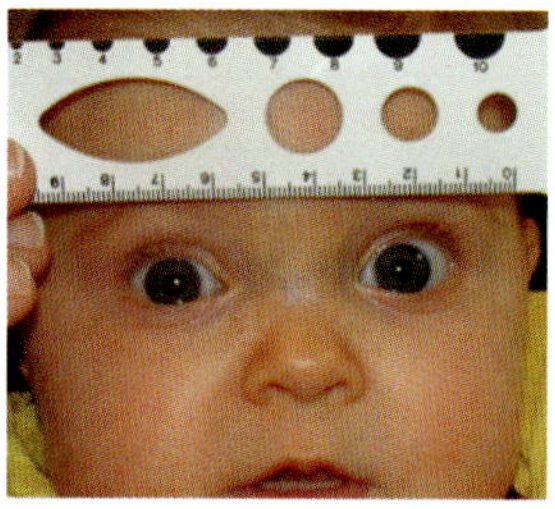

Abb. 22.**38** Messen des Hornhautdurchmessers mit Lineal.

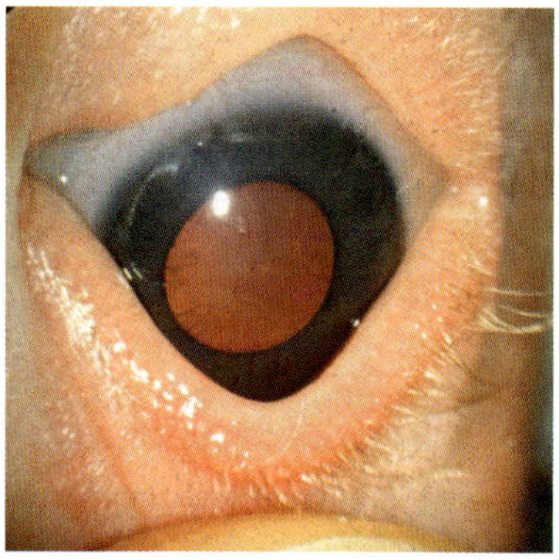

Abb. 22.**39** Pupillarmembran.

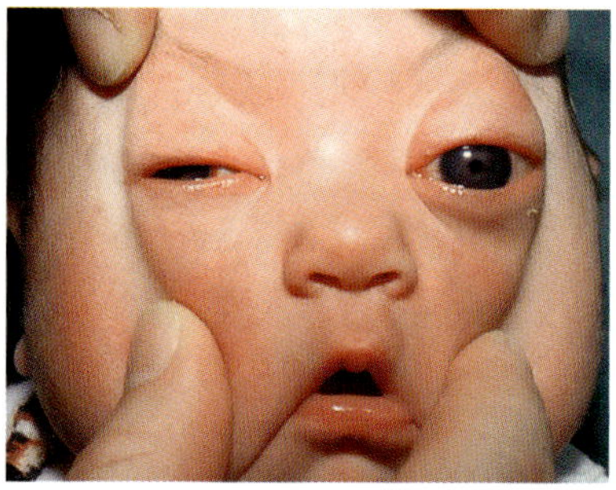

Abb. 22.**40** Retrobulbäres Hämatom durch traumatische Geburt.

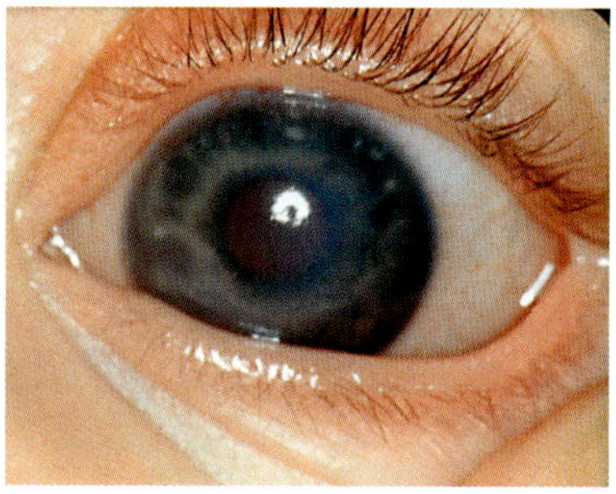

Abb. 22.**41** Kongenitaler Buphthalmus und Hornhauttrübung.

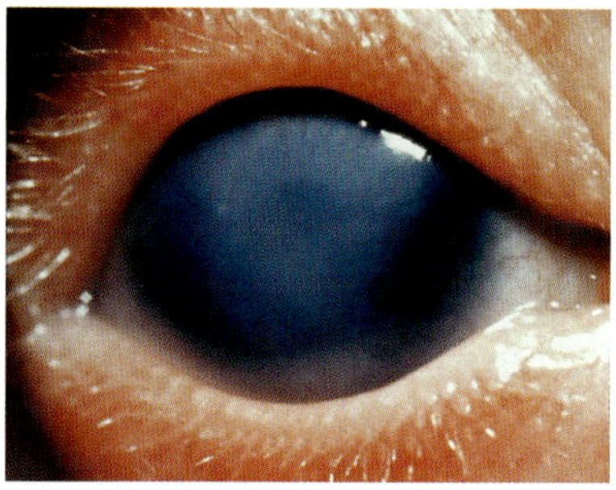

Abb. 22.**42** Trübe Hornhaut bei kongenitaler Katarakt beim Peters-Syndrom (Mikrokornea, Zahndefekte, Störungen im Bereich der Mandibula, Mikrophthalmie und Hypospadie).

Risikofaktor

Embryopathien.

Untersuchung

Standarduntersuchung (Abb. 22.**37** bis Abb. 22.**42**)

Inspektion
- Optische Achse frei?
- Lider (Ptose)
- Hornhaut
- Linse (Katarakt)
- Bindehaut: Ophthalmia neonatorum
- Bulbusgröße (Hornhautdurchmesser mit einem dicht vor das Auge gehaltenen Maßstab schätzen): Buphthalmus
- Iris: Isokorie, Isochromie, Pupillarmembran, Brushfield-Spots, Kolobome

Verfolgen des Gesichts des Untersuchers oder von Gegenständen
- Fixation aufgenommen?
- koordinierte Augenmotorik?
- verspätete Reifung des Gesichtssinns?
- Gesichtfeldausfall, visuelle Wahrnehmungsstörung?

Untersuchung im durchfallenden Licht
- Linsentrübungen (Katarakt)
- Hornhauttrübungen
- ungleiche Retinareflexe

Der Untersucher hält das Ophthalmoskop auf 0,5 m Distanz (+2 Dioptrien) und stellt den Fundus ein. Bei klarer Hornhaut bzw. Linse leuchtet der Fundus homogen rot auf.

Hornhautdurchmesser
(Abb. 22.**28**):
- *neonatal:* 9,5 mm
- *Ende des 1. Lebensjahrs:* 11 mm

Art	Entität		Bemerkungen
	neonatale zephale Pustulose	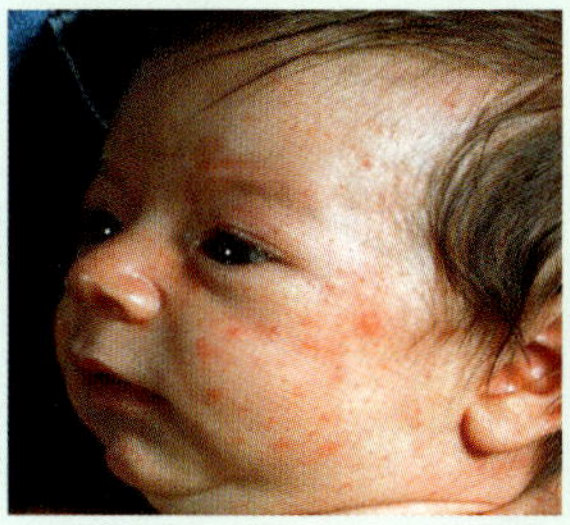	Pityrosporumfollikulitis; Pusteln und Papeln auf gerötetem Untergrund an Wangen, Schläfen und Stirn sowie Dekolleté
	Akropustulose		Selten; Skabies muss ausgeschlossen werden; Papeln und Pusteln vor allem an den Füßen palmar, aber auch dorsal; meist beim älteren Säugling
	Saugblase		vorwiegend an Händen oder Lippen; meist solitäre Blase oder Erosion nach intrauterinem Saugen an dieser Stelle
	Mongolenfleck	s. Abb. 15.**166**	auch: dermale Melanosis; Ansammlung von Pigmentzellen in der Dermis; spontane Aufhellung in den ersten Lebensjahren; vor allem bei Kindern mit dunkleren Hauttypen
	Storchenbiss	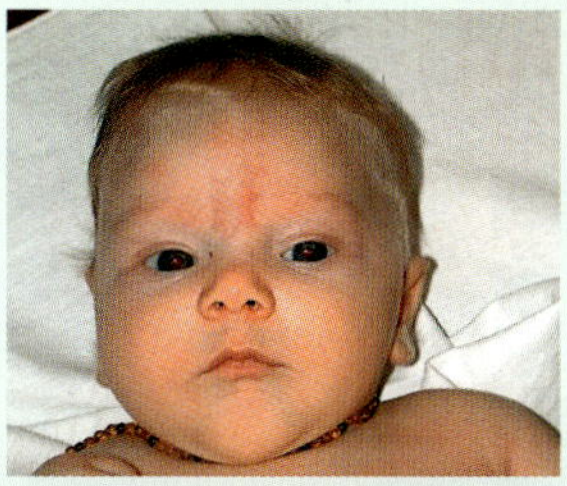 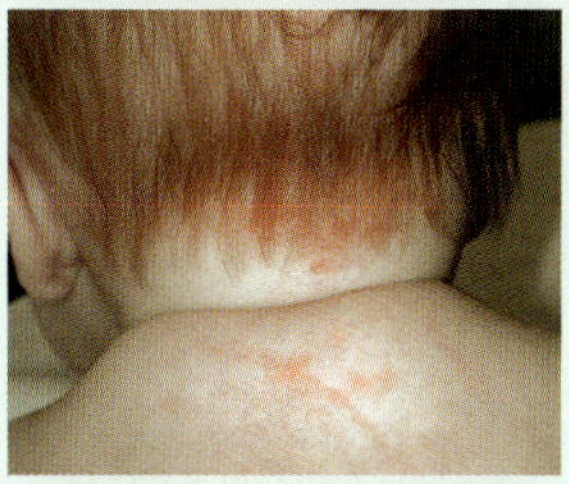	hellrotes, scharf begrenztes Erythem im Gesicht median (Stirnmitte, Glabella und Augenlider sowie nuchal); vor allem ventral gelegene Storchenbisse zeigen spontan Aufhellung in den ersten Lebensjahren
	Hämangiom	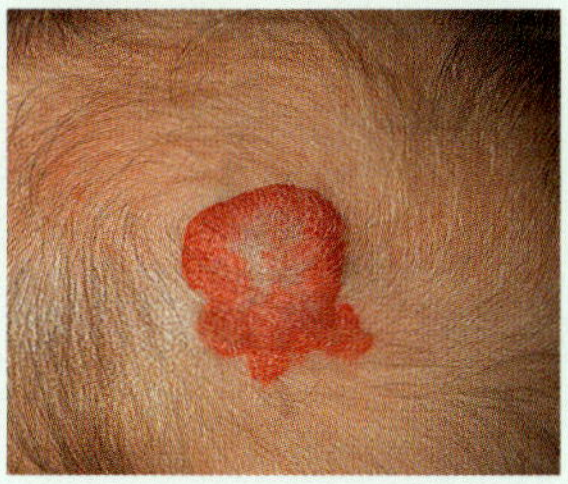	benigner Gefäßtumor mit charakteristischem zeitlichem Ablauf; Wachstum erst nach der Geburt; bei Geburt eventuell Vorläuferveränderung sichtbar; helle Makula oder Teleangiektasie; spontane Rückbildung meist bis zur Einschulung
	subkutane Fettgewebenekrosen		bei Termingeborenen derbe, subkutane Plaques, palpabel vor allem am Rücken; guter Allgemeinzustand; bei ausgedehnten Fällen gelegentlich Hyperkalziämie; spontane Abheilung
	Sclerema neonatorum		diffuse, gelbliche Verhärtung von palpatorisch kalter Haut; Beginn an den Beinen mit Ausbreitung nach proximal; bei Frühgeborenen in reduziertem Allgemeinzustand im Rahmen einer schweren Grunderkrankung
Dermatitis im Windelbereich	Windeldermatitis	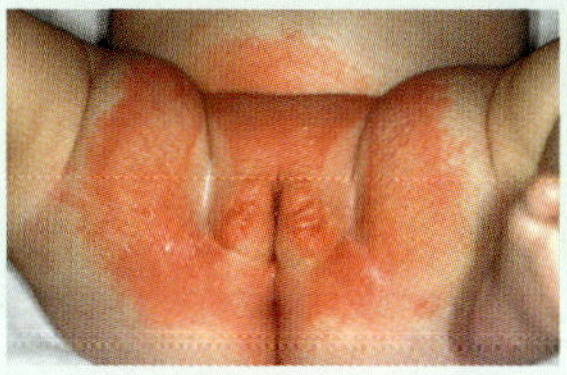	irritativ-toxische Dermatitis im Windelbereich mit typischer Aussparung in den Hautfalten

c

Art	Entität		Bemerkungen
	Windel-Soor		Superinfektion mit Candida albicans; klinisch rote Papeln als Satelitten typisch
	Zinkmangel-dermatitis		erosive, schuppende Dermatitis im Windelbereich und anderen periorifiziellen Regionen (vor allem Mundbereich)
	Psoriasis	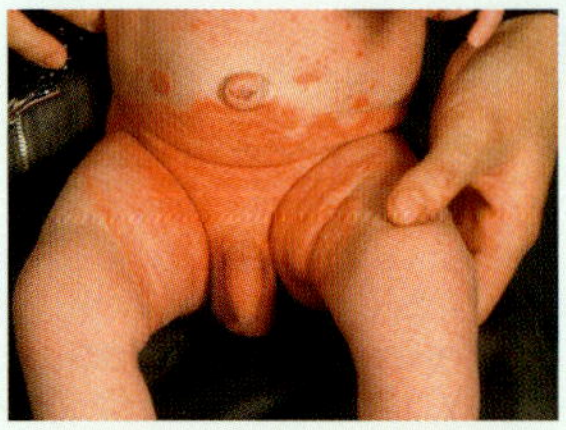	scharf begrenzte, erythrosquamöse Hautveränderung, selten im Neugeborenenalter
	Langerhans-Zell-Histiozytose	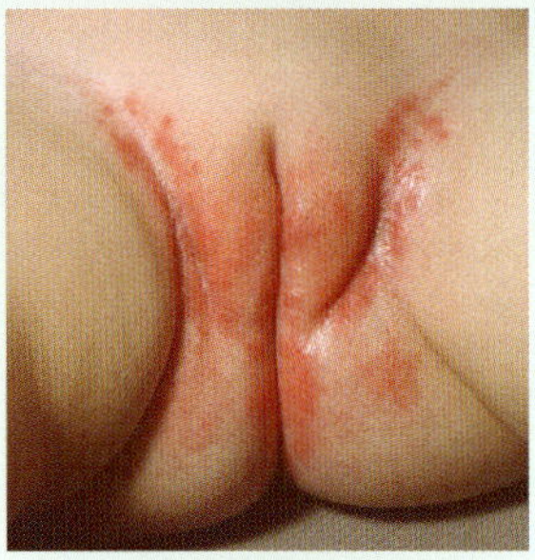	bei nicht heilender Windeldermatitis Diagnose überdenken; hier kutane Langerhans-Zell-Histiozytose
Infektionen	Röteln-embryopathie	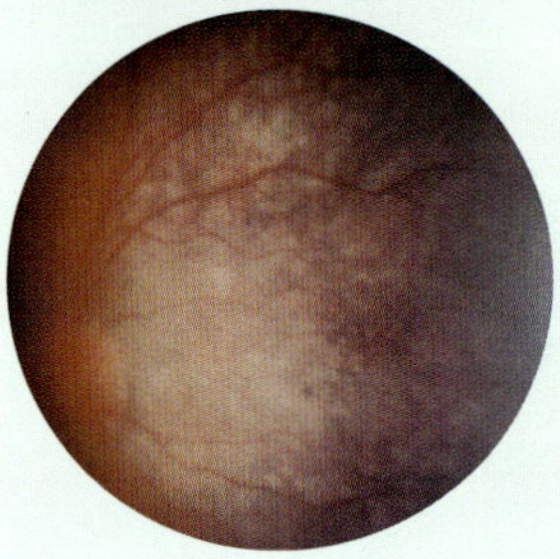	Trias: Katarakt, Taubheit, Herzfehler Haut: bläulich-rötliche, makulopapulöse Hautveränderungen (entspricht ungefähr Blueberry-Muffin-Baby)
	Varizella		**kongenitale Varizellen:** Small-for-Date-Baby, Defekt an Augen und Nervensystem; Extrimitätenhypoplasie **neonatale Varizellen:** • wenn mütterlicher Primoinfekt >5 Tage vor der Geburt oder beim Neugeborenen in den ersten 4 Tagen: Auswirkungen eher mild • mütterliche Infektion <5 Tage vor und 2 Tage nach der Geburt und Infektion des Neugeborenen zwischen dem 5. und 10. Tag: massive Auswirkungen (Pneumonie, Hepatitis, Meningoenzephalitis, 30 % Mortalität; Hautausschlag wie bei klassischen Varizellen)
	Herpes-simplex-Virus	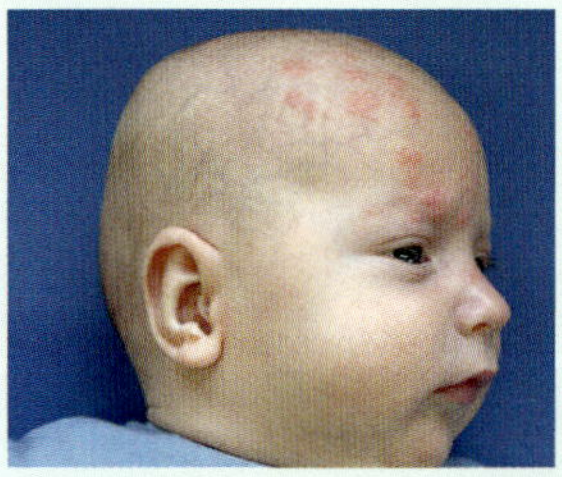	neonataler Herpes-simplex-Typ 2: Auswirkungen leicht bis schwer; wird bei 40 – 50 % der frisch infizierten Mütter übertragen, bei rezidivierendem Herpes viel seltener (2 %!); Auswirkungen variabel auf Haut und/oder Schleimhaut (Mund, Auge, Nase): einzelstehende oder gruppierte Vesikel auf gerötetem Grund, lokalisiert bis disseminiert möglich
	Parvovirus B19		von frisch infizierter Mutter übertragen: Anämie, Hydrops, Kindstod; kaum Hauterscheinungen beim Neugeborenen
d	Zytomegalievirus		petechiales Exanthem bei Thrombozytopenie bis Blueberry-Muffin-Baby

Art	Entität		Bemerkungen
	Impetigo contagiosa	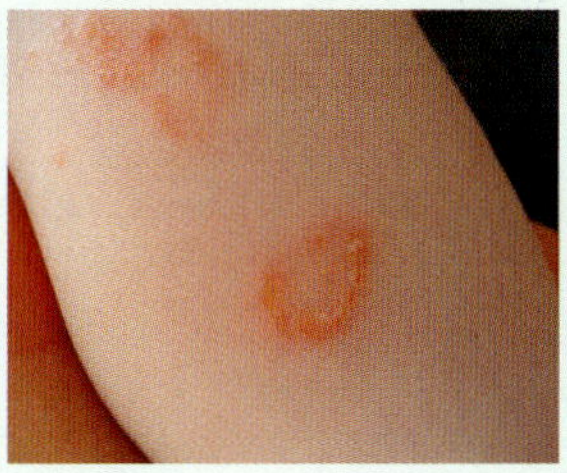	honigfarbene Krusten auf oft nur diskret gerötetem Grund; die oberflächliche Blase rupturiert leicht und ist meist nicht nachweisbar
	Lues		kein Primärstadium beim Kind; Hauterscheinungen entsprechend Lues II mit großer klinischer Varibilität, vor allem makulopapuläre oder papulosquamöse Exantheme auch palmoplantar, Hautschälung an den Füßen; pathognomonisch sind hämorrhagische Rhinitis, musköse Plaques enoral und Condylomata lata; hochinfektiös; Abheilung unter Bildung postläsionaler Hyperpigmentierungen
	Toxoplasmose	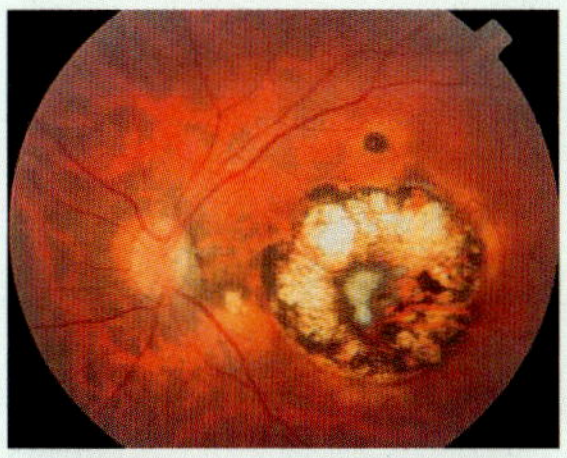	Schweregrad abhängig vom Zeitpunkt der Infektion während der Schwangerschaft; je früher, desto schwerwiegender; vor allem zentrales Nervensystem und Augen betroffen; Haut; petechiales Exanthem bis Blueberry-Muffin-Baby
	Skabies	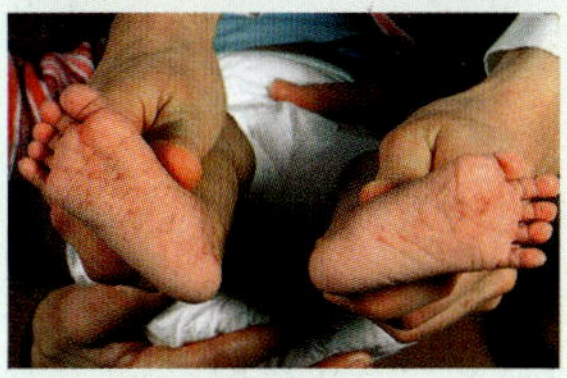	früheste Manifestation zu Beginn der 2. Lebenswoche: Papeln und Pusteln mit Krusten und Schuppung vor allem palmoplantar aber auch generalisiert, inklusive Kopf, möglich
Anlagestörungen der Haut	Aplasia cutis congenita	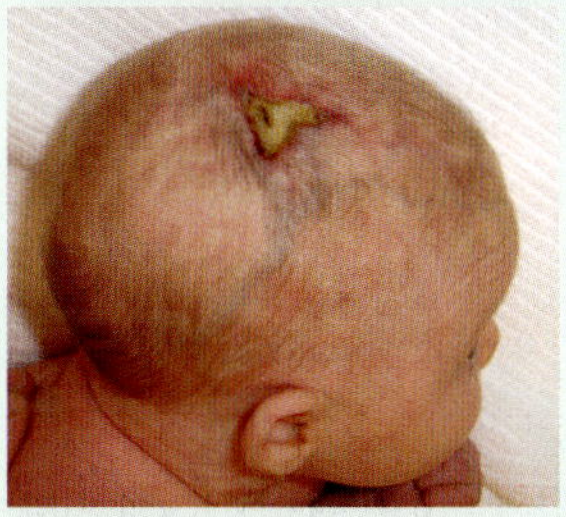	Fehlen oder mangelhafte Anlage von Haut in umschriebenem Areal; kann mit anderen Anlagestörungen assoziiert sein
	Schnürringe	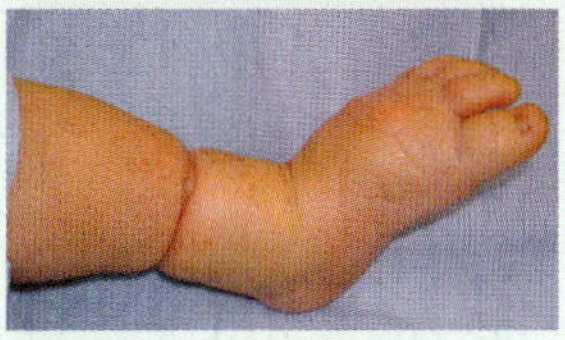	Amnionschnürringe an Extrimitäten, meist den Fingern
	nasales Gliom		im Nasenbereich lokalisiertes heterotopes Zentralnervensystemgewebe
	Unterlippenfistel		selten; einfache oder paarweise Eindellung in der Unterlippe
e	Ohranhängsel, -fistel	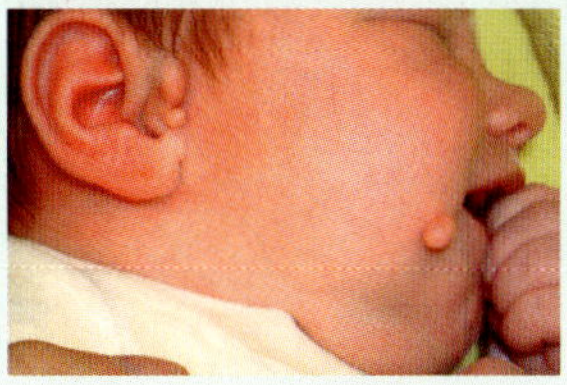	Überschussfehlbildung der Embryonalentwicklung

Art	Entität		Bemerkungen
	banchiogene Zysten und Sinus		Residuen der Embryogenese; am Hals median und lateral; vor allem mediane Hautveränderungen erfordern Abklärung mit Bildgebung vor Exzision
	Dermoidsinus Lumbalfistel, Meningomyelozele	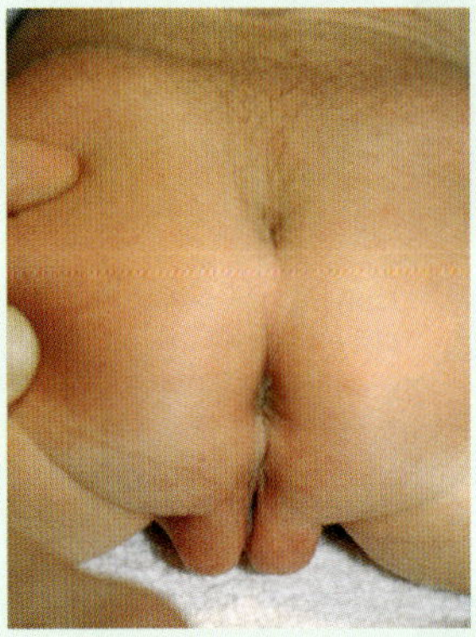	Minimal- bis Maximalvarianten der sakralen Dysraphien und Regressionssyndrome
	Pterygium		Hautfalte im Nackenbereich, typisch für Turner- und Noona-Syndrom sowie idiopathisch; kosmetisches Problem; oft unschöne Narben nach chirurgischer Plastik
	Haarkrausezeichen	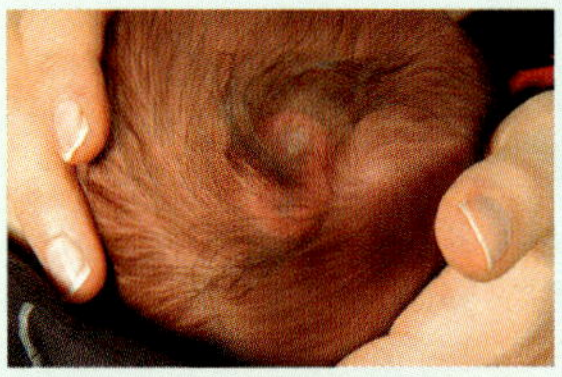	vermehrter Haarwuchs im Bereich von Hamartom oder Aplasia cutis; Marker für unterliegende vaskuläre oder strukturelle Malformation von zentralem Nervensystem oder Rückenmark, z.B. Meningozele
	nataler Zahn	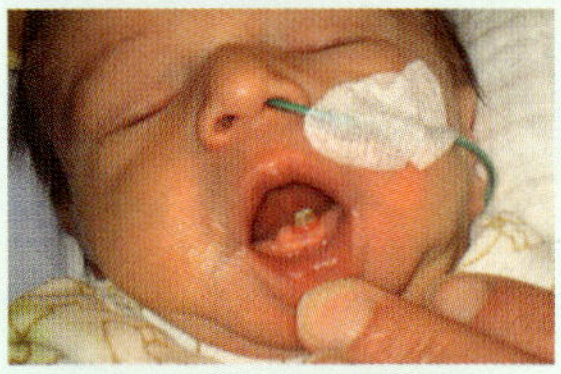	meist Inzisiven im Unterkiefer; spontan, familiär oder im Rahmen von Syndromen
	kongenitale melanozytäre Riesennävi	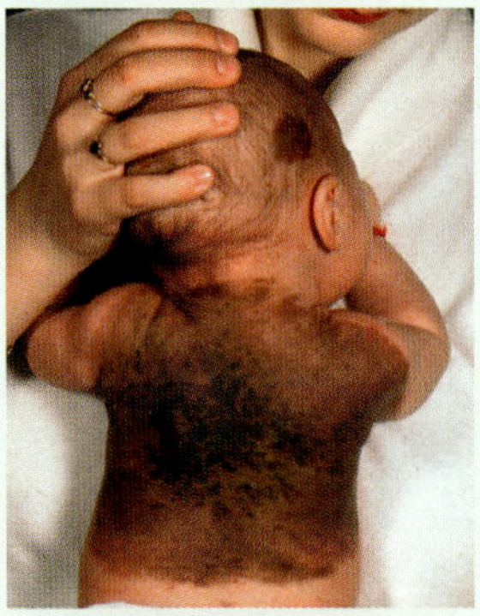	bei Lokalisation am Kopf oder über der Wirbelsäule hinweisend auf mögliche neurokutane Melanose = Mitbeteiligung der Leptomeningen oder des Hirnparenchyms; erhöhtes Melanomrisiko innerhalb des Nävus, aber auch de novo
f	Naevus flammeus	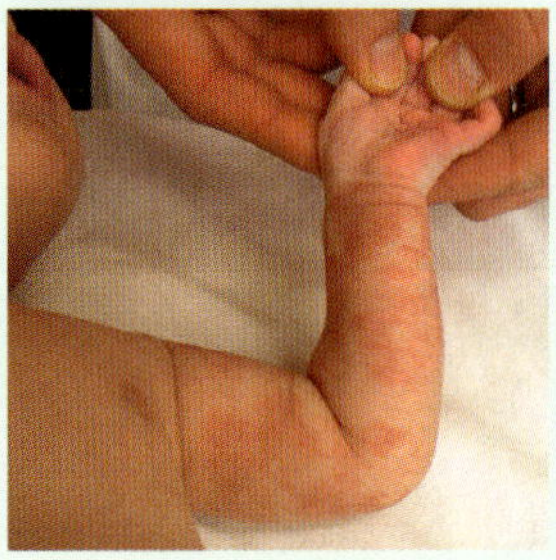	scharf begrenzte, erythematöse Makula aufgrund vaskulärer Malformation mit Erweiterung der Kapillaren; vor allem segmentale Formen können mit anderen Malformationen oder Syndromen assoziiert sein

Art	Entität	Bemerkungen
	Naevus sebaceus	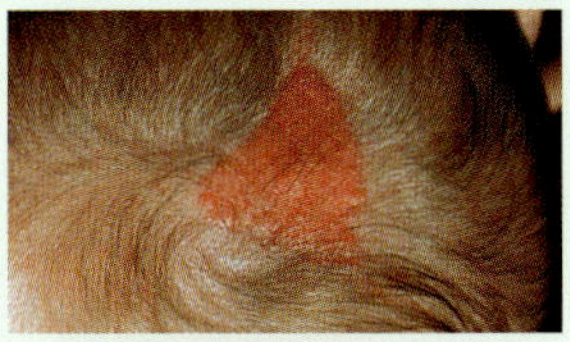 orange-gelblich-rötliche Plaque, häufig in behaarter Kopfhaut; Hamartom; wenn ausgedehnt, an Syndrom denken
	Cutis marmorata teleangiectatica congenita	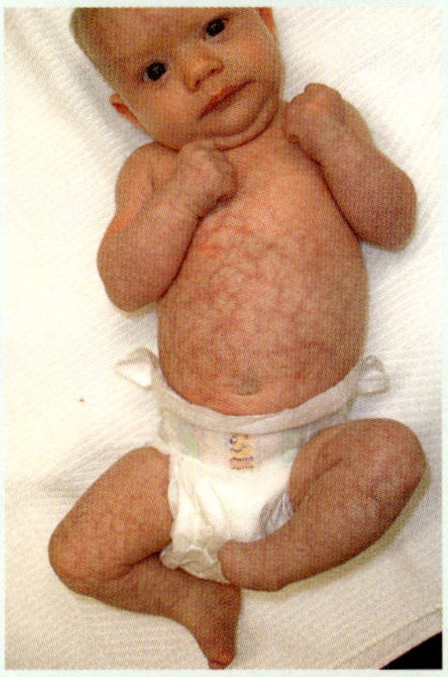 lokalisierte, segmentale oder diffuse, streifige bis netzförmige, livide Hautzeichnung, eventuell mit Hautatrophie; persistiert auch bei Erwärmung; kann mit anderen Malformationen assoziiert sein
Genodermatosen	Incontinentia pigmenti	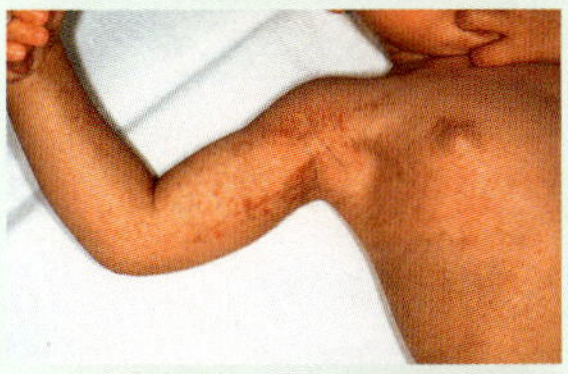 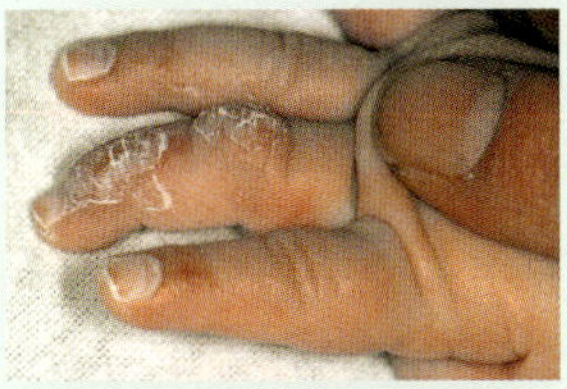 genetisch bedingte Hautmanifestation mit typischem Phasenablauf bei Mädchen; nach Vesikeln und Pusteln inblaschkolineärer Anordnung folgt eine hyperkeratotisch-verruköse Phase
	Ichthyosis	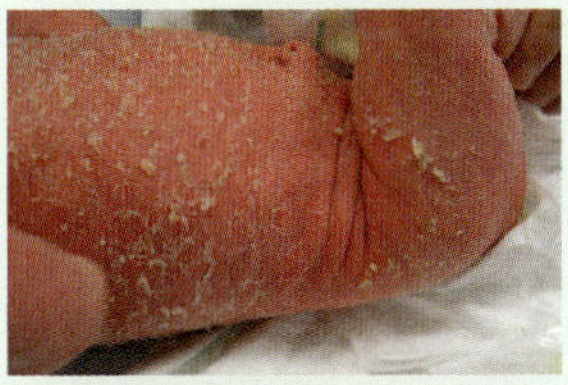 heterogene Gruppe von angeborenen Verhornungsstörungen der Haut mit vermehrter Schuppung; im Neugeborenenalter je nach Unterform auch in Kombination mit Erythrodermie
	Epidermolysis bullosa	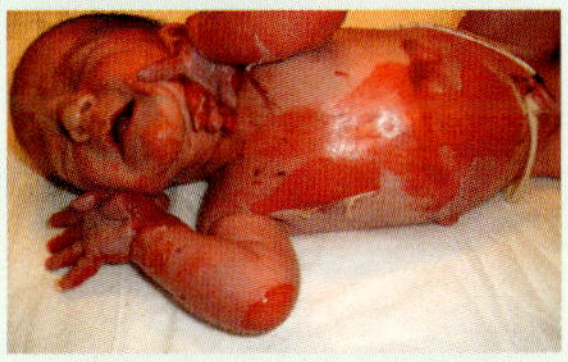 Gruppe von genetisch bedingter, angeborener, mechanisch induzierbarer Blasenbildung; typisch sind kongenitale Blasen und Erosionen an Haut und Schleimhaut; klinisch sind die Unterformen bei Geburt noch nicht unterscheidbar
	Kollodium-Baby	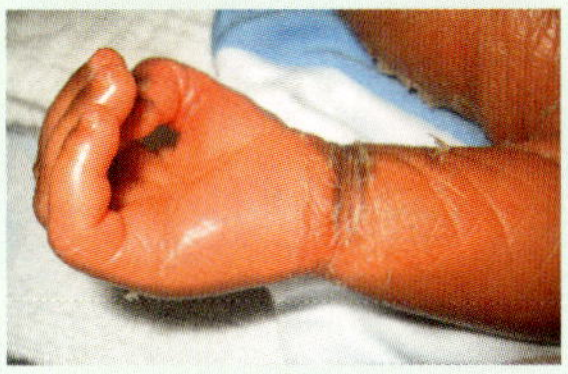 verschiedene autosomal-rezessiv vererbte Ichthyoseformen können sich als Kollodium-Baby manifestieren: der ganze Körper oder Teile sind bei Geburt von einer membranartigen, verdickten Haut umhüllt
g	Harlekin-Ichtyose	schwerste Form des Kollodium-Babys

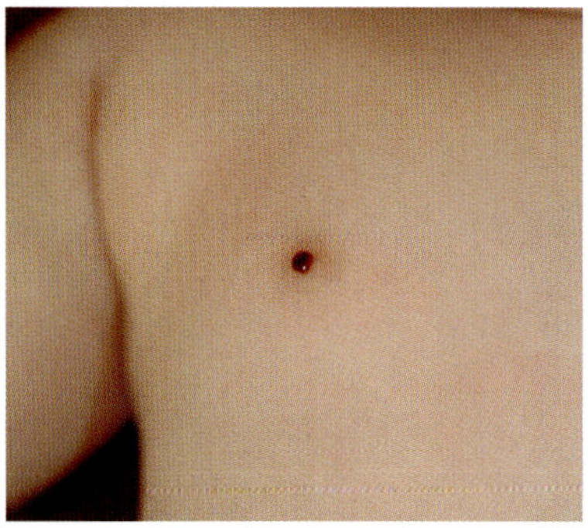

Abb. 22.**45** Blutende Mamille.

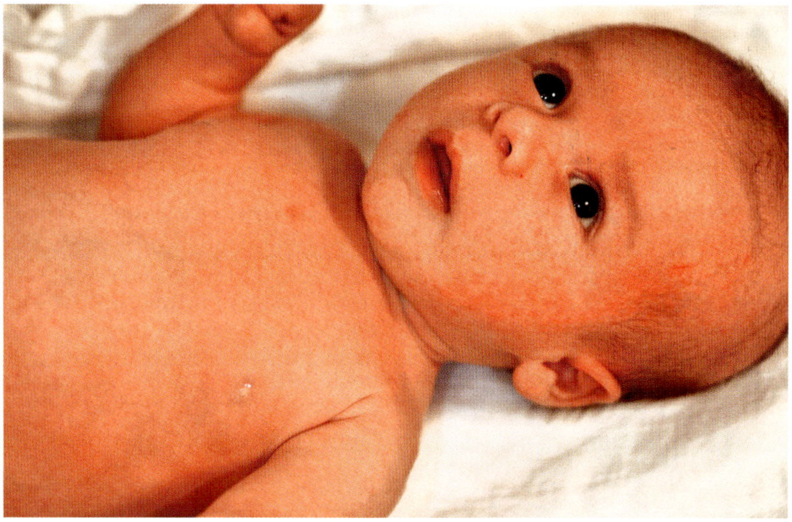

Abb. 22.**46** Laktierende Säuglingsbrust.

Maßnahmen

Bei Blässe, Ikterus, Ödemen, Exsikkose usw. ist eine weitergehende Abklärung der Ursachen erforderlich.

Zwei weitere Besonderheiten zeigen Abb. 22.**45** und Abb. 22.**46**.

Respiration

Physiologie

Respiration des Neugeborenen

- Normwerte:
  - Atemfrequenz in Ruhe 30 – 40 Atemzüge/min
  - Atempausen < 10 s
- Tachypnoe: Atemfrequenz > 60 Atemzüge/min
- Apnoe: Atempause > 20 s

Anamnese und Untersuchung

Die Atemnot ist das Leitsymptom kardiorespiratorischer Adaptationsstörungen (s. Abb. 21.**17**).

Anamnestische Angaben und Beobachtungen, die eine weitergehende Abklärung erfordern

- Tachypnoe
- Nasenflügeln
- Einziehungen
- Stöhnen
- Zyanose
- Sauerstoffbedarf

Kriterien des Atemnotsyndroms

- Tachypnoe
- Dyspnoe (juguläre, interkostale oder subkostale Einziehungen)
- Zyanose
- Stöhnen (Grunting)

Abb. 22.**47** zeigt die radiologische Stadieneinteilung des Atemnotsyndroms.

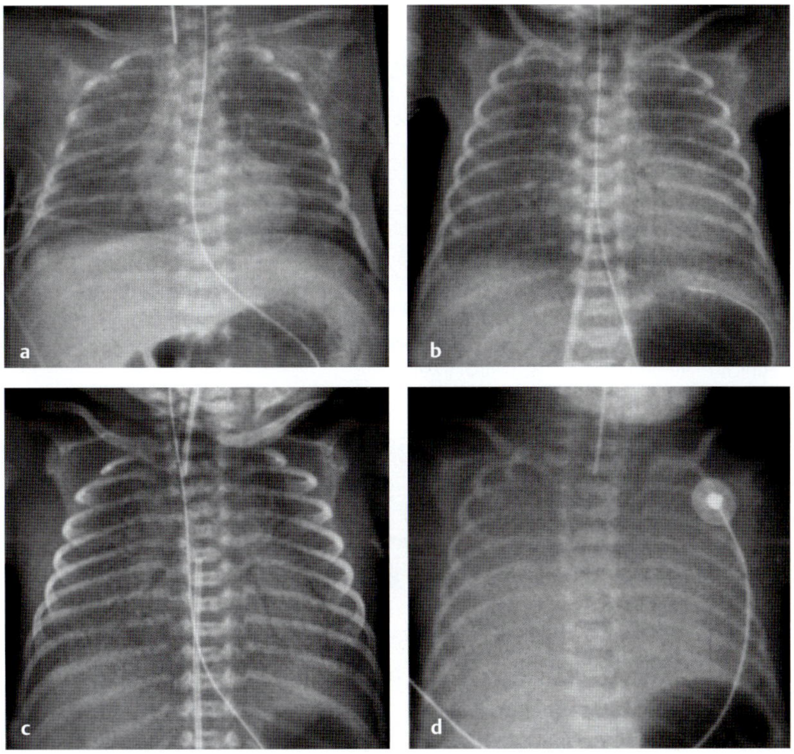

Abb. 22.**47 a – d** Radiologische Kriterien und Stadieneinteilung des Atemnotsyndroms (aus Couchard M, Polge J, Bomsel F. Hyline membrane disease. Ann Radiol 1974; 17 [7]: 669 – 683).
a Stadium I: feingranuläres, retikogranuläres Lungenmuster, verminderte Strahltransparenz.
b Stadium II: Stadium I + über die Herzkonturen hinausreichendes Aerobronchogramm.
c Stadium III: Stadium II + unscharfe oder partielle Auslöschung der Herz- und Zwerchfellkonturen.
d Stadium IV: „weiße Lunge“.

Maßnahmen

Je nach Schweregrad des Atemnotsyndroms:

- klinische Beobachtung
- Infektsuche
- Messung der Sauerstoffsättigung
- Blutgasanalyse
- Sauerstofftherapie unter Kontrolle
- CPAP-Atemhilfe (CPAP = Continuous positive Airway Pressure) bzw. Verlegung in ein neonatologisches Zentrum

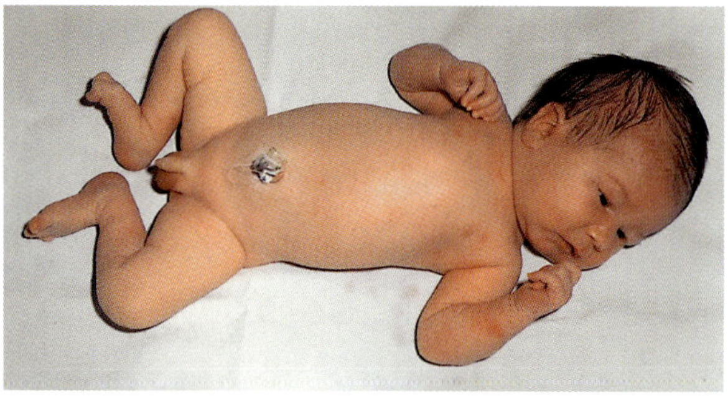

Abb. 22.**48** Aortenisthmusstenose: Die obere Körperhälfte ist deutlich mehr perfundiert. *(s. Bildnachweis)

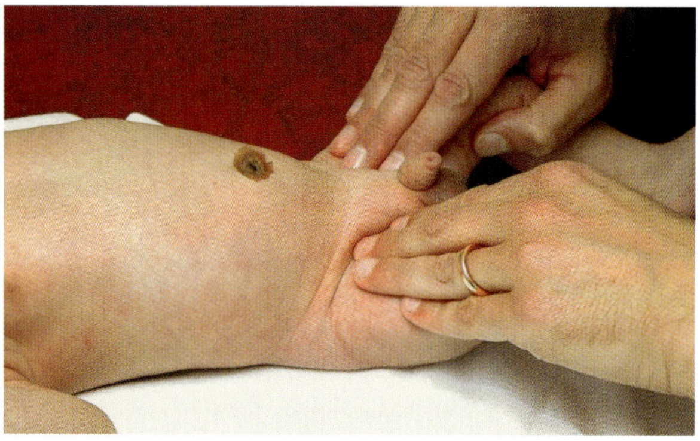

Abb. 22.**49** Inguinalispulse tasten (Ausschluss einer Aorthenisthmusstenose).

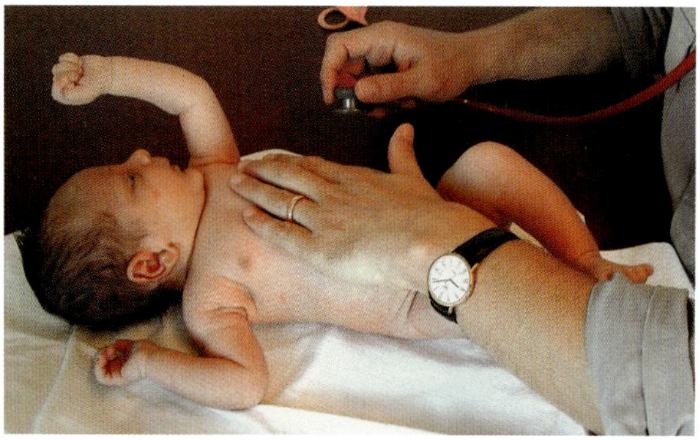

Abb. 22.**50** Herzaktion palpieren.

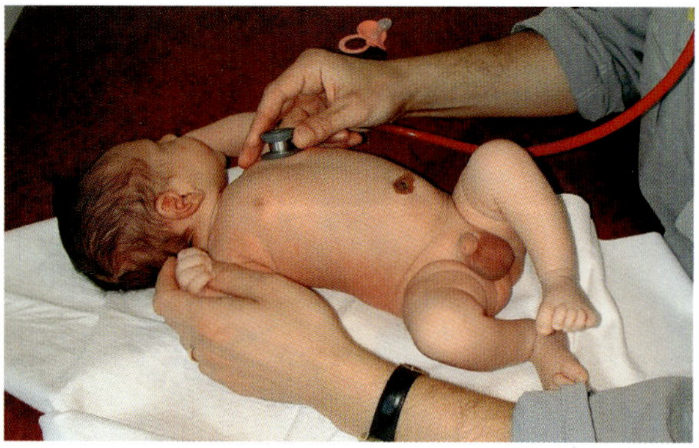

Abb. 22.**51** Herz über dem Erb-Punkt auskultieren.

Herz und Kreislauf

Physiologie

Herzfrequenz im Neugeborenenalter

- *Normal:* Puls = 100 – 180/min
- *Bradykardie:* Puls < 100/min
- *Tachykardie:* Puls > 180/min

Anamnese und Untersuchung

(Abb. 22.**48** bis Abb. 22.**51**)

Rascher Gewichtsanstieg oder fehlende Gewichtsabnahme nach der Geburt sowie Trinkschwierigkeiten deuten auf eine bestehende Herzinsuffizienz hin. Während das Erkennen zyanotischer und schwerer Herzvitien keine Schwierigkeiten bereitet, ist zur Erfassung hämodynamisch erst später bedeutender Vitien eine gründliche Untersuchung notwendig.

Beurteilen

- Hautfarbe (Zyanose, grau-blasses Kolorit), Ödeme
- Lebergröße
- periphere Pulse, insbesondere Inguinalispulse, Mikrozirkulation
- Herzimpuls, Schwirren, Herzfrequenz, Herztöne, Geräusche
- Rhythmus

Symptome der Herzinsuffizienz

- Tachypnoe
- Tachykardie
- Leber > 3 cm unter dem Rippenbogen
- Dyspnoe und Schwitzen während des Trinkens
- langsames Trinken
- Unruhe und Nervosität
- Ödeme und rascher Gewichtsanstieg
- kalte, blass-graue Haut
- schwache periphere Pulse
- verstärkter Herzimpuls

Maßnahmen

Herzgeräusche ohne Zyanose und ohne Zeichen einer Herzinsuffizienz erfordern keine unmittelbaren Maßnahmen, sind aber kontrollbedürftig, da ein normaler Status einen Herzfehler nicht ausschließen kann. Zur Erfassung von kongenitalen Herzfehlern beim Neugeborenen wird als Ergänzung zur sorgfältigen klinischen Untersuchung ein POx-Screening mittels Pulsoxymetrie bei jedem Neugeborenen empfohlen (Abb. 22.**52**; Arlettaz u. Bauersfeld 2005). Sie soll bei einem schlafenden oder ruhigen Kind während des 1. Lebenstags an einem Fuß durchgeführt werden.

Die Durchführung eines EKG ist einzuplanen. Bei Herzinsuffizienz, Zyanose oder schwerer Arrhythmie ist die notfallmäßige Einweisung in ein spezialisiertes Zentrum angezeigt.

Der spontane Verschluss des Ductus arteriosus Botalli kann bei schweren zyanotischen Vitien oder beim Koarktationssyndrom eine rasch lebensgefährliche Verschlechterung mit sich bringen. Diese Gefahr besteht vor allem in den ersten 2 Lebenswochen.

Der Schwangerschaftsultraschall wird in unseren Breiten regelmäßig durchgeführt. Damit hat sich auch die Pränataldiagnostik etabliert. Bei etwa 1% der Schwangerschaften wird eine strukturelle Abnormität beim Fetus entdeckt. Dabei sind in 20% der Fälle das Harnwegs-/Genitalsystem betroffen, in 15% der Fälle der Magen-Darm-Trakt, in 8% der Fälle das Herz. Bei den Harnwegen ist es vor allem die Hydronephrose. Die Gradeinteilung, wie in Abb. 22.**53** u. Tab. 22.**1** gezeigt, hat sich etabliert.

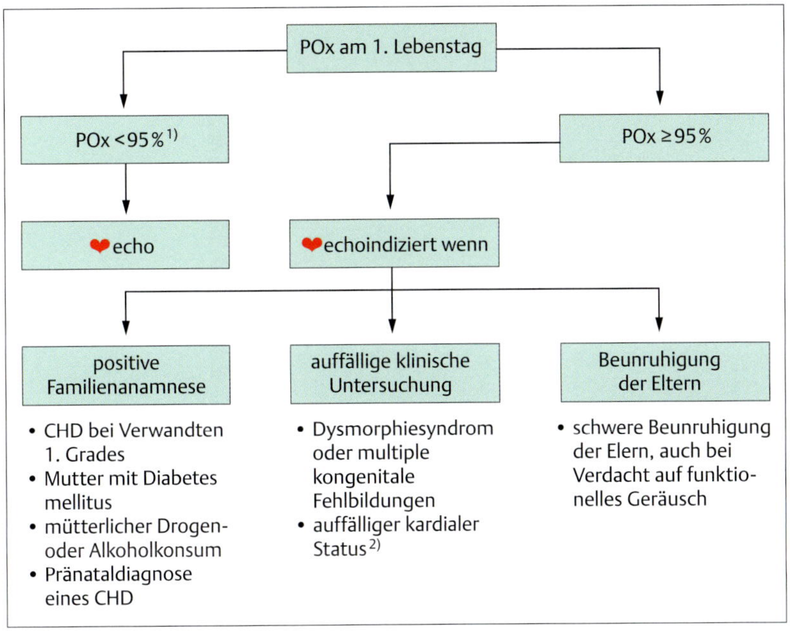

Abb. 22.**52** POx-Screening und Indikationen für ein EKG.
[1] Bei POx < 90 % ist ein 90-Echo sofort indiziert. Bei POx zwischen 90 und 94 % erfolgt eine 2. Messung einige Stunden später; bei persistierendem Wert < 95 % ist ein 90-Echo indiziert.
[2] persistierender verstärkter präkordialer Impuls, pathologischer 2. Herzton, Verdacht auf organisches Geräusch, schlechte oder fehlende periphere Pulse, Herzinsuffizienzzeichen, Rhythmusstörungen
CHD = chronische Herzkrankheit

Tab. 22.**1** Die Einteilung des vesikouretralen Refluxes und die wahrscheinliche Prognose (nach Elder u. Mitarb.).

Typ	Kelche	Spontanheilung
I	normal	90 %
II	normal	80 %
III	leichte Kaliektasie	70 %
IV	mäßige Kaliektasie	50 %
V	schwere Kaliektasie	30 %

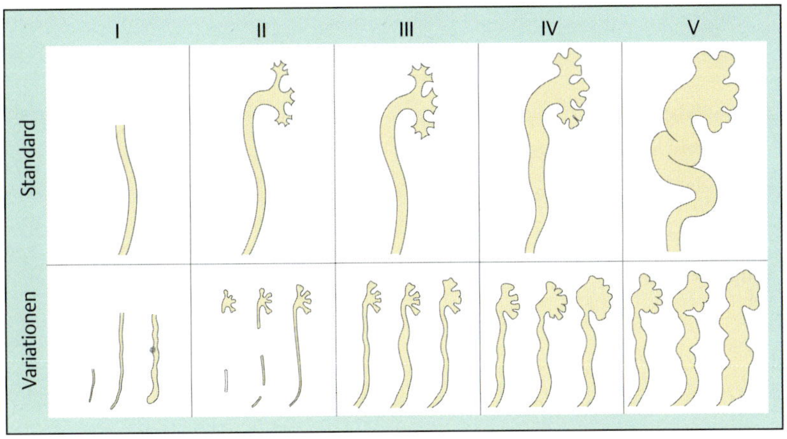

Abb. 22.**53** Internationale Refluxklassifikation nach Heikel und Parkulainen.

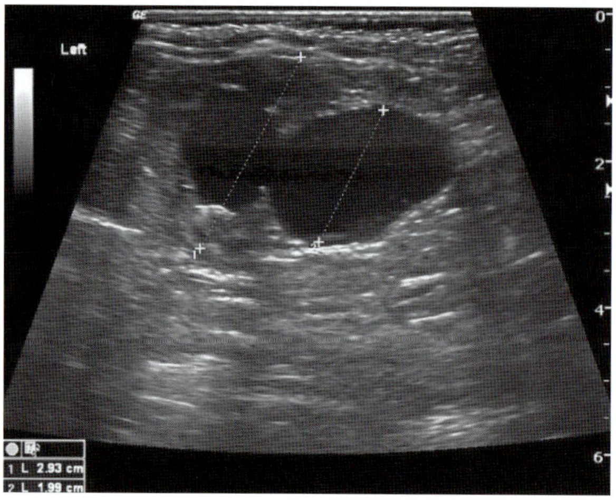

Abb. 22.**54** Bild einer Ureterabgangsstenose.

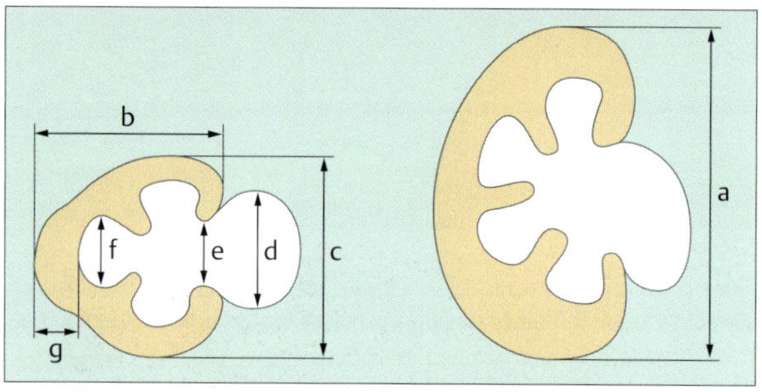

Abb. 22.**55** Messparameter im Ultraschall: maximaler Längsdurchmesser (a), Querdurchmesser in Hilusebene (Nierenbreite) (b),Tiefendurchmesser in Hilusebene (Nierentiefe) (c), extrarenale Nierbeckenweite in Hilusebene im Querschnitt (d), intrarenale Nierenbeckenweite in Hilusebene im Querschnitt (e), maximale Kelchweite im Querschnitt (f), schmalster Abstand Parenchym-Außenkonturkelch; Parenchymdicke (g).

Abb. 22.**54** zeigt eine Ureterabgangsstenose und Abb. 22.**55** sowie Tab. 22.**2** die Messparameter im Ultraschall.

- Eine postnatale Ultraschalluntersuchung zur Erfassung von Harnwegsdilatationen sollte erst ab dem 3.–4. Lebenstag stattfinden. Wegen der postnatal passager bestehenden „physiologischen Oligurie“ ist sonst damit zu rechnen, dass pathologische Befunde übersehen werden.
- Bei intrauterin auffälligem, postnatal jedoch unauffälligem Befund sollte die Ultraschalluntersuchung in der 4. Lebenswoche wiederholt werden.
- Eine dringliche Indikation zur unmittelbar postnatalen Ultraschalldiagnostik besteht bei:
  - intrauterinem Verdacht auf Urethralklappe beim Jungen (bilaterale Nierenbeckendilatation und Ureterdilatation mit oder ohne Blasenwandverdickung),
  - Oligohydramnion,
  - Einzelniere mit intrauterin nachgewiesener Nierenbeckendilatation,
  - klinischen Symptomen (z. B. Sepsis, Oligurie/Anurie).

Tab. 22.**2** Unterscheidung der Ursachen im Ultraschall.

Art	Sonografie	Ureter	Blase
Ureterabgangsstenose	Verbreiterung des Nierenbeckens, ballonartige Auftreibung	normal	normal
Reflux	evtl. dilatiert	dilatiert oder normal	normal
Ureterozele	„Zyste“ in Blase	einseitige Dilatation	Zyste
ektoper Ureter		oft dialatiert hinter Blase	normal
Urethralklappen		oft bilateral dilatiert	Wandverdickung, Restharn
multizystische Niere	Zysten	normal	normal
Urethralatresie		beidseits dilatiert	Wandverdickung, Entleerungsstörung (Oligohydramnion)
Prune Belly		dilatiert	dilatiert

Abdomen

Anamnese und Untersuchung

(Abb. 22.**56** bis Abb. 22.**61**)

Anamnestisch werden folgende Punkte erhoben:

- Abgang von Mekonium, 1. Miktion
- Stuhlfarbe
- Stuhlfrequenz, -konsistenz
- Miktionsfrequenz
- Gütscheln, Reflux, Sandifer-Syndrom

Normal sind schaukelnde Bewegungen des Abdomens im Rhythmus der Zwerchfellkontraktionen.

Beurteilen

- *Inspektion:* Omphalozele, Nabelhernie, periumbilikale Entzündung („wildes Fleisch"), Inguinalhernie, Analatresie
- *Palpation (zart):* Hepato-, Splenomegalie, (1 – 2 cm unter Rippenbogen normal), Tumoren, Hydronephrose (2-Hand-Palpation), Hernien, Lymphknotenstationen
- *Stuhlfarbe:* z. B. Gallengangsatresie

Eine Gallengangsatresie führt zu spezifischer Stuhlfarbe. Acholische Stühle sind verdächtig. Je jünger das Kind zum Zeitpunkt der Operation ist, umso besser sind die Aussichten, dass das Kind mit seiner eigenen Leber überlebt. Dazu wird die Stuhlfarbe mit der Farbenkarte verglichen (Abb. 22.**61**).

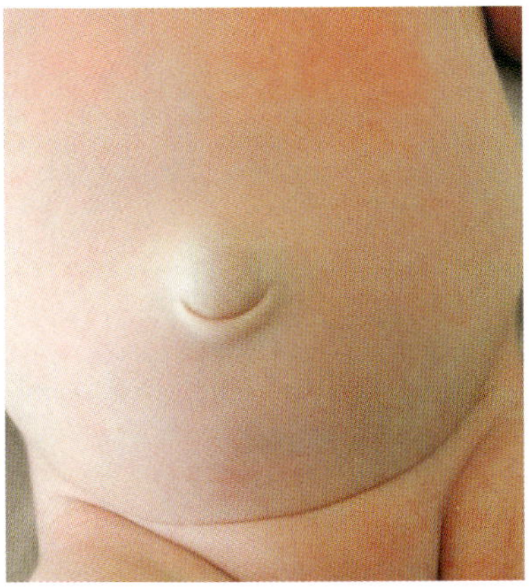

Abb. 22.**56** Nabelhernie.

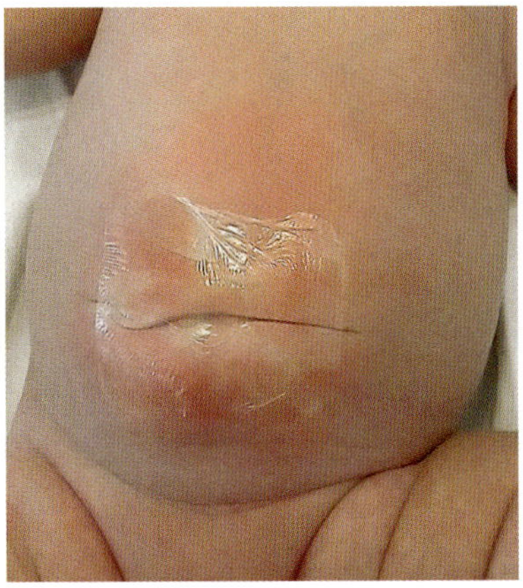

Abb. 22.**57** Nabelpflaster – manchmal in Mode, manchmal weniger, oft aber praktisch.

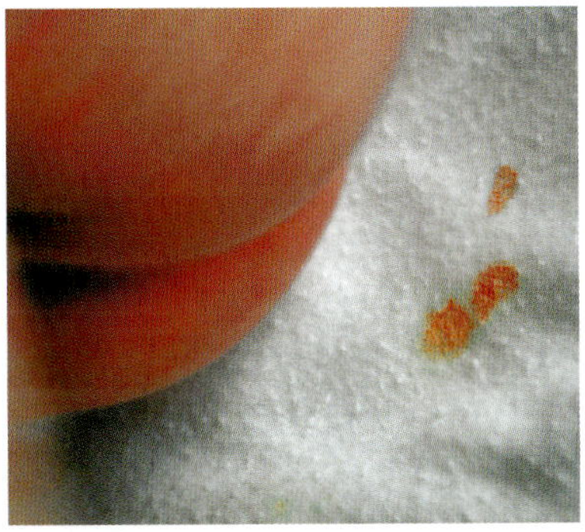

Abb. 22.**58** „Ziegelmehl" aus der Harnröhre: kein Blut, sondern harmlos.

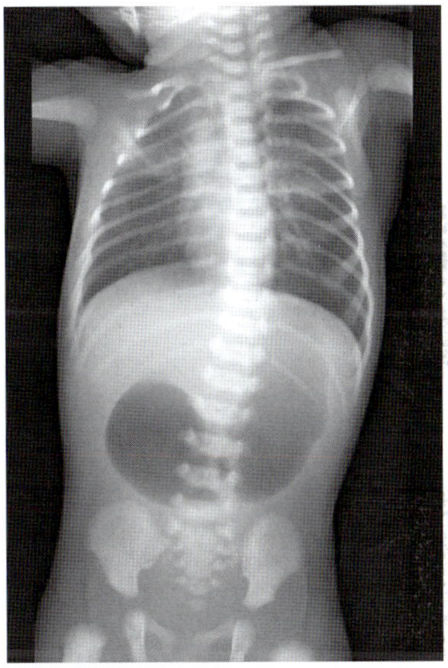

Abb. 22.**59** Das Double-Bubble-Phänomen ist typisch für eine Duodenalatresie, z. B. beim Down-Syndrom (Trisomie 21), dem Pätau-Syndrom (Trisomie 13) oder einem Pancreas anulare.

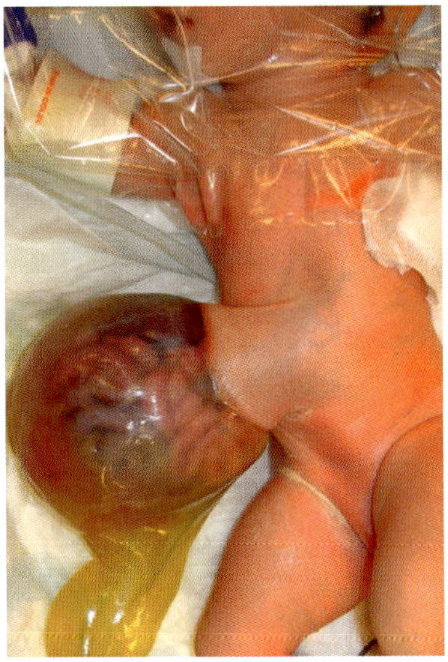

Abb. 22.**60** Omphalozele.

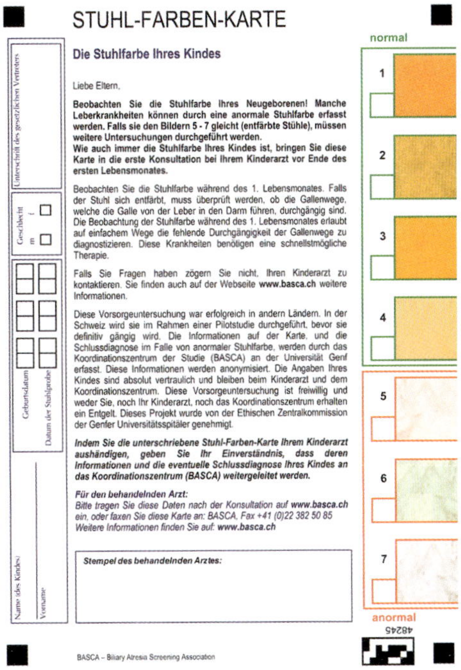

STUHL-FARBEN-KARTE

Unterschrift des gesetzlichen Vertreters

Geschlecht m ☐ f ☐

Geburtsdatum

Datum der Stuhlprobe

Name (des Kindes)

Vorname

Die Stuhlfarbe Ihres Kindes

Liebe Eltern,

Beobachten Sie die Stuhlfarbe Ihres Neugeborenen! Manche Leberkrankheiten können durch eine anormale Stuhlfarbe erfasst werden. Falls sie den Bildern 5 - 7 gleicht (entfärbte Stühle), müssen weitere Untersuchungen durchgeführt werden.
Wie auch immer die Stuhlfarbe Ihres Kindes ist, bringen Sie diese Karte in die erste Konsultation bei Ihrem Kinderarzt vor Ende des ersten Lebensmonates.

Beobachten Sie die Stuhlfarbe während des 1. Lebensmonates. Falls der Stuhl sich entfärbt, muss überprüft werden, ob die Gallenwege, welche die Galle von der Leber in den Darm führen, durchgängig sind. Die Beobachtung der Stuhlfarbe während des 1. Lebensmonates erlaubt auf einfachem Wege die fehlende Durchgängigkeit der Gallenwege zu diagnostizieren. Diese Krankheiten benötigen eine schnellstmögliche Therapie.

Falls Sie Fragen haben zögern Sie nicht, Ihren Kinderarzt zu kontaktieren. Sie finden auch auf der Webseite **www.basca.ch** weitere Informationen.

Diese Vorsorgeuntersuchung war erfolgreich in andern Ländern. In der Schweiz wird sie im Rahmen einer Pilotstudie durchgeführt, bevor sie definitiv gängig wird. Die Informationen auf der Karte, und die Schlussdiagnose im Falle von anormaler Stuhlfarbe, werden durch das Koordinationszentrum der Studie (BASCA) an der Universität Genf erfasst. Diese Informationen werden anonymisiert. Die Angaben Ihres Kindes sind absolut vertraulich und bleiben beim Kinderarzt und dem Koordinationszentrum. Diese Vorsorgeuntersuchung ist freiwillig und weder Sie, noch Ihr Kinderarzt, noch das Koordinationszentrum erhalten ein Entgelt. Dieses Projekt wurde von der Ethischen Zentralkommission der Genfer Universitätsspitäler genehmigt.

Indem Sie die unterschriebene Stuhl-Farben-Karte Ihrem Kinderarzt aushändigen, geben Sie Ihr Einverständnis, dass deren Informationen und die eventuelle Schlussdiagnose Ihres Kindes an das Koordinationszentrum (BASCA) weitergeleitet werden.

Für den behandelnden Arzt:
Bitte tragen Sie diese Daten nach der Konsultation auf **www.basca.ch** *ein, oder faxen Sie diese Karte an: BASCA, Fax +41 (0)22 382 50 85*
Weitere Informationen finden Sie auf: **www.basca.ch**

Stempel des behandelnden Arztes:

normal

1

2

3

4

5

6

7

anormal

BASCA – Biliary Atresia Screening Association

Abb. 22.**61** Stuhlfarbenkarte (Quelle: Biliary Atresia Screening Association, Universitätsspital Genf).

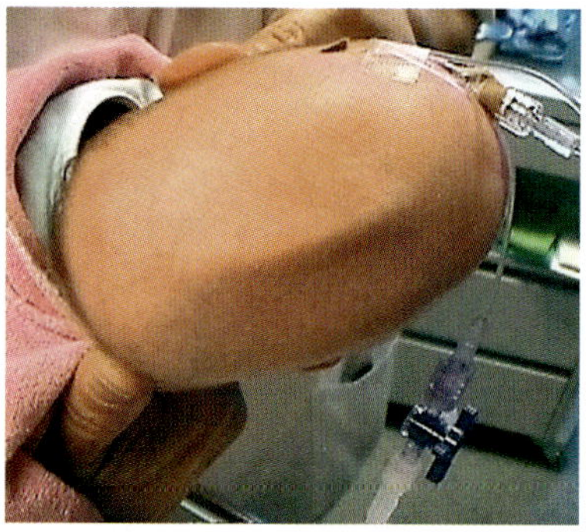

Abb. 22.**62** Sagittalnahtüberlappung.

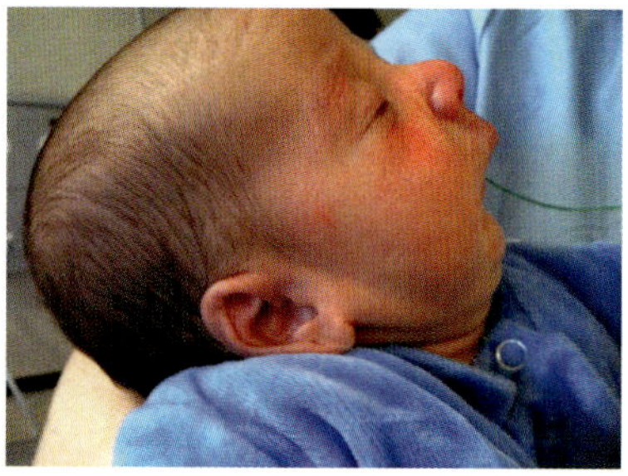

Abb. 22.**63** Pierre-Robin-Sequenz.

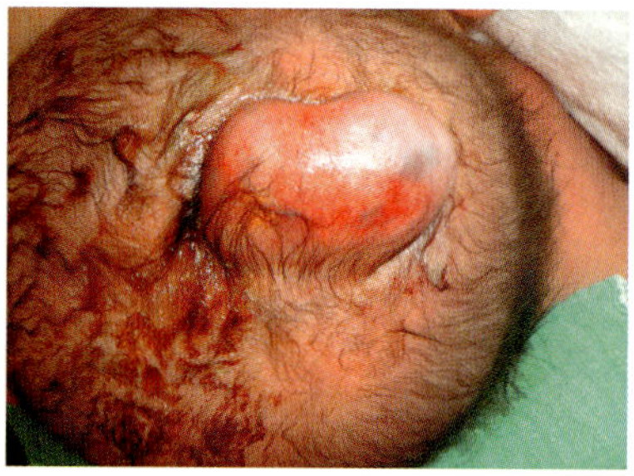

Abb. 22.**64** Enzephalozele.

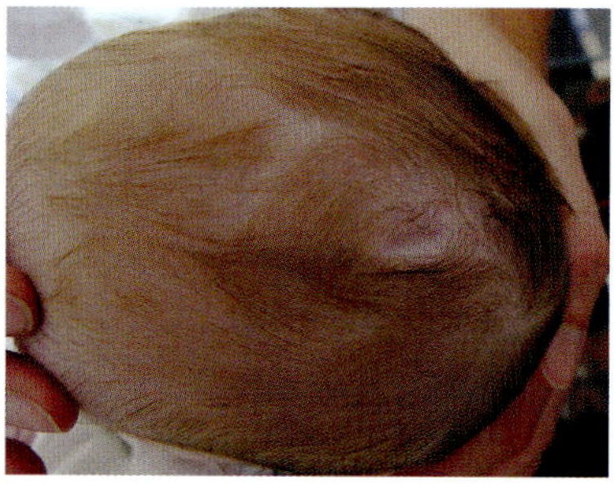

Abb. 22.**65** Aplasia cutis congenita.

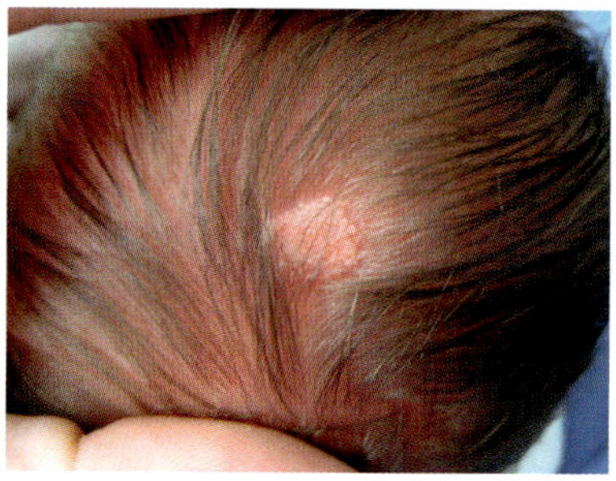

Abb. 22.**66** Naevus sebaceus.

Schädel

Untersuchung (Abb. 22.**62** bis Abb. 22.**66**)

Das Aussehen des Kindes ist für die Mutter und den Vater sehr bedeutungsvoll. Deshalb ist das Gesicht (wichtig zur ersten Kontaktaufnahme) des Kindes als Erstes zu untersuchen.

Beurteilen

- *Inspektion:* Kephalhämatom, Geburtsgeschwulst, Verletzungen
- *Messung des Kopfumfangs und Beurteilung der Fontanellen und Schädelnähte:* Kraniosynostosen, überlappende Schädelnähte (normal)
- Beurteilung des Gesichtsschädels: Dysmorphien, Asymmetrien

Maßnahmen

- Kephalhämatome müssen – je nach Ausmaß – punktiert werden.
- Impressionsläsionen des Gesichtsnervs durch die Zange erholen sich in der Regel schnell spontan.
- Überlappende Schädelnähte und Kraniosynostosen müssen im Verlauf beobachtet werden.
- 3. Fontanellen und Dysmorphien sind zu vermerken und abzuklären.

Bewegungsapparat

Untersuchung (Abb. 22.**67**, Abb. 22.**68** und Abb. 22.**69**)

Es sollen angeborene Fehlbildungen, Haltungsanomalien und Verletzungen erfasst werden.

Beurteilen

- *Inspektion des ganzen Körpers in Bauch- und Rückenlage:* Schiefhals, Skoliose, Spina bifida
- *Palpation der Schlüsselbeine:* Klavikulafraktur
- *aktive und passive Prüfung der Beweglichkeit sämtlicher Gelenke*

Die Schwellung des M. sternocleidomastoideus verschwindet meist spontan zwischen dem 3. und 11. Monat. Kontrollen sind erforderlich, da sich in 15 % der Fälle ein Schiefhals entwickelt.

Nicht fixierte Skoliosen sind meist die haltungsbedingte Folge eines muskulären Schiefhalses; die Prognose ist gut. Fixierte Skoliosen erwecken den Verdacht auf Anomalien der Wirbelsäule.

Maßnahmen

Pathologische Befunde der Wirbelsäule und der Gelenkbeweglichkeit erfordern eine radiologische Abklärung und eine kinderorthopädische Beurteilung.

Die eindeutige schiefhalsbedingte Kopfschiefhaltung bedarf einer physiotherapeutischen Lagerungsanleitung und Behandlung (chiropraktische und andere Manipulationen sind kontraindiziert!).

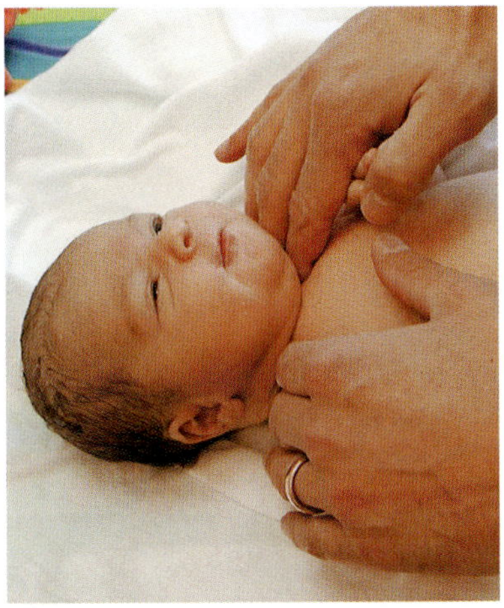

Abb. 22.**67** Schlüsselbeine tasten.

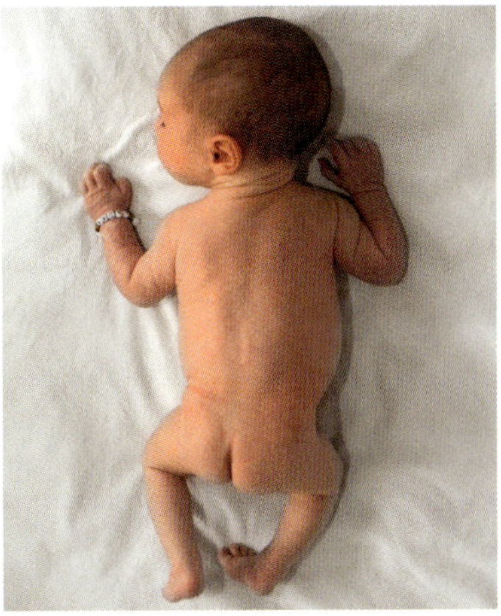

Abb. 22.**68** Der asymmetrische tonische Nackenreflex beeinflusst die Haltung des Rückens; keine Säuglingsskoliose!

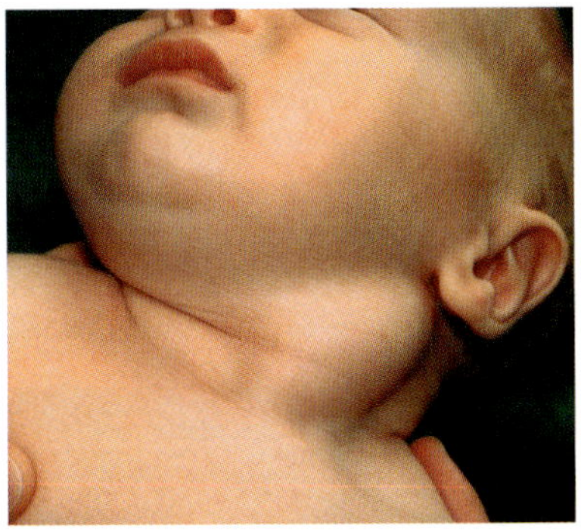

Abb. 22.**69** Sicht- und palpierbare Olive im M. sternocleidomastoideus links: Schiefhalsentwicklung voraussehbar.

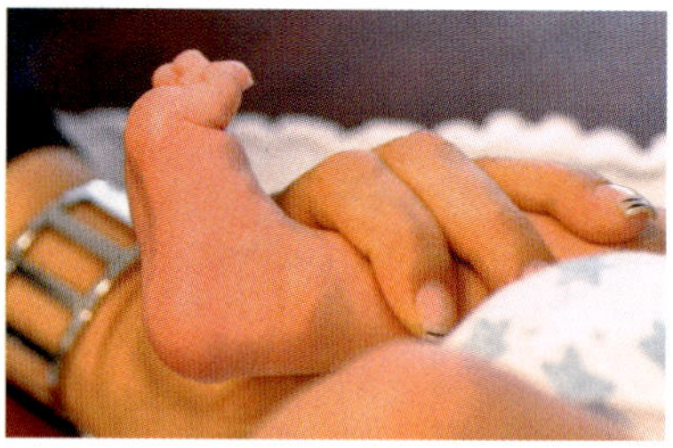

Abb. 22.**70** Neugeborenenzehenhaltung: harmlos.

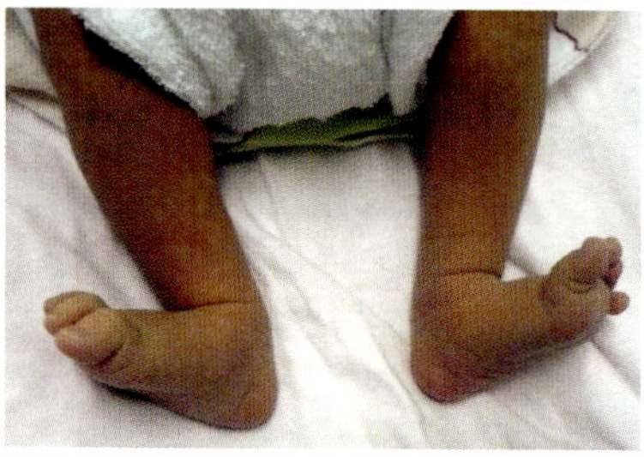

Abb. 22.**71** Hackenfußhaltung: keine Fußdeformität, sondern lagerungsbedingt.

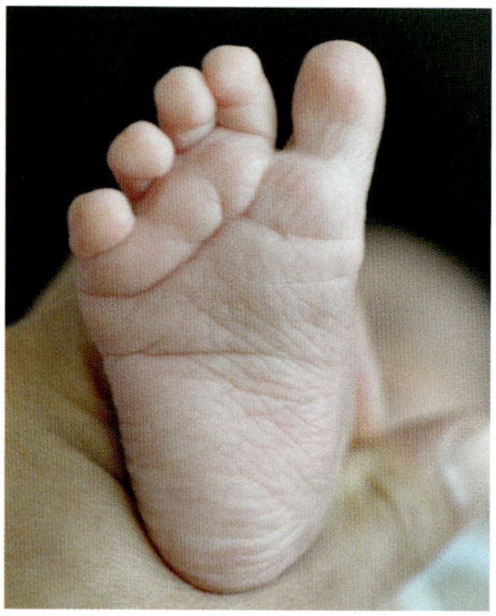

Abb. 22.**72** Sandalenfalte.

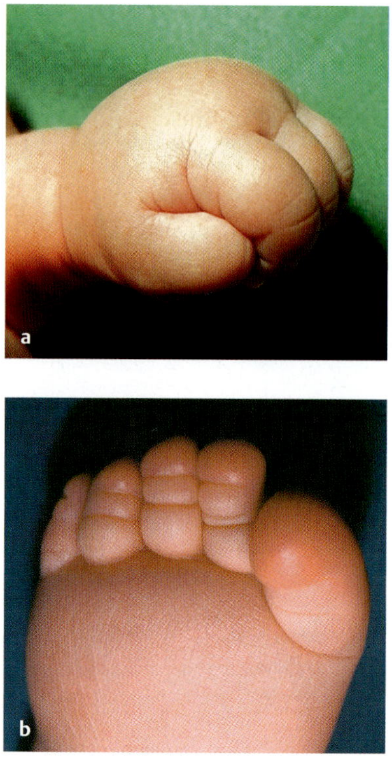

Abb. 22.**73 a, b** Hand- und Fußödeme beim Ullrich-Turner-Syndrom.

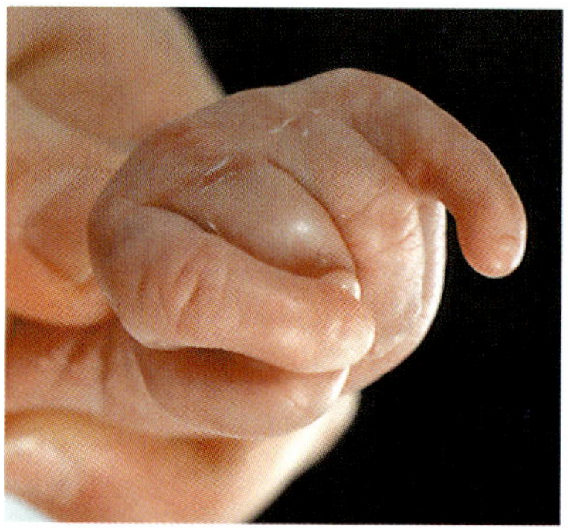

Abb. 22.**74** Trisomie 18 (Edwards-Syndrom): multiple Missbildungen (Mikrozephalie, Mikrognathie, Herz- und Nierenfehlbildungen).

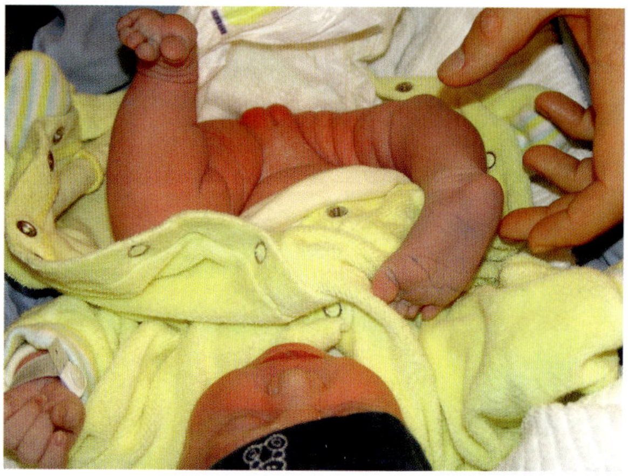

Abb. 22.**75** Genu recurvatum.

Hände und Füße

Untersuchung (Abb. 22.**70** bis Abb. 22.**75**)

Beurteilen

- Untersuchung der Hände bzw. Füße auf Deformitäten: 4-Finger-Furche, Dubois-Zeichen, Klinodaktylie, Sichelfuß, Klumpfuß
- Beweglichkeit der Füße und der großen Gelenke prüfen
- muskuloskelettale Abnormitäten von Füßen, Kopf, Hals und Wirbelsäule (Hinweise für intrauterine Lageasymmetrie)
- ausgeprägte muskuläre Hypo- oder Hypertonie
- eingeschränkte Abduktion: beim entspannten Kind und um 90° flektierten Hüften Oberschenkel seitwärts gegen Unterlage abduzieren (normal: < 3 Querfinger über der Unterlage)
- Barlow-/Ortolani-Phänomen (obsolet; s. unten)

Asymmetrische Falten – ohne andere Befunde – sind bedeutungslos. Kongenitale Fehlbildungen der Hände und Füße sind häufig und oft ein diagnostischer Schlüssel (Abb. 22.**76** bis Abb. 22.**81**).

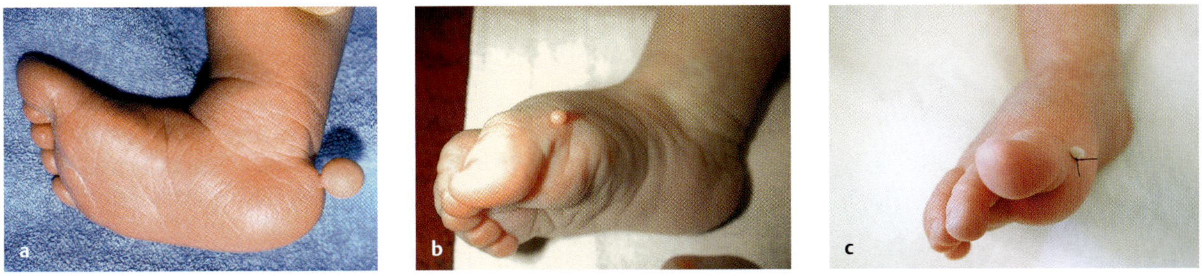

Abb. 22.**76 a – c** Akzessorische kutane Anhängsel und mögliche Behandlung.

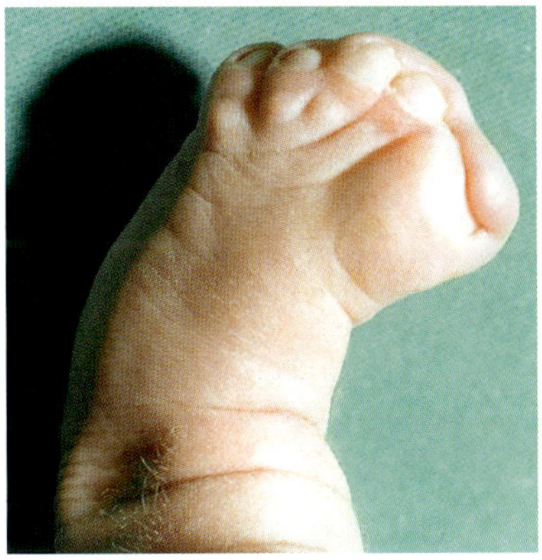

Abb. 22.**77** Zehenmissbildung beim Apert-Syndrom.

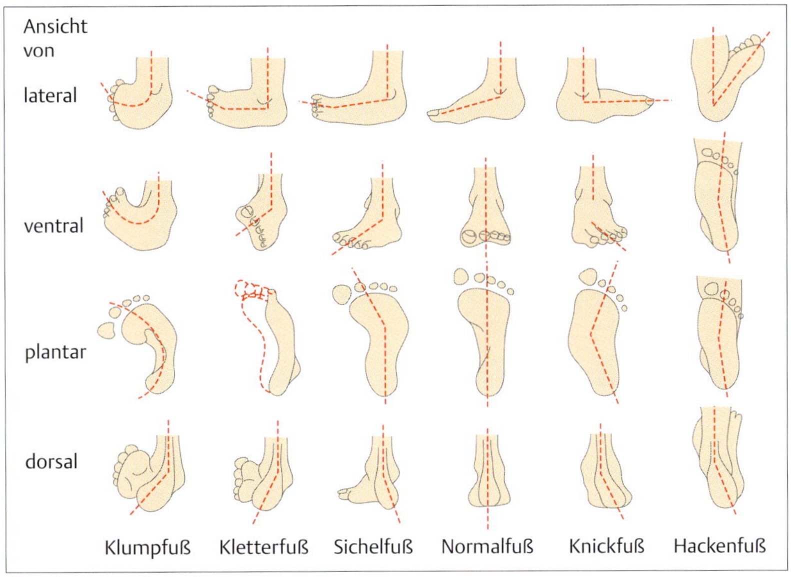

Abb. 22.**78** Synopsis der Fußdeformitäten (aus Bernbeck R, Sinios A. Vorsorgeuntersuchungen. München: Urban & Schwarzenberg; 1975).

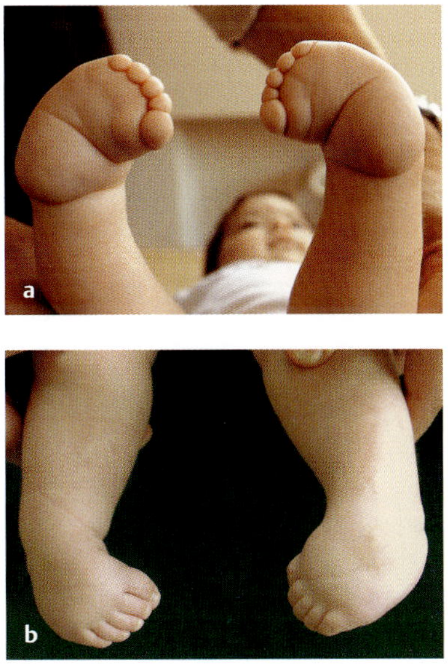

Abb. 22.**79 a, b** Klumpfüße.
a Von dorsal.
b Von ventral.

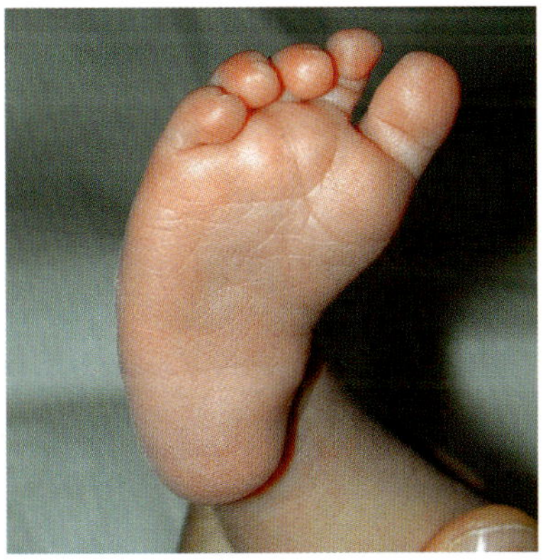

Abb. 22.**80** Sichelfuß (Pes adductus).

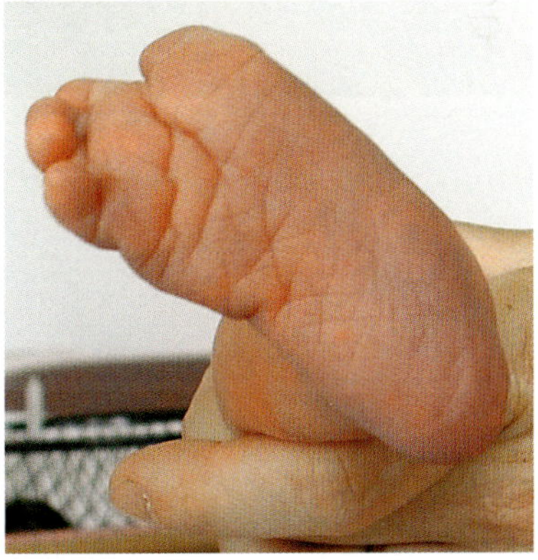

Abb. 22.**81** Metatarsus valgus.

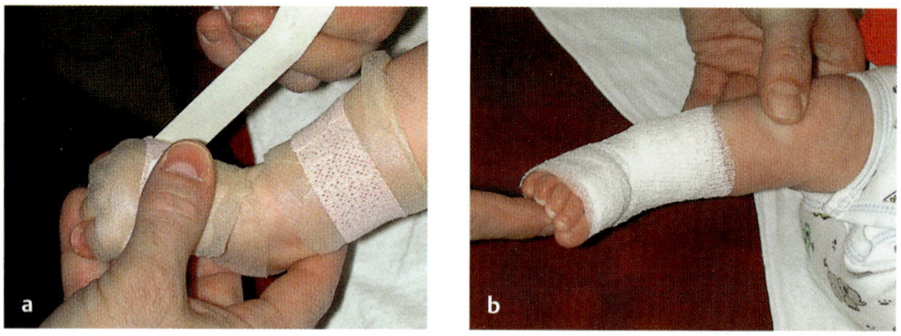

Abb. 22.**82 a, b** Bei leichtgradigem, unfixiertem Pes adductus kann die Redression mit Taping gehalten werden.

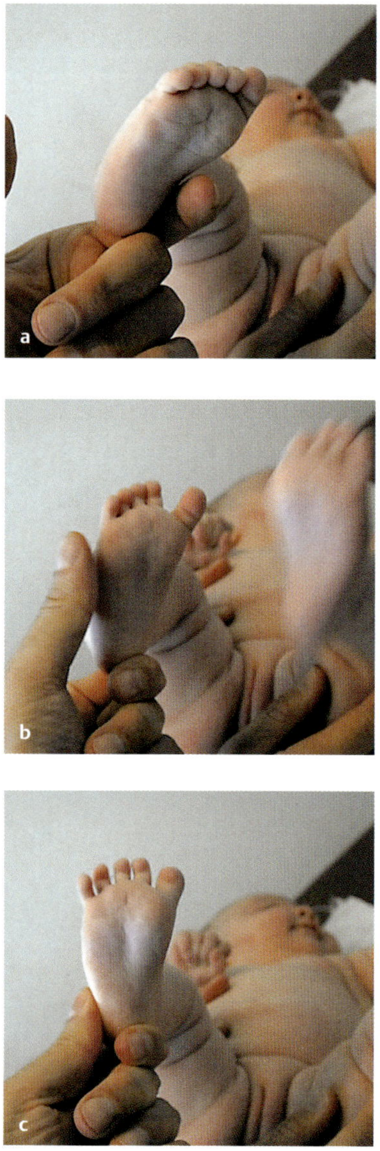

Abb. 22.**83 a – c** Stimulation des lateralen Fußrands: aktive Redression des leichten Sichelfußes des Kindes (Massage I).

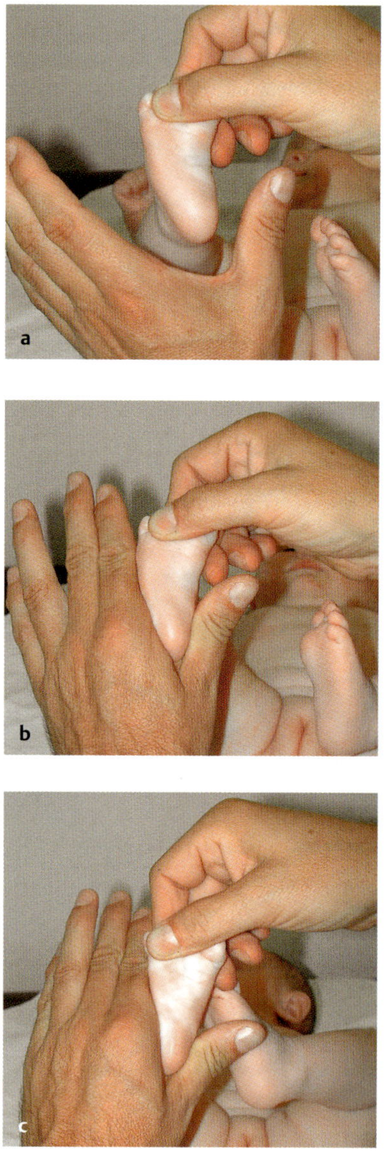

Abb. 22.**84 a – c** Massage des nichtfixierten Pes adductus: Fingergrundgelenk des Behandelnden gegen Metatarsalia des Kindes massiert (Massage II).

Maßnahmen (Abb. 22.**82**, Abb. 22.**83** und Abb. 22.**84**)

- Der kongenitale Klumpfuß gehört in eine sofortige kinderorthopädische Betreuung (s. Teil III, Kapitel 15, Abschnitt „Fachgebiet Kinderchirurgie“).
- Beim Sichelfuß (Metatarsus varus und valgus) erfolgt die Anleitung der Mutter zur Massage. Taping oder Gipsbehandlung sind selten notwendig; eine genaue Verlaufsbeobachtung ist aber essenziell. Falls sich ausnahmsweise keine Besserung einstellt, ist ein kinderchirurgisches bzw. orthopädisches Konsilium erforderlich.
- Missbildungen müssen weiter abgeklärt und diagnostisch verwertet werden.
- Zum Einwachsen neigende Zehennägel sind in diesem Alter noch normal.

Hüften

Risikofaktoren

Dem Ausschluss einer Hüftdysplasie gilt große Aufmerksamkeit. Anamnestische Risiken für das Vorkommen von Hüftdysplasien sind:

- familiäre Häufung
- intrauterine Lageanomalien
- Mehrlingsschwangerschaft sowie Fruchtwasseranomalien
- Steißlagen
- weibliches Geschlecht (Mädchen > 6-mal häufiger betroffen)

Untersuchung

Die klinische Untersuchung ist in über 50 % der Hüftdysplasien stumm. Eine klinisch unauffällige Hüfte bedeutet somit keinesfalls, dass die Hüfte gesund ist. Dem Ausschluss einer Hüftdysplasie gilt große Aufmerksamkeit. Wenn irgend möglich Screening-Untersuchung (nach Rücksprache mit nachbehandelndem Kinderarzt) aller Neugeborenen oder spätestens anlässlich der 1-Monats-Kontrolle durchführen oder veranlassen (U3).

Hüftsonografie nach Graf (Abb. 22.**85** bis Abb. 22.**94**)

Die Hüftsonografie nach Graf ist die einzige zulässige Screening-Methode. Wo die Infrastruktur zur Hüftsonografie noch nicht besteht, sollten die Kinder einem Kollegen zugewiesen werden, der diese Untersuchung beherrscht.

Anamnestische Risiken für das Vorkommen von Hüftdysplasien

- familiäre Häufung
- intrauterine Lageanomalien
- Mehrlingsschwangerschaft sowie Fruchtwasseranomalien
- Steisslagen
- weibliches Geschlecht (Mädchen > 6-mal häufiger betroffen)
- muskuloskelettale Abnormitäten von Füßen, Kopf, Hals und Wirbelsäule (Hinweise für intrauterine Lageasymmetrie)
- ausgeprägte muskuläre Hypo- oder Hypertonie
- auffällige Abduktionsprüfung
- asymmetrische Falten ohne andere Befunde sind bedeutungslos (Abb. 22.**87**)

Beurteilen

- Muskuloskelettale Abnormitäten von Füßen, Kopf, Hals und Wirbelsäule (Hinweise für intrauterine Lageasymmetrie)
- ausgeprägte muskuläre Hypo- oder Hypertonie
- Abduktionsprüfung

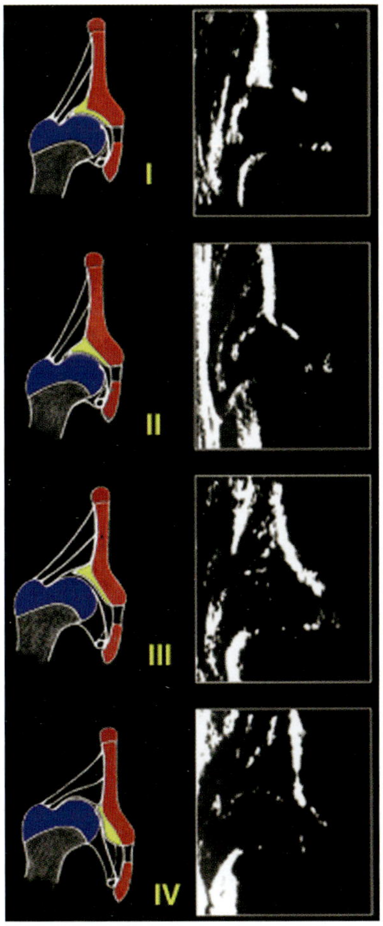

Abb. 22.**86** Luxation der Hüfte im Ultraschallbild mit der Typeinteilung nach Graf.

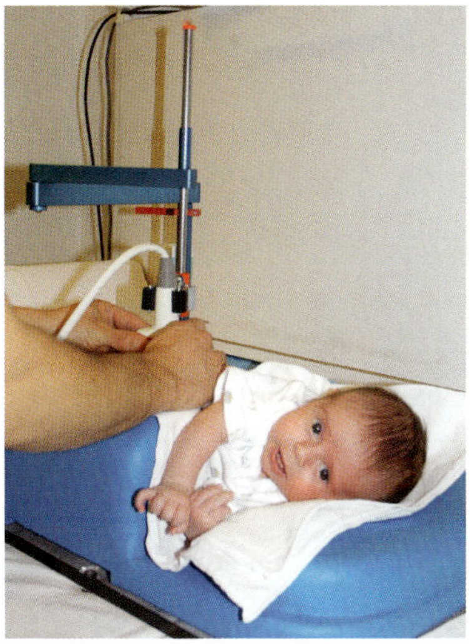

Abb. 22.**85** Die Lagerungsschale mit Schallkopfführung (SonoFirst) in der Anwendung stresst das Kind nicht. Im Gegenteil, durch die Halterung wird es eher beruhigt. Kippfehler werden vermieden und die Untersuchung dauert zudem nur noch einen Bruchteil der Zeit. Bezugsquelle: Sonofirst.ch.

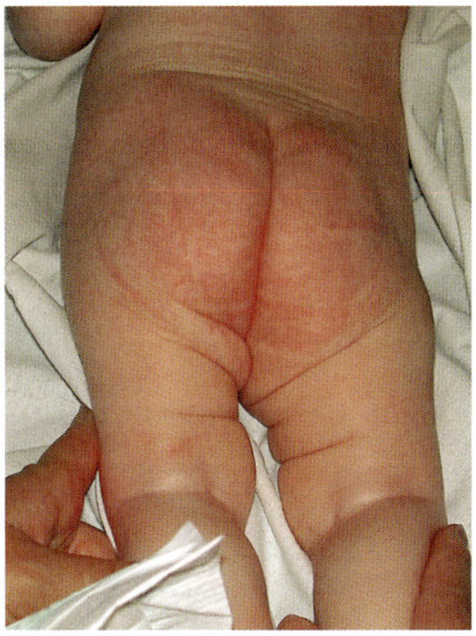

Abb. 22.**87** Asymmetrische Gesäßfalten sind kein klinisches Zeichen einer Hüftdysplasie (bedeutungslos).

Typ		Knöcherne Form	Knöcherner Erker	Knorpel Dach (Erker)	α	β	Prozedere
Ia	reifes Hüftgelenk jedes Alter	gut	eckig	übergreifend	>60°	<55°	
Ib			stumpf	schmal übergreifend		>55°	
IIa +	altersgemäß	ausreichend	rund	breit übergreifend	50–59°	>55°	Kontrolle
IIa	ab 6. Woche bis 3. Monat Reifungsdefizit			verbreitert übergreifend			Spreizhose z. B. Mittelmeier-Graf
IIb	Verknöcherungs-verzögerung >3.M.	mangelhaft					
IIc	gefährdete Hüfte	hochgradig mangelhaft	rund bis flach	verbreitert gerade noch übergreifend	43–49°	>77°	instabil: Fettweis-Gips 3–4 Wochen dann Spreizhose
D	am Dezentrieren			verdrängt		>77°	
IIIa	dezentrierte Hüfte	schlecht	flach	verdrängt ≠ ohne Struktur Δ	<43°	> 77°	Reposition Overhead dann Fettweis-Gips dann Spreizhose
IIIb				verdrängt ≠ mit Struktur Δ			
IV				verdrängt Ø mit Struktur Δ			

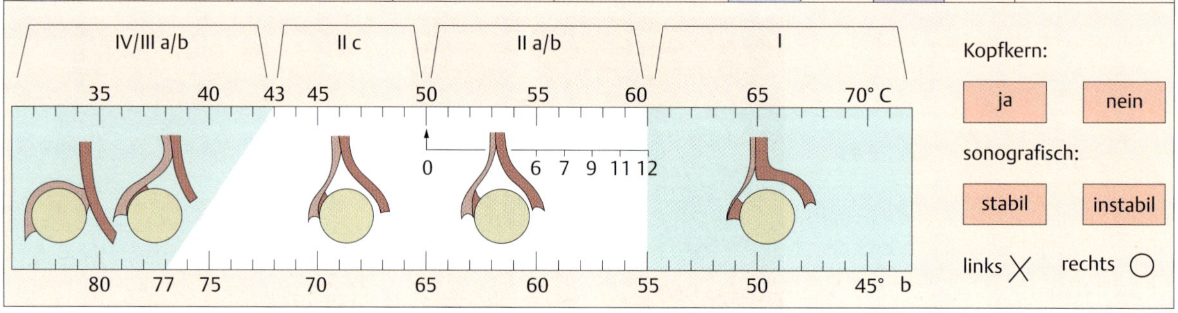

Abb. 22.**88** Beurteilung der Hüfttypen nach Graf.

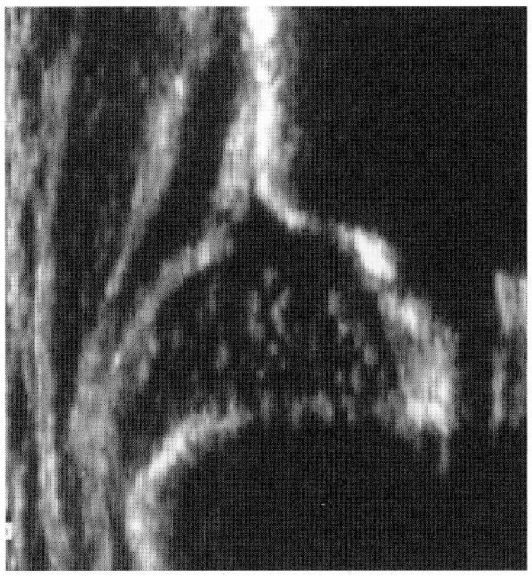

Abb. 22.**89** Hüfte nach Graf: Typ I.

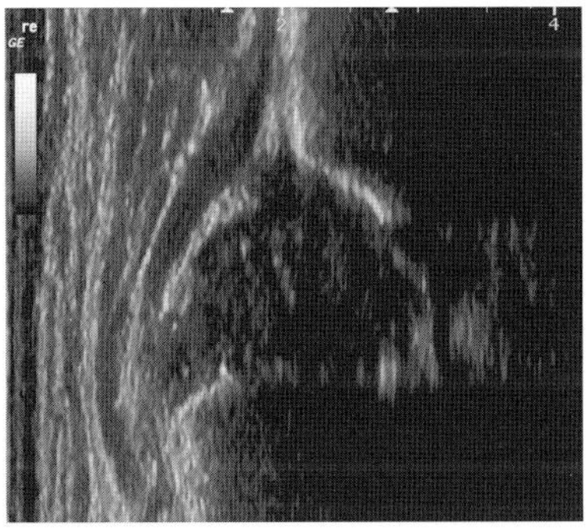

Abb. 22.**90** Hüfte nach Graf: Typ II.

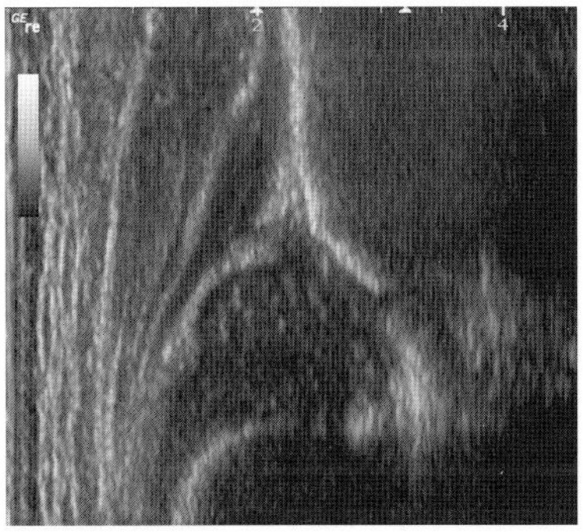

Abb. 22.**91** Hüfte nach Graf: Typ D.

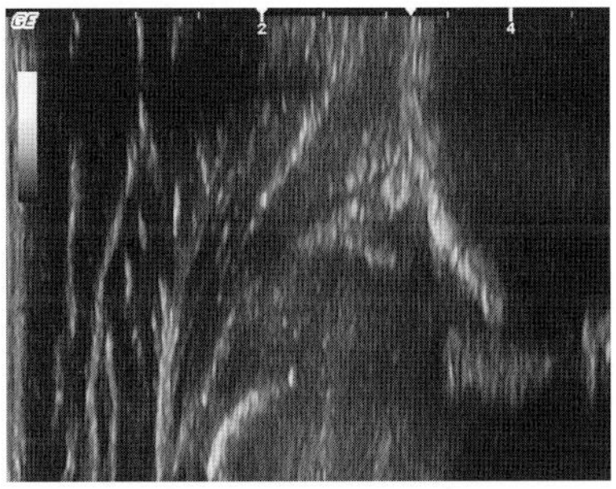

Abb. 22.**92** Hüfte nach Graf: Typ III.

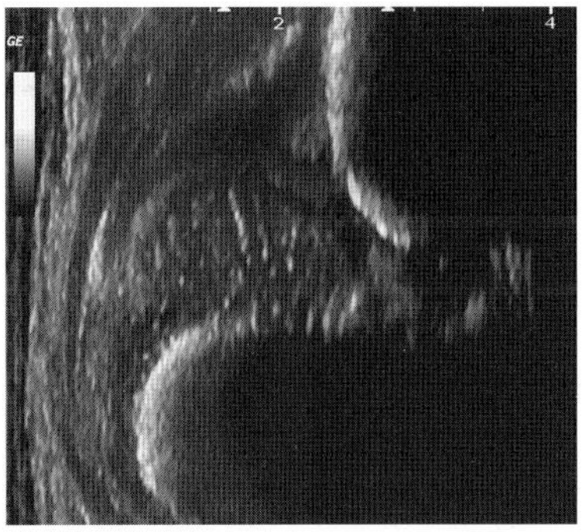

Abb. 22.**93** Hüfte nach Graf: Typ IV.

Abduktionsprüfung (Abb. 22.**94**)

Beim entspannten Kind und um 90° flektierten Hüften werden die Oberschenkel gleichmäßig, aber kräftig seitwärts gegen die Unterlage abduziert. Im Normalfall kann das Knie bis höchstens 3 Querfinger zur Unterlage abduziert werden.

Barlow-/Ortolani-Phänomen

In Rückenlage wird ein Bein im Hüftgelenk stark gebeugt und das Becken damit fixiert. Die andere Hand fasst das Knie und den Oberschenkel des anderen Beines so, dass die Finger auf dem Trochanter major und der Daumen unterhalb der Inguinalfalte liegen. Durch axialen Druck nach dorsokranial wird versucht, das Gelenk zu luxieren (Barlow) und wieder durch Abduktion zu reponieren (Ortolani). Ist dabei ein „Klunk" zu hören, ist dies typisch für eine Luxationsbereitschaft („Klick" ist unspezifisch).

> **!** Ist eine Hüftsonografie vorgesehen, so sollte auf die Prüfung des Barlow-/Ortolani-Phänomens verzichtet werden.

Maßnahmen

Bestehen anamnestische Risiken oder ein klinisch auffälliger Befund, so ist eine Hüftsonografie nach Graf sofort durchzuführen. Das weitere Vorgehen ergibt sich aus dem sonografischen Befund:

> **Weiteres Vorgehen**
> - *normal (Typ Ia, Ib):* ausgereifte, gesunde Hüften; keine Wiederholung der Sonografie
> - *kontrollbedürftig (Typ IIa):* Wiederholung der Sonografie nach 4 – 6 Wochen
> - *pathologisch (Typ > II):* sofortige Behandlung

Die klinische Untersuchung ist bei über 50 % der Hüftdysplasien stumm. Eine klinisch unauffällige Hüfte bedeutet aber keinesfalls, dass die Hüfte gesund ist! Die Eltern sind über das Anrecht (laut KVG) auf eine Hüftsonografie in den ersten 6 Lebenswochen zu informieren und auf die lokalen Untersuchungsmöglichkeiten hinzuweisen.

„Breitwickeln" ist eine schwierig zu definierende Maßnahme und als Therapie fragwürdig bzw. ungeeignet. Es erinnert Eltern und Ärzte allerdings an die Kontrollbedürftigkeit von Typ-IIa-Hüften. Je früher die Diagnose gestellt wird, desto kürzer ist die Behandlungsdauer. Neonatal erfasste Typ-D-, Typ-III- und Typ-IV-Hüften haben mit einer konsequent durchgeführten Abspreizbehandlung, z. B. mit einer Tübinger Hüftbeugeschiene, die Chance, innerhalb weniger Wochen vollständig auszuheilen.

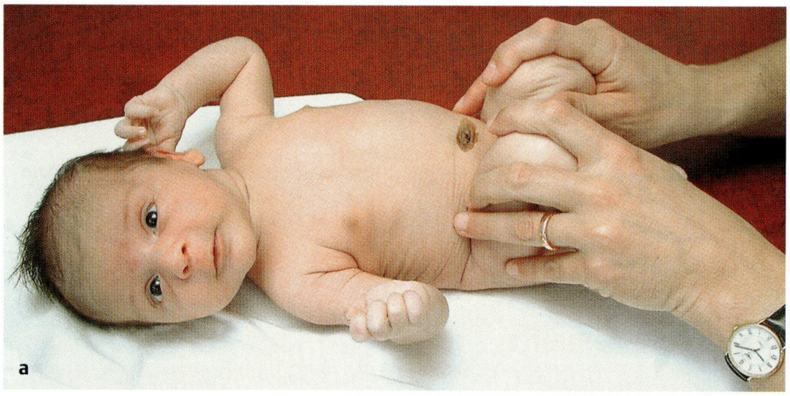

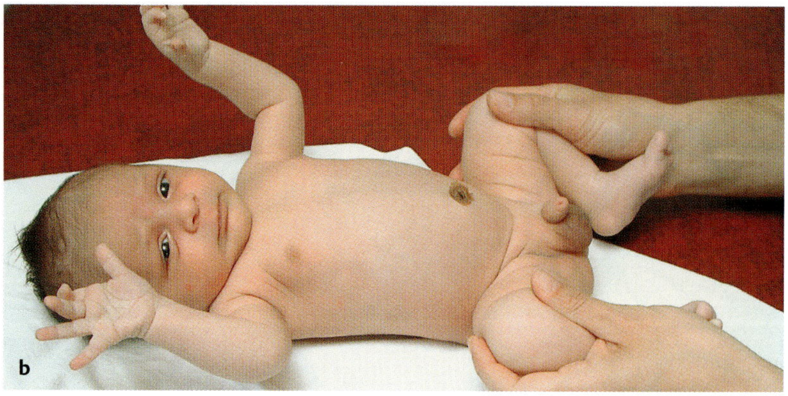

Abb. 22.**94 a, b** Abduktionsprüfung (Abspreizprüfung der Hüften).

Genitale

Untersuchung (Abb. 22.**95** bis Abb. 22.**105**)

> **Beurteilen**
> - *Intersexuelles Genitale*
> - *weibliches Genitale:* Klitorishypertrophie, Hymenalanhängsel (cave: östrogenisiertes Genitale, Abb. 22.**105**)
> - *männliches Genitale:* Hypospadie mit oder ohne Meatusstenose, Lage der Testes

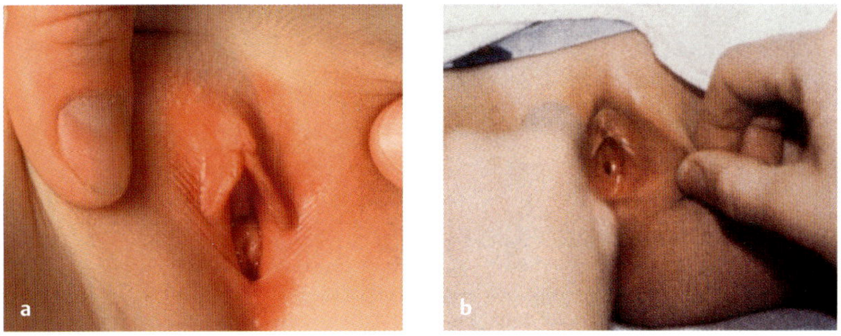

Abb. 22.**95 a, b** Untersuchungstechnik des weiblichen Neugeborenengenitales.
a Separationstechnik.
b Traktionstechnik.

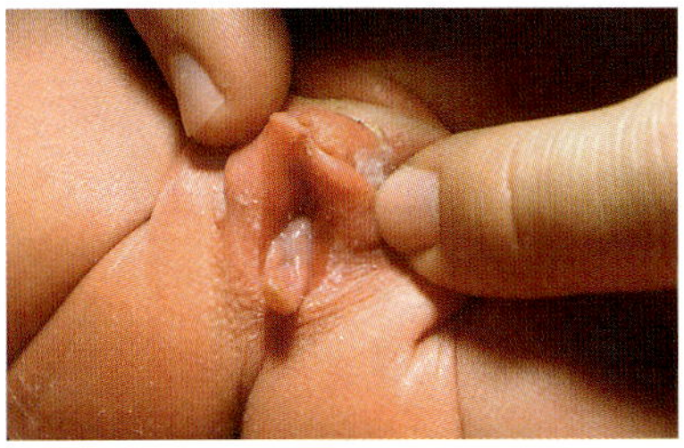

Abb. 22.**96** Hymenalanhängsel: in der Regel nur ein kosmetisches Problem.

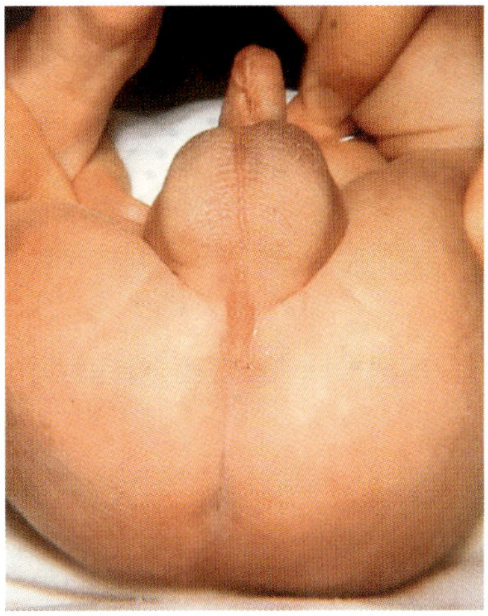

Abb. 22.**97** Analatresie.

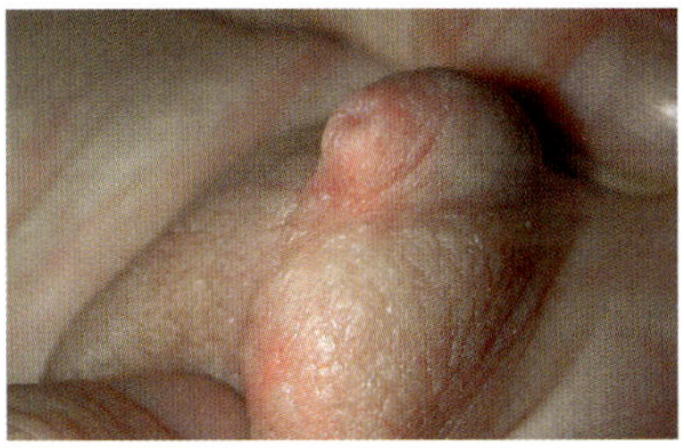

Abb. 22.**98** Palmure (frz.: palmure = Schwimmhaut): bis zur Penisspitze reichende Skrotalhaut.

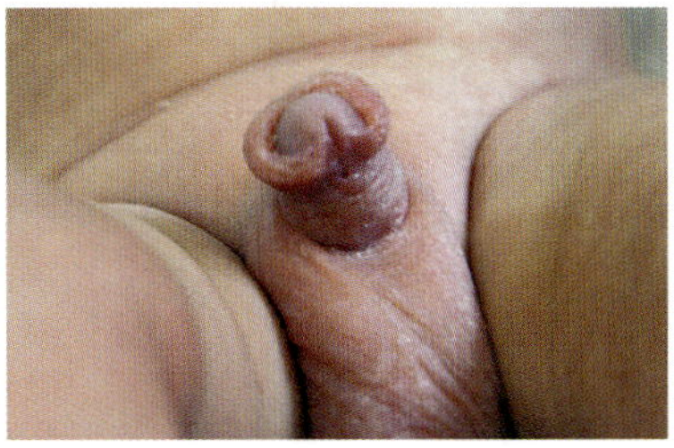

Abb. 22.**99** Hypospadia coronaria.

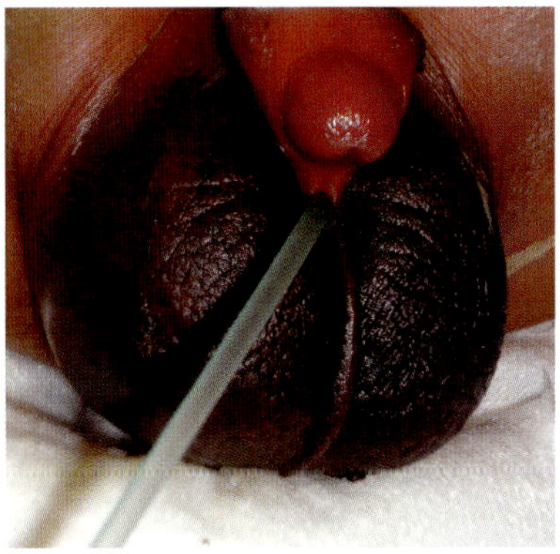

Abb. 22.**100** Penoskrotale Hypospadie.

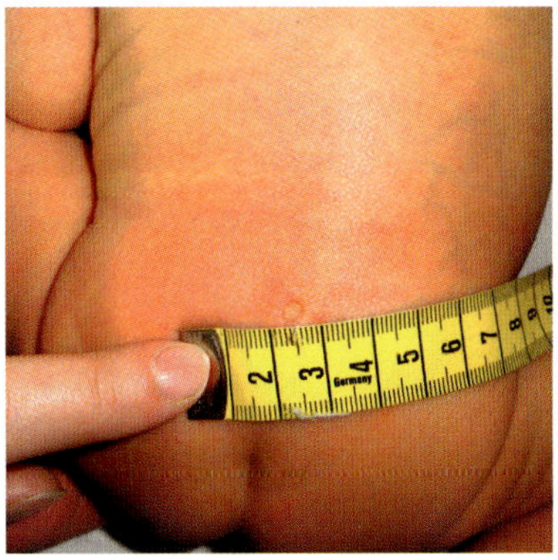

Abb. 22.**101** Meningozele.

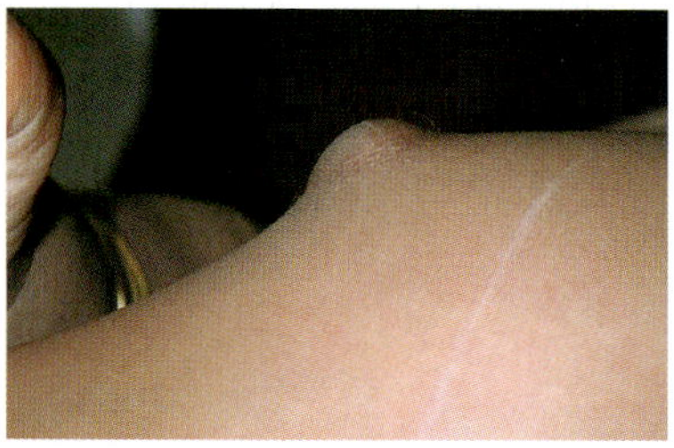

Abb. 22.**102** Die neonatale Vergrößerung der Brustdrüse (Hexenbrust) kann auf die mütterlichen Hormone zurückgeführt werden: keine Therapie!

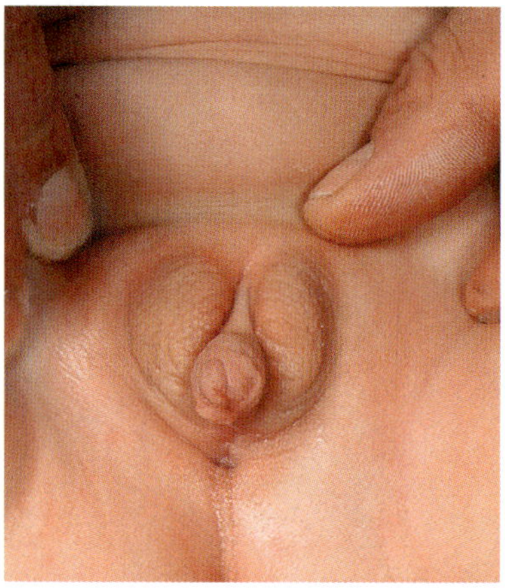

Abb. 22.**103** XX-Mann. *(s. Bildnachweis)

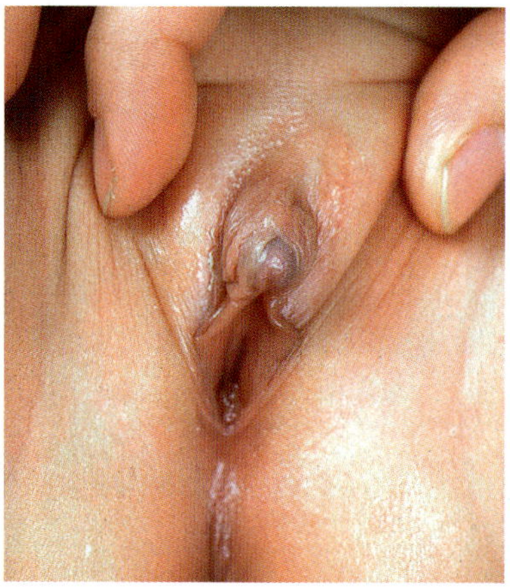

Abb. 22.**104** Intersexuelles Genitale beim adrenogenitalen Syndrom.

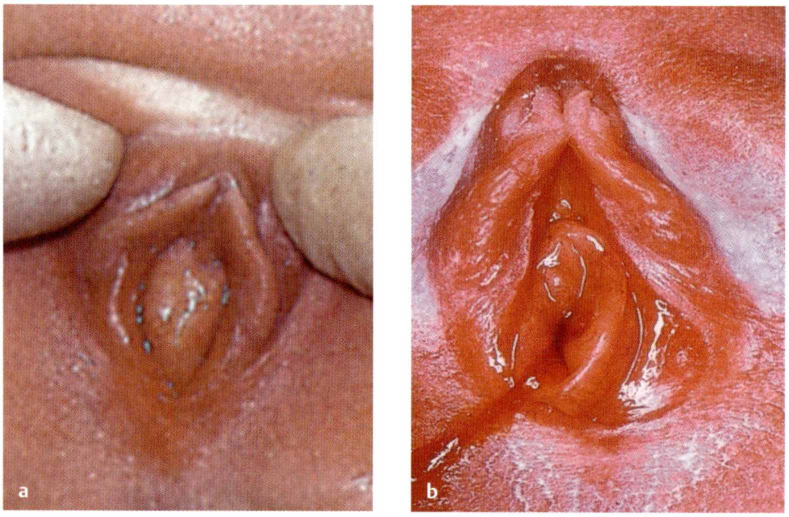

Abb. 22.**105 a, b** Östrogenisiertes Neugeborenengenitale (normal).

Maßnahmen

- Ein unklarer oder intersexueller Genitalbefund sowie eine Klitorishypertrophie erfordern zur endokrinologischen Abklärung eine sofortige Klinikeinweisung. Die möglichst frühe und definitive Zuordnung des Geschlechts ist ebenso wichtig wie die Diagnose eines adrenogenitalen Syndroms (unter Umständen mit Salzverlustsyndrom).
- Eine Hypospadie wird erst um das 1. Lebensjahr definitiv behandelt, da in diesem Alter am wenigsten postoperative Miktionsstörungen nach der Katheterentfernung verursacht werden. Nur bei gleichzeitig bestehender Meatusstenose ist eine rasche chirurgische Intervention notwendig.
- Eine Lageanomalie der Hoden wird nur kontrolliert, da der spontane Deszensus der Testes in den folgenden 9 Monaten noch möglich ist.

Laboruntersuchung

Die Bestimmung des Glukosespiegels im Blut sowie die Messung der Bilirubinwerte erfolgt nach den Empfehlungen der Schweizerischen Gesellschaft für Neonatologie. Die Screening-Untersuchung zum Ausschluss vererbter Stoffwechselstörungen und Hypothyreose wird am 4. Lebenstag bei allen Neugeborenen durchgeführt. Die Eltern sollen über diese Untersuchung adäquat aufgeklärt werden (s. hierzu auch die schweizerischen Richtlinien SGP im Anhang des Buches oder die deutschen Richtlinien im Internet unter http://www.neoscreening.de/DGNS/frame_Screening.htm; Stand: 27.04.2012).

Guthrie-Test

Der Guthrie-Test dient zur Abklärung folgender Stoffwechselstörungen oder Erkrankungen:

- Phenylketonurie
- Galaktosämie (Transferase-, Kinase-, Epimerasemangel)
- Biotinidasemangel
- Medium-Chain-Acyl-CoA-Dehydrogenase-Mangel
- kongenitaler Hypothyreoidismus
- kongenitales adrenogenitales Syndrom
- zystische Fibrose

Tab. 22.**3** zeigt die Erfolgsquote des Neugeborenen-Screenings in der Schweiz.

Blutentnahme für Guthrie-Test

- *Tag der Blutentnahme:*
  - Neugeborene mit Geburtsgewicht > 2000 g: 4. Lebenstag (d. h. älter als 72 h)
  - Neugeborene mit Geburtsgewicht < 2000 g: 1. Guthrie-Test am 4. Lebenstag, 2. Guthrie-Test am Ende der 2. Lebenswoche oder – bei früherer Entlassung – am Entlassungstag
  - Neugeborene mit Transfusion oder Austauschtransfusion: 1. Guthrie-Test vor Transfusion (unerlässlich!), 2. Guthrie-Test:
    - Neugeborene mit Geburtsgewicht > 2000 g: 3 – 5 Tage nach Transfusion
    - Neugeborene mit Geburtsgewicht < 2000 g: am Ende der 2. Lebenswoche, mindestens 3 – 5 Tage nach der letzten Transfusion
- *Zeit der Blutentnahme:* nach der 2., 3. oder einer weiteren laktosehaltigen Mahlzeit des Tages (Ausnahme: vor Transfusion oder Austausch)
- *Technik:*
  - genügend tiefer Einstich in die Ferse, damit Bluttropfen groß werden (vielfach wird aus Mitleid zu zaghaft gestochen)
  - Tropfen mit einem trockenen Tupfer (ohne Desinfektionsmittel) wegwischen

Tab. 22.**3** Neugeborenen-Screening in der Schweiz.

Zahl der in der Schweiz und im Fürstentum Liechtenstein routinemäßig untersuchten Neugeborenen		
Analysen	**2011**	**1965–2011**
Phenylalanin (MS/MS)	83 198	3 618 051
Gal-1-P-Uridyltransferase (enzymatisch)	83 198	3 449 418
Galaktose (enzymatisch)	83 198	3 310 376
thyreoideastimulierendes Hormon (DELFIA)	83 198	2 764 746
Biotinidase (fluorimetrisch)	83 198	2 029 382
17-OH-Progesteron (DELFIA)	83 198	1 605 719
Acylcarnitine (MS/MS)	83 198	547 806
immunoreaktives Trypsin IRT (DELFIA, Pilot)	83 198	83 198
Krankheiten: Zahl der gefundenen und identifizierten Fälle		
Phenylketonurie und andere Hyperphenylalaninämien	12	454
Glaktosämie-/Galaktokinase-Mangel/UDP-Gal-4-Epimerase-Mangel	3	85
primäre Hypothyreose	24	759
Biotinidase-Mangel (komplett/partiell)	13	41
adrenogenitales Syndrom	10	173
MCAD-Mangel	4	49
zystische Fibrose	30	30

DELFIA = Dissociation Enhanced Lanthanide Fluorescent Immunoassay
TMS = Tandemmassenspektrometrie

Vorsorge

Die somatische Untersuchung ergänzend, kommt dem Beratungsteil der 1. Vorsorgeuntersuchung große Bedeutung zu. Die Eltern werden ermutigt, ihre Fragen rund um das neugeborene Kind anzubringen. Neben dem offenen Gespräch soll die Beratung einige wesentliche Punkte stets enthalten. Gleichzeitig erfolgt die Abgabe des „Gesundheitshefts für das Kind" bzw. des Kinder-Untersuchungshefts an die Eltern, ergänzt durch Erläuterungen zum Vorsorgekonzept.

Vitamin-K-Prophylaxe

Alter, Zeitpunkt und Dosierung der Vitamin-K-Prophylaxe s. Tab. 22.**4**.

Sondersituationen:

- Schwangere Frauen, die unter einer Dauermedikation mit enzyminduzierenden Medikamenten (Phenobarbital, Phenytoin, Karbamazepine, Primidone, Rifampizin, *Isoniazid*) stehen, benötigen in der Regel keine antenatale Vitamin-K-Substitution. Ausnahmen: bei geplanter vorzeitiger Entbindung (< 37. Schwangerschaftswoche), Medikamentenkombinationstherapien und hepatischer Grunderkrankung der Mutter Gabe von 20 mg/Tag Konakion MM per os 7 – 10 Tage vor erwarteter Geburt.
- Gestillten Kindern, deren Mütter unter Phenprocoumon (Marcumar) stehen, soll wöchentlich 1 mg Konakion MM per os zugeführt werden. Wegen kurzer Halbwertszeit bei Acenocoumarol (Sintrom) nicht notwendig.
- Hat das Kind einen Icterus prolongatus (sichtbar gelbe Haut nach dem 14. Lebenstag), sollte eine Cholestase ausgeschlossen werden.
- Liegt beim Kind eine Grundkrankheit mit gestörter Vitamin-K-Resorption vor, muss entsprechend substituiert werden.
- Bei jedem Säugling mit Blutungen ohne ersichtliche Ursache ist eine Bestimmung der Thromboplastinzeit (Quick oder International normalized Ratio), gegebenenfalls eine erweiterte Gerinnungsabklärung, angezeigt.

Tab. 22.**4** Vitamin-K-Prophylaxe.

Alter	Zeitpunkt	Dosis
gesunde Neugeborene (> 34. Schwangerschaftswoche, Geburtsgewicht > 2000 g)		
4 Stunden	bei der Geburt	2 mg Konakion MM per os
4 Tage	mit dem Guthrie-Test	2 mg Konakion MM per os
4 Wochen	mit der Vorsorgeuntersuchung 1 Monat	2 mg Konakion MM per os
kranke Neugeborene/Frühgeborene mit intravenösem Zugang oder nicht normal ernährbare Säuglinge		
4 Stunden	nach der Geburt	0,5 mg Konakion MM intravenös (oder intramuskulär)
4 Wochen		2 mg Konakion MM per os

Vitamin-D-Prophylaxe

Während des 1. Lebensjahrs wird für alle gestillten und nicht gestillten Säuglinge die tägliche Zufuhr von 300 – 500 IE Vitamin D empfohlen, unabhängig von der Sonnenexposition. Eine maximale Zufuhr von 1000 IE täglich sollte nicht überschritten werden. Es wird empfohlen, bereits in den ersten Lebenstagen mit der Vitamin-D-Supplementation zu beginnen. In der Schweiz erhalten alle Kinder ab der 1. Lebenswoche und im 1. Lebensjahr 400 I.E. Vitamin D pro Tag. In Deutschland werden Termingeborenen täglich 500 I.E./Tag und Frühgeborenen 1000 I.E./Tag verabreicht.

Die Pädiater sind zunehmend mit klinisch manifestem Vitamin-D-Mangel konfrontiert, da die bisher geltenden Empfehlungen gerade in Risikogruppen ungenügend umgesetzt werden, die Zahl der dunkelhäutigen oder verschleierten Zuwanderer in den letzten Jahren anstieg und viele Jugendliche ungenügende Freiluftaktivitäten ausüben. Deshalb wurden die Richtlinien vom BAG 2012 verändert (Tab. 22.**5**).

Eine Ausweitung der Prophylaxe bis zum 3. Geburtstag ist gerechtfertigt. Zur umfassenden Verbesserung der Gesundheit, erscheint es am wichtigsten, in der pädiatrischen Praxis Anregungen für eine gesunde Ernährung und genügend Freiluftaktivitäten im Kindes- und Jugendalter zu unterstreichen.

Tab. 22.**5** Vitamin-D-Empfehlungen des BAG 2012.

Altersgruppe	Empfohlene Tageszufuhr
Säuglinge im 1. Lebensjahr	400 IE/Tag (10 µg/Tag)
Kinder im 2. und 3. Lebensjahr	600 IE/Tag (15 µg/Tag)
Personen zwischen 3 und 60 Jahren, Schwangere und Stillende	600 IE/Tag (15 µg/Tag)
Personen ab 60 Jahren	800 IE/Tag (20 µg/Tag)

IE = Internationale Einheiten
µg = Mikrogramm

Ernährung

Die zentrale Botschaft der Ernährungsberatung besteht in der Förderung der Muttermilchernährung (Abb. 22.**106**). Hingegen ist bei eindeutigen Stillhindernissen eine rücksichtsvolle Beratung notwendig, um bei der Mutter keine Schuldgefühle hervorzurufen. Die inhaltliche Basis der Ernährungsberatung steht in den „Empfehlungen gesunder Neugeborener auf Wochenbettstationen" und den „Empfehlungen für die Säuglingsernährung" der Ernährungskommission der SGP (s. Richtlinien SGP im Anhang).

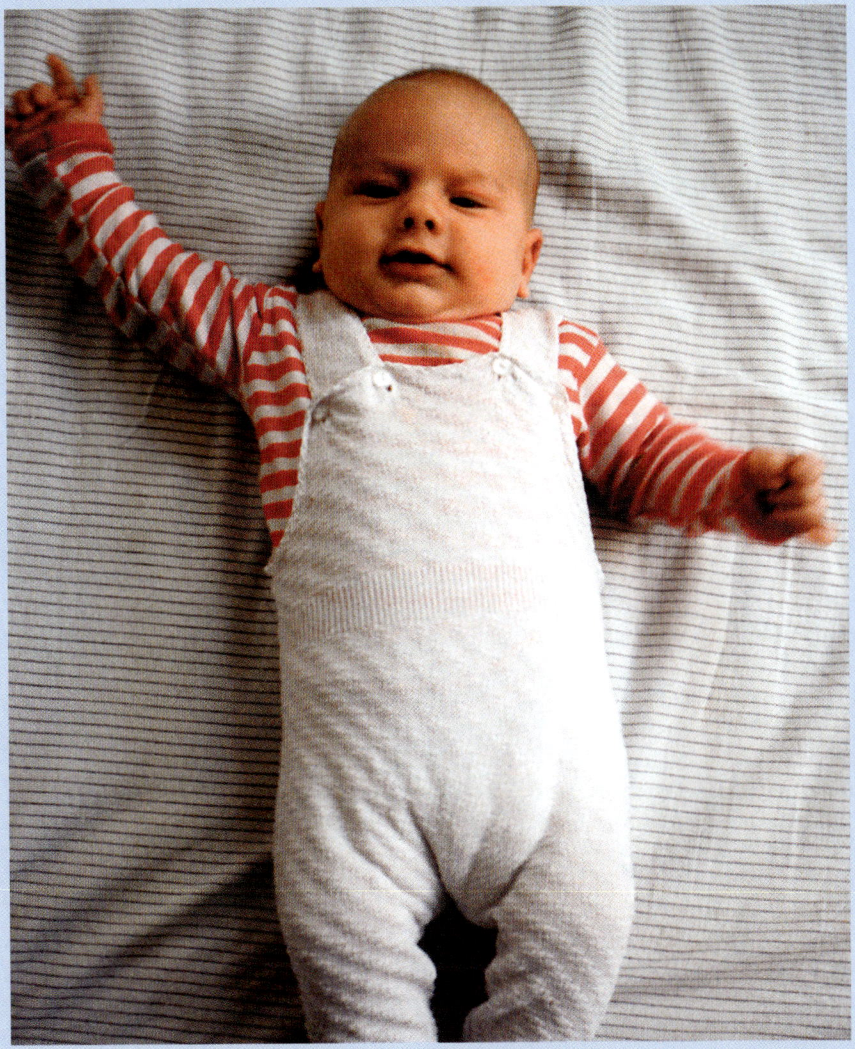

Synopsis der psychomotorischen Entwicklung

In den ersten Lebenswochen beginnen sich erste Regelmäßigkeiten des Verhaltens (Schlaf-Wach-Rhythmus, Essenszeiten usw.) anzudeuten. Die Adaptation an die Umwelt sowie die Beziehung des Kindes zur Mutter bzw. der Mutter zum Kind vertiefen sich. Ebenso verbessern sich die Sinneswahrnehmungen.

Motorik. Die motorische Entwicklung ist durch Nachlassen der Beugemuster gekennzeichnet. Auch der Einfluss der Primitivreflexe reduziert sich. Die Motorik ist jedoch nach wie vor mehrheitlich ungezielt und reflexogen.

Rückenlage. Das Kind befindet sich meist in Beugehaltung. Der Kopf wird zur Seite gedreht. Das Muster des asymmetrischen tonischen Nackenreflexes, das zeitweise durchbrochen werden kann, bestimmt die Bewegungen der Arme. Die Hände sind meist in lockerer Fauststellung; gelegentlich wird eine Faust (Finger) zum Mund geführt. Die Beine sind vornehmlich flektiert und leicht nach außen rotiert. Die Fersen liegen auf der Unterlage. Bei passiver Streckung der Beine ist ein recht starker Widerstand zu spüren, da der Beugetonus überwiegt. Es wird ein reziprokes (= alternierendes) Strampeln der Beine von Flexion bis Semiflexion, d. h. um die Mittelstellung herum, beobachtet. Die Arme sind aktiver als die Beine.

Passive Drehung zur Bauchlage. Die Halsstellreaktion ist noch positiv und beeinflusst zusammen mit der Labyrinthstellreaktion auf den Kopf das Bewegungsmuster: Drehung en bloc.

Bauchlage. Eine allgemeine Beugehaltung ist vorherrschend. Der Kopf kann gut zur Seite gedreht werden. Wenn dies nicht möglich ist, besteht der Verdacht auf eine zerebrale Bewegungsstörung. Kurzzeitiges Kopfheben in Mittelstellung ermöglicht die Drehung des Kopfes von einer Seite zur anderen. Die Arme sind meist flektiert und adduziert, die Beine in Knien und Hüften gebeugt. Das Gesäß befindet sich deshalb in der Höhe und die Beine meist noch unter dem Gesäß. Kriechbewegungen um die Mittelstellung können beobachtet werden.

Hochziehen zum Sitzen. Der Kopf bleibt zurück und muss meist noch gestützt werden. Eine beginnende Flexion im Beckenbereich ist zu beobachten, und die Arme werden leicht angebeugt (Kind beginnt zu „helfen“).

Sitzend gehalten. Die noch mangelhafte Kopfkontrolle führt dazu, dass der Kopf nach vorn auf die Brust fällt; er kann aber dann eventuell kurz angehoben werden. Der Rücken ist gleichmäßig gerundet.

Aufrecht gehalten. Nach Kontakt der Füße mit der Unterlage kommt es zur Aufrichtereaktion, und Residuen der Marche automatique sind beobachtbar. Die Placing-Reaktion kann ausgelöst werden.

Schwebehaltung. Der Kopf wird knapp zur Horizontalen gehoben.

Reflexe. Die Greifreflexe der Hände und Füße sind ebenso wie Saugreflex, Beißreflex, Routing und Galant-Reflex auslösbar.

Hände. Die Hände sind vorwiegend locker gefaustet. Das Kind bringt zwischendurch in Kopfseitenlage eine Hand zum Mund. Es zeigt sich ein großer Widerstand beim passiven Öffnen der Hand. Um dem Kind z. B. eine Rassel (Finger) in die Hand zu geben, muss die Faust geöffnet werden. Das Kind greift den eingelegten Finger (Greifreflex); der Daumen bleibt beim Greifen unbenutzt. Der asymmetrische tonische Nackenreflex und die damit verbundene Streckung des Gesichtsarms verhindert, dass Gegenstände – einmal gegriffen – zum Mund gebracht werden können.

Sehen. Das Kind beobachtet den in etwa 20 cm Entfernung gehaltenen baumelnden Ring, wenn er in seiner Blickrichtung ist, und verfolgt ihn weniger als 90° mit Kopf- und Augenbewegungen. Es beobachtet das Gesicht der Mutter, wenn sie mit ihm spricht, und schaut in diffuses Licht. Die visuelle „Auflösung“ ist noch schlecht.

Gehör. Das Kind hält einen Moment in seiner Bewegung inne, wenn eine Glocke läutet oder ein anderes Geräusch erzeugt wird (Hochtonrassel). Es kommt nicht zu einer intermodalen Verarbeitung: Der Säugling kann noch nicht den Kopf zur Geräuschquelle drehen bzw. weiß wohl noch nicht, dass es dort etwas zu sehen gibt.

Schwerpunkte der Untersuchung (Abb. 23.1)

Datum: ______ Alter: ______ Gestationsalter: ______

Korr. A.: ______ Austr. G.: ______ Länge: ______ P______

Kopfumf.: ______ P______

☑ normal/ja ☒ auffällig/nein ❑ nicht untersucht/erfr.

Anamnese

- ❑ Familien-/Schwangerschaftsanamnese/Stammbaum
- ❑ Ernährung (Stillen/Schoppen)
- ❑ Interaktion/Bindung/Vertrautheit/Eltern sicher
- ❑ Befindlichkeit Kind/Eltern
- ❑ Familiäres Umfeld/Ressourcen
- ❑ Muttersprache/Vatersprache
- ❑ Risikofaktoren Misshandlung (z. B. postpartale Depression, Schlafstörung, Schreien)

Entwicklung

• Motorik

- ❑ „General Movements“ normal
- ❑ Spontanmotorik harmonisch, symmetrisch
- Rückenlage:
  - ❑ Va. symmetrische Beugehaltung
  - ❑ Haltungsasymmetrie/Schiefhals
- Bauchlage:
  - ❑ Beine in Hüften und Knie gebeugt
- Traktion:
  - ❑ Kopf kurz gehalten, Beine flektiert
- Aufrecht gehalten:
  - ❑ Aufrichtereaktion
- Schwebehaltung:
  - ❑ Kopf unter Horizontale, Arme und Beine flektiert
- ❑ Primitivreflexe/Tonus

• Kommunikation, Sprache

- ❑ Blickt Untersucher an und nach (verfolgt)
- ❑ Reaktion auf Ansprechen

• Sozioemotional

- ❑ Leicht beruhigbar/tröstbar

Untersuchung

- ❑ Dysmorphiezeichen
- ❑ Haut/Nägel/Haare
- ❑ Mund/Mundhöhle/Nase
- ❑ Augen (verfolgt, fixiert, brechende Medien klar, kein Schielen, keine Tränengangsstenose)
- ❑ Ohren (lauscht)

Untersuchung

- ❑ Atmung (symmetrische Atemgeräusche)
- ❑ Herz/Kreislauf/Inguinalpulse
- ❑ Abdomen
- ❑ Genitale (Hymen, Hoden, Penis)
- ❑ Stuhlfarbe
- ❑ Schädel (Plagiocephalus, Synostosen)
- ❑ Sonographie des Hüftgelenke

Prävention

- ❑ SIDS Prävention
- ❑ Vitamin D-Prophylaxe
- ❑ Vitamin K-Prophylaxe
- ❑ Impfungen Frühgeborene

Risikofaktoren, antizipatorische Beratung

- ❑ Schlafen/Schreien (Shaken Baby)
- ❑ Ernährung/Stillsicherung
- ❑ Rauchfreie Umgebung
- ❑ Handling/Lagerung (Plagiocephalus)
- ❑ Impfprogramm
- ❑ Veränderungen der Lebenssituation
- ❑ Ressourcen der Mutter/Familie
- ❑ Außerfamiliäre Betreuung
- ❑ Postpartale Depression
- ❑ Gesundheitsheft für das Kind
- ❑ Erreichbarkeit Kinderarzt/Notfall/Ressourcen

Weiteres

Abb. 23.1 Untersuchungsprotokoll 1 Monat.
SIDS = plötzlicher Kindstod

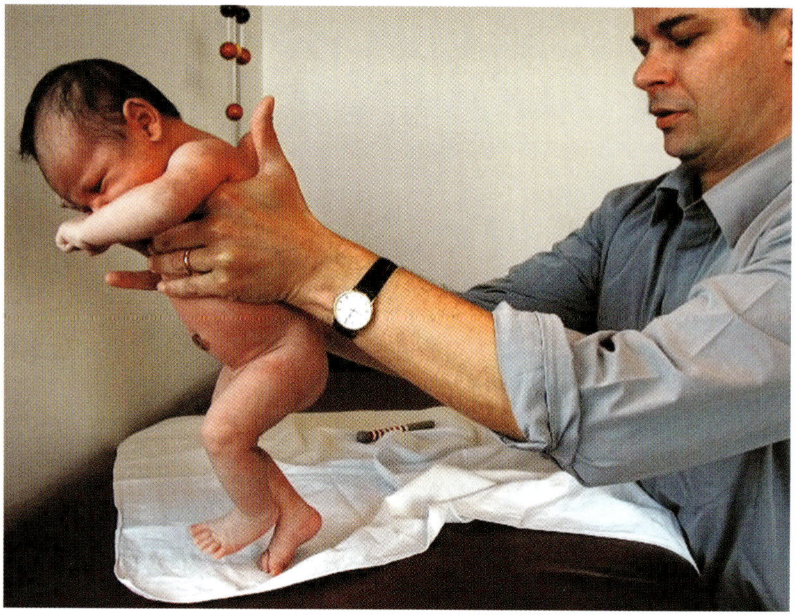

Abb. 23.**2** Es liegt noch ein weiter Weg vor ihm.

Oft findet die Erstuntersuchung des Kindes erst zu diesem Zeitpunkt statt, da das Kind unter Umständen schon in der Geburtsklinik erstmals (von einem anderen Kinderarzt) untersucht worden ist. In diesem Fall ist besonders viel Zeit für die Erstbegegnung zu reservieren. Wenn diese Vorsorgeuntersuchung die erste Kontrolle beim Kinder- und Jugendarzt ist, dann sollten, wann immer möglich, in Gegenwart beider Elternteile die wesentlichen Punkte des pränatalen Gesprächs und der ersten Vorsorgeuntersuchung in der Konsultation enthalten sein (s. Kapitel 20, Abschnitt „Präkonzeptionelle bzw. pränatale Beratung“, S. 484). So liegt ein Schwerpunkt der Untersuchung im 1. Lebensmonat in der Kontaktbildung mit der Familie und der Unterstützung der Mutter bzw. des Vaters bei den ersten Schritten der Kinderbetreuung (Abb. 23.**2**). Ziel ist es, das Vertrauen der Mutter in ihre Fähigkeiten zu stärken sowie Fehlverhalten möglichst früh zu erkennen und zu korrigieren.

Besonders bei erstgeborenen Kindern sollte der Vater aktiv zur Erstkonsultation eingeladen werden. Dazu sollten Randzeiten oder Samstagstermine angeboten und genug Zeit (mindestens 30 min) reserviert werden!

Das Gespräch sollte als Begegnung mit der ganzen Familie gestaltet werden. Es muss Platz für Emotionen gelassen werden, und der Vater sollte aktiv am Gespräch beteiligt werden. Väter fühlen sich in der Praxissituation oft deplatziert und inkompetent. Da der Vater sich durch die Verschiebung des Hauptinteresses der Mutter vom Partner zum Kind zurückgesetzt fühlen kann, ist ein gemeinsames Gestalten der Beziehung zwischen den Eltern von großer prophylaktischer Bedeutung. Zum Beispiel können den Eltern gemeinsame, regelmäßig stattfindende

Ausgehabende ohne Kind vorgeschlagen werden.

Wertvorstellungen und pädagogische Absichten der Eltern sind zu berücksichtigen und zu hinterfragen (Teil 2, Kap. 12, S. 102). Frühe Stillresignation und eine ungünstige Entwicklung der elterlichen Beziehung müssen frühzeitig erfasst werden; im Bedarfsfall muss interveniert werden.

Die ausführliche somatische Untersuchung kann, wenn das Kind gesund ist, das positive Gefühl der Eltern gegenüber dem Kind vertiefen. Die „Gesunderklärung" durch den Arzt muss aber aktiv und redundant erfolgen! Dann müssen die kommenden Impfungen angesprochen werden, um auf Ängste eingehen und sie zerstreuen zu können.

! Ab der U3 sind in Deutschland die Durchschriften der Vorsorgeuntersuchungen bei der Kassenärztlichen Vereinigung einzureichen.

Touchpoints

- *Mütterliche Erschöpfung:* Die emotionale Verfassung der Mutter ist labil.
- *Stillen:* Die Bedürfnisse des Babys konzentrieren sich auf Schlaf und Nahrungsaufnahme. Gewichtszunahme, Stillzeiten und Verdauungsprobleme sind vordergründige Themen für Mütter.
- *Individualität:* Die Verhaltensorganisation und das Temperament des Babys werden deutlicher. Die Eltern beginnen das Verhalten zu verstehen und reagieren dementsprechend.
- *Beziehungen:* Das Leben der Eltern ist stark durch Veränderungen der Paarbeziehung, der Beziehung zu Familienangehörigen und von Freundschaften geprägt.

Erste Beobachtungen und Fragen

Die Untersuchung des jungen Säuglings in Gegenwart beider Eltern ist wahrscheinlich die beste Gelegenheit, die junge Familie kennen zu lernen und mit ihr eine tragfähige und vertrauensvolle Beziehung aufzubauen. Der Arzt erfasst den Gesundheitszustand des Kindes und erhält einen Eindruck vom psychosozialen Umfeld der Familie.

Anamnese

- Schwangerschafts- und Geburtsanamnese
- Stammbaum
- Familienanamnese
- Sozialanamnese: Beruf der Eltern, Stellung der Geschwister, Ressourcen der Familie
- Zwischenanamnese
- Ernährung (Stillen/Schoppen)
- subjektive Eindrücke der Eltern
- Interaktion, Bindung, Vertrautheit, Eltern sicher
- Befindlichkeit von Kind und Eltern
- familiäres Umfeld und Geschwister
- Risikofaktoren der Misshandlung (z. B. postpartale Depression, Schlafstörung, Schreien)
- Systemübersicht bezüglich:
  - Ernährung bzw. Stillen
  - Schlaf-Wach-Rhythmus
  - Schreiverhalten
  - Stuhlfrequenz, -konsistenz
  - Atemstillstand bzw. Krämpfe
  - fehlende Reaktion auf laute Geräusche

Beobachtungen

Beurteilen

- Fehl- oder Mangelernährung, Stillkrisen
- unruhiger Säugling, Schreikind
- Interaktion der Eltern mit dem Säugling (Eltern unreif, vernachlässigend, uninteressiert, ablehnend, unsicher, ängstlich, perfektionistisch)
- soziale Situation: Überlastung der Mutter, Ressourcen der Familie, Wunsch der Mutter nach baldiger Berufstätigkeit

Maßnahmen

Bei Überlastung der Mutter bzw. Eltern, bei Gefahr der Vernachlässigung oder Risiko der Kindesmisshandlung (Shaken-Baby-Syndrom):

- offenes Gespräch mit der Mutter oder den Angehörigen suchen und das Vertrauen der Mutter in ihre Fähigkeiten stärken
- die Ressourcen der Familie ergründen und der Mutter bzw. den Eltern Erholungspausen „verordnen"
- Einleitung engmaschiger Kontrollen beim Arzt bzw. der Mütterberatungsschwester
- je nach gegebener Situation Hilfe vermitteln (psychologisch, fürsorgerisch) und auf entsprechende Stellen hinweisen

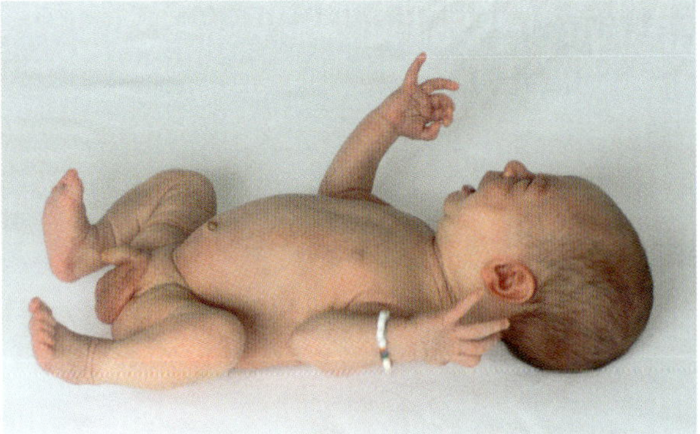

Abb. 23.**3** Rückenlage: Beugemuster dominieren, Hände weit offen.

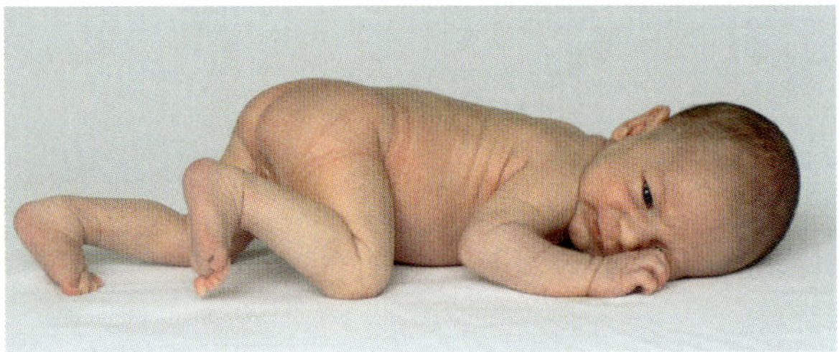

Abb. 23.**4** Bauchlage: Der Kopf wird zum Wechsel der Seite kurz angehoben.

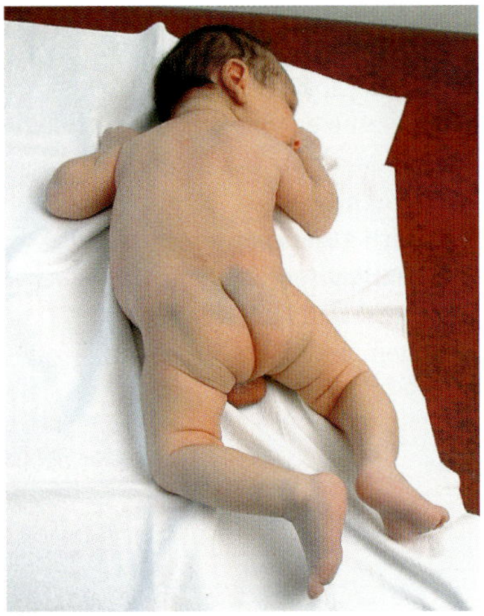

Abb. 23.**5** Bauchlage: unter leichtem Einfluss des asymmetrischen tonischen Nackenreflexes skoliotische Haltung.

Psychomotorische Entwicklung

Zur Entwicklungsbeurteilung des Säuglings ist es wichtig, dass dieser sich im Stadium 3 oder 4 nach Prechtl befindet.

Motorik

Beobachtung der Spontanmotorik:

- *in Rückenlage* (Abb. 23.**3**):
  - Spontanmotorik harmonisch, symmetrisch
  - General Movements unauffällig, altersentsprechend
  - symmetrische Beugehaltung: Beine flektiert, Fersen auf der Unterlage, strampelt alternierend symmetrisch
  - Haltungsasymmetrie (Schiefhals/ Einfluss des asymmetrischen tonischen Nackenreflexes auf Arme und Beine)
  - Hände zeitweise offen, lockere Fäustchen
  - Blickkontakt, folgt Gesicht oder Gegenstand mit Kopf und Blick
- *in Bauchlage* (Abb. 23.**4** und Abb. 23.**5**):
  - Beugehaltung, Kopf zur Seite gedreht, Arme flektiert und adduziert
  - Beine in Hüfte und Knie gebeugt, Gesäß hoch, Beine oft darunter
  - Kopf kurz gehalten
  - Kriechbewegungen möglich (Magnetreflex)
- *provozierte Bewegungen:*
  - Hochziehen zum Sitzen (Traktionsversuch; Abb. 23.**6** und Abb. 23.**7**): Kind dabei an beiden Armen aufziehen; Kopf bleibt zurück; Arme flektiert; Beine flektiert auf der Unterlage
  - sitzend gehalten (Abb. 23.**8**): Kopf kurz gehalten, fällt nach ganz kurzer Zeit nach vorn oder hinten; Rücken gleichmäßig gerundet
  - aufrecht bzw. stehend gehalten (Abb. 23.**9**): Aufrichtereaktion und Marche automatique, Placing-Reaktion: Kind hebt Fuß von der Unterlage, dann Astasie
  - Schwebehaltung (Abb. 23.**10**): Kopf unter der Horizontalen; Arme und Beine flektiert

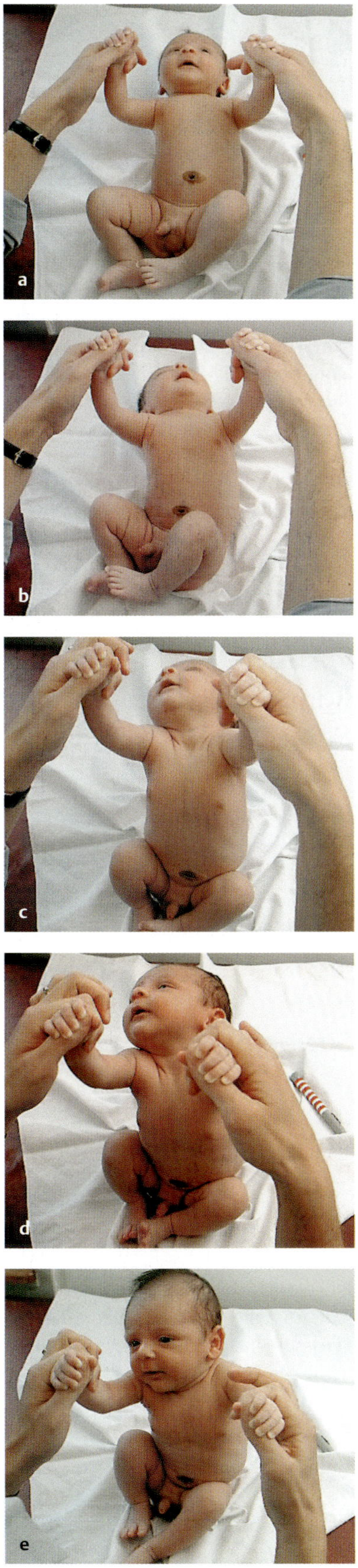

Abb. 23.**6 a – e** Aufziehreaktion aus der Perspektive des Untersuchers: Die Kopf- und Rumpfkontrolle ist besser geworden.

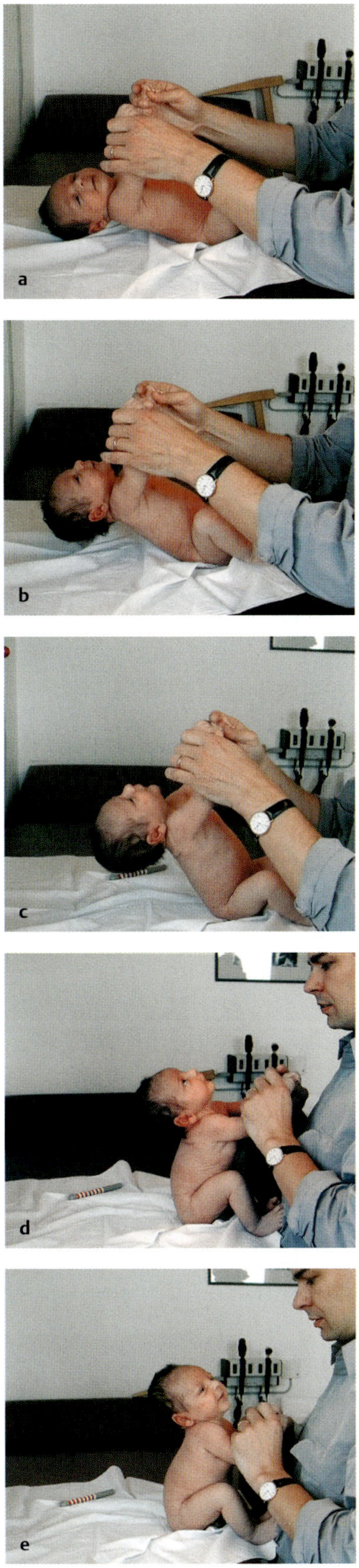

Abb. 23.**7 a – e** Aufziehreaktion von der Seite gesehen: Beachte die Flexion im Hüftbereich.

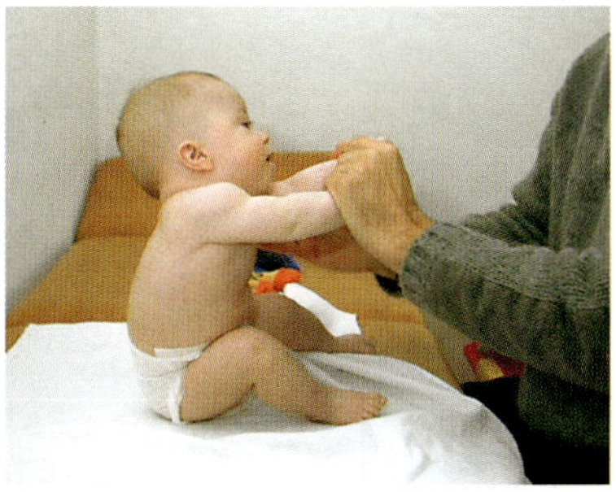

Abb. 23.**8** Sitzend gehalten: Kopf- und Rumpfkontrolle sind noch ungenügend.

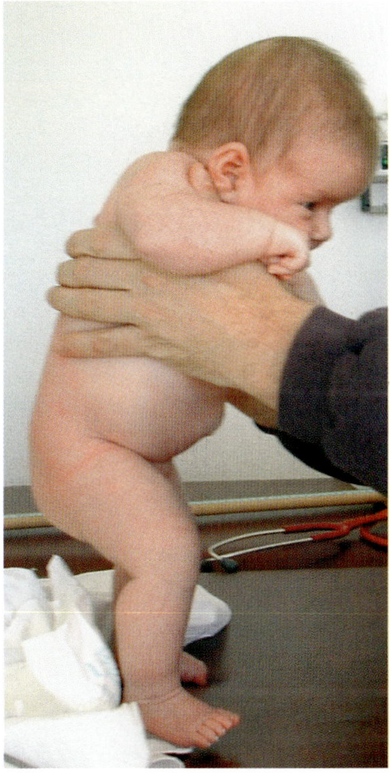

Abb. 23.**9** Stehend gehalten: residuelle Aufrichtereaktion.

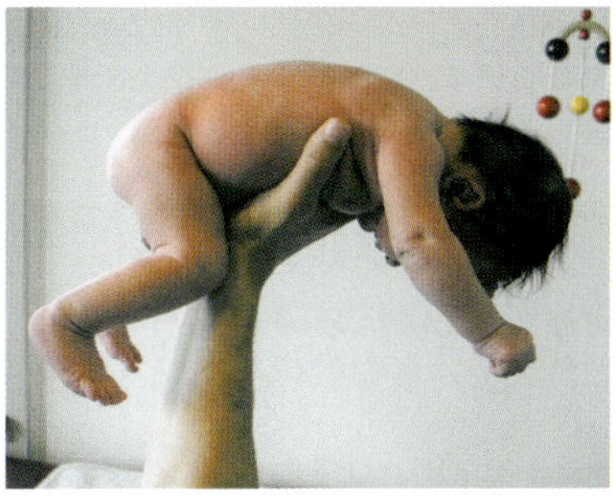

Abb. 23.**10** Schwebehaltung: Kopf knapp unterhalb der Körperachse (der Horizontalen).

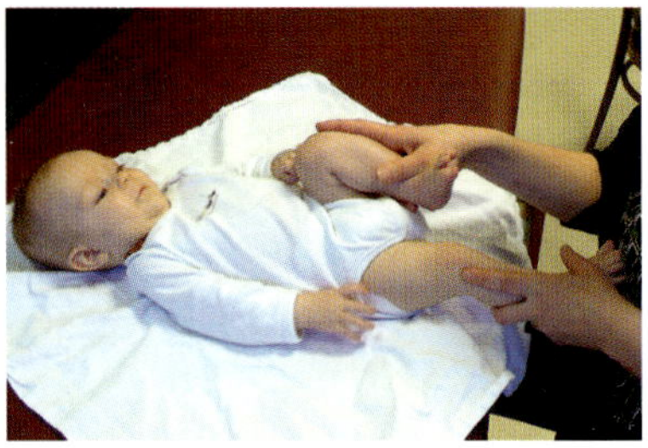

Abb. 23.**11** Tonus prüfen.

Tonus und Reflexe

(Abb. 23.**11**)

Der Tonus wird durch passive Bewegungen der Extremitäten „gespürt“:

- Tonus erniedrigt, erhöht, wechselnd, asymmetrisch
- beim passiven Strecken der Beine Widerstand
- Muskeleigenreflexe (Patellarsehnen- bzw. Bizepssehnenreflex)
- Greifreflexe der Hände und Füße vorhanden, Moro-Reflex seitengleich
- Halsstellreaktion positiv
- Saugreflex und Routing positiv

Maßnahmen

Bei Auffälligkeiten, wie anomalen General Movements, Tonusstörungen, Asymmetrien, Opisthotonus, Henkelstellung der Arme (Plexusparese) oder Übererregbarkeit sind eine exakte neurologische Beurteilung und Dokumentation wichtig. Je nach Grad der Auffälligkeit sind die Kontrolle in 1 Monat, eventuell ein entwicklungspädiatrisches oder kinderneurologisches Konsilium oder die Zuweisung zur Physiotherapie bzw. an ein sozialpädiatrisches Zentrum erforderlich.

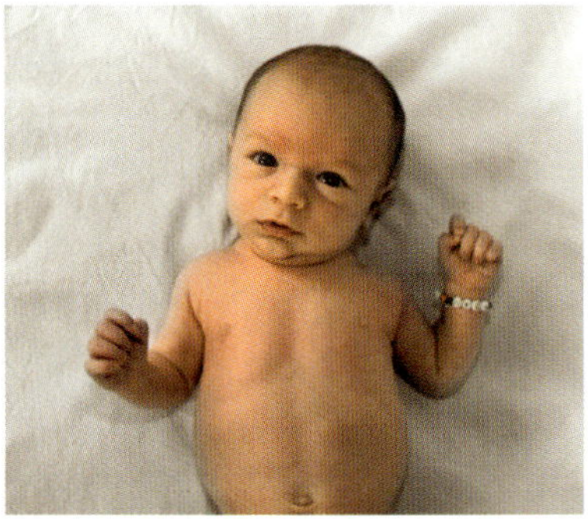

Abb. 23.**12** Interaktion mit dem Untersucher.

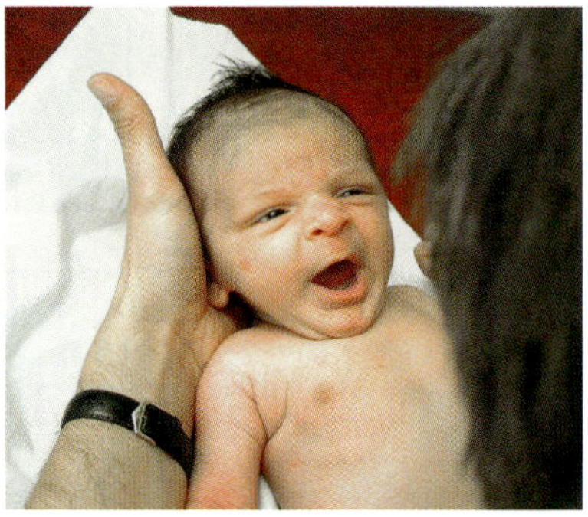

Abb. 23.**13** Beobachten (kritisch?).

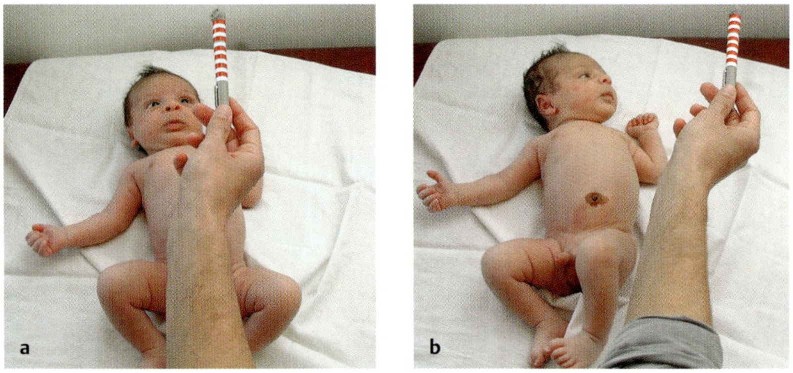

Abb. 23.**14 a, b** Verfolgen von Gegenständen (oder des Gesichts des Untersuchers) mit dem Blick.

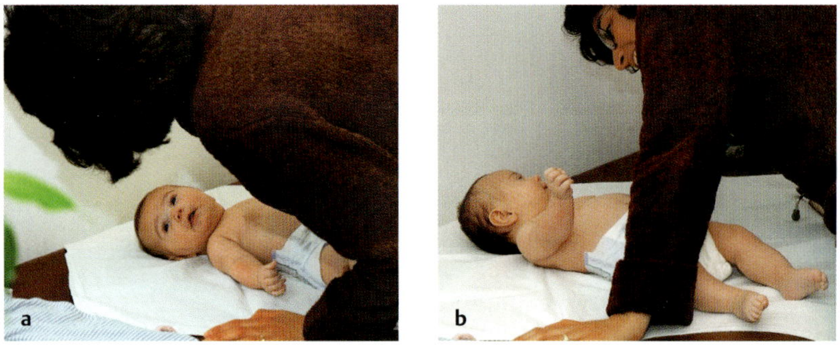

Abb. 23.**15 a, b** Mit dem Blick verfolgen.

Entwicklung von Kommunikation und Sprache sowie sozioemotional

Kommunikation und Sprache

- Blickt Untersucher länger an und nach (verfolgt; Abb. 23.**12** bis Abb. 23.**15**)
- Vokalisationen
- reagiert auf Ansprechen (responsives Lächeln unter Umständen provozierbar)

Sozioemotional

- Interaktion, Bindung
- leicht beruhigbar oder tröstbar
- alternativ irritabel, lethargisch

Maßnahmen

Bei auffälligem Kommunikationsverhalten ist die genaueste Abklärung der Sinnesorgane wichtig. Das Bindungsverhalten muss überprüft und im Bedarfsfall ressourcengerecht Unterstützung und Hilfe vermittelt werden.

Somatischer Status

Falls die 1-Monat-Kontrolle die 1. Kontrolle bei Ihnen sein sollte, ist eine besonders genaue somatische Untersuchung angezeigt, inklusive der Suche nach Dysmorphiezeichen, Gedeihstörungen usw.

Körpermaße

In Somatogramm eintragen und beurteilen
- Gewicht
- Größe
- Kopfumfang
- evtl. Wachstumsgeschwindigkeit

Übergewicht, Untergewicht, Gedeihstörung, Wachstumsstörung, Entfernung von seinem Perzentilenbereich, dem Elternkanal, Dysproportion?

Nägel, Haut und Haare

Untersuchung (Abb. 23.**16** bis Abb. 23.**20**)

Wichtige Aspekte bei der Beurteilung der Nägel, Haut und Haare:
- Nagelmissbildungen
- eingewachsene Nägel
- Milchschorf
- auffällige Blässe
- Zyanose
- verstärkter oder verlängerter Ikterus
- Hämangiome
- Phakomatosen
- Hämatome
- Ödeme
- Naevus flammeus
- entzündliche Hautveränderungen

In Somatogramm eintragen und beurteilen
- Gewicht
- Größe
- Kopfumfang
- evtl. Wachstumsgeschwindigkeit

Übergewicht, Untergewicht, Gedeihstörung, Wachstumsstörung, Entfernung von seinem Perzentilenbereich, dem Elternkanal, Dysproportion?

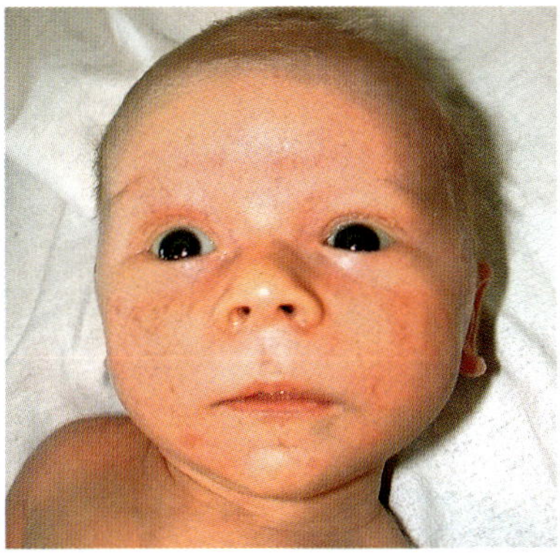

Abb. 23.**16** Neugeborenenausschlag.

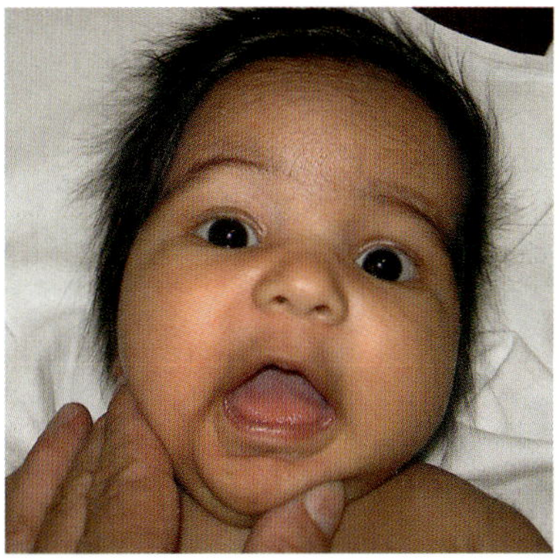

Abb. 23.**17** Kein Hirsutismus im Gesicht, sondern genetisch bedingt.

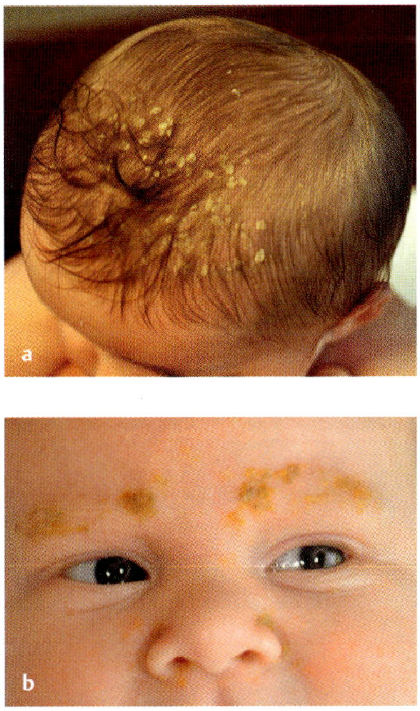

Abb. 23.**18 a, b** Gneis (Milchschorf).
a Im Bereich der Kopfbehaarung.
b An den Augenbrauen.

Maßnahmen

Typische Hauterscheinungen des 1. Lebensmonats sind das Neugeborenenexanthem und der Milchschorf. Die Behandlung des Ersteren ist expektativ. Der „Milchschorf" kann mit Salizylvaseline behandelt werden. Weitere altersttypische Hauterscheinungen sind der Soor in Form der Windeldermatitis, Milien und die seborrhoische Säuglingsdermatitis (siehe auch Abb. 22.**44**).

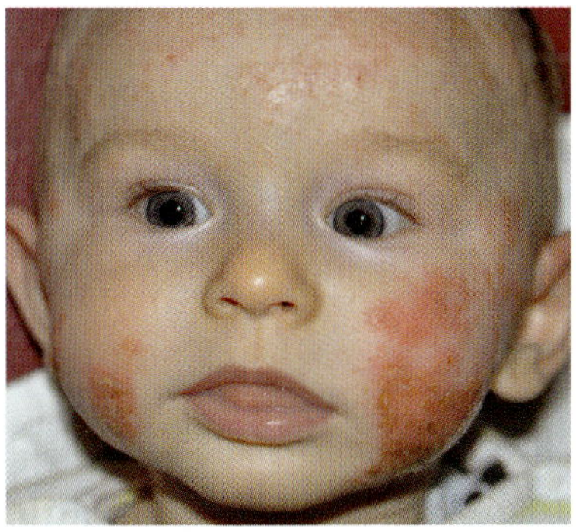

Abb. 23.**19** Superinfiziertes atypisches Ekzem.

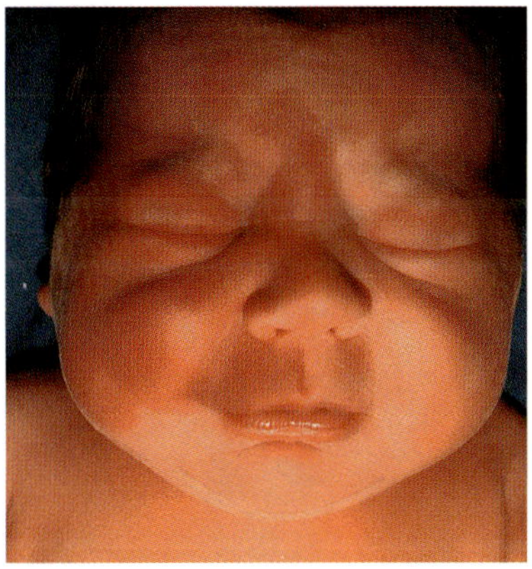

Abb. 23.**20** Sturge-Weber-Sndrom

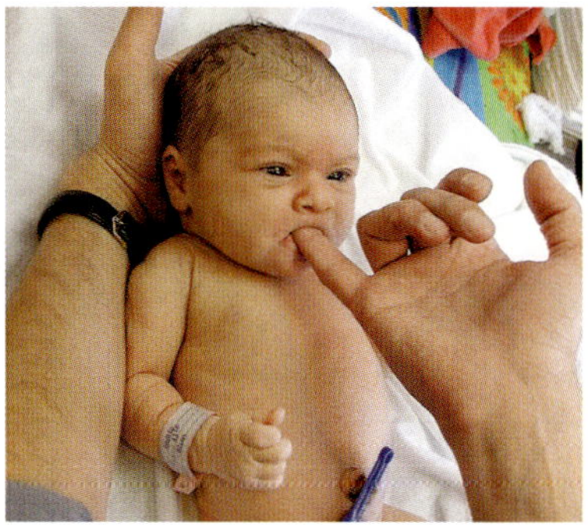

Abb. 23.**21** Palpation des Gaumens (submuköse Gaumenspalte?).

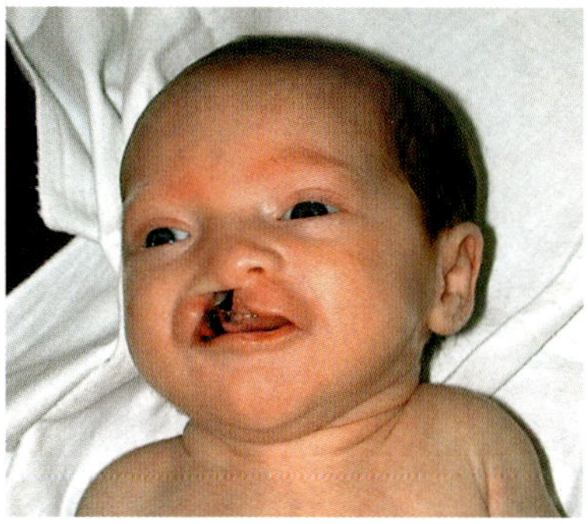

Abb. 23.**22** Lippen-Kiefer-Gaumen-Spalte: mit Gaumenplättchen versorgt.

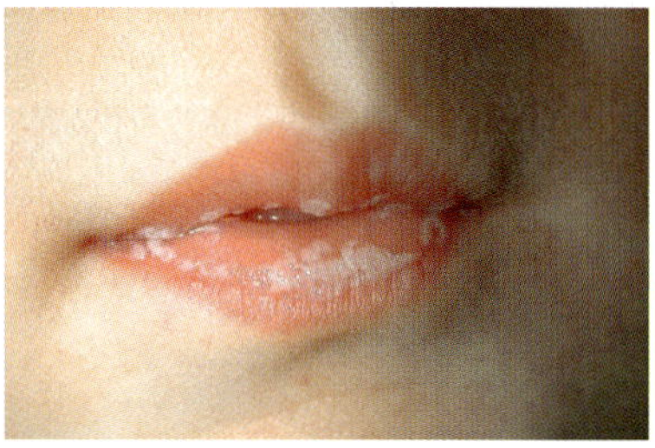

Abb. 23.**23** Lippensoor.

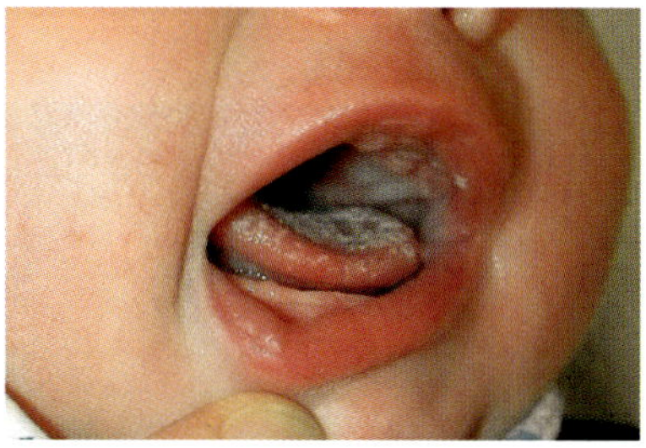

Abb. 23.**24** Mundsoor.

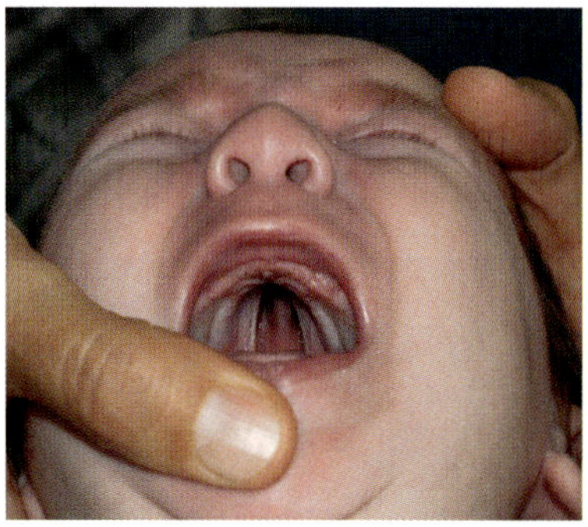

Abb. 23.**25** Gaumenspalte.

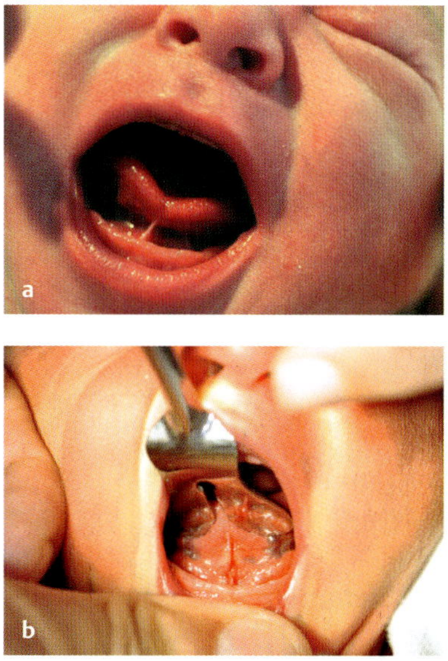

Abb. 23.**26 a, b** Zungenband.
a Vor dem Schneiden.
b Nach dem Schneiden.

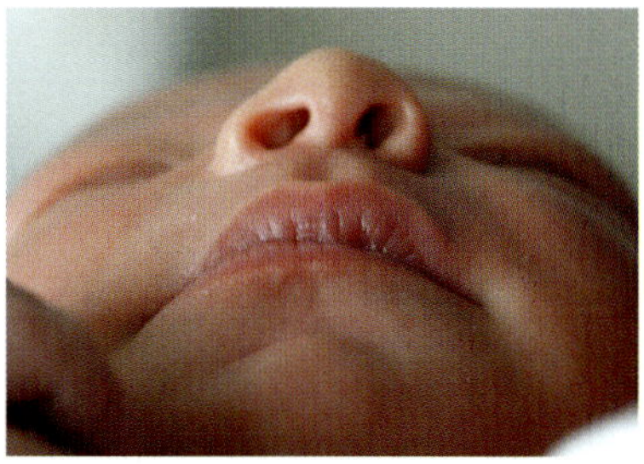

Abb. 23.**27** Nasenscheidewandluxation.

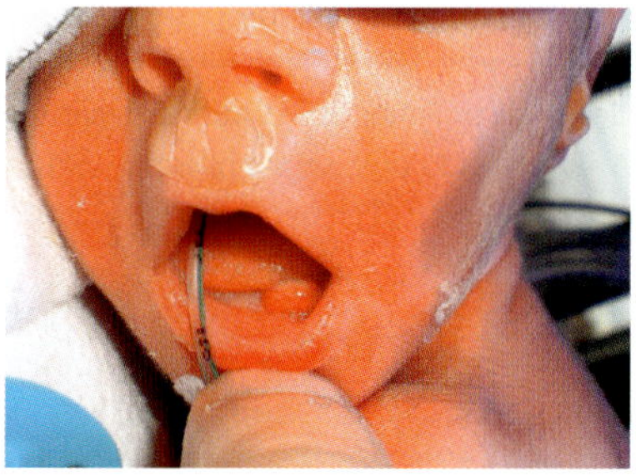

Abb. 23.**28** Zahn bei einem Frühgeborenen der 31. SSW, auch das gibt's.

Mund und Mundhöhle

(Abb. 23.**21** bis Abb. 23.**26**)

Beurteilen
- Neurologische Störungen (Fazialisparese)
- Beurteilung der Zungengröße (Makroglossie)
- Beurteilung der Zugenbeweglichkeit (Zungenband)
- typische Affektion: Mundsoor
- Symmetrie des Mundes: Fazialisparese, Asymmetric crying Face
- harter und weicher Gaumen intakt (Palpation): Gaumenspalte?

Nase (Abb. 23.**27**)

Säuglinge sind auf die Nasenatmung angewiesen. Jede Behinderung der freien Nasenatmung führt zu Problemen. Untersucht wird die Durchgängigkeit der beiden Nasenlöcher durch abwechselnde Auskultation bei gleichzeitigem Zuhalten eines Nasenlochs mit dem Stethoskop (s. Abb. 22.**23** und Abb. 22.**24**).

Beurteilen
- Durchgängigkeit der Nasengänge: Auskultatorisch mit dem Stethoskop (s. Abb. 22.**23** und Abb. 22.**24**) indem man ein Nasenloch zuhält oder mit hingehaltenem Spiegel (Atemniederschlag)
- im Zweifelsfall mit Sonde Choanalatresie ausschließen
- Nasenseptum an Ort und Stelle (Scheidewandluxation)

Maßnahmen

Die Choanalatresie bedarf der operativen Sanierung, eine Nasenscheidewandluxation sollte reponiert werden.

Augen

Untersuchung (Abb. 23.29 bis Abb. 23.34)

In Somatogramm eintragen und beurteilen
- Gewicht
- Größe
- Kopfumfang
- evtl. Wachstumsgeschwindigkeit

Übergewicht, Untergewicht, Gedeihstörung, Wachstumsstörung, Entfernung von seinem Perzentilenbereich, dem Elternkanal, Dysproportion?

Maßnahmen

- Bei Frühgeborenen mit Sauerstofftherapie ist zum Ausschluss einer retrolentalen Fibroplasie eine augenärztliche Untersuchung indiziert, falls noch nicht geschehen.
- Lidhämangiome können, falls die optische Achse unterbrochen wird, zur Amblyopie führen; unter Umständen ist also eine aggressive Therapie indiziert.
- Dauernder Strabismus sollte zu einer augenärztlichen Beurteilung veranlassen.
- Bei Verdacht auf Katarakt, Buphthalmus oder Retinoblastom muss die augenärztliche Untersuchung notfallmäßig erfolgen. Zusätzlich ist die Zuweisung zu einer speziellen heilpädagogischen Frühförderung erforderlich.
- Bei Tränengangstenose ist die Mutter hinsichtlich Reinigung und Massage und im Bedarfsfall auch Therapie der Superinfektion zu instruieren. Wegen sehr guter Spontanheilungstendenz soll die Sondierung besser erst jenseits des 3., aber bis zum 6. Lebensmonats geplant werden. Später ist eine Vollnarkose nötig.

Ein großer Anteil des sensorischen Inputs geschieht über das visuelle System. Störungen in diesem Bereich wirken sich gravierend auf die Sehfähigkeit und die psychomotorische Entwicklung des Kindes aus. Damit sich das Sehen nach der Geburt normal entwickeln kann, muss die optische Achse (Lider, Hornhaut, Linse, Glaskörper, Retina) frei sein. Zudem geben Missbildungen im Bereich der Augen Hinweise

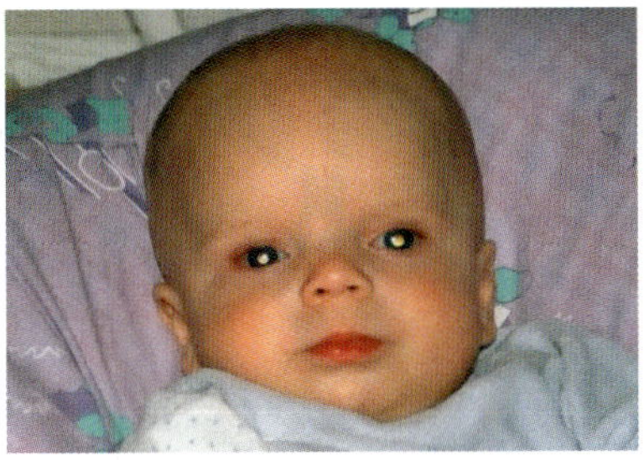

Abb. 23.**29** Typischer pathologischer Reflex (Katzenauge) beim beidseitigen, seltener einseitigen Retinoblastom.

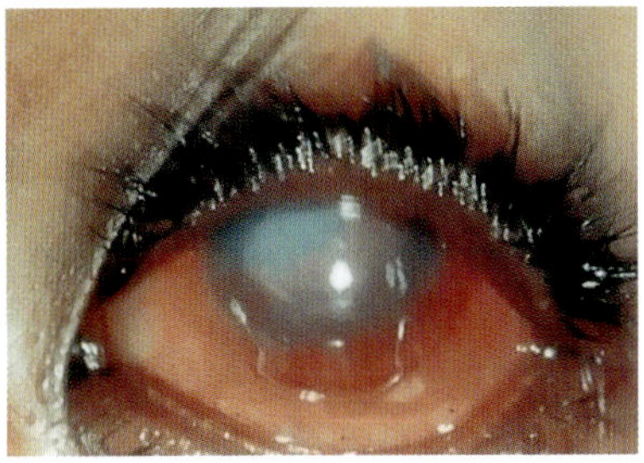

Abb. 23.**30** Akute interstitielle Keratitis bei TORCH-Embryopathie.

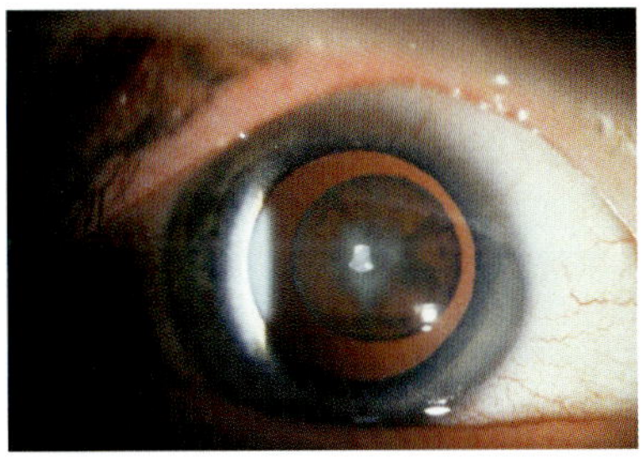

Abb. 23.**31** Kongenitale Katarakt im durchfallenden Licht.

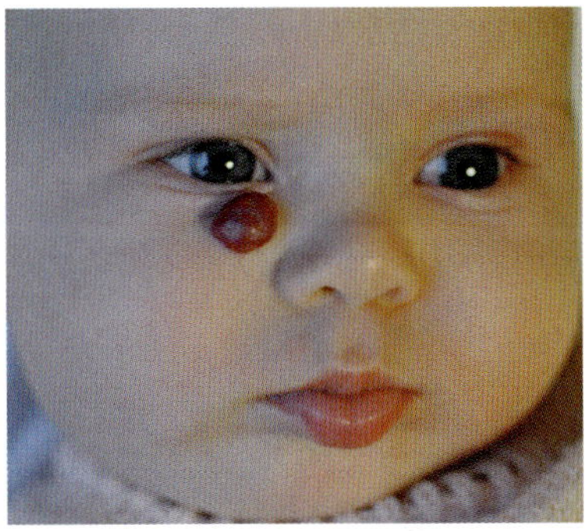

Abb. 23.**32** Hämangiom: behandeln und nachkontrollieren wegen Gefahr der Unterbrechung der optischen Achse.

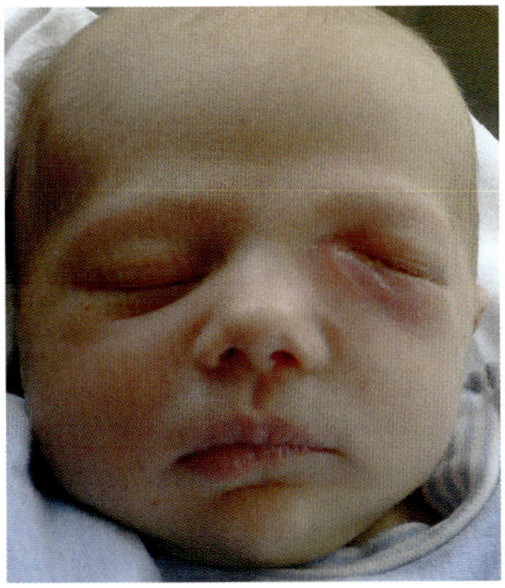

Abb. 23.**33** Dakrozystitis, Blepharitis: Handlungsbedarf!

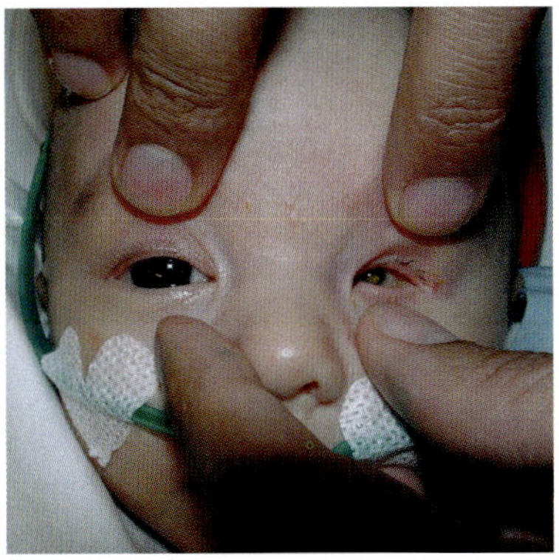

Abb. 23.**34** Mikrophthalmie (Kryptophthalmie).

auf systemische Erkrankungen. Man sucht beim Neugeborenen vor allem eine Trübung der Hornhaut und/oder der Linse (Katarakt/Medientrübung) im durchfallenden Licht. Besonders große, schöne Augen sprechen für einen Buphthalmus bis das Gegenteil durch Ausmessen der Kornea bewiesen ist.

Risikofaktoren. Embryopathien.

Inspektion:
Optische Achse frei?
- Lider (Ptose)
- Tränengangsstenose
- Hornhaut
- Linse (Katarakt)
- Bindehaut: Ophthalmia neonatorum
- Bulbusgröße (Hornhautdurchmesser mit einem dicht vor das Auge gehaltenen Maßstab schätzen): Buphthalmus
- Iris: Isokorie, Isochromie, Pupillarmembran, Brushfield-Spots, Kolobome

Verfolgen des Gesichts des Untersuchers oder von Gegenständen
- nimmt Fixation auf
- koordinierte Augenmotorik
- verspätete Reifung des Gesichtssinns
- Gesichtsfelddefekt, visuelle Wahrnehmungsstörung

Untersuchung im durchfallenden Licht
- Linsentrübungen (Katarakt)
- Hornhauttrübungen
- ungleiche Retinareflexe

Ohren und Gehör

Risikofaktoren

Ein Risikofaktor für ein gestörtes Hörvermögen ist in diesem Alter zusätzlich zu den bereits im Zusammenhang mit der Ermittlung des somatischen Status im Rahmen der U2 aufgeführten Risikofaktoren (s. Kapitel 22, Abschnitt „Somatischer Status“, S. 553) das Nichtbestehen der Überprüfung der otoakustischen Emissionen.

Anamnese

In der Anamnese werden folgende Fragen an die Eltern gestellt:
- Haben laute Geräusche den Säugling erschreckt?
- Lauscht das Kind?
- Bewegt sich das Kind im Schlaf, wenn in seiner Nähe Lärm zu vernehmen ist?

Risikofaktoren:
- Familien mit vererbter sensoneuraler Schwerhörigkeit
- intrauterine Infektionen (Zytomegalie, Rubella, Lues, Herpes, Toxoplasmose)
- kraniofaziale Anomalien, eingeschlossen die morphologischen Veränderungen der Pinna und des äußeren Gehörgangs
- Geburtsgewicht unter 1500 g
- Hyperbilirubinämie
- ototoxische Medikamente (z.B. Aminoglykoside)
- perinatale Infektionen
- APGAR-Score < 5 mit 5 min oder < 7 mit 10 min
- mechanische Beatmung länger als 5 Tage
- Missbildungen, die mit einer kongenitalen Hörbehinderung assoziiert sein können
- OAE nicht bestanden

Untersuchung

Bei der Inspektion wird auf Ohrmissbildungen, Lage und Größe der Ohren sowie auf Ohrfisteln oder -anhängsel geachtet.

! Die subjektive Gehörprüfung (z. B. mittels Hochtonrassel) ist in diesem Alter unzuverlässig, ebenso wie auch der akustische Blinzelreflex auf Händeklatschen.

In Somatogramm eintragen und beurteilen:
- Gewicht
- Größe
- Kopfumfang
- evtl. Wachstumsgeschwindigkeit

Übergewicht, Untergewicht, Gedeihstörung, Wachstumsstörung, Entfernung von seinem Perzentilenbereich, dem Elternkanal, Dysproportion?

Maßnahmen

Ein Nachholen des Hör-Screenings ist für alle Kinder angezeigt, die – aus welchen Gründen auch immer (ambulante Geburt, Gerät defekt, FAIL-Anzeige usw.) – noch nicht einem solchen unterzogen wurden. Die Kinder der Risikogruppe für Hörstörungen sollten möglichst sofort einem pädaudiologischen Zentrum mit allen Möglichkeiten der weiteren Abklärung zugewiesen werden.

Respiration

Oft sind die Nasen beim Säugling in diesem Alter verlegt (Schnupfen, Sekret). Da der Säugling ein Nasenatmer ist, führt dies zu kleineren und größeren Problemen. Deshalb muss über die bereits im Rahmen der U2 genannten anamnestischen Angaben und Beobachtungen hinaus, die eine weitergehende Abklärung erfordern (s. Kapitel 22, Abschnitt „Somatischer Status", S. 563), auch bei verlegter Nasenatmung weiter nach der Ursache geforscht werden.

- Dyspnoe
- Tachypnoe
- Stridor
- Ernährungsprobleme
- Husten
- rezidivierende Infekte
- verlegte Nasenatmung

Herz und Kreislauf

Die Beurteilung der Herz- und Kreislauffunktionen ist ein wichtiger Bestandteil der Vorsorgeuntersuchung. Zur Erfassung hämodynamisch erst später bedeutender Vitien ist eine gründliche Untersuchung notwendig.

Untersuchung

Beurteilt werden müssen dieselben Parameter wie in der U2 (s. Kapitel 22, Abschnitt „Somatischer Status", S. 564).

- Hautfarbe (Zyanose, grau-blasses Kolorit), Ödeme
- Lebergröße
- periphere Pulse, insbesondere Inguinalispulse, Mikrozirkulation
- Herzimpuls, Schwirren, Herzfrequenz, Herztöne, Geräusche
- Rhythmus

Maßnahmen

Wie bereits im Zusammenhang mit der U2 erwähnt (s. Kapitel 22, Abschnitt „Somatischer Status", S. 564), erfordern Herzgeräusche ohne Zyanose und ohne Zeichen einer Herzinsuffizienz keine unmittelbaren Maßnahmen, müssen aber im weiteren Verlauf kontrolliert werden (Echokardiografie). Herzinsuffizienz, Zyanose und/oder schwere Arrhythmie sind Indikationen für die notfallmäßige Einweisung in ein spezialisiertes Zentrum.

Beurteilen

Wegen der Abnahme des Lungengefäßwiderstands mit zunehmendem Links-rechts-Shunt kann ein Herzgeräusch wie auch eine Herzinsuffizienz auch neu auftreten. Kinder mit Fallot-Tetralogie werden oft erst im Verlauf des 1. Lebensjahrs zyanotisch. Rascher Gewichtsanstieg oder Gedeihstörung, Trinkschwierigkeiten, beschleunigte Atmung, rasche Erschöpfung oder Schwitzen deuten auf eine bestehende Herzinsuffizienz hin.

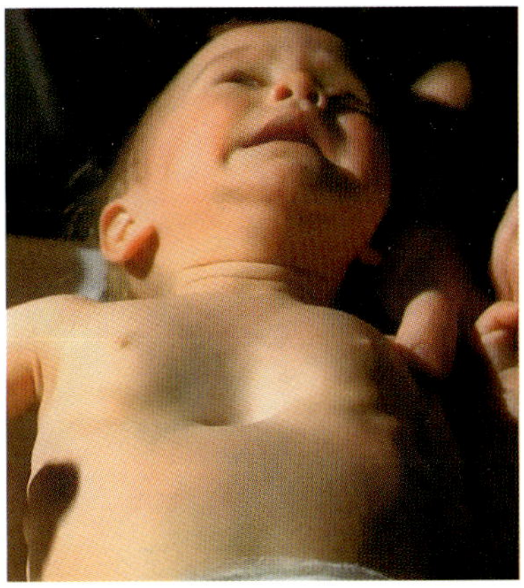

Abb. 23.**35** Einziehungen als Zeichen einer schweren Dyspnoe.

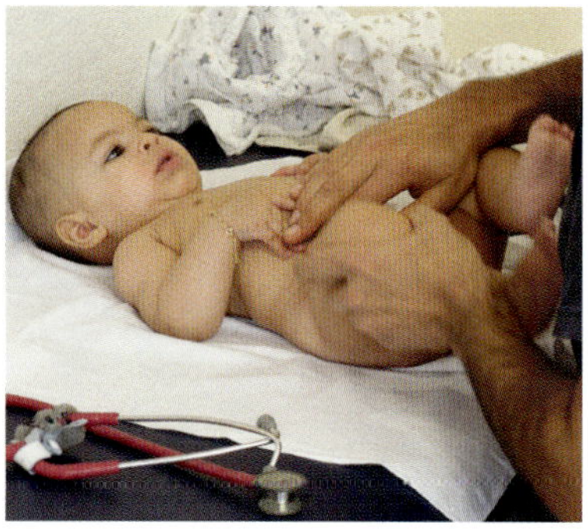

Abb. 23.**36** Leberpalpation.

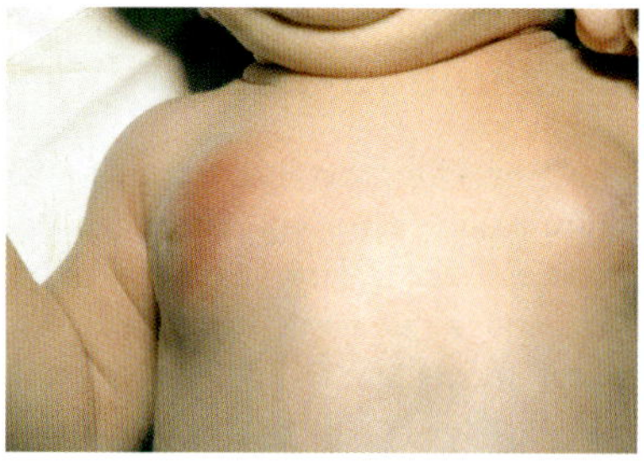

Abb. 23.**37** Mastitis (sofort behandeln!).

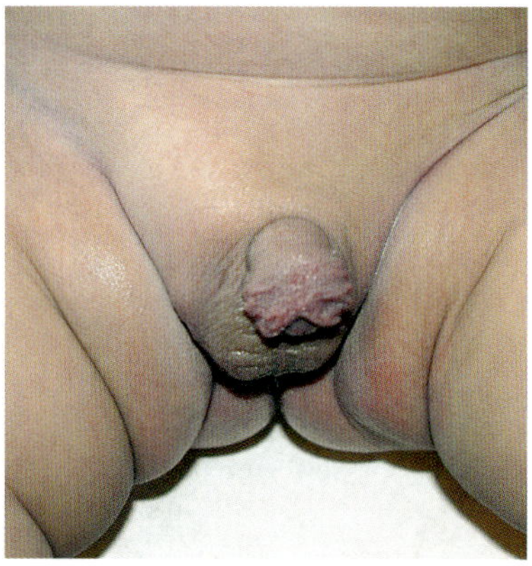

Abb. 23.**38** Indirekte Inguinalhernie rechts und Hypospadie.

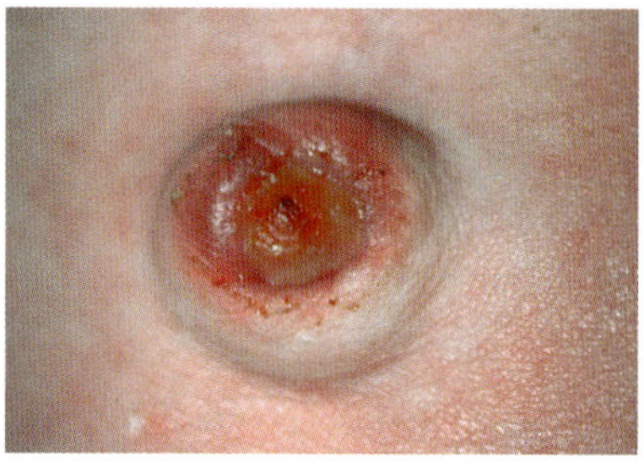

Abb. 23.**39** Nabelgranulom mit Fistelbildung (Urachus/Ductus omphaloentericus). „Wildes“ Fleisch am Nabel: Verätzen.

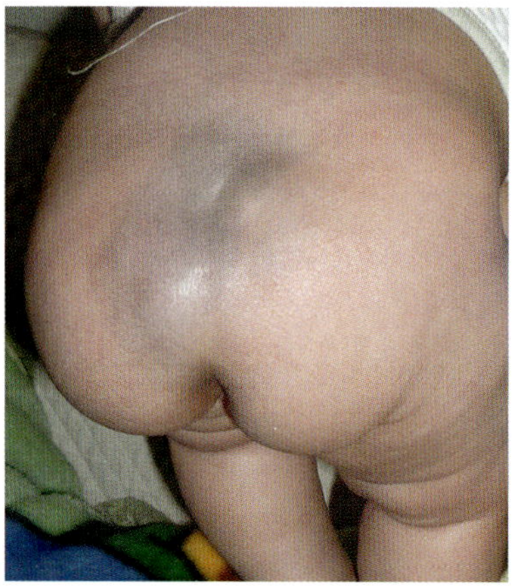

Abb. 23.**40** Steißteratom.

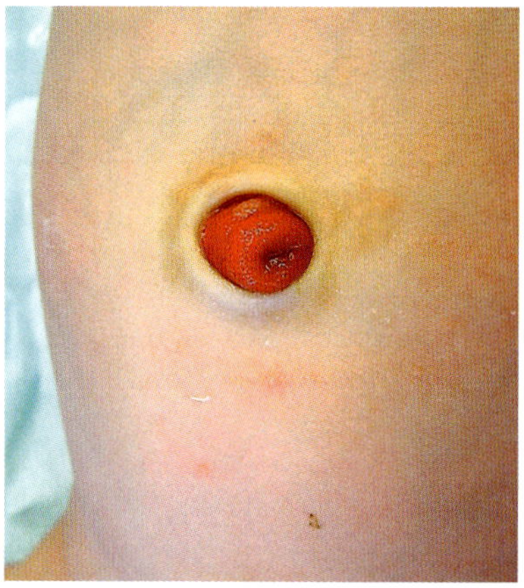

Abb. 23.**41** Ductus omphalentericus.

Abdomen

Anamnese und Untersuchung

In Somatogramm eintragen und beurteilen

- Gewicht
- Größe
- Kopfumfang
- evtl. Wachstumsgeschwindigkeit

Übergewicht, Untergewicht, Gedeihstörung, Wachstumsstörung, Entfernung von seinem Perzentilenbereich, dem Elternkanal, Dysproportion?

Maßnahmen

- Eine Inguinalhernie wird beim Jungen reponiert. Bei Mädchen sind Repositionsversuche wegen der Gefahr einer Ovarialverletzung zu unterlassen. Reponierbare Hernien werden in einem Wahleingriff saniert; inkarzerierte Hernien sind notfallmäßig zu operieren.
- Nabelhernien bilden sich mit hoher Wahrscheinlichkeit spontan zurück. Die Operation hat nur kosmetische Bedeutung.
- Gedeihstörungen mit Stuhlabnormitäten bedürfen einer weiteren Abklärung.
- Acholische Stühle müssen dringend weiter abgeklärt und behandelt werden!

Anamnese (Abb. 23.**36** bis Abb. 23.**43**)

- Abgang von Mekonium, erste Miktion
- Stuhlfarbe
- Stuhlfrequenz, Konsistenz
- Miktionsfrequenz
- Gütscheln, Reflux, Sandifer-Syndrom

Untersuchung

Das Abdomen bewegt sich schaukelnd im Rhythmus der Zwerchfellkontraktionen: normal.

Inspektion:
- Omphalozele
- Nabelhernie
- periumbilikale Entzündung („wildes Fleisch")
- Inguinalhernie
- Anus an atypischer Lage

Palpation (zart):
- Hepatomegalie
- Splenomegalie, (1–2 cm unter Rippenbogen normal)
- Tumoren
- Hydronephrose (2-Hand-Palpation)
- Hernien
- Lymphknotenstationen

Stuhlfarbe. Eine Gallengangsatresie führt zu spezifischer Stuhlfarbe. Acholische Stühle sind verdächtig. Je jünger das Kind zum Zeitpunkt der Operation, umso besser die Aussichten, dass das Kind mit seiner eigenen Leber überlebt. Vergleichen sie die Stuhlfarbe mit der Farbenkarte (s. Abb. 22.**61**)!

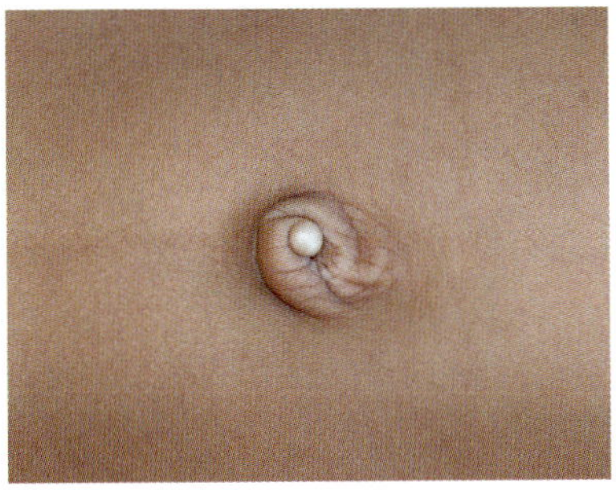

Abb. 23.**42** Einschlusszyste.

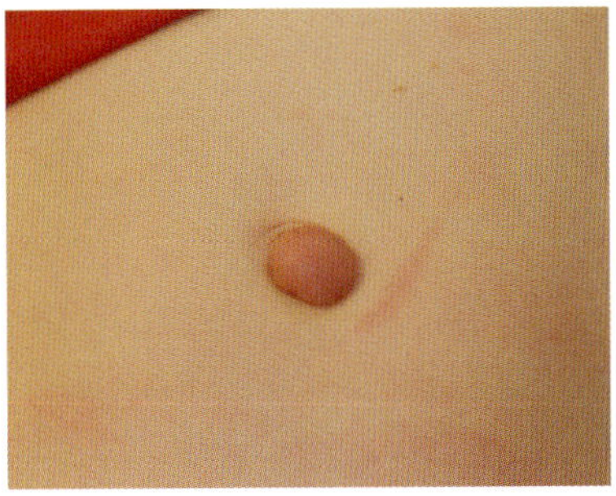

Abb. 23.**43** Omphalitis.

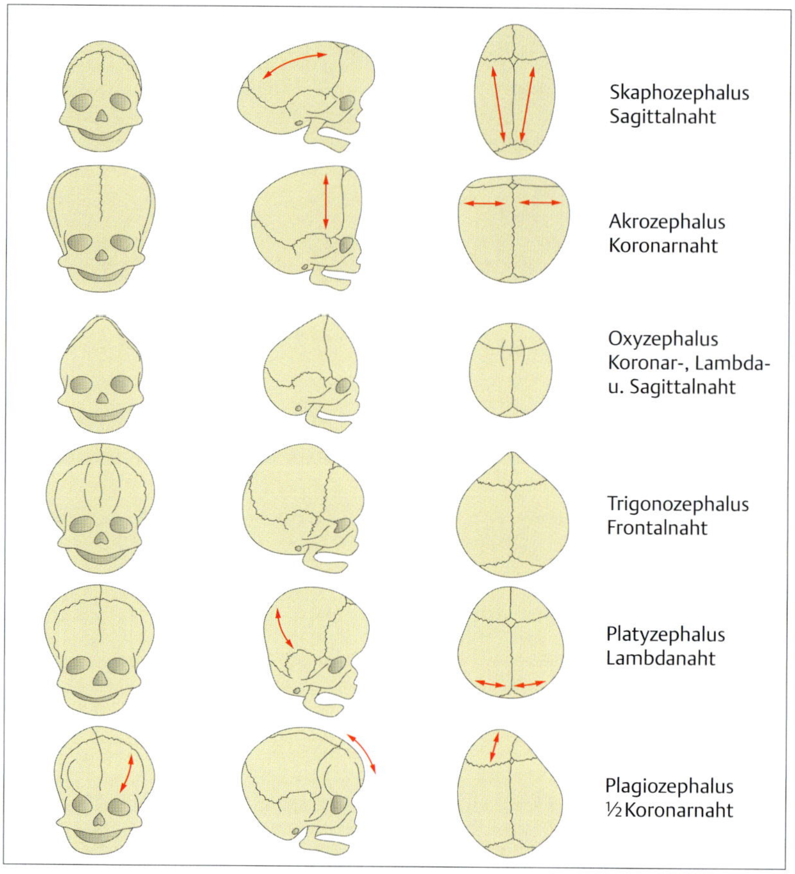

Abb. 23.**44** Schädeldysmorphien bei vorzeitiger Synostose der Schädelnähte (aus Bettex M, Kuffer M, Schärli A. Wesentliches über Kinderchirurgie. Bern: Huber; 1978).

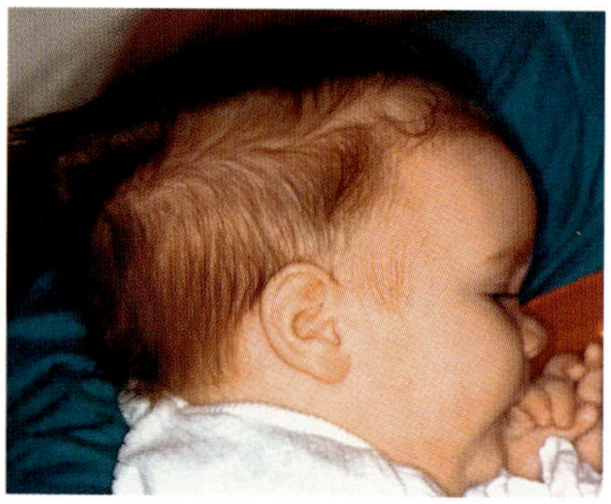

Abb. 23.**45** Skaphozephalie beim ehemaligen Frühgeborenen.

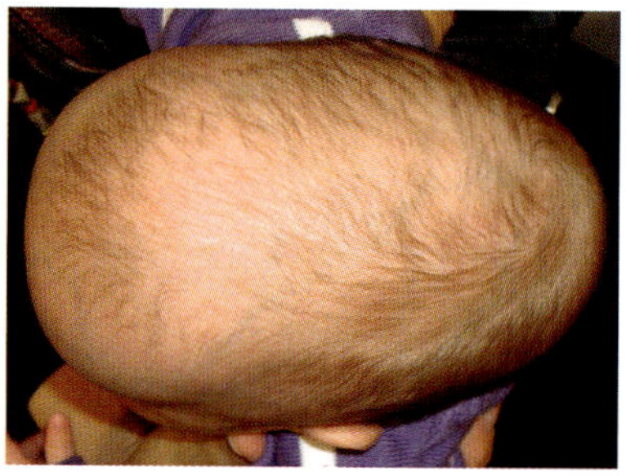

Abb. 23.**46** Skaphozephalus.

Schädel

Untersuchung (Abb. 23.**44** bis Abb. 23.**51**)

Beurteilen

- Messung des Kopfumfangs und Beurteilung der Fontanellen und Schädelnähte: Mikrozephalie, Hydrozephalus, Kraniosynostosen
- Messung des Kopfumfangs auch bei den Eltern (familiäre Mikro- oder Makrozephalie)
- Schädelasymmetrien (Blick von kranial): lagebedingte Plagiozephalie, Oxy-, Brachy-, Turri-, Dolichozephalie usw.
- Beurteilung des Gesichtsschädels

In Somatogramm eintragen und beurteilen

- Gewicht
- Größe
- Kopfumfang
- evtl. Wachstumsgeschwindigkeit

Übergewicht, Untergewicht, Gedeihstörung, Wachstumsstörung, Entfernung von seinem Perzentilenbereich, dem Elternkanal, Dysproportion?

Maßnahmen

- Verlässt das Maß des Kopfumfangs rasch und eindeutig den Perzentilenkanal (Makrozephalie: > 97. Perzentile, Mikrozephalie: < 3. Perzentile), so sind eine weitergehende Abklärung und eine genaue Entwicklungsuntersuchung notwendig. Im Zweifelsfall ist eine Abklärung mit Druckmessung in einem Zentrum erforderlich.
- Bei offener Fontanelle muss eine Echografie des zentralen Nervensystems durchgeführt werden: Hydrozephalus (familiäre Makro- bzw. Mikrozephalie als Normvariante), Balkenmangel, Dandy-Walker-Zyste usw. Die Überwachung des weiteren Schädelwachstums und der psychomotorischen Entwicklung ist einzuplanen.

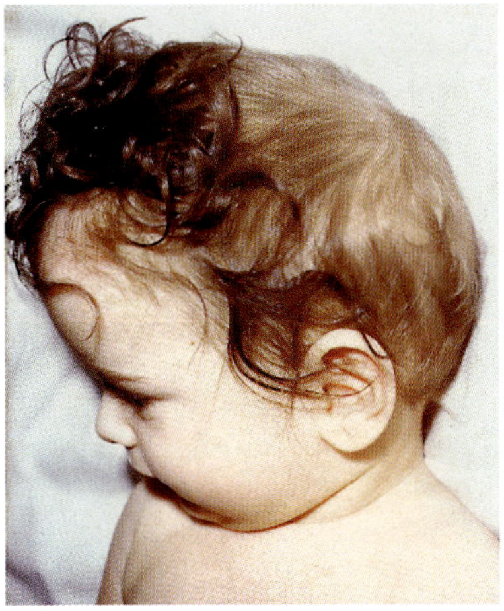

Abb. 23.**47** Akrozephalus. *(s. Bildnachweis)

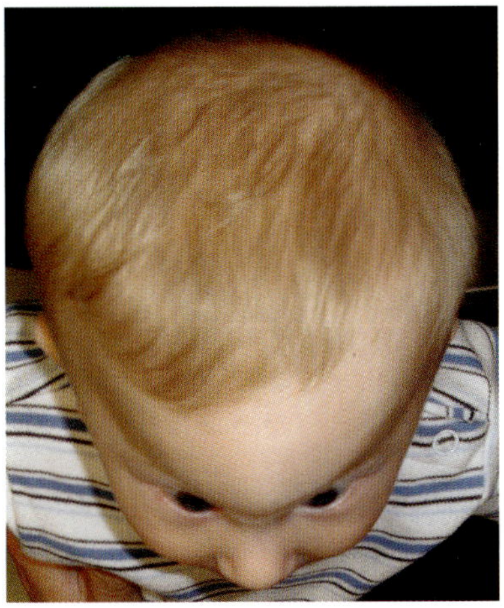

Abb. 23.**48** Trigonozephalus.

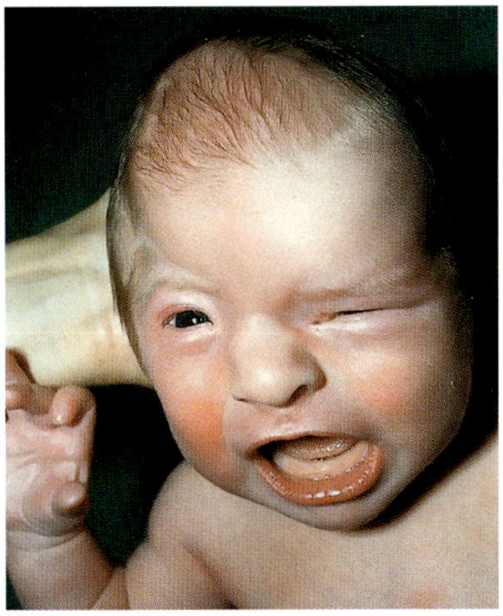

Abb. 23.**49** Plagiozephalus starker Ausprägung durch Koronarnahtsynostose. *(s. Bildnachweis)

- Bei Asymmetrien werden Spezialröntgenbilder angefertigt und eine Ultraschalluntersuchung der Schädelnähte und des Neurokraniums durchgeführt.
- Bei lageabhängiger Plagiozephalie (meist als Folge eines Schiefhalses) ist neben der Behandlung der Grundkrankheit je nach Ausprägungsgrad die Anpassung eines druckentlastenden Helmes angebracht (Schiefhals s. unten im Abschnitt „Bewegungsapparat“).

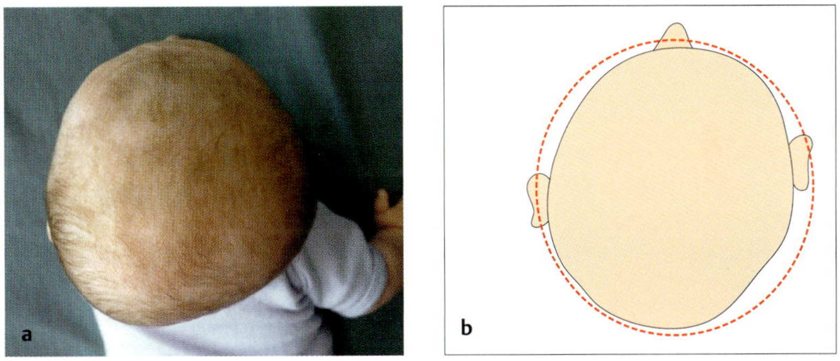

Abb. 23.**50 a, b** Lagebedingte (schiefhalsinduzierte) Plagiozephalie und Wirkungsmechanismus eines Entlastungshelms.

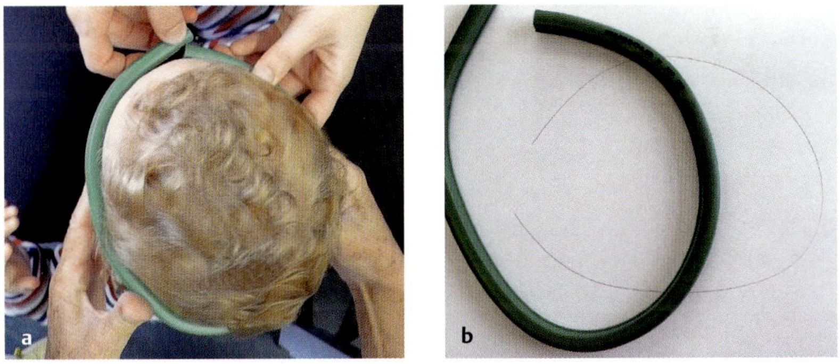

Abb. 23.**51 a, b** Der Verlauf (die Besserung) eines Plagiozephalus kann auch mit einem Kurvenlineal dokumentiert werden.

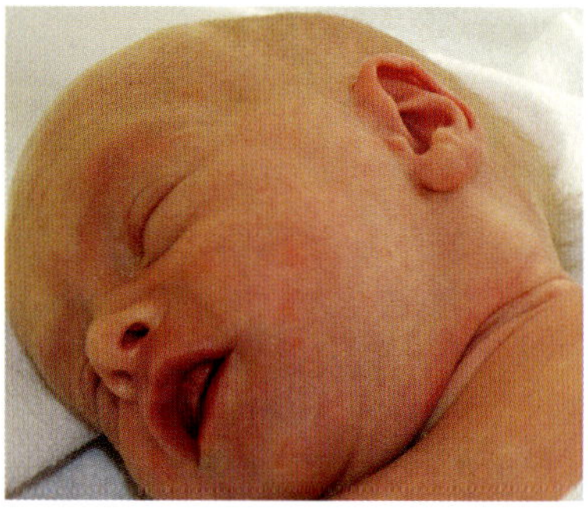

Abb. 23.**52** Sichtbare und palpable Olive im linken M. sternocleidomastoideus.

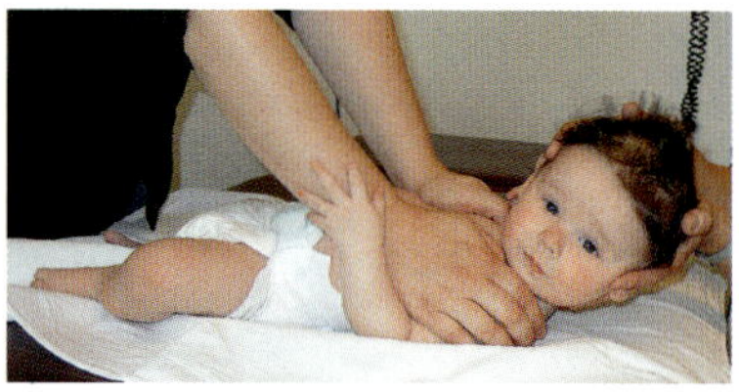

Abb. 23.**53** Untersuchung auf arthrogenen Schiefhals.

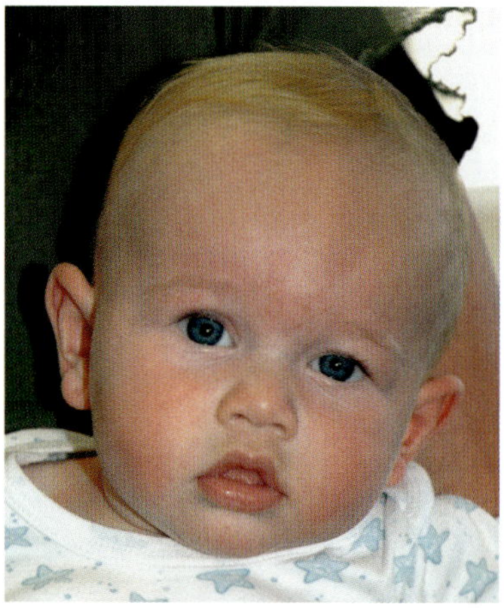

Abb. 23.**54** Diskrete Gesichtsasymmetrie bei residuellem Schiefhals.

Bewegungsapparat

Untersuchung

In Somatogramm eintragen und beurteilen

- Gewicht
- Größe
- Kopfumfang
- evtl. Wachstumsgeschwindigkeit

Übergewicht, Untergewicht, Gedeihstörung, Wachstumsstörung, Entfernung von seinem Perzentilenbereich, dem Elternkanal, Dysproportion?

Standarduntersuchung (Abb. 23.**52**; s. auch Abb. 17.**17**)

Die Untersuchung ist, wie auch bereits in der U2 (s. Kapitel 22, Abschnitt „Somatischer Status", S. 569), darauf ausgerichtet, angeborene Fehlbildungen und Haltungsanomalien festzustellen, besonders eine Hüftdysplasie.

Beurteilen

- *Inspektion des ganzen Körpers in Bauch- und Rückenlage:* Schiefhals, Skoliose, Spina bifida
- *Untersuchung der Füße auf Deformitäten:* Sichelfuß, Klumpfuß, andere Missbildungen
- *Prüfen der Beweglichkeit der Füße und der großen Gelenke:* abnorme Gelenkbeweglichkeit

Untersuchung bei Schiefhals (Abb. 23.**53** und Abb. 23.**54**)

Beurteilen

Ein Schiefhals ist durch Seitwärtsneigung des Kopfes zu einer Seite mit Rotation zur Gegenseite gekennzeichnet. Die Seitenbezeichnung richtet sich nach der Seite des betroffenen Muskels oder nach der entgegengesetzten Blickrichtung. Zum Beispiel entspricht ein Schiefhals links einer Rotation (Blickrichtung) nach rechts und einer Seitwärtsneigung nach links.

Hinweise für einen Schiefhals rechts

- Trinken an rechter Brust problemlos, links erschwert
- unklare Schmerzen, eventuell Schlafstörungen, Rückenlage bevorzugt, motorische Asymmetrie
- Rotation des Kopfes nach links
- Seitwärtsneigung nach rechts
- abgeflachtes Hinterhaupt mit asymmetrischer Okzipitalglatze links
- Gesichtsskoliose links
- skoliotische Körperhaltung nach rechts
- lebhafteres Bewegungsmuster links
- passive Drehung des Kopfes nach links uneingeschränkt
- passive Drehung des Kopfes nach rechts: ganzes Kind (auch Schulter und Rumpf) wird mitgedreht
- Seitwärtsneigung des Kopfes bis zur Schulter nach links unmöglich, nach rechts uneingeschränkt
- Kind in Rückenlage, Kopf gegen den Untersucher gerichtet, passive 45°-Inklination des Kopfes (mit den auf der Unterlage fixierten Schultern): passive Drehung des Kopfes nach rechts beim seltenen arthrogenen Schiefhals blockiert

Maßnahmen

- *Dysbalance* (angewöhnte Kopfstellung ohne Blockierung, d. h. Rotation möglich): Hier ist häufige Bauchlagerung im Wachzustand hilfreich; die Prognose ist gut.
- *Arthrogener Schiefhals* (Blockierung des atlantookzipitalen Gelenks): Die Rotation ist blockiert. Mittels Röntgen (transbukkale Aufnahme) muss zunächst eine Missbildung ausgeschlossen werden; dann erfolgt die Mobilisation durch einen Spezialisten.
- *Muskuläre Kontraktur* (Hämatom des M. sternocleidomastoideus): Die Rotation ist nicht blockiert. Indiziert ist hier eine Physiotherapie; eine Operation ist selten notwendig.
- *Pathologische Befunde der Wirbelsäule* (fixierte Skoliose): Diese erfordern eine radiologische Abklärung und kinderorthopädische Beurteilung.
- *Sichelfuß:* Entweder kann der Spontanverlauf beobachtet werden und/oder es erfolgt die Anleitung der

Mutter zur Massage. Taping oder Gipsbehandlung sind selten notwendig.
- *Kongenitaler Klumpfuß:* Dieser gehört in sofortige kinderorthopädische Betreuung.

Hüften

Risikofaktoren

Anamnestische Risiken für das Vorkommen von Hüftdysplasien:
- familiäre Häufung
- intrauterine Lageanomalien
- Mehrlingsschwangerschaft und Fruchtwasseranomalien
- weibliches Geschlecht (Mädchen sind häufiger betroffen)
- muskuloskelettale Abnormitäten von Füßen, Kopf, Hals und Wirbelsäule (Hinweise für intrauterine Lageasymmetrie)
- ausgeprägte muskuläre Hypo- oder Hypertonie
- Abduktionsprüfung auffällig (s. Kapitel 22, Abschnitt „Somatischer Status“, S. 569)
- asymmetrische Falten ohne andere Befunde: bedeutungslos

Untersuchung (Abb. 23.**55** und Abb. 23.**56**)

In Somatogramm eintragen und beurteilen:
- Gewicht
- Größe
- Kopfumfang
- evtl. Wachstumsgeschwindigkeit

Übergewicht, Untergewicht, Gedeihstörung, Wachstumsstörung, Entfernung von seinem Perzentilenbereich, dem Elternkanal, Dysproportion?

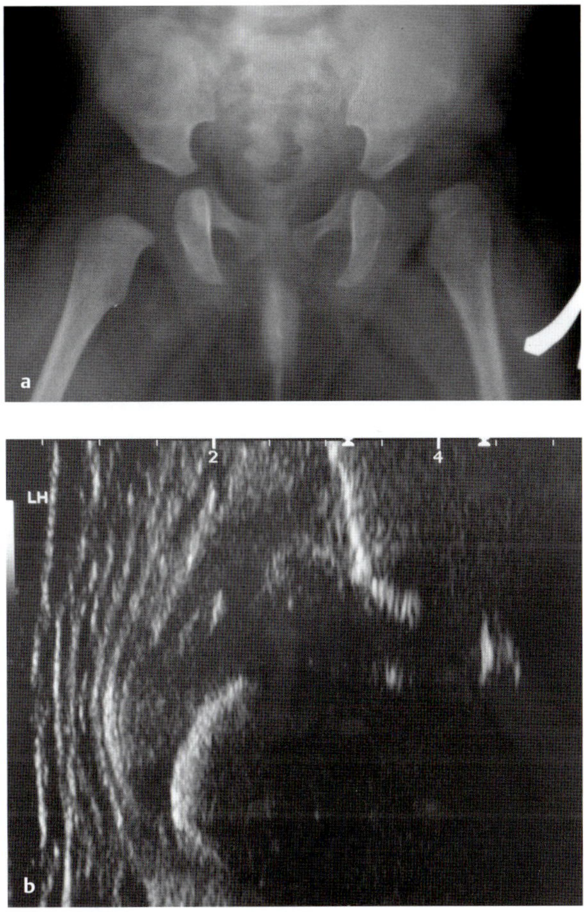

Abb. 23.**55 a, b** Hüftluxation links.
a Röntgenbild.
b Ultraschallbild.

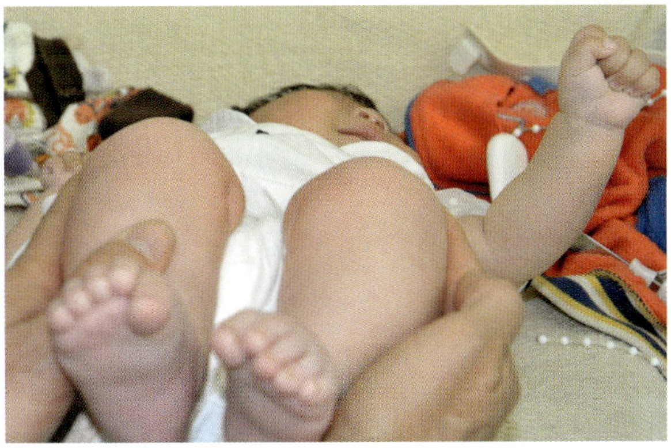

Abb. 23.**56** Oberschenkelasymmetrie bei Hüftluxation links.

Abduktionsprüfung. Beim entspannten Kind und 90° flektierten Hüften die Oberschenkel gleichmäßig, aber kräftig seitwärts gegen die Unterlage abduzieren. Normal kann das Knie bis höchstens 3 Querfinger zur Unterlage abduziert werden.

Dem Ausschluss einer Hüftdysplasie gilt große Aufmerksamkeit. Die Vorsorgeuntersuchung mit einem Monat ist der späteste Zeitpunkt, an dem die Ultraschalluntersuchung der Hüften (Sreening-Untersuchung) durchgeführt werden sollte. Dies nur, falls nicht schon eine Untersuchung in der ersten Lebenswoche erfolgt ist. Die Hüftsonografie nach Graf ist die einzige zulässige Screening-Methode. Wo die Infrastruktur zur Hüftsonografie noch nicht besteht, sollten die Kinder einem Kollegen zugewiesen werden, der diese Untersuchung beherrscht.

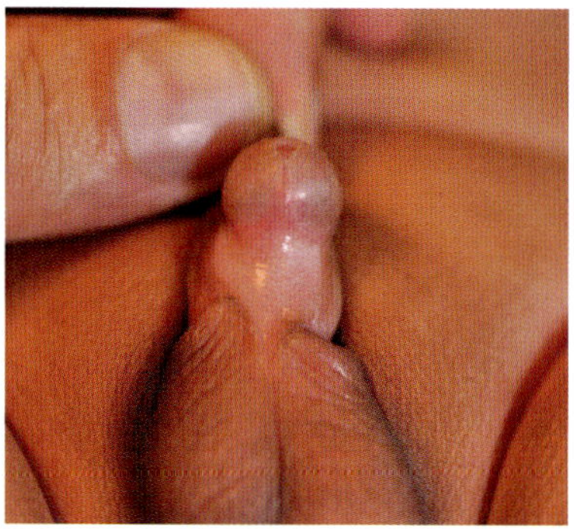

Abb. 23.**57** Aplasia cutis.

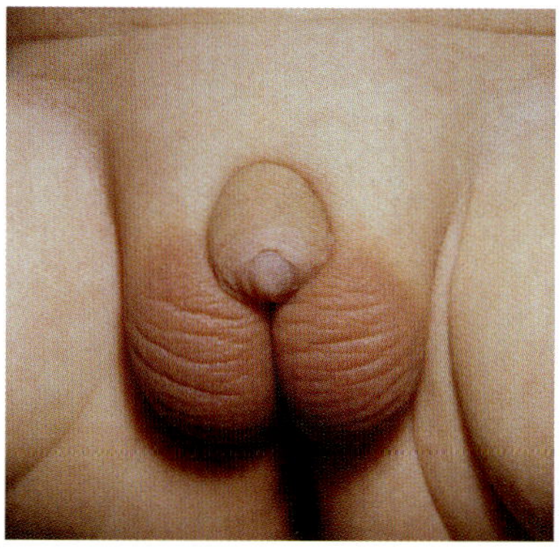

Abb. 23.**58** Hypospadia scrotalis.

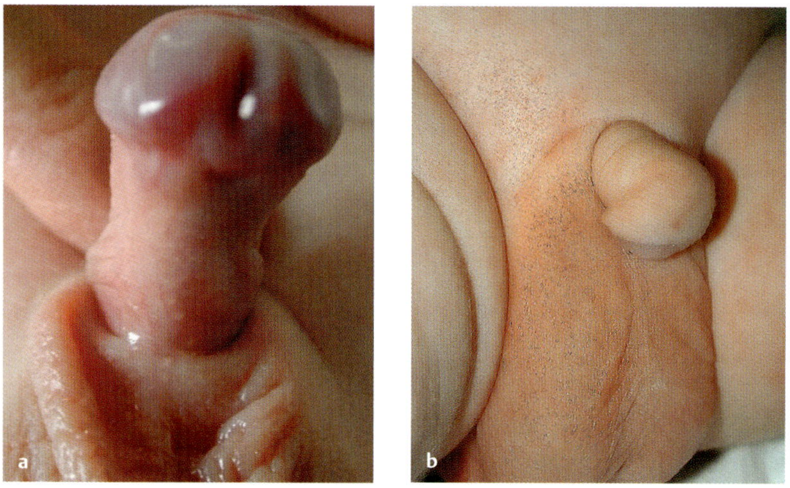

Abb. 23.**59 a, b** Hypospadie mit gebogener Chorda.

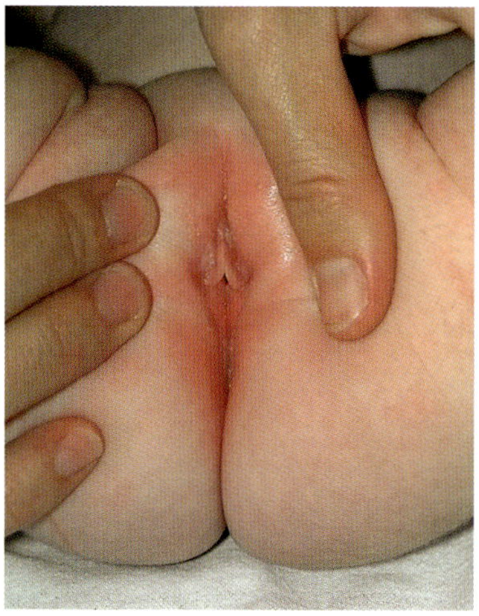

Abb. 23.**60** Labiensynechie beim Mädchen.

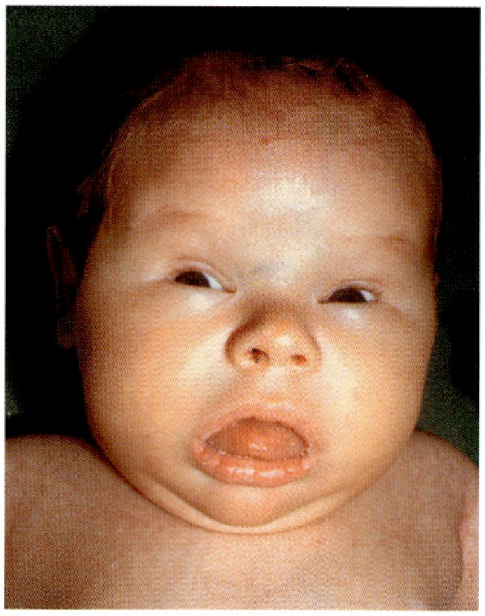

Abb. 23.**61** Bei klinischem Verdacht auf Hypothyreose trotz negativem Test auf thyreoideastimulierendes Hormon bei der Geburt an sekundäre Hypothyreose denken (Mangel des thyreoideastimulierenden Hormons).

Maßnahmen

Das weitere Vorgehen ergibt sich aus dem sonografischen Befund:

- normal (Typ Ia, Ib): keine Wiederholung der Sonografie
- kontrollbedürftig (Typ IIa): Wiederholung der Sonografie in 4–6 Wochen
- pathologisch (Typ > II): sofortige Behandlung

Die Vorsorgeuntersuchung mit 1 Monat ist der späteste Zeitpunkt, an dem die Ultraschalluntersuchung der Hüften nach Graf (Sreening-Untersuchung) durchgeführt werden sollte; dies nur, falls nicht schon eine Untersuchung in der 1. Lebenswoche erfolgt ist.

Das weitere Vorgehen ergibt sich aus dem sonografischen Befund (s. Kapitel 22, Abschnitt „Somatischer Status“, S. 569).

! Hüften bei Säuglingen mit einer Myelomeningozele oder einer schweren generalisierten Hypotonie (Down-Syndrom und andere) oder nach einer Koxitis können sekundär luxieren. Es lohnt sich, diese regelmäßig sonografisch nachzukontrollieren und bei kleinster Verschlechterung sofort zu behandeln.

Genitale (Abb. 23.**57** bis Abb. 23.**60**)

Beurteilen

- intersexuelles Genitale
- weibliches Genitale: Hymenalatresie, Labiensynechie, Klitorishypertrophie
- männliches Genitale: Hypospadie mit oder ohne Meatusstenose, Lage der Testes

Phimose und Präputialverklebungen mit der Glans sind in diesem Alter physiologisch. Die Ablösung der Vorhaut beginnt spontan um das 3. Lebensjahr. Dehnversuche sind zu unterlassen, denn sie bergen die Gefahr multipler Hautrisse und nachfolgender Vernarbungen (Phimosenbildung) in sich.

Maßnahmen

- Ein unklarer oder intersexueller Genitalbefund sowie eine Klitorishypertrophie erfordern die sofortige Klinikeinweisung zur endokrinologischen/genetischen Abklärung. Eine vorschnelle Geschlechtszuteilung kann fatale Folgen zeitigen. Diese Zuordnung erst nach der Abklärung vornehmen! Die möglichst frühe und definitive Zuordnung des Geschlechts ist ebenso wichtig wie die Diagnose eines adrenogenitalen Syndroms (unter Umständen mit Salzverlustsyndrom).
- Die Hypospadie wird erst um das 1. Lebensjahr definitiv behandelt, da es in diesem Alter am wenigsten zu postoperativen Miktionsstörungen nach der Katheterentfernung kommt. Nur bei gleichzeitig bestehender Meatusstenose ist eine rasche chirurgische Intervention notwendig.
- Die Lageanomalie der Hoden wird kontrolliert, da der spontane Deszensus der Testes bis zum Alter von 9 Monaten noch möglich ist.

Laboruntersuchung

(Abb. 23.**61**)

In Deutschland ist das Ergebnis des Tests auf thyreoideastimulierendes Hormon einzutragen.

Vorsorge

Am Ende der somatischen Untersuchung kommt dem Beratungsteil große Bedeutung zu. Die Eltern werden ermutigt, die im Verlauf der ersten Wochen angesammelten Fragen anzubringen. Neben dem offenen Gespräch soll die Beratung stets einige wesentliche Punkte enthalten. Insbesondere muss dem Zustand der Beziehung zwischen den Eltern Aufmerksamkeit geschenkt werden. Und, wie wurde das Kind aufgenommen? Erläuterungen zum Vorsorgekonzept (Vorsorgeuntersuchungen, Ernährung, Impfungen usw.).

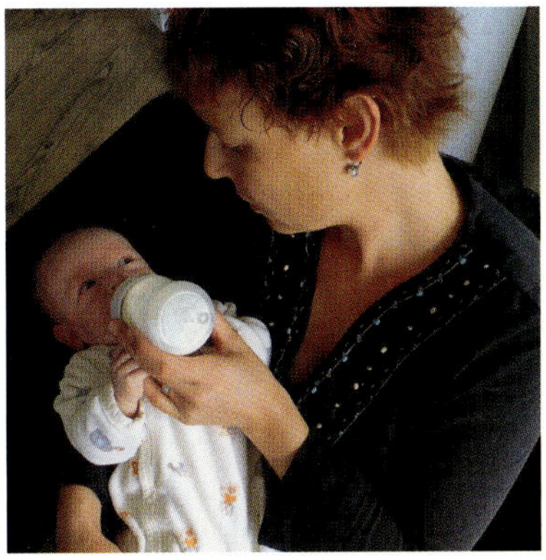

Abb. 23.**62** Wunderschöne Interaktion und Bindungsverhalten bei der Flaschenernährung (beachte den kleinen Finger der Mutter).

Ernährung

Die zentrale Botschaft der Ernährungsberatung besteht in der Förderung bzw. Fortsetzung der Muttermilchernährung. Hingegen ist bei eindeutigen Stillhindernissen eine rücksichtsvolle Beratung notwendig, um bei der Mutter keine Schuldgefühle zu verursachen. Die inhaltliche Basis der Ernährungsberatung steht in den „Empfehlungen für die Säuglingsernährung" der Ernährungskommission der SGP (s. Richtlinien SGP im Anhang, Abb. 23.**62**)

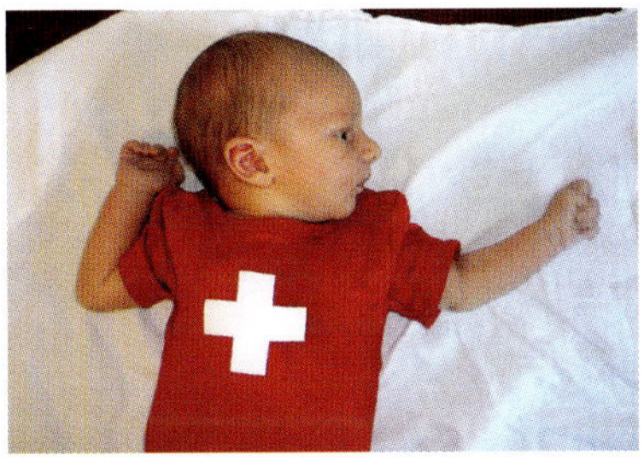

Abb. 23.**63** Da geht's lang (asymmetrischer tonischer Nackenreflex).

Ernährungsberatung
- Stillen fördern
- hypoallergene Ernährung bei familiärer Atopie
- Warunung vor nächtlichem Schoppen
- Warnung vor Nuckelflasche mit gesüßtem Tee
- Variabilität von Stuhlfrequenz und -qualität bei gestillten und ungestillten Kindern

Maßnahmen

Bei bestehenden Stillproblemen oder Stillkrisen kompetente Stellen (Mütterberatungsschwester, Stillberaterin) vermitteln. Dritte Vitamin-K Gabe und Erläuterung und Motivierung zur Vitamin-D-Prophylaxe.

Impfungen

Anlässlich dieser Konsultation werden keine Impfungen durchgeführt; jedoch sollen die Eltern auf die bevorstehende Grundimmunisierung vorbereitet werden. Es ist notwendig, eine genügende Basisinformation über die nach Impfplan vorgesehenen Impfungen (in Deutschland gemäß der Ständigen Impfkommission) zu vermitteln und auf Fragen oder Zweifel der Eltern einzugehen. Im Prinzip soll bereits jetzt Einigkeit über die bei der nächsten Vorsorgeuntersuchung durchzuführenden Impfungen erzielt werden. In Zweifelsfällen sollte eine weitere Besprechung (mit beiden Elternteilen) geplant werden.

Unfallverhütung

Die Empfehlungen entsprechen den bereits im Zusammenhang mit der U2 genannten Maßnahmen (s. Kapitel 22, Abschnitt „Vorsorge“, S. 582).

Prävention des plötzlichen Kindstods

Die Risikofaktoren und empfohlenen Maßnahmen sind dem entsprechenden Abschnitt im Kapitel zur U2 zu entnehmen (s. Kapitel 22, Abschnitt „Vorsorge“, S. 582).

Präventive Beratung

Das antizipatorische Beratungsgespräch gibt Hinweise auf kommende Ereignisse und soll den Eltern Sicherheit und Zuversicht vermitteln.

Im Rahmen dieser Vorsorgeuntersuchung sind die folgenden Punkte im Beratungsgespräch zu behandeln (Abb. 23.**G3**):

Wesentliche Gesprächsinhalte und Botschaften

- Positive Unterstützung und Beratung der Eltern
- Empathie zeigen und Erreichbarkeit signalisieren
- Veränderungen der Lebenssituation antizipieren
- Warnung vor allzu vielen guten Büchern und Ratschlägen wohlwollender Personen
- Ressourcen der Familie für die nächste Zeit evaluieren
- Mutter zu Erholungsphasen ermuntern
- außerfamiliäre Betreuung
- Ernährung und Stillsicherung
- Schnuller und Daumenlutschen
- Handling und Lagerung (Plagiozephalus)
- Schreidauer wird in den nächsten Wochen eher zunehmen (Maximum in der Regel mit 6 Wochen; Gefahr: Shaken-Baby-Syndrom)
- Reifung des Schlaf-Wach-Rhythmus (kaum zu beeinflussen)
- Vitamin-D-Prophylaxe erörtern
- Vorteile des Aufwachsens in einer rauchfreien Umgebung betonen
- Impfprogramm
- Gesundheitsheft für das Kind
- Erreichbarkeit von Kinderarzt, Notfall, Ressourcen besprechen

Literatur

Bettex M, Kuffer M, Schärli A. Wesentliches über Kinderchirurgie. Bern: Huber; 1978

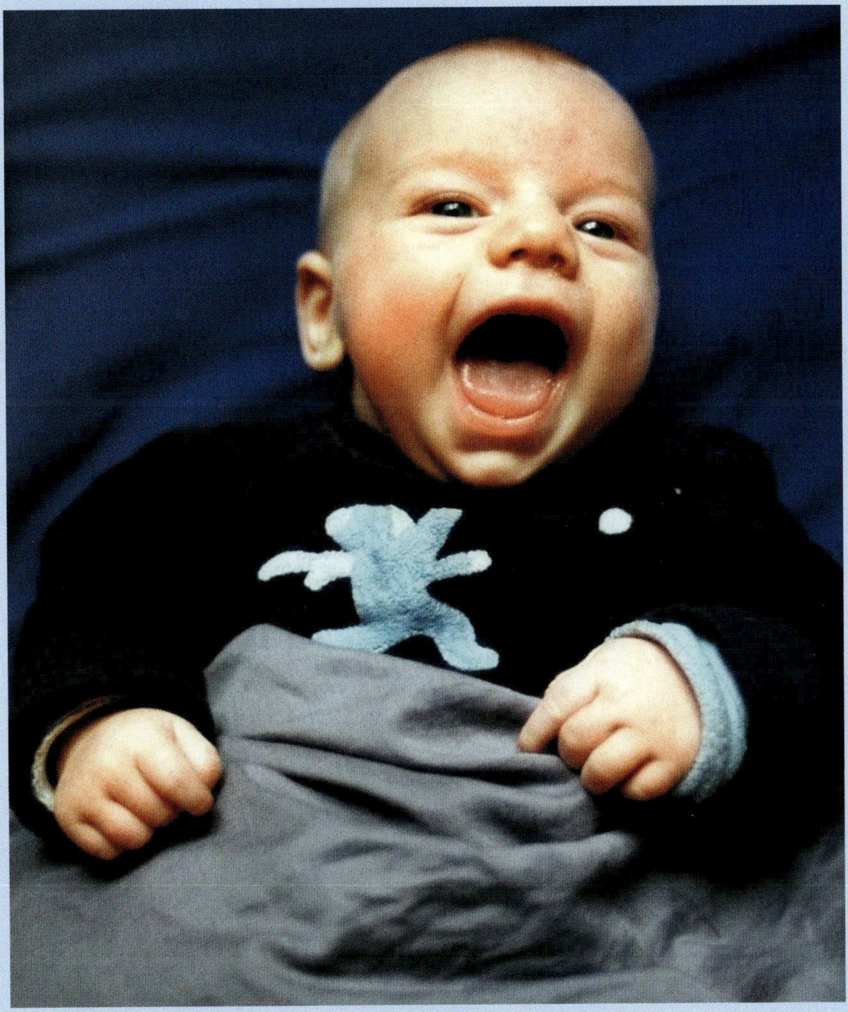

Synopsis der psychomotorischen Entwicklung

Rückenlage. Die Beugehaltung hat in den vergangenen Wochen abgenommen; damit zeigt das Kind mehr Streckung. Es bewegt die Beine alternierend, d. h. ein Bein sich beugend, das andere sich streckend. Es kann nun den Kopf zur Seite legen; die Arme liegen dabei angewinkelt neben dem Körper, die Hände sind oft geöffnet. Die Arme werden manchmal angehoben, jedoch noch nicht bis zur Mittellinie zusammengeführt. Der Körper liegt meist symmetrisch; manchmal sind Verkürzungen derjenigen Rumpfseite zu beobachten, die der Gesichtsseite zugewendet ist (asymmetrischer tonischer Nackenreflex). Die Beine können sich in mehr Richtungen bewegen: Außenrotieren und Abduzieren in der Hüfte.

Bauchlage. Der Beugetonus überwiegt noch, das Kind kann sich aber bereits besser strecken. In Bauchlage sind die Beine noch gebeugt. Das Gesäß ist wegen der Hüftbeugung und der physiologischen Beugetendenz in der Hüfte leicht angehoben. Der Kopf wird kurzfristig, noch leicht schwankend, angehoben. Die Beine strampeln alternierend.

Hochziehen zum Sitzen. Die Arme ziehen leicht an. Der Kopf kommt initial schon recht gut mit, fällt dann aber noch nach vorn oder hinten.

Sitzend gehalten. Der Kopf kann noch nicht sicher gehalten werden. Auch der Rumpf ist noch instabil. Eine geringe Haltungsasymmetrie hängt von Tonus und asymmetrischem tonischem Nackenreflex ab und ist somit physiologisch.

Stehend gehalten. Das Kind belastet unter Einfluss der Aufrichtereaktion kurzfristig die Füße, fällt dann aber durch Kniebeugung zusammen (= Astasie).

Schwebehaltung. Der Kopf kann knapp in der Verlängerung des Rumpfes gehalten werden. Die Beine werden angehoben, aber noch nicht bis zur Körperachse.

Tonus. Der Beugetonus hat abgenommen. Bei passiver Streckung der Beine gegen die Beugung besteht kein großer Widerstand mehr; die gestreckte Extremität schwingt allerdings nach Loslassen in die Ausgangsstellung zurück.

Gleichgewichtsreaktionen. In Rücken- und Bauchlage ist das Kind durch die Gleichgewichtsreaktionen etwas stabiler geworden.

Reflexe und Reaktionen. Einflüsse tonischer Haltemuster sind auch in diesem Alter noch sichtbar, wie asymmetrischer und symmetrischer tonischer Nackenreflex und tonischer Labyrinthreflex (s. Teil III, Kapitel 17, Abschnitt „Reflexe und Reaktionen des Säuglings“). Sie behindern aber die Koordination der Bewegungen kaum.

Hände. Die Hände sind noch meist locker gefaustet, zwischenzeitlich aber auch spontan offen. Oft wird wie durch Zufall und kaum gesteuert die ganze Hand oder auch nur der Daumen in den Mund gesteckt. Die Hand öffnet sich bei Berührung. Aufgrund des palmaren Greifreflexes werden Gegenstände festgehalten, können aber noch nicht wieder losgelassen werden.

Sehen. Bewegte Gegenstände werden in Sichtlinie (im Abstand von 30 – 40 cm) wahrgenommen und fixiert. Die Augen verfolgen einen Gegenstand, meist zusammen mit einer Kopfbewegung. Der Blick erreicht die Mittellinie und geht kurzfristig darüber hinaus. Die Augenbewegungen sind noch nicht voll koordiniert, und es kann ein intermittierender Strabismus auftreten.

Gehör. Geräusche können das Kind zum Einstellen der Bewegungen führen. Das Wenden zur Geräuschquelle ist aufgrund der noch unreifen intermodalen Vernetzung kaum möglich und eher zufällig (wo es etwas zu hören gibt, dort gibt es auch etwas zu sehen). Das Kind erkennt die Stimme der Mutter und des Vaters.

Sprache. Der Säugling bildet verschiedene Laute, wie „a“, „ä“, „o“ und „u“. Gelegentlich werden diese Vokale mit einem „h“ verbunden („ha“, „hä“, „ähä“). Das Lachen kann in Gurren übergehen. Der Säugling reagiert auf Lächeln mit Bewegungen der Gesichtsmimik. Das Schreien wird differenzierter und zeigt Stimmungen an.

Sozialer Kontakt. Das Kind nimmt mit Lächeln bereits mit der Umgebung Kontakt auf. Es lässt sich in der Regel durch Aufnehmen beruhigen.

Schwerpunkte der Untersuchung (Abb. 24.1)

Datum: ____ Alter: ____ Gestationsalter: ____

Korr. A.: ____ Austr. G.: ____ Länge: ____ P____

Kopfumf.: ____ P____

☑ normal/ja ☒ auffällig/nein ❑ nicht untersucht/erfr.

Anamnese

- ❑ Zwischenanamnese
- ❑ Ernährung (Stillen/Schoppen)
- ❑ Schlafen/Schreien
- ❑ Interaktion/Bindung/Vertrautheit/Eltern sicher
- ❑ Befindlichkeit Kind/Eltern
- ❑ Familiäres Umfeld/Geschwister
- ❑ Risikofaktoren Misshandlung (z. B. postpartale Depression, Schlafstörung, Schreien)

Entwicklung

• Motorik

- ❑ „General Movements“
- ❑ Spontanmotorik harmonisch, symmetrisch

Rückenlage:

- ❑ Haltungsasymmetrie (ATNR), Hände offen und zu

Bauchlage:

- ❑ Beugemuster

Traktion:

- ❑ Stellreflexe/Kopfkontrolle beginnend
- ❑ Primitivreflexe/Tonus

• Kommunikation, Sprache

- ❑ Blickt Untersucher an und nach (verfolgt)
- ❑ Responsives Lächeln
- ❑ Gurrt/gibt Geräusche von sich, variiert

• Sozioemotional

- ❑ Interaktion/Bindung
- ❑ Leicht beruhigbar/tröstbar

Untersuchung

- ❑ Haut/Nägel/Haare
- ❑ Mund/Mundhöhle/Nase
- ❑ Augen (verfolgt, fixiert, brechende Medien klar, kein Schielen, keine Tränengangsstenose)
- ❑ Ohren (lauscht)
- ❑ Atmung (symmetrische Atemgeräusche)
- ❑ Herz/Kreislauf/Inguinalpulse
- ❑ Abdomen/Genitale/Stuhlfarbe
- ❑ Schädel (Plagiocephalus, Synostosen)
- ❑ Bewegungsapparat (Hände, Füße, Hüften)

Prävention

- ❑ SIDS Prävention
- ❑ Vitamin D-Prophylaxe
- ❑ Unfallverhütung (Halskettchen/Auto)

Risikofaktoren, antizipatorische Beratung

- ❑ Schlafen/Schreien (Shaken Baby)
- ❑ Ernährung/Stillsicherung
- ❑ Schnuller
- ❑ Rauchfreie Umgebung
- ❑ Veränderungen der Lebenssituation
- ❑ Ressourcen der Mutter/Familie
- ❑ Einbezug des Vaters
- ❑ Außerfamiliäre Betreuung

Abb. 24.1 Untersuchungsprotokoll 2 Monate.
ATNR = asymmetrischer tonischer Nackenreflex
SIDS = plötzlicher Kindstod

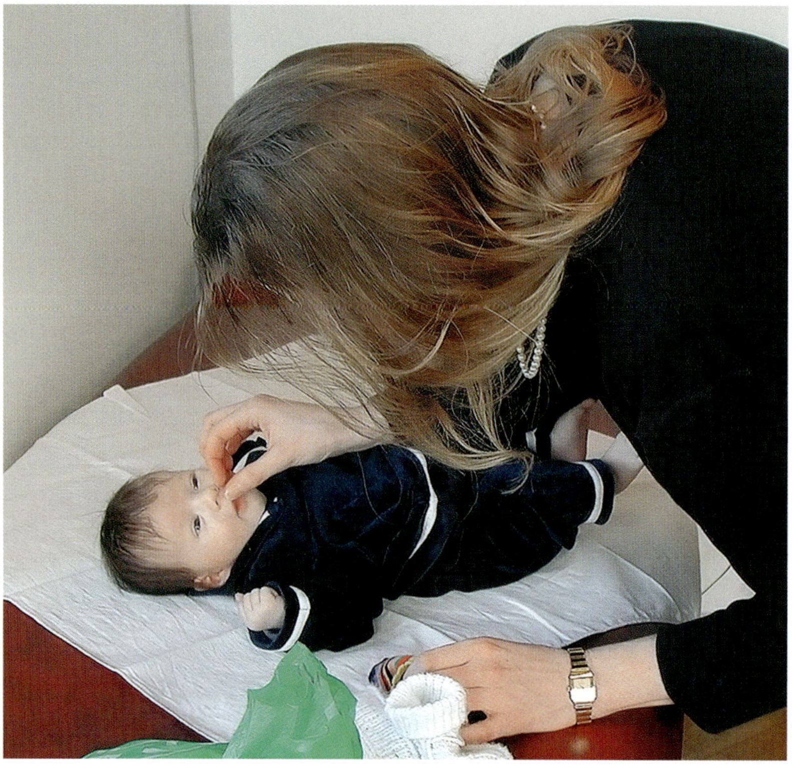

Abb. 24.**2** Die Interaktion von Mutter (Geschwister) und Kind bem Ausziehen für die Untersuchung gibt viele Hinweise.

Der Säugling hat in der Zwischenzeit sein erstes soziales Lächeln gezeigt und beginnt responsiv zu vokalisieren. Damit erhält die Beziehung zu den Eltern eine neue Dimension. Diese Transition auf der Beziehungsebene ist von großer Bedeutung und gibt Hinweise für die normale psychosoziale Entwicklung von Kind und Familie. Der Vater sollte in diese Entwicklung möglichst eng eingebunden werden können. Beobachtungen während der Vorsorgeuntersuchung erlauben Rückschlüsse auf die Beziehungen und die Bindung zwischen Mutter und Kind: Wie sprechen die Eltern vom Kind, wie gehen sie mit ihm um (gut beobachtbar beim Ausziehen; Abb. 24.**2**), wie interagieren sie mit ihm und wie haben sie die Änderungen in den Beziehungen verarbeitet? Tun die Eltern auch etwas für ihre (Zweier-)Beziehung?

Anlässlich dieser Untersuchung wird meist die 1. Impfung durchgeführt. Oft sind Eltern durch oder über diesen Eingriff sehr verunsichert und gelegentlich von irrationalen Ängsten geplagt. Diese sind ernst zu nehmen. Einflüsse von Dritten müssen dabei berücksichtigt werden („Hidden Agenda“: Wer ist der Schuldige?). Es ist klüger, die Impfung nur durchzuführen, wenn die Eltern ohne Zweifel auch dahinterstehen können. Die Eltern müssen die Einwilligung zur Impfung geben (Informed Consent). Die Impfdiskussion kann die vertrauensvolle ärztliche Beratung auf den Prüfstand stellen. Gut gemeinsam gemeistert, kann sie ein wichtiges Element der weiteren Beziehung zur Familie werden.

Weitere Schwerpunkte der Untersuchung mit 2 Monaten:

- trotz Anfangsschwierigkeiten der Mutter das Vertrauen in ihre Fähigkeiten stärken
- eventuelle Rhythmisierung des Alltags erfragen (Essenszeiten, Schlafzeiten usw.)
- Fehlverhalten möglichst früh erkennen und korrigieren
- Erklärung über Hör- und Sehfunktion des Kindes geben
- Erfassung von Stillresignation oder Entwicklung in Richtung einer Fehlernährung
- Regulationsstörungen erkennen und behandeln (exzessives Schreien, Schlafstörungen, Fütter- und Gedeihstörungen)
- Einbezug des Vaters in das Familienleben fördern

Touchpoints

- *Geselligkeit:* Das Baby wird geselliger. Es hat die Fähigkeit, die Welt wahrzunehmen (Abb. 24.**3**), auf sie zu reagieren und über konkrete Bedürfnisse hinaus zu interagieren (längere Wachheit, visuelle Aufmerksamkeit, soziales Lächeln).
- *Mütterliches Selbstvertrauen:* Der körperliche und emotionale Erschöpfungszustand der letzten 3 Wochen weicht normalerweise einem ausgewogenen Blick auf zukünftige Aufgaben. Die Mutter hat das Gefühl, in ihre zukünftigen Aufgaben hineinzuwachsen. Die Still- und Schlafzeiten stabilisieren sich. Die Eltern sind sicherer und wissen, wann ihr Kind aus Hunger oder vor Müdigkeit schreit. Sie haben zudem gelernt, sich dem Schlafrhythmus des Babys anzupassen.
- *Beziehungen:* Das Leben der Eltern ist weiterhin stark durch Veränderungen der Paarbeziehung, der Beziehung zu Familienangehörigen und von Freundschaften geprägt.

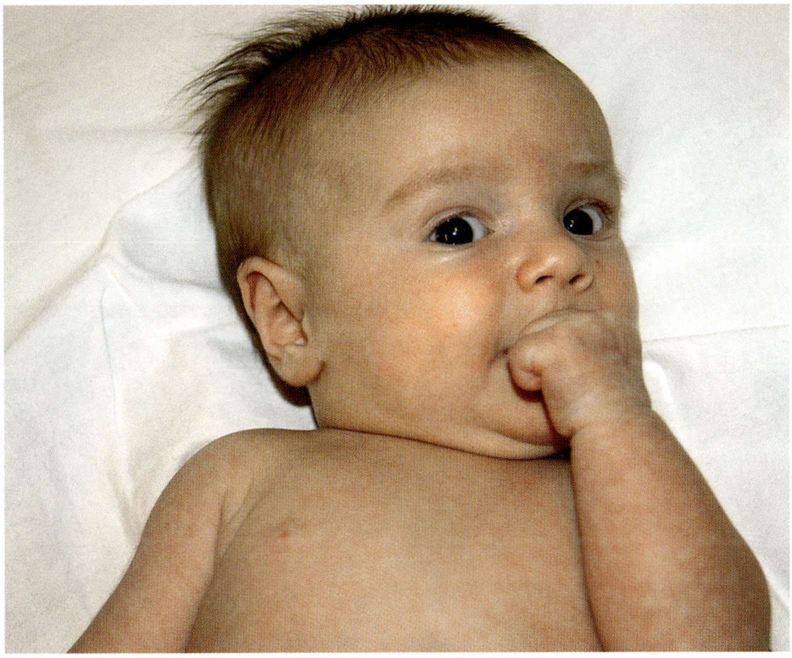

Abb. 24.**3** „Ich beobachte genau und bringe (eher zufällig als gezielt) auch schon mal meine Hand zum Mund!“

Erste Beobachtungen und Fragen

Sofern bereits bei früherer Gelegenheit ein ausführliches Gespräch mit den Eltern stattgefunden hat, kann nun bereits in vertrauter Atmosphäre die Beziehung vertieft werden. Die Fragen rund um die 1. Impfung müssen geklärt werden!

Anamnese

- Bisheriges Verhalten des Kindes
- Systemübersicht bezüglich Ernährung und Stillen
- Reaktion des Kindes auf Geräusche
- Fixieren des Kindes
- Schlaf-Wach-Rhythmus
- Schreiverhalten
- Stuhlfrequenz
- Interaktion der Eltern mit dem Säugling
- Überlastung der Mutter
- Funktion bzw. Integration des Vaters
- Vertrautheit und Sicherheit der Eltern

Beobachtungen

Beurteilen

- Fehl- oder Mangelernährung, Stillkrisen
- unruhiger Säugling, Schreikind
- Überlastung der Mutter: Gefahr der Vernachlässigung, Risiko einer Kindesmisshandlung (zusätzliche Risikofaktoren: postpartale Depression, Schlafstörung, Schreien)

Psychomotorische Entwicklung

Wie bei den bisherigen Vorsorgeuntersuchungen auch muss sich der Säugling zur Entwicklungsbeurteilung im Stadium 3 oder 4 nach Prechtl befinden.

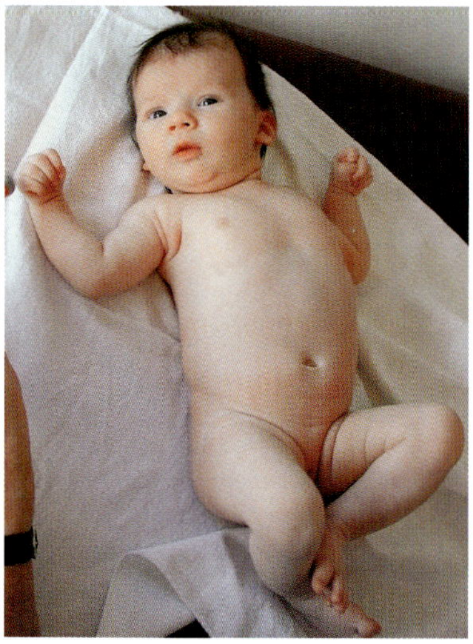

Abb. 24.**4** Rückenlage: Hände noch meist geschlossen.

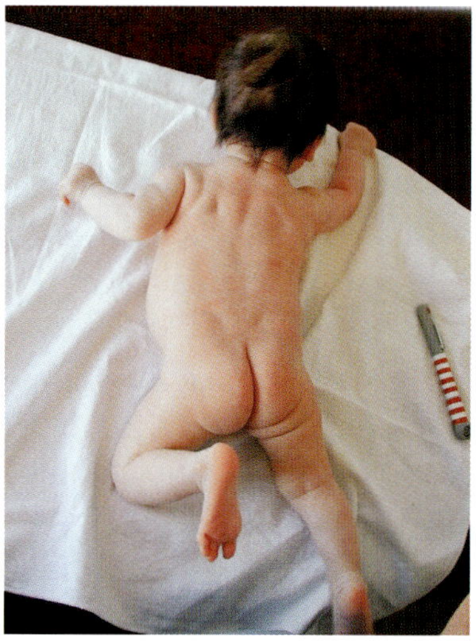

Abb. 24.**5** Bauchlage (aus der Sicht des Untersuchers).

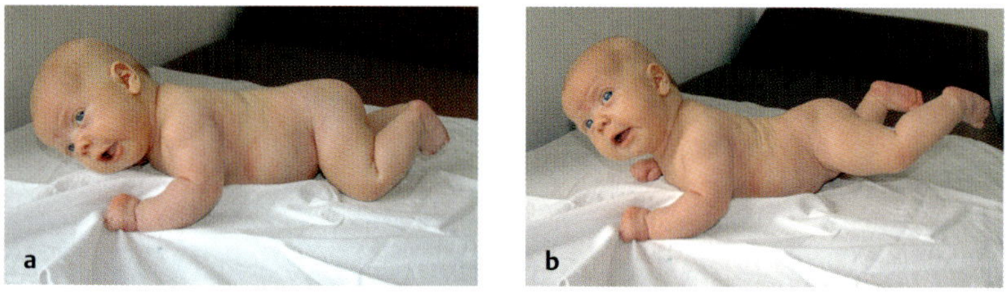

Abb. 24.**6 a, b** Bauchlage: Heben des Kopfes unter Zuhilfenahme des symmetrischen tonischen Nackenreflexes (Streckung der Beine) – normal.

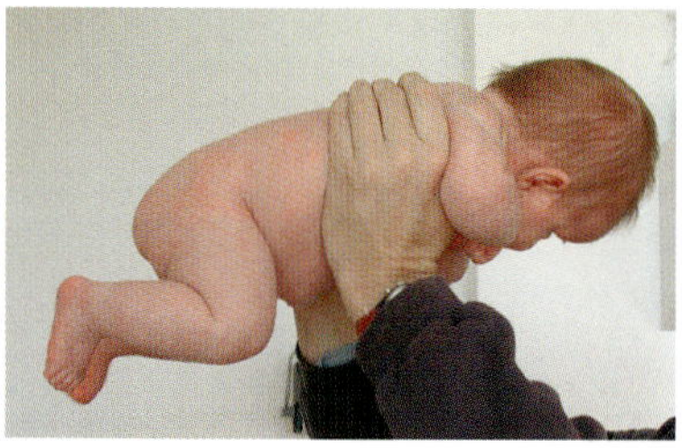

Abb. 24.**7** Schwebend gehalten: Kopf leicht unter der Körperachse.

Motorik

Beobachtung der Spontanmotorik:

- *in Rückenlage* (Abb. 24.**4**):
  - unauffällige, harmonische, variantenreiche General Movements
  - symmetrische Beugehaltung: Arme und Beine leicht flektiert, strampelt alternierend symmetrisch
  - Einfluss des asymmetrischen tonischen Nackenreflexes auf Arme und Beine
  - Blickkontakt, folgt Gesicht bzw. Gegenstand mit Kopf und Blick
- *in Bauchlage* (Abb. 24.**5** und Abb. 24.**6**):
  - weiter Beugemuster
  - Kopf wird um 30 – 60° gehoben und zur Seite gedreht
  - kurzes Abstützen auf Ellenbogen
  - Arme und Beine flektiert, Gesäß hoch, Knie nicht mehr unter dem Gesäß
  - bei Berührung der Fußsohlen Kriechbewegungen auslösbar
- *provozierte Bewegungen:*
  - Hochziehen zum Sitzen (Abb. 24.**8** und Abb. 24.**9**): Kind dabei an beiden Armen aufziehen; Kopf wird auf halbem Weg gehalten, Arme flektiert; prompte Flexion der Beine in der Hüfte
  - sitzend gehalten: Kopf kann intermittierend gehalten werden; Rücken weniger rund; sich etwas aufrichtend; Derotation en bloc; Stellreflexe symmetrisch auslösbar
  - aufrecht bzw. stehend gehalten (Abb. 24.**10**): Astasie, Marche automatique zuweilen noch positiv; Placing-Reaktion: Kind hebt Fuß von der Unterlage, dann Astasie
  - Schwebehaltung bzw. Ventralsuspension (Abb. 24.**7**): Kopf unter der Horizontalen, aber nicht völlig schlaff, Arme und Beine flektiert
- *Hände:*
  - zeitweise offen
  - Greifreflex schwächer
  - Öffnen der Hände bei Bestreichen des Handrückens

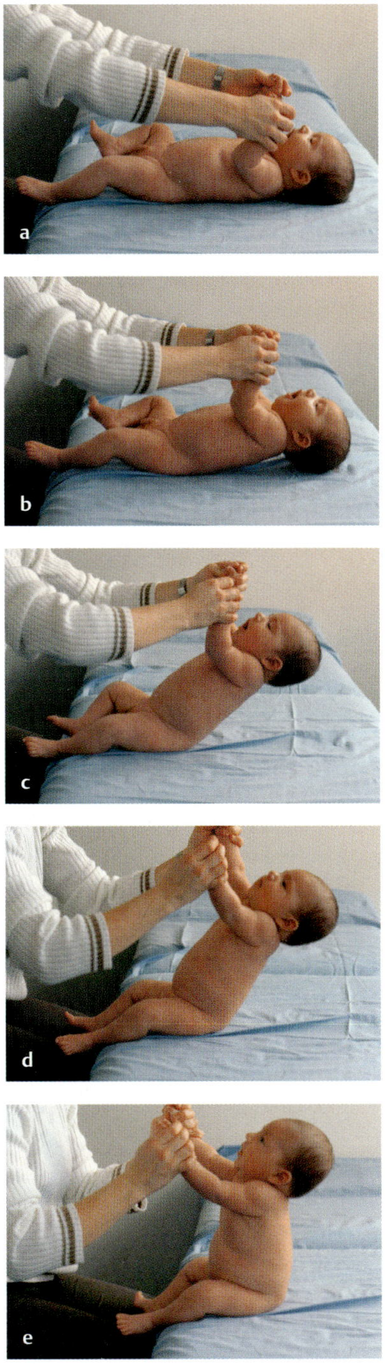

Abb. 24.**8 a – e** Aufziehreaktion zum Sitzen von der Seite: deutlich sichtbar das initiale Zurückbleiben des Kopfes, der auch sitzend gehalten noch nicht ganz kontrolliert werden kann.

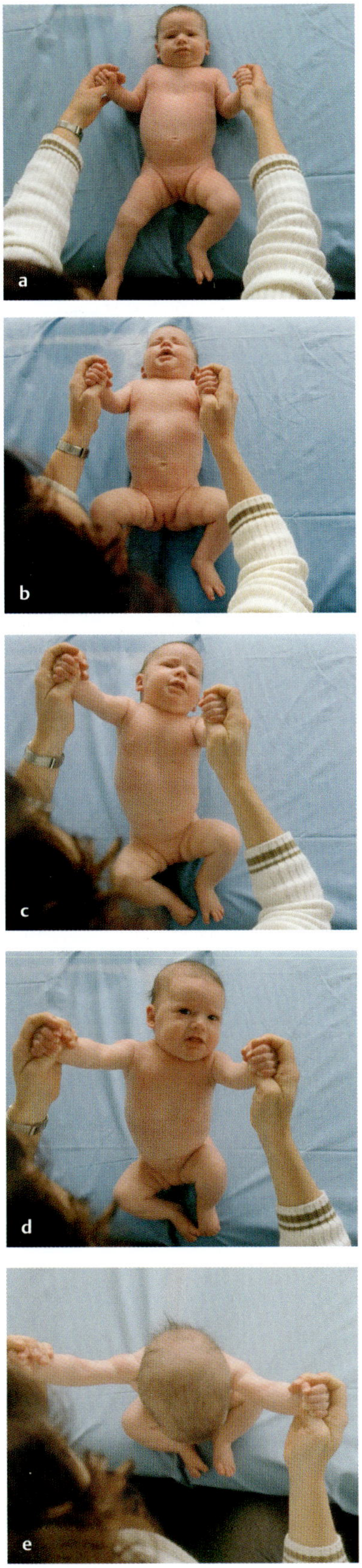

Abb. 24.**9 a – e** Aufziehreaktion aus der Perspektive des Untersuchers.

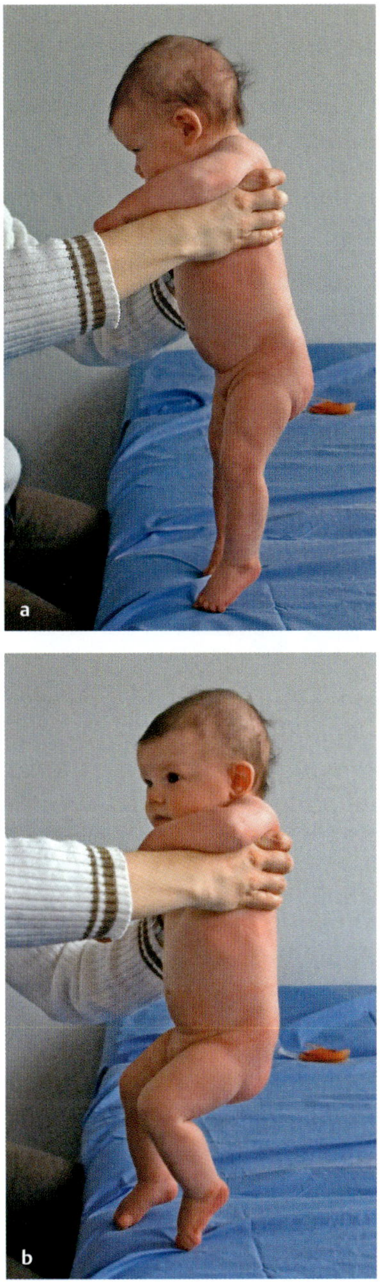

Abb. 24.**10 a, b** Stehend gehalten: kurze Übernahme des Gewichts durch residuelle Aufrichtereaktion (Zehenstand hier unbedeutend), dann Astasie.

Tonus und Reflexe

Der Tonus wird durch passive Bewegungen der Extremitäten „gespürt"; Traktionsversuch, Lageversuch und Ventralsuspension sind dafür auch besonders hilfreich (Abb. 24.**11**):

- Tonus erniedrigt, erhöht, wechselnd, asymmetrisch
- beim passiven Strecken der Beine Widerstand
- Muskeleigenreflexe symmetrisch auslösbar
- Greifreflexe abnehmend, Moro-Reflex: 1. Phase auslösbar, 2. Phase meist verschwunden
- Stellreaktionen

! Auffälligkeiten, wie Tonusstörungen, Asymmetrien, Opisthotonus, Übererregbarkeit, fixierte oder stereotype Streckmuster der Beine und der Schultern mit Henkelstellung bzw. Asymmetrien der Arme (Schulterretraktion) können Zeichen einer spastischen Zerebralparese sein. In diesem Alter ist jedoch vor allem die Hypotonie verdächtig, da Spastizität und Ataxie erst beim älteren Kind beobachtbar werden!

Ursachen einer generalisierten Hypotonie im Säuglingsalter

Differenzialdiagnose: Floppy Infant; häufigste Ursache ist die zerebrale Bewegungsstörung!

- *Zentral bedingt (Reflexe oft gesteigert):*
  - Ischämie, Hämorrhagie, Missbildungen
  - metabolische Störung
  - Epilepsie
- *peripher bedingt (Reflexe oft schwach):*
  - Trauma
  - Dysraphien
  - Myopathien

Zur Differenzialdiagnose der infantilen Hypotonie s. Tab. 17.**2**.

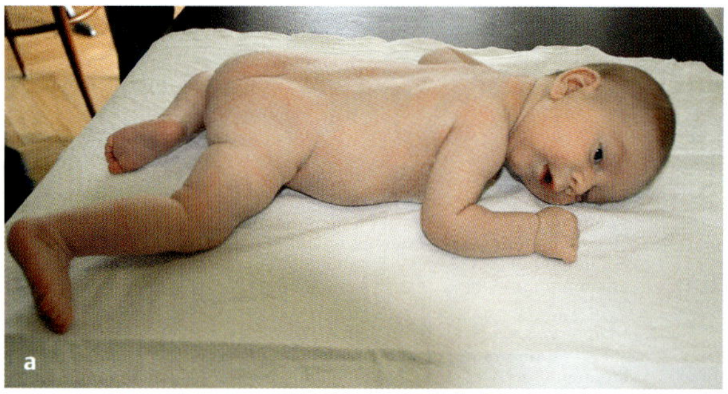

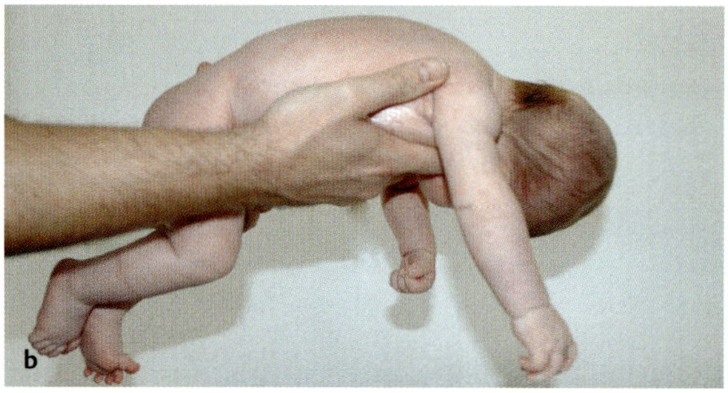

Abb. 24.**11 a, b** Hypotonie bei einem Kind mit intrazerebraler Blutung als ominöses Zeichen.
a Das Kind kann den Kopf nicht von der Unterlage heben.
b Es hängt über der Hand des Untersuchers im Schwebeversuch.

Maßnahmen

- Je nach Grad der Auffälligkeit bezüglich möglicher spastischer Zerebralparese sind eine Kontrolle in 1 Monat, eventuell ein kinderneurologisches Konsilium oder die Zuweisung zur Physiotherapie bzw. an ein entwicklungspädiatrisches Zentrum indiziert.
- Bei fehlendem Blickkontakt besteht Verdacht auf eine zentrale oder periphere Wahrnehmungsstörung, die weiter abgeklärt werden muss.

Entwicklung von Kommunikation und Sprache sowie sozioemotional

Kommunikation und Sprache

- Blickt Untersucher an und nach (verfolgt)
- responsives Lächeln (Abb. 24.**12**)
- gurrt und gibt Geräusche von sich, variiert
- Vokalisationen

Sozioemotional

Der sozioemotionale Status entspricht dem zum Zeitpunkt der U3 (s. Kapitel 23, Abschnitt „Entwicklung von Kommunikation und Sprache sowie sozioemotional“, S. 592).

Somatischer Status

Körpermaße

(Abb. 24.**13** und Abb. 24.**14**)

> **In Somatogramm eintragen und beurteilen**
> - Gewicht
> - Größe
> - Kopfumfang
> - evtl. Wachstumsgeschwindigkeit
>
> Übergewicht, Untergewicht, Gedeihstörung, Wachstumsstörung, Entfernung von seinem Perzentilenbereich, dem Elternkanal, Dysproportion?

Im Vergleich zur Vorsorgeuntersuchung im Alter von 1 Monat (U3) ergeben sich keine neuen Aspekte (s. Kapitel 23, Abschnitt „Somatischer Status“, S. 593).

Nägel, Haut und Haare

Untersuchung (Abb. 24.**15**)

Die wichtigen Aspekte bei der Beurteilung von Nägeln, Haut und Haaren sind dieselben wie bei der U3 (s. Kapitel 23, Abschnitt „Somatischer Status“, S. 593).

Wichtige Aspekte bei der Beurteilung der Nägel, Haut und Haare sind:

- Nagelmissbildungen
- eingewachsene Nägel
- Milchschorf
- auffällige Blässe
- Zyanose, verstärkter oder verlängerter Ikterus
- Hämangiome
- Phakomatosen
- Hämatome
- Ödeme
- Naevus flammeus
- entzündliche Hautveränderungen

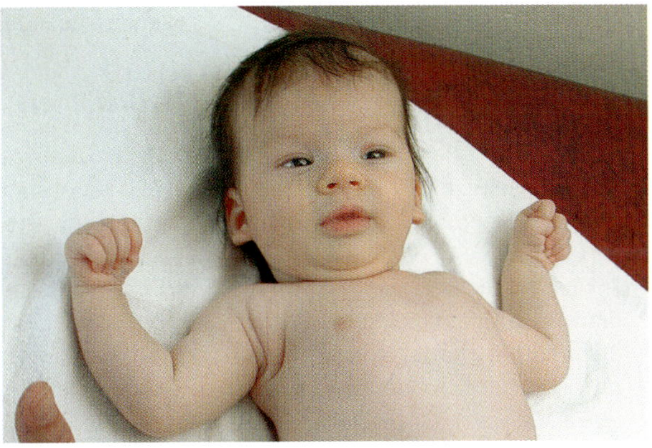

Abb. 24.**12** Zartes soziales Lächeln.

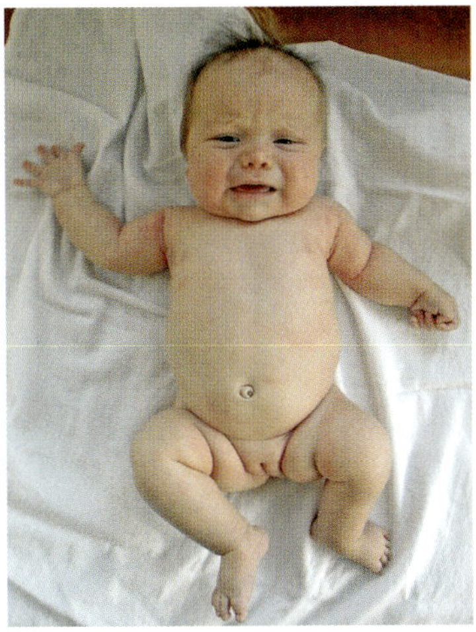

Abb. 24.**13** Disproportion bei einem Kind mit Chondropathia punctata.

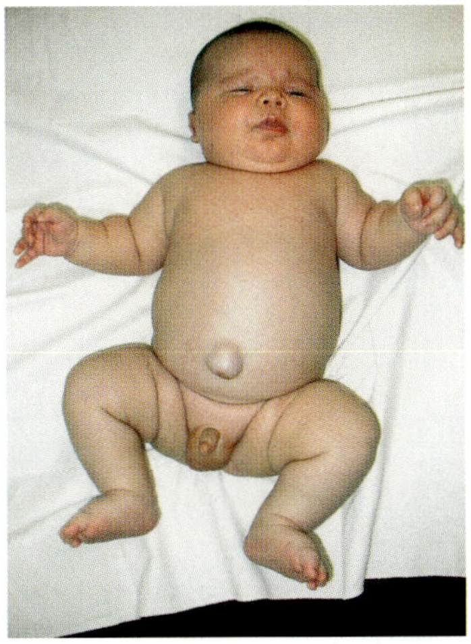

Abb. 24.**14** Übergewicht massiv alimentär bei einem ausschließlich gestillten Kind: Auch das gibt es – aber selten.

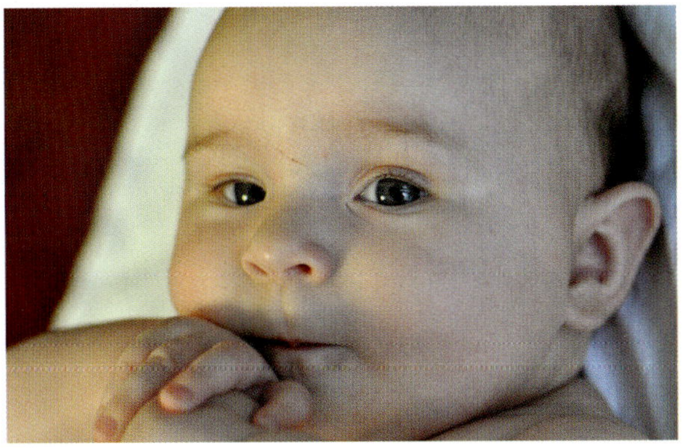

Abb. 24.**15** Nagelkratzwunde an der Stirn.

Maßnahmen

Typische Hauterscheinungen des 2. Lebensmonats sind der Milchschorf und die Windeldermatitis. Der „Milchschorf" kann mit Salizylvaseline behandelt werden. Windeldermatitis kann durch Soor ausgelöst oder unspezifisch sein. Weiterhin kommen Milien und die seborrhoische Säuglingsdermatitis vor (s. auch Abb. 22.**44**).

Augen (Abb. 24.**16** und Abb. 24.**17**)

Inspektion und Untersuchung

- Optische Achse frei?
  - Lider (Ptose)
  - Hornhaut
  - Linse (Katarakt)
- Bindehaut: Ophthalmia neonatorum
- Bulbusgröße (Hornhautdurchmesser mit einem dicht vor das Auge gehaltenen Maßstab schätzen): Buphthalmus
- Iris: Isokorie, Isochromie, Pupillarmembran, Brushfield-Spots, Kolobome

Verfolgen des Gesichts des Untersuchers oder von Gegenständen:
- nimmt Fixation auf
- koordinierte Augenmotorik
- verspätete Reifung des Gesichtssinns
- Gesichtsfelddefekt, visuelle Wahrnehmungsstörung

Untersuchung im durchfallenden Licht:
- Linsentrübungen (Katarakt)
- Hornhauttrübungen
- ungleiche Retinareflexe

Maßnahmen

- Bei Frühgeborenen mit O_2-Therapie ist zum Ausschluss einer retrolentalen Fibroplasie eine augenärztliche Untersuchung indiziert.
- Lidhämangiome können, falls die optische Achse unterbrochen wird, zur Amblyopie führen, d. h. unter Umständen ist eine aggressive Therapie indiziert.
- Strabismus sollte zu einer augenärztlichen Beurteilung veranlassen.
- Bei Verdacht auf Katarakt, Buphthalmus oder Retinoblastom muss die augenärztliche Untersuchung notfallmäßig erfolgen. Zuweisung zu spezieller heilpädagogischer Frühförderung.
- Bei Tränengangstenose Instruktion der Mutter hinsichtlich Reinigung und Massage, allenfalls Therapie der Superinfektion. Wegen sehr guter Spontanheilungstendenz soll die Sondierung besser erst jenseits des 3., aber bis zum 6. Lebensmonat geplant werden. Später ist eine Vollnarkose nötig.

Ohren und Gehör

Es gelten dieselben Risikofaktoren wie bei der U2 (1. Lebenswoche) aufgeführt (s. Kapitel 22, Abschnitt „Somatischer Status", S. 553). Im Rahmen der Anamnese werden gezielt die Fragen gestellt (s. Abb. 24.**19**).

Untersuchung

- Ohrmissbildungen, Lage und Größe der Ohren
- Ohrfistel, Ohranhängsel
- objektive Gehörprüfung (z. B. mittels Hochtonrassel) ist in diesem Alter unzuverlässig, wie auch der akustische Blinzelreflex auf Händeklatschen

Maßnahmen

Ein Nachholen des Hör-Screenings ist für alle Kinder angezeigt, die – aus welchen Gründen auch immer (ambulante Geburt, Gerät defekt, FAIL-Anzeige usw.) – noch keines hatten. Die Kinder der Risikogruppe für Hörstörungen sollten möglichst sofort einem pädaudiologischen Zentrum mit allen Möglichkeiten der weiteren Abklärung zugewiesen werden (Abb. 24.**18**).

Respiration

Oft sind die Nasen beim Säugling in diesem Alter verlegt (Schnupfen, Sekret). Da der Säugling ein Nasenatmer ist, führt dies zu kleineren und größeren Problemen. Anamnestische Angaben und Beobachtungen, die eine weitergehende Abklärung erfordern:
- Dyspnoe
- Tachypnoe
- Stridor
- Ernährungsprobleme
- Husten

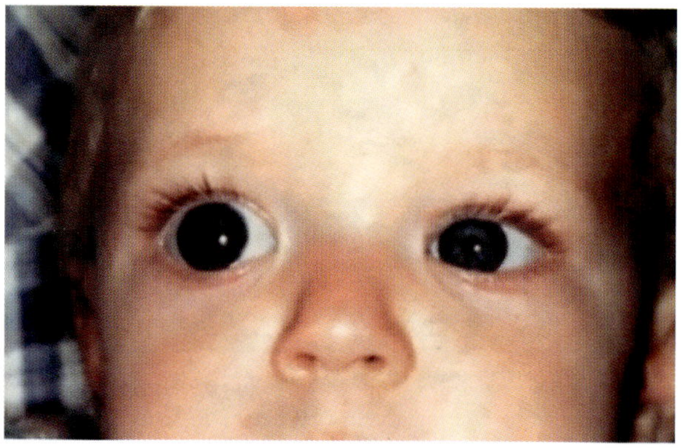

Abb. 24.**16** Buphthalmus rechts.

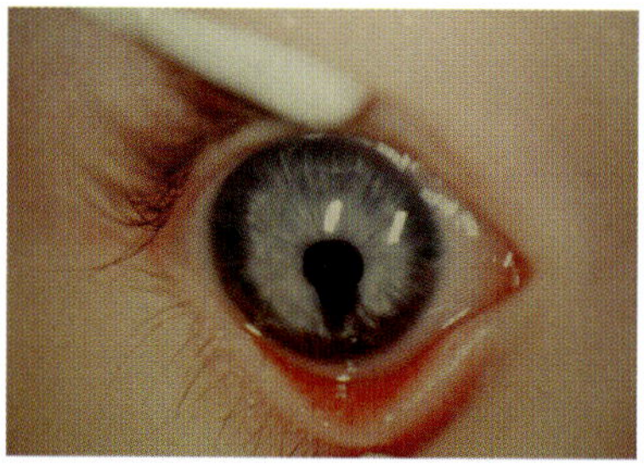

Abb. 24.**17** Kolobom.

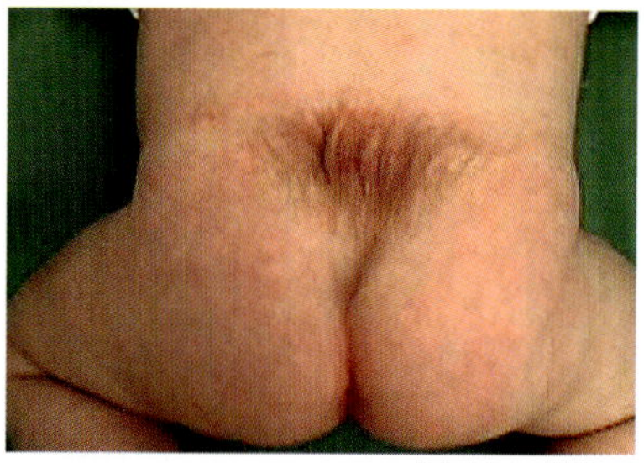

Abb. 24.**18** Myelomeningozele, Spina bifida occulta.

- gastroösophagealer Reflux
- rezidivierende Infekte
- verlegte Nasenatmung

Herz und Kreislauf

Die Beurteilung der Herz- und Kreislauffunktionen ist ein wichtiger Bestandteil der Vorsorgeuntersuchung. Zur Erfassung hämodynamisch erst später bedeutender Vitien ist eine gründliche Untersuchung notwendig:

- Hautfarbe (Zyanose, grau-blasses Kolorit), Ödeme
- Lebergröße
- periphere Pulse, insbesondere Inguinalispulse, Mikrozirkulation
- Herzimpuls, Schwirren, Herzfrequenz, Herztöne, -geräusche
- Rhythmus

Maßnahmen

Herzgeräusche ohne Zyanose und ohne Zeichen einer Herzinsuffizienz erfordern keine unmittelbaren Maßnahmen, sind aber kontrollbedürftig. Echokardiografie planen! Bei Herzinsuffizienz, Zyanose und/oder schwerer Arrhythmie ist die notfallmäßige Einweisung in ein spezialisiertes Zentrum angezeigt. Wegen der Abnahme des Lungengefäßwiderstands mit zunehmendem Links-rechts-Shunt können ein Herzgeräusch wie auch eine Herzinsuffizienz neu auftreten. Kinder mit Fallot-Tetralogie werden oft erst im Verlauf des 1. Lebensjahrs zyanotisch. Rascher Gewichtsanstieg oder Gedeihstörung, Trinkschwierigkeiten, beschleunigte Atmung, rasche Erschöpfung oder Schwitzen deuten auf eine bestehende Herzinsuffizienz hin.

Abdomen (Abb. 24.**19**)

Anamnese

- Stuhlfarbe
- Stuhlfrequenz, Konsistenz
- Miktionsfrequenz
- Gütscheln, Reflux, Sandifer-Syndrom

Untersuchung

- Abdomen bewegt sich schaukelnd im Rhythmus der Zwerchfellkontraktionen: normal
- Inspektion: Nabelhernie, periumbilikale Entzündung, Inguinalhernie
- Palpation (zart): Hepato-, Splenomegalie (1 – 2 cm unter Rippenbogen normal), Tumoren, Hydronephrose (2-Hand-Palpation), Hernien, Lymphknotenstationen

Stuhlfarbe

Eine Gallengangsatresie führt zu spezifischer Stuhlfarbe. Acholische Stühle sind verdächtig. Je jünger das Kind zum Zeitpunkt der Operation, umso besser die Aussichten, dass das Kind mit seiner eigenen Leber überlebt. Vergleichen sie die Stuhlfarbe mit der Farbenkarte (s. Abb. 22.**61**)!

Maßnahmen

Eine Inguinalhernie wird beim Jungen reponiert. Bei Mädchen sind Repositionsversuche wegen der Gefahr einer Ovarialverletzung zu unterlassen. Reponierbare Hernien werden in einem Wahleingriff saniert, inkarzerierte Hernien sind notfallmäßig zu operieren. Nabelhernien bilden sich mit hoher Wahrscheinlichkeit spontan zurück. Die Operation hat nur kosmetische Bedeutung.

Gedeihstörungen mit Stuhlabnormitäten bedürfen einer weiteren Abklärung. Acholische Stühle müssen dringend weiter abgeklärt und behandelt werden.

Hört unser Kind gut?

Fragebogen zur Früherfassung von Kindern mit verminderter Hörfähigkeit. Bitte ausfüllen und Ihrem Arzt bei der Kontrolle mit 6 Monaten zeigen.

Die Monatsangaben entsprechen dem Durchschnitt. Fassen Sie diese daraum nicht zu streng, aber doch als Richtwert auf.

Antworten Sie mit Ja oder Nein! (Zutreffendes ankreuzen)

		Ja	Nein
1 Monat	1. Haben laute Geräusche den Säugling erschreckt?	❑	❑
	2. Hat sich Ihr Kind im Schlaf bewegt oder hat es grimassiert, wenn in seiner Nähe lauter Lärm zu hören war?	❑	❑
2 – 4 Monate	3. Hat Ihr Kind auf Ihre Stimme und angenehme Geräusche gelauscht?	❑	❑
	4. Hat Ihr Kind sein Plaudern verstärkt, wenn man in seinen Lauten mit ihm gesprochen hat?	❑	❑
5 Monate	5. Konnten Sie Ihr weinendes Kind mit Ihrer Stimme beruhigen, auch wenn Sie nicht in seinem Blickfeld waren?	❑	❑
6 Monate	6. Wendet Ihr Kind seinen Kopf sprechenden Personen oder tönendem Spielzeug zu?	❑	❑
	7. Ist das Plaudern Ihres Kindes reichhaltiger (mehr Laute) geworden?	❑	❑
	8. Plaudert Ihr Kind in verschiedenen Tonhöhen?	❑	❑
2½ – 6 Monate	9. Versuchte Ihr Kind zu sprechen, wenn Sie es angesprochen haben?	❑	❑
	10. Ist Ihr Kind erschrocken, wenn Sie an sein Bett traten, um es aufzunehmen?	❑	❑
	11. Haben Sie schon den Verdacht gehabt, Ihr Kind höre eventuell nicht richtig?	❑	❑

Wenn Sie bei den Fragen 10 und 11 mit ja und bei den anderen Fragen mit Nein geantwortet haben, lassen Sie bitte das Gehör Ihres Kindes prüfen.

Abb. 24.**19** Fragebogen zur Früherfassung verminderter Hörfähigkeit.

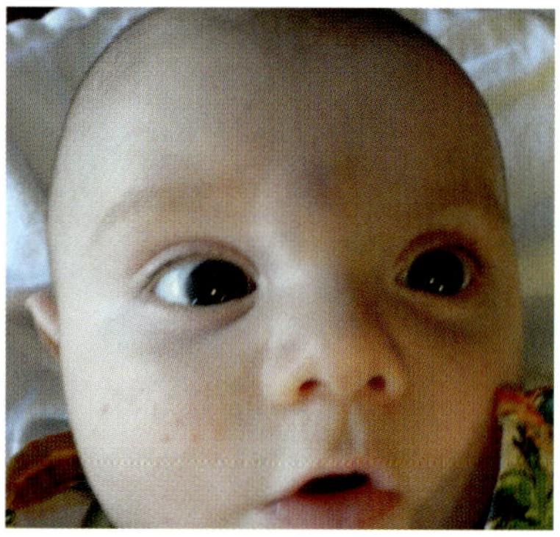

Abb. 24.**20** Nasenwurzelschwellung (Hämangiom).

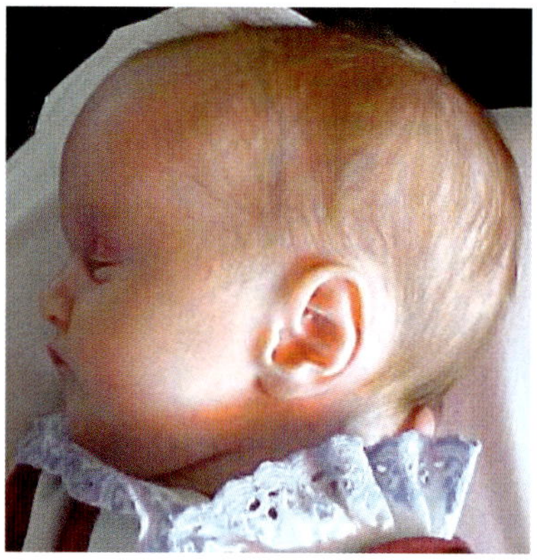

Abb. 24.**21** Hydrozephalus.

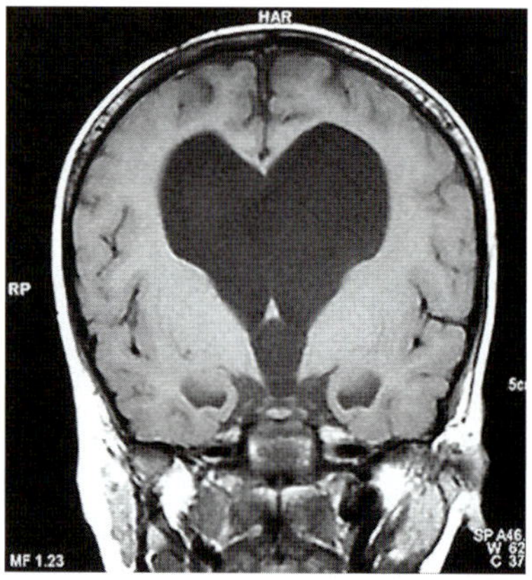

Abb. 24.**22** Hydrocephalus ex vacuo.

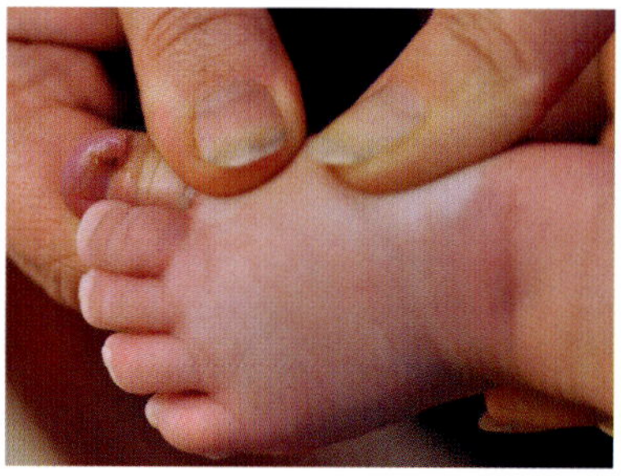

Abb. 24.**23** Unguis incarnatus.

Schädel (Abb. 24.**20**, Abb. 24.**21** und Abb. 24.**22**)

- Messung des Kopfumfangs und Beurteilung der Fontanellen und Schädelnähte: Mikrozephalie, Hydrozephalus, Kraniosynostosen
- Messung des Kopfumfangs auch bei den Eltern (familiäre Mikro-/Makrozephalie)
- Schädelasymmetrien (Blick von kranial): lagebedingte Plagiozephalie, Oxy-, Brachy-, Turri-, Dolichozephalie usw.
- Beurteilung des Gesichtsschädels

Maßnahmen

Verlässt das Maß des Kopfumfangs rasch und eindeutig den Perzentilenkanal (Makrozephalie > P97, Mikrozephalie < P3), so sind weitergehende Abklärung und genaue Entwicklungsuntersuchung notwendig. Allenfalls Abklärung mit Druckmessung in einem Zentrum. Bei offener Fontanelle Echografie des ZNS: Hydrozephalus (familiäre Makro-/Mikrozephalie als Normvariante), Balkenmangel, Dandy-Walker-Zyste usw. Überwachung des weiteren Schädelwachstums und der psychomotorischen Entwicklung. Bei Asymmetrien: Spezialröntgenbilder. Ultraschalluntersuchung der Schädelnähte, des Neurokraniums. Bei lageabhängiger Plagiozephalie (meist als Folge eines Schiefhalses) ist neben der Behandlung der Grundkrankheit, je nach Ausprägungsgrad, die Anpassung eines druckentlastenden Helms angebracht (s. Kap. Schiefhals).

Bewegungsapparat/Hüften (Abb. 24.**23**)

Ziel ist es, angeborene Fehlbildungen und Haltungsanomalien zu erfassen:

- Inspektion des ganzen Körpers in Bauch- und Rückenlage: Schiefhals, Skoliose, Spina bifida
- Untersuchung der Füße auf Deformitäten: Sichelfuß, Klumpfuß, andere Missbildungen
- Beweglichkeit der Füße und der großen Gelenke prüfen (abnorme Gelenkbeweglichkeit?)

Hinweise für einen Schiefhals links

- Trinken an linker Brust problemlos, rechts erschwert
- unklare Schmerzen, eventuell Schlafstörungen, Rückenlage bevorzugt, motorische Asymmetrie
- Rotation des Kopfes nach rechts
- Seitwärtsneigung nach links
- abgeflachtes Hinterhaupt mit asymmetrischer Okzipitalglatze rechts
- Gesichtsskoliose rechts
- skoliotische Körperhaltung nach links
- lebhafteres Bewegungsmuster rechts
- passive Drehung des Kopfes nach rechts uneingeschränkt
- passive Drehung des Kopfes nach links: ganzes Kind (auch Schulter und Rumpf) wird mitgedreht
- Seitwärtsneigung des Kopfes bis zur Schulter nach rechts unmöglich, nach links uneingeschränkt
- Kind in Rückenlage, Kopf gegen den Untersucher gerichtet, passive 45°-Inklination des Kopfes (mit den auf der Unterlage fixierten Schultern): passive Drehung des Kopfes nach links beim seltenen arthrogenen Schiefhals blockiert

Vorsorge

Ernährung

Die zentrale Botschaft der Ernährungsberatung besteht in der Förderung bzw. Fortsetzung der Muttermilchernährung. Hingegen ist bei eindeutigen Stillhindernissen eine rücksichtsvolle Beratung notwendig, um bei der Mutter keine Schuldgefühle zu verursachen. Die inhaltliche Basis der Ernährungsberatung steht in den „Empfehlungen für die Säuglingsernährung“ der Ernährungskommission der SGP (siehe Richtlinien SGP). Es soll auch auf die Möglichkeit von Stillkrisen hingewiesen bzw. bei sich abzeichnenden Stillproblemen eine kompetente Beratung (z. B. Mütterberaterin, Stillberaterin) angeboten werden.

Schwerpunkte der Ernährungsberatung:

Ernährungsberatung
- Stillen fördern (Abb. 24.**24** und Abb. 24.**25**)
- hypoallergene Ernährung bei familiärer Atopie
- Warnung vor nächtlichen Schoppen
- Warnung vor Nuckelflasche mit gesüßtem Tee
- keine Beikost, insbesondere keine Biskuits (Plasmon) und Ähnliches
- Variabilität von Stuhlfrequenz und -qualität bei gestillten und ungestillten Kindern
- Vitamin-D-Prophylaxe

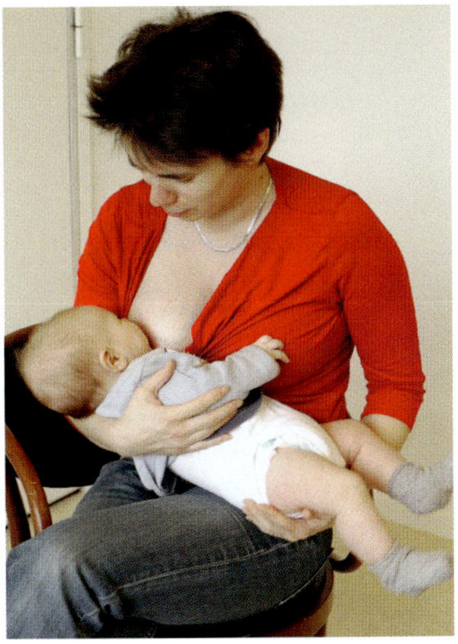

Abb. 24.**24** Stillen weiter unterstützen.

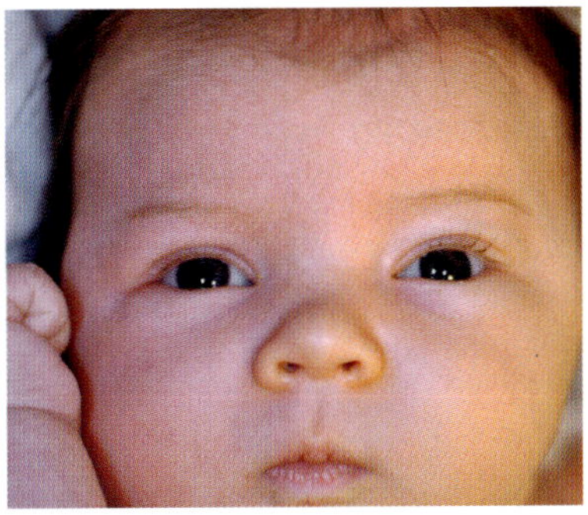

Abb. 24.**25** Saugzapfen (normal).

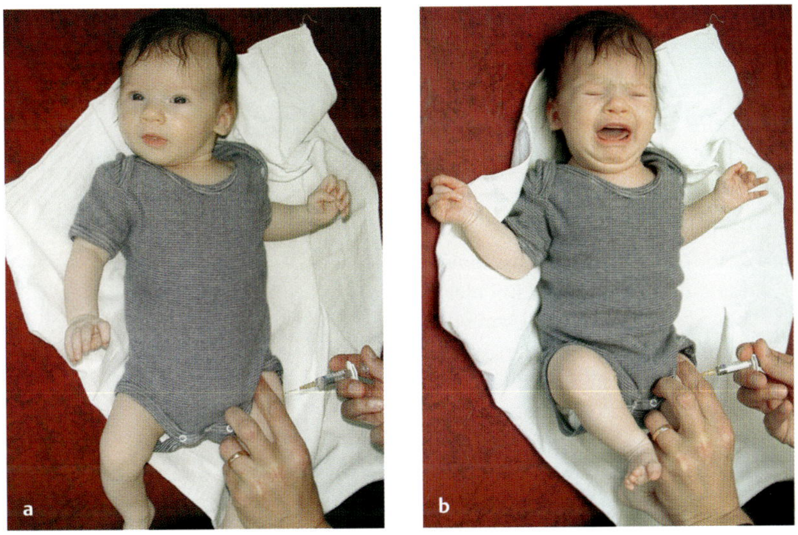

Abb. 24.**26 a, b** Das kann man besser machen: Das Kind kann in diesem Alter meist nicht multimodale Reize gleichzeitig verarbeiten. Wird das Kind visuell bzw. auditiv abgelenkt, z. B. durch die Interaktion mit der Mutter, wird die Impfung vom Kind kaum bemerkt.

Impfungen (Abb. 24.**26** und Abb. 24.**27**)

In der Regel wird anlässlich dieser Konsultation die 1. Grundimmunisierung durchgeführt.

1. Grundimmunisierung

Gemäß Impfempfehlung des Bundesamts für Gesundheit bzw. der Ständigen Impfkommission erfolgt die Grundimmunisierung mit den Impfstoffen gegen Diphtherie (D/d), Pertussis (aP/ap), Tetanus (T), Haemophilus influenzae Typ b (Hib), Poliomyelitis (IPV) und Pneumokokken.

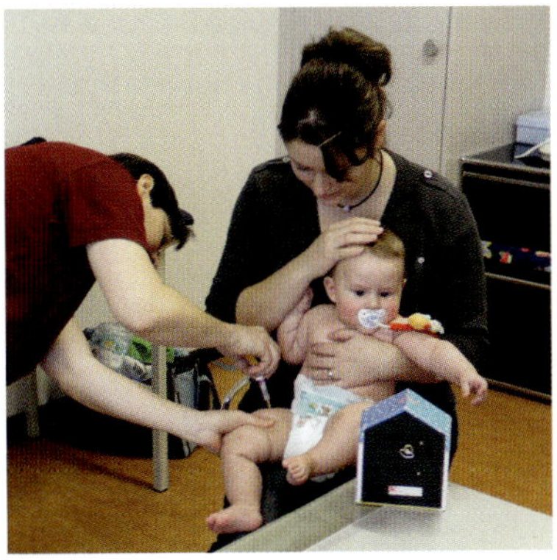

Abb. 24.**27** Impfen, z. B. mit musikalischer Ablenkung mittels Musikdose.

Unfallverhütung

Sicherheit im Auto (Abb. 24.**28**)

Auf Sitzplätzen mit Beckengurt (z. B. ältere Fahrzeuge und Kleinbusse) müssen Kinder lediglich bis 7 Jahre in einem geeigneten Kindersitz gesichert werden. Kinder werden in Kindersitzen auf der Rückbank transportiert. Bei rückwärtsgerichteten Babyschalen ist der Beifahrer-Airbag unbedingt zu deaktivieren. Bei Verwendung des Beifahrersitzes für die Kindersicherung ist die Bedienungsanleitung von Fahrzeug und Kindersitz zu beachten.

!

Niemals das Kind beim Autofahren im Arm tragen oder auf den Knien eines Erwachsenen sitzen lassen! Die Hinweise des Autoherstellers sind unbedingt zu beachten!

Generelle Unfallverhütung

Aktuelle Hinweise zur Unfallprävention in diesem Alter sind z. B.:

- *allgemeine Ratschläge:*
  - Beim Treppensteigen muss eine Hand für den Handlauf frei bleiben, wenn das Baby im Arm oder im Tragetuch transportiert wird.
  - Säuglinge dürfen niemals allein und unbeobachtet gelassen werden.
  - Da das Kind von Tischen, Sofatischen, Stühlen, Sofas usw. herunterfallen kann, darf es, während es sich dort befindet, nicht unbeobachtet gelassen werden.
  - Das Trinken von heißen Flüssigkeiten oder das Rauchen sind nicht erlaubt, wenn das Kind im Arm getragen wird.
  - Kinder sind keine Sonnenanbeter; sie müssen vor direkter Sonneneinstrahlung geschützt werden.
  - Ein Säugling darf niemals geschüttelt werden.
- *Wickeltisch:* Warnung vor dem Sturz vom Wickeltisch: Das Baby darf nie aus den Augen gelassen werden, und die Person, die es wickelt, darf sich nicht vom Wickeltisch entfernen. Besser ist das Wickeln auf dem Bett oder am Boden.
- *Badewasser:* Die Boilertemperatur darf nicht über 50 °C eingestellt werden (Verbrühungsgefahr).

Kindersicherheit im Auto

- *Die Kleinen (Gruppe 0+, 0 – 13 kg):*
  - Babyschalen müssen immer rückwärts gerichtet montiert werden.
  - Die Babyschale darf nie auf den Beifahrersitz, wenn der Frontairbag aktiviert ist. Dann muss der Kindersitz auf dem Rücksitz befestigt werden.
  - Es ist in die nächstgrößere Gruppe zu wechseln, wenn der Kopf des Kindes über die Schale hinausragt.
  - Ragen nur die Füßchen hinaus, besteht noch kein Grund zum Wechseln.
- *Die Mittleren (Gruppe 1, 9 – 18 kg):*
  - Es muss sichergestellt werden, dass der Kindersitz fest mit dem Auto verbunden ist (Vorsicht vor zu lockerer Montage!).
  - Der Wechsel in die nächstgrößere Gruppe erfolgt erst dann, wenn der Kopf des Kindes über den Kindersitz hinausragt.
- *Die Großen (Gruppe 2/3, 15 – 36 kg):*
  - Kinder bis 12 Jahre oder 150 cm Körpergröße (was zuerst eintrifft) benötigen einen Sitzerhöher, am besten mit Rückenlehne für mehr Komfort und Sicherheit.
  - Ein einfacher Sitzerhöher ist preisgünstig und entspricht der neuen Vorschrift. Im Unterschied zu einem teureren Produkt mit Rückenlehne bietet er allerdings keinerlei Schutz bei einem Seitenaufprall.
  - Auf eine korrekte und straffe Gurtführung ist zu achten.
  - Die sichersten Plätze im Auto sind auch für größere Kinder diejenigen auf den Rücksitzen.

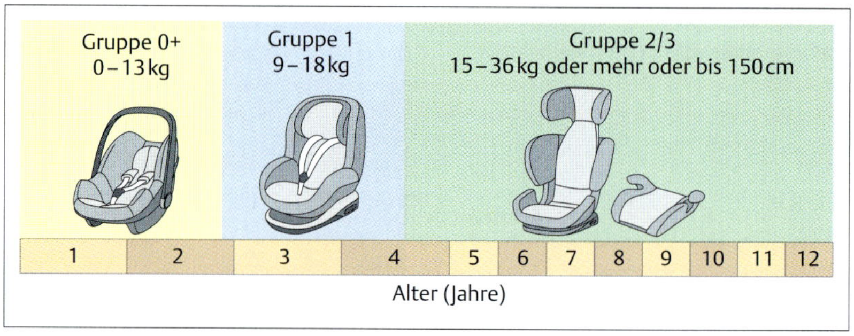

Abb. 24.**28** Welcher Autokindersitz ist richtig?

- *Kinderspielzeug:*
  - Wichtig ist die Vermeidung von Erstickungsgefahren durch Aspiration und Strangulation durch Bonbons, Puder, Tabletten und Pillen, Plastiksäcke, Ohrringe, Kleidungsstücke, Halsketten, Beruhigungstücher, Kissen usw.
  - Es sollte Kinderspielzeug gekauft werden, das der europäischen Norm EN71 genügt (auf das CE-Norm-Zeichen achten).

Prävention des plötzlichen Kindstods

Zu den Risikofaktoren und Maßnahmen vgl. die Angaben im Rahmen der U2 (s. Kapitel 22, Abschnitt „Vorsorge", S. 582).

Präventive Beratung

(Abb. 24.**29**, Abb. 24.**30** und Abb. 24.**31**)

Wesentliche Gesprächsinhalte und Botschaften

Das antizipatorische Beratungsgespräch sollte zusätzlich zu den bereits im Rahmen der U3 genannten Punkten (s. Kapitel 23, Abschnitt „Vorsorge", S. 606) folgende Hinweise auf kommende Ereignisse enthalten:

- Positive Unterstützung und Beratung der Eltern.
- Empathie zeigen und Erreichbarkeit signalisieren.
- Warnung vor allzu vielen guten Büchern und Ratschlägen wohlwollender Personen.
- Ressourcen der Familie für die nächste Zeit evaluieren.
- Die Mutter zu Erholungsphasen ermuntern.
- Außerfamiliäre Betreuung.
- Schreien bei Säuglingen ist grundsätzlich normal, die Schreidauer wird in den nächsten Wochen eher wieder abnehmen.
- Weiter Reifung des Schlaf-wach-Rhythmus, ein Einfluss auf dieses Verhalten ist limitiert.
- Schlaforte diskutieren (Familienbett, Kinderbett).
- Vitamin-D-Prophylaxe erörtern.
- Kind soll in rauchfreier Umgebung aufwachsen können.
- Erreichbarkeit Kinderarzt/Notfall/Ressourcen.

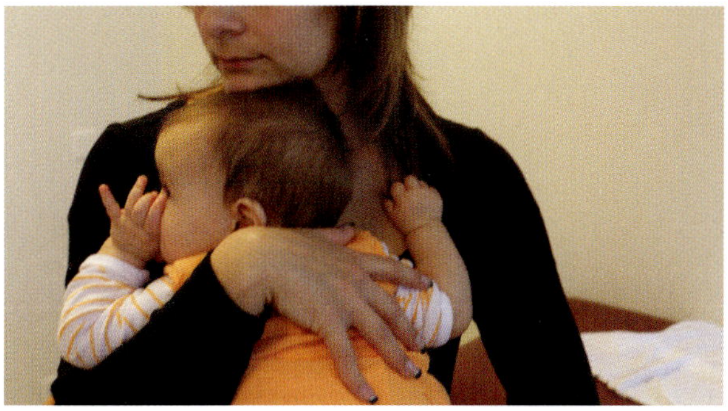

Abb. 24.**29** Nuckeln auf die elegante Art!

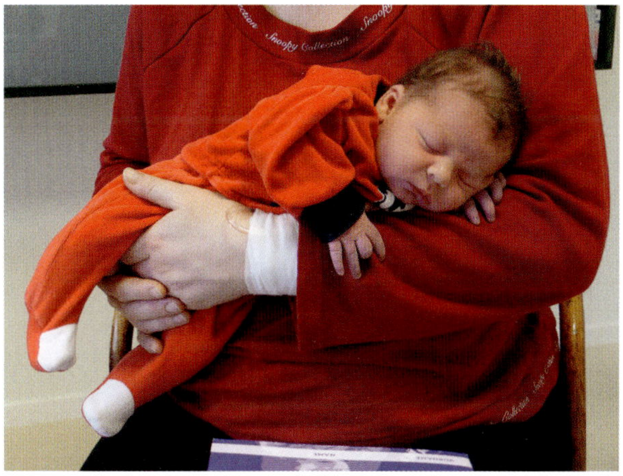

Abb. 24.**30** Schlaf-Handling.

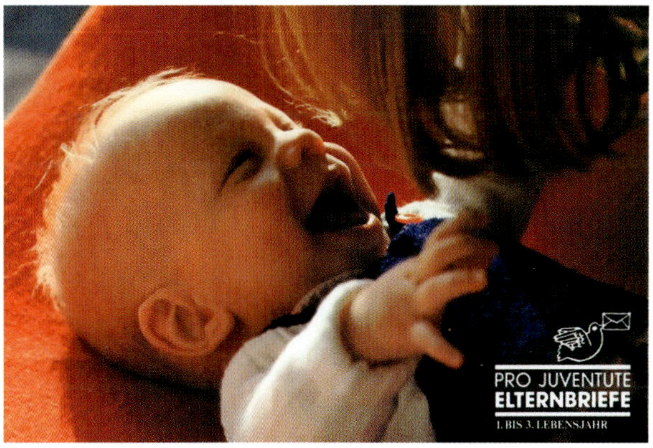

Abb. 24.**31** Die hervorragenden, von „Pro Juventute" herausgegebenen Elternbriefe (im Internet: http://www.elternbriefe.ch; Stand: 10. 05. 2012).

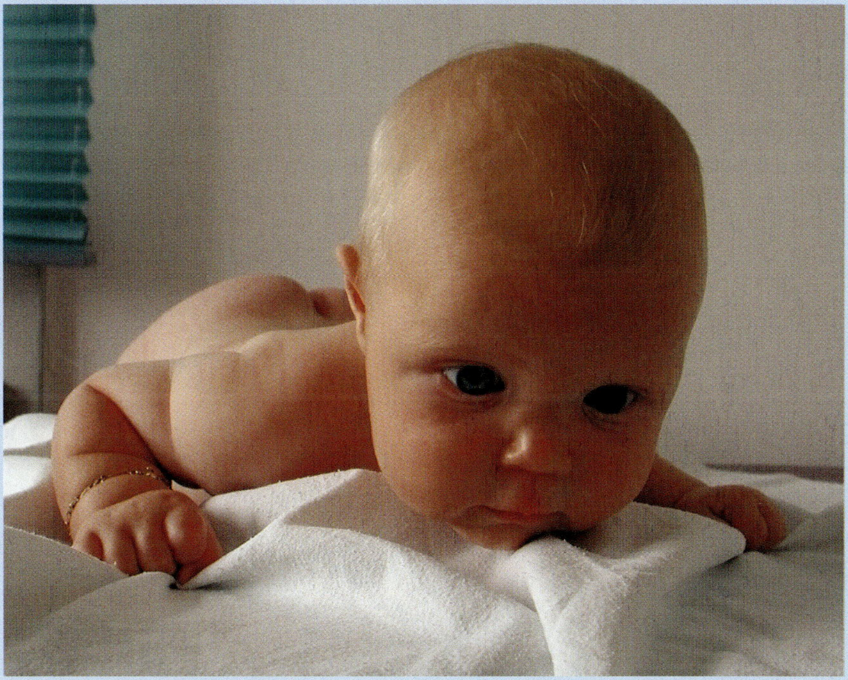

Synopsis der psychomotorischen Entwicklung

Rückenlage. Zwar kann der Kopf in Mittelstellung gehalten werden, er wird aber oft noch bevorzugt nach einer Seite gelegt. Die Arme werden symmetrisch nach vorn genommen, Hände, mit denen das Kind spielt, werden vor der Brust oder in Nähe des Mundes zusammengenommen, die Finger leicht gebeugt bis gestreckt. Der Einfluss des asymmetrischen tonischen Nackenreflexes hört auf; er kann aber noch auslösbar sein. Die Hände können zu den Knien geführt und die Beine stärker von der Unterlage abgehoben werden. Die Extensionsfähigkeiten der Extremitäten haben weiter zugenommen, sodass das Strampeln der Beine vielseitiger – alternierend mit Abduktion und Außenrotation – geworden ist. Das Kind kann sich nun zur Seite drehen und zeigt dadurch eine skoliotische Haltung. Falls diese nur leicht ist und in Bauchlage lageabhängig wechselt, ist das normal!

Bauchlage. Das Kind stützt sich auf die Unterarme, die vor die Schultern nach vorn genommen werden, hebt den Kopf bis 90° an und hält ihn in dieser Lage stabil. Es kann einen Arm strecken und rollt dann häufig, oft noch ungeplant, über die gestreckte (lange) Seite zurück zur Rückenlage.

Hochziehen zum Sitzen. Der Kopf bleibt nur initial leicht zurück und wird dann in Verlängerung des Rumpfes hochgenommen (Flexoreaktivität gegen die Schwerkraft). Die Beine können von der Unterlage flektiert und abduziert werden.

Sitzend gehalten. Die Kinder sitzen in diesem Alter gern mit Unterstützung und nehmen so aktiver an der Umgebung teil. Der Kopf kann jetzt sicher gehalten werden, ist vielleicht leicht nach vorn geneigt. Die Labyrinthstellreaktion auf den Kopf ist vorhanden. Der Rücken wird thorakal gestreckt und lumbal noch leicht gerundet.

Aufrecht gehalten. Zwischendurch werden Beine und Füße leicht gestreckt. Eventuell erfolgt eine kurze Gewichtsübernahme, dann aber Astasie.

Schwebehaltung. Der Kopf wird leicht über die Horizontale angehoben, der Rumpf gestreckt. Bei seitlichem Kippen aus vertikaler Schwebelage zeigt das Kind jetzt positive Labyrinthstellreaktionen auf den Kopf.

Reflexe und Gleichgewichtsreaktion. Bei passiver Drehung zur Bauchlage zeigt sich eine deutliche Labyrinthstellreaktion auf den Kopf. Die Halsstellreaktion hört auf und wird durch die Derotation von Milani (Körperstellreaktion auf den Körper) abgelöst. Der Einfluss von Moro-Reflex, von Greifreflexen und von asymmetrischem tonischem Nackenreflex ist schwach. Orale Reflexe sind schwach und inkonstant auslösbar bzw. beeinflussend; die Labyrinthstellreaktion ist stark. Die Gleichgewichtsreaktion beginnt, ist aber noch unsicher.

Hände. Die Hände werden betrachtet; das Kind beginnt aktiv – noch etwas unkoordiniert – zu greifen. Es bringt die Hände vor der Brust zusammen, packt Haare und Kleider, zieht sogar Stoffe vom Gesicht (Gugus-dada-Spiel). Es hält eine Klapper fest und schüttelt sie, führt sie zum Mund und nähert sich mit beiden Händen dem Spielzeug. Es blickt von seiner Hand zum hingehaltenen Gegenstand und bringt dadurch Gegenstand und Hand in Beziehung zueinander. Das Kind greift zuerst übermäßig, d. h. mit zu weit offenener Hand und/oder ulnar mit 3 Fingern.

Sprache. Die oralen Reflexe treten zunehmend in den Hintergrund. Das Kind experimentiert mit Lippen und Zunge im Sinne richtigen Übens. Es führt alle Gegenstände zum Mund und sammelt so sensomotorische Erfahrungen.

Allgemeines Verhalten. Schlaf-Wach-Rhythmus und Essenszeiten haben sich weitgehend harmonisiert. Das Kind zeigt Freude, wenn mit ihm kommuniziert oder ihm ein Spielzeug hingehalten wird, und äußert diese Freude mit allen 4 Extremitäten. Es beobachtet die Gegenstände und seine Umwelt intensiver. Die Objektpermanenz ist noch nicht ausgereift: Das Kind schaut weg, wenn ein Gegenstand aus seinem Gesichtsfeld verschwindet, und sucht nicht danach. Es interessiert sich manchmal mehr für seine Umgebung als für die Nahrungsaufnahme, die es deshalb dauernd unterbricht.

Schwerpunkte der Untersuchung (Abb. 25.1)

Datum: ____________ Alter: ____________ Gewicht: ________ P____

Korr. A.: ____________ Länge: ________ P____ Kopfumf.: ________ P____

☑ normal/ja ☒ auffällig/nein ❑ nicht untersucht/erfr.

Anamnese
- ❑ Zwischenanamnese
- ❑ Schwierige Situation
- ❑ Impfreaktion
- ❑ Ernährung (Stillen/Schoppen/Schnuller)
- ❑ Schlafen/Schreien
- ❑ Interaktion/Bindung/Vertrautheit/Eltern sicher
- ❑ Befindlichkeit Kind/Eltern
- ❑ Familiäres Umfeld/Geschwister/Paarbeziehung
- ❑ Außerfamiliäre Betreuung/Erwerbstätigleit/der Mutter/des Vaters
- ❑ Risikofaktoren Misshandlung (z. B. Schlafstörung, Schreien, häusliche Gewalt)

Entwicklung

• Motorik
- ❑ Spontanmotorik harmonisch, symmetrisch
- Rückenlage:
  - ❑ Kopf in Mittellage gehalten
  - ❑ Stützt sich auf Unterarme
- Traktion:
  - ❑ Kopf mitgenommen
  - ❑ Arme und Beine flektiert
- Schwebehaltung:
  - ❑ Kopf leicht unter Horizontale
  - ❑ Rumpf gestreckt, Beine flektiert
- Kippen:
  - ❑ Unvollständige Abduktion der Beine
- ❑ Beginn bds. zu greifen
- ❑ Primitivreflexe/Tonus

• Spiel
- ❑ Erkundet oral

• Kommunikation, Sprache
- ❑ Blickt Untersucher an und nach (verfolgt)
- ❑ Responsives Lächeln
- ❑ Gurrt/gibt Geräusche von sich, variiert

• Sozioemotional
- ❑ Meist zufrieden/lächelt
- ❑ Leicht beruhigbar/tröstbar

Untersuchung
- ❑ Haut/Nägel/Haare
- ❑ Mund/Mundhöhle
- ❑ Augen (brechende Medien klar, kein Schielen)
- Ohren:
  - ❑ Lauscht auf Geräusche, Spieldose
  - ❑ Wendet sich Geräuschquelle zu (Hochtonrassel)
  - ❑ Hält inne auf Ansprache
- ❑ Herz/Kreislauf/Inguinalpulse/Atmung
- ❑ Abdomen/Genitale
- ❑ Schädel, Bewegungsapparat

Labor/Teste
- ❑

Prävention
- ❑ Unfallverhütung (Wickelplatz/Halskettchen/Auto)

Risikofaktoren, antizipatorische Beratung
- ❑ Schlafen/Schreien (Shaken Baby)
- ❑ Ernährung/Stillsicherung/Kariesprophylaxe
- ❑ Schnuller/Zahnen
- ❑ Bewegungsbedürfnis des Kindes
- ❑ Ressourcen der Mutter/Familie
- ❑ Rauchfreie Umgebung

Impfungen

Abb. 25.1 Untersuchungsprotokoll 4 Monate.

4 Monate

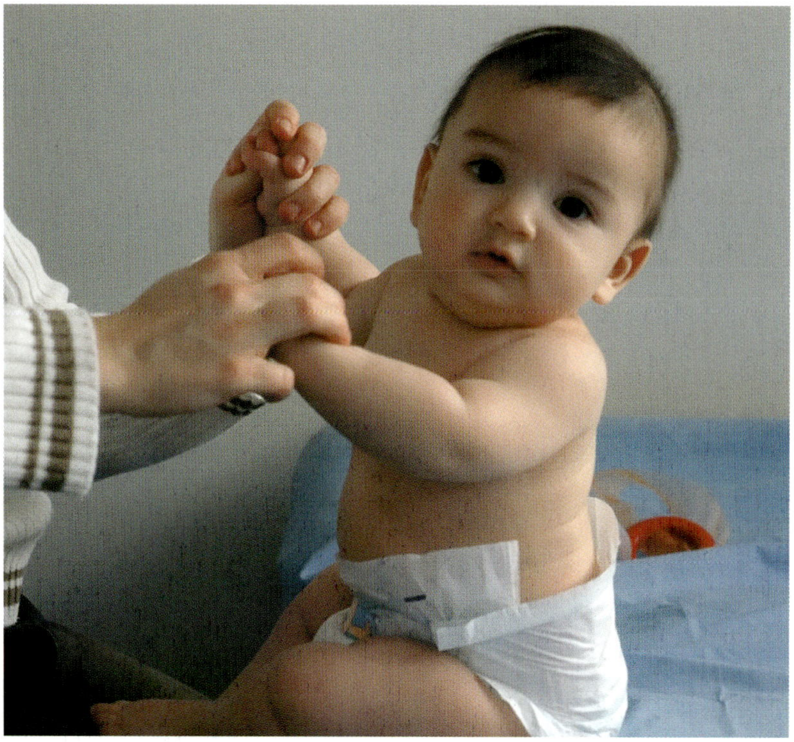

Abb. 25.**2** Hochinteressant: „Was will denn der?"

Touchpoints

- *Bindung:* Durch noch besser vorhersehbare Interaktionsmuster intensiviert sich die emotionale Bindung zwischen Eltern und Kind.
- *Interesse an der Welt:* Das Baby richtet seine Aufmerksamkeit nach außen. Es hat Interesse an der Umwelt und nimmt zu ihr Kontakt auf.
- *Betreuungsmuster:* Es haben sich Routineabläufe entwickelt, die dem Baby Sicherheit geben.
- *Forderungen des Babys:* Das Baby zeigt verstärktere Bemühungen um Aufmerksamkeit. Dadurch wird das Beziehungsbedürfnis der Eltern befriedigt. Jedoch sind sie frustriert, wenn sie den Forderungen nicht nachkommen können.
- *Väterliches Engagement:* Das große Interesse an der Umwelt ist für den Vater eine Chance, seine Beziehung zum Baby zu intensivieren. Die Mutter empfindet dies unter Umständen als Verlust an Intimität.

Der Säugling ist in der Zwischenzeit „wacher" geworden (Abb. 25.**2**) und zeigt noch mehr interaktives Verhalten. Er lächelt nun regelmäßig und äußert sein Wohlgefallen. Die Eltern vertiefen diese nun zunehmend dankbare und interaktive (responsive) Beziehung zum Kind. Sie kennen das Kind jetzt besser und haben gegenseitiges Vertrauen aufgebaut. Wie die Veränderungen auf der Beziehungsebene zwischen Mutter und Vater als Partner, aber auch zwischen Kind und Eltern von allen Beteiligten verarbeitet werden, ist für die weitere Entwicklung der Familie von großer Bedeutung. Arbeitstätige Mütter sind nun an ihre Arbeitsstelle zurückgekehrt. Damit ändert sich nicht nur das Betreuungsschema des Kindes, sondern auch die Organisation des Familienlebens. Außerfamiliäre Betreuung wird essenziell. Auch das „schwierige Kind", das unter exzessivem Schreien gelitten hat, ist nun deutlich ruhiger geworden. Hat die Beziehung zu den Eltern dadurch gelitten?

! Die Überprüfung der psychomotorischen Entwicklung ist essenziell!

Anlässlich dieser Untersuchung wird meist die 2. Impfung durchgeführt. Oft sind die Eltern durch oder über diesen Eingriff – besonders, wenn er bei der 1. Impfung für das Kind unangenehm oder schmerzhaft war – verunsichert und von irrationalen Ängsten geplagt. Diese sind immer ernst zu nehmen. Einflüsse von Dritten müssen dabei berücksichtigt werden. Die Eltern müssen wiederum, nach ärztlicher Aufklärung, die Einwilligung zur Impfung geben (Informed Consent).

Erste Beobachtungen und Fragen

Wenn bereits bei früherer Gelegenheit ein ausführliches Gespräch mit den Eltern stattgefunden hat, kann die Beziehung nun in vertrauter Atmosphäre vertieft werden. Der Arzt erfasst den Gesundheitszustand des Kindes und erhält einen Eindruck vom psychosozialen Umfeld der Familie (Abb. 25.**3**).

Anamnese

- *Bisheriges Verhalten des Kindes (Zwischenanamnese):*
  - schwierige Situationen
  - Impfreaktion
- *Systemübersicht bezüglich:*
  - Ernährung bzw. Stillen, Schoppen und Schnuller
  - Schlaf-Wach-Rhythmus
  - Schreiverhalten
  - Stuhlverhalten: Stuhlfrequenz, Krämpfe (Koliken), abnorme Stühle (Menge und/oder Farbe bzw. Zusammensetzung)
  - Bindung, Vertrautheit, Eltern sicher
  - Befindlichkeit von Kind und Eltern
- *Sozialanamnese:*
  - familiäres Umfeld, Geschwister, Paarbeziehung
  - Beruf der Eltern
  - außerfamiliäre Betreuung, Erwerbstätigkeit der Mutter bzw. des Vaters
  - Stellung der Geschwister
  - Ressourcen der Familie
  - Risikofaktoren für Misshandlung (z. B. Schlafstörung, Schreien, häusliche Gewalt, Armut)

Beobachtungen und Maßnahmen

Beobachtet werden müssen dieselben Punkte, die bereits im Rahmen der 2-Monate-Untersuchung aufgeführt wurden (s. Kapitel 24, Abschnitt „Erste Beobachtungen und Fragen“, S. 611). Die erforderlichen Maßnahmen sind in Kapitel 23, Abschnitt „Erste Beobachtungen und Fragen“ (S. 589) nachzulesen.

Bei Überlastung der Mutter, Gefahr der Vernachlässigung oder Risiko der Kindesmisshandlung:

- Offenes Gespräch mit der Mutter oder den Angehörigen suchen und das Vertrauen der Mutter in ihre Fähigkeiten stärken.
- Die Ressourcen der Familie ergründen und der Mutter bzw. den Eltern Erholungspausen „verordnen“.
- Einleitung engmaschiger Kontrollen beim Arzt bzw. der Mütterberatungsschwester.
- Je nach gegebener Situation Hilfe vermitteln (psychologisch, fürsorgerisch) und auf entsprechende Stellen hinweisen.

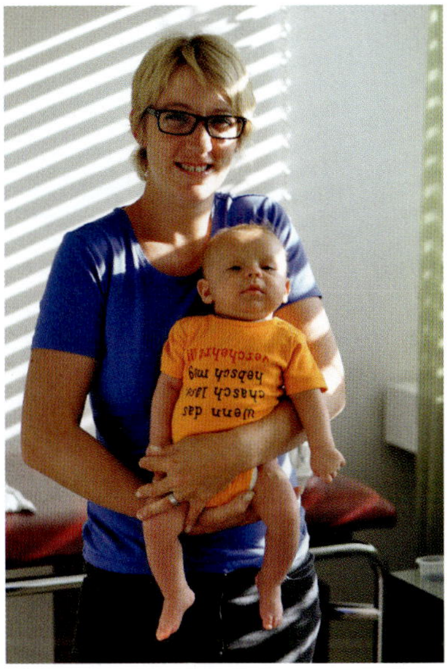

Abb. 25.**3** 4 Monate alte Kinder nicht „falsch herum“ herumtragen.

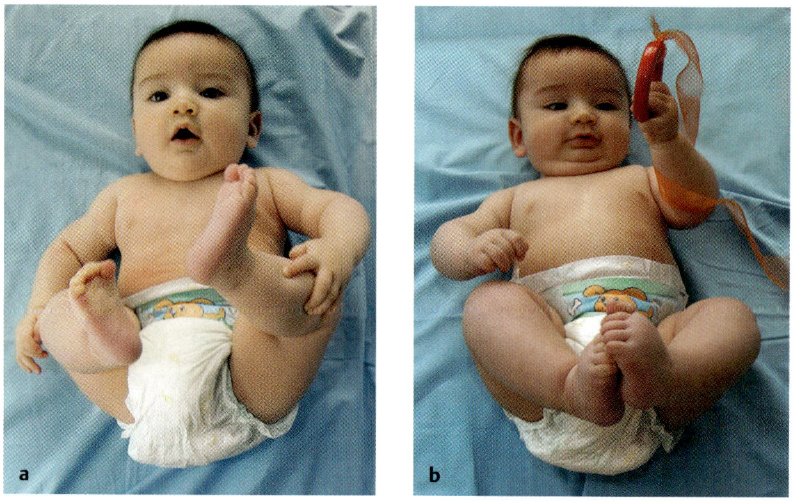

Abb. 25.**4 a, b** Rückenlage.
a Hände meist offen, gelangen bis zu den Knien. Strampeln wird zunehmend alternierend.
b Das Kind greift bipedal (Füße machen die Greifbewegung mit).

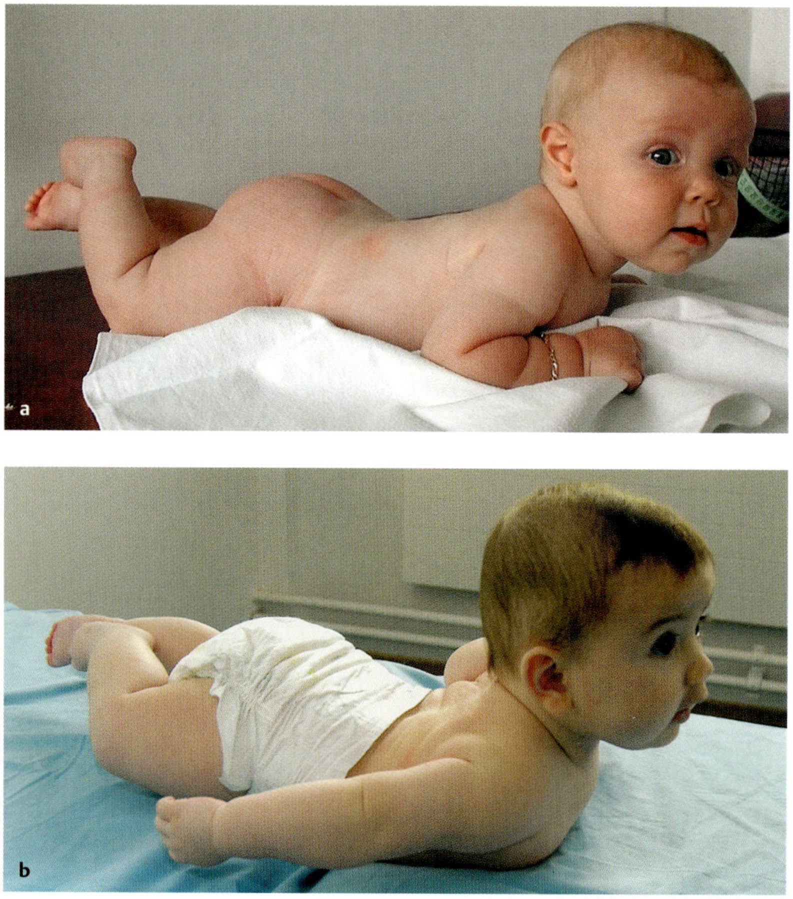

Abb. 25.**5 a, b** Bauchlage.
a Ellenbogenstütz.
b Die Jet-Stellung ist nicht pathologisch, sondern – wenn intermittierend – eine Normvariante.

Psychomotorische Entwicklung

Auch für die Entwicklungsbeurteilung des Säuglings im Rahmen der U4 muss er sich im Stadium 3 oder 4 nach Prechtl befinden.

Motorik

In Bauch- und Rückenlage werden die spontane Aktivität des Kindes sowie seine passiven Bewegungen durch Manipulation des Untersuchers beobachtet. Das Kind bevorzugt die Rückenlage, freut sich über hingehaltene Gegenstände und zeigt diese Freude durch lebhafte Bewegung aller Extremitäten. Es beginnt noch etwas ungezielt zu greifen.

Beobachtung der Spontanmotorik:

- *in Rückenlage* (Abb. 25.**4**):
  - Kopf wird in der Mitte gehalten, guter affektiver Kontakt mit dem Untersucher
  - symmetrische Beugehaltung, Extension zunehmend, stärkeres Strampeln mit Abduktion der Beine
  - Einfluss des asymmetrischen tonischen Nackenreflexes verschwindend
  - Kind kann sich auf die Seite drehen, eher zufälligerweise auf den Rücken
  - Blickkontakt, folgt Gegenstand (z. B. rotem Wollknäuel) mit Kopf und Blick über die Mittellinie
- *in Bauchlage* (Abb. 25.**5**):
  - Kopf wird bis 90° gehoben und in dieser Stellung gehalten und zur Seite gedreht
  - stützt sich auf die Unterarme, die vor die Schultern genommen werden
  - kann einen Arm strecken und rollt dabei (oft ungewollt) in die Rückenlage zurück
  - Beine gestreckt und semiflektiert, Becken flach auf der Unterlage
  - beginnende Gleichgewichtsreaktionen
- *provozierte Bewegungen:*
  - Hochziehen zum Sitzen (Abb. 25.**6**, Abb. 25.**7** und Abb. 25.**8**): Kind dabei an beiden Armen aufziehen; Kopf bleibt nur initial leicht zurück, wird dann in der Körper-

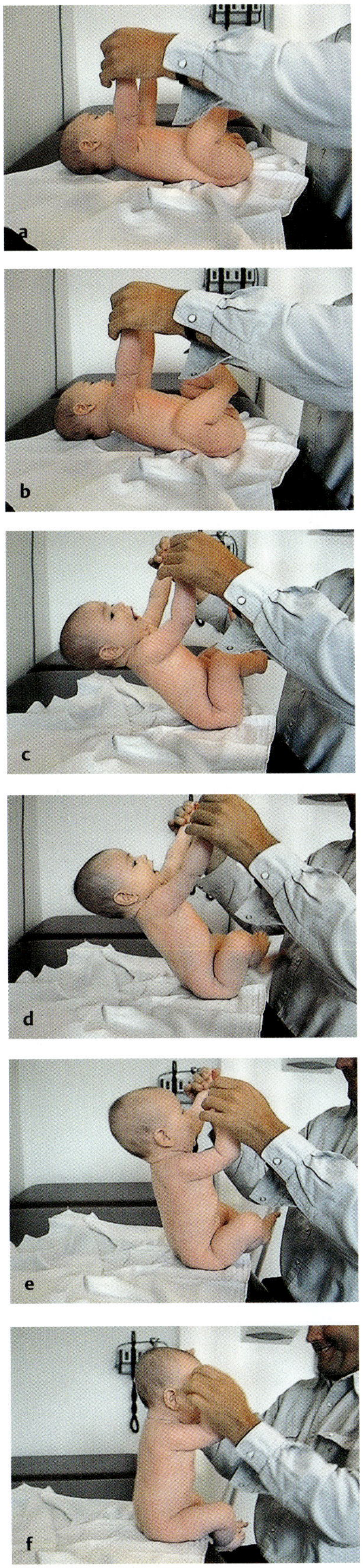

Abb. 25.**6 a – f** Aufziehen zum Sitzen (Traktionsversuch) von der Seite: Beachte die prompte Flexion der Beine im Hüftbereich.

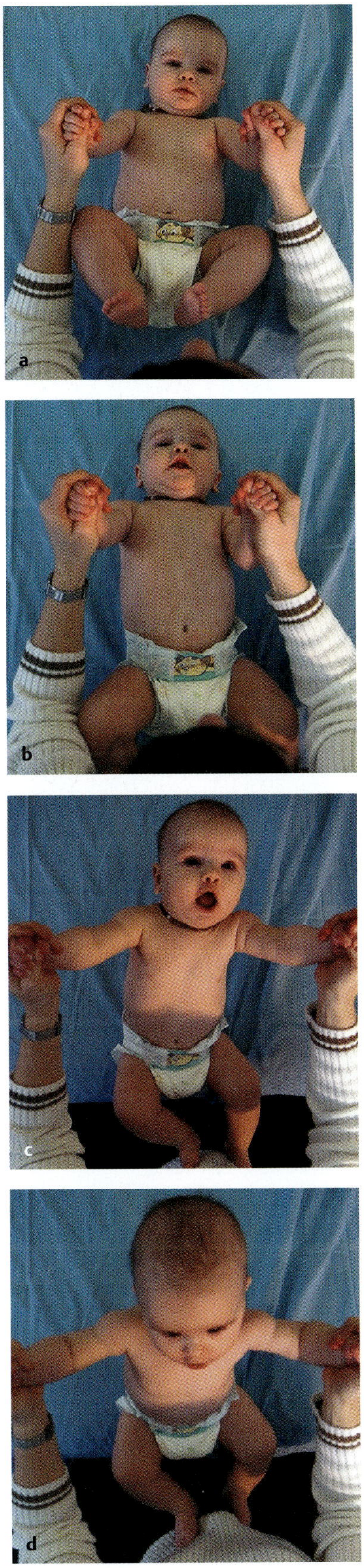

Abb. 25.**7 a – d** Aufziehreaktion aus der Perspektive des Untersuchers.

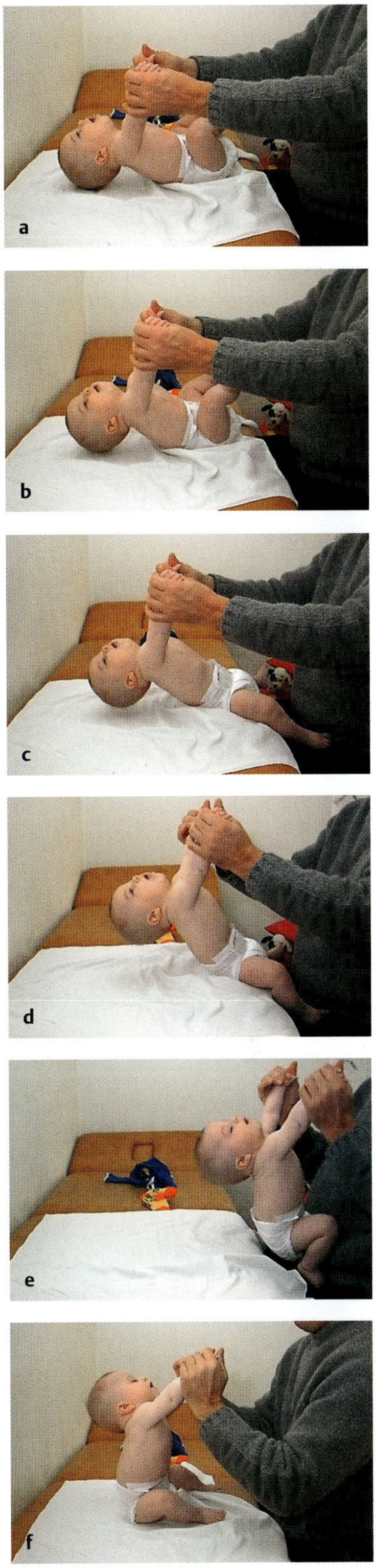

Abb. 25.**8 a – f** Pathologischer Traktionsversuch. Beachte neben der völlig ungenügenden Tonisierung des Rumpfes die Haltung der Beine!

achse mitgenommen, Arme flektiert, prompte Flexion der Beine in den Hüften und Anheben von der Unterlage
- sitzend gehalten: Kopf kann gehalten werden, leicht nach vorn geneigt, Rücken lumbal etwas rund, sonst gerade (Kinder haben Freude an dieser Haltung, da sie mehr „mitbekommen")
- aufrecht gehalten: Astasie, gelegentlich kurze Gewichtsübernahme bei leicht gestreckten unteren Extremitäten
- Schwebehaltung (Abb. 25.**9**): Kopf in der Körperachse gehalten, Rumpf gestreckt, Arme und Beine flektiert
- *Hände* (Abb. 25.**10**):
  - geöffnet, die Hände werden betrachtet, beginnen zu greifen
  - Kind bringt Hände vor dem Gesicht zusammen
  - greift Kleider, Haare usw., führt diese zum Mund

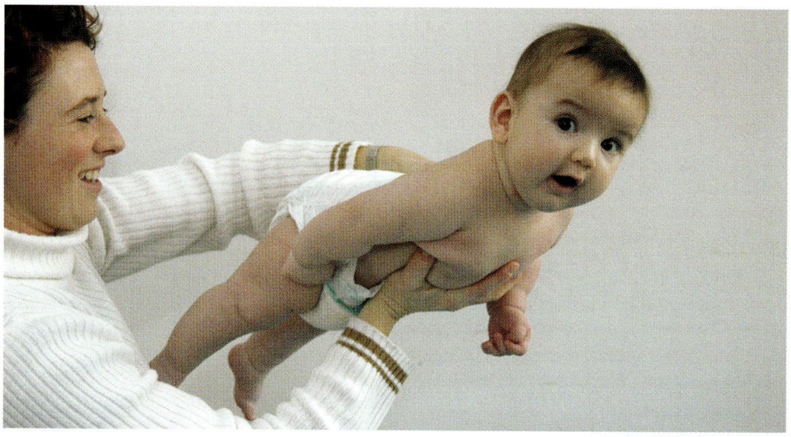

Abb. 25.**9** Schwebend gehalten: Kopf über der Körperachse.

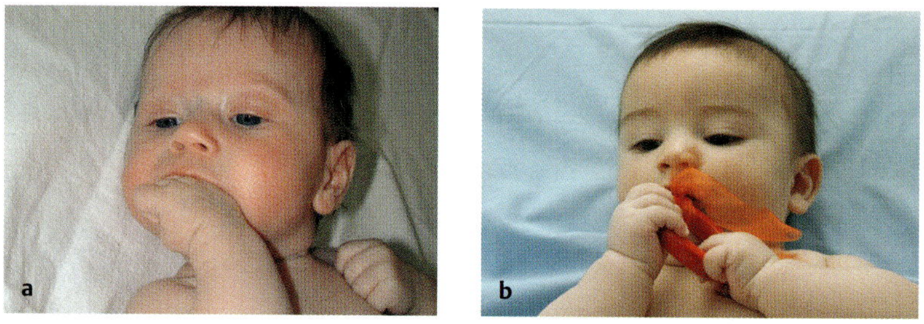

Abb. 25.**10 a, b** Das Kind bringt Hände oder Gegenstände in den Mund.

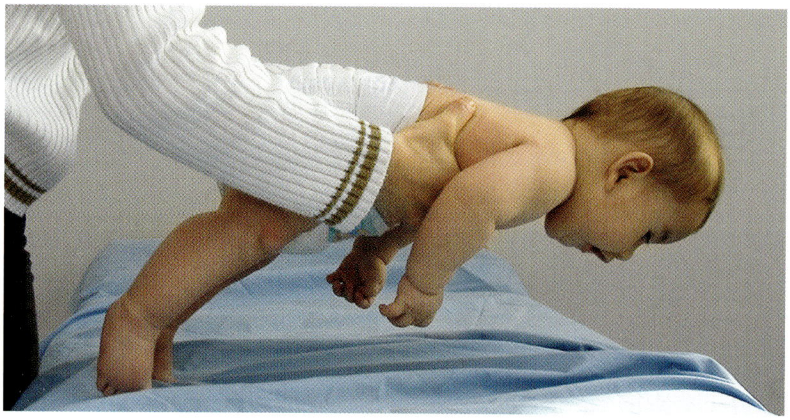

Abb. 25.**11** Noch keine Fallschirmreaktion vorhanden.

Tonus und Reflexe

Der Tonus wird durch passive Bewegungen der Extremitäten „gespürt". Traktionsversuch, Lageversuch und Ventralsuspension sind dafür auch besonders hilfreich.

- Tonus erniedrigt, erhöht, wechselnd, asymmetrisch
- beim passiven Strecken der Beine Widerstand
- Muskeleigenreflexe symmetrisch auslösbar
- Moro-Reflex kaum noch auslösbar
- Stellreflexe auslösbar (s. Abb. 17.**38b**)
- starke Labyrinthstellreaktionen, keine Fallschirmreaktion (Abb. 25.**11**)
- asymmetrischer und symmetrischer tonischer Nackenreflex verschwindend

Maßnahmen

Auffälligkeiten, wie Tonusstörungen, muskuläre Hypotonie, Asymmetrien, persistierender Opisthotonus, Übererregbarkeit, fixierte oder stereotype Streckmuster der Beine und der Schultern mit Henkelstellung der Arme (Schulterretraktion) können Zeichen einer spastischen Zerebralparese sein und müssen abgeklärt werden.

Ursachen einer generalisierten Hypotonie im Säuglingsalter
(s. auch Differenzialdiagnose: Floppy Infant, 2-Monats-Untersuchung)
- häufigste Ursache ist die zerebrale Bewegungsstörung

Zentral bedingt (Reflexe oft gesteigert):
- Ischämie, Hämorrhagie, Missbildungen
- metabolische Störung
- Epilepsie

Peripher bedingt (Reflexe oft schwach)
- Trauma, Dysraphien, Myopathien
- s. auch S. 398.

Bei festgestellter Hypotonie (Ursachen s. Kapitel 24, Abschnitt „psychomotorische Entwicklung", S. 614) ist je nach Grad der Auffälligkeit eine Kontrolle in 1 Monat, eventuell ein kinderneurologisches Konsilium oder die Zuweisung zur Physiotherapie bzw. an ein entwicklungs- oder sozialpädiatrisches Zentrum indiziert.

Tab. 25.**1** Entwicklung des Spielverhaltens: Spiel mit den Händen.

Spiel mit den Händen	Alter (Monate)
Hand-Mund-Koordination	Beginn in der Schwangerschaft
Hand-Auge-Koordination	> 2 – 3
Hand-Hand-Koordination	> 3 – 4
beidhändiges Greifen	> 5 – 6

Entwicklung des Spielverhaltens

- Das Kind erkundet oral.
- Hände werden betrachtet und beginnen zu greifen.
- Der Säugling bringt die Hände vor dem Gesicht zusammen.
- Das Kind experimentiert mit Lippen und Zunge, führt Gegenstände zum Mund und exploriert diese (Tab. 25.**1** sowie Abb. 25.**12**, Abb. 25.**13** und Abb. 25.**14**).

Die Spieldauer nimmt während der Wachphase im 1. Lebensjahr sprunghaft zu:

- *bis 4. Monat:* ca. 9 % der Wachphase
- *7.–8. Monat:* ca. 51 % der Wachphase
- *11.–12. Monat:* ca. 75 % der Wachphase

! Dem Kind müssen Spielhandlungen ermöglicht werden!

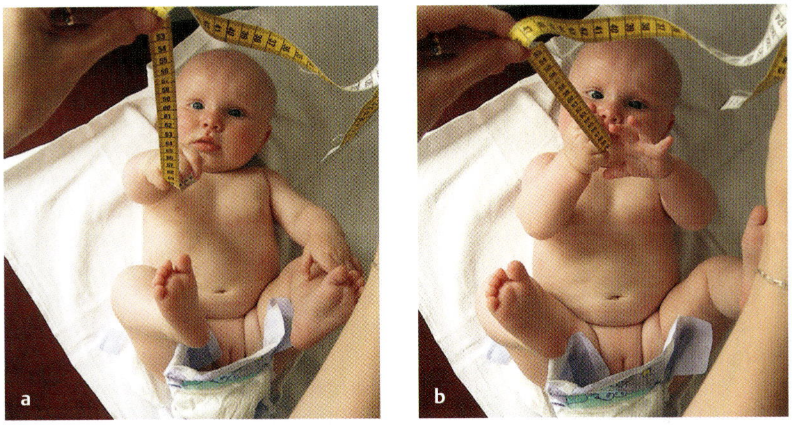

Abb. 25.**12 a, b** Das Kind findet den Weg mit den Augen, greift und führt den Gegenstand sofort zum Mund zur (oralen) Exploration.

Abb. 25.**13** Das Kind verfolgt Gegenstände beidseits über die Mittellinie.

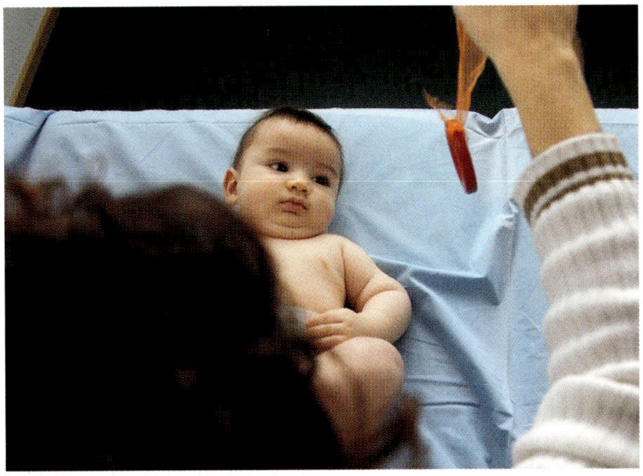

Abb. 25.**14** Es ist noch keine Objektkonstanz vorhanden.

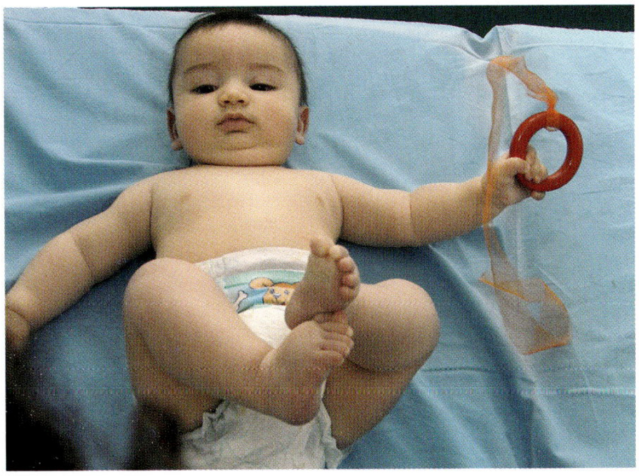

4 Monate

Ziel und Bedeutung des Spieles

- Unmittelbare Befriedigung der Bedürfnisse und Wunscherfüllung
- Erreichen von Zielen
- stellvertretend die Verwirklichung von Zielen
- Befriedigung von aktiver Auseinandersetzung (Interesse) an der Umwelt
- Bestätigung des eigenen Wissen und Könnens
- Erholung
- Entwicklung von Selbstständigkeit und Autonomie
- Reduzierung von Ängsten
- Überschreiten von Grenzen
- Tun-als-ob
- Kontrolle der Umwelt, die in Spielhandlungen imitiert wird
- Erarbeitung und Einüben von Strategien für Problemlösungen
- Lernerfahrungen, die auf die spätere Arbeit in der Erwachsenenwelt vorbereiten

Sensuomotorisches Spiel

Definition
Beim sensuomotorischen Spiel geht es darum, sich der Welt zu nähern, sich selbst und die Dinge zu greifen und zu berühren und sich in der Welt wahrzunehmen.

Die früheste Form der Spielhandlung wird auch Funktionsspiel genannt. Das nicht zielgerichtete, zufällig entdeckende Berühren und Greifen nach den Dingen hat die Funktion, sich wahrzunehmen, die Sinne zu verfeinern sowie die Körpermotorik zu differenzieren und weiterzuentwickeln und ist Basis für die Entwicklung des Denkens, unter anderem des Prinzips von Ursache-Wirkung-Zusammenhängen. Die Bewegungen richten sich zunächst auf die eigenen Körperteile, dann erst auf Gegenstände aus der Umwelt.

In den Funktionsspielen wird die Koordination der Körpermotorik optimiert sowie die Funktion der Sinnesorgane verfeinert. Die Spielhandlungen zeichnen sich durch fortwährende Wiederholungen und Variationen davon aus. Die Funktions- bzw. Übungsspiele können auch im Erwachsenenalter beobachtet (begriffen) werden.

Entwicklung von Kommunikation und Sprache sowie sozioemotional

Kommunikation und Sprache

- Das Kind schaut den Untersucher an und blickt ihm nach (verfolgt).
- Es zeigt ein leicht zu provozierendes, responsives Lächeln.
- Orale Reflexe verschwinden.
- Das Kind gurrt, gibt Geräusche von sich und variiert diese.
- Es beginnt eine sehr variantenreiche Vokalisation.

! Bei fehlender Vokalisation muss eine Hörstörung ausgeschlossen werden.

Sozioemotional

- Das Kind ist zufrieden und/oder lächelt.
- Es ist in der Regel leicht beruhigbar und/oder tröstbar.
- Es kann sich auch schon selbst beruhigen (z. B. Einschlafen ohne Brust oder Schoppen).

Somatischer Status

Körpermaße (Abb. 25.**15** und Abb. 25.**16**)

Bei der Ermittlung der Körpermaße wird auf ähnliche Auffälligkeiten geachtet wie bereits bei der U2:

In Somatogramm eintragen und beurteilen
- Gewicht
- Größe
- Kopfumfang
- evtl. Wachstumsgeschwindigkeit

Übergewicht, Untergewicht, Gedeihstörung, Wachstumsstörung, Entfernung von seinem Perzentilenbereich, dem Elternkanal, Dysproportion?

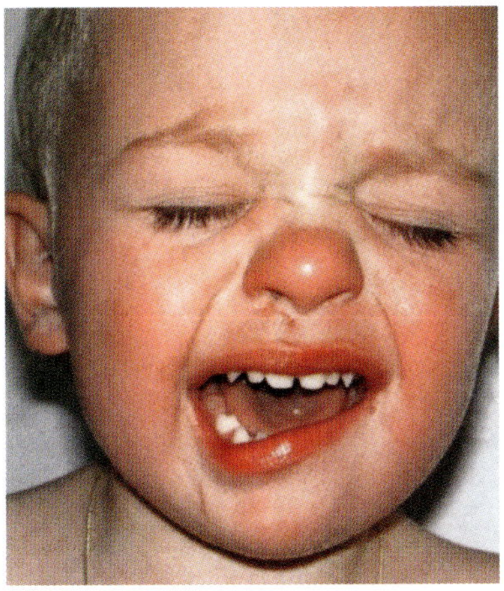

Abb. 25.**15** Asymmetric crying Face: Fehlen des M. depressor anguli oris links.

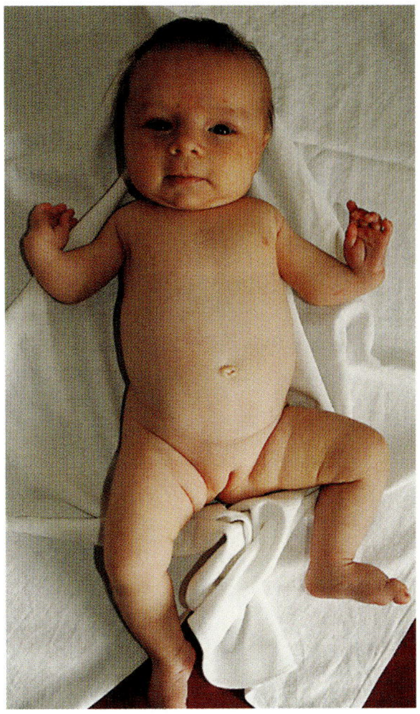

Abb. 25.**16** TAR-Syndrom (Thrombozytopenie-Radiusaplasie-Syndrom). Typische Unterarme und Hände; Disproportion auch der unteren Extremitäten und Seborrhö.

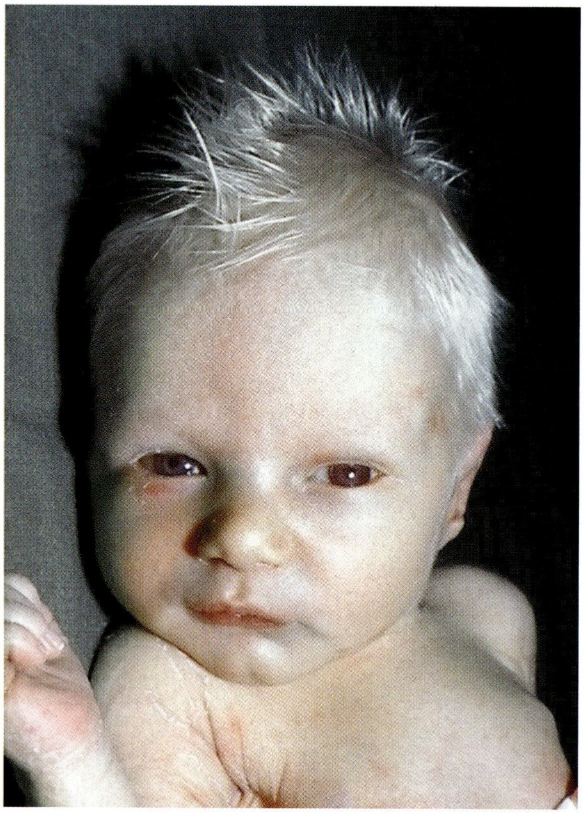

Abb. 25.**17** Albinismus. *(s. Bildnachweis)

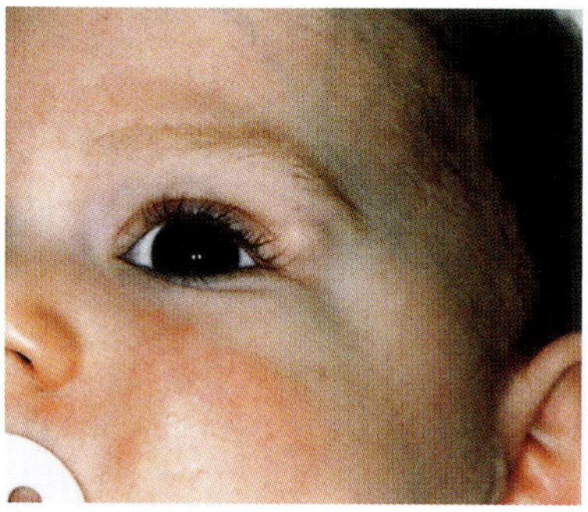

Abb. 25.**18** Typische Lokalisation und typisches Alter bei einer Dermoidzyste: Operation vor dem Kindergartenalter.

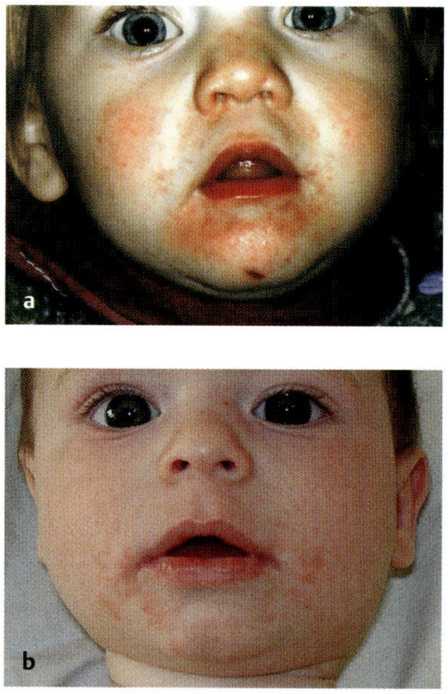

Abb. 25.**19 a, b** Periorale Dermatitis – wahrscheinlich vom Schnuller ausgehend.

Nägel, Haut und Haare

Untersuchung (Abb. 25.**17** bis Abb. 25.**25**; s. auch Abb. 15.**200** und Abb. 22.**44**)

Es ist auf dieselben Aspekte bei der Beurteilung der Nägel, der Haut und der Haare zu achten wie im Rahmen der U3 (1-Monat-Untersuchung; s. Kapitel 23, Abschnitt „Somatischer Status", S. 593).

Wichtige Aspekte bei der Beurteilung der Nägel, Haut und Haare sind:

- Nagelmissbildungen
- eingewachsene Nägel
- Milchschorf
- auffällige Blässe
- Zyanose
- verstärkter oder verlängerter Ikterus
- Hämangiome
- Phakomatosen
- Hämatome
- Ödeme
- Naevus flammeus
- entzündliche Hautveränderungen

Maßnahmen

Die typischen Hauterscheinungen des 4. Lebensmonats sind die Windeldermatitis (durch Soor ausgelöst oder unspezifisch), Milien und die seborrhoische Säuglingsdermatitis (s. auch Abb. 22.**44**).

Die Seborrhö muss vom Säuglingsekzem unterschieden werden. Sie hat andere therapeutische und präventive Konsequenzen. Beim Säuglingsekzem sind spezifische allergologische Präventionsmaßnahmen zu evaluieren (hypoallergene Ernährung, Umgebungssanierung, rauchfreie Umgebung, eventuell keine Haustiere usw.).

Kavernöse Hämangiome erfordern keine Therapie. Sie entwickeln sich in den ersten Lebensmonaten und bilden sich typischerweise nach dem 1. Lebensjahr von selbst zurück (s. Abb. 15.**188**).

Typischer Verlauf von Hämangiomen:

- *im Alter von 5 Jahren:* 50 % zurückgebildet
- *im Alter von 7 Jahren:* 70 % zurückgebildet
- *im Alter von 9 Jahren:* 90 % zurückgebildet

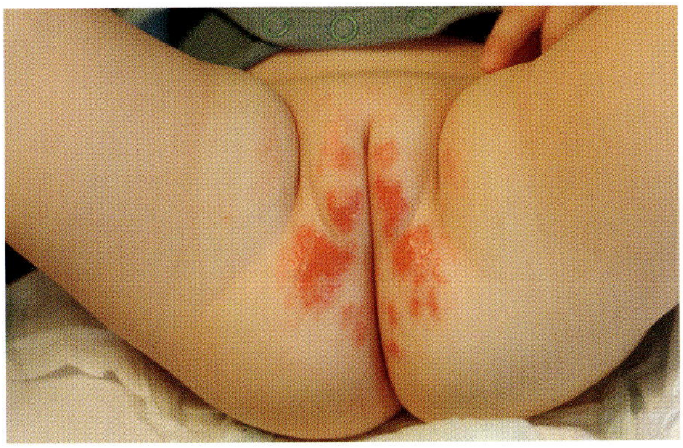

Abb. 25.**20** Windeldermatitis.

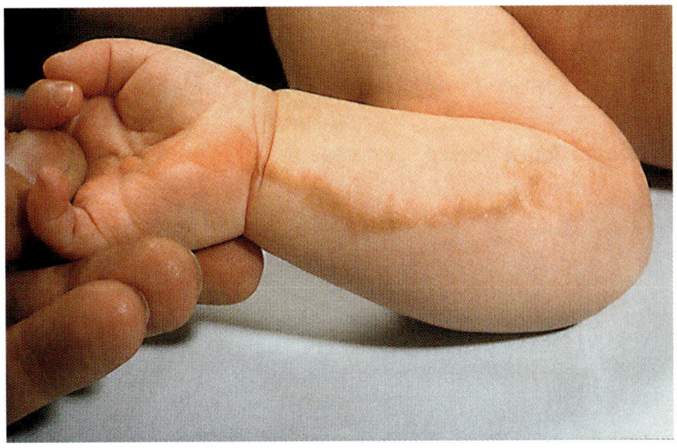

Abb. 25.**21** Lymphödeme der Extremitäten, familiär autosomal-dominant: Milroy-Erkrankung.

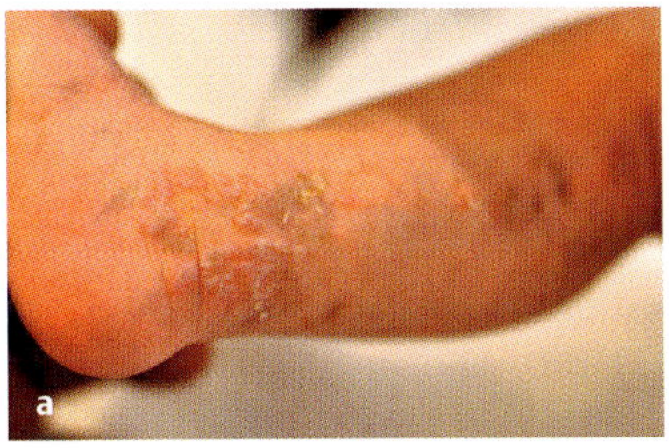

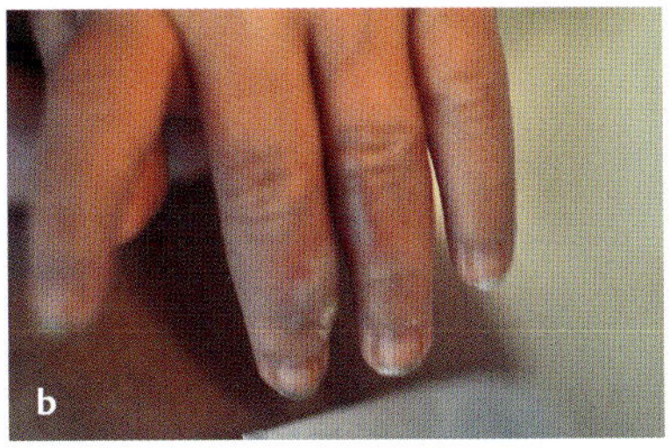

Abb. 25.**22 a, b** Incontinentia pigmenti Bloch-Sulzberger.

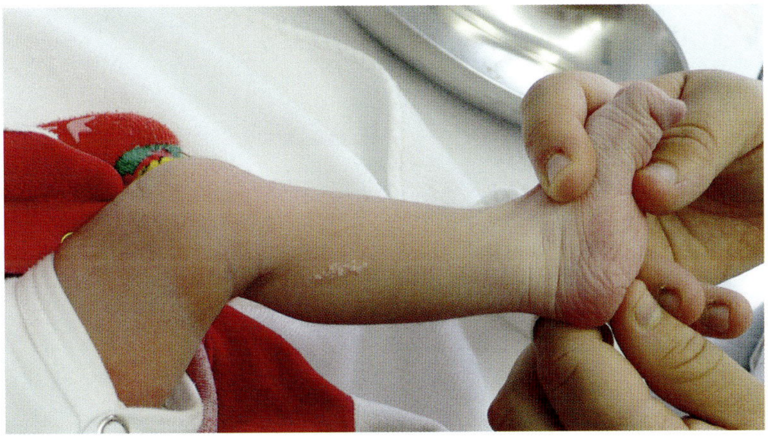

Abb. 25.**23** Epidermaler Nävus.

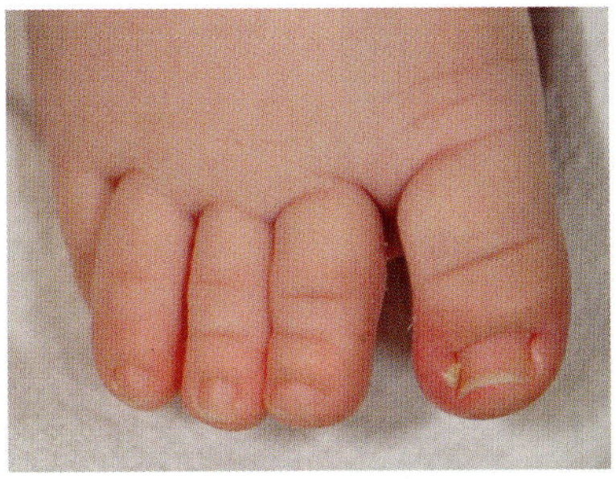

Abb. 25.**24** Säuglingsparonychie.

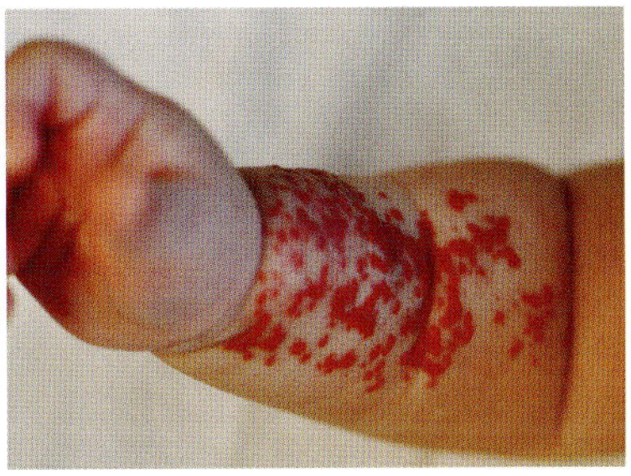

Abb. 25.**25** Segmentales Hämangiom.

Mund, Mundhöhle und Nase (Abb. 25.**26** und Abb. 25.**27**)

Hier sind keine neuen Gesichtspunkte zu nennen (s. Untersuchung mit 1 Monat [U3], Kapitel 23, Abschnitt „Somatischer Status“, S. 594).

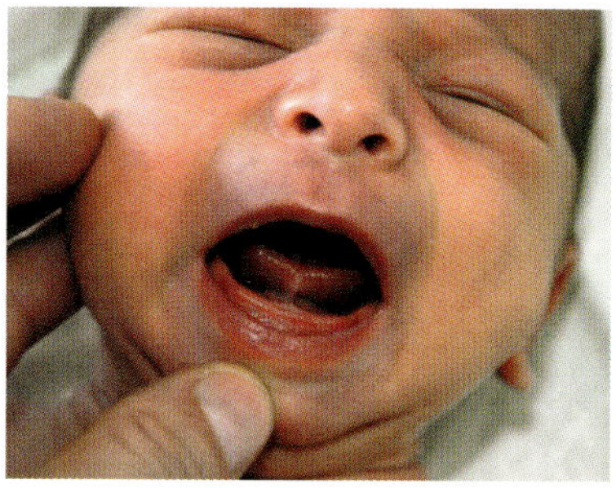

Abb. 25.**26** Das Zungenband ist nun kaum noch ein Stillhindernis und noch weniger ein Grund für Sprachstörungen: in Ruhe lassen.

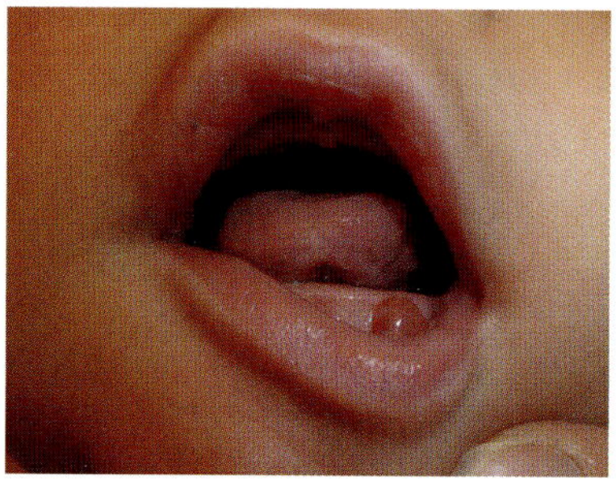

Abb. 25.**27** Schleimhautzyste.

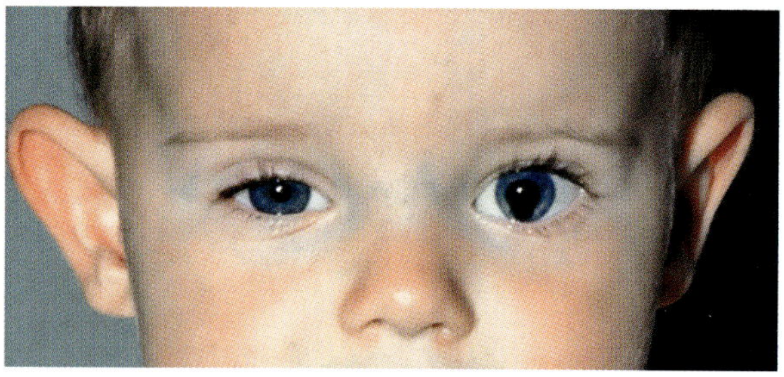

Abb. 25.**28** Horner-Syndrom rechts mit Kolobom links.

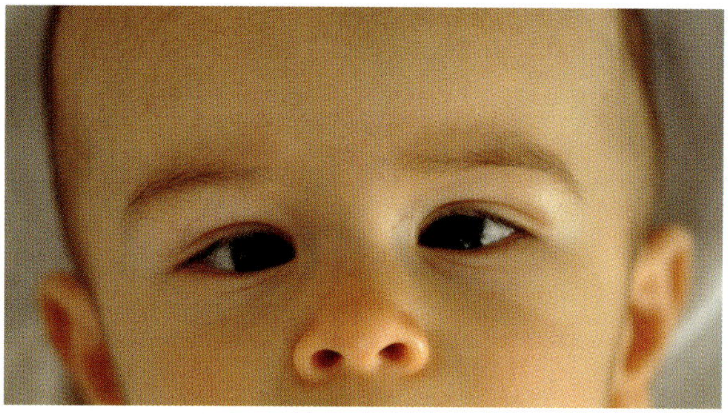

Abb. 25.**29** Strabismus convergens: sofort intervenieren (Amblyopiegefahr).

Augen

Inspektion/Untersuchung

(Abb. 25.**28** und Abb. 25.**29**)

Beurteilen

- Optische Achse frei?
- Lider (Ptose)
- Hornhaut
- Linse (Katarakt)
- Bindehaut: Konjunktivitis
- Bulbusgröße (Hornhautdurchmesser mit einem dicht vor das Auge gehaltenen Maßstab schätzen): Buphthalmus
- Iris: Isokorie, Isochromie, Pupillarmembran, Brushfield-Spots, Kolobome

Verfolgen des Gesichts des Untersuchers oder von Gegenständen:

- nimmt Fixation auf
- koordinierte Augenmotorik
- verspätete Reifung des Gesichtssinns
- Gesichtsfelddefekt, visuelle Wahrnehmungsstörung

Untersuchung im durchfallenden Licht:

- Linsentrübungen (Katarakt)
- Hornhauttrübungen
- ungleiche Retinareflexe

Maßnahmen

- Lidhämangiome können zur Amblyopie führen; d. h., unter Umständen ist eine aggressive Therapie indiziert.
- Dauernder Strabismus sollte zu einer augenärztlichen Beurteilung veranlassen.
- Bei Tränengangstenose ist die Mutter zur Reinigung und Massage zu instruieren; falls nötig, wird eine Therapie der Superinfektion durchgeführt. Gegebenenfalls ist eine Sondierung zu veranlassen, wegen der sehr guten Spontanheilungstendenz jedoch besser erst jenseits des 3., aber bis zum 6. Lebensmonat. Später ist eine Vollnarkose nötig.
- Bei fehlendem Blickkontakt besteht Verdacht auf zentrale oder periphere Wahrnehmungsstörung bzw. geistige Behinderung. Hier besteht weiterer Abklärungsbedarf!
- Nystagmus ist in jedem Alter pathologisch.
- Bei Verdacht auf Katarakt, Buphthalmus oder Retinoblastom muss die augenärztliche Untersuchung notfallmäßig erfolgen. Zusätzlich ist die Zuweisung zu einer speziellen heilpädagogischen Frühförderung erforderlich.

Ohren und Gehör

Ein normales Hörvermögen ist für die weitere psychomotorische Entwicklung entscheidend. Die Hörstörung muss vor dem 4. Lebensmonat erfasst worden sein, damit eine Hörgeräteanpassung vor dem 6. Lebensmonat erfolgen kann.

Anamnese und Untersuchung

Anamnestisch werden folgende Punkte erfragt:

- Hört das Kind?
- Lauscht es auf angenehme Geräusche (Musik, Spieldose)?
- Verstärkt das Kind sein Plaudern, wenn der „Gesprächspartner" in seinen Lauten mit ihm „spricht"?
- Erschrickt das Kind, wenn die Mutter an sein Bett tritt, um es aufzunehmen?

Klinische Überprüfung des Gehörs mit der Hochtonrassel

- *Mindeste Reaktion:* Veränderungen des Gesichtsausdrucks bzw. des Verhaltens: Das Kind hält inne.
- *Besser:* Das Kind dreht den Kopf in die Schallrichtung.

Maßnahmen

- Bei Verdacht auf eine Gehörstörung ist eine weitergehende Abklärung unverzüglich in die Wege zu leiten.
- Bei einer bestätigten Hörstörung sind die frühzeitige apparative Versorgung des Kindes und eine entsprechend fachgerechte Frühbetreuung wichtig.

Respiration (Abb. 25.**30** und Abb. 25.**31**)

Anamnestische Angaben und Beobachtungen, die eine weitergehende Abklärung erfordern:

- Dyspnoe
- Tachypnoe
- Stridor
- Ernährungsprobleme
- gastroösophagealer Reflux
- Husten
- rezidivierende Infekte

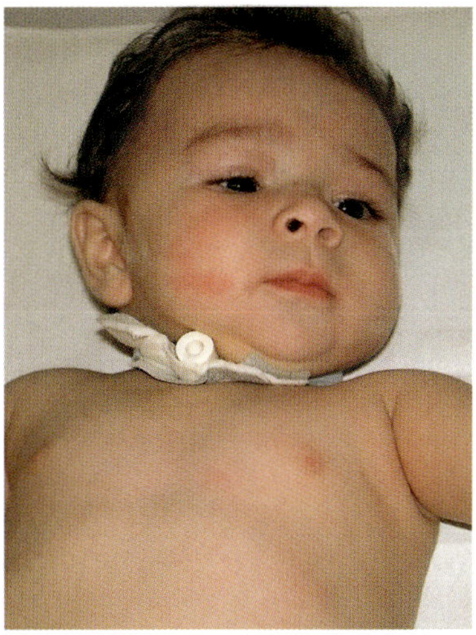

Abb. 25.**30** Tracheostomie bei beidseitiger kongenitaler Stimmbandlähmung.

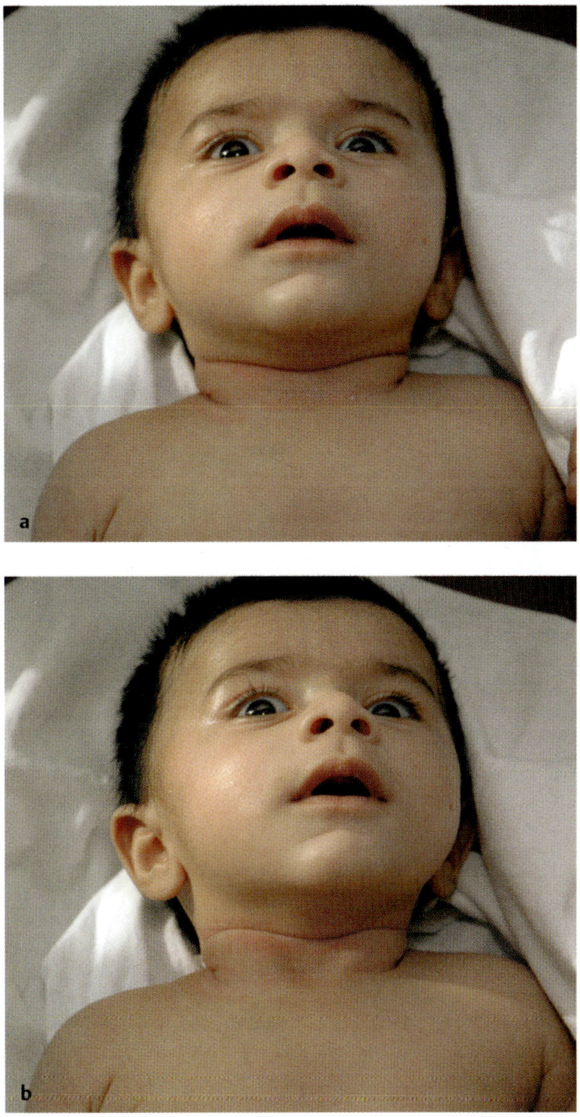

Abb. 25.**31 a, b** Deutliche jugulare Einziehungen bei einer akuten Tracheitis. Beachte auch den Gesichtsausdruck.

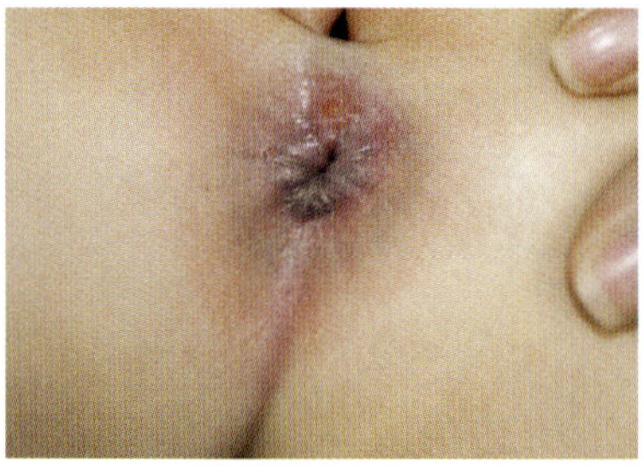

Abb. 25.**32** Analrhagaden bei 11 Uhr sind oft Ursache von (schmerzhaftem) Stuhlverhalten.

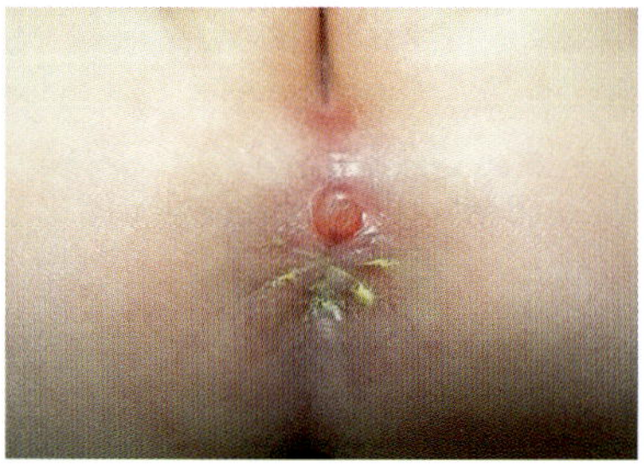

Abb. 25.**33** Ausgeprägte Analrhagaden bei 1 Uhr.

4 Monate

Herz und Kreislauf

Untersuchung

Rascher Gewichtsanstieg oder Gedeihstörung, Trinkschwierigkeiten, beschleunigte Atmung, rasche Erschöpfung oder Schwitzen deuten auf eine bestehende Herzinsuffizienz hin. Beurteilt werden müssen die bereits im Zusammenhang mit der U2 genannten Parameter (s. Kapitel 22, Abschnitt „Somatischer Status", S. 564).

- Hautfarbe (Zyanose, grau-blasses Kolorit), Ödeme
- Lebergröße
- periphere Pulse, insbesondere Inguinalispulse, Mikrozirkulation
- Herzimpuls, Schwirren, Herzfrequenz, Herztöne, Geräusche
- Rhythmus

Maßnahmen

Herzgeräusche ohne Zyanose und ohne Zeichen einer Herzinsuffizienz erfordern keine unmittelbaren Maßnahmen, sind aber kontrollbedürftig (EKG planen). Bei Herzinsuffizienz, Zyanose oder schwerer Arrhythmie ist die notfallmäßige Einweisung in ein spezialisiertes Zentrum angezeigt.

Abdomen

Anamnese und Untersuchung

(Abb. 25.**32** und Abb. 25.**33**)

Anamnestisch werden folgende Punkte erfragt:

- Stuhlfarbe
- Stuhlfrequenz, -konsistenz
- Miktionsfrequenz
- Gütscheln, Reflux, Sandifer-Syndrom

Das Abdomen bewegt sich nun weniger schaukelnd in Rhythmus der Zwerchfellkontraktionen.

Beurteilen

- *Inspektion:* Nabelhernie, periumbilikale Entzündung, Inguinalhernie
- *Palpation (zart):* Hepato-, Splenomegalie, (1 – 2 cm unter dem Rippenbogen normal), Tumoren, Hydronephrose (2-Hand-Palpation), Hernien, Lymphknotenstationen
- *Stuhlfarbe*

Maßnahmen

Eine Inguinalhernie wird beim Jungen reponiert. Bei Mädchen sind Repositionsversuche wegen der Gefahr einer Ovarialverletzung zu unterlassen. Reponierbare Hernien werden in einem Wahleingriff saniert, inkarzerierte Hernien sind notfallmäßig zu operieren. Nabelhernien bilden sich mit hoher Wahrscheinlichkeit spontan zurück. Die Operation hat nur kosmetische Bedeutung. Gedeihstörungen mit Stuhlabnormitäten bedürfen einer weiteren Abklärung. Acholische Stühle müssen dringend weiter abgeklärt und behandelt werden.

Schädel

Die erforderlichen Untersuchungen und Maßnahmen entsprechen denen der U3 (s. Kapitel 23, Abschnitt „Somatischer Status", S. 600).

Bewegungsapparat

Untersuchung (Abb. 25.**34**, bis Abb. 25.**38**)

Besondere Aufmerksamkeit gilt, wie auch in der U2 und der U3, der Entstehung von Haltungsanomalien. Angeborene Fehlbildungen sowie die Hüftdysplasie müssen bereits früher diagnostiziert worden sein.

Beurteilen

- *Inspektion des ganzen Körpers in Bauch- und Rückenlage:* Schiefhals, Skoliose
- *Untersuchung der Füße auf Deformitäten:* Sichelfuß
- *Prüfen der Beweglichkeit der Füße und der großen Gelenke:* abnorme oder ungnügende Gelenkbeweglichkeit

Maßnahmen

- Bei Schiefhals s. Kapitel 23, Abschnitt „Somatischer Status“ (S. 602).
- Nicht fixierte Skoliosen sind meist Folge eines muskulären Schiefhalses, der die Stellung des asymmetrischen tonischen Nackenreflexes einseitig verstärkt; die Prognose ist gut.
- Fixierte Skoliosen erwecken den Verdacht auf Anomalien der Wirbelsäule; dies erfordert eine kinderorthopädische Beurteilung. Im Bedarfsfall muss radiologisch abgeklärt werden.

Hüften

Die Untersuchung entspricht derjenigen bei der Voruntersuchung in der 1. Lebenswoche (U2; s. Kapitel 22, Abschnitt „Somatischer Status“, S. 573). Wird die Hüftdysplasie erst jetzt diagnostiziert, führt dies zwangsläufig zu verlängerten Therapiephasen mit einem großen Risiko für Defektheilungen.

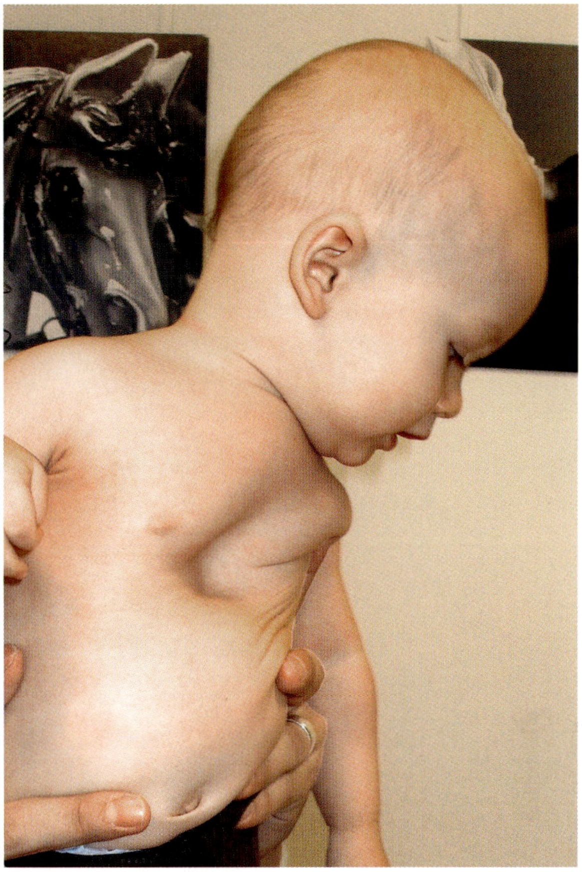

Abb. 25.**34** Trichterbrust.

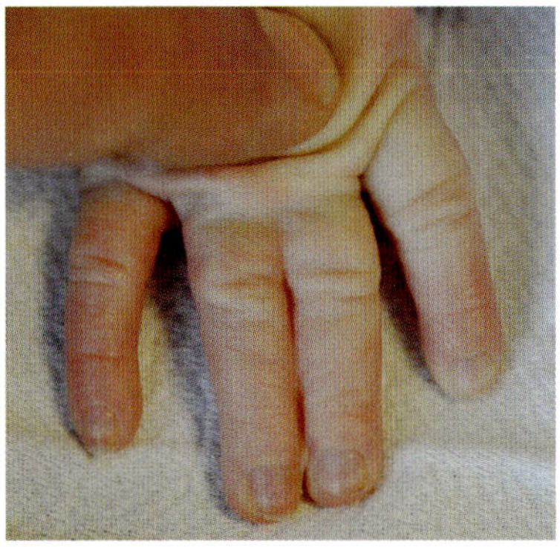

Abb. 25.**35** Kutane Syndaktylie.

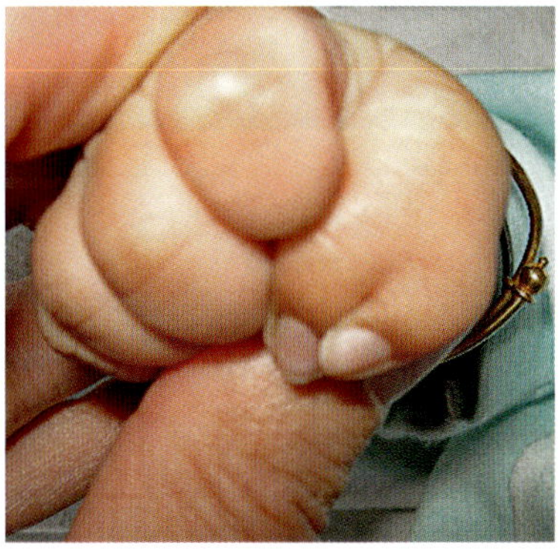

Abb. 25.**36** Hexadaktylie.

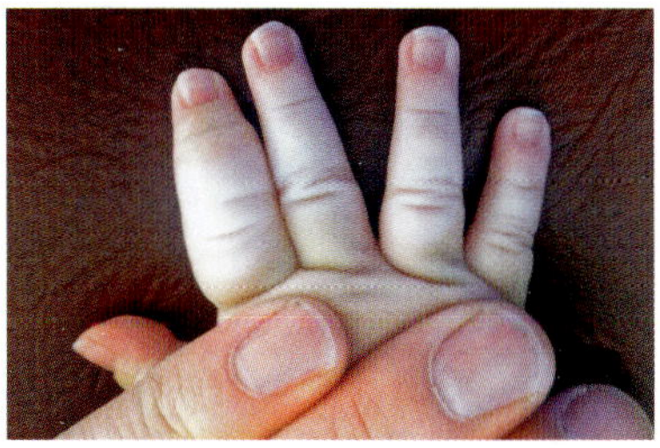

Abb. 25.**37** Makromelie Zeigefinger.

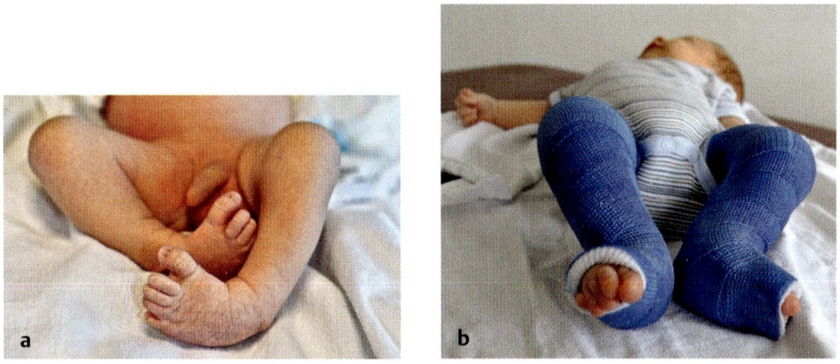

Abb. 25.**38 a, b** Klumpfüße beidseits.

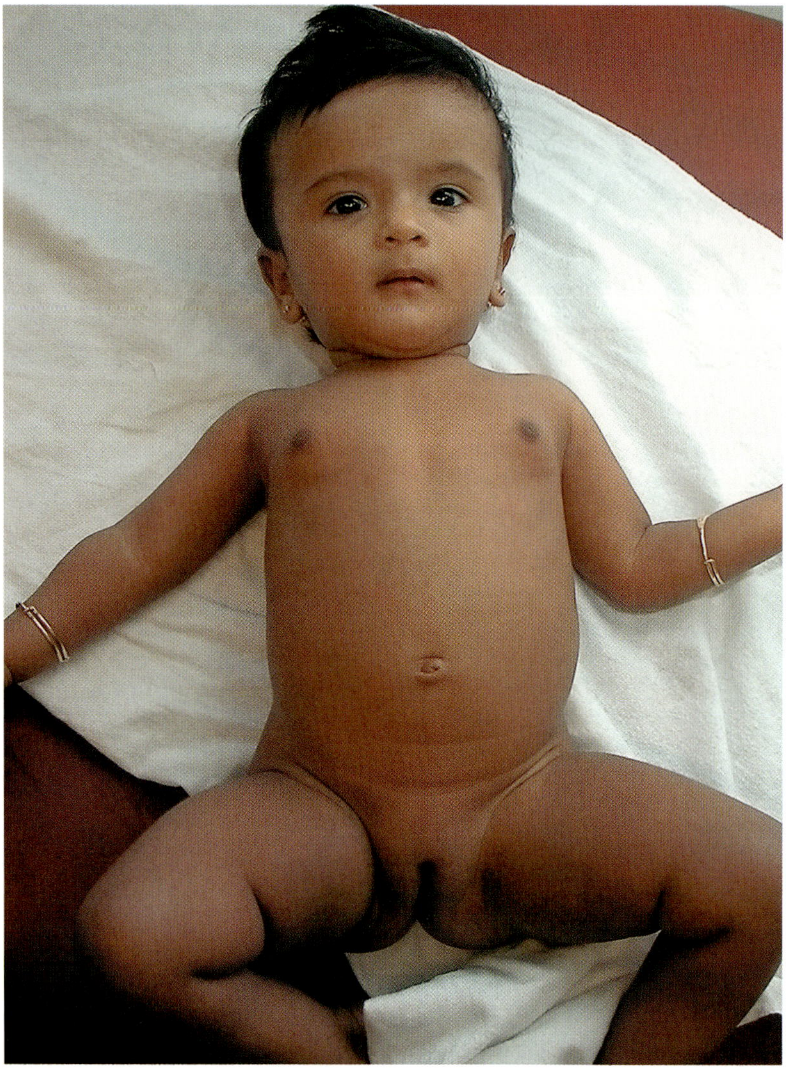

Abb. 25.**39** Prämature Thelarche beidseits.

Genitale

Untersuchung (Abb. 25.**39**; s. auch Abb. 22.**96** und Abb. 23.**61**)

Beurteilen

- *Weibliches Genitale:*
  - Hymenalatresie
  - Labiensynechie
  - Klitorishypertrophie
- *männliches Genitale:*
  - Hypospadie mit oder ohne Meatusstenose
  - Lage der Testes

Maßnahmen

- Wie bereits erwähnt, löst sich die Vorhaut bei Phimose und Präputialverklebungen spontan ab dem 3. Lebensjahr. Dehnversuche sind zu unterlassen, denn sie bergen die Gefahr multipler Hautrisse und nachfolgender Vernarbungen in sich.
- Die Hymenalatresie wird der chirurgischen Eröffnung zugeführt.
- Eine Hypospadie wird erst um das 1. Lebensjahr definitiv behandelt, da in diesem Alter am wenigsten postoperative Miktionsstörungen nach der Katheterentfernung verursacht werden. Nur bei gleichzeitig bestehender Meatusstenose ist eine rasche chirurgische Intervention notwendig.
- Die Lageanomalie der Hoden wird kontrolliert, da der spontane Deszensus der Testes in den folgenden Monaten möglich ist.
- Ein unklarer oder intersexueller Genitalbefund sowie eine Klitorishypertrophie erfordern die sofortige endokrinologische Abklärung.

Vorsorge

Ernährung

Die zentrale Botschaft der Ernährungsberatung besteht in der Förderung bzw. Fortsetzung der Muttermilchernährung. Bei familiärer Atopie wird weiterhin eine hypoallergene Ernährung empfohlen. Mit der Gabe von Beikost kann nun begonnen werden (Abb. 25.**40**); es spricht aber nichts dagegen, 6 Monate ausschließlich zu stillen, vor allem zur Allergieprävention. Falls nötig, wird die optimale Fütterungstechnik erläutert. Eine adäquat entwickelte Mundmotorik ist Voraussetzung für die Aufnahme einer Löffelmahlzeit. Die ungenügende Bewegung der Zunge führt bei fester Nahrung zum Verschlucken und damit zu negativen Erlebnissen für das Kind.

Die inhaltliche Basis der Ernährungsberatung steht in den „Empfehlungen für die Säuglingsernährung" der Ernährungskommission der SGP (s. Anhang).

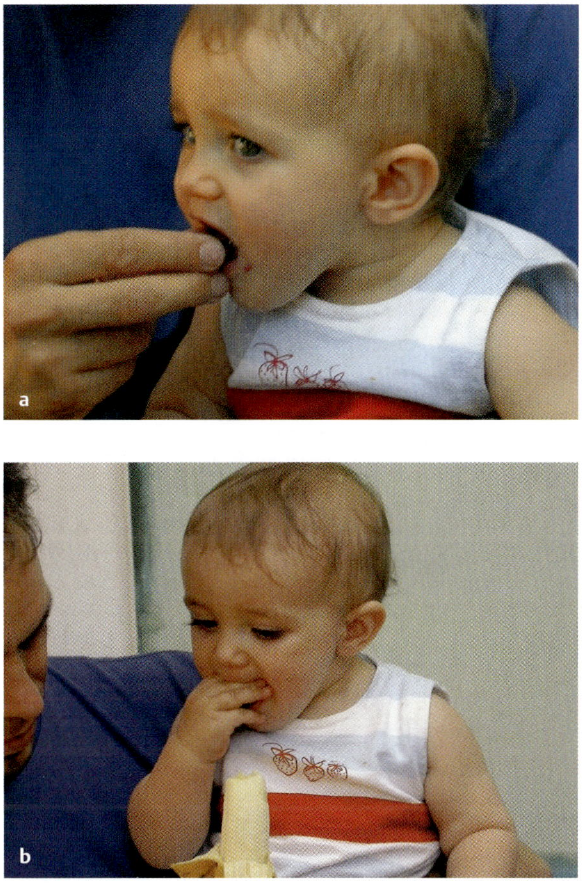

Abb. 25.**40 a, b** Erste Versuche mit fester Nahrung.

Voraussetzungen für eine erfolgreiche Breimahlzeit

- Es wird ein leicht gewölbter, flacher Löffel verwendet.
- Das Kind streift mit den Lippen den Brei ab.
- Der Löffel wird auf den vorderen Teil der Zunge gelegt.
- Die Nahrung soll weich, aber genügend konsistent sein (bildet einen „Berg" auf dem Löffel).
- Der Löffel wird gerade eingeführt; beim Herausnehmen nicht nach oben abdrehen und nicht den Mund mit dem Löffel abwischen.
- Die Umgebung sollte ruhig und ohne zusätzliche Stimulation sein.

! Die Gefahren des nächtlichen Schoppens sollten den Eltern deutlich gemacht werden!

Impfungen

Fortsetzung der Grundimmunisierung

- Gemäß Impfempfehlung der Ständigen Impfkommission erfolgt die 3. Grundimmunisierung (die 2. im Alter von 3 Monaten) mit den Impfstoffen gegen Diphtherie (D/d), Pertussis (aP/ap), Tetanus (T), Haemophilus influenzae Typ b (Hib), Poliomyelitis (IPV) und Pneumokokken.
- Gemäß Impfempfehlung des Bundesamts für Gesundheit erfolgt die 2. Grundimmunisierung mit den Impfstoffen gegen Diphtherie (D/d), Pertussis (aP/ap), Tetanus (T), Haemophilus influenzae Typ b (Hib), Poliomyelitis (IPV) und Pneumokokken.

Unfallverhütung

Bei jeder Vorsorgeuntersuchung ist ein kurzes Gespräch über Unfallprävention zu empfehlen. Aktuell in diesem Alter ist z.B.:

- *Kinderspielzeug:*
  - Es besteht die Gefahr des Aspirierens kleiner Gegenstände.
  - Es sollte Kinderspielzeug gekauft werden, das der europäischen Norm EN71 genügt (auf CE-Norm-Zeichen achten).
- *Umwelt:*
  - Wegen der Gefahr von Stromverletzungen sollten FI-Sicherungen verwendet oder Steckdosen mit Blindsteckern abgesichert werden (Abb. 25.**41**, Abb. 25.**42** und Abb. 25.**43**).
  - Wegen der Gefahr von Stürzen muss das Kind auf dem Wickeltisch nun dauernd überwacht werden!
  - Kinder nehmen bald alles in den Mund. Gefährliche und zerbrechliche Gegenstände müssen aus der Reichweite des Kindes entfernt werden.
  - Je größer die Autonomie des Kindes, desto größer ist die Gefahr von „eifersüchtigen“ Geschwistern, aber auch durch sich selbst.

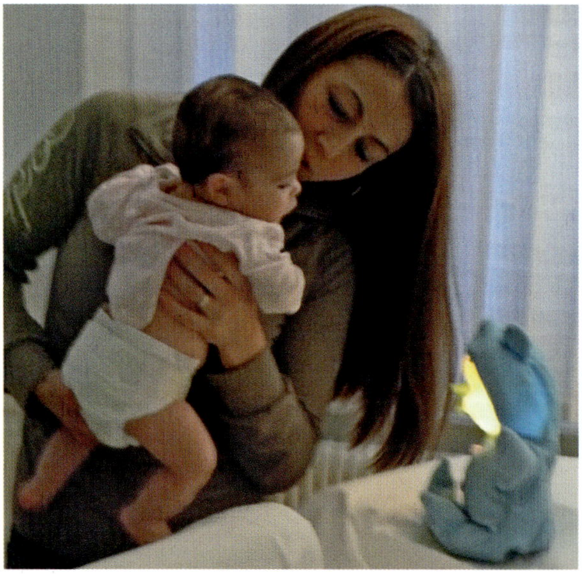

Abb. 25.**41** Die elektrische Versuchung – die Realität, leider!

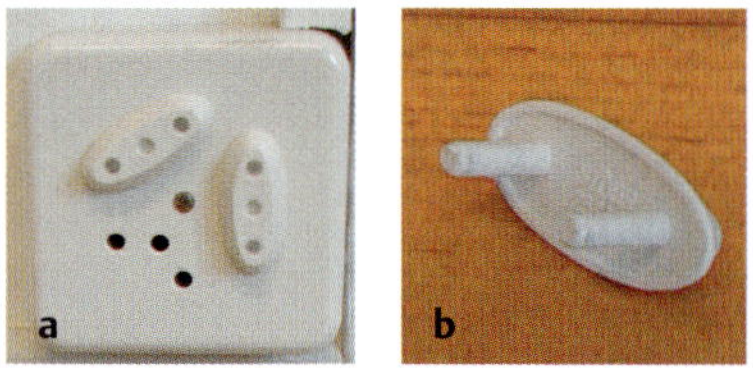

Abb. 25.**42 a, b** Steckdose sichern.

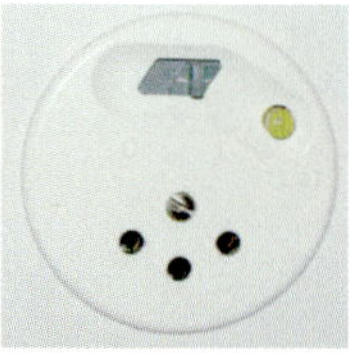

Abb. 25.**43**
FI-Sicherung.

Allergievorsorge

Ein sehr früher Kontakt mit Fremdallergenen in der Nahrung (vor einem Alter von 4 Monaten) führt vermehrt zu Allergien. Ein sehr später Kontakt (nach 6 Monaten) bewirkt jedoch das Gleiche. Mit anderen Worten: Es gibt für das Immunsystem ein ideales Zeitfenster, in dem mit Beikost begonnen werden soll. Dieses beginnt nach dem vollendeten 4. Monat und dauert wohl bis gut 6 Monate. In diese Überlegungen passt auch die Beobachtung, dass Kinder auf Bauernhöfen mit vielen Tierkontakten deutlich weniger Tierallergien entwickeln als Kinder aus der Stadt. Wichtig ist vor allem eine „normale“ Umgebung. Alle Extreme (z. B. übertrieben hygienisch oder sehr schmutzig) sind vermutlich schlecht, und nur wenige Maßnahmen sind nachweislich nützlich:

- Wichtig ist eine rauchfreie Umgebung; idealerweise sollte die Mutter auch während der Schwangerschaft nicht rauchen.
- Haustiere gehören nicht ins Kinderzimmer und schon gar nicht ins Kinderbett.
- Die Wohnräume sollten sauber und trocken sein (keine Schimmelpilze).
- Bei „allergiebelasteten“ Kindern (dies gilt, wenn Eltern oder Geschwister Allergien haben) soll in den ersten 6 Monaten eine hypoallergene Säuglingsmilch (sog. H.A.-Milch) verwendet werden, falls nicht gestillt werden kann.
- Es gibt auch bei allergiebelasteten Kindern keine Nahrungsmittel, die vermieden werden sollten!
- Die Entwicklung von Allergien kann selbst mit diesen Maßnahmen nur beschränkt beeinflusst werden. Es treten manchmal auch Allergien auf, obwohl die Eltern alles „richtig gemacht“ haben.

Präventive Beratung

(Abb. 25.**44** und Abb. 25.**45**)

Wesentliche Gesprächsinhalte und Botschaften

- Das Thema „Zahnen" sollte angesprochen werden.
- Das Spielen mit dem Kind sollte unterstützt werden.
- Viel Körperkontakt ist sinnvoll (knuddeln, puken, massieren usw.).
- Selbstberuhigungstechniken sind anzusprechen (z. B. Übergangsobjekte).
- Die Eltern sollten positiv unterstützt und beraten werden.
- Der Arzt sollte Empathie zeigen und Erreichbarkeit signalisieren.
- Der Mutter sollten Erholungsphasen empfohlen werden.
- Das Kind wird weniger schreien.
- Eine vergleichsweise „glückliche" Zeit kommt.
- Der Schlaf-wach-Rhythmus wird zunehmend reifer; der Einfluss auf dieses Verhalten ist immer noch limitiert.
- Wichtig ist das Thema Rachitis- und Fluorprophylaxe.
- Das Kind soll in einer rauchfreien Umgebung aufwachsen können.
- Es sollte der Versuch unternommen werden, die Beziehung der Eltern untereinander positiv zu beeinflussen (Ressourcen, Timeout, gemeinsame Unternehmungen usw.).
- Sozialhilfe und finanzielle Unterstützung sind, falls nötig und möglich, zu vermitteln.

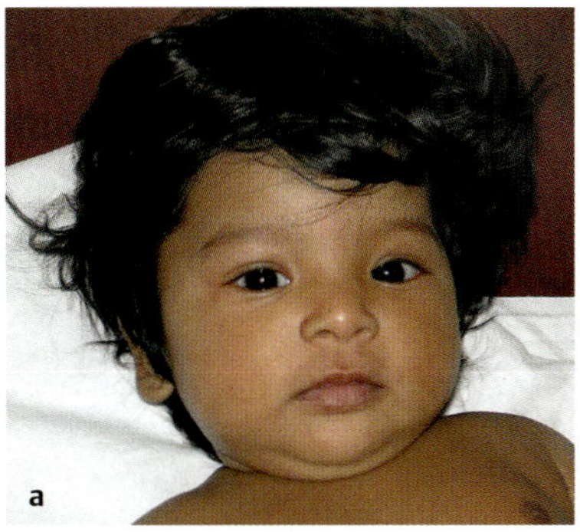

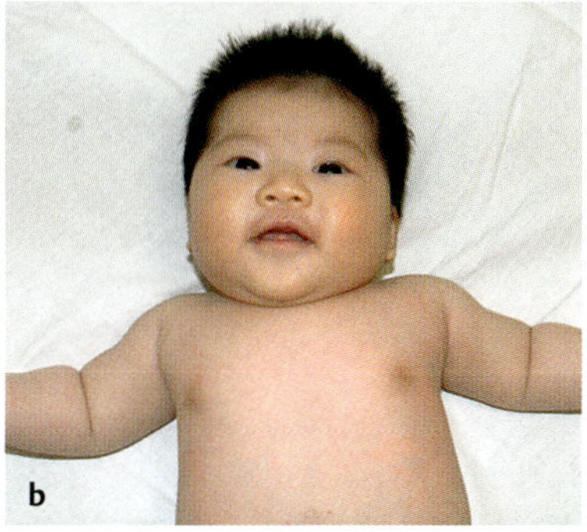

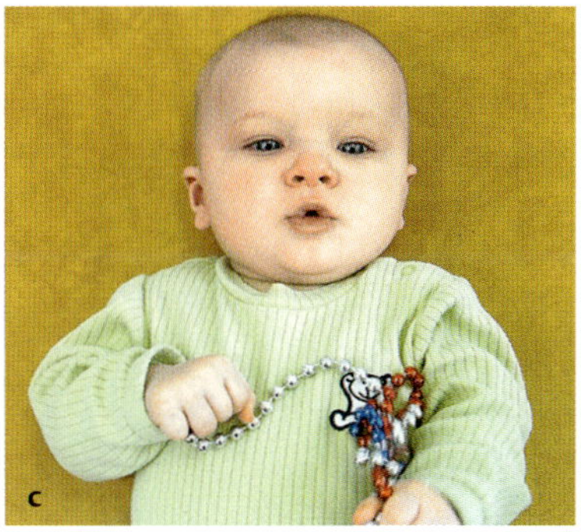

Abb. 25.**44 a – c** Viele Haare, wenig Haare und kaum Haare: Alles ist normal!

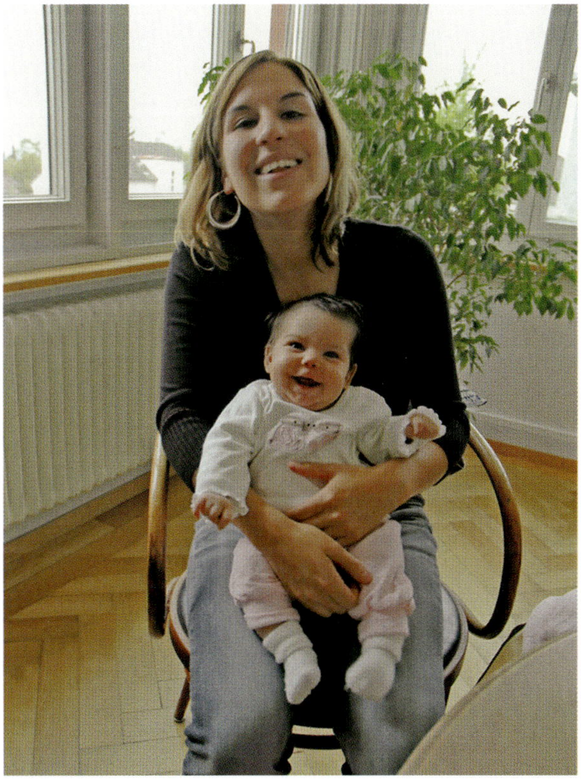

Abb. 25.**45** Die Empathie des Arztes kommt postwendend zurück.

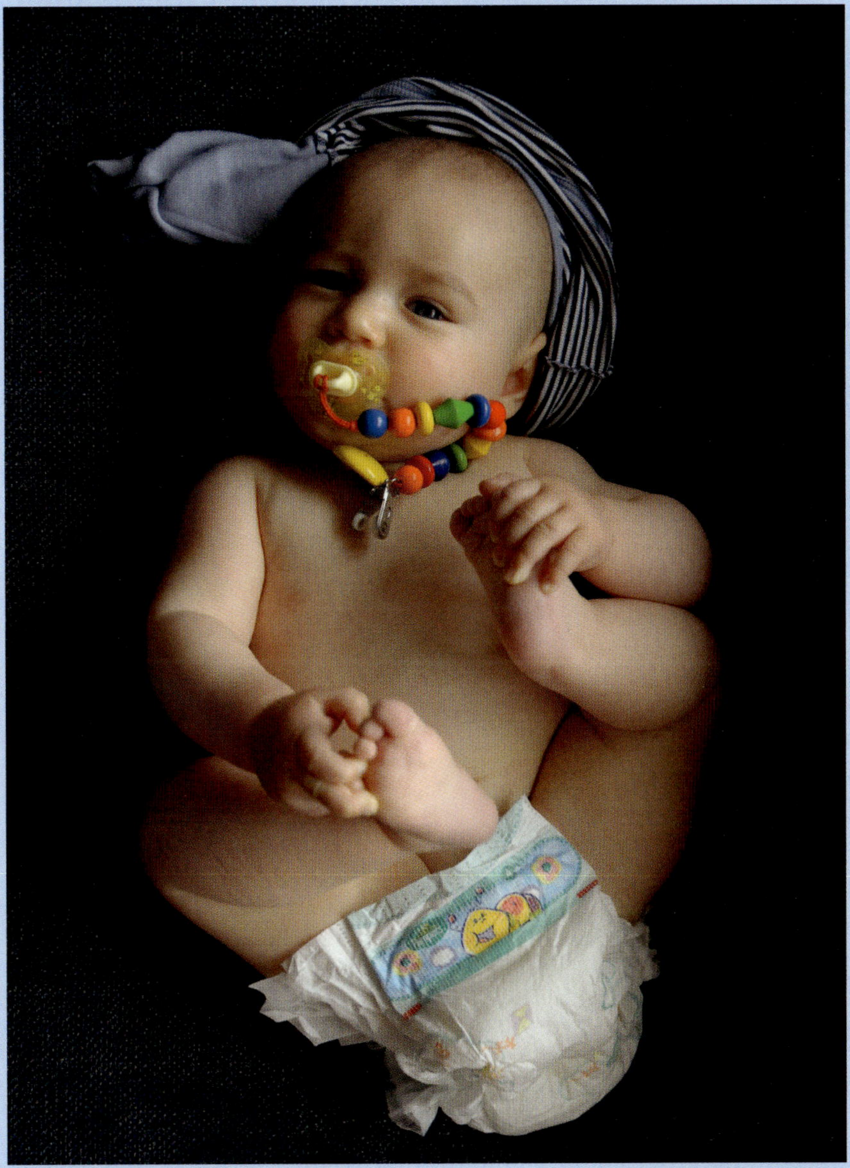

Synopsis der psychomotorischen Entwicklung

Rückenlage. Das Kind kann aktiv Kopf und Beine gestreckt und abduziert weit hochheben und die Füße ergreifen. Einige Kinder können sich bereits aktiv in dic Bauchlage drehen.

Bauchlage. Das Kind stützt sich mit offenen Händen auf die gestreckte Arme und hebt den Oberkörper ab. Es greift nach vorn, um ein Spielzeug zu erlangen. Die Beine sind dabei abduziert und locker gestreckt.

Hochziehen zum Sitzen. Das Kind streckt die Arme dem Untersucher entgegen und möchte hochgezogen werden. Dabei hebt es den Kopf zu Beginn selbst an. Es will in die aufrechte Position und ist aus der Sitzposition nur gegen Widerstand in die Rückenlage zurückzulegen. Es hat mittlerweile eine gute Kopfkontrolle, manchmal aber noch eine etwas ungenügende Rumpfkontrolle, die sich mit Rundrückenhaltung manifestiert.

Sitzen. Das Kind hat im Sitzen eine sichere Kopfkontrolle Der Rumpf wird dabei besser gestreckt und weniger nach vorn geneigt. Es kann sich aktiv nach vorn abstützen und mit Unterstützung selbst sitzen. Die Beine sind dabei mehr gestreckt und abduziert.

Aufrecht gehalten. Das Kind übernimmt mehr und mehr sein Gewicht und kann sich mit kräftigen Bewegungen der Beine hinauf und hinunter stemmen.

Schwebehaltung. Der Kopf wird über die Horizontale gehoben; der ist Rumpf gestreckt, die Beine sind auf der Höhe der Körperachse. Beim seitlichen Kippen aus der vertikalen Schwebelage zeigt sich jetzt der Labyrinthstellreflex auf Kopf, Rumpf und Arme positiv. Es kommt auch zur Abduktion der Beine.

Reflexe und Gleichgewichtsreaktionen. Die totalen Flexoren- und Extensorenmuster werden ab dem 6. Monat aufgebrochen; d. h., in allen Körperstellungen hat das Kind nicht mehr die allgemeine Flexionshaltung, sondern zeigt eine zunehmende Streckung. Die Körperstellreaktionen auf den Körper sind positiv, die Labyrinthstellreaktion ebenfalls. Die Sprungbereitschaft (Fallschirmreaktion vorwärts) kann meist schon ausgelöst werden und ist Voraussetzung für das freie Sitzen. Auch die Landau-Reaktion ist auslösbar. Die Körperstellreaktion auf den Körper ist beim Drehen von Rücken- zur Bauchlage ebenfalls beobachtbar. Ebenso sind die Gleichgewichtsreaktionen in Bauch- und Rückenlage, aber auch im Sitzen positiv.

Hände. Das Kind greift palmar mit der ganzen Hand. Es hält einen Gegenstand, lässt ihn fallen und erfasst ihn wieder. Es lässt den gehaltenen Gegenstand fallen, wenn ihm ein anderer gegeben wird. Es legt die Finger einzeln um einen Gegenstand; die Greifbewegung beginnt dabei meist ulnar. Die taktile Exploration beginnt. Wenn das Kind abgelenkt wird, sind die Greifreflexe gelegentlich noch residuell auslösbar. Die Augen-Hand-Koordination ist jetzt besser entwickelt; die Augen gehen der Hand voraus und finden für sie den Weg.

Sprache. Es ist eine recht große Variation im Tonfall und Rhythmus zu hören. Das Kind „erzählt", auch wenn es allein ist. Silbenketten, wie „dada" und „gege" und Lautverbindungen, wie „ra", „re", „de", „go" usw., werden gebildet.

Allgemeines Verhalten. Das Kind verfolgt einen Gegenstand, den es aus den Händen verloren hat, und probiert, ihn wieder zu erreichen (Objektpermanenz). Es ärgert sich, wenn ihm ein Spielzeug weggenommen wird, lacht und plaudert mit dem eigenem Spiegelbild und zeigt Freude, wenn es jemanden kommen hört. Es spielt Verstecken mit dem Kopf hinter bzw. unter der Windel („Gugus-dada"). Es verhält sich zunehmend scheu gegenüber Fremden, fremdelt aber in der Regel noch nicht. Es lacht, wenn sein Gegenüber lacht (sympathisches Lachen) und freut sich an „aktiven" Spielen.

Schwerpunkte der Untersuchung (Abb. 26.1)

Datum: ________ Alter: ________ Gewicht: ________ P______
Korr. A.: ________ Länge: ________ P______ Kopfumf.: ________ P______

☑ normal/ja ☒ auffällig/nein ❑ nicht untersucht/erfr.

Anamnese
- ❑ Zwischenanamnese
- ❑ Ernährung (Stillen/Schoppen/Beikost)
- ❑ Schlafen/Schreien
- ❑ Interaktion/Bindung/Vertrautheit/Eltern sicher
- ❑ Befindlichkeit Kind/Eltern
- ❑ Familiäres Umfeld/Geschwister/Paarbeziehung
- ❑ Außerfamiliäre Betreuung/Erwerbstätigleit/der Mutter/des Vaters
- ❑ Risikofaktoren Misshandlung (z. B. Schlafstörung, Schreien, häusliche Gewalt)

Entwicklung
- **Motorik**
  - ❑ Spontanmotorik harmonisch, symmetrisch
  - Rückenlage:
    - ❑ Hebt und hält Kopf aktiv
    - ❑ Kann Füße ergreifen
    - ❑ Dreht sich zur Seite
  - Bauchlage:
    - ❑ Kopf hochgehalten
    - ❑ Stützt sich auf Hände
    - ❑ Beine gestreckt
  - Traktion:
    - ❑ hebt Kopf initial selber
    - ❑ Arme und Beine flektiert
  - Sitzend gehalten:
    - ❑ Gute Kopfkontrolle
    - ❑ Stützt sich nach vorn ab
  - Schwebehaltung:
    - ❑ Kopf über Horizontale
    - ❑ Rumpf gestreckt, Beine flektiert
  - ❑ Greift bds. palmar/transferiert
  - ❑ Versucht außerhalb der Reichweite zu greifen
  - ❑ Primitivreflexe verschwindend/Tonus
- **Spiel**
  - ❑ Erkundet oral und manuell
- **Kommunikation, Sprache**
  - ❑ Lacht laut
  - ❑ Interessiert sich für die Umgebung
  - ❑ Frühdialog (Turntaking)
  - ❑ Lalllaute (Konsonanten)
- **Sozioemotional**
  - ❑ Selbstregulation
  - ❑ Unterscheidet Bekanntes/Unbekanntes

Untersuchung
- ❑ Haut/Nägel/Haare
- ❑ Mund/Mundhöhle
- ❑ Augen (brechende Medien klar, kein Schielen)
- Ohren:
  - ❑ Lauscht auf Geräusche, Spieldose
  - ❑ Wendet sich Geräuschquelle zu (Hochtonrassel)
  - ❑ Hält inne auf Ansprache
- ❑ Herz/Kreislauf/Atmung
- ❑ Abdomen/Genitale
- ❑ Schädel, Bewegungsapparat

Labor/Teste
- ❑ Ev. Hb

Prävention
- ❑ Unfallverhütung (Exploration der Wohnung/Bad/Auto)

Risikofaktoren, antizipatorische Beratung
- ❑ Fremdeln
- ❑ Ernährung/Kariesprophylaxe/Schnuller/Zahnen
- ❑ Ressourcen der Mutter/Familie
- ❑ Medien (TV ist kein Babysitter)

Abb. 26.1 Untersuchungsprotokoll 6 Monate.
Hb = Hämoglobin

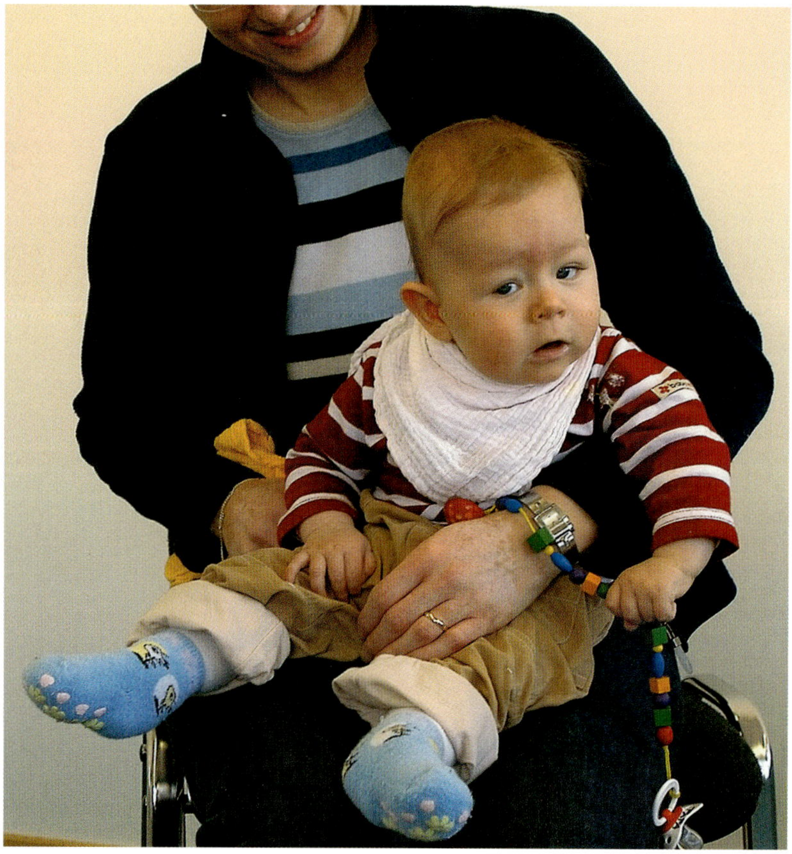

Abb. 26.**2** „Zwar fremdele ich noch nicht, aber ganz geheuer ist mir der Doktor ja nicht…“

Das Kind beginnt, sich zunehmend für die Umwelt zu interessieren. Gegenstände werden ergriffen, in den Mund genommen, manipuliert und auch schon betrachtet. Dadurch verschafft es sich Eindrücke über deren Beschaffenheit. Es spielt. Es kann gegenüber Fremden noch tolerant sein, beginnt jedoch bald mit dem Fremdeln (Abb. 26.**2**). Auch beginnt es zu „verstehen“ und bringt Namen mit Personen in Verbindung. Die Lautproduktion nimmt zu. Voraussetzung hierfür ist allerdings eine gute Gehörfunktion. Daher ist in diesem Alter sowohl die anamnestische als auch die objektive Überprüfung der psychomotorischen Entwicklung, des Verhaltens und des Gehörs unumgänglich. Hieraus ergeben sich die Ziele der Vorsorgeuntersuchung:

- frühzeitiges Erfassen von Gesundheitsstörungen und Entwicklungsproblemen
- Gehörprüfung
- Entwicklungskontrolle

Touchpoints

- *Motorische Fähigkeiten:* Durch die Verbesserung der motorischen und kognitiven Fähigkeiten kann das Baby seine Umwelt besser kontrollieren. Es kann sich z. B. aufrecht halten und somit Dinge besser erreichen.
- *Füttern:* Die neuen motorischen und kognitiven Fähigkeiten beeinflussen das Verhalten während der Mahlzeiten. Die Ablenkbarkeit der letzten Monate weicht nun dem Bedürfnis, sich aktiv zu beteiligen.
- *Schlaf:* Die Aufregung, die Welt zu entdecken, reicht bis in die Nacht. Es ist schwierig, das Baby schlafen zu legen und es, wenn es wach wird, wieder hinzulegen.
- *Objektpermanenz:* Objekte existieren jetzt auch unabhängig von der sensorischen Wahrnehmung des Kindes. Es beginnt, Dinge auf ihre physischen Eigenschaften hin zu untersuchen und sie zu manipulieren.

Erste Beobachtungen und Fragen

Außerordentlich wichtig ist zu diesem Zeitpunkt die Frage nach der Befindlichkeit der Eltern, insbesondere der Mutter, und nach den vorhandenen Ressourcen, da nach der Geburt des Kindes nun wieder der Alltag eingetreten ist.

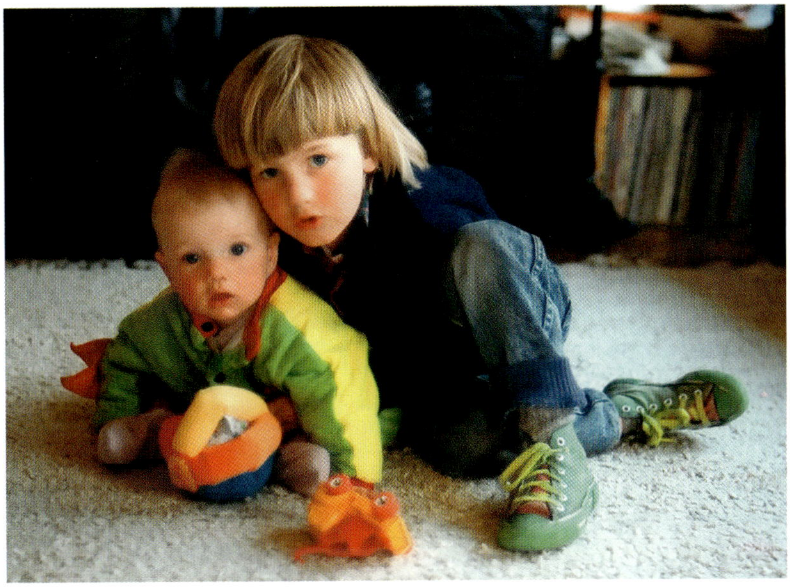

Abb. 26.**3** Was sagen die älteren Geschwister?

Anamnese

- *Allgemeine Fragen:*
  - in der Zwischenzeit aufgetretene Fragen
  - spezifische Fragen von Mutter oder Vater, die im Anschluss oder während der Untersuchung zu beantworten sind
  - spezielle Erwartungen von Vater bzw. Mutter an diese Vorsorgeuntersuchung
  - Befindlichkeit des anwesenden Elternteils; anschließend Frage nach der Befindlichkeit des abwesenden Elternteils
- *psychosoziales Umfeld:*
  - Interaktion der Eltern mit dem Kind (Mutter-Kind-Symbiose)
  - Rollenverständnis der Eltern
  - normative Erwartung an das Kind (was sollte es bereits können?)
  - Meinung bzw. Verhalten der älteren Geschwister (Abb. 26.**3**)
  - Ressourcen (Arbeit, Finanzen)
  - außerhäusliche Kontakte der Mutter bzw. des alleinerziehenden Elternteils
  - Familienkrisen
  - Vernachlässigung des Kindes
  - Fähigkeit oder Unfähigkeit, Hilfe in Anspruch zu nehmen
- *bei alleinerziehenden Eltern zusätzlich:*
  - Verhältnis zu Pflegefamilie
  - finanzielle, fürsorgerische Hilfemöglichkeiten
  - rechtlich-juristische Situation (Beistand, Vormund)
  - Entlastungsmöglichkeiten an Wochenenden, in den Ferien usw.
- *Verhalten des Kindes:*
  - Schlafverhalten (Rhythmus, Rituale)
  - Schreiverhalten (Beruhigbarkeit), übermäßiges Schreien
  - übererregbares oder abnorm ruhiges Kind
- *Ernährung:*
  - Zusammensetzung, Rhythmus, Verabreichungsart, Dauer der Mahlzeit
  - Akzeptanz des Löffels, Lippenschluss
  - abnormes leichtgradiges Erbrechen
  - Rachitis- und Kariesprophylaxe
- *Stuhl:*
  - Frequenz
  - Konsistenz
  - Farbe

Beobachtungen

Beurteilen
- Fehl- oder Mangelernährung
- unruhiger Säugling
- Interaktion der Eltern mit dem Säugling (Eltern unreif, vernachlässigend, uninteressiert, ablehnend, unsicher, ängstlich, perfektionistisch)

Maßnahmen

Bei Überlastung der Mutter bzw. des Vaters, besteht die Gefahr der Vernachlässigung oder das Risiko der Kindesmisshandlung: Es muss das offene Gespräch mit der Mutter oder den Angehörigen gesucht werden und das Vertrauen der Mutter in ihre Fähigkeiten muss gestärkt werden. Die Ressourcen der Familie müssen ergründet sowie der Mutter bzw. den Eltern Erholungspausen „verordnet“ werden. Die Einleitung engmaschiger Kontrollen beim Arzt bzw. der Mütterberatungsschwester sind notwendig. Je nach gegebener Situation Hilfe vermitteln (psychologisch, fürsorgerisch) und auf entsprechende Stellen hinweisen.

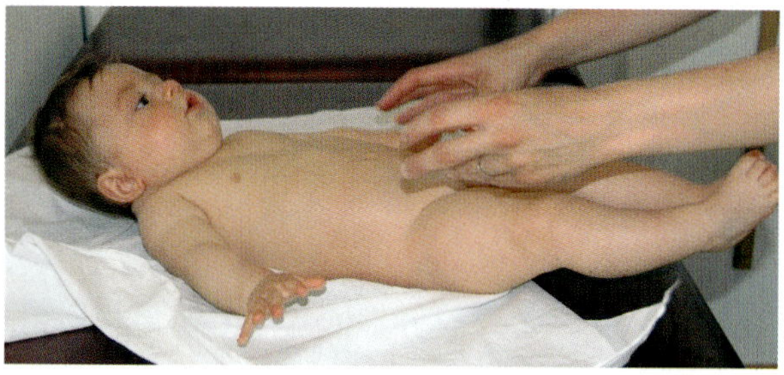

Abb. 26.**4** Rückenlage: Das Kind hebt den Kopf aktiv von der Unterlage; die Beine sind gestreckt.

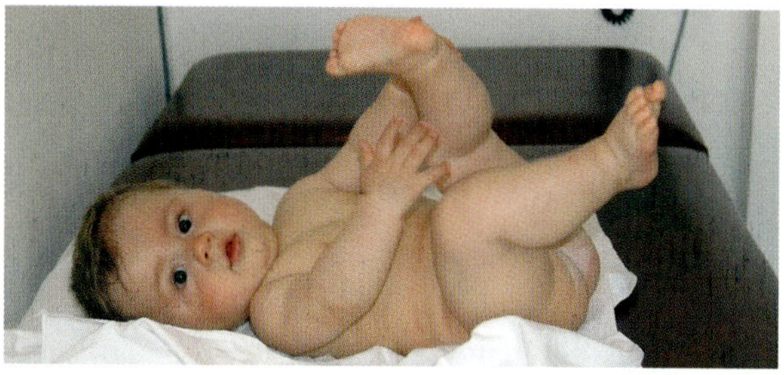

Abb. 26.**5** Rückenlage: schönes dissoziatives Strampeln; Hände meist offen, interessiert. Typisches Ergreifen und Spielen mit den Füßen.

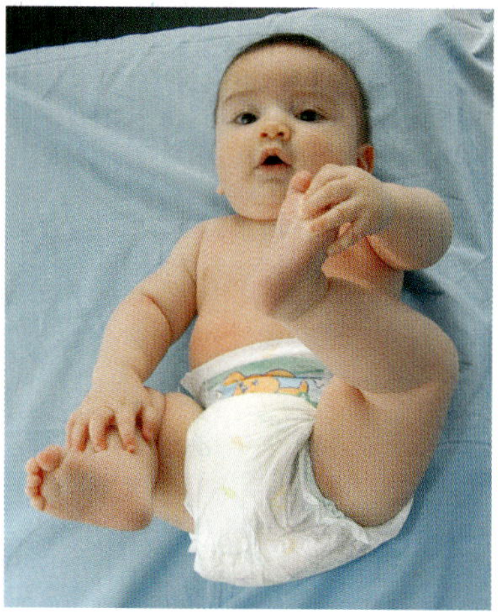

Abb. 26.**6** Rückenlage: entwicklungsphysiologisches Ergreifen und Spielen mit den Füßen.

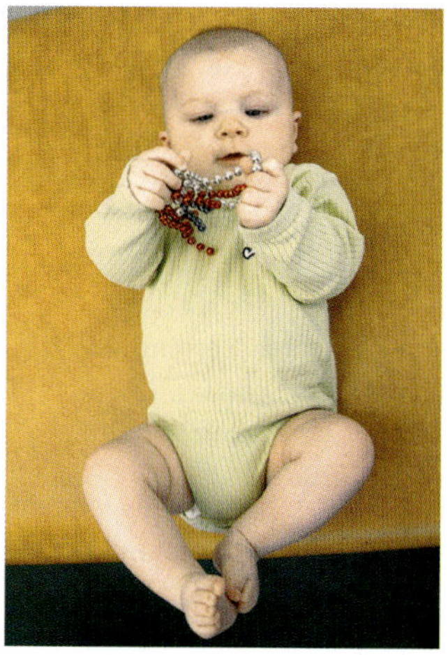

Abb. 26.**8** Rückenlage: Das Kind greift „bipedal" (auch die Füße machen mit).

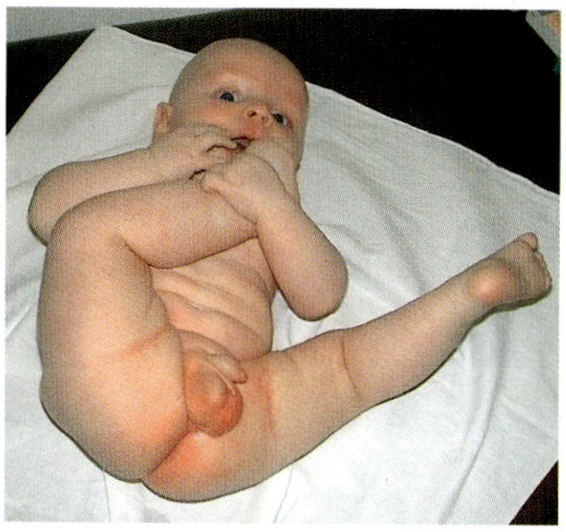

Abb. 26.**7** Rückenlage: einseitiges Spielen mit dem Fuß und... in den Mund!

Psychomotorische Entwicklung

Das Kind hat zu diesem Zeitpunkt mit dem Untersucher schon einen guten affektiven Kontakt, verfolgt im Raum umhergehende Personen mit dem Blick, benutzt die Hände zum Greifen, spielt mit Beinen bzw. Füßen, hat Freude an Berührungen und lacht laut. Mit 4–5 Monaten beginnt es, seinen Schwerpunkt seitlich zu verlagern; dies kann zur Drehung führen. Das Kind wird in Bauch- sowie in Rückenlage beobachtet sowie seine Interaktion mit der Umgebung registriert.

Motorik

Beobachtung der Spontanmotorik:

- *allgemein:* Bewegungsarmut oder zu viel Aktivität (auch einzelner Gliedmaßen), persistierende Asymmetrie, Bewegungsunruhe (einschließlich Tremor und auffallender Schreckhaftigkeit) und Variationsfähigkeit der Bewegungsmuster
- *in Rückenlage* (Abb. 26.**4** bis Abb. 26.**8**):
  - hebt nun den Kopf aktiv; dabei werden die Beine gestreckt
  - kann Beine gestreckt und abduziert weit hochheben und die Füße ergreifen
  - kann sich zur Seite drehen

6 Monate

- *in Bauchlage* (Abb. 26.**9**):
  - hebt Kopf in die Höhe
  - stützt sich dabei auf gestreckte Arme mit offenen Händen
  - fasst nach vorn, um etwas zu ergreifen, Beine abduziert und locker gestreckt, aktive Amphibienreaktion
- *Feinmotorik:*
  - bessere Augen-Hand-Koordination (Augen finden für die Hand den Weg)
  - bringt Gegenstände zielsicher zum Mund
- *provozierte Bewegungen:*
  - Hochziehen zum Sitzen (Abb. 26.**10** und Abb. 26.**11**): hebt Kopf initial selbst an, Kopf in Körperachse mitgenommen (kein Zurückbleiben des Kopfes), prompte und verstärkte Flexion im Hüftbereich, Beine werden von der Unterlage abgehoben

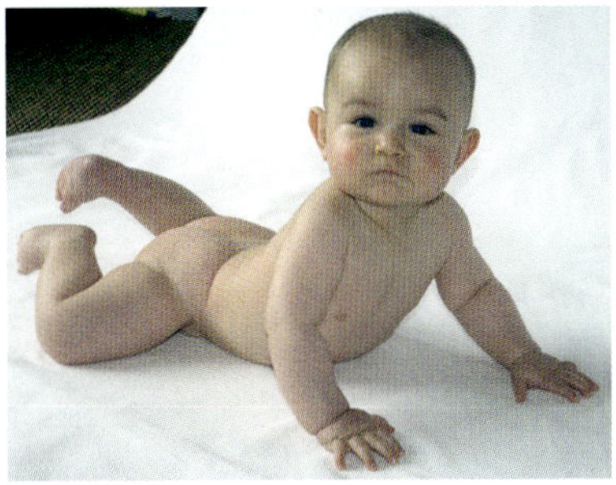

Abb. 26.**9** Bauchlage: schöner Armstütz.

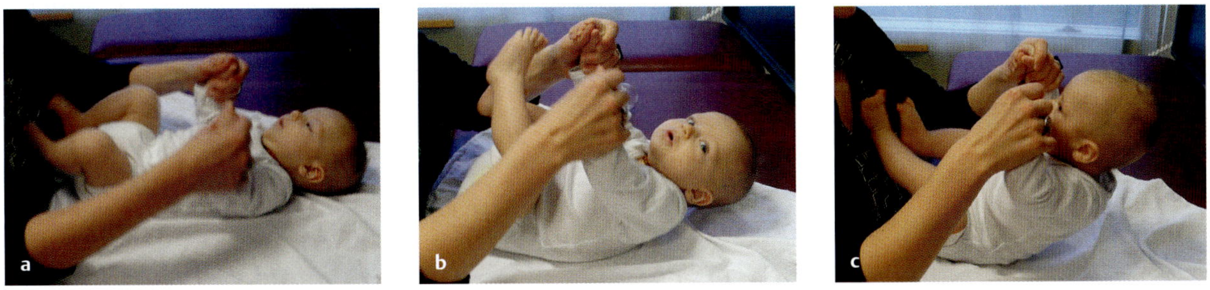

Abb. 26.**10 a – c** Hochziehen zum Sitzen, von der Seite gesehen.

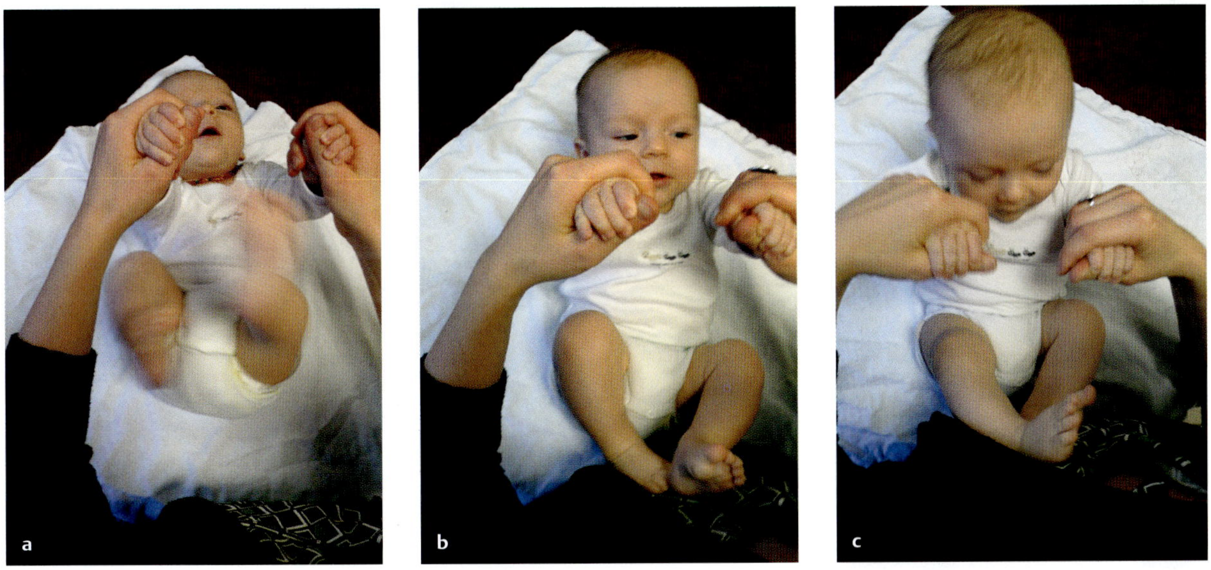

Abb. 26.**11 a – c** Hochziehen zum Sitzen aus dem Blickwinkel des Untersuchers.

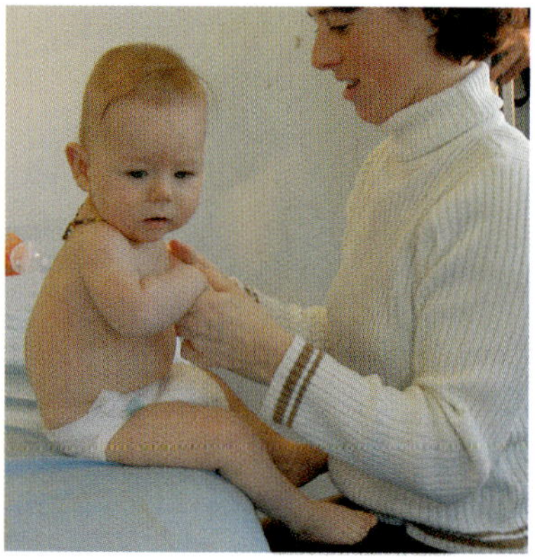

Abb. 26.**12** Sitzen mit dorsaler Unterstützung möglich; Rumpf noch etwas unsicher und rund im Beckenbereich.

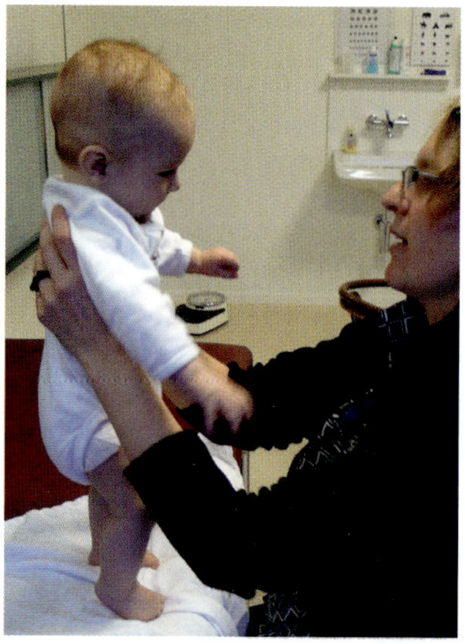

Abb. 26.**13** Stehend gehalten: Das Kind übernimmt Gewicht.

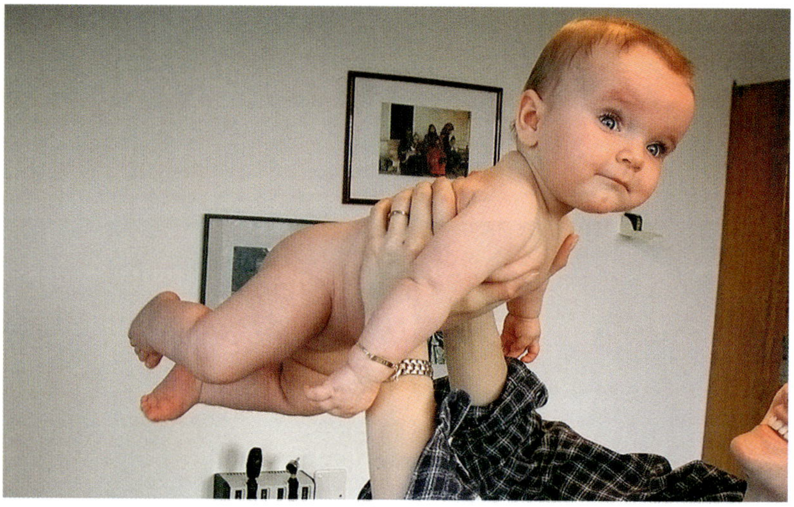

Abb. 26.**14** Schwebeversuch: schöne Tonisierung des Rumpfes.

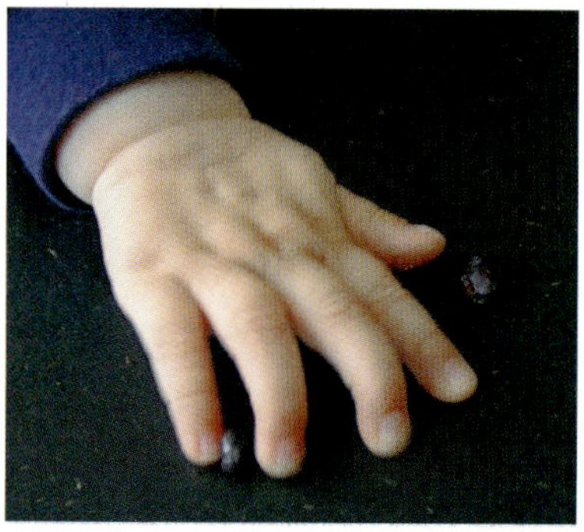

Abb. 26.**15** Ulnares Greifen.

- sitzend gehalten (Abb. 26.**12**): sichere Kopfkontrolle, Rumpf gestreckt mit lumbaler Rundung, Abduktion und Streckung der Beine (Spitzfußstellung der Füße), stützt sich aktiv nach vorn ab, kann mit Unterstützung selbst sitzen; Beine oft schon mehr gestreckt (Flexoren- bzw. Extensorenmuster verschwindend).
- aufrecht stehend gehalten (Abb. 26.**13**): übernimmt mehr Gewicht und kann dieses oft eine Zeit lang halten, bewegt sich mit kräftigen Bewegungen auf und ab
- schwebend gehalten bzw. Ventralsuspension (Abb. 26.**14**): Kopf weit über der Horinzontalen, Rumpf gestreckt, Landau-Reaktion, beginnende Fallschirmreaktion vorwärts; beim seitlichen Kippen: beginnende Abduktion der Beine und Flexion der oberen Extremitäten möglich

- *Hände* (Abb. 26.**15**):
  - greift beidseits palmar bzw. ulnar mit ganzer Hand; dabei werden alle Finger gebeugt
  - hält Gegenstände und lässt sie wieder fallen
  - transferiert Gegenstände von Hand zu Hand

6 Monate

Mund und Mundhöhle

Anamnese und Untersuchung

(Abb. 26.**33**, Abb. 26.**34** und Abb. 26.**35**)

Anamnestisch werden folgende Punkte abgeklärt:

- hat begonnen, sich selber partiell zu füttern (Brot, Kekse usw.)
- kein vermehrter Zungenstoß beim Füttern
- Speicheln (sich verbessernder Mundschluss)

Beurteilen

- Zungengröße (Makroglossie)
- Zungenbeweglichkeit (Zungenband)
- Symmetrie des Mundes: Fazialisparese, Asymmetric crying Face
- harter und weicher Gaumen intakt (Palpation): Gaumenspalte
- unter Umständen erste Zähne (Zahnen? Zahnentwicklung s. Teil III, Kapitel 15, Abschnitt „Zähne")
- typische Affektion: Mundsoor, Epulis, Ranula, Zahnleistenzyste (Gingivalzyste), Eruptionszyste

Nase

Hierzu wird auf die entsprechenden Angaben im Rahmen der U2 verwiesen (s. Kapitel 22, Abschnitt „Somatischer Status", S. 549). Im Bedarfsfall sollten Maßnahmen zur Erleichterung der Nasenatmung ergriffen werden, z. B. Nasentropfen (Kochsalz) oder Absauggeräte.

Augen (Abb. 26.**38** bis Abb. 26.**43**)

Inspektion

Beurteilen

- Optische Achse frei?
- Lider (Ptose)
- Hornhaut
- Linse (Katarakt)
- Bulbusgröße (Hornhautdurchmesser mit einem dicht vor das Auge gehaltenen Maßstab schätzen, besser Foto): Buphthalmus
- Iris: Isokorie, Isochromie, Pupillarmembran, Brushfield-Spots, Kolobome

Verfolgen des Gesichts des Untersuchers oder von Gegenständen:

- nimmt Fixation auf
- koordinierte Augenmotorik
- Nystagmus ist in jedem Alter pathologisch
- verspätete Reifung des Gesichtssinns
- Gesichtsfelddefekt, visuelle Wahrnehmungsstörung

Untersuchung im durchfallenden Licht:

- Linsentrübungen (Katarakt)
- Hornhauttrübungen
- ungleiche Retinareflexe

Maßnahmen

Lidhämangiome können, falls die optische Achse unterbrochen wird, zur Amblyopie führen, d. h. unter Umständen ist eine aggressive Therapie indiziert. Strabismus muss zu einer augenärztlichen Beurteilung veranlassen. Bei Verdacht auf Katarakt, Buphthalmus oder Retinoblastom muss die augenärztliche Untersuchung notfallmäßig erfolgen. Bei Sehstörungen auch Zuweisung zu spezialisierter Frühförderung. Bei Tränengangstenose Instruktion der Mutter hinsichtlich Reinigung, allenfalls Therapie der Superinfektion. Sondierung in Vollnarkose nötig.

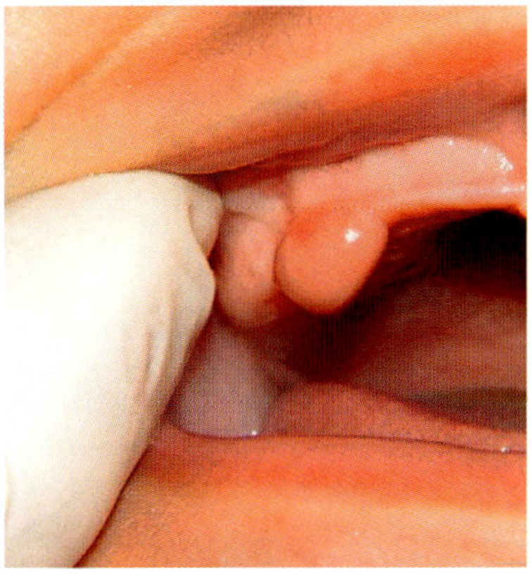

Abb. 26.**33** Epulis: gutartiger Tumor der Zahnleiste (aus Laskaris G. Coloratlas of oral diseases in children and adolescents. New York: Thieme; 2000).

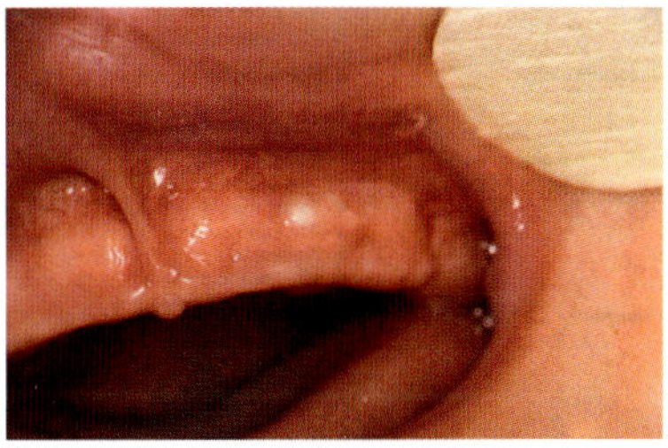

Abb. 26.**34** Eruptionszyste (aus Laskaris G. Coloratlas of oral diseases in children and adolescents. New York: Thieme; 2000).

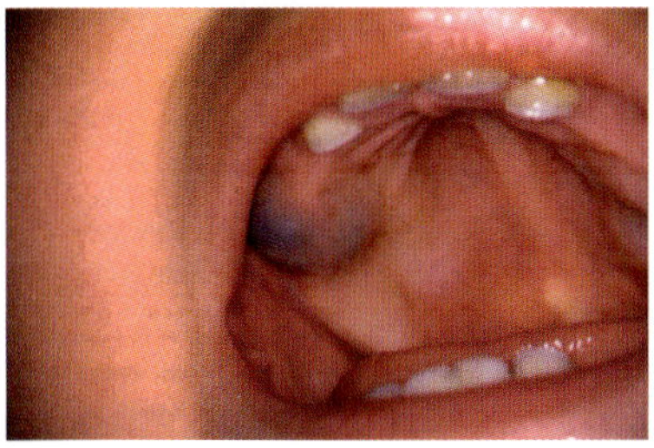

Abb. 26.**35** Zahnleistenzyste (aus Laskaris G. Coloratlas of oral diseases in children and adolescents. New York: Thieme; 2000).

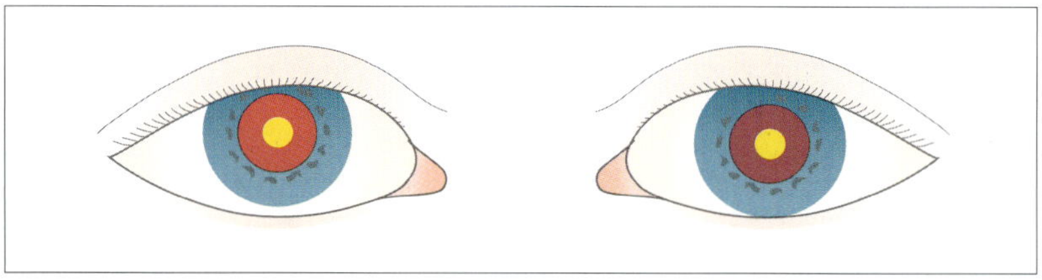

Abb. 26.**36** Brückner-Test mit Fotodokumentation.

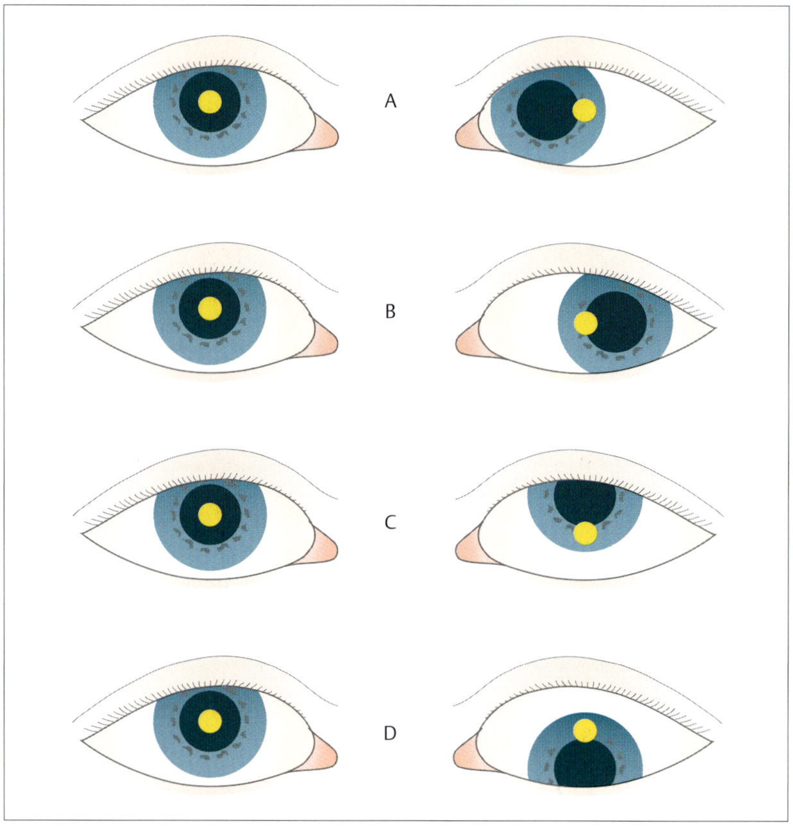

Abb. 26.**37** Hirschberg-Test: Dezentrierung des Hornhautreflexbildchens bei Heterotropien (aus Kaufmann H. Strabismus. Stuttgart: Enke; 1986).
A = temporale Dezentrierung bei linksseitigem Innenschielen (Esotropie)
B = nasale Dezentrierung bei linksseitigem Außenschielen (Exotropie)
C = Dezentrierung nach unten bei linksseitigem Höherschielen (-VD)
D = Dezentrierung nach oben bei linksseitigem Tieferschielen (+VD)

Hirschberg-Test
Die Symmetrie der Hornhautreflexe wird mithilfe eines Lämpchens untersucht, das aus ca. 60 cm Distanz auf der Stirn des Untersuchers gehalten wird (s. Teil III, Kapitel 15, Abschnitt „Sehen").

Brückner-Test mit Fotodokumentation
Sind Schielen und Amblyopie vorhanden oder zu befürchten, wird das Kind in 1 m Entfernung vom Arzt platziert. Die helle Lichtquelle des Untersuchers zieht die Aufmerksamkeit des Kindes auf sich. Es wird ein Lichtkegel auf die Netzhaut projiziert, sodass der Lichtreflex der Hornhaut und der Pupille des Kindes im Fokus ist. Die Leuchtkraft der Pupillen hängt davon ab, auf welchen Teil des Augenhintergrunds das Licht fällt. Schielen, Anisometropien und Medientrübungen bewirken Helligkeitsdifferenzen des Fundusreflexes. Liegt kein Schielen vor, ist die Farbe des Pupillenleuchtens seitengleich (Kriterium für foveale Fixierung). Ein Hinweis auf Strabismus liegt vor, wenn der Fundusreflex des fixierenden Auges dunkler ist. Es muss also nur relativ zwischen den beiden Augen ein Farbtonunterschied abgeschätzt werden. Kinderfotos zeigen oft das Gleiche (s. auch Teil III, Kapitel 15, Abschnitt „Sehen").

Untersuchung im durchfallenden Licht
Zum Ausschluss von Linsentrübungen und pathologischen Reflexen (Retinoblastom) bewährt sich in Zweifelsfällen die Funduskopie im umgekehrten Bild mittels Linse. Dazu wird eine 16-Dioptrien-Linse vor das kindliche Auge gehalten und mit einer punktförmigen Lichtquelle (Ophthalmoskop) der Augenhintergrund inspiziert.

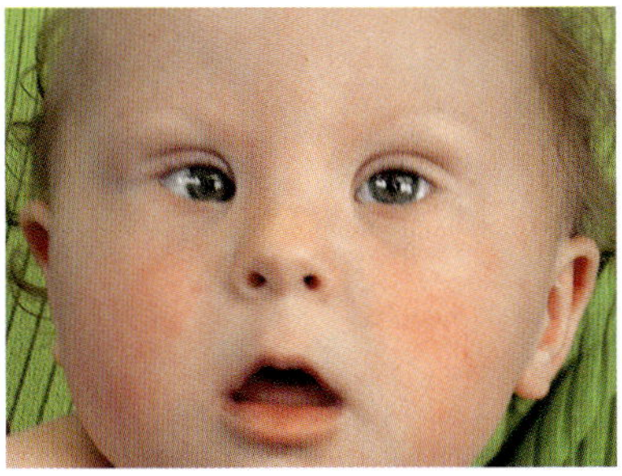

Abb. 26.**38** Epikanthus (bei Trisomie 21) und Strabismus convergens (s. Fensterreflexe auf der Kornea).

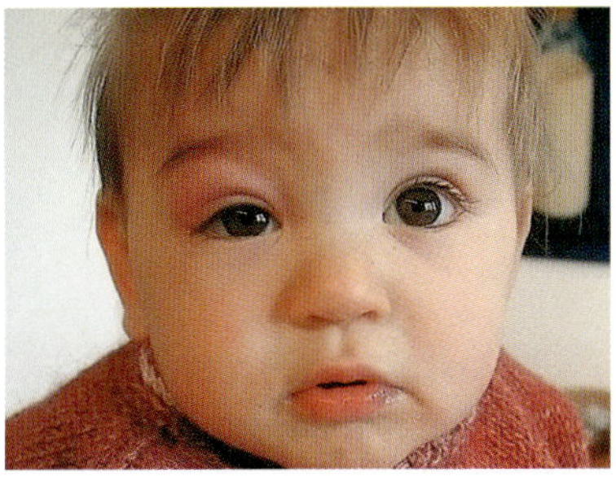

Abb. 26.**39** Dakryoadenitis bei kongenitaler Tränengangstenose rechts.

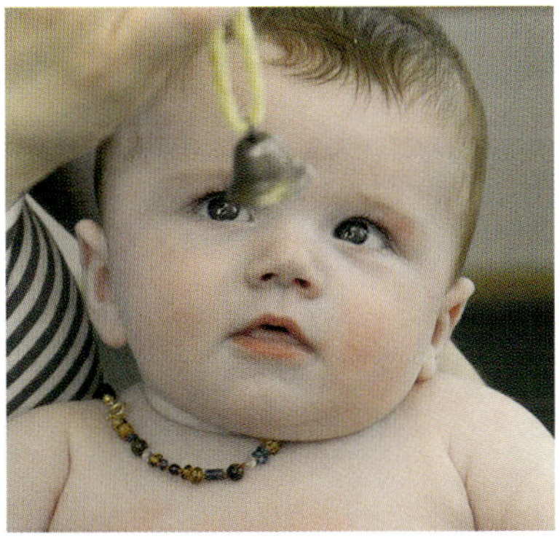

Abb. 26.**40** Kein Strabismus convergens, sondern Fixationskonvergenz!

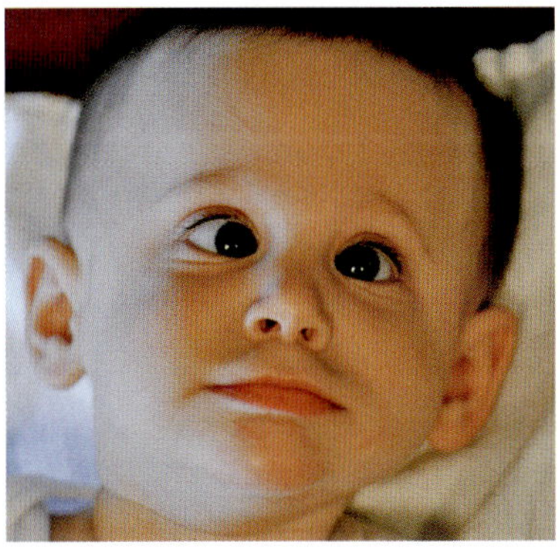

Abb. 26.**41** Strabismus.

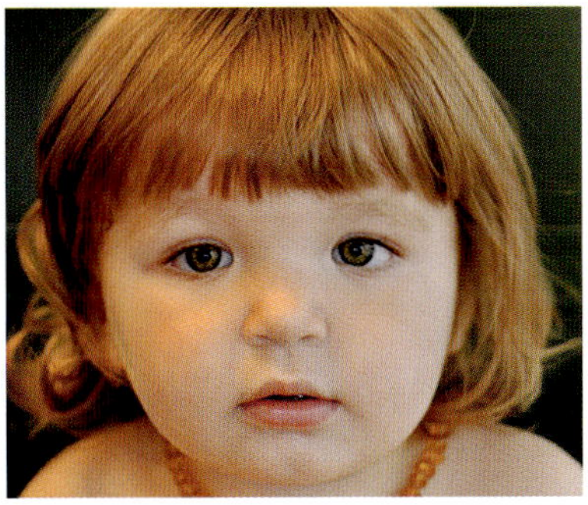

Abb. 26.**42** Epikanthus.

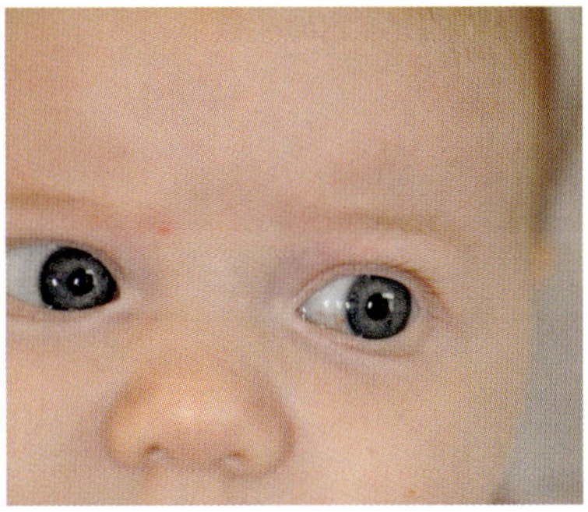

Abb. 26.**43** Pinguekula (harmlos).

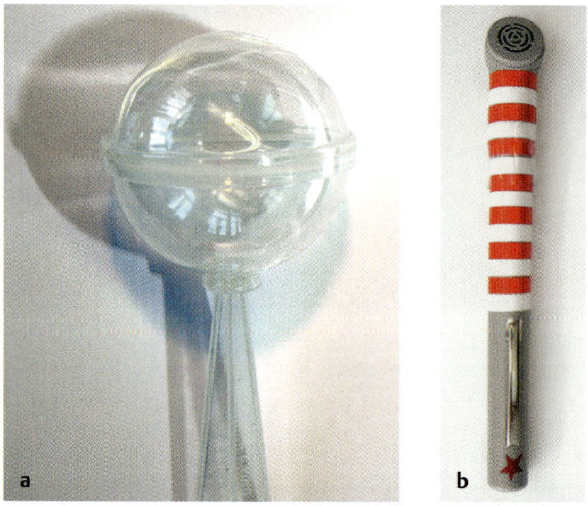

Abb. 26.**44 a, b** Hörtesthilfsmittel.
a Hochtonrassel.
b Pronto, der Hörtest-Stylo: Gehör-Screening mit Breitbandgeräusch (4000 – 6000 Hz). Bezugsquelle: Pädaudiologische Beratungsstelle. J. Weissen, Ch-3324 Hindelbank.

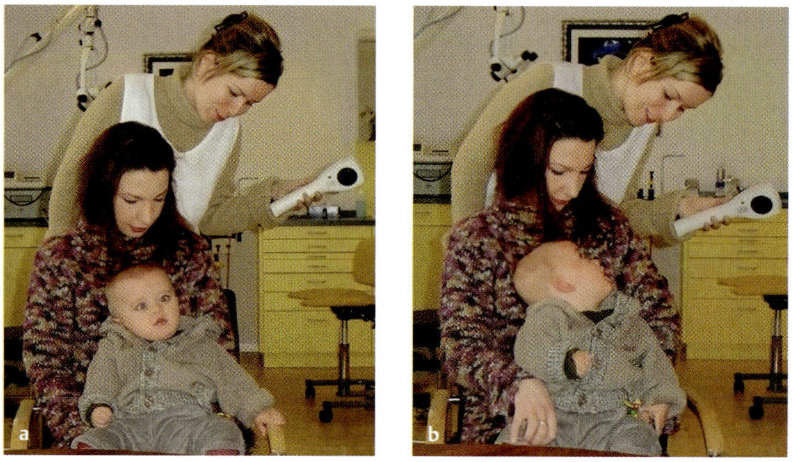

Abb. 26.**45 a, b** Verhaltensaudiometrie mit dem Pädaudiometer.
a Das Kind konzentriert sich auf die visuelle Ablenkung.
b Die Audiometristin steht hinter der Mutter und ist für das Kind nicht sichtbar. Das Kind wendet den Kopf zum Geräusch.

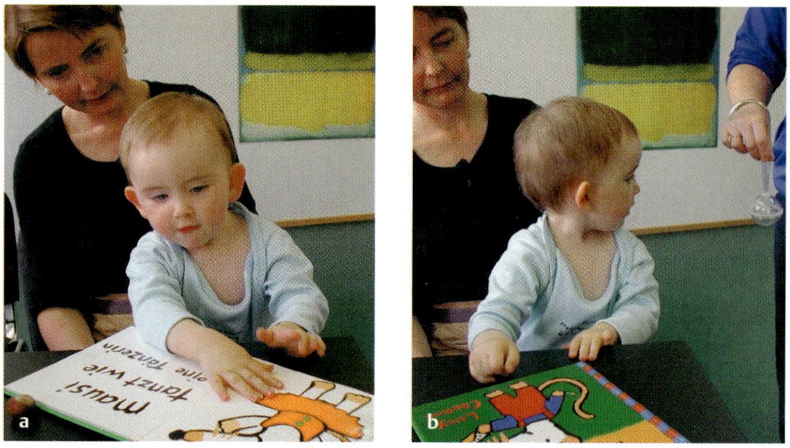

Abb. 26.**46 a, b** Verhaltensaudiometrie mit Hilfsperson (Nebenbefund: Verdacht auf Strabismus convergens).

Ohren und Gehör

Eine Hörstörung muss früh diagnostiziert werden. Ein normales Gehör ist Voraussetzung für die Wahrnehmungs- und Sprachentwicklung. Beim Vorliegen einer Hörstörung muss sofort ein Hörgerät angepasst werden.

Anamnese und Untersuchung

(Abb. 26.**44**, Abb. 26.**45** und Abb. 26.**46**)

Fragen in der Anamnese:

- Ist eine Beruhigung des Kindes beim Weinen möglich und lauscht es auf Musik?
- Zeigt es eine Reaktion auf Geräusche?
- Wendet es sich einer Geräuschquelle zu (Hochtonrassel)?
- Wendet es den Kopf zu einer sprechenden oder singenden Person?
- Hält es auf Ansprache inne?
- Plaudert es reichhaltig in verschiedenen Tonhöhen?
- Hat die Lautproduktion zugenommen?

Maßnahmen

Bei „Normalbefund" im neonatalen Hör-Screening kann bei einer Auffälligkeit nur eine erworbene Hörstörung aufgetreten sein. Bei unsicherem Resultat ist eine Kontrolle in 1 Monat einzuplanen. Bleibt der Verdacht auf Hörverminderung bestehen, ist ohne Verzug die Abklärung durch eine kinderaudiologische Fachstelle zu veranlassen.

Respiration

Anamnestische Angaben und Beobachtungen, die eine weitergehende Abklärung erfordern

- Atemrhythmus (Tab. 26.**2**)
- Dyspnoe, Tachypnoe, Nasenflügeln, Einziehungen, Wheezing, Stridor
- Hautfarbe
- Ernährungsprobleme
- gastroösophagealer Reflux
- Husten, rezidivierende Infekte
- Raucher in der Umgebung

Herz und Kreislauf

Untersuchung (Abb. 26.**47** und Tab. 26.**3**)

Die Beurteilung der Herz- und Kreislauffunktionen ist ein wichtiger Bestandteil jeder Vorsorgeuntersuchung. Während das Erkennen zyanotischer und schwerer Herzvitien keine diagnostischen Schwierigkeiten bereitet, ist zur Erfassung hämodynamisch erst später bedeutender Vitien eine gründliche Untersuchung notwendig:

- Hautfarbe (Zyanose, grau-blasses Kolorit), Ödeme
- Respiration (Art und Frequenz)
- Thoraxasymmetrie
- verstärkter links- oder rechtsventrikulärer Herzimpuls, Schwirren
- Lebergröße
- Herzfrequenz, Rhythmus
- Herzgeräusche, Herztöne, Klicks
- periphere Pulse (insbesondere Inguinalispulse), Mikrozirkulation

Maßnahmen

Herzgeräusche ohne Zyanose und ohne Zeichen einer Herzinsuffizienz erfordern keine unmittelbaren Maßnahmen, sind aber kontrollbedürftig. Echokardiografie planen. Bei Herzinsuffizienz, Zyanose oder schwerer Arrhythmie ist die notfallmäßige Einweisung in ein spezialisiertes Zentrum angezeigt.

Verhaltensaudiometrie (Freifeldaudiometrie)

Das Kind sitzt auf dem Schoß der Mutter, mit Blick nach vorn. Der Untersucher lenkt die Aufmerksamkeit des Kindes auf einen attraktiven Gegenstand, z. B. eine bunte Kasperlefigur. Sobald sich das Kind dem Gegenstand zugewendet hat, wird dieser versteckt und gleichzeitig das akustische Signal ausgelöst. Das Kind wird durch das Verschwinden des Kasperles in einen Zustand erhöhter Aufmerksamkeit versetzt und reagiert umso leichter auf den akustischen Reiz. Nach einem 2. Versuch muss eine kurze Pause eingelegt werden. Das Geräusch wird durch eine Hilfsperson erzeugt, die für das Kind unsichtbar hinter dem Rücken der Mutter steht. Bei normalem Gehör dreht es den Kopf der Geräuschquelle zu.

Bewährt hat sich eine Hochtonrassel (Ewing; Bezugsquelle: Medizinalbedarf). Im Abstand von 1 m lateral und etwas hinter dem Ohr des Kindes (Reizabstand) wird sie vertikal rotiert. Die Kügelchen dürfen dabei nicht über den Äquator bewegt werden. Das erzeugt ein Geräusch von 35 – 45 dB im Bereich zwischen 6000 und 20 000 Hz. Wird die Hochtonrassel geschüttelt (und nicht gerührt), entsteht ein bis zu 90 dB lautes Geräusch, das auch bei mittel- bis hochgradig schwerhörigem Kind noch eine Reaktion auslöst! Beim Pronto-Hörstylo berträgt der Reizabstand 30 cm; eine gut standardisierte Methode ist auch die Prüfung mit Wobbeltönen bei 4000 Hz und 40 dB.

Tab. 26.**2** Normale Respirationsdaten.

Alter (Jahre)	Atemfrequenz (Atemzüge/min)
0–1	25 – 40
1–5	20 – 30
5–10	15 – 25
10–16	15 – 20

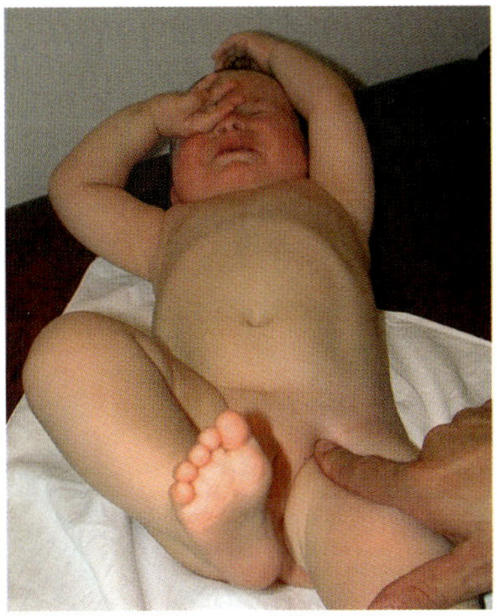

Abb. 26.**47** Inguinalispulse tasten.

Tab. 26.**3** Pulsnormalwerte.

Alter	Pulsfrequenz (Schläge/min)		
	Wachzustand	Schlafzustand	Stress/Fieber
Neugeborenes	bis 180	100	80 – 160 (< 220)
1 Woche bis 3 Monate	bis 220	100	80 – 200 (< 220)
3 Monate bis 2 Jahre	bis 150	80	70 – 120 (< 200)
2–10 Jahre	bis 110	70	60 – 90 (< 200)
> 10 Jahre	bis 90	55	50 – 90 (< 200)

6 Monate

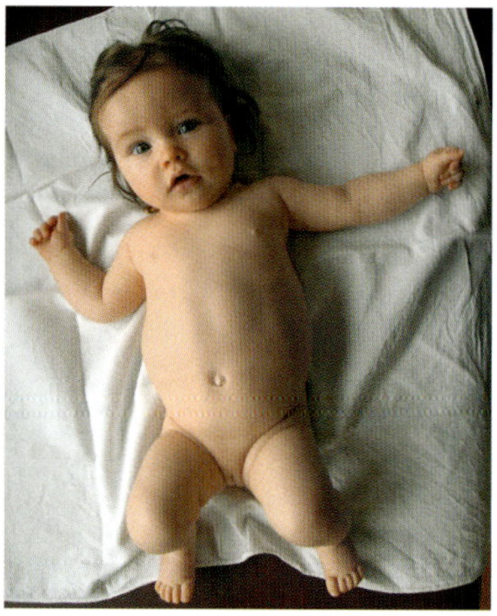

Abb. 26.**48** Großes, ausladendes Abdomen mit Defäkationsstörung bei ultrakurzem Morbus Hirschsprung.

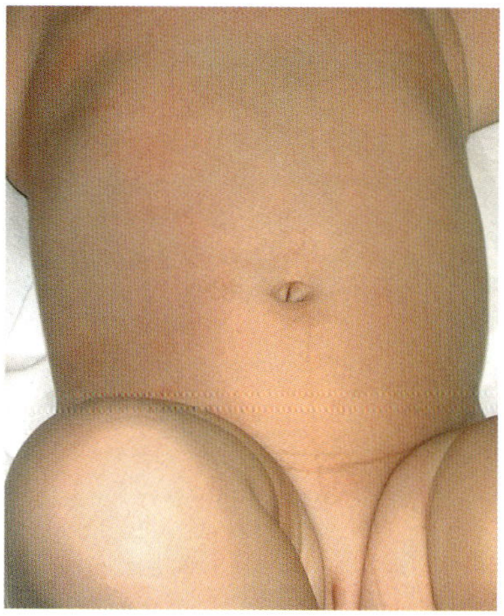

Abb. 26.**49** Linea alba: bedeutungslos.

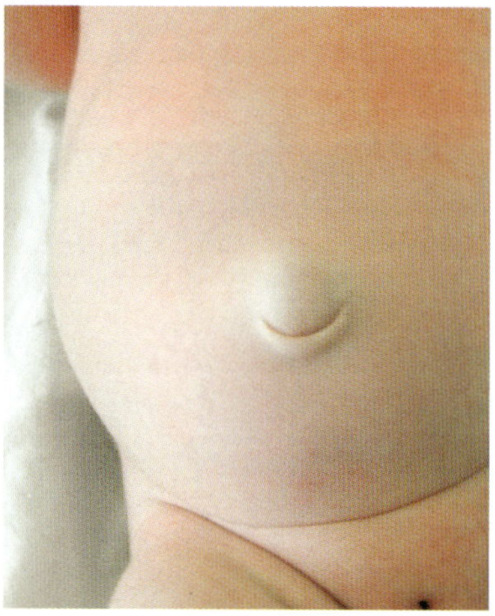

Abb. 26.**50** Nabelhernie: zuwarten.

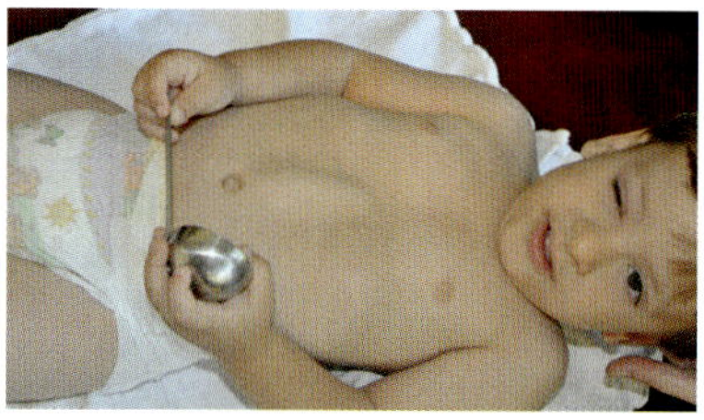

Abb. 26.**51** Rektusdiastase (harmlos).

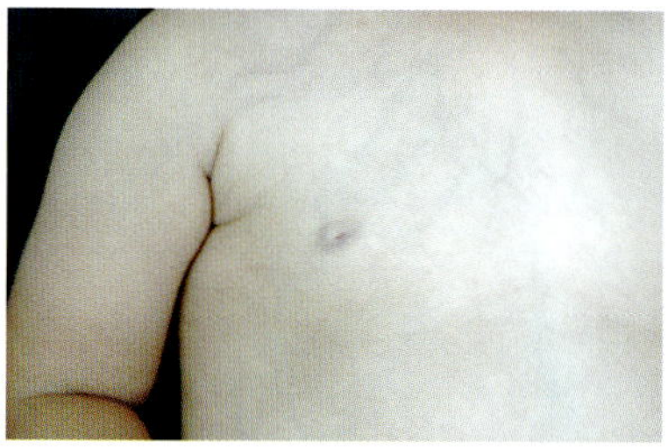

Abb. 26.**52** Ausgeprägte Venenzeichnung (harmlos).

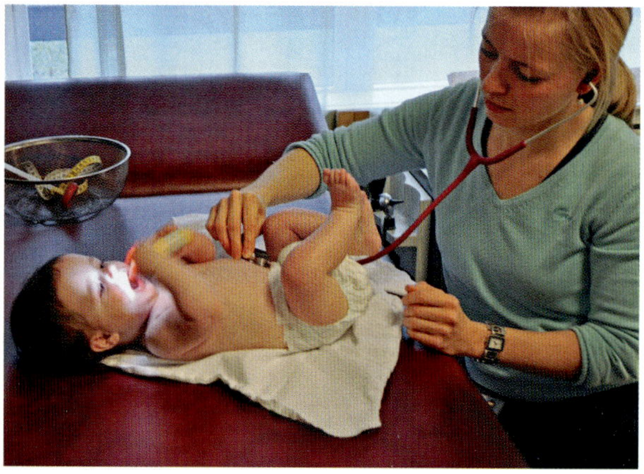

Abb. 26.**53** Auskultieren geht am besten, wenn man das Kind ablenkt, sonst kaum.

Abdomen

Anamnese und Untersuchung

(Abb. 26.**48** bis Abb. 26.**58**)

Schwerpunkte der Anamnese:

- Verdauungsprobleme, anomale Konsistenz und Geruch des Stuhles
- Auftreten von Vorwölbungen in der Leiste beim Schreien
- Stuhlfarbe
- Stuhlfrequenz, -konsistenz
- Miktionsfrequenz
- Gütscheln, Reflux, Sandifer-Syndrom

Das Abdomen bewegt sich nun noch weniger schaukelnd im Rhythmus der Zwerchfellkontraktionen:

- Inspektion: Nabelhernie, periumbilikale Entzündung, Inguinalhernie
- Palpation (zart): Hepato-, Splenomegalie (1 – 2 cm unter Rippenbogen normal), Tumoren, Hydronephrose (2-Hand-Palpation), Hernien, Lymphknotenstationen

Stuhlfarbe

Eine Gallengangatresie führt zu spezifischer Stuhlfarbe. Acholische Stühle sind verdächtig. Je jünger das Kind zum Zeitpunkt der Operation, umso besser die Aussichten, dass das Kind mit seiner eigenen Leber überlebt. Vergleichen sie die Stuhlfarbe mit der Farbenkarte (s. Abb. 22.**61**).

Maßnahmen

Eine Inguinalhernie wird beim Jungen reponiert. Bei Mädchen sind Repositionsversuche wegen der Gefahr einer Ovarialverletzung zu unterlassen. Reponierbare Hernien werden in einem Wahleingriff saniert, inkarzerierte Hernien sind notfallmäßig zu operieren. Nabelhernien bilden sich mit hoher Wahrscheinlichkeit spontan zurück. Die Operation hat nur kosmetische Bedeutung. Gedeihstörungen mit Stuhlabnormitäten bedürfen einer weiteren Abklärung. Acholische Stühle müssen dringend weiter abgeklärt und behandelt werden.

Schädel

- Messung des Kopfumfangs und Beurteilung der Fontanellen und Schädelnähte: Mikrozephalie, Hydrozephalus, Kraniosynostosen
- Messung des Kopfumfangs auch bei den Eltern
- Schädelasymmetrien (Blick von kranial): lagebedingte Plagiozephalie, Oxy-, Brachy-, Turri-, Dolichozephalie usw.
- Beurteilung des Gesichtsschädels: Dysmorphien

Maßnahmen

Verlässt das Maß des Kopfumfangs eindeutig den Perzentilenkanal (Makrozephalie > P97, Mikrozephalie < P3), ist eine weitergehende Abklärung und genaue Entwicklungsuntersuchung notwendig. Allenfalls Abklärung mit Druckmessung in einem Zentrum. Echografie des ZNS: Hydrozephalus (familiäre Makro-/Mikrozephalie als Normvariante), Balkenmangel, Dandy-Walker-Zyste usw. Überwachung des weiteren Schädelwachstums und der psychomotorischen Entwicklung. Bei Asymmetrien: Spezialröntgenbilder. Ultraschalluntersuchung der Schädelnähte, des Neurokraniums. Bei lageabhängiger Plagiozephalie (meist als Folge eines Schiefhalses) ist neben der Behandlung der Grundkrankheit, je nach Ausprägungsgrad, die Anpassung eines druckentlastenden Helms angebracht (s. Kap. Schiefhals).

Wirbelsäule und Extremitäten

- Inspektion des ganzen Körpers in Bauch- und Rückenlage; Schiefhals, Skoliose
- Beweglichkeit der Füße und der großen Gelenke prüfen (abnorme Gelenkbeweglichkeit?)

Maßnahmen

Nicht fixierte Skoliosen sind meist Folge eines muskulären Schiefhalses, der die ATNR-Stellung einseitig verstärkt, die Prognose ist gut, Überwachung ist notwendig. Bei fixierten Skoliosen: Röntgen sowie kinderorthopädisches Konsilium.

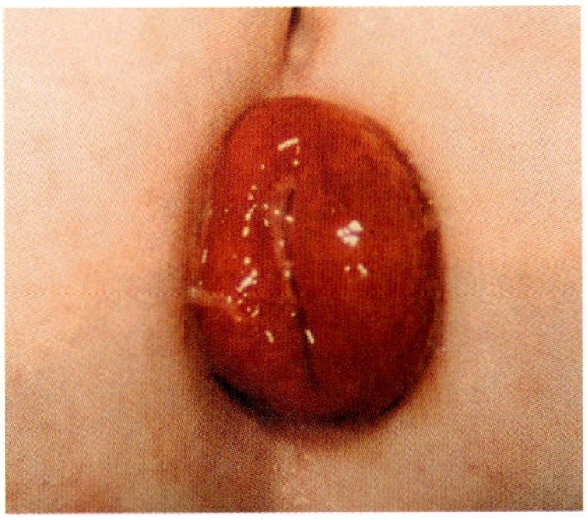

Abb. 26.**54** Analprolaps: Ursache abklären.

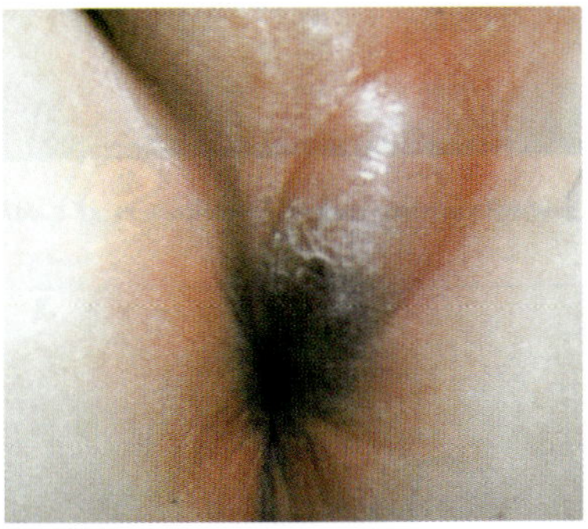

Abb. 26.**55** Perianaler Abszess bei Fistel an typischer Stelle (operationspflichtig).

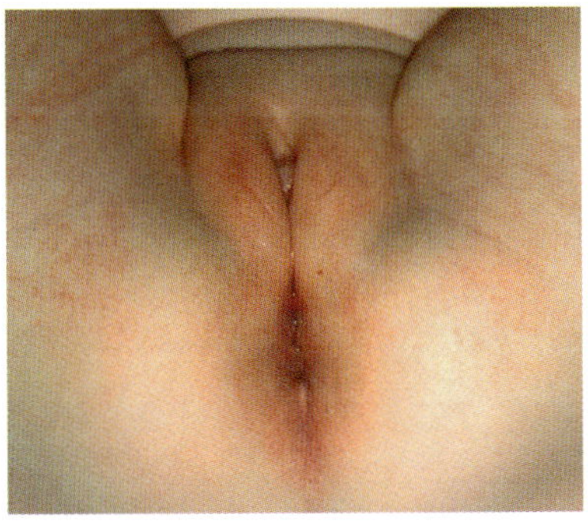

Abb. 26.**56** Defäkationsstörung bei anterior ektopem Anus.

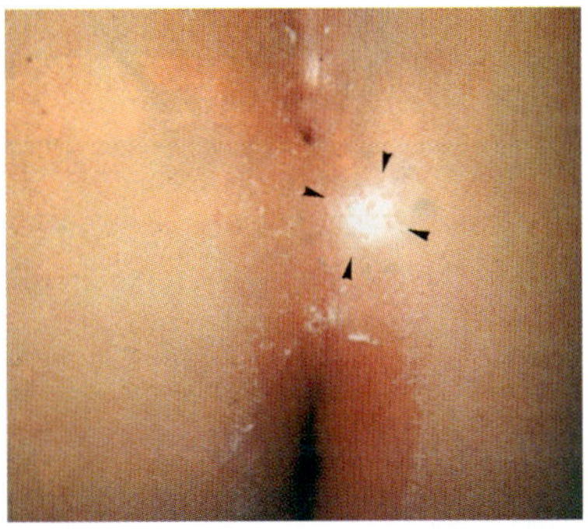

Abb. 26.**57** Sinus pilonidalis: muss vom Sakralgrübchen unterschieden werden, da mit Ersterem eine intravertebrale Dermoidzyste vergesellschaftet sein kann (operationspflichtig).

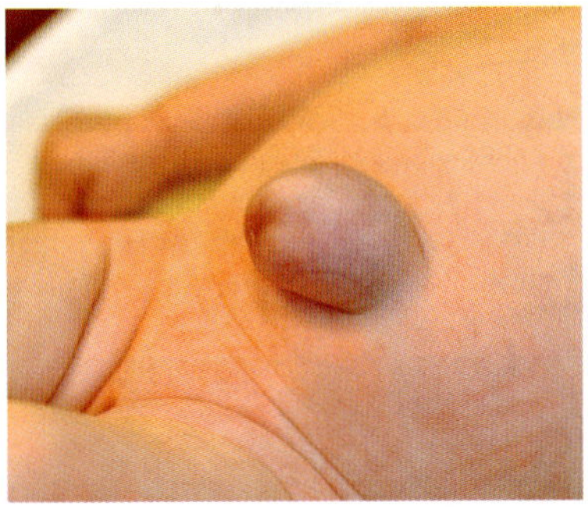

Abb. 26.**58** Massiver Nabelbruch: kinderchirurgische Beurteilung angezeigt.

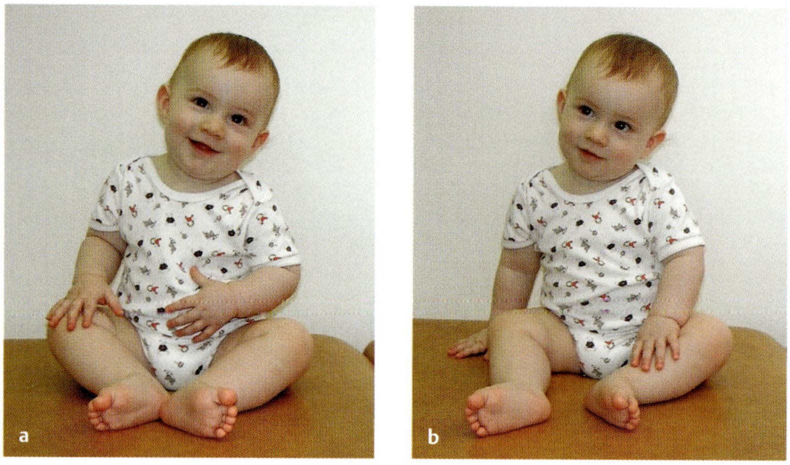

Abb. 26.**59 a, b** Schiefhals links (muskulär): Kopf nach links geneigt und nach rechts gedreht. Vor allem bei der aktiven Drehung des Kopfes deutlich sichtbare Bewegungseinschränkung.

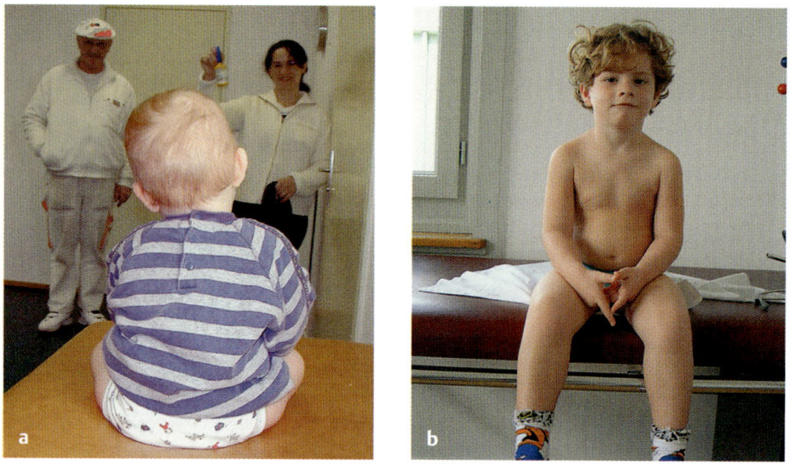

Abb. 26.**60 a, b** Schiefhals links (muskulär).
a Kopfneigung im Sitzen und von hinten sehr deutlich.
b Derselbe Junge im Alter von 4 Jahren: Vom Schiefhals ist nichts mehr zu sehen; die Prognose ist praktisch immer hervorragend. Derselbe Junge ist noch älter in Abb. 2.**2** zu sehen.

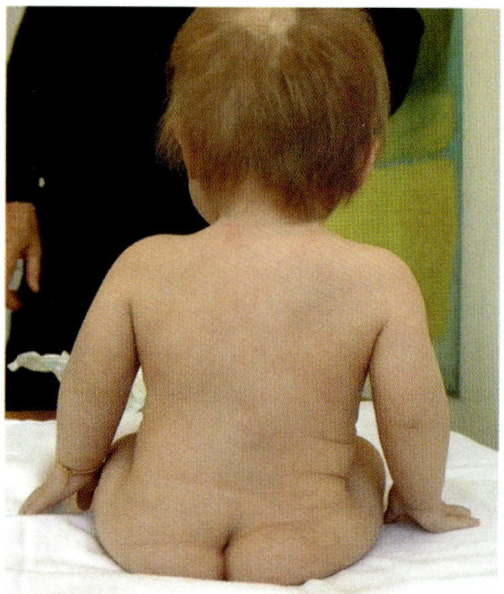

Abb. 26.**61** Fixierte Skoliose infolge einer Wirbelmissbildung bei Chondrodysplasia punctata.

Hüften (Abb. 26.**59**, Abb. 26.**60** und Abb. 26.**61**)

Zu diesem Zeitpunkt muss eine Hüftdysplasie mittels Sonografie schon längst ausgeschlossen worden sein. Diagnosen erst zu diesem Zeitpunkt führen zwangsläufig zu unnötig verlängerten Therapiephasen und Defektheilungen.

Genitale

Untersuchung

- Weibliches Genitale: Hymenalatresie, Labiensynechie, Klitorishypertrophie.
- Männliches Genitale: Hypospadie mit oder ohne Meatusstenose. Lage der Testes.

Maßnahmen

- Bei Labiensynechie wird eine östrogenhaltige Salbe appliziert (Nachkontrolle!).
- Eine Hypospadie wird erst um das 1. Lebensjahr definitiv behandelt, da sich in diesem Alter am wenigsten Komplikationen ergeben. Nur bei gleichzeitig bestehender Meatusstenose ist eine rasche chirurgische Intervention notwendig.
- Die Lageanomalie der Hoden wird weiter kontrolliert, da der spontane Deszensus der Testes in den folgenden Monaten möglich ist.
- Phimose und Präputialverklebungen sind in diesem Alter physiologisch. Die Ablösung der Vorhaut beginnt spontan um das 3. Lebensjahr. Dehnversuche sind zu unterlassen, denn sie bergen die Gefahr multipler Hautrisse und nachfolgender Vernarbungen in sich.

Vorsorge

Ernährung (Abb. 26.**62** bis Abb. 26.**66**)

Mit der Gabe von Beikost wurde in der Zwischenzeit bereits begonnen; falls nicht, sollte nun begonnen werden. Im Bedarfsfall wird die optimale Fütterungstechnik erläutert. Die inhaltliche Basis steht in den „Empfehlungen für die Säuglingsernährung" der Ernährungskommission der SGP (s. Richtlinien SPG) und in „Die Ernährung des Säuglings und Kleinkindes von 5 – 15 Monaten" (s. Anhang).

Ein weiterer wichtiger Punkt ist die Rachitisprophylaxe mit Vitamin D.

Impfungen

In der Regel wird anlässlich dieser Konsultation die 3. Grundimmunisierung gemäß Impfplan durchgeführt.

> **Fortsetzung der Grundimmunisierung**
> Gemäß Impfempfehlung des Bundesamts für Gesundheit erfolgt die 3. Grundimmunisierung mit den Impfstoffen gegen Diphtherie (D/d), Pertussis (aP/ap), Tetanus (T), Haemophilus influenzae Typ b (Hib) und Poliomyelitis (IPV).

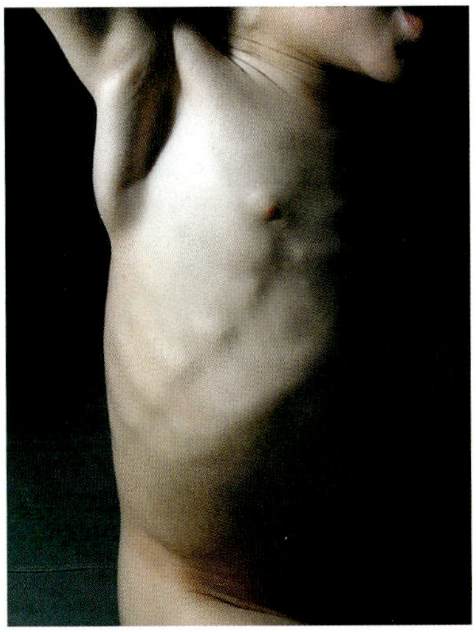

Abb. 26.**62** Rachitischer Rosenkranz (oft erst später auftretend).

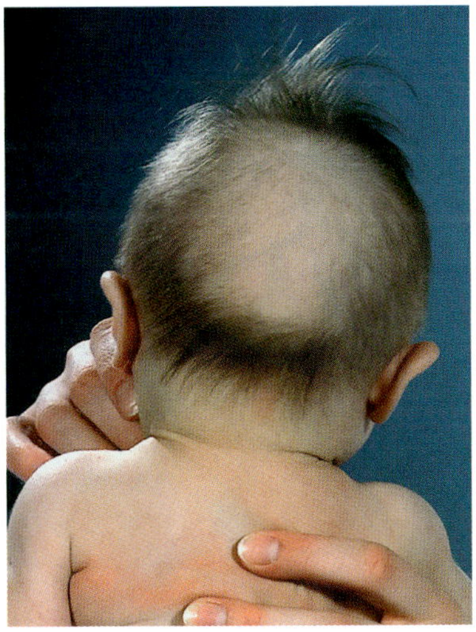

Abb. 26.**63** Ausgedehnte Hinterhauptglatze bei Rachitis.

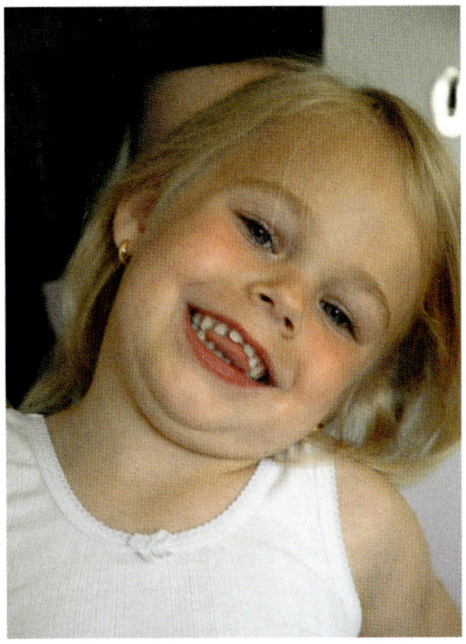

Abb. 26.**64** Morsus apertus (offener Biss): Zahnspangenbehandlung droht!

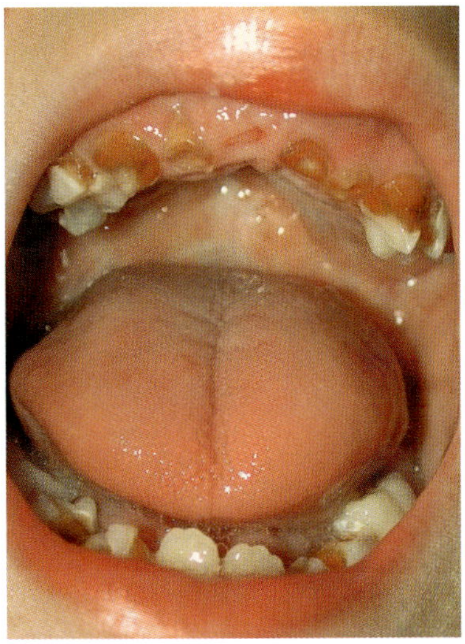

Abb. 26.**65** Karies (hier aufgrund von Orangensaft in der Nuckelflasche).

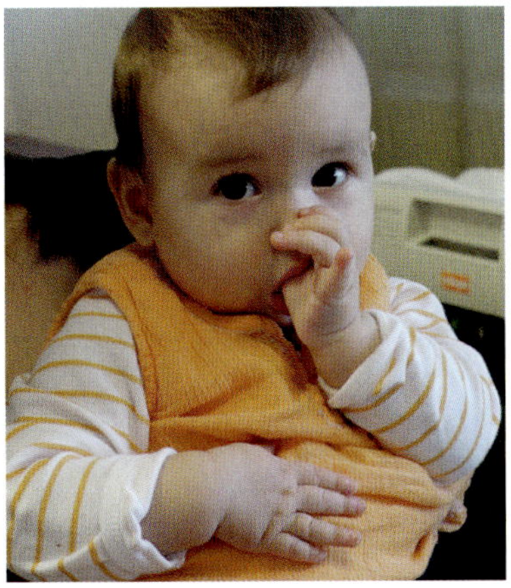

Abb. 26.**66** Auch auf die vornehme Art ist Daumenlutschen nicht gut für den Oberkiefer!

Laboruntersuchung

In diesem Alter wird (speziell bei voll gestillten Kindern, Fehlernährung sowie Früh- und Mangelgeburten) eine Eisenmangelanämie manifest. Dies rechtfertigt eine Screening-Untersuchung (Hämoglobinbestimmung). Bei einem Hämoglobinwert < 10,5 g/dl müssen die Indizes bestimmt werden. Bei hypochromer Anämie ist eine Eisensubstitution indiziert. Falls sich nach 6 – 8 Wochen ein ungenügendes Ansprechen zeigt, ist eine weitergehende Abklärung erforderlich (Tab. 26.**4**, Tab. 26.**5**).

Tab. 26.**4** Labor-Normwerte (Kinderspital Zürich 2010), Teil 1.

Alter	Hb (G/L)	HK (G/l)	Ec (T/L)	MCV (pg)	MCH (pg)	MCHC (pg)	TC (G/L)
0 – 7 Tage	135 – 200	0,45 – 0,65	4,0 – 6,2	95 – 115	31 – 37	290 – 360	
8 – 30 Tage	100 – 160	0,30 – 0,55	3,0 – 5,4	85 – 115	28 – 36	290 – 360	
1 – 6 Monate	95 – 135	0,28 – 0,36	3,1 – 4,2	75 – 100	25 – 35	300 – 360	
6 Monate – 2 Jahre	105 – 135	0,33 – 0,40	3,7 – 4,8	75 – 85	23 – 31	300 – 360	150 – 400
2 – 6 Jahre	115 – 140	0,34 – 0,41	3,9 – 4,9	75 – 85	24 – 31	310 – 360	
6 – 12 Jahre	115 – 155	0,35 – 0,45	4,0 – 5,2	77 – 90	25 – 33	310 – 360	
♀ ≥ 12Jahre	120 – 160	0,36 – 0,42	4,1 – 5,0	78 – 100	25 – 35	310 – 360	
♂ ≥ 12Jahre	130 – 170	0,37 – 0,50	4,5 – 5,5	78 – 100	25 – 35	310 – 360	

Tab. 26.**5** Labor-Normwerte (Kinderspital Zürich 2010), Teil 2.

Alter	Leukozyten (G/L)	Neutrozyten (G/L)	Lymphozyten (G/L)	Monozyten (%)	Eos (%)	Baso (%)	Retikulozyten[1)] (%)
0 – 2 Tage	9,0 – 38,0	5,8 – 28	2,0 – 11	1,0 – 17,0	0 – 5,0	0 – 4,0	1,3 – 3,6
3 – 7 Tage	5,0 – 21,0	2,0 – 10	2,0 – 17,0	2,0 – 28,0	0 – 9,0	0 – 2,0	
8 Tage – 1 Monat	5,0 – 20,0	2,0 – 10	2,0 – 17,0	2,0 – 20,0	0 – 9,0	2 – 2,0	
1 Monat – 2 Jahre	6,0 – 17,0	1,0 – 9,0	3,0 – 16	1,0 – 13,0	0 – 6,0	0 – 2,0	0,8 – 1,6
2 – 12 Jahre	4,5 – 13,5	1,5 – 8,5	1,5 – 8,0	1,0 – 10,0	0 – 7,0	0 – 2,0	
> 12 Jahre	4,5 – 12,0	1,5 – 8,5	1,0 – 5,0	0,0 – 8,0	0 – 7,0	0 – 2,0	

[1)] automatisch

Unfallverhütung

In diesem Alter aktuelle Präventionsempfehlungen:

- *Wickeltisch:*
  - Achtung vor Sturz vom Wickeltisch
  - Säugling nicht aus den Augen lassen und nicht vom Wickeltisch weichen; eventuell besser auf einem Bett oder am Boden wickeln
- *Badewasser* (Abb. 26.**67**):
  - Wegen Verbrühungsgefahr Boilertemperatur nicht über 50 °C einstellen
  - Säuglinge niemals allein baden lassen
- *Auto:*
  - ohne Beifahrer-Airbag: auf dem Vordersitz in speziell gesichertem Kindersitz
  - mit Beifahrer-Airbag: auf dem Rücksitz, in der Tragetasche gesichert durch Sicherheitsgurte (Anweisungen von Kindersitz- bzw. Autohersteller unbedingt beachten!)
- *Kinderspielzeug:*
  - Gefahr des Aspirierens kleiner Gegenstände
  - Kinderspielzeug kaufen, das der europäischen Norm EN71 genügt

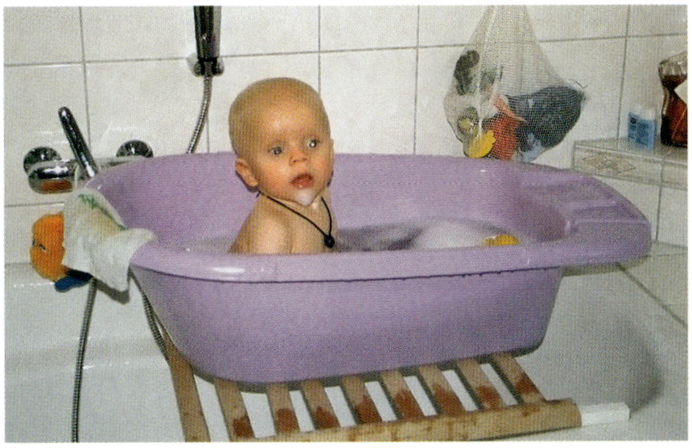

Abb. 26.**67** Kinder dürfen nicht unbeobachtet baden, auch wenn sie allein sitzen können! Nebenbefund: Retinoblastom und pathologischer Retinareflex.

- *Umwelt* (Abb. 26.**68**):
  - vom Baby-Walker (Gehwägelchen) abraten, da es den selbstständigen Gehbeginn des Kindes hinauszögert, gefährlich ist und bei vorhandener Pathologie (z. B. Diplegie) das pathologische Muster verstärkt
  - Gefährliches und Zerbrechliches aus der Reichweite des Kindes entfernen (Kinder nehmen alles in den Mund)
  - FI-Sicherungen installieren oder Steckdosen mit Blindsteckern absichern
  - Treppenauf- und -abgänge absperren
  - Terrassen und Balkone sichern, bei Galerien Aufstiegsmöglichkeiten vermeiden oder Schutznetze verwenden

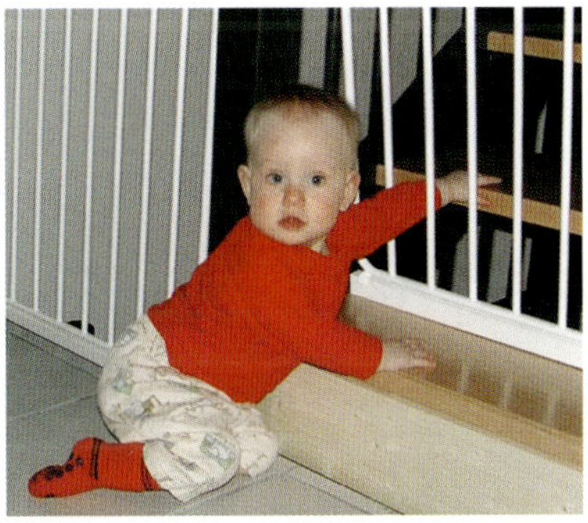

Abb. 26.**68** Gitter schützen vor gefährlichen Abstürzen.

Vergiftungen

Das Tox-Zentrum gibt rund um die Uhr unentgeltlich ärztliche Auskunft bei Vergiftungsfällen und Vergiftungsverdacht: Tel. 145 (24 h). Für Deutschland sind entsprechende Informationen im Internet unter http://www.vergiftungszentrale.de/vergz.html nachzulesen.

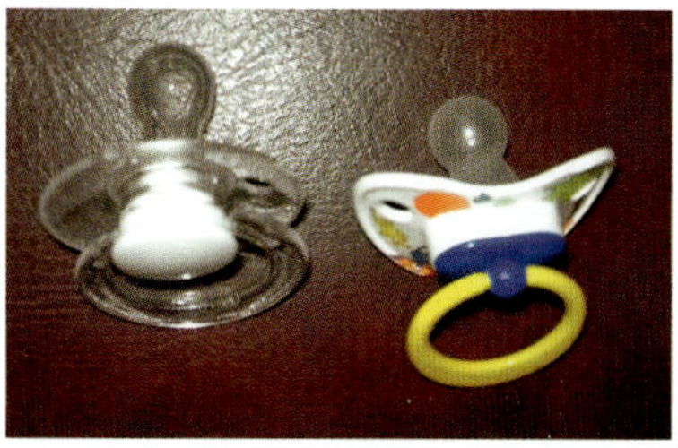

Abb. 26.**69** Wenn trotz einer perioralen Dermatitis der Schnuller unerlässlich ist, dann wenigstens ein geeigneter (links).

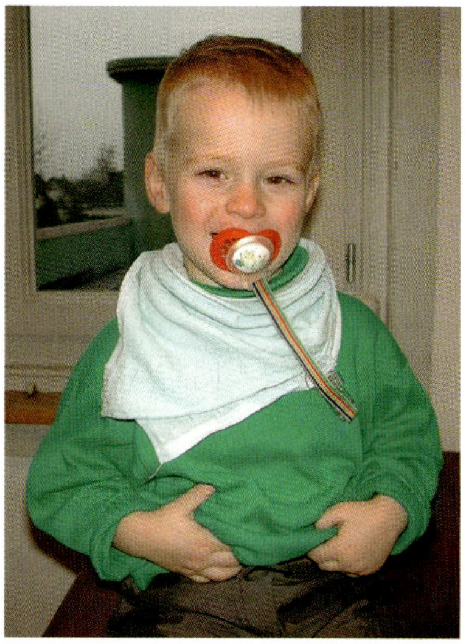

Abb. 26.**70** Der Schnuller und einige seiner unseligen Folgen: schlechter Mundschluss und andauerndes Geifern.

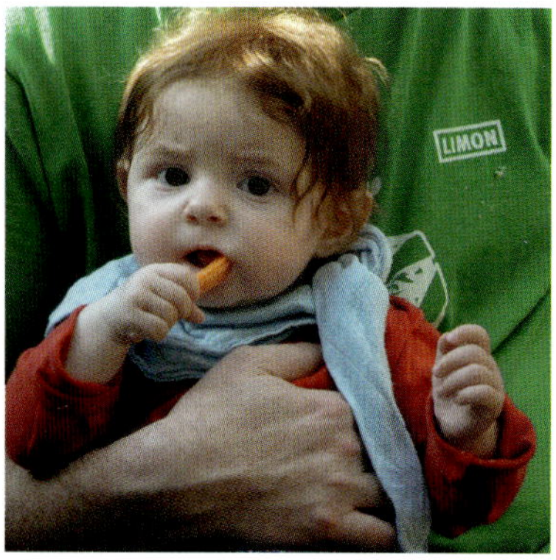

Abb. 26.**71** Viel gesünder sind Karotten ...

Präventive Beratung

(Abb. 26.**69** bis Abb. 26.**71**; s. auch Abb. 25.**19**)

Wesentliche Gesprächsinhalte und Botschaften

- Positive Unterstützung und Beratung der Eltern
- Empathie zeigen und Erreichbarkeit signalisieren
- der Mutter Erholungsphasen empfehlen
- Ressourcen entdecken und vermitteln (Vater, Familienangehörige, Mütterberatung, Familienberatungsstellen, Hauspflege)
- Vater vermehrt in Betreuung einbinden
- bei Beziehungsproblemen Interesse des Kindes vertreten
- Warnung vor allzu vielen guten Büchern und Ratschlägen
- Empfehlung einer rauchfreien Umgebung
- Warnung vor nächtlichem Schoppen (Karies)
- Reizüberflutung des Kindes vermeiden
- Zahnen: Hinweise auf bekannte und beliebte, aber unwirksame Maßnahmen
- Hinweise auf zu erwartende Entwicklungsschritte: Fremdeln wird sich einstellen und hat auch seine Vorteile
- Schlaf-Wach-Rhythmus wird zunehmend reifen; Einfluss darauf ist limitiert
- Einschlafrituale fördern
- Sprachförderung: Eltern sollen sich Zeit nehmen, um mit dem Kind gemeinsam zu „sprechen" und Bilderbücher anzuschauen (Joint interest; s. „Buchstart")

Buchstart Schweiz

Buchstart ist ein gesamtschweizerisches Projekt zur Frühsprachförderung und zur ersten Begegnung von Kleinkindern mit Büchern (Abb. 26.**72**). Kinder, die von Anfang an mit Büchern aufwachsen, sind im Vorteil. Sie erfahren schon früh, wie viel Spaß in Bildern und Büchern steckt, und haben ihr Leben lang Freude am Lesen und Lernen. Mit einem Buchgeschenk will Buchstart Eltern dazu anzuregen, mit ihrem Baby aktiv zu kommunizieren und es ab ungefähr 6 Monaten mit Bilderbüchern vertraut zu machen. Bilderbücher sind nicht nur eine große Hilfe beim Spracherwerb; sie fördern auch die Gesprächskultur innerhalb der Familie und bieten Trost und Geborgenheit. Dafür setzen sich Bibliomedia Schweiz und das Schweizerische Institut für Kinder- und Jugendmedien, unterstützt von diversen Projektpartnern, Sponsoren und Kinderärzten, gemeinsam ein.

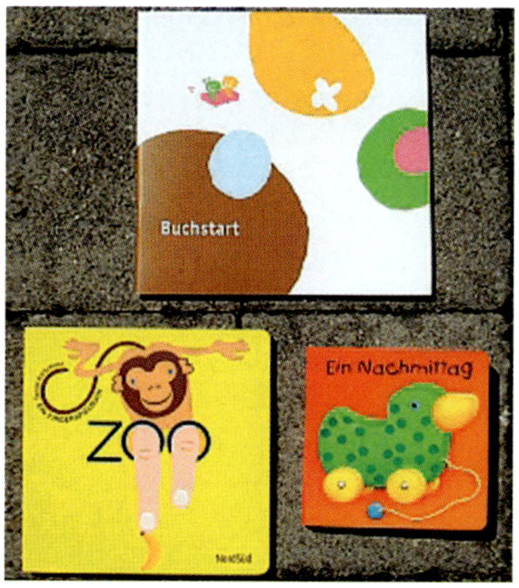

Abb. 26.**72** Buchstartpaket.

Literatur

Kaufmann H. Strabismus. Stuttgart: Enke; 1986

Laskaris G. Coloratlas of oral diseases in children and adolescents. New York: Thieme; 2000

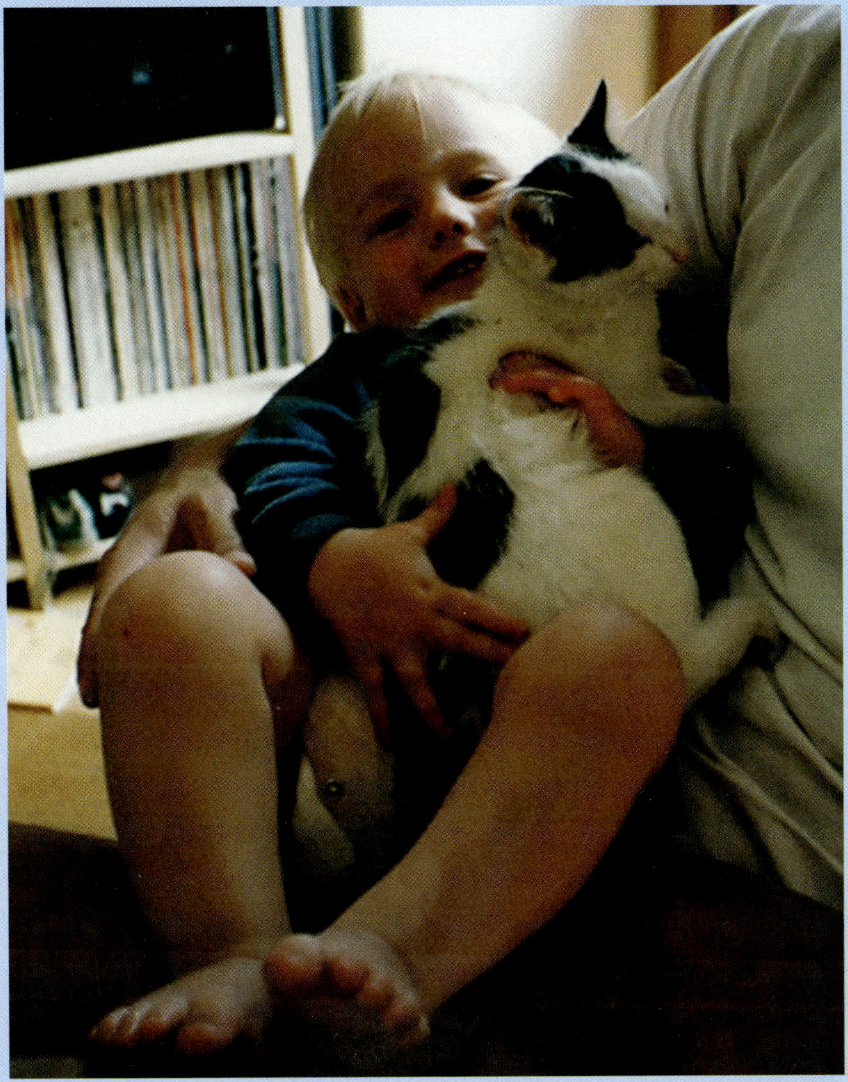

Synopsis der psychomotorischen Entwicklung

Bauch- und Rückenlage. Diese Körperlagen werden kaum noch längere Zeit eingenommen. Das Kind ist ständig in Bewegung und ändert seine Lage andauernd. Es pivotiert (Kreisrutschen) in der Bauchlage um die eigene Achse.

Aufsitzen. Das Kind dreht sich aus der Bauchlage über die Seitenlage und kommt dann zum Sitzen. Manchmal geht es aus der Bauchlage auch erst in den 4-Füßler-Stand und gelangt dann über eine Seitverlagerung zum Sitzen.

Sitzen. Das Kind sitzt sicher und hält das Gleichgewicht gut. Es kann sich nach vorn neigen und aufrichten, ohne sich abstützen zu müssen. Es kann sich auch zur Seite abstützen und den Rumpf schon gut rotieren. In der Sitzposition spielt es mit Gegenständen, dreht sich auf dem Gesäß um die eigene Achse und rutscht so vorwärts. Findet es Spaß an dieser Fortbewegung, entwickelt es sich zum Shuffler-Kind. Besonders hypotone Kinder, die die Bauchlage nie geübt haben, lernen nicht zu kriechen. Sie lassen sich meist von der Mutter aufsetzen und rutschen dann in sitzender Stellung mit vielen Variationen vorwärts, z. B. auf einer Gesäßbacke mit Abstützung der gleichseitigen Hand. Es kommt dabei zu Flexion und Extension des gleichseitigen Beines. Oder sie rutschten mehr oder weniger symmetrisch, indem sie die Beine von der Froschstellung zum Schneidersitz anziehen und sich so vorwärts bewegen. Shuffler übernehmen spät das Gewicht mit den Beinen. Sie tun dies meist erst, wenn sie selbst aufstehen.

Hochziehen zum Aufstehen. Das Kind zieht sich an Gegenständen hoch, wippt auf und ab und steht schon recht stabil. Es macht – an den Möbeln entlang – die ersten Schritte zur Seite.

Stehen. Das Kind kann noch nicht frei stehen. Es hält sich an Gegenständen fest. Beim Loslassen fällt es nach hinten in die Sitzposition. Das Stehen ist nicht so attraktiv für die Fortbewegung; deshalb erfolgt oft ein schneller Übergang zum Kriechen.

Kriechen. Das Kind robbt. Es geht in den Kriechstand und verlagert sein Gewicht nach vorn und hinten. Zuweilen zeigt es schon erste Kriechversuche.

Tonus und Reaktionen. Durch die zunehmende Vertikalisation hat sich der Grundtonus erhöht, um die Körperstellungen zu halten. Die Stellreaktionen ermöglichen eine adäquate Stellung des Kopfes im Raum und ein schon recht gutes Körperschema. Bei Verlust des Gleichgewichts stellt sich das Kind im Raum durch Gegenbewegungen ein. Es hat ein gutes Gleichgewicht in Rücken- und Bauchlage sowie in der Sitzposition und kann durch Gegenbewegungen das Gleichgewicht bewahren oder wiederherstellen. Es ist in der Lage, sich nach vorn oder zur Seite abzustützen, aber noch nicht nach hinten. Auch eine gute Sprungbereitschaft und die Landau-Reaktion sind auslösbar.

Hände. Das Kind greift nach Gegenständen aus allen Positionen und erreicht diese auch außerhalb seiner Reichweite. Es schaut sich an, was es ergreift. Die Hände kommen in der Mittellinie zusammen und erforschen taktil Hände, Füße und seinen gesamten Körper. Das Kind kann zwar mit beiden Händen hantieren, bevorzugt aber schon eine Hand deutlich (Rechtshänder, Linkshänder und Ambidexter entscheiden sich meist erst viel später). Es greift mit beginnender Daumenopposition (Scherengriff), d. h. weniger ulnar. Das ergriffene Spielzeug kann in diesem Alter gut losgelassen werden. Das Kind erfasst die Schnur am Ring und wirft diesen weg. Es klatscht eventuell schon in die Hände und macht „winkewinke".

Verhalten und Interaktion. Das Kind reagiert auf die Frage: „Wie groß bist du?" mit Händehochheben, um es demonstrieren, und interessiert sich für feinere Reize, z. B. Uhrenticken und den Telefonhörer. Es zeigt mit dem Zeigefinger auf Bilder und Gegenstände, für die es sich interessiert, und nimmt sich etwas vom Kopf herunter, z. B. ein Tuch (Gugus-dada-Spiel). Es spielt, hält und isst einen „Keks". Es versucht, den Löffel beim Füttern zu erhaschen. Es kann Fremde klar von den Familienangehörigen unterscheiden und hängt an den Angehörigen. Das Meiste wird zur Exploration noch in den Mund genommen. Das Kind imitiert aber auch schon den vorgeführten Umgang mit Gegenständen (Rassel), ein Klatschen oder Winken. Es nimmt einen Gegenstand aus der Hand des Erwachsenen, kann diesen aber noch nicht zurückgeben. Es findet ein Spielzeug, das teilweise vor ihm versteckt wird, und ist sehr unglücklich, wenn es von ihm nicht wieder gefunden werden kann.

Schwerpunkte der Untersuchung (Abb. 27.1)

Datum: ______ Alter: ______ Gewicht: ______ P______

Korr. A.: ______ Länge: ______ P______ Kopfumf.: ______ P______

☑ normal/ja ☒ auffällig/nein ❑ nicht untersucht/erfr.

Anamnese

- ❑ Zwischenanamnese
- ❑ Ernährung (Stillen/Schoppen/Beikost)
- ❑ Schlafen
- ❑ Interaktion/Bindung/Vertrautheit/Eltern sicher
- ❑ Befindlichkeit Kind/Eltern
- ❑ Familiäres Umfeld/Geschwister
- ❑ Außerfamiliäre Betreuung/Erwerbstätigleit/der Mutter/des Vaters
- ❑ Risikofaktoren Misshandlung (z. B. Schlafstörung, Schreien, Fremdeln, häusliche Gewalt)

Entwicklung

• Motorik

- ❑ Spontanmotorik harmonisch, symmetrisch
- ❑ Kann Position verändern
  - Rückenlage:
  - ❑ Ergreift Füße
  - Bauchlage:
  - ❑ Kann sich drehen
- ❑ Kann sich irgendwie fortbewegen
- ❑ Sitzt mit gutem Gleichgewicht
  - Stehend gehalten:
  - ❑ Gewichtsübernahme mit plantigraden Füßen
  - Schwebehaltung:
  - ❑ Symmetrische Fallschirmreaktion positiv
- ❑ Primitivreflexe verschwunden
- ❑ Gezieltes Greifen (palmar mit Daumenopposition)
- ❑ Transferiert Gegenstand

• Spiel

- ❑ Erkundet (oral, manuell, visuell)
- ❑ Versucht Verlorenes zu erreichen
- ❑ Findet versteckte Gegenstände (Objektpermanenz)

• Kommunikation, Sprache

- ❑ Lallketten/Lacht laut
- ❑ Versucht Aufmerksamkeit auf sich zu lenken
- ❑ Interessiert sich für die Umgebung
- ❑ Wendet sich Geräuschquelle (Stimme) zu
- ❑ Reagiert auf seinen Namen

• Sozioemotional

- ❑ Selbstregulation
- ❑ Fremde

Untersuchung

- ❑ Haut/Nägel/Haare
- ❑ Mund/Mundhöhle
- ❑ Augen/Ohren/Gehör (Hochtonrassel bds. unauffällig)
- ❑ Herz/Kreislauf/Atmung
- ❑ Abdomen/Genitale (Hodenlage, Labien)
- ❑ Schädel, Bewegungsapparat
- ❑ Reflexe/Tonus

Labor/Teste

- ❑ Ev. Hb

Prävention

- ❑ Unfallverhütung (Exploration der Wohnung/Bad/Auto/Gehhilfe)

Risikofaktoren, antizipatorische Beratung

- ❑ Die Gefahren nehmen mit Bewegungsradius zu
- ❑ Fremdeln
- ❑ Ernährung/Kariesprophylaxe/Schnuller/Zahnen
- ❑ Ressourcen der Mutter/Familie
- ❑ Rauchfreie Umgebung

Impfungen

Abb. 27.1 Untersuchungsprotokoll 9 Monate.

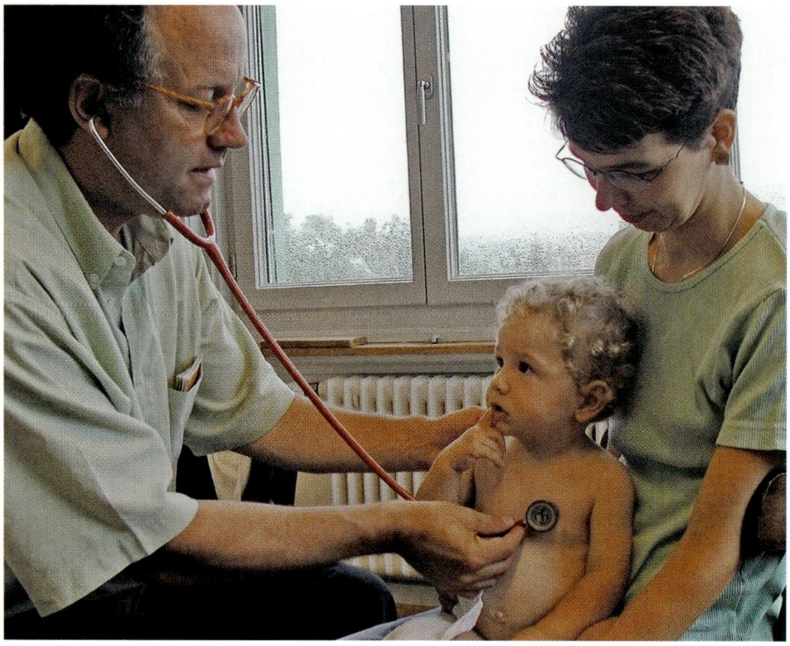

Abb. 27.**2** Häufig ein Alter, in dem stark gefremdelt wird. Aber in Sicherheit auf dem Schoß der Mutter geht alles ohne Probleme.

Zwischen 6 und 9 Monaten beginnt das Kind, sich aufzusetzen. Dabei werden die Arme frei beweglich; es kann erstmals eine Bewegung nach oben ausführen und die neue Dimension – nämlich den Raum – entdecken. Gleichzeitig kann der Daumen dem ersten Finger gegenübergestellt werden; damit nimmt die Feinmotorik ihren Anfang. Das Kind hat den Drang, alles zu betasten, in den Mund zu nehmen und nun auch zu betrachten. Durch das Wiederholen der Handlungen lernt das Kind die speziellen Eigenschaften von verschiedenen Gegenständen kennen. Ist es allerdings mit einem Gegenstand beschäftigt, kann es sein Gegenüber noch nicht in das Spiel einbeziehen. Die Objektpermanenz des Kindes ist so weit entwickelt, dass es kurzzeitig nach einem Gegenstand sucht, der aus seiner Sicht entschwindet. Die Trennungsangst ist das unsichtbare Band des Kindes an seine Bezugsperson (Abb. 27.**2**).

Die Lautproduktion nimmt zu; Laute werden imitiert, und es entstehen zunehmend Zungen- und Lippenlaute.

Eine Überprüfung der motorischen Entwicklung, des Spielverhaltens, der sozial-kommunikativen Entwicklung und der übrigen Organsysteme – sowohl anamnestisch als auch klinisch – ist unumgänglich. Sofern das Gehör nicht schon mit 6 Monaten als normal befundet wurde, muss dies nachgeholt werden. Das Kind darf nicht schielen!

Touchpoints

- *Mobilität*: Im Vordergrund der Aktivität steht die Verbesserung der Motorik. Die meisten Kinder können jetzt stehen. Sie krabbeln, kriechen und erreichen so zuvor Unerreichbares.
- *Soziale Rückversicherung:* Das Baby nimmt die Reaktion der Betreuungsperson auf seine Aktivitäten bewusster wahr. Krabbelt es auf eine verbotene Stelle zu, dann prüft es die Reaktion seiner Betreuungsperson. Es entsteht eine neue Basis des Verstehens und Missverstehens.
- *Personenpermanenz:* Es wird jetzt erkannt, dass auch Personen außerhalb der sensorischen Wahrnehmung existieren. So, wie Menschen kommen und gehen, möchte das Baby sie behalten oder wegstoßen.
- *Kontrolle:* Die Schlafphasen und Mahlzeiten werden beeinflusst durch die neuerworbenen Fähigkeiten.

Erste Beobachtungen und Fragen

Siehe hierzu die Untersuchung mit 6 Monaten (s. Kapitel 26, Abschnitt „Erste Beobachtungen und Fragen“, S. 649). Zusätzlich aktuell zu erfragen sind die Befindlichkeit der Eltern, insbesondere der Mutter, und die vorhandenen Ressourcen, da nach der Geburt des Kindes nun wieder der Alltag eingetreten ist.

Anamnese

Die anamnestisch zu klärenden Fragen bzw. die zu tätigenden Beobachtungen und Maßnahmen entsprechen denjenigen bei der U5 (s. Kapitel 26, Abschnitt „Erste Beobachtungen und Fragen“, S. 649).

Psychomotorische Entwicklung

In diesem Alter beginnt das Kind, sich fortzubewegen, seine Umwelt zu erkunden und verlorene Gegenstände wieder zu erreichen. Das Kind wird in Bauch- und Rückenlage beobachtet und seine Interaktion mit der Umgebung registriert.

Motorik

Beobachtung der Spontanmotorik (harmonisch, symmetrisch):

- *in Rückenlage* (Abb. 27.**3**):
  - ergreift Füße
  - wird noch als „Übergangslage" eingenommen
  - hebt den Kopf aktiv; dabei werden die Beine gestreckt
  - kann Beine gestreckt und abduziert weit hochheben und die Füße ergreifen
- *in Bauchlage* (Abb. 27.**4** und Abb. 27.**5**):
  - stützt sich auf gestreckte Arme mit offenen Händen
  - greift nach vorn, um etwas zu erfassen, und bewegt sich irgendwie vor- oder rückwärts
  - kann Position verändern
  - kann sich drehen
- *sitzen* (Abb. 27.**6**):
  - sitzt mit gutem Gleichgewicht
  - sichere Kopf- und Rumpfkontrolle, Beine gestreckt
  - neigt sich dabei nach vorn und richtet sich wieder auf, ohne sich abstützen zu müssen
- *Fortbewegung:* kann sich irgendwie fortbewegen (Robben, Pivotieren, Wippen, Shuffling; Abb. 27.**7** bis Abb. 27.**9**; s. Abb. 4.**9**)

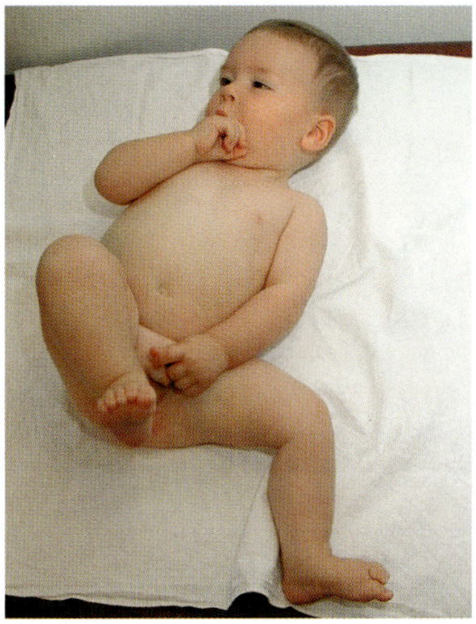

Abb. 27.**3** Rückenlage: schöne Dissoziation („Irgendwo muss ich ja Halt finden!").

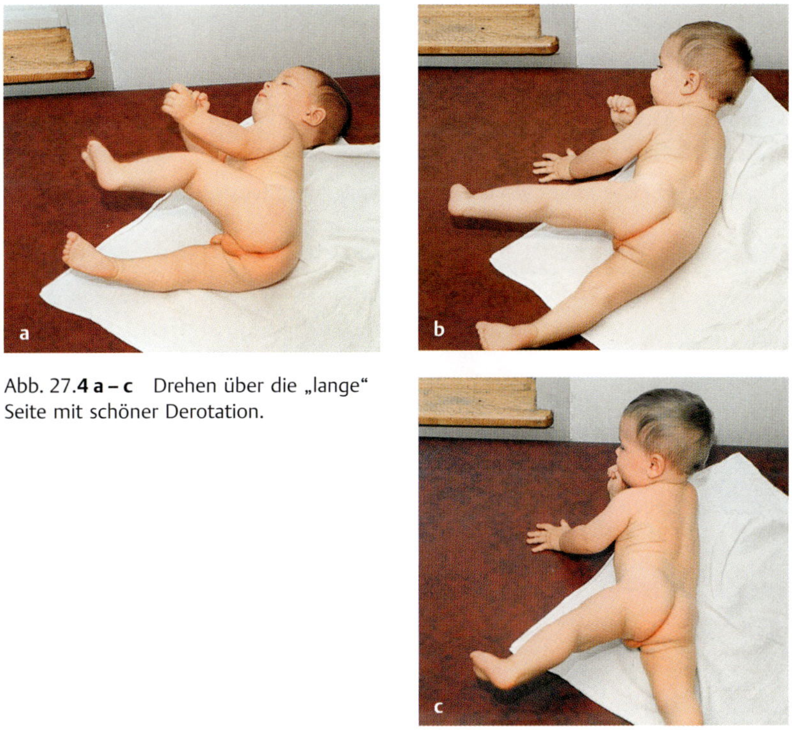

Abb. 27.**4 a – c** Drehen über die „lange" Seite mit schöner Derotation.

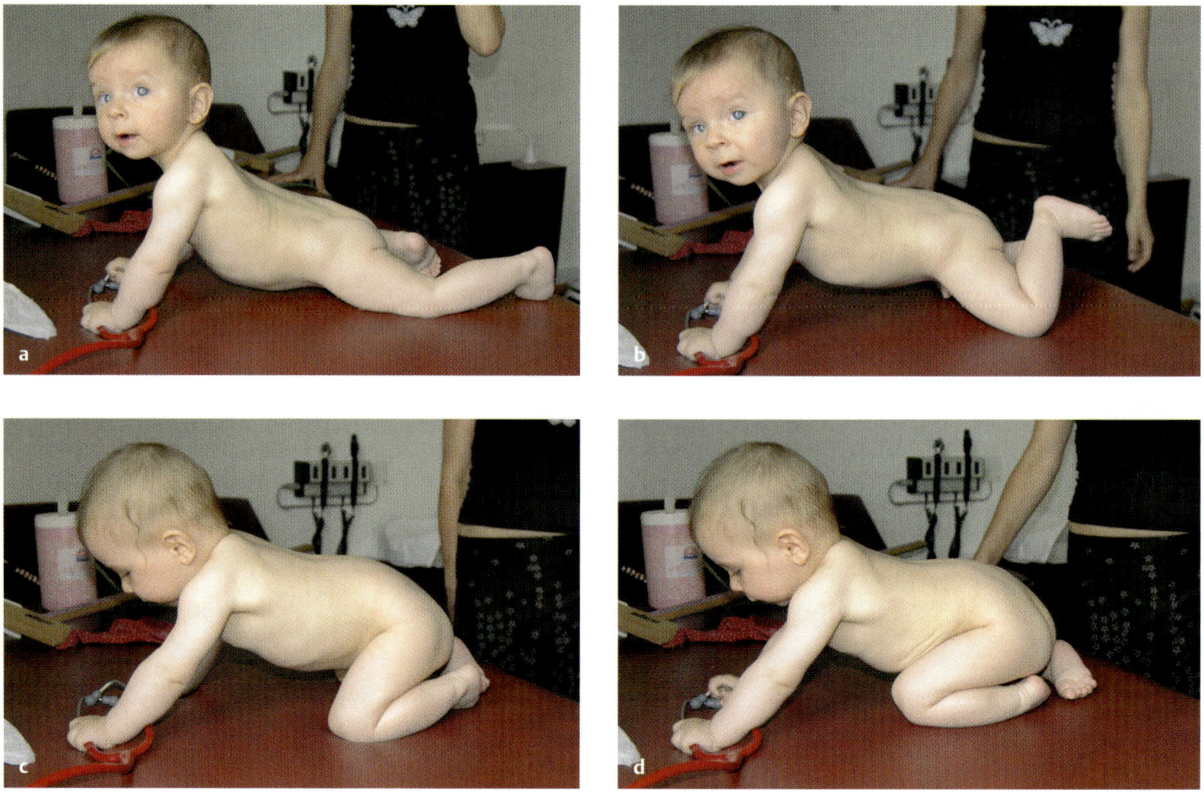

Abb. 27.**5 a – d** Übergänge: von der Bauchlage zur Kriechstellung und wieder zurück.

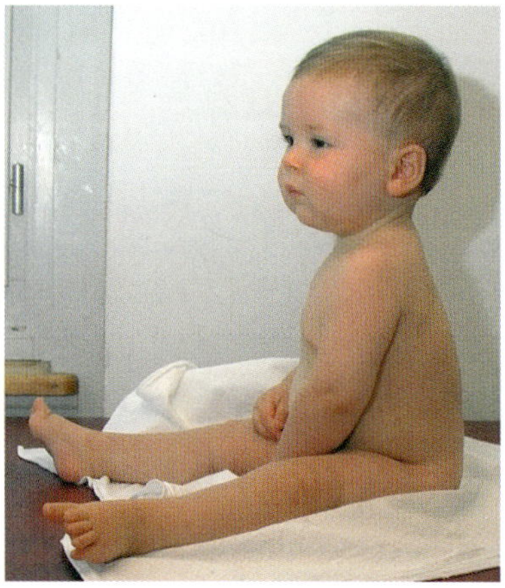

Abb. 27.**6** Sitzen.

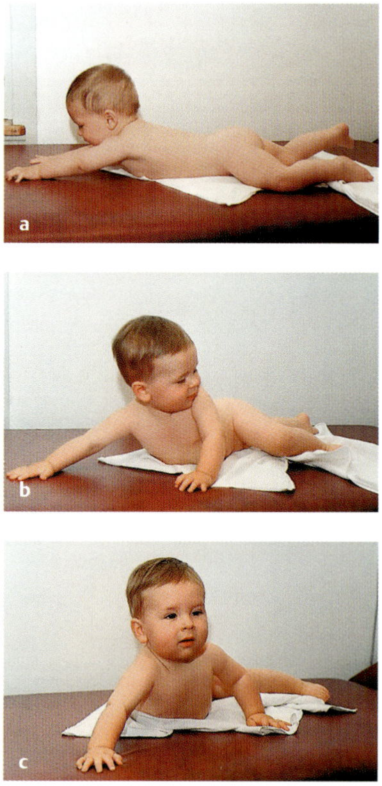

Abb. 27.**7 a – c** Bauchlage: Das Kind bewegt sich irgendwie fort. Hier: Drehen um die eigene Achse (= Pivotieren, Kreisrutschen).

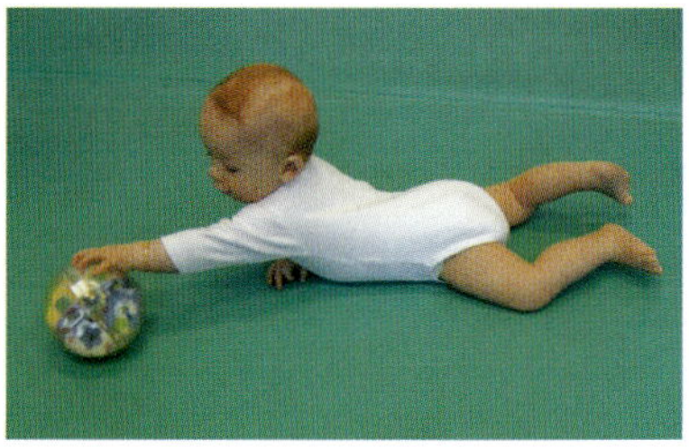

Abb. 27.**8** Das Kind versucht, vorwärts robbend (sehr unkoordiniert) Gegenstände mit der Hand zu ergreifen.

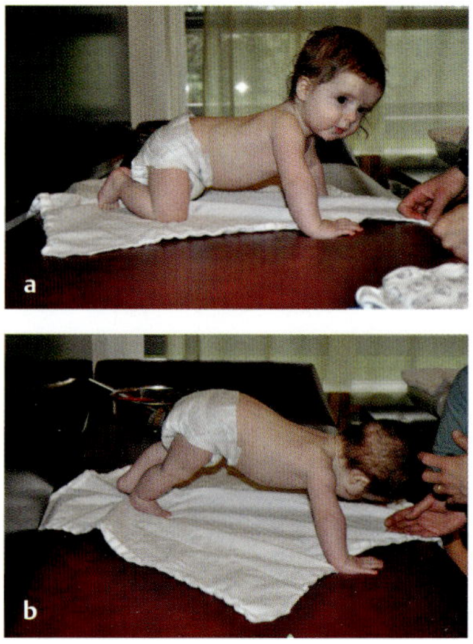

Abb. 27.**9 a, b** Einige Säuglinge schaffen es schon, vom Kniestand in den Bärenstand zu kommen.

- *Stehen* (Abb. 27.**10** und Abb. 27.**11**):
  - Gewichtsübernahme mit plantigraden Füßen
  - kann Gewicht halten, bewegt sich mit kräftigen Bewegungen auf und ab
- *Hände* (Abb. 27.**12** und Abb. 27.**13**):
  - hält Gegenstände fest und lässt diese wieder fallen, wenn ihm andere angeboten werden
  - Finger werden einzeln um einen Gegenstand gelegt
  - einhändiges palmares Greifen (ab 6.– 7. Monat): gezieltes Zupacken mit einer Hand; während die eine Hand den Gegenstand ergreift, macht die andere Hand anfänglich die Greifbewegung abgeschwächt mit oder dient als Hilfshand
  - passiert Gegenstände von Hand zu Hand, exploriert mit dem Mund
  - beidhändiges palmares Greifen: bringt beide Hände unter Führung der Augen zum Gegenstand, ergreift Gegenstand mit beiden Händen

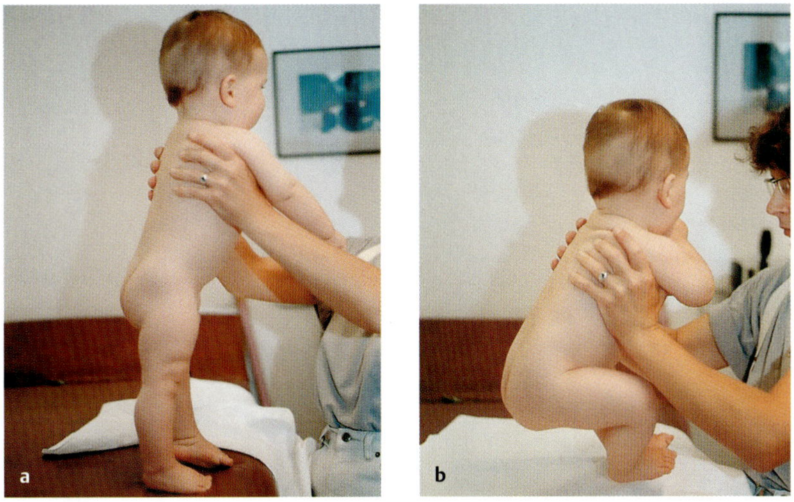

Abb. 27.**10 a, b** Stehen und Auf-und-ab-Bewegungen.

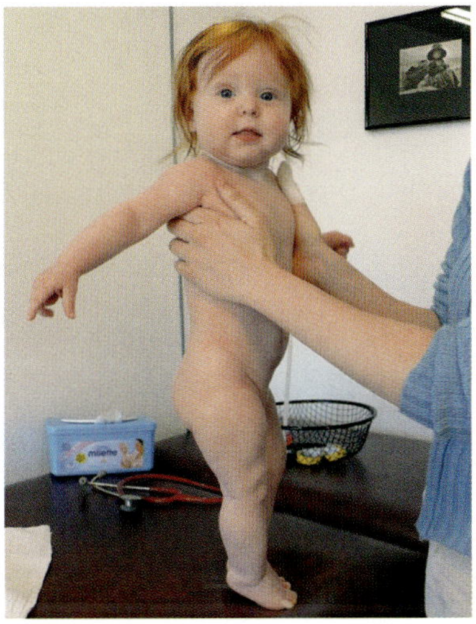

Abb. 27.**11** Stehend gehalten kommt es oft zum Zehenstand. Der ist in diesem Alter tolierierbar, sofern er nicht fixiert ist. Differenzialdiagnostisch lohnt es sich, die Placing-Reaktion zu prüfen: Kommt der Fuß dabei plantigrad auf die Tischoberfläche, kann abgewartet werden. Ansonsten muss an eine Zerebralparese gedacht werden.

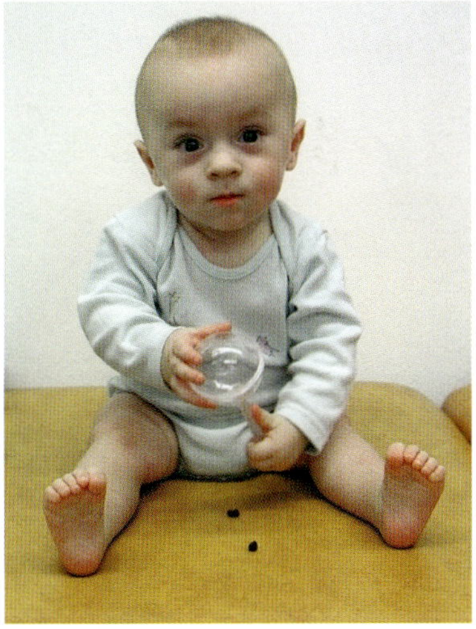

Abb. 27.**12** Das Kind passiert von Hand zu Hand und erforscht taktil.

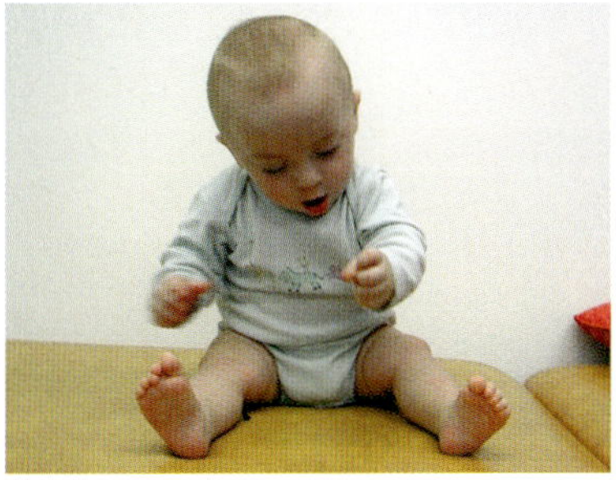

Abb. 27.**13** Palmares Greifen: Die andere Hand macht die Bewegung mit.

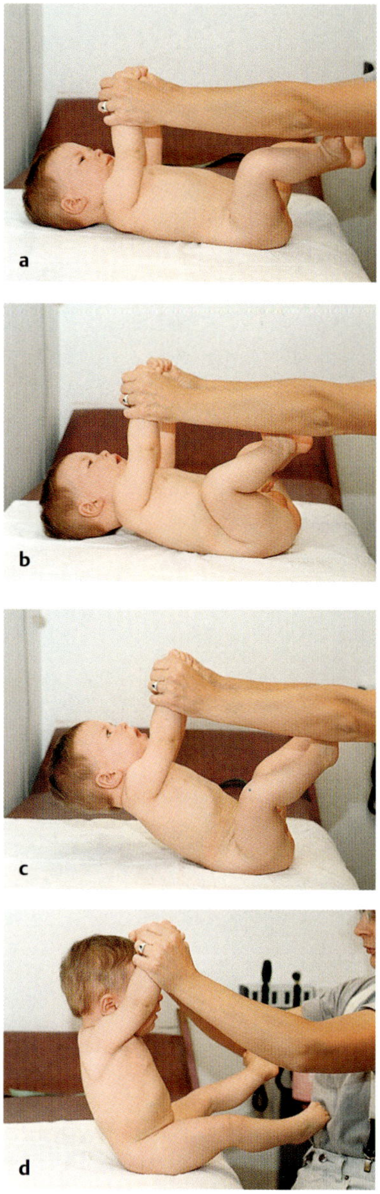

Abb. 27.**14 a – d** Aufziehreaktion, von der Seite gesehen.

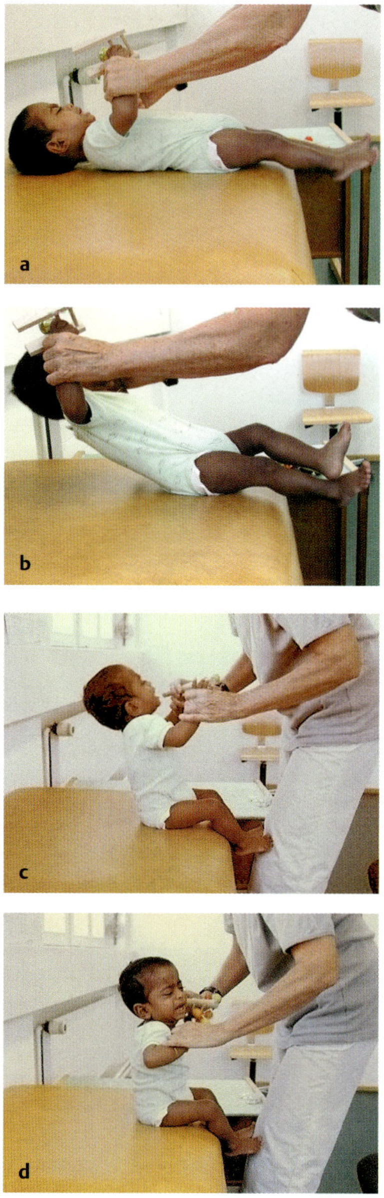

Abb. 27.**15 a – d** Aufziehreaktion bei Diplegie: Beachte die Streckung und das Scissoring der Beine!

- *provozierte Bewegungen:*
  - hochziehen zum Sitzen (Abb. 27.**14** und Abb. 27.**15**): streckt die Arme aus und will hochgezogen werden, hebt Kopf selbst an; Kopf wird in Körperachse mitgenommen, sofortige Flexion im Hüftbereich
  - schwebend gehalten bzw. Ventralsuspension (Abb. 27.**16**): Kopf weit über der Körperachse; Fallschirmreaktion vorwärts symmetrisch auslösbar; bei seitlichem Kippen: Gleichgewichtsreaktion der Beine

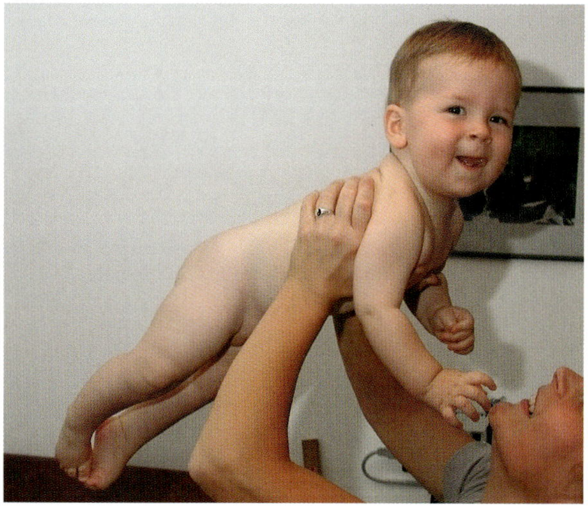

Abb. 27.**16** Ventralsuspension.

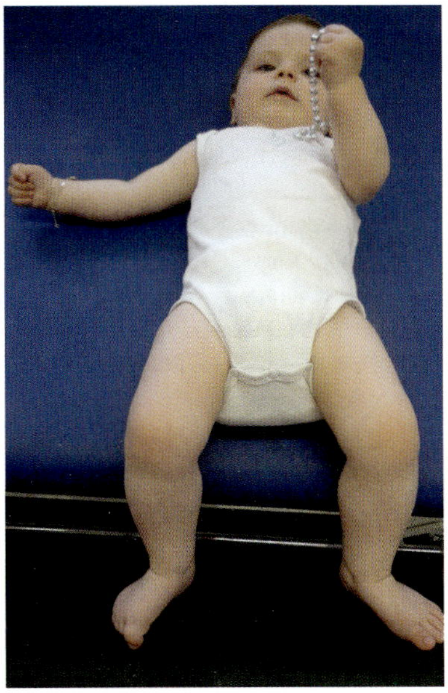

Abb. 27.**17** Hemisyndrom rechts: Faustbildung und Zehenkrallen.

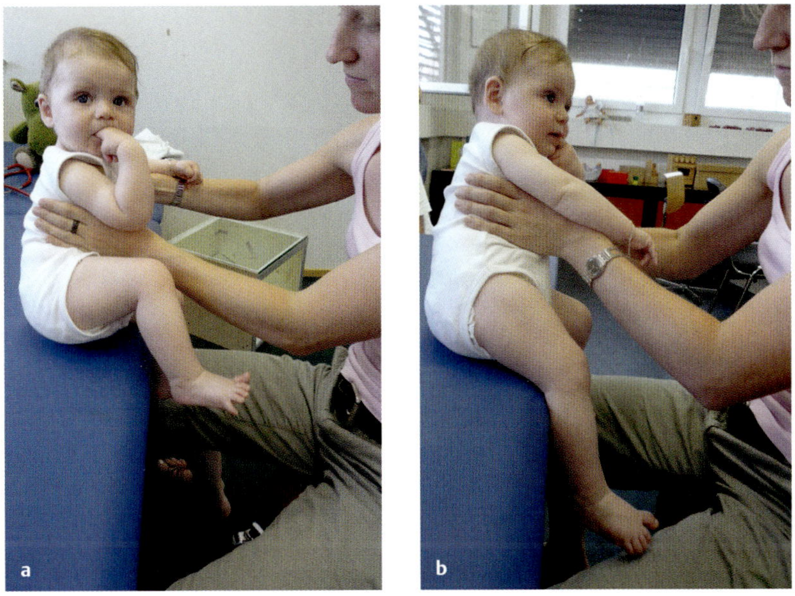

Abb. 27.**18 a, b** Stellreaktionen des Kindes mit Hemisyndrom rechts: im Sitzen.
a Nicht betroffene Seite: normal.
b Betroffene Seite.

Tonus und Reflexe

- Tonus erniedrigt, erhöht, wechselnd, asymmetrisch (Abb. 27.**17**)
- Unterschied zwischen Rumpf und Extremitäten, Armen und Beinen
- Muskeleigenreflexe symmetrisch auslösbar
- Stellreflexe auslösbar (Abb. 27.**18** und Abb. 27.**19**)
- Fallschirmreaktionen vorhanden (Abb. 27.**20** und Abb. 27.**21**)
- starke Labyrinthstellreaktionen
- Primitivreflexe (Greifreflex, Moro-Reflex usw.) negativ (Abb. 27.**22**)

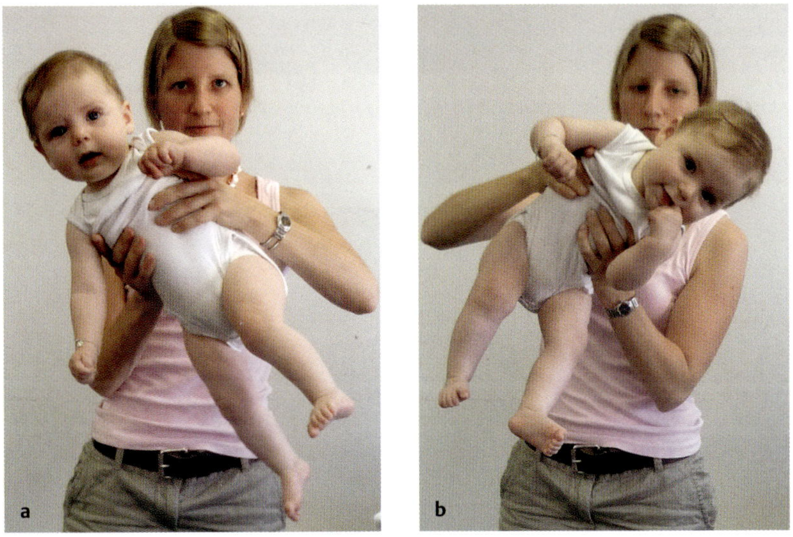

Abb. 27.**19 a, b** Stellreaktionen des Kindes mit Hemisyndrom rechts: aufrecht gehalten.
a Nicht betroffene Seite: normal.
b Betroffene Seite.

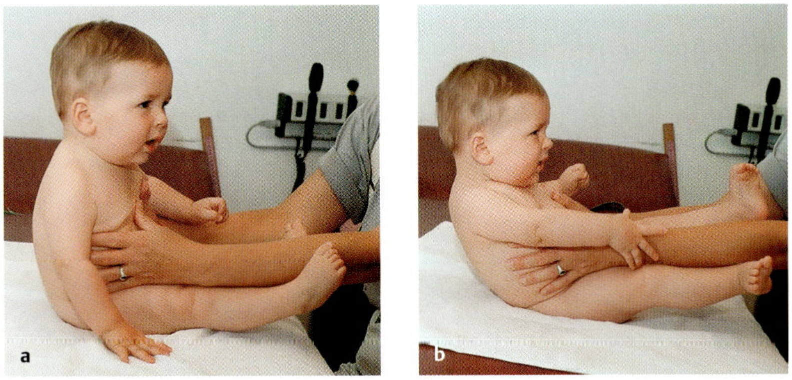

Abb. 27.**20 a, b** Fallschirmreaktion seitlich auslösbar (gute Gleichgewichtsreaktion) und nach hinten.

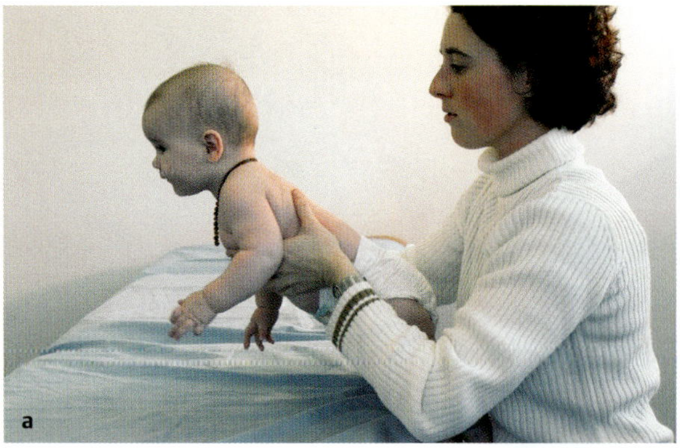

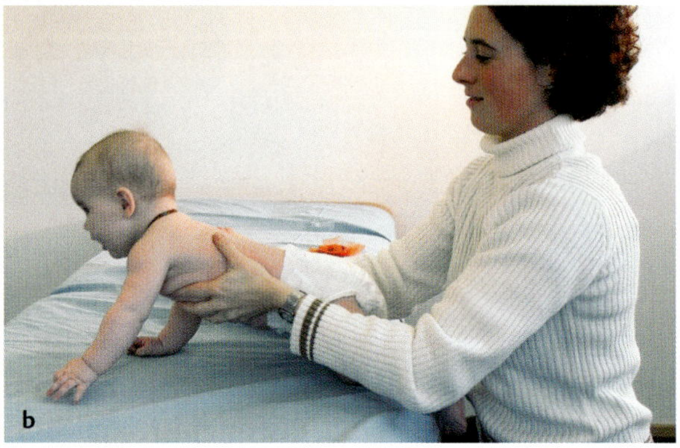

Abb. 27.**21 a, b** Fallschirmreaktion vorwärts: Beachte die Symmetrie!

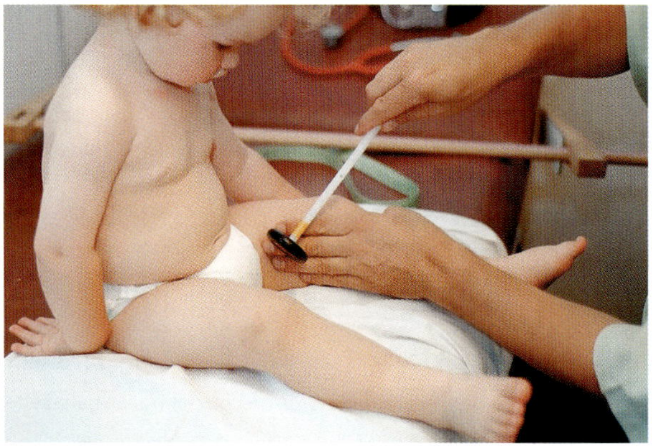

Abb. 27.**22** Adduktorenreflexe (Schlag auf die Innenseite der Oberschenkel verursacht Adduktionsbewegung der Gegenseite): Bei Persistenz in diesem Alter besteht Verdacht auf eine zerebrale Bewegungsstörung.

Maßnahmen

Besonders die hypotonen Kinder, die die Bauchlage nie gern eingenommen haben, lernen nicht zu kriechen. Sie lassen sich aufsetzen und rutschen dann in sitzender Stellung mit vielen Variationen vorwärts. Diese Variationen des Kriechens werden Shuffling genannt. Shuffler übernehmen spät das Gewicht mit den Beinen und tun dies meist erst, wenn sie selbst aufstehen.

Je nach Art und Grad der Auffälligkeit ist bei harmonischen, d. h. alle Bereiche gleich betreffenden Rückständen eventuell ein entwicklungs- bzw. kinderneurologisches Konsilium, die Überweisung an eine entwicklungspädiatrische Stelle oder an die Physiotherapie indiziert. Falls nur einzelne Bereiche der Entwicklung verzögert sind, muss eine gezielte Therapiebedürftigkeit entweder selbst oder von einem Spezialisten weiter abgeklärt werden; d. h., es ist eine logopädische, neuromotorische, psychologische oder heilpädagogische Abklärung und Behandlung vonnöten. Regelmäßige Nachkontrollen müssen veranlasst werden.

Entwicklung des Spielverhaltens

Die Beobachtung des Spontanspiels eines Kindes ist für die Entwicklungsbeurteilung entscheidend (Abb. 27.**23**). Der Untersucher hält sich dabei zurück und gibt höchstens Unterstützung:

- erkundet (oral, manuell, visuell)
- versucht, Verlorenes zu erreichen
- findet versteckte Gegenstände (Objektpermanenz)
- räumt Würfel aus einem Behälter (Behälter-Inhalt-Konzept)

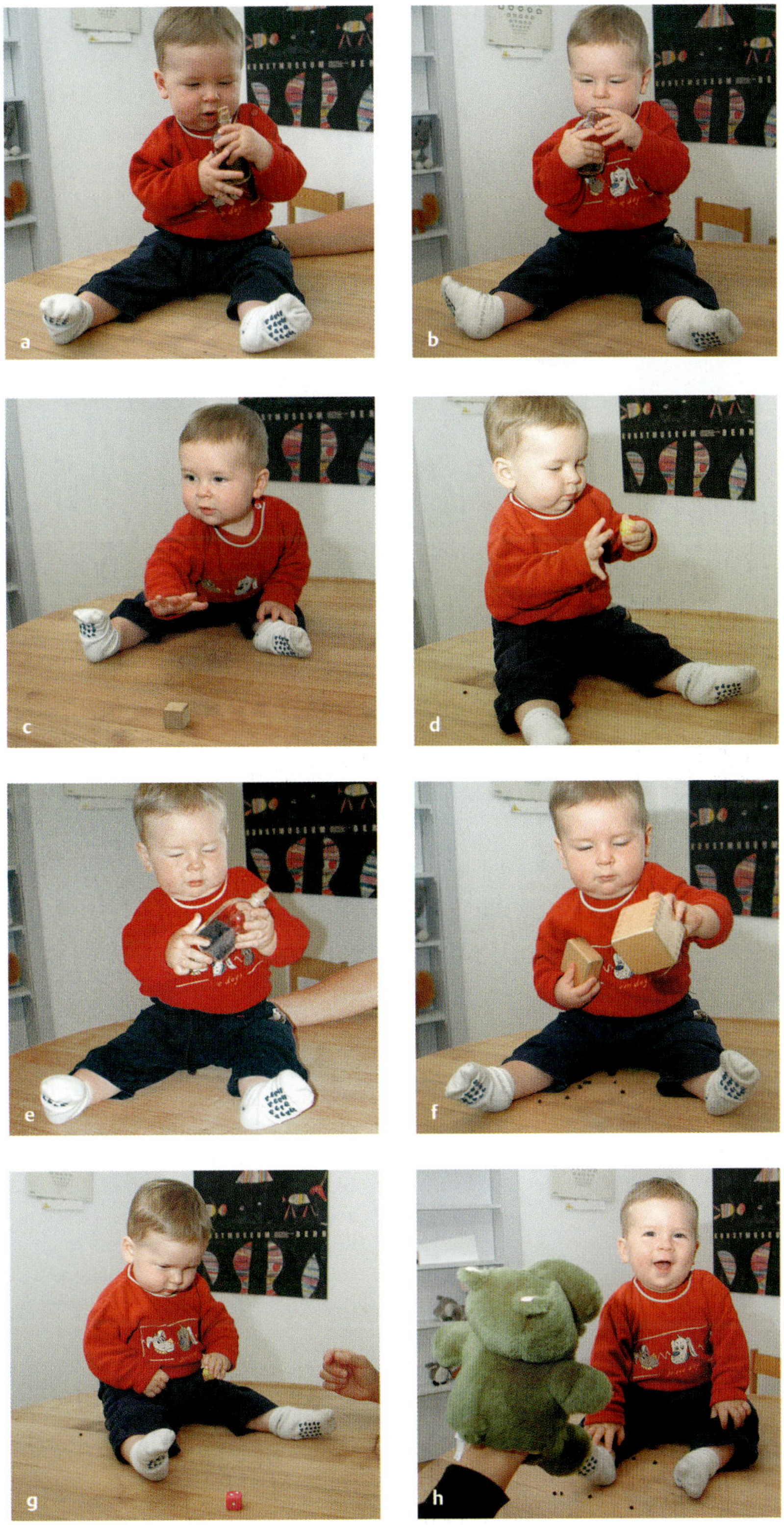

Abb. 27.**23 a – h** Beobachtung des Spielverhaltens.
a Manuelles Erkunden.
b Visuelles, manuelles und orales Erkunden.
c Das Kind bewegt sich, um Gegenstände außer Reichweite zu holen.
d Passieren.
e Visuelles Erkunden.
f Ausräumen aus dem Behälter.
g Das Kind hält einen Gegenstand und lässt einen anderen wieder fallen.
h Dieser Junge zieht sein Gegenüber schon recht gut in sein „Spiel" mit ein.

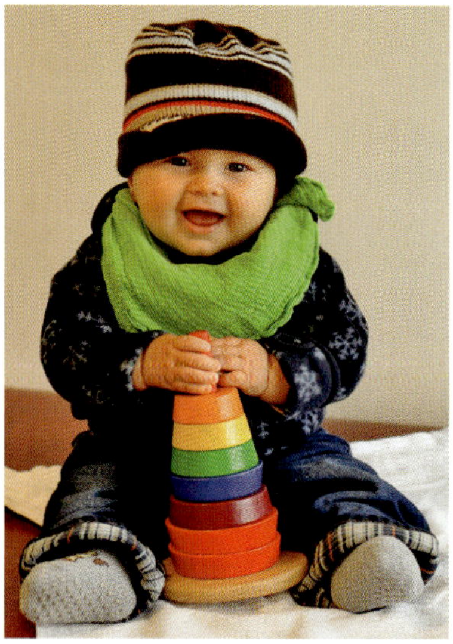

Abb. 27.**24** Das Kind unterhält sich selbst.

Entwicklung von Kommunikation und Sprache sowie sozioemotional

Kommunikation und Sprache

Das Kind experimentiert mit Lippen und Zunge und zeigt eine sehr variantenreiche Vokalisation mit wechselndem Tonfall und Rhythmus.

- *Sprachverständnis (rezeptiv):*
  - schaut ins Gesicht der zu ihm sprechenden Person
  - reagiert auf Rufen seines Namens
  - wendet sich Umgebungsgeräuschen zu
- *aktive Sprachentwicklung (expressiv):*
  - produziert Vokalisationen mit „farbiger" Intonation
  - lallt mit kanonisch sich wiederholenden Lauten und Lallketten in Form von Doppelsilben („da-da", „me-me", „mm-pa" und Ähnliches)

Des Weiteren zeigt das Kind folgende Verhaltensweisen:

- versucht, Aufmerksamkeit auf sich zu lenken
- interessiert sich für die Umgebung
- reagiert auf fremde Personen
- wendet sich einer Geräuschquelle (Stimme) zu
- reagiert auf seinen Namen
- kann kurz allein spielen (Beginn des Loslösungsprozesses; Abb. 27.**24**)
- zeigt mit dem Finger auf ein Glas mit Kugeln, auf Einzelheiten am Spielzeug (z. B. an einer vorgehaltenen Puppe)

Sozioemotional

- Fremdelt
- versucht, Aufmerksamkeit auf sich zu ziehen
- Selbstregulation schon recht fortgeschritten (beruhigt sich selbst)

Somatischer Status

Körpermaße (Abb. 27.25)

In Somatogramm eintragen und beurteilen

- Gewicht
- Größe
- Kopfumfang
- evtl. Wachstumsgeschwindigkeit

Übergewicht, Untergewicht, Gedeihstörung, Wachstumsstörung, Entfernung von seinem Perzentilenbereich, dem Elternkanal, Dysproportion?

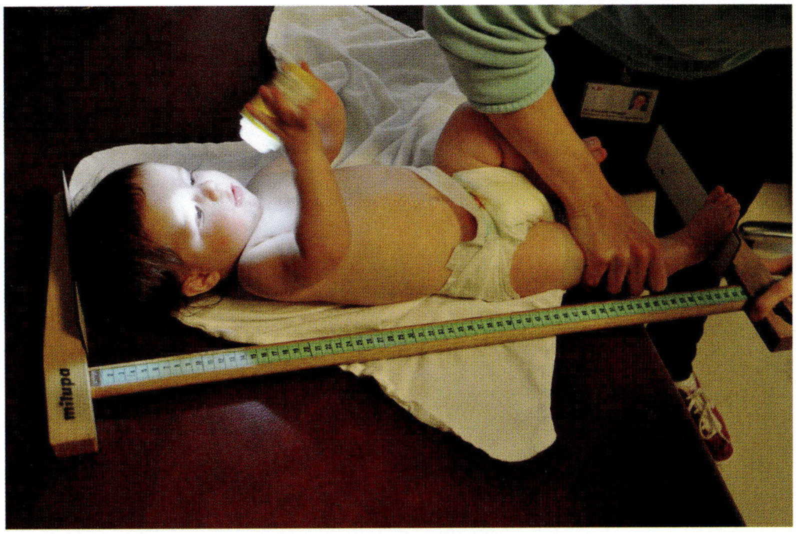

Abb. 27.25 Messen geht mit Ablenkung besonders leicht.

Nägel, Haut und Haare

Siehe 6-Monate-Kontrolle (s. Kapitel 26, Abschnitt „Somatischer Status“, S. 656).

Ohren und Gehör

Bis zu diesem Zeitpunkt muss eine Hörstörung erfasst sein! Ein normales Gehör ist Voraussetzung für die Wahrnehmung und Sprachentwicklung. Beim Vorliegen einer Hörstörung sollte ein Hörgerät vor dem 12. Lebensmonat angepasst werden.

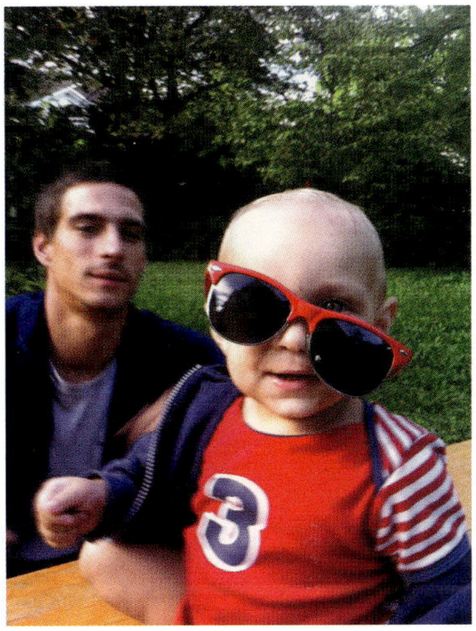

Abb. 27.26 .... und imitiert sein Gegenüber.

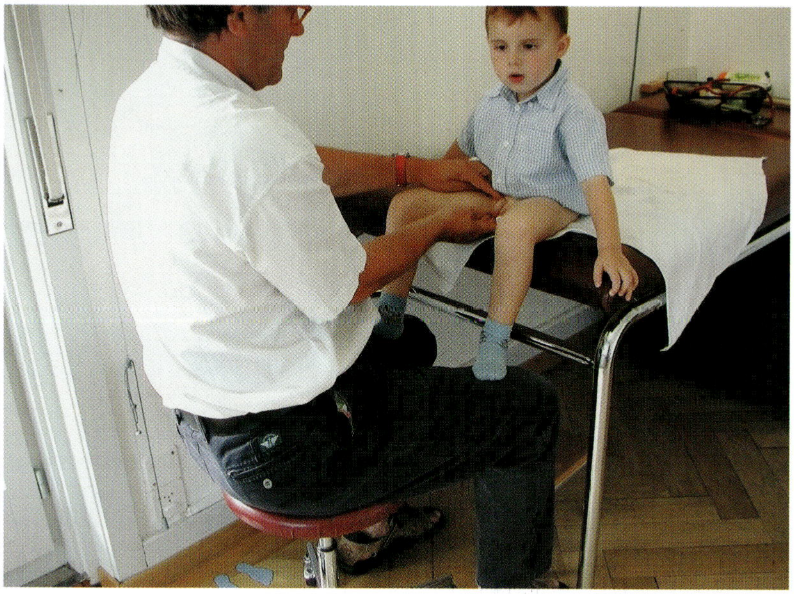

Abb. 27.**27** Untersuchungstechnik und Palpation der Hoden: Kind sitzend.

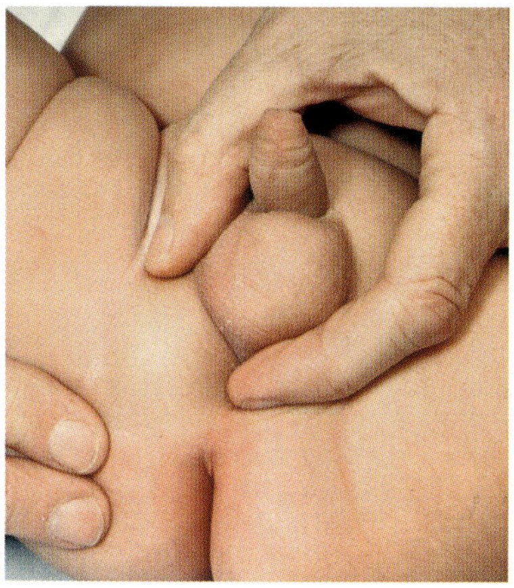

Abb. 27.**28** Ektopie des rechten Hodens.

Genitale (Abb. 27.**28** bis Abb. 27.**31**; Tab. 27.**1**; s. Abb. 15.**416**)

Ein spontaner Deszensus nach dem 9. Lebensmonat ist bei Lageanomalie der Hoden nicht mehr zu erwarten. Eine Therapie im 2. Lebensjahr ist vorzusehen.

Untersuchung der Lage der Hoden
Der Junge sitzt – entweder im Schneidersitz oder in der Hocke – mit angezogenem Bein auf der zu untersuchenden Seite. Der Hoden wird mit der flachen Hand sanft von inguinal her gegen das Skrotum gestrichen und dort von der anderen Hand „in Empfang genommen" und gehalten. Bleibt beim Loslassen der Hoden im Skrotum liegen, liegt ein Pendelhoden vor. Schnellt der Hoden in den Inguinalkanal zurück, handelt es sich um einen therapiebedürftigen, unvollständigen Deszensus.

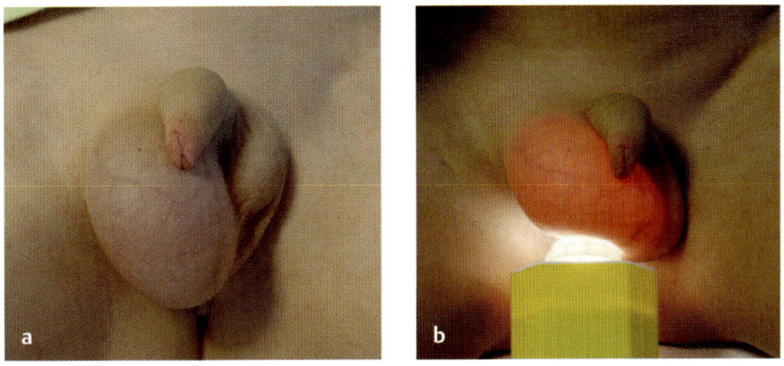

Abb. 27.**29 a, b** Hydrozele rechts.
a Bei normalem Licht.
b Bei „Durchleuchten" mit der Taschenlampe: typisches Aufleuchten. Meist ist keine Operation nötig.

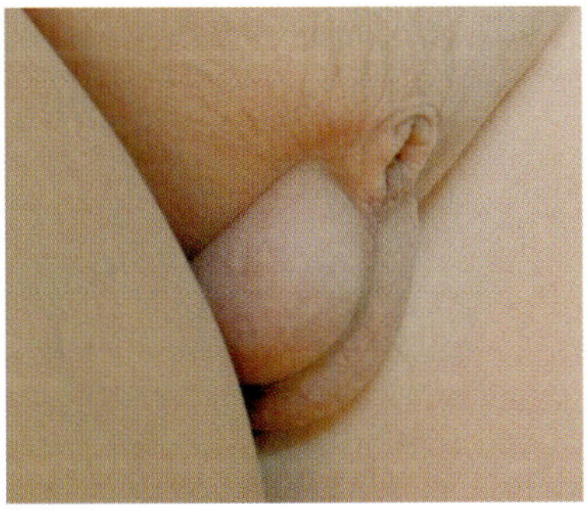

Abb. 27.**30** Burried Penis.

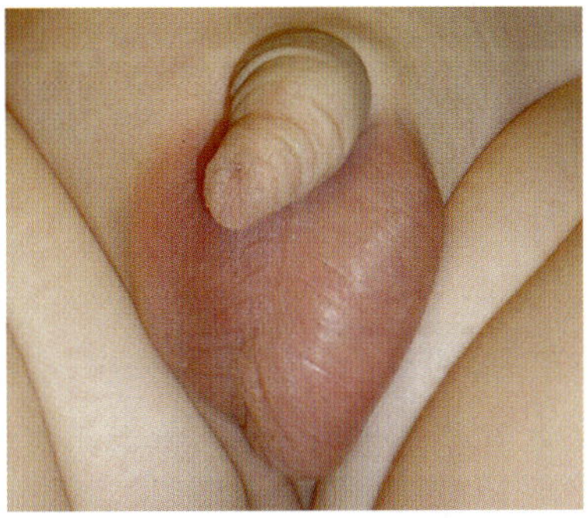

Abb. 27.**31** Hernie rechts und Hydrozele links.

Tab. 27.**1** Ursachen für unterschiedliche klinische Befunde bei Palpation der Hoden.

Klinischer Befund	Anatomische Möglichkeit
Kryptorchismus im eigentlichen Sinn: Hoden nicht palpabel	• Anorchie • Retentio testis abdominalis
Hoden in der Leiste palpabel	• Retentio testis inguinalis (Leistenhoden) • präfasziale Ektopie (Testis reflexus) • partieller Nondeszensus (Gleithoden): normal
Hoden im Skrotum, gelegentlich mit Retraktion	Pendelhoden
Hoden nicht palpabel, Samenstrang schon	Status nach intrauteriner Hodentorsion

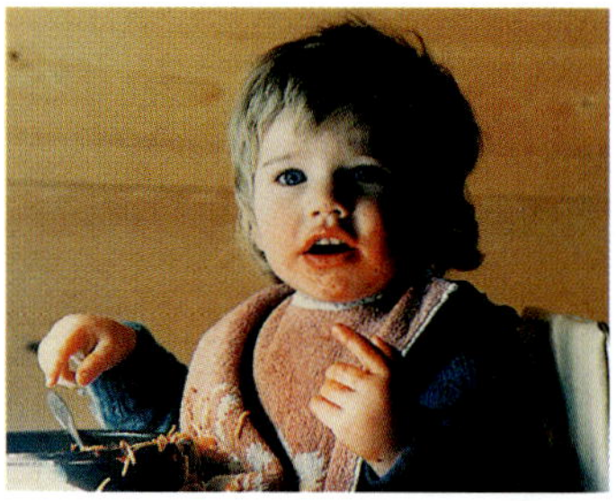

Abb. 27.**32** Schon ziemlich erfolgreiche Löffelmahlzeit mit Spuren. Leider verhindern besonders auf Sauberkeit bedachte Eltern diese wichtigen Autonomiebestrebungen und die darauf beruhenden wichtigen sensomotorischen Erfahrungen der Kinder.

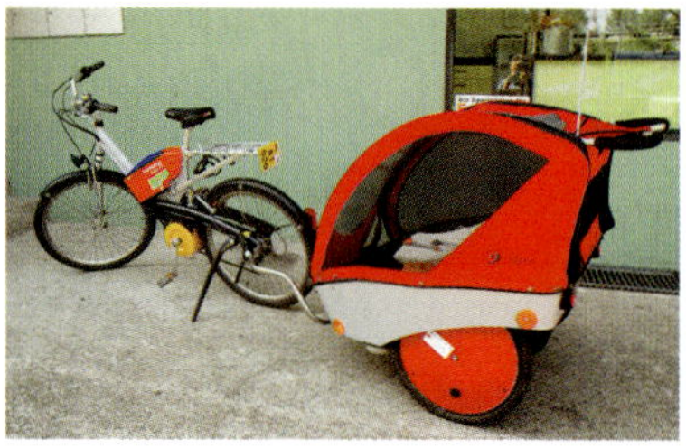

Abb. 27.**33** Wenn das Kind gut sitzen und fixiert werden kann, sind kleinere Ausflüge mit diesem Luxusgefährt gut möglich!

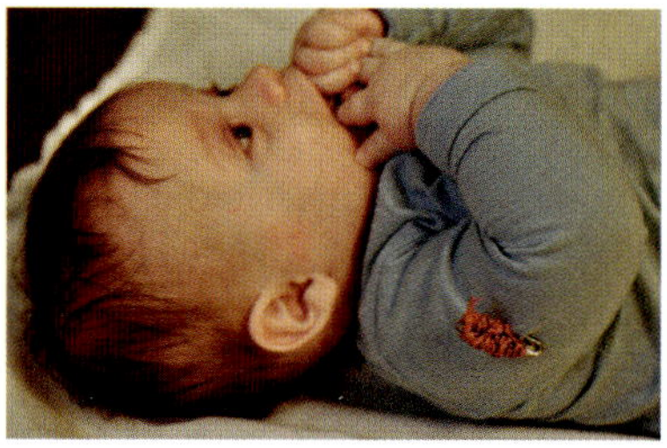

Abb. 27.**34** Glücksbringer.

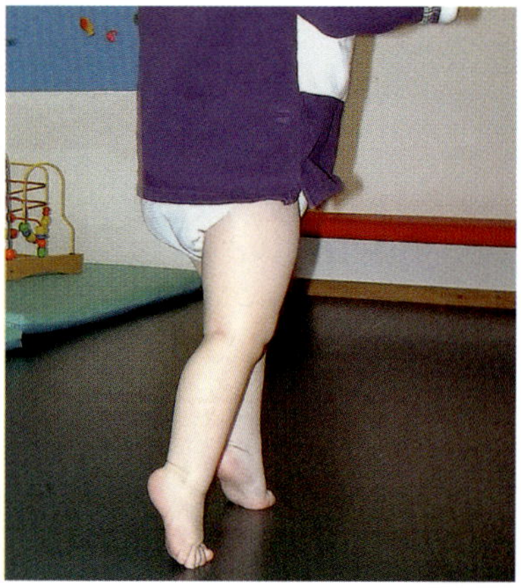

Abb. 27.**35** Fixierter Zehengang mit gesteigerten Reflexen der unteren Extremitäten, Pyramidenzeichen und überspringende Adduktorenreflexe = spastische Diplegie.

Vorsorge

Ernährung

Falls nötig, wird die optimale Fütterungstechnik erläutert (Abb. 27.**32**). Die inhaltliche Basis der Ernährungsberatung ist in den „Empfehlungen für die Ernährung des Säuglings und Kleinkindes von 5 – 15 Monaten" nachzulesen (s. Anhang).

Unfallverhütung (Abb. 27.**33**)

Die entsprechenden Empfehlungen gleichen denen im Rahmen der 6-Monate-Untersuchung (U5; s. Kapitel 26, Abschnitt „Vorsorge", S. 667).

Präventive Beratung

(Abb. 27.**34** und Abb. 27.**35**)

Wesentliche Gesprächsinhalte und Botschaften

- Den Eltern ist eine positive Unterstützung und Beratung anzubieten.
- Es sollte Empathie gezeigt und Erreichbarkeit signalisiert werden.
- Selbstständiges Essen sollte gefördert werden.
- Wie ist die Ernährungszusammenstellung?
- Wie sieht die Kariesprophylaxe aus?
- Wird ein Schnuller verwendet?
- „Zahnen" ist keine Entschuldigung für unbefriedigte Bedürfnisse (Hunger, Durst, nasse Windeln, Langeweile), Missmutigkeit oder Gesundheitsstörungen.
- Das Kind will Dinge berühren, in den Mund nehmen und wegwerfen (das Erkunden der Umwelt ist ein wichtiger Bestandteil der geistigen Entwicklung).
- Die Gefahren nehmen mit dem Bewegungsradius zu.
- Die Selbstständigkeit des Kindes muss gefördert werden.
- Fremdeln wird sich einstellen und ist ein normales Verhalten.
- Der Tagschlaf wird kürzer.
- Welcher Erziehungsstil (Fit/Misfit) soll ergriffen werden?
- Die Eltern sollten das Kind in seinem eigenen Bett einschlafen lassen (Einschlafrituale, Übergangsobjekt).
- Trennungs- und Verlassenheitsängste führen dazu, dass das Kind in der Nacht das Elternbett aufsucht.
- Dies ist die Zeit der schlechten Träume, die sich als Pavor nocturnus und Angstträume äußern.
- Wie sind die Ressourcen der Mutter bzw. Familie?
- Eine rauchfreie Umgebung ist nach wie vor wichtig (auch elterliches Modell).

Kariesprophylaxe in der Schweiz

- Verwendung von fluoridiertem Speisesalz bei der Zubereitung von Mahlzeiten
- ab dem ersten Zahndurchbruch: fluoridhaltige Kinderzahnpasten (0,025 % Fluorid)
- ab 6 Jahren:
  - fluoridhaltige Zahnpasten (0,1 – 0,15 % Fluorid)
  - fluoridhaltiges Gelée (1,25 % Fluorid) wöchentlich
  - fluoridhaltige Spüllösungen (0,025 % Fluorid) täglich

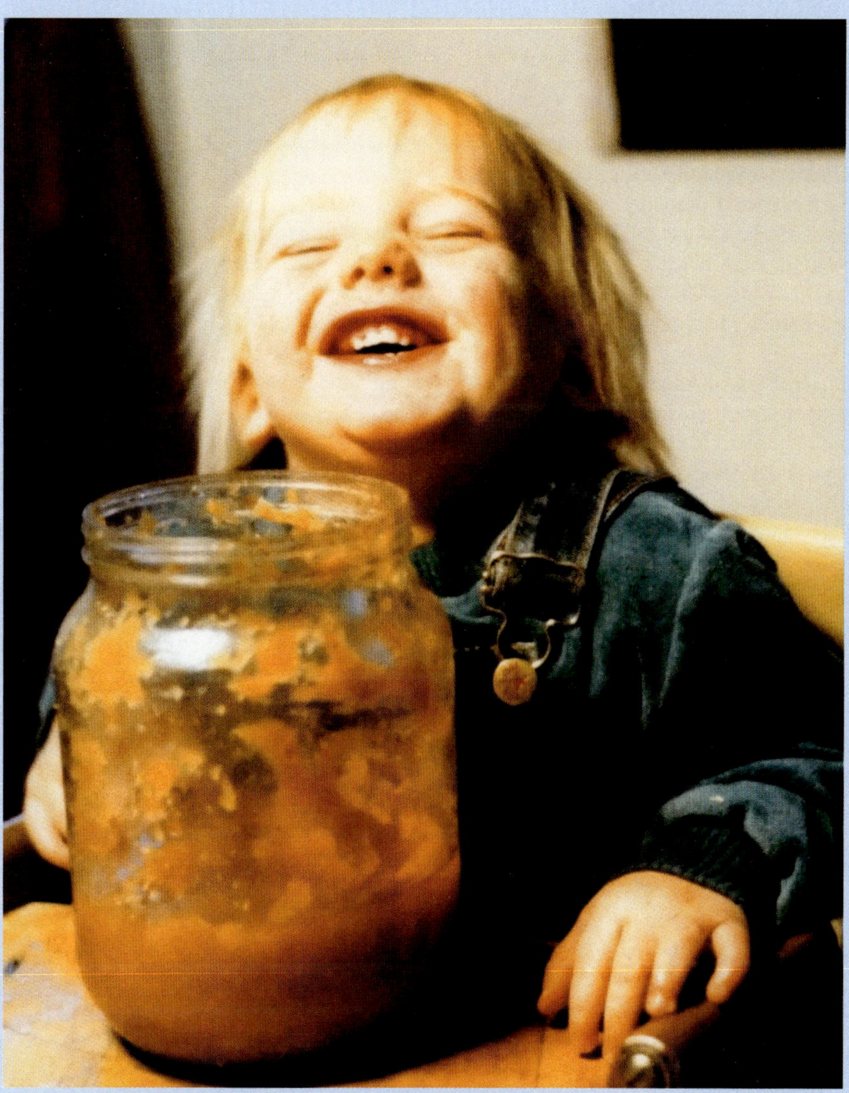

Synopsis der psychomotorischen Entwicklung

Bauch- und Rückenlage. Diese werden nur noch als Übergangsstellung für andere, aktivere Körperstellungen oder im Schlaf eingenommen. Zudem empfindet das Kind diese Lagen als „Ausliefertsein" und deshalb (verständlicherweise) als unangenehm. Zunehmend werden darum nicht statomotorische, sondern motodynamische Bewegungsqualitäten wichtig.

Sitzen. Das Kind sitzt sicher, auch über längere Zeit. Es dreht sich um die eigene Achse und kann sich nach allen Seiten abstützen. Es macht den Langsitz mit guter Beugung in der Hüfte und jetzt auch gut gestrecktem Rücken. Es kann selbstständig aufsitzen. Es spielt dabei mit Gegenständen, deren Nutzen durch den täglichen Gebrauch gegeben ist.

Aufstehen. Das Kind steht an Gegenständen durch Aufziehen auf, manchmal sogar schon frei über den Knie- und Halbkniestand. Entscheidend ist dabei die gute Dissoziation von einem gestreckten und einem gebeugten Bein; dies unterscheidet das gesunde Kind von einem Kind mit Zerebralparese. Es läuft seitlich an den Möbeln entlang und kann – erst an beiden Händen, dann an einer Hand geführt – gehen, manchmal auch schon frei.

Kriechen. Das Kind kriecht gut und behände. Es geht immer wieder aus dem Kriechstand in den Bärenstand bzw. -gang. Es verfolgt so z. B. wegrollende Kügelchen.

Reaktionen und Reflexe. Das Kind zeigt beim seitlichen Kippen aus der vertikalen Schwebelage Stellreaktionen, die jetzt auf den ganzen Körper wirksam sind.

Hände. Daumen und Zeigefinger sind für den Pinzettengriff spezialisiert, und dieser ist jetzt gut möglich (mit Dorsalflexion des Handgelenks). Das Kind kann mit Leichtigkeit und Präzision greifen. Es hat aber noch Mühe, kleinere Gegenstände wieder loszulassen. Das Turmbauen mit kleineren Klötzchen scheitert deswegen noch (undosiertes Loslassen; das Kind drückt meist zu stark). Es ist mit wenig Hilfe in der Lage, aus der Schnabeltasse allein zu trinken. Mit dem Löffel kann es allerdings noch nicht gezielt umgehen.

Sprache. Das Kind hört auf, Gegenstände dauernd in den Mund zu stecken, und entwickelt zunehmend die visuelle Exploration. Der referenzielle Blickkontakt ist meist schon vorhanden. Es kann 1 – 3 sinnbezogene Wörter sagen und reagiert auf den Auftrag „gib mir". Es plaudert und „erzählt" viel und kann die meisten Vokale, aber auch Konsonanten artikulieren, ohne etwas bzw. etwas Verständliches zu sagen. Es imitiert die Vokalisationen der Erwachsenen.

Gehör und Sehen. Das Kind reagiert mit prompter Kopfdrehung auf leisestes seitliches „Hochtonrasseln", verliert aber bald das Interesse daran und wendet sich wieder seiner ursprünglichen Tätigkeit zu (Habituation). Es reagiert prompt auf den eigenen Namen. Das Kind erkennt Rosinen und greift diese (dies entspricht übrigens einem Visus von mindestens 0,5). Im Freien kann es nun – nach ausdauernder Beobachtung – Sachen und Personen wiedererkennen.

Spiel und Verhalten. Das Kind kann einen Würfel in eine Tasse fallen lassen, wenn es ihm vorgemacht wird. Es rollt den Ball einer anderen Person zu und gibt ihr ein Spielzeug. Die Objektkonstanz ist nun da, sodass versteckte Gegenstände gesucht und gefunden werden. Es lässt mit Absicht einen Gegenstand immer wieder fallen, damit er ihm wieder aufgehoben wird, und macht Körperbewegungen zum Rhythmus der Musik (es tanzt). Beim An- und Ausziehen hilft es mit, indem es die Arme und Beine entgegenstreckt. Es zeigt auf Gegenstände, die es interessieren oder die es haben möchte, signalisiert den Familienangehörigen Gefühle und Freude, klatscht und winkt auf Aufforderung.

Schwerpunkte der Untersuchung

(Abb. 28.**1** bis Abb. 28.**5**)

Datum: ______ Alter: ______ Gewicht: ______ P______
Korr. A.: ______ Länge: ______ P______ Kopfumf.: ______ P______

☑ normal/ja ☒ auffällig/nein ☐ nicht untersucht/erfr.

Anamnese
- ☐ Zwischenanamnese
- ☐ Ernährung (Stillen/Essen) partzipierend
- ☐ Schlafen
- ☐ Interaktion/Bindung/Vertrautheit/Eltern sicher
- ☐ Befindlichkeit Kind/Eltern
- ☐ Familiäres Umfeld/Geschwister
- ☐ Außerfamiliäre Betreuung/Erwerbstätigleit/ der Mutter/des Vaters
- ☐ Risikofaktoren Misshandlung (z. B. Schlafstörung, Fremdeln, häusliche Gewalt)

Entwicklung

• Motorik
- ☐ Spontanmotorik harmonisch, symmetrisch
- ☐ Macht Übergänge: Bauch-Rückenlage
- ☐ Zieht sich zum Stehen hoch
- ☐ Kann sich auch anders fortbewegen (shuttling???)
- ☐ Geht an Händen/oder Möbeln entlang
- ☐ Pinzettengriff
- ☐ Kann einen Gegenstand ergreifen und loslassen
- ☐ Greift außerhalb seiner Reichweite

• Spiel
- ☐ Sucht und findet versteckten Gegenstand (Objektpermanenz)
- ☐ Legt Gegenstand in Behälter (nach Demonstration)
- ☐ Hält Telefon ans Ohr, führt Löffel zum Mund
- ☐ Schlägt Klötzchen aufeinander

• Kommunikation, Sprache
- ☐ Will Aufmerksamkeit auf sich lenken
- ☐ Referenzieller Blickkontakt vorhanden
- ☐ Sagt einzelne Worte/lacht laut
- ☐ Reagiert auf Frage: „Wo ist Mama?“
- ☐ Reagiert auf seinen Namen
- ☐ Ahmt Mimik, Gesten und Sprachlaute nach
- ☐ Gibt auf Anforderung einen Gegenstand
- ☐ Zeigt mit Finger auf Einzelheiten einer Puppe

• Sozioemotional
- ☐ Selbstregulation
- ☐ Fremde
- ☐ Interessiert sich für die Umgebung
- ☐ Kann sich selbst beschäftigen

Untersuchung
- ☐ Haut/Nägel/Haare
- ☐ Mund/Mundhöhle
- ☐ Augen (kein Schielen, Stereotest/ Brückner-Test)
- ☐ Ohren/Gehör (Hochtonrassel bds. unauffällig)
- ☐ Herz/Kreislauf/Atmung
- ☐ Abdomen/Genitale (Hodenlage, Labien)
- ☐ Schädel/Bewegungsapparat
- ☐ Reflexe/Tonus

Prävention
- ☐ Unfallverhütung (Aufsteigen/Runterfallen/ Exploration der Wohnung/Treppen sichern/ Bad/Auto)

Risikofaktoren, antizipatorische Beratung
- ☐ Ernährung/Kariesprophylaxe/ Schnuller/Zahnen
- ☐ Erziehungsstil (Fit/Misfit)
- ☐ Ressourcen der Mutter/Familie
- ☐ Rauchfreie Umgebung
- ☐ Medienumgang (TV, Radio, Dauerimission)

Impfungen

Abb. 28.**1** Untersuchungsprotokoll 12 Monate.

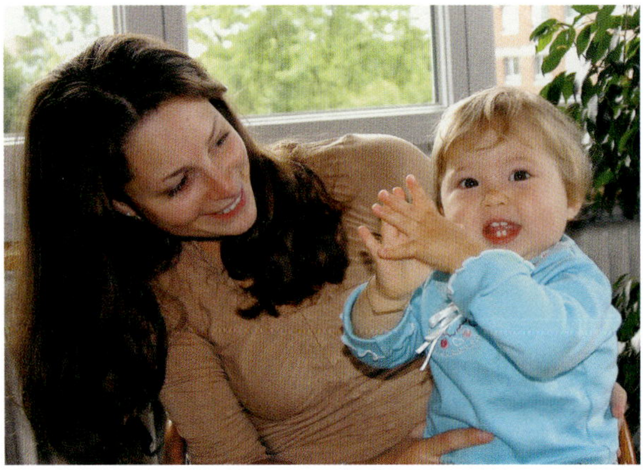

Abb. 28.**2** Klatschen und Interaktion: mütterliche Empathie und kindliches „Smile of Mastery".

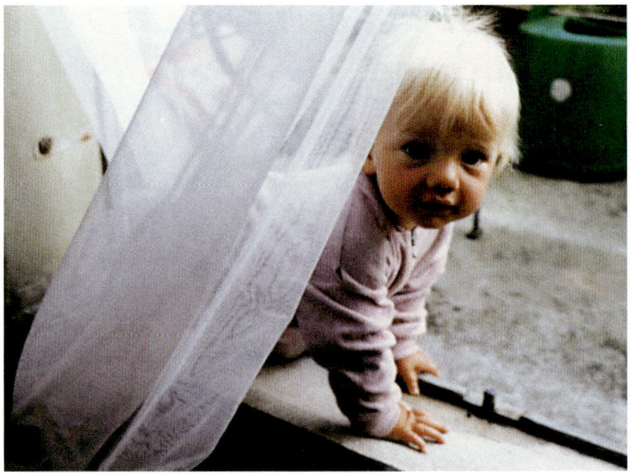

Abb. 28.**3** Versteckspiel.

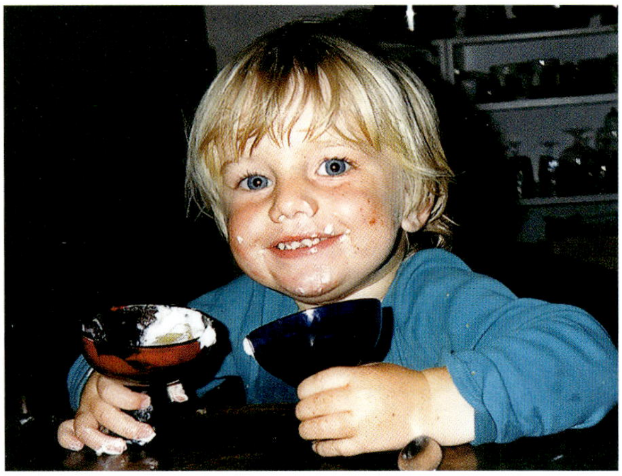

Abb. 28.**4** Es geht auch ohne Löffel!

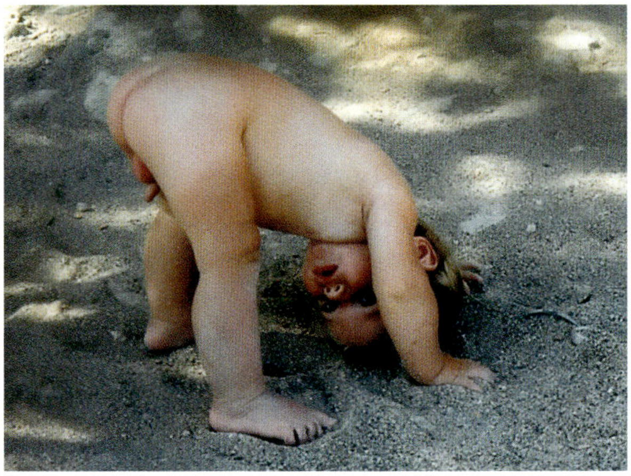

Abb. 28.**5** Entdecke die Welt aus allen Perspektiven!

In der 2. Hälfte des 1. Lebensjahrs beginnt das Kind, sich fortzubewegen; es hat weiterhin den Drang, alles zu betasten, in den Mund zu nehmen und nun auch zu betrachten. Die Wiederholung der Handlungen hilft ihm, die speziellen Eigenschaften von verschiedenen Gegenständen kennen zu lernen. Bei der Beschäftigung mit einem Gegenstand kann das Kind sein Gegenüber noch nicht in das Spiel einbeziehen. Es ist ihm erst gegen Ende des 1. Lebensjahrs erstmals möglich, Gegenstände und Personenwelt über den sog. triangulären oder referenziellen Blickkontakt zu verbinden.

Da sich die Objektpermanenz ab ca. 9 Monaten entwickelt hat, sucht das Kind nach verschwundenen Personen und Gegenständen. Die Trennungsangst, als Folge dieser Entwicklung, ist das unsichtbare Band des Kindes an seine Bezugsperson.

Die Lautproduktion nimmt weiterhin zu; Laute werden imitiert, und es entstehen zunehmend Zungen- und Lippenlaute. In der 2. Hälfte des 1. Lebensjahrs beginnt aber auch die nonverbale Nachahmung, d. h., das Kind imitiert Gesten und Mimik, es winkt „auf Wiedersehen", klatscht in die Hände und zeigt mit der Hand auf einen Gegenstand.

Die Überprüfung der motorischen Entwicklung, des Spielverhaltens und der sozial-kommunikativen Entwicklung – sowohl anamnestisch als auch durch eigene Untersuchung – ist unerlässlich. Sofern das Gehör nicht schon mit 6 Monaten als normal befundet wurde, muss dies nachgeholt werden.

Touchpoints

- *Autonomie:* Die Balance zwischen Selbstständigkeit und Abhängigkeit basiert auf der sicheren Bindung zwischen dem Kind und seiner Betreuungsperson. Eltern tun sich oft schwer, das Paradox anzunehmen, dass größere Abhängigkeit die Grundlage für größere Selbstständigkeit ist.
- *Motorische Fähigkeiten:* Für Kind und Eltern hat das Laufen eine große Bedeutung. Für viele Babys ist es frustrierend, diese Fähigkeit zu antizipieren, aber noch nicht umsetzen zu können.
- *Lernen:* Das Kind beginnt, Objekte und die Welt zu erforschen. Es experimentiert und vergewissert sich, wie andere darauf reagieren.
- *Reizbarkeit:* Das Baby besteht zum Teil sehr hartnäckig darauf, seine gelernten Fähigkeiten einzusetzen. Dies kann zu Auseinandersetzungen führen.

Erste Beobachtungen und Fragen

Anamnese (Abb. 28.6)

- Was für *Fragen* sind in der Zwischenzeit aufgetreten?
- Haben Vater/Mutter spezifische Fragen, die im Anschluss oder während der Untersuchung zu beantworten sind?
- Haben Vater/Mutter spezielle *Erwartungen* an diese Vorsorgeuntersuchung?
- Frage nach der *Befindlichkeit* des anwesenden Elternteils und (anschließend) nach der des abwesenden Elternteils.
- *Psychosoziales Umfeld:*
  - Interaktion der Eltern mit dem Kind
  - Rollenverständnis der Eltern
  - Befindlichkeit des Kindes
  - normative Erwartung an das Kind
  - außerhäusliche Kontakte
  - Autonomieinseln der Eltern
  - Ressourcen in der Familie
  - Geschwister, Eifersucht, Missachtung
  - Familienkrisen, Dekompensation des Familiensystems
  - Fähigkeit/Unfähigkeit, Hilfe in Anspruch zu nehmen
  - Erwerbstätigkeit der Mutter/Vater
  - finanzielle/außerfamiliäre Betreuung
- *Bei alleinerziehenden Eltern zusätzlich:*
  - Verhältnis mit Pflegefamilie
  - finanzielle, fürsorgerische Hilfemöglichkeiten
  - rechtlich-juristische Situation (Beistand, Vormund)
  - Entlastungsmöglichkeiten an Wochenenden, in den Ferien usw.

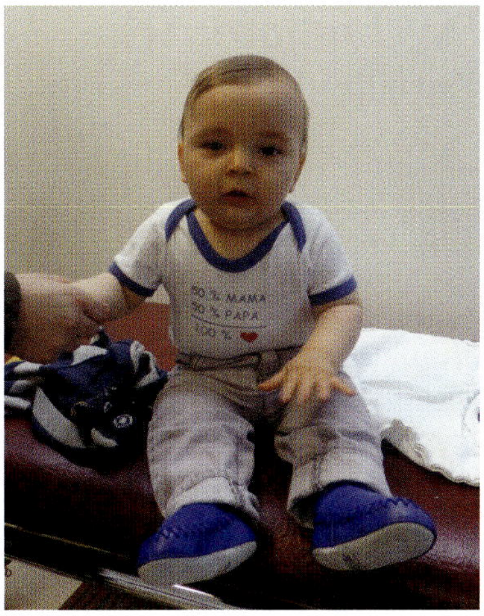

Abb. 28.**6** ... oft, aber leider nicht immer stimmt's.

- *Verhalten:*
  - Schlafverhalten (Rhythmus, Rituale)
  - nächtliches Trinken
  - abnorm ruhiges Kind
  - kann Kind kurzzeitig allein spielen (Loslösungsprozess)
  - kann Kind beruhigt werden
  - kann Kind sich auch selbst beruhigen
  - Stuhlverhalten/Miktionsstörungen
  - Stereotypien
- *Ernährung:*
  - Zusammensetzung, Rhythmus, Verabreichungsart, Dauer der Mahlzeit, Partizipation (isst auch z. T. selbst)
  - Akzeptanz des Löffels, fester Nahrung
  - Rachitis- und Kariesprophylaxe
- *Risikofaktoren Misshandlung* (z. B. Schlafstörung, Schreien, Fremdeln, häusliche Gewalt)

Psychomotorische Entwicklung

In diesem Alter will sich das Kind auf irgendeine Art fortbewegen. Es kann selbst aufsitzen, längere Zeit frei sitzen und kurze Zeit beim Spiel verweilen. Durch die Bewegungsfreiheit beginnt der Loslösungsprozess. Das Kind erkundet seine Umwelt. Es wird bei diesen spontanen Tätigkeiten beobachtet; gleichzeitig wird seine Interaktion mit der Umgebung registriert.

Motorik

Beobachtung der Spontanmotorik (harmonisch, symmetrisch):

- *Hände* (Abb. 28.**7** und Abb. 28.**8**):
  - greift mit Pinzettengriff beidseits
  - hat manchmal Mühe, kleine Gegenstände loszulassen
  - lässt einen Gegenstand fallen, wenn ihm ein anderer angeboten wird
  - gutes und sicheres Transferieren von Gegenständen
  - sucht Gegenstände außerhalb seiner Reichweite zu ergreifen (Rechengriff)
- *Mundmotorik:* Kind kann kauen (seitliche Rotationsbewegungen der Zunge)
- *in Rückenlage* (s. Abb. 17.**12**): wird noch als „Übergangslage" und im Schlaf eingenommen
- *in Bauchlage:*
  - macht Übergänge: Bauch- zu Rückenlage, zum Kriechen und Bärenstand
  - Aufziehen oder sogar freies Aufstehen
  - bewegt sich gezielt vor- oder rückwärts
- *drehen:* kann sich behände über beide Seiten von der Bauchlage zurück in die Rückenlage drehen
- *sitzen* (Abb. 28.**9**):
  - kann frei sitzen, mit guten Gleichgewichtsreaktionen
  - dreht sich um die eigene Achse, stützt sich nach hinten ab
- *kriechen* (Abb. 28.**10**): geht in den 4-Füßler-Stand, kriecht behände
- *stehen* (Abb. 28.**11**; s. auch Abb. 15.**59** und Abb. 15.**60**): zieht sich an Gegenständen über Knie- und Halbkniestand (mit Dissoziation der Beine) hoch und kann frei stehen
- *gehen:*
  - geht an Gegenständen entlang oder auch an den Händen gehalten (Abb. 28.**12**)
  - kann sich auch anders fortbewegen (Shuffling; Abb. 28.**13** bis Abb. 28.**16**)
- *provozierte Bewegungen:* Provokation von Bewegungen in diesem Alter oft nur noch bedingt durchführbar (es wird vermehrt das Spontanverhalten des Kindes beobachtet, um daraus die nötigen Schlüsse zu ziehen)
- *schwebend gehalten* (Abb. 28.**17**): alle Extremitäten und Kopf weit über der Körperachse; Fallschirmreaktion allseits symmetrisch auslösbar; bei seitlichem Kippen: Abduktion der Beine

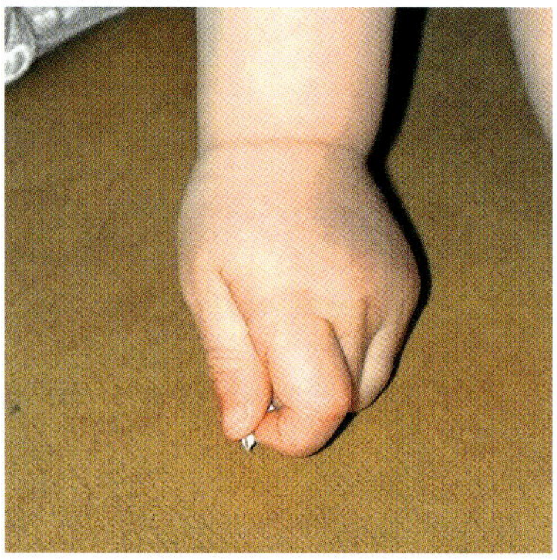

Abb. 28.**7** Pinzettengriff.

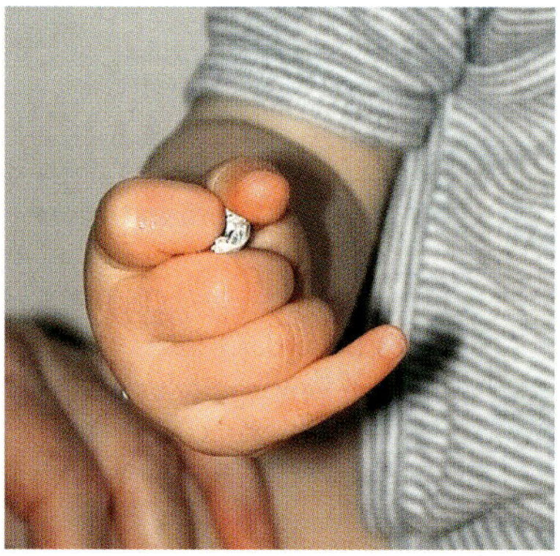

Abb. 28.**8** Kinder haben in diesem Alter noch Mühe, kleine Gegenstände loszulassen.

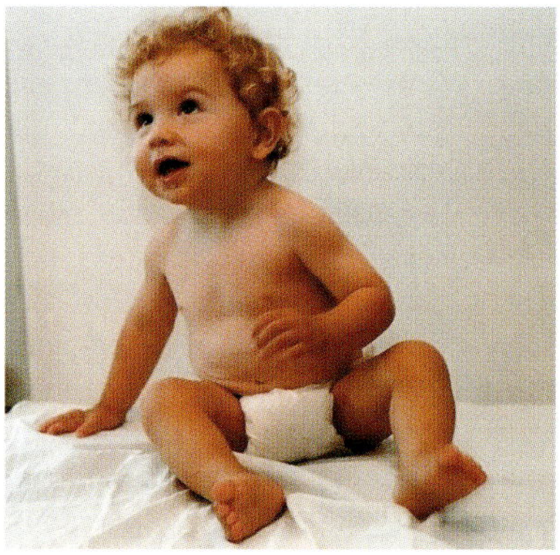

Abb. 28.**9** Fallschirmreaktion seitwärts.

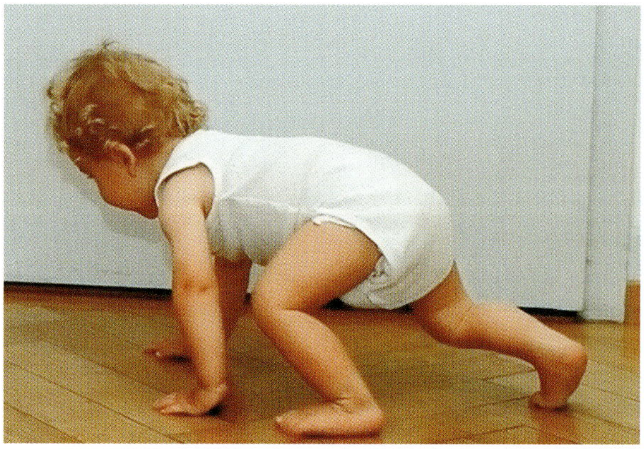

Abb. 28.**10** Bärenstand bzw. -gang.

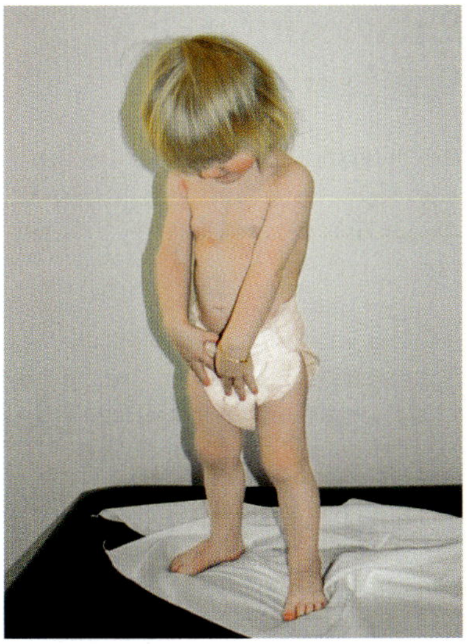

Abb. 28.**11** Freies Stehen und Blick in die Windel.

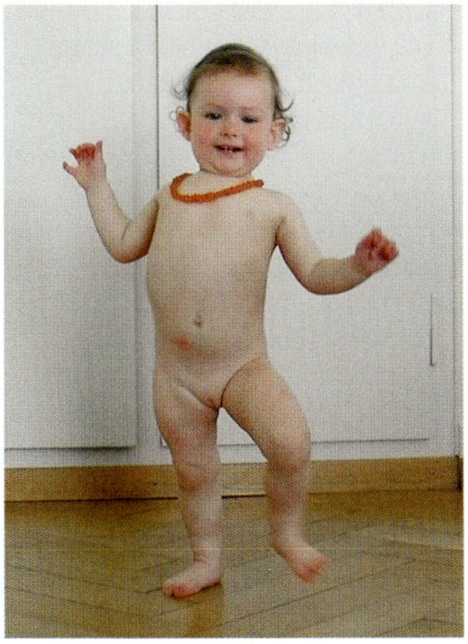

Abb. 28.**12** Das Kind geht an der Hand oder sogar schon frei, mit Henkelstellung der Arme und unsicherem Gleichgewicht: normal!

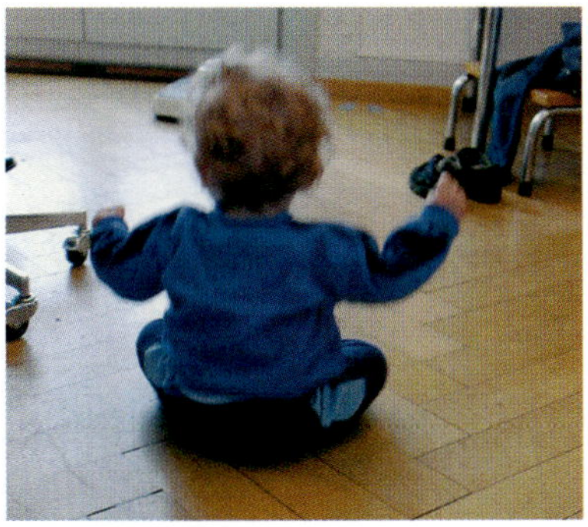

Abb. 28.**13** Fortbewegung: „Und tschüss!“

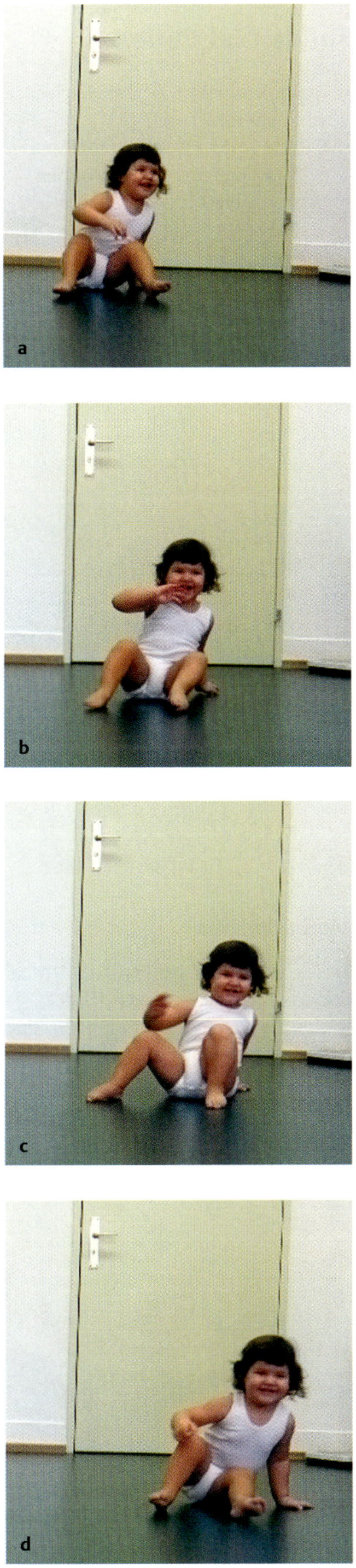

Abb. 28.**14 a – d** Fortbewegung: seitliches Shuffling.

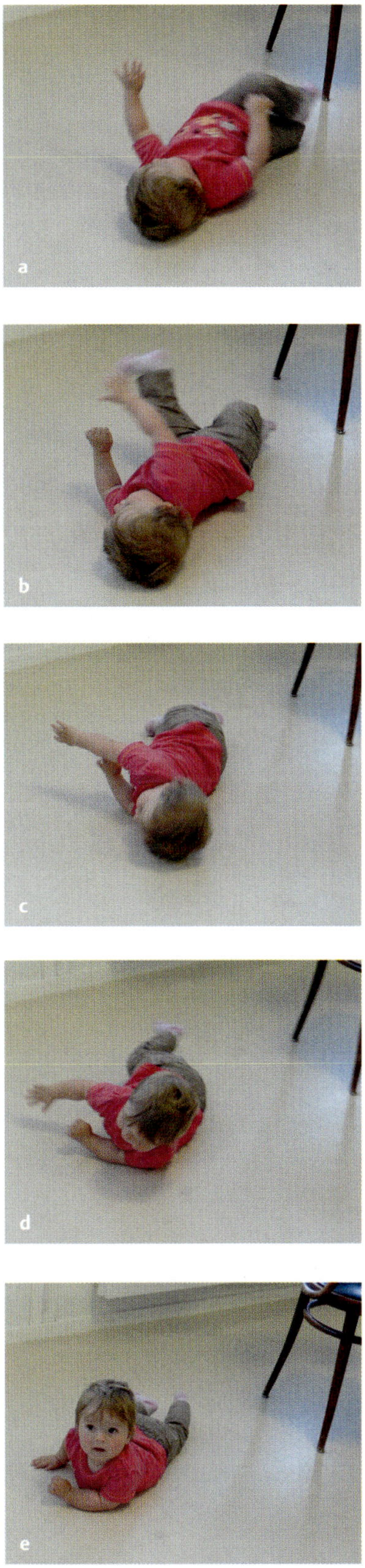

Abb. 28.**15 a – e** Fortbewegung: rollend.

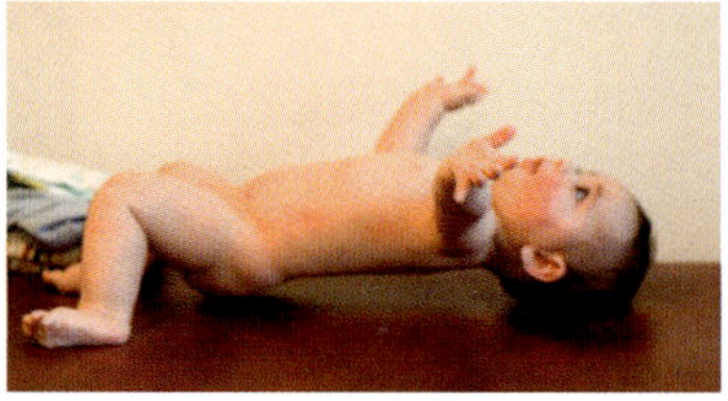

Abb. 28.**16** Fortbewegung: Brücke.

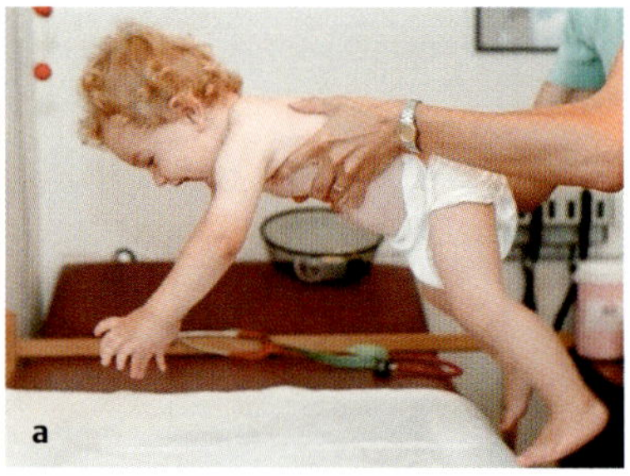

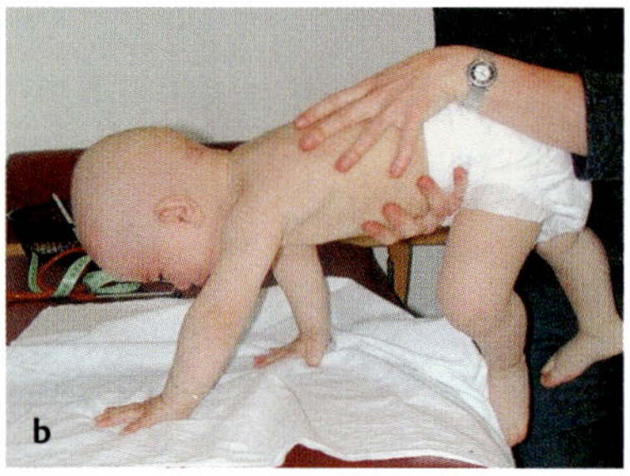

Abb. 28.**17 a, b** Fallschirmreaktion vorwärts.
a Symmetrisch: normal.
b Asymmetrisch: bei Hemisyndrom rechts.

Tonus und Reflexe

- Tonus: erniedrigt, erhöht, wechselnd, asymmetrisch
- Unterschied zwischen Rumpf und Extremitäten, Armen und Beinen
- Muskeleigenreflexe symmetrisch auslösbar

!

- Es gibt auch Kinder, die sich an ihrem 1. Geburtstag noch nicht fortbewegen können; dies kann normal sein.
- Einseitig besseres Greifen oder einseitige Spitzfußstellung können für eine Hemiplegie sprechen.
- Ein Zehenspitzenstand kann auf eine minimale Zerebralparese, eine Diplegie oder eine neuromuskuläre Erkrankung hinweisen.
- Ein verminderter Tonus kann auf ein progredientes Leiden oder auch auf eine später spastisch werdende Zerebralparese hindeuten.
- Ein vermehrter Tonus der Muskulatur kann eine spastische Zerebralparese sein.

Maßnahmen

Zu den erforderlichen Maßnahmen bei Entwicklungsrückständen, die alle Bereiche gleich oder aber nur einzelne Bereiche betreffen, s. Kapitel 27, Abschnitt „Psychomotorische Entwicklung“ (S. 678).

Entwicklung des Spielverhaltens

Der Untersucher hält sich bei der Beobachtung des Spontanspiels des Kindes zurück und gibt höchstens Unterstützung:

- vorwiegend manuelles und visuelles Erkunden, vermindertes orales Erkunden (Abb. 28.**18** und Abb. 28.**19**)
- sucht und findet versteckten Gegenstand (Objektpermanenz)
- steckt Finger in Fläschchen (Abb. 28.**20**)
- legt nach Aufforderung den Gegenstand in den Behälter
- versucht, verlorene Gegenstände wieder zu erreichen (Objektpermanenz; Abb. 28.**21** und Abb. 28.**22**)
- kann freiwillig ein Objekt loslassen oder wegwerfen (Abb. 28.**23**)
- schlägt Klötzchen aufeinander
- gibt der Mutter mit dem Löffel zu essen (nach Demonstration; Abb. 28.**24**)
- hält Telefon ans Ohr, führt Löffel zum Mund
- nimmt beim Spiel wiederholt Bezug auf die Mutter bzw. den Vater
- versucht, Aufmerksamkeit auf sich zu ziehen (Abb. 28.**25**)

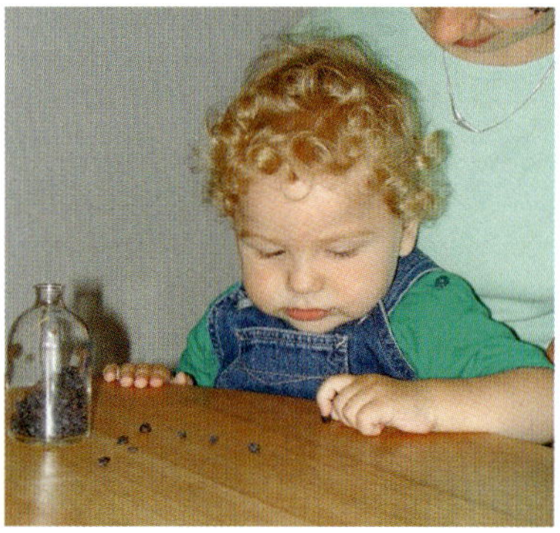

Abb. 28.**18** Manuelles und visuelles Erkunden (Rosinen).

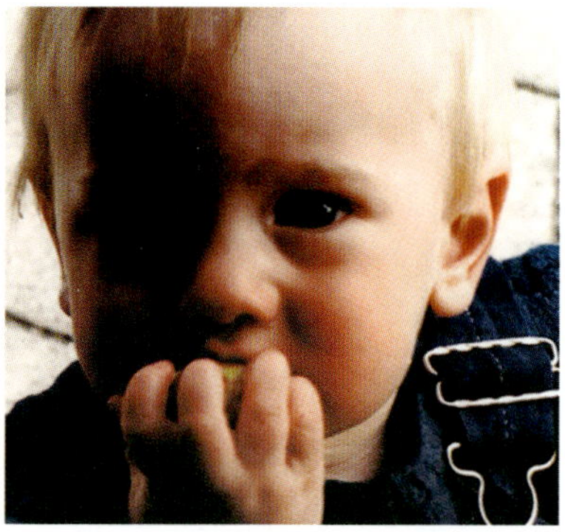

Abb. 28.**19** „Das Meiste kommt noch in den Mund, aber ich habe ja gehört, ich soll das nicht.“

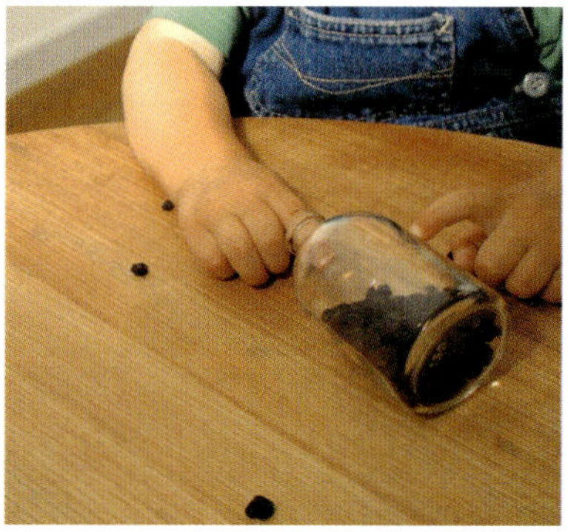

Abb. 28.**20** Der Finger wird in das Fläschchen gesteckt.

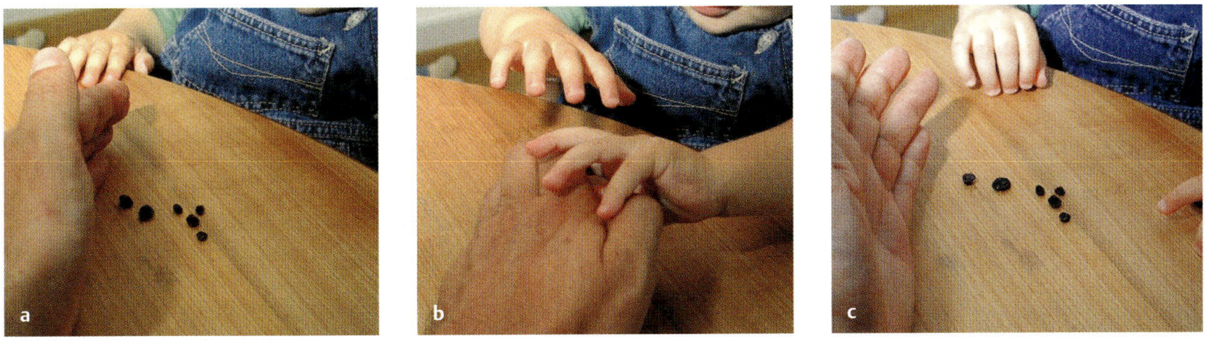

Abb. 28.**21 a – c** Objektpermanenz.

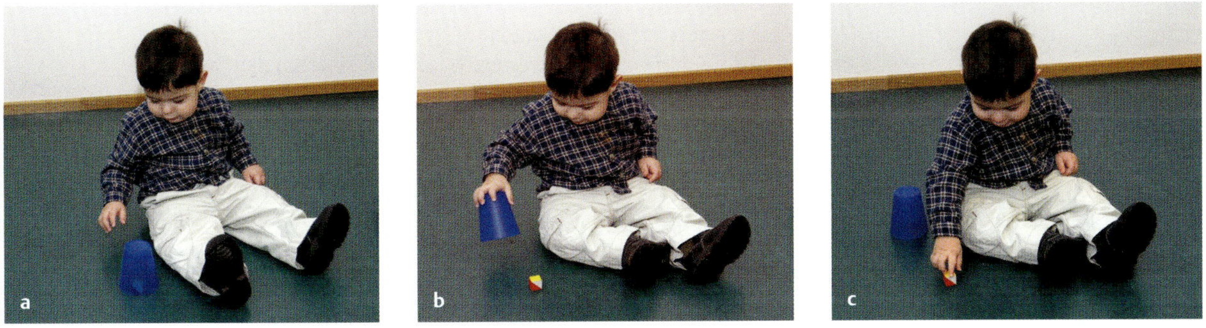

Abb. 28.**22 a – c** Objektpermanenz: Das Kind findet den „versteckten“ Gegenstand sofort und zielgerichtet.

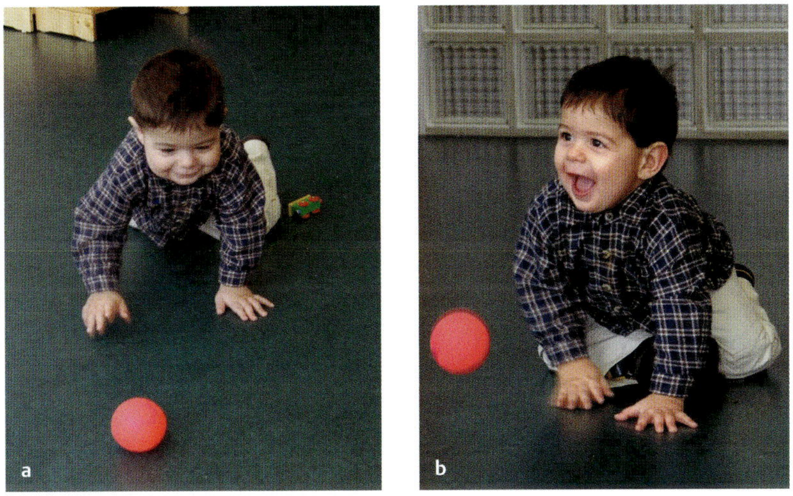

Abb. 28.**23 a, b** Einfachste Spielzeuge machen auch maximalen Spaß.

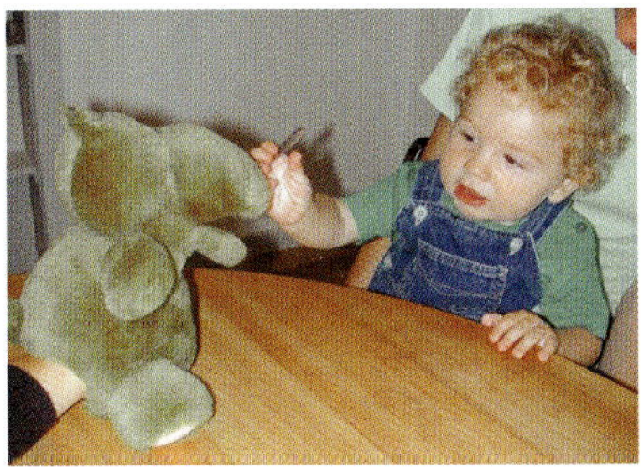

Abb. 28.**24** Das Kind gibt dem Stofftier zu essen.

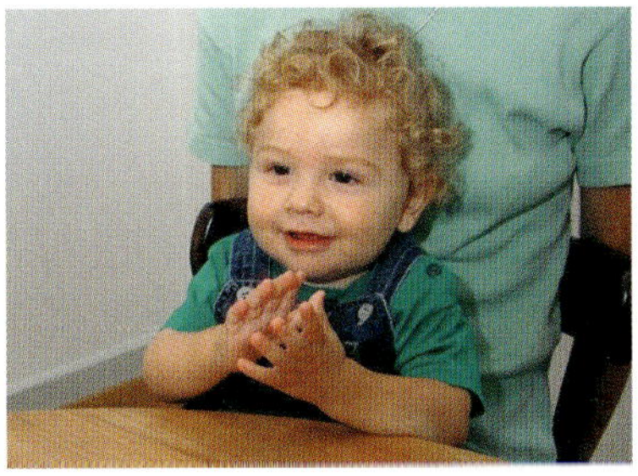

Abb. 28.**25** Klatschen.

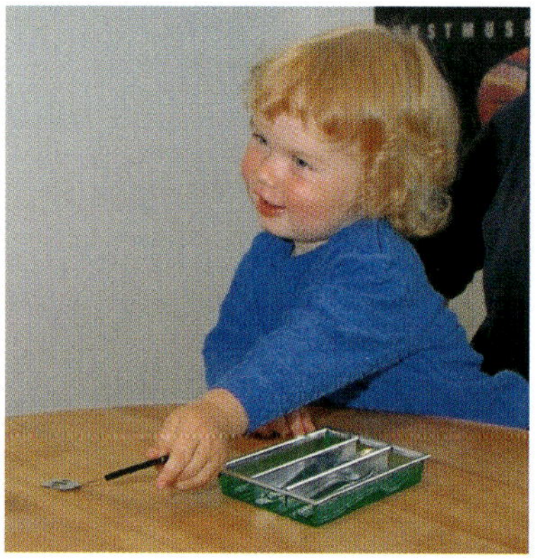

Abb. 28.**26** Referenzieller Blickkontakt.

Entwicklung von Kommunikation und Sprache sowie sozioemotional

Kommunikation und Sprache

- *Sprachverständnis (rezeptiv):*
  - reagiert auf die Fragen: „Wo ist Mama?“, „Wo ist Papa?“
  - lacht laut
  - reagiert auf seinen Namen
- *aktive Sprachentwicklung (expressiv):*
  - Vokalisationen, Lallketten (kanonisch sich wiederholend)
  - eventuell schon erste Worte, wie „Mama“, „Papa“

Des Weiteren sind folgende Verhaltensweisen zu beobachten:

- sicherer referenzieller Blickkontakt
- will Aufmerksamkeit auf sich lenken
- ahmt Mimik, Gesten und Sprachlaute nach
- gibt auf Aufforderung einen Gegenstand
- zeigt mit dem Finger auf Einzelheiten einer Puppe

Referenzieller Blickkontakt

Während des 1. Lebensjahrs ist das Kind in der Kommunikation wie im Spiel so stark engagiert, dass es Personen- und Gegenstandswelt noch nicht verbinden kann. Anders formuliert: Es zeigt während der direkten Interaktion kein Interesse für die Gegenstände, und umgekehrt kann es während der Manipulation der Dinge die Personen nicht einbeziehen. Im Alter von 9 – 12 Monaten kennt es die Menschen und die Dinge so gut, dass eine erste Verbindung möglich wird; z. B. lässt es den Gegenstand fallen und schaut dann die Person an, als ob es fragen wollte, ob sie dies auch gesehen oder gehört habe. Damit stellt es über den Blick erstmals die Dreiecksverbindung Ich-Du-Gegenstand her, d. h., es schaut zum Du und bezieht mit diesem Blick den Gegenstand mit ein. Diese Art des Blickaustauschs kann als triangulärer oder referenzieller Blickkontakt bezeichnet werden (Abb. 28.**26**).

Spracherwerb

Der für 1-jährige Kinder konzipierte ELFRA-1-Fragebogen von Hannelore Grimm und Hildegard Doil zur spezifischen Erfassung früher Spracherwerbsstörungen (Hogrefe-Verlag) ist nicht normiert und führt bei Eltern eher zu Verunsicherung und zu vielen falsch-positiven wie auch falsch-negativen Ergebnissen. Der Spracherwerb ist viel variabler und sollte weniger von der Form (Anzahl der Worte) als vom Inhalt her (was teilt das Kind mit?) beurteilt werden.

Sozioemotional

- Selbstregulation (kann sich selbst beruhigen)
- fremdelt
- interessiert sich für die Umgebung
- kann sich selbst beschäftigen

Definition

Für viele Kinder wird im 2. und 3. Lebensjahr ein bestimmter Gegenstand, wie z. B. eine Windel, eine Puppe oder etwas anderes, zum ständigen Begleiter. Sie werden als *Übergangsobjekte* bezeichnet. Sie dienen den Kindern als „Mutterersatz auf Zeit“ auf ihrem Weg zur Selbstständigkeit. Sie helfen, Zeiten zu überwinden, die mit einem Gefühl des Alleinseins verbunden sind.

Somatischer Status

Körpermaße

In Somatogramm eintragen und beurteilen
- Gewicht
- Größe
- Kopfumfang
- evtl. Wachstumsgeschwindigkeit

Übergewicht, Untergewicht, Gedeihstörung, Wachstumsstörung, Entfernung von seinem Perzentilenbereich, dem Elternkanal, Dysproportion?

Nägel, Haut und Haare

(Abb. 28.**27** bis Abb. 28.**30**)

Wichtige Aspekte bei der Beurteilung von Nägeln, Haut und Haaren sind in diesem Alter:
- auffällige Blässe
- Zyanose
- Pigmentanomalie
- Hämatom
- Verletzungen
- chronisch-entzündliche Hautveränderungen

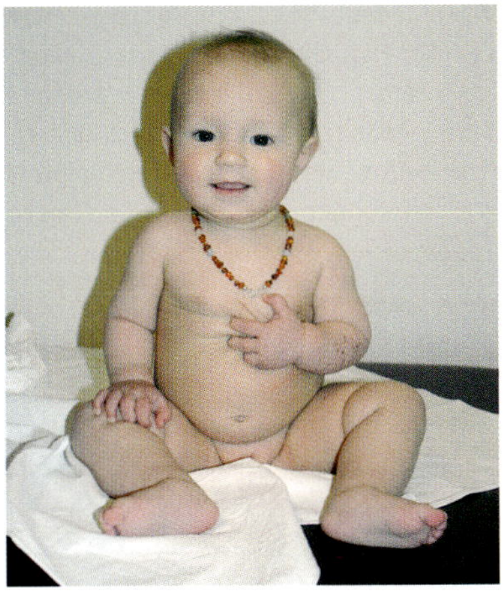

Abb. 28.**27** Beobachten: sich kratzendes Ekzemkind.

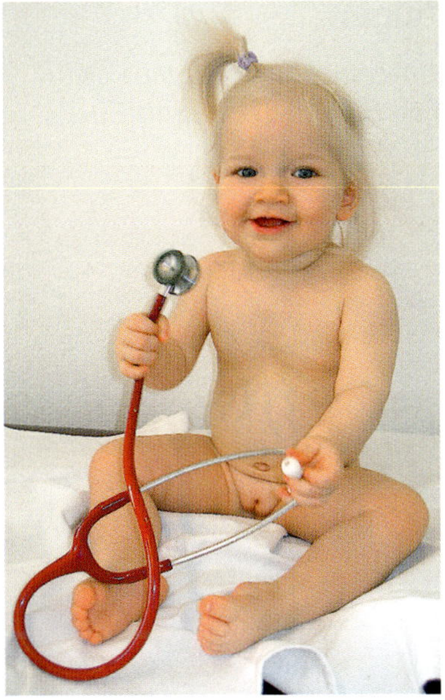

Abb. 28.**28** Es soll noch andere Gemüse als Karotten geben: Karotinikterus.

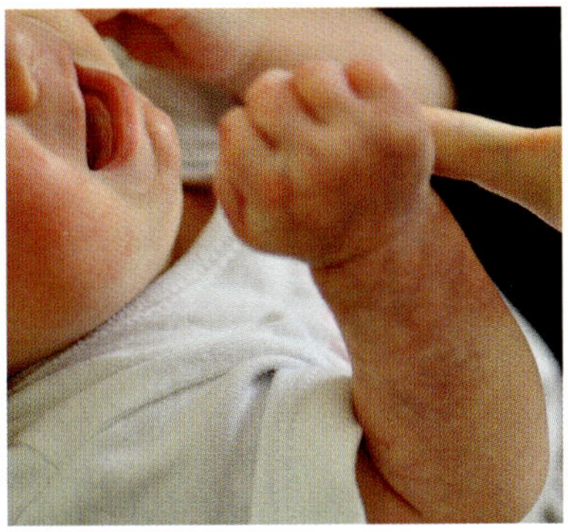

Abb. 28.**29** Cutis marmorata teleangiectatica congenita.

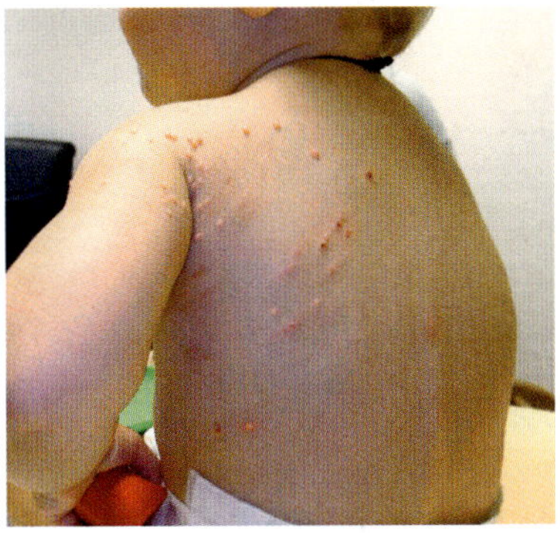

Abb. 28.**30** Mollusca contagiosa.

Augen

Untersuchung (Abb. 28.**31** und Abb. 28.**32**)

Beurteilen

- Inspektion der Lider: Hämangiome, Tränengangstenose
- Bulbusgröße und Iris
- Verfolgen von Gegenständen
- Überprüfen der Fixation: Hirschberg-Test, Abdecktest
- brechende Medien
- koordinierte Augenmotorik
- Strabismus (konstant oder intermittierend)

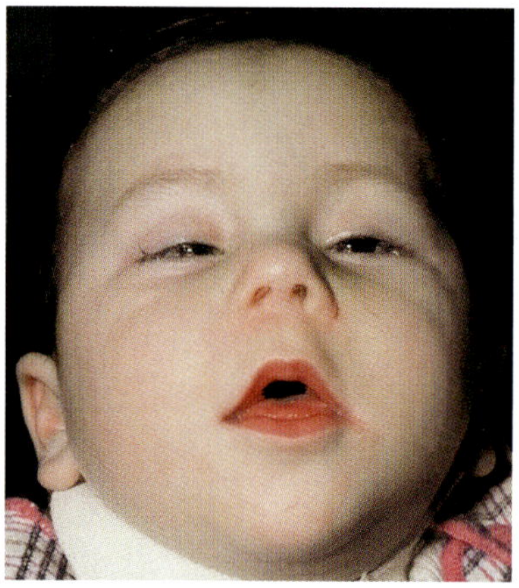

Abb. 28.**31** Kongenitale Ptose beidseits mit typischer kompensatorischer Kopfhaltung (cave: Amblyopie!).

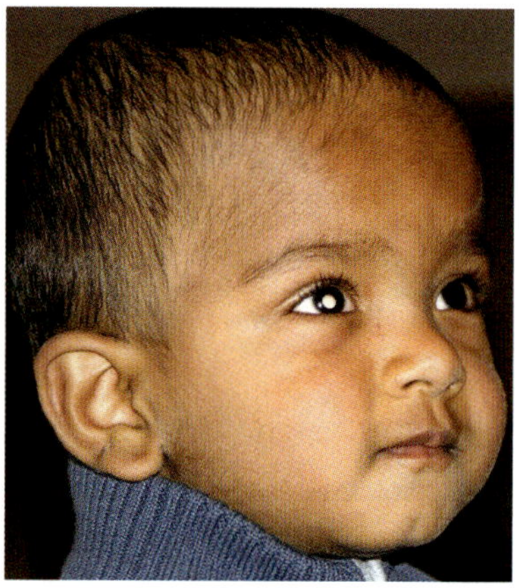

Abb. 28.**32** Katzenaugenphänomen beim Retinoblastom.

Verschiedene Tests wurden bereits in Teil III, Kapitel 15, Abschnitt „Sehen" beschrieben. Im Folgenden werden 3 Tests genauer erläutert, die im derzeitigen Alter des Kindes durchgeführt werden können.

Abdecktest

Zur feineren Erfassung des Schielens lässt der Untersucher das Kind einen interessanten Gegenstand (Kasperle, Bildwürfel) fixieren. Wechselseitig wird ein Auge abgedeckt (Abb. 28.**33**). Eine Einstellbewegung des abgedeckten Auges nach Aufheben der Abdeckung spricht für Strabismus.

Stereotest

Der Lang-Stereotest, benannt nach seinem Entwickler, dem schweizerischen Augenarzt Joseph Lang, ist eine Prüfmethode zur Untersuchung und Beurteilung des räumlichen Sehens (Stereopsis). Er weist auf einer postkartengroßen Fläche 4 Prüfbilder auf: Stern, Mond, Elefant und Auto. Der Stern ist auch monokular, also bei manifestem Strabismus, zu erkennen. Die anderen sind 3D-Bilder, die man nur binokular sieht (kein Strabismus). Sie weisen eine unterschiedliche Disparität auf: 600 Bogensekunden (Elefant), 400 Bogensekunden (Auto) und 200 Bogensekunden (Mondsichel) (Abb. 28.**34**). Die Methode hat den Vorteil, dass keine Brille zur Trennung der Seheindrücke aufgesetzt werden muss (z. B. Rot-grün-Brille oder Polarisationsbrille). Während andere Testverfahren bei bestehenden Anomalien, z. B. Mikrostrabismus, positive Ergebnisse ermöglichen, sind diese beim Lang-Stereotest negativ. Es ist aber möglich, bei einer durch hohe Anisometropie verursachten Amblyopie (Refraktionsamblyopie) ein positives Ergebnis erzielen. Der Test ist also als Ersatz für eine Visusprüfung ungeeignet. Er eignet sich aber, um einen Pseudostrabismus (z. B. bei Epikanthus) von einem echten Schielen zu unterscheiden. Die Funktionsweise des Lang-Stereotests beruht auf einer Kombination aus den Prinzipien der Random-Dots und des Zylinderrasterverfahrens. Er kann gut ab dem 12. Lebensmonat angewandt werden (s. Abb. 15.**106**).

Hand-Autofraktometer

Bei dem Gerät Plusoptix (Abb. 28.**35**) handelt es sich um ein im Abstand von 1 m selbstauslösendes Hand-Autofraktometer, das seitens des Patienten kaum Kooperation erfordert. Die Untersuchung ist bereits im Alter von ca. 6 Monaten möglich. Der Zeitaufwand dieser Untersuchung beträgt < 3 min. Das Messverfahren basiert auf der exzentrischen Fotoskiaskopie. Infrarotlicht wird durch die Pupillen auf die Retina projiziert. Durch das reflektierte Licht entsteht je nach Grad der Fehlsichtigkeit ein spezifischer Helligkeitsverlauf in der Pupille. Aus dem Profil des Helligkeitsverlaufs werden die sphärischen Refraktionswerte errechnet. Die Messung wird in 3 Meridianen wiederholt, um Zylinderwerte und deren Achslage zu bestimmen. Das Gerät misst sekundenschnell die Refraktion beider Augen gleichzeitig (binokular) und erfasst so Vollrefraktion (Sphäre, Zylinder und Achse), die Symmetrie der Hornhautreflexe (Strabismus), den Pupillendurchmesser und die Pupillendistanz. Die erste Augenvorsorge mit dem Plusoptix kann bereits ab der U5 bzw. U6 durchgeführt werden, um amblyogene Risikofaktoren frühzeitig zu erkennen.

Maßnahmen

Schielen ist Anlass für eine Überweisung an den Augenarzt.

Ohren und Gehör

Anamnese

- Ist eine Beruhigung des Kindes beim Weinen möglich?
- Lauscht es auf Musik?
- Zeigt es Reaktion auf Geräusche?
- Wendet es den Kopf zu einer sprechenden bzw. singenden Person?
- Zeigt es reichhaltiges Plaudern in verschiedenen Tonhöhen?
- Hat die Lautproduktion im Verlauf der letzten Monate zugenommen?

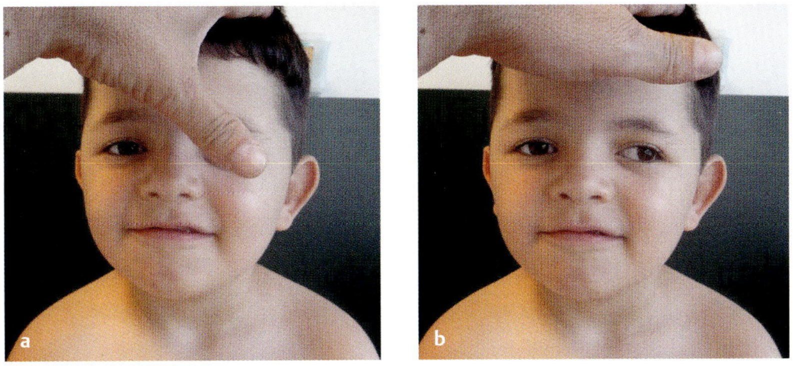

Abb. 28.**33 a, b** Abdecktest.

Maßnahmen

Bei Verdacht auf Hörverminderung ist die Abklärung durch eine kinderaudiologische Abteilung ohne Verzug zu veranlassen.

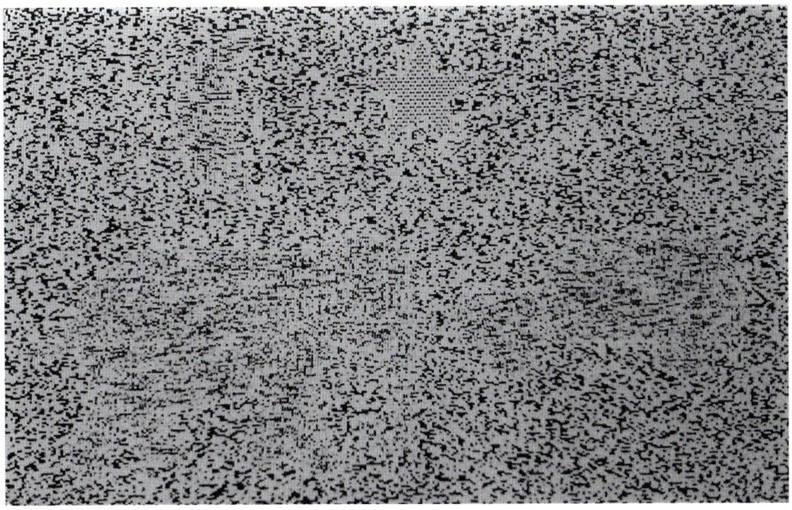

Abb. 28.**34** Lang-Test II (http://www.lang-stereotest.com).

Respiration

Anamnese

- Regelmäßiges Atmen, Dyspnoe, Tachypnoe
- Ernährungsprobleme
- chronischer Husten, rezidivierende Infekte
- Passivrauchen

Herz und Kreislauf

Untersuchung (s. Abb. 15.**206**)

Besonderes Augenmerk notwendig hinsichtlich:

- Hautfarbe (Zyanose, grau-blasses Kolorit), Ödeme
- Respiration (Art und Frequenz)
- Thoraxasymmetrie
- verstärkter links- oder rechtsventrikulärer Herzimpuls, Schwirren
- Lebergröße
- Herzfrequenz, Rhythmus
- Herzgeräusche, Herztöne, Klicks
- periphere Pulse (insbesondere Inguinalpulse)

Es sei daran erinnert, dass das Erkennen zyanotischer und schwerer Herzvitien keine Schwierigkeiten bereitet, jedoch eine gründliche Untersuchung erforderlich ist, um hämodynamisch erst später bedeutende Vitien festzustellen. Zeichen für eine bestehende Herzinsuffizienz sind, wie bereits erwähnt, ein rascher Gewichtsanstieg oder eine Gedeihstörung, Trinkschwierigkeiten, eine beschleunigte Atmung, Zyanose (beim Weinen und in Ruhe), Ödeme, rasche Erschöpfung oder Schwitzen.

Die zu beurteilenden Parameter sind den Angaben bei der U5 zu entnehmen (s. Kapitel 26, Abschnitt „Somatischer Status“, S. 661).

Wegen der Änderung der Widerstandsverhältnisse im kleinen Kreislauf können Geräusche neu auftreten oder verschwinden. Beim Verschwinden eines früher vorhandenen Herzgeräuschs sollte nicht nur an Spontanverschluss, sondern auch an die Möglichkeit einer Eisenmenger-Reaktion mit erhöhtem Lungengefäßwiderstand infolge Shunt-Umkehr gedacht werden. Kinder mit Fallot-Tetralogie werden oft erst im Verlauf des 1. Lebensjahrs zyanotisch.

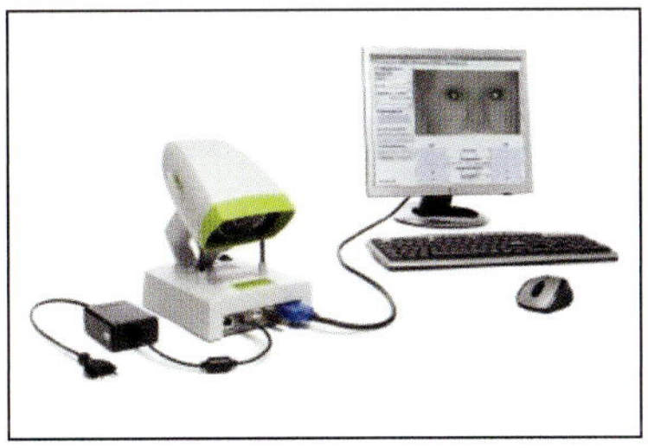

Abb. 28.**35** Hand-Autofraktometer (Plusoptix; http://www.plusoptix.de).

Maßnahmen

Die erforderlichen Maßnahmen wurden bereits bei der 1-Monat-Untersuchung (U3) beschrieben (s. Kapitel 23, Abschnitt „Somatischer Status“, S. 597).

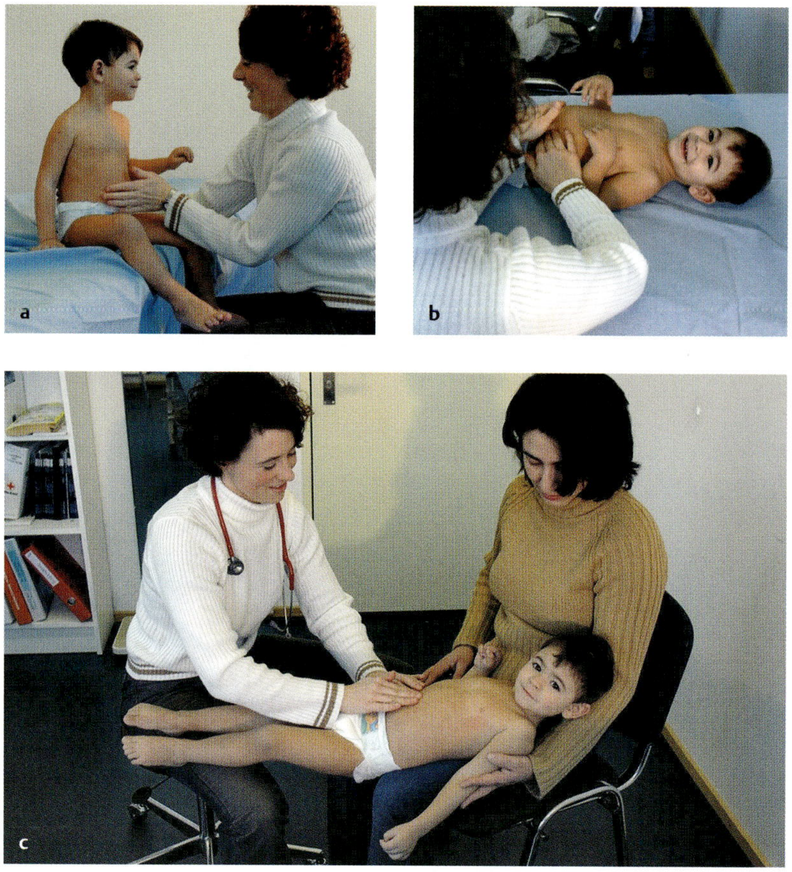

Abb. 28.**36** **a – c** Palpation des Abdomens von allen Seiten, am besten auf dem Schoß der Mutter.

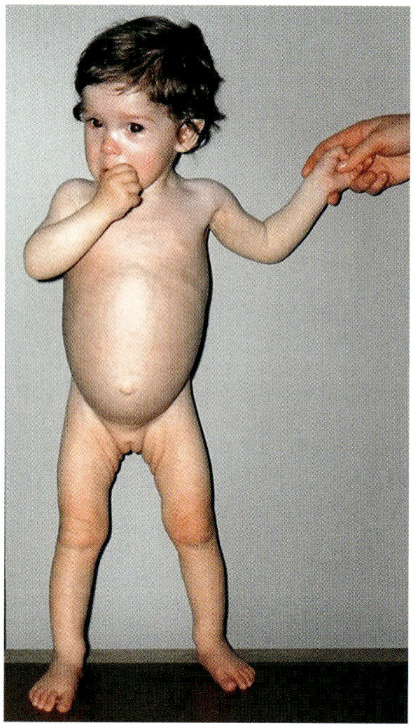

Abb. 28.**37** Aufgedunsenes Abdomen bei Zöliakie. *(s. Bildnachweis)

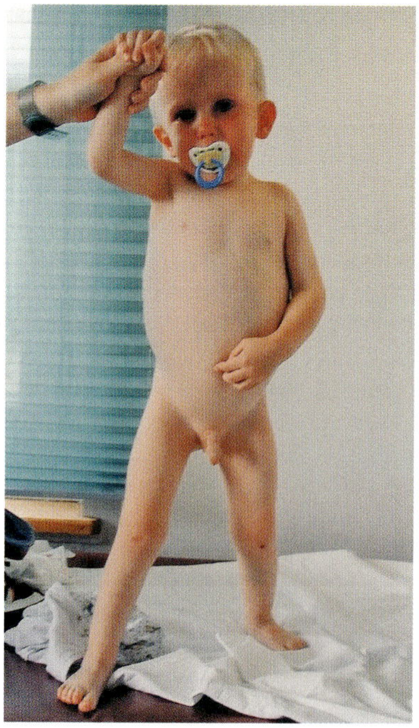

Abb. 28.**38** Aufgedunsenes Abdomen bei massiver Koprostase (Verstopfung) auf Basis eines distalen Regressionssyndroms.

Abdomen

Anamnese und Untersuchung

(Abb. 28.**36** bis Abb. 28.**38**; s. auch Abb. 15.**342**a)

In der Anamnese zu erfragende Punkte:

- Gedeihstörung, Verdauungsprobleme
- anomale Konsistenz und Geruch des Stuhles
- Auftreten von Vorwölbungen in der Leiste beim Schreien

Beurteilen

- *Inspektion:* Inguinalhernie
- *Palpation:* Hepato-, Splenomegalie, Tumoren, Hydronephrose, Hernien

Maßnahmen

- Eine Inguinalhernie wird beim Jungen mit dem Kleinfinger von distal-medial nach proximal-lateral mit sanftem Druck reponiert. Bei Mädchen sind Repositionsversuche wegen der Gefahr einer Ovarialverletzung zu unterlassen. Reponierbare Hernien werden in einem Wahleingriff saniert, inkarzerierte Hernien sind notfallmäßig zu operieren.
- Gedeihstörungen mit Stuhlabnormitäten bedürfen einer weiteren Abklärung.

Schädel

Untersuchung

- Messung des Kopfumfangs und Beurteilung der Fontanellen und Schädelnähte: Mikrozephalie, Makrozephalie, Kraniosynostosen
- Messung des Kopfumfangs auch bei den Eltern
- Schädelasymmetrie (Blick von kranial): Dolicho-, Oxy-, Brachy-, Turrizephalie
- Beurteilung des Gesichtsschädels: Dysmorphien

12 Monate

Wirbelsäule und Extremitäten

Untersuchung (Abb. 28.39 bis Abb. 28.42)

Besonders zu beachten

- Nicht fixierte Skoliosen (meist Folge eines muskulären Schiefhalses)
- fixierte Skoliosen (Verdacht auf Wirbelsäulenanomalien)
- Beweglichkeit der Füße und der großen Gelenke prüfen
- rachitische Zeichen (Epiphysenauftreibung, „Rosenkranz")

Maßnahmen

Nicht fixierte Skoliosen haben meist eine gute Prognose und bedürfen der Überwachung. Bei fixierten Skoliosen: Röntgen, kinderorthopädisches Konsilium.

Hüften

Untersuchung (s. Abb. 23.56)

Zu diesem Zeitpunkt muss eine Hüftdysplasie schon längst ausgeschlossen worden sein. Diagnosen erst zu diesem Zeitpunkt führen zwangsläufig zu verlängerten Therapiephasen und zu Defektheilungen.

Besonders zu beachten

- Ausgeprägte muskuläre Hypo- oder Hypertonie
- Bewegungsarmut, Asymmetrie
- eingeschränkte Abduktion
- Gelenkinstabilität
- Beinlängendifferenzen
- asymmetrische Falten ohne andere Befunde (bedeutungslos)

! Ein zusätzliches Risiko für eine Hüftluxation haben Kinder mit neuromuskulärer Imbalance, z. B. mit Myelomeningozelen.

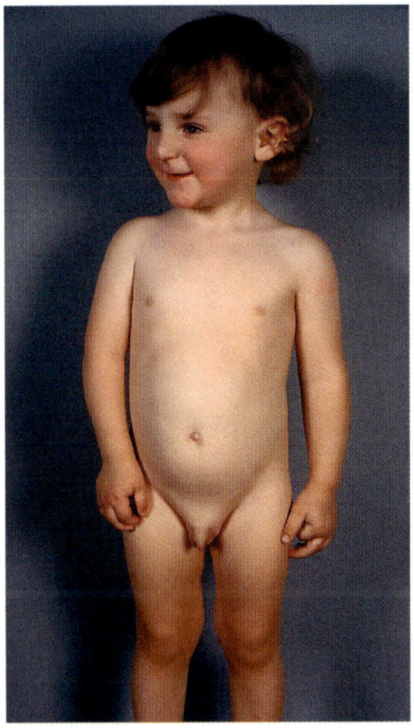

Abb. 28.39 Typische Hypoplasie und Armhaltung bei kongenitaler oberer Plexuslähmung. *(s. Bildnachweis)

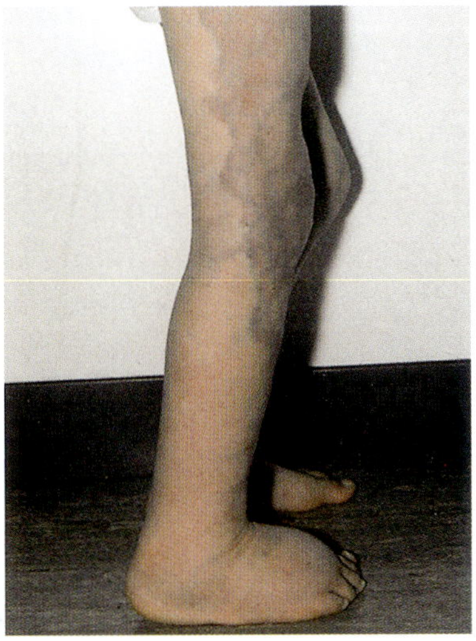

Abb. 28.40 Ausgedehnte venöse Malformationen mit Knochen- und Weichteilhypertrophie und Lymphödem (Proteus-Syndrom).

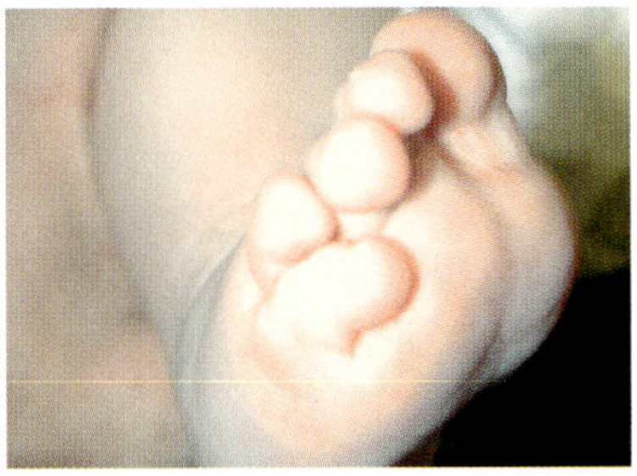

Abb. 28.41 Missgebildete Zehen – hier eingeschlagene Kleinzehe (Overriding Toe) – sind meist nur ein kosmetisches Problem. Weitere Maßnahmen erübrigen sich in der Regel.

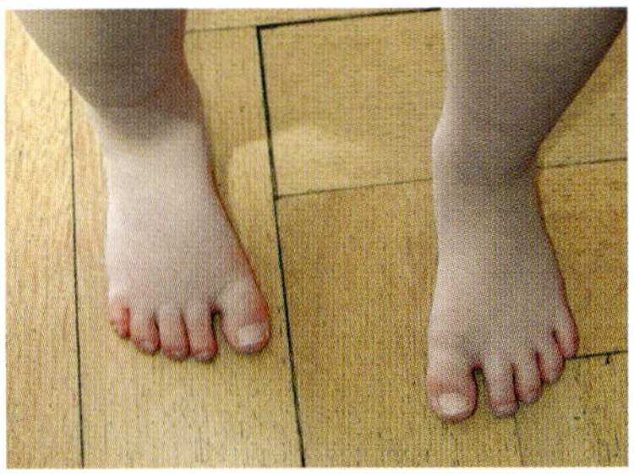

Abb. 28.42 Sandalenfurche bei Trisomie 21.

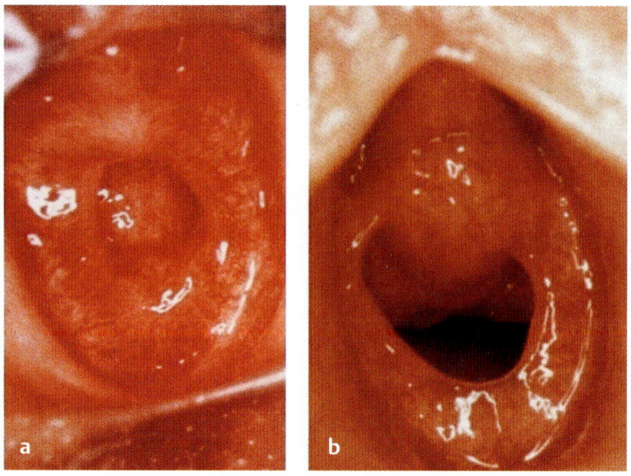

Abb. 28.**43 a, b** Hymen anulär.

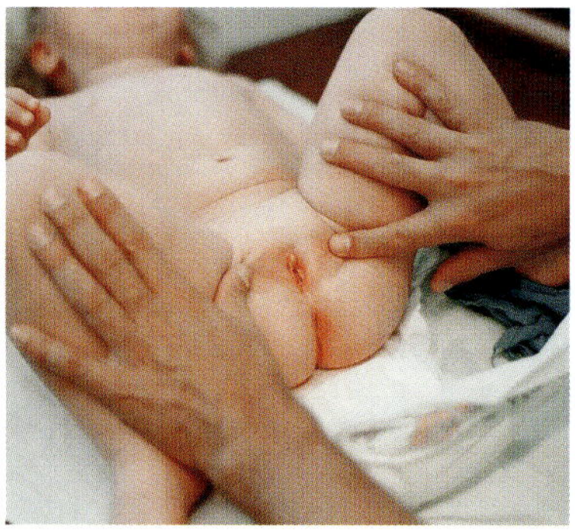

Abb. 28.**44** Inspektion der kleinen Labien.

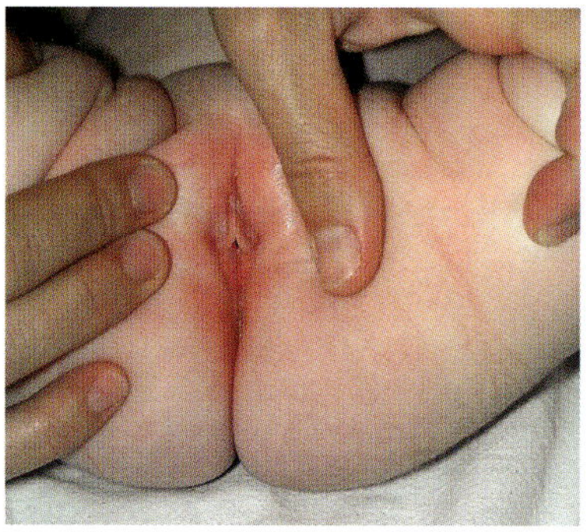

Abb. 28.**46** Labiensynechie.

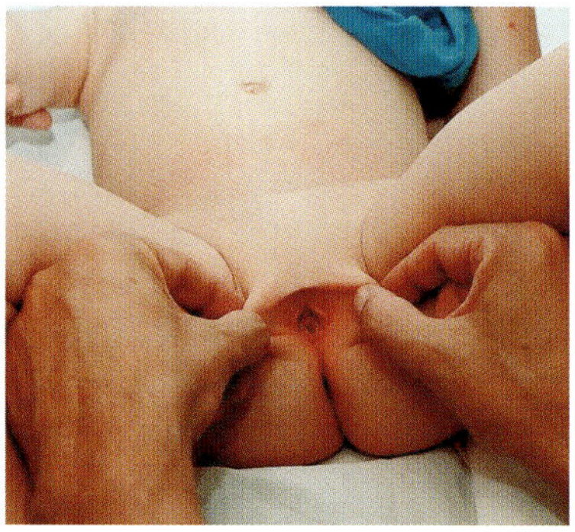

Abb. 28.**45** Inspektion des Hymens durch zartes laterales Aufziehen der großen Labien in Rückenlage.

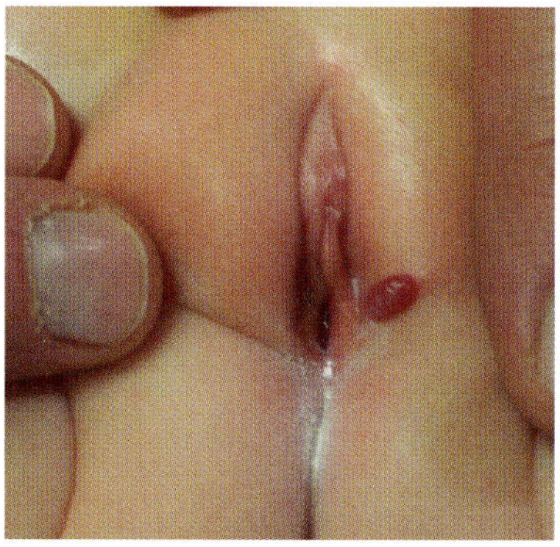

Abb. 28.**47** Hämangiome an den Labien können schnell wachsen (eventuell Behandlungsbedarf).

Genitale

Untersuchung (Abb. 28.**43** bis Abb. 28.**47**; s. Abb. 23.**60**)

Beurteilen

- *Weibliches Genitale:*
  - Vaginalöffnung
  - Verletzungen
  - Hymenalatresie
  - Labiensynechie
  - Klitorishypertrophie
- *männliches Genitale:* Lage der Testes

Untersuchung des Hymens
Das Mädchen liegt in in Rückenlage oder nimmt die „Froschstellung" ein (s. auch Teil III, Kapitel 15, Abschnitt „Pubertätsentwicklung"). Die großen Labien werden in der Mitte zwischen Daumen und Zeigefinger gehalten und sanft nach lateral auseinandergezogen (s. Abb. 15.**428** und Abb. 15.**429**). Diese Untersuchung empfiehlt sich bei entsprechend unklarer Anamnese oder äußerlich auffälligem Befund.

Maßnahmen

- *Beim Mädchen:*
  - Synechie der kleinen Labien: Applikation östrogenhaltiger Salbe, Nachkontrolle
  - Hymenalatresie: wird der chirurgischen Eröffnung zugeführt
  - Klitorishypertrophie: endokrinologische Abklärung
- *beim Jungen:*
  - Phimose und Präputialverklebungen: Diese sind, wie bereits ausgeführt, in diesem Alter physiologisch; die Ablösung der Vorhaut beginnt spontan um das 3. Lebensjahr. Dehnversuche sind zu unterlassen, denn sie bergen die Gefahr multipler Hautrisse und nachfolgender Vernarbungen.
  - Lageanomalie der Hoden: Ein spontaner Deszensus ist nicht mehr zu erwarten. Eine Therapie ist nun (d. h. im 2. Lebensjahr) vorzusehen.

Vorsorge

Ernährung

Es gelten die bereits im Rahmen der 9-Monate-Untersuchung beschriebenen Empfehlungen (s. Kapitel 27, Abschnitt „Vorsorge“, S. 684). Selbstständiges Essen des Kindes ist zu fördern und zu fordern!

Impfungen (Abb. 28.**48**)

In der Regel wird anlässlich dieser Konsultation die Grundimmunisierung gemäß Impfplan (Bundesamt für Gesundheit, Ständige Impfkommission) fortgesetzt.

Fortsetzung der Grundimmunisierung

Gemäß Impfempfehlung der Ständigen Impfkommission von 2006 erfolgt die 4. Grundimmunisierung mit den Impfstoffen gegen Diphtherie (D/d), Pertussis (aP/ap), Tetanus (T), Haemophilus influenzae Typ b (Hib), Poliomyelitis (IPV), Pneumokokken, Meningokokken und Masern-Mumps-Röteln (MMR), eventuell auch gegen Varizellen.

Unfallverhütung (Abb. 28.**49** und Abb. 28.**50**)

Wenn das Kind selbstständig zu gehen beginnt, werden viele Dinge in der Wohnung erreichbar, die nicht in Kinderhände gehören. Deshalb sollten alle Gegenstände, die dem Kind gefährlich werden könnten, außer Reichweite gebracht werden. Aktuell in diesem Alter sind z. B.

- *Wickeltisch:*
  - Achtung vor Sturz vom Wickeltisch.
  - Säugling nicht aus den Augen lassen und nicht vom Wickeltisch weichen; allenfalls besser auf einem Bett oder am Boden wickeln.
- *Badewasser:*
  - Wegen Verbrühungsgefahr Boilertemperatur nicht über 50 °C einstellen.
  - Säuglinge dürfen nicht allein baden.
- *Auto:*
  - Ohne Beifahrer-Airbag: auf dem Vordersitz in speziell gesichertem Kindersitz.
  - Mit Beifahrer-Airbag: auf dem Rücksitz in speziellem Kindersitz, gesichert durch Sicherheitsgurte.
  - Kind nicht mehr in der Tragetasche transportieren (kann aufstehen!).
- *Kinderspielzeug:*
  - Gefahr des Aspirierens kleiner Gegenstände.
  - Kinderspielzeug kaufen, das der europäischen Norm EN71 genügt (auf CE-Norm-Zeichen achten).
- *Umwelt:*
  - Kinder nehmen bald alles in den Mund, d. h. Gefährliches und Zerbrechliches aus Reichweite des Kindes entfernen.
  - Wegen Gefahr von Stromverletzungen: FI-Sicherungen installieren oder Steckdosen mit Blindsteckern absichern.
  - Wegen Gefahr von Stürzen: Treppenauf- und -abgänge absperren.
  - Kajütenbett kann gefährlich sein.
  - Terrassen und Balkone sichern, bei Galerien Aufstiegsmöglichkeiten vermeiden oder Schutznetze verwenden.
  - Herdschutz: keine Stühle in der Küche.
  - Warnung vor Tischtüchern (Verbrühungsprophylaxe).

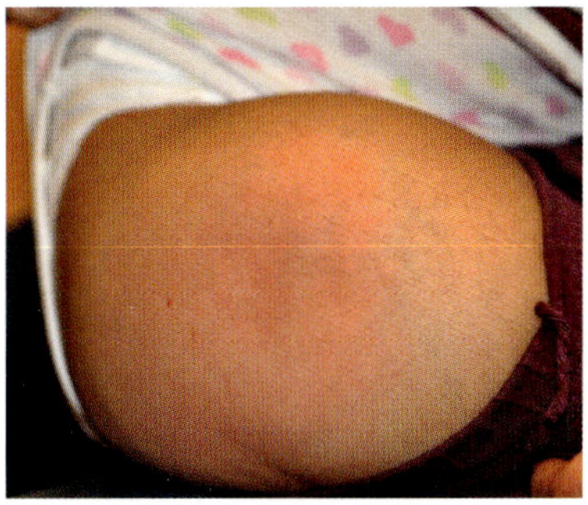

Abb. 28.**48** „Swollen Limb“: geschwollene Extremität nach einer Impfung.

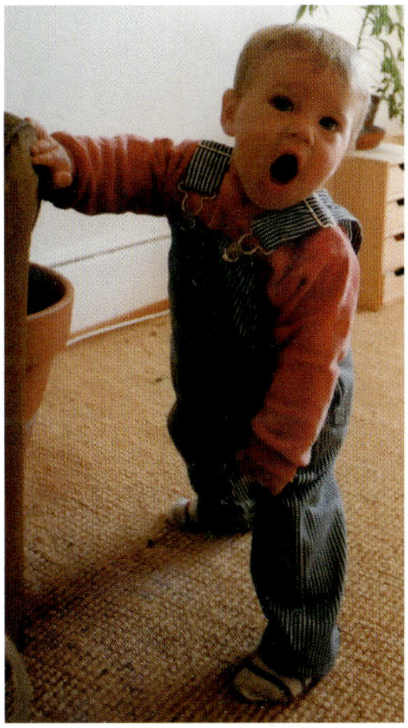

Abb. 28.**49** Mit dem größeren Bewegungsradius droht Gefahr von überall.

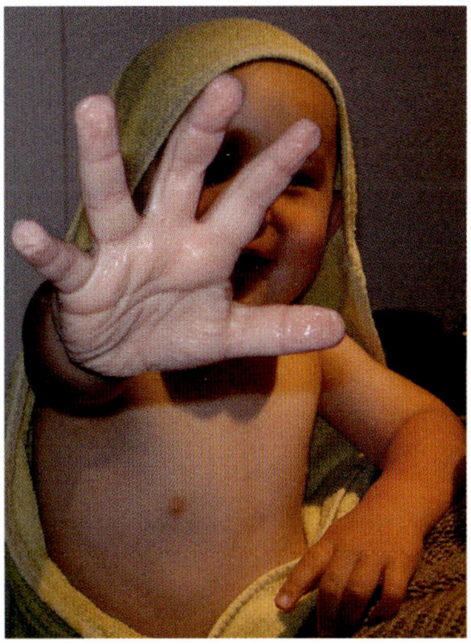

Abb. 28.**50** Nie allein baden!

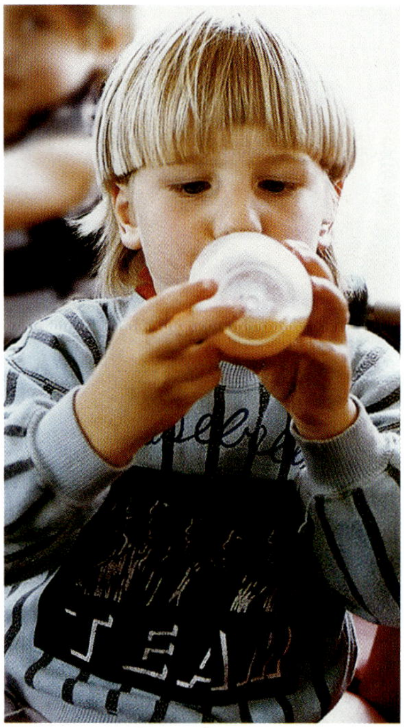

Abb. 28.**51** Die unselige Nuckelflasche hat Folgen: Karies, Gedeihstörungen, chronischen Husten usw.

Präventive Beratung

(Abb. 28.**51**; s. auch Abb. 4.**17**)

Der Einfluss der Erziehung ist limitiert. Andererseits beginnt elterliches Fehlverhalten, seine Folgen zu haben, z. B. beim nächtlichen Schoppen.

Wesentliche Gesprächsinhalte und Botschaften

- Den Eltern ist eine positive Unterstützung und Beratung anzubieten.
- Es sollte Empathie gezeigt und Erreichbarkeit signalisiert werden.
- Der Mutter sollten Erholungsphasen empfohlen werden.
- Das Kind soll in rauchfreier Umgebung aufwachsen können.
- Es ist vor allzu vielen Büchern und Ratschlägen zu warnen.
- Eine Reizüberflutung des Kindes sollte vermieden werden.
- Das Kind will Dinge berühren, in den Mund nehmen und wegwerfen (das Erkunden der Umwelt ist ein wichtiger Bestandteil der geistigen Entwicklung).
- Die Selbstständigkeit des Kindes muss gefördert werden (Loslassen).
- Die Trotzphase ist wichtig und notwendig.
- Ernährung, Kariesprophylaxe, Schnuller und Zahnen müssen thematisiert werden.
- Die Eltern sollten das Kind im eigenen Bett einschlafen lassen (Einschlafrituale, Übergangsobjekt).
- Trennungs- und Verlassenheitsängste führen dazu, dass das Kind in der Nacht das Elternbett aufsucht.
- Dies ist die Zeit der schlechten Träume, die sich als Pavor nocturnus und Angstträume äußern.
- Erziehungsparadigmen und -fragen sind zu klären (Fit/Misfit).
- Wie ist der Medienumgang (TV, Radio, MP3, Dauerimmission)?
- Rauchfreie Umgebung!

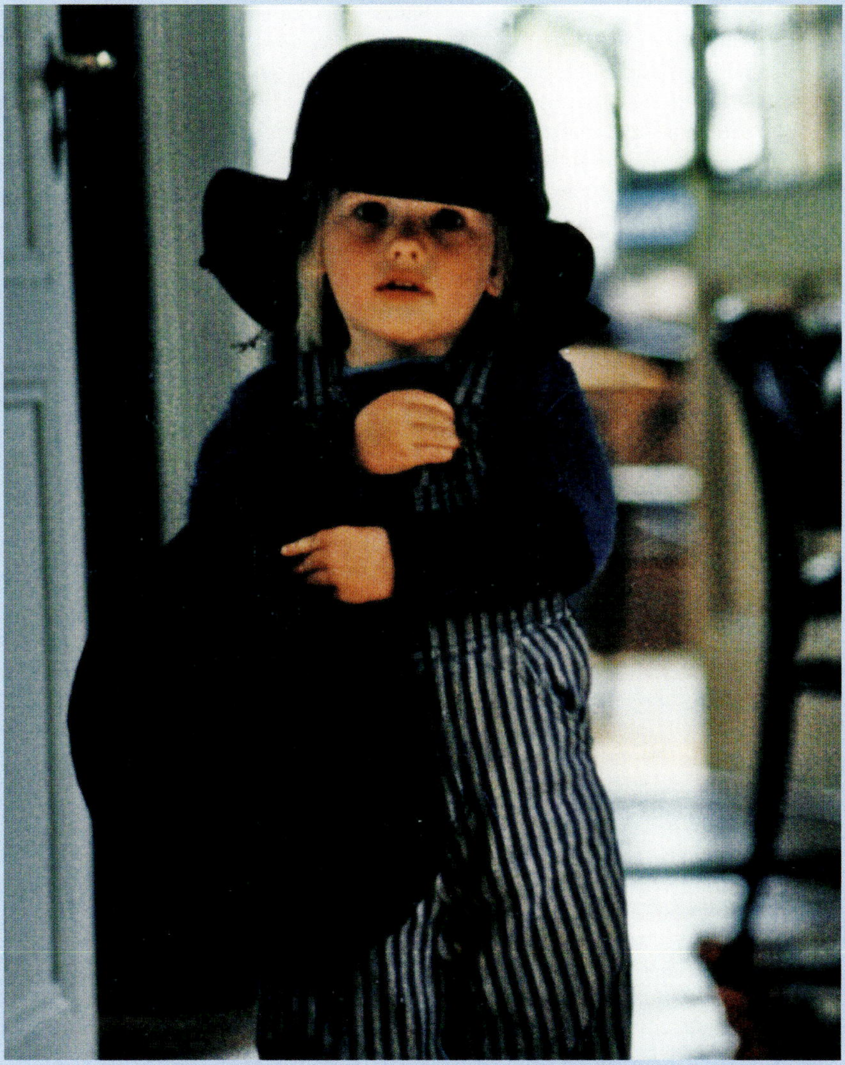

Synopsis der psychomotorischen Entwicklung

Grobmotorik. Das Kind kann symmetrisch auf dem Rücken liegen, über beide Seiten in die Bauchlage bzw. zum Kriechen wechseln bzw. sich zum Sitzen drehen, um sicher frei aufzustehen. Es hat eine schon fast perfekte Kopf- und Rumpfkontrolle mit guter Rotation, Hüftbeugung im Sitzen und Hüftstreckung im Stand. Der 1-Bein-Stand und das Hüpfen auf einem Bein sind noch nicht möglich. Beim Laufen zeigt es noch physiologische Knick-Senk-Füße. Die Beine sind oft noch bei physiologisch vermehrter Antetorsion (Coxa valga antetorta) in der Hüfte leicht innenrotiert. Das Kind zeigt viele und ausgeprägte assoziierte Bewegungen und Synkinesien. Es kann beim Laufen einen Gegenstand in jeder Hand tragen, in die Hocke gehen und einen Gegenstand aufheben. Es kann rückwärts laufen und „Fußball spielen“, wirft aus dem Stand einen Ball überhand und steigt – noch mit Festhalten – die Treppe hinauf. Beim Laufen kann es schon gut abbremsen.

Aktivitäten des täglichen Lebens. Das Kind zieht einzelne Kleidungsstücke aus. Es isst nun selbstständig mit dem Löffel, ergreift ihn aber noch in Pronationshaltung der Hand. Es nimmt Gegenstände kaum noch in den Mund (orale Exploration) und trinkt allein aus der Tasse (sofern es von den Eltern nicht daran gehindert wird). Es spießt mit der Gabel auf und kaut schon recht zuverlässig. Es imitiert die beobachtete Hausarbeit und hilft mit, wenn es einfache Aufträge bekommt. Die Sauberkeitsentwicklung verbessert sich, und das Kind beginnt, seine Bedürfnisse anzuzeigen. Sein Expansionsdrang ist allerdings nicht ganz ungefährlich und bedarf der erhöhten Aufmerksamkeit durch den Erwachsenen. Hier entstehen entscheidende Feedback-Mechanismen, die für die weitere Entwicklung des Kindes wichtig sind.

Hände. Das Kind greift nach Gegenständen aus allen Positionen und erreicht sie außerhalb der Reichweite. Die Hände sind offen in Supination, das Greifen (z. B. eines Stiftes) erfolgt noch manchmal in Pronation in der Mitte. Die Finger können fein manipulieren. Das Kind benutzt den Zeigefinger isoliert. Es hat eine gute Hand-Augen- und Hand-Hand-Koordination. Es ergreift feine Gegenstände mit Daumen und gebeugtem Zeigefinger (Pinzettengriff). Meist zeigt sich eine Handpräferenz beim Rechtshänder, nicht so jedoch beim Linkshänder, der sich oft erst später entscheidet, und noch weniger beim Ambidexter.

Spiel. Ein-, Aus- und Umleeren ist in diesem Alter ein beliebtes Spiel. Das Kind kann den Deckel eines Faserstifts entfernen. Es kritzelt, wenn es einen Stift in die Hand bekommt, und malt Striche und Punkte. Es baut einen Turm mit 4 Würfeln (gegebenenfalls nach Demonstration). Es kann sich erinnern, wo Gegenstände sind, wenn sie vor seinen Augen versteckt wurden. Es ordnet Gegenstände und versucht auch schon, sie zuzuordnen. Es führt die Bürste zu den eigenen Haaren (versteht die Funktion). Es drückt beim Spielzeugtelefon (nach Demonstration oder schon spontan) auf die Klingel, führt den Hörer zum Ohr und legt diesen wieder auf die Gabel zurück (muss nicht korrekt sein). Es packt Eingepacktes aus und wirft Dinge weg. Es kippt eine Flasche an, um sie auszuleeren. An mechanischen Spielzeugen werden Drehbewegungen durchgeführt. Das Kind tastet und unterscheidet Materialien und Oberflächen. Einzelne Formen werden in die Formbox gelegt. Das Kind räumt ein und aus. Es spielt konzentriert und fantasievoll. Es kann eine (manchmal mehrere) Seite(-n) in einem Buch umblättern und dabei die Seite anschauen und auf Wiedererkanntes zeigen („dada“). Es imitiert funktionale Handlungen. Triangulärer Blickkontakt muss vorhanden sein (9 – 12 Monate!). Es gebraucht Gegenstände funktional. Es gibt und zeigt Gegenstände, tauscht sie aus („Ich-bin-dran-du-bist-dran“-Spiel) und drückt Absichten aus.

Sprache. Das Kind sagt „Mama“, „Papa“ und weitere Worte. Es kann auch manchmal bereits 2 sinnbezogene Worte zusammen aussprechen; das Sprachverständnis ist gut. Das Kind macht handlungsbegleitende Äußerungen. Es gibt auf Aufforderung Gegenstände in die Hand, die es geholt hat. Es reagiert auf seinen Namen, auf „ja“ und „nein“ und versteht den Sinn von Lob und Tadel. Es imitiert Geräusche, z. B. Motoren- oder Tiergeräusche usw., und versucht zu singen.

Sozialer Kontakt. Das Kind ist von den Stimmungen der Umgebung sehr abhängig und kontrolliert die Anwesenheit der Mutter. Es nimmt aktiv am Familienleben teil. Es versteht oft, was das Gegenüber von ihm will, und erfüllt Gewünschtes (befolgt situative Aufforderungen). Es lehnt aber auch durch Abwenden oder Kopfschütteln ab, etwas Bestimmtes zu tun. Es reagiert auf Lob und Tadel mit Behagen oder Unbehagen. Es setzt sich recht gut durch, eventuell mit Tricks. Bei Gelingen einer Aufgabe ist es stolz. Es nimmt selbstständig Kontakte auf oder verweigert diese bei Missfallen. Es lässt sich ablenken, wenn das Gegenüber sich seinen Bedürfnissen anpasst. Es spielt schon etwas mit anderen Kindern, meist jedoch eher neben ihnen, und verteidigt seinen Aktionsraum. Es ist bereit, mit Erwachsenen zu spielen. Es schaut beschämt vom Spiegel weg, weil es sich nicht erkennt.

Psychomotorische Entwicklung

In diesem Alter muss das Kind gehen und eine gewisse Zeit beim Spiel verweilen können. Die Bewegungsfreiheit unterstützt den Loslösungsprozess. In der Anamnese werden folgende Punkte erfragt:

- spielt längere Zeit allein
- geht frei, kann rückwärts gehen
- kann Treppen steigen, hält sich dabei noch fest
- macht Hausarbeiten nach
- spricht einige Worte

Motorik

Beobachtung der Spontanmotorik:

- *stehen* (Abb. 29.**7**):
  - steht frei auf
  - zeigt in allen Lagen ein gutes Gleichgewicht

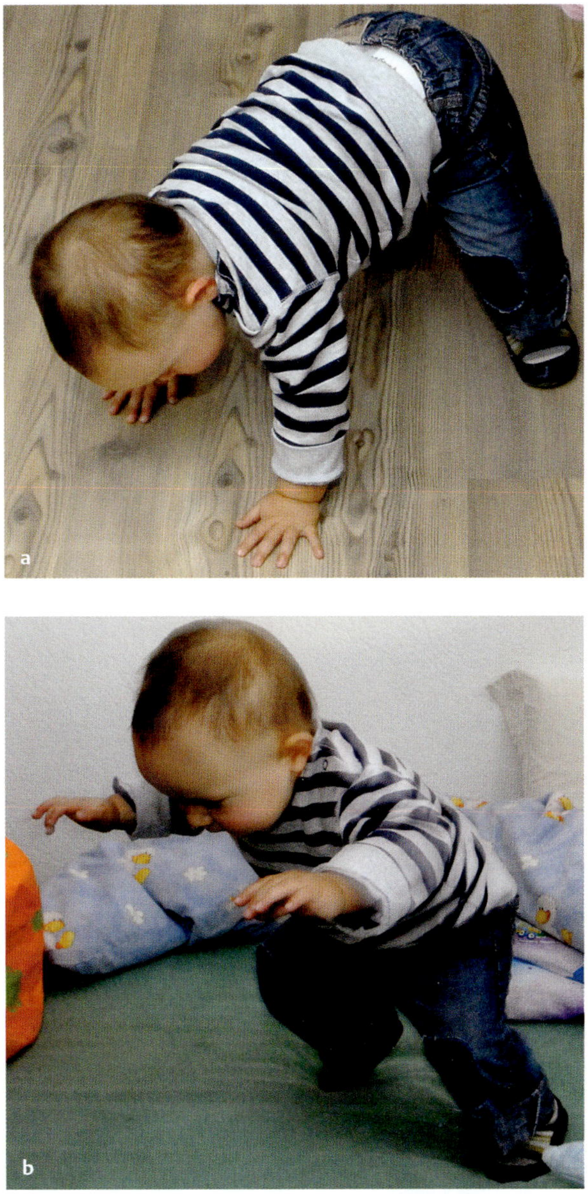

Abb. 29.**7 a, b** Allein aufstehen und sich wieder fallen lassen!

- *gehen* (Abb. 29.**8** bis Abb. 29.**11**):
  - geht frei, vorwärts und rückwärts, aber oft noch etwas steif und ruckartig, Bauch vorstehend, Arme zeitweise hochgehalten, viele assoziierte Bewegungen
  - kommt die Treppe hinauf und hinunter
  - spielt Fußball aus dem Stand, ohne sich festzuhalten

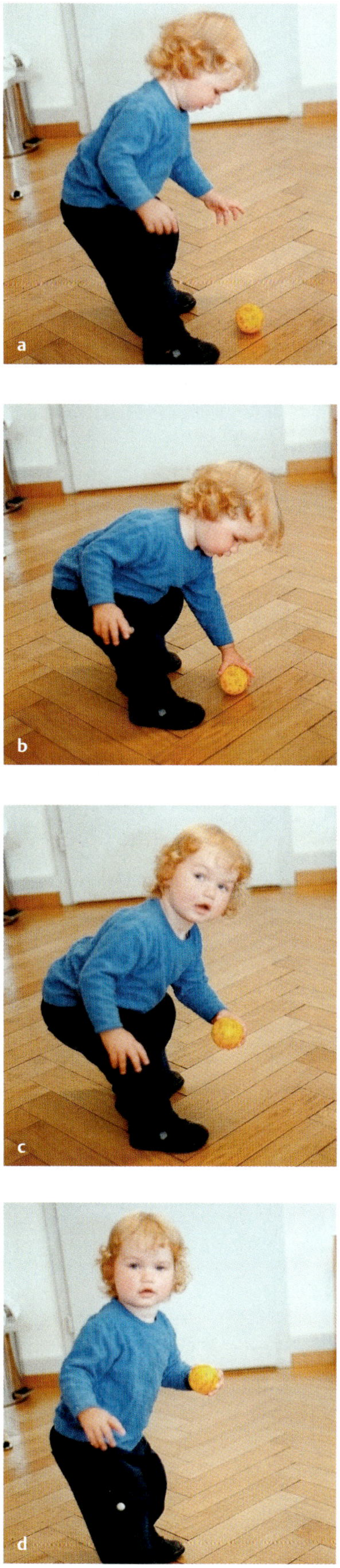

Abb. 29.**8 a – d** Ein Gegenstand wird vom Boden aufgehoben.

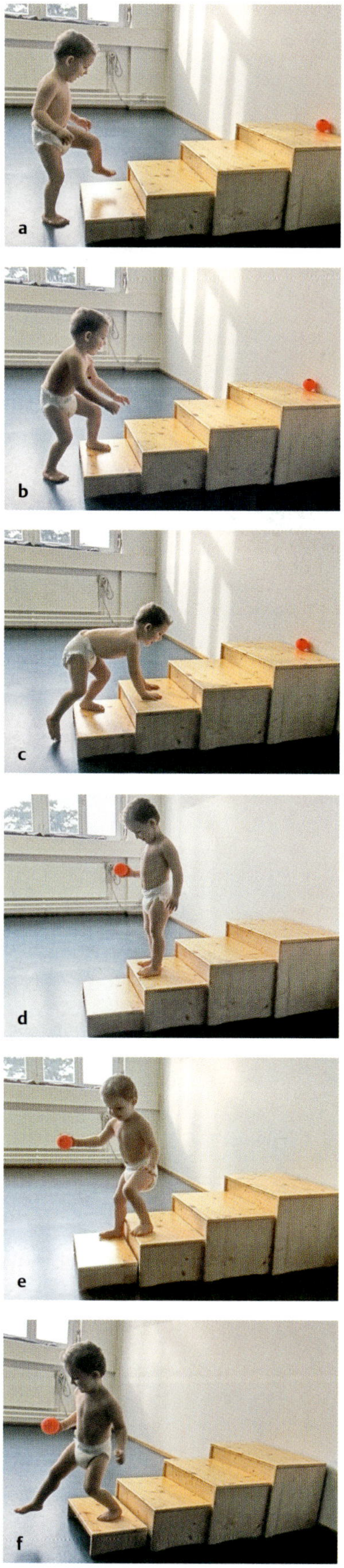

Abb. 29.**9 a – f** Treppen steigen.

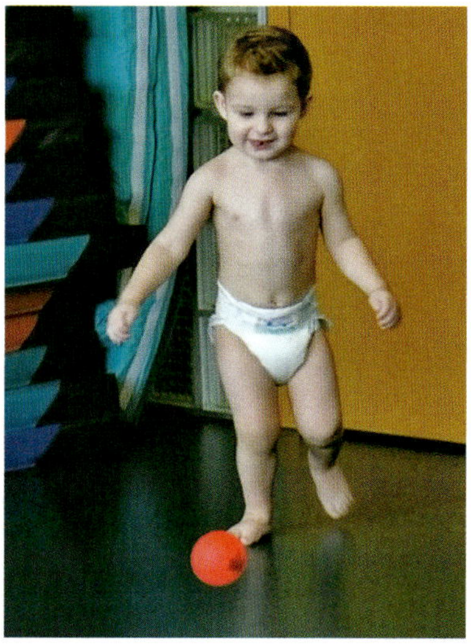

Abb. 29.**10** Fußball spielen.

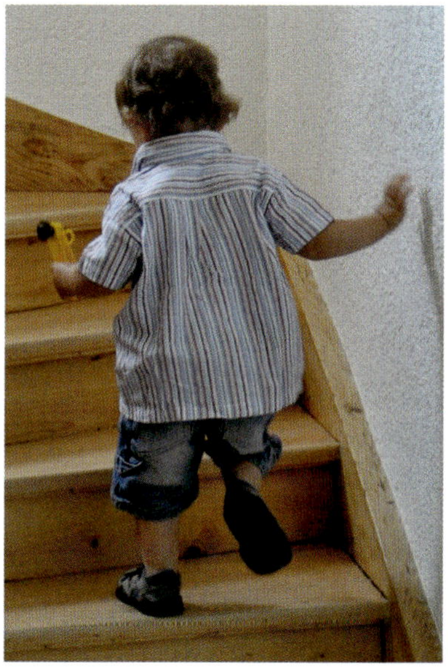

Abb. 29.**11** „Na klar komme ich die Treppe hoch!“

- *Hände* (Abb. 29.**12** und Abb. 29.**13**):
  - greift beidseits mit Pinzettengriff
  - benutzt Zeigefinger isoliert und kann gut bimanuell manipulieren
  - wirft Ball
- *Mundmotorik:*
  - gute Kaubewegungen (Rotationsbewegungen)
  - kein Speicheln

Beurteilen
Provozierte Bewegungen sind in diesem Alter kaum mehr prüfbar. Wenn das Kind allerdings mit dem Rücken auf den Boden gelegt wird, wird es spontan aufstehen und wahrscheinlich zur Mutter bzw. zum Vater gehen (s. Abb. 17.**69**). Diese Bewegungsabläufe vermitteln sehr viele Informationen.

Im Übrigen wird das Spontanverhalten (Spielverhalten des Kindes) beobachtet (Abb. 29.**14**). Die Beurteilung des Tonus ist nach wie vor von Bedeutung.

Tonus und Reflexe

Untersuchung

- Tonus beurteilen: erniedrigt, erhöht, wechselnd, asymmetrisch.
- Unterschied zwischen Rumpf und Extremitäten, zwischen Armen und Beinen.
- Es gibt aber auch Kinder, die sich an ihrem 1. Geburtstag noch nicht fortbewegen können, was normal sein kann.
- Einseitig besseres Greifen oder einseitige Spitzfußstellung bzw. asymmetrische Fallschirmreaktionen können für eine Hemiplegie sprechen.
- Ein Zehenspitzenstand/-gang kann auf eine minimale zerebrale Parese, eine Diplegie oder eine neuromuskuläre Erkrankung hinweisen oder habituell sein (Entwicklungsvariante).
- Ein verminderter Tonus kann auf ein progredientes Leiden oder auch auf eine später spastisch werdende zerebrale Parese hindeuten.
- Vermehrter Tonus der Muskulatur kann eine spastische zerebrale Parese sein.

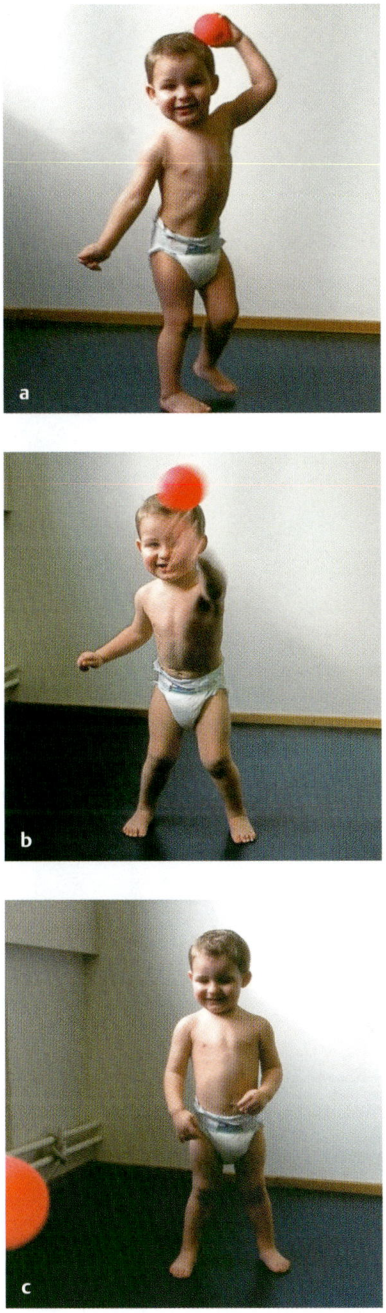

Abb. 29.**12 a – c** Ein Ball wird überhand geworfen.

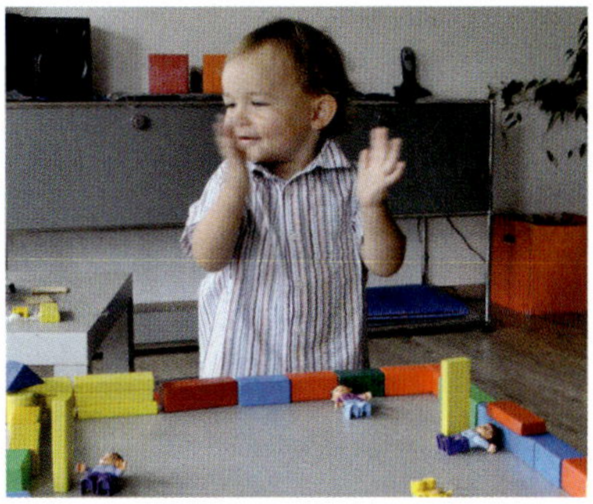

Abb. 29.**13** „Klatschen kann ich schon lange!"

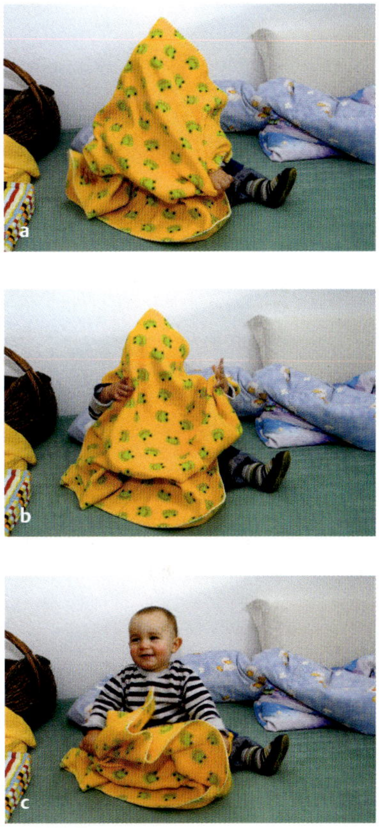

Abb. 29.**14 a – c** Versteckspiel.
a „Gugus…"
b „… da…"
c „… dada!"

Maßnahmen

Je nach Art und Grad der Auffälligkeit: Bei harmonischen, d. h. alle Bereiche gleich betreffenden Rückständen, evtl. entwicklungsneurologisches/kinderneurologisches Konsil, sozialpädiatrisches (CP-)Zentrum, Physiotherapie. Falls nur einzelne Bereiche der Entwicklung verzögert sind: gezielte Therapiebedürftigkeit weiter abklären oder abklären lassen, d. h logopädische, neuromotorische, psychologische oder heilpädagogische Abklärung und Behandlung. Regelmäßige Nachkontrollen veranlassen.

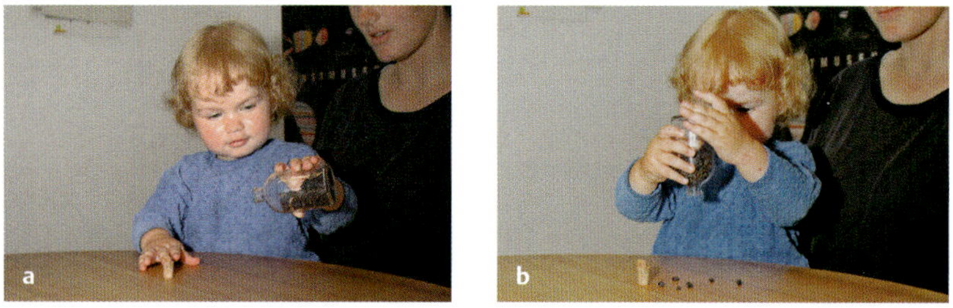

Abb. 29.**15 a, b** Das Kind kippt eine Flasche mit Rosinen aus.

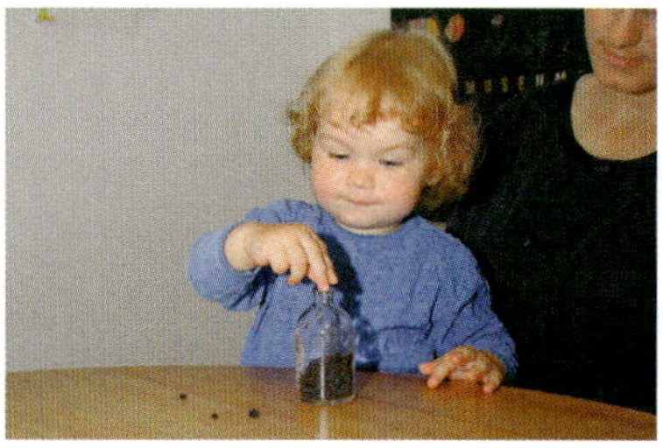

Abb. 29.**16** Jetzt kommen die Rosinen wieder zurück in die Flasche (Inhalt-Behälter-Konzept).

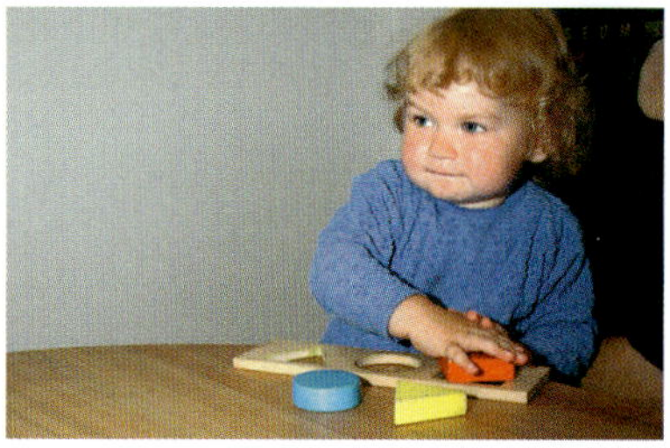

Abb. 29.**18** Formen werden nach dem Versuch-und-Irrtum-Prinzip eingepasst (mit referenziellem Blickkontakt).

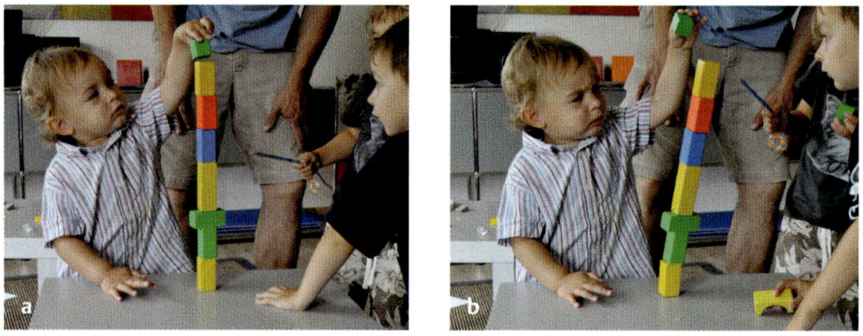

Abb. 29.**17 a, b** Schöner Turm! Welcher Frust: er stürzt!

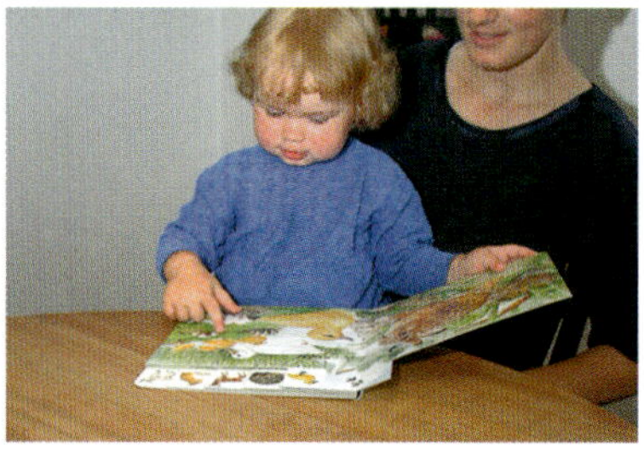

Abb. 29.**19** Blättern im Bilderbuch.

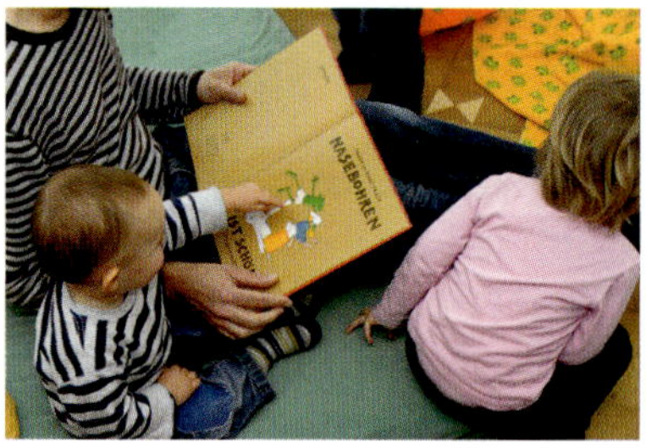

Abb. 29.**20** Das Kind schaut ein Bilderbuch an.

Entwicklung des Spielverhaltens

(Abb. 29.**15** bis Abb. 29.**26**)

Auch hier gilt wieder: Die Beobachtung des Spontanspiels eines Kindes ist für die Entwicklungsbeurteilung entscheidend. Der Untersucher hält sich zurück und gibt höchstens Unterstützung.

- kippt nach Demonstration Rosinen aus der Flasche
- legt Gegenstände ineinander, z. B. Rosinen in Gläschen, Würfel in Schachtel (Behälter-Inhalt-Konzept
- vertikales Bauen: baut Turm mit 2 – 3 Klötzchen
- führt unmittelbar daneben liegende Holzformen in die Vorlage ein (Kreis, Dreieck, Viereck usw.) nach Demonstration
- blättert im Bilderbuch
- macht Hausarbeiten nach
- benutzt Tasse bzw. Löffel selbstständig
- kritzelt spontan (spitz)
- gebraucht Gegenstände funktional: Puppe mit Löffel füttern, Miniaturmännchen auf Stuhl setzen
- sagt „nein", oder lehnt Handlungen durch Kopfschütteln ab

Funktionsspiel

Zwischen 12 und 15 Monaten lernt das Kind die Funktion alltäglicher Gegenstände kennen und wird diese nun dementsprechend manipulieren. Die Verbindung von Gegenstand und der zu ihm passenden funktionalen Handlung ist nicht eine lose, sondern eine zwingende. Der Gegenstand ruft sozusagen nach der ihm entsprechenden Handlung. Auch das Umleeren, Auf- und Ineinanderstellen gehört zum Funktionsspiel.

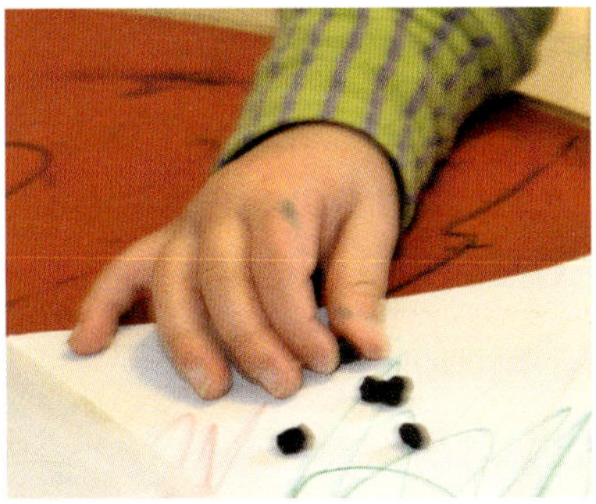

Abb. 29.**21** Pinzettengriff.

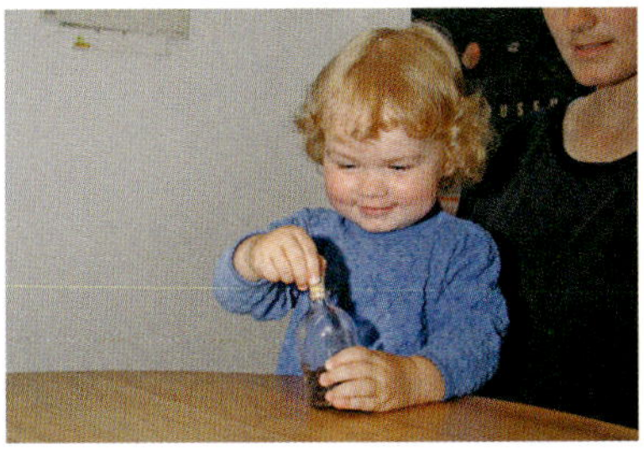

Abb. 29.**22** Funktionsspiel: Ein Gegenstand ruft nach einer bestimmten Handlung. Der Zapfen gehört z. B. auf die Flasche.

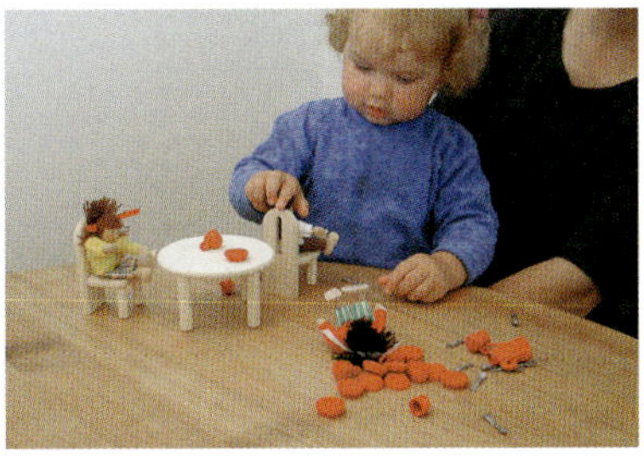

Abb. 29.**23** Miniaturmännchen werden auf Stühle gesetzt und gefüttert.

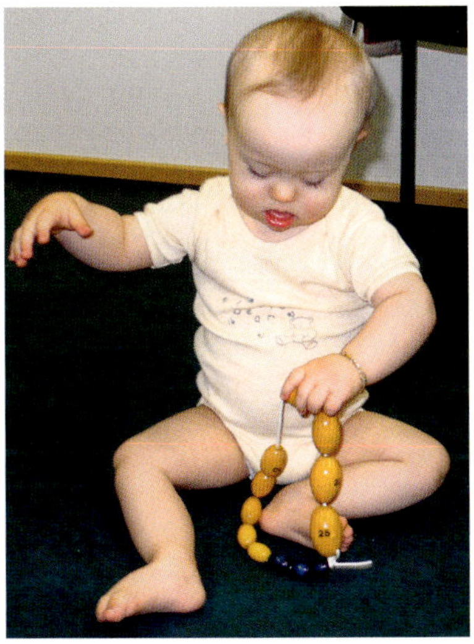

Abb. 29.**24** Auch ein Orchidometer ist interessant.

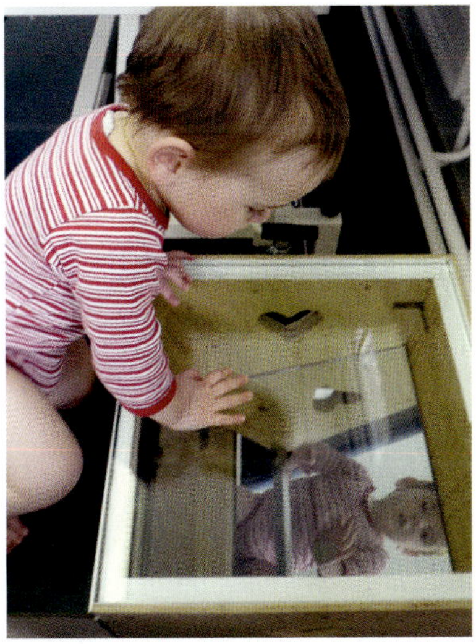

Abb. 29.**25** „Ich erforsche die Umgebung."

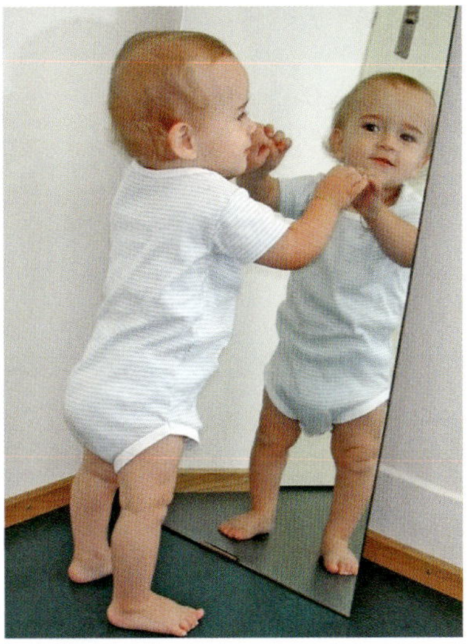

Abb. 29.**26** „Ich erkenne mich noch nicht im Spiegel."

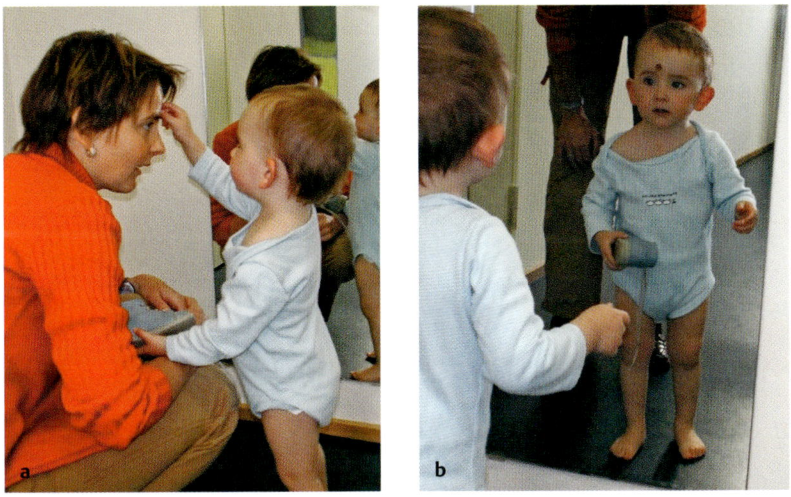

Abb. 29.**27 a, b** Das Kind erkennt den Punkt auf der Stirn der Mutter, jedoch nicht an sich selbst (Rougetest).

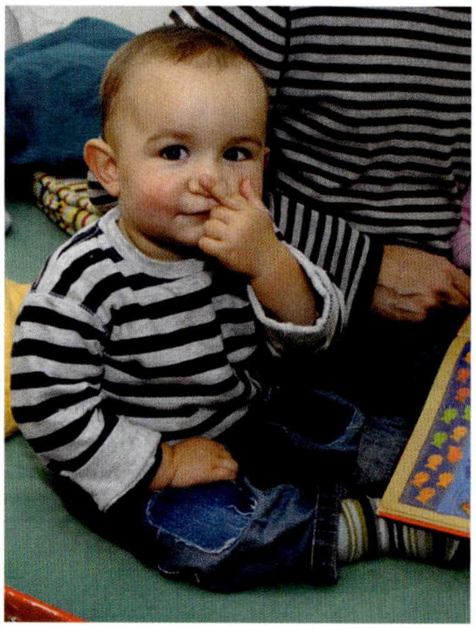

Abb. 29.**28** Das Kind kann auf Aufforderung ein Körperteil zeigen.

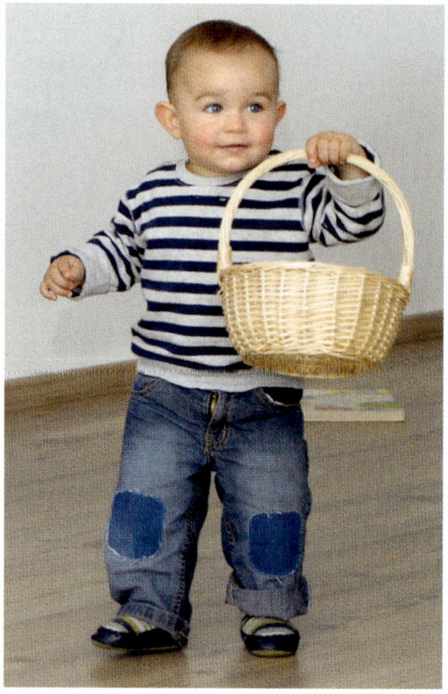

Abb. 29.**29** Das Kind bringt auf Aufforderung Dinge.

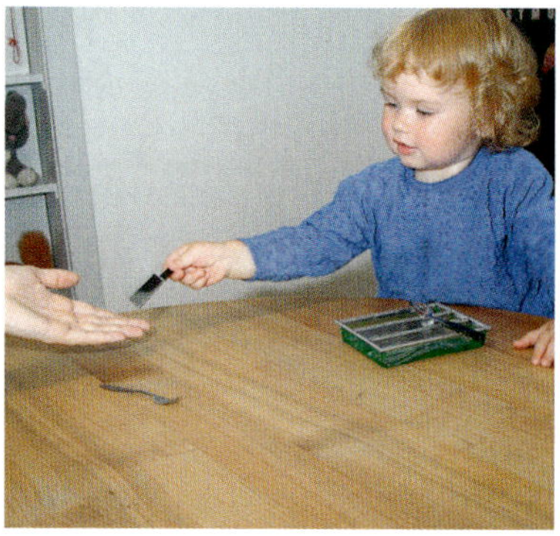

Abb. 29.**30** „Gib mir (aus einer Auswahl) das Messer!“

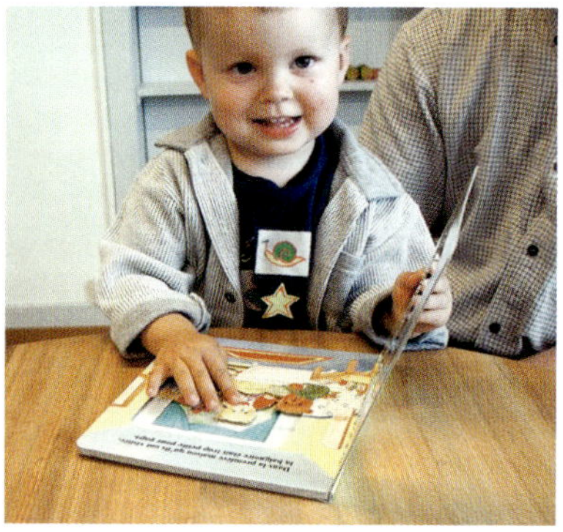

Abb. 29.**31** Das Bilderbuch wird kommentiert.

Entwicklung von Kommunikation und Sprache sowie sozioemotional

Kommunikation und Sprache

Untersuchung

- *Sprachverständnis (rezeptiv;* Abb. 29.**28**, Abb. 29.**29** und Abb. 29.**30**)*:*
  - referenzieller Blickkontakt muss vorhanden sein
  - versteht einfache situative Aufforderungen („Gib mir den Löffel!“, „Zeig mir deine Schuhe!“)
  - kann Absichten ausdrücken
  - unterscheidet alltägliche Gegenstände (wählt aus einem Angebot von Löffeln, Gabeln, Messern, Tassen usw. auf Aufforderung den richtigen Gegenstand aus)
  - versteht 150 – 200 Worte
- *aktive Sprachentwicklung (expressiv;* Abb. 29.**31***; s. auch* Abb. 15.**21**)*:*
  - spricht bis zu 10 – 20 Wörter, zum Teil noch handlungsbegleitend, zum Teil Lautmalereien
  - macht handlungsbegleitende Äußerungen
  - sagt „nein“, um sich zu wehren und den eigenen Willen durchzusetzen

Das besondere Merkmal von handlungsbegleitenden Äußerungen besteht darin, dass sie fest mit dem Gegenstand oder der Handlung, die sie bezeichnen, verknüpft sind. Das Kind sagt z. B. „mäm“, wenn es die Flasche sieht oder wenn es der Puppe den Löffel reicht, aber es kann noch nicht „mäm“ sagen, um auszudrücken, dass es Hunger hat.

> **!** Der Normbereich des aktiven Spracherwerbs ist sehr groß.

Normgrenzwerte des aktiven Spracherwerbs

- *Mädchen:* erste Worte spätestens mit 24 Monaten, 2-Wort-Sätze spätestens mit 30 Monaten
- *Jungen:* erste Worte spätestens mit 30 Monaten, 2-Wort-Sätze spätestens mit 36 Monaten

Fragebögen für die Praxis

Die Fragebögen FRAKIS (Fragebogen zur frühkindlichen Sprachentwicklung) und FRAKIS-K (Kurzform) (http://www.testzentrale.ch/de/tests/tests-a-z/flexShow/testDeatail/testUid/1182/; http://entwicklungsdiagnostik.de/frakis.html). Für den Anwendungszeitraum 18.– 30. Lebensmonat differenzieren bis zum 24. Lebensmonat im unteren Leistungsbereich kaum. Eine verlässliche Abgrenzung von Late Talkers ist somit in der U7 kaum möglich. Kennwerte zur diagnostischen Treffsicherheit (Sensitivität, Spezifität) wurden bisher weder für die Lang- noch für die Kurzform erhoben.

Maßnahmen

Falls das Kind jetzt noch nicht spricht, sind Nachkontrollen zwingend. Dabei muss insbesondere auch sichergestellt werden, dass es über ein normales Hörvermögen verfügt.

Sozioemotional (Abb. 29.**32**)

- Selbstregulation (kann sich selbst beruhigen)
- bittet um Hilfe
- Trotzreaktionen

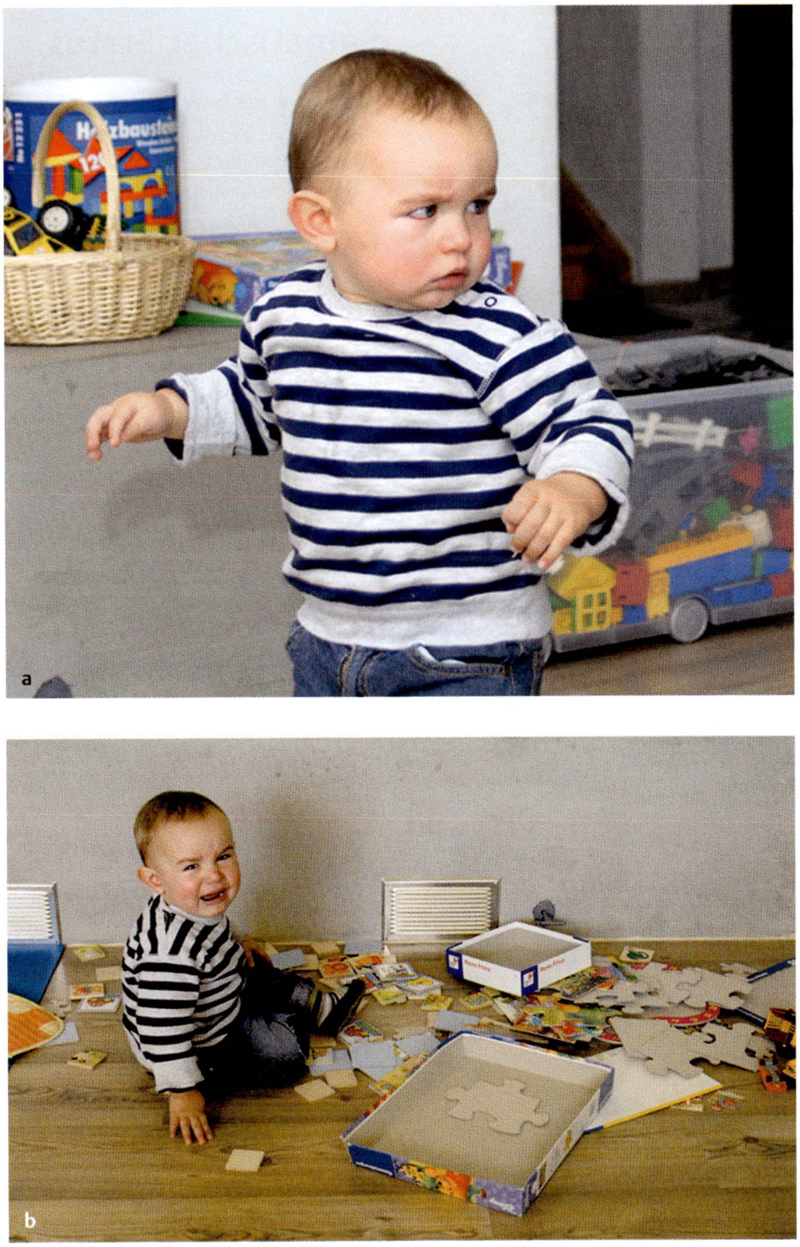

Abb. 29.**32 a, b** Gefühle.
a „Ich bin böse!"
b Der fundierte Wutanfall ist sicht- und hörbar!

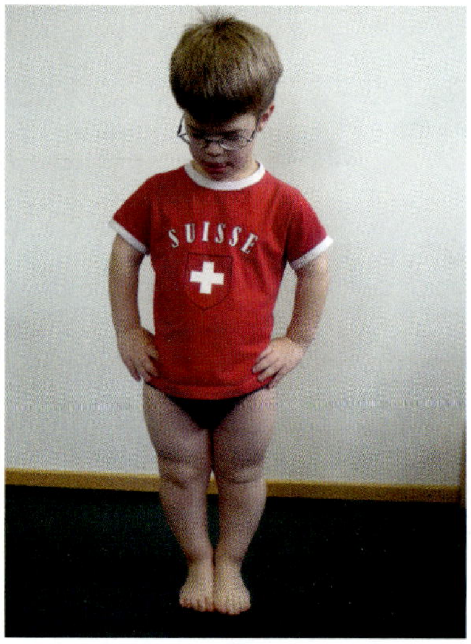

Abb. 29.**33** Chondrodysplasie.

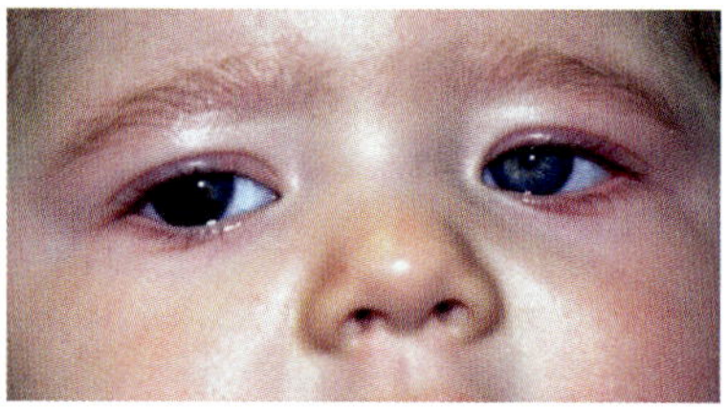

Abb. 29.**34** Anisochromie.

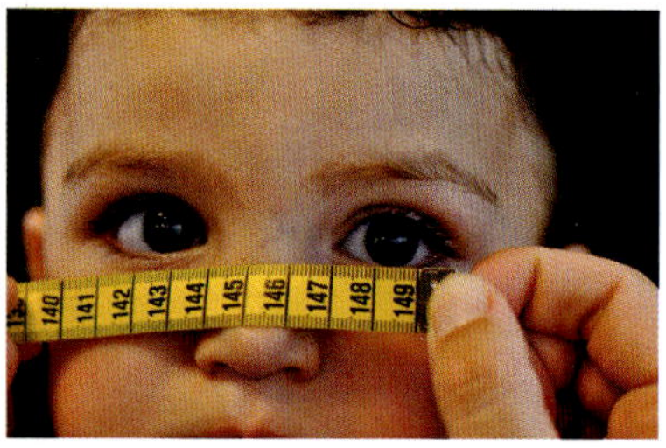

Abb. 29.**35** Ausmessen der Kornea.

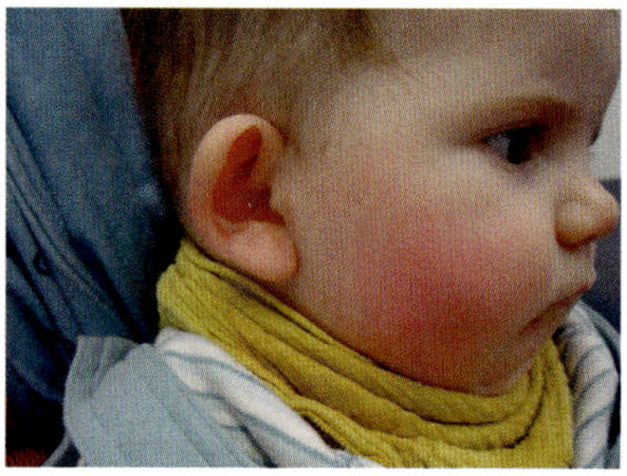

Abb. 29.**36** Abstehende Ohren.

Somatischer Status

Es ergeben sich im Vergleich zur Untersuchung mit 12 Monaten (s. Kapitel 28, Abschnitt „Somatischer Status“, S. 695) keine neuen Gesichtspunkte.

Körpermaße (Abb. 29.**33**)

In Somatogramm eintragen und beurteilen

- Gewicht
- Größe
- Kopfumfang
- evtl. Wachstumsgeschwindigkeit

Übergewicht, Untergewicht, Gedeihstörung, Wachstumsstörung, Entfernung von seinem Perzentilenbereich, dem Elternkanal, Dysproportion?

Augen

Untersuchung (Abb. 29.**34** und Abb. 29.**35**)

Inspektion

- Optische Achse frei
- Lider (Ptose)
- Hornhaut
- Bulbusgröße (Hornhautdurchmesser schätzen): Buphthalmus
- Iris: Isokorie, Isochromie, Kolobome
- Sehschwäche/Blindheit (sieht das Kind Papierkrümel?)
- visuelle Wahrnehmungsstörung

Untersuchung im durchfallenden Licht

- Linsentrübungen (Katarakt)
- Hornhauttrübungen
- ungleiche Retinareflexe (Brückner-Test)

Koordinierte Augenbewegungen

- Strabismus (konstant oder intermittierend)

Maßnahmen

- Lidhämangiome können, wenn die optische Achse unterbrochen wird, zur Amblyopie führen; hier ist eine aggressive Therapie indiziert.
- Dauernder Strabismus sollte zu einer augenärztlichen Beurteilung veranlassen.
- Bei Verdacht auf Katarakt, Buphthalmus oder Retinoblastom muss die augenärztliche Untersuchung notfallmäßig erfolgen. Des Weiteren ist die Zuweisung zu einer speziellen heilpädagogischen Frühförderung erforderlich.

Ohren und Gehör (Abb. 29.**36**)

Das Gehör muss anamnestisch noch einmal detailliert und präzise erfragt werden. Bei kleinsten Unsicherheiten muss eine Mittelohrschwerhörigkeit (Tympanometrie) bzw. eine Innenohrschwerhörigkeit durch eine objektive Überprüfung ausgeschlossen werden.

Herz/Kreislauf/Atmung

Während das Erkennen zyanotischer und schwerer Herzvitien keine Schwierigkeiten bereitet, ist zur Erfassung hämodynamisch erst später bedeutender Vitien eine gründliche Untersuchung notwendig. Rascher Gewichtsanstieg oder Gedeihstörung, Trinkschwierigkeiten, beschleunigte Atmung, Zyanose (beim Weinen, in Ruhe), Ödeme, rasche Erschöpfung oder Schwitzen deuten auf eine bestehende Herzinsuffizienz hin.

Besonderes Augenmerk notwendig hinsichtlich:

- Hautfarbe (Zyanose, grau-blasses Kolorit), Ödeme
- Respiration (Art und Frequenz)
- Thoraxasymmetrie
- verstärkter links- oder rechtsventrikulärer Herzimpuls, Schwirren
- Lebergröße
- Herzfrequenz, Rhythmus
- Herzgeräusche, Herztöne, Klicks
- periphere Pulse (insbesondere Inguinalpulse)

Wegen Änderung der Widerstandsverhältnisse im kleinen Kreislauf können Geräusche neu auftreten oder verschwinden. Beim Verschwinden eines früher vorhandenen Herzgeräuschs nicht nur an Spontanverschluss, sondern auch an die Möglichkeit einer Eisenmenger-Reaktion mit erhöhtem Lungengefäßwiderstand infolge Shunt-Umkehr denken. Kinder mit Fallot-Tetralogie werden oft erst im Verlauf des 1. Lebensjahrs zyanotisch.

Maßnahmen

Herzgeräusche ohne Zyanose und ohne Zeichen einer Herzinsuffizienz erfordern keine unmittelbaren Maßnahmen, sind aber kontrollbedürftig. Hingegen erfordern Herzinsuffizienz, Zyanose bzw. schwere Arrhythmie die notfallmäßige Einweisung in ein spezialisiertes Zentrum.

Abdomen (Abb. 29.**37** bis Abb. 29.**40**)

Anamnese und Untersuchung

- Gedeihstörung, Verdauungsprobleme
- abnormale Konsistenz und Geruch des Stuhls
- Auftreten von Vorwölbungen in der Leiste beim Schreien
- Inspektion: Inguinalhernie
- Palpation: Hepato-, Splenomegalie, Tumoren, Hydronephrose, Hernien

Maßnahmen

Eine Inguinalhernie wird beim Jungen mit dem Kleinfinger von distal medial nach proximal lateral mit sanftem Druck reponiert. Bei Mädchen sind Repositionsversuche wegen der Gefahr einer Ovarialverletzung zu unterlassen. Reponierbare Hernien werden in einem Wahleingriff saniert, inkarzerierte Hernien sind notfallmäßig zu operieren. Gedeihstörungen mit Stuhlabnormitäten bedürfen einer weiteren Abklärung.

Schädel

Anamnese und Untersuchung

- Messung des Kopfumfangs und Beurteilung der Fontanellen und Schädelnähte: Mikrozephalie, Makrozephalie, Kraniosynostosen
- Messung des Kopfumfangs auch bei den Eltern
- Schädelasymmetrie (Blick von kranial): Dolicho-, Oxy-, Brachy-, Turrizephalie
- Beurteilung des Gesichtsschädels: Dysmorphien

Maßnahmen

Verlässt das Maß des Kopfumfangs rasch und eindeutig den Perzentilenkanal (Makrozephalie > P97, Mikrozephalie < P3), so sind weitergehende Abklärung und genaue Entwicklungsuntersuchung notwendig. Allenfalls Abklärung mit Druckmessung in einem Zentrum. Bei offener Fontanelle Echografie des ZNS: Hydrozephalus, (familiäre Makro-/Mikrozephalie als Normvariante), Balkenmangel, Dandy-Walker-Zyste usw. Überwachung des weiteren Schädelwachstums und der psychomotorischen Entwicklung. Bei Asymmetrien: Spezialröntgenbilder.

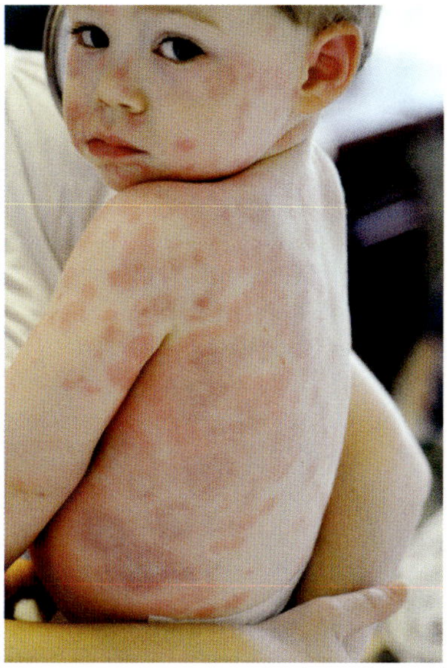

Abb. 29.**37** Erythema multiforme.

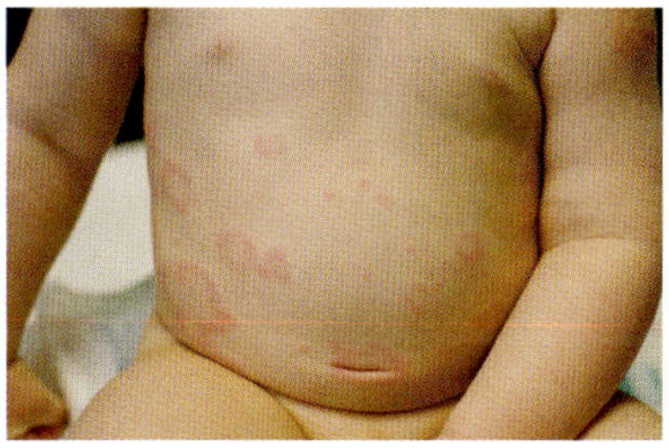

Abb. 29.**38** Anuläres Erythem (viral).

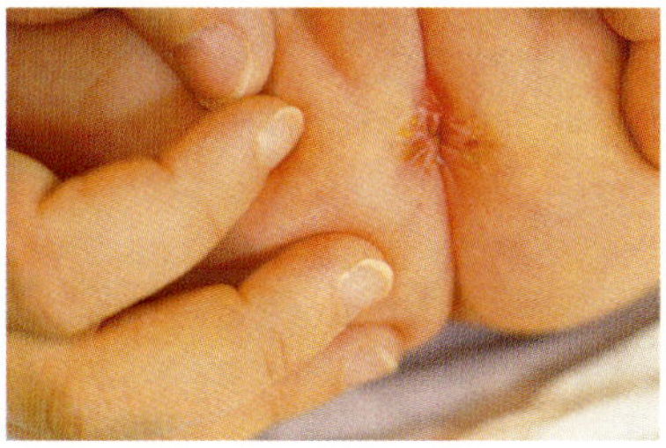

Abb. 29.**39** Anitis.

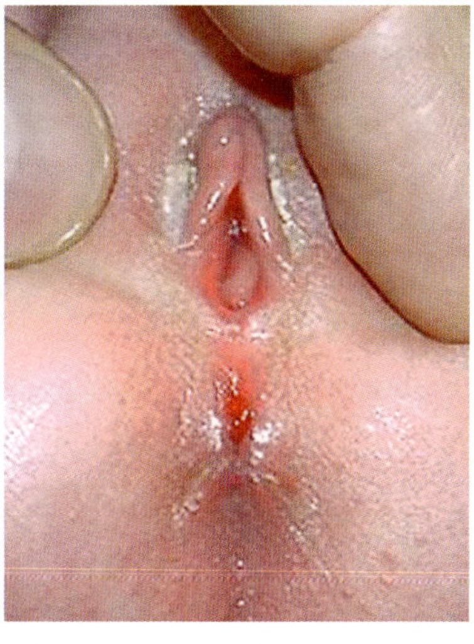

Abb. 29.**40** Anterior-ektoper Anus.

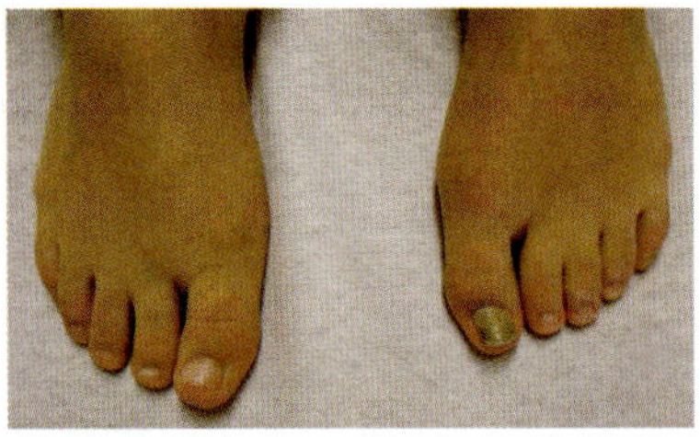

Abb. 29.**41** Kongenitale Großzehennageldystrophie: sanieren?

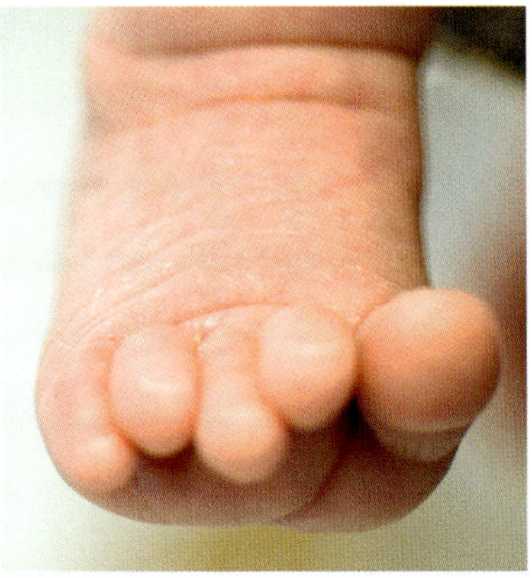

Abb. 29.**42** Digitus superductus: kosmetisches Problem.

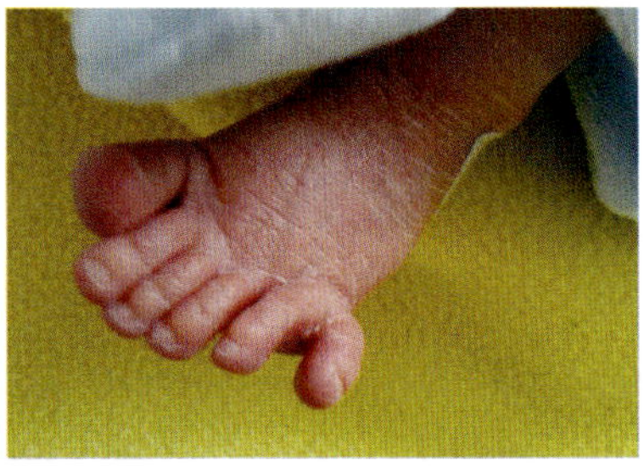

Abb. 29.**43** Hexadaktylie.

Wirbelsäule und Extremitäten (Abb. 29.**41**, Abb. 29.**42** und Abb. 29.**43**)

Untersuchung

Hier ist insbesondere zu achten auf:

- nicht fixierte Skoliosen – meist Folge eines muskulären Schiefhalses
- fixierte Skoliosen erwecken Verdacht auf Wirbelsäulenanomalien
- Beweglichkeit der Füße und der großen Gelenke prüfen
- rachitische Zeichen (Epiphysenauftreibung, „Rosenkranz")
- ausgeprägte muskuläre Hypo- oder Hypertonie
- Bewegungsarmut, Asymmetrie
- eingeschränkte Abduktion
- Gelenkinstabilität
- Beinlängendifferenzen
- asymmetrische Falten ohne andere Befunde = bedeutungslos

Maßnahmen

Nicht fixierte Skoliosen haben eine meist gute Prognose und müssen überwacht werden. Fixierte Skoliosen: Röntgen, kinderorthopädisches Konsilium.

Genitale

- *Weibliches Genitale:* Vaginalöffnung, Verletzungen, Hymenalatresie, Labiensynechie, Klitorishypertrophie.
- *Männliches Genitale:* Lage der Testes.

18 Monate

Vorsorge

Siehe Empfehlungen zur Vorsorge bei der 12-Monate-Untersuchung (U6; s. Kapitel 28, Abschnitt „Somatischer Status“, S. 701).

Impfungen (Abb. 29.**44**)

Die Grundimmunisierung wird gemäß den Empfehlungen des Bundesamts für Gesundheit bzw. der Ständigen Impfkommission fortgesetzt, falls nicht schon vorher durchgeführt.

Fortsetzung der Grundimmunisierung
Gemäß Impfempfehlung des Bundesamts für Gesundheit bzw. der Ständigen Impfkommission aus dem Jahre 2006 erfolgt die 2. Grundimmunisierung mit Masern-Mumps-Röteln (MMR).

Unfallverhütung (Abb. 29.**45**)

Bei jeder Vorsorgeuntersuchung ist ein kurzes Gespräch über Unfallprävention zu empfehlen, wobei man sich bei der Auswahl des Themas von den Bedürfnissen der Eltern leiten lassen soll. Wenn das Kind selbständig geht, werden viele Dinge in der Wohnung erreichbar, die nicht in Kinderhände gehören. Deshalb sollten alle Gegenstände, die dem Kind gefährlich werden könnten, außer Reichweite gebracht werden. Aktuell in diesem Alter sind z. B.:

- *Wickeltisch:*
  - Achtung vor Sturz vom Wickeltisch
  - Säugling nicht aus den Augen lassen und nicht vom Wickeltisch weichen; allenfalls lieber auf einem Bett oder am Boden wickeln

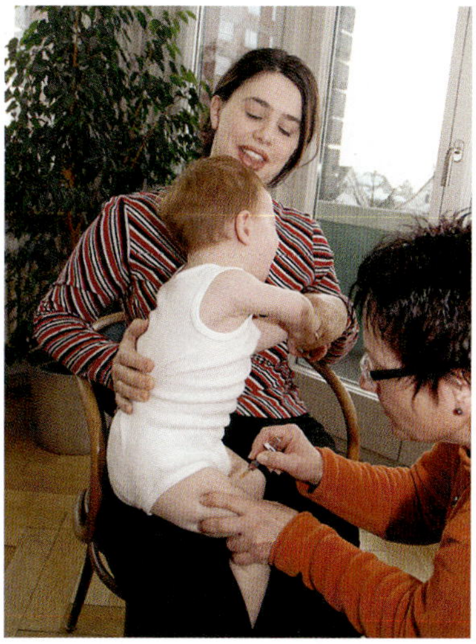

Abb. 29.**44** Günstige Haltung des Kindes zur Impfung: seitlich auf dem Oberschenkel der Mutter sitzend, die Beine zwischen denen der Mutter fixiert und die Arme von der Mutter kontrolliert. Der „Schrecken“ ist schnell vorbei!

Abb. 29.**45 a – c** Gefahren. ►
a Kochherd.
b Strom.
c Tabletten.

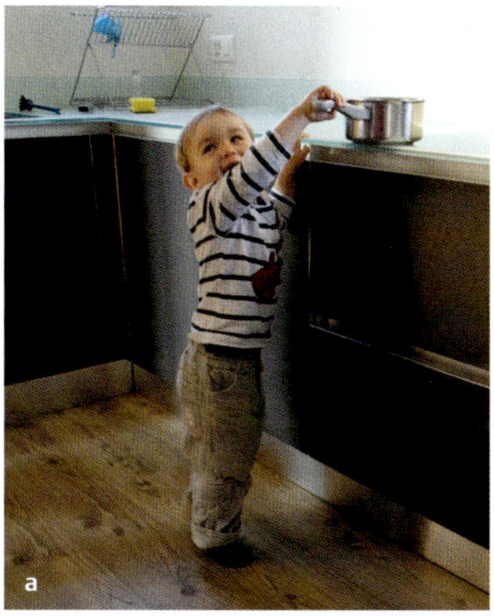

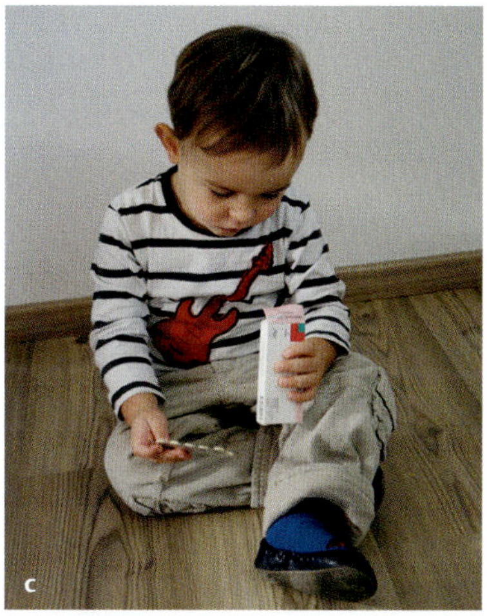

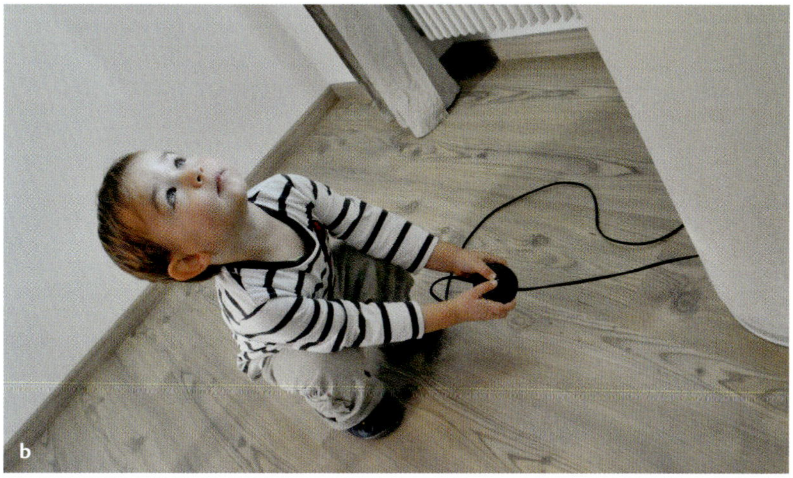

- *Badewasser:*
  - wegen Verbrühungsgefahr Boilertemperatur nicht über 50 °C einstellen
  - Säuglinge dürfen nicht allein baden
- *Auto:*
  - ohne Beifahrer-Airbag: auf dem Vordersitz in speziell gesichertem Kindersitz
  - mit Beifahrer-Airbag: auf dem Rücksitz in speziellem Kindersitz, gesichert durch Sicherheitsgurte
  - Kind nicht mehr in der Tragetasche transportieren (kann aufstehen!)
- *Kinderspielzeug:*
  - Gefahr des Aspirierens kleiner Gegenstände
  - Kinderspielzeug kaufen, das der europäischen Norm EN71 genügt (auf CE-Norm-Zeichen achten)
- *Umwelt:*
  - Kinder nehmen bald alles in den Mund, d. h. Gefährliches und Zerbrechliches aus Reichweite des Kindes entfernen
  - wegen Gefahr von Stromverletzungen: FI-Sicherungen installieren oder Steckdosen mit Blindsteckern absichern
  - wegen Gefahr von Stürzen: Treppenauf- und -abgänge absperren
  - Kajütenbett kann gefährlich sein
  - Terrassen und Balkone sichern, bei Galerien Aufstiegsmöglichkeiten vermeiden oder Schutznetze verwenden
  - Herdschutz: keine Stühle in der Küche
  - Warnung vor Tischtüchern (Verbrühungsprophylaxe)
  - Ertrinken in Biotopen und Teichen
  - Verbrennen in der Küche
  - Gefahren durch Exploration Wohnung

Präventive Beratung

(Abb. 29.**46** und Abb. 29.**47**)

Wesentliche Gesprächsinhalte und Botschaften

- Den Eltern sollte positive Unterstützung und Beratung angeboten werden.
- Kindern werden in Bezug auf bestimmte Körperfunktionen selbstständiger: essen, trinken, Kleidungsstücke an- und ausziehen; dies soll gefördert werden.
- Das Erkunden der näheren Umwelt ist für die geistig-seelische Entwicklung des Kindes wichtig.
- Der Einfluss der Erziehung ist limitiert – andererseits beginnt elterliches Fehlverhalten, seine Folgen zu haben (z. B. nächtlicher Schoppen).
- Welchem Erziehungsstil folgen die Eltern (Fit/Misfit)?
- Grenzen müssen gesetzt werden.
- Die Autonomieentwicklung muss unterstützt und überwacht werden.
- Die Eltern sollen das Spielen mit einfachen Spielzeugen fördern, Bilderbücher erzählen und betrachten lassen.
- Eine Reizüberflutung des Kindes ist zu vermeiden.
- Trotzreaktionen gehören zur normalen Entwicklung im 2.– 5. Lebensjahr.
- Tobsuchtsanfälle und Weinkrämpfe sind nie gesundheitsschädigend.
- Ernährung, Kariesprophylaxe, Schnuller und Zahnen sollten besprochen werden.
- Geschwistereifersucht ist ein normales Verhalten.
- Die Sauberkeitserziehung muss thematisiert werden.
- Wie sieht der Medienumgang aus (TV, Radio, Dauerimmission)?
- Das Kind sollte in einer rauchfreien Umgebung aufwachsen.
- Die „magischen Jahre“ kommen: In der Fantasie des Kindes verschmelzen Realität und Fiktion.

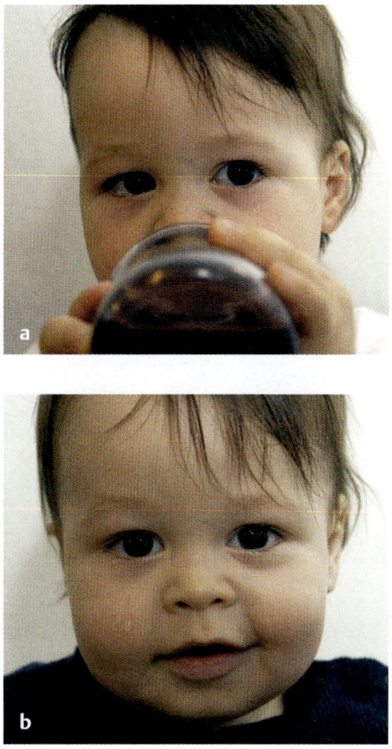

Abb. 29.**46 a, b** Das Trinken führt zum Überlaufen der Tränenwege!

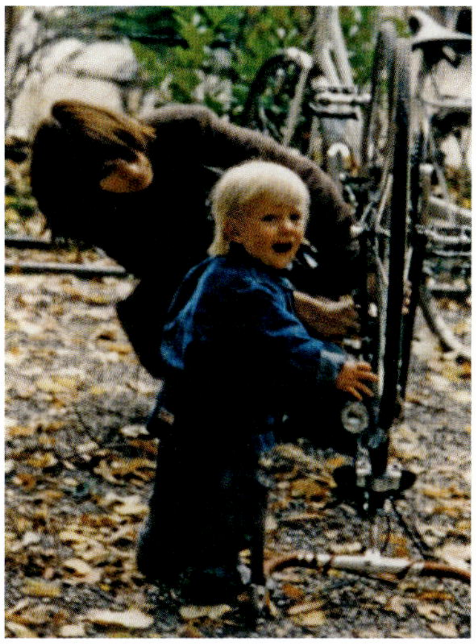

Abb. 29.**47** Kinder sollten in die Erwachsenentätigkeit soweit wie möglich einbezogen werden.

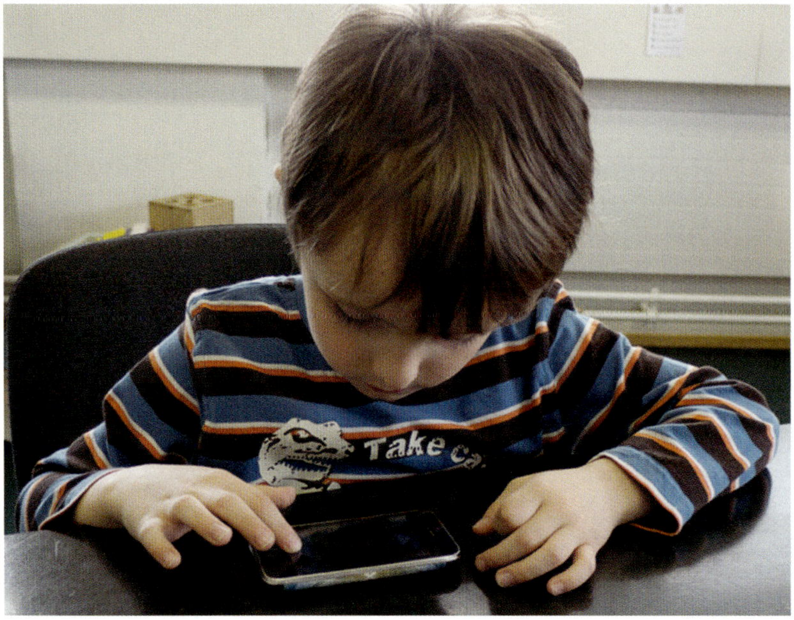

Abb. 29.**48** iPhone.

Thema Medienkonsum

Medien (Fernsehen, Videospiele, Computer, Game-Box usw.) haben einen immensen Einfluss auf die Art und Weise, wie Kinder (und Erwachsene) die Welt erleben (s. auch Teil I, Kapitel 5, Abschnitt „Medienmissbrauch"). Viele haben Mühe, die Fiktion von der Realität zu unterscheiden, und Babys und Kleinkinder bekommen schon „nebenbei" viel von dem Mediengebrauch in der Familie mit, auch wenn sie kaum etwas verstehen (Abb. 29.**48**). Der Fernseher bietet ein „gewaltiges" Programm: Auf Bildschirmen sind pro Woche rund 4000 Morde zu sehen. Insgesamt ist mehr als die Hälfte der Brutalszenen in der Kategorie „Spielfilm und Serie" zu sehen, 10% in den „Nachrichten". Rücksicht auf Kinder sucht man vergeblich, und auch die Trickfilme locken nicht nur mit „Kindereien": Allein auf Comic-Filme entfällt rund ¼ der Schlägereien. Vorschulkinder sollten nie alleine vor der „Kiste" sitzen. Erwachsene Ansprechpartner, ältere Geschwister oder Freunde sind wichtig, um bei ängstigenden Szenen auf einen rettenden Schoß klettern zu können. Die Kinder wollen während einer Sendung Kommentare abgeben, Fragen stellen, herumlaufen oder auch kurz spielen. Dabei schützen sich die Kinder mit ihren Distanzierungstechniken vor unangenehmen Empfindungen und allzu großer Betroffenheit.

Um das Kind vor Zahnschäden und Übergewicht zu schützen, sollte das Knabbern von Süßigkeiten oder Salzgebäck vor dem Fernseher absolut verboten werden. Und im Kinderzimmer hat ein Fernsehapparat nichts zu suchen!

Empfehlungen für Mediennutzungszeiten bei den 0- bis 2-Jährigen

Wenn überhaupt, sollten Babys und Kleinkinder so wenig wie möglich fernsehen. Das tägliche Fernsehen sollte maximal 20 min nicht überschreiten. Hörmedien (Musikkassetten, Musik-CD, altersgerechte Hörerzählungen und -stücke) sollten maximal 30 min am Tag genutzt werden.

Die Definitionen von Medienmissbrauch und Mediensucht sind in Teil I, Kapitel 5, Abschnitt „Medienmissbrauch" nachzulesen.

Literatur

Szagun G, Stumper B, Schramm S A. FRAKIS-Fragebogen zur frühkindlichen Sprachentwicklung. FRAKIS (Standardform) und FRAKIS-K (Kurzform). Frankfurt/M.: Pearson; 2009. [Bezugsquelle: Pearson Assessment & Information GmbH, Baseler Str. 35–37, 60329 Frankfurt/M.]

http://www.testzentrale.ch/de/tests/tests-a-z/flexShow/testDeatail/testUid/1182/

http://entwicklungsdiagnostik.de/frakis.html

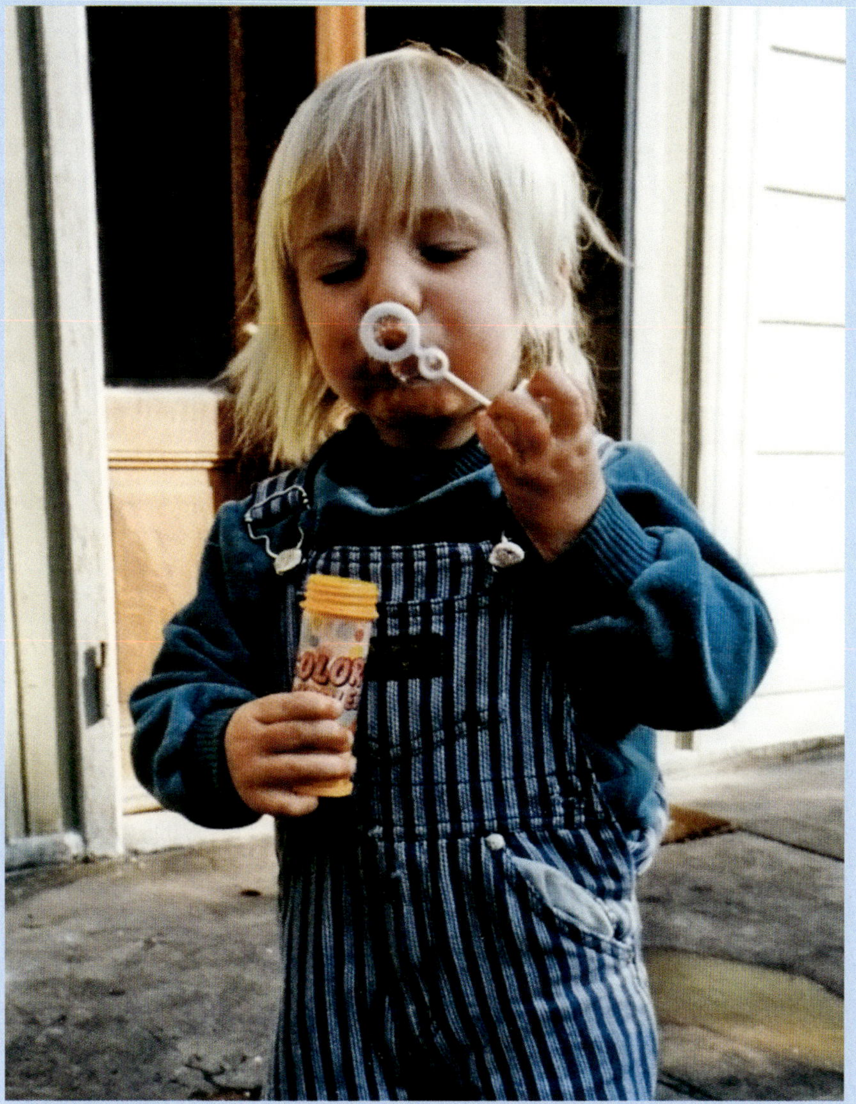

Synopsis der psychomotorischen Entwicklung

Grobmotorik. Das Kind geht jetzt sicher und flüssig auf vollständig plantigraden Füßen mit guter Abrollbewegung. Es stoppt und startet ohne Schwierigkeiten und kann Hindernissen aus dem Weg gehen. Es kauert längere Zeit und steht ohne Gebrauch der Hände wieder auf. Es erklettert Möbel, um gewisse Ziele zu erreichen (zum Fenster hinausschauen, Spielzeug erreichen usw.) und kommt (meist selbstständig) wieder herunter; dabei kann es seine eigene Körpergröße schon recht gut einschätzen. Es geht treppauf (manchmal auch treppab), ohne sich festzuhalten. Dabei macht es Nachstellschritte (es werden jeweils 2 Füße auf den Tritt gesetzt), oft aber auch schon alternierende Wechselschritte. Es wirft den Ball überhand, ohne umzufallen, und spielt natürlich Fußball. Fahren mit dem Laufrad funktioniert, mit dem Dreirad (Pedale) noch nicht.

Feinmotorik. Das Kind kann ein Bonbon auspacken und baut Türme mit mehr als 6 Klötzen. Die Rechtshänder sind meist festgelegt und nehmen den Bleistift in die entsprechende Hand. Bei den Linkshändern ist die Händigkeit oft noch nicht festgelegt; sie sind Ambidexter. Spontan wird zirkulär gekritzelt. Auch Striche können nachgemacht werden. Das Kind schaut Bilderbücher an und freut sich an wiedererkannten Details im Buch. Es kann einzelne Seiten im Buch umblättern.

Spiel. In der Puppenstube werden die räumlichen Beziehungen korrekt wiedergegeben. Das Kind spielt repräsentativ (es gibt der Puppe mit dem Löffel zu essen), aber auch im Symbolspiel; es setzt z. B. Puppen hintereinander, vorgebend, sie fahren Bus, oder imaginiert den Inhalt der Tassen. Es führt einfache symbolische Spielsequenzen aus; dabei steht das Handlungsresultat im Vordergrund: Die Puppe wird gefüttert und dann ins Bett zum Schlafen gelegt. Das Kind kann Flaschendeckel aufdrehen sowie die Flasche umleeren (Behälter-Inhalt-Konzept) und kippt nach mündlicher Aufforderung Rosinen aus dem Fläschchen. Gegenstände werden meist noch funktional gebraucht: Füllen der Formbox oder Einfügen der Formen (Kreis, Dreieck, Viereck) in eine Holzplatte im Versuch-Irrtum-Prinzip. Das Kind erkennt sich im Spiegel. Der referenzielle Blickkontakt muss unbedingt vorhanden sein!

Sprache. Das Sprachverständnis ist schon sicher. Das Kind wählt bei Aufforderung aus 3 ähnlichen Gegenständen korrekt aus (Gabel, Löffel, Messer) oder sucht alltägliche Gegenstände (z. B. Teller auf einem Gestell). Die aktive Sprachentwicklung zeigt: Das Kind spricht 1-Wort-Sätze, eventuell sogar 2-Wort-Sätze. Es benennt alltägliche Gegenstände und Handlungen und hat mit etwa 50 – 150 Wörtern bereits einen recht großen Wortschatz. Es spricht häufig echolalisch und befolgt einfache Befehle. Das Kind sagt: „Nein!“. Es fragt ständig nach den Namen von Dingen – teilweise so unablässig, dass es die Eltern schon einmal stressen kann. Es spricht zeitweise auch länger in einer Geheimsprache vor sich hin.

Aktivitäten des täglichen Lebens. Das Kind isst problemlos mit dem Löffel, kaut und trinkt selbstständig aus dem Glas. Es fragt nach mehr, kann sich selbst die Mütze, manchmal sogar schon die Schuhe (irgendwie) anziehen. Es hat allerdings kaum ein Bewusstsein für Gefahren. Es imitiert die Arbeiten im Haushalt und wünscht dauernd die mütterliche bzw. väterliche Aufmerksamkeit. Manchmal beginnt es schon recht kräftig zu trotzen, vor allem dann, wenn es etwas nicht erhält, das es unbedingt will. Es ist aber noch leicht abzulenken. Es verteidigt seinen Besitz mit Verve, spielt allein oder in Gesellschaft mit Kindern und Erwachsenen, aber noch nicht mit ihnen. Es kann in der Regel noch kaum auf sofortige Bedürfnisbefriedigung verzichten.

Schwerpunkte der Untersuchung

(Abb. 30.1, Abb. 30.2 und Abb. 30.3)

Datum: ______________ Alter: ______________ Gewicht: __________ P______

Korr. A.: ______________ Länge: __________ P______ Kopfumf.: __________ P______

☑ normal/ja ☒ auffällig/nein ❑ nicht untersucht/erfr.

Anamnese

- ❑ Zwischenanamnese
- ❑ Ernährung (weitestgehend selbständig)
- ❑ Schlafen
- ❑ Sauberkeit
- ❑ Interaktion/Bindung/Trennung
- ❑ Befindlichkeit Kind/Eltern
- ❑ Familiäres Umfeld/Geschwister
- ❑ Außerfamiliäre Betreuung
- ❑ Erwerbstätigkeit Eltern/Kinderkontakte
- ❑ Risikofaktoren Misshandlung (z. B. Trotzen, Schlafstörung, Fremdeln, häusliche Gewalt)

Entwicklung

• Motorik

- ❑ Kann selbständig gehen, vor- und rückwärts
- ❑ Rennt
- ❑ Steigt die Treppen hinauf/hinunter
- ❑ Stoppt, wechselt Richtung
- ❑ Spielt Fußball, wirft Ball
- ❑ Steigt auf Kinderstuhl und setzt sich
- ❑ Zweibeinhüpfen
- ❑ Hantiert bimanuell
- ❑ Benutzt Tasse/Löffel selbständig/wäscht Hände

• Spiel

- ❑ Macht Hausarbeiten nach
- ❑ Vertikales Bauen (Turm mit 5 Klötzchen)
- ❑ Horizontales Bauen (Zug)

- ❑ Blättert in Bilderbuch
- ❑ Vertikales Bauen (Turm mit 2–3 Klötzchen)
- ❑ Alle Formen Versuch/Irrtum Formbox
- ❑ Deckel aufschrauben
- ❑ Beachtet Handlungsresultat
- ❑ Schaut gerne Bilderbücher an
- ❑ Zieht Kleidungsstücke aus
- ❑ Kritzelt spontan (rund)
- ❑ Sequentielles Spiel

• Kommunikation, Sprache

- ❑ Referenzieller Blickkontakt vorhanden
- ❑ „Was?"-Fragen
- ❑ Kann Absichten sprachlich ausdrücken
- ❑ Sagt „Nein"
- ❑ Spricht 20–50 Wörter
- ❑ Richtet Wort an Gegenüber
- ❑ Nennt sich beim Namen
- ❑ Versteht einfache Aufforderungen
- ❑ Verfolgt Erwachsenenkonversation

• Sozioemotional

- ❑ Selbstregulation
- ❑ Trotzen, Eifersucht
- ❑ Versteht Gegenüber/andere Kinder
- ❑ Kann alleine Spielen
- ❑ Erkennt sich im Spiegel

Untersuchung

- ❑ Augen (kein Schielen, Langtest/Brückner-Test)
- ❑ Ohren/Gehör (Hochtonrassel bds. unauffällig/evtl. Tympanometrie)
- ❑ Herz/Kreislauf/Respiration
- ❑ Abdomen/Genitale (Benennung?)
- ❑ Hodenlage/Labiensynochie/Atresie
- ❑ Schädel/Bewegungsapparat
- ❑ Reflexe/Tonus

Prävention

- ❑ Unfallverhütung (Aufsteigen/Stürze/Ertrinken/Verbrennen/Exploration Wohnung, Treppen sichern)

Risikofaktoren, antizipatorische Beratung

- ❑ Ernährung/Kariesprophylaxe/Schnuller
- ❑ Sauberkeitserziehung
- ❑ Autonomie
- ❑ Erziehungsstil (Fit/Misfit)
- ❑ Rauchfreie Umgebung
- ❑ Medienumgang (TV, Radio, Dauerimission)
- ❑ Ängste

Impfungen

Abb. 30.1 Untersuchungsprotokoll 24 Monate.

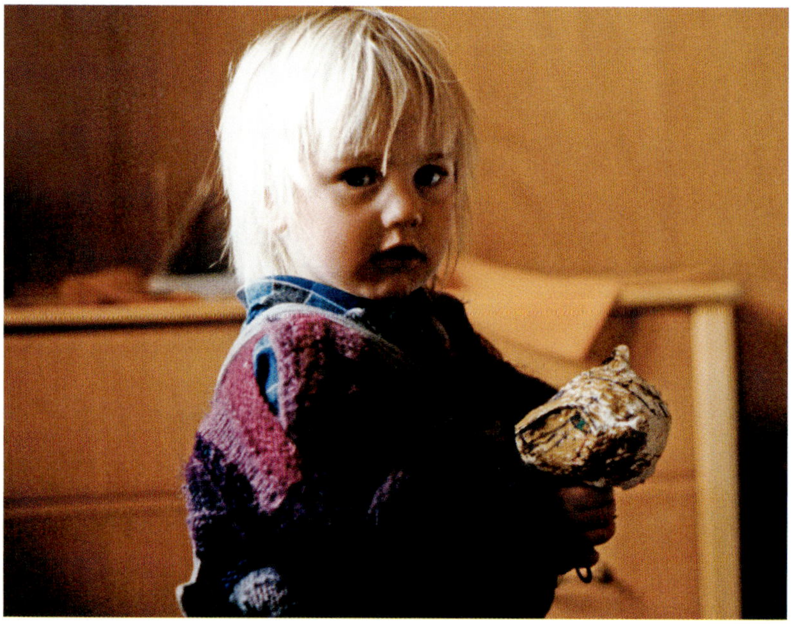

Abb. 30.**2** Symbolisches Spiel mit der Handpuppe.

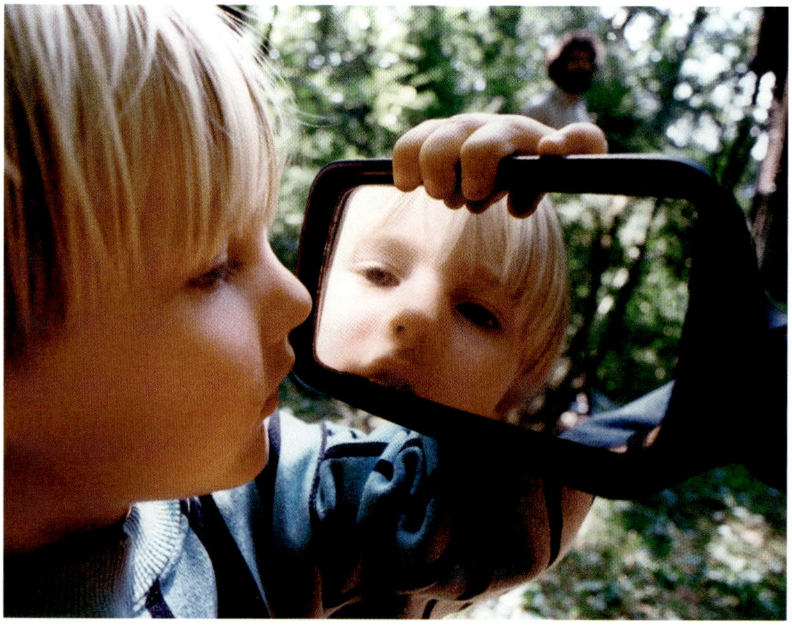

Abb. 30.**3** „Das bin ja ich!“. Erkennt sich im Spiegel.

Die Loslösung von ersten Bezugspersonen wird durch die zunehmenden motorischen Kompetenzen (sich frei und weg bewegen zu können) und die Reifung der Sinnesverarbeitung ermöglicht. Die Individuationsentwicklung erreicht mit 24 Monaten ihren Höhepunkt. Dies wird erkenntlich im „Nein“ des Kindes (bzw. Trotzphasenabgrenzung) und im „narzisstischen“ Erleben und Entdecken seiner selbst (erkennt sich im Spiegel). Eigene Entdeckungen werden „zelebriert“, mit viel Freude repetiert und manchmal schon dem anderen zur Schau vorgetragen. Zudem steht im Alter von 24 Monaten nicht mehr die Handlung im Vordergrund des Interesses, sondern das Handlungsresultat; d. h., das Kind schaut, was es mit seiner Handlung bewirkt, und beginnt, dem Resultat eine Bedeutung zu geben. Gleichzeitig realisiert es auch, dass seine Worte beim Mitmenschen etwas auslösen, d. h., es entdeckt die repräsentative und kommunikative Bedeutung der Sprache. Anders gesagt, richtet es nun seine Äußerungen direkt an den anderen, um ihm seine Absichten mitzuteilen.

Nur, wenn die motorischen Kompetenzen, die Wahrnehmungsfunktionen, die kognitive Reifung und die Sozialisation sich normal entwickelt haben, kann die Individuationsentwicklung korrekt ablaufen, und die repräsentativen und kommunikativen Inhalte der Sprache können altersgemäß erworben werden. Deshalb ist die Überprüfung der erwähnten Kompetenzen von zentraler Bedeutung, sofern sie nicht schon mit 18 Monaten als eindeutig normal beurteilt worden sind.

Touchpoints

- *Als-ob- und Fantasiespiele:* Das Kind inszeniert alltägliche Geschehnisse im Spiel und versucht außerdem im Spiel, Verhaltensweisen von Erwachsenen nachzuahmen, z. B. mit Puppen und/oder Autos usw.
- *Sprache:* Die Fähigkeit, der Welt durch das Spiel einen Sinn zu geben, entwickelt sich parallel zur verbesserten Sinngebungsfähigkeit. Das Kind benutzt Verben sowie kurze Sätze und verwendet Sprache, um eigene Handlungen zu deuten. Durch verbessertes Sprachverständnis und sich steigernde Ausdrucksfähigkeit wird es zunehmend in die Gemeinschaft der Sprechenden aufgenommen.
- *Autonomie:* Der Trotz der 2-Jährigen ist der Höhepunkt neuer Fähigkeiten, die sich Ausdruck verschaffen müssen. Die Eltern sind jetzt mit einer eigenen Persönlichkeit des Kindes konfrontiert, das sein eigenes Anliegen für das wichtigste hält.

Erste Beobachtungen und Fragen (Abb. 30.**4**)

- Zwischenanamnese
- Ernährung (weitestgehend selbständig)
- Schlafen
- Interaktion/Bindung/Vertrautheit/Eltern sicher
- Sauberkeit
- Befindlichkeit Kind/Eltern
- familiäres Umfeld/Geschwister
- außerfamiliäre Betreuung
- familiäres Umfeld/Geschwister
- Erwerbstätigkeit Eltern/Kinderkontakte
- Risikofaktoren Misshandlung (z. B. Trotzen, Schlafstörung, Fremdeln, häusliche Gewalt)
- Was für *Fragen* sind in der Zwischenzeit aufgetreten?
- Haben Vater/Mutter spezifische Fragen, die im Anschluss oder während der Untersuchung zu beantworten sind?
- Haben Vater/Mutter spezielle Erwartungen an diese Vorsorgeuntersuchung und den Arztbesuch?
- Frage nach der Befindlichkeit des anwesenden Elternteils und (anschließend) nach der des abwesenden Elternteils
- *Psychosoziales Umfeld:*
  - Interaktion der Eltern mit dem Kind
  - Rollenverständnis der Eltern
  - Interaktion/Bindung/Vertrautheit/Eltern sicher
  - Befindlichkeit des Kindes
  - normative Erwartung an das Kind (was sollte es bereits können)
  - außerhäusliche Kontakte/Arbeit der Mutter
  - Autonomieinseln der Eltern
  - Geschwister, Eifersucht, Missachtung
  - Ressourcen in der Familie, im Freundeskreis und in der Umgebung
  - Familienkrisen, Dekompensation des Familiensystems
  - Fähigkeit/Unfähigkeit, Hilfe in Anspruch zu nehmen
  - Erwerbstätigkeit der Mutter/Vater
  - Fremdbetreuung des Kindes (?)
  - Finanzielles
  - Kinderkontakte
  - Vernachlässigung des Kindes (?)
  - Umgang mit Trotzverhalten, Geschwistereifersucht
- *Bei alleinerziehenden Eltern zusätzlich:*
  - Verhältnis mit Pflegefamilie
  - finanzielle, fürsorgerische Hilfemöglichkeiten
  - rechtlich-juristische Situation (Beistand, Vormund)
  - Entlastungsmöglichkeiten an Wochenenden, in den Ferien usw.

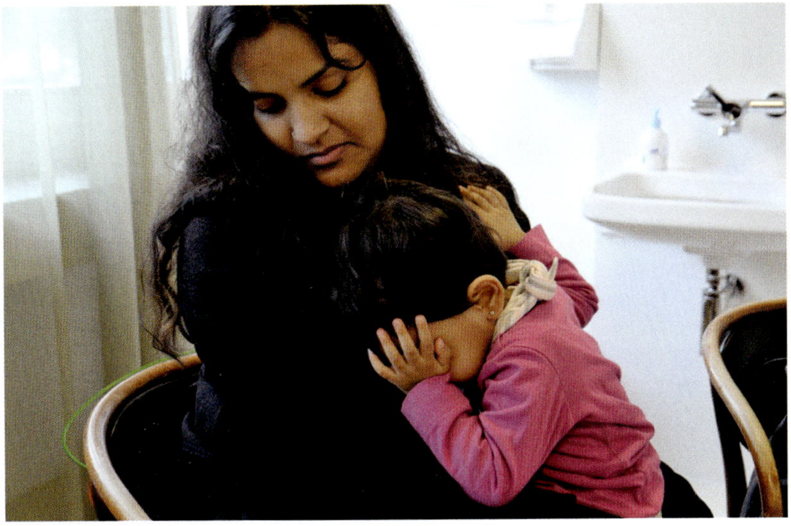

Abb. 30.**4** „Die Untersuchung macht keinen Spaß …“

- *Verhalten:*
  - Schlafverhalten (Rhythmus, Rituale)
  - nächtlicher Schoppen, Brustmahlzeit
  - schnarchende Mundatmung, starkes Schwitzen im Schlaf oder unruhiger Schlaf; Verdacht auf obstruktives Schlafapnoesyndrom (OSA)
  - Stimmungslage des Kindes: abnorm ruhig, hyperaktiv
  - kann Kind beruhigt werden
  - kann Kind sich auch selbst beruhigen
- *Stuhl:*
  - Stuhlverhalten/Miktionsstörungen
  - Stereotypien
  - Frequenz
  - Konsistenz (Obstipation kann Ausdruck der Individuation sein)
- *Ernährung:*
  - Zusammensetzung, Rhythmus, Verabreichungsart, Dauer der Mahlzeit
  - selbständiges Essen mit dem Löffel
  - selbständiges Trinken aus der (Schnabel-)Tasse
  - kein Speicheln
  - haben Mahlzeiten die Bedeutung von sozialen Interaktionen
  - gibt es Essrituale, oder ist die Mahlzeit chaotisch, unstrukturiert
  - Warnung vor kontinuierlicher Flaschenernährung
  - Rachitis- und Kariesprophylaxe
- *Risikofaktoren Misshandlung* (z. B. Trotzen, Schlafstörung, Schreien, Fremdeln, häusliche Gewalt).

Die Beobachtung der Eltern-Kind-Interaktion gibt Aufschlüsse über eine evtl. Ablehnung des Kindes oder eine Überforderung. Die Art, wie die Eltern anamnestisch Auskunft über die Entwicklung des Kindes geben können, sowie das „Handling“ des Kindes (Ausziehen, Unterstützung beim Spielen, den Untersuchungen usw.) geben wichtige Hinweise über die Art und das Ausmaß der Symbioseauflösung und der parallel verlaufenden Individuationsentwicklung des Kindes.

Psychomotorische Entwicklung

In diesem Alter muss das Kind gehen können. Die Bewegungsfreiheit unterstützt den Loslösungsprozess. Das Kind kann eine gewisse Zeit beim Spiel verweilen.

Motorik

Beobachtung der Spontanmotorik:

- *stehen* (Abb. 30.**5**, Abb. 30.**6** und Abb. 30.**7**):
  - steht frei auf
  - zeigt in allen Lagen ein gutes Gleichgewicht
  - kauert, um Gegenstände aufzulesen
  - spielt Fußball aus dem Stand, ohne sich festzuhalten
- *gehen:*
  - geht selbstständig frei, flüssig, Bauch vorstehend, Arme mit harmonischen Mitbewegungen
  - kann seitlich abbiegen
  - stoppt, wechselt die Richtung
  - wenige assoziierte Bewegungen
- *steigt die Treppe hinauf und hinunter* (Abb. 30.**8**)
- spielt Fußball
- steigt auf den Kinderstuhl und setzt sich
- 2-Bein-Hüpfen
- rennen: mit vorgeneigtem Oberkörper, Arme leicht nach hinten gehalten
- Hände (Abb. 30.**9**, Abb. 30.**10** und Abb. 30.**11**):
  - greift beidseits mit Pinzettengriff
  - hantiert bimanuell
  - benutzt Zeigefinger isoliert und kann gut manipulieren
  - wirft Ball überhand
  - benutzt Tasse und Löffel selbstständig, wäscht Hände
- *Mundmotorik:*
  - gute Kaubewegungen (Rotationsbewegungen)
  - kein Speicheln

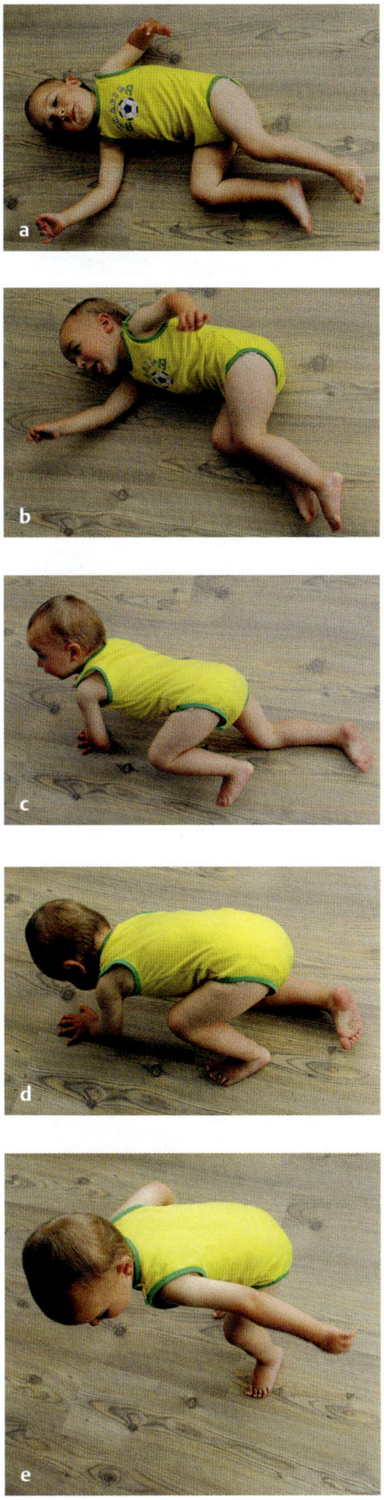

Abb. 30.**5 a – e** Aufstehtest: schnell, behände und sehr gut koordiniert.

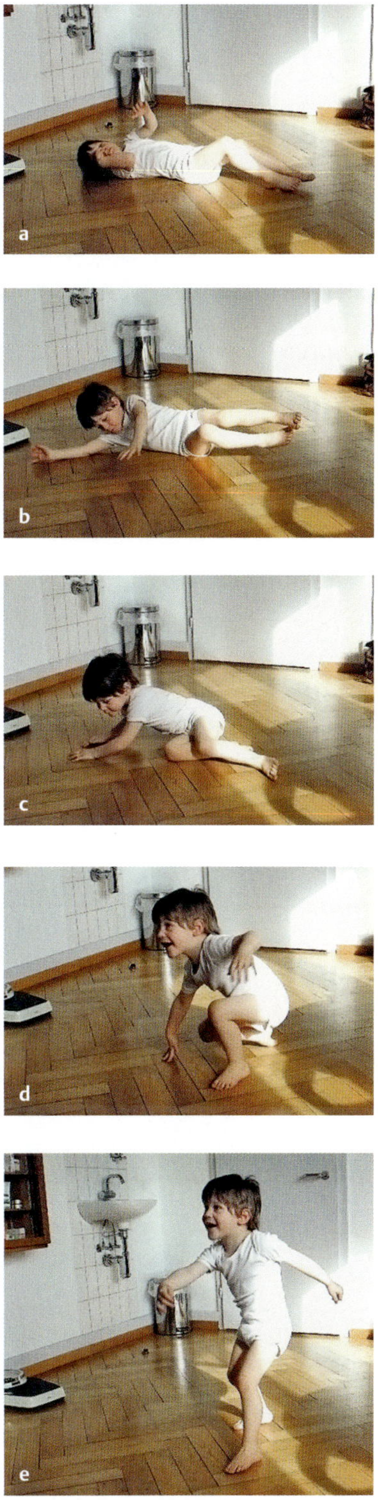

Abb. 30.**6 a – e** Aufstehtest bei einem Kind mit leichter Zerebralparese. Beachte unter anderem die Fußstellung in **d**.

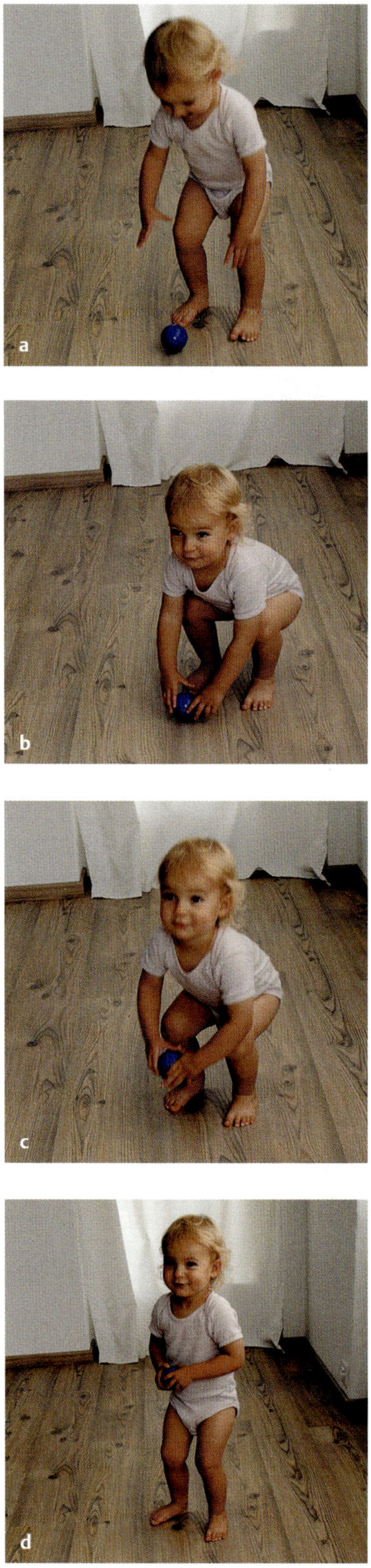

Abb. 30.**7 a – d** Sich bücken und den Ball aufheben.

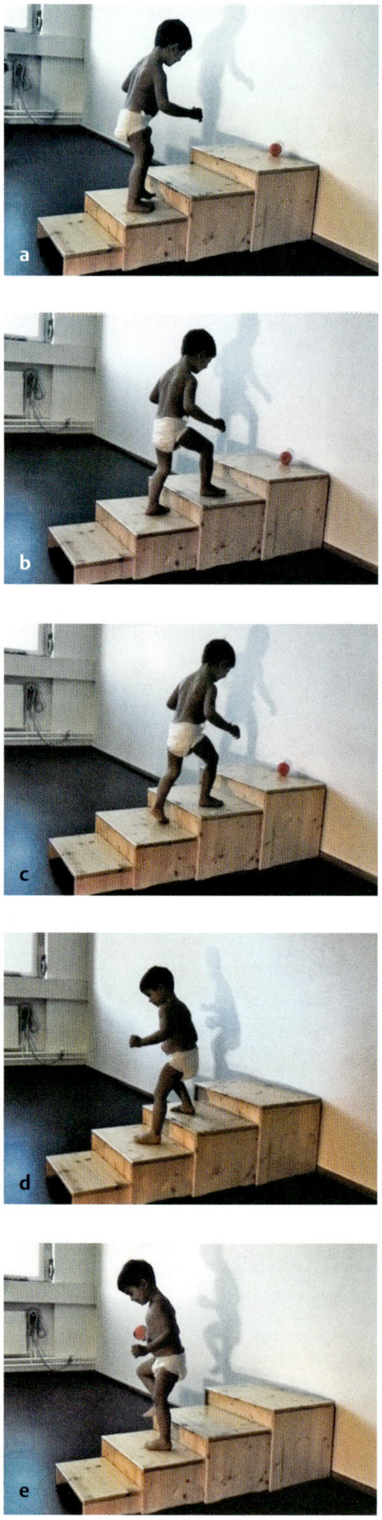

Abb. 30.**8 a – e** Treppauf und treppab mit recht großer Sicherheit.

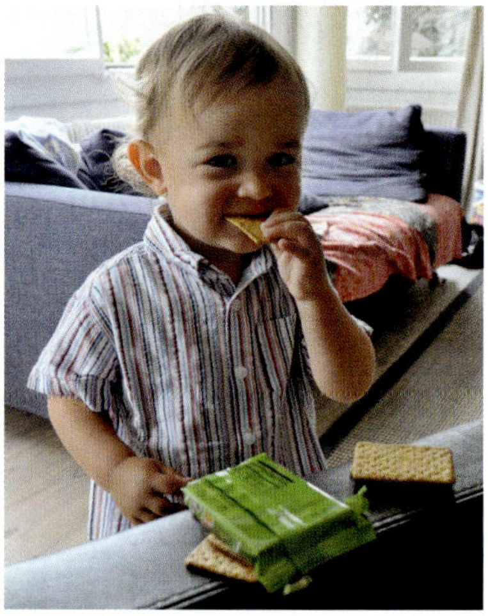

Abb. 30.**9** „Natürlich kann ich selbstständig Kekse essen!“

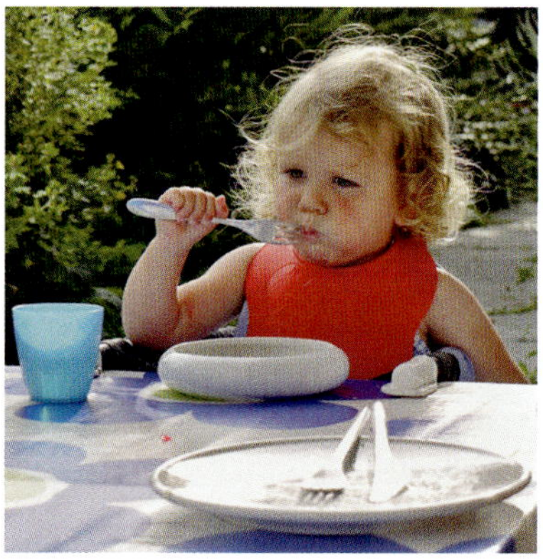

Abb. 30.**10** Selbstständig mit dem Löffel essen.

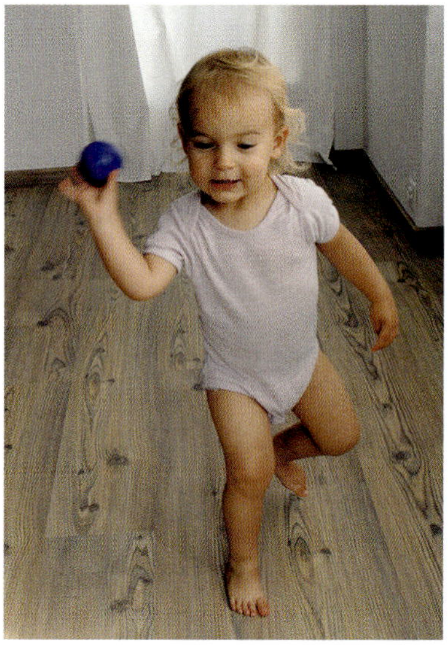

Abb. 30.**11** Ball überhand werfen.

Provozierte Bewegungen sind, wie bereits im Rahmen der 18-Monate-Untersuchung erwähnt, in diesem Alter kaum mehr prüfbar. Stattdessen wird das Spontan- und Spielverhalten des Kindes beobachtet. Die Beurteilung des Tonus ist nach wie vor von Bedeutung.

> **!** Wird das Kind mit dem Rücken auf den Boden gelegt, wird es spontan aufstehen und wahrscheinlich zur Mutter bzw. zum Vater gehen. Diese Bewegungsabläufe vermitteln sehr viele Informationen.

Tonus und Reflexe

Untersuchung (s. auch Abb. 15.**64** d und Abb. 15.**373** b)

- Tonus beurteilen: erniedrigt, erhöht, wechselnd, asymmetrisch
- Unterschied zwischen Rumpf und Extremitäten, zwischen Armen und Beinen
- Fallschirmreaktionen symmetrisch vorhanden
- Muskeleigenreflexe symmetrisch auslösbar
- einseitig besseres Greifen oder einseitige Spitzfußstellung bzw. asymmetrische Fallschirmreaktionen können für eine Hemiplegie sprechen
- ein Zehenspitzenstand kann auf eine minimale zerebrale Parese, eine Diplegie oder eine neuromuskuläre Erkrankung hinweisen, oder habituell sein (Entwicklungsvariante)
- ein verminderter Tonus kann auf ein progredientes Leiden oder auch auf eine später spastisch werdende zerebrale Parese hindeuten
- vermehrter Tonus der Muskulatur kann eine spastische zerebrale Parese sein

Maßnahmen

Zu den erforderlichen Maßnahmen bei Entwicklungsrückständen, die alle Bereiche gleich oder aber nur einzelne Bereiche betreffen, s. Kapitel 27, Abschnitt „Psychomotorische Entwicklung" (S. 678).

Entwicklung des Spielverhaltens

Die Beobachtung des Spontanspiels eines Kindes ist für die Entwicklungsbeurteilung entscheidend. Der Untersucher hält sich zurück, gibt allenfalls Unterstützung. Zu Hause macht es typischerweise mit großer Inbrunst die Hausarbeiten nach (Abb. 30.**12**, Abb. 30.**13** und Abb. 30.**14**).

- Puppenstube: räumliche Beziehungen, puppenbezogenes Spiel
- sequenzielles Spiel (einfache symbolische Sequenzen): szenische Darstellung von Handlungabläufen (Puppe wird gefüttert, dann ins Bett zum Schlafen gelegt)
- repräsentatives Spiel: Kind gibt der Puppe mit dem Löffel zu essen
- Symbolspiel: setzt z. B. Puppen hintereinander – vorgebend, sie fahren Bus – oder Bauklotz wird zum Auto
- imaginiert den Inhalt der Tassen
- dreht Flaschendeckel auf
- kritzelt mit Faustgriff
- vertikales Bauen (Turm mit 5 Klötzchen)
- horizontales Bauen (Zug)
- Umleeren (Behälter-Inhalt-Konzept): kippt nach mündlicher Aufforderung Rosinen aus dem Fläschchen
- funktionaler Gebrauch von Gegenständen
- macht Hausarbeiten nach
- füllt die Formbox oder fügt alle Formen (Kreis, Dreieck, Viereck) in eine Holzplatte im Versuch-Irrtum-Prinzip
- schaut gern Bilderbücher an
- erkennt sich im Spiegel
- Handlungsresultat steht im Vordergrund
- kritzelt spontan (rund)
- zieht Kleidungsstücke aus

> **Symbolspiel**
> Das Symbolspiel ist ein reines Nachahmungsspiel, bei dem in eine Rolle geschlüpft wird. Während Symbolspiele schon ab dem 2. Lebensjahr beobachtet werden können, finden regelrechte Rollenspiele erst ab dem 3. Lebensjahr statt (Tab. 30.**1**). Es ist die eigentliche kindliche Spielform, in der die Erfahrungen und Erlebnisse der Lebenswirklichkeiten des Kindes nachgespielt und begreifbar gemacht werden, im So-tun-als-ob. Die Spielgegenstände werden umgedeutet und Handlungen aus dem sozialen Umfeld und aus den Erfahrungen übernommen. Die spielerische Symbolisierung als die gespiegelte Wirklichkeit in der Einbildung ist für die psychische Entwicklung wichtig. Das Spiel in Quasirealitäten ermöglicht die Entwicklung vom Gegenstand äußeren Handelns zum Gegenstand des Denkens (inneres Handeln, Operieren). Symbolspiele beinhalten häufig Konstruktionsspiele und sind Grundlage der Rollenspiele.

Tab. 30.**1** Entwicklung des Spielverhaltens: Spiel mit Symbolcharakter.

Spiel mit Symbolcharakter	Beispiel/Inhalt	Alter (Monate)
repräsentatives Spiel I	Gegenstände werden für Bezugspersonen bzw. Puppen gebraucht (z. B. Löffel für das Füttern von Puppen)	12 – 18
repräsentatives Spiel II	Puppe wird zu einer handelnden Figur	einige Monate später
Kategorisierungsfähigkeit (parallel dazu)	Erkennen, dass Gegenstände aufgrund bestimmter Eigenschaften gleich oder verschieden sind	zwischen 18 und 24
sequenzielles Spiel	szenische Darstellung von Handlungabläufen	21 – 24
Symbolspiel	z. B. Bauklotz wird zum Auto	ab 24

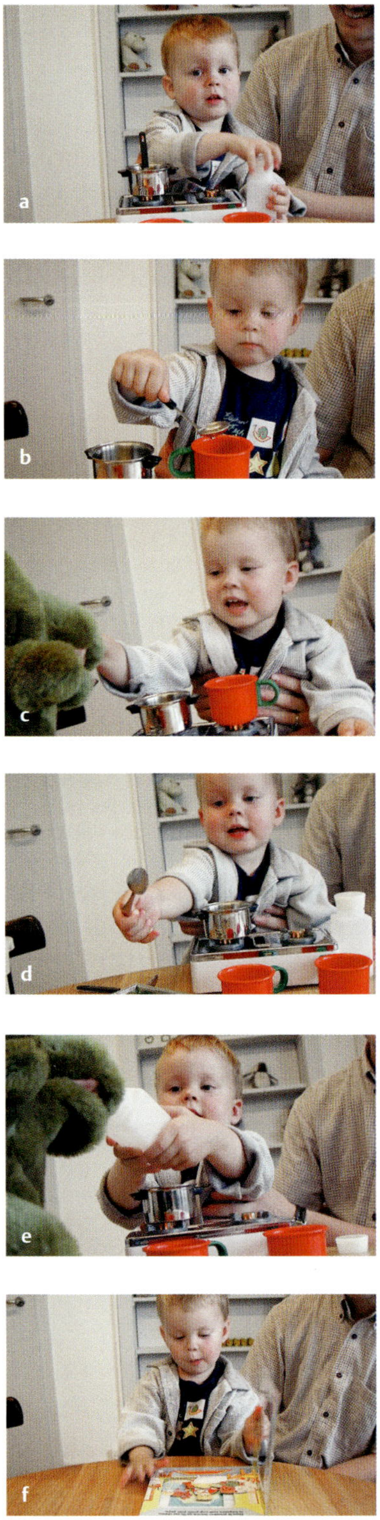

Abb. 30.**12 a – f** Beobachtung des Spielverhaltens.
a Flaschendeckel aufdrehen.
b Der Inhalt wird imaginiert.
c Repräsentatives Spiel: Das Kind gibt der Puppe zu essen.
d „Gib mir einen Löffel!"
e Das Kind gibt vor, Trinken zu geben.
f Es schaut Bilderbücher an.

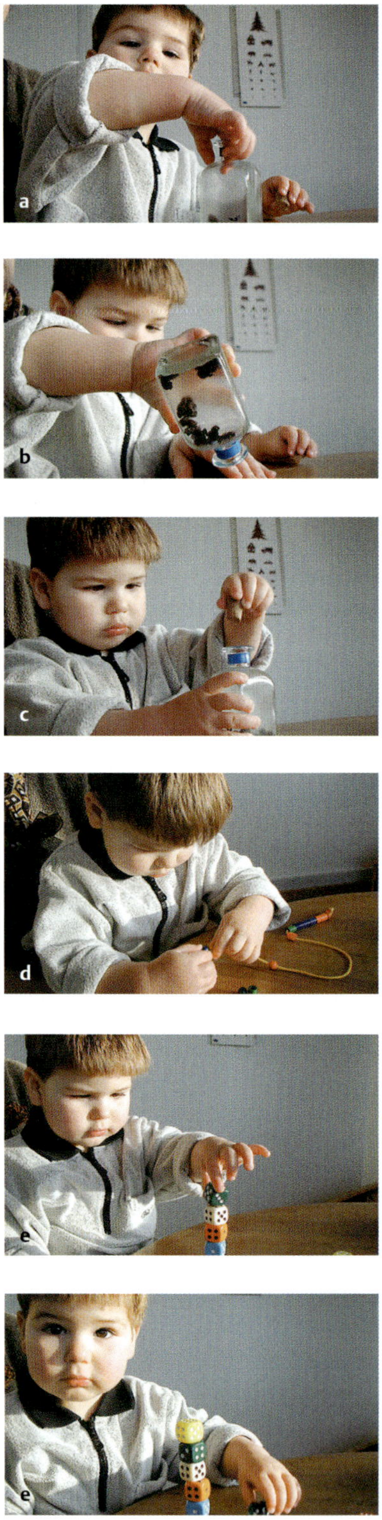

Abb. 30.**13 a – f** „Das kann ich jetzt!"
a „So kriege ich die Rosinen nicht, also..."
b „... ausleeren!"
c Ordnung muss sein: Deckel drauf.
d Konzentriert bei der funktionellen Tätigkeit: Perlen auffädeln.
e Einen Turm bauen.
f Klötzchenturm und ein schöner referenzieller Blickkontakt. Oder ist es auch ein „Smile of Mastery"?

Somatischer Status

Körpermaße

In Somatogramm eintragen und beurteilen
- Gewicht
- Größe
- Kopfumfang
- evtl. Wachstumsgeschwindigkeit

Übergewicht, Untergewicht, Gedeihstörung, Wachstumsstörung, Entfernung von seinem Perzentilenbereich, dem Elternkanal, Dysproportion?

Augen

Untersuchung (Abb. 30.**19** bis Abb. 30.**24**; s. auch Abb. 15.**193**)

Störungen der Sehfähigkeit haben gravierende Folgen auf die psychomotorische Entwicklung des Kindes. Eine Amblyopie oder Sehschwäche muss ausgeschlossen werden können (Tab. 30.**3**)!

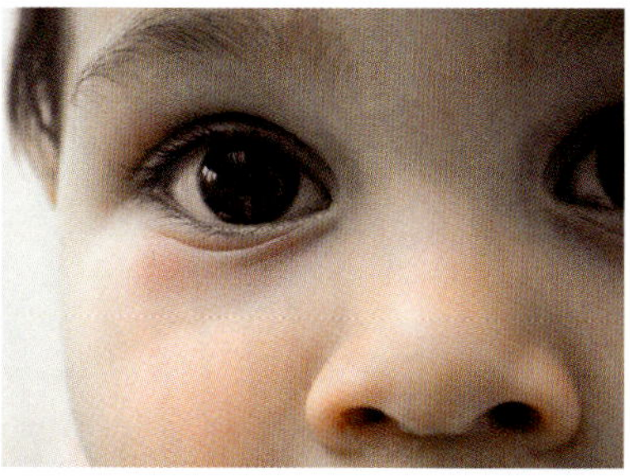

Abb. 30.**19** Hinweis auf atopische Diathese: Dennie-Morgan-Falte auf dem Unterlid.

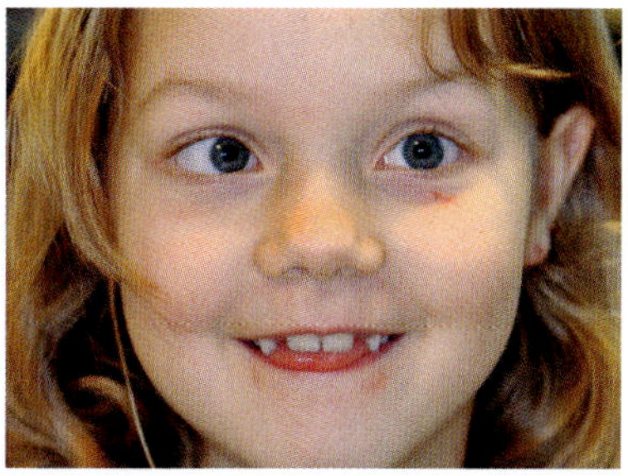

Abb. 30.**20** Beachte den Reflex auf der Kornea: Strabismus convergens.

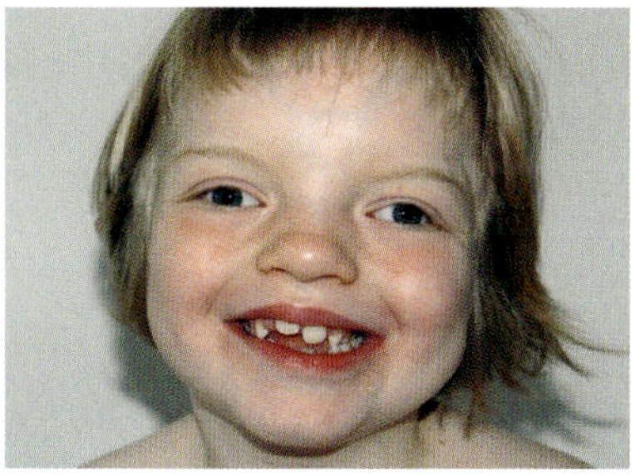

Abb. 30.**21** Strabismus divergens: abklären und behandeln.

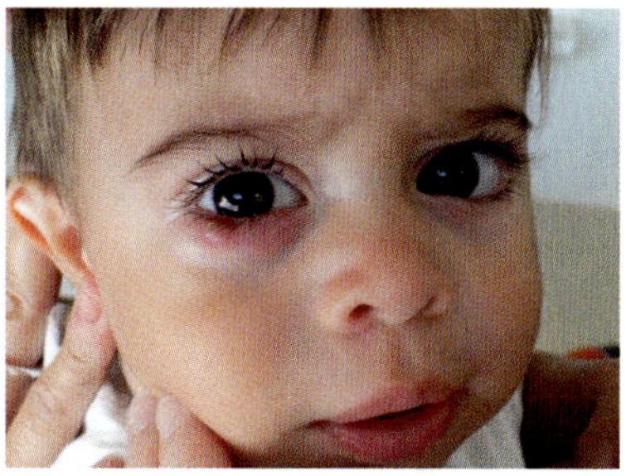

Abb. 30.**22** Hordeolum. Blepharitis.

Tab. 30.**3** Ursachen von Sehstörungen bzw. Blindheit im Kindesalter weltweit (nach Taylor u. Hoyt 2005).

Lokalisation	Anteil der Fälle (%)	Ursachen
Retina	27	genetisch bedingte Dystrophien, Frühgeborenenretinopathie, retinale und Makuladystrophien, okulokutaner Albinismus, Retinitis/Neuroretinitis, Retinaablösung, Retinoblastom
Kornea	16	Vitamin-A-Mangel, Masern, Ophthalmia neonatorum, Behandlung mit veralteten Augenmitteln, Sklerokornea, Keratomalazie, Hornhautverletzungen
ganzes Auge	16	Mikrophthalmie, Anophthalmie, Kolobome
Linse	13	Katarakt, Aphakie, subluxierte Linse
N. opticus	12	Atrophie (primär oder sekundär), Neuritis/Neuropathie, Hypoplasie und Netzhautkolobom
zerebral, Sehbahn, andere	7	zentrale Sehstörung, Refraktionsfehler, neurodegenerative Erkrankungen, hypoxisch/ischämische Enzephalopathie, Verletzung, Infektion, strukturelle Anomalien, Tumor, idiopathischer Nystagmus
Glaukome	5	(primäre und sekundäre)
Uvea	4	Kolobome, Uveitis, Aniridie

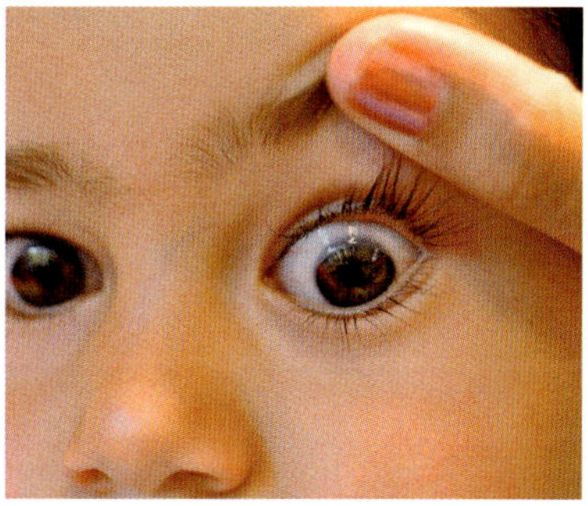

Abb. 30.**23** Periphere Sklerokornea oben.

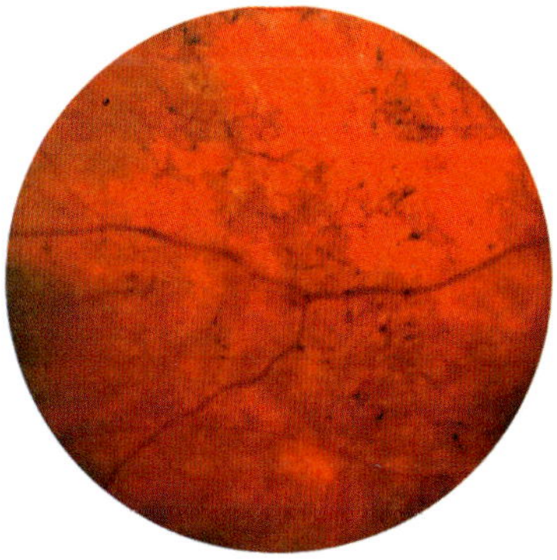

Abb. 30.**24** Retinitis pigmentosa.

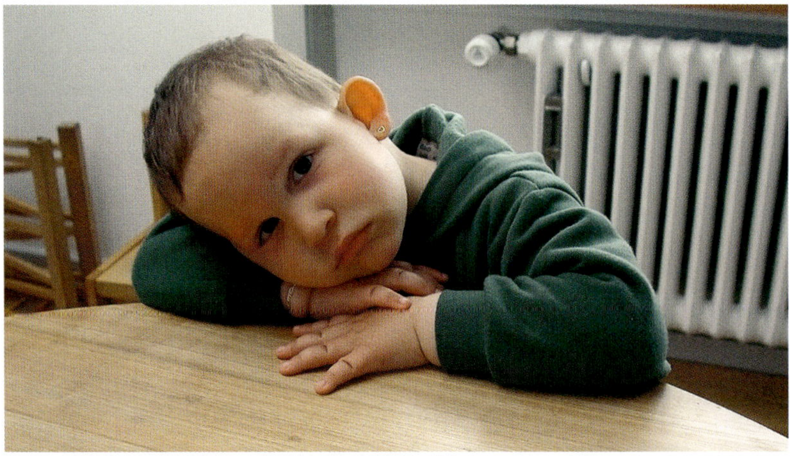

Abb. 30.**25** Einerseits nur mäßiges Interesse an der Untersuchung, aber andererseits auch ein Thema zum Ansprechen (Anthelixhypoplasie beidseits; abstehende Ohren).

Beurteilen

- Inspektion der Lider (Hämangiome, Tränengangstenose)
- Verfolgen von Gegenständen
- Überprüfen der Fixation: Hirschberg-Test, Abdecktest: Strabismus (konstant oder intermittierend)
- Bulbusgröße und Iris
- brechende Medien
- koordinierte Augenmotorik: Nystagmus
- Stereotest
- Hand-Autofraktometer (s. U6, Kapitel 28, Abschnitt „Somatischer Status", S. 696)

Maßnahmen

Bei Schielen oder Sehschwäche ist eine Überweisung an den Augenarzt erforderlich.

Ohren und Gehör (Abb. 30.**25**)

Das Gehör sollte anamnestisch noch einmal detailliert und präzise erfragt werden. Bei kleinsten Unsicherheiten muss eine Mittelohrschwerhörigkeit (Tympanometrie) bzw. eine Innenohrschwerhörigkeit durch eine objektive Überprüfung ausgeschlossen werden. Im Kindesalter überwiegt die passagere Schallleitungsschwerhörigkeit infolge eines Paukenergusses mit einer Häufigkeit von 10 – 30% der Kinder in den ersten 3 Lebensjahren und einer Prävalenz von bis zu 8%. Angeborene, permanente bilaterale Schwerhörigkeiten haben eine Prävalenz von 1,2:100 000 und sind somit viel seltener, aber umso dramatischer für das Kind.

Respiration

Anamnese und Untersuchung

(Abb. 30.**26**)

- Dyspnoe
- chronischer Husten, rezidivierende Infekte
- Schnarchen/nächtliche Apnoephasen
- Passivrauchen
- Hautfarbe
- Atemtyp: Nasen- und/oder Mundatmung
- Tachypnoe, Nasenflügeln, Einziehungen, Stöhnen, Rasselgeräusche

> ! Die Atemnot ist das Leitsymptom kardiorespiratorischer Krankheiten.

Maßnahmen

Bei chronischem Husten muss nicht nur an Asthma, sondern auch an Tuberkulose gedacht werden (Immigranten).

Herz und Kreislauf

(Abb. 30.**27** und Abb. 30.**28**)

Die Beurteilung der Herz- und Kreislauffunktionen ist wichtiger Bestandteil jeder Vorsorgeuntersuchung. Während das Erkennen zyanotischer und schwerer Herzvitien keine diagnostischen Schwierigkeiten bereitet, ist für die Erfassung hämodynamisch erst später bedeutender Vitien eine gründliche Untersuchung notwendig. Rascher Gewichtsanstieg oder Gedeihstörung, Trinkschwierigkeiten, beschleunigte Atmung, Zyanose (beim Weinen, in Ruhe), Ödeme, rasche Erschöpfung oder Schwitzen deuten auf eine bestehende Herzinsuffizienz hin.

Besonderes Augenmerk notwendig hinsichtlich:

- Hautfarbe (Zyanose, grau-blasses Kolorit), Ödeme
- Respiration (Art und Frequenz)
- Thoraxasymmetrie
- verstärkter links- oder rechtsventrikulärer Herzimpuls, Schwirren
- Lebergröße
- Herzfrequenz (normal bis 130/min), Rhythmus, Arrhythmien
- Herzgeräusche, Klicks
- periphere Pulse (insbesondere Inguinalispulse), Mikrozirkulation

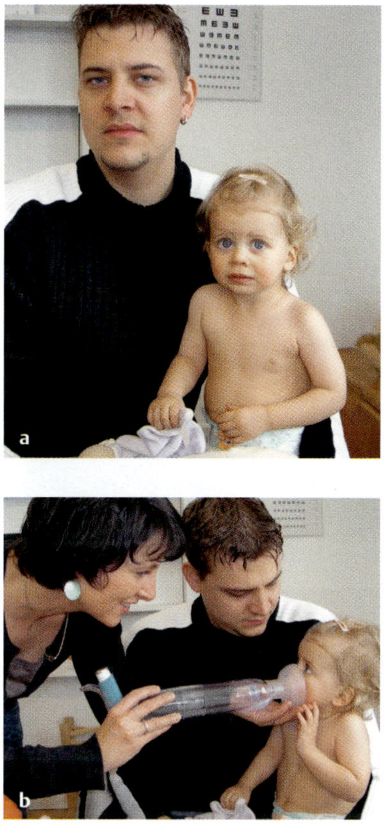

Abb. 30.**26 a, b** Obstruktive Bronchitis.
a Angstvoller Blick und Einziehungen.
b Große Entlastung durch die Inhalation mit dem Babyhaler.

Wegen Änderung der Widerstandsverhältnisse im kleinen Kreislauf können Geräusche neu auftreten oder verschwinden. Beim Verschwinden eines früher vorhandenen Herzgeräuschs nicht nur an Spontanverschluss, sondern auch an die Möglichkeit einer Eisenmenger-Reaktion mit erhöhtem Lungengefäßwiderstand infolge Shunt-Umkehr.

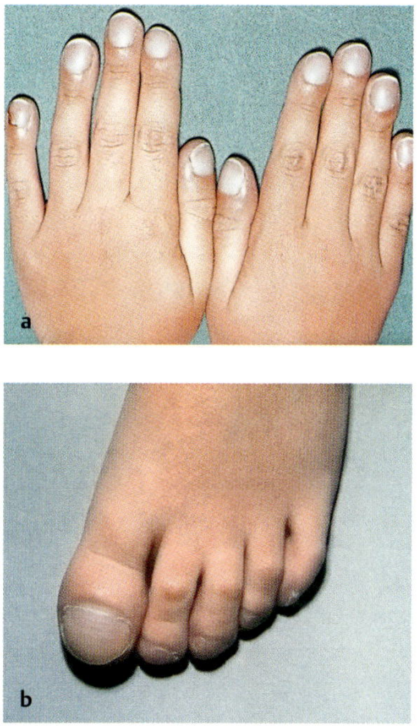

Abb. 30.**27 a, b** (Unkorrigierte) Fallot-Tetralogie.
a Uhrglasnägel und Trommelschlägelfinger.
b Trommelschlägelzehen.

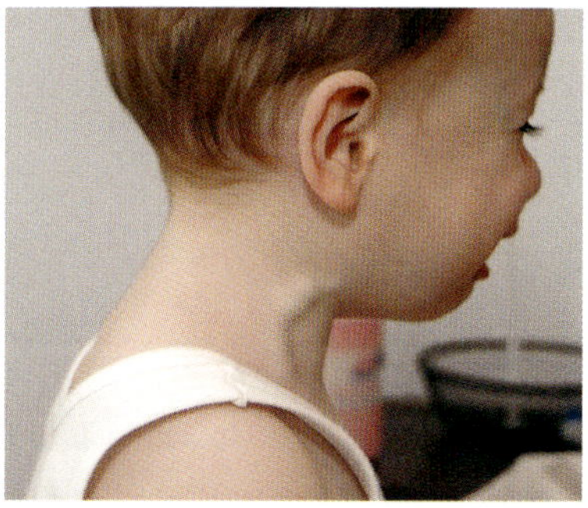

Abb. 30.**28** Wut lässt die Halsvenen anschwellen.

Maßnahmen

Herzgeräusche ohne Zyanose und ohne Zeichen einer Herzinsuffizienz erfordern keine unmittelbaren Maßnahmen, sind aber kontrollbedürftig. Echokardiografie planen. Hingegen erfordern Herzinsuffizienz, Zyanose bzw. schwere Arrhythmie die notfallmäßige Einweisung in ein spezialisiertes Zentrum.

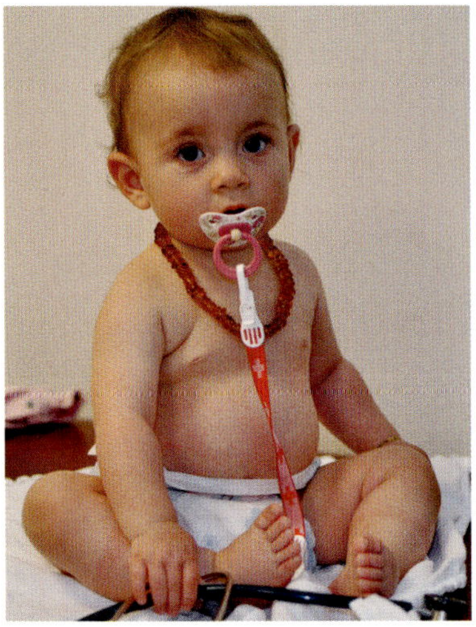

Abb. 30.**29** 3-Tage-Fieber.

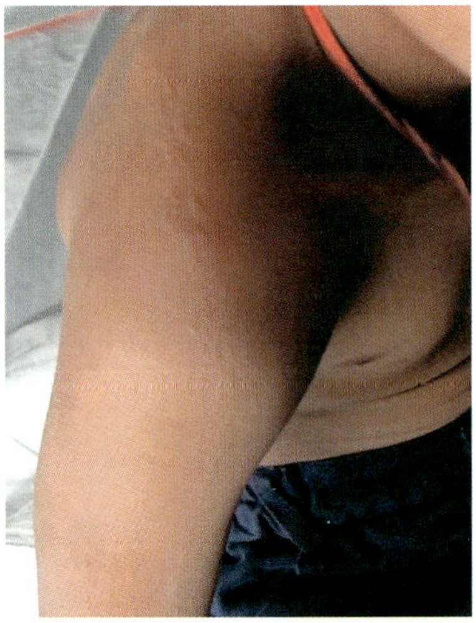

Abb. 30.**32** Linearer epidermaler Nävus.

Nägel, Haut und Haare

(Abb. 30.**29** bis Abb. 30.**49**; s. auch Abb. 15.**136** b, Abb. 15.**165** b, Abb. 15.**225**, Abb. 15.**230**, Abb. 15.**233**, Abb. 15.**235**, Abb. 15.**238** und Abb. 15.**242**)

Beurteilen
- auffällige Blässe
- Zyanose
- Pigmentanomalie
- Hämatom
- Verletzungen
- chronisch-entzündliche Hautveränderungen

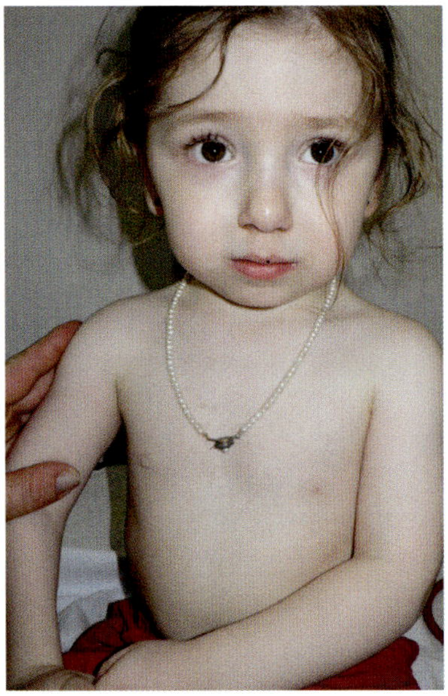

Abb. 30.**30** Kontaktekzem.

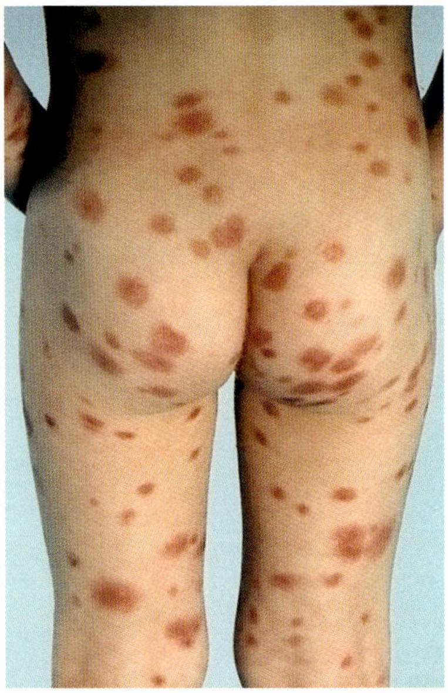

Abb. 30.**33** Urticaria pigmentosa.

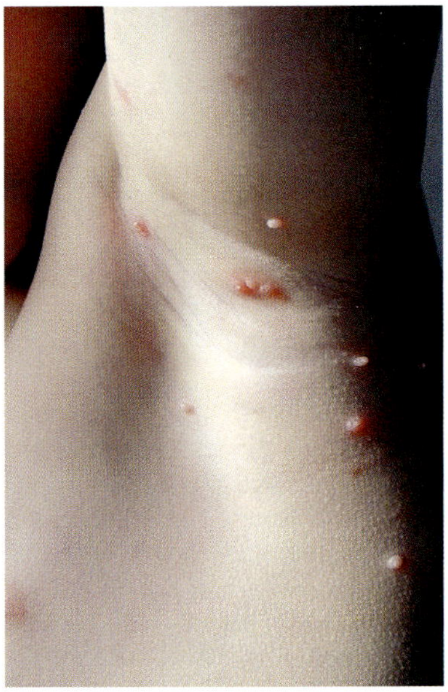

Abb. 30.**36** Molluscum contagiosum.

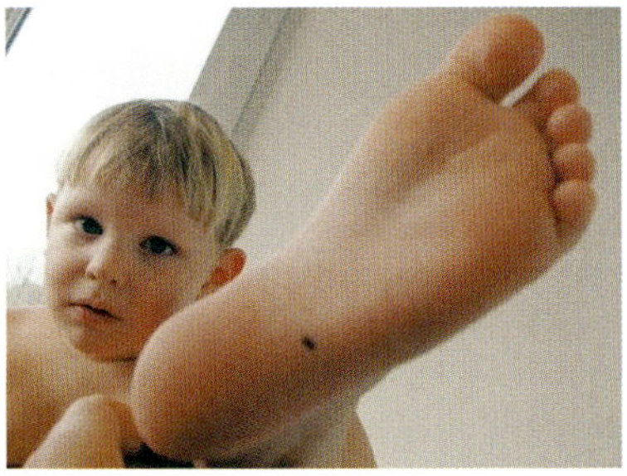

Abb. 30.**31** Compound-Nävus an der Fußsohle: beobachten.

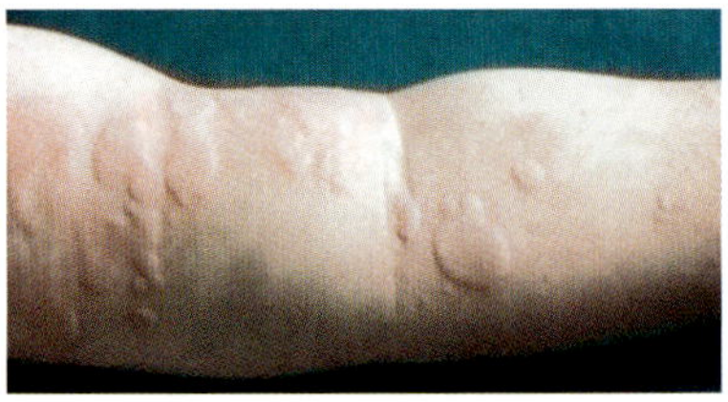

Abb. 30.**34** Nesselfieber (Urtikaria).

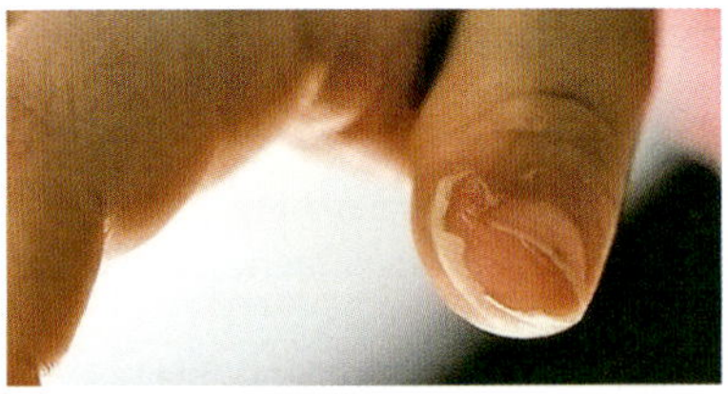

Abb. 30.**37** Hautablösungen bei Kawasaki-Syndrom.

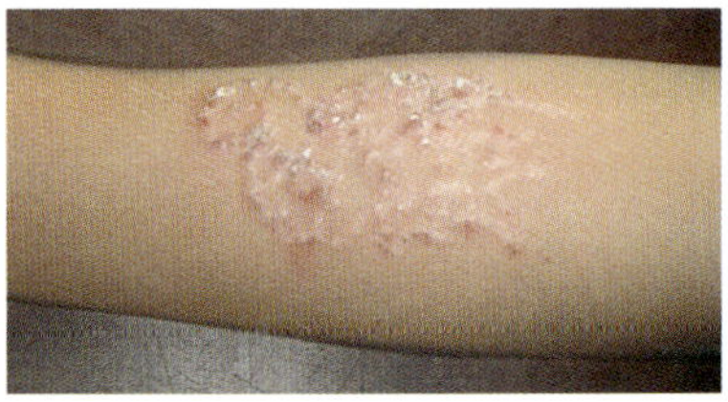

Abb. 30.**35** Fotoallergische Reaktion auf „Henna“-Tattoo.

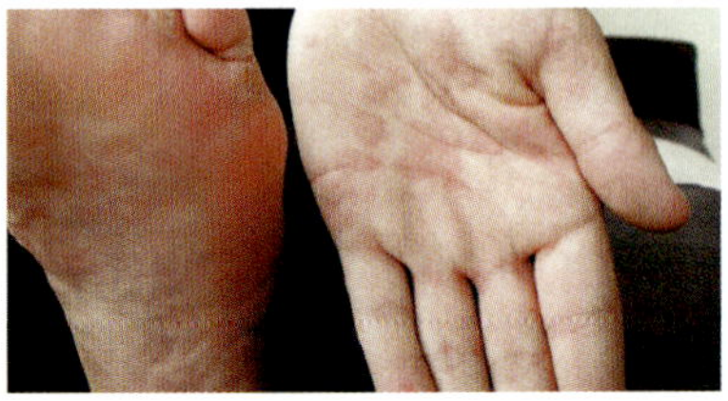

Abb. 30.**38** Dyshidrose der Hände bei Tinea pedis.

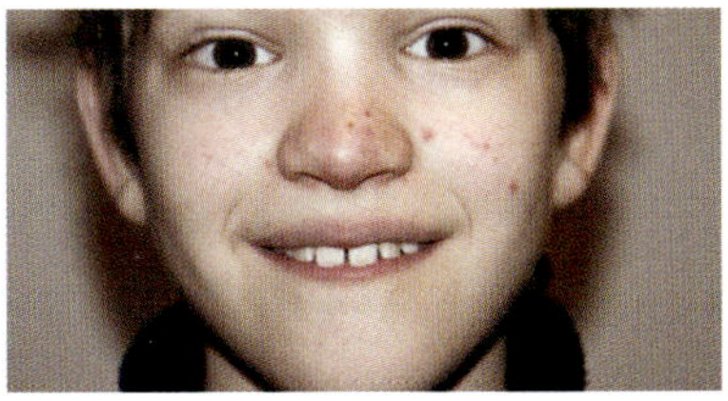

Abb. 30.**39** Akne im Kleinkindesalter: ungewöhnlich – an Morbus Bourneville-Pringle denken.

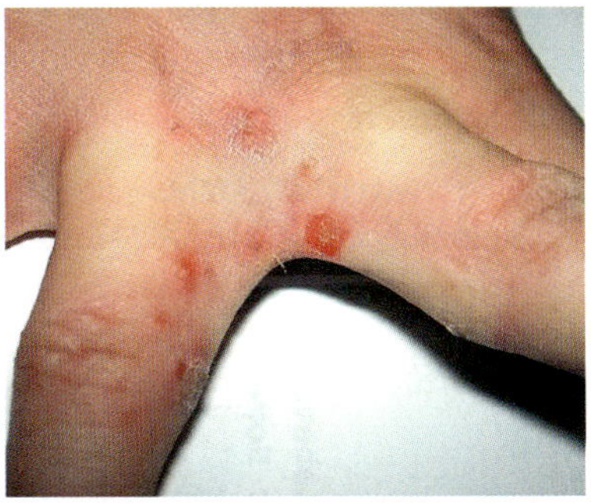

Abb. 30.**40** Skabies: sofort behandeln und kontrollieren.

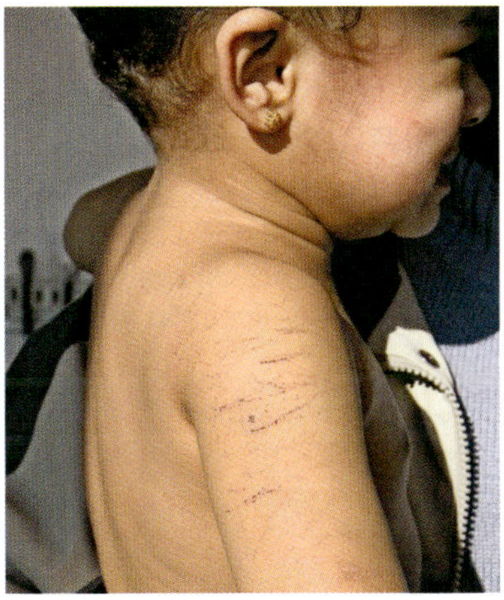

Abb. 30.**41** Kratzspuren bei Neurodermitis.

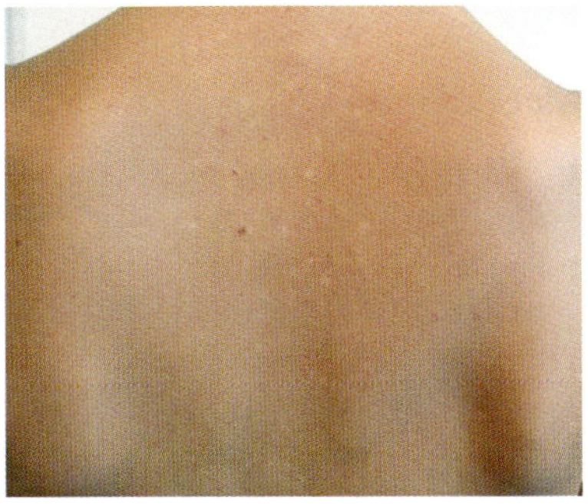

Abb. 30.**42** Pityriasis versicolor.

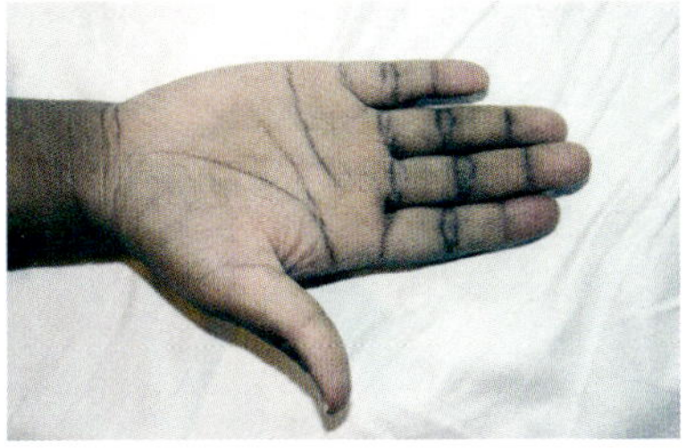

Abb. 30.**43** Peau craquelé bei Neurodermitis.

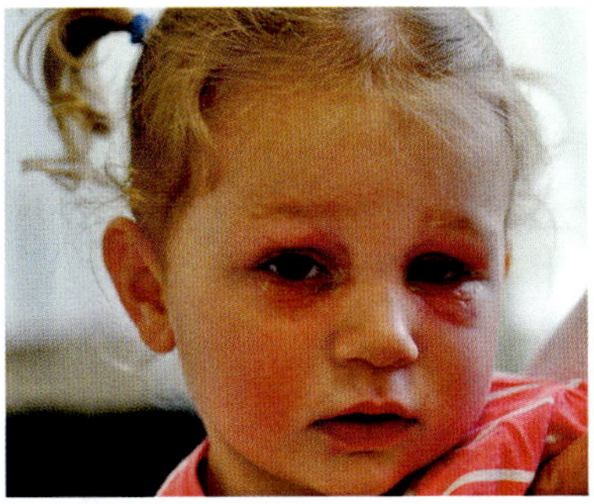

Abb. 30.**44** Blepharokonjunktivitis (bakteriell) mit impetiginierten Augenliedern.

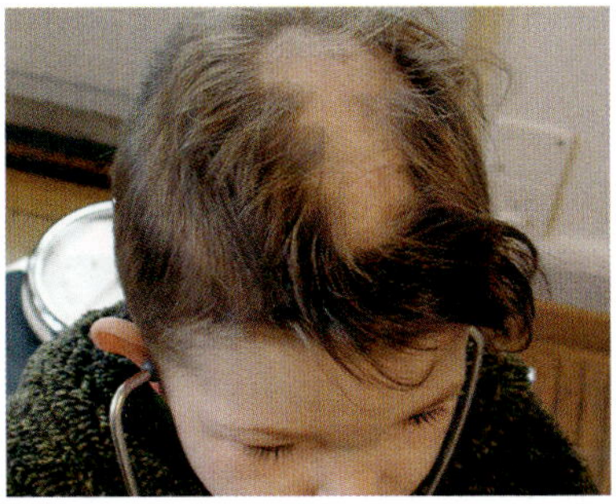

Abb. 30.**45** Kongenitale Alopezie.

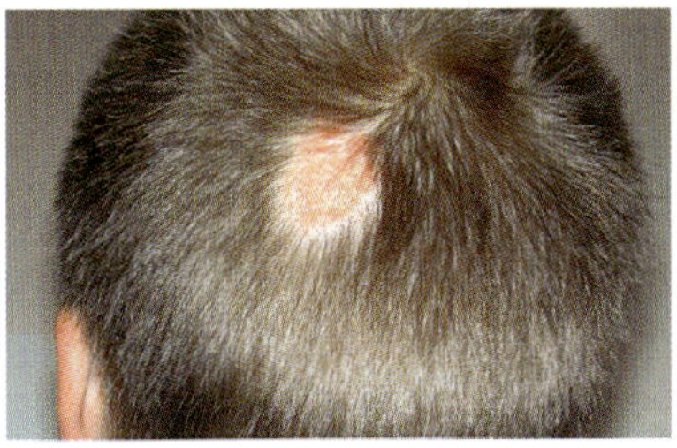

Abb. 30.**46** Naevus sebaceus: beobachten; kann selten entarten.

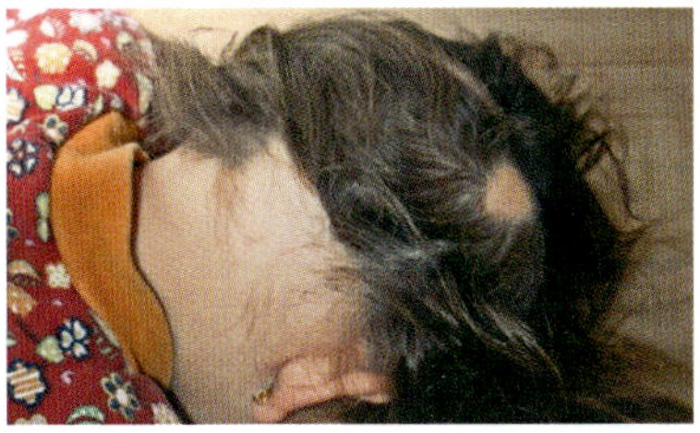

Abb. 30.**47** Alopecia areata.

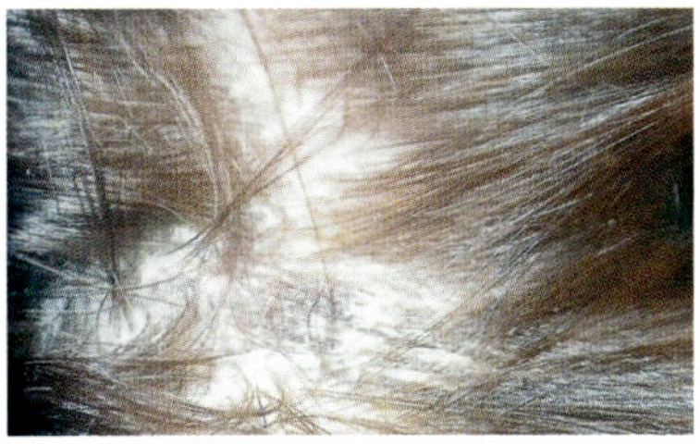

Abb. 30.**48** Pityrias (Tinea) amiantacea.

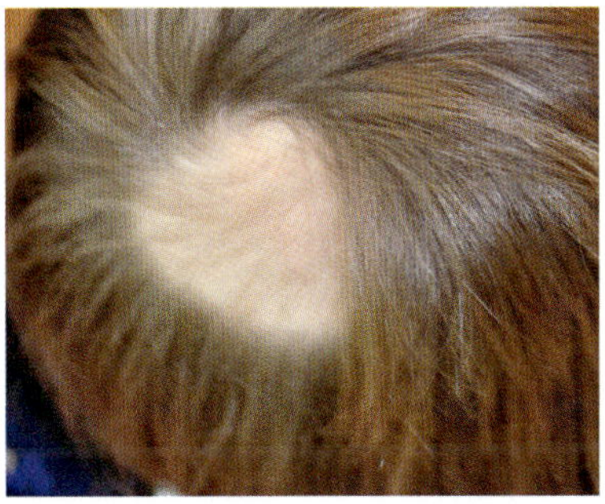

Abb. 30.**49** Trichotillomanie

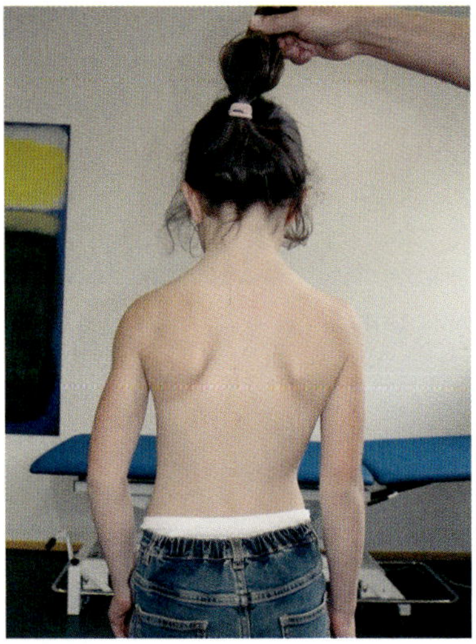

Abb. 30.**50** Scapula alata als Residuum einer oberen Plexusparese.

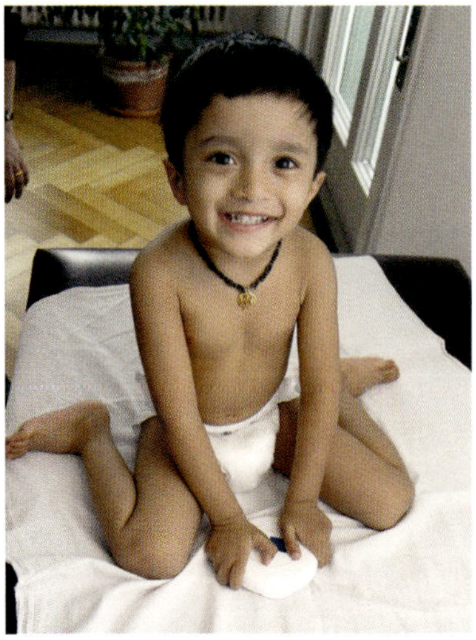

Abb. 30.**51** Der Zwischenfersensitz (W-Sitz) kann ungünstig auf die Coxa valga antetorta wirken.

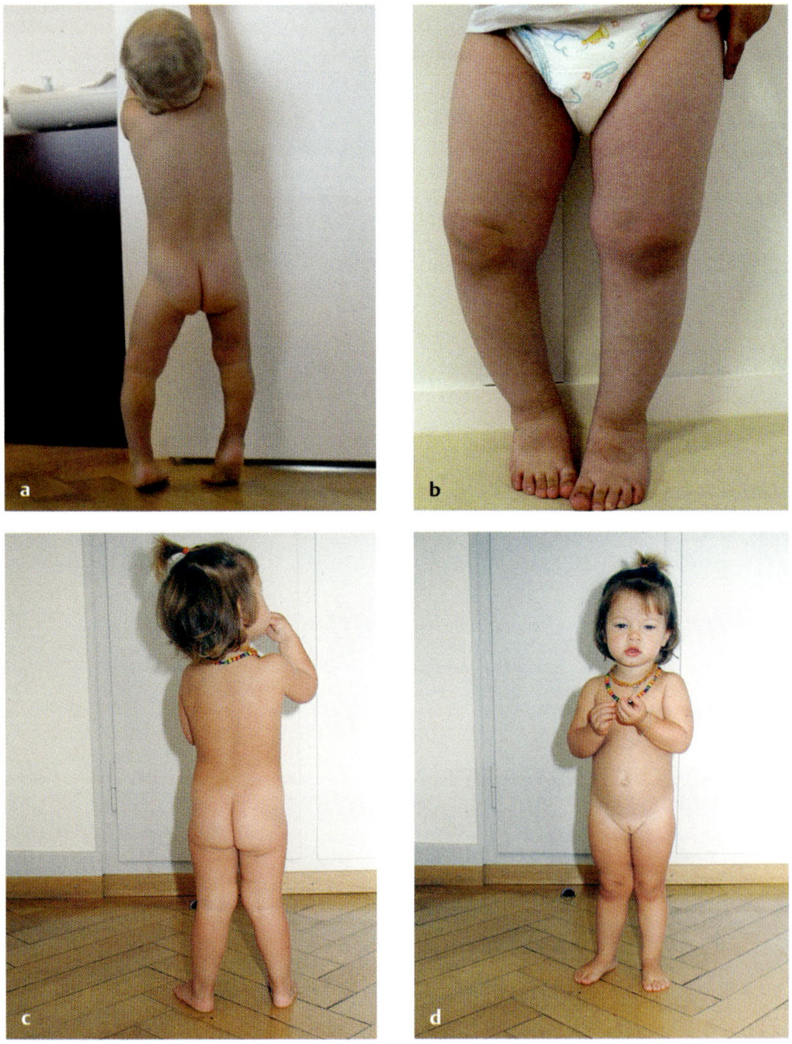

Abb. 30.**52 a – d** Genua valga (von hinten besser sichtbar) und vara (Torsionsanomalien bzw. Normvarianten des Kleinkindesalters): keine Therapie, aber beobachten.
a Genua valga von hinten.
b Genua valga von vorn.
c Genua vara von hinten.
d Genua vara von vorn.

Abdomen

Anamnese und Untersuchung

- Verdauungsprobleme
- abnormale Konsistenz und Geruch des Stuhls
- Auftreten von Vorwölbungen in der Leiste beim Schreien
- Inspektion: Nabelhernie, Inguinalhernie
- Palpation: Hepato-, Splenomegalie, Tumoren, Hydronephrose

Maßnahmen

Gedeihstörungen bzw. Stuhlabnormitäten bedürfen der weiteren Abklärung.

Schädel

Die Untersuchungen und Maßnahmen sind bei der U3 nachzulesen (s. Kapitel 23, Abschnitt „Somatischer Status“, S. 600).

Bewegungsapparat

Untersuchung (Abb. 30.**50** bis Abb. 30.**56**)

Fixierte Skoliosen erwecken Verdacht auf Wirbelsäulenanomalien. Zudem muss die Beweglichkeit der Füße und der großen Gelenke geprüft werden

Besonders zu beachten
- Ausgeprägte muskuläre Hypo- oder Hypertonie
- Bewegungsarmut, Asymmetrie
- eingeschränkte Abduktion
- Beinlängendifferenzen
- Fuß- und Beinachstellung (cave: physiologische Torsionsanomalien)

Maßnahmen

- *Nicht fixierte Skoliosen:* meist gute Prognose; Überwachung
- *fixierte Skoliosen:* Röntgen, kinderorthopädisches Konsilium

2 Jahre

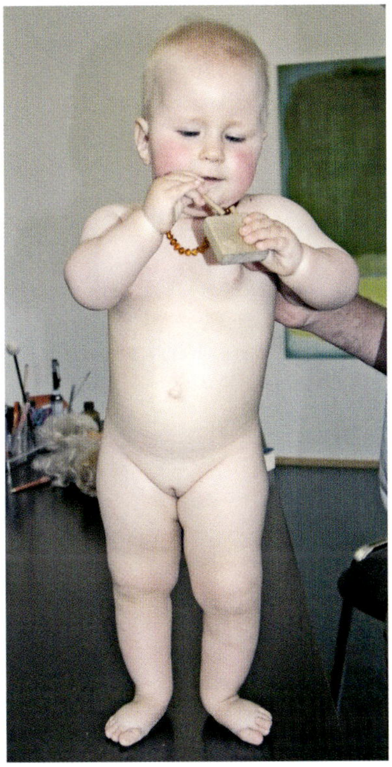

Abb. 30.**53** Massive generalisierte Hypotonie beim Prader-Labhart-Willi-Syndrom

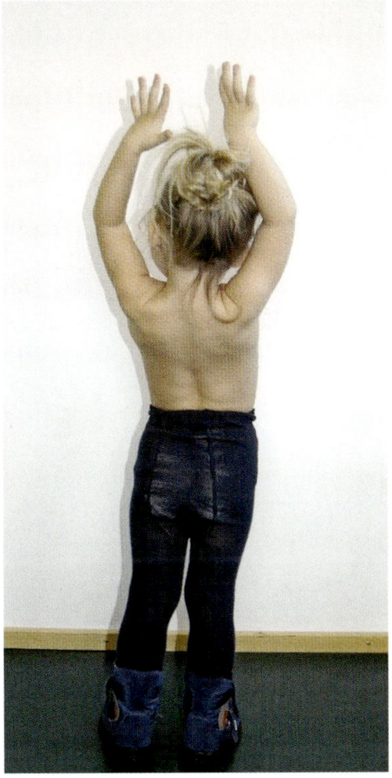

Abb. 30.**54** Residuum bei Status nach Plexusparese rechts.

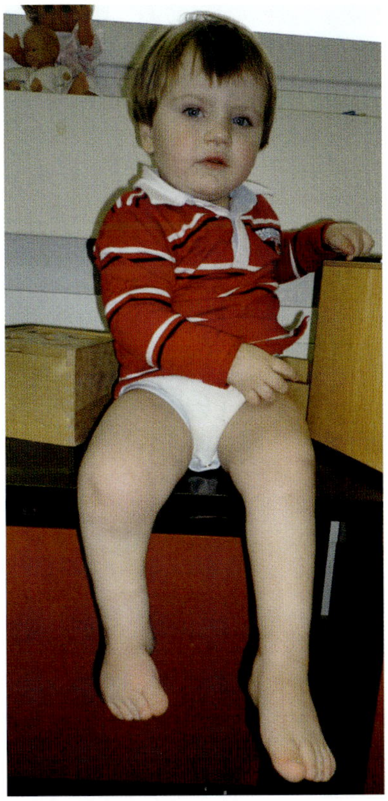

Abb. 30.**55** Beinlängenunterschied bei kongenitaler Tibiadysplasie.

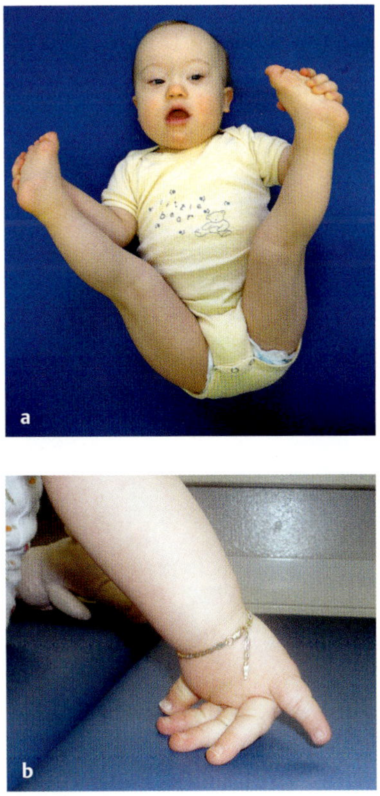

Abb. 30.**56 a, b** Hypotonie bei Trisomie.

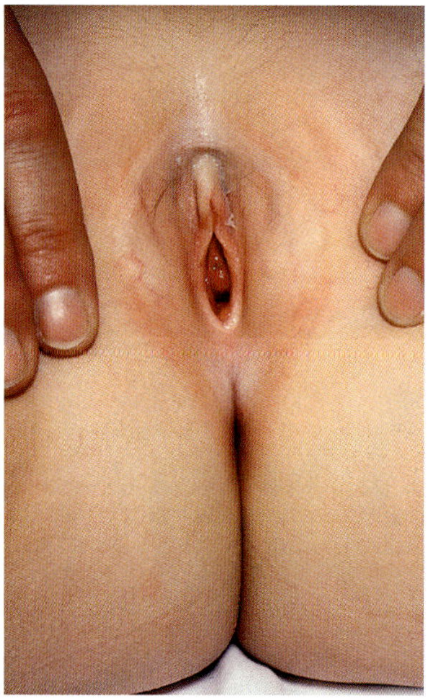

Abb. 30.**57** Lichen sclerosus als Ursache von andauerndem Kratzen. Ausschließen: autoerotisches Gebaren.

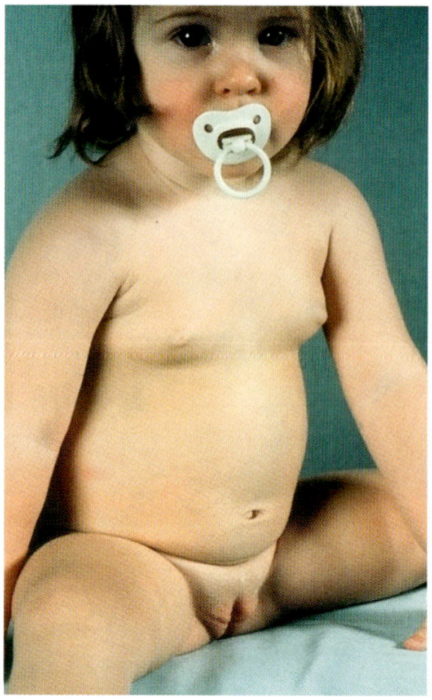

Abb. 30.**58** Prämature Thelarche: meist belanglos. Nicht belanglos, wenn andere Zeichen einer übermäßigen Östrogenwirkung vorhanden sind.

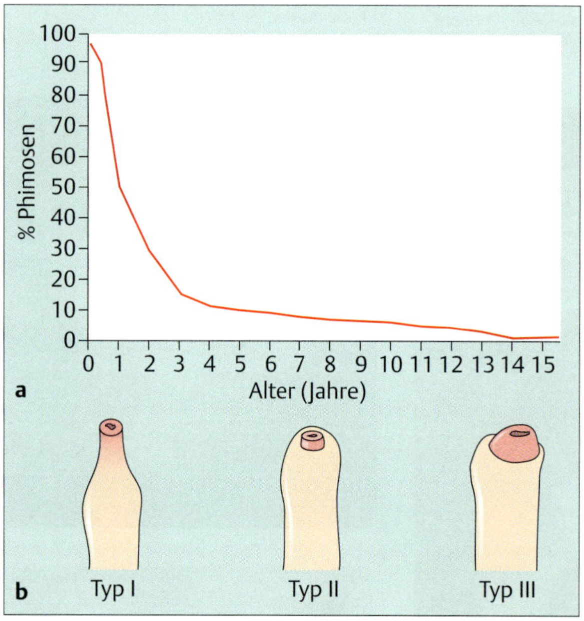

Abb. 30.**59 a, b** Phimose.

a Die „physiologische" Phimose verschwindet mit zunehmendem Alter. Eingriffe sind deshalb erst ab dem 3. Lebensjahr gerechtfertigt.

b Typeneinteilung nach Kayaba.

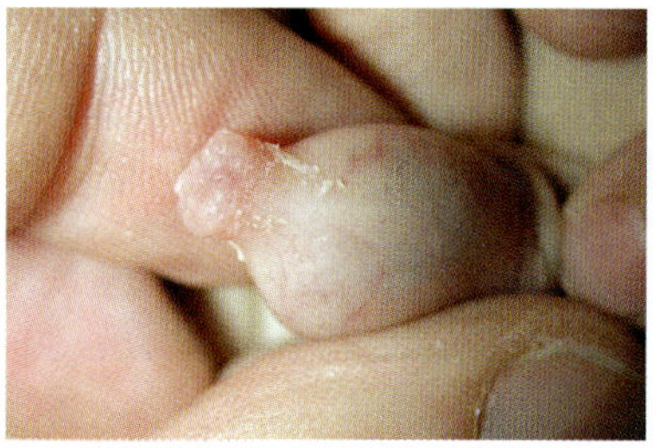

Abb. 30.**60** Phimose (Typ I nach Kayaba).

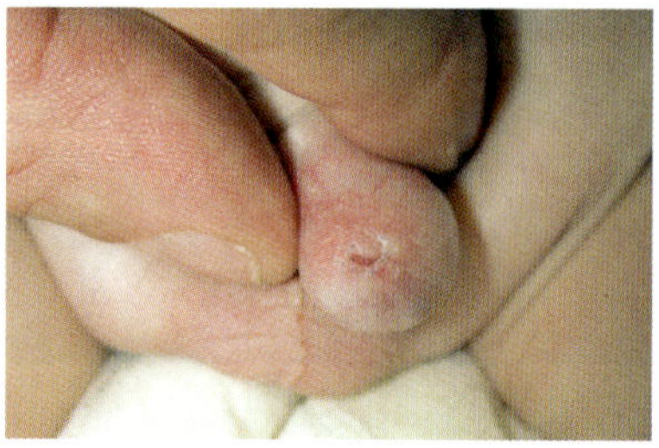

Abb. 30.**61** Kongenitales stenotisches Präputium (Typ II nach Kayaba).

Genitale

! Die Antwort auf die Frage, wie das Genitale in der Familie benannt wird, gibt Hinweise auf den Umgang mit diesem!

Untersuchung (Abb. 30.**57** bis Abb. 30.**61**)

Beurteilen

- *weibliches Genitale:*
  - Vaginalöffnung
  - Verletzungen
  - Größe der Klitoris
  - Labiensynechie
- *männliches Genitale:*
  - Lage der Testes
  - Vorhautverhältnisse

Maßnahmen

- *Beim Mädchen:* Bei Synechie der kleinen Labien führt die Applikation einer östrogenhaltigen Salbe zur Spontanlösung.
- *Beim Jungen:*
  - Die Verklebung des Präputiums mit der Glans ist in diesem Alter physiologisch; Lösungsversuche sind zu unterlassen.
  - Eine Lageanomalie der Hoden sollte in diesem Alter saniert sein.

Vorsorge

Impfungen

Sicherung der Grundimmunisierung
Im Rahmen der U7 sind eine Kontrolle und eventuell erforderliche Nachimpfungen der Grundimmunisierung gegen Tetanus (T), Diphtherie (D/d), Pertussis (aP/ap), Haemophilus influenzae Typ b (Hib), Pneumokokken und Masern-Mumps-Röteln (MMR) nötig.

Unfallverhütung (Abb. 30.**62** bis Abb. 30.**65**)

Mit zunehmender Mobilität des Kindes werden viele Dinge in der Wohnung erreichbar, die nicht in Kinderhände gehören. Deshalb sollten alle Gegenstände, die dem Kind gefährlich werden könnten, außer Reichweite gebracht werden. Aktuell in diesem Alter sind:

- *Wickeltisch:*
  - Achtung vor Sturz vom Wickeltisch
  - Kleinkind nicht aus den Augen lassen und nicht vom Wickeltisch weichen; allenfalls besser auf einem Bett oder am Boden wickeln
- *Auto:*
  - ohne Beifahrer-Airbag: auf dem Vordersitz in speziell gesichertem Kindersitz
  - mit Beifahrer-Airbag: auf dem Rücksitz in speziellem Kindersitz, gesichert durch Sicherheitsgurte
- *Kinderspielzeug:*
  - Gefahr des Aspirierens kleiner Gegenstände
  - Kinderspielzeug kaufen, das der europäischen Norm EN71 genügt (auf CE-Norm-Zeichen achten)

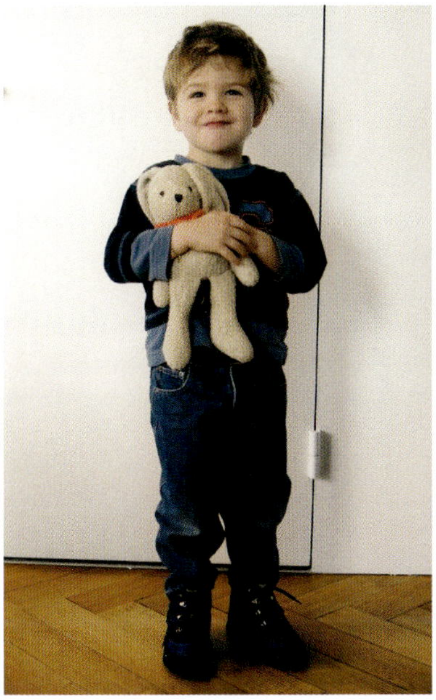

Abb. 30.**62** Das Übergangsprojekt: „Happiness is a …“.

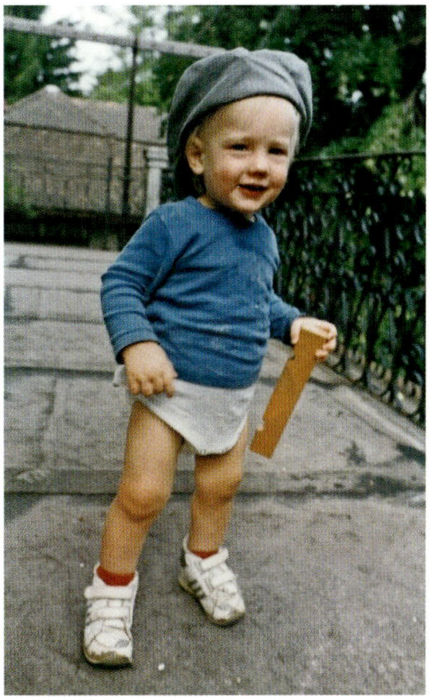

Abb. 30.**63** Auch mit einfachen Gegenständen können große Abenteuer beginnen …

- *Umwelt:*
  - Kinder nehmen seltener – aber doch immer wieder – alles in den Mund, d. h. Gefährliches und Zerbrechliches aus Reichweite des Kindes entfernen
  - Biotope sichern
  - wegen Gefahr von Stromverletzungen: FI-Sicherungen zentral für den ganzen Haushalt installieren lassen, oder aber einzelne Steckdosen mit eingebauten FI-Sicherungen versehen
  - Terrassen und Balkone sichern, bei Galerien Aufstiegsmöglichkeiten vermeiden oder Schutznetze verwenden
  - Herdschutz: keine Stühle in der Küche

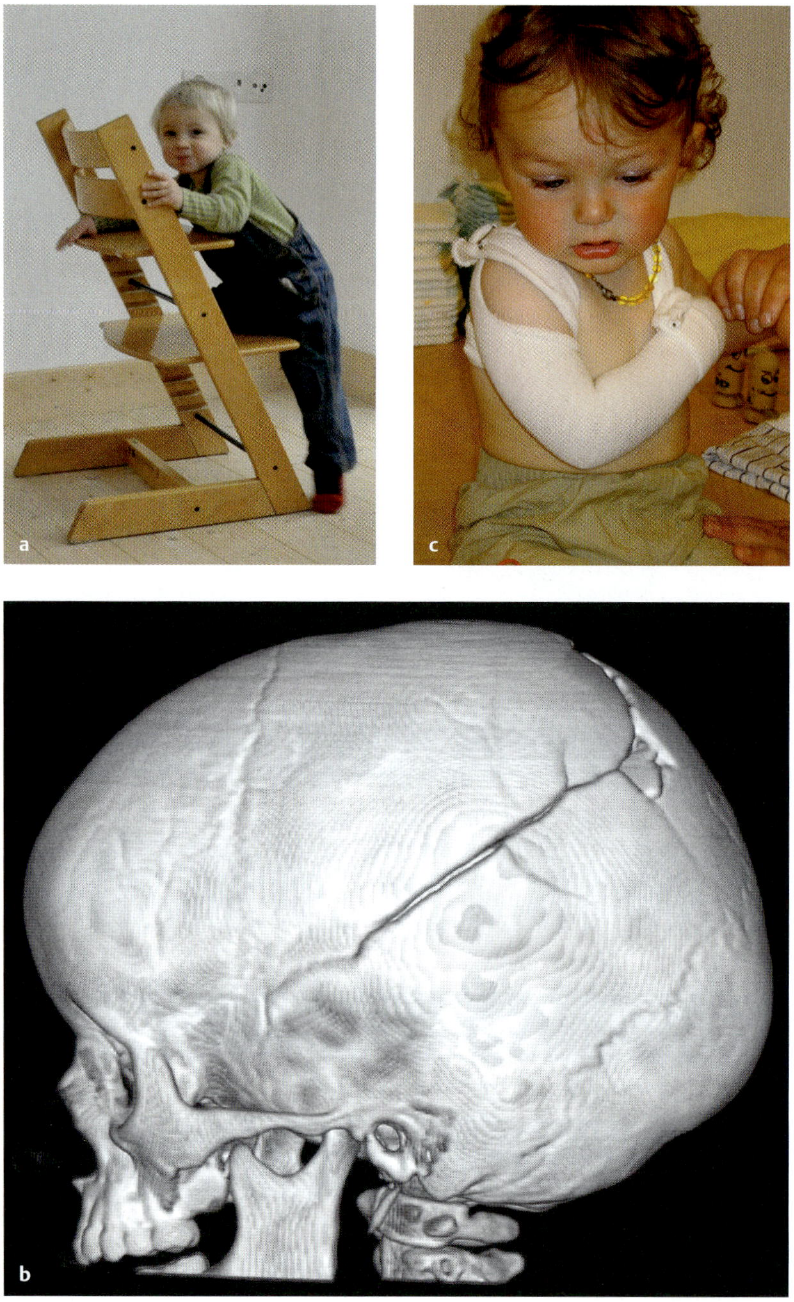

Abb. 30.**64 a – c** Auf den Stuhl klettern ... und herunterfallen! (Oberarmfraktur, Schädelbruch).

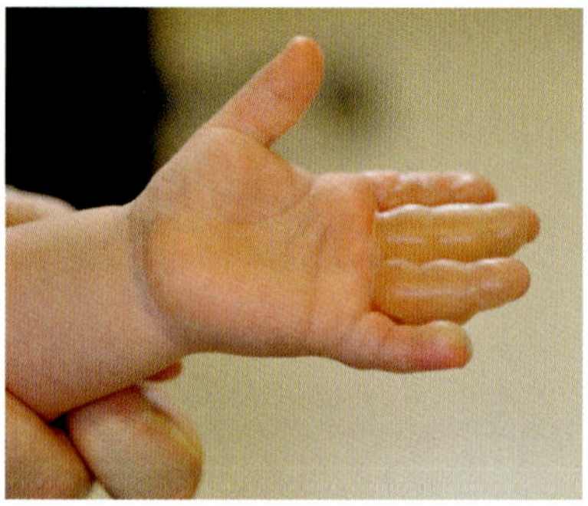

Abb. 30.**65** Verbrennung.

Präventive Beratung

(Abb. 30.**66** bis Abb. 30.**69**)

Wesentliche Gesprächsinhalte und Botschaften – über das bereits im Rahmen der 18-Monate-Untersuchung (s. Kapitel 29, Abschnitt „Vorsorge", S. 719) Gesagte hinaus – sind Ängste und der Umgang damit sowie die Unterstützung der Sprachentwicklung.

Wesentliche Gesprächsinhalte und Botschaften:

- positive Unterstützung und Beratung der Eltern
- Kinder werden in Bezug auf bestimmte Körperfunktionen selbständiger: Essen, Trinken, Kleidungsstücke an- und ausziehen, dies soll gefördert werden
- Erkunden der näheren Umwelt ist für die geistige Entwicklung des Kindes wichtig
- Autonomieentwicklung unterstützen und erklären
- Erziehunghaltung (Fit/Misfit)
- Einfluss der Erziehung ist limitiert – andererseits beginnt elterliches Fehlverhalten seine Folgen zu haben: z. B. nächtlicher Schoppen
- Grenzen müssen gesetzt werden
- Spielen mit einfachen Spielzeugen, Bilderbücher erzählen und betrachten lassen
- Reizüberflutung des Kindes vermeiden
- Trotzreaktionen gehören zur normalen Entwicklung im 2.–5. Lebensjahr
- Tobsuchtsanfälle und Weinkrämpfe sind nie gesundheitsschädigend
- Geschwistereifersucht ist ein normales Verhalten
- Sauberkeitserziehung thematisieren
- rauchfreie Umgebung
- Medienumgang (TV, Radio, MP3-Player, Games, Dauerimmission)
- Ängste und der Umgang damit
- Unterstützung der Sprachentwicklung: die „magischen Jahre" kommen – in der Fantasie des Kindes verschmelzen Realität und Fiktion

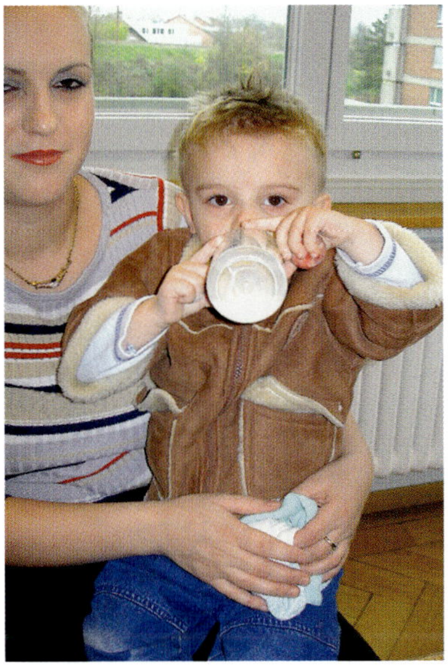

Abb. 30.**66** Die unsägliche Nuckelflasche sollte, wenn möglich, spätestens jetzt abgewöhnt werden. Dieses Kind wurde ausschließlich mit Kuhmilchernährung versorgt (will nicht essen). Resultat: Anämie und Mangelernährung!

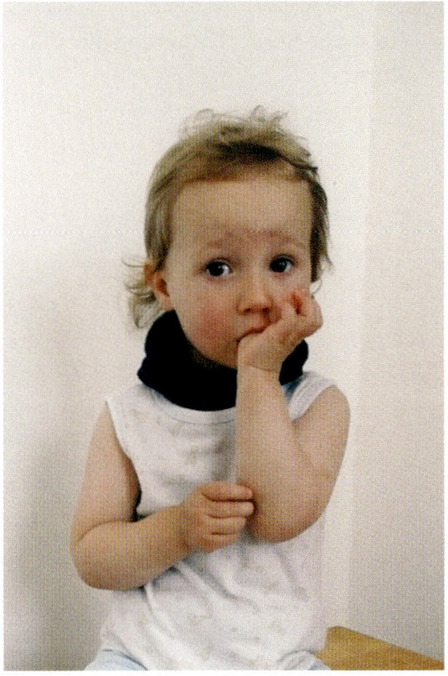

Abb. 30.**67** Daumenlutschen ist allerdings auch nicht besser...

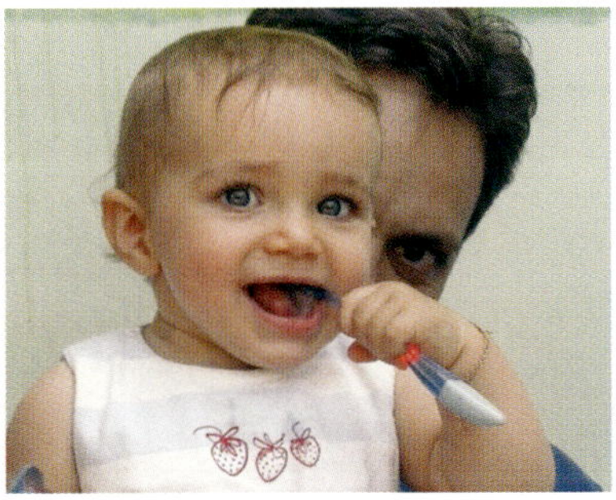

Abb. 30.**68** Anleitung zum Zähneputzen.

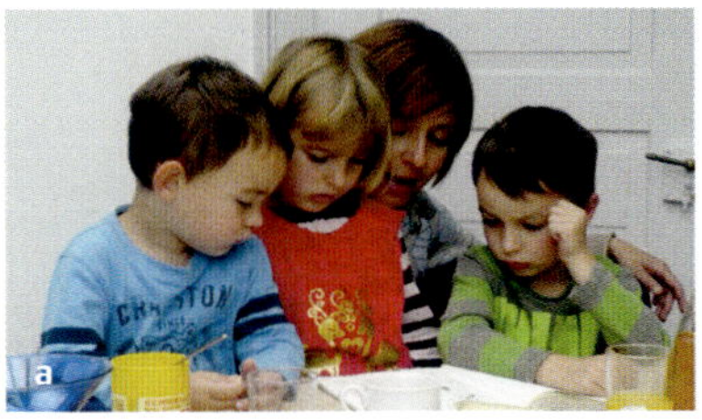

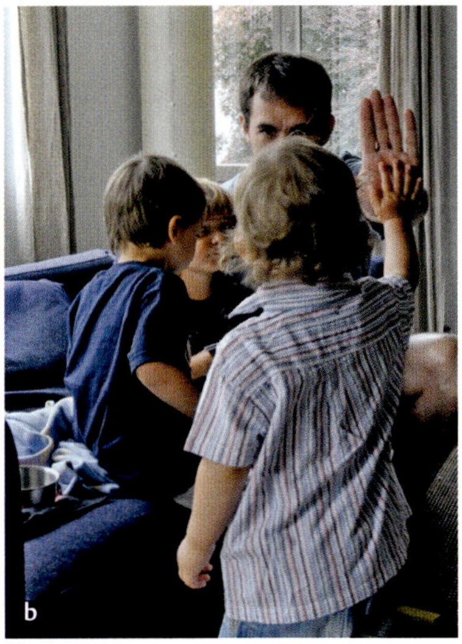

Abb. 30.**69 a, b** Zeit für die Kinder.
a Hier wird vorgelesen.
b „Give me five!"

Tipps zur Sprachförderung für die Eltern

- „Reden Sie viel mit Ihrem Kind."
- „Sagen Sie ihm, was Sie gerade tun."
- „Sprechen Sie mit ihm in Ihrer Muttersprache."
- „Geben Sie ihm Bilderbücher."
- „Nehmen Sie sich Zeit, schauen Sie mit ihm zusammen diese Bilderbücher an und reden mit ihm darüber (Joint Interest)!"
- „Gehen Sie auf seine Beobachtungen und Äußerungen ein. Ein- bis 2-jährige Kinder haben Spaß daran, ihnen bekannte Gegenstände in Büchern zu entdecken, und sie können bereits erste Bildfolgen erkennen."
- „Lesen Sie regelmäßig mit Ihrem Kind und richten Sie ihm eine eigene Bücherecke ein!"
- „Konzentrieren Sie sich gemeinsam mit dem Kind auf eine Sache, ein Ereignis (Joint Interest)!"
- „Nicht einzelne Wörter sind gefragt, sondern ganze Geschichten!"
- „Sie sollten Ihr Kind nicht für seine Sprachfehler korrigieren, sondern das richtige Wort noch einmal richtig sagen und die Kommunikationslust des Kindes fördern!"
- „Ermuntern Sie das Kind zum Sprechen. Fragen Sie nach, kommunizieren Sie!"
- „Nicht locker lassen: Das Kind braucht Sprachangebote, und haben Sie Spaß!"

Literatur

Taylor D, Hoyt C. Pediatric ophtalmology and strabismus. 3 rd. ed. München: Elsevier; 2005

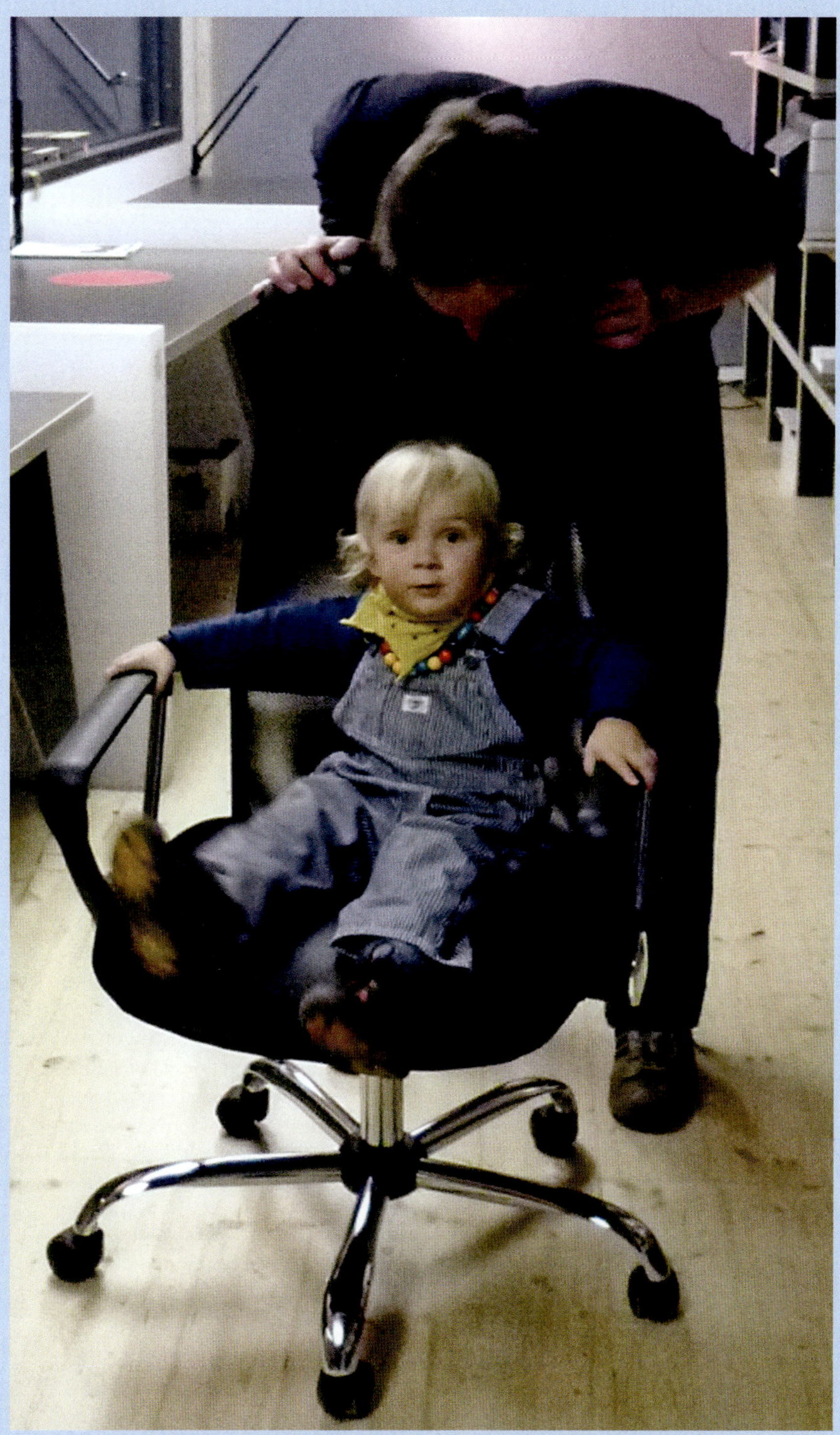

Synopsis der psychomotorischen Entwicklung (Abb. 31.1)

Grobmotorik. Das Kind kann sicher vorwärts, rückwärts und seitwärts gehen und kann gut rennen, mit vergleichweise wenigen Ausgleichsbewegungen der Arme. Es geht Treppen hoch (auch mit gleichzeitigem Halten von großen Gegenständen), auch ohne sich am Geländer festzuhalten. Beim Heruntergehen setzt es beide Füße auf einen Tritt. Es springt z. B. von kleinen Erhebungen und dem letzten Treppentritt mit beiden Füßen zusammen herunter. Es geht um Hindernisse sicher herum und klettert geschickt hinauf (Kinderstuhl). Es kann kurz auf einem Bein oder den Zehen stehen (manchmal erst nach dem Vorführen). Es hat gelernt, im Schneidersitz zu sitzen, bevorzugt aber oft den Zwischenfersensitz. Es kann Dreiradfahren und gebraucht die Pedale, manchmal auch ein Laufrad. Es steuert in große Bögen um Zimmerecken, wirft Bälle über die Hand, spielt Fußball und kann größere Bälle mit ausgestreckten Armen fangen, wenn auch noch etwas unsicher.

Feinmotorik. Die dominante Hand, egal ob rechts oder links, ist jetzt festgelegt. Manche Kinder brauchen aber bis zum 5. oder 6. Lebensjahr damit. Das Kind kann 2 kleine Dinge unabhängig voneinander und einzeln vom Boden auflesen, und es baut große Türme mit 8 – 10 Bauklötzen, baut „Brücken" aus 3 Klötzchen nach und fädelt größere Perlen auf eine Schnur auf. Es kann schon einzelne Schnitte mit einer Schere machen und gut mit Löffel und Gabel essen. Es kann einige Kleidungsstücke selber ausziehen, braucht aber bei den Knöpfen oder beim Reißverschluss noch Hilfe. Es hält den Stift im Übergangsgriff (Daumenquergriff), oft auch im Faustgriff, und kann eine Linie nachzeichnen.

Spiel. Die So-tun-als-ob-Spiele sind nun sehr beliebt. Hier bietet sich dem Kind die Gelegenheit, das neu erworbene Wissen, Erlebnisse, soziale Kontakte und erlebte Situationen nachzuspielen. Ins Spiel werden Spielsachen, Geschwister und Erwachsene einbezogen. Das Kind erklärt und bestimmt die „Spielregeln" und gibt zum Teil lustige und überraschende Kommentare zu seinem Spiel ab. Die Jungen interessieren sich bevorzugt für grobmotorische Spiele. Nun kann das Kind auch mit anderen Kindern spielen. Es zeigt seine Zuneigung ohne Hemmungen, auch jüngeren Geschwistern gegenüber. Es hat mittlerweile schon gelernt zu teilen. Diese Rollenspiele sind anfangs nur kurz; später können sie sich über einen ganzen Vor- oder Nachmittag hinziehen. Rollenspiele ermöglichen es dem Kind, verschiedene Rollen zu üben. Zuerst werden die Rollen von den Tätigkeiten bestimmt: Der Bäcker macht das, der Doktor tut jenes. In der weiteren Entwicklung versetzt sich das Kind auch in die gedankliche Welt der Rolle: „Der Bäcker wäre glücklich, wenn..." oder „Der Doktor denkt dabei an..." Nicht nur die Komplexität der Rollen nimmt zu, die Kinder lernen sich auch in die andere Person hineinzudenken. Diese Fähigkeit wird auch die Theory of Mind genannt. Das Spiel bekommt dadurch einen „magischen" Charakter. Mit zunehmender Reifung des Kindes kann es immer mehr auch „in der Fantasie" spielen und braucht die gegenständliche Welt immer weniger. Bei dieser Art von Spiel können Kinder auch Emotionen ausleben und lernen, damit besser umzugehen: Freude, Aufregung, Begeisterung, aber auch Angst, Wut und Frustration. Diese virtuelle Art des Spieles wird perfektioniert und verliert sich (hoffentlich) nicht mehr.

Sprache. Das Sprachverständnis ist sicher. Das Kind hat nun einen Wortschatz von weit über 400 Worten und kennt den eigenen Vor- und Nachnamen. Es spricht Mehrwortsätze (3 – 5 Wörter) mit ersten, grammatikalischen Strukturen und Regeln. Gröbere Aussprachefehler sollten verschwunden sein. Zusammenhängende Informationen werden immer besser verstanden; das Kind kann sich an einem einfachen Frage-Antwort-Dialog beteiligen. Typische und andauernd gestellte Fragen in diesem Alter sind: „Wer?", „Warum?", „Wieso?", „Woher?", „Welche?", „Was?" und „Wo?". Manchmal stoßen die Eltern dabei an ihre Grenzen ...

Aktivitäten des täglichen Lebens. Das Kind möchte bei jedem Handgriff dabei sein und helfen, obwohl es ja zugegebenermaßen keine wirkliche Hilfe ist! Es möchte an der Familie teilhaben. Das Kind kann sich die Hände waschen, aber noch nicht allein abtrocknen. Es isst mit Gabel und Löffel und zieht alle Kleider allein aus, braucht aber zum Anziehen, vor allem bei Knöpfen, in der Regel Hilfe. Einzelne Kinder sind schon tagsüber trocken. Das Kind macht bereits erste Anstrengungen, „Ordnung" zu halten. Das Kind kann bestimmt sagen, dass es ein Mädchen bzw. ein Junge ist. Auch die Wahl der Spielsachen wird immer geschlechtsspezifischer! Es versteht den Begriff „später" noch nicht: „Später" oder „heute Nachmittag" oder sogar „morgen" heißt für das Kleinkind „nie"! Entsprechend reagiert es mit Empörung: Es will es sofort! Kleinkinder leben im Hier und Jetzt. Sie haben noch kein Zeitgefühl. Die Fähigkeit, Zukunft und Vergangenheit von der Gegenwart zu unterscheiden, entwickelt sich erst nach dem 4. Lebensjahr.

Autonomie. Für die kindliche Entwicklung ist die Autonomieentwicklung sicherlich gleichbedeutend wie die Bindungsentwicklung oder das Erreichen der Meilensteine. Die Fortschritte in der kindlichen Entwicklung bedeuten auch, dass das Kind „fortschreitet"; dies heißt letztlich auch „weggehen" (von den Eltern). Schon sehr früh zeigen Kinder eigenen Willen, und viele Eltern nehmen dies als Anlass, ihr Kind zu „erziehen", halten es also zurück und lassen es nicht sehr autonom werden. Da Kinder aber, wenn sie einmal auf eigenen Füßen stehen wollen, sich von den Eltern loslösen müssen, werden sie sich diesen Maßnahmen der Eltern mehr und mehr widersetzen. Diese „Absetzbewegung" des Kindes trägt immer das Risiko in sich, die liebevolle Unterstützung der Eltern zu gefährden. Die Beziehung zwischen Eltern und Kind macht dadurch eine entscheidende Wandlung durch. Sie wird zunehmend unsicher und veränderlich. Nicht alle Menschen lieben veränderliche Beziehungen. Für die Weiterentwicklung des Kindes ist es aber absolut entscheidend, dass diese neue Art von Beziehung immer wieder, von beiden Seiten, neu definiert werden kann. Es versteht sich von selbst, dass in diesem Prozess das Kind auch lernen muss, seine Selbstkontrolle zu optimieren. Es kann nicht mehr jeder Idee, jedem Willen nachgeben und diesen ohne Rücksicht ausleben. Das Kind wird also auch lernen, Handlungsplanungen bewusst vorzunehmen und eine gewisse, zwar kindliche, Risikoabschätzung zu machen. Es lernt damit auch, seine Frustrationstoleranz zu verbessern. Nicht mehr alles muss nun sofort geschehen („Instant Gratification"). Das Kind löst sich nicht nur zunehmend von den Bezugspersonen, sondern wendet sich dafür auch zunehmend den Gleichaltrigen zu.

Schwerpunkte der Untersuchung

Datum: ______ Alter: ______ Gewicht: ______ P______
Länge: ______ P______ Kopfumf.: ______ P______ BD: ______ P______

☑ normal/ja ☒ auffällig/nein ❑ nicht untersucht/erfr.

Anamnese

- ❑ Zwischenanamnese
- ❑ Ernährung (isst selbständig)
- ❑ Kariesprohylaxe
- ❑ Schlafverhalten
- ❑ Sauberkeitsentwicklung
- ❑ Befindlichkeit Kind/Eltern
- ❑ Interaktion/Bindung
- ❑ Familiäres Umfeld/Geschwister/Ressourcen
- ❑ Außerfamiliäre Betreuung/Kinderkontakte
- ❑ Risikofaktoren Misshandlung (Schlafverhalten, Trotzen, Ernährungsstörungen, häusliche Gewalt
- ❑ Spezielle Förderung, Behandlung, Therapien

Entwicklung

• Motorik

- ❑ Steigt Treppen freihändig im Nachstellschritt
- ❑ Einbeinstand vorgezeigt kurz möglich
- ❑ Fährt Dreirad
- ❑ Zweibeinhüpfen
- ❑ Sicher Perlenkette aufreihen
- ❑ Schneidet eigenhändig

• Spiel

- ❑ Betrachtet gerne Bilderbücher
- ❑ Rollt Knete
- ❑ Vertikales Bauen (9 Würfel)
- ❑ Geplantes Symbolspiel: erkennt fehlende Bildteile
- ❑ Antizipiert alle Formboxformen, baut Brücken mit Klötzchen (nach Vorlage), kann Linien nachzeichnen, unterscheidet/sortiert Farben/groß und klein

• Kommunikation, Sprache

- ❑ Warum- und Wo-Fragen
- ❑ Sprache für Dritte verständlich
- ❑ Sagt ich, fragt nach Papa/abwesenden Personen
- ❑ Gibt Informationen
- ❑ Führt kleines Gespräch
- ❑ Benennt Tiere, Gegenstände
- ❑ Mehrwortsätze
- ❑ Differenzierter Wortschatz (keine Passepartout Wörter), Vergangenheitsformen/plural, kategorisiert
- ❑ Kennt und sagt seinen Vor- und Nachnamen (evtl. Alter)
- ❑ Zählt bis 10, ohne Zahlenverständnis
- ❑ Präpositionen vorhanden
- ❑ Versteht zweiteilige Aufforderungen
- ❑ Versteht absurde Aufforderungen

• Sozioemotional

- ❑ Kooperiert mit Untersucher
- ❑ Sucht Kinderkontakte
- ❑ Hilft im Haushalt
- ❑ Erkennt sein Geschlecht (Benennung?)
- ❑ Unterscheidet 2 Farben
- ❑ Macht kurze Telefongespräche
- ❑ Kann sich von der Mutter trennen
- ❑ Kann gewisse Kleider anziehen
- ❑ Kann teilen

Untersuchung

- ❑ Augen (kein Schielen, Lang-Test/Brückner-Test)
- ❑ Ohren (Hochtonrassel beidseits oben/Sprachaudiometrie)
- ❑ Herz/Kreislauf/Respiration
- ❑ Abdomen/Genitale
- ❑ Herz/Kreislauf/Respiration
- ❑ Reflexe/Tonus
- ❑ Hodenlage normal

Prävention

- ❑ Isst selständig mit Löffel/Gabel
- ❑ Keine Nuckelflasche
- ❑ Unfallverhütung (Verkehrsmittel, Straßenverkehr)

Risikofaktoren, antizipatorische Beratung

- ❑ Autonomie/Nein-Sagen
- ❑ Spielgruppe/Kindergarten/Förderung
- ❑ Rauchfreie Umgebung
- ❑ Hirarchie (Wer bestimmt in der Familie?)
- ❑ Sauberkeitsentwicklung (signalisiert Harn- und Stuhldrang)
- ❑ Ernährung/Junk Food
- ❑ Medien

Bemerkungen/ Massnahmen

Abb. 31.1 3 Jahre – SGP-Checklisten 2011.

Bei der U7 a geht es im Wesentlichen um das Erkennen und die Behandlungseinleitung von Sprachentwicklungsstörungen, allergischen Erkrankungen, Sozialisations- und Verhaltensstörungen, Übergewicht, Zahn-, Mund- und Kieferanomalien. Die U7 a ist in Deutschland 2008 als Leistung der gesetzlichen Krankenversicherung eingeführt worden. In der Schweiz wurde sie 2010 eingeführt, ist bisher aber leider noch nicht in den Kassentarif aufgenommen worden.

Das 3-Jährige hat schon eine recht große Portion Selbstsicherheit und lässt sie seine Umgebung auch spüren. Aber nicht immer will ihm alles gelingen. Das Kind kann nun schon sehr gut mit seiner Umwelt kommunizieren; es hilft gern im Haushalt und im Garten und möchte dafür auch gelobt werden. Die motorischen und koordinativen Fähigkeiten haben weiter zugenommen; Unglücke und Ungeschicklichkeiten passieren daher viel seltener. Zusammen mit den kommunikativen Fähigkeiten werden sie benutzt, um die Umwelt zu begreifen und zu beeinflussen. Das Kind hat sich ein großes Sachwissen über seine Welt angeeignet und versteht zunehmend die Zusammenhänge.

Mittlerweile will und kann es sich auch deutlich leichter entscheiden, z. B. ob rote oder blaue Strümpfe, Sandalen oder Gummistiefel angezogen werden sollen. Die Ergebnisse dieser Entscheidungen erleichtern leider den Zugang zum Kind und damit zur Vorsorgeuntersuchung nicht gerade. Das Kind kann, falsch angegangen, heftige Trotzanfälle haben und die körperliche Untersuchung unmöglich machen. Es gilt, zuerst zu beobachten und das Kind erst zu berühren (auf dem sicheren Schoß der Eltern), wenn das Vertrauensverhältnis da ist. Das Kind ist kaum mit Argumenten zu überzeugen. Manchmal brauchen Kinder in diesem Alter noch ein Übergangsobjekt, um Zeiten der Einsamkeit und der Entschlussschwäche zu überbrücken. Der Zugang über die Sprache wird aber deutlich einfacher.

Touchpoints

- *Fantasie:* Das Kind verwendet Symbole im Spiel, als Teil einer lebhaften und aktiven Fantasie. Es beginnt, sich die komplexe Welt mithilfe seiner Fantasie zu erklären. Imaginäre Freunde oder ein Übergangsobjekt sind von großer Bedeutung.
- *Ängste und Phobien:* Erfahrungen und Gefühle werden mittels Fantasie erklärt. Wenn Kinder beunruhigende Erfahrungen belasten, treten Ängste und Phobien auf. Der Grat zwischen Fantasie und Realität ist besonders nach dem Erwachen schmal. Die Gefühle sind für das Kind real, und die Erwachsenen müssen es beruhigen.
- *Sprache:* Die verbale Ausdrucksfähigkeit explodiert geradezu. Sie hilft dem Kind, sich in der Welt zurechtzufinden. Dazu stellt es viele Fragen und führt Selbstgespräche. Die Art und Weise der Sprache der Betreuungspersonen beeinflusst den Sprachgebrauch des Kindes und hat Einfluss auf seine spätere schulische Entwicklung.
- *Peer-Beziehungen:* Das Kind ist normalerweise eine gesellige Persönlichkeit und kann Trennungen besser ertragen als zuvor. Es ist außerdem fasziniert vom Spiel mit Gleichaltrigen.
- *Soziales Verständnis:* Das Kind kann Signale anderer besser deuten und die Folgen seines Verhaltens besser einschätzen (Theory of Mind). Die Eltern erwarten nun reiferes Verhalten und messen Fehlverhalten größere Bedeutung bei. Das Kind versteht jetzt sehr gut, die Eltern zu manipulieren, ohne die eigenen Absichten zu offenbaren.

Erste Beobachtungen und Fragen

Wie die Eltern anamnestisch Auskunft über die Zwischenanamnese und die Entwicklung des Kindes geben sowie das „Handling" des Kindes (Ausziehen, Unterstützung beim Spielen und bei den Untersuchungen, Durchsetzen von Anforderungen usw.) geben entscheidende Hinweise über Art und Ausmaß der Symbioseauflösung und der parallel verlaufenden Individuationsentwicklung (Autonomieentwicklung) des Kindes, aber auch über die Erziehungsparadigmen der Familie (Wer ist der Boss?). Weiter erlaubt die Beobachtung der Eltern-Kind-Interaktion während der Untersuchung Aufschlüsse über eine eventuelle Ablehnung des Kindes oder eine Überforderung der Begleitpersonen.

Anamnese

- *allgemeine Fragen:*
  - was für Fragen sind in der Zwischenzeit aufgetreten
  - haben Vater/Mutter spezifische Fragen, die im Anschluss oder während der Untersuchung zu beantworten sind
  - haben Vater/Mutter spezielle Erwartungen an diese Vorsorgeuntersuchung und den Arztbesuch
  - Frage nach der Befindlichkeit des anwesenden Elternteils und (anschließend) nach der des abwesenden Elternteils
  - kurze „diskrete" Orientierung über die Familiensituation: Befindlichkeit, Rollenverteilung und Erziehungskompetenzen der Eltern, Ressourcen (Finanzielles, Arbeit, Entlastungsressourcen; Information über die Möglichkeit, Erziehungshilfen zu erwerben)
  - außerfamiliäre Betreuung des Kindes, gibt es Kinderkontakte
  - gibt es Risikofaktoren für Misshandlung (Schlafverhalten, Trotzen, Ernährungsstörungen, häusliche Gewalt)
- *psychomotorische Entwicklung:*
  - hilft im Haushalt („Bring mir das!")
  - kann sich längere Zeit spielend beschäftigen
  - betrachtet sehr ausdauernd Bilderbücher
  - macht Rollenspiele
  - geht Treppen im Wechselschritt hinauf
  - fällt im Vergleich zu anderen Kindern als „Tollpatsch" auf
  - kann Dreiradfahren (2,5 – 3 Jahre)
  - fährt Laufrad (Abb. 31.**2**)
  - zieht sich selbst aus, teilweise auch an
  - isst selbstständig mit Gabel und Löffel
  - sagt „Ich" und seinen Vornamen
  - sagt, dass es zur Toilette muss
  - putzt sich die Zähne
  - kann sich von der Mutter (dem Vater) trennen
  - Fernsehzeit pro Tag
  - spezielle Förderung, Behandlung oder Therapien
- *psychosoziale Entwicklung* (Abb. 31.**3**):
  - Trotzverhalten, typische Ursachen, Coping
  - Geschwistereifersucht
  - Temperament
  - Stimmungslage des Kindes
  - Integration des Kindes in der Familie
  - Lieblingsspielsachen
  - Interesse am außerfamiliären Leben, an anderen Kindern
  - Integrationsfähigkeit (Spielgruppe, Hort, Freunde, Spielkameraden, bei Besuch)
  - Autonomieentwicklung (kann das Kind einfachste Spielregeln befolgen?)
  - selbstständiges Handeln (kleine Aufgaben erfüllen)
- *Fragen bei alleinerziehenden Eltern:*
  - Rollenverständnis
  - Verhältnis mit der Pflegefamilie
  - finanzielle, fürsorgerische Hilfemöglichkeiten
  - rechtlich-juristische Situation (Beistand, Vormund)
  - Entlastungsmöglichkeiten
- *Schlafverhalten:*
  - Rhythmus
  - Rituale
  - Übergangsobjekt
  - Wo schläft das Kind, wo schläft es ein?
  - Einschlaf-/Durchschlafprobleme
  - Tagesschlaf
- *Ernährung* (Abb. 31.**4**):
  - Einnehmen von fester Nahrung
  - Essensrituale oder chaotisches, unstrukturiertes Essen

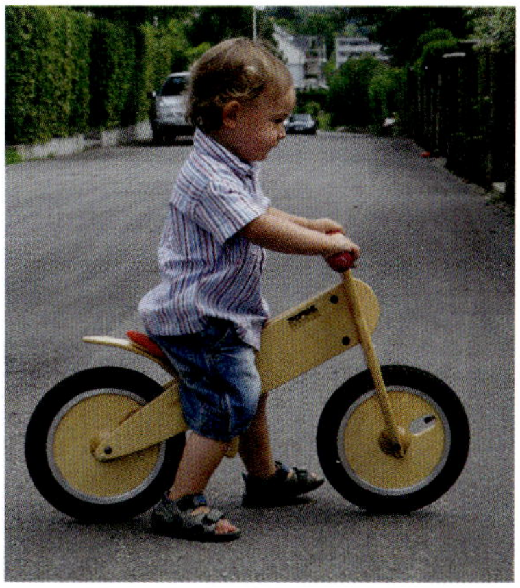

Abb. 31.**2** Laufrad.

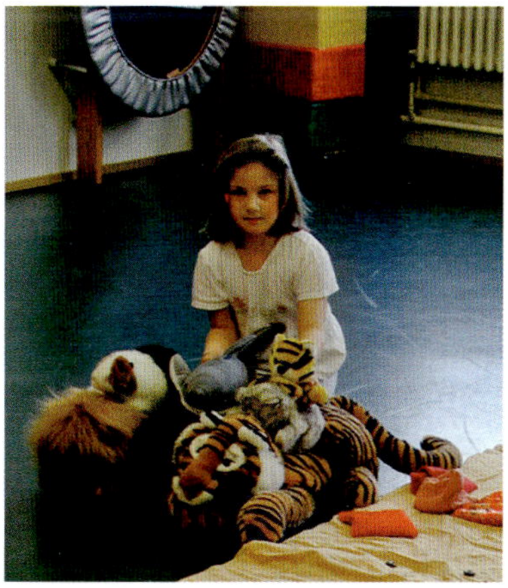

Abb. 31.**3** Ein Übergangsobjekt ist nicht genug!

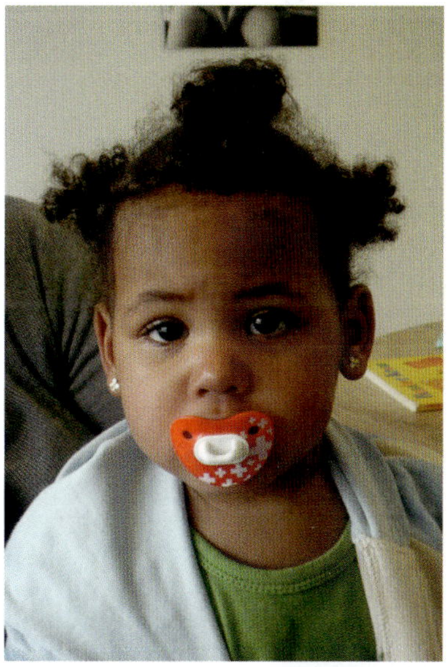

Abb. 31.**4** Auch echte Schweizerinnen nuckeln jetzt kaum noch.

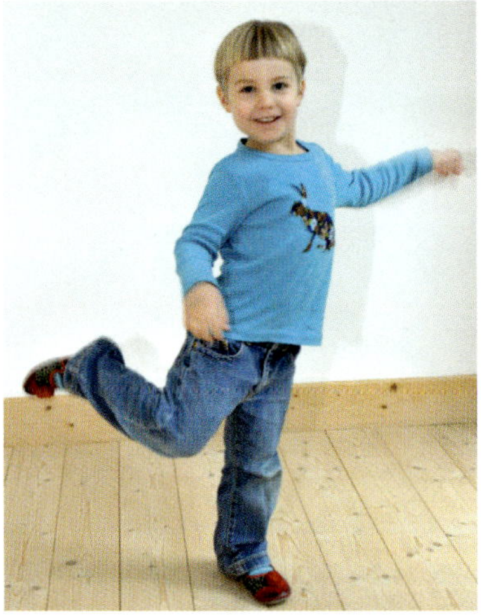

Abb. 31.**5** Der 1-Bein-Stand.

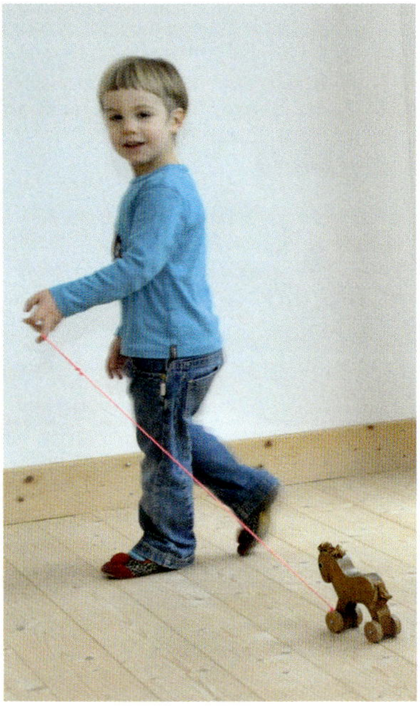

Abb. 31.**6** Kinder in diesem Alter ziehen gern einen Gegenstand hinter sich her.

- Karies- bzw. orthodontale Prophylaxe
- Nuckelflasche
- Essen als Ausdruck der Individuationsentwicklung des Kindes (Verweigerung, Trotzen)
- Mahlzeiten mit Bedeutung von sozialen Interaktionen
- Zusammensetzung der Nahrung (vgl. Ernährungsrichtlinien)

- *Sauberkeitsentwicklung:* Kind sauber, trocken
- *Stuhl:* Frequenz, Konsistenz (Obstipation kann Ausdruck der Individuation sein)

Interaktion bei der Untersuchung

Die Interaktion mit dem Untersucher wird zunehmend wichtiger und lässt Rückschlüsse zu:

- *Wie wirkt das Kind?*
  - fröhlich, selbstzufrieden, ideenreich
  - bedrückt, ängstlich, inaktiv
  - distanzlos, provokativ, eigensinnig
  - fordernd, störend, unselbstständig
- *Wie wirken die Eltern?*
  - entspannt, sicher, offen
  - fordernd, forsch, distanziert
  - depressiv, unsicher, verschlossen
  - extrem unsicher, überbehütend
  - ungeduldig, misstrauisch, hart
  - gefühlsarm
- *Wie ist die Interaktion Kind-Arzt?*
  - offen, kommunikativ, leicht motivierbar
  - initial verschlossen, schließlich kooperativ
  - eigensinnig, schwer motivierbar
  - extrem ängstlich, panisch

Psychomotorische Entwicklung

Motorik

Beobachtung der Spontanmotorik:

- *stehen* (Abb. 31.**5**):
  - steht frei auf
  - zeigt in allen Lagen ein gutes Gleichgewicht
  - kauert, um Gegenstände aufzulesen
  - spielt Fußball aus dem Stand, ohne sich festzuhalten
  - 1-Bein-Stand vorgezeigt kurz möglich
  - Zehengang möglich
- *gehen* (Abb. 31.**6** und Abb. 31.**7**):
  - geht selbstständig frei, flüssig, Arme mit weniger und harmonischeren Mitbewegungen
  - steigt Treppe freihändig im Nachstellschritt
  - stößt gerne Gegenstände, z. B. Stoßwägelchen, herum
  - stoppt, wechselt die Richtung
  - wenige assoziierte Bewegungen
  - genießt seine Bewegungen im Raum
  - steigt die Treppe hinauf und hinunter
  - steigt auf einen Kinderstuhl und setzt sich
  - 2-Bein-Hüpfen sicher

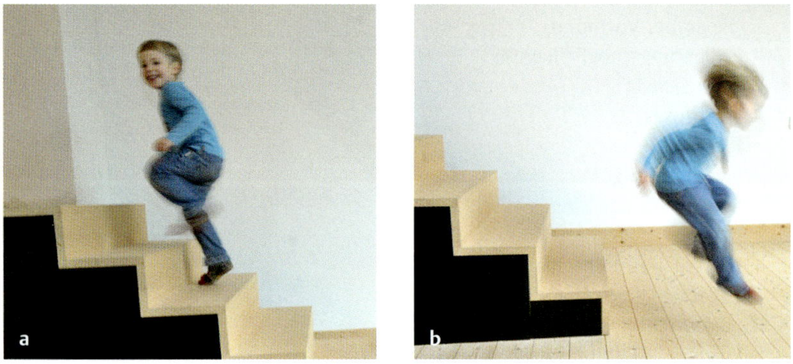

Abb. 31.**7 a, b** Die Treppe hoch ... und wieder hinunter.

- *rennen:*
  - mit wenig vorgeneigtem Oberkörper (aufgerichtet)
  - kann rennend seitlich abbiegen
  - rennt um Gegenstände herum
- *Hände* (Abb. 31.**8** bis Abb. 31.**11**):
  - greift beidseits mit Pinzettengriff
  - hantiert bimanuell
  - benutzt Zeigefinger isoliert und kann gut manipulieren
  - problemloser Umgang mit den Stöpseln beidseits
  - schneidet mit Schere
  - wirft Ball überhand; versucht, mit ausgestreckten Armen zu fassen
  - benutzt Tasse und Löffel selbstständig, wäscht Hände (trocknen noch unsicher)
  - Perlenkette aufreihen
- *Mundmotorik:*
  - Kaubewegungen (Rotationsbewegungen)
  - kein Speicheln

In Bezug auf die provozierten Bewegungen gilt das bereits bei der U7 Gesagte (s. Kapitel 30, Abschnitt „Psychomotorische Entwicklung", S. 729).

Die Prüfung der Motorik lässt sich im Alter von 3 Jahren nicht absolut objektiv standardisieren. Wichtig ist, dass der Prüfende eine beschränkte Anzahl Untersuchungs-Items auswählt, dass er genau weiß, welche Pathologien er suchen muss, und dass er sich durch konstantes, häufiges Untersuchen mittels seiner Auswahl an Items große Erfahrung und Standards aneignet.

Zeichen einer gestörten Neuromotorik

- Pyramidale und extrapyramidale Symptome
- Dyspraxie/Apraxie: Zeichen von mangelnder oder fehlender Bewegungsplanung
- Ataxie: Koordinationsstörungen
- Halbseitensymptomatik
- persistierende Primitivreflexe

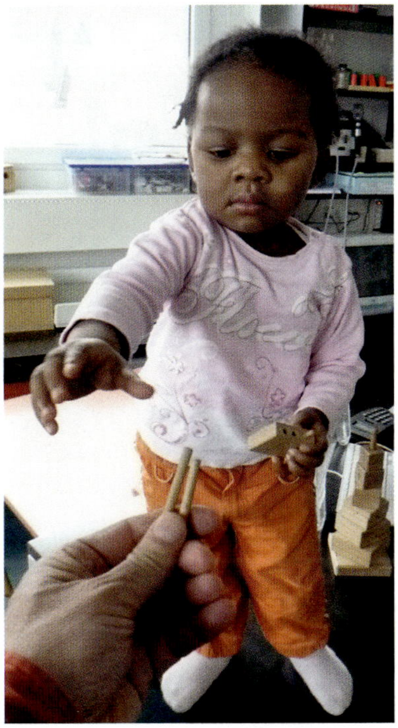

Abb. 31.**8** Beidseits stöpseln.

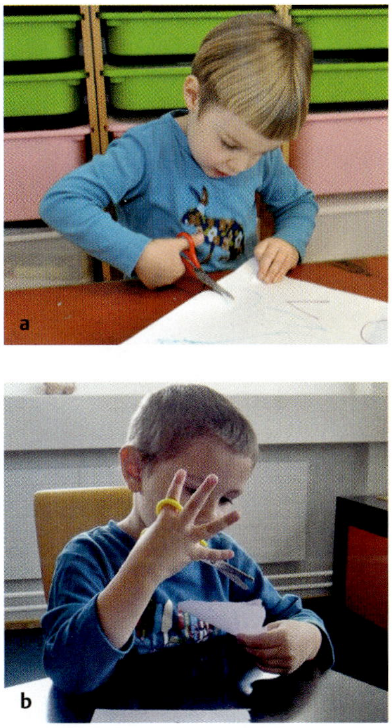

Abb. 31.**9 a, b** Schneiden.
a So...
b ... oder so.

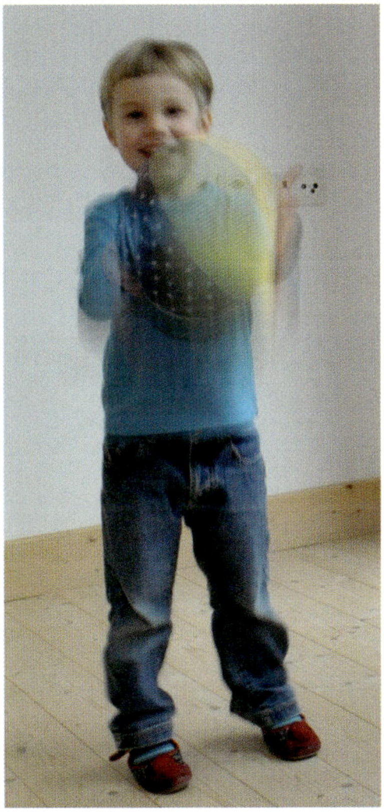

Abb. 31.**10** Ball werfen.

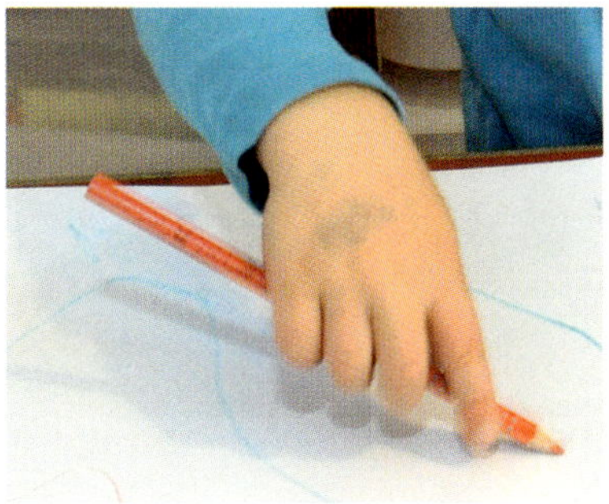

Abb. 31.**11** Übergangsgriff.

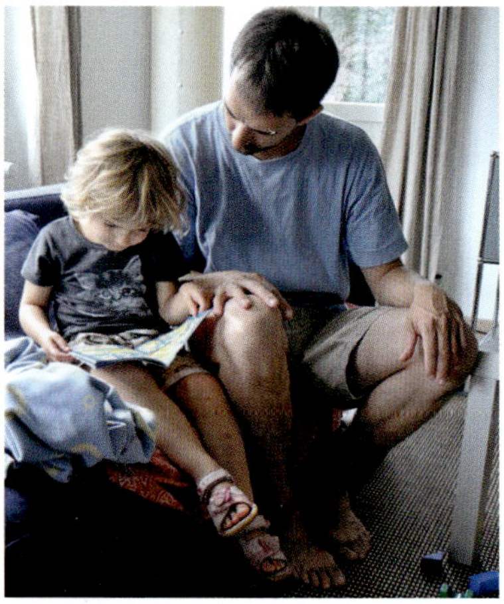

Abb. 31.**12** Das Kind schaut jetzt längere Zeit ein Büchlein an.

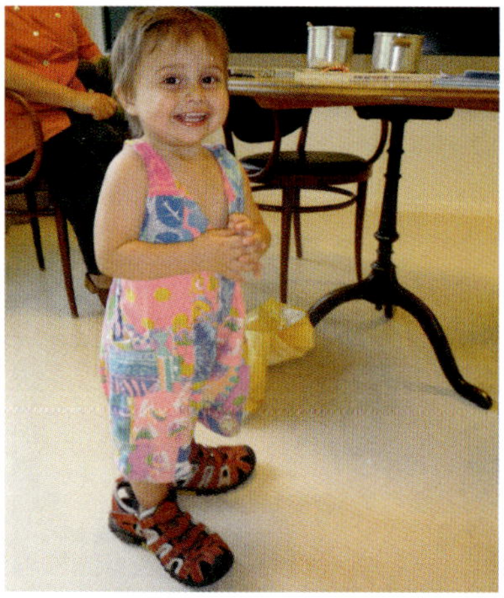

Abb. 31.**13** Zu große Schuhe.

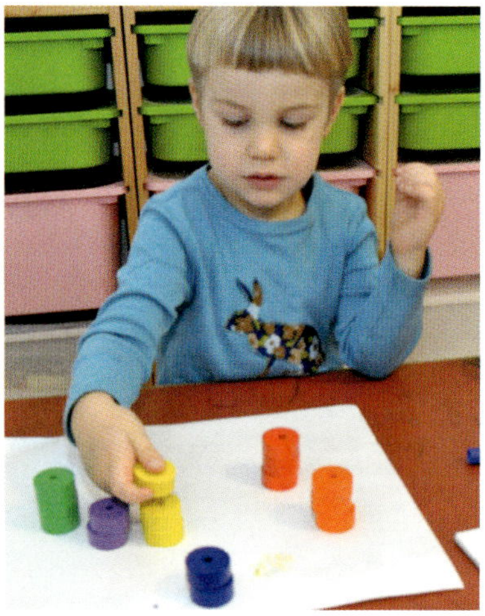

Abb. 31.**14** Farben zuordnen.

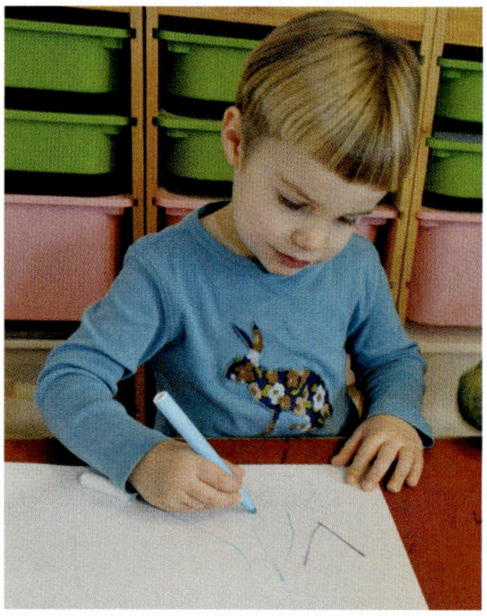

Abb. 31.**15** Nachzeichnen.

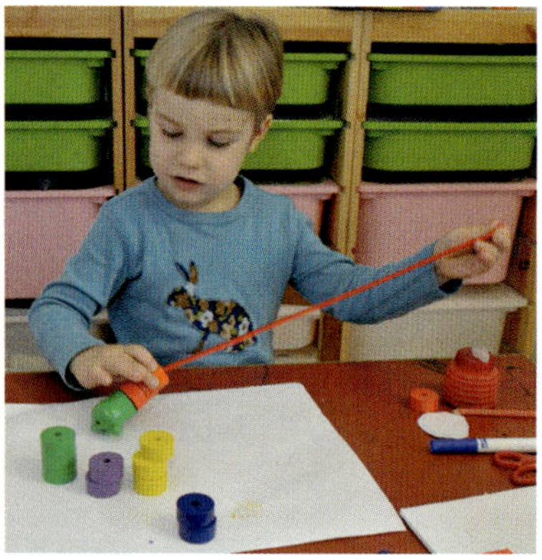

Abb. 31.**16** Perlen auffädeln.

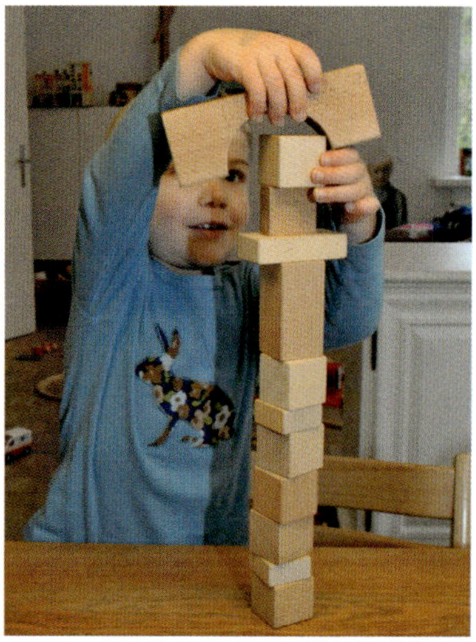

Abb. 31.**17** Einen hohen Turm bauen.

Tonus und Reflexe

- *Passives Bewegen der Extremitäten:* Tonus erniedrigt, erhöht, wechselnd, asymmetrisch
- *Langsitz:* Verkürzung der Ischiokruralmuskulatur und Rumpftonus
- *allgemeiner Tonus im Stehen:* Schulterhaltung, Hyperlordose, Knick-Senk-Füße
- *Muskeleigenreflexe:* symmetrisch

Maßnahmen

Je nach Grad der Auffälligkeit ist eine Kontrolle in 1 Jahr bzw. die Abklärung in einem spezialisierten (kinderneurologischen) Zentrum, beim Kinderneurologen oder beim Entwicklungspädiater vorzusehen.

Entwicklung des Spielverhaltens

(Abb. 31.**12** bis Abb. 31.**17**)

- Geplantes Symbolspiel
- betrachtet gerne Bilderbücher, versteht Handlungsablauf
- rollt Knete
- vertikales Bauen (9 Würfel)
- erkennt fehlende Bildteile
- antizipiert alle Formboxformen
- baut Brücke mit Klötzchen (nach Vorlage)
- kann Linie und Kreis nachzeichnen
- unterscheidet bzw. sortiert Farben sowie große und kleine Dinge

Allergievorsorge

Definition Allergie
Eine Allergie ist eine Überempfindlichkeitsreaktion des Immunsystems auf fremde Stoffe.

Etwa ⅓ aller Kinder hat bei Geburt die genetische Veranlagung dazu, später Allergien zu entwickeln. Besonders gefährdet sind Kinder, deren Eltern oder Geschwister schon an Allergien leiden. Ob sich im Verlauf des Lebens jedoch wirklich eine Allergie entwickelt, wird von verschiedenen äußeren Faktoren bestimmt. Einige dieser Faktoren sind bekannt und können beeinflusst werden. Vieles ist jedoch noch unklar.

Frühe Erkennung der Allergiebereitschaft (Neurodermitis, frühe Symptome) kann zur wirksamen Allergievermeidung beitragen. Die frühzeitige, optimale Behandlung einer Allergie kann teilweise zu Beschwerdefreiheit führen oder Folgeschäden in Grenzen halten (Abb. 31.**23**).

Empfehlungen bei allergischem Kind

- Die Pollenbelastung ist in ländlichen Gegenden in den frühen Morgenstunden am höchsten, während in den Stadtgebieten die Hauptbelastung erst in den Abendstunden auftritt.
- Gelüftet wird am besten morgens, wenn der Pollenhauptflug für den Abend angekündigt ist.
- Pollenkörner haften gut an der Kleidung; deshalb sollte sich das Kind nicht im Schlafzimmer entkleiden.
- Wäsche sollte nicht im Freien getrocknet werden.
- Das gründliche Haarewaschen oder -bürsten sollte abends im Badezimmer stattfinden.
- Durch geschickte Urlaubsplanung kann die Familie den Pollen entgehen (Allergiekarenz). Geeignete Ziele sind das Hochgebirge oder Küstengebiete mit überwiegenden Seewinden.
- Milben- und allergendichte Bezüge für Matratzen, Decken und Kissen sind ein gewisser Schutz gegen die Milbenausbreitung im Bett.
- Das Schlafzimmer sollte trocken (Luftfeuchtigkeit höchstens 50 %) und frei von Schimmelpilzwachstum sein.
- Es sollte regelmäßig gelüftet werden.
- Im Schlafzimmer sollte tagsüber die Temperatur bei ca. 15 °C gehalten werden (ist auch energiesparend).
- Pflanzen sollten aus dem Schlafzimmer entfernt werden.
- Das Kind sollte einen Schlafanzug tragen, um zu verhindern, dass die Hautschuppen direkt in das Bett gelangen.
- Bettwäsche und Kleidung sollten bei > 60 °C über 60 min gewaschen werden.
- Die Matratzen sollte die Familie einmal im Jahr reinigen lassen.
- Staubsaugen und -wischen sollten nicht in Gegenwart des (allergischen) Kindes erfolgen.
- Es sollten geeignete Feinstaubfilter für den Staubsauger benutzt werden, die regelmäßig auszuwechseln sind.

Impfungen

Keine.

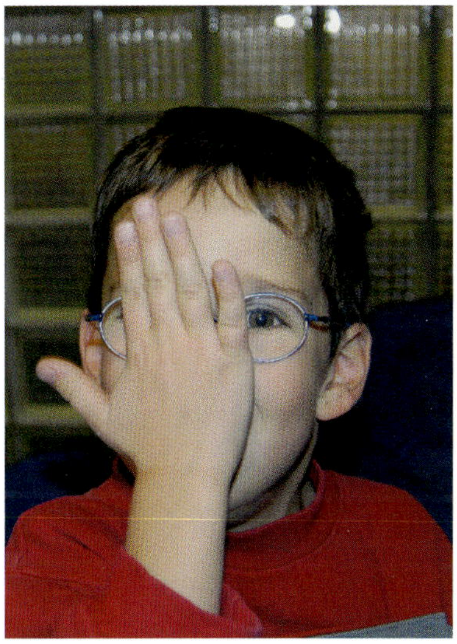

Abb. 31.**23** Allergikergruß.

Präventive Beratung

(Abb. 31.**24** bis Abb. 31.**27**)

Wesentliche Gesprächsinhalte und Botschaften

- *Verhalten:*
  - Das Kind entwickelt zunehmend Autonomie und sagt „nein“.
  - Es sagt „Ich“ und zeigt damit, dass es sich selbst und andere Menschen als eigenständige Personen wahrnimmt.
  - Trotzreaktionen gehören zur normalen Entwicklung im 2.–4. Lebensjahr.
  - Tobsuchtsanfälle und Affekt- bzw. Weinkrämpfe sind nicht gesundheitsschädigend.
  - Geschwistereifersucht ist ein normales Verhalten, kann aber moderiert werden.
- *Schlafverhalten:*
  - Der Tagschlaf wird noch kürzer. Einige Kinder werden den Tagschlaf in diesem Alter aufgeben.
  - Die Eltern sollten das Kind im eigenen Bett einschlafen lassen.
  - Das Einschlafritual sollte beibehalten werden.
  - Übergangsobjekte gehören dazu.
- *Medien:*
  - Der Medienkonsum, vor allem das Fernsehen, muss reglementiert werden.
  - Der Fernseher ist kein Babysitter.
  - Filmfreie Medien, also Radio und Tonband oder CD, sind besser geeignet, da die Aufnahmekapazität der kindlichen Wahrnehmung beim Fernsehen überfordert wird.
  - Fernsehen entwicklungsgerechter Filme im Familienkreis mit „Nachverarbeitung“ ist sinnvoll.
- *Sozialverhalten:*
  - Die Teilnahme an einer Spielgruppe oder der Besuch des Kindergartens sollte gefördert werden.
  - Wer bestimmt in der Familie (Hierarchie)?
- *Sauberkeitsentwicklung:* Signalisiert das Kind Harn- und Stuhldrang?
- *Rauchfreie Umgebung:* Diese bleibt weiterhin wichtig.
- *Junk Food:* Die Eltern sollten Junk Food vermeiden und eine ausgewogene, gesunde Ernährung anstreben.

Thema Medienkonsum

Empfehlungen für Mediennutzungszeiten bei den 3- bis 5-Jährigen

- Das Kind sollte nicht länger als 30 min fernsehen oder am Computer aktiv sein.
- Auch die Nutzung von Handspielgeräten (wie z. B. Game Boy, iPhone, iPod usw.) und Konsolen ist in diesem Zeitbudget inbegriffen.
- Hörmedien sollten maximal 45 min am Tag genutzt werden.
- Das Kind sollte in seinem Medienerleben begleitet werden („Was haben Tabaluga/Wickie/Spongebob heute erlebt?“).
- Die Eltern sollten das Kind nach und nach auf Werbeformen und die Absicht der Werbung aufmerksam machen.

Literatur

Grimm H. Sprachscreening für das Vorschulalter (SSV). Göttingen: Hogrefe; 2003

Grimm H. Störungen der Sprachentwicklung, 2. Aufl. Göttingen: Hogrefe; 2003

von Suchodoletz W, Kademann S, Tippelt S. Sprachbeurteilung durch Eltern. Kurztest für die U7a. SBE-3-KT.www.kjp.med.uni-muenchen.de/sprachstoerungen/SBE-3-KT.php; 2009

Szagun G, Stumper B, Schramm A. FRAKIS (Fragebogen zur frühkindlichen Sprachentwicklung); FRAKIS-K (Kurzform). London: Pearson; 2009

Zollinger B. Die Entdeckung der Sprache, 3. Aufl. Bern: Haupt; 1997

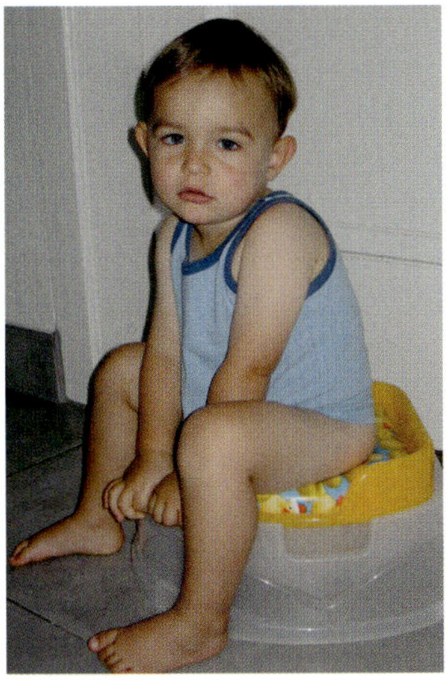

Abb. 31.**24** Sauberkeitserziehung.

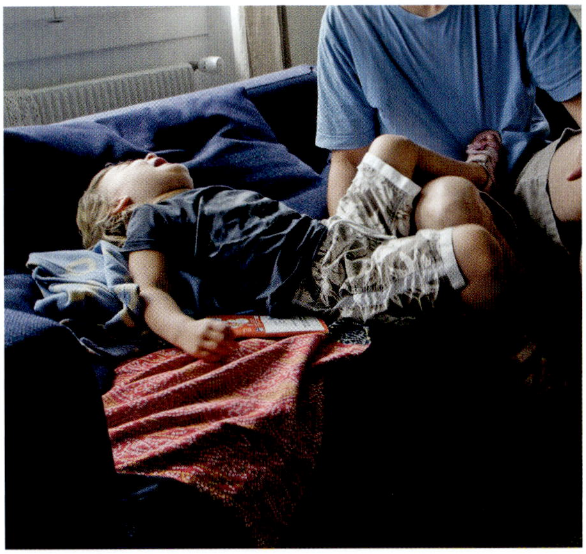

Abb. 31.**25** Dreijährige haben Krisen.

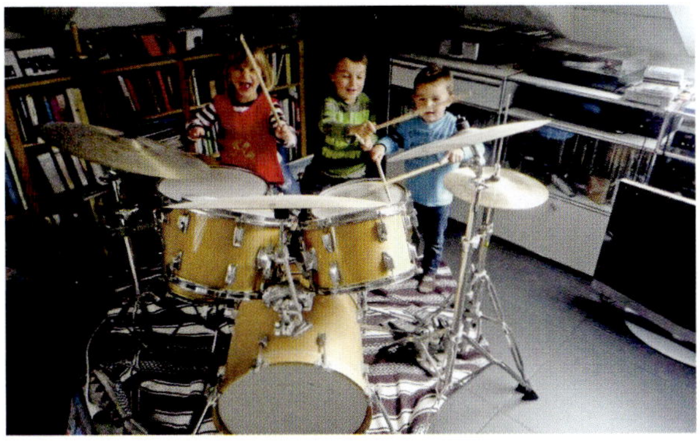

Abb. 31.**26** Je lauter, desto besser!

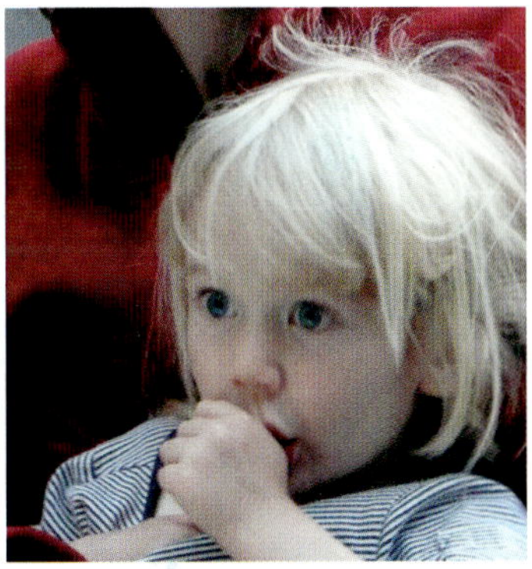

Abb. 31.**27** Immer noch am Daumen lutschen?

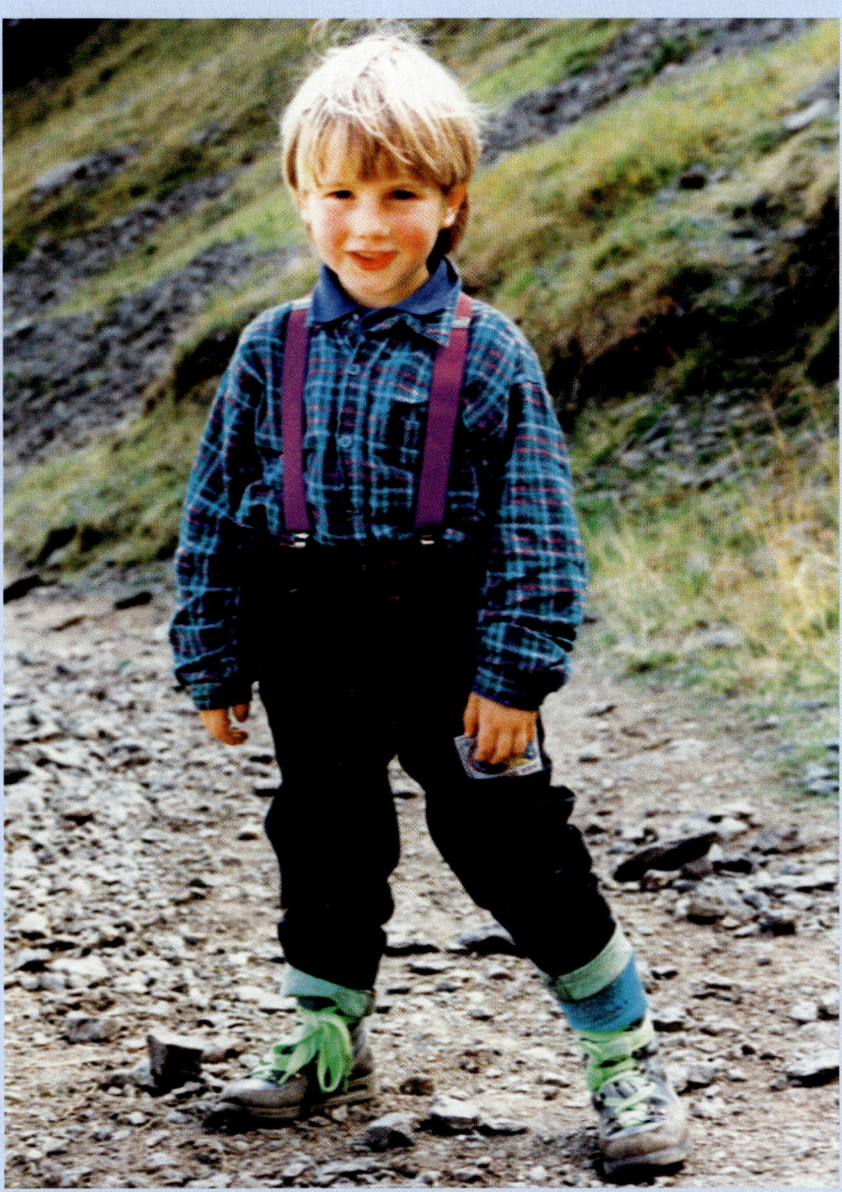

Synopsis der psychomotorischen Entwicklung

Grobmotorik. Das Kind geht und rennt sicher und flüssig mit harmonischen, allerdings noch nicht adulten Mitbewegungen. Es läuft Treppen hinauf und hinunter wie ein Erwachsener (1 Fuß pro Tritt). Mit deutlich verbessertem Körperschema geht es behände und geschickt um Hindernisse herum und kann Gefahren zunehmend besser antizipieren. Es klettert auf Leitern und Bäume, kann auf Zehenspitzen stehen, gehen und sogar rennen. Es fährt problemlos Dreirad (mit Pedalen). Den 1-Bein-Stand beherrscht es mindestens 5 s lang auf dem bevorzugten Bein; sogar 1-Bein-Hüpfen ist oft schon möglich. Das Kind ergreift Gegenstände am Boden durch Beugung des Oberkörpers und mit gestreckten Knien. Es sitzt bevorzugt im Schneidersitz, aber häufig (vor allem Mädchen) im für die Antetorsion ungünstigem W-Sitz oder Zwischenfersensitz.

Feinmotorik. Das Kind ist in der Lage, Fäden, Stecknadeln und Ähnliches zunehmend geschickt – auch mit einem abgedeckten Auge – aufzulesen. Es kann gröbere Kettchen zusammensetzen (Schnur und Perlen) und baut Türme mit über 10 Klötzen. Auch 3-stufige Treppchen und diverse Brücken kann es mit Klötzchen nachbauen. Es schreibt und zeichnet mit Bleistift im Erwachsenengriff; allerdings sind in diesem Alter noch viele Griffvariationen tolerabel. Es kopiert ein vorgezeichnetes Kreuz und einen Kreis, manchmal sogar ein Quadrat nach (Gesell-Figuren). Die Männchenzeichnung ist oft noch ein Kopffüßler mit Armen, Händen und Fingern (s. Teil III, Kapitel 16, Abschnitte „Spiel" und „Schulbereitschaft", und Anhang). Das Kind zeichnet ein Haus. Es erkennt die Hauptfarben, schaut Bilderbücher intensiv an und kann die dazu gehörende Geschichte richtig zuordnen bzw. teilweise – mit Hilfe – nacherzählen. Es freut sich an wiedergesehenen Details im Buch und blättert selbstständig darin.

Spiel. Das Kind zeigt eine zunehmende Autonomie und Sozialisation: Es beginnt, mit anderen Kindern zu spielen, d. h., es interagiert mit ihnen. Es macht zum Teil komplizierte Rollenspiele und hat schon Humor entwickelt. Es ist selbstständiger geworden und zeigt oft einen sehr starken Willen (hat einen „Dickschädel") bzw. trotzt massiv; dies bringt die Eltern häufig in (große) Schwierigkeiten. Im Allgemeinen nehmen die Trennungsängste jedoch zunehmend ab, und die Affektkontrolle wird deutlich besser. Das Kind ist aber trotzdem zuweilen frech und kann schlecht ertragen, wenn etwas seinen Willen durchkreuzt. Es streitet mit Spielkameraden um Gegenstände („Das ist meines..."). Die Identifikation mit dem eigenen Geschlecht gelingt immer besser. Ich-bin-dran-Du-bist-dran-Spiele werden gespielt. Das Kind kann Vergangenheit, Gegenwart und Zukunft unterscheiden. Es wirft und fängt Bälle behände und spielt Fußball.

Sprache. Das Kind spricht in der Regel seine Muttersprache grammatikalisch korrekt und verständlich. Einzelne Konsonanten können hingegen noch fehlen (Elisionen) oder werden substituiert (G-Sprache). „S" wird in der Regel mit Parasigmatismen ausgesprochen (Sigmatismus frontalis, manchmal Schetismen). Das Kind sagt seinen vollen Namen und sein Alter und hat eine vollständige und sichere Speichelkontrolle errungen. Es gibt situative Erklärungen ab und versteht einfache Fragen, wie: „Was machst Du, wenn du Hunger hast?". Es muss stets alles wissen (Warum-Fragen) und kommentiert andauernd; dies kann wiederum die Eltern zur Verzweiflung treiben, da es viele Erklärungen nicht versteht und dann nochmals und nochmals nachfragt.

Magische Jahre. Das Kind kann oft schlecht zwischen Wirklichkeit und Fantasie unterscheiden. Es zählt bis 10 und mehr und kann Klötze abzählen (unter visueller Kontrolle). Auf die Frage: „Wie viele Klötze sind da (10)?" geben 75 % der Kinder die richtige Antwort. Es kann eine lange von einer kurzen Linie unterscheiden und diese auf der Vorlage richtig identifizieren. Es erkennt fehlende Bildteile und kann diese richtig einzeichnen (Auto mit fehlenden Rädern). Es singt einfache Lieder. Die Reintonaudiometrie kann schon gelingen.

Aktivitäten des täglichen Lebens. Das Kind isst problemlos und selbstständig mit Löffel und Gabel, kann seine Hände waschen und abtrocknen, sich (an-und) ausziehen, ohne Knöpfe zu öffnen bzw. zu schließen, sowie die (Schuh-) Senkel lösen (binden). Es ist meist schon tagsüber und nachts trocken.

Schwerpunkte der Untersuchung

(Abb. 32.**1** und Abb. 32.**2**)

Datum: ______________ Alter: ______________ Gewicht: ________ P______

Länge: ________ P______ BD: ______________ BMI: ______________

Kopfumf.: ________ P______

☑ normal/ja ☒ auffällig/nein ☐ nicht untersucht/erfr.

Anamnese

- ☐ Zwischenanamnese
- ☐ Ernährung (isst selbständig)
- ☐ Schlafen
- ☐ Sauberkeit
- ☐ Interaktion/Bindung/Trennung
- ☐ Befindlichkeit Kind/Eltern
- ☐ Familiäres Umfeld/Ressourcen
- ☐ Außerfamiliäre Betreuung/Kinderkontakte
- ☐ Rückmeldung Spielgruppe/Krippe
- ☐ Risikofaktoren Misshandlung (z. B. Mobbing, häusliche Gewalt, Umgang mit/Bennenung Geschlechtsteile)
- ☐ Spezielle Förderung, Behandlung, Therapien

Entwicklung

• Motorik

- ☐ Freies Treppengehen, alternierender Schritt
- ☐ Einbeinstand während weniger Sekunden
- ☐ Einbeiniges Hüpfen
- ☐ Trägt ein gefülltes Glas (ohne auszuschütten)
- ☐ Ball fassen, werfen, prellen
- ☐ Knöpfe auf- und zumachen
- ☐ Praxie unauffällig (Umgang mit Schere, Griffel, Klebband)
- ☐ Zeichnet Kopffüßler

• Spiel

- ☐ Kann sich auf ein Spiel konzentrieren
- ☐ Kann einfache Spielregeln befolgen
- ☐ Kann kurze und lange Linien unterscheiden
- ☐ Mengenbegriff: Gibt auf Aufforderung 3....

• Kommunikation, Sprache

- ☐ Kooperiert gut mit dem Untersucher
- ☐ Macht Haupt- und Nebensätze
- ☐ Versteht „Müde sein, Hunger haben"
- ☐ Kann am Telefon längere Konversation führen
- ☐ Kurze Geschichten verstehen und erzählen
- ☐ Kennt die Hauptfarben
- ☐ Versteht Präpositionen (z. B. vor, hinter, nach)
- ☐ Versteht mehrteilige Aufforderungen
- ☐ Fragt nach der Bedeutung von Wörtern

• Sozioemotional

- ☐ Selbstregulation
- ☐ Kleidet sich ohne Anleitung an
- ☐ Erträgt mehrstündige Trennung von Mutter
- ☐ Ist „trocken" Tag und Nacht
- ☐ Versteht gegenüber (Theory of mind)
- ☐ Verhandelt/diskutiert
- ☐ Spielt mit anderen Kindern/Rollenspiele
- ☐ Kennt sein Geschlecht (Benennung?)

Untersuchung

- ☐ Augen (kein Schielen, Brückner-Test, Visus bds. normal)
- ☐ Ohren/Gehör (Flüstersprache/Tympanometrie/Sprachaudiometrie bds. unauffällig)
- ☐ Mund/Mundhöhle/Zähne
- ☐ Herz/Kreislauf/Respiration
- ☐ Abdomen/Genitale (Synochia/Hymen/Vorhaut/Hodenlage)
- ☐ Hodenlage/Labiensynochie/Atresie
- ☐ Bewegungsapparat (Beinl., Bewegl.,Füße, Achsen
- ☐ Reflexe/Tonus

Prävention

- ☐ Unfallverhütung (Verkehrsmittel, Straßenverkehr)

Risikofaktoren, antizipatorische Beratung

- ☐ Autonomie/Nein-Sagen
- ☐ Hirarchie (Wer bestimmt in der Familie?)
- ☐ Erziehungsstil (Regeln, Konsequenz, Fit/Misfit)
- ☐ Beispielverhalten Eltern und Familie
- ☐ Sauberkeitsentwicklung
- ☐ Ernährung/Junk Food
- ☐ Rauchfreie Umgebung
- ☐ Medienumgang (TV, Radio, Dauerimission)
- ☐ Bewegung in freier Natur fördern
- ☐ Kindergartenbereitschaft

Abb. 32.**1** Untersuchungsprotokoll 4 Jahre.

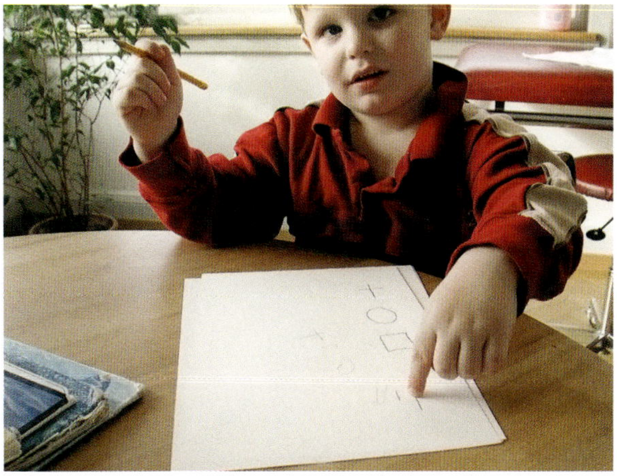

Abb. 32.**2** Welches ist der längere Strich? Direkte Interaktion des Untersuchers mit dem Kind.

Die Individuationsentwicklung des Kindes hat dazu geführt, dass es die individuelle Verschiedenheit von Vater, Mutter, Geschwistern und anderen nahen Bezugspersonen erlebt hat, gezielt damit interagiert und sich nun als zunehmend autonomes „Ich" erlebt. Es kann jetzt sowohl mit Gleichaltrigen als auch mit Erwachsenen interaktive Fantasiespiele mit mehreren Elementen spielen, die logisch zusammengehören. Es kann auch eine logische Unterhaltung mit 4 oder mehr Austauschsequenzen führen. Es kann 2 Sachen bzw. Ideen miteinander vergleichen und erklären, weshalb es den einen Freund lieber mag als den anderen oder weshalb es lieber Eis isst als Spinat. Das Kind kann auch erläutern, wie und warum es ein bestimmtes Gefühl empfindet, und ist zunehmend in der Lage, seine Impulse und Ängste zu regulieren. Es braucht dazu oft nur noch wenig Unterstützung. Diese Entwicklung vom behüteten Kleinkind zum zunehmend nach Autonomie verlangenden Vorschulkind ist eindrücklich.

Die Sozialisationsentwicklung des Kindes erfordert von den Eltern und vom Kind Anpassungen; dies kann auch zu vermehrten Konfrontationen führen. Mit zunehmendem Heranbilden von Eigenstandardwerten wächst das Interesse, dieses Ich bewusst, gezielt und spielerisch in ein größeres soziales Umfeld einzubringen: Das Kind interessiert sich nun für außerfamiliäre Beziehungen (Freunde, Spielgruppe, Arbeitsbereich des Vaters). Diese Entwicklung wird Sozialisationsentwicklung genannt, und sie prägt viele Jahre der Kindheit. Sie wird schließlich ergänzt und „überlagert" durch die Ablösungsphase der Vorpubertät und Pubertät. Die Eltern erfahren durch den Eintritt ihres Kindes in Spielgruppe bzw. Kindergarten auch den Vergleich zu anderen Kindern und ziehen daraus Schlüsse. Das Lern- und Erkundungsverhalten des Kindes erfolgte bisher fast ausschließlich durch ein egozentriertes Spiel. Sein Interesse richtet sich nun aber zunehmend auf andere und anderes (dezentriertes Spiel, Rollenspiel). Es beginnt, Freundschaften zu Gleichaltrigen zu knüpfen, und spielt auch außerhalb des Kindergartens mit seinen Gleichaltrigen. Es hat eine warmherzige und vertrauensvolle Beziehung zu beiden Elternteilen. Neu lernt das Kind – nun zunehmend vergleichend – auch kompetitiv und leistungsorientiert. Dies kann zu Belastungen in der Beziehung führen.

Ein Schwerpunkt der Vorsorgeuntersuchung mit 4 (und auch mit 6) Jahren liegt darin, diese Entwicklung zu überprüfen und dem Kind und seinen Eltern durch antizipierende Beratung (Kindergarten- bzw. Schulbereitschaft, Förderbedarf?) den weiteren Weg zu erleichtern.

> **!** Der Untersucher soll bei der Untersuchung direkt mit dem Kind interagieren und sich mit ihm auseinandersetzen.

Die Untersuchung der Sinnesorgane ist ein weiterer Schwerpunkt der Untersuchung, sind doch die Interaktionen im Rahmen der zunehmenden Sozialisation einerseits stark von der normalen Funktion der Sinnesorgane abhängig, anderseits aber auch von der normalen Verarbeitung der sensorischen Impulse (= Wahrnehmung). Während die Funktionen von Gehör und Sehorganen beim 4-Jährigen gut geprüft werden können, fehlen für dieses Alter geeignete Screening-Untersuchungen zur Erfassung von Wahrnehmungsstörungen. Letztere können anamnestisch erfasst werden; die Screening-Untersuchung erfolgt dann beim 6-Jährigen. Bei Verdacht auf Wahrnehmungsstörungen, worauf insbesondere auch Spracherwerbsstörungen hinweisend sein können, empfiehlt sich eine gezielte Untersuchung bei Entwicklungspädiatern, Logopäden oder an einem spezialisierten Zentrum. Ein 3. Schwerpunkt ist die nochmalige gründliche somatische Untersuchung, inklusive der Genitalien.

Erste Beobachtungen und Fragen

(Abb. 32.**3** bis Abb. 32.**6**)

Wichtig ist wieder, die Art, wie die Eltern anamnestisch Auskunft über die Entwicklung des Kindes geben können, sowie das „Handling" des Kindes und die Eltern-Kind-Interaktion zu beobachten (s. auch U7a, Kapitel 31, Abschnitt „Erste Beobachtungen und Fragen", S. 753).

Anamnese

Fragen, die in der Anamnese der Voruntersuchung zu klären sind:

- *Allgemeine Fragen:*
  - Was für Fragen bzw. Probleme sind in der Zwischenzeit aufgetreten?
  - Haben Vater bzw. Mutter spezifische Fragen, die im Anschluss oder während der Untersuchung zu beantworten sind?
  - Haben Vater bzw. Mutter spezielle Erwartungen an diese Vorsorgeuntersuchung und den Arztbesuch?
  - Wie ist die Befindlichkeit des anwesenden Elternteils? Anschließend wird nach der Befindlichkeit des abwesenden Elternteils gefragt.
  - Der Untersucher verschafft sich eine kurze, „diskrete" Orientierung über die Familiensituation: Befindlichkeit, Rollenverteilung und Erziehungskompetenzen der Eltern, Ressourcen (Finanzielles, Arbeit, Entlastungsressourcen; Information über die Möglichkeit, Erziehungshilfen zu erwerben).
- *Psychomotorische Entwicklung* (Abb. 32.**4** u. Abb. 32.**5**):
  - Das Kind befolgt sequenzielle Bitten („Gib mir das!").
  - Es spielt lange Zeit mit einer Sache.
  - Es betrachtet ausdauernd Bilderbücher.
  - Es imitiert Spiele und macht Rollenspiele.
  - Fällt das Kind im Vergleich zu anderen Kindern als „Tollpatsch" auf?
  - Hat es das Dreiradfahren normal erlernt (mit 2,5 – 3 Jahren)?
  - Zieht es sich selbst an?
  - Kann es Knöpfe selbst aufknöpfen?
  - Beherrscht es das richtige Treppengehen (alternierend, d. h. 1 Fußtritt pro Tritt)?
- *Psychosoziale Entwicklung:*
  - Wie gehen die Eltern mit dem Trotzverhalten als Ausdruck der Ich-Entwicklung um?
  - Gibt es Geschwistereifersucht?
  - Wie ist das Temperament des Kindes?
  - Wie ist seine Stimmungslage?
  - Wie ist das Kind in der Familie integriert?
  - Womit spielt es am liebsten?
  - Wie ist das Interesse am außerfamiliären Leben, am Beruf des Vaters bzw. der Mutter?
  - Wie ist die Integrationsfähigkeit des Kindes (Spielgruppe, Hort, Freunde, Spielkameraden, bei Besuch)?
  - Wie sind die Rückmeldungen aus Hort, Spielgruppe oder Kindergarten?
  - Autonomieentwicklung: Kann das Kind einfache Spielregeln befolgen?
  - Handelt das Kind selbstständig (aus- und anziehen, kleine Aufgaben erfüllen)?
  - Kann es sich in andere hineinversetzen (Theory of Mind)?
  - Erhält es spezielle Förderung, Behandlung, Therapien?

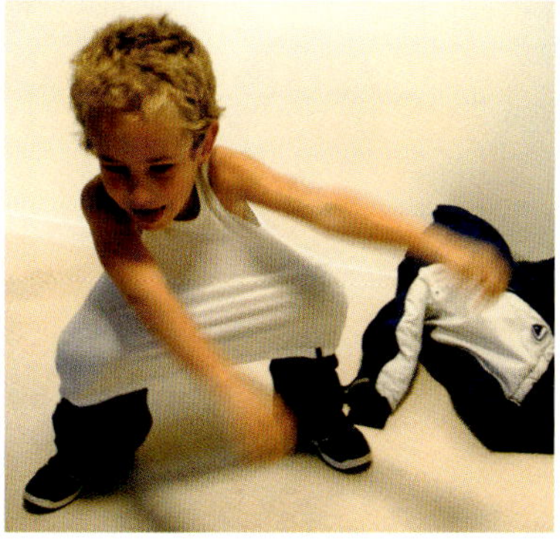

Abb. 32.**3** Die Post geht ab.

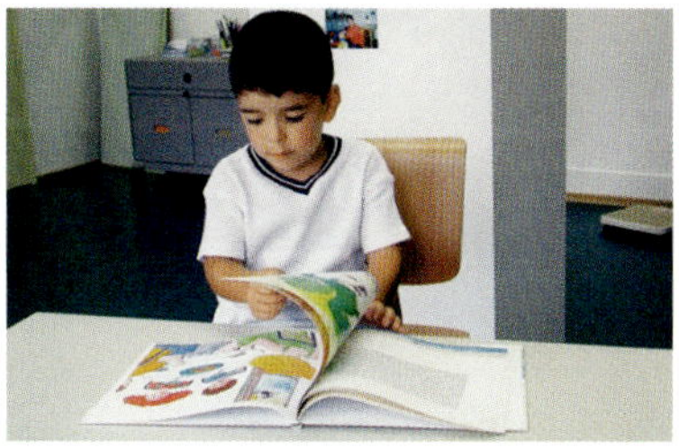

Abb. 32.**4** Bilderbücher anschauen.

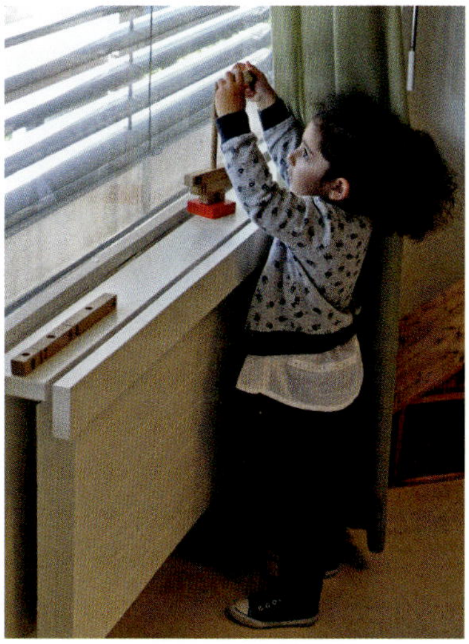

Abb. 32.**5** Während der Anamneseerhebung mit den Eltern spielt das Kind und lässt sich dabei gut beobachten.

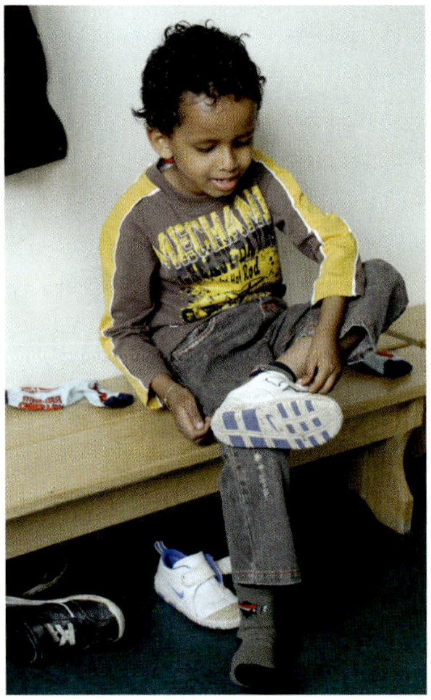

Abb. 32.**6** „Ich ziehe mich selbst an."

- *Bei alleinerziehenden Eltern:*
  - Wie ist das Rollenverständnis?
  - Wie sieht das Verhältnis mit der Pflegefamilie aus?
  - Sind finanzielle oder fürsorgerische Hilfemöglichkeiten vorhanden?
  - Wie ist die rechtlich-juristische Situation (Beistand, Vormund)?
  - Sind Entlastungsmöglichkeiten für die Mutter vorhanden?
- *Schlafverhalten:*
  - Welchem Rhythmus folgt das Schlafverhalten?
  - Gibt es Rituale?
  - Wird ein Übergangsobjekt verwendet?
  - Wo schläft das Kind, wo schläft es ein?
  - Gibt es Einschlaf- bzw. Durchschlafprobleme?
  - Schläft das Kind tagsüber noch?
- *Ernährung:*
  - Nimmt das Kind feste Nahrung ein?
  - Isst es selbstständig?
  - Gibt es Essensrituale oder verläuft das Essen chaotisch und unstrukturiert?
  - Wie steht es um die Karies- bzw. orthodontale Prophylaxe, um die Nuckelflasche und um Essen als Ausdruck der Individuationsentwicklung des Kindes (Verweigerung, Trotzen)?
  - Haben Mahlzeiten die Bedeutung von sozialen Interaktionen?
  - Wie ist die Zusammensetzung der Nahrung (vgl. Ernährungsrichtlinien)?
- *Sauberkeitsentwicklung:* Ist das Kind sauber und trocken?
- *Stuhl:* Wie ist die Frequenz und Konsistenz des Stuhles (Obstipation kann Ausdruck der Individuation sein)?
- *Risikofaktoren für Misshandlung:* Sind solche Risikofaktoren vorhanden, z. B. Mobbing, häusliche Gewalt, Umgang mit Geschlechtsteilen sowie ihre Bennennung)?

Interaktion bei der Untersuchung

Die Interaktion mit dem Untersucher wird zunehmend wichtiger und lässt Rückschlüsse zu:

- Kind wirkt:
  - fröhlich, selbstzufrieden, ideenreich
  - bedrückt, ängstlich, inaktiv
  - distanzlos, provokativ, eigensinnig
  - fordernd, störend, unselbständig
- Eltern wirken:
  - entspannt, sicher, offen
  - fordernd, forsch, distanziert
  - depressiv, unsicher, verschlossen
  - extrem unsicher, überbehütend
  - ungeduldig, misstrauisch, hart
  - gefühlsarm
- Interaktion Kind–Arzt:
  - offen, kommunikativ, leicht motivierbar
  - initial verschlossen, schließlich kooperativ
  - eigensinnig, schwer motivierbar
  - extrem ängstlich, panisch

Psychomotorische Entwicklung

Anamnese und Beobachtung des Gehens, Ausziehens, auf die Liege Steigens usw. können bereits einen summarischen Überblick über die neuromotorischen Kompetenzen des Kindes und die Interaktion mit dem Elternteil ermöglichen. Zudem geben sie hilfreiche Hinweise auf die Erziehungsparadigmen in der Familie (Laisser-faire, autoritär, permissiv, repressiv, Hierarchieumkehr usw.)!

Motorik

Beobachten der Spontanmotorik:

- *stehen* (Abb. 32.**7**):
  - Beurteilung der Haltung mit ausgestreckten Armen: seitlich, nach vorn, nach oben
  - Diadochokinese
  - 1-Bein-Stand (5 s frei)
- *gehen* (Abb. 32.**8**, Abb. 32.**9** und Abb. 32.**10**):
  - Beurteilung von Gangbild, Spitzen- und Fersengang
  - Tragen eines – mit Flüssigkeit gefüllten – Glases, ohne etwas davon zu verschütten
  - Strichgang
- *Hüpfen:* einbeinig, beidbeinig.

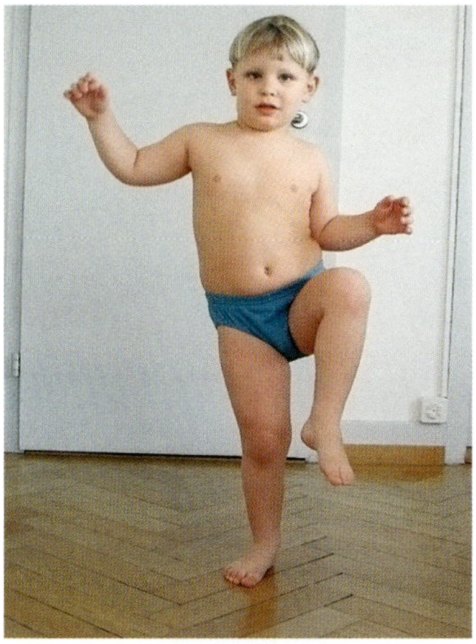

Abb. 32.**7** Der 1-Bein-Stand.

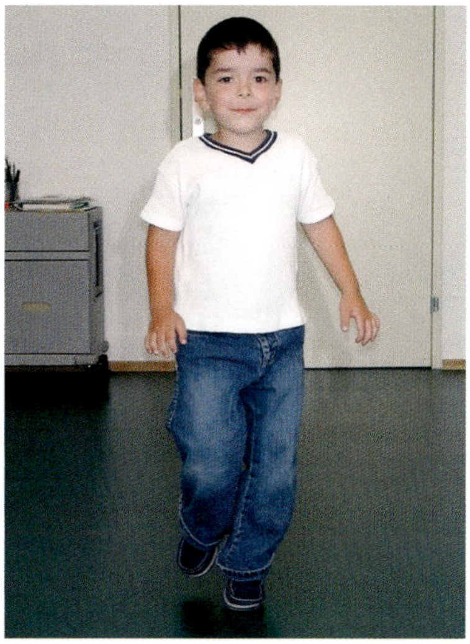

Abb. 32.**8** Gehen: Initialkontakt mit dem Vorfuß. Mitbewegung der Arme mit noch zuwenig Dissoziation.

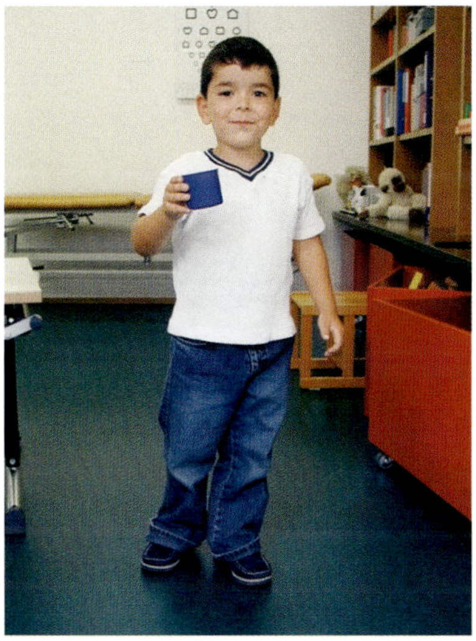

Abb. 32.**9** Tragen eines Glases ohne Verschütten.

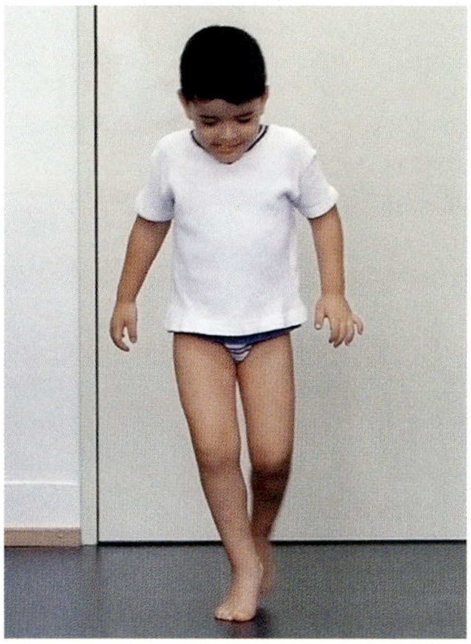

Abb. 32.**10** Strichgang.

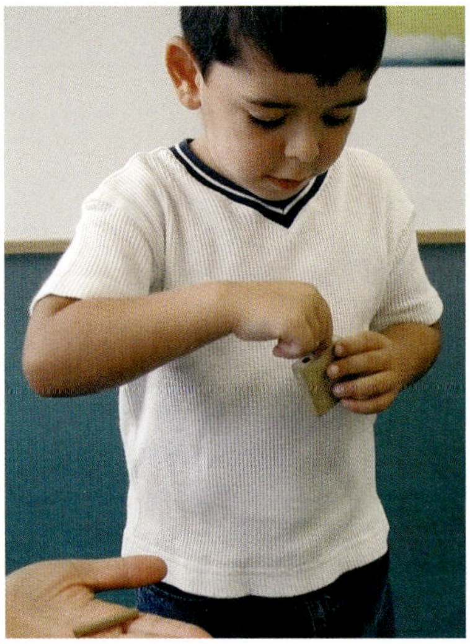

Abb. 32.**11** Steckbrett zur Untersuchung der Koordination und Feinmotorik.

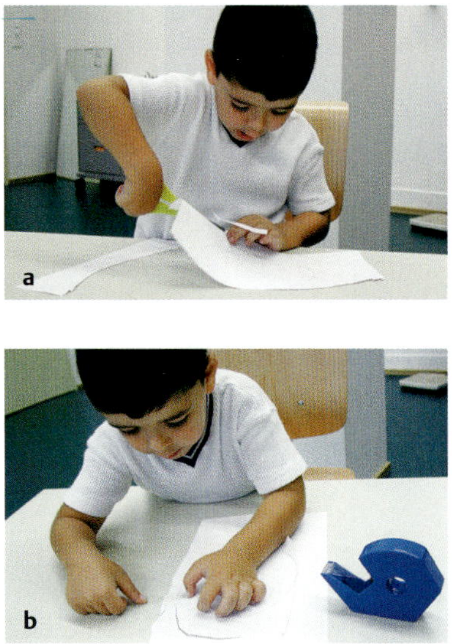

Abb. 32.**12 a, b** Umgang mit Schere und Klebeband.
a Ausschneiden...
b ... und mit Klebeband reparieren.

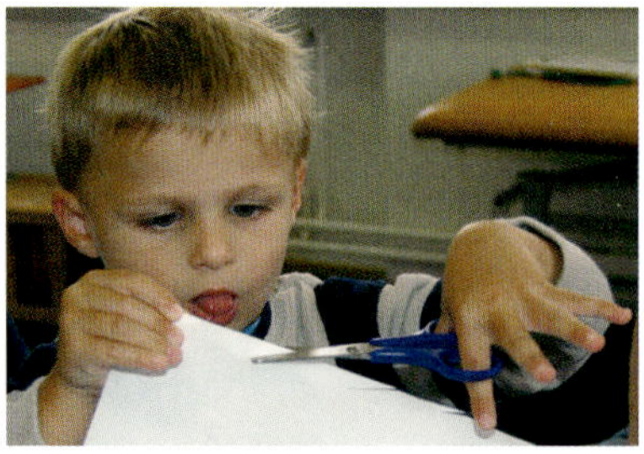

Abb. 32.**13** Ausschneiden: Synkinesien im Mundbereich sind in diesem Alter noch erlaubt.

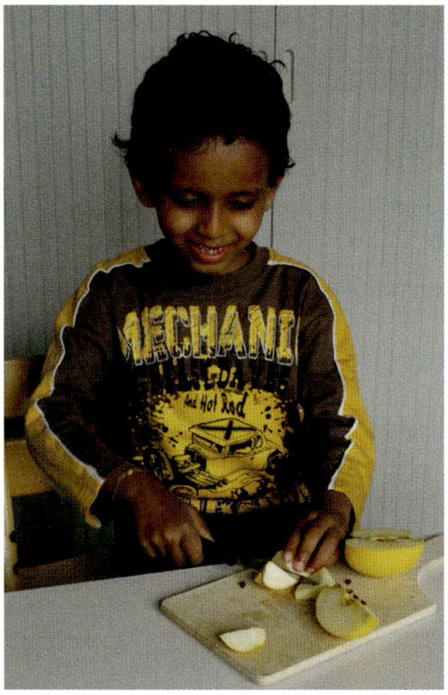

Abb. 32.**14** Helfen im Haushalt.

- *Hände* (Abb. 32.**11** bis Abb. 32.**17**; s. auch Abb. 4.**10**, Abb. 4.**11g** und Abb. 13.**20**):
  - Händigkeit
  - repetitive Fingerbewegungen Daumen-zu-Zeigefinger
  - sequenzielle Fingerbewegungen aller Finger zum Daumen
  - Steckbretttest
  - Hantieren mit Schere und Blatt (Kreis ausschneiden)
  - Aufreihen von Perlen auf einer Schnur
  - Ball fassen, werfen, prellen
  - Knöpfe auf- und zumachen
  - altersentsprechende Graphomotorik: Halten des Stiftes im beginnenden Erwachsenengriff, Druck in Fingerspitzen, Strichführung, Planung der Bewegungsabläufe
  - Kreis (4 Jahre) und Kreuz (4½ Jahre) nachzeichnen
  - Zeichnen eines „Kopffüßler" (4-jähriges Kind) auf die Aufforderung: „Zeichne ein Männchen!"

Zeichen einer gestörten Neuromotorik:
- pyramidale und extrapyramidale Symptome
- Dyspraxie/Apraxie: Zeichen von mangelnder oder fehlender Bewegungsplanung
- Ataxie: Koordinationsstörungen
- Halbseitensymptomatik
- persistierende Primitivreflexe

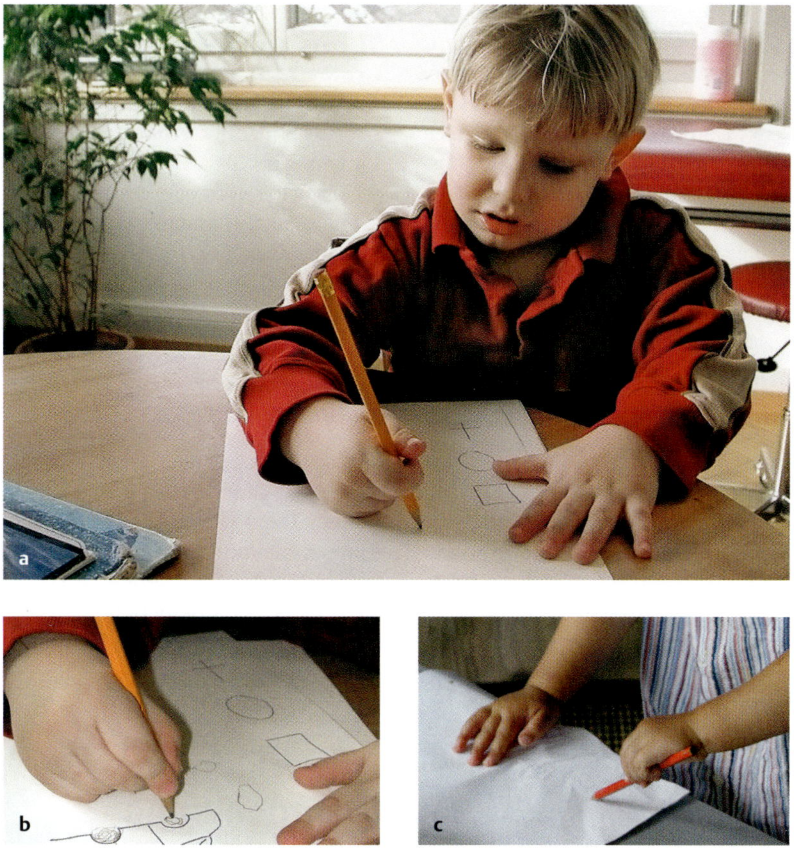

Abb. 32.**15 a – c** Verschiedene Varianten der in diesem Alter tolerablen Graphomotorik.
a Visuomotorik: Erkennen fehlender Bildteile und beginnender Erwachsenengriff.
b Variation des Faustgriffs.
c Kritzeln.

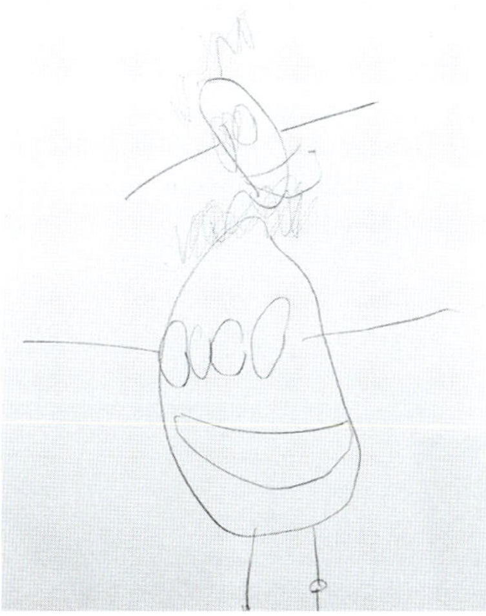

Abb. 32.**16** „Vater mit Kind auf den Schultern“: doppelter „Kopffüßler“.

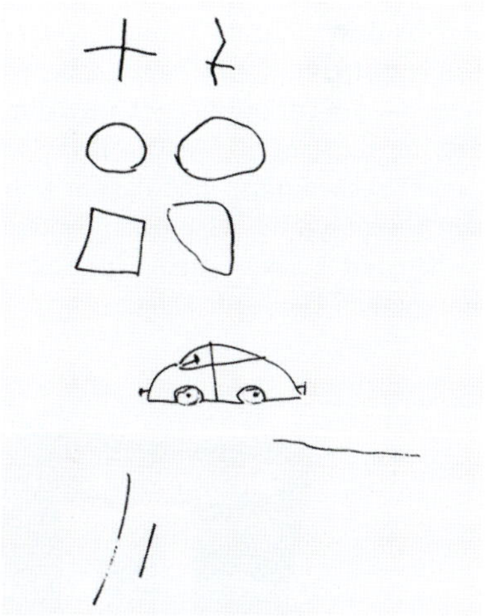

Abb. 32.**17** Formenproduktion: fehlende Bildteile ergänzen und herausfinden, welches der längere Strich ist.

Testuntersuchung

Bei der Movement Assessment Battery for Children 2 (vgl. deutsche Version: Petermann 2008; Abb. 32.**18**) handelt es sich um eine Testbatterie zur Erfassung der motorischen Leistungsfähigkeit von Kindern und Jugendlichen in 3 Altersgruppen:

- *Altersgruppe 1:* 3 Jahre 0 Monate bis 6 Jahre 11 Monate
- *Altersgruppe 2:* 7 Jahre 0 Monate bis 10 Jahre 11 Monate
- *Altersgruppe 3:* 11 Jahre 0 Monate bis 16 Jahre 11 Monate

Für jede Altersgruppe liegen insgesamt 8 Untertests vor, um fein- und grobmotorische Fertigkeiten zu überprüfen, die durch die 3 Skalen Handgeschicklichkeit, Ballfertigkeiten und Balance abgebildet werden. Es besteht die Möglichkeit, Standardwerte und Prozentränge für die einzelnen Skalen zu berechnen. Aus den Ergebnissen aller 8 Untertests kann zusätzlich ein Gesamttestwert ermittelt werden, der als Indikator für die gesamte motorische Leistungsfähigkeit eines Kindes dient. Der Test ermöglicht dem Anwender, auf schnelle und einfache Weise spielerisch die Fein- und Grobmotorik zu überprüfen. Im Praxisalltag kann der Test jedoch zu aufwendig sein. Dann empfiehlt es sich, dass der Prüfende eine beschränkte Anzahl von Untersuchungs-Items (auch aus anderen Tests oder selber erfundene) auswählt, dass er genau weiß, welche Pathologien er suchen muss, und dass er sich durch konstantes, häufiges Untersuchen mittels seiner „Items" große Erfahrung und Standards aneignet.

Tonus und Reflexe

- passives Bewegen der Extremitäten: Tonus erniedrigt, erhöht, wechselnd, asymmetrisch
- Langsitz: Verkürzung der Ischiokruralmuskulatur und des Rumpftonus
- allgemeiner Tonus im Stehen: Schulterhaltung, Hyperlordose, Knick-Senk-Füße
- Muskeleigenreflexe symmetrisch

Maßnahmen

Je nach Grad der Auffälligkeit: Kontrolle in 1 Jahr bzw. Abklärung in spezialisiertem (kinderneurologischem) Zentrum, beim Kinderneurologen oder Entwicklungspädiater. Mögliche Therapien: Psychomotoriktherapie, sensorische Integrationstherapie, Ergotherapie.

Entwicklung der Wahrnehmung

Anamnese und Untersuchung

Die Reifung der Sinnesverarbeitung (Wahrnehmung) wird anamnestisch abgefragt und bei Auffälligkeiten getestet. (z. B. mit dem Test nach L. Ruf). Die Taktilkinästhesie spielt bei allen koordinativen Bewegungsabläufen und bei der Feinmotorik eine große Rolle. Sie kann deshalb bei diesen Items mitbeurteilt werden.

- *Allgemein:*
  - Ist das Kind besonders ängstlich, unkonzentriert, wenig ausdauernd, hyperkinetisch, distanzlos, emotional labil und noch kleinkindlich?
  - Versteht es erzählte Geschichten?
- *Taktilkinästhesie:*
  - Ist das Kind berührungsüber- oder -unterempfindlich, missbilligt es gewisse Kleider?
  - Hat es Ekel vor dem Barfußgehen?
  - Will es nicht zeichnen oder spielen?
  - Ist das Essen chaotisch bzw. ist der Mund offen; sind Sprache und Mundecken feucht?
- *Auditive Wahrnehmung:*
  - Erträgt das Kind keine lauten Töne (Bohrmaschinen, Staubsauger, Mixer)?
  - Kann es bei Geschichten zuhören oder gelingt dies nur für kurze Zeit?
- *Visuelle Wahrnehmung:*
  - Hat es Angst vor Ballspielen?
  - Werden Bilderbücher systematisch betrachtet und Details erkannt?
- *Raumwahrnehmung:*
  - Fällt das Kind häufig um, schlägt es sich überall an, strauchelt es viel, gibt es vermehrt Unfälle?
  - Hat es Mühe, sich anzuziehen?

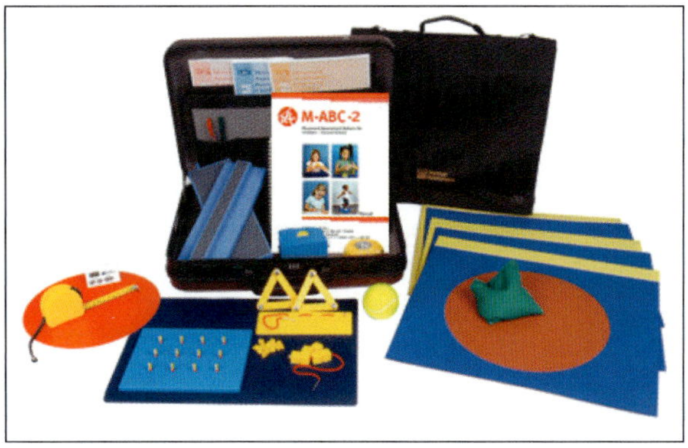

Abb. 32.**18** Testset für die Movement Assessment Battery for Children 2.

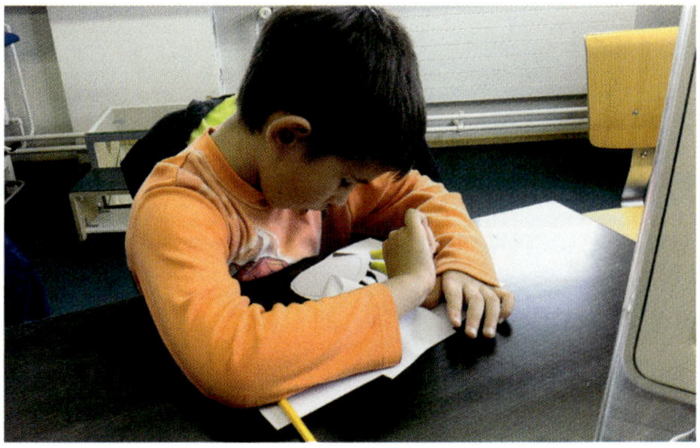

Abb. 32.**19** Auch so kann man schneiden: dyspraktisch.

Maßnahmen

Auffälligkeiten im Spracherwerb, im Sozialverhalten, in der Motorik oder in den oben aufgeführten anamnestischen Erhebungen können Hinweise für Wahrnehmungsstörungen sein. Sie treten selten isoliert auf, sondern sind meist Ausdrucke eines Symptomenkomplexes (Baumann u. Alber 2011), in dem die verschiedenen Bereiche unterschiedlich beeinträchtigt sein können. Eine weitergehende Abklärung ist in die Wege zu leiten. Diese hat nicht allein das Ziel, Defizite zu diagnostizieren (deren Behandlung oft unspezifisch und frustran ist), sondern insbesondere die besonderen Fähigkeiten zu finden und das Kind in diesen Bereichen zu fördern!

Entwicklung des Spielverhaltens

(Abb. 32.**20** bis Abb. 32.**28**)

- Das Kind kann sich auf ein Spiel konzentrieren.
- Es kann einfache Spielregeln befolgen.
- Es gibt auf Aufforderung 3 Dinge (Mengenbegriff).

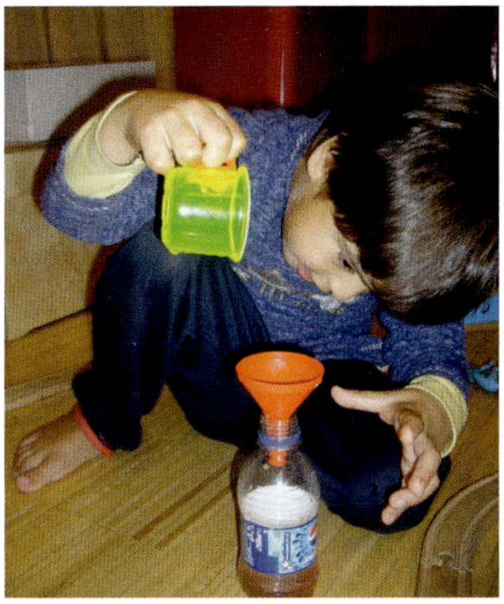

Abb. 32.**20** Inhalt-Behältnis-Konzept.

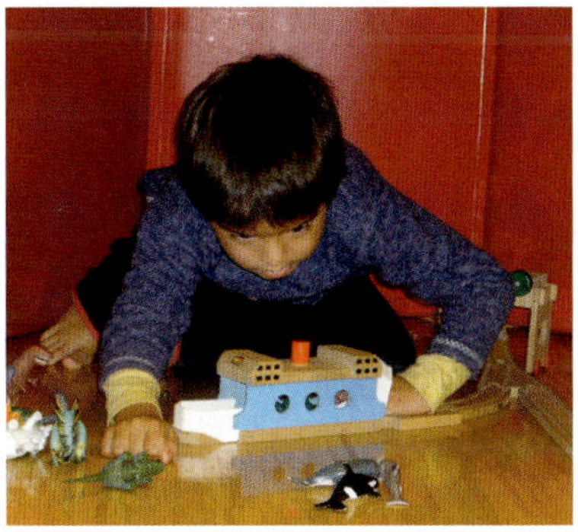

Abb. 32.**21** Abenteuer spielen.

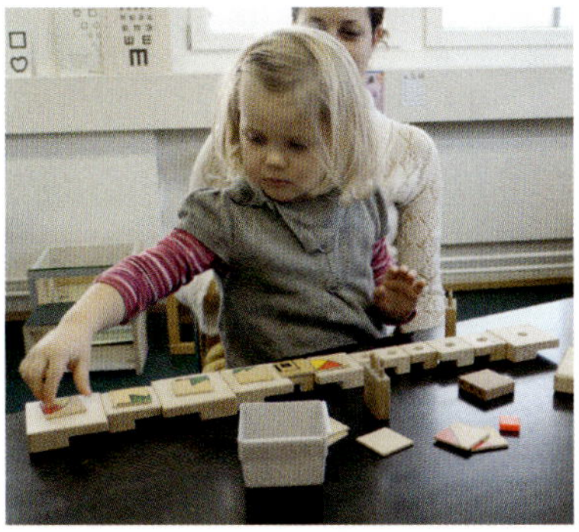

Abb. 32.**22** Spielfantasie.

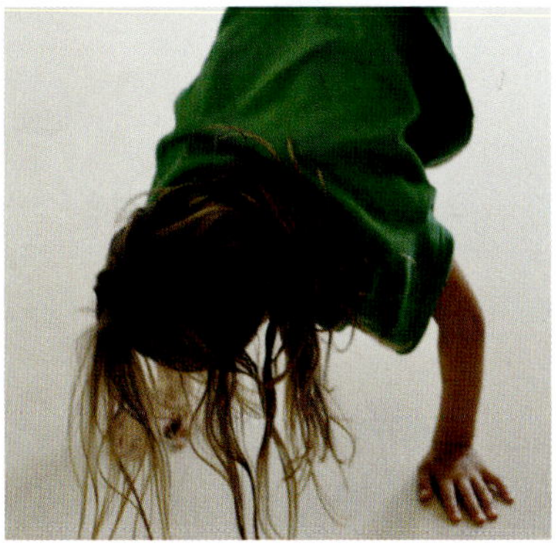

Abb. 32.**23** Die Praxis als Abenteuerspielplatz.

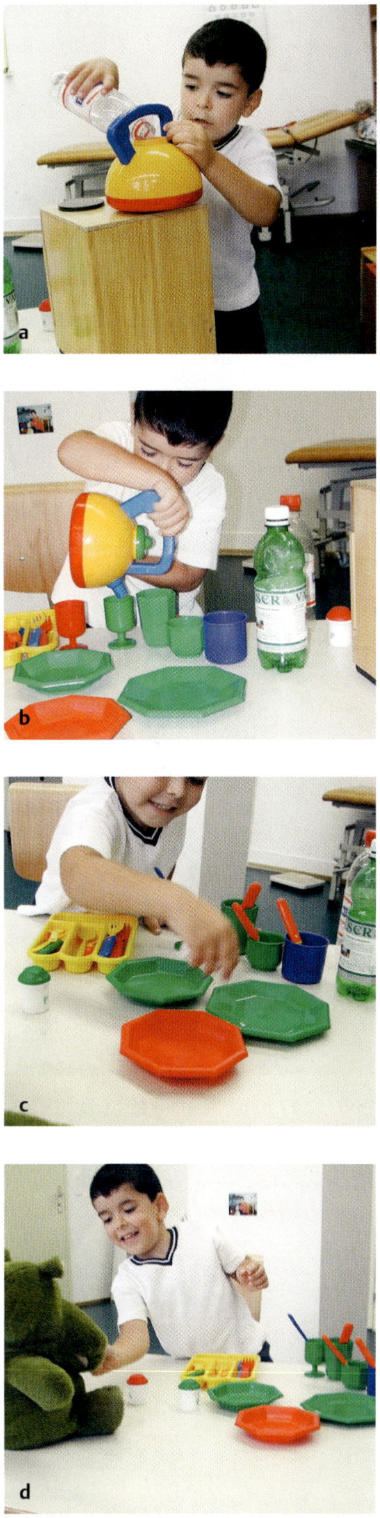

Abb. 32.**24 a – d** Lange und umfassende Rollenspiele mit vielen logisch verknüpften Szenen.

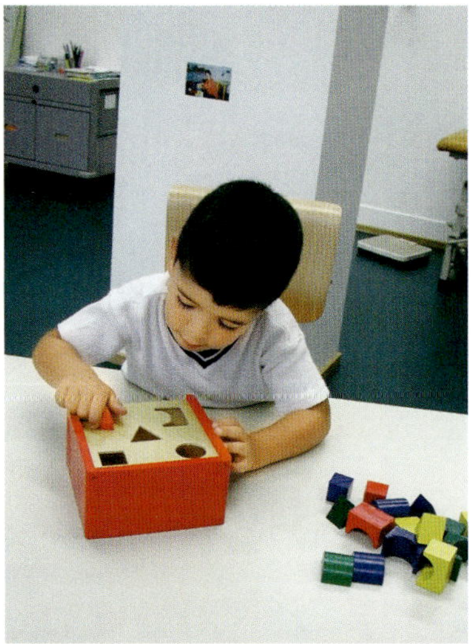

Abb. 32.**25** Formbox: alle Formen antizipierend eingepasst.

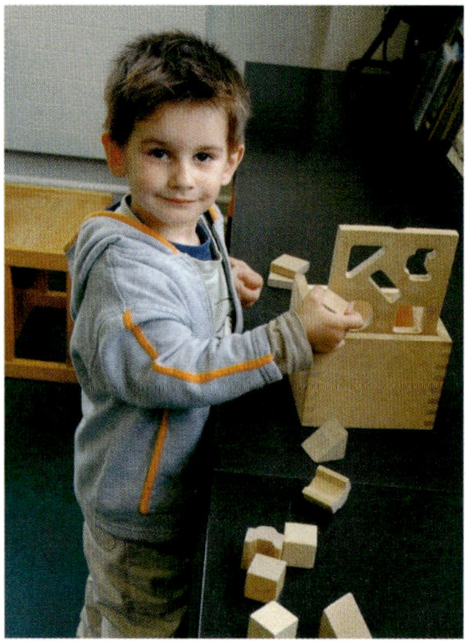

Abb. 32.**26** Die Formbox klappt „mit links“, wenn man sich nicht an die Regeln hält.

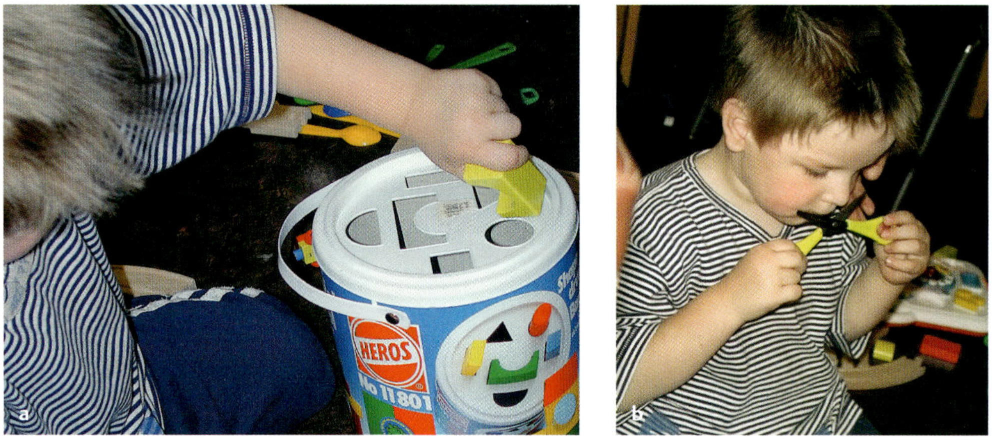

Abb. 32.**27 a, b** Abklärungsbedarf (s. auch Abb. 12.**6c**).

a Keinerlei Formvorstellung (Versuch-Irrtum-Prinzip; entspricht einem Entwicklungsalter von 24 Monaten) und Lösungsversuch mit übermäßiger Kraftanstrengung.

b Chaotisches, nicht einmal funktionelles, geschweige denn symbolisches Spiel mit dysfunktionalem Gebrauch der Schere (Persistenz des oralen Erkundens).

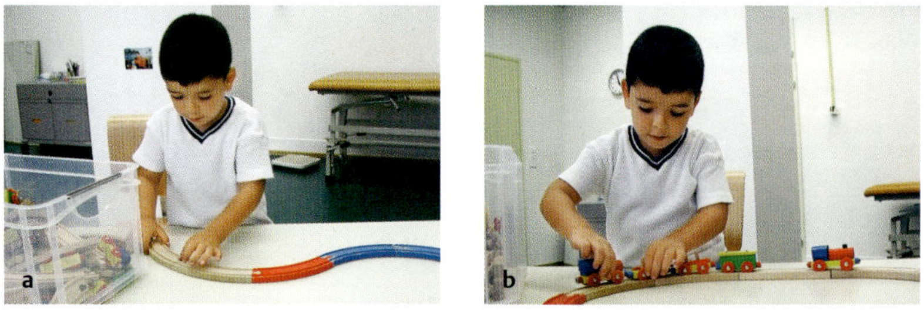

Abb. 32.**28 a, b** Holzeisenbahn selbstständig zusammengebaut, Magnet erfasst und ohne Entgleisen gefahren.

Entwicklung von Kommunikation und Sprache sowie sozioemotional

Kommunikation und Sprache

(Abb. 32.**29** bis Abb. 32.**31**)

Anamnese und Untersuchung

Da die Sprache eine normale Entwicklung der motorischen Kompetenzen, der Wahrnehmungsfunktionen (insbesondere auditive Reifung und taktil-kinästhetische Reifung im Mundbereich), der intellektuellen Fähigkeiten und des Sozialverhaltens voraussetzt, muss ihrer Beurteilung große Aufmerksamkeit geschenkt werden. Dabei ist zwischen Sprachverständnis und Sprachproduktion zu unterscheiden. Im Verlauf der gesamten Untersuchung versucht der Untersucher, das Kind in ein Gespräch zu verwickeln. Gelingt dies nicht, können einzelne Gegenstände oder Bilder zur Benennung vorgelegt werden. Wenn auch jetzt keine Reaktion kommt, muss eine genaue Anamnese/Abklärung erhoben werden.

- *Sprachverständnis (rezeptiv;* Abb. 32.**29***):*
  - Mengenbegriff: „Gib mir 3 Klötzchen!“
  - Unterscheidung: langer und kurzer Strich.
  - gibt korrekte situative Beschreibungen
  - versteht Präpositionen (z. B.: „Lege Klötzchen vor/hinter …“).
  - versteht mehrteilige Aufforderungen
- *Sprachausdruck (expressiv;* Abb. 32.**30***):*
  - benennt die Grundfarben
  - kann sich sprachlich so ausdrücken, dass es von außerfamiliären Personen verstanden wird
  - macht Haupt- und Nebensätze
  - kann am Telefon längere Konversationen führen
  - kann kurze Geschichte verstehen und erzählen
  - stellt Sinnfragen und gibt Erklärungen („Warum, weil …“)
  - fragt nach der Bedeutung von Wörtern
  - zeigt keine Redeflussstörung
  - weist keine schwere Dysarthrie auf
- *Sprachverständnis und -ausdruck:* beantwortet Fragen wie:
  - „Warum hat man Häuser?“
  - „Wozu hat man Bücher?“
  - „Was machst du, wenn du müde bist?“
  - „Was machst du, wenn du Hunger hast?“
  - „Der Elefant ist groß, die Maus ist …“
  - „Der Tisch ist aus Holz, das Fenster ist aus …“
  - „Der Vater ist ein Mann, die Mutter ist eine …“

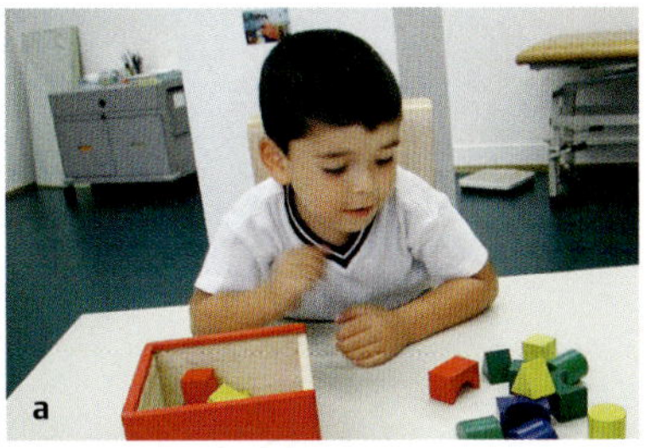

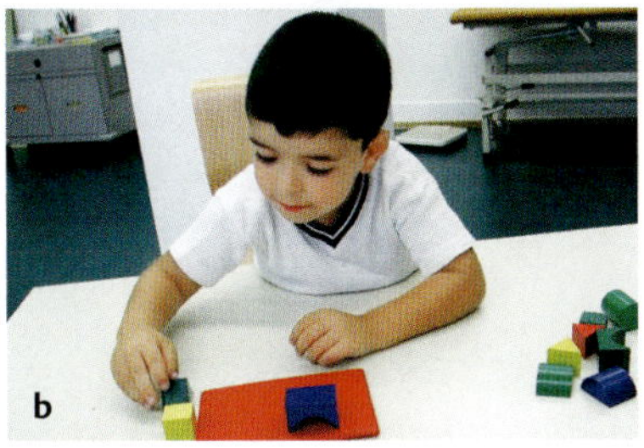

Abb. 32.**29 a, b** „Lege das Grüne neben die Karte.“

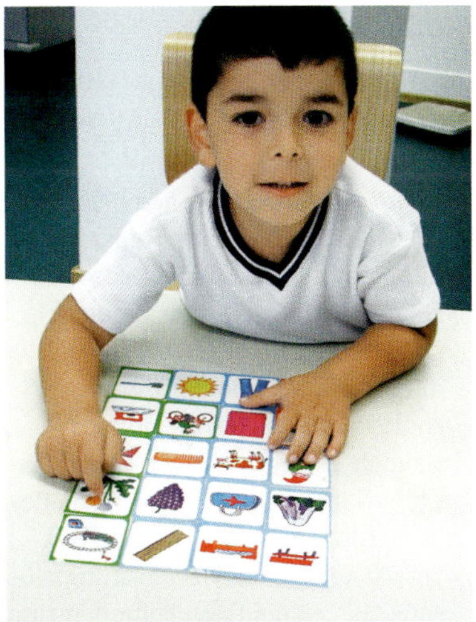

Abb. 32.**30** Bilder zur Benennung vorlegen.

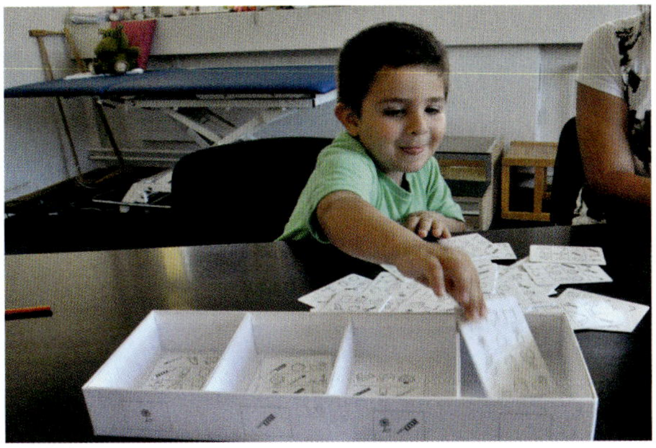

Abb. 32.**31** KHV-VK , ein kleiner Test zur Überprüfung der Konzentrationsfähigkeit des Vorschulkindes (Ettrich u. Ettrich 2006).

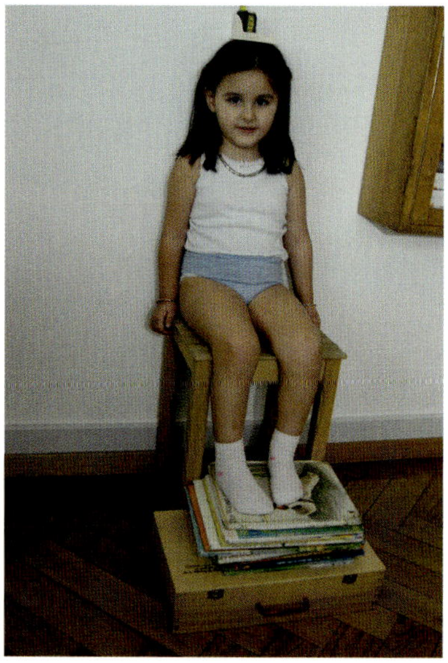

Abb. 32.**32** Sitzhöhe bestimmen.

Maßnahmen

Bei Anamnese und direkter Beobachtung sind folgende Kriterien zu beachten:

- *Retardiert in Bezug auf Grammatik und/oder Wortschatz:* Kleine Fehler, die die Kommunikation mit Dritten in keiner Weise gefährden, sind noch gestattet; sonst ist eine entwicklungspädiatrisch-logopädisch-psychologische Abklärung indiziert. Handelt es sich um einen generellen Entwicklungsrückstand (geistige Behinderung), um eine isolierte Sprachstörung oder Teilleistungsstörung? Bei eindeutigen Befunden sind Förderungsmaßnahmen einzuleiten.
- *Artikulationsfehler:*
  - Sprache weitgehend verständlich: In diesem Fall ist eine erneute Untersuchung im Kindergartenalter angezeigt.
  - Sprache unverständlich: Hier muss unbedingt eine entwicklungspädiatrisch-logopädisch-psychologische Abklärung erfolgen. Mögliche Förderungsmaßnahmen sind Logopädie und Sprachanbahnung.
- *Störung des Sprachflusses:* Dies ist in diesem Alter bis zu einem leichten Grad physiologisch. Einfache Ratschläge an die Mutter sind, dem Kind Zeit zu lassen, seine Anliegen vorzubringen, eventuell ältere Geschwister etwas zurückzuhalten und das Kind nicht wegen seiner Sprache zu kritisieren. Die Kontrolluntersuchung folgt nach einem ½ Jahr. Bei mehr als 6 Monaten Dauer und Leidensdruck des Kindes und/oder der Eltern ist eine logopädische Abklärung bzw. Intervention indiziert.

Sozioemotional

- Das Kind kann erläutern, wie und warum es ein bestimmtes Gefühl empfindet, und ist zunehmend in der Lage, seine Impulse und Ängste zu regulieren (Selbstregulation). Es braucht dazu oft nur noch wenig Unterstützung.
- Es kleidet sich ohne Anleitung an.
- Es erträgt die mehrstündige Trennung von der Mutter.
- Es ist sowohl tagsüber als auch nachts trocken.
- Es versteht das Gegenüber (Theory of Mind).
- Es verhandelt und diskutiert, wenn es etwas will oder nicht will.
- Es spielt mit anderen Kindern bzw. spielt Rollenspiele.
- Es kennt sein Geschlecht (Wie wird es in der Familie benannt?).

Somatischer Status

Körpermaße (Abb. 32.**32**)

In Somatogramm eintragen und beurteilen

- Gewicht
- Größe
- Kopfumfang
- evtl. Wachstumsgeschwindigkeit

Übergewicht, Untergewicht, Gedeihstörung, Wachstumsstörung, Entfernung von seinem Perzentilenbereich, dem Elternkanal, Dysproportion?

Haut und Haare

(Abb. 32.**33** bis Abb. 32.**44**)

Beurteilen
- auffällige Blässe
- Zyanose
- Pigmentstörungen
- Hämatom, Verletzungen
- chronisch-entzündliche Hautveränderungen

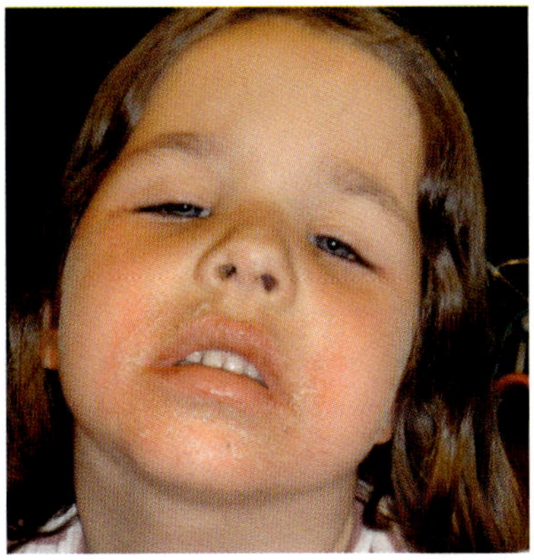

Abb. 32.**33** Leckekzem, superinfiziert.

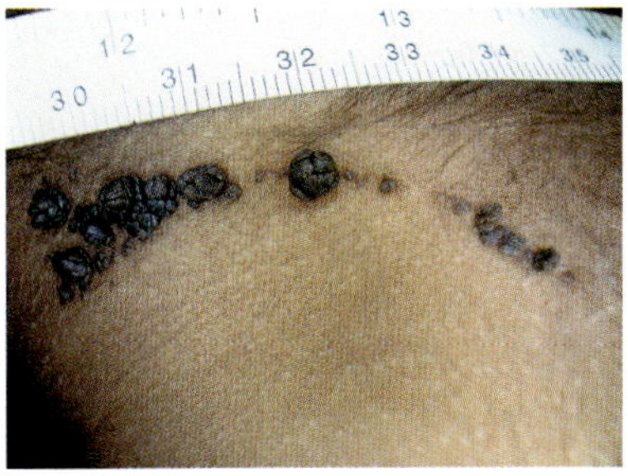

Abb. 32.**34** Naevus verrucosus.

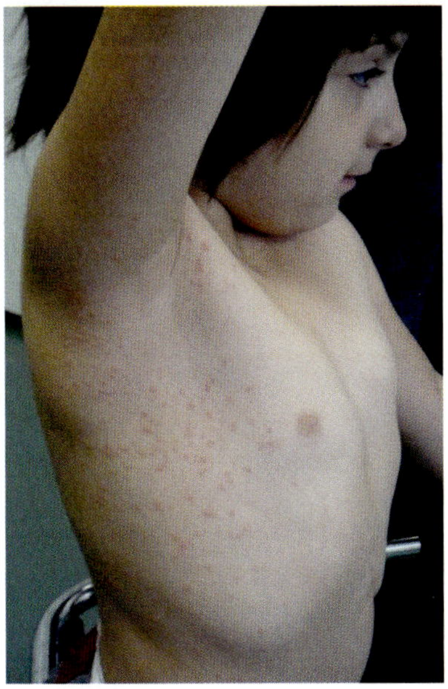

Abb. 32.**35** Thorakolaterales Exanthem.

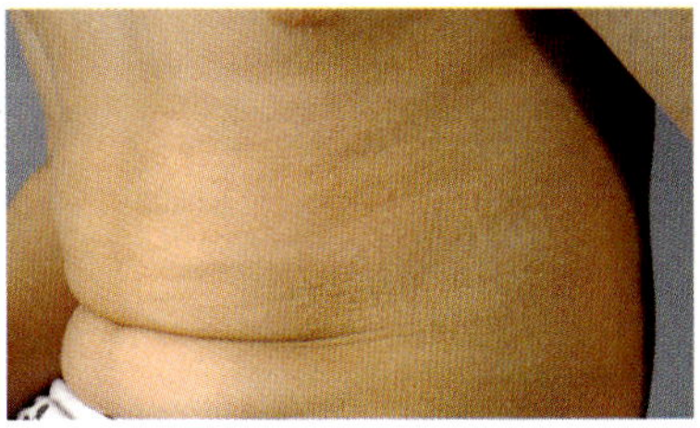

Abb. 32.**36** Lichen nitidus, kleine symptomlose, hautfarbene Papeln. Prädilektionsstellen sind Genitale, Arme und Rumpf. Die Ätiologie ist ungeklärt.

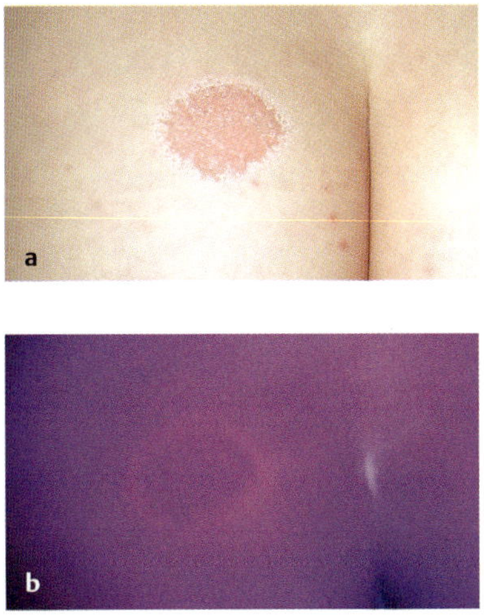

Abb. 32.**37 a, b** Tinea corporis im Wood-Licht.

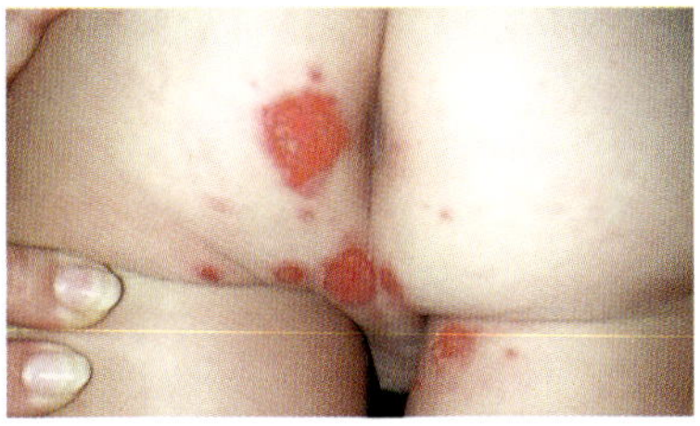

Abb. 32.**38** Perianale Impetigo contagiosa.

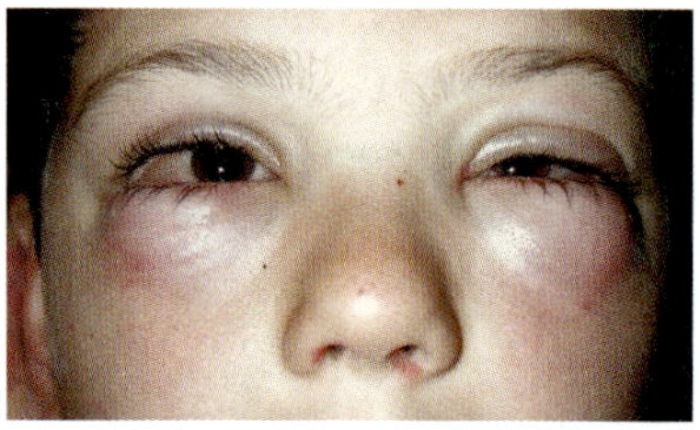

Abb. 32.**39** Massive saisonale Konjunktivitis mit Chemosis.

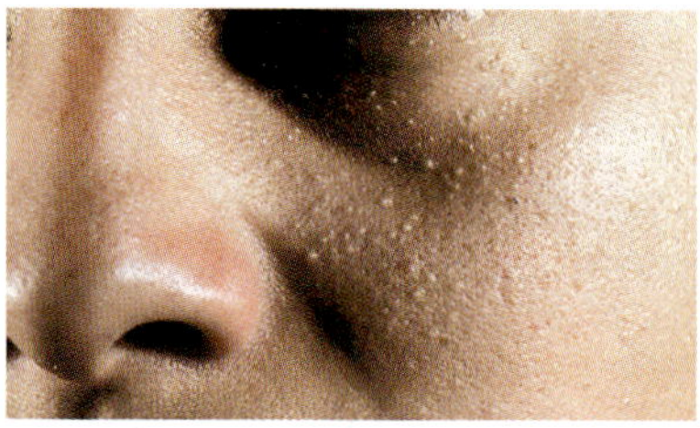

Abb. 32.**40** Milien.

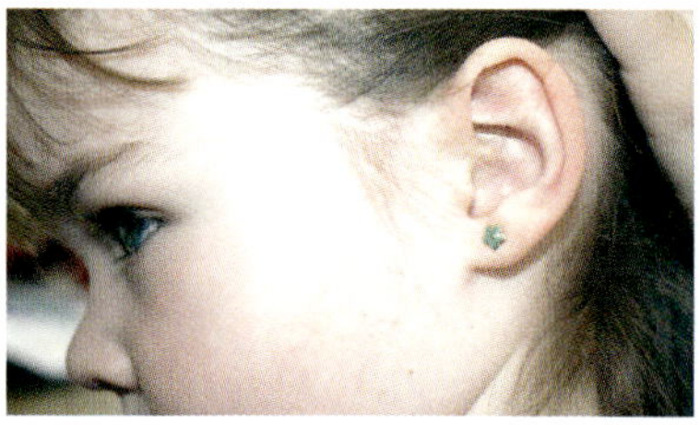

Abb. 32.**41** Hyperkeratosis pilaris.

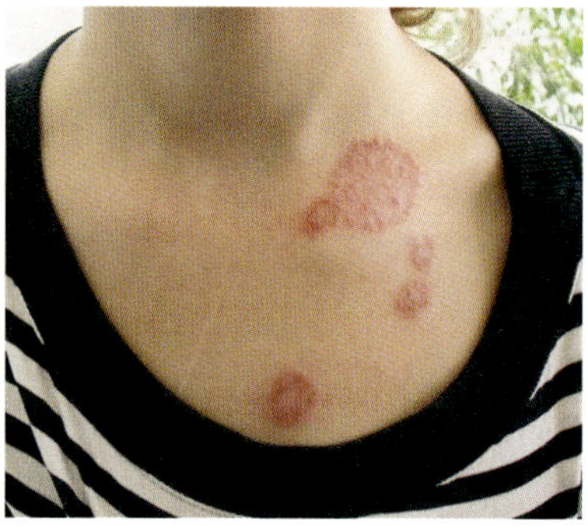

Abb. 32.**42** Tinea corporis.

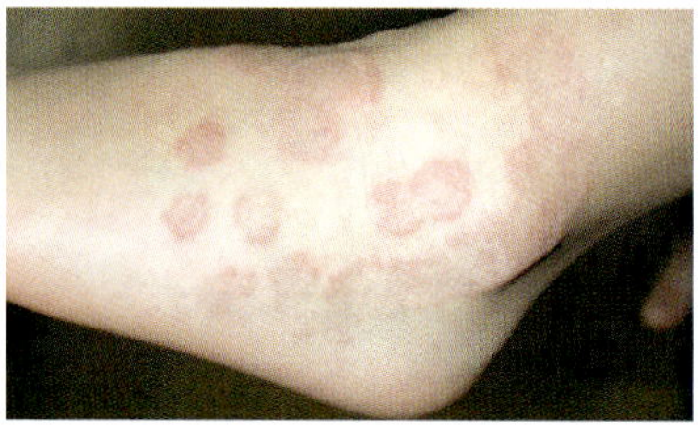

Abb. 32.**43** Multiple Granuloma anulare: Behandlung oft frustran.

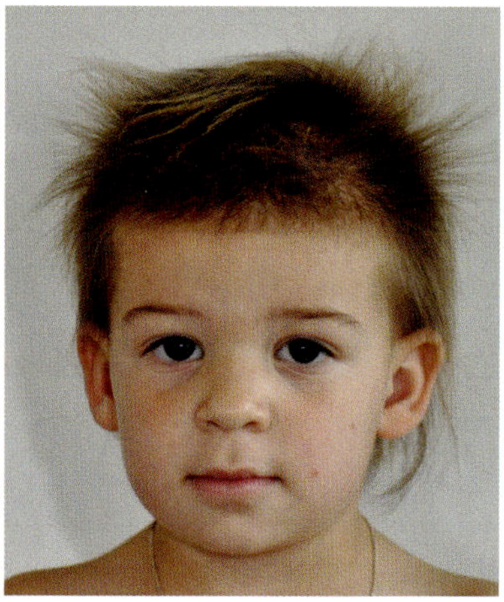

Abb. 32.**44** Unkämmbare Haare (Pili trianguli canaliculi).

Augen

Anamnese und Untersuchung

(Abb. 32.**45** bis Abb. 32.**54**)

- Augenkneifen
- übermäßige Lichtempfindlichkeit
- Kopfstellung mittelständig
- Inspektion der Augen: symmetrische Größe, korrekte Augenachse
- koordinierte Augenmotorik
- Hirschberg-Test/Abdecktest: Strabismus
- Prüfung des Stereosehens mittels Lang-Stereotest: Strabismus
- Untersuchung im durchfallenden Licht: symmetrisches Aufleuchten des Fundus, Klarheit der brechenden Medien
- Visusprüfung beider Augen
- Untersuchung mit dem Hand-Autofraktometer

Visusprüfung

- *Pflüger-Haken oder (besser) Snellen-E (mit gleich langen Querstrichen):* Das Kind soll die Richtung des gezeigten E mit der Hand angeben, eventuell mithilfe eines aus Holz gefertigten E. Jedes Auge wird einzeln geprüft.
- *Lea-Hyvärinen-Test für Fern- und Nahvisus.*
- *Stycar-Test:* Dem Kind werden in der Entfernung von 3 m Buchstaben mit abnehmender Größe gezeigt, die es auf einer Vorlage identifizieren muss.

! Das nicht getestete Auge muss sehr sorgfältig abgedeckt werden, da amblyope Kinder oft eine große Geschicklichkeit aufweisen, mit dem gesunden Auge rasch neben der Abdeckung vorbeizuschauen.

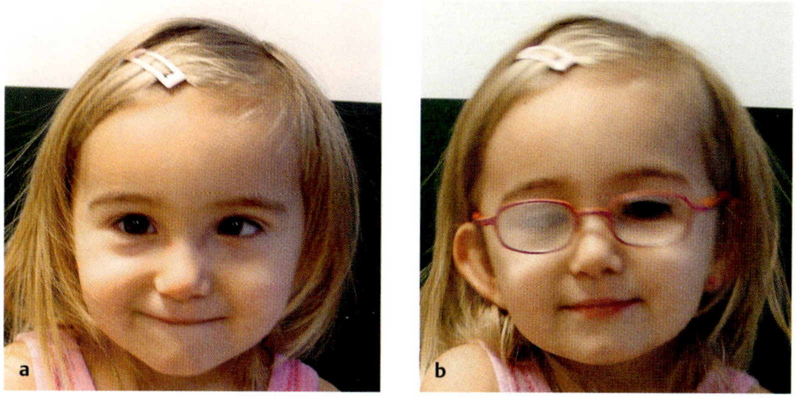

Abb. 32.**45 a, b** Schielen.
a Schielwinkel ohne Brille.
b Abdecktherapie.

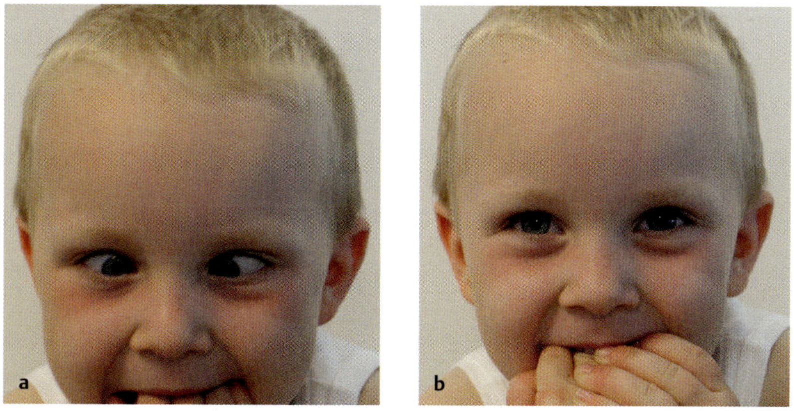

Abb. 32.**46 a, b** ... man kann auch absichtlich schielen!

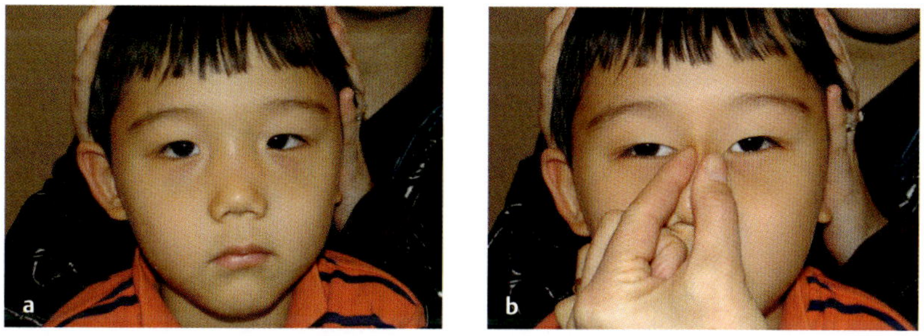

Abb. 32.**47 a, b** Pseudoschielen.
a Pseudoschielen bei Epikanthus.
b Beim Verschmälern der Nasenwurzel sieht man schön, dass das Kind nicht schielt.

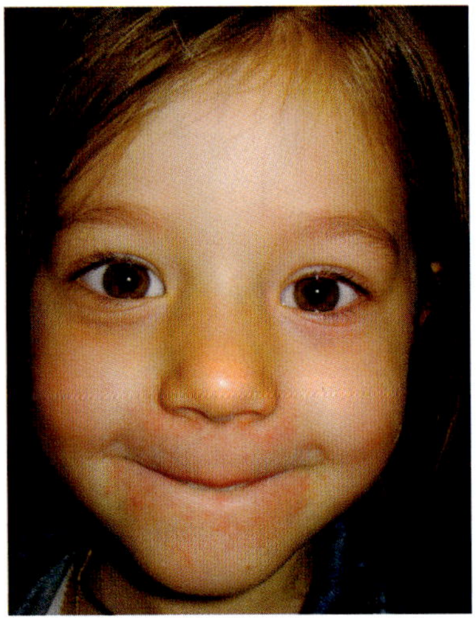

Abb. 32.**48** Irisektropione und Perioraldermatitis.

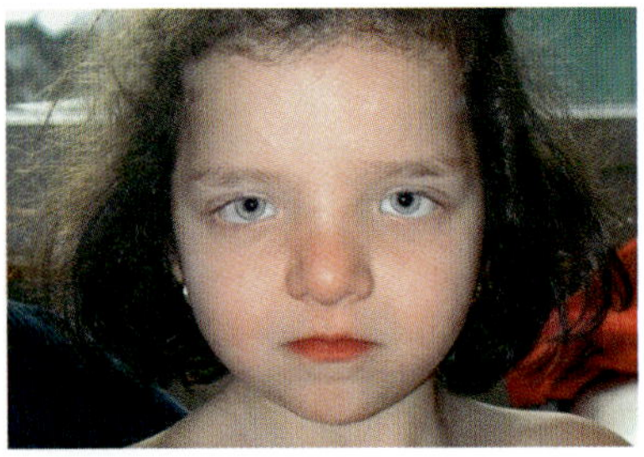

Abb. 32.**49** Cave: sehr breite Nasenwurzel, kein Hypertelorismus! (s. S. 138, Gesichtsperzentilen).

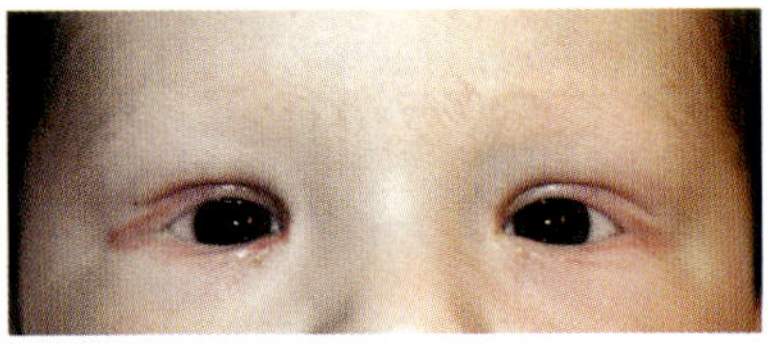

Abb. 32.**50** Zilienmangel bei Nail-Patella-Syndrom.

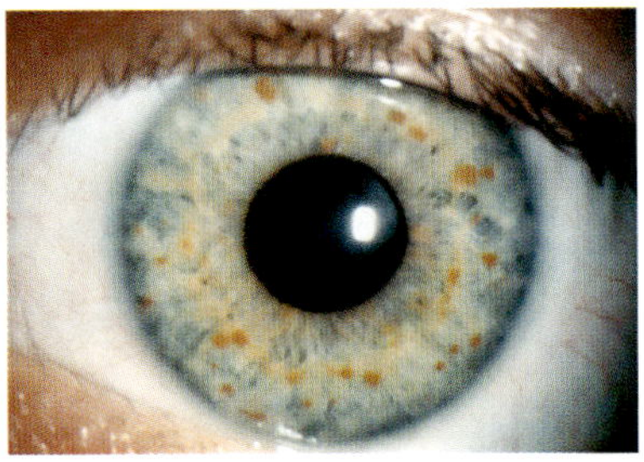

Abb. 32.**51** Irishamartome und Lisch-Knoten. Diagnose: Neurofibromatose Typ 1.

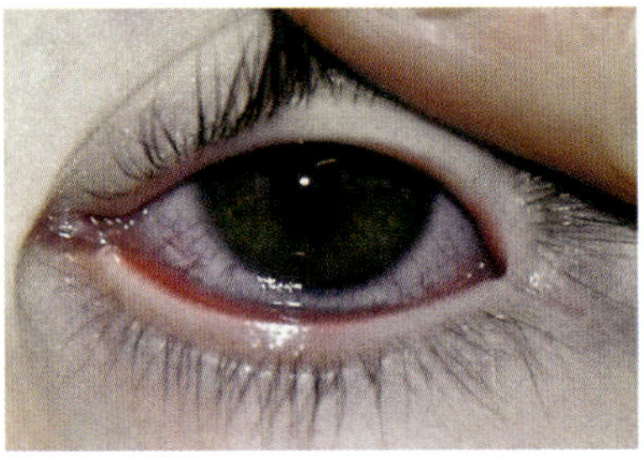

Abb. 32.**52** Hyperämie der Bindehaut bei Konjunktivitis.

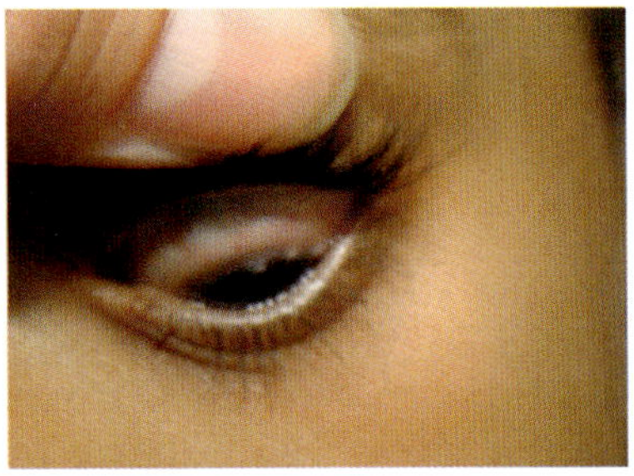

Abb. 32.**53** Follikel am Limbus bei schwerer Konjunktivitis vernalis, eine Allergie auf Hitze.

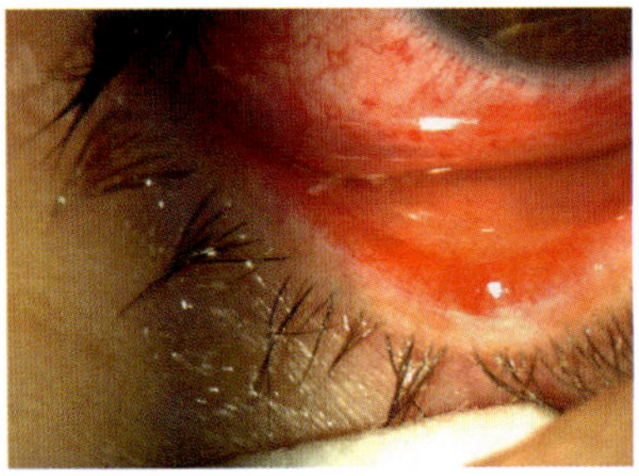

Abb. 32.**54** Keratoconjunctivitis epidemica mit Membranbildung.

Maßnahmen

Die Überweisung an den Augenarzt erfolgt, wenn folgende Bedingungen zutreffen:

- *Visus mit E-Tafeln:* beidseitig < 0,8 oder Differenz rechts/links > 0,2
- *Visus mit Stycar:* < 1,0 oder Differenz > 0,2
- *Visus bei Lea-Hyvärinen-Test:* < 0,6 0,8; Differenz rechts/links > 2 Zeilen
- *Lang-Stereotest:* wird nicht erkannt (Schielen?)
- *Hand-Autofraktometer:* auffällige Resultate

Ohren und Gehör

Anamnese und Untersuchung

(Abb. 32.**55**, Abb. 32.**56** und Abb. 32.**57**; s. auch Abb. 15.**39**, Abb. 15.**136** b, Abb. 15.**226** und Abb. 15.**244**)

Das Gehör muss anamnestisch noch einmal präzise erfragt werden. Bei kleinsten Unsicherheiten, insbesondere bei Sprachstörungen, muss eine objektive Überprüfung durchgeführt oder veranlasst werden. Die Gehörprüfung muss sehr sorgfältig erfolgen, da hörbehinderte Kinder große visuelle und intellektuelle Kompensationsmöglichkeiten haben. Die Untersuchung des Gehörs mittels Flüstersprache ist ungenügend.

Untersuchungsmethoden

- Inspektion von Ohrmuscheln, Gehörgang und Trommelfell
- Audiometrie: mit Kopfhörern rechts und links, einzeln bei 500, 1000, 2000, 4000 und 6000 Hz prüfen:
  - subjektive Audiometrie: Hochtonrassel beidseits, Sprachaudiometrie, Spielaudiometrie (Konditionierungsaudiometrie)
  - objektive Audiometrie: transitorisch evozierte otoakustische Emissionen, Hirnstammaudiometrie, Stapediusreflex
- Freifeldaudiometrie mit Wobbeltönen

Maßnahmen

Bei kleinsten Unsicherheiten muss eine Mittelohrschwerhörigkeit (Tympanometrie) bzw. Innenohrschwerhörigkeit durch eine objektive Überprüfung ausgeschlossen werden. Hörbehinderungen, insbesondere bei Vorliegen von Sprachstörungen, müssen durch eine kinderaudiologische Abteilung ohne Verzug weiter abgeklärt werden.

Im Kindesalter überwiegt die passagere Schallleitungsschwerhörigkeit infolge eines Paukenergusses mit einer Häufigkeit von 10 – 30 % der Kinder in den ersten 3 Lebensjahren und einer Prävalenz von bis zu 8 %. Hörbehinderungen, die durch Ergüsse oder Schleimbildung im Mittelohr bedingt sind und zu keiner Sprachstörung geführt haben, können – je nach Ausmaß – bis zu 3 Monate konservativ behandelt werden. Sie machen aber genaue Kontrollen nötig. Angeborene, permanente bilaterale Schwerhörigkeiten haben eine Prävalenz von 1,2:100 000 und sind somit viel seltener, aber umso dramatischer für das Kind.

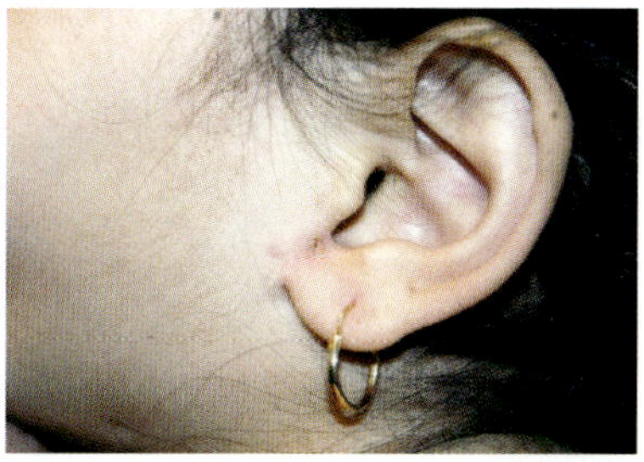

Abb. 32.**55** Infizierte präaurikuläre Ohrfistel.

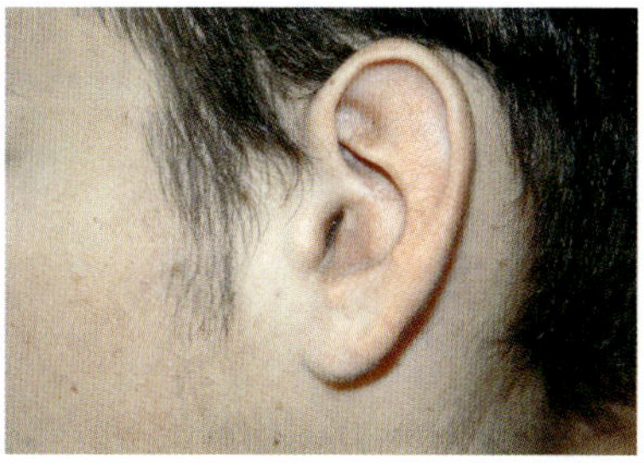

Abb. 32.**56** Otitis externa.

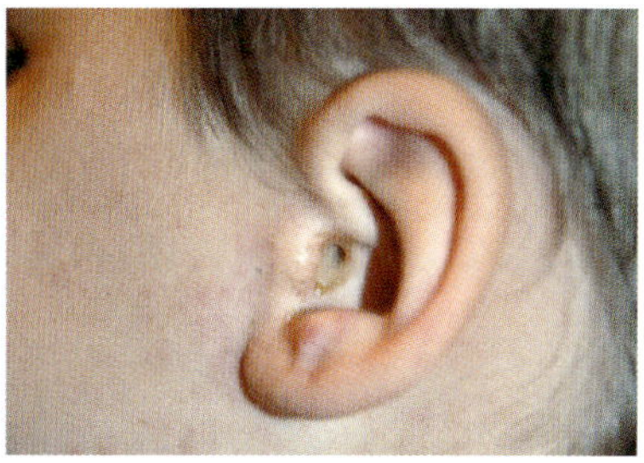

Abb. 32.**57** Otitis perforata.

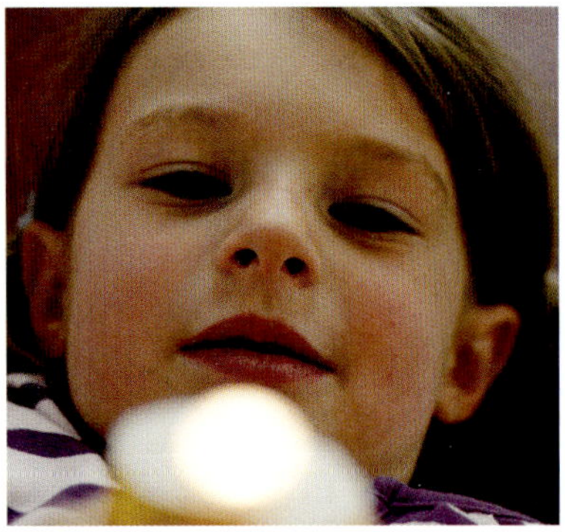

Abb. 32.**58** „Warte nur, ich untersuch dich auch!"

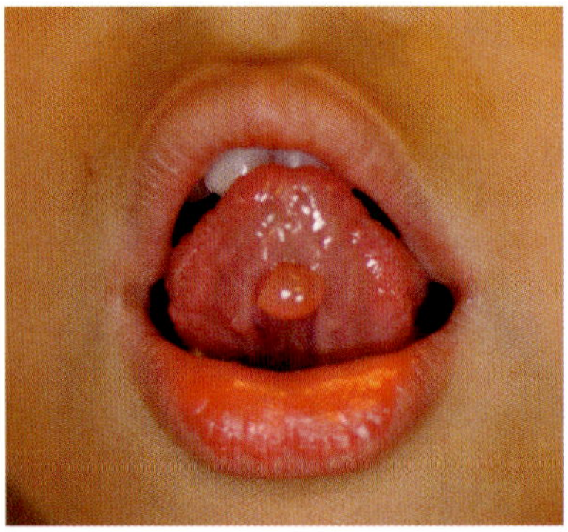

Abb. 32.**59** Zungenzyste.

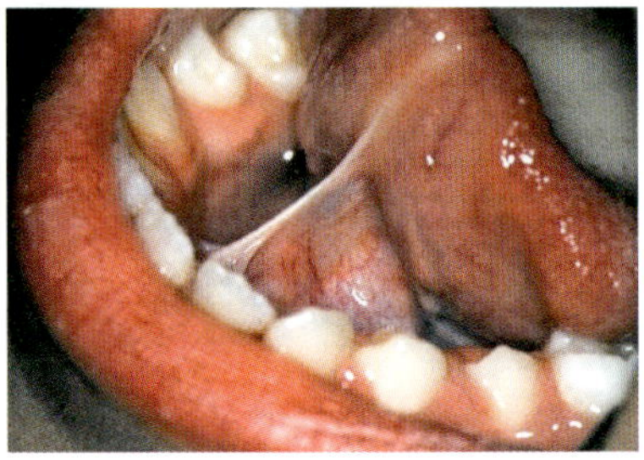

Abb. 32.**60** Zungenband: oft fälschlicherweise als Ursache von Sprachstörungen beschuldigt.

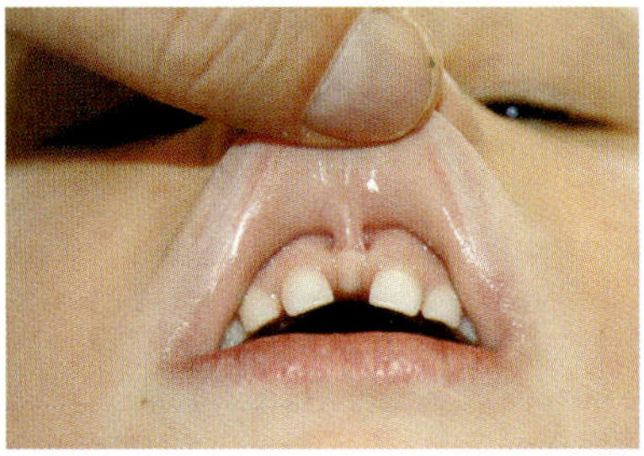

Abb. 32.**61** Diastema bei Lippenband.

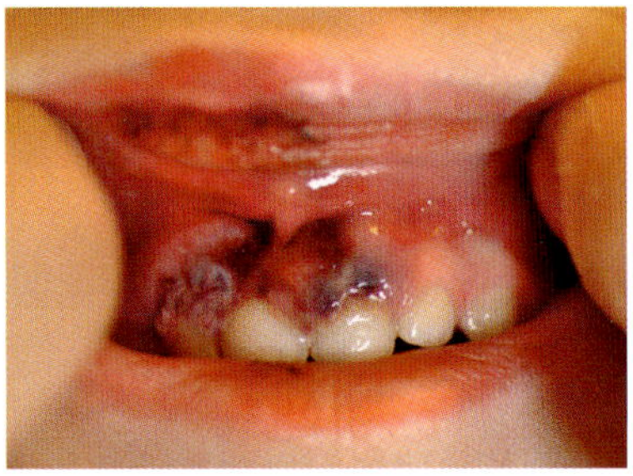

Abb. 32.**62** Lippenbandtrauma (Misshandlung).

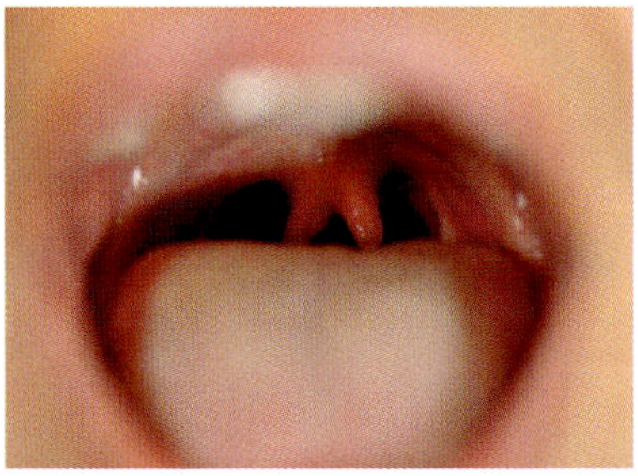

Abb. 32.**63** Uvula bifida.

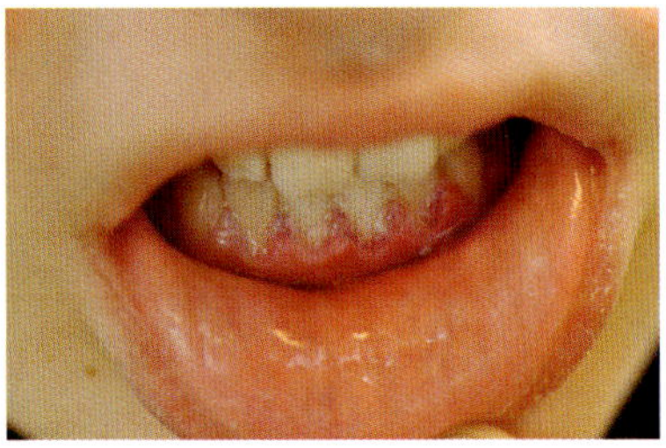

Abb. 32.**64** Gingivitis.

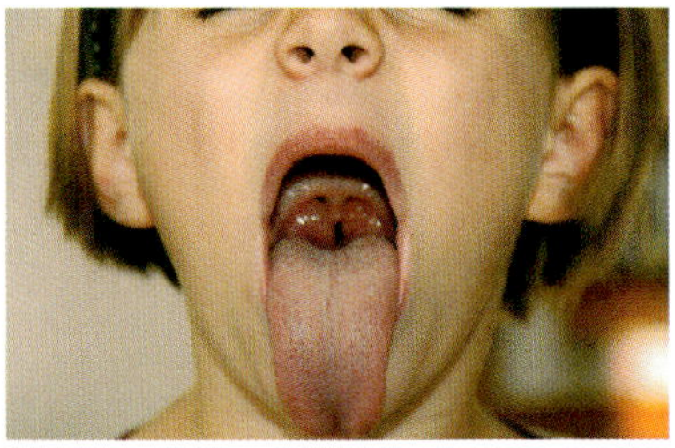

Abb. 32.**65** Makroglossie und riesige Tonsillen (Kissing Tonsills): eventuell Operationsindikation.

Kiefer und Zähne

Anamnese

- *Fluor:* Wurde Fluor angewandt, in welcher Form, seit wann und in welcher Dosierung?
- *Mundhygiene:* Wie oft werden täglich die Zähne geputzt, seit wann, selbst oder durch die Mutter und womit (Bürste, Sprayapparat, Pasten, Fluorgelee usw.)?
- *Ernährung:* Brust- oder Flaschenkind, kariogene Zwischenmahlzeiten, Obst-und Frischgemüsekonsum usw.?
- *Schlechte Gewohnheiten:* Lutschen, Lippensaugen, Nägelkauen, Zungenpressen usw.?
- *Zahnunfälle?*
- *Bisherige zahnärztliche Maßnahmen?*

Untersuchung (Abb. 32.**58**)

Weichteile (Abb. 32.**59** bis Abb. 32.**73**)

- *Lippen:* trocken, feucht, Farbe, spröde, eingerissen, Spuren schlechter Gewohnheiten (Lippensaugen, -beißen)
- *Mundwinkel:* Rhagaden
- *Mukosa:* Struktur, Farbe, Aphthen, Bissverletzungen, Zysten, Fibrome usw.
- *Zunge:* Größe, Form, Mobilität, Oberfläche (Landkartenzunge, Haarzunge, Beläge, Farbe)
- *sublinguale Region:* Ranula, kleinere Zysten
- *harter und weicher Gaumen:* Form, Farbe, Torus, Spalten, Restspalten, Uvula
- *Pharynx:* Tonsillengröße
- *Gingiva:* Eruptionszysten, fibröse Veränderungen, Gingivitiden, Parulis, Epulis, Fisteln, Rezessionen (Stillman Clefts), Taschen

Bewegungsapparat

Viele Fragen der Eltern betreffen den Bewegungsapparat, insbesondere den Einwärtsgang, X-Beine und Knick-Senk-Füße. Eine genaue Untersuchung beruhigt Eltern und Arzt!

Beurteilen
Physiologische Knick-Senk-Füße gehen mit einer Valgusstellung im oberen Sprunggelenk von < 15° und einem Absenken des medialen Fußgewölbes bei Normalbelastung im Stehen einher. Durch Anheben der Großzehe im Stehen oder beim Zehenstand richtet sich das mediale Fußgewölbe auf.

Untersuchung (Abb. 32.**84** bis Abb. 32.**89**; s. auch Abb. 15.**13**, Abb. 15.**282**b sowie Abb. 15.**306**b und c)

- *Rücken:*
  - Inspektion des Rückens im Stehen und Gehen, von hinten, von vorn und von der Seite
  - Oberkörperinklination und langsames Aufrichten zur Beurteilung des Rippenbuckels oder Lendenwulsts: infantile Skoliose, Stufenbildung, Haltung, Rückenmuskulatur
  - Beckenschiefstand bei Beinlängendifferenz: Ausmaß der Differenz mittels Unterlegen eines Brettchens unter das kürzere Bein messen
- *Beine (im Stehen und Gehen):*
  - Genua valga: Intermalleolarabstand bei durchgedrückten Knien beim 4-Jährigen von bis zu 8 cm normal
  - Coxa valga antetorta, Tibiaantetorsion und Rekurvation
- *Füße:*
  - mediales Fußgewölbe im Stehen (normale Belastung), im Liegen oder Sitzen (ohne Belastung) und im Zehenstand (bei maximaler Belastung)
  - physiologische Knick-Senk-Füße
  - kongenitaler (echter) Pes planus (Tintenlöscherfuß), Hohlfüße
  - Fußgewölbe im Vorfuß beurteilen: Spreizfuß

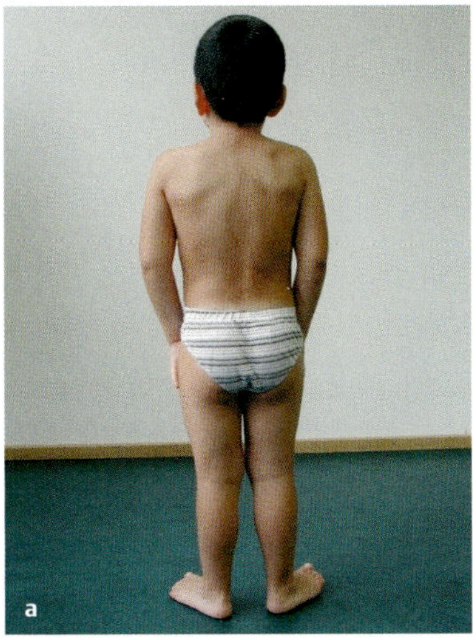

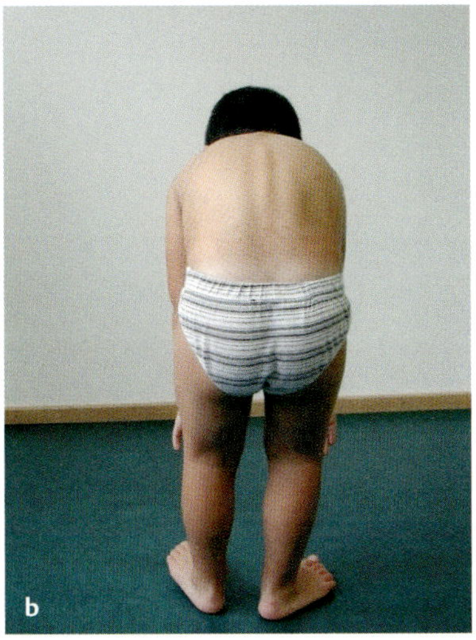

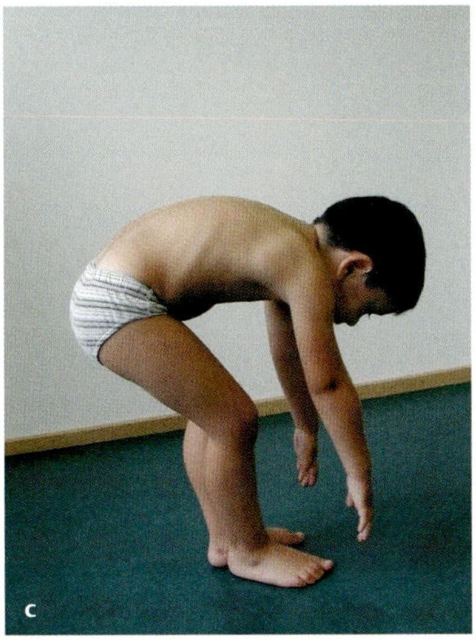

Abb. 32.**84 a – c** Untersuchung des Rückens.
a Von hinten.
b Gebeugt von hinten.
c Gebeugt von der Seite.

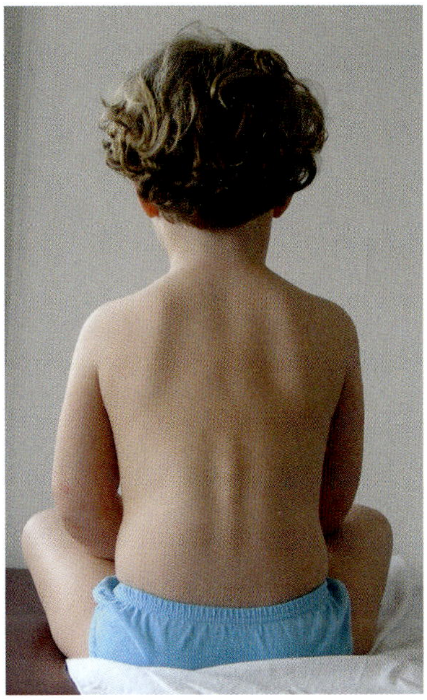

Abb. 32.**85** Ein gerader Rücken.

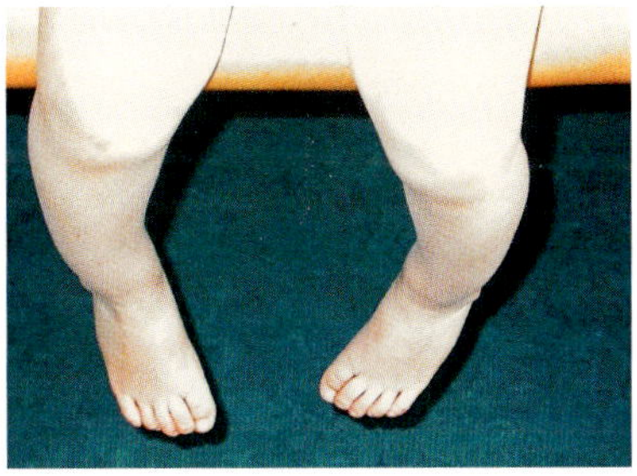

Abb. 32.**86** Blick von oben: leichtgradige O-Bein-Stellung: keine Therapie.

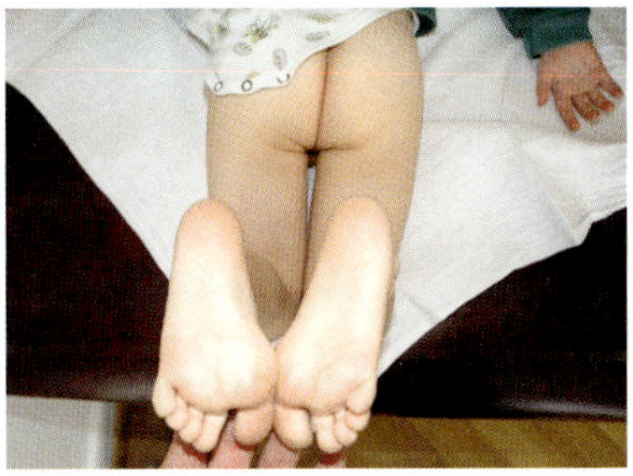

Abb. 32.**87** .... und von unten: Beurteilung der Beinachse: leichtgradige X-Bein-Stellung, hier: keine Therapie.

4 Jahre

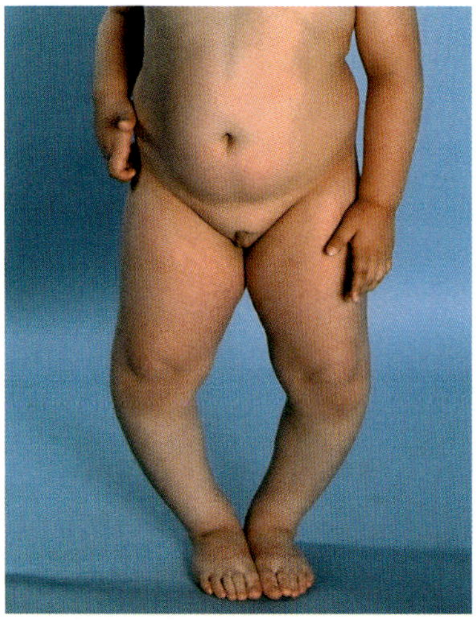

Abb. 32.**88** Genua vara: hier bei Blount-Krankheit. Asymmetrisches Wachstum der Tibiaepiphysen. *(s. Bildnachweis)

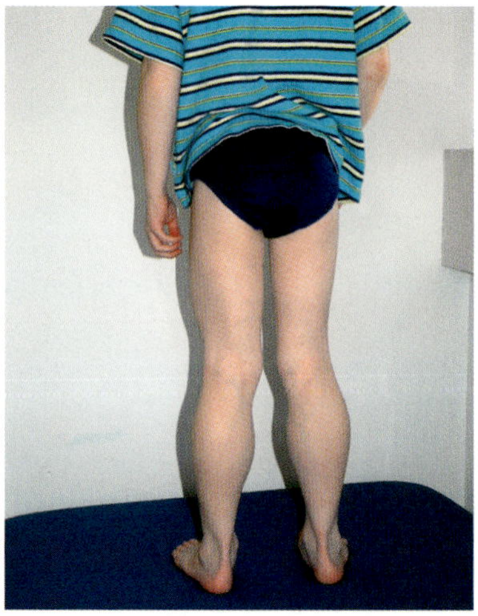

Abb. 32.**89** Hypertrophe Wadenmuskulatur bei Muskeldystrophie Duchenne.

Maßnahmen

- *Knick-Senk-Füße:* Diese sind normal und erfordern keinerlei Einlagen! Bei deutlicher Muskelhypotonie und Atrophie kann Fußgymnastik empfohlen werden.
- *Torsionsanomalien der unteren Extremität:* Tibiainnentorsion und -rekurvation, Genua valga und Coxa valga antetorta brauchen in der Regel keine Therapie (Blount-Krankheit ausgeschlossen). Ist der Antetorsionswinkel – klinisch geschätzt – groß und bestehen beträchtliche Gangauffälligkeiten (massivster Auswärts- bzw. Einwärtsgang, „Knocking Knees“, rasches Ermüden beim Gehen), kann der Winkel radiologisch oder sonografisch ausgemessen werden, um den weiteren Verlauf zu beurteilen. Bei Unklarheiten ist die Überweisung an den Kinderorthopäden vorzunehmen.
- *Nicht fixierte Skoliosen als Folge einer Beinlängendifferenz:* Hier ist die Prognose meist gut. Bei > 2 cm Beinlängendifferenz kann ein Schuhausgleich (Erhöhung des Absatzes) nötig sein.
- *Fixierte Skoliosen:* Die weitergehende Abklärung erfolgt durch Röntgendiagnostik und ein kinderorthopädisches Konsilium.

Hüften

Anamnese

- Knieschmerzen
- Hinken

Untersuchung (Abb. 32.**90** bis Abb. 32.**92**; s. auch Abb. 15.**297**)

Eine Bewegungsprüfung wird approximativ klinisch oder nach Neutral-0-Methode durchgeführt. Eine Bewegungseinschränkung ist verdächtig auf Morbus Perthes, Epiphyseolyse, Coxa valga antetorta usw.

Maßnahmen

Zur Prophylaxe der Coxa valga antetorta sollte statt des Zwischenfersensitzes der Schneidersitz empfohlen werden.

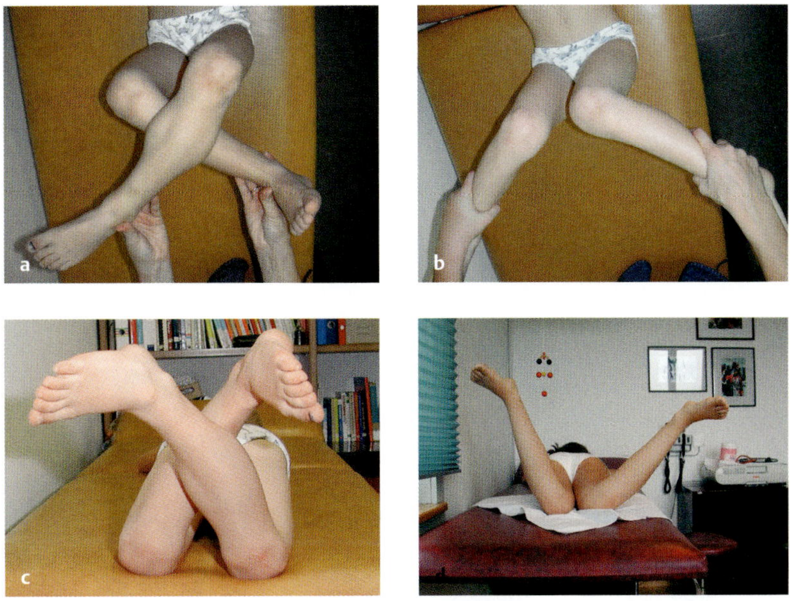

Abb. 32.**90 a – d** Klinisches Abschätzen (Messen) der Außen- und Innenrotation im Hüftgelenk in Rücken- und Bauchlage.

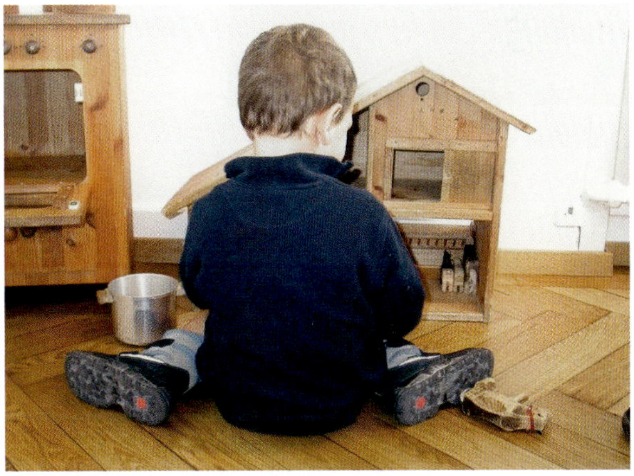

Abb. 32.**91** Altersspezifische Problemchen: W-Sitz oder Zwischenbeinsitz fördern die Coxa valga antetorta.

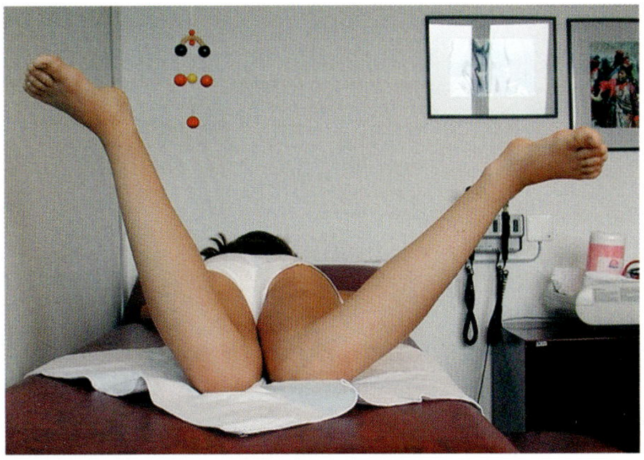

Abb. 32.**92** Deutliche Innenrotationseinschränkung bei Morbus Perthes.

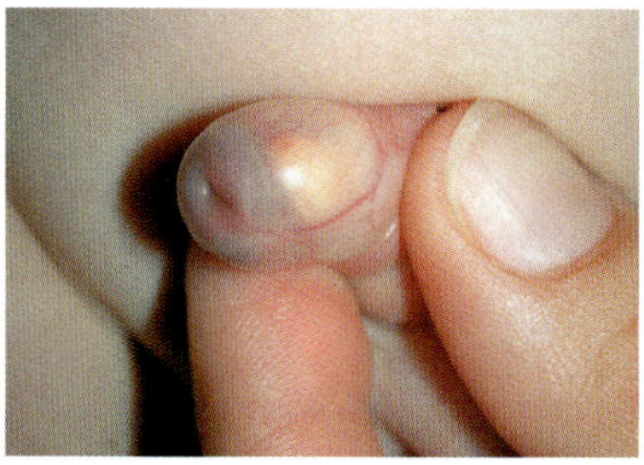

Abb. 32.**93** Präputialverklebung: Smegmaperle löst sich von selbst.

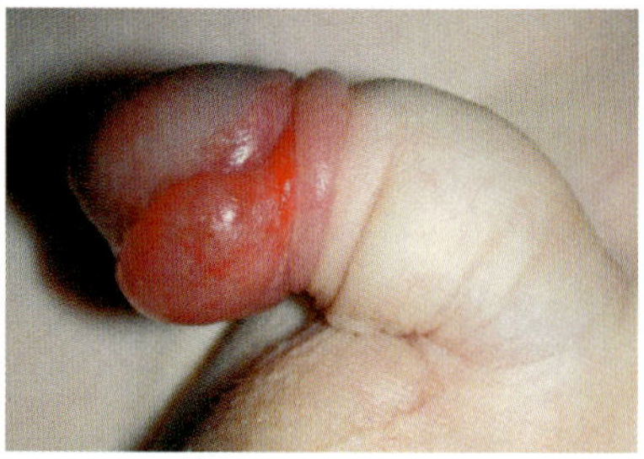

Abb. 32.**96** Paraphimose: Operationsindikation.

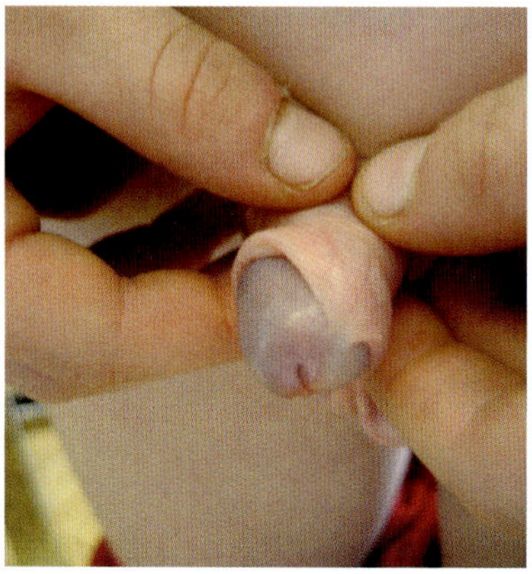

Abb. 32.**94** Präputialadhäsion.

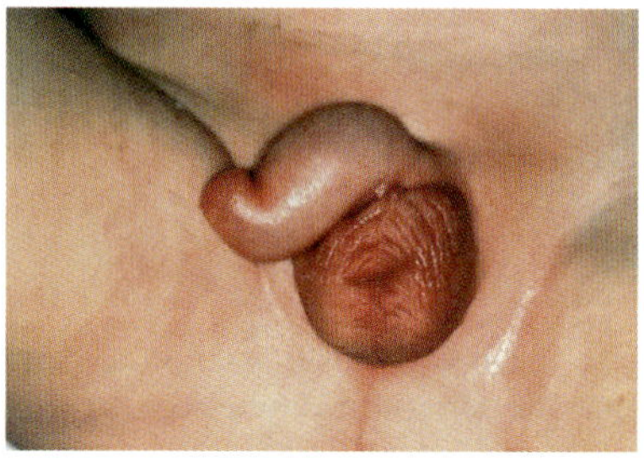

Abb. 32.**97** Balanitis: z. B. antibiotische Spülung.

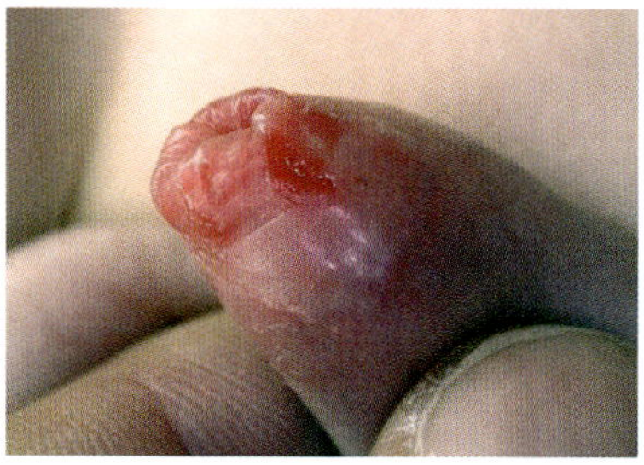

Abb. 32.**95** Rhagade: der Beginn einer Phimose.

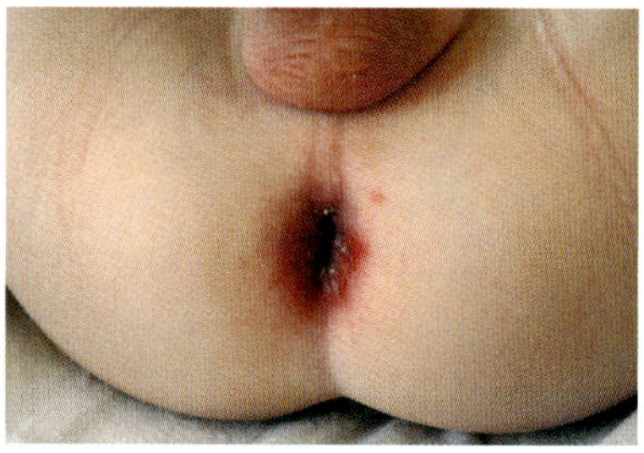

Abb. 32.**98** Anitis mit positivem Streptokokkenabstrich.

Genitale

Untersuchung (Abb. 32.**93** bis Abb. 32.**98**; s. auch Abb. 30.**60**)

Die Untersuchung des äußeren Genitales sollte mit 4-Jährigen problemlos möglich sein. „Sexualisierte" oder neurotisierte Kinder zeigen aber Abwehrhaltungen oder verweigern die Untersuchung.

Beurteilen

- *weibliches Genitale:*
  - Labiensynechie
  - Lichen sclerosus
  - Verletzungen (Missbrauch)
  - perforiertes Hymen
  - Analverletzungen
- *männliches Genitale:*
  - Lage und Größe der Testes (normale Größe < 3 ml; Tab. 27.**1**)
  - Maldeszensus
  - Penisgröße, Pigmentierung von Penis und Skrotum: Pubertas praecox
  - Präputium: Phimose

Maßnahmen

Beim Mädchen

Bei unklaren Erscheinungen im Genitalbereich und Verdacht auf Missbrauch erfolgt die Überweisung an ein spezialisiertes Zentrum mit Kinderschutzgruppe zur kindergynäkologischen Untersuchung und Dokumentation.

Beim Jungen

Ein Maldescensus testis muss in diesem Alter saniert sein.

Ein Hoden, der mit 18 oder 24 Monaten noch in normaler (skrotaler) Lage war, kann jetzt unvollständig deszendiert sein, d. h., er kann nur mit Zug im Skrotum gehalten werden und schnellt nach Loslassen in die Leiste zurück (Gleithoden). Es handelt sich in solchen Fällen um eine sekundäre Retraktion bei zu kurzem Processus vaginalis peritonei. Eine Orchidopexie ist in diesen Fällen indiziert.

Indikation zur Zirkumzision

- Punktförmige Präputialöffnung, die ein Miktionshindernis bildet
- rezidivierende Balanitiden
- kongenital-stenotisches Präputium, bei dem auch sanfte Dehnungsversuche bereits Einrisse zur Folge haben und die narbige Verengung noch fördern
- erfolgloser lokaler Behandlungsversuch mit kortisonhaltiger Creme

Laboruntersuchung

(Abb. 32.**99**)

- In Deutschland wird ein Urinstatus empfohlen.
- Ein Tuberkulintest wird wegen zuviel falsch-positiver Befunde nicht durchgeführt.
- Es erfolgt keine Hämoglobinkontrolle.

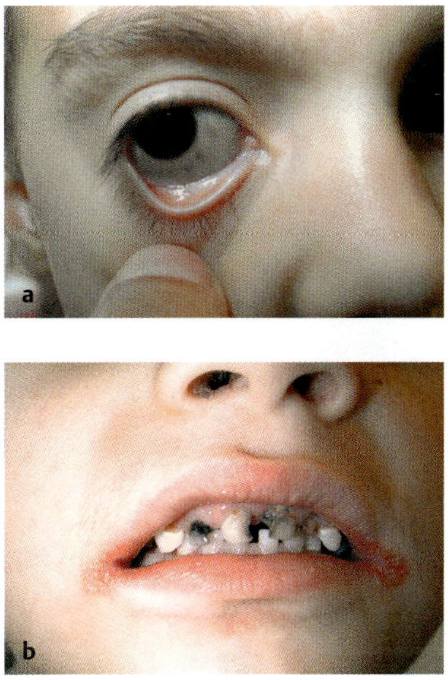

Abb. 32.**99 a, b** Schwere, rein alimentär bedingte Eisenmangelanämie (Hämoglobin 7,6 g/dl) mit typischer Perlèche, blassem Hautkolorit (Karies) und anämischen Konjunktiven.

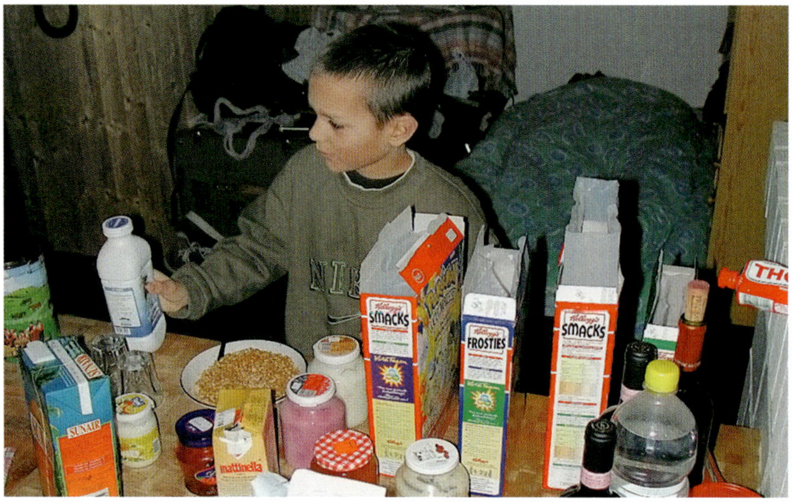

Abb. 32.**100** Wunschkost enthält vor allem Zucker.

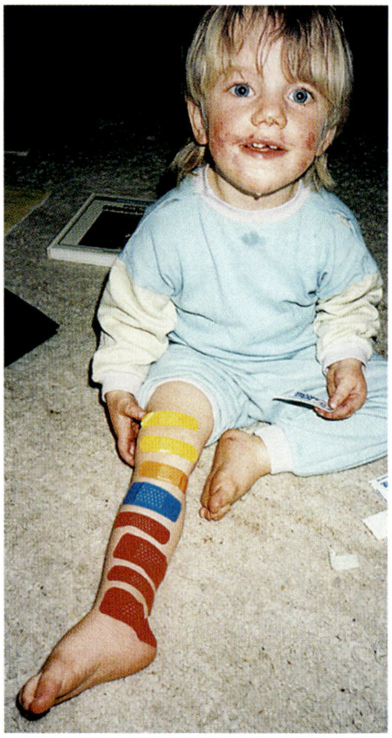

Abb. 32.**101** Vorsorge: Selbst ist der Mann.

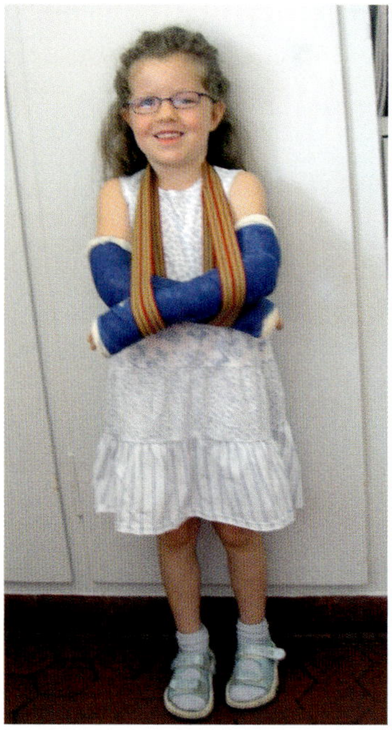

Abb. 32.**102** Radspeichenverletzung bei ungeschütztem Kinderfuß.

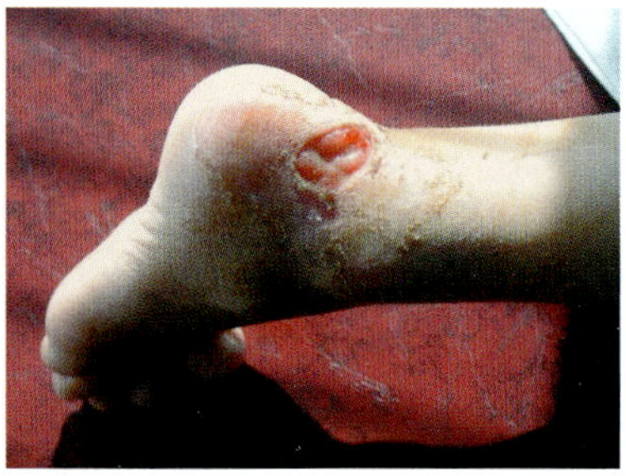

Abb. 32.**103** Sturz von der Schaukel: beidseitige distale Radius- und Ulnafraktur. Das Leben birgt Gefahren!

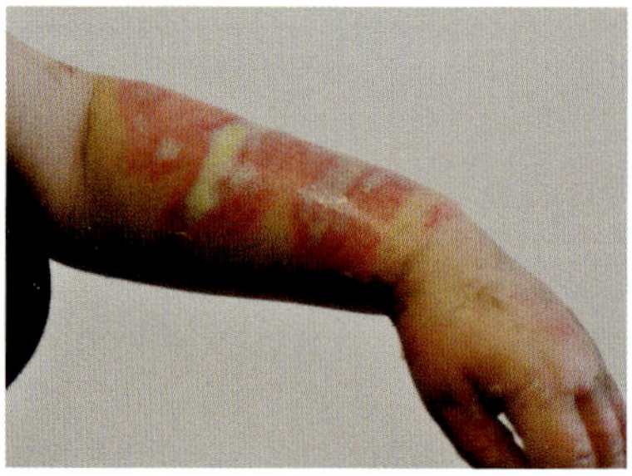

Abb. 32.**104** Verbrennung.

Vorsorge

Ernährung (Abb. 32.**100**)

- Es sollte vor kontinuierlicher Flaschenernährung, tagsüber und besonders nachts im Bett, gewarnt werden (Kariesprophylaxe).
- Schoppenflasche und Schnuller haben nun keinen Platz mehr.
- Hierarchie- bzw. Autonomiekämpfe auf der Ebene des Essens sollten vermieden werden.
- Den Eltern sollte geraten werden, die Selbstwahrnehmung ihrer Kinder beim Essen zu fördern und zu respektieren; sie ist bei Kindern noch authentisch und viel besser ausgeprägt als bei Erwachsenen. Dadurch ist oft eine Grundsteinlegung für ein lustvolles, stressfreies, soziales intrafamiliäres Essen möglich.
- Vor Junk Food ist zu warnen.

Impfungen

Keine.

Unfallverhütung (Abb. 32.**101** bis Abb. 32.**104**)

Aktuell in diesem Alter ist z. B.:

- Die Verkehrstüchtigkeit sollte aktiv unterstützt werden.
- Fahrradfahren auf der Straße ist nicht erlaubt.
- Der Arzt sollte das Tragen eines Fahrradhelms fordern.
- Biotope müssen gesichert werden.
- Kajütenbetten sind gefährlich.
- Gefährliche und zerbrechliche Gegenstände müssen aus der Reichweite des Kindes entfernt werden.
- Wegen der Gefahr von Stromverletzungen sollten FI-Sicherungen zentral für den ganzen Haushalt installiert oder aber einzelne Steckdosen mit eingebauten FI-Sicherungen versehen werden.
- Terrassen und Balkone sind zu sichern; bei Galerien müssen Aufstiegsmöglichkeiten vermieden oder Schutznetze verwendet werden.
- Ein Herdschutz wird empfohlen; in der Küche sollten keine Stühle vorhanden sein.
- Das Kind wird im Auto auf dem Rücksitz in einem speziell gesicherten Kindersitz transportiert.

Präventive Beratung

(Abb. 32.**105**, Abb. 32.**106** und Abb. 32.**107**)

Wesentliche Gesprächsinhalte und Botschaften

- Verhalten:
  - Kind nimmt sich selbst und andere Menschen als eigenständige Personen wahr
  - Trotzreaktionen gehören zur normalen Entwicklung im 2. – 4. Lebensjahr
  - Tobsuchtsanfälle und Affekt-/Weinkrämpfe sind nicht gesundheitsschädigend
  - Geschwistereifersucht ist ein normales Verhalten
  - Erziehungsparadigmen ansprechen (Hierarchie usw.)
  - Erziehungsstil (Regeln, Konsequenz, Fit/Misfit)
  - Beispielverhalten Eltern und Familie
- Schlafverhalten:
  - Tagschlaf wird noch kürzer; mit 4 Jahren schläft ein großer Teil der Kinder tagsüber nicht mehr
  - Kinder im eigenen Bett einschlaften lassen
  - Einschlafritual
  - Übergangsobjekte
- Medien:
  - Medienkonsum, vor allem das Fernsehen, muss reglementiert werden
  - Fernseher sind keine Babysitter
  - filmfreie Medien: Radio und Tonband sind besser, da die Aufnahmekapazität der kindlichen Wahrnehmung beim Fernsehen überfordert wird
  - Fernsehen entwicklungsgerechter Filme im Familienkreis mit „Nachverarbeitung" ist sinnvoll
- Sonstiges:
  - rauchfreie Umgebung
  - Bewegung in freier Natur fördern
  - Kindergartenbereitschaft?

Literatur

Baumann T, Alber R. Schulschwierigkeiten. Bern: Huber; 2011

Ettrich KU, Ettrich C. Konzentrations-Handlungsverfahren für Vorschulkinder. Göttingen: Hogrefe; 2006 (Testzentrale)

Petermann F. Frankfurt/M.: Pearson Assessment; 2008 (Testzentrale.de)

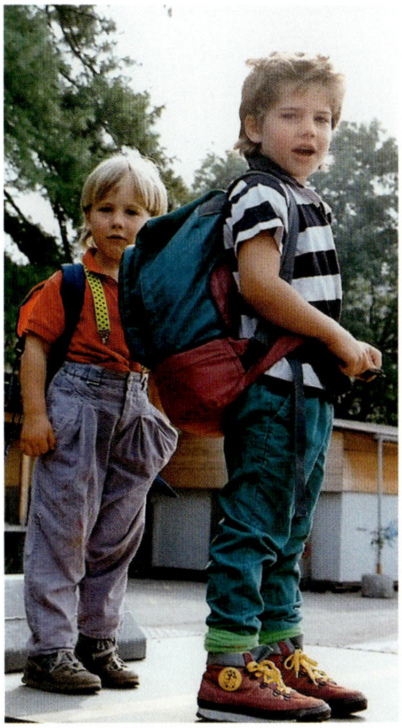

Abb. 32.**105** Geschwistereifersucht und -freundschaft.

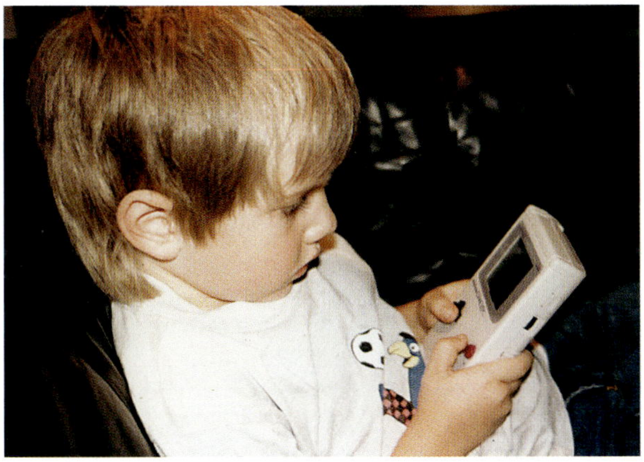

Abb. 32.**106** Wie viele Stunden soll Gameboy gespielt werden? Abmachungen treffen!

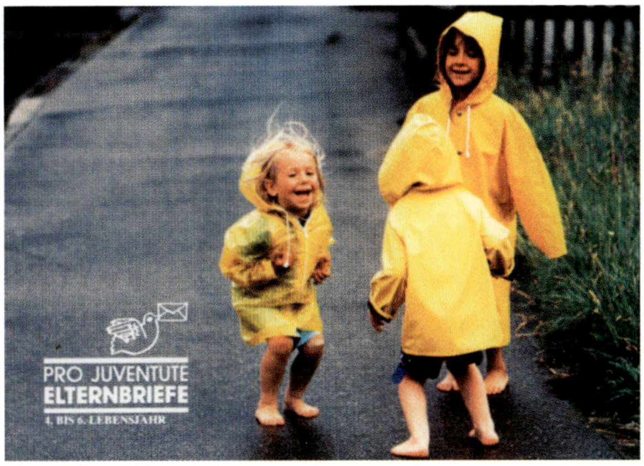

Abb. 32.**107** Sehr empfehlenswert: die Pro-Juventute-Elternbriefe ab dem 4. Lebensjahr.

33 U9: 5 – 6 Jahre (60.– 64. Lebensmonat)

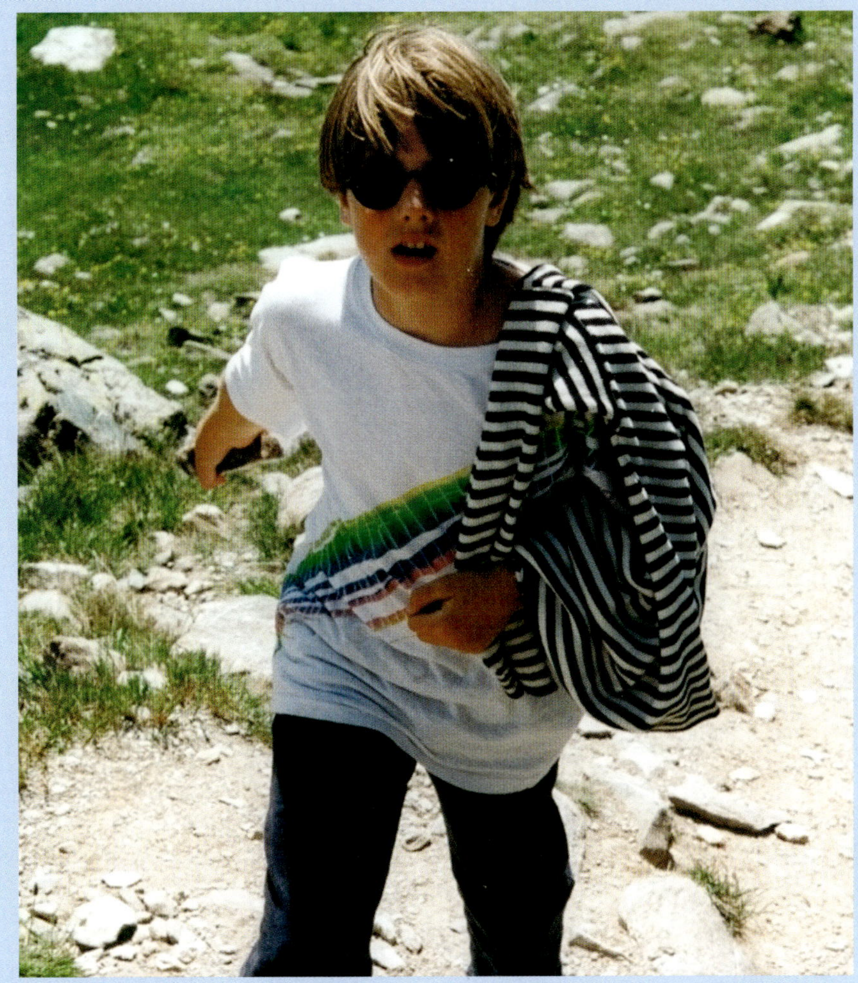

Synopsis der psychomotorischen Entwicklung

Grobmotorik. Das Kind geht und rennt sicher und flüssig mit harmonischen adulten Mitbewegungen. Initialkontakt der Füße ist nun definitiv (mit Ausnahme der seltenen funktionellen Zehengänger) die Ferse; dann wird der Fuß elastisch abgerollt. Die Bewegungen sind deutlich dynamischer und automatisierter geworden. Das Kind kann komplizierte koordinative (adaptive) Bewegungen ausführen (Hampelmann, Fußballspielen usw.) und übt in der Regel seine Fähigkeiten unablässig. Es fährt ohne Schwierigkeiten Zweirad. Den 1-Bein-Stand beherrscht es mindestens 10 s auf dem bevorzugten Bein; 1-Bein-Hüpfen ist problemlos möglich. Es ergreift Gegenstände am Boden durch Beugung des Oberkörpers und mit gestreckten Knien. Es sitzt bevorzugt im Schneidersitz, aber häufig (vor allem Mädchen) im für die Antetorsion ungünstigen W-Sitz oder Zwischenfersensitz. Residuelle Primitivreflexe (asymmetrischer und symmetrischer tonischer Nackenreflex) dürfen – auch durch Provokation – nicht mehr beobachtbar sein.

Feinmotorik. Die Feinmotorik hat den Bewegungsumfang – allerdings noch nicht die Variabilität und Perfektion – des Erwachsenen. Fingerdissoziation und Unabhängigkeit gelingen immer besser. Das Kind schreibt und zeichnet mit Bleistift im Erwachsenengriff; allerdings sind in diesem Alter noch viele Griffvariationen tolerabel. Die Männchenzeichnung hat nun einen Körper und alle Extremitäten. Mädchen sind in der Regel darin etwas geschickter als die Jungen (s. auch Anhang). Das Kind erkennt die Farben und kann oft schon links und rechts – auch beim Gegenüber – unterscheiden. Es schaut Bilderbücher intensiv an und gibt vor zu lesen (wenn es das nicht schon kann).

Spiel. Das Kind spielt ausdauernd mit anderen Kindern. Rollenspiele und Tun-als-ob-Spiele sind angesagt. Es kann Aufträge – trotz der zunehmenden Autonomie – nun zuverlässig ausführen (Werkreife). Die Affektkontrolle ist schon recht gut, wie auch der nachlassende Egozentrismus. Es streitet mit Spielkameraden um Rollenverfehlungen, weniger um Gegenstände. Die Identifikation mit dem eigenen Geschlecht ist sicher, die Jungen allerdings noch nicht alle „blöd". Das Kind hat eine „Moral" entwickelt und unterscheidet schon recht sicher zwischen Recht und Unrecht. Das konkret operationale Denken ermöglicht sinnreiche Kategorisierungen und Klassifizierungen. Die Mengenkonstanz wird erfasst; das Kind zählt bis 10 und mehr sowie oft schon von 5 rückwärts. Die Formenreproduktionsfähigkeit ist weit fortgeschritten. Es singt Lieder und hat neben der Freude am redundanten Spiel auch eine eindrückliche Entdeckerfreude entwickelt. Es kann sich schon längere Zeit auf eine Aufgabe konzentrieren und sehr gut und lange zuhören, sofern der Inhalt faszinierend und altersgerecht vorgetragen wird.

Sprache. Das Kind spricht seine Muttersprache grammatikalisch korrekt und völlig verständlich. Es fehlen keine Konsonanten; diese werden auch nicht mehr substituiert. Das „S" kann aber noch mit Parasigmatismen ausgesprochen werden (Sigmatismus frontalis, manchmal Schetismen). Das Kind sagt seinen vollen Namen, sein Alter und seine Adresse. Es gibt Erklärungen ab, die nicht an die aktuelle Situation gebunden sind, und versteht Fragen, wie: „Was ist Glück, was Pech?". Es hat gelernt, dass die Sprache nicht nur auf der verbalen Ebene Inhalte vermittelt, sondern auch gewisse nicht verbale Inhalte transportieren kann.

Aktivitäten des täglichen Lebens. Das Kind isst problemlos und selbstständig mit Löffel, Gabel und Messer (und bedient sich auch aus dem Kühlschrank). Es kann die Hände waschen und trocknen, sich (an- und) ausziehen, Knöpfe öffnen und schließen und die Schuhe binden. Es ist tagsüber und nachts trocken und versorgt sich selbst.

Schwerpunkte der Untersuchung

(Abb. 33.**1** und Abb. 33.**2**)

Datum: ______ Alter: ______ Gewicht: ______ P______
Länge: ______ P______ BD: ______ BMI: ______
Kopfumf.: ______ P______ Tanner: ______ Pubes P: ______
Testes ml: ______ Brustentwicklung: ______ B: ______

☑ normal/ja ☒ auffällig/nein ❑ nicht untersucht/erfr.

Anamnese
- ❑ Zwischenanamnese
- ❑ Ernährung
- ❑ Sauberkeitsentwicklung
- ❑ Allergien
- ❑ Familiäres Umfeld/außerfamiliäre Betreuung
- ❑ Rückmeldung Kindergarten
- ❑ Risikofaktoren Misshandlung (z. B. Mobbing, häusliche Gewalt, Umgang mit/Bennenung Geschlechtsteile)

Entwicklung

• Motorik
- ❑ Fährt Zweirad
- ❑ Kleidet sich ohne Anleitung an
- ❑ Feinmotorik/Koordination/Praxie/Zeichnen
- ❑ Sequentielle Fingerbewegungen/Steckbrett
- ❑ Spezielle Förderung/Behandlung/Therapien

• Kommunikation, Sprache
- ❑ Spricht grammatikalisch korrekt
- ❑ Macht korrekte Haupt- und Nebensätze
- ❑ Alle Laute bis auf „s“/„sch“
- ❑ Großer Wortschatz
- ❑ Kann Funktionen (Uhr, Radio) erklären
- ❑ Mengenbegriff und -konstanz
- ❑ Erfasst Handlungsablauf in Bildergeschichten
- ❑ Phonologisches Bewusstsein (Lesefit)

• Sozioemotional
- ❑ Selbstregulation
- ❑ Ist „trocken“ Tag und Nacht
- ❑ Besucht den Kindergarten
- ❑ Spielt mit anderen Kindern
- ❑ Kann sich auf ein Spiel konzentrieren
- ❑ Befolgt Spielregeln

Familie Freizeit Freunde
- ❑ Familiensituation (getrennt/geschieden/Patchwork)
- ❑ Beziehung zu Eltern unproblematisch
- ❑ Ist in der Regel tagsüber nicht allein/Fremdbetreuung
- ❑ Keine Überbehütung/Laissez-faire/Verwahrlosung
- ❑ Taschengeld
- ❑ Mindestens ein(e) gute(r) Freund(in)
- ❑ Keine Tendenz zu Rückzug oder Isolation

Untersuchung
- ❑ Haut/Nägel/Haare
- ❑ Mund/Mundhöhle/Zähne
- ❑ Augen/Visus
- ❑ Ohren/Gehör/Audiometrie/Tympanometrie
- ❑ Herz/Kreislauf/Blutdruck/Atmung
- ❑ Abdomen/Genitale
- ❑ BA: Rotationsfehler/Beinachsen/Beinlänge/Füße
- ❑ Rücken/Skoliose

Prävention
- ❑ Unfallverhütung (Straßenverkehr, Velo, Schulweg)

Risikofaktoren, antizipatorische Beratung
- ❑ Autonomie
- ❑ Hirarchie (Wer bestimmt in der Familie?)
- ❑ Erziehungsstil (Regeln, Konsequenz, Fit/Misfit)
- ❑ Beispielverhalten Eltern und Familie
- ❑ Ernährung/Junk Food
- ❑ Rauchfreie Umgebung
- ❑ Medienumgang (TV, Radio, Dauerimission)
- ❑ Bewegung in freier Natur fördern
- ❑ Schulbereitschaft
- ❑ Mobbing

Impfungen

Abb. 33.**1** Untersuchungsprotokoll 6 Jahre.

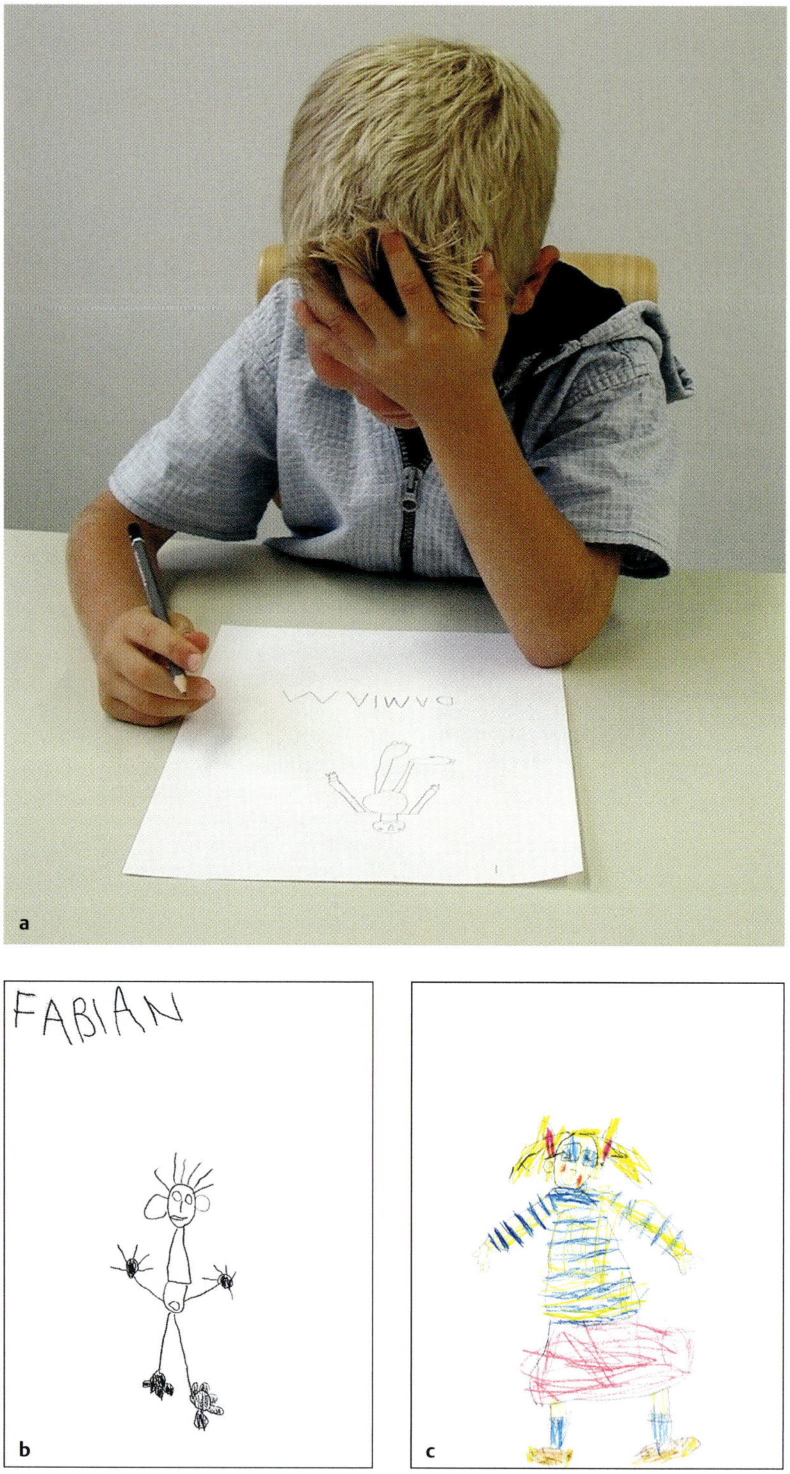

Abb. 33.**2 a – c** Lassen Sie das Kind zeichnen. Einen ersten Eindruck der psychomotorischen Entwicklung des Kindes gibt der Männchenzeichnen-Test.

Die Individuationsentwicklung der Kinder sollte mit 6 Jahren so weit fortgeschritten sein, dass eine gewisse Autonomie möglich ist und sich das Kind nun vermehrt außerfamiliären Beziehungen öffnet. Es beginnt, sich Gruppen unterzuordnen und vermehrt mit Gleichaltrigen zu spielen; damit unterzieht es sich spielerisch Regeln. Es kann nun Geschichten von anderen über andere zuhören. Das Interesse ist zunehmend außerfamiliär ausgerichtet, sodass es sich auf die Schule freut.

Ein Schwerpunkt der Vorsorgeuntersuchung mit 6 Jahren liegt darin, die individuelle Entwicklung und Sozialisation des Kindes zu überprüfen sowie ihm und seinen Eltern durch antizipierende Beratung den weiteren Weg zu erleichtern. Eine normale Entwicklung ist als Grundlage für normale innerfamiliäre Beziehungen, den Kindergartenbesuch, den Aufbau eines Freundeskreises und prospektiv auch für die Einschulung von Bedeutung. Eine mangelnde Autonomie- und Sozialisationsentwicklung führt zu Verhaltensauffälligkeiten, zu Kindergarten- oder Schulängsten bis zur Verweigerung. Daraus können auch Leistungsdefizite entstehen, was wiederum intrafamiliäre Konflikte zur Folge haben kann. Gleichzeitig ist eine warmherzige und vertrauensvolle Beziehung zu beiden Elternteilen die Basis für die Autonomieentwicklung; sie kann kommende Schulschwierigkeiten abfedern.

Ein weiterer Schwerpunkt ist die Erfassung der altersgemäßen neuromotorischen Entwicklung, der Untersuchungen, ob das Kind die Fertigkeiten mitbringt (z. B. die Werkreife), um den schulischen Herausforderungen gewachsen zu sein, sodass es Lesen, Zählen, Rechnen und Schreiben lernen kann. Wichtig sind die Überprüfung der Wahrnehmungsfunktionen (= zentrale Sinnesverarbeitung) und ein kursorischer Überblick über die kognitiven Fähigkeiten des Kindes im Hinblick auf Einschulungsfragen. Dazu gehört, sich eine Bild über seine Impulskontrolle, seine Frustrationstoleranz und eventuell vorhandene Ängste zu verschaffen. Bei der körperlichen Untersuchung muss gezielten Fragestellungen nachgegangen werden. Die Funktion des Hör- und Sehsinns ist im Hinblick auf die Schule besonders genau zu prüfen.

Erste Beobachtungen und Fragen

Die Art, wie die Eltern anamnestisch Auskunft über die Entwicklung des Kindes geben können sowie das „Handling" des Kindes geben wichtige Hinweise über Art und Ausmaß der Symbioseauflösung und der parallel verlaufenden Individuationsentwicklung des Kindes. Weiter gibt die Beobachtung der Eltern-Kind-Interaktion Aufschlüsse über eine evtl. Ablehnung des Kindes oder eine Überforderung der Begleitperson (Fit/Misfit):

- was für Fragen/Probleme sind in der Zwischenzeit aufgetreten
- haben Vater/Mutter spezifische Fragen, die im Anschluss oder während der Untersuchung zu beantworten sind
- haben Vater/Mutter spezielle Erwartungen an diese Vorsorgeuntersuchung und den Arztbesuch
- Frage nach der Befindlichkeit des anwesenden Elternteils und (anschließend) nach der des abwesenden Elternteils
- kurze „diskrete" Orientierung über die Familiensituation: Befindlichkeit, Rollenverteilung und Erziehungskompetenzen der Eltern, Ressourcen (Finanzielles, Arbeit, Entlastungsressourcen; Information über die Möglichkeit, Erziehungshilfen zu erwerben)
- familiäres Umfeld/außerfamiliäre Betreuung
- Sauberkeitsentwicklung
- Ernährung (Junk Food, gemeinsame Mahlzeiten, Helfen beim Kochen)
- Allergien
- Medienumgang
- Hobbys
- spezielle Förderung, Behandlung oder Therapien
- Sportvereine und Ähnliches
- Verhaltensauffälligkeiten des Kindes:
  - „hyper-", „hypoaktiv"
  - überängstlich
  - unkonzentriert
  - wenig ausdauernd
  - lärmempfindlich
  - überempfindlich auf Körperberührung
  - vereinsamt
- Risikofaktoren für Misshandlung (z. B. Mobbing, häusliche Gewalt, Umgang mit bzw. Benennung der Geschlechtsteile)

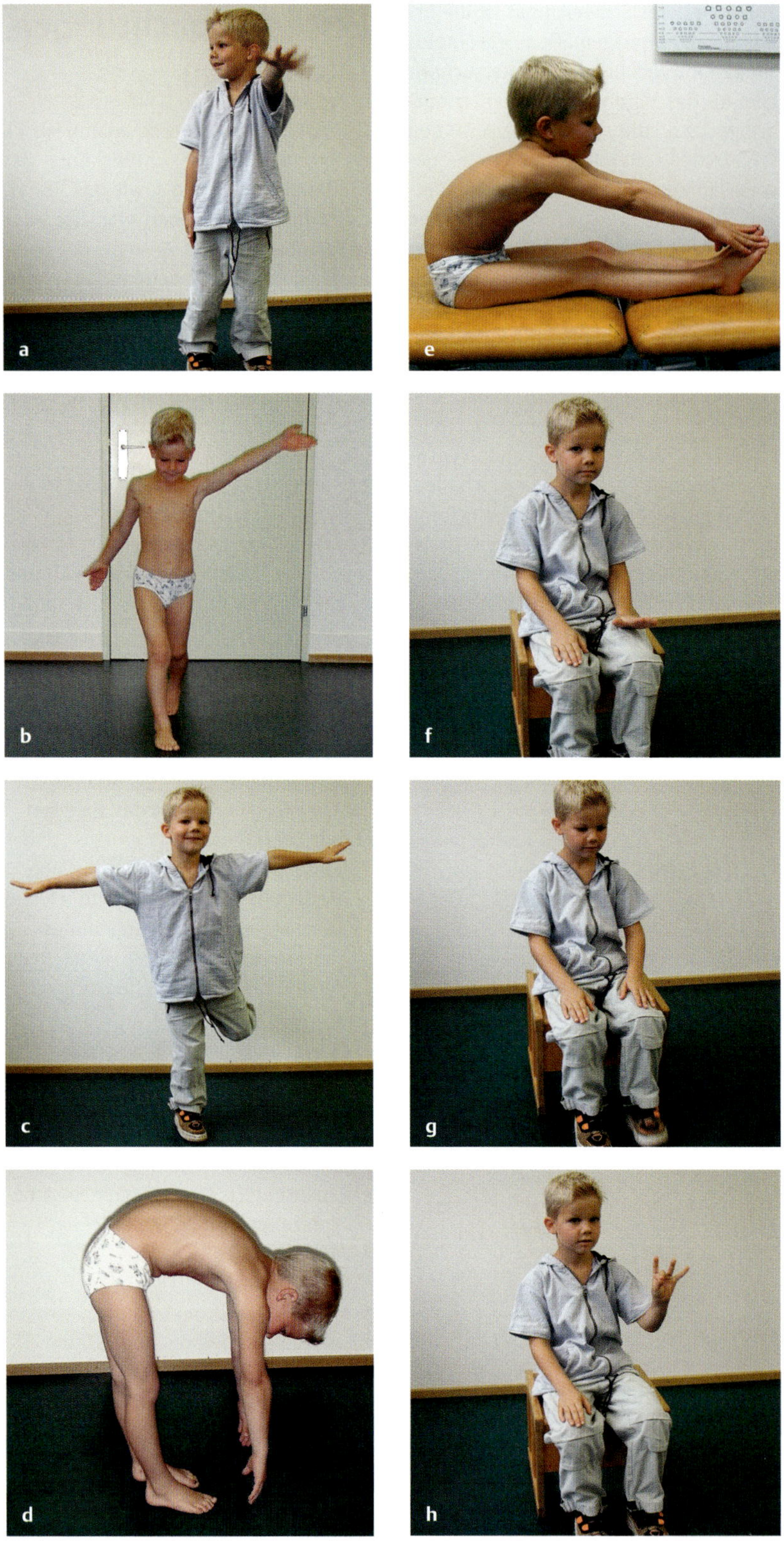

Abb. 33.**3 a – h** Überprüfung der Motorik.
a Diadochokinese: Mitbewegen der Gegenseite erlaubt, nicht aber Verkrampfung.
b Strichgang sicher, gut integrierte höhere Gleichgewichtsreaktion.
c 1-Bein-Stand länger als 10 s.
d Finger-Boden-Abstand = 0.
e Langsitz: Test der Hamstrings.
f Repetitives Handklopfen.
g Repetitives Fußwippen.
h Fingeropposition in Sequenz (möglichst im Stehen, damit die Mitbewegungen der Gegenseite beurteilt werden können).

Psychomotorische Entwicklung

Motorik

Anamnese

- Fällt das Kind im Vergleich mit anderen Kindern als „Tollpatsch" auf?
- Hat es das Zweiradfahren normal erlernt?
- Ist das Gangbild normal, das Springen flüssig und automatisiert?
- Kleidet es sich ohne Anleitung an?

Untersuchung (Abb. 33.**3** bis Abb. 33.**8**; s. auch Abb. 15.**79**)

Beurteilen
- Feinmotorik, Koordination, Praxie
- Graphomotorik, Zeichnen (Männchenzeichnen; s. Abb. 33.**2**)
- Strichführung, Kraftanpassung
- Steckbrett
- mit einer Schere einen Kreis ausschneiden
- sequenzielle Fingerbewegungen (Steckbrett)
- Tonus: Rumpf, obere und untere Extremitäten
- Langsitz oder Finger-Boden-Abstand (Verkürzung der Ischiokruralmuskulatur)
- Halbseitensymptomatik
- Gang, Spitzengang, Fersengang
- Hüpfen: einbeinig, beidbeinig synchron
- Strichgang
- repetitives Fußwippen
- repetitives Handklopfen
- Diadochokinese
- Hand-Faust-Test
- Ballfangen, -werfen, -prellen
- „Hampelmann" springen

Testuntersuchung

Die Untersuchung der Motorik und Wahrnehmung lässt sich in diesem Alter nicht nur gut durchführen sondern macht auch (allen Beteiligten) Spaß. Wichtig ist, dass der Untersucher aus der Fülle der möglichen Untersuchungs-Items diejenigen aussucht, die Hinweise auf die von ihm gesuchten Pathologien liefern, und er sich durch häufiges Anwenden einen eigenen zuverlässigen Standard entwickelt.

Es existieren auf dem Markt aber auch „standardisierte“ Untersuchungsgänge, die zu empfehlen sind:

Die Zürcher Neuromotorik (s. Tab. 17.**5** sowie Abb. 17.**78**) ist ein Testverfahren zur Untersuchung der neuromotorischen Fähigkeiten von Kindern im Alter von 5 – 18 Jahren. Mit der Zürcher Neuromotorik können Kinder mit motorischen Ungeschicklichkeiten erfasst und Kinder mit neurologischen Störungen (z. B. Zerebralparese) differenziert untersucht werden. Die Untersuchung ist standardisiert, bezüglich ihrer Zuverlässigkeit überprüft, differenziert zwischen Leistungsfähigkeit und Bewegungsqualität, basiert auf Alters- und geschlechtsspezifischen Normwerten, macht quantifizierte Aussagen und eignet sich daher auch für wissenschaftliche Studien. Das Testset besteht aus dem Untersuchungsmaterial, dem Manual und einer CD-Rom, die das Auswertungsprogramm, die Normdaten und das Manual in elektronischer Form enthält.

Die Movement Assessment Battery for Children 2 (Movement ABC-2) wurde bereits bei der U8 beschrieben (s. Kapitel 32, Abschnitt „Psychomotorische Entwicklung“, S. 774).

Graphomotorik

- Die Variation der Griffelhaltung ist in diesem Alter unendlich und bedarf keiner Behandlung.
- Zu beachten sind aber Synkinesien der nicht dominanten Hand oder im perioralen Bereich als Hinweise für eine minimale zerebrale Bewegungsstörung, die – je nach Leidensdruck – therapiebedürftig ist.

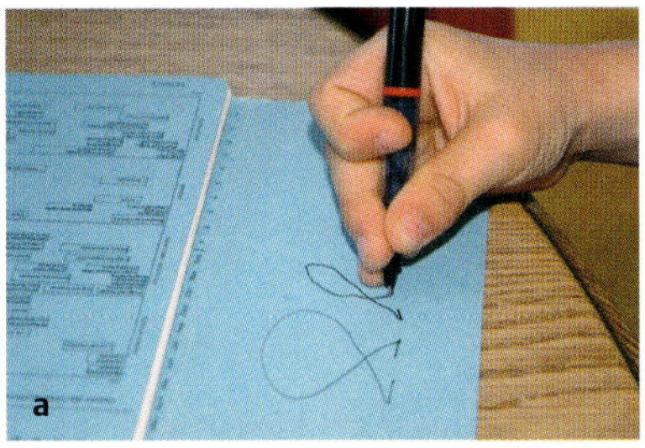
a

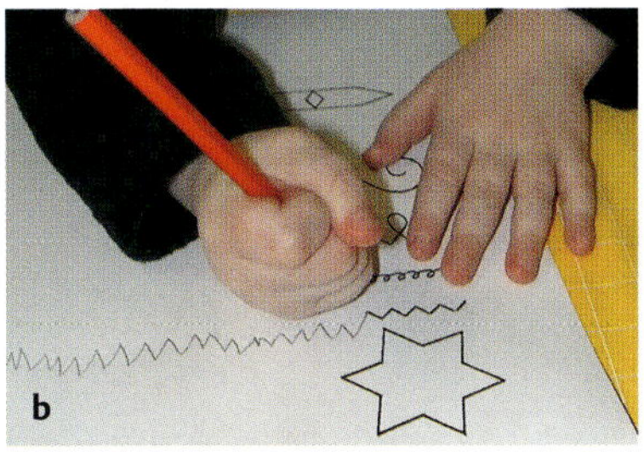
b

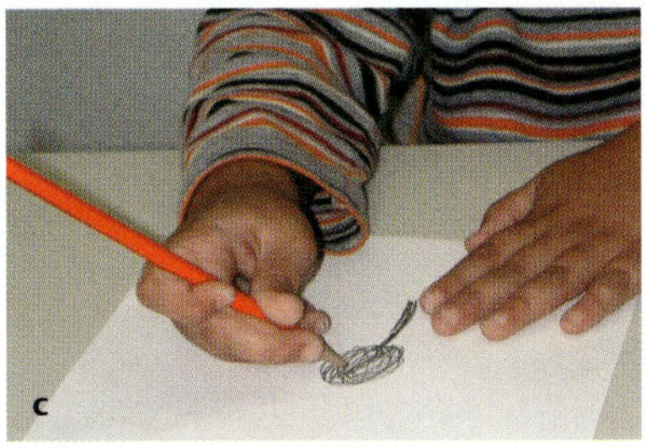
c

Abb. 33.**4 a – c** Verschiedene, mehr oder weniger gelungene Wege zur Erwachsenengriffhaltung: alles noch in der Norm und nicht therapiebedürftig (vgl. auch Abb. 4.**11**).

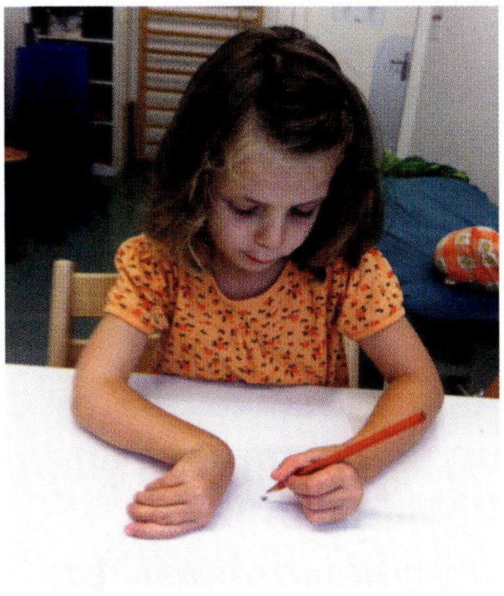

Abb. 33.**5** Beim Hemisyndrom rechts zeigt sich die Synkinesie und die Spastik der „Haltehand“ rechts.

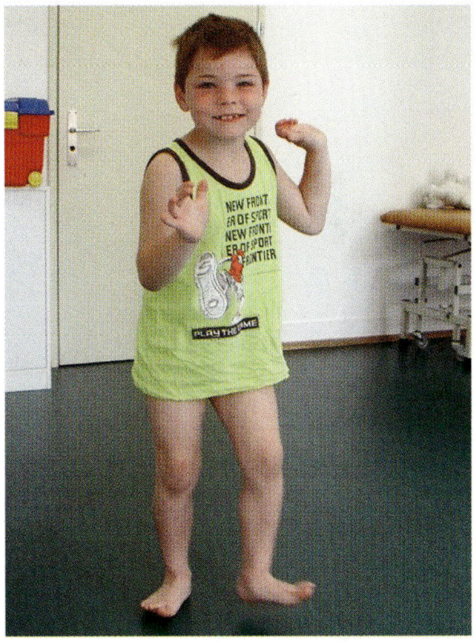

Abb. 33.**6** Synkinesien und Verkrampfungen der oberen Extremitäten beim Fersengang: nicht der Norm entsprechend.

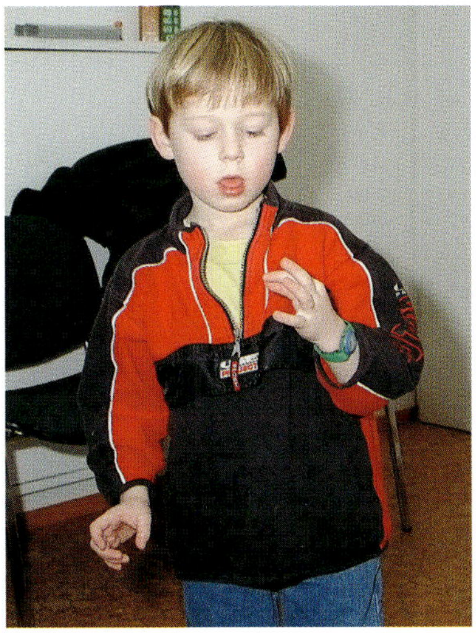

Abb. 33.**7** Synkinesien und Tonuserhöhung der Gegenseite; periorale Mitbewegungen.

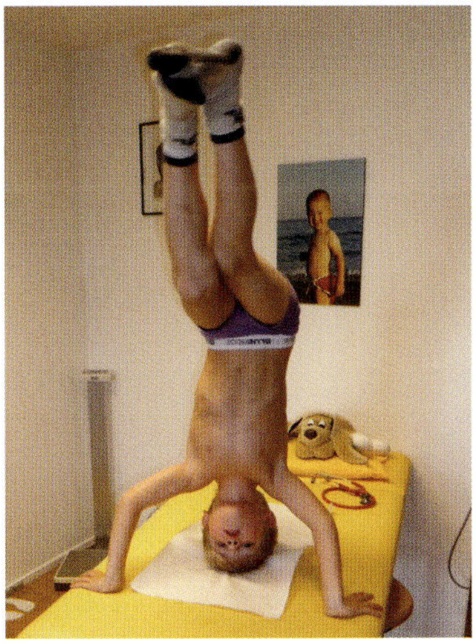

Abb. 33.**8** Bestandene motorische Entwicklungsuntersuchung.

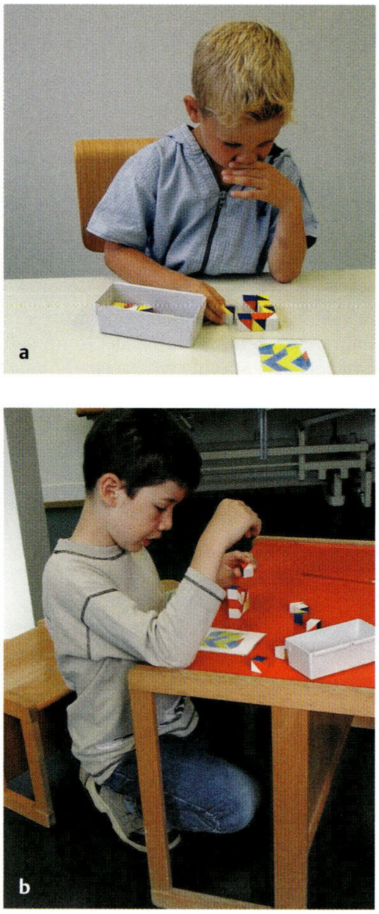

Abb. 33.**9 a, b** Schulbereitschaft.
a Corsi-Würfel korrekt.
b Corsi-Würfel 3-dimensional und Sitzen neben dem Stuhl: mehr oder weniger normal.

Wahrnehmung

- *Taktilkinästhetische Wahrnehmung (mit zugedeckten Augen prüfen):*
  - Erkennen einfacher Strichmuster auf dem Handrücken (Graphästhesie)
  - Erkennen von Größen
  - Erkennen von Stoffunterschieden
- *auditive Wahrnehmung:*
  - Nachsprechen von 3 – 4 Zahlen (im 1-s-Takt vorgesprochen)
  - korrektes Nachsprechen von 4 sinnlosen Silbenfolgen
- *visuelle Wahrnehmung (*Abb. 33.**9***; s. Testset L. Ruf in* Abb. 17.**73***):*
  - Erkennen von Bildern aus einfachen Rasterpunktbildern (z. B. Mann-Katze-Bild oder Bild aus Kaufmann-Test),
  - Corsi-Würfel-Test
  - Raumwahrnehmung
  - korrektes Zusammenbauen des Affolter-Turmes

Aufmerksamkeitsdefizit-/ Hyperaktivitäts-, Aufmerksamkeitsdefizit-, psychoorganisches und DAMP-Syndrom

Anamnese und Untersuchung

(Abb. 33.**10** bis Abb. 33.**13**)

Screening auf ADHD, ADD, psychoorganisches und DAMP-Syndrom

(s. auch Baumann u. Alber 2011)

- *Anamnestische Angaben, die auf eine mangelhafte Entwicklung von Hirnfunktionen hinweisen können (kumulativ):*
  - nicht altersentsprechendes Spielverhalten
  - eventuell verzögerte Sprachentwicklung
  - nicht altersentsprechende Individuation
  - Schwierigkeiten beim Erlernen von koordinierten Bewegungen, wie Schuhschnüren und Schönschreiben
  - eventuell Legasthenie, Dyskalkulie
  - mangelhafte Affektsteuerung mit Antriebssteigerung, seltener mit Antriebsverminderung
  - mangelhafte Konzentrationsfähigkeit
  - Schulleistungen („Es könnte, wenn es wollte.“)
- *Motoskopie (neuromotorischer Entwicklungsstand + taktilkinästhetische Wahrnehmung):*
  - Fingeropposition in Sequenz
  - Wechsel von Faust zu offener Hand
  - Hampelmann springen
  - Graphomotorik (Stern nachfahren, schreiben)
- *visuelle Wahrnehmung:*
  - Punktzeichnung Mann/Katze
  - Punktfolgen: 3, 4 und 5 Punkte
  - Deuten von schematisch dargestellten Situationen
- *Raumerfassung:* dimensionales Bauen nach Foto
- *auditive Wahrnehmung:*
  - Nachsprechen sinnloser Silbenfolgen
  - Silbenfolgen im Wahlverfahren (Konsonanten „m“/„n“ usw.)
  - Bitonaltest (Hören mit geschlossenen Augen): 3, 4 und 5 Töne
- *intermodale Leistung:* nach Vorlage zeichnen

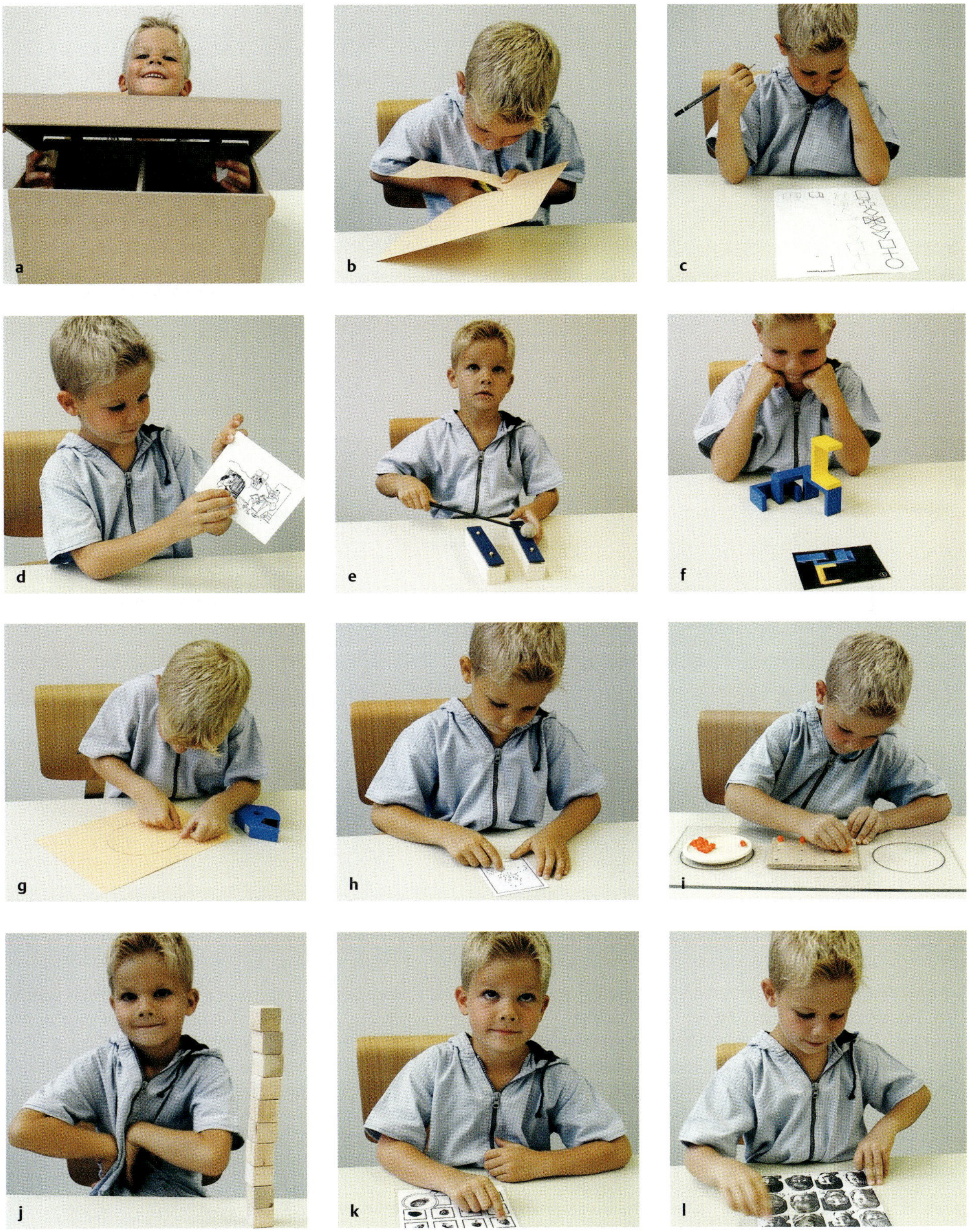

Abb. 33.**10 a – l** Testuntersuchungen zur Überprüfung der Hirnfunktionen.

a Erkennen von Größenunterschieden ohne Sicht.
b Mit der Schere koordiniert umgehen.
c Gesell-Figuren mehr als altersgerecht kopiert (Zeichnen nach Vorlage).
d Kramer-Bildertest: Erkennen von Geschichten und Formulierungen.
e Auditive Wahrnehmung: Bitonaltest.
f Visuell-räumliche Wahrnehmung: Bauen nach Foto.
g Taktilkinästhesie: Umgang mit Klebeband.
h Visuell-räumliche Wahrnehmung: Erkennen von Punktzeichnungen.
i Steckbrett auf Zeit.
j Von wegen Turm bauen…
k „Schau genau!“
l Erkennen und Beschreiben von Stimmungen und Launen.

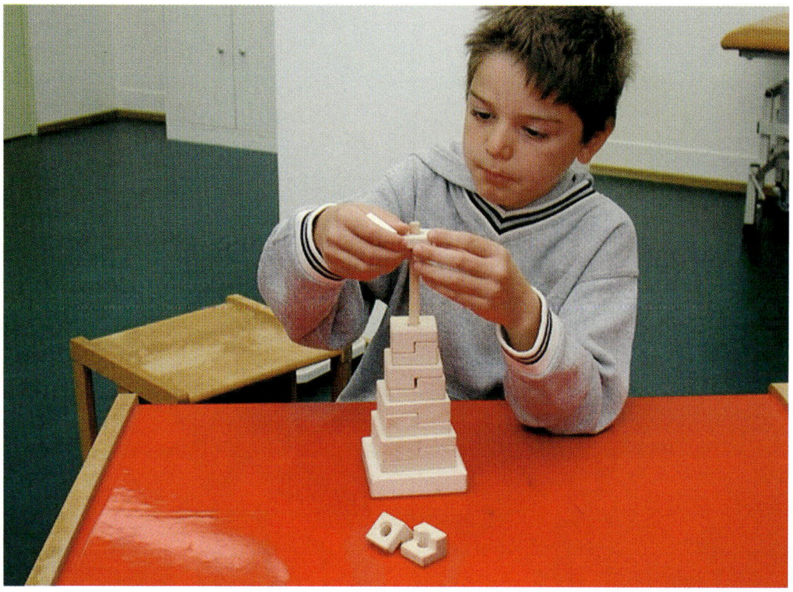

Abb. 33.**11** Affolter-Turm ohne Probleme (vgl. auch Abb. 17.**83b**).

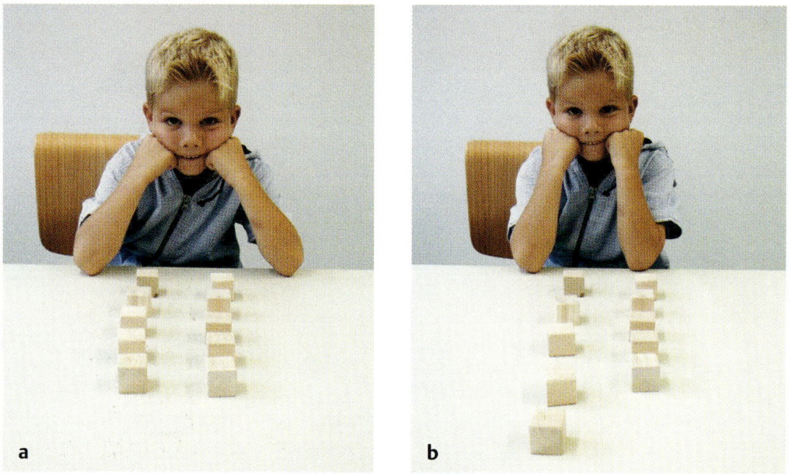

Abb. 33.**12 a, b** Mengenkonstanz: Wo liegen mehr Würfel?

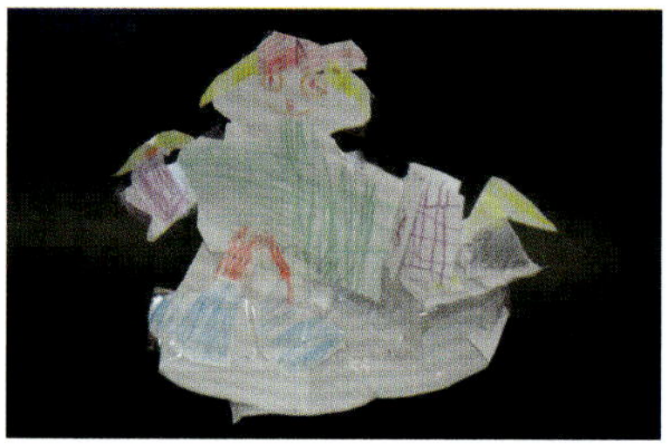

Abb. 33.**13** 3-dimensionales Basteln.

Zu den Screening-Verfahren gehören auch Fragebögen für Eltern und Lehrpersonen (Conners, Brown usw.). Aus Erfahrung empfehlen wir aus der Masse 2 Testverfahren, die sich auch als Screening-Verfahren für die oben genannten Störungen eignen:

Intelligence and Development Scales (Grob et al. 2009; s. Tab. 17.5). Dabei handelt es sich um eine Mischung aus Intelligenz- und Entwicklungstest, die zusätzlich die sozial-emotionale Kompetenz, schulische Fertigkeiten sowie die Motorik (diese nicht gerade überzeugend) metrisiert. Die Intelligenzeinschätzung erfolgt überwiegend sprachfrei. Für Kinder mit folgenden klinischen Auffälligkeiten diffenziert der Test gut:

- Hochbegabung
- Lernbehinderung
- fremdsprachig
- hyperkinetische Störung
- Asperger-Syndrom
- aggressive Verhaltensauffälligkeit

Neuromotoriktest (Ruf-Bächtiger 1994). Dieses Verfahren beinhaltet Items, die die neuromotorische und taktilkinästhetische Wahrnehmung, die visuelle Wahrnehmung mit Raumerfassung, die auditive Wahrnehmung und Sprache, die multimodale und intermodale Leistung sowie das logisch-abstrakte Denken prüfen. Die Items stammen aus unterschiedlich genormten Tests und werden einzeln gewertet; eine Standardisierung des gesamten Tests gibt es leider nicht. Die Einschätzung der Intelligenz erfolgt durch den nonverbalen Raven-CPM-Test; in der Schweiz wurde dieser Test mit Schulungsmodulen verbreitet und die Interrater-Korrelation in Intervisionsgruppen mit Videodokumentation geübt.

Im Folgenden ein Überblick über geeignete Testverfahren (s. z. B. auch Tab. 17.**5**):

- *kognitive Entwicklung:*
  - Zahlenverständnis prüfen (Mengenkonstanz)
  - Prüfen des logischen Denkens, z. B. mit Kramer-Bildtest (Testset L. Ruf)
  - progressiver Matrizentest nach Raven (Abb. 33.**14**)
  - Intelligence and Development Scales (IDS)
  - Kaufmann-Assessment Battery for Children (K-ABC)
  - Hamburg-Wechsler-Intelligenztest für Kinder (HAWIK)
  - usw.
- *Konzentration und Aufmerksamkeit:*
  - d2 R Aufmerksamkeitsbelastungstest
  - Testbatterie zur Aufmerksamkeitsprüfung bzw. Testbatterie zur Aufmerksamkeitsprüfung für Kinder
  - Mottier-Test (Tab. 33.**1** und Tab. 33.**2**)
  - Wortreihen aus der Kaufmann-Assessment Battery for Children
  - Zahlennachsprechen nach Hamburg-Wechsler-Intelligenztest für Kinder III/IV
  - Konzentrationshandlungsverfahren für Vorschulkinder (Abb. 33.**15**)

Maßnahmen

- Ist nur die Motorik betroffen, liegt eine minimale zerebrale Bewegungsstörung oder Zerebralparese vor. Je nach Ausmaß sind Physiotherapie, Ergotherapie oder psychomotorische Behandlung indiziert.
- Sind alle Bereiche (allgemeine Reifung, Neuromotorik, kognitive Entwicklung und Wahrnehmung) gleichmäßig retardiert, handelt es sich um eine homogene Entwicklungsverzögerung. Je nach Ausmaß genügt die Beratung der Eltern in Bezug auf die Einschulung, oder es muss eine weitergehende Abklärung durch einen Entwicklungspädiater erfolgen.
- Sind einzelne Kompetenzen verschieden stark betroffen, wird von einer heterogenen Entwicklungsverzögerung gesprochen. Je nach Ausmaß genügt wiederum die Beratung der Eltern in Bezug auf die Einschulung, oder es muss eine weitergehende Abklärung durch einen Entwicklungspädiater vorgenommen werden.
- Sind Bereiche der Neuromotorik, gewisse Wahrnehmungsbereiche und das Verhalten betroffen (hyperkinetisch, gehemmt, gestörte Sozialisation usw.), muss an ein frühkindliches psychoorganisches Syndrom gedacht und weiter abgeklärt werden.

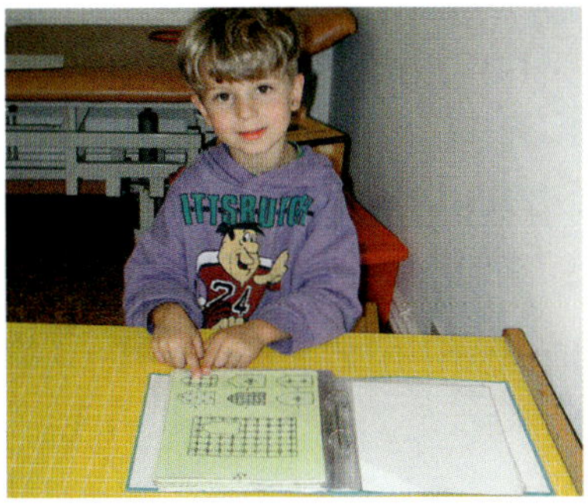

Abb. 33.**14** Schulbereitschaft: wahrnehmungsfreier IQ-Test (Raven-CPM-Test).

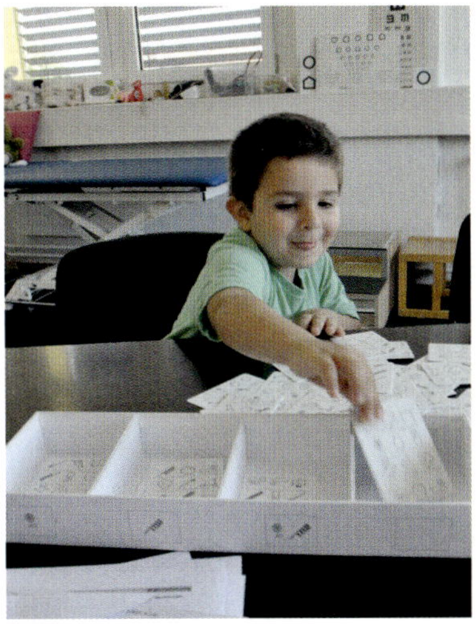

Abb. 33.**15** Konzentrationshandlungsverfahren für Vorschulkinder.

Tab. 33.**1** Mottier-Test zur akustischen Differenzierungs- und Merkfähigkeit: Testwörter.

1 bzw. 2 Silben	3 Silben	4 Silben	5 Silben	6 Silben
• rela • noma • godu • mera • furl • limo	• kapeto • giboda • lorema • tokipa • dugabe • nomari	• pikatura • gabodila • monalura • topakimu • debagusi • relomano	• katopinafe • gebidafine • ronamelita • tapikusawe • degobesaro • muralenoka	• pekatorisema • dagobilaseta • eraminofeko • kapotilafesa • bigadonafera • nomalirakosa

Tab. 33.**2** Mottier-Test: Auswertung.

Atler (Jahre)	5	6	7	8	9	10	11	12	13–16
Normalwert	17	19 – 20	22	23	23 – 24	24	25	25	26
reduziert	–	–	16 – 18	17 – 19	18 – 20	19 – 21	20 – 22	20 – 22	21 – 23
stark reduziert	–	–	12 – 15	13 – 16	14 – 17	15 – 18	16 – 19	17 – 19	18 – 20
sehr stark reduziert	–	–	≤ 11	≤ 12	≤ 13	≤ 14	≤ 15	≤ 16	≤ 17

Entwicklung von Kommunikation und Sprache sowie sozioemotional

Kommunikation und Sprache

Anamnese und Untersuchung

- Das Kind kann sich sprachlich so ausdrücken, dass es von außerfamiliären Personen problemlos verstanden wird.
- Es kann längere Gespräche am Telefon führen.
- Es gebraucht Nebensätze und hat einen sehr großen Wortschatz.
- Es stellt Sinnfragen und gibt Erklärungen (warum, weil usw.).
- Es hat keine Redeflussstörungen.
- Seine Sätze sind grammatikalisch richtig.
- Es macht korrekte Haupt- und Nebensätze.
- Es spricht alle Laute bis auf „S“ und/oder „Sch“.
- Es hat einen großen Wortschatz.
- Es kann Funktionen (z. B. von Uhr oder Radio) erklären, z. B. auf die Frage hin: „Was ist ein Radio?“ oder „Was ist ein Fernseher (... und wie sollte man damit umgehen)?“.
- Es kann abstrakte Begriffe erklären, z. B. auf die Frage hin: „Was ist Glück?“ oder „Was ist Pech?“.
- Es ist mit Mengenbegriff und -konstanz vertraut.
- Es erfasst den Handlungsablauf in einer Bildergeschichte.
- Es hat ein phonologisches Bewusstsein (Lesefit).

Besonders zu beachten

- *Grammatik:* Fehler sind nur noch ausnahmsweise gestattet. Das Kind gebraucht Pronomina; insbesondere sollte es die eigene Person mit „Ich“ bezeichnen.
- *Wortschatz:* Es ist auf eventuelle Einschränkungen zu achten (kann Gegenstände des täglichen Gebrauchs nicht benennen).
- *Aussprache:* Artikulationsfehler (Störungen auf der phonologischen Ebene) wie s/sch-Unsicherheiten, Sigmatismen) oder undeutliche „R“ sind in über 20 % der Kinder anzutreffen und damit eine Normvariante der Entwicklung. Sie verschwinden in der Regel spontan innerhalb 1 Jahres und brauchen keine Therapie. Allenfalls Nachkontrollen.
- *Sprachfluss:* Anstoßen, Unterbrechungen oder Wiederholungen nur ausnahmsweise vorhanden.

Maßnahmen

- *Retardiert in Bezug auf Grammatik und/oder Wortschatz:* logopädisch-psychologische Abklärung, Förderung bei schweren Befunden.
- *Artikulationsfehler:* zunächst audiologische Abklärung; bei normalem Gehör keine Maßnahme, falls die Sprache weitgehend verständlich ist.
- *Unverständliche Sprache:* unbedingt logopädisch-psychologische Abklärung und Förderungsmaßnahmen.
- *Störung des Sprachflusses*: in diesem Alter – wenn nicht über mehrere Wochen andauernd – meist noch physiologisch; einfache Ratschläge an die Mutter: dem Kind Zeit lassen, seine Anliegen vorzubringen, eventuell ältere Geschwister etwas zurückhalten, das Kind nicht wegen seiner Sprache kritisieren.

! Sprachstörungen im Sinn von Spracherwerbsstörungen dürfen nie bagatellisiert werden. Sie sind häufig Ausdruck von kognitiven, motorischen oder psychosozialen Problemen. Auch die Sprachverweigerung ist oft Ausdruck einer zugrunde liegenden Störung.

Sozioemotional

- Kann das Kind sich selbst beruhigen (Selbstregulation)?
- Ist es tagsüber und nachts trocken?
- Besucht es den Kindergarten?
- Spielt es mit anderen Kindern?
- Kann es sich auf ein Spiel konzentrieren?
- Befolgt es Spielregeln?
- Findet ein stabiles Zusammenspiel der Kinder mit verteilten Rollen statt?
- Werden Hütten oder Häuser gebaut?
- Wird eine Spielidee aufgegriffen und in Szene gesetzt (Kind-Mutter-Vater, Prinz und Prinzessin usw.)?
- Wie ist die Familiensituation (getrennt, geschieden, Patchwork)?
- Ist die Beziehung zu den Eltern unproblematisch?
- Das Kind ist in der Regel tagsüber nicht allein (Fremdbetreuung?).
- Wie ist der Erziehungsstil (Überbehütung, Laisser-faire, Verwahrlosung)?
- Bekommt das Kind Taschengeld?
- Gibt es Freundschaften und Bezugspersonen (Peers) im außerfamiliären Feld?
- Gibt es mindestens einen guten Freund oder eine gute Freundin (Namen?)?
- Ist eine Tendenz zu Rückzug oder Isolation festzustellen?
- Wie ist die Werkreife (kann Aufträge aufführen)?
- Werden Pflichten im Haushalt zuverlässig erledigt?
- Wie ist die Rückmeldung von Kindergarten, Hort oder Krippe?
- Welche Erwartungen haben sowohl das Kind als auch die Eltern an den bevorstehenden Schuleintritt?

Somatischer Status

Körpermaße

Untersuchung

In Somatogramm eintragen und beurteilen

- Gewicht
- Größe
- Kopfumfang
- evtl. Wachstumsgeschwindigkeit
- Haltung

Übergewicht, Untergewicht, Gedeihstörung, Wachstumsstörung, Entfernung von seinem Perzentilenbereich, dem Elternkanal, Dysproportion?

Maßnahmen

Bei Über- bzw. Untergewicht wird der Body-Mass-Index berechnet (zu den Normwerten s. Anhang). Falls möglich, werden bei Übergewicht wirkungsvolle Maßnahmen eingeleitet.

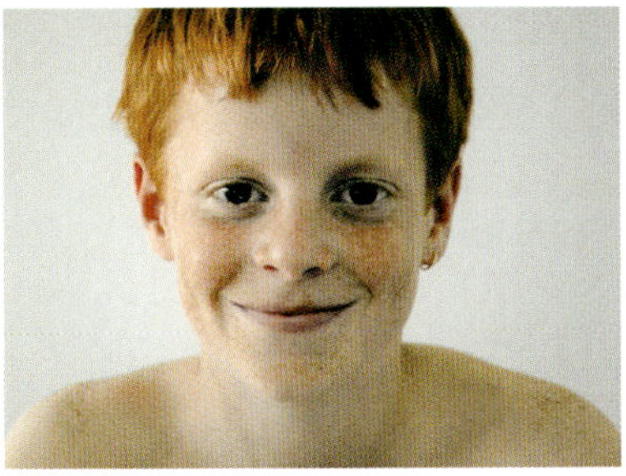

Abb. 33.**16** Epheliden sind mitunter störend für das Selbstwertgefühl: empathisch beruhigen!

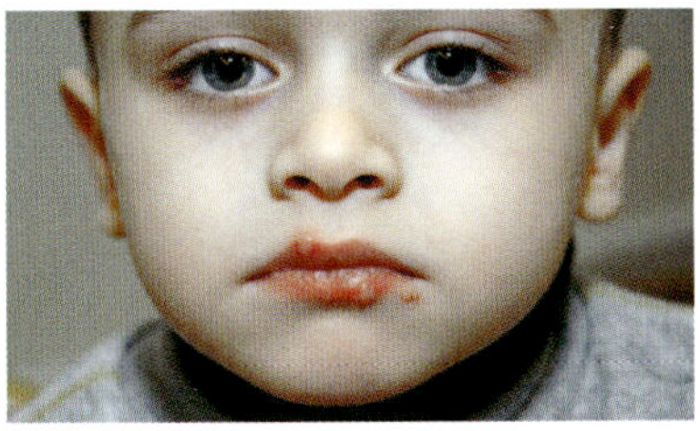

Abb. 33.**17** Herpes labialis.

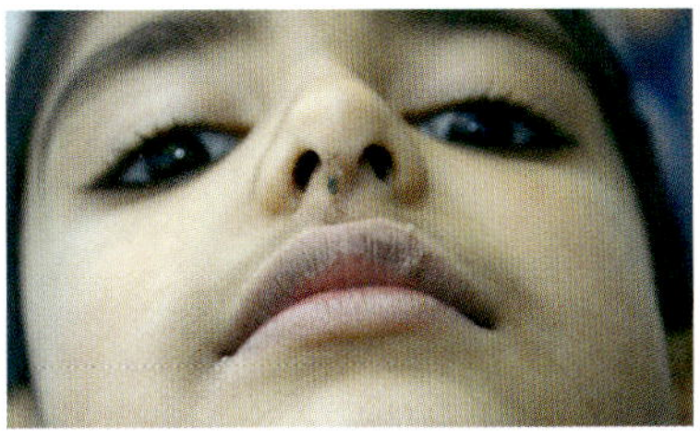

Abb. 33.**18** Kondylomata können auch im Gesicht auftreten.

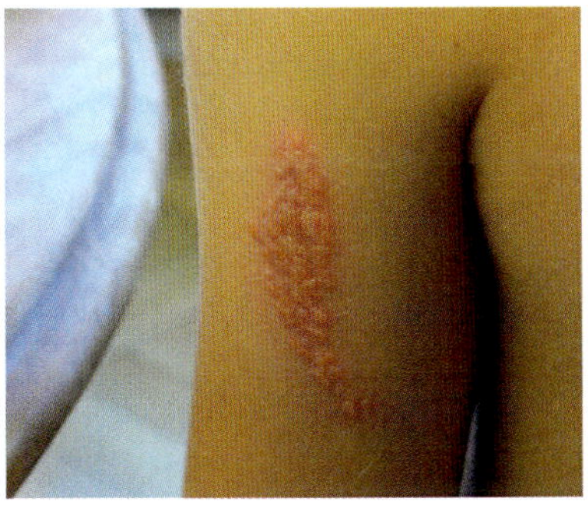

Abb. 33.**19** Lichen striatus.

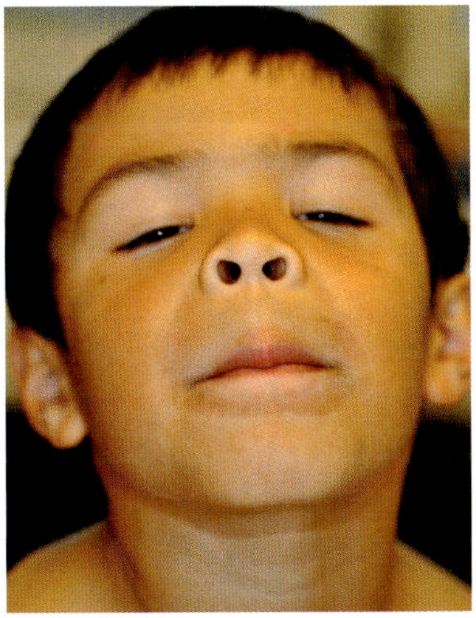

Abb. 33.**20** Leckekzem.

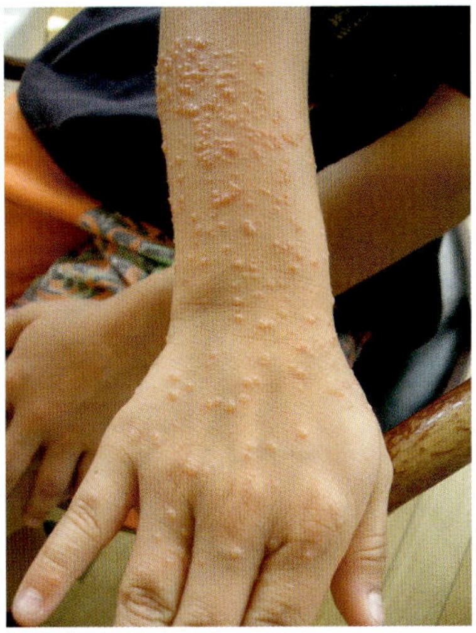

Abb. 33.**21** Sandkastendermatitis.

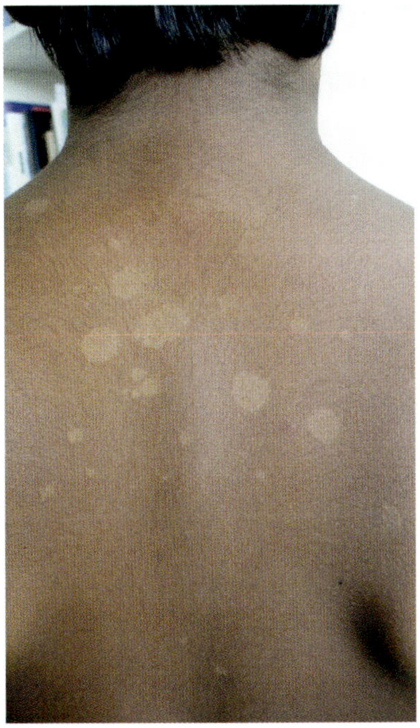

Abb. 33.**22** Pityriasis versicolor.

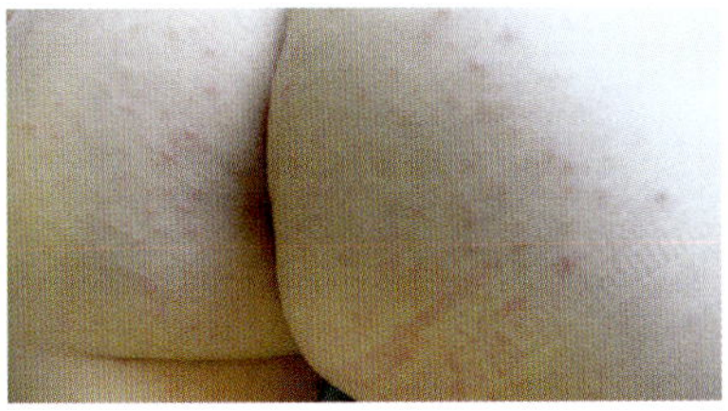

Abb. 33.**23** Follikulitis glutäal (Staphylokokken).

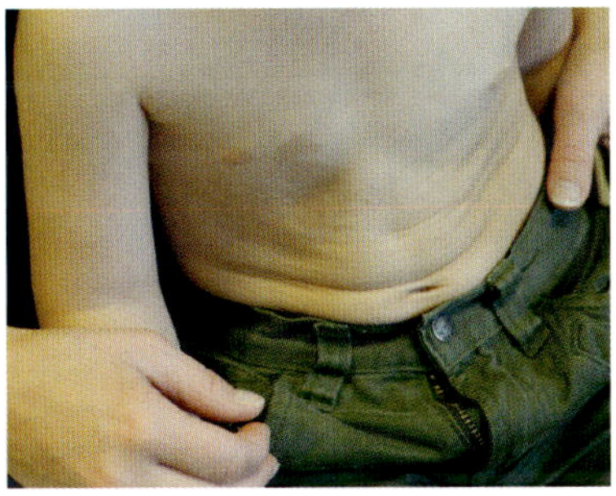

Abb. 33.**24** Café-au-Lait-Fleck (bizarr konfiguriert, Coast of Maine).

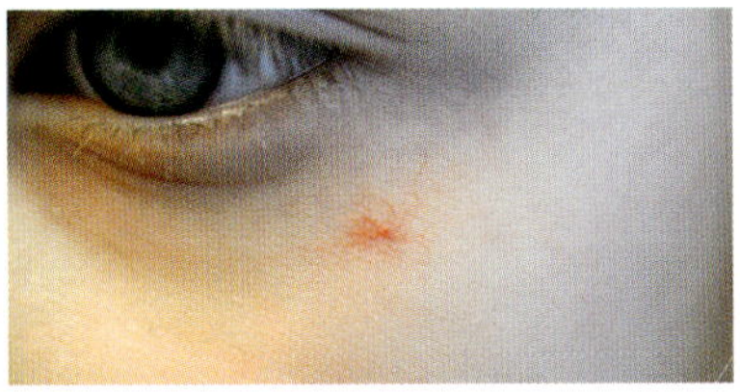

Abb. 33.**25** Spider naevus, harmlos, beobachten.

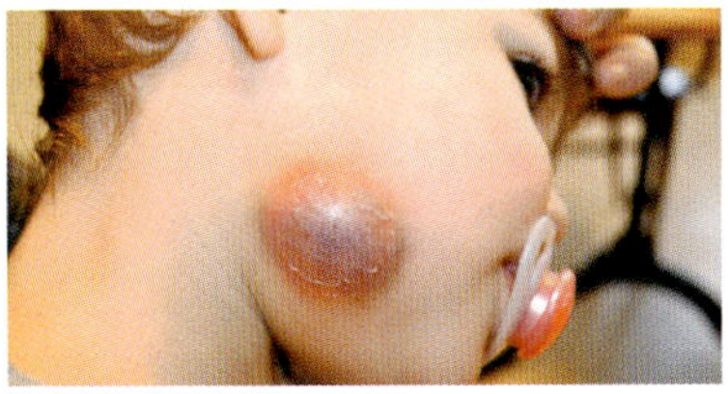

Abb. 33.**26** Atypische Mykobakteriose.

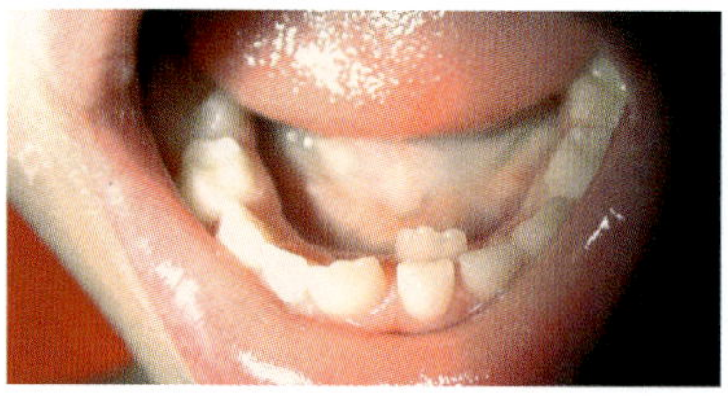

Abb. 33.**27** Beim Zahndurchbruch unten lingual: unter Umständen Persistenz des Milchzahns: Zahnarzt!

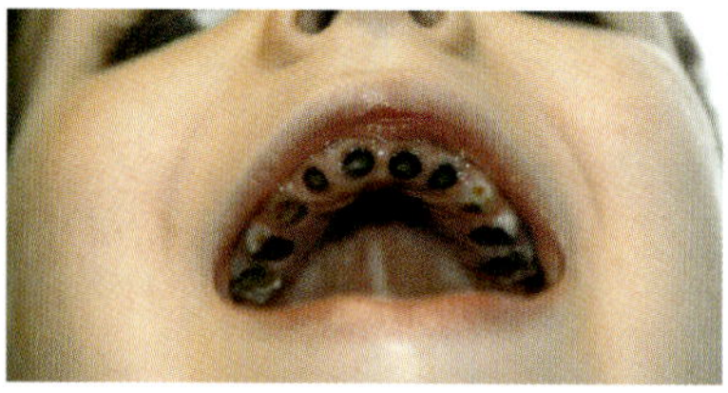

Abb. 33.**31** Karies per magna.

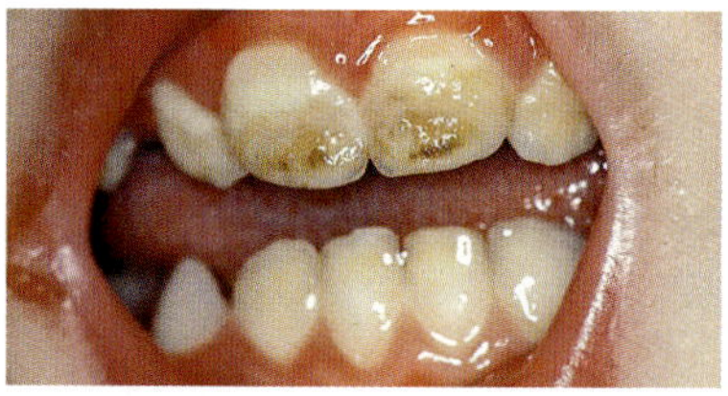

Abb. 33.**28** Bilirubineinlagerungen in den Zähnen.

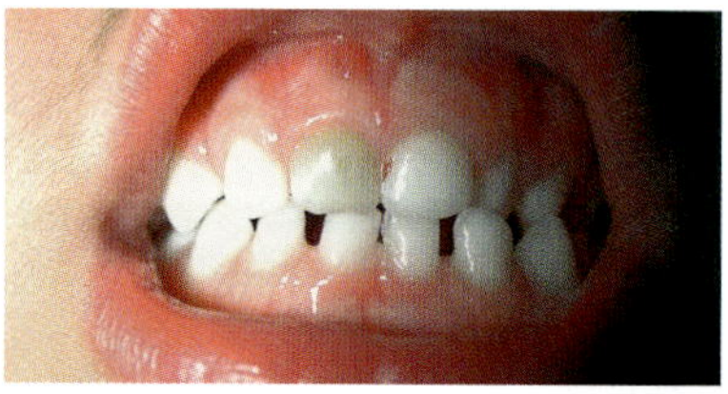

Abb. 33.**32** Wurzelabszess mit Fistel und Devitalisierung des Zahnes.

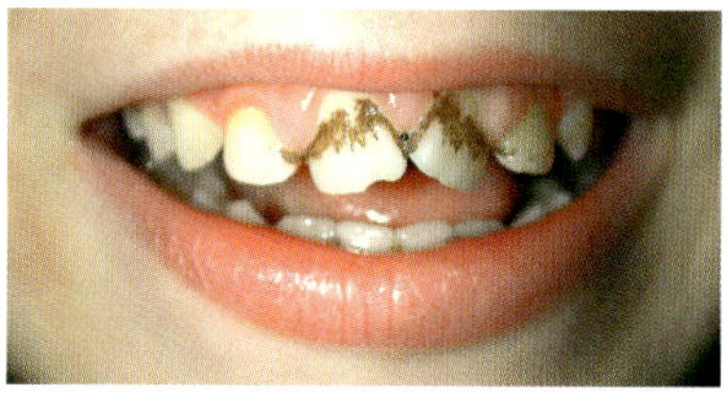

Abb. 33.**29** Black Stain: harmlos. Entfernung durch den Dentalhygieniker oder den Zahnarzt.

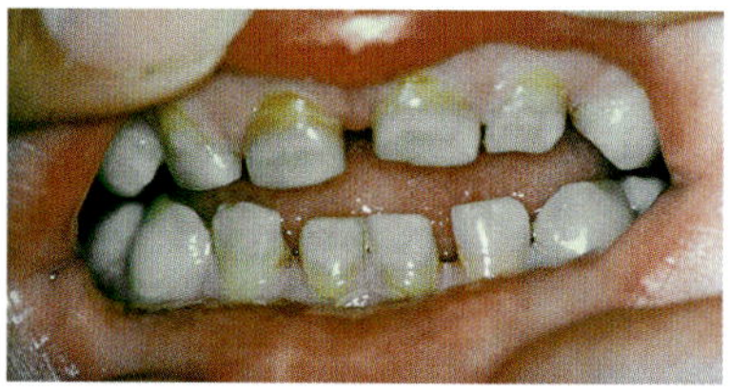

Abb. 33.**33** Tetrazyklinzähne.

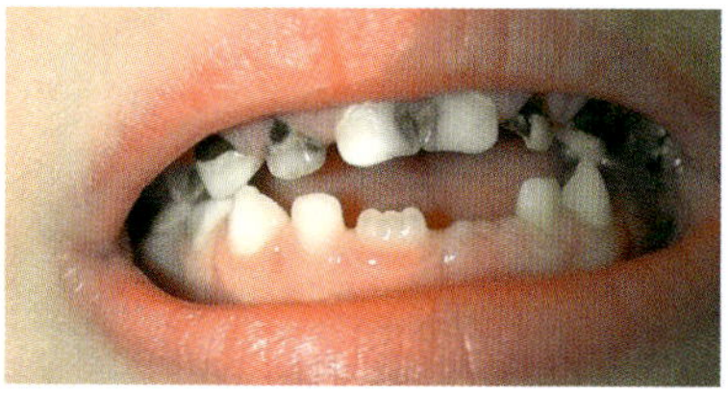

Abb. 33.**30** Morsus apertus und Milchzahnkaries. Typische Ursache: Trinkflasche.

Tab. 33.**3** Normwerte BMI (der Züricher Longitudinalstudie).

Perzentile	3 %	50 %	97 %
Mädchen			
6 Jahre	13,2	15,1	17,8
10 Jahre	13,6	16,1	21,1
14 Jahre	15,6	19,1	24,3
Adult	17,1	20,1	25,1
Jungen			
6 Jahre	13,3	15,1	17,4
10 Jahre	13,7	15,8	19,9
14 Jahre	15,1	17,9	22,6
Adult	17,6	20,9	26,7

Haut (Abb. 33.**16** bis Abb. 33.**26**; s. auch Abb. 15.**207**)

Besonders zu beachten

- auffällige Blässe
- Zyanose
- Pigmentanomalie
- Hämatom, Verletzungen
- chronisch entzündliche Hautveränderungen

Mund, Mundhöhle und Zähne

Anamnese und Untersuchung

(Abb. 33.**27** bis Abb. 33.**33**; Tab. 33.**3**; s. auch Abb. 15.**254**)

Beurteilen

- Ernährungsgewohnheiten (Art der Zwischenmahlzeiten)
- Süßigkeiten (gesüßter Tee oder Mineralwasser?)
- Zahnpflege
- Inspektion von Mundhöhle, Kiefer und Zahnstellung
- Zahnhygiene/Karies

Maßnahmen

- Bissanomalien werden erst nach dem Frontzahnwechsel kieferorthopädisch behandelt.
- Bei ausgeprägten pathologischen Kieferverhältnissen (Retrognathie, Progenie, extremer Distalbiss) kann auch schon beim 6-Jährigen die Überweisung an den Kieferorthopäden angezeigt sein.
- Bei Milchzahnkaries müssen die Eltern zur Kariesprophylaxe befragt werden; das Kind wird dem Familienzahnarzt zugewiesen.

Augen

Anamnese (Abb. 33.**34**)

- Kopfstellung mittelständig
- Augenkneifen
- ist das Kind übermäßig lichtempfindlich
- Sehprobleme

Untersuchung

- Inspektion der Augen: symmetrische Größe, korrekte Augenachse
- koordinierte Augenmotorik
- Hirschberg-Test/Abdecktest: Schielen
- Prüfung des Stereosehens mittels Lang-Test: Strabismus
- Untersuchung im durchfallenden Licht: symmetrisches Aufleuchten des Fundus
- Visusprüfung beider Augen einzeln: Amblyopie
- Hand-Refraktometrie
- Farbsinnprüfung, bei Verdacht auf Farbblindheit: Ishihara-Tafeln

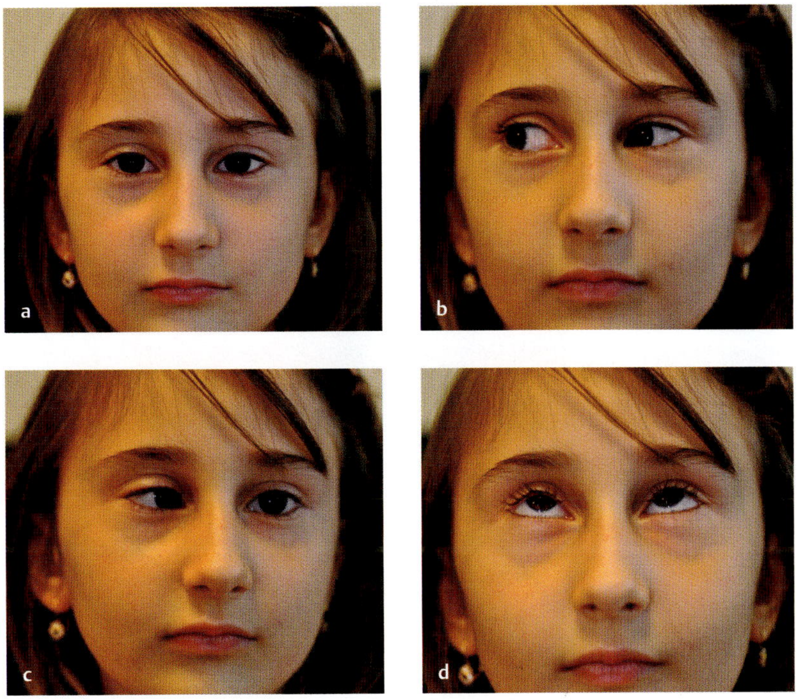

Abb. 33.**34 a – d** Wechselnder Schielwinkel bei Duane-Syndrom.
a Blick geradeaus.
b Blick nach rechts: Lidspaltenverengung links.
c Blick nach links: Linkes Auge geht nicht mit.
d Blick nach oben.

Maßnahmen (Abb. 33.**35** u. Abb. 33.**36**)

Eine Überweisung an den Augenarzt muss dann erfolgen, wenn folgende Bedingungen erfüllt sind:

- *Visus mit E-Tafeln:* beidseitig < 0,8 oder Differenz rechts/links > 0,2
- *Visus mit Stycar:* < 1,4 (75 %-Regel) oder Differenz rechts/links > 0,2
- *Visus bei Lea-Hyvärinen-Test:* < 0,6 – 0,8; Differenz rechts/links > 2 Zeilen
- *Lang-Stereotest:* nicht erkannt
- Auffälliges im Hand-Autorefraktometer

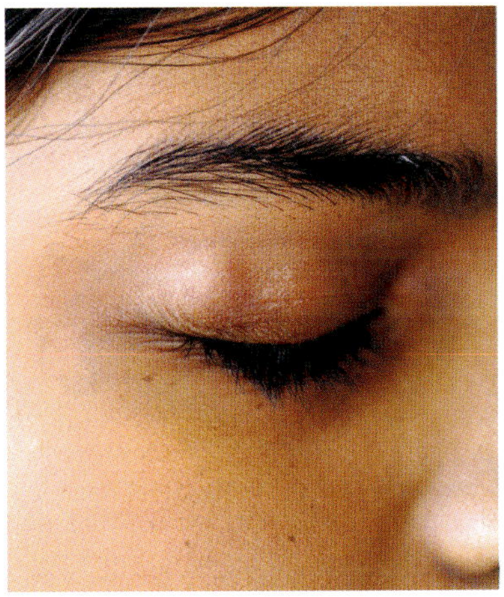

Abb. 33.**35** Hordeolum.

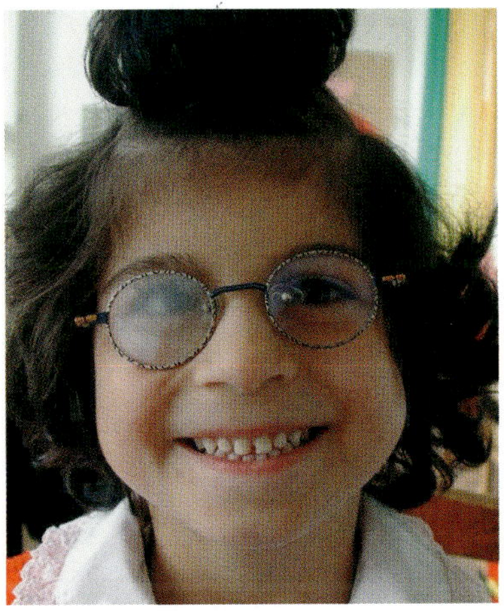

Abb. 33.**36** Die schönste Abdeckbehandlung der Welt … mit verbogener Brille!

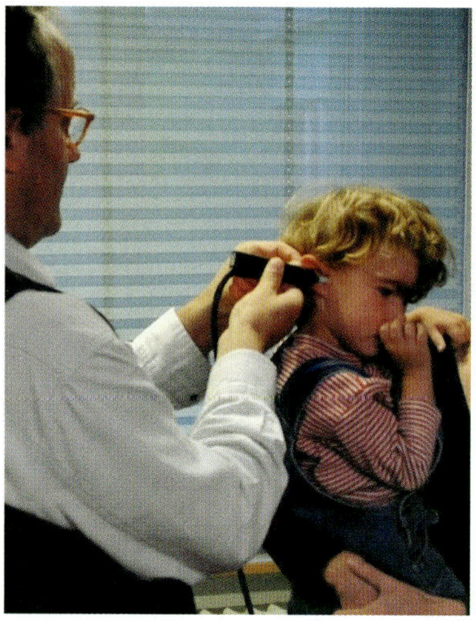

Abb. 33.**37** Tympanometrie.

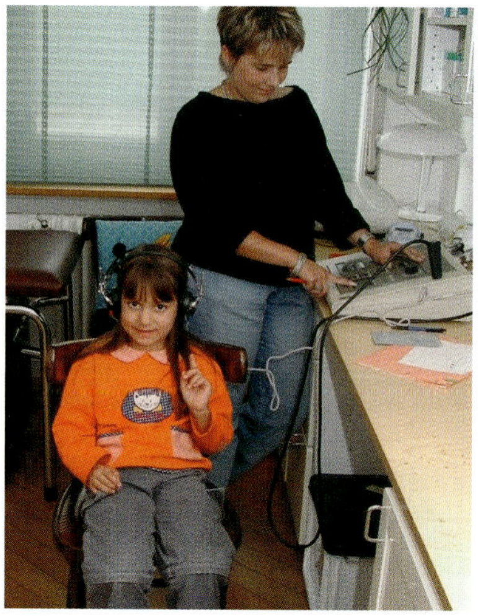

Abb. 33.**38** Audiometrie.

Ohren und Gehör

Anamnese und Untersuchung

(Abb. 33.**37**, Abb. 33.**38** und Abb. 33.**39**)

Das Gehör sollte auch bei dieser Voruntersuchung anamnestisch noch einmal präzise erfragt werden (Tab. 33.**4**). Bei kleinsten Unsicherheiten, insbesondere bei Sprachstörungen, muss eine objektive Überprüfung durchgeführt bzw. veranlasst werden.

Die Gehörprüfung muss sehr sorgfältig erfolgen, da hörbehinderte Kinder umfangreiche visuelle und intellektuelle Kompensationsmöglichkeiten haben. Die Untersuchung des Gehörs mittels Flüstersprache reicht nicht aus.

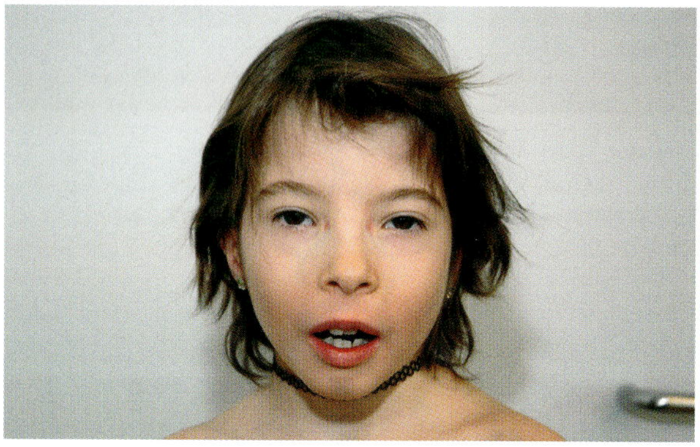

Abb. 33.**39** Fazies mit Hypomimie, Rhinolalia aperta, Schulschwierigkeiten usw.: Catch 22.

Untersuchung
- *Inspektion:* Ohrmuscheln, Gehörgang und Trommelfell
- *Tympanometrie:* Erfassung der in diesem Alter sehr häufigen Tubenfunktionsstörungen mit Gehörverminderung (mit geeigneten Geräten, zum Teil auch mit integriertem Audiometer erhältlich, kann die Beweglichkeit des Trommelfells untersucht werden)
- *Audiometrie:* mit Kopfhörern rechts und links einzeln bei 500, 1000, 2000, 4000 und 6000 Hz prüfen oder Freifeldaudiometrie mit Wobbeltönen

Tab. 33.**4** Auswertung von anamnestischen Angaben zum Gehör.

Typische Anamese	Erklärung
„Er kann mich hören, wenn er will. Manchmal ignoriert er mich einfach."	Kinder mit einem leichten Hörverlust haben nur wenig oder keine Probleme beim Zuhören in ruhiger Umgebung; wenn aber Hintergrundgeräusche vorhanden sind, können sie große Hörschwierigkeiten haben
„Wenn ich ihn rufe, muss er sich umsehen, um zu sehen, wo ich bin. Er scheint nie zu wissen, wo ich bin."	Kinder mit einseitigem Hörverlust haben oftmals Schwierigkeiten, eine Schallquelle zu lokalisieren
„Wenn wir unter vielen Menschen sind, muss ich ihren Namen mehrmals rufen, bevor sie antwortet."	Kinder, die Störungen in der Hochfrequenzwahrnehmung oder andere milde Gehörverluste haben, zeigen oft Hörprobleme bei Hintergrundgeräuschen
„Mein Kind ist erschöpft, wenn es von der Schule nach Hause kommt."	Kinder, die einen minimalen oder milden Hörverlust haben, ermüden von der Anstrengung, einen ganzen Tag lang zuzuhören
„Seine Sprache ist sehr schwer zu verstehen. Ich glaube nicht, dass dies sein Gehör verursacht, da er immer antwortet, wenn ich ihn rufe."	Kinder mit einem Hochfrequenzhörverlust können eine schlechte Sprachproduktion haben, weil sie nicht in der Lage sind, hochfrequente Laute (Konsonanten) akustisch zu differenzieren
„Sie ist schlecht in der Schule, obwohl wir bei den Hausaufgaben feststellen, dass sie den Stoff beherrscht."	Kinder mit einem leichten Hörverlust haben in der Schule wegen der starken Hintergrundgeräusche oft Schwierigkeiten, gut zu hören; bei der Arbeit zu Hause in einer 1:1-Situation haben sie keine Probleme

Maßnahmen

Bei Persistenz von Mittelohrergüssen trotz Behandlung und bei Gehörverlust muss das Kind an den Otorhinolaryngologen zur operativen Sanierung überwiesen werden. Unbehandelt kann eine chronische Schwerhörigkeit zu psychosozialen Integrationsstörungen führen.

Respiration und Hals

Anamnese

- Dyspnoe, Anstrengungsdyspnoe
- chronischer Husten
- rezidivierende Infekte
- Passivrauchen

Untersuchung (Abb. 33.**40** bis Abb. 33.**43**)

Beurteilen
- Atemtyp (Nasen- und/oder Mundatmung)
- Tachypnoe, Einziehungen, exspiratorisches Giemen (Wheezing)
- Schilddrüsengröße (Struma)
- Rhinolalia clausa
- Facies adenoidea

Inspektion:
- Schilddrüse von vorne ansehen
- um leichte Reklination des Kopfes bitten
- auf Vorwölbung/Asymmetrien achten

Untersuchung:
- Patient vor der Untersuchung informieren, dass man für die Untersuchung von hinten an ihn herantreten wird und die Hände an seinen Hals legen wird

Untersuchung der Schilddrüse beim Kind
- Inspektion von vorne: Größe, Symmetrie
- Palpation von hinten: von hinten an das aufrechte, nicht liegende Kind herantreten, locker Hände an den Hals legen, Krykoid tasten, mit dem Finger nach kaudal und seitlich „wegrutschen" zwischen Kehlkopf und M. sternocleidomastoideus und Konsistenz, Schmerz, Knoten spüren (s. Abb. 33.**42**)

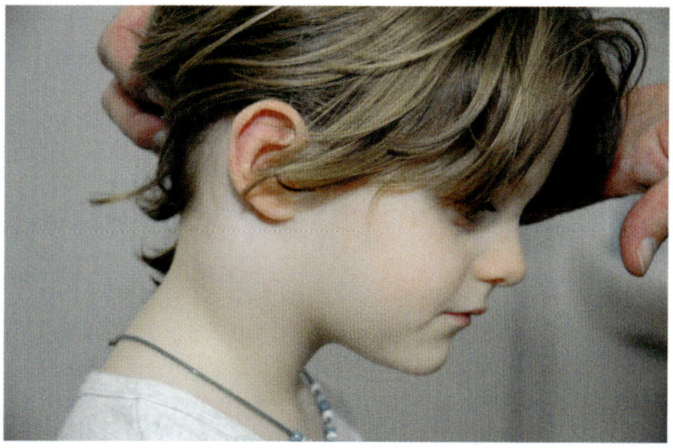

Abb. 33.**40** Lymphangitis colli.

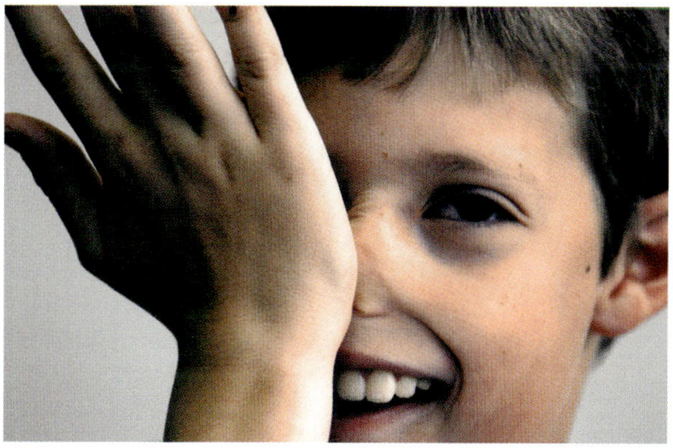

Abb. 33.**41** Typischer Allergikergruß bei Rhinitis allergica. Beachte auch die Querfalten auf dem Nasenrücken.

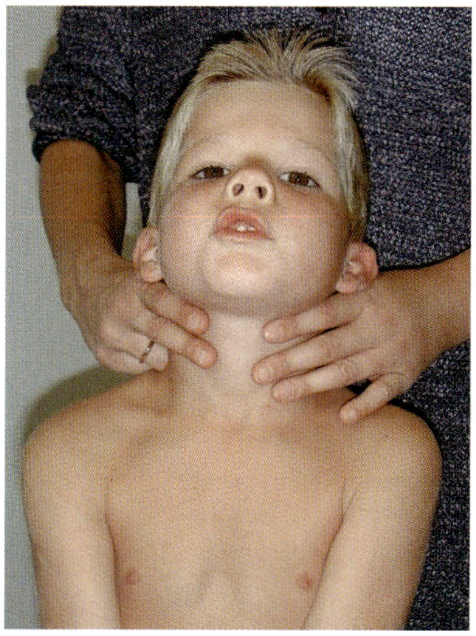

Abb. 33.**42** Palpation der Schilddrüse.

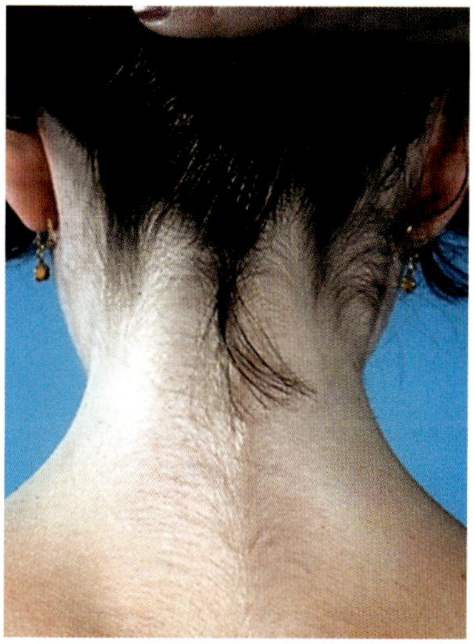

Abb. 33.**43** Tiefer seitlicher Haaransatz und angedeutetes Pterygium: Ullrich-Turner-Syndrom.

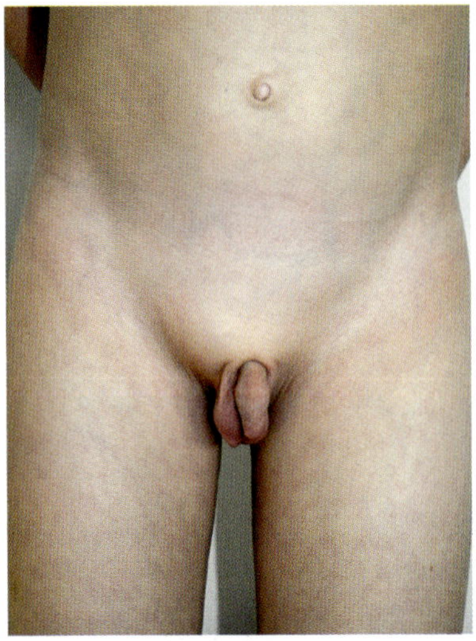

Abb. 33.**44** Beim Husten sichtbare Hernie: inguinal indirekt rechts.

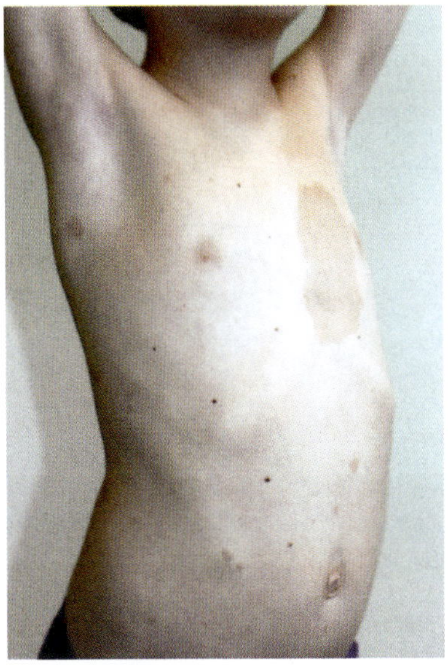

Abb. 33.**45** Pigmentstörung: „Café-au-Lait"-Nävus (DD Morbus Recklinghausen).

- Kinder schlucken lassen
- Verschieblichkeit
- Ausnahmsweise auch Palpation von vorne mit den Daumen

Maßnahmen

- *bei Verdacht auf Obstruktion:* Peak-Flow-Meter, eventuell Lungenfunktionsprüfung
- *bei chronischem Husten:* neben Asthma bronchiale auch Tuberkulose nicht vergessen (Immigranten)
- *bei Vergrößerung der Schilddrüse und entsprechender Anamnese:* Ultraschall der Schilddrüse und Schilddrüsenparameter im Blut bestimmen

Herz und Kreislauf

Während das Erkennen zyanotischer und schwerer Herzvitien keine Schwierigkeiten bereitet, ist zur Erfassung hämodynamisch erst später bedeutender Vitien eine gründliche Untersuchung notwendig.

Anamnese

- Körperliche Leistungsfähigkeit
- ungenügende Gewichtsentwicklung, Entfernung aus dem Gewicht-Größen-Kanal (Perzentilen)
- Tachypnoe
- Zyanose (bei Anstrengung, in Ruhe)

Untersuchung

- Hautfarbe der Finger, des Thorax (Zyanose, grau-blasses Kolorit)
- Ödeme
- Respiration (Art und Frequenz)
- Thoraxasymmetrie
- verstärkter links- oder rechtsventrikulärer Herzimpuls, Schwirren
- Leber- und Milzgröße
- Rhythmus, Herzfrequenz (normal bis 120/min), Arrhythmien
- Herzgeräusche, Klicks
- periphere Pulse (insbesondere Inguinalispulse, evtl. A. dorsalis)

Blutdruckmessung

Der Blutdruck wird am rechten Arm (besser an allen 4 Extremitäten) im Sitzen gemessen. Auf die richtige Manschettengröße muss unbedingt geachtet werden (mindestens ⅔ des Oberarms)!

Definition der arteriellen Hypertonie (95. Perzentile)

- *systolischer Blutdruck (1 – 17 Jahre):* 100 + (Lebensjahre · 2)
- *diastolischer Blutdruck:*
  - 1 – 10 Jahre: 60 + (Lebensjahre · 2)
  - 11 – 17 Jahre: 70 + Lebensjahre

Maßnahmen

- Akzidentelle Herzgeräusche sind häufig. Sie sind lageinkonstant, musikalisch, meist mittelfrequent, mesosystolisch und von geringer Lautstärke. Das Punctum maximum befindet sich links-parasternal im 3.– 4. Interkostalraum. Gegebenenfalls ist eine kinderkardiologische Beurteilung angezeigt. In jedem Fall sollten die Eltern über den Befund und seine Harmlosigkeit unterrichtet werden, da sie sonst eventuell ein anderer Arzt informiert.
- Bei Verdacht auf ein Vitium cordis oder eine Rhythmusstörung ist eine weitergehende Abklärung indiziert.
- Bei echter Hypertonie wird der Patient zu einer Hypertoniesprechstunde (pädiatrischer Nephrologe und/oder Kardiologe) überwiesen.

Abdomen

Anamnese und Untersuchung

(Abb. 33.**44** und Abb. 33.**45**)

- Obstipation
- anomale Konsistenz und Geruch des Stuhles
- Enuresis, Enkopresis
- Auftreten von Vorwölbungen in der Leiste beim Pressen

Beurteilen

- *Inspektion:* Nabel-, Inguinalhernie
- *Palpation:* Hepato-, Splenomegalie, Tumoren, Hydronephrose, Hernien

Maßnahmen

- Eine indirekte Inguinalhernie wird reponiert.
- Reponierbare Hernien werden in einem Wahleingriff saniert; inkarzerierte Hernien sind notfallmäßig zu operieren.
- Nabelhernien können sich zurückbilden. Die Operation hat nur kosmetische Bedeutung und kann deshalb mit dem erwachsen werdenden Kind gemeinsam entschieden werden.

Wirbelsäule und Extremitäten (Abb. 33.**46** bis Abb. 33.**58**; s. auch Abb. 15.**178**)

Anamnese und Untersuchung

Viele Fragen der Eltern betreffen den Bewegungsapparat, insbesondere den Einwärtsgang, X-Beine und die Knick-Senk-Füße.

! Eine genaue Untersuchung beruhigt Eltern und Arzt.

- **Rücken:**
  - Inspektion des Rückens im Stehen und Gehen, von hinten, von vorn und von der Seite
  - Oberkörperinklination und langsames Aufrichten zur Beurteilung des Rippenbuckels oder Lendenwulstes: infantile Skoliose, Stufenbildung, Haltung, Rückenmuskulatur
  - Beckenschiefstand bei Beinlängendifferenz: Ausmaß der Differenz mittels Unterlegen eines Brettchens unter das kürzere Bein messen
- **Beine (im Stehen und Gehen):**
  - Genua valga
  - Coxa valga antetorta, Tibiaantetorsion und -rekurvation
- **Füße:**
  - mediales Fußgewölbe im Stehen (normale Belastung), im Liegen oder Sitzen (ohne Belastung) und im Zehenstand (bei maximaler Belastung)
  - physiologische Knick-Senk-Füße
  - kongenitaler (echter) Pes planus (Tintenlöscherfuß), Hohlfüße
  - Fußgewölbe im Vorfuß beurteilen: Spreizfuß
- **Hüften:**
  - Knieschmerzen
  - Hinken
  - Bewegungseinschränkung verdächtig auf Morbus Perthes/Epiphyseolyse/Coxa valga antetorta usw.

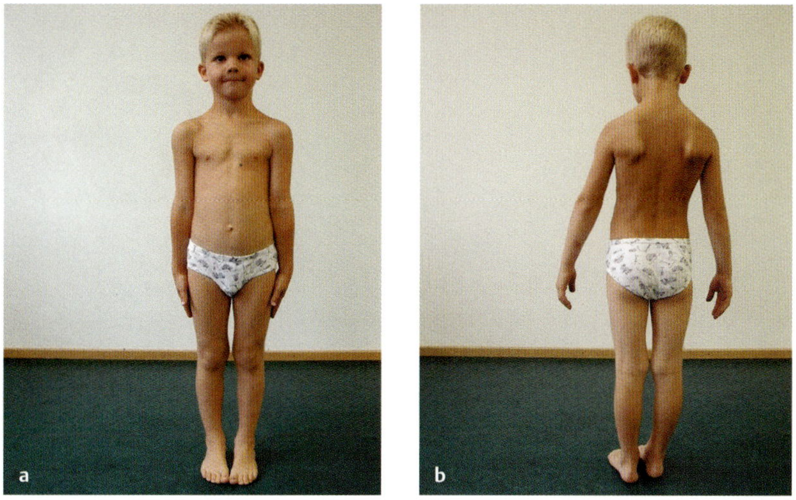

Abb. 33.**46 a, b** Inspektion des Rückens.
a Von vorn.
b Von hinten.

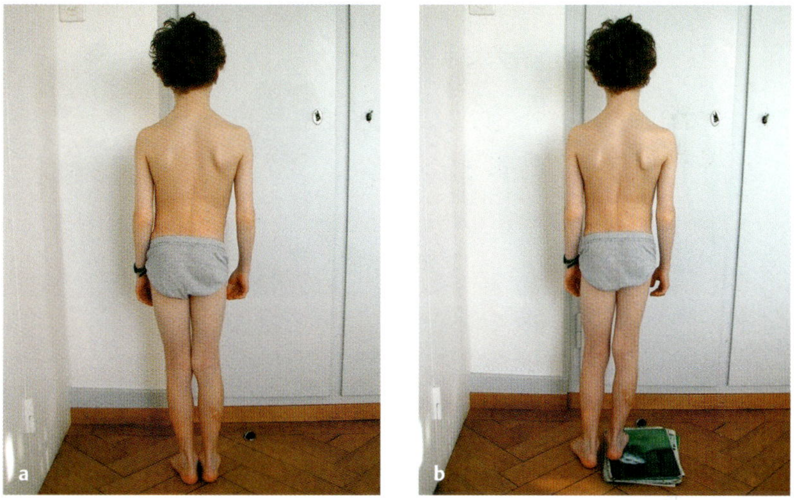

Abb. 33.**47 a, b** Skoliose, partiell durch Beinlängendifferenz verursacht: kompensierbar durch Unterlegung. Eine Messung mit dem Zentimetermaß ist obsolet. Nur die funktionelle Beinlängenmessung mit der „Brettchenmethode“ gibt über die klinische Bedeutung des Beinlängenunterschieds Auskunft!

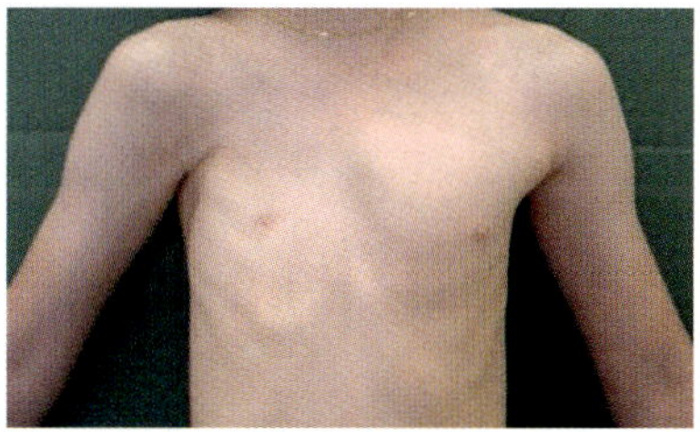

Abb. 33.**48** Aplasie des M. pectoralis (Poland-Syndrom).

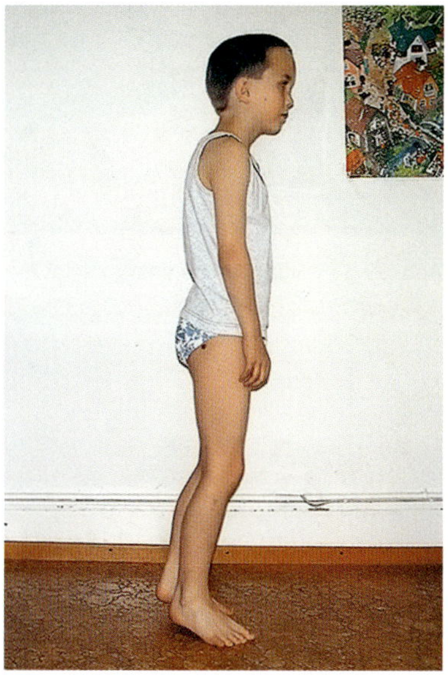

Abb. 33.**49** Zehengänger. In diesem Alter nicht mehr tolerabel.

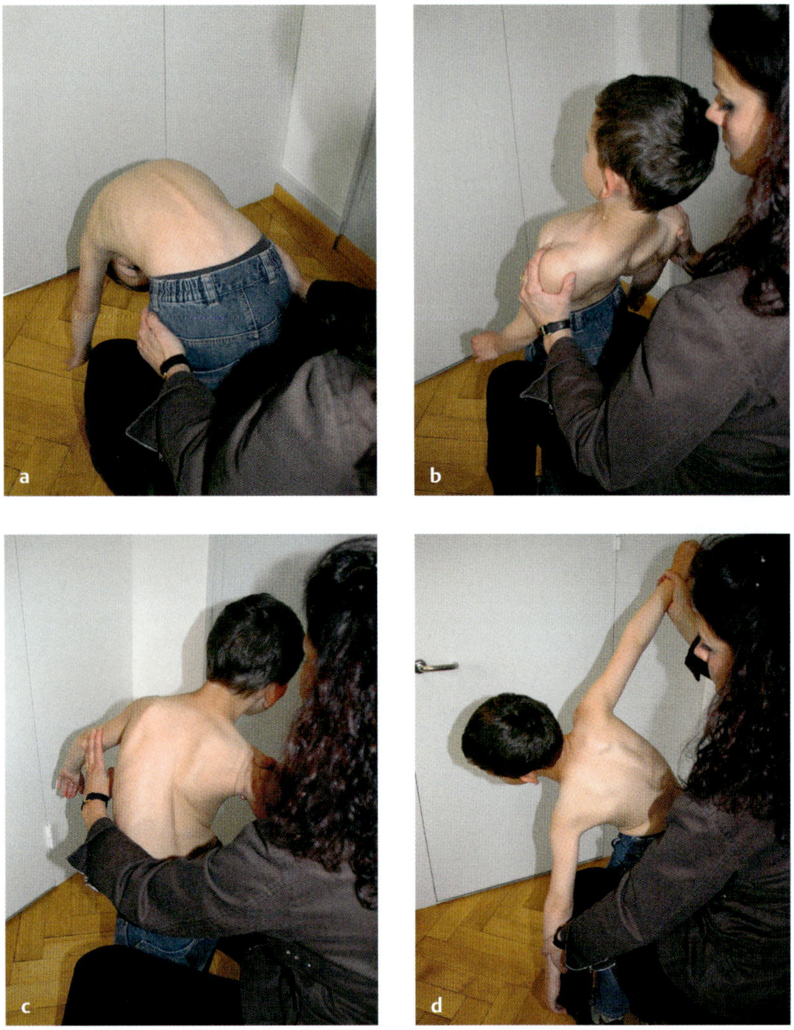

Abb. 33.**50 a – d** Einfache Testung der Wirbelsäulenbeweglichkeit: Die Hüften werden zwischen den Oberschenkeln des Untersuchers eingeklemmt und der Rücken passiv inkliniert, rekurviert, rotiert und gebeugt.

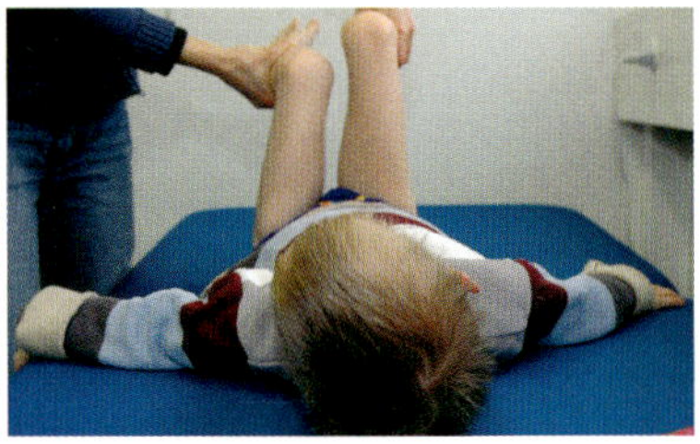

Abb. 33.**51** Hüftluxation links.

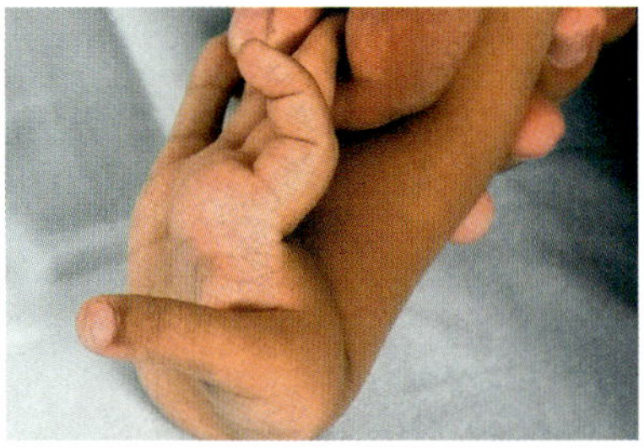

Abb. 33.**52** Abnorme Beweglichkeit der Gelenke, hier: Ehlers-Danlos-Phänotyp.

Maßnahmen

- Knick-Senk-Füße sind normal und bedürfen keinerlei Einlagen, bei deutlicher Muskelhypotonie und Atrophie kann Fußgymnastik empfohlen werden
- Torsionsanomalien der unteren Extremität bedürfen sehr selten therapeutischer Maßnahmen (Blount-Krankheit ausgeschlossen), bei Unklarheiten Überweisung an Kinderorthopäden
- fixierte Skoliosen: weitergehende Abklärung: Röntgen, kinderorthopädisches Konsil

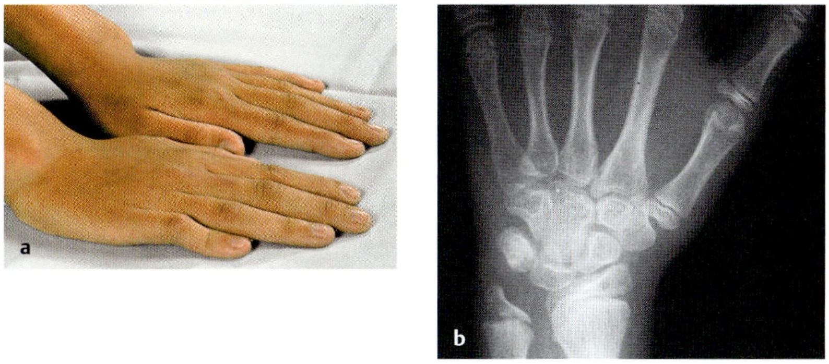

Abb. 33.**53 a, b** Madelung-Deformität.
a Klinisches Bild.
b Röntgenbild.

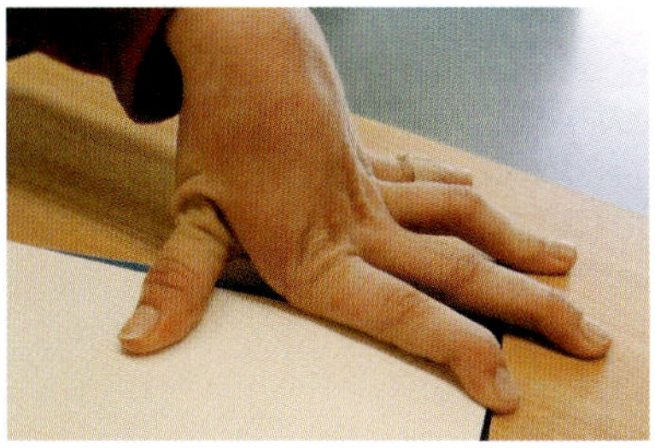

Abb. 33.**54** Überstreckbarkeit der Finger und Schwanenhalsdeformität bei Hemisyndrom.

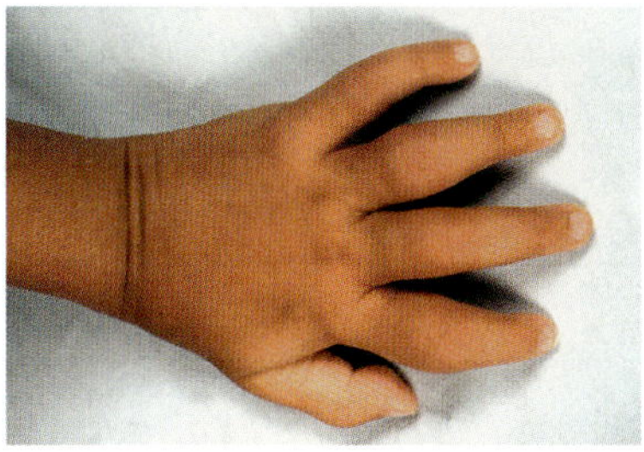

Abb. 33.**55** Schwellung der Gelenke bei primär-chronischer Polyarthritis.

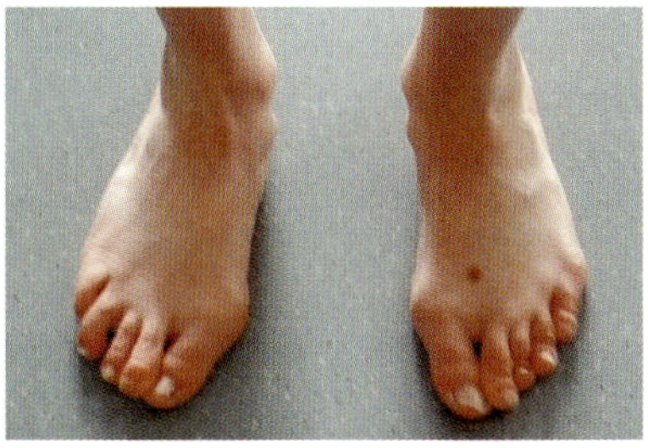

Abb. 33.**56** Hallux valgus, rechts stärker als links.

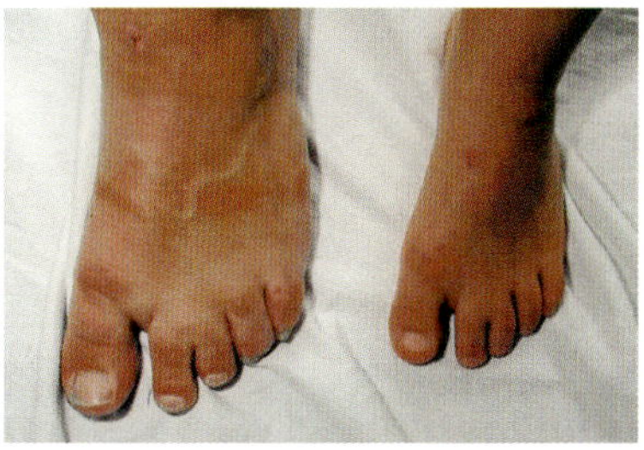

Abb. 33.**57** Kutane Syndaktylie II–III bei Mutter und Tochter.

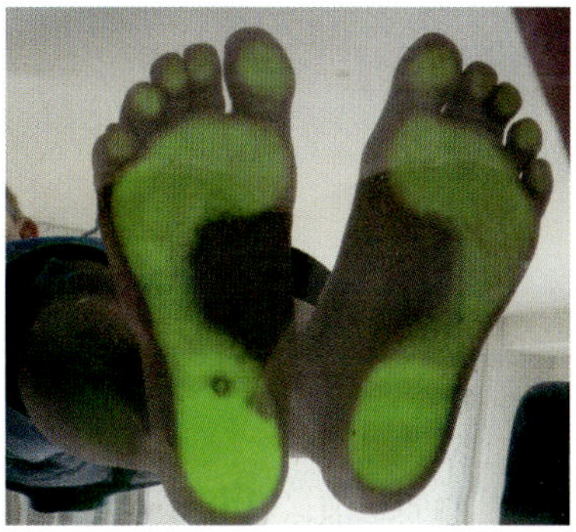

Abb. 33.**58** Gutes Fußprofil mit Plantarwarze im Podoskop.

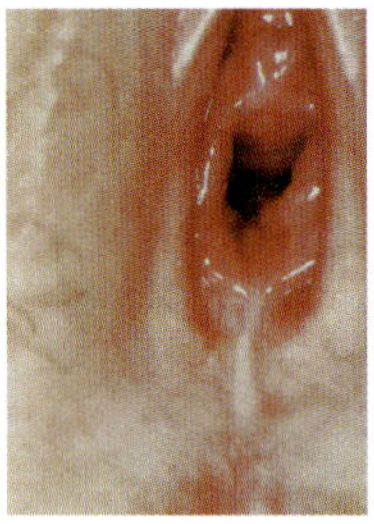

Abb. 33.**59** Fluor albus.

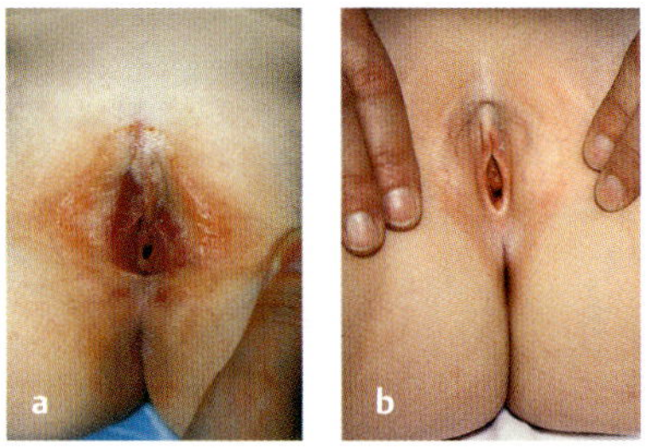

Abb. 33.**60 a, b** Lichen, eine typische Genitalaffektion 4- bis 8-jähriger Mädchen.

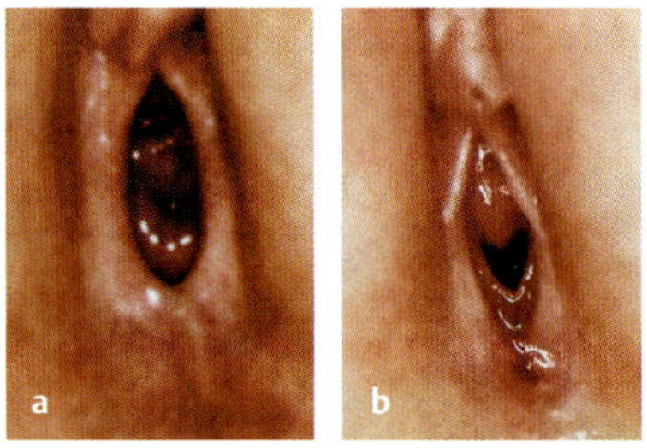

Abb. 33.**61 a, b** Perianale Narbe bzw. Hämatom: sexuellen Missbrauch ausschließen.

Genitale

Untersuchung (Abb. 33.**59** bis Abb. 33.**64**; s. auch Abb. 15.**422**, Abb. 15.**423**)

Beurteilen

- *weibliches Genitale:*
  - häufig trockene Haut der Labien und des Perineums als Folge der noch fehlenden hormonellen Stimulierung
  - Klitorisvergrößerung, Pubesbehaarung, Hyperpigmentierung als Folge von Androgenüberproduktion: Ursache suchen!
  - Hinweise für sexuellen Missbrauch suchen
- *männliches Genitale:*
  - Lage und Größe der Testes (normale Größe: < 3 ml)
  - Maldescensus testis
  - Penisgröße, Pigmentierung von Penis und Skrotum: Pubertas praecox
  - Präputium: Phimose

Die Untersuchung des äußeren Genitales ist unter anderem auch deswegen indiziert, um die Integration der Genitalien in das Körperbewusstsein zu fördern. Die Untersuchung findet bei Mädchen nur in Gegenwart der Mutter statt. Die Untersuchung des Genitale sollte auch beim Jungen mit Feingefühl und Rücksichtnahme durchgeführt werden. Verweigerung oder Abwehrhaltung können als Zeichen einer Neurotisierung oder Sexualisierung gewertet werden.

! Organische Veränderungen, die auf sexuellen Missbrauch hindeuten:

- Rötung, Hämatom, Fissuren, Narben, klaffender Introitus vaginae, schlaffer Anus
- vorhandene sexuell übertragbare Krankheiten

Maßnahmen

Beim Mädchen

- *Instruktion zur Genitalhygiene:* Abwischen des Afters nach dem Stuhlgang von vorn nach hinten
- *bei Verdacht auf Missbrauch:* Gesprächsbereitschaft zu erkennen geben, Kontakt mit Kinderschutzgruppe, Überweisung an spezielles Zentrum

Beim Jungen

Die Indikationen zur Zirkumzision wurden bereits bei der U8 erläutert (s. Kapitel 32, Abschnitt „Somatischer Status“, S. 793). Eine noch vorhandene Verklebung des Präputiums mit der Glans ist physiologisch; ein Repositionsversuch ist kontraindiziert!

Laboruntersuchung

- Keine Routineuntersuchung (individuelle Indikation)
- selektive Cholesterinbestimmung bei familiärer Hyperlipidämie oder koronarer Herzkrankheit vor dem 55. Lebensjahr in der Familienanamnese; weitere Abklärung bei Werten > 5,2 mmol/l

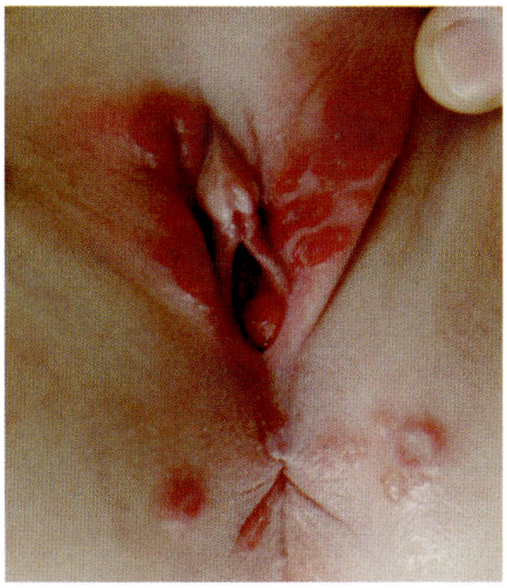

Abb. 33.**62** Scheidenimpetigo.

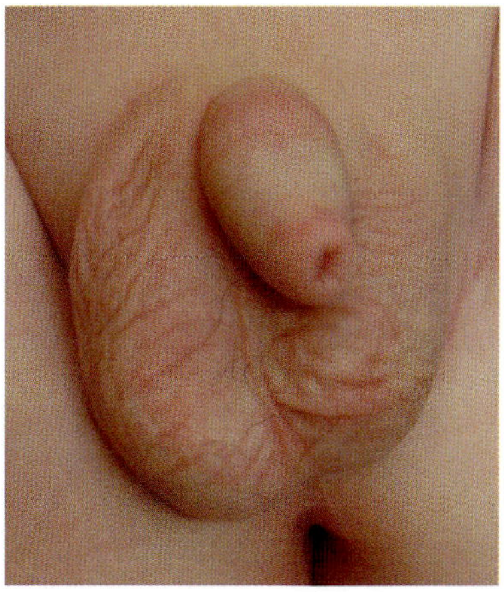

Abb. 33.**63** Hodenhaare: abklären.

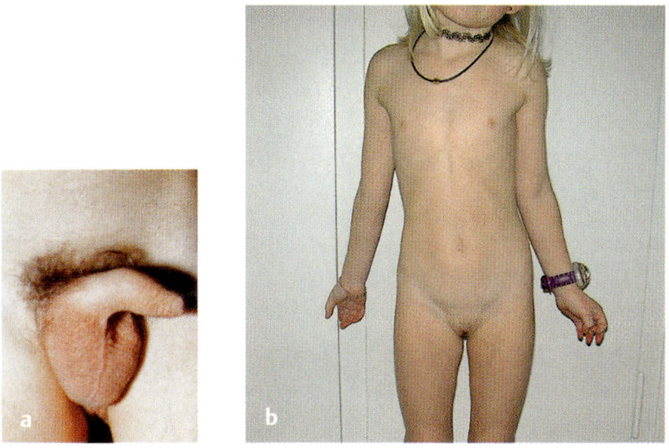

Abb. 33.**64 a, b** Prämature Pubarche beim Jungen und Mädchen: abklären.

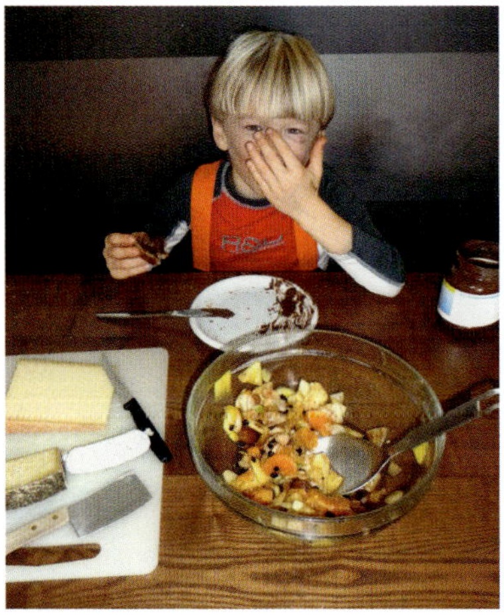

Abb. 33.**65** Ausgewogene Ernährung …

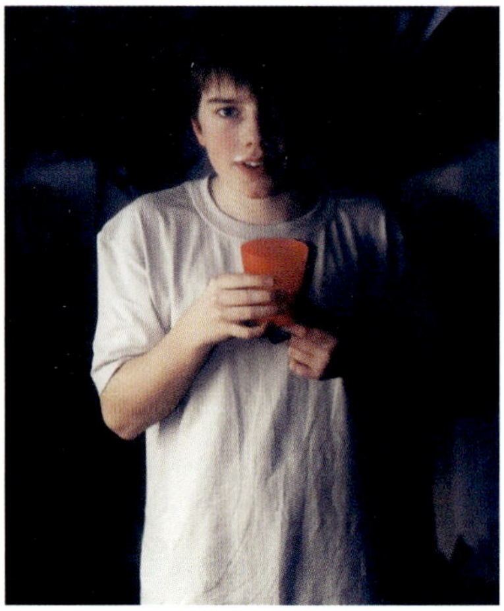

Abb. 33.**66** Essen und trinken: selbstständig und selbstverantwortlich.

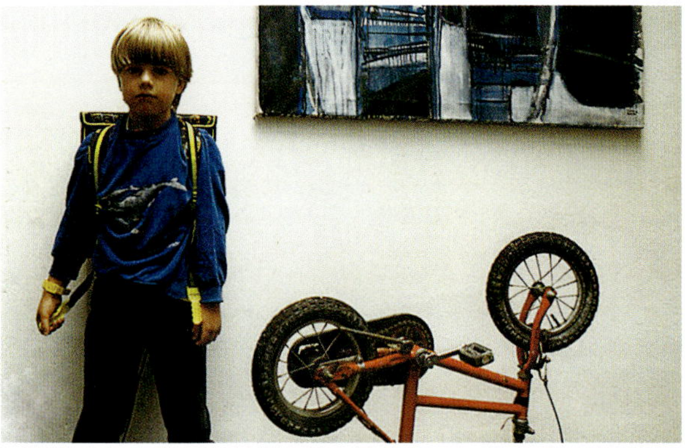

Abb. 33.**67** Der erste Schultag.

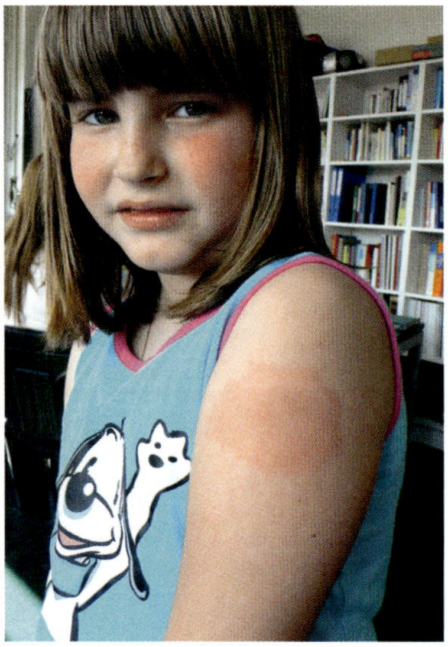

Abb. 33.**68** Lokale Impfreaktion.

Vorsorge

Die somatische Untersuchung ergänzend, kommt dem Beratungsteil der Vorsorgeuntersuchung große Bedeutung zu. Die Eltern werden ermutigt, die im Verlauf der Zeit angesammelten Fragen anzubringen. Neben dem offenen Gespräch soll die Beratung einige wesentliche Punkte stets enthalten:

Ernährung (Abb. 33.**65** und Abb. 33.**66**)

- Gesundes Essen des Kindes fordern
- Autonomie nur bis zur Essensselbstbedienung des Kindes im Kühlschrank zulassen
- Hierarchie- bzw. Autonomiekämpfe auf der Ebene des Essens möglichst vermeiden
- Selbstwahrnehmung der Kinder beim Essen fördern und respektieren (Kinder sollen beim Essen selbst und ohne Druck auswählen und bemessen können); dadurch Förderung eines lustvollen, stressfreien und sozialen, intrafamiliären Essens
- Warnung vor Junk Food
- Gewichtsentwicklung im Auge behalten

Schulbereitschaft

(Abb. 33.**67**)

Die Eltern möchten eine unabhängige Meinung zur Einschulungsfrage ihres Kindes (s. auch Teil III, Kapitel 16, Abschnitt „Schulbereitschaft“; Baumann u. Alber 2011). Das Kind ist ensprechend abzuklären oder weiterzuweisen.

Impfungen (Abb. 33.**68**)

Auffrischimpfung

Gemäß Impfempfehlung des Bundesamts für Gesundheit und der Ständigen Impfkommission aus dem Jahre 2006 erfolgt die Auffrischimpfung mit den Impfstoffen gegen Diphtherie (D/d), Pertussis (aP/ap) und Tetanus (T).

Unfallverhütung (Abb. 33.**69** bis Abb. 33.**74**)

Bei der Unfallprophylaxe ist die Vorbildfunktion der Eltern von großer Bedeutung. Aktuell in diesem Alter sind folgende Themen:

- *Verkehr:*
  - Verkehrstüchtigkeit aktiv unterstützen
  - Fahrradfahren nicht auf der Straße
  - Fahrradhelm bzw. Helm zum Skifahren, Skaten, Schlittenfahren usw.
- *Auto:* angeschnallt auf dem Rücksitz, je nach Körpergröße in speziellem Kindersitz

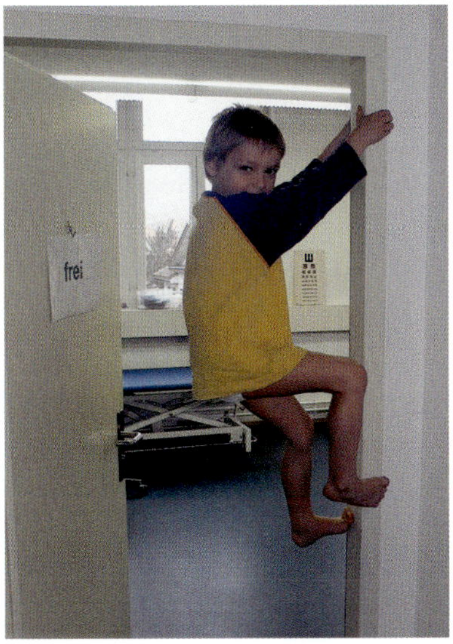

Abb. 33.**69** „The sky is the limit."

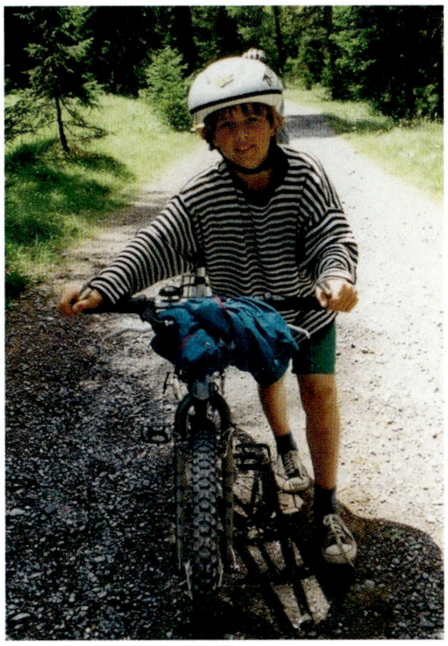

Abb. 33.**70** Unfallverhütung mit dem Fahrradhelm.

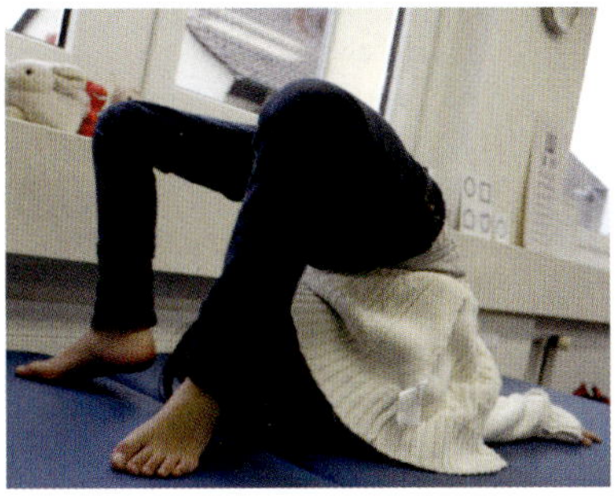

Abb. 33.**71** Kunstturnerin.

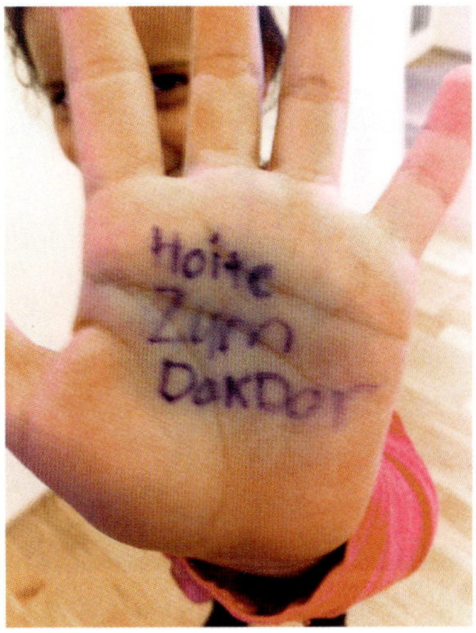

Abb. 33.**72** „Heute zum Arzt", das wird so nicht vergessen.

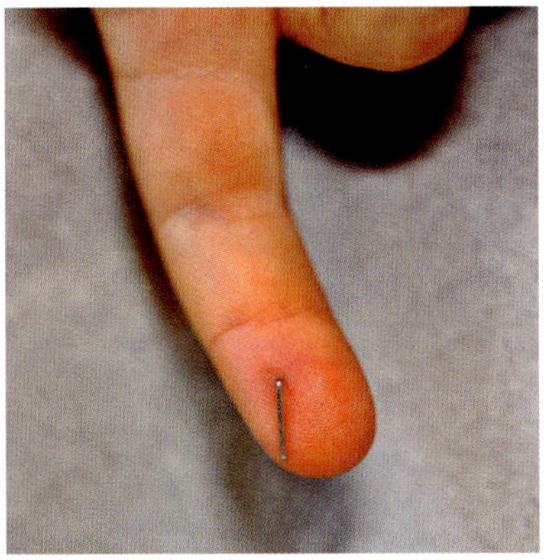

Abb. 33.**73** Büroarbeit ist gefährlich.

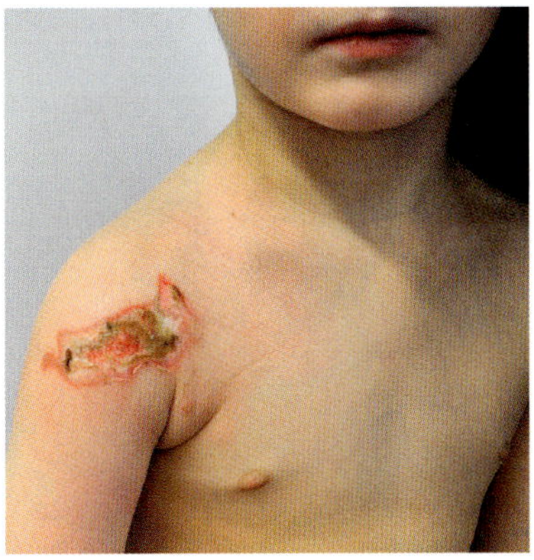

Abb. 33.**74** 1- und 2-gradige Verbrühung.

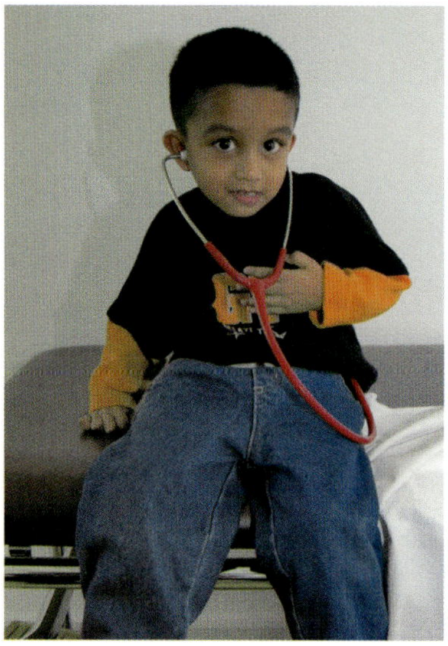

Abb. 33.**75** Autoprävention oder „Selbst ist der Mann!“

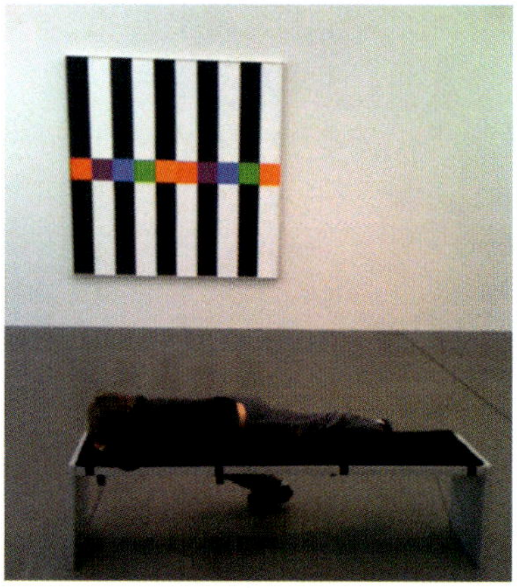

Abb. 33.**76** Mangelhaftes Kunstverständnis.

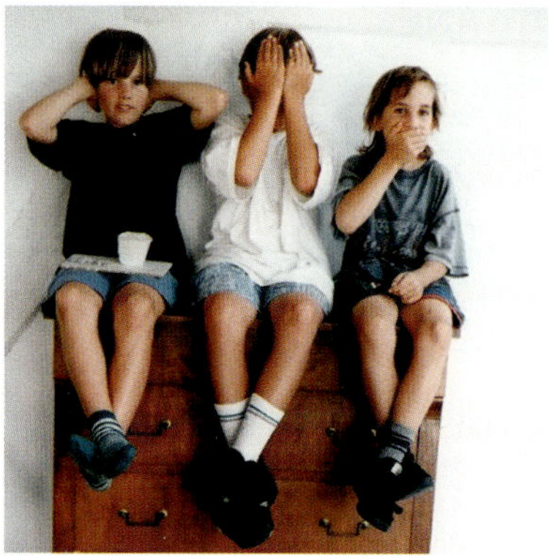

Abb. 33.**77** Leider atypisches Gruppenverhalten in Verarbeitung der Medienflut.

Präventive Beratung

(Abb. 33.**75** bis Abb. 33.**77**)

Wesentliche Gesprächsinhalte und Botschaften

- *Allgemein:*
  - Die Eltern sollten positiv unterstützt und beraten werden.
  - Der Einfluss der Erziehung ist limitiert.
  - Die Eltern sind an ihre Vorbildrolle zu erinnern.
  - Es muss auf Fragen der Sexualität eingegangen werden.
  - Es ist auf genügend Schlaf des Kindes zu achten.
- *Verhalten des Kindes:*
  - Aggressives Verhalten oder extreme Schüchternheit können Ausdruck einer gestörten Sozialisation sein; die Ursachen müssen abgeklärt werden.
  - Geschwisterrivalität ist normal.
- *Spiel:*
  - Das Spiel im Vorschulalter entspricht dem Erkundungs- und Lerntrieb des Kindes.
  - Ein übertriebenes Leistungsdenken der Eltern ist nicht förderlich.
  - Die Selbstständigkeit des Kindes muss gefördert werden (Loslassen).
- *Medien:*
  - Eine Reizüberflutung des Kindes ist zu vermeiden.
  - Medien, vor allem das Fernsehen, müssen reglementiert werden.
  - Das Fernsehen entwicklungsgerechter Filme im Familienkreis mit „Nachverarbeitung“ ist sinnvoll.
  - Filmfreie Medien (Bücher, Radio, CD) sind besser für die Fantasieentwicklung.
  - Achtung: Computerspiele vermitteln sehr oft brutale Inhalte und Verhaltensmuster.
- *Suchtprophylaxe:*
  - Das Erlernen von Konfliktbewältigungsstrategien ohne „Trösterli“ ist eine wichtige Voraussetzung, um spätere Konflikte in der Ablösungsphase ohne Suchtstrategien lösen zu können.
  - Nicht jedes Krankheitssymptom und Unbehagen sollte medikamentös oder paramedizinisch „behandelt“ werden.
  - Kind und Eltern müssen ihre Grenzen und Unsicherheiten beachten: Selbstwahrnehmung verbessern!
  - Grenzen müssen gesetzt und – wo nötig – auch durchgesetzt werden.

Literatur

Baumann T, Alber R. Schulschwierigkeiten: Störungsgerechte Abklärung in der pädiatrischen Praxis. Bern: Huber; 2011

Grob A, Meyer CS, Hagmann-von Arx P. Intelligence and Development Scales (IDS). Intelligenz- und Entwicklungsskalen für Kinder von 5 – 10 Jahren. Bern: Huber; 2009

Ruf-Bächtiger L. Neuromotoriktest. Zürich: Forum Praxispädiatrie; 2004

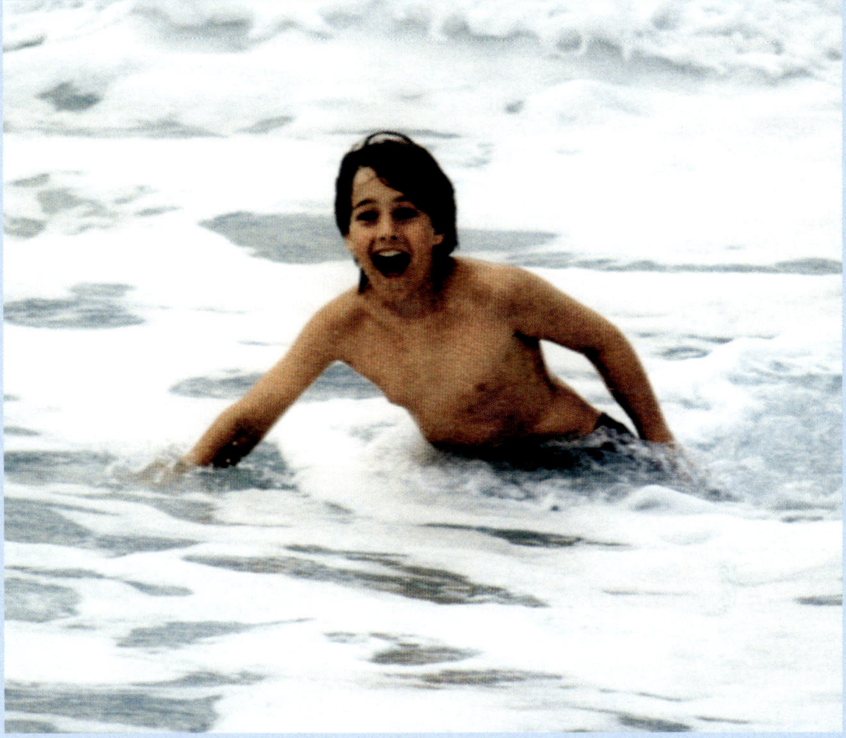

Synopsis der psychomotorischen Entwicklung

Grobmotorik. Ein Teil der verbesserten Selbstwahrnehmung des Kindes wird über die motorischen Fähigkeiten erworben. Während das Kind im Grundschulalter eher rennt als geht, beginnt es nun, sich – eher wie Jugendliche – etwas langsamer zu bewegen. Die Wachstumsgeschwindigkeit erreicht in dieser Periode einen ersten Tiefpunkt, sodass sich das Kind auch weniger an immer neue Körperdimensionen anpassen muss, dafür aber die Wahrnehmungsfähigkeiten optimieren kann. Die Reaktionszeiten bei komplexen Bewegungen, die Koordinationsfähigkeit voraussetzen (Ball fassen usw.), nehmen ab. Die Bewegungsmuster werden weiterhin unablässig geübt und damit verfeinert. Das Kind steht oft im harten Konkurrenzkampf mit seinen Altersgenossen, und seine motorischen Fähigkeiten erlauben ihm, eine gewisse Stellung in seiner Peer-Gruppe zu erreichen.

Feinmotorik. Die Feinmotorik hat beinahe die Variabilität und Perfektion des Erwachsenen erreicht. Fingerdissoziation und Unabhängigkeit sind mehrheitlich etabliert. Das Kind schreibt und zeichnet im Erwachsenengriff, und hat seine Griffvariation gefestigt. Die Männchenzeichnung hat Körper, alle Extremitäten und viele Details. Mädchen sind in der Regel darin etwas geschickter und erreichen Fähigkeiten ca. 1 Jahr vor den Jungen. Die Links-rechts-Differenzierung – auch beim Gegenüber – ist sicher. Das Kind liest Bücher intensiv und stellt daraus sich entwickelnde Fragen unablässig den Erwachsenen.

Spiel. Zunehmende Konzentrationsfähigkeit und Ausdauer erlauben vermehrt komplexe Spiele mit anderen Kindern. Rollenspiele und Tun-als-ob-Spiele sind nach wie vor angesagt, werden aber zunehmend durch Gruppenspiele und soziales Spiel ersetzt. Viele Kinder entdecken in diesem Alter den Fernseher und vor allem Video- und Computerspiele, in denen sie genauso unablässig ihre Geschicklichkeit optimieren. Durch die vielen einsamen Stunden vor diesen Apparaten leiden leider nicht selten das soziale Spiel und die körperliche Ertüchtigung mit den entsprechenden Folgen. Das Kind kann komplizierte Aufträge zuverlässig ausführen, beginnt dabei aber häufig, auch die Sinnfrage zu stellen. Die Affektkontrolle ist gereift, der Egozentrismus schon weitgehend in den Hintergrund getreten. Das Kind streitet mit Spielkameraden um Verletzungen der Spielregeln, kaum um Gegenstände. Die Identifikation mit dem eigenen Geschlecht ist sicher, die Jungen aus der Sicht der Mädchen allerdings zunehmend alle „blöd“ (was umgekehrt wohl auch gilt). Das Kind hat die eigene „Moral“ gefestigt und unterscheidet sicher zwischen Recht und Unrecht. Das konkret operationale Denken wird von der formal-operationalen Phase abgelöst (symbolisch-abstraktes Denken). Die Entdeckerfreude ist ungebrochen; das Kind fragt aber vermehrt nach den Ursachen und beschäftigt sich zusehends mit Fragen über die Zukunft. Es ist bestrebt, sein Selbstbewusstsein zu verbessern, in der Peer-Gruppe akzeptiert zu werden, aber gleichzeitig auch mit den Eltern auszukommen, die Zuverlässigkeit von „Werten“ zu überprüfen und trotz starkem Anpassungsdruck seine Individualität zu entwickeln.

Sprache. Die Sprache ist formal adult und inhaltlich entwicklungsentsprechend. Die Regeln der Sprache (Grammatik) werden erfasst.

Aktivitäten des täglichen Lebens. Das Kind ist vollständig selbstständig, braucht aber zur Entscheidungsfindung noch oft die Unterstützung der Eltern.

Schwerpunkte der Untersuchung

(Abb. 34.1 und Abb. 34.2)

Datum: ______	Alter: ______	Gewicht: ______ P______
Länge: ______ P______	BD: ______	BMI: ______
Kopfumf.: ______ P______	Tanner: ______	Pubes P: ______
Testes ml: ______	Brustentwicklung: ______	B: ______
Menarche: ______		

☑ normal/ja ☒ auffällig/nein ☐ nicht untersucht/erfr.

Anamnese

- ☐ Zwischenanamnese
- ☐ Allergien
- ☐ Leistungsfähigkeit, Atemnot
- ☐ Ernährung (Zusammensetzung/Störungen)
- ☐ Schlafstörungen
- ☐ Harn-/Stuhlfrequenz/Verstopfung
- ☐ Familiäres Umfeld/außerfamiliäre Betreuung
- ☐ Rückmeldungen Schule
- ☐ Spezielle Förderung/Behandlung/Therapien
- ☐ Berufstätigkeit/Abwesenheiten der Bezugspersonen
- ☐ HEADSS

Körperbild Sexualität

- ☐ Akzeptanz des eigenen Körpers
- ☐ Ist über bevorstehende Pubertät aufgeklärt
- ☐ Wer klärt auf

Schule Soziales Autonomie

- ☐ Geht gerne zur Schule
- ☐ Gute Beziehung zu Lehrpersonen
- ☐ Schulleistungen zufriedenstellend
- ☐ Keine Probleme Schulweg/Pause/Mobbing
- ☐ Kann sich wehren/vor Gewalt schützen
- ☐ Keine kulturelle Entwurzelung/Integrationsprobleme
- ☐ Keine Mediensucht
- ☐ Gesundes Selbstbewusstsein
- ☐ Berufswunsch

Familie Freizeit Freunde

- ☐ Familiensituation (getrennt/geschieden/Patchwork)
- ☐ Beziehung zu Eltern unproblematisch
- ☐ Ist in der Regel tagsüber nicht allein/Fremdbetreuung
- ☐ Keine Überbehütung/Laissez-faire/Verwahrlosung
- ☐ Taschengeld
- ☐ Mindestens ein(e) gute(r) Freund(in)
- ☐ Peer-Gruppe/Integration
- ☐ Keine Tendenz zu Rückzug oder Isolation
- ☐ Sportclub/Jugendriege/Musik/Hobbies etc.

Untersuchung

- ☐ Haut/Nägel/Haare
- ☐ Körperhygiene/Fluor
- ☐ Mund/Mundhöhle/Zähne
- ☐ Augen/Visus
- ☐ Ohren/Gehör/Audiometrie (Tympanometrie)
- ☐ Herz/Blutdruck/Lunge
- ☐ Abdomen/Genitale
- ☐ BA: Rotationsfehler/Beinachsen/Beinlänge/Füße
- ☐ Rücken (Skoliose/Kyphose/Rundrücken)
- ☐ Haltungsschwäche/Hypotonie
- ☐ Adipositas
- ☐ Hodenlage

Risikofaktoren, antizipatorische Beratung

- ☐ Autonomie
- ☐ Hirarchie (Wer bestimmt in der Familie?)
- ☐ Erziehungsstil (Regeln, Konsequenz, Fit/Misfit)
- ☐ Risikoverhalten/Unfallprävention
- ☐ Ernährung/Diäten/Junk Food
- ☐ Rauchfreie Umgebung
- ☐ Medienumgang (TV, Radio, MP3-Player, Handy, Dauerimmission)
- ☐ Rauchen/Drogenkonsum
- ☐ Sexueller Missbrauch

Abb. 34.1 Untersuchungsprotokoll 10 Jahre.

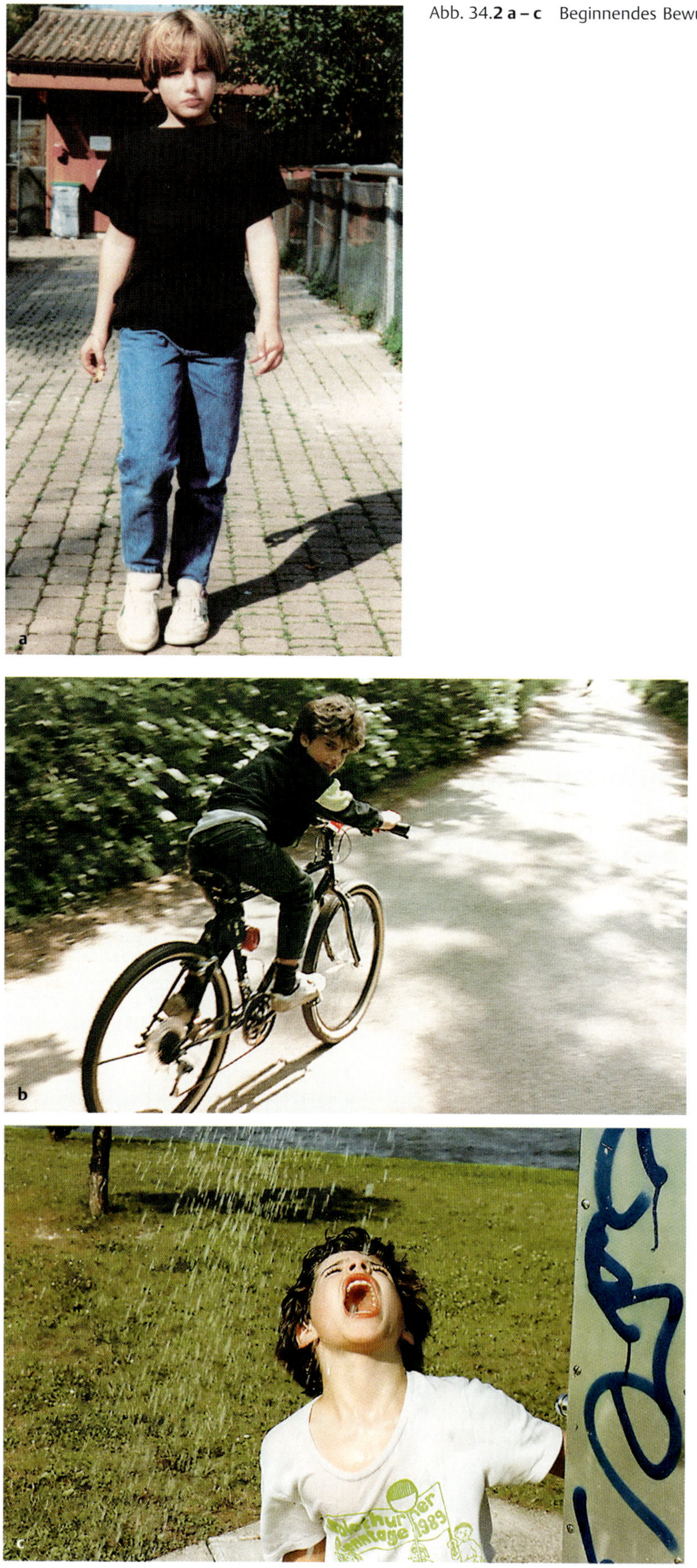

Abb. 34.**2 a – c** Beginnendes Bewusstwerden des eigenen Körpers.

In diesem, was die körperliche Entwicklung betrifft, unspektakulären Lebensabschnitt (Latenzphase) geht es darum, den Kontakt mit dem Jugendlichen aktiv aufrechtzuerhalten bzw. nicht zu verlieren. Gerade weil in diesem Alter Krankheiten selten zum Arzt führen und Unfälle nicht die ideale Gelegenheit für Beratungen sind, muss der betreuende Arzt eigene Strategien entwickeln, um die Beziehung aufrechtzuerhalten (Kontrollen nach Unfällen, Impfkontrollen, direktes Ansprechen des Problems gegenüber der begleitenden Mutter). Der Arzt muss glaubhaft verdeutlichen können, weshalb „Gesundheitschecks" nötig sind. Der Übergang zum Erwachsenenmediziner ist in diesem Alter meist noch keine Frage, aber die Gefahr besteht, den angehenden Jugendlichen „zu verlieren", weil er seinen Arzt zu lange nicht mehr sieht (Beziehungen müssen unterhalten werden). Bei Problemen der Körperselbstwahrnehmung, Akne, Menarche, beginnender Sexualität, Druck der Peer-Gruppe, Essstörungen usw. weiß er dann nicht, wohin er sich wenden soll. Keine Altersgruppe ist ärztlich in der Regel so schlecht versorgt wie die Adoleszenten. Beugen Sie dem vor!

Meist kommt die Mutter noch zur Untersuchung mit. Einerseits soll der Jugendliche spüren, dass er als eigene Person ernst genommen wird. Andererseits sollte die Mutter erfahren, dass in Zukunft auch Kontrollen und Untersuchungen mit dem Jugendlichen allein sinnvoll sind. Dies erfordert Fingerspitzengefühl, da das Kind nicht in einen Loyalitätskonflikt zwischen Mutter und Arzt geraten darf! Die Mitarbeit der Mutter ist jetzt noch sehr wichtig; sie darf beispielsweise nicht brüskiert (hinausgeschickt) werden. Beim Gespräch ist darauf zu achten, dass klar ist, ob Kind oder Mutter angesprochen werden. Mischt sich die Mutter dauernd ein, sollte dies mit Feingefühl angesprochen werden. Immer ist auch das Kind persönlich anzusprechen und ihm die Möglichkeit zu geben, Fragen zu stellen. Erklärungen müssen auch für das Kind verständlich sein.

Es empfiehlt sich, eine gründliche körperliche Untersuchung (alle Items der Vorsorgeuntersuchung, inklusive der Untersuchung des Genitales) – von positiven Konnotationen begleitet – durchzuführen. In der Regel reicht eine halbe bis Dreiviertelstunde nicht aus, um eine gründliche Vorsorgeuntersuchung in diesem Alter durchzuführen. Es ist dann besser, auf die präsentierten und aktuellen Probleme einzugehen und die restlichen Items auf eine Nachkontrolle zu einem späteren Zeitpunkt zu verschieben. Jugendliche lassen sich dazu fast immer motivieren, wenn eine verständliche Begründung angegeben wird! In der Zwischenzeit können, je nach beobachteten Problemen, die im Anhang vorliegenden Fragebögen zum Ausfüllen mitgegeben werden. Die Antworten, die der Jugendliche ohne Gegenwart des Arztes zu Hause gibt, ermöglichen dem Arzt, gewisse Fragestellungen des Jugendlichen zu entdecken und diese dann bei der Nachkontrolle anzusprechen.

Erste Beobachtungen und Fragen

Wie bei den bisherigen Voruntersuchungen geben auch bei dieser die Art, wie die Eltern anamnestisch Auskunft über die Entwicklung des Kindes geben können, sowie das Handling des Kindes (Ausziehen, Unterstützung beim Spielen und Untersuchen usw.) wichtige Hinweise über Art und Ausmaß der Symbioseauflösung und der parallel verlaufenden Individuationsentwicklung des Kindes. Weiter verschafft die Beobachtung der Eltern-Kind-Interaktion Aufschluss über eine eventuelle Ablehnung des Kindes oder eine Überforderung der Begleitperson. Wichtig ist auch die Beurteilung der allgemeinen Stimmungslage des Kindes.

Um das gegenseitige Vertrauen zu etablieren, kann zu Beginn der vorgesehene Untersuchungsablauf besprochen werden:

- Sind Eltern und Kind damit einverstanden?
- Haben sie noch weitere Anliegen und Erwartungen?
- Möchte das Kind, dass bei ihm irgendetwas speziell kontrolliert wird?

Anamnese

Jetzt folgen orientierende Fragen bezüglich der Bereiche Schule, Freizeit, Freunde bzw. Freundinnen, Familie und Autonomieentwicklung:

- *Zwischenanamnese:*
  - Allergien
  - Leistungsfähigkeit (Sport), Atemnot, Anstrengungsasthma
  - Hautprobleme
  - Ernährung (Zusammensetzung, Störungen)
  - Schlafstörungen
  - Harn-, Stuhlfrequenz, Verstopfung
  - funktionelle Beschwerden (Kopf-, Bauch-, Gelenk-, Rückenschmerzen)
  - Berufstätigkeit der Eltern, Abwesenheit der Bezugspersonen
  - HEADSS
- *Körperbild und Sexualität:*
  - Akzeptanz des eigenen Körpers
  - ist über bevorstehende Pubertät aufgeklärt (wer klärt auf?)

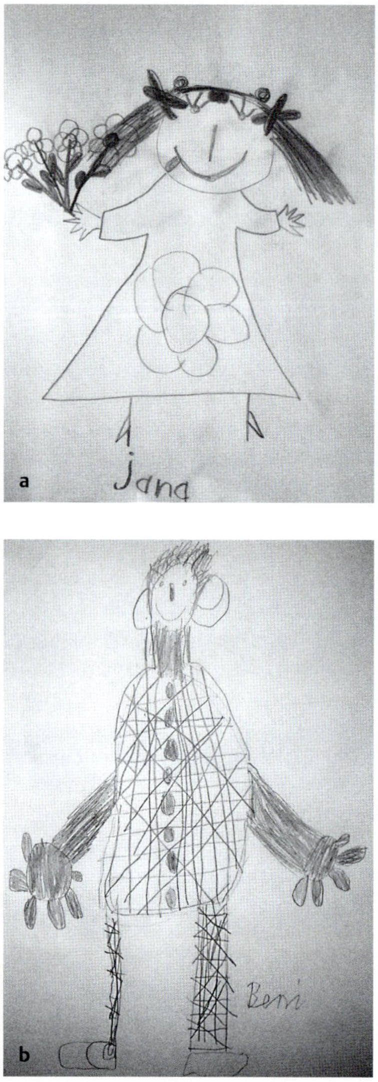

Abb. 34.**3 a, b** Männchenzeichnen-Test.
a Bei Mädchen.
b Bei Jungen.

- *Individualentwicklung und Sozialverhalten:*
  - gesundes Selbstvertrauen und Selbsteinschätzung
  - hat gelernt, Belohnungen für Geleistetes erst nach Latenz zu fordern
  - vereinbart Individualität mit Konformitätsdruck
  - sucht und findet angemessene Rollenmodelle
  - überprüft vorgegebene Wertvorstellungen
  - findet seinen Platz (Rolle) in der Familie
  - Interaktion und Integration im Freundeskreis
  - erforscht seine Autonomie und Grenzen
  - erwirbt Wissen und Kenntnisse
  - setzt sich mit dem eigenen Körper auseinander
  - setzt sich mit diversen Ängsten auseinander (Phobien, Ungeheuer, Weltuntergang usw.)
  - beginnt, sich mit Esssüchten und anderen Antrieben auseinanderzusetzen
- *Schule* (Abb. 34.**3**):
  - geht gerne zur Schule
  - hat gute Beziehung zu Lehrpersonen
  - Leistungen zufriedenstellend in Rechnen, Schreiben, Sachunterricht, Turnen
  - Schulprobleme, -absenzen
  - Konzentrationsstörungen, Hypo- oder Hyperaktivität
  - Verhaltensstörungen
  - keine Probleme auf dem Schulweg oder in der Pause (Mobbing)
  - kann sich wehren und vor Gewalt schützen
  - Rückmeldungen aus der Schule
  - keine kulturelle Entwurzelung bzw. Integrationsprobleme
  - keine Mediensucht
  - Berufswunsch
  - spezielle Förderung, Behandlung oder Therapien
- *Familie, Freizeit und Freunde:*
  - familiäres Umfeld, außerfamiliäre Betreuung
  - Beziehung zu Eltern unproblematisch
  - Familiensituation (getrennt, geschieden, Patchwork)
  - ist in der Regel tagsüber nicht allein (Fremdbetreuung?)
  - keine Überbehütung, Laisser-faire, Verwahrlosung
  - Taschengeld (zu wenig, zuviel, angemessen; was ist angemessen?)
  - mindestens ein guter Freund bzw. eine gute Freundin
  - gute Integration in die Peer-Gruppe
  - keine Tendenz zu Rückzug oder Isolation
  - Sportclub, Jugendriege, Musik, Hobbys usw.

Untersuchung

Die nun folgende Untersuchung soll dem Kind die Gewissheit geben, dass der Arzt es als Person ernst nimmt. Es beginnt in diesem Alter, sich für den eigenen Körper zu interessieren. Wichtig ist es, während der Untersuchung fortlaufend die erhobenen (normalen) Befunde positiv zu kommentieren. Auch beim häufig etwas weiblichen Habitus der Knaben ist die Bemerkung, dass er sportlich aussehe, wirksamer als die „Rüge", er habe etwas Übergewicht!

Entwicklung des Spielverhaltens

Die Regelspiele (die höchste Spielentwicklungsstufe) gewinnen in der Zeitspanne von ca. 6 – 10 Jahren an Bedeutung. Regelspiele setzen Gruppenfähigkeit und das Verständnis der manchmal recht komplizierten Spielregeln voraus. Im Alter von 10 Jahren sind Regelspiele am beliebtesten; sie werden aber bis ins hohe Alter gern gespielt. Regelspiele beinhalten oft Teile anderer Spielformen (Rollen-, Konstruktions- oder Funktionsspiel). Sie liefern Lernerfahrungen, die dem Kind auch in anderen Lebensbereichen Kompetenzen eröffnen, Regeln zu akzeptieren, sein Handeln danach auszurichten und auftauchende Konflikte angemessen zu bewältigen. Im Regelspiel entwickelt sich ein differenziertes und zugleich hochkomplexes sozialkompetentes Zusammenspiel, das das Individuum erfährt und erlebt. Die Handlungserfahrungen in Regelspielen tragen zum Verständnis der Notwendigkeit bei, dass ein konstruktives Zusammenleben nur unter Achtung sozialer Regeln möglich wird.

Somatischer Status

Körpermaße

Untersuchung (Abb. 34.**4**, Abb. 34.**5** und Abb. 34.**6**)

In Somatogramm eintragen und beurteilen
- Gewicht
- Größe
- Pubertätsstadien nach Tanner
- Kopfumfang
- evtl. Wachstumsgeschwindigkeit
- Haltung

Übergewicht, Untergewicht, Wachstumsstörung, Entfernung von seinem Perzentilenbereich, dem Elternkanal, Asymmetrien, Dysproportion, Pubertätsstadium?

Im Anschluss wird die Gewichts- und Längenkurve besprochen und die Body-Mass-Index-Kurve aufgezeigt. Es sollte erfragt werden, ob das Kind bzw. der Jugendliche mit seinem Körper zufrieden ist und wie er selbst sein Gewicht findet.

Maßnahmen

Bei Über- bzw. Untergewicht wird der Body-Mass-Index berechnet (s. Abb. 15.**408**) und in den Perzentilenauflistungen nachgeschlagen (s. Anhang).

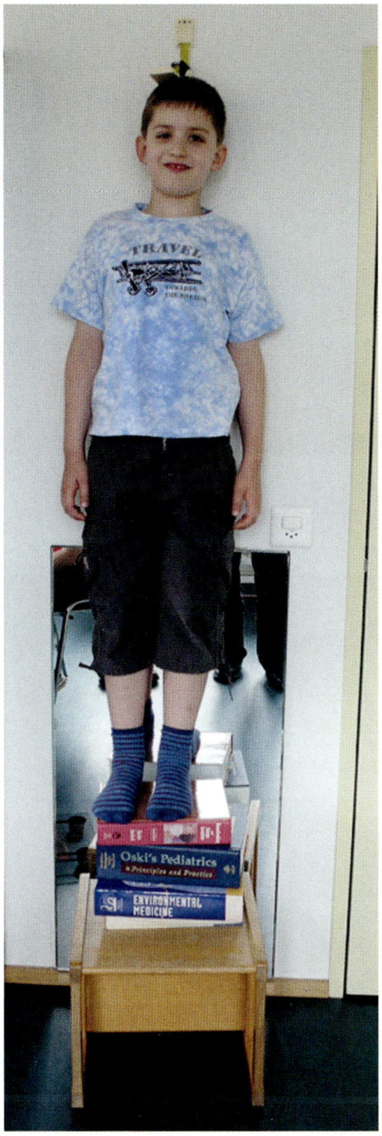

Abb. 34.**4** Reale Wachstumsprognose.

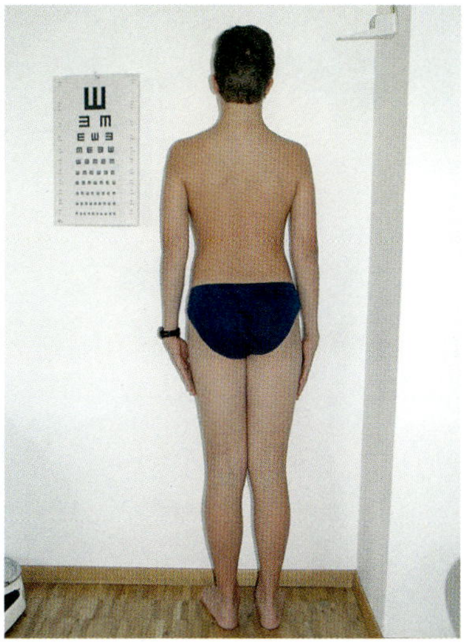

Abb. 34.**5** Großwuchs (Hoden < 3 ml, Quotient Oberlänge/Unterlänge < 3. Perzentile): genetisch bestätigtes Klinefelter-Syndrom.

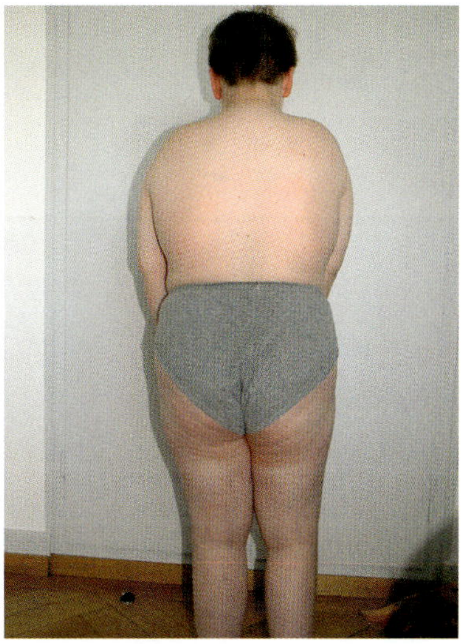

Abb. 34.**6** Kleinwuchs (Hoden < 3 ml, Adipositas, Hypotonie): Prader-Labhart-Willi-Syndrom.

10 Jahre

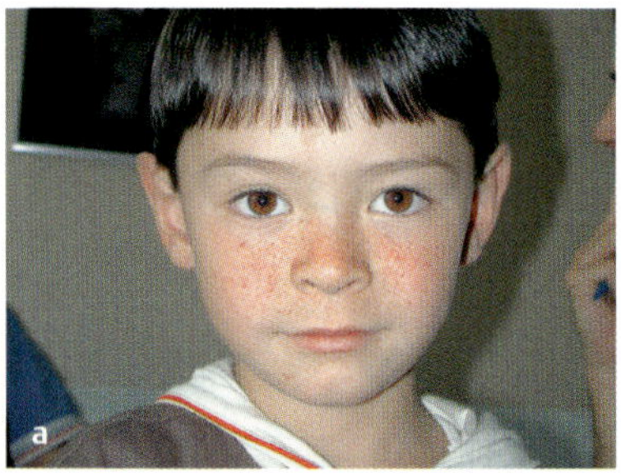

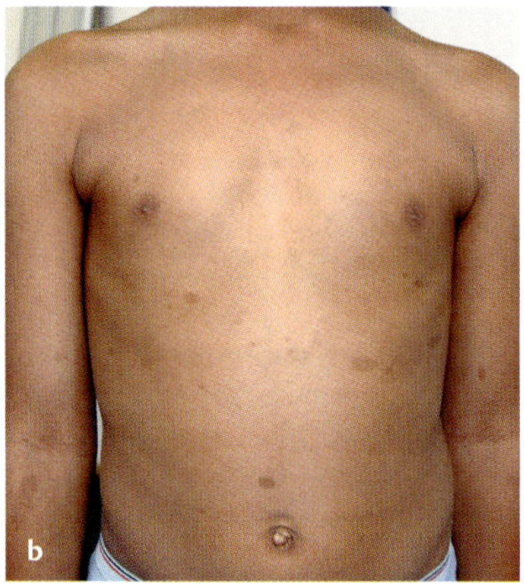

Abb. 34.**7 a, b** Phakomatose.
a Bei tuberöser Sklerose.
b Bei Morbus Recklinghausen.

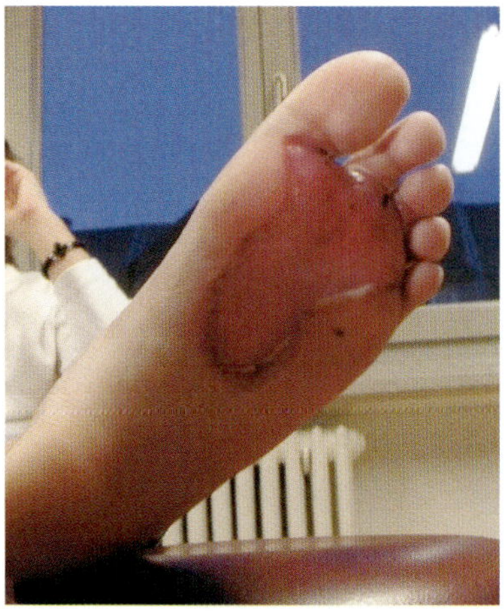

Abb. 34.**9** Verbrennungen nach nicht lege artis durchgeführter Warzenvereisung.

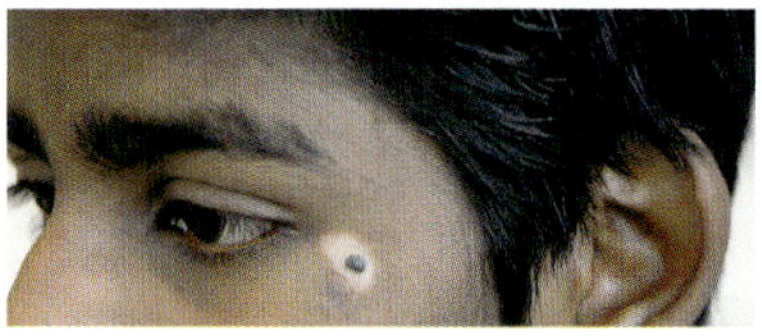

Abb. 34.**10** Halo-Nävus.

Nägel, Haut und Haare

Anamnese und Untersuchung

(Abb. 34.**7** bis Abb. 34.**22**; s. auch Abb. 15.**204**, Abb. 15.**208**, Abb. 15.**209**, Abb. 15.**215**, Abb. 15.**223** und Abb. 15.**243**)

Die Anamnese sollte mit der Frage „Bist du mit deiner Haut zufrieden?“ beginnen. Des Weiteren ist Folgendes abzufragen bzw. zu untersuchen:

- Unverträglichkeiten
- auffällige Blässe
- Zyanose
- Naevi pigmentosi
- Ekzem
- Pigmentanomalie
- Hämatome, Verletzungen
- chronisch-entzündliche Hautveränderungen
- Körperhygiene
- pubertätsbedingte Hauterscheinungen

Maßnahmen

- Nävi ausmessen, eventuell fotografieren und im weiteren Verlauf kontrollieren
- Phakomatosen weiter abklären

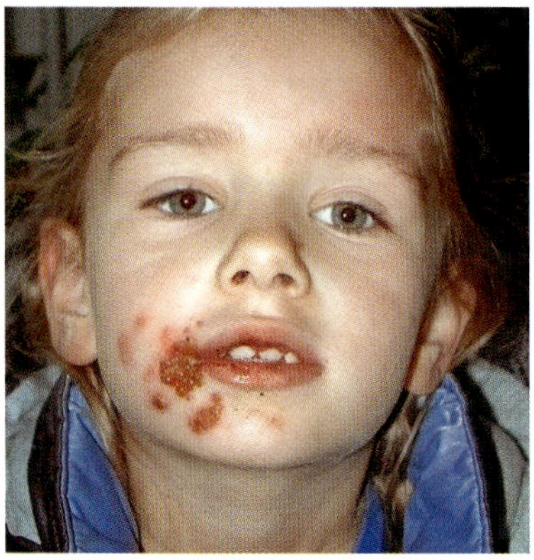

Abb. 34.**8** Sekundäre Staphylodermie bei Herpes labialis.

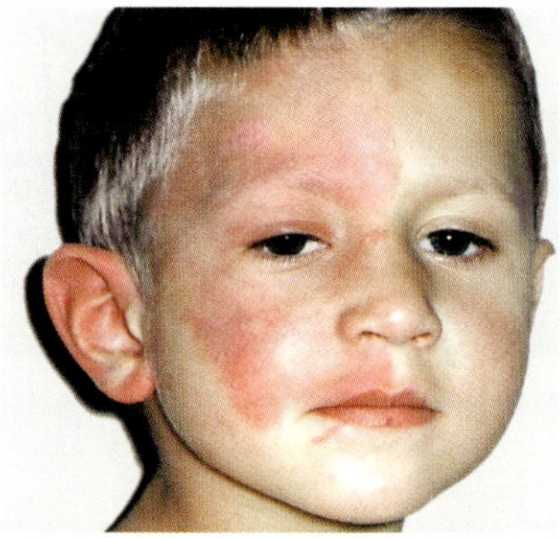

Abb. 34.**11** Phakomatose: Naevus flammeus des Gesichts: Sturge-Weber-Syndrom.

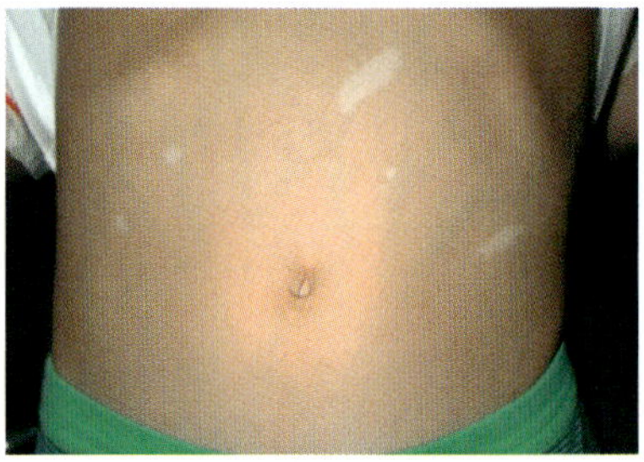

Abb. 34.**13** Phakomatose: tuberöse Sklerose.

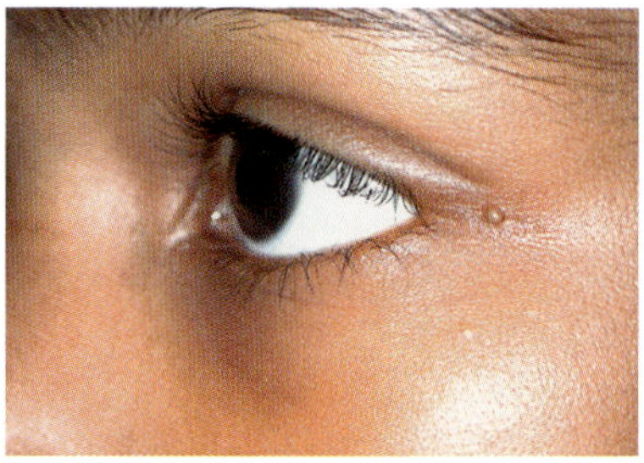

Abb. 34.**12** Molluscum contagiosum (Dellwarze) am Lidwinkel.

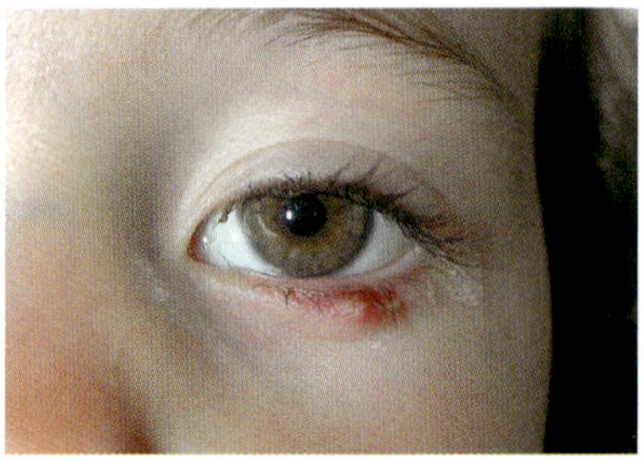

Abb. 34.**14** Hordeolum am Unterlid.

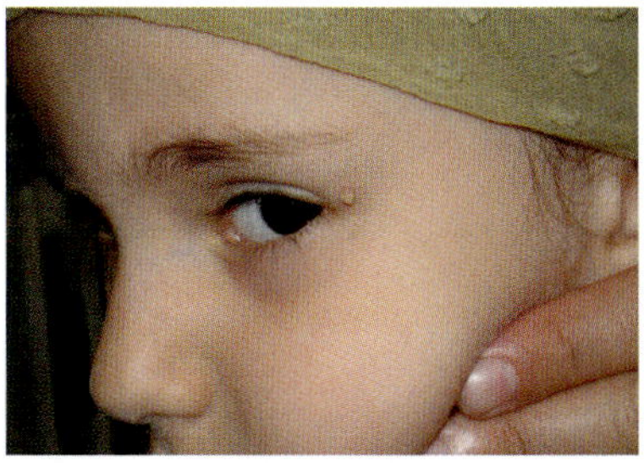

Abb. 34.**15** Verrucae vulgares am Auge.

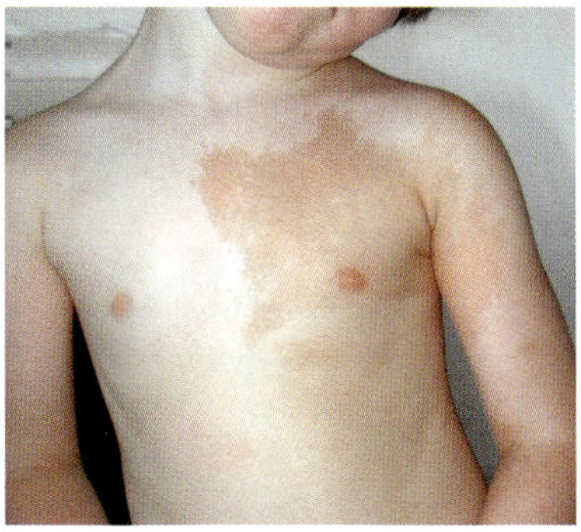

Abb. 34.**16** Großer irregulärer „Café-au-Lait“-Nävus (coast of Maine). Differenzialdiagnose: McCune-Albright-Syndrom.

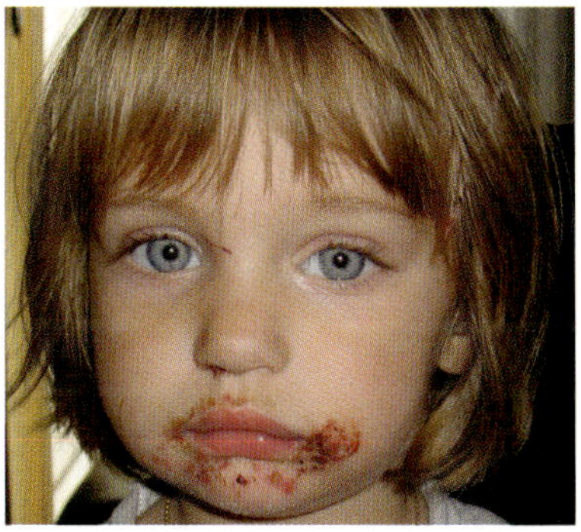

Abb. 34.**17** Impetigo im Gesicht.

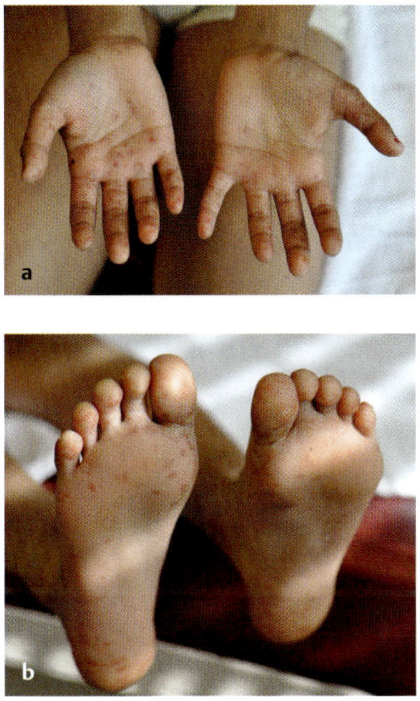

Abb. 34.**18 a, b** Hand-Mund-Fuß-Krankheit.
a Hände.
b Füße.

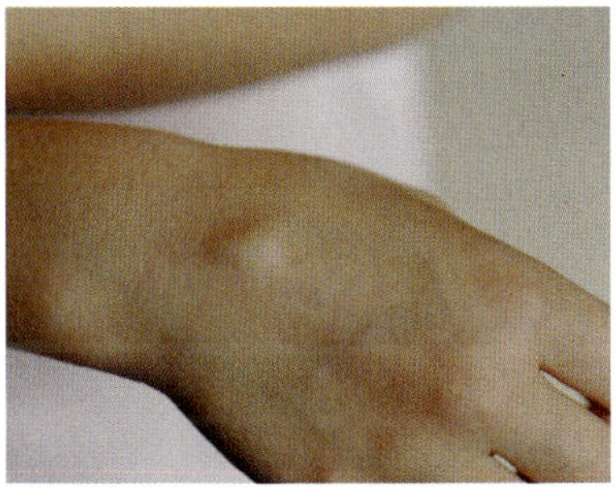

Abb. 34.**19** Ganglion.

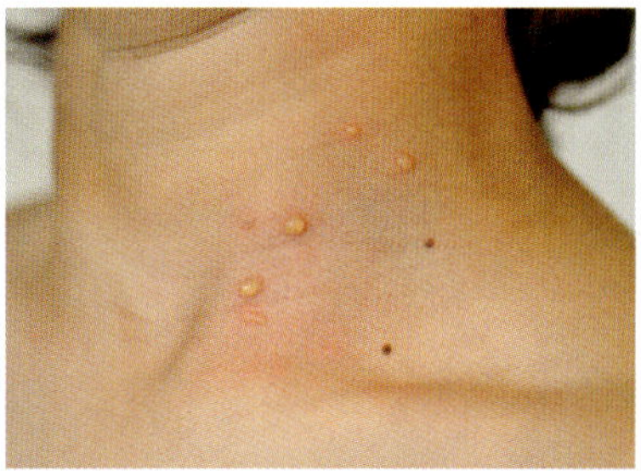

Abb. 34.**20** Wiesengräserdermatitis.

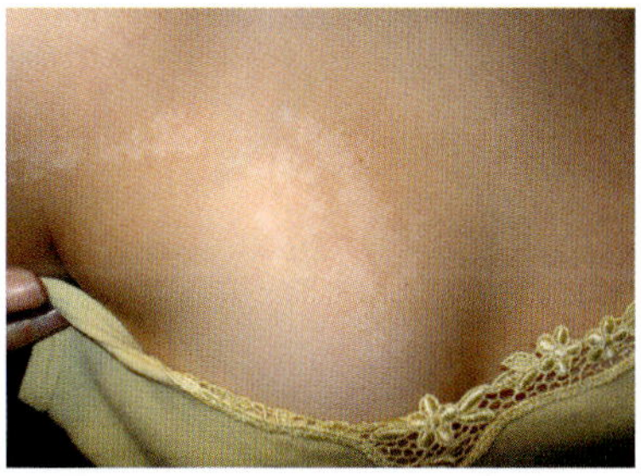

Abb. 34.**21** Vitiligo, blascholinear.

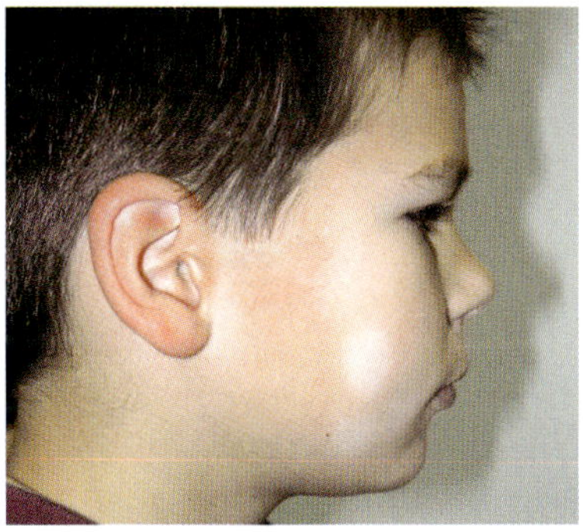

Abb. 34.**22** Pityriasis alba.

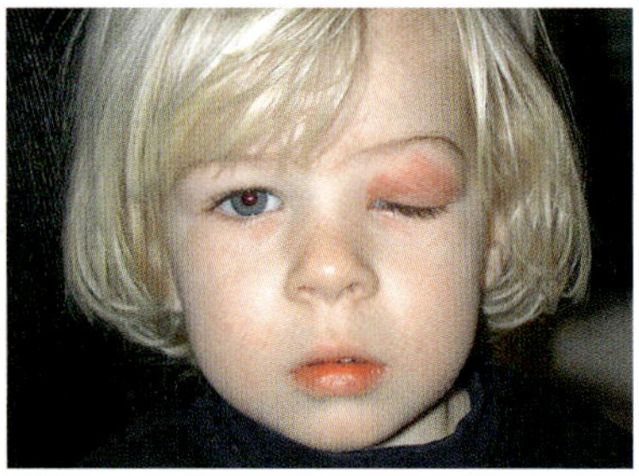

Abb. 34.23 Dakrozystitis.

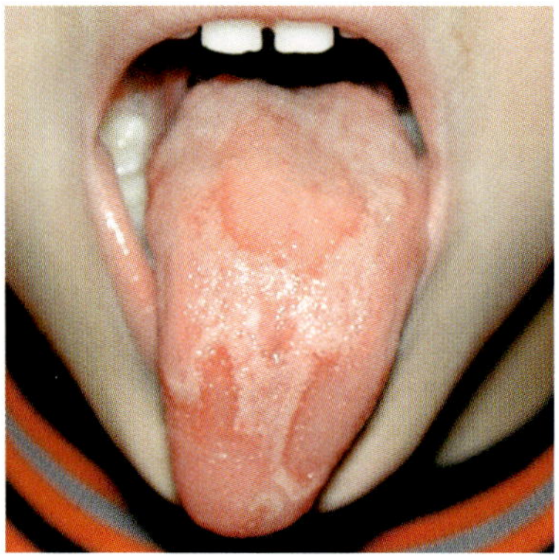

Abb. 34.24 Landkartenzunge: Normvariante.

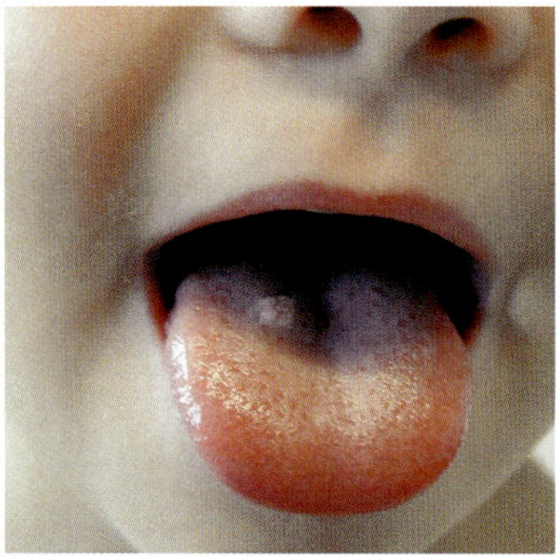

Abb. 34.25 Zungenwarze.

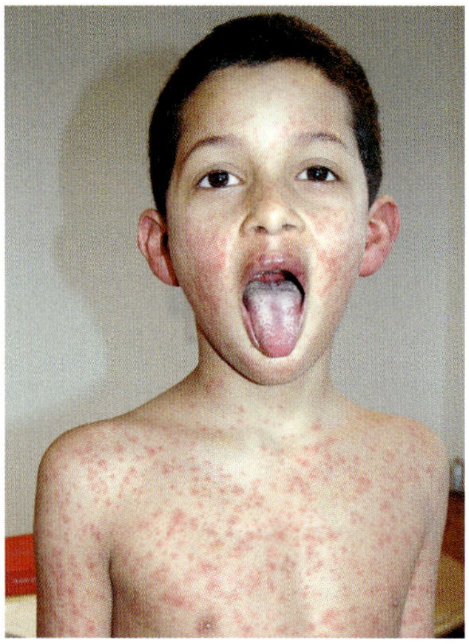

Abb. 34.26 Rachenabstrich positiv....

Augen

Untersuchung (Abb. 34.23)

- *Abdecktest:* Strabismus?
- *Visusprüfung:* Sehstörung, Visusverlust, Amblyopie?
- *Farbsinnprüfung bei Verdacht auf Farbblindheit:* Ishihara-Tafeln

> **!** Ist eine Brillenindikation gegeben, die Brille wird aber nicht getragen, sollte nach den Gründen dafür gefragt werden.

Maßnahmen

Es ist eine Überweisung an den Augenarzt erforderlich, wenn der Visus auf einem Auge < 0,8 oder die Differenz rechts/links > 0,2 ist und/oder der Lang-Stereotest nicht erkannt wird.

Ohren und Gehör

Auch im Rahmen dieser Voruntersuchung sollte das Gehör anamnestisch noch einmal präzise erfragt werden. Eine Gehörprüfung ist auch bei anamnestischem Verdacht auf eine Gehörstörung oder bei Status nach Lärmtrauma notwendig. Bei kleinsten Unsicherheiten muss eine objektive Überprüfung durchgeführt bzw. veranlasst werden.

Mund, Mundhöhle und Zähne

Anamnese und Untersuchung (Abb. 34.24 bis Abb. 34.26)

Beurteilen

- Ernährungsgewohnheiten
- Süßigkeiten
- Zahnpflege (Zähneputzen und Zahnseide)
- Inspektion von Kiefer und Zahnstellung: Bissfehlstellungen
- Karies

Maßnahmen

Bei Karies oder Bissfehlstellungen wird eine Überweisung an den Zahnarzt bzw. Kieferorthopäden erforderlich.

Schilddrüse und Lymphknoten

Untersuchung (Abb. 34.**27** bis Abb. 34.**30**; s. auch Abb. 33.**42**)

- Lymphknotenstationen palpieren
- Schilddrüse palpieren

Untersuchung der Schilddrüse beim Kind:
- Inspektion von vorne: Größe, Symmetrie
- Palpation von hinten: von hinten an das aufrechte, nicht liegende Kind herantreten, locker Hände an Hals legen, Krykoid tasten, mit Finger nach kaudal und seitlich „wegrutschen" zwischen Kehlkopf und M. sternocleidomastoideus und Konsistenz, Schmerz, Knoten spüren (s. Abb. 33.**42**)
- Kinder schlucken lassen
- Verschieblichkeit
- ausnahmsweise auch Palpation von vorne mit den Daumen

Maßnahmen

Bei Vergrößerung der Schilddrüse und entsprechender Anamnese: Ultraschall der Schilddrüse und Schilddrüsenparameter im Blut bestimmen.

Respiration

Anamnese und Untersuchung (Abb. 34.**30**)

- Dyspnoe, Anstrengungsdyspnoe
- chronischer Husten, rezidivierende Infekte
- Passivrauchen
- Atemtyp: Mund- und/oder Nasenatmung
- Tachypnoe, Einziehungen, exspiratorisches Giemen

Maßnahmen

Die erforderlichen Maßnahmen bei Verdacht auf Obstruktion und bei chronischem Husten entsprechen denjenigen, die im Rahmen der U9 aufgeführt wurden (s. Kapitel 33, Abschnitt „Somatischer Status", S. 814).

Herz und Kreislauf

Anamnese und Untersuchung

- Familienanamnese im Hinblick auf Risikofaktoren (frühzeitiger Herzinfarkt vor dem 55. Lebensjahr, frühzeitige Apoplexie, familiäre Hypercholesterinämie, Hypertonie)
- körperliche Leistungsfähigkeit
- rasche Ermüdung beim Sport bzw. Turnen
- Herz-, Extratöne
- Herzgeräusche (eventuell neu aufgetreten)
- vermehrter Herzimpuls, lateralisierter Spitzenstoß
- Femoralispulse, periphere Pulse an Armen und Beinen

Blutdruck – obere Normwerte (95. Perzentile)
- *systolisch:* 122 mmHg
- *diastolisch:* 78 mmHg

Maßnahmen

Wie bereits erwähnt, ist bei Verdacht auf ein Vitium cordis oder eine Rhythmusstörung eine weitergehende Abklärung indiziert, bei echter Hypertonie (pathologische Werte während mindestens 3 Monaten) eine Überweisung in eine Hypertoniesprechstunde (pädiatrischer Nephrologe und/oder Kardiologe).

Abdomen

Anamnese und Untersuchung

- Stuhlgewohnheiten
- Stuhlkonsistenz
- Leber- und Milzgröße
- harte, im Unterbauch palpable Stuhlballen (Skybala)

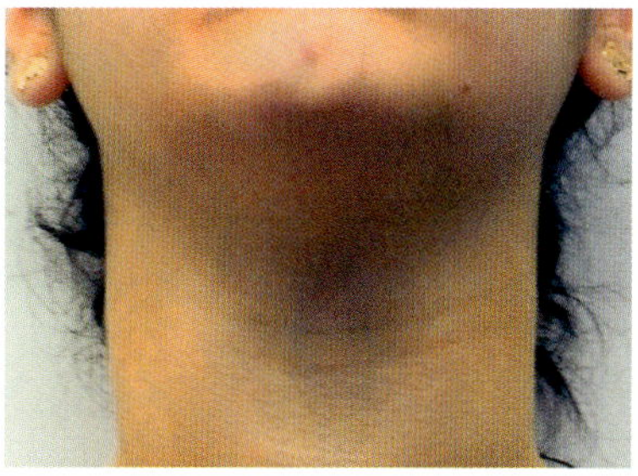

Abb. 34.**27** Thyreoiditis (Hashimoto).

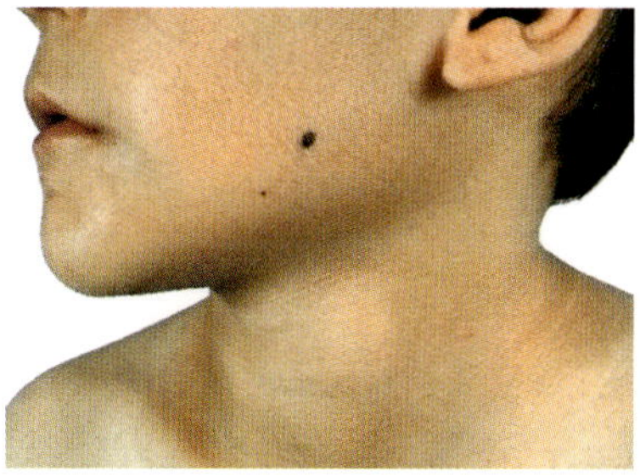

Abb. 34.**28** Struma nodosa.

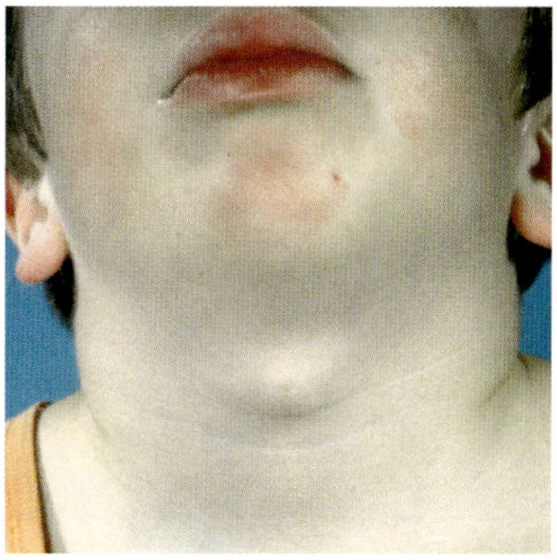

Abb. 34.**29** Thyreoglossuszyste.

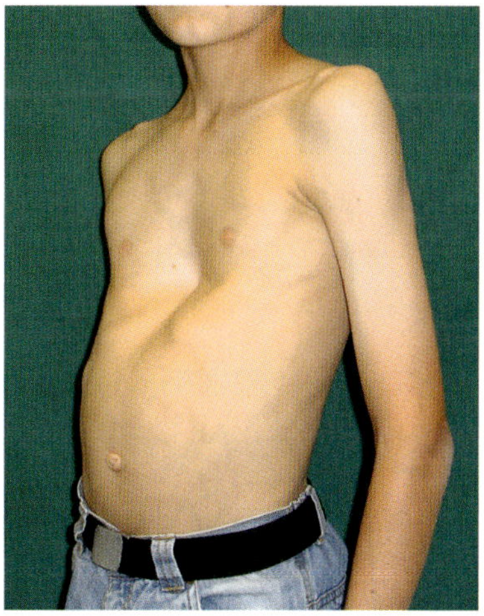

Abb. 34.**30** Trichterbrust.

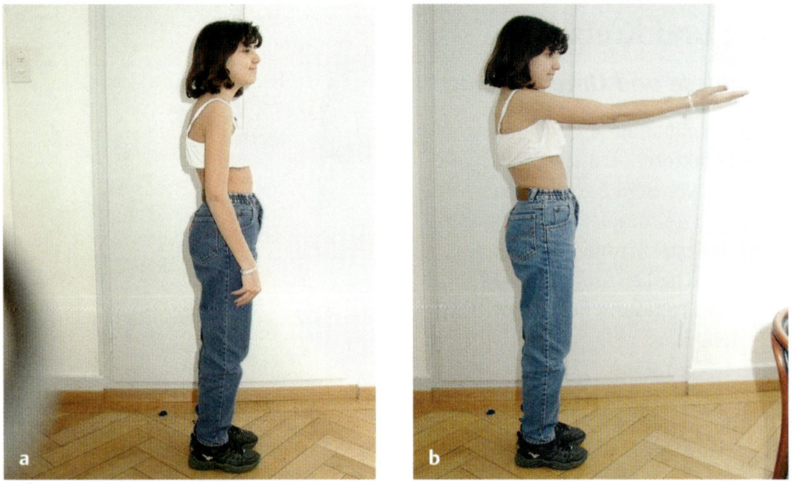

Abb. 34.**31 a, b** Haltungstest.
a Haltungsschwäche: hypotone Körperhaltung.
b Haltungstest nach Matthias.

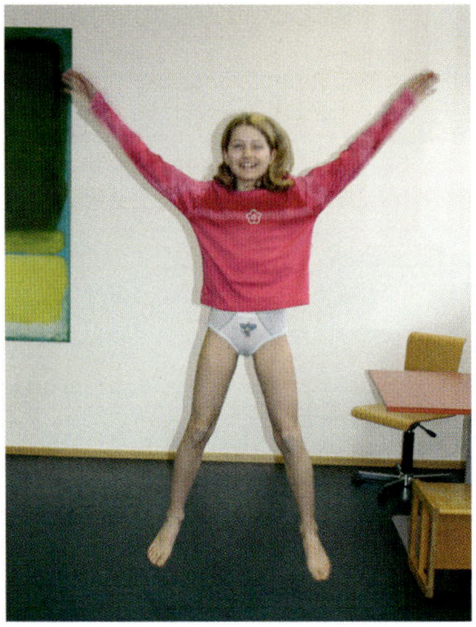

Abb. 34.**32** Hampelmann: Ist die Bewegungskoordinatin schon dem Übungsdefizit durch die Medien zum Opfer gefallen?

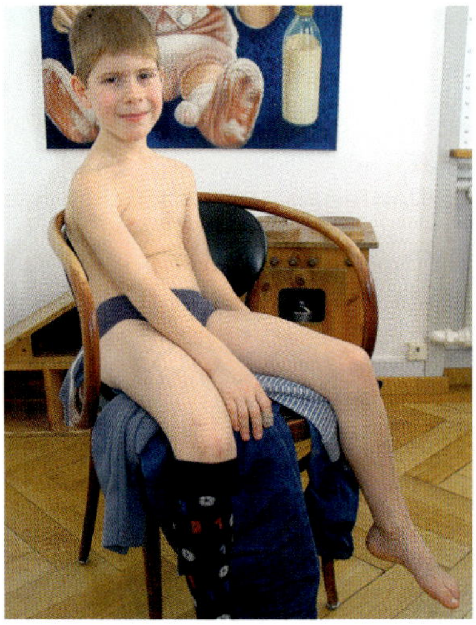

Abb. 34.**33** Die Hypotonie dieses jungen Mannes ist offensichtlich. Macht er Sport?

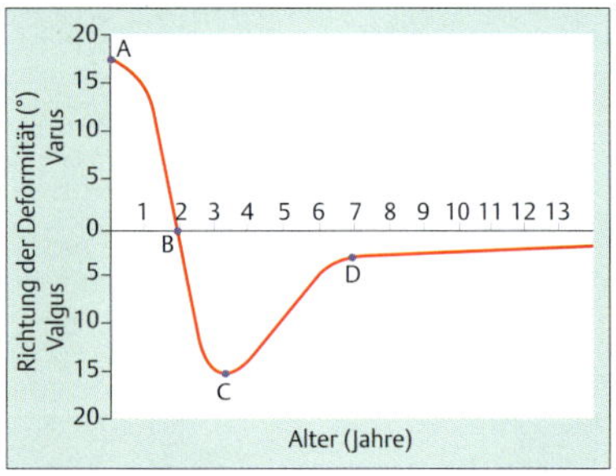

Abb. 34.**34** Tibiatorsionswinkel in der Entwicklung.

Bewegungsapparat

Untersuchung (Abb. 34.**31** bis Abb. 34.**40**; s. auch Abb. 15.**304**)

- Inspektion der Wirbelsäule und der Beine im Stehen (von hinten und von der Seite)
- zur Beurteilung der Wirbelsäule Oberkörper bei gestreckten Knien nach vorn beugen lassen und von hinten auf Rippenbuckel achten
- Verkürzung der Hamstrings: Finger-Boden-Abstand messen
- Beckenschiefstand bei Beinlängen-asymmetrie
- Skoliose/Rundrücken (fixiert oder funktionell), Rippenbuckel beim Vorneigen
- Haltungsschwäche (Matthias-Test)
- Beintorsionsanomalien
- Knick-Senk-Fuß
- Spreizfuß

Haltungstest nach Matthias
Der Test dient zur Prüfung der Leistungsfähigkeit der Rücken- und Rumpfmuskulatur. Das Kind soll dabei 30 s lang aktiv aufrecht stehen, mit nach vorn gestreckten Armen. Wenn es im Verlauf dieser Zeit zu einem Absinken der Arme und zu einer Vertiefung der Lendenlordose, zur Verschiebung des Oberkörpers nach hinten und zur Verdrehung des Beckens nach vorn kommt, so ist dies Ausdruck einer muskulären Insuffizienz und als Haltungsschwäche zu bezeichnen. Wenn ein Kind überhaupt nicht imstande ist, den beschriebenen Stand einzunehmen, wird von Haltungsverfall gesprochen.

Maßnahmen

- *Haltungsschwäche:* Instruktion zum Krafttraining, Animation zu Sport (Schwimmen, Rudern usw.)
- *Beinlängendifferenzen > 2 cm:* mit Absatzerhöhung ausgleichen
- *fixierte Skoliosen:* kinderorthopädisches Konsilium, Kontrollen (Progredienz in der Pubertät!)
- *Verkürzung der Hamstrings:* Instruktion zum Stretching

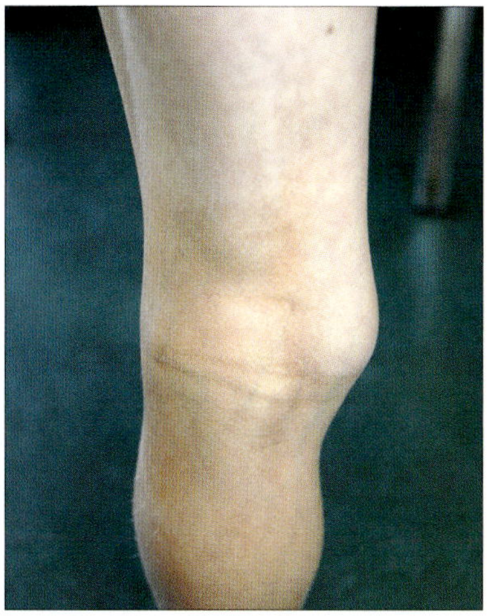

Abb. 34.**35** Baker-Zyste.

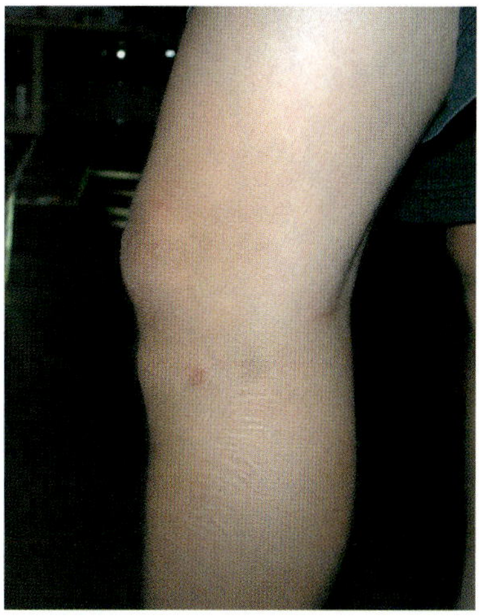

Abb. 34.**36** Morbus Osgood-Schlatter.

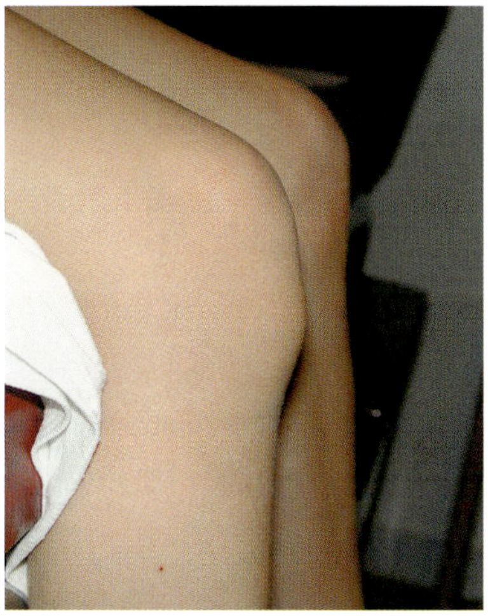

Abb. 34.**37** Knieaffektionen: Bursitis.

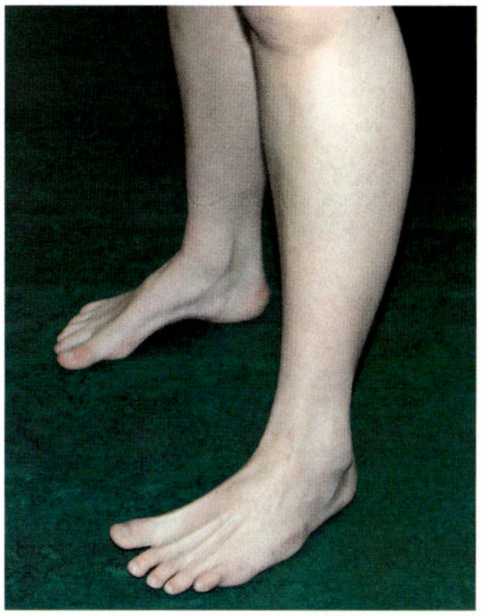

Abb. 34.**38** Neurogene Hohlfüße bei Emery-Dreifuss-Neuropathie.

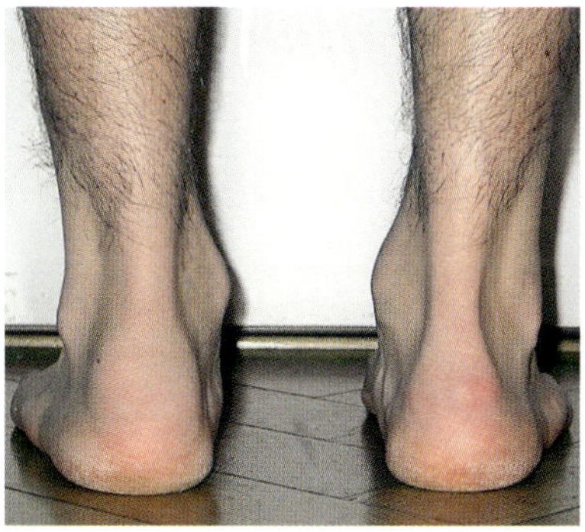

Abb. 34.**39** Sportfolgen? Schmerzhafte Schwellung im Bereich des Ansatzes der Achillessehne am Kalkaneus. Differenzialdiagnose: Peritendinitis achillei, Morbus Bechterew oder juvenile rheumatoide Arthritis.

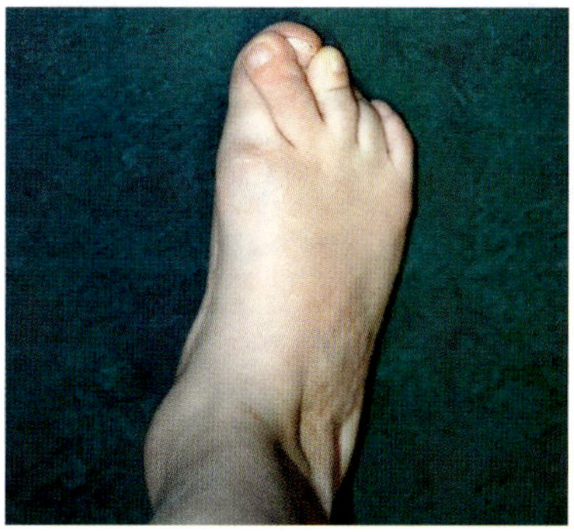

Abb. 34.**40** Digitus superductus: Operation bei Beschwerden.

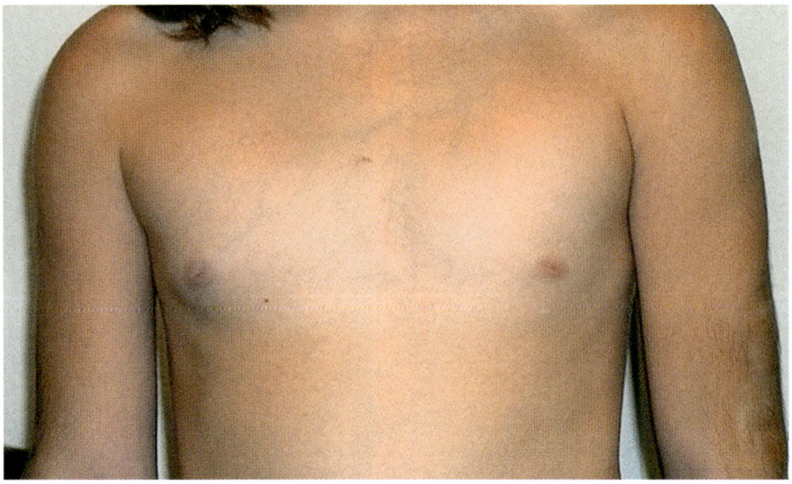

Abb. 34.**41** 9½-jähriges Mädchen: Tanner-Stadien B3 rechts, B1 links und P3. Der einseitige Beginn der Brustentwicklung ist für Mütter und Mädchen beunruhigend, aber normal. Beruhigen!

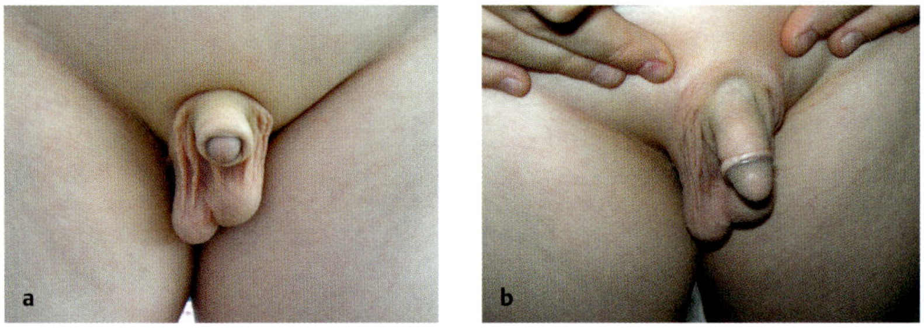

Abb. 34.**42 a, b** Pseudohypogenitalismus bei Fettschürze. Beim Wegdrücken stellt sich die tatsächliche Größe dar.

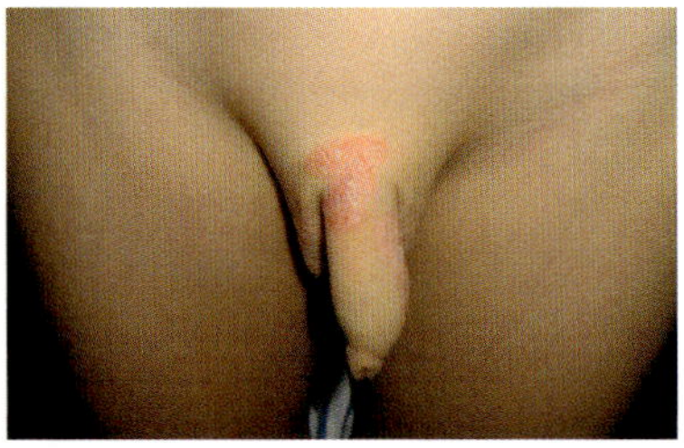

Abb. 34.**43** Psoriasis.

Genitale und sekundäre Geschlechtsmerkmale

Anamnese und Untersuchung

! Organische Veränderungen, die auf sexuellen Missbrauch hindeuten, sind sehr selten (< 5 %), sollten aber nicht übersehen werden:

- Rötung, Hämatom, Fissuren, Narben, klaffender Introitus vaginae, schlaffer Anus
- vorhandene sexuell übertragbare Krankheiten
- Schwangerschaft ohne identifizierbaren Kindesvater

Beim Mädchen (Abb. 34.**41**)

Beurteilen

- Brustentwicklung (Tanner-Stadium)
- Geschlechtsbehaarung

!

- Die Untersuchung des äußeren Genitales ist beim Mädchen nur in Gegenwart der Mutter bzw. der Arzthelferin oder einer weiblichen Begleitperson durchzuführen!
- Ist das Mädchen auf die kommende Menarche vorbereitet? Fluor albus ist (bis 2 Jahre vor der Menarche) ein normales Phänomen des Pubertätsbeginns (Östrogenisierung, nahende Menarche).

Die Altersnorm der ersten Pubertätsmerkmale ist breit. Etwa ⅔ der 10-jährigen Mädchen haben noch keine Pubertätsmerkmale. Auf der anderen Seite kann eine Brustentwicklung bereits mit 8, eine Pubesbehaarung mit 8½ Jahren begonnen haben.

Beim Jungen (Abb. 34.**42** und Abb. 34.**43**)

Die Untersuchung des männlichen Genitales ist obligatorisch. Sie gibt dem Kind die Gewissheit, dass sein Genitale normal ist.

Beurteilen
- Gschlechtsentwicklung (Tanner-Stadium)
- Phimose
- Hodengröße (= 3 ml), annähernd symmetrisch
- Lage der Hoden

Maßnahmen

Beim Mädchen

- *Instruktion zur Genitalhygiene:* Abwischen des Afters nach Stuhlgang von vorn nach hinten
- *bei Verdacht auf Missbrauch:* Gesprächsbereitschaft zu erkennen geben, Kontakt mit Kinderschutzgruppe aufnehmen, Überweisung an spezielles Zentrum

Beim Jungen

- *Phimose:* Indikation zur Zirkumzision (s. Vorsorgeuntersuchung U8 mit 4 Jahren, Kapitel 32, Abschnitt „Somatischer Status“, S. 793).
- *bei Verdacht auf Missbrauch:* Gespräch mit direkten Fragen suchen, Überweisung an spezielles Zentrum

Laboruntersuchung

- keine Routineuntersuchung (individuelle Indikation)
- selektive Cholesterinbestimmung bei familiärer Hyperlipidämie oder koronarer Herzkrankheit vor dem 55. Lebensjahr in der Familienanamnese: weitere Abklärung bei Werten über 5,2 mmol/l

Vorsorge

Ernährung

Im Rahmen dieser Vorsorgeuntersuchung sollte erfragt werden, ob genügend Milchprodukte (Kalzium) verzehrt werden. Außerdem ist ein Gespräch über Außenseiterdiäten und Junk Food angebracht.

Drogen

- Umgang mit Frustrationen und Langeweile sowie Peer-Druck erfragen
- eventuell präventive Beratung bezüglich Rauchen – je nach Aktualität

Medien

Empfehlungen für Mediennutzungszeiten bei den 10-Jährigen
- Das Kind sollte täglich maximal 45 min fernsehen oder am Computer aktiv sein.
- Auch die Nutzung von Handspielgeräten (wie Game Boy und Ähnliches) und Konsolen sind in diesem Zeitbudget inbegriffen.
- Hörmedien sollten maximal 60 min genutzt werden.

Sport

Das Kind sollte motiviert werden, Sport zu treiben.

Impfungen

- Kontrolle des Impfstatus
- eventuell Impfung nachholen

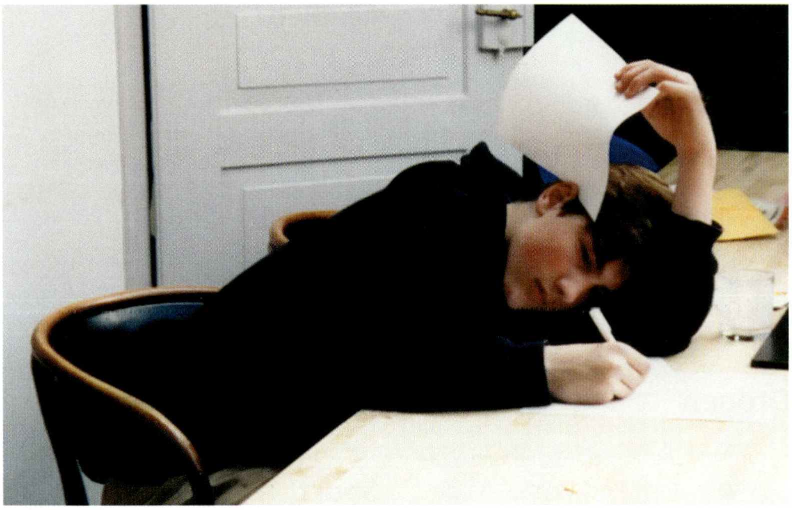

Abb. 34.**44** Mit ganzer Begeisterung an den Hausaufgaben.

- *Schule* (Abb. 34.**44**):
  - Schulprobleme: Unterforderung, Überforderung, persönliche Probleme mit den Lehrern, Quälereien in der Pause oder auf dem Schulweg, zu hohe Erwartungen der Eltern usw.
  - Gewalt in der Schule thematisieren
  - Berufswunsch
- *Freizeit, Sport, Hobbys und Freunde:*
  - Freizeitaktivitäten
  - Medienumgang (TV, Radio, MP3-Player, Gamestation, Handy usw.)
  - Hobbys, Sport, Ballett
  - Integration im Freundeskreis
  - hat Freunde bzw. ist Außenseiter

Risikofaktoren und antizipatorische Beratung

Probleme werden in der Regel nicht auf die erste Anfrage genannt. Also muss nachgefragt werden (und genügend lange eine Antwort abgewartet werden), ob es nicht doch gewisse Schwierigkeiten gibt. Falls Probleme angedeutet werden, hilft eventuell nachzudoppeln („Das macht einen aber schon wütend." – „Das ist aber sicher schwierig für dich.").

- *körperliche Entwicklung:*
  - Wachstumsspurt
  - Pubertätsvorbereitung
  - Aufklärung: Vorbereitung auf Menarche
- *Familie:*
  - zunehmende Autonomie und ihre Grenzen
  - Rolle in der Familie wird durch die kommende Pubertät neu definiert
  - Eltern auf ihre neue Rolle vorbereiten

Ausblick

Das Kind wird in Gegenwart seiner Eltern darauf vorbereitet, dass die nächste Untersuchung (mit 12 Jahren) mit ihm zum Teil allein stattfinden kann. Es wird darauf hingewiesen, dass es sich nun bei Problemen direkt an den Arzt wenden kann und soll.

Die Eltern werden darüber aufgeklärt, dass eine Schulreihenuntersuchung nicht einer individuellen Vorsorgekontrolle entspricht und diese nicht ersetzen kann.

Falls eine Impfung gegen das humane Papillomavirus mit 12 Jahren gewünscht wird bzw. indiziert ist, macht es Sinn, den Eltern entsprechende Informationen mitzugeben!

35 J1: 12 Jahre

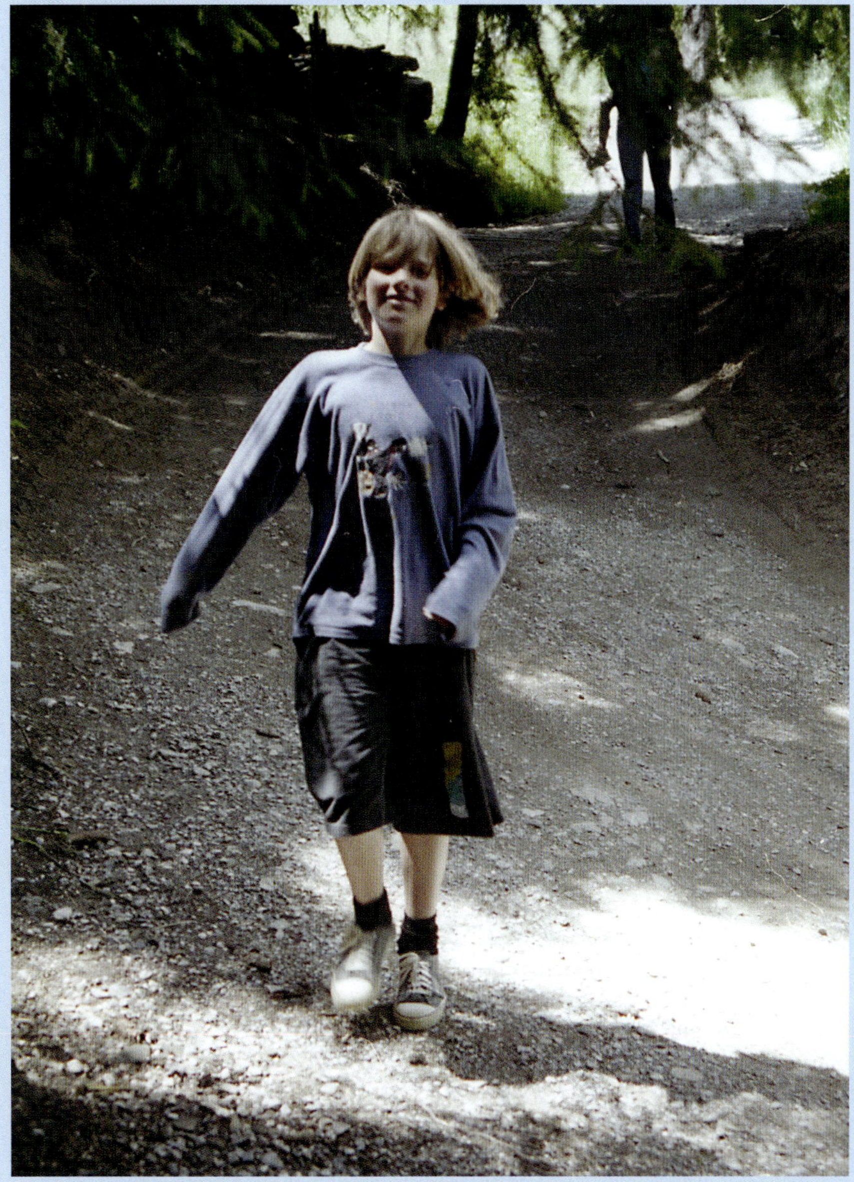

Synopsis der psychomotorischen Entwicklung

Die Unterscheidung in Grobmotorik, Feinmotorik, Spiel, Sprache und Aktivitäten des täglichen Lebens macht in diesem Alter wenig Sinn. Die Fähigkeiten in diesen Bereichen sind weitgehend denen der Erwachsenen vergleichbar. Im Psychosozialen bestehen jedoch reifebedingt noch viele Unterschiede; hier eine kleine Auswahl:

Die biologischen Veränderungen mit Wachstumsschub, der Entwicklung sekundärer Geschlechtsmerkmale, Stimmbruch usw. sind für den Jugendlichen überraschend und mitunter beängstigend. Es wird ihm klar, muss ihm klar werden, dass er nun bald kein Kind mehr ist bzw. sein kann. Er muss sich in der neuen Rolle zurechtfinden. Es entstehen dadurch viele intra- und interpersonelle Verunsicherungen und Spannungen. Bei diesen Veränderungen zwischen Kindheit und Erwachsenendasein spielt zunehmend die Sexualität eine zentrale Rolle. Das Thema wird aber, wie beim Erwachsenen, vom Jugendlichen meist nicht offen angesprochen. Der Kinderarzt muss die Themen im Beratungsgespräch anzugehen suchen, sofern er sich dazu imstande fühlt und sich in den Themenkreisen sicher ist. Die Sexualitätsentwicklung stiehlt dem Jugendlichen seine „unschuldige" Kindheit. Sie hat Auswirkungen im (Sexual-)Verhalten, führt zu subjektiv empfundenen Pubertätsentwicklungsstörungen, kann Erkrankungen hervorrufen und sogar ungewollte Teenager-Schwangerschaften provozieren. Sie kann auch Probleme der sexuellen Identitätsfindung oder sexuelle Ausbeutung verursachen. Erschwert wird dies zusätzlich durch den unterschiedlichen Zugang zur Aufklärung durch Gleichaltrige, Eltern, Schule und Gesellschaft. Diese schwankt, je nach politischer Einstellung, zwischen Verdrängung bis zu vollumfänglicher Aufklärung. Es bedarf guter Kenntnisse über die normalen Entwicklungsschritte der Adoleszenz und der Sexualitätsentwicklung, um die Jugendlichen verstehen und kompetent beraten zu können.

In der Frühadoleszenz, von der im Zeitraum von 10 – 14 Jahren gesprochen wird, ist neben den körperlichen Veränderungen und den dadurch ausgelösten Verunsicherungen die zunehmende sexuelle Neugier ein Thema. Die Jugendlichen erforschen ihren Körper, stellen Veränderungen fest und haben den Wunsch nach mehr Privatsphäre. Dazu gesellen sich die Identifikation mit Helden, Rockstars und anderen Vorbildern und die damit verbundene Realisierung der eigenen Fehlerhaftigkeit. Die Autonomieentwicklung nimmt zu, ganz zum Ärger der Eltern. Viele Konflikte, die möglicherweise an anderer Stelle verursacht sind, finden auf der Ebene der Autonomieentwicklung ihr „Schlachtfeld". Das führt auch zu Rückzug, emotionaler Distanzierung von den Eltern und vermehrter Orientierung zu den Gleichaltrigen, den Peers. Eltern werden immer unwichtiger, und die Jugendlichen lassen dies die Eltern auch spüren. Akzentuiert wird das durch den altersspezifisch zunehmenden Egozentrismus des Jugendlichen.

Allgemeine Veränderungen in der Pubertät

(nach Joffe et al. 2003)

Mädchen und Jungen.

- Etwa 33 – 60 % der Knochenmasse des Erwachsenen werden aufgebaut.
- Etwa 20 – 25 % der Endgröße werden durch den Wachstumsspurt bedingt.
- Während des Wachstumsspurts wachsen die Extremitäten zuerst, gefolgt vom Rumpfwachstum.
- Es werden ca. 130 – 150 kcal/Tag Nahrung zusätzlich benötigt, bei sportlicher Betätigung bis zu zusätzlichen 1000 kcal/Tag.
- Adoleszente benötigen ca. 1 g/kg Körpergewicht Protein pro Tag.
- Nach der Menarche steigt der Bedarf an Protein bei Mädchen um 5 mg/Tag an.
- Jungen benötigen zusätzlich ca. 2 mg Protein pro Tag.

Mädchen.

- Sie gewinnen ca. 25 cm Länge.
- Die Körperfettmasse steigt von 16 auf 27 % an.
- Es kommt zu einer Gewichtszunahme von 8 kg/Jahr (95 %-Spanne: 5,5 – 10,5 kg/Jahr).
- Etwa 95 % der Mädchen sind mit 16 Jahren ausgewachsen.
- Schon vor dem Beginn des Brustwachstums beginnt die Vergrößerung von Uterus und Ovarien
- Uterus- und Ovarvolumen nehmen um das 5- bis 7-Fache zu.
- Etwa 95 % der Mädchen haben ihre Menarche zwischen 10,5 und 14,5 Jahren (im Mittel mit 12,5 Jahren).
- Die Menarche tritt ein, wenn die Körperfettmasse ca. 17 % erreicht.
- Etwa 50 % der Zyklen im 1. Jahr nach der Menarche sind anovulatorisch.

Jungen.

- Die Körperkontur wird wesentlich durch die Zunahme an Muskelmasse bestimmt.
- Gegen Pubertätsende besteht die Körpermasse normalerweise nur zu 12 % aus Fett, weniger als halb so viel wie bei Mädchen.
- Dann verzeichnen sie eine Gewichtszunahme von 9 kg/Jahr (95 %-Spanne: 6 – 12,5 kg/Jahr).
- Am Ende der Pubertät haben sie 50 % mehr Knochenmasse aufgebaut als Mädchen.
- Durch die Pubertät gewinnen Jungen 28 cm Länge.
- Etwa 95 % der Jungen sind mit 18 Jahren ausgewachsen.

Tab. 35.1 Fortsetzung

Themengebiet	Fragen an den Jugendlichen	Fragen an die Eltern
Taschengeld	• „Ist die Taschengeldfrage geregelt?“	• „Bekommt Ihr Kind zu viel, zu wenig oder gar kein Taschengeld und warum?“
Freundschaften	• „Fällt es dir leicht, Freunde zu finden?“ • „Gefällt dir jemand besonders? Wer?“ • „Was hältst du vom Abmachen bzw. Daten?“ • „Haben deine Freunde Sex?“ • „Was hältst du davon?“	• „Wie funktioniert Ihr Kind zusammen mit anderen Kindern?“ • „Was halten Sie von den Freunden Ihres Kindes?“ • „Wissen Sie um oder fürchten Sie einen intimen Kontakt Ihres Kindes?“
Emotionales	• „Mit wem kannst du sprechen, wenn du Sorgen hast?“ • „Was macht dir Sorgen? Deine Gesundheit oder deine Entwicklung?“ • „Gibt es jemanden, der dich besonders ärgert oder stresst? Wer?“ • „Was macht Dich traurig oder böse?“ • „Was machst du, wenn du wütend auf deine Eltern bist?“ • „Hattest du schon Probleme mit deinem Verhalten oder auch der Polizei?“ • „Hast du jemals darüber nachgedacht, wegzulaufen oder Selbstmord zu begehen?“ • „Was gefällt dir nicht an dir, was möchtest du ändern?“ • „Soll ich darüber mit deinen Eltern sprechen?“	• „Was macht Sie bei Ihrem Kind besonders stolz?“ • „Gibt es etwas, das Ihnen an ihm missfällt?“ • „Machen Sie sich seinetwegen Sorgen?“ • „Wie ist die allgemeine Stimmung und Haltung Ihres Kindes?“ • „Ist Ihr Kind glücklich?“ • „Ist es leicht oder schwer für Ihr Kind, Gefühle auszudrücken?“ • „Wie leicht fällt das Ihnen oder anderen Familienmitgliedern?“
Drogen	• „Hast du Freunde, die Zigaretten rauchen, kiffen, Alkohol trinken oder andere Drogen einnehmen?“ • „Hast du es selbst versucht? Wenn ja, wie oft?“ • „Was weißt du darüber?“	• „Haben Sie jemals daran gedacht, Ihr Kind könnte Alkohol oder Drogen einnehmen? Haben Sie mit ihm darüber gesprochen?“
Zukunft	• „Erhältst du spezielle Förderung, Behandlung oder Therapien?“ • „Hast du dir zur Berufstätigkeit schon Gedanken gemacht?“ • „Was ist dein Berufswunsch?“	• „Was haben Sie für Vorstellungen in Bezug auf die Zukunft Ihres Kindes?“

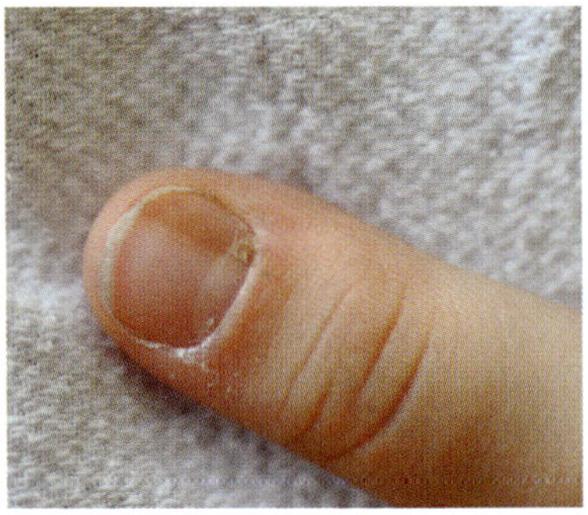

Abb. 35.3 Melanonychia striata.

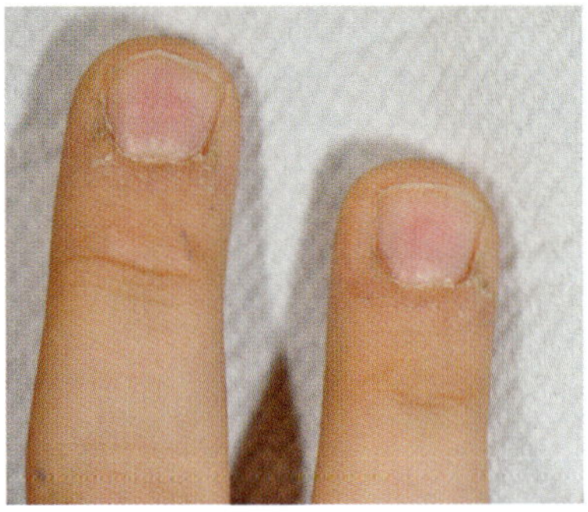

Abb. 35.4 Verletzte Nagelhäutchen.

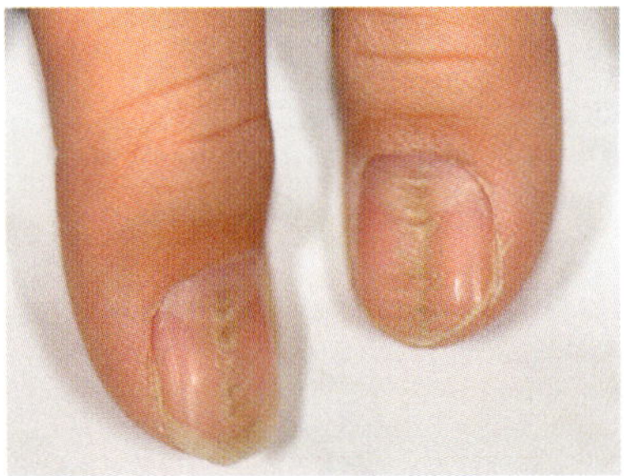

Abb. 35.5 Nagellängsrillen.

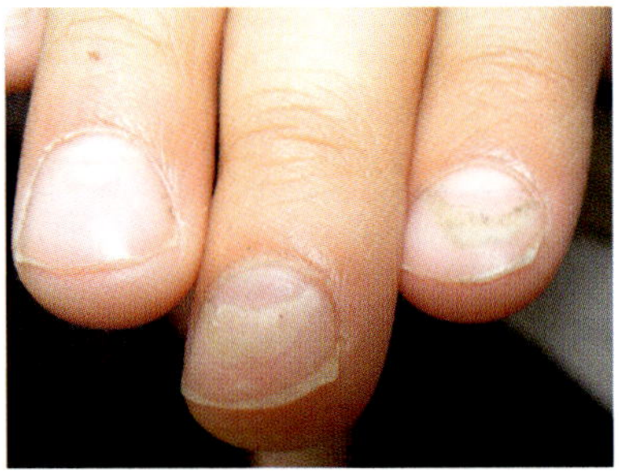

Abb. 35.6 Onychomadesis (Coxsackie-Viren).

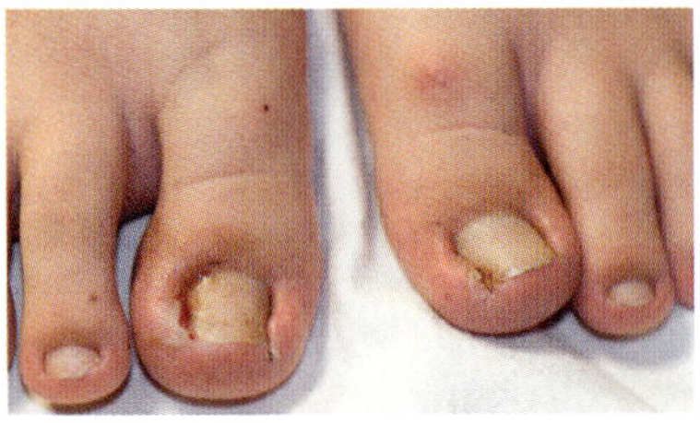

Abb. 35.7 Paronychie.

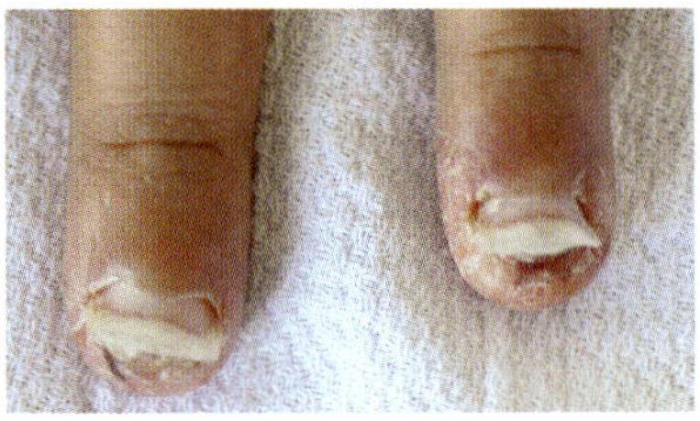

Abb. 35.8 Nägel bei Psoriasis.

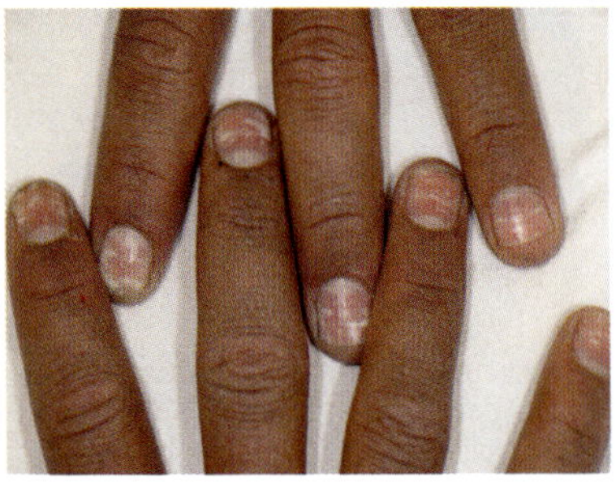

Abb. 35.9 Twenty-Nail-Disease.

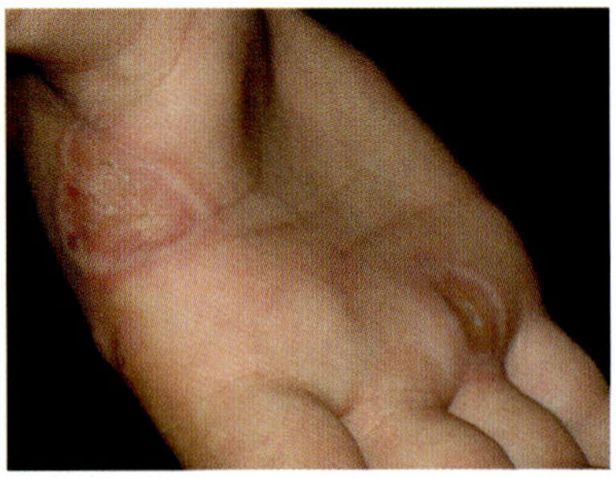

Abb. 35.10 Erythema exsudativum multiforme.

Somatischer Status

Körpermaße

Maßnahmen

Gewichts- und Längenkurve besprechen: BMI-Kurve aufzeigen (Bist du mit deinem Körper zufrieden?, Wie findest du selbst dein Gewicht?). Bei Über- bzw. Untergewicht Body-Mass-Index (BMI) berechnen bzw. in Perzentile nachschlagen.

Formel BMI

$$\text{BMI} = \frac{\text{Körpergewicht (kg)}}{(\text{Körpergröße in m}^2)}$$

In Somatogramm eintragen und beurteilen

- Gewicht
- Größe
- Pubertätsstadien nach Tanner
- Kopfumfang
- evtl. Wachstumsgeschwindigkeit
- Haltung

Übergewicht, Untergewicht, Wachstumsstörung, Entfernung von seinem Perzentilenbereich, dem Elternkanal, Asymetrien, Dysproportion, Pubertätssadium?

Nägel, Haut und Haare

(Abb. 35.3 bis Abb. 35.17)

Anamnese

- „Bist du mit deiner Haut zufrieden?"
- Unverträglichkeiten
- auffällige Blässe
- Zyanose
- Naevi pigmentosi
- Ekzem
- Pigmentanomalien
- Hämatome, Verletzungen
- chronisch-entzündliche Hautveränderungen
- Körperhygiene
- pubertätsbedingte Hauterscheinungen
- Behaarung, Haarausfall
- Körperhygiene/Fluor/Achselschweiß

Maßnahmen

Nävi ausmessen, evtl. fotografieren, kontrollieren, Nageldystrophien, Nagelverfärbungen abklären. Phakomatosen müssen weiter abgeklärt werden

Augen

Augen

- Abdecktest: Strabismus
- Visusprüfung: Sehstörung, Visusverlust, Amblyopie
- Brillenindikation gegeben, aber diese nicht getragen: warum
- Farbsinnprüfung, bei Verdacht auf Farbblindheit: Ishihara-Tafeln

Maßnahmen

Überweisung an Augenarzt, wenn Visus auf einem Auge < 0,8 oder Differenz rechts/links > 0,2, und/oder Lang-Stereotest nicht erkannt wird.

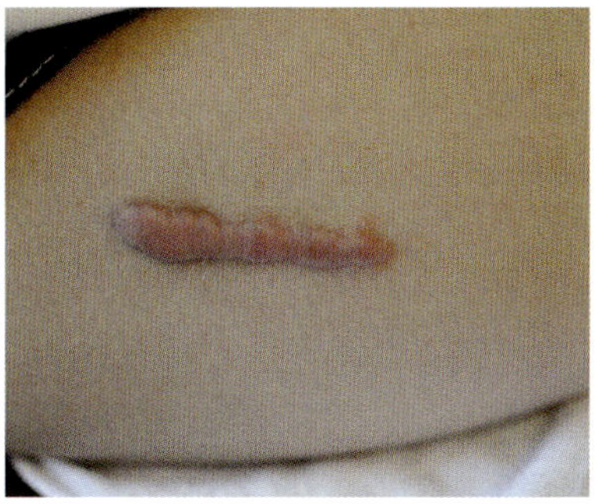

Abb. 35.**11** Keloid bei Ehlers-Danlos-Syndrom.

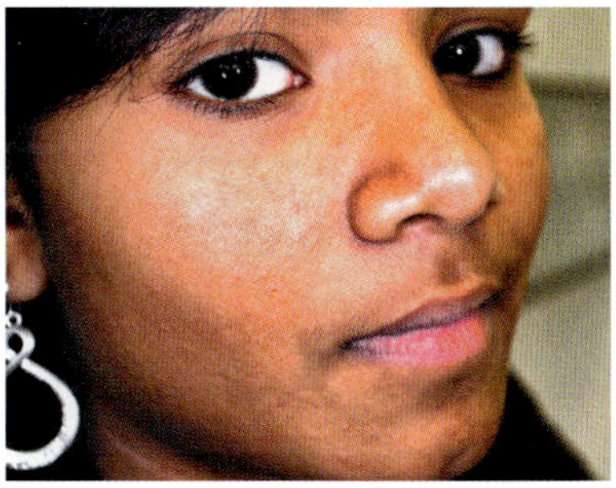

Abb. 35.**12** Akne bei einer Dunkelhäutigen.

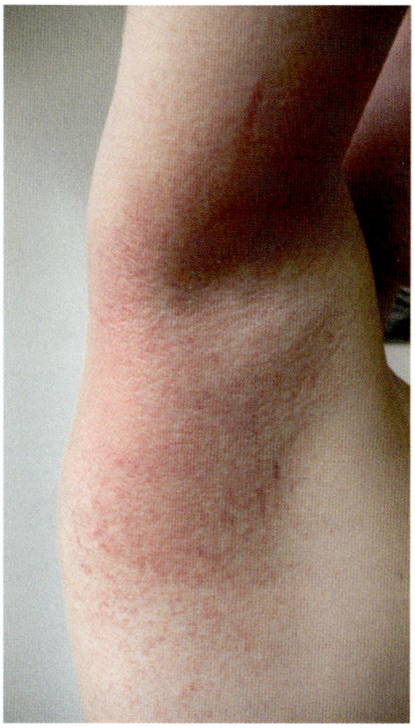

Abb. 35.**13** Kontaktekzem durch Deo.

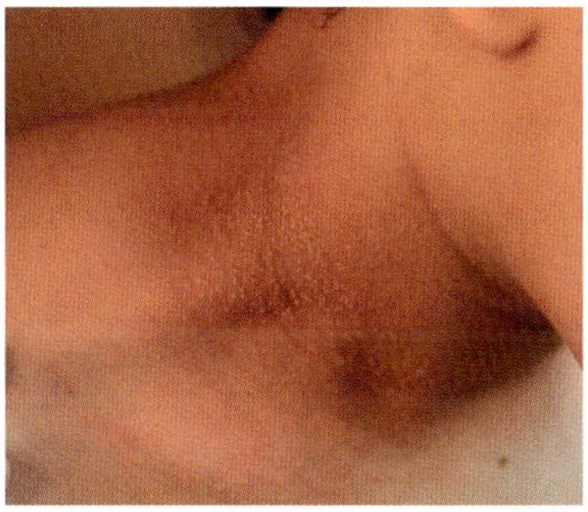

Abb. 35.**14** Lichen nitidus.

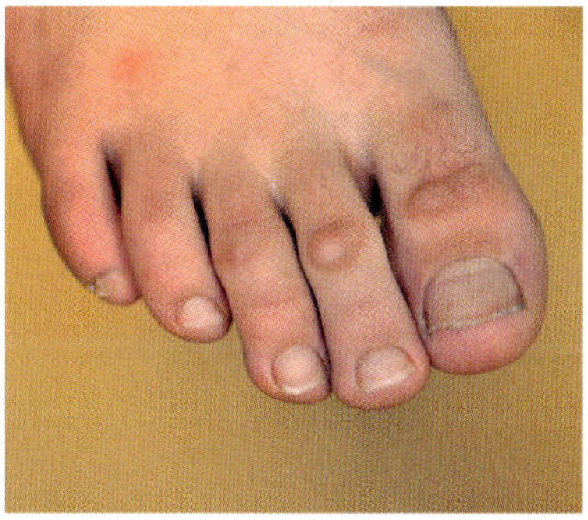

Abb. 35.**15** Knuckle Pads (Fingerknötchenpolster).

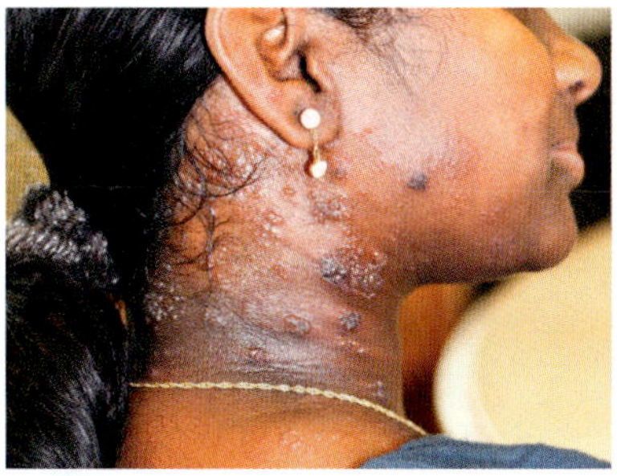

Abb. 35.**16** Impetiginisierter Zoster.

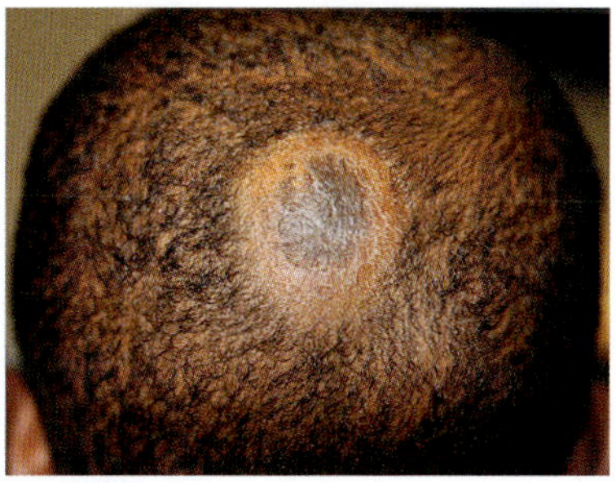

Abb. 35.**17** Kerion Celsi.

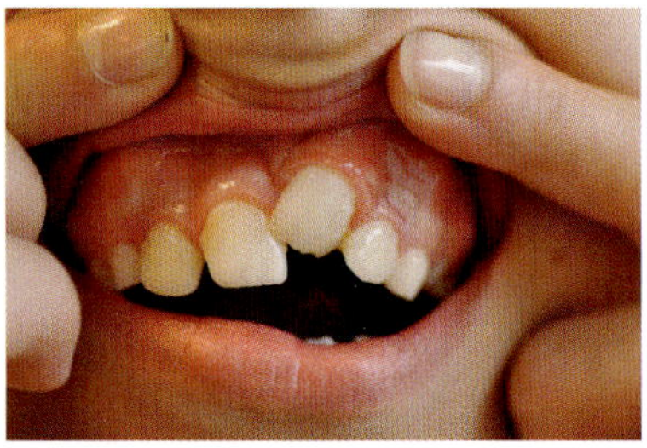

Abb. 35.**18** Zahnfehlstellung.

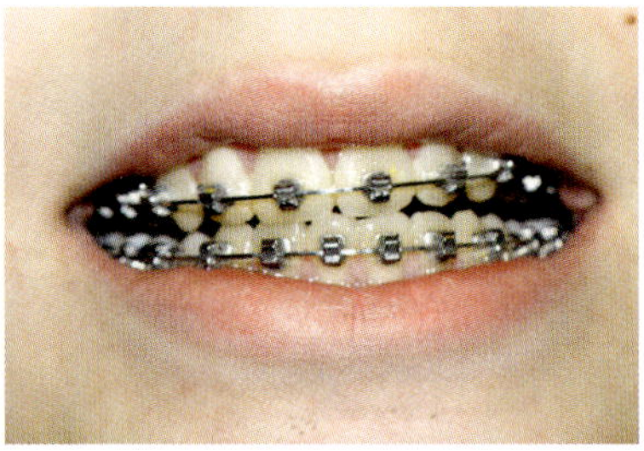

Abb. 35.**19** Die „endemische" Totalsanierung, damit letztlich alle Menschen „gleich" aussehen ...

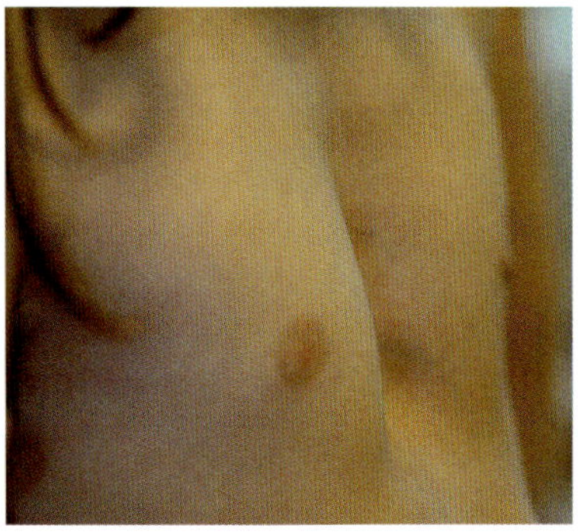

Abb. 35.**20** Eine Trichterbrust interferiert selten mit der Atmung.

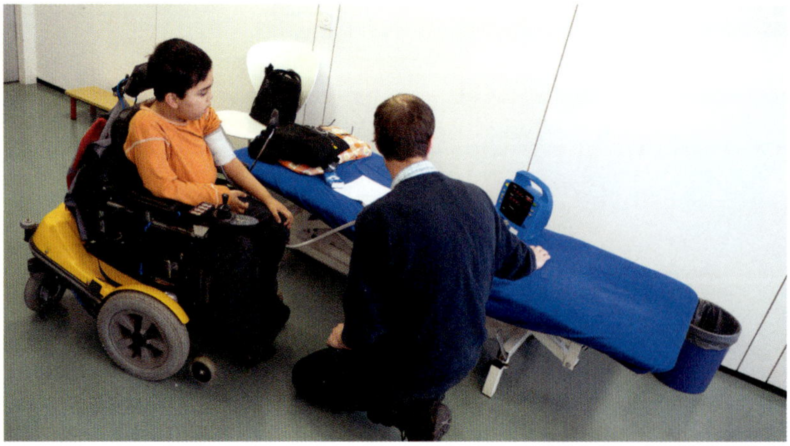

Abb. 35.**21** Blutdruck messen.

Mund, Mundhöhle und Zähne (Abb. 35.**18** u. Abb. 35.**19**)

Anamnese

- Ernährungsgewohnheiten
- Süßigkeiten
- Zahnpflege (Zähneputzen und Zahnseide)
- Inspektion von Kiefer und Zahnstellung: Bissfehlstellungen
- Karies

Maßnahmen

Bei Karies oder Bissfehlstellungen: Überweisung an Zahnarzt bzw. Kieferorthopäden.

Schilddrüse und Lymphknoten

- Lymphknotenstationen palpieren
- Schilddrüse palpieren (s. Abb. 33.**42**)

Respiration (Abb. 35.**20**)

Anamnese

- Dyspnoe, Anstrengungsdyspnoe
- chronischer Husten, rezidivierende Infekte
- Passivrauchen
- Atemtyp: Mund- und/oder Nasenatmung
- Tachypnoe, Einziehungen, exspiratorisches Giemen

Maßnahmen

Bei Verdacht auf Obstruktion: Peak-Flow-Meter, evtl. Lungenfunktionsprüfung. Bei chronischem Husten neben Asthma bronchiale auch Tbc nicht vergessen (Immigranten).

Herz und Kreislauf (Abb. 35.**21**)

Anamnese

- Familienanamnese im Hinblick auf Risikofaktoren (frühzeitiger Herzinfarkt vor dem 55. Lebensjahr, frühzeitige Apoplexie, familiäre Hypercholesterinämie, Hypertonie)
- körperliche Leistungsfähigkeit
- rasche Ermüdung beim Sport/Turnen
- Herztöne, Extratöne
- Herzgeräusche (evtl. neu aufgetreten)
- vermehrter Herzimpuls, lateralisierter Spitzenstoß
- Femoralispulse, periphere Pulse an Armen und Beinen

Blutdruck – obere Normwerte (95. Perzentile)
- systolisch: 122 mmHg
- diastolisch: 78 mmHg

Maßnahmen

Bei Verdacht auf ein Vitium cordis oder Rhythmusstörung ist eine weitergehende Abklärung indiziert. Echte Hypertonie (pathologische Werte während mindestens 3 Monaten): Überweisung in eine Hypertoniesprechstunde (pädiatrischer Nephrologe und/oder Kardiologe).

Abdomen

Anamnese

- Stuhlgewohnheiten
- Stuhlkonsistenz
- Leber- und Milzgröße
- harte Stuhlballen (Skybala) im Unterbauch palpabel

Maßnahmen

Bei chronischer Verstopfung, Durchfall (Medikamentenabusus) weiter abklären.

Bewegungsapparat

(Abb. 35.**22** bis Abb. 35.**26**)

Anamnese und Untersuchung

- Inspektion der Wirbelsäule und der Beine im Stehen (von hinten und von der Seite)
- zur Beurteilung der Wirbelsäule: Oberkörper bei gestreckten Knien nach vorn beugen lassen und von hinten auf Rippenbuckel achten
- Verkürzung der Hamstrings: Finger-Boden-Abstand messen
- Beckenschiefstand bei Beinlängenasymmetrie
- Innenrotationschmerz in der Hüfte (Adduktion und gleichzeitige Innenrotation des Oberschenkels in der Rückenlage), Impingement (s. auch S. 251)
- Skoliose/Rundrücken (fixiert oder funktionell), Rippenbuckel beim Vorneigen
- Haltungsschwäche (Matthias-Test)
- Beintorsionsanomalien
- Knick-Senk-Fuß
- Spreizfuß

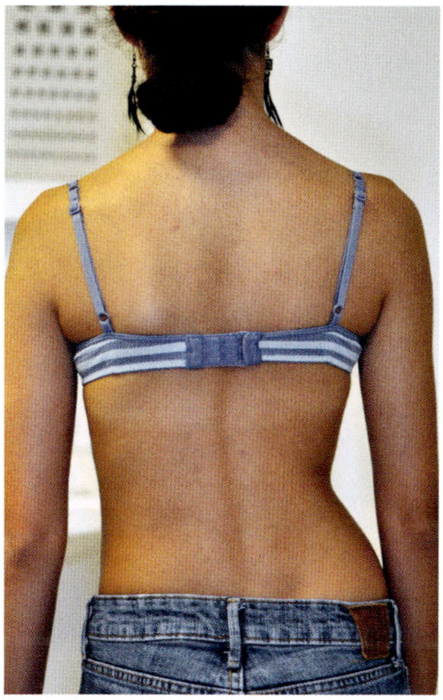

Abb. 35.**22** Skoliose: Beachte den Höhenunterschied in der Taille.

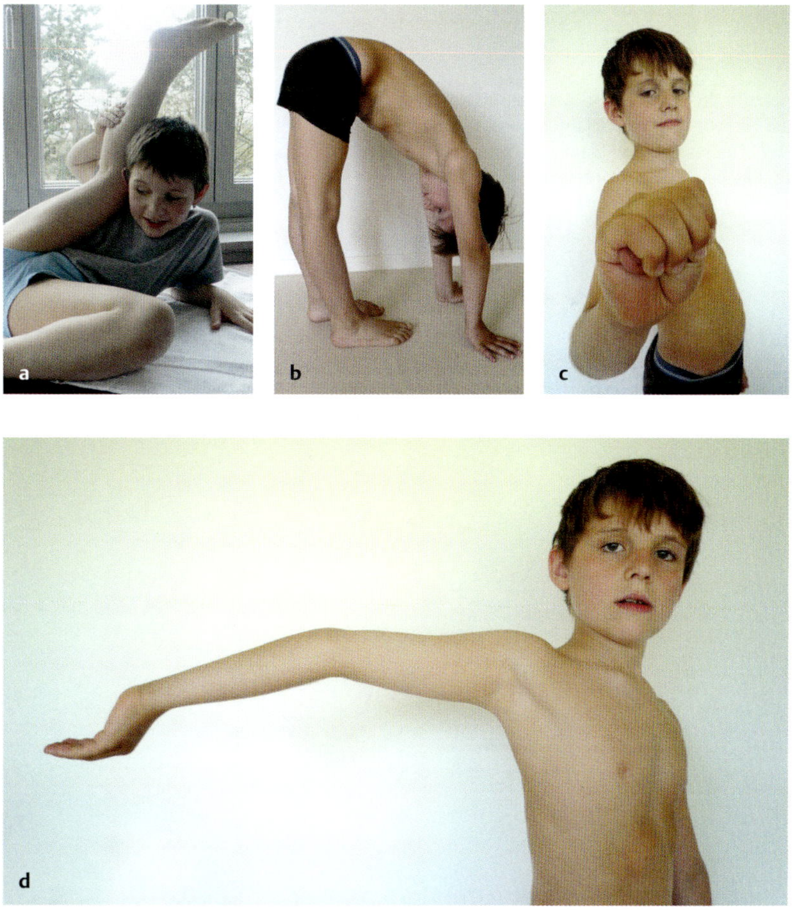

Abb. 35.**23 a – d** Beweglichkeit bei Ehlers-Danlos-Syndrom.

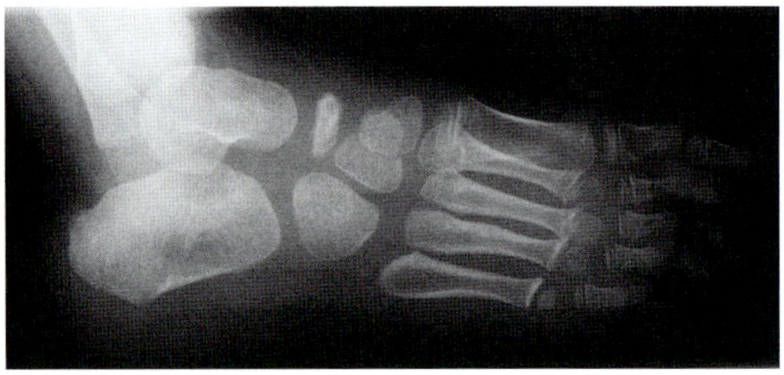

Abb. 35.**24** Röntgenbild des Fußes bei Morbus Köhler.

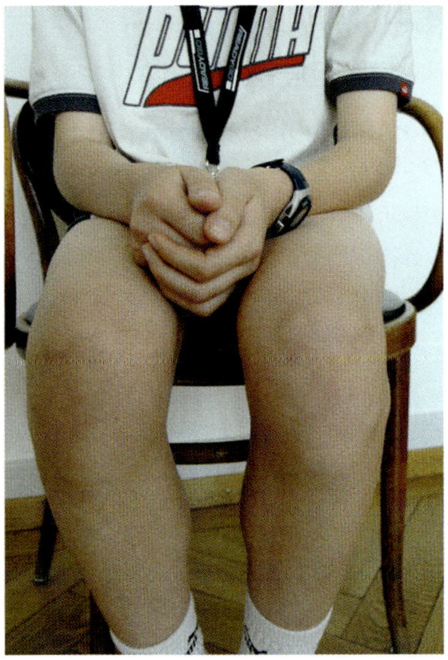

Abb. 35.**25** Massive Schwellung und Überwärmung bei Morbus Osgood links.

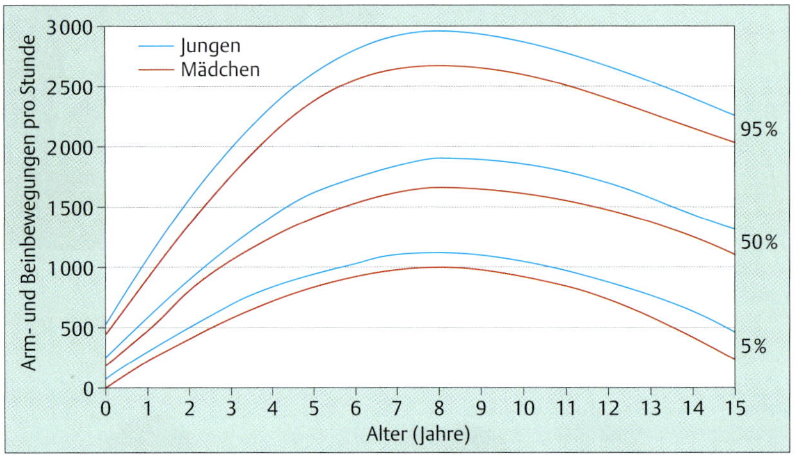

Abb. 35.**26** Motorische Aktivität von Jungen und Mädchen im Vergleich. Der Höhepunkt der Aktivität ist mit 12 Jahren bereits überschritten (aus Eaton WO, McKeen NA, Campbell DW. The waxing and waning of movement: implications for psychological development. Dev Review 2001; 21 [2]: 205 – 223).

Genitale und sekundäre Geschlechtsmerkmale

Anamnese und Untersuchung

(Abb. 35.**27** bis Abb. 35.**30**)

Beim Mädchen

! Selbstverständlich erfolgt die Untersuchung des äußeren Genitales beim Mädchen wieder nur in Gegenwart der Mutter, einer Arzthelferin oder einer weiblichen Begleitperson!

Beurteilen

- Brustentwicklung (Tanner-Stadium) und -gesundheitszustand (Tab. 35.**2**)
- Geschlechtsbehaarung
- Fluor albus
- Menarche
- eventuell vorhandene Zeichen eines sexuellen Missbrauchs
- Fluor albus ist (bis 2 Jahre vor der Menarche) ein normales Phänomen des Pubertätsbeginns (Östrogenisierung, nahende Menarche)

Die Altersnorm der ersten Pubertätsmerkmale variiert beträchtlich. Die Hälfte der 12-jährigen Mädchen hat erste Pubertätsmerkmale. Die Pubesbehaarung ist oft vorhanden, nicht aber die Axillarbehaarung.

Organische Veränderungen, die auf sexuellen Missbrauch hindeuten, sind sehr selten (< 5 %) sollten aber nicht übersehen werden:

- Rötung, Hämatom, Fissuren, Narben, klaffender Introitus vaginae, schlaffer Anus
- vorhandene sexuell übertragbare Krankheiten
- Schwangerschaft ohne identifizierbaren Kindesvater

Beim Jungen

Die Untersuchung des männlichen Genitales ist empfehlenswert. Sie gibt dem Kind die Gewissheit, dass sein Genitale normal ist:

- Geschlechtsentwicklung (Tanner-Stadium)
- Phimose
- Hodengröße (≥ 3ml), annähernd symmetrisch
- Lage der Hoden
- Gynäkomastie

Maßnahmen

Beim Mädchen

Instruktion der Genitalhygiene: Abwischen des Afters nach Stuhlgang von vorn nach hinten. Bei Verdacht auf Missbrauch: Gesprächsbereitschaft zu erkennen geben, Kontakt mit Kinderschutzgruppe, Überweisung an spezielles Zentrum.

Beim Jungen

Bei Phimose: Indikation zur Zirkumzision. Bei Verdacht auf Missbrauch: Gespräch mit direkten Fragen suchen, Überweisung an spezielles Zentrum. Bei Gynäkomastie: Beruhigung.

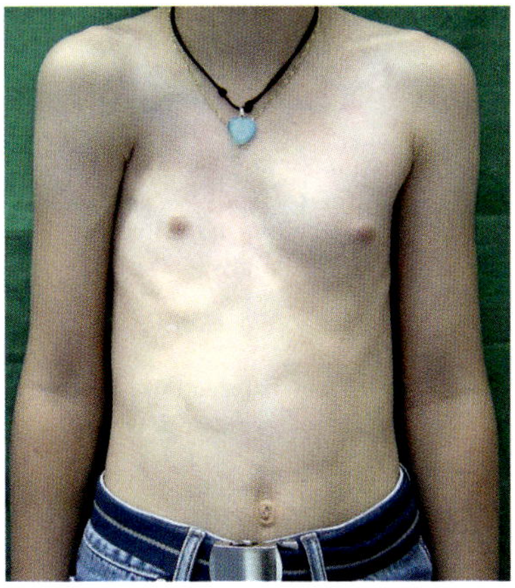

Abb. 35.**27** Poland-Syndrom.

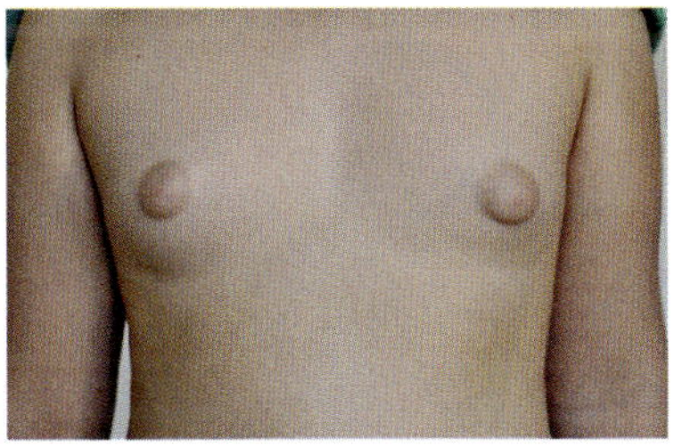

Abb. 35.**28** Brustfehlbildung.

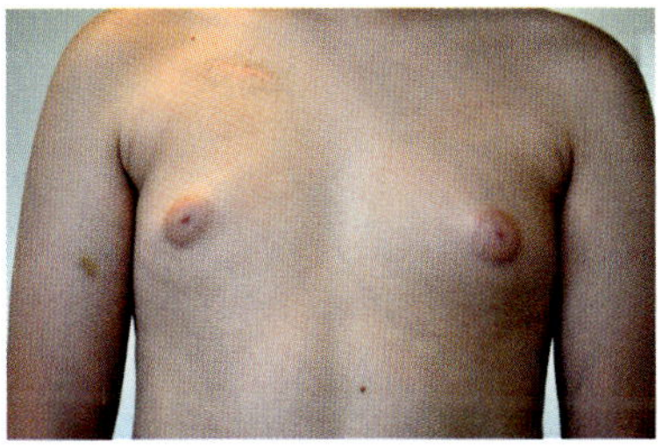

Abb. 35.**29** Pubertätsgynäkomastie, ist „organisch" ein kleines Problem, kann psychisch aber ein sehr großes sein.

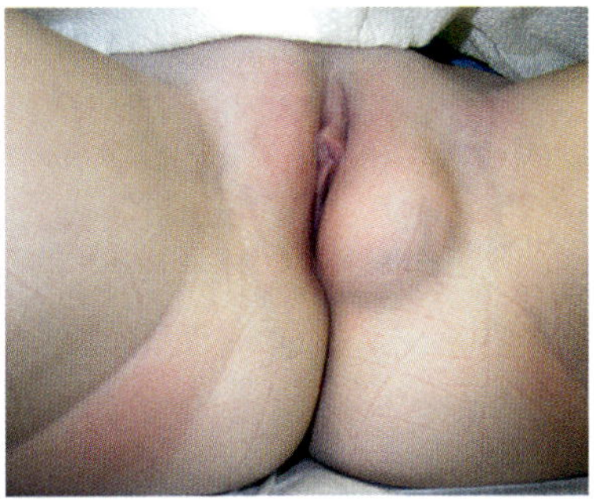

Abb. 35.**30** Bartholinitis.

Tab. 35.2 Erkrankungen der Brust im Jugendalter (nach Caflisch 2008).

Erkrankung	Ursachen/Bemerkungen
infektiöse Mammaerkrankungen	unter anderem nach Zeckenbiss, Tätowierungen und Piercings
Mastodynie (Spannungsschmerz im Bereich des Drüsenkörpers)	Folge von Brustwachstum, Zyklusstörungen, endokrin bedingten Regulationsstörungen oder psychosomatischen Erkrankungen (unter anderem Kanzerophobie)
Galaktorrhö (Austritt von milchigem Sekret aus einem oder mehreren Milchgängen)	Folge eines erhöhten Prolaktinspiegels, Hypothyreose, mögliche Medikamentennebenwirkung, z. B. bei Antihistaminika, Antiemetika oder Psychopharmaka
Pubertätsgynäkomastie	bei Jungen tritt eine vorübergehende Gynäkomastie in ca. 60 – 70 % der Fälle auf und kann sehr belastend sein; bei ca. 20 % erfolgt dieses Wachstum asymmetrisch; meist ist die Vergrößerung der Brustdrüse nicht sehr ausgeprägt und bildet sich im Verlauf der Pubertät zurück; Zusatzuntersuchungen sind selten notwendig
Gynäkomastie von einer Adipomastie	bei Übergewichtigen, bei denen die Brust durch Ansammlung von Fettgewebe vergrößert erscheint (Pseudogynäkomastie)
Mammatumoren	meist benigne (seltener maligne; eine diesbezüglich orientierte Familienanamnese ist äußerst wichtig)
traumatische Veränderungen	z. B. nach Sportunfällen (Snowboard-Stürze)
Brustentwicklungsstörungen	Folge endokriner Dysregulationen
Mammaasymmetrie	während der Wachstumsperiode häufig physiologisch
juvenile Striae im Brustbereich	Folge rasch wachsender und/oder sehr großer Brüste
Fehlbildungen der Brust:	
• **Amastie/Athelie (Fehlen von Brustdrüsengewebe/-warze)**	Vermutung einer genetischen Grundlage, da familiär gehäuft; Syndrome: Mammorenal- oder Poland-Syndrom
• **Polymastie/Polythelie (überzählige Brustdrüse/-warze)**	Folge einer inkompletten Rückbildung der Milchleiste

Laboruntersuchung

Eine Routineuntersuchung ist nicht erforderlich (individuelle Indikation).

Cholesterinbestimmung

Eine selektive Cholesterinbestimmung ist bei familiärer Hyperlipidämie oder koronarer Herzkrankheit vor dem 55. Altersjahr in der Familienanamnese erforderlich, eine weitere Abklärung bei Werten > 5,2 mmol/l. Im Folgenden einige Erkenntnisse in Bezug auf Cholesterin (Tab. 35.**3**):

- Atherosklerose oder dessen Vorstufen beginnen bei jungen Menschen.
- Erhöhte Cholesterinwerte früh im Leben spielen eine Rolle bei der Entwicklung von adulter Atherosklerose.
- Essgewohnheiten und Genetik beeinflussen den Cholesterinspiegel im Blut und das Risiko einer koronaren Herzkrankheit.
- Cholesterinsenkung bei Kindern und Jugendlichen kann von Vorteil sein.
- Rauchen sollte vermieden werden.
- Regelmäßige Körperertüchtigung sollte gefördert werden.
- Hoher Blutdruck sollte identifiziert und behandelt werden.
- Übergewicht sollte vermieden oder reduziert werden.

Tab. 35.**3** Cholesterinwerte bei Kindern und Jugendlichen (2 – 19 Jahre).

Bewertung	Gesamtcholesterin (mg/dl)	LDL-Cholesterin[1] (mg/dl)	Non-HDL-Cholesterin[1] (mg/dl)	Apolipoprotein B (mg/dl)	Triglyzeride[2] (mg/dl)	HDL-Cholesterin[1] (mg/dl)	Apolipoprotein A-1 (mg/dl)
akzeptabel	< 170	< 110	< 120	< 90	< 90	> 45	> 120
grenzwertig	170 – 199	110 – 129	120 – 144	90 – 109	90 – 129	40 – 45	115 – 120
hoch	≥ 200	≥ 130	≥ 144	≥ 110	≥ 130	–	–

HDL = High-Density Lipoprotein
LDL = Low-Density Lipoprotein
[1] Cave: Die Werte sind in mg/dl angegeben. Um auf SI-Einheiten umzurechnen, müssen die Werte durch 38,6 geteilt werden.
[2] Cave: Die Werte sind in mg/dl angegeben. Um auf SI-Einheiten umzurechnen, müssen die Werte durch 88,6 geteilt werden.

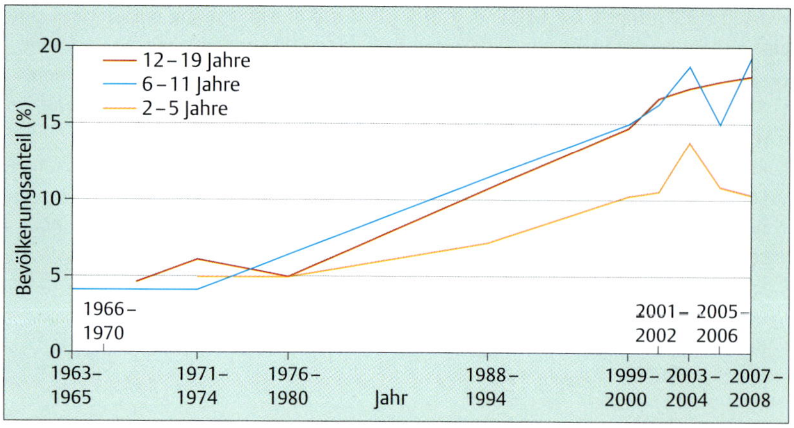

Abb. 35.**31** Entwicklung des Übergewichts in den USA zwischen 1963 und 2008 ist bedrohlich.

Tab. 35.**4** Geschätzter Kalorienbedarf in verschiedenen Altersstufen (aus Institute of Medicine. Dietary reference intakes for energy, carbohydrate, fiber, fat, fatty acids, cholesterol, protein, and amino acids. Washington, DC: National Academies Press; 2002: 175 – 182).

Geschlecht	Alter (Jahre)	Sitzend	Mäßig körperlich aktiv	Körperlich aktiv
Kleinkind (Mädchen und Jungen)	2 – 3	1000 – 1200	1000 – 1400	1000 – 1400
Mädchen	4 – 8	1200 – 1400	1400 – 1600	1600 – 2000
	9 – 13	1400 – 1600	1600 – 2000	1800 – 2200
	14 – 18	1800	2000	2400
	19 – 30	1800 – 2000	2000 – 2200	2400
Jungen	4 – 8	1200 – 1400	1400 – 1600	1600 – 2000
	9 – 13	1600 – 2000	1800 – 2200	2000 – 2600
	14 – 18	2000 – 2400	2400 – 2800	2800 – 3200
	19 – 30	2400 – 2600	2600 – 2800	3000

Vorsorge

Ernährung

Weiterhin ist Ernährung mit ausreichend Milchprodukten für die Kalziumzufuhr wichtig. Das Thema Außenseiterdiäten und Junk Food sollte ebenfalls noch einmal angesprochen werden. Die Zunahme des Anteils übergewichtiger Kinder ist bedrohlich zunehmend (Abb. 35.**31**). Tab. 35.**4** zeigt den Kalorienbedarf von Kindern.

!

- genügend Milchprodukte (Calcium)
- Gespräch über Außenseiterdiäten, Junk-Food

Drogen

- Umgang mit Frustrationen und Langeweile und Peer-Druck
- evtl. präventive Beratung bzgl. Rauchen – je nach Aktualität

Medien

Empfehlungen für Mediennutzungszeiten bei den 11- bis 13-Jährigen

- Das Kind sollte täglich maximal 60 min intensiv fernsehen oder Computer spielen (inklusive Handspielgeräte).
- Manche Kinder dieses Alters nutzen den Computer eher, um nebenbei Musik zu hören oder zu chatten, während sie gleichzeitig Aufgaben erledigen. Sind die Aufgaben dann einwandfrei erledigt, ist es noch annehmbar, wenn das Gerät bis zu 90 min läuft.
- Es sollte auf viel medienfreie Zeit und Alternativen zum Medienkonsum geachtet werden.
- Es empfiehlt sich, zusammen Filme oder Fernsehsendungen anzuschauen, die alle Familienmitglieder interessieren.
- Die Familie sollte sich im Anschluss darüber austauschen. So können die Eltern den Zugang zu den Meinungen, realen Erfahrungen und Empfindungen der Kinder behalten.
- Dem Kind sollte gezeigt werden, wie es sich sicher im Internet bewegen kann.
- Die Risiken des Internets sowie des Medienkonsums sollten dem Kind deutlich gemacht werden.
- Dem Kind ist zu zeigen, wie es sicher chatten kann und wie es sich in öffentlichen Plattformen (Facebook, Twitter, Ping) verhalten, schützen und wehren kann.
- Vielleicht können gemeinsame Produktionen (Filme, Podcasts) gemacht werden.

Sport (Abb. 35.**32**)

- für Sport motivieren
- Cave: Athlets Triad

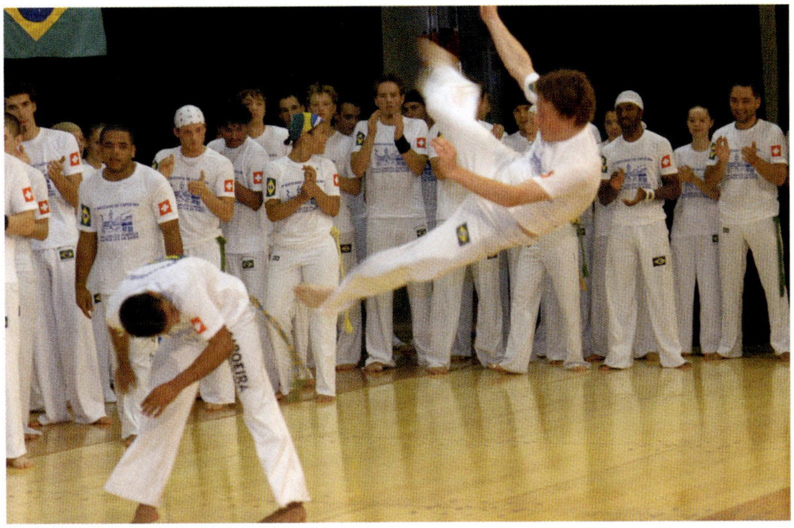

Abb. 35.**32** Jugendsport als Prävention.

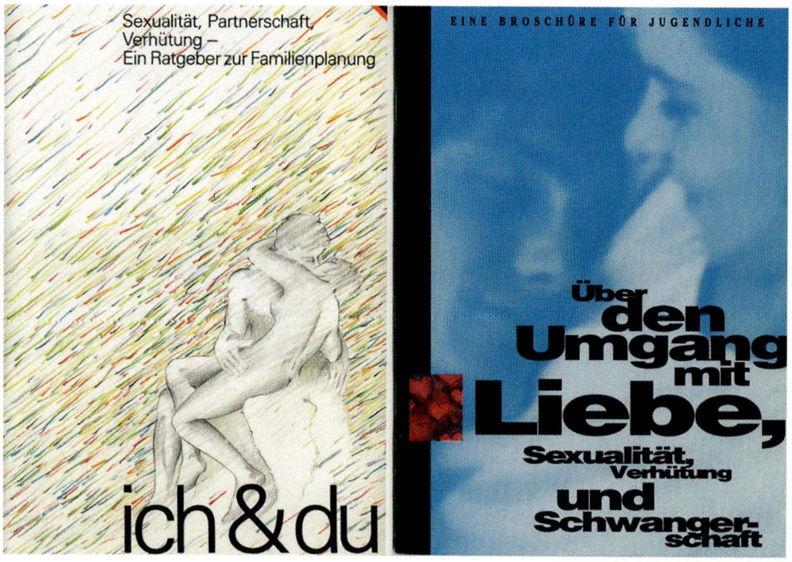

Abb. 35.**33** Broschüre der Bundeszentrale und anderen Stellen für gesundheitliche Aufklärung.

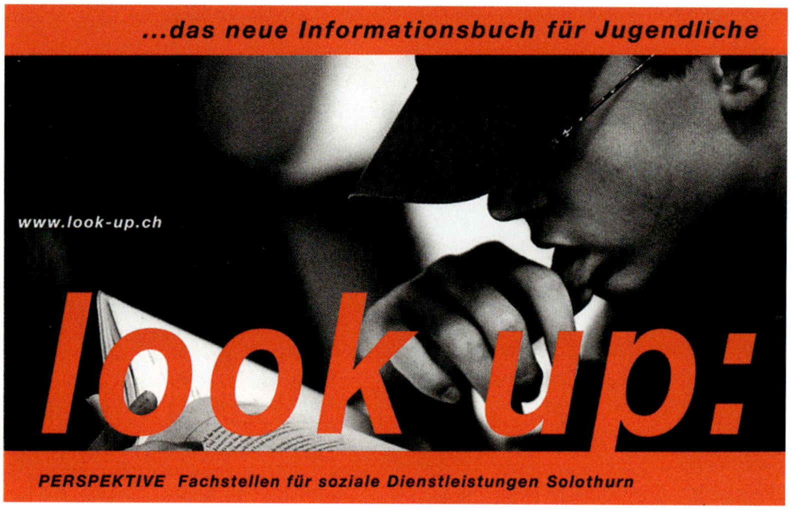

Abb. 35.**34** Broschüre bzw. Buch der Fachstelle für soziale Dienstleistungen in Solothurn.

Impfungen

- Kontrolle des Impfstatus und eventuell Impfung nachholen
- Impfung gegen das humane Papillomavirus bei Mädchen (eventuell auch bei Jungen) durchführen

Risikofaktoren und antizipatorische Beratung (Abb. 35.**33** bis Abb. 35.**36**)

- *Triggerfragen für den Einstieg in das Beratungsgespräch:*
  - Wo stehst du mit deinem Wachstum im Vergleich zu deinen Gleichaltrigen?
  - Wie verstehst du dich mit deinen Eltern, Geschwistern und Lehrpersonen?
  - Hast du in der letzten Zeit Veränderungen an deinem Körper festgestellt?
  - Hast du Fragen dazu?
  - Hast du Freunde?
  - Einige Mädchen bzw. Jungen in deinem Alter haben bereits einen Freund oder eine Freundin. Wie steht es bei dir?
  - Warst du schon einmal verliebt?
  - Hast du momentan einen Freund oder eine Freundin? Oder fühlst du dich bereit, einen Freund oder eine Freundin zu haben?
  - Falls du einen Freund oder eine Freundin hast, wie lange seid ihr bereits zusammen?
  - Seid ihr euch schon sehr nahe gekommen?
  - Hattet ihr bereits sexuelle Erfahrungen? Oder fühlst du dich bereit, solche zu haben?
  - Wenn ihr bereits sexuelle Erfahrungen hattet, habt ihr euch geschützt?
  - Hattest du bereits sexuelle Erfahrungen mit jemand anders?
  - Fühlst du dich mehr zu Jungen oder zu Mädchen hingezogen?
  - Ist dir schon einmal jemand auf eine Weise zu nahe getreten, die dir unangenehm war?
  - Hattet ihr in der Schule Sexualkunde? Wenn ja, worüber habt ihr gesprochen?

- Weißt du Bescheid über Verhütungsmaßnahmen? Möchtest du, dass ich dir einige Sachen nochmals erkläre?
- *körperliche Entwicklung:*
  - Wachstumsspurt
  - Pubertät
  - Aufklärung
- *Familie:*
  - Autonomie und ihre Grenzen
  - Rolle in der Familie (wird durch die Pubertät neu definiert)
  - Kinder und Eltern in ihrer neuen Rolle unterstützen
  - Erziehungsstil (Regeln, Konsequenz, Fit/Misfit)
- *Schule:*
  - Schulprobleme: Unterforderung, Überforderung, persönliche Probleme mit den Lehrern, Quälereien in der Pause oder auf dem Schulweg, zu hohe, zu niedrige oder keine Erwartungen der Eltern usw.
  - Gewalt in der Schule thematisieren
  - Berufswunsch
- *Freizeitaktivitäten, Sport, Hobbys, Freunde:*
  - Medienumgang (TV, Radio, MP3-Player, Gamesation, Handy,
    Dauerimmission usw.)
  - Hobbys, Sport, Ballett
  - Integration im Freundeskreis
  - Risikoverhalten, Unfallprävention
  - rauchfreie Umgebung
  - Rauchen, Drogenkonsum
  - sexueller Missbrauch
- *Ernährung:*
  - Diäten
  - Junk Food
- *Unfallverhütung:*
  - Fahrradhelm
  - im Auto angeschnallt
  - Beispielverhalten im Verkehr
  - Risikoverhalten (klettern, springen, tauchen usw.)
  - Risikosportarten
  - Mut, „nein" zu sagen

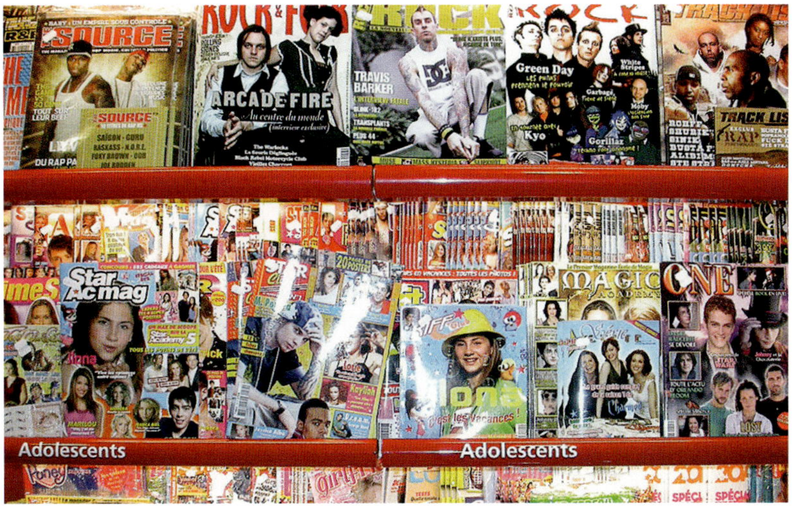

Abb. 35.**35** Angebote für Adoleszente an einem Zeitungsstand: Vielleicht kann der Kinder- und Jugendarzt bezüglich des Informationsangebots für Jugendliche von großer Hilfe sein.

Ausblick

Das Kind wird in Gegenwart seiner Eltern darauf vorbereitet, dass die nächste Untersuchung (mit 14 Jahren) mit ihm allein stattfinden kann. Es wird darauf hingewiesen, dass es sich nun bei Problemen direkt an den Arzt wenden kann und soll.

Die Eltern werden darüber aufgeklärt, dass eine Schulreihenuntersuchung nicht einer individuellen Vorsorgekontrolle entspricht und diese nicht ersetzen kann.

Ein Fragebogen (s. Anhang), der vor der nächsten Vorsorgeuntersuchung abgegeben und ausgefüllt wird, hilft dem Arzt, mehr von dem Jugendlichen zu erfahren, der oft nicht so gern über sich spricht.

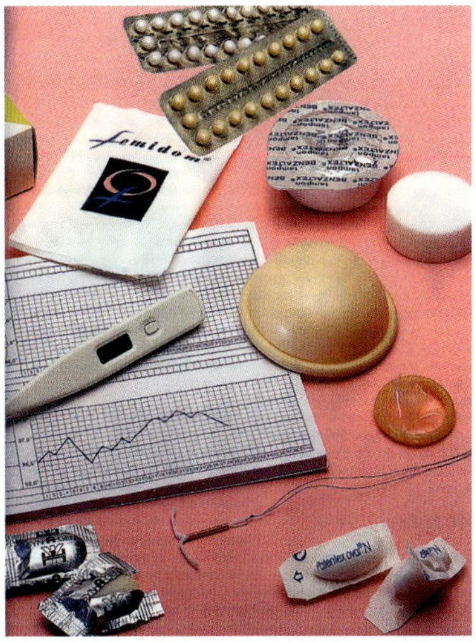

Abb. 35.**36** Diverse Kontrazeptiva.

Literatur

Caflisch M. Sexualität und Adoleszenz. Pädiatrie up2date 2008; 3: 289 – 317

Eaton WO, McKeen NA, Campbell DW. The waxing and waning of movement: implications for psychological development. Dev Review 2001; 21 (2): 205 – 223

Institute of Medicine. Dietary reference intakes for energy, carbohydrate, fiber, fat, fatty acids, cholesterol, protein, and amino acids. Washington, DC: National Academies Press; 2002: 175 – 182

Largo RH, Czernin M. Jugendjahre. 2. Aufl. München: Piper; 2011

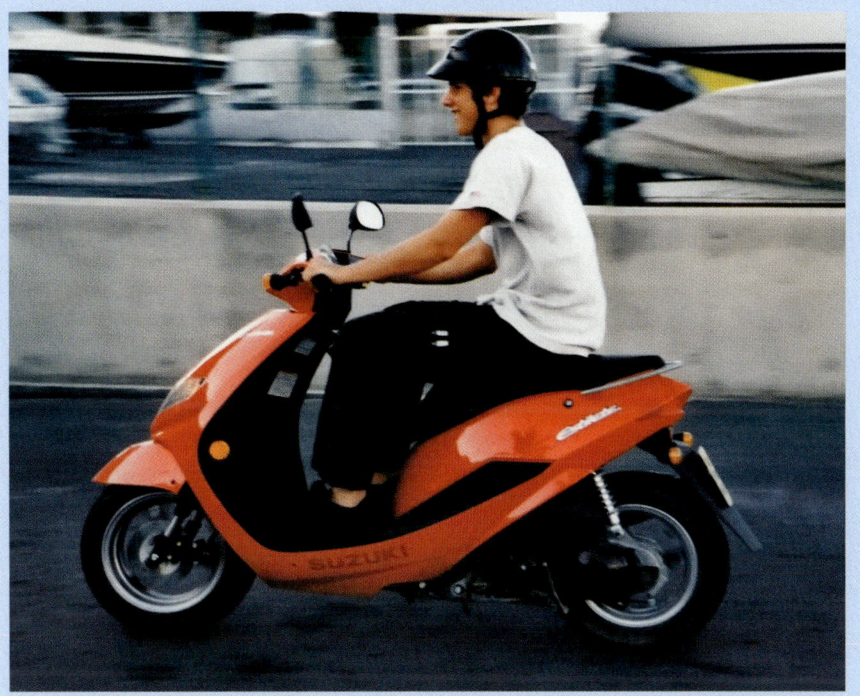
SUZUKI

Synopsis der psychomotorischen Entwicklung

In dieser Zeitspanne zwischen Kindheit und Erwachsenendasein spielt die Sexualität eine zentrale Rolle. Die sexuelle Entwicklung unterliegt biologischen und psychologischen Faktoren. Dabei bedeutet die Sexualentwicklung nicht nur körperliche Entwicklung, sondern auch die eigene Körperwahrnehmung und die Integration der eigenen sexuellen Identität und Geschlechterrolle.

Körperliche Transformation

Die Pubertät ist durch einen enormen Wachstumsspurt gekennzeichnet, die Wachstumsgeschwindigkeit nimmt, nach langjähriger konstanter Abnahme, wieder zu, sehr schön sieht man das auf den Wachstumsgeschwindigkeitskurven. Der Pubertätseintritt, aber auch deren Verlauf ist individuell sehr unterschiedlich. Daraus entstehen mit der Peergroup, der eigentlichen Referenz im Adoleszentenalter, große Spannungen. Dabei sein ist alles, nur nicht verspätet.

Gehirnentwicklung

Man glaubte bis vor Kurzem, dass sich die meisten Veränderungen im Gehirn vor der Adoleszenz ereignen. Heute aber weiß man, nicht zuletzt wegen neuer Technologien (MRT), dass sich das Gehirn eines Heranwachsenden immer noch im Bau befindet. Zwar hat das Gehirn im Alter von 5 Jahren 90 % des erwachsenen Gewichts erreicht, und „wächst“ also in der Adoleszenz nur noch wenig. Währen dieser Zeit geschieht aber ein fundamentaler Umbau: Es kommt zu komplexen Veränderungen in der Organisation und Funktion des Gehirns. Zum Beispiel kommt es zu bedeutsamen Veränderungen in den Frontallappen. Dieser Gehirnteil ist assoziiert mit Planung, Erinnerung, Assoziation, Entscheidungsfindung, Bewegungsplanung. Alles Eigenschaften, die in der Pubertät rasch reifen.

Die Zunahme der weißen Substanz im Gehirn eines Heranwachsenden legt nahe, dass es durch vermehrte Myelinisierung weiterhin auf Kurs in Richtung mehr Effizienz und schnellerer Kommunikation zwischen den Neuronen geht. Die graue Substanz hingegen folgt einem anderen Muster: zuerst nimmt sie zu, dann nimmt sie ab. Die Menge der grauen Substanz widerspiegelt die schiere Anzahl der neuronalen Verzweigungen oder Synapsen. Die Änderungen in der grauen Substanz in der Adoleszenz zeigen einen präadoleszenten Spurt und einen Rückgang am Ende der Adoleszenz. Das Gehirn wird offensichtlich umgebaut. Dieser synaptische Wachstumsschub, genannt Synaptogenese, gleicht dem der frühen Kindheit. Man nimmt an, dass der pubertäre Hormonschub die „Überproduktion“ von Synapsen bei Jugendlichen (Giedd et al. 1999b) auslöst. Der Peak wird bei Mädchen etwa 1 Jahr früher erreicht als bei Jungen.

Nach der Synaptogenese des kindlichen Gehirns erfolgt durch synaptisches Pruning eine Reduktion der Anzahl der Synapsen. Dies führt nicht zu einer Verschlechterung der Hirnleistung, sondern zu einer Optimierung der Abläufe und damit einer Verbesserung der Funktionen. In diesen Phasen ist das Gehirn besonders anfällig für die Auswirkungen von Drogen und Alkohol und das in einer Entwicklungsphase, die besonders durch Experimentierfreude gekennzeichnet ist.

Durch den Gehirnumbau in der Adoleszenz verliert es viele seiner Vernetzungen. Viele bisher erfolgreiche Lösungsstrategien im Verhalten müssen auf dieser unsicheren Grundlage scheitern. Die kognitiven Veränderungen betreffen die Wandlung vom konkreten zum abstrakten Denken. Die psychosozialen Veränderungen beinhalten eine Reihe von Entwicklungsaufgaben: Erlangen einer eigenen gefestigten Identität, Loslösung vom Elternhaus und Integration ins soziale Umfeld. Die Beziehungen zu den Gleichaltrigen unterliegen stetigen Veränderungen und es kommt langsam zum Aufbau von intimeren Beziehungen zu einem Partner. Selbständigkeit, Selbstsicherheit und Selbstkontrolle sowie die sich oft ändernde sexuelle Orientierung spielen eine wichtige Rolle im Durchlaufen dieser Entwicklungsstadien.

Sexuelle Entwicklung

Während der Pubertät reifen alle primären Geschlechtsorgane, die direkt an der Reproduktion beteiligt sind heran und reifen funktional aus. Der kindliche Köper wird zum Sexualsubjekt und -objekt. Der Eros stiehlt die Kindheit (Sichtermann). Der Jugendliche ist mit den Köperveränderungen konfrontiert, die initial oft verleugnet werden, dann aber in der Altersgruppe und auch im Elternhaus bewusst wahrgenommen und angesprochen werden. Die körperlichen Veränderungen führen obligat zu Kommentaren der Außenwelt, vor allem der Peer-Gruppe. Diese wiederum beeinflussen entscheidend die Selbstwahrnehmung des Jugendlichen. „In“ oder „nicht in“ sein ist die Frage. Während die Menarche für einiges Aufsehen in der Familie sorgt, wird der erste Samenerguss (feuchte Träume) vom Jungen meist verheimlicht und von außen oft kaum registriert. Heute werden Jugendliche früher geschlechtsreif, lange bevor sie als Erwachsene betrachtet werden. Diese Asynchronie schafft große Spannungen.

Das erste sichtbare Zeichen, dass ein Mädchen beginnt, geschlechtsreif zu werden, sind die Brustknospen. Der Wachstumsspurt beginnt beim Mädchen gleichzeitig mit dem Beginn der Brustentwicklung (B2). Er erreicht seinen Höhepunkt etwa ein halbes Jahr später. Mit der Menarche endet die Pubertätsentwicklung. Die Pubesbehaarung erscheint etwas später, kurz vor dem Wachstumsschub. Nicht nur das äußere, sondern auch das innere Erscheinungsbild des Mädchens ändert sich: Eierstöcke und Gebärmutter vergrößern sich und die Vaginalschleimhaut verdickt sich. Der Beckeneingang, die knöcherne Öffnung des Geburtskanals, wächst langsamer und erreicht erst etwa im Alter von etwa 18 Jahren Erwachsenengröße, ein weiteres Risiko für Schwangerschaften im Jugendalter. In der Regel kommt es zur Menarche erst relativ spät in der Pubertät, etwa 18 Monate nach dem Maximum des Wachstumsspurts. Nach der Menarche kann noch ein Längenwachstum von rund 7 cm erwartet werden. In Europa ist der Zeitpunkt der Menarche im letzten Jahrhundert bis in die 1960er-Jahre gesunken. Seitdem bleibt sie in etwa konstant. Die Gründe für diese säkulare Akzeleration liegen offensichtlich in den verbesserten Ernährungs- und Lebensbedingungen wie auch in geringeren gesundheitlichen Belastungen dank einer besseren medizinischen Versorgung. Die ersten Zyklen sind meist anovulatorisch und unregelmäßig. Erste Ovulationen beginnen typischerweise etwa 12 – 18 Monate nach der Menarche.

Die ersten Anzeichen der Pubertät beim Jungen sind eine Vergrößerung der Hoden, eine Verdickung und Pigmentierung des Hodensacks und das Auftreten von Schamhaaren. Diese Änderungen treten in der Regel etwa 3 Jahre vor dem maximalen Wachstumsspurt auf. Beim Jungen beginnt die körperliche Pubertätsentwicklung 2 Jahre später als bei den Mädchen. Definitionsgemäß ist der Pubertätsbeginn durch ein Hodenvolumen von mehr als 4 ml gekennzeichnet. Der Wachstumsspurt beginnt bei einem Hodenvolumen von mehr als 6 ml.

Der Wachstumsspurt dauert beim Jungen etwa 2 Jahre länger und ist schneller als beim Mädchen. Aus diesem Grund sind die erwachsenen Männer (Mittel: 176 cm) etwa 10 – 12 cm größer als die Frauen (Mittel: 165 cm). Jugendliche mit einer konstitutionellen Verzögerung der Pubertät wachsen länger als Jugendliche, die eher früh reifen und einen steileren Wachstumsspurt haben. Beide erreichen letztendlich aber eine ähnliche Endlänge. Die pubertäre Wachstumsphase ist hormonell hauptsächlich von den Sexualhormonen abhängig. Der erste biologische Marker ist die nächtliche pulsatile LH-Sekretion. Pulsatile Ausschüttungen von GnRH (Gonadotropin-releasing-Hormon), gelangen in die gonadotropen Zellen der Hypophyse und provozieren die Produktion und Freisetzung von FSH (follikelstimulierendes Hormon) und LH (luteinisierendes Hormon). Diese ihrerseits stimulieren die Gonaden. Bei den Mädchen kommt es zu einer schrittweisen Aktivierung der Ovarialfunktion. Bei den Jungen beginnt die Testosteronproduktion und die Spermienreifung. Cave: Die Wachstumsgeschwindigkeit muss in der Pubertät mehr als 4 cm/Jahr betragen, sonst ist eine pädiatrisch-endokrinologische Abklärung indiziert!

Während des Wachstumsschubs beginnt auch der Penis zu wachsen und dies für eine Dauer von ca. 2 Jahren. Etwa 1 Jahr nachdem der Penis zu wachsen beginnt, sind die Jungen in der Lage, Sperma zu ejakulieren. Semenarche der ersten Ejakulation, oft spontan während des Schlafs. Im 1. Jahr nach der Semenarche sind die Spermien in der Samenflüssigkeit weniger zahlreich und weniger fruchtbar als Spermien bei erwachsenen Männern. Der erste Samenerguss ist im Pubertätsverlauf meist ein relativ frühes Ereignis und viele Jungen sind davon überrascht und verunsichert. Ein weiterer bemerkenswerter Wandel, der peinliche Momente verursachen kann, ist der Stimmbruch. Normalerweise vertieft sich die Stimmlage am Ende der Pubertät durch Änderung der Kehlkopfgröße und die Verlängerung der Stimmbänder.

Timing der Pubertät

Ein Blick in ein Schulzimmer einer 7. Klasse reicht aus, um die riesigen Unterschiede der Entwicklung zu illustrieren: Da sitzen kindliche Jungen neben „ausgereiften“ Frauen. Das kann zu sehr großen Spannungen führen. Mädchen leiden in der Regel mehr unter einer verfrühten Pubertätsentwicklung als Jungen. Umgekehrt leiden Jungen mit einer verspäteten Pubertätsentwicklung mehr darunter als die Mädchen. Die Pubertät sollte aber innerhalb eines zeitlichen Rahmens auftreten: kein Auftreten sekundärer Geschlechtsmerkmale vor dem 8. (Mädchen) und 9. (Jungen) Lebensjahr nennt sich Pubertas praecox. Die Pubertas tarda manifestiert sich als Fehlen sekundärer Geschlechtsmerkmale nach dem 14. Lebensjahr beim Mädchen und 15. Lebensjahr beim Jungen. Die Pubertätsdauer kann stark variieren. Die durchschnittliche Dauer beträgt beim Mädchen 4,2 Jahre, beim Jungen 3,5 Jahre.

Bei einer verfrühten Pubertätsentwicklung sind die Mädchen durch ihre körperliche Reife früher auf sozialer Ebene mit Erwartungen und Angeboten der Peers und Erwachsenen konfrontiert, denen sie nicht immer gewachsen sind. Dies kann sich durch eine erhöhte Risikobereitschaft und depressive Verstimmungen ausdrücken. Die früh entwickelten Jungen nehmen bevorzugt eine Führungsrolle in ihrer Peer-Gruppe ein, was ihr Selbstwertgefühl zwar stärkt, doch ebenfalls mit einem erhöhten Risikoverhalten einhergehen kann. Umgekehrt leiden Jungen mit einer verspäteten Pubertätsentwicklung mehr unter einer Beeinträchtigung des Selbstwertgefühls, sie sehen sich als Verlierer im Wettbewerb um soziale Anerkennung durch die Gleichaltrigen und Erwachsenen. Mädchen hingegen scheinen weniger davon betroffen zu sein.

Die unterschiedliche Reifung führt auch zu sehr unterschiedlichen Erfahrungen: Einerseits kommt es zu ersten, zumeist zögerlichen und geheimen sexuellen Eigen- und Fremderfahrungen, andererseits zu Persistenz präpubertären Verhaltens. Dabei kann das Sexualverhalten nicht unabhängig von Imitation, Modelllernen, Beziehungsqualität, Emotionen, Erwartungen und losgelöst vom soziokulturellen Kontext verstanden werden. Es kann nicht nur zu Pubertätsentwicklungsstörungen, sexuell erworbenen Erkrankungen oder ungewollten Teenagerschwangerschaften kommen, sondern auch zu Problemen der sexuellen Identitätsfindung oder der sexuellen Ausbeutung.

Körperwahrnehmung und Identitätsfindung

Die Beschäftigung mit dem eigenen Körper ist für beide Geschlechter zentral. Die Hälfte der Jugendlichen fühlt sich in ihrem Körper wohl und findet ihn schön. Die andere Hälfte nicht und das kann wechseln. Oft besteht die Angst, nicht der Normalität, den gängigen, durch die Werbung vorgegebenen, nicht realen Modellen der Schönheit zu entsprechen. Zudem ändert sich das Körperbild andauernd und beunruhigt und kann zu verstärktem Schamgefühl führen. In der Regel haben Jugendliche gegenüber Erwachsenen Mühe, über diesbezügliche Ängste offen zu sprechen. Es ist für sie nicht immer einfach, die körperlichen Veränderungen in Worte zu fassen, da ihnen oft auch die entsprechenden Begriffe dazu fehlen. So kann es für Mädchen schwierig sein, über Fluor, Menstruationsbeschwerden oder Brustschmerzen zu sprechen, für die Jungen über Erektion, Masturbation und Samenerguss. Viele Jugendliche haben auch nur eine vage Vorstellung von ihrer eigenen Anatomie, die sexuelle Aufklärung hinkt in der Schule oft der Pubertätsentwicklung massiv hinterher. Die meisten Mädchen wissen daher nicht, wo genau der Hymen ist und warum bzw. wie es zur Regelblutung kommt. Die Frage, die den Jugendlichen zentral beschäftigt ist: „Bin ich normal?“

Das soziale Umfeld und die Art und Weise, wie die Gesellschaft den Übergang in das Erwachsenenleben organisiert, die Einstellung der Eltern und der Schule sowie die Begegnungen mit Gleichaltrigen (Peer-Gruppe) beeinflussen die Entwicklung. Die persönliche Identität ist das Resultat eines aktiven geschlechtsspezifischen Prozesses, der Identitätsarbeit, den jedes Individuum durchläuft, eingebettet in ein ihm eigenes soziales Umfeld. Aufgaben, die auf den Jugendlichen warten, sind z. B.:

- Unabhängigkeit von Eltern und deren Wertvorstellungen
- Ablösung von der Familie
- Entwicklung neuer und reiferer Beziehungen mit der Peer-Gruppe
- Akzeptanz des eigenen Körpers, der eigenen Art
- stabiles Körperbewusstsein und Körperkontrolle
- sexuelle Identität
- kognitive Entwicklung: Abstraktion, Introspektion, Individuation, Identifikation
- moralische Entwicklung: eigenes moralisches Urteil, unabhängig von Personen oder Leadern
- moralische Entwicklung: eigenes moralisches Urteil, unabhängig von Personen oder Leadern
- Entwicklung in Richtung ökonomische Unabhängigkeit mit Berufswahl bzw. Ausbildung
- Aneignung von Leitlinien des eigenen Verhaltens
- Verständnis der komplexen Zusammenhänge in Politik, Wirtschaft und Zusammenleben

Rechtliches

Jugendliche müssen sich sicher sein, dass die dem Arzt anvertrauten Informationen vertraulich behandelt werden. Der Arzt wird zwar dem Jugendlichen die Wahrung des Patientengeheimnisses zusichern. Voraussetzung dazu aber ist die Urteilsfähigkeit des Jugendlichen. Diese ist gegeben, wenn der Jugendliche eine genügende kognitive und emotionale Reife erreicht hat, um die ihm vorgeschlagenen Maßnahmen zu verstehen. Dabei muss die Meinung des Jugendlichen entsprechend seiner Reife mitberücksichtigt werden. Die ärztliche Schweigepflicht ist für urteilsfähige Minderjährige auch gegenüber den Eltern gültig. Die Eltern haben aber das Recht, über den Gesundheitszustand ihrer Kinder informiert zu werden. Vertraulichkeit und ärztliche Schweigepflicht spielen eine zentrale Rolle in der Sprechstunde mit Jugendlichen, insbesondere, wenn es darum geht, Sexual- und Risikoverhalten anzusprechen. Die körperliche Untersuchung sollte nur mit dem Einverständnis des Jugendlichen und in Gegenwart eines dem Jugendlichen gleichgeschlechtlichen Beobachters (Mutter, Arztgehilfin, Vater) vorgenommen werden.

Schwerpunkte der Untersuchung

(Abb. 36.**1** und Abb. 36.**2**)

Datum: ____________ Alter: ____________ Gewicht: ________ P____

Länge: ________ P____ BD: ____________ BMI: ____________

Kopfumf.: ________ P____ Tanner: ____________ Pubes P: ____________

Testes ml: ____________ Brustentwicklung: ________ B: ____________

Menarche: ____________

☑ normal/ja ☒ auffällig/nein ❑ nicht untersucht/erfr.

Anamnese

- ❑ Zwischenanamnese
- ❑ Allergien
- ❑ Hautprobleme
- ❑ Leistungsfähigkeit, Atemnot, Anstrengungsasthma
- ❑ Ernährung (Zusammensetzung/Störungen)
- ❑ Schlafstörungen
- ❑ Funktionelle Beschwerden (Kopf-/Bauch-/Gelenk-/Rückenschmerzen/Orthostase)
- ❑ Harn-/Stuhlfrequenz/Verstopfung
- ❑ Rückmeldungen Schule
- ❑ Gemütsschwankungen
- ❑ Spezielle Förderung/Behandlung/Therapien
- ❑ Berufstätigkeit/Abwesenheiten der Bezugspersonen
- ❑ HEADSS

Körperbild Sexualität

- ❑ Ist mit eigenem Körper zufrieden
- ❑ Sexualentwicklung/Hetero-/Homosexualität ansprechen/Partner/GV
- ❑ Menstruation (Dymenorrhö/Blutungsunregelmäßigkeiten)
- ❑ Verhütung/Pille danach
- ❑ Über HIV/Geschlechtskrankheiten orientiert
- ❑ Genügende Kalziumeinnahme
- ❑ Raucht/Trinkt nicht
- ❑ Kein Drogenkonsum
- ❑ Keine Hinweise für Anorexie/Bulimie

Schule Soziales Autonomie

- ❑ Geht gerne zur Schule/in die Lehre
- ❑ Schulleistungen zufriedenstellend
- ❑ Realistische Berufspläne/Berufswunsch
- ❑ Keine Probleme Schulweg/Pause/Mobbing
- ❑ Kann sich wehren/vor Gewalt schützen/Gruppendruck entziehen
- ❑ Keine kulturelle Entwurzelung/Integrationsprobleme/Bandenbildung
- ❑ Keine versteckte Depression/Suizidalität
- ❑ Keine Mediensucht
- ❑ Gesundes Selbstbewusstsein

Familie Freizeit Freunde

- ❑ Familiensituation (getrennt/geschieden/Patchwork)
- ❑ Beziehung zu Eltern unproblematisch
- ❑ Fremdbetreuung
- ❑ Keine Überbehütung/Laissez-faire/Verwahrlosung
- ❑ Taschengeld
- ❑ Mindestens ein(e) gute(r) Freund(in)
- ❑ Eltern akzeptieren Freund/Freundin
- ❑ Peer-Gruppe/Integration
- ❑ Keine Tendenz zu Rückzug oder Isolation
- ❑ Weitere Bezugspersonen
- ❑ Sportclub/Jugendriege/Gruppenaktivitäten/etc.

Untersuchung

- ❑ Haut/Nägel/Haare
- ❑ Körperhygiene/Fluor
- ❑ Mund/Mundhöhle/Zähne
- ❑ Augen/Visus
- ❑ Ohren/Gehör/Audiometrie (Tympanometrie)
- ❑ Schilddrüse
- ❑ Herz/Blutdruck/Lunge
- ❑ Abdomen/Genitale
- ❑ BA: Rotationsfehler/Beinachsen/Beinlänge/Füße
- ❑ Rücken (Skoliose/Kyphose/Rundrücken)
- ❑ Haltungsschwäche/Hypotonie
- ❑ Gewichtsprobleme (Adipositas, Anorexie)
- ❑ Hodenlage/Varikozele/Gynäkomastie

Risikofaktoren, antizipatorische Beratung

- ❑ Autonomie
- ❑ Hirarchie (Wer bestimmt in der Familie?)
- ❑ Erziehungsstil (Regeln, Konsequenz, Fit/Misfit)
- ❑ Risikoverhalten/Unfallprävention
- ❑ Ernährung/Diäten/Junk Food
- ❑ Rauchfreie Umgebung
- ❑ Medienumgang (TV, Radio, MP3-Player, Handy, Dauerimmission)
- ❑ Rauchen/Drogenkonsum
- ❑ Sexueller Missbrauch
- ❑ Selbstuntersuchung Mammae/Testes
- ❑ Abschied/Weiterbetreuung

Impfungen

Abb. 36.**1** Untersuchungsprotokoll 14 Jahre.

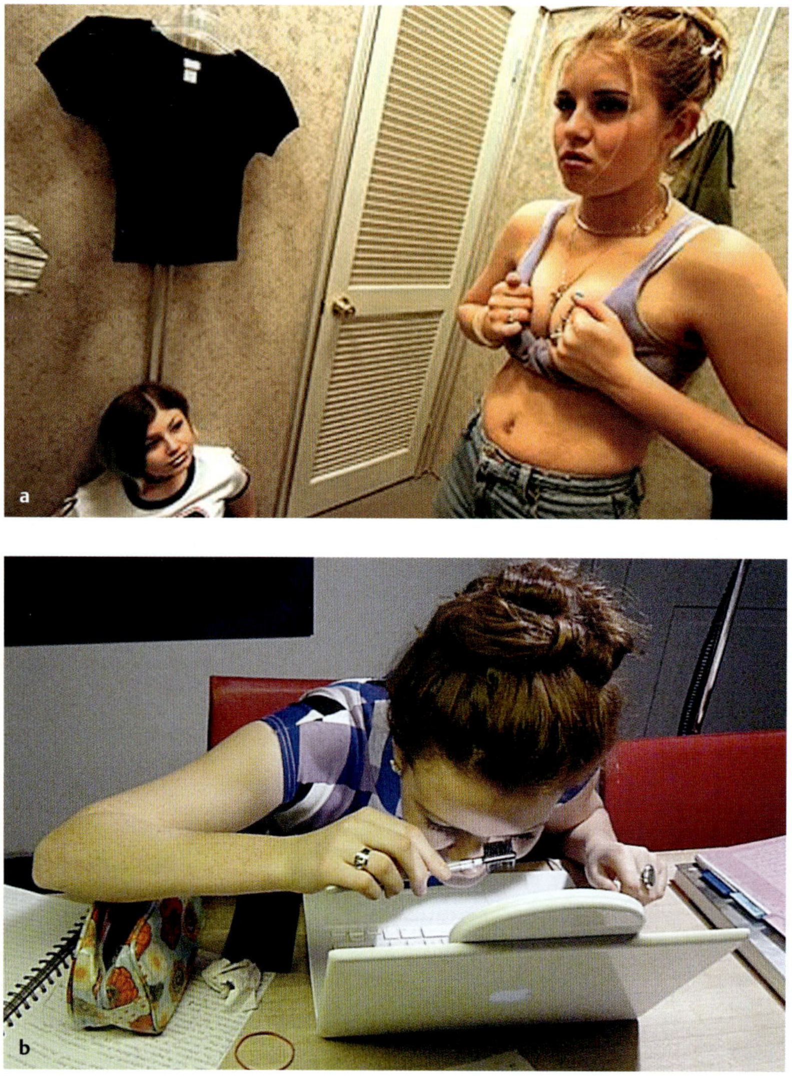

Abb. 36.**2 a, b** Schwierige Adoleszenz.

Die anamnestische Erhebung ermöglicht es, Problemkreise für die folgende körperliche Untersuchung zu erheben. Jugendliche beschäftigen sich vornehmlich mit ihrer körperlichen Entwicklung und den damit verbundenen – teils bedrohlich, teils positiv empfundenen – Veränderungen. Die allgemeine körperliche Untersuchung kann beruhigen und dem Jugendlichen Sicherheit geben, dass er „normal" ist. Nach einer genauen Beschreibung des Ablaufs sollte die körperliche Untersuchung gründlich durchgeführt werden.

Im nachfolgenden Gespräch können körperliche Befunde und „Normalitäten" vertieft und bezüglich der weiteren Entwicklung erklärt werden. Die Erklärungen sollen dem Jugendlichen helfen, sich zu akzeptieren, und seine Selbstverantwortung stärken. Dazu dient ein echtes Interesse des Untersuchers, das sich z. B. auch mit den Fragen nach der beruflichen Zukunft, den Wünschen und Träumen des Jugendlichen auseinandersetzt. Vertrauen und Rücksicht auf Empfindlichkeiten und Hemmungen sind die Basis für die zukünftige Beziehung zwischen Arzt und Jugendlichem. Hinderlich wäre eine belehrende, moralisierende Haltung, die die Autonomieentwicklung (die den Eltern häufig wenig gefällt) infrage stellen würde. Der Jugendliche wird zu einem gleichwertigen Partner des Jugendarzts; dieser begleitet und betreut den Jugendlichen, ohne mit Forderungen an ihn heranzutreten.

Dabei sollten Antikonzeption und Fragen bezüglich der Sexualität feinfühlig angesprochen werden. Meist genügt eine kurze, „oberflächliche" Frage. Wird eine Antwort verweigert, ist der Hinweis hilfreich, dass der Jugendarzt für solche Fragen gern zur Verfügung steht und erreichbar ist. Dazu gehört auch die Bereitschaft des Arztes, die „Pille danach" zur Verfügung zu haben.

Meist erscheint der Jugendliche jetzt allein in der Sprechstunde bzw. bei der Vorsorgeuntersuchung. Gelegentlich wartet die Mutter im Wartezimmer. Rücksprache oder Information der Eltern (mit Einverständnis des Jugendlichen) ist dann nötig, wenn z. B. eine kostenwirksame Spezialuntersuchung oder eine Operation in Betracht gezogen wird („Was denken deine Eltern darüber?"). Ebenfalls muss geklärt werden, ob der Jugendliche von sich aus gekommen ist oder von den Eltern geschickt wurde. Jugendliche haben, wie gesagt, ein Anrecht auf das Arztgeheimnis, auch wenn sie minderjährig sind. Entscheidend ist, dass sie als urteilsfähig in Bezug auf das vorliegende Problem betrachtet werden.

Der Übergang zum Erwachsenenmediziner sollte in diesem Alter immer angesprochen werden. So hat der Jugendliche die Möglichkeit zu entscheiden, wann er dorthin wechseln will. Gerade dieses Vorgehen verhindert, dass er leise und ohne „Verabschiedung" aus der Betreuung verschwindet. Auf diese Weise besteht auch weniger die Gefahr, den Jugendlichen „zu verlieren" und dass er bei Problemen (Menarche, Sexualität, Probleme in der Peer-Gruppe, Essstörungen, Selbstgefährdung usw.) dann nicht mehr weiß, wohin er sich wenden soll.

In der Regel reicht eine halbe bis Dreiviertelstunde nicht aus, um eine gründliche Vorsorgeuntersuchung in diesem Alter durchzuführen. Es ist dann besser, auf die präsentierten und aktuellen Probleme einzugehen und die restlichen Items auf eine Nachkontrolle zu verschieben. Jugendliche lassen sich dazu fast immer motivieren, wenn eine verständliche Begründung angegeben wird (Fragebogen mitgeben; s. Anhang)!

Erste Beobachtungen und einführendes Gespräch

Die anfängliche Spannung kann durch Joining abgebaut werden. Der Arzt verwendet dabei die ersten 5 min für eine persönlich gefärbte soziale Kontaktaufnahme, die der Entspannung dient. Er macht z. B. ein Kompliment über Kleider oder Schmuck. Aber Vorsicht: Jugendliche reagieren sehr empfindlich auf unechtes, anbiederndes Joining! Oder der Arzt kann fragen, ob der Jugendliche von sich aus gekommen ist oder von den Eltern geschickt wurde. Entscheidend ist natürlich, dass das Gespräch ehrlich ist und nicht künstlich wirkt.

Fragen bezüglich Sexualität und Drogen sollten feinfühlig angesprochen werden. Statt direkt danach zu fragen, ist eine allgemeine Formulierung einladender („Viele junge Frauen in deinem Alter..." oder: „Hast du Bekannte, die...?"; s. Fragebogen „Sätze vervollständigen" [Oberstufe] im Anhang).

Pubertätskrisen sind immer auch Elternkrisen: Krisen können Chancen (für Jugendlichen), aber auch Gefahren (für Eltern) sein. Die für das Bezugssystem unerwarteten Verhaltensweisen des Jugendlichen erfordern vor allem eine Anpassung der Eltern. Pubertätskrisen können aber auch Vorboten einer anderen psychischen Störung sein. Fragen bezüglich des psychosozialen Wohlbefindens können Hinweise für eine – in diesem Alter nicht seltene – psychische Erkrankung geben. Frühe Symptome sind:

- Konzentrationsstörungen
- innere Unruhe
- Antriebsstörung
- Schlafstörungen
- allgemeines Misstrauen
- sozialer Rückzug
- depressive Verstimmungen

Depressive Verstimmungen, Depressionen, aber auch Suizid sind in diesem Alter sehr häufig. Etwa 27 % der Jugendlichen haben Suizidgedanken; 8 % machen einen Suizidversuch.

Das Schlafverhalten der Jugendlichen ändert sich zu späterem (biologisch bedingtem) Einschlafen und weniger Schlaf. Sie bauen den Schlafdruck langsamer auf und können so länger wach bleiben; die biologische Uhr tickt anders. Das führt – neben der „Ordnungsproblematik" – zu den typischen Erziehungsproblemen zwischen Eltern und Jugendlichen. Es gibt aber eine Beziehung zwischen Schlafmangel, Stimmungslage, Risikoverhalten und Schulleistungen. Idealerweise sollte die Schule für Jugendliche mindestens 1 h später beginnen; dies belegen neuere Studien mittlerweile!

Erste Beobachtungen und Fragen:

- *Zwischenanamnese:*
  - Sind Allergien oder Unverträglichkeiten aufgetreten?
  - Bestehen Hautprobleme?
  - Wie sieht es mit der Leistungsfähigkeit aus? Sind Atemnot oder Anstrengungsasthma aufgetreten?
  - Wurden Synkopen, Blutdruckabfall oder Schwindel beobachtet?
  - Wie steht es mit der Ernährung (Zusammensetzung, Störungen, Junk Food)?
  - Bestehen Schlafstörungen oder Parasomnien?
  - Gibt es Konflikte bezüglich Bettgehzeit und Schlafdauer und bestehen Aufwachprobleme?
  - Sind funktionelle Beschwerden vorhanden (Kopf-, Bauch-, Gelenk- oder Rückenschmerzen)?
  - Wie ist die Harn- bzw. Stuhlfrequenz; liegt Verstopfung vor?
  - Wie sind die Rückmeldungen aus der Schule?
  - Treten Gemütsschwankungen auf?
  - Werden spezielle Förderungen, Behandlungen, Therapien oder Nachhilfeunterricht besucht?
  - Sind die Eltern oder Bezugspersonen oft wegen Berufstätigkeit abwesend?
  - HEADSS.

HEEADSS-Interview

(modif. von Dr. med. Rutishauser [2009], basierend auf HEADS-Screening von Goldenring u. Cohen [1988])

Zu Beginn des Gesprächs soll dem Jugendlichen erklärt werden, dass die erhobenen Informationen vertraulich behandelt werden (auch gegenüber den Eltern). Ausgenommen davon sind Angaben über Eigengefährdung (z. B. Suizidalität) und Fremdgefährdung.

Home

- Wo wohnst Du? Wer lebt mit Dir zusammen?
- Was arbeiten Deine Eltern?
- Wie kommst Du mit Deinen Geschwistern/Eltern aus? Hast Du ein eigenes Zimmer?
- Wie ist die Familienatmosphäre? Wie werden Meinungsverschiedenheiten ausgetragen?

Education

- In welche Schule/Klasse gehst Du?
- Was sind Deine Lieblingsfächer? Welche Fächer hast Du am wenigsten gern?
- Wie sind Deine schulischen Leistungen?
- Wie kommst Du aus mit den Klassenkameraden/Lehrern?
- Was sind Deine Berufsziele?

Eating

- Nimmst Du regelmäßige Mahlzeiten ein? Wie viele pro Tag? Frühstück?
- Gemeinsame Mahlzeiten in der Familie?
- Gibt es Nahrungsmittel, die Du in letzter Zeit vermehrt meidest? Weshalb?
- Wie fühlst Du Dich in Deinem Körper?

Activities

- Wie verbringst Du die Zeit nach der Schule/am Wochenende?
- Was sind Deine Hobbys? Treibst Du Sport?
- Wie viele Stunden pro Tag verbringst Du mit elektronischen Medien (Gameboy, PC-Spiele, TV, Spielkonsolen)?
- Hast Du Freunde? Hast Du so gute Freunde, dass Du ihnen auch Deine Sorgen anvertrauen kannst?
- Was unternimmst Du in der Freizeit mit Deinen Freunden?

Drugs

- Ein Teil der Jugendlichen in Deinem Alter hat schon einmal eine Zigarette probiert oder raucht regelmäßig. Rauchen Deine Freunde? Hast Du schon mal eine Zigarette geraucht?

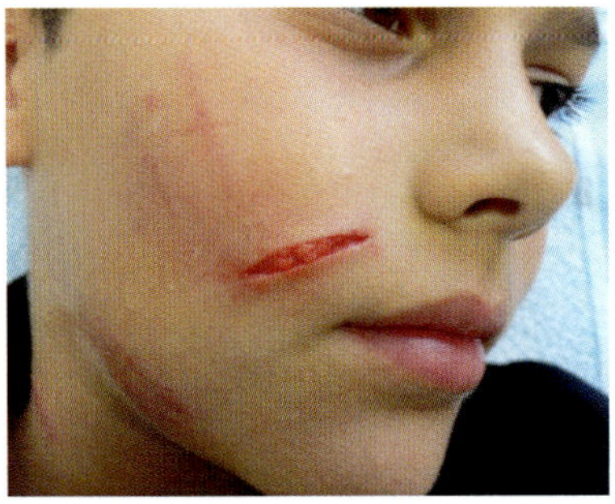

Abb. 36.**3** Wie ist die soziale Interaktion?

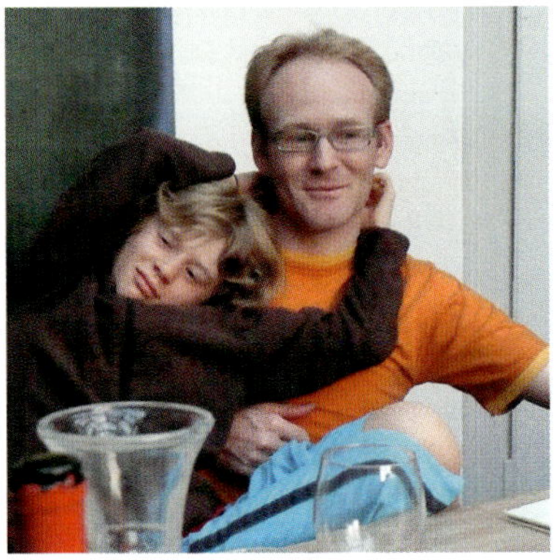

Abb. 36.**4** Nähe und dann … Distanz.

- Wie oft trinkst Du Alkohol? In welchen Situationen trinkst Du Alkohol (z. B. mit Freunden und/oder allein)?
- Hast Du jemals Marihuana oder andere Drogen probiert? Konsumieren Deine Freunde irgendwelche Drogen?
- Nimmst Du gelegentlich oder regelmäßig Medikamente ein?

Sexuality

- Warst Du schon einmal verliebt?
- Ist Sexualität ein Thema bei Dir/Deinen Freunden?
- Junge Leute in Deinem Alter sind teilweise schon sexuell aktiv: Hast Du schon einmal eine sexuelle Beziehung mit einer Freundin/Freund gehabt? (Cave: Man hüte sich davor, automatisch von Heterosexualität auszugehen.) Falls ja: Hast Du schon Geschlechtsverkehr gehabt? (Anmerkung: individuell abschätzen, ob diese Fragen angebracht sind).
- Wie alt ist/war Deine/Dein Freundin/Freund?
- Was machst Du/würdest Du machen, um Dich vor dem Schwangerwerden oder der Übertragung von Geschlechtskrankheiten zu schützen?
- Ist Dir schon mal jemand zu nahe gekommen, sodass es Dir unangenehm war? (Bei wem war das? Wie hast Du reagiert?)

Suizide/Depression

- Wie hast Du Dich in den letzten Wochen gefühlt?
- Bist Du oft traurig/schlecht gelaunt/interesselos/innerlich leer und hoffnungslos?
  Hast Du jemals daran gedacht, dass Du Dir etwas antun/nicht mehr leben möchtest?
  Falls ja, wann das letzte Mal? Falls ja, hast Du Dir überlegt, was Du Dir antun würdest und wie? Wie geht es Dir diesbezüglich in den letzten Tagen/Wochen?

Safety

- Trägst Du beim Radfahren/Snowboarden etc. einen Helm?
- Fährst Du manchmal mit Leuten auf dem Motorrad/im Auto mit, die zu viel Alkohol getrunken haben?

- *Körperbild und Sexualität:*
  - Ist der Jugendliche mit dem eigenen Körper zufrieden?
  - Sexualentwicklung, Hetero- bzw. Homosexualität, Partner und Geschlechtsverkehr müssen thematisiert werden.
  - Wie verläuft die Menstruation (Dysmenorrhö, Blutungsunregelmäßigkeiten)?
  - Ist der bzw. die Jugendliche über Verhütung bzw. die Pille danach informiert?
  - Es sollte über HIV und Geschlechtskrankheiten orientiert werden.
  - Ist die Kalziumeinnahme ausreichend?
  - Raucht und/oder trinkt der Jugendliche?
  - Findet Drogenkonsum statt?
  - Gibt es Hinweise für Anorexie oder Bulimie?
- *Schule, Soziales und Autonomie* (Abb. 36.**3**):
  - Geht der Jugendliche gern zur Schule bzw. in die Lehre?
  - Sind die Schulleistungen zufriedenstellend?
  - Sind realistische Berufspläne vorhanden? Gibt es einen Berufswunsch?
  - Gibt es Probleme auf dem Schulweg oder in der Pause (Mobbing)?
  - Kann sich der Jugendliche wehren bzw. vor Gewalt schützen?
  - Kann er sich dem Gruppendruck entziehen?
  - Ist kulturelle Entwurzelung vorhanden, gibt es Integrationsprobleme oder Bandenbildung?
  - Ist eine versteckte Depression oder Suizidalität beobachtbar?
  - Ist Mediensucht vorhanden?
  - Hat der Jugendliche ein gesundes Selbstbewusstsein?
- *Familie, Freizeit und Freunde* (Abb. 36.**4**):
  - Ist die Beziehung zu den Eltern unproblematisch?
  - Gibt es Fremdbetreuung (Dauer, Verträglichkeit)?
  - Sind Zeichen von Überbehütung, Laisser-faire oder Verwahrlosung vorhanden?
  - Ist die Taschengeldfrage zu allseitiger Zufriedenheit gelöst?
  - Hat der Jugendliche mindestens einen guten Freund oder eine gute Freundin?
  - Akzeptieren die Eltern diesen Freund bzw. diese Freundin?
  - Ist die Peer-Gruppen-Integration gut?
  - Ist eine Tendenz zu Rückzug oder Isolation festzustellen?
  - Gibt es weitere Bezugspersonen?
  - Ist der Jugendliche in einem Sportclub oder einer Jugendriege und nimmt er an Gruppenaktivitäten usw. teil?

DSM-IV-Kriterien für eine große depressive Episode

- Schlaflosigkeit, Hypersomnie
- depressive oder gereizte Stimmung, Interessenverlust, Wertlosigkeitsgefühle
- Müdigkeit
- Konzentrationsabnahme, Entscheidungsschwäche
- Appetitsab- oder -zunahme, unerwünschte Gewichtsänderung
- psychomotorische Verlangsamung oder erhöhte Erregbarkeit
- Gedanken um den eigenen Tod

Primäre Suizidrisikofaktoren

- Affektive Erkrankung
- antisoziales oder aggressives Verhalten
- Waffenbesitz
- Medikamenten-, Alkohol- und Drogenmissbrauch
- Selbstmord(-versuch) in der Familie
- vorangegangener Suizidversuch
- Familiensituation (getrennt, geschieden, Patchwork)

Somatischer Status

Körpermaße

! Während der Untersuchung sollten die erhobenen (normalen) Befunde fortlaufend und positiv kommentiert werden.

In Somatogramm eintragen und beurteilen

- Gewicht
- Größe
- Pubertätsstadien nach Tanner
- Kopfumfang
- evtl. Wachstumsgeschwindigkeit, Knochenalter
- Haltung

Übergewicht, Untergewicht, subjektive Gewichtsprobleme (Adipositas/Anorexie), Entfernung von seinem Perzentilenbereich, dem Elternkanal, Asymmetrien, Dysproportion, Pubertätsstadium

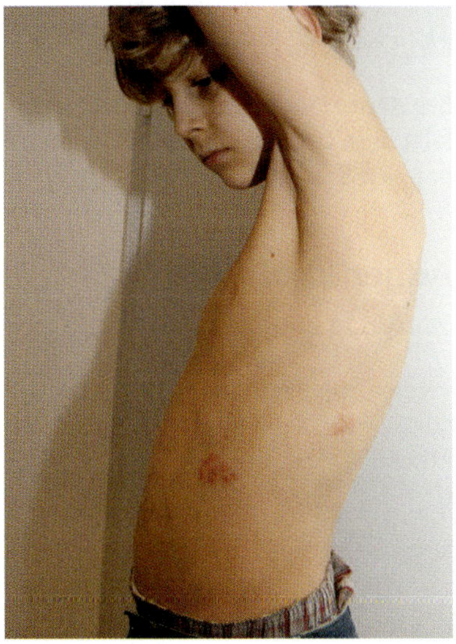

Abb. 36.**5** Herpes zoster.

Nägel, Haut und Haare

Anamnese und Untersuchung

(Abb. 36.**5** bis Abb. 36.**12**; s. auch Abb. 15.**214** und Abb. 30.**35**)

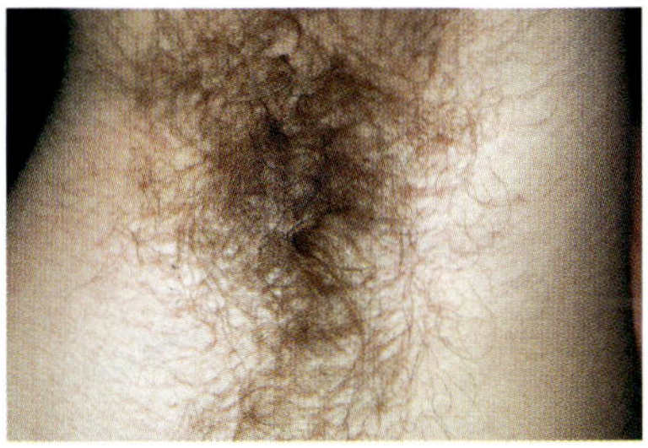

Abb. 36.**6** Unter Trichobacteriosis axillaris (Ursache von stinkendem Achselschweiß) „leidet" ein Großteil der (männlichen) Jugendlichen. Rasieren, desinfizieren.

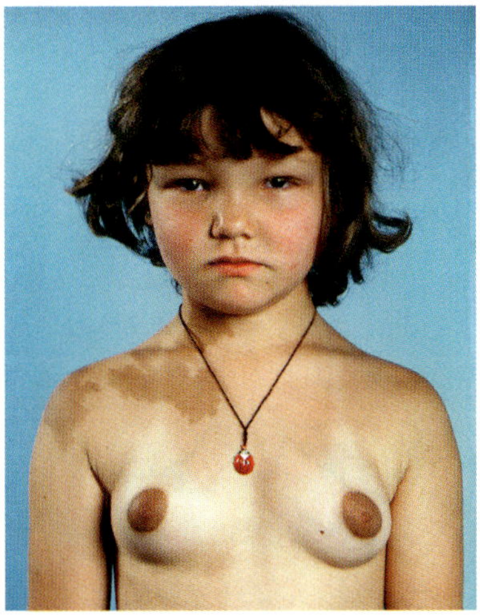

Abb. 36.**7** Polyostotisch-fibröse Dysplasie und Hyperpigmentierung: McCune-Albright-Syndrom.

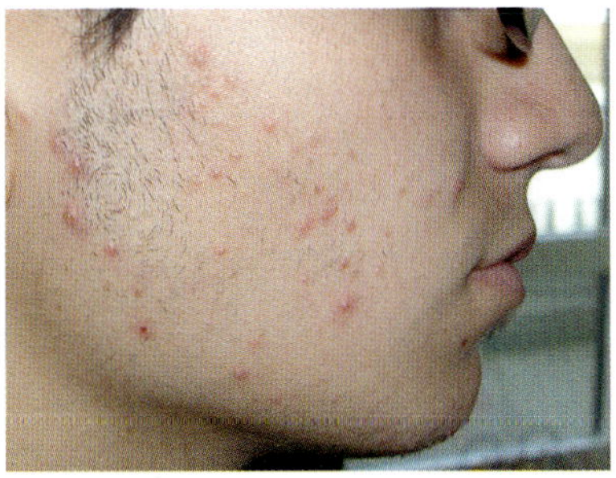

Abb. 36.**8** Akne pustulosa.

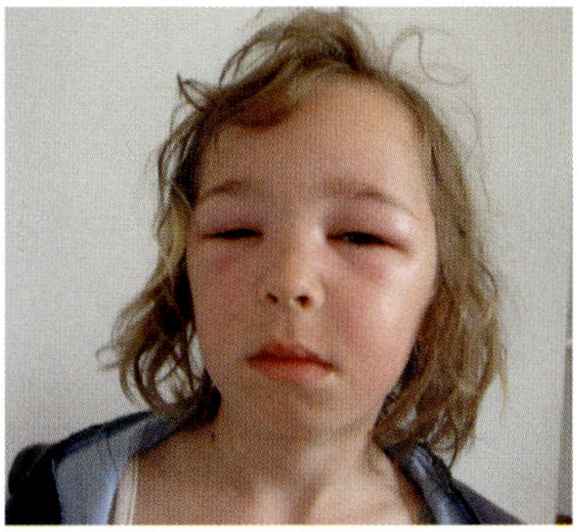

Abb. 36.**9** Allergisches Gesichtsödem.

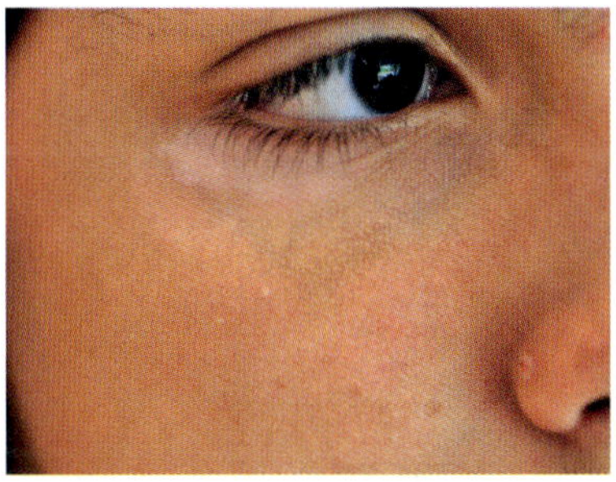

Abb. 36.**10** Vitiligo am Auge.

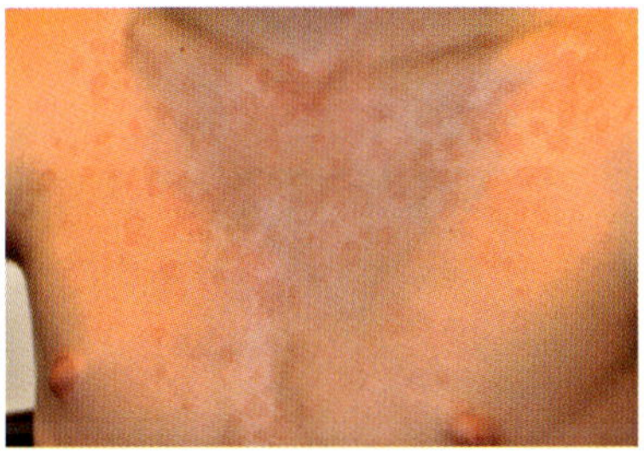

Abb. 36.**11** Pityriasis.

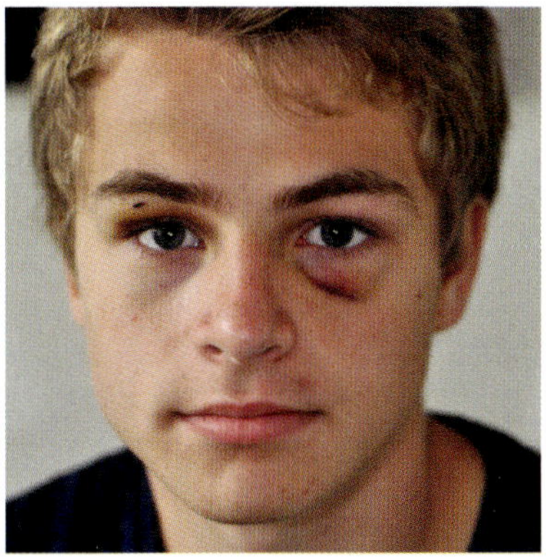

Abb. 36.**12** Folgen einer Schlägerei.

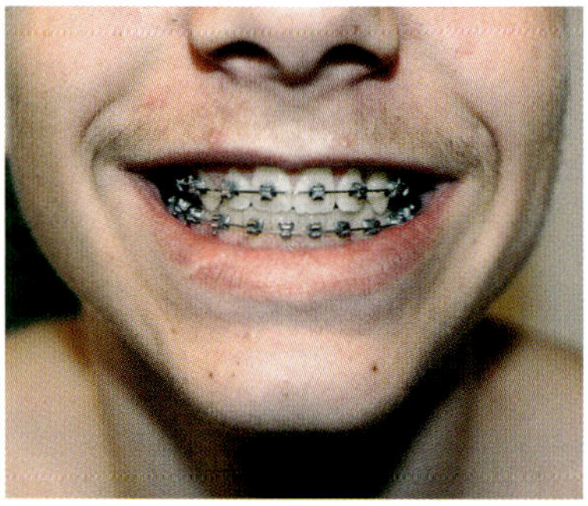

Abb. 36.**13** Zahnspangenepidemie im Jugendalter. Dabei werden Jugendsünden oder „Zahnstellungsanomalien" auf Vordermann gebracht.

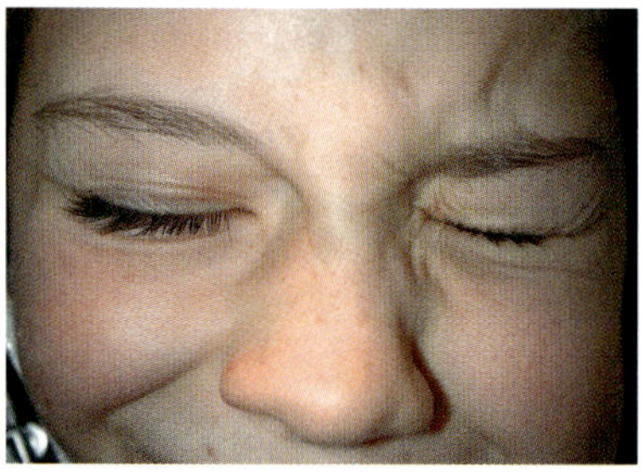

Abb. 36.**15** „Signe des Cils" und mangelhafter Lidschluss rechts bei Goldenhar-Syndrom.

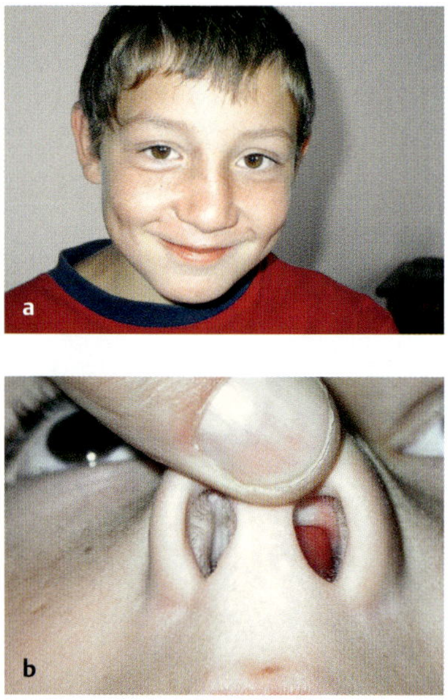

Abb. 36.**16 a, b** Nasenscheidewandluxation. Behinderte Nasenatmung.

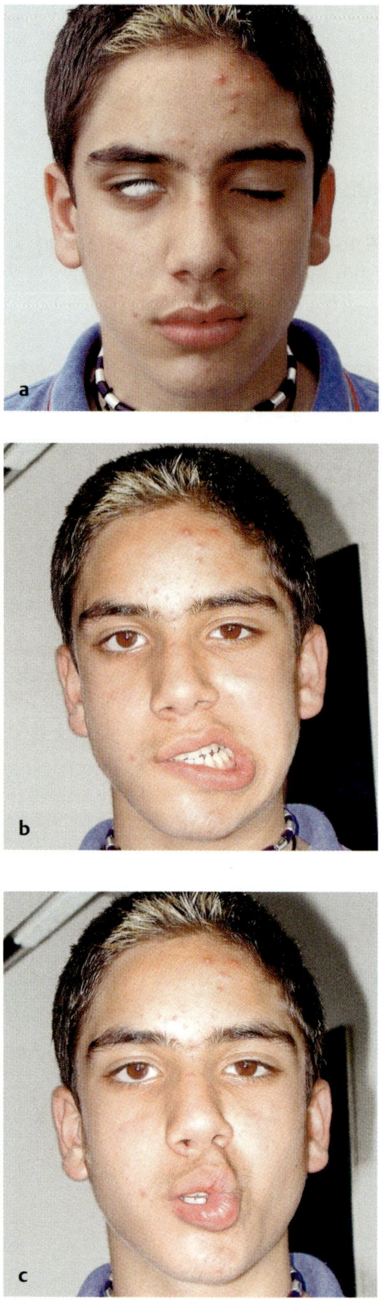

Abb. 36.**14 a – c** Periphere Fazialisparese (Bell-Paralyse) bei Neuroborreliose.

- „Bist du mit deiner Haut zufrieden?"
- Körperhygiene
- Fluor
- Akne
- Naevi pigmentosi
- Nadeleinstichstellen, Piercing, Tatoos, Selbstverletzung (Ritzen) usw.

Maßnahmen

- Nävi ausmessen, fotografieren, kontrollieren; bei verdächtigen Nävi: Überweisung an den Hautarzt
- Aknetherapie anbieten, da Einfluss der Akne auf das Selbstwertgefühl nicht unterschätzt werden darf
- Beratung bezüglich Sonnenschutz und Melanomprophylaxe
- bei Selbstverletzung diese ansprechen und im Bedarfsfall an Fachstelle weiterverweisen

Mund, Mundhöhle und Zähne

> **!** Der Pflegezustand der Zähne gibt Hinweise auf das Körperbild und die Wichtigkeit, die die Körperpflege für den Jugendlichen im Allgemeinen hat!

Anamnese und Untersuchung

- Zähneputzen und Zahnseide
- Essgewohnheiten, Süßigkeiten
- Karies
- Bissfehlstellungen (Compliance bei der Behandlung)

Maßnahmen (Abb. 36.**13**)

Bei Karies oder Bissfehlstellungen erfolgt die Überweisung an den Zahnarzt bzw. Kieferorthopäden.

Augen und Atmung

(Abb. 36.**14** bis Abb. 36.**16**)

Vergleiche hierzu die Angaben bei der 10-Jahre-Untersuchung (s. Kapitel 34, Abschnitt „Somatischer Status", S. 832).

Ohren und Gehör

Diskomusik, Raver-Musik, Walkman usw. können Lärmtraumen mit einer Hochtonschwerhörigkeit verursachen; deshalb muss diese genau abgeklärt werden.

Untersuchung
- Audiometrie
- Tympanometrie

Schilddrüse und Lymphknoten

Auch in dieser Vorsorgeuntersuchung werden wieder alle Lymphknotenstationen und die Schilddrüse palpiert.

Respiration

Anamnese und Untersuchung

(Abb. 36.**17** und Abb. 36.**18**)

- Dyspnoe, Anstrengungsdyspnoe
- chronischer Husten, rezidivierende Infekte
- Aktiv-, Passivrauchen
- Kiffen
- Atemtyp: Mund- und/oder Nasenatmung
- Tachypnoe, Einziehungen, exspiratorisches Giemen

Maßnahmen

- *Bei Verdacht auf Obstruktion:* Peak-Flow-Meter, eventuell Lungenfunktionsprüfung
- *bei chronischem Husten:* neben Asthma bronchiale auch Tuberkulose in Erwägung ziehen (Immigranten)
- *bei Drogenabusus:* diesen ansprechen!

Herz und Kreislauf

Anamnese und Untersuchung

(Abb. 36.**19**)

- Familienanamnese im Hinblick auf Risikofaktoren (frühzeitiger Herzinfarkt vor dem 55. Lebensjahr, frühzeitige Apoplexie, familiäre Hypercholesterinämie, Hypertonie)
- körperliche Leistungsfähigkeit, auch im Vergleich zu den Gleichaltrigen in der Klasse
- rasche Ermüdung beim Sport bzw. Turnen
- Herztöne, Extratöne, Rhythmus
- Herzgeräusche (eventuell neu aufgetreten)
- vermehrter Herzimpuls, lateralisierter Spitzenstoß
- Femoralispulse, periphere Pulse an Armen und Beinen

Blutdruck – obere Normwerte (95. Perzentile)
- *systolisch:* 132 mmHg
- *diastolisch:* 84 mmHg

Maßnahmen

Bei Verdacht auf ein Vitiium cordis oder Rhythmusstörung ist eine weitergehende Abklärung indiziert. Bei einer echten Hypertonie (pathologische Werte während mindestens 3 Monaten): Überweisung in eine Hypertoniesprechstunde (pädiatrischer Nephrologe und/oder Kardiologe).

Abdomen

Anamnese

- Stuhlgewohnheiten
- Stuhlkonsistenz
- Leber- und Milzgröße
- harte Stuhlballen (Skybala) im Unterbauch palpabel

Maßnahmen

Bei chronischer Verstopfung, Durchfall (Medikamentenabusus) weiter abklären.

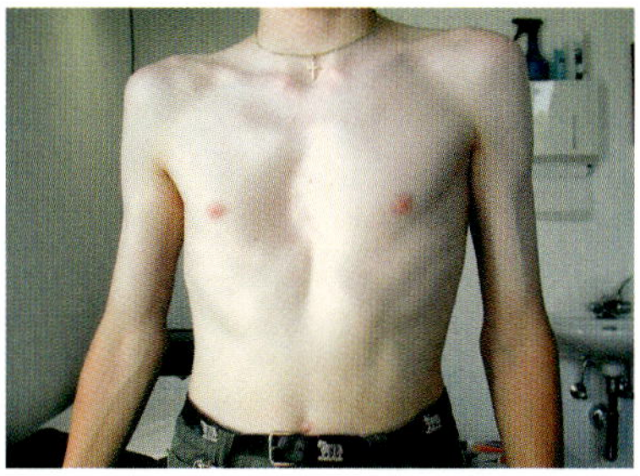

Abb. 36.**17** Eine Trichterbrust macht in der Regel kosmetische, aber keine funktionellen Probleme.

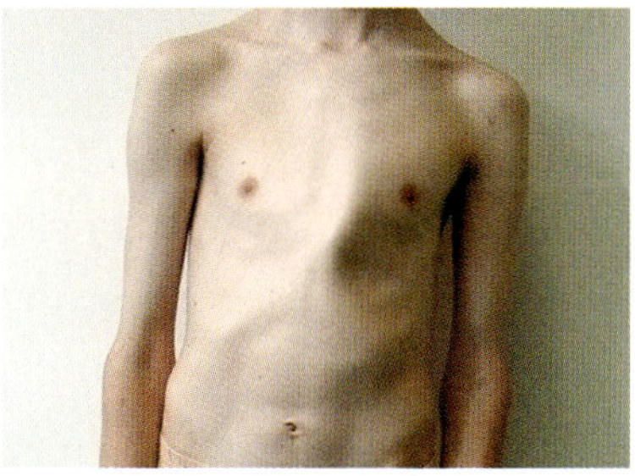

Abb. 36.**18** Hühnerbrust bei Marfan-Syndrom.

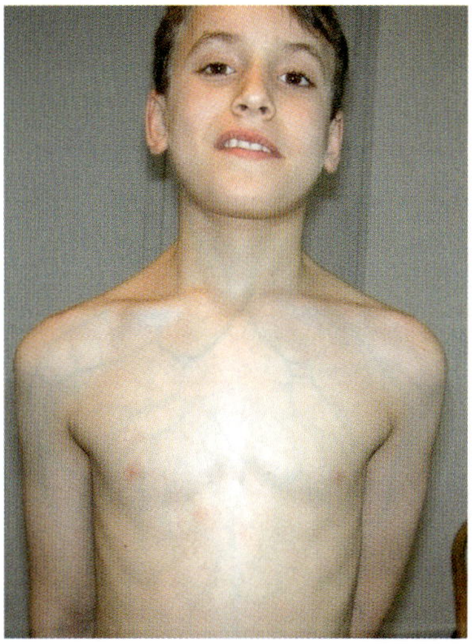

Abb. 36.**19** Starke Thoraxgefäßzeichnung: Normvariante.

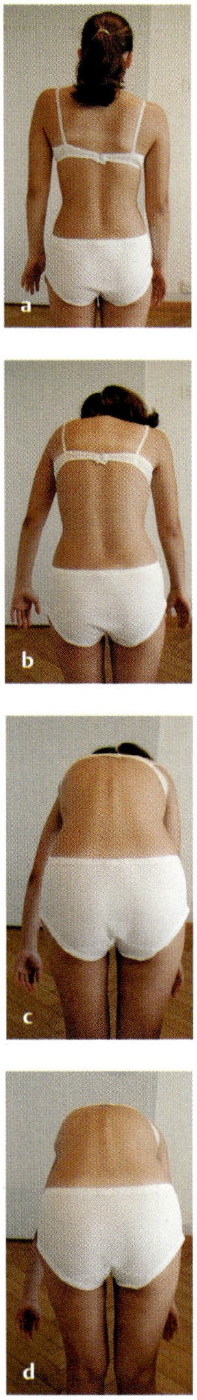

Abb. 36.**20 a – d** Beobachten des Rippenbuckels und der Taille von hinten.

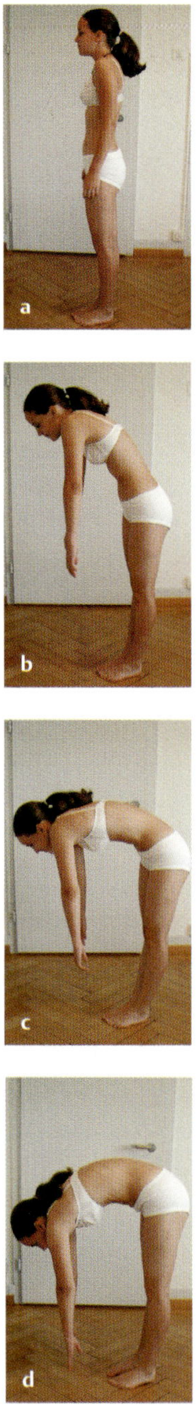

Abb. 36.**21 a – d** Beobachten des Rippenbuckels und der Taille von der Seite.

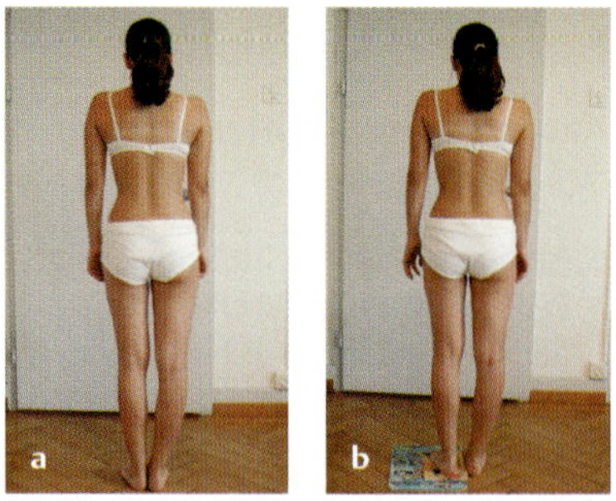

Abb. 36.**22 a, b** Skoliotische Haltung bei Beinlängenunterschied.

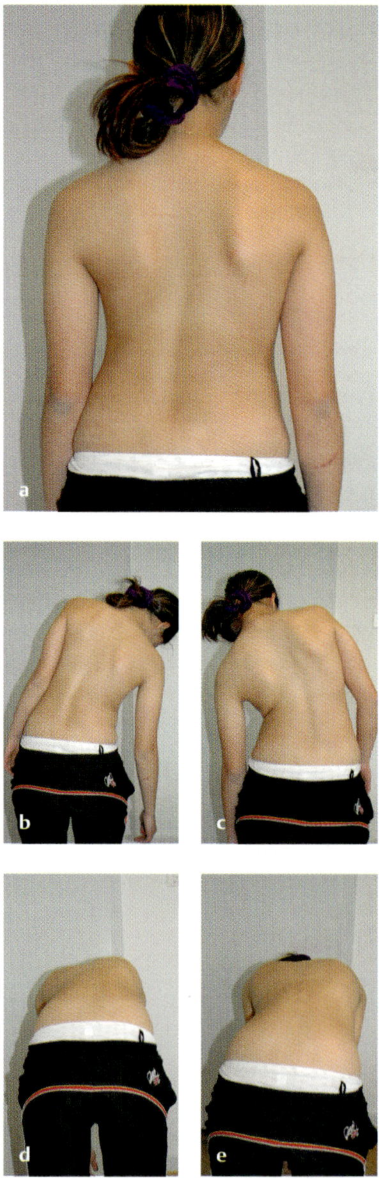

Abb. 36.**23 a – e** „Maligne" Pubertätsskoliose. Beachte die eingeschränkte Lateralflexion. Cave: Der Rippenbuckel wird mit einer Beckendrehung und Knieflexion rechts kompensiert.

Bewegungsapparat

Anamnese und Untersuchung

(Abb. 36.**20** bis Abb. 36.**25**; s. Abb. 15.**283**)

Anamnestisch werden folgende Punkte erfragt:

- Treibst Du gern Sport?
- Bist Du in einem Sportklub oder im Ballett?
- Bist du Leistungssportler?
- Wenn ja, was ist mit dem Essverhalten und der Menstruation (Athlete Triad)?

Beurteilen

- Inspektion der Wirbelsäule und der Beine im Stehen (von hinten und von der Seite)
- zur Beurteilung der Wirbelsäule: Oberkörper bei gestreckten Knien nach vorn beugen lassen und von hinten auf Rippenbuckel achten
- Verkürzung der Hamstrings: Finger-Boden-Abstand messen
- Beckenschiefstand bei Beinlängenasymmetrie
- Skoliose/Rundrücken (fixiert oder funktionell)
- Haltungsschwäche (Matthias-Test)
- Beintorsionsanomalien
- Knick-Senk-Fuß
- Spreizfuß

Die Athlete Triad ist durch folgende Zeichen charakterisiert

- Dysmenorrhö
- gestörtes Essverhalten
- Osteoporose

Risikosportarten dafür sind z. B. Eiskunstlauf, Ballett, Langstreckenlauf, Schwimmen oder Rudern.

Maßnahmen (Abb. 36.**26**)

- *Haltungsschwäche:* Instruktion zum Krafttraining, Animation zu Sport (Schwimmen, Rudern usw.)
- *Beinlängendifferenzen > 2 cm:* mit Absatzerhöhung ausgleichen
- *fixierte Skoliosen:* kinderorthopädisches Konsilium, Kontrollen (Progredienz in der Pubertät!)
- *X-Beine:* zur Beurteilung bei durchgedrückten Knien Malleolenabstand messen (bis 8 cm normal)
- *Verkürzung der Hamstrings:* Instruktion zum Stretching (selbst vorführen)
- *Athlete Triad:* Trainingsreduktion, adäquate Kalziumeinnahme, eventuell Psychotherapie

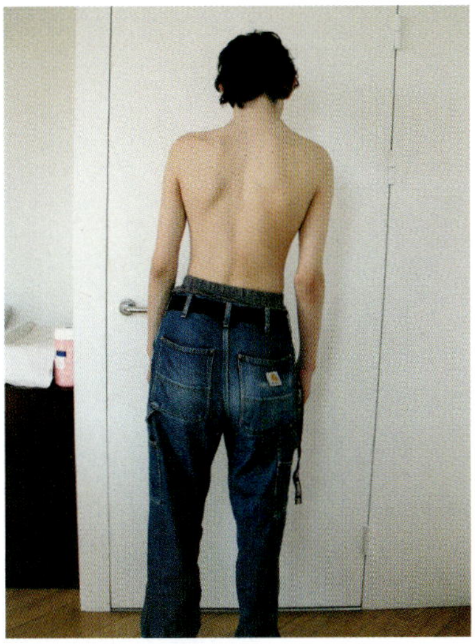

Abb. 36.**24** Skoliose und Beckenschiefstand sowie Wirbelmissbildungen bei VACTERL-Assoziation (vertebrale, anale, aurikuläre, Nieren- und Gliedmaßenfehlbildungen, Herzfehler, tracheoösophageale Fistel und Ösophagusatresie).

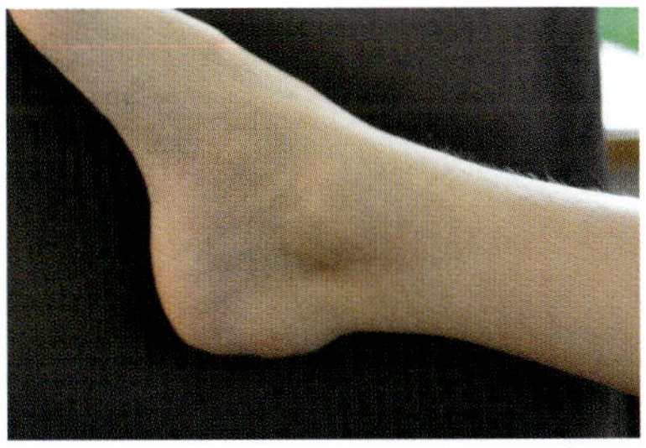

Abb. 36.**25** Folge von exzessivem Sport auf Hartplätzen (Apophysitis).

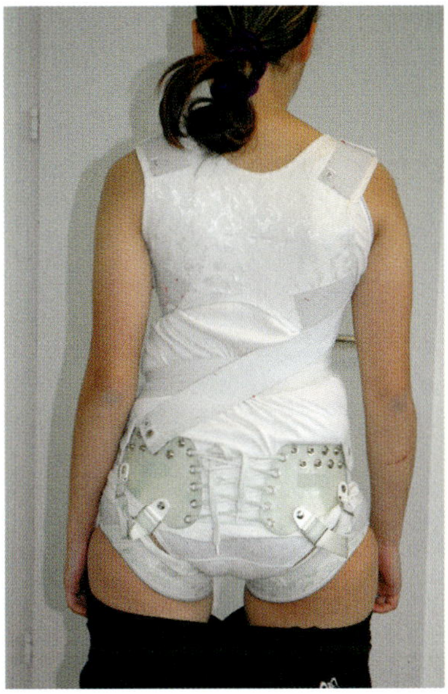

Abb. 36.**26** Behandlung der Pubertätsskoliose mit „dynamischem" Korsett (SPINECOR-System).

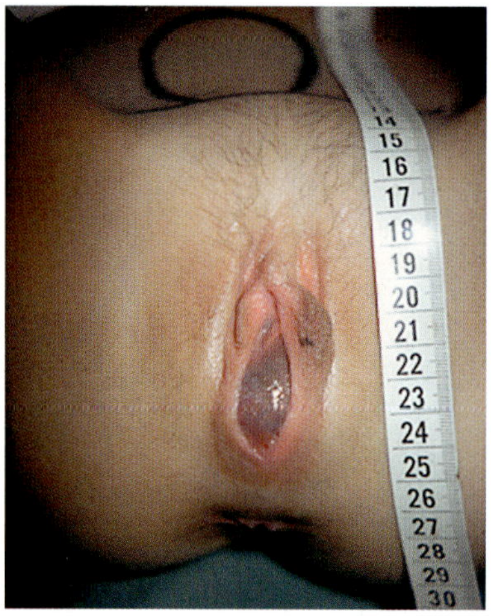

Abb. 36.**27** Hämatokolpos bei Hymenalatresie.

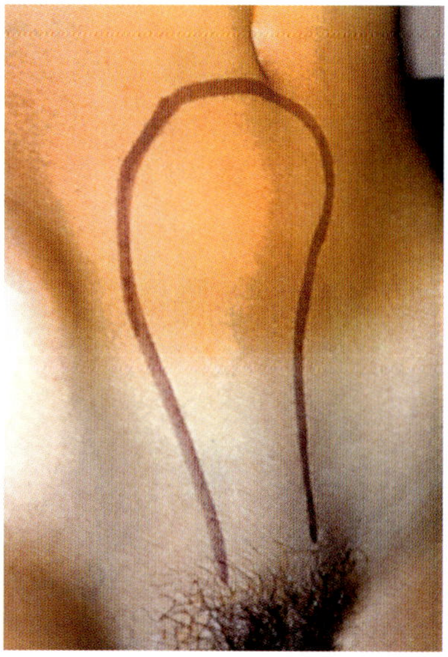

Abb. 36.**28** Größe der Gebärmutter bei einer Hymenalatresie.

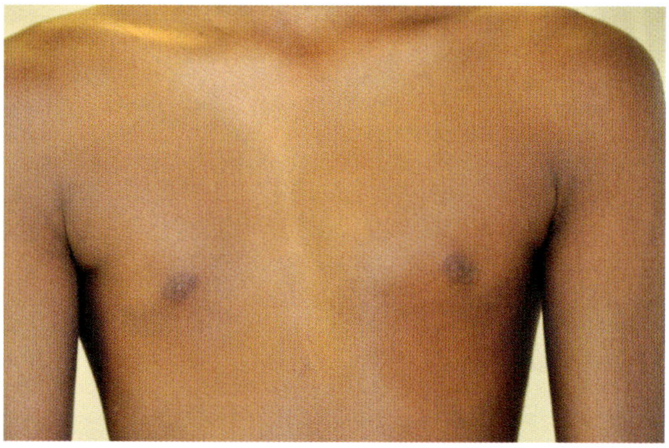

Abb. 36.**29** Poland-Syndrom.

Genitale

Anamnese und Untersuchung

Beim Mädchen (Abb. 36.**27** bis Abb. 36.**29**)

Anamnese:

- Alter bei Menarche? Wie erlebt? Vorbereitet?
- Bei noch fehlender Menarche: Brustentwicklung und Fluor albus als Zeichen der Östrogenisierung
- Menstruation regelmäßig oder unregelmäßig?
- Menstruation stark oder schwach? Wie viele Binden pro Tag? Dauer der Menstruation?
- Probleme beim Einführen von Tampons?
- Dysmenorrhö? Deswegen Schulabsenzen?
- Freund? Petting? Geschlechtsverkehr?

Bei einer normalen Menstruationsanamnese ist eine Genitaluntersuchung bei einem 14-jährigen Mädchen nicht indiziert, solange es nicht sexuell aktiv ist. Ist eine Inspektion des Genitale notwendig, so erfolgt diese nur nach ausdrücklichem Einverständnis des Mädchens und in Anwesenheit einer weiblichen dritten Person.

Beurteilen

- Sekundäre Geschlechtsmerkmale: üblicherweise Tanner B 4 – 5, P 4 – 5
- Brustform, Palpation (Knoten?)
- Brüste subjektiv zu groß, zu klein, asymmetrisch
- Fluor albus (normale Östrogenisierung)
- pathologischer Fluor (Vulvovaginitis)
- Vulvitis
- Hinweise auf sexuellen Missbrauch

- *Postkoitale Verhütung (Pille danach):* Diese wird innerhalb von 5 Tagen nach ungeschütztem Geschlechtsverkehr oder „Kondomunfall" gegeben; jeder Jugendarzt sollte dieses Medikament vorrätig haben und kompetent abgeben können!
- *Ovulationshemmer (Pille):* Je jünger das Mädchen, desto höher ist der Östrogenbedarf! Genaue Anweisung und Erklärung sind unerlässlich.
- *Chemische Methoden (Spermizid usw.):* Diese Methoden sind unsicher und eher kompliziert.
- *Barrieremethoden (Diaphragma) und Intrauterinpessar:* Diese sollten nur in Ausnahmefällen verwendet werden.

Kontraindikationen für die Anwendung von oralen Kontrazeptiva

- *Absolute Kontraindikationen:*
  - hereditäre Thromboseneigung (familiäre Belastung)
  - vorausgegangene thromboembolische Erkrankungen
  - schwer einstellbare Hypertonie
  - schwere Hyperlipidämie
  - zerebrovaskuläre Erkrankungen
  - komplizierte Migräne (mit neurologischen Symptomen)
  - Diabetes mellitus mit Komplikationen
  - Lebererkrankungen
  - potenziell östrogenabhängige Tumoren
  - Autoimmunerkrankungen
  - unklare vaginale Blutungen
  - längerfristige Immobilisierung
- *relative Kontraindikationen:*
  - kürzere Immobilisierungen, chirurgische Eingriffe
  - Migräne ohne neurologische Symptome
  - mäßige Hypertonie
  - chronische Nierenerkrankungen
  - Kolopathien
  - Zigarettenrauchen
  - Übergewicht

Postkoitale Verhütung „Pille danach": Yuzpe-Schema

Es werden 0,05 mg Ethinylestradiol + 0,25 mg Levonorgestrel (Tetragynon oder Stediril d, 2-mal 2 Tabletten) im Abstand von 12 h gegeben. Einnahmebeginn ist bis 5 Tage nach ungeschütztem Geschlechtsverkehr. Es ist dann eine verfrühte, rechtzeitige oder verspätete Periodenblutung möglich. Eine Kontrolle nach etwa 3 Wochen ist empfehlenswert. Nebenwirkungen sind Übelkeit und Erbrechen bei etwa 58 % der Patientinnen; gegebenenfalls ist eine Prophylaxe mit Antiemetika angezeigt. Bei Erbrechen bis 2 h nach der Einnahme ist die Einnahme zu wiederholen. Die Versagerquote liegt bei 1 % bei frühem Einnahmebeginn, insgesamt bei < 2,5 %.

! Bei der Verschreibung einer Notfallkontrazeption sollte stets eine ausführliche Beratung über die Risiken des ungeschützten Geschlechtsverkehrs angeboten werden. Die „Pille danach" ist keine alleinige Kontrazeptionsmethode!
Die „Pille danach" ist in allen Altersgruppen rezeptfrei. Dennoch wollen einige Apotheken Mädchen unter 16 Jahren die „Pille danach" nicht verkaufen. Erschreckend, denn offiziell gibt es dafür gar keine Alterslimits. Wehren Sie sich für ihre Patienten!

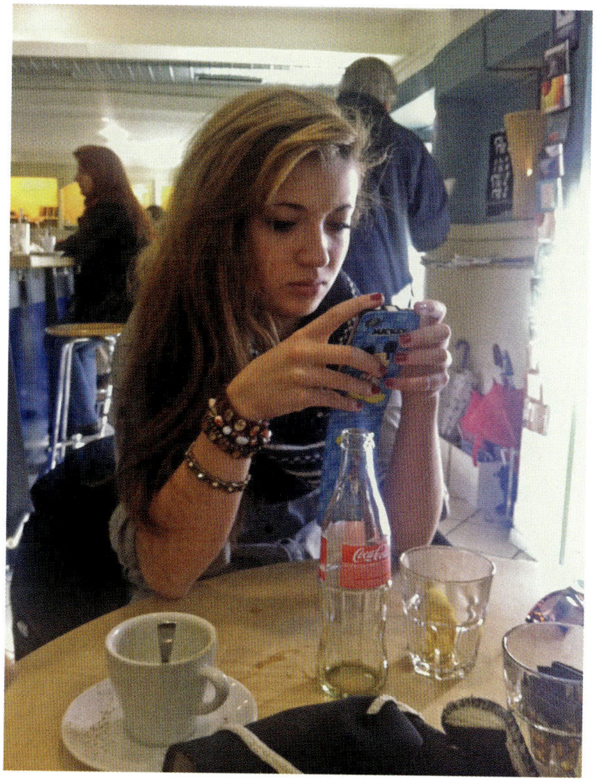

Abb. 36.**37** Nichts geht mehr ohne Handy.

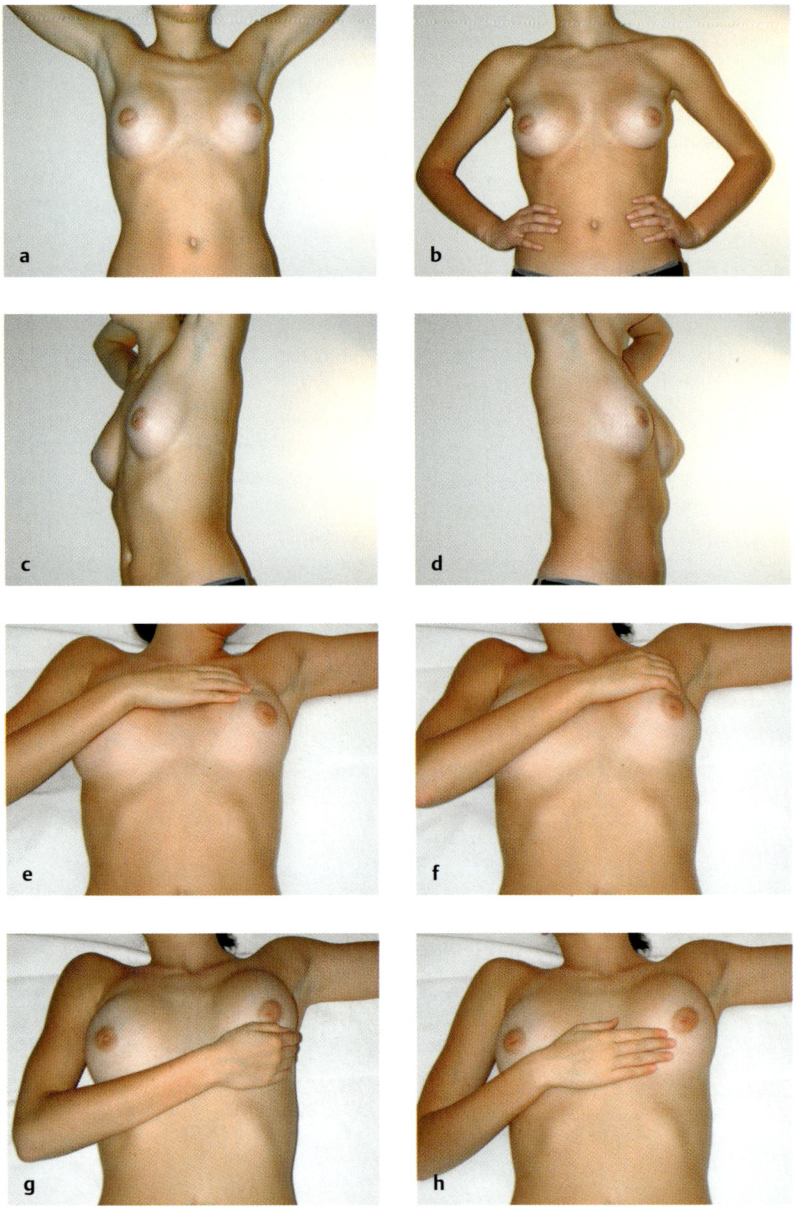

Abb. 36.**38 a – h** Selbstuntersuchung der Brust.

Selbstuntersuchung der weiblichen Brust

Brustkrebs kommt in den ersten 3 Lebensjahrzehnten kaum vor. Die Meinungen über die Notwendigkeit der Instruktion in diesem Alter gehen deshalb auseinander. Die Technik der Brustkrebsfrüherkennung kann aber bei 16-Jährigen oft schon zwanglos im Rahmen der ärztlichen Untersuchung gezeigt werden und mithelfen, die Brust in das normale Körperbewusstsein einzubeziehen (Abb. 36.**38**).

Die Untersuchung soll idealerweise regelmäßig 1 Woche nach der Menstruation durch die Jugendliche selbst durchgeführt werden. Zuerst wird im Stehen vor einem Spiegel inspiziert, die Hände zuerst in den Hüften, dann über den Kopf gehalten. Dabei wird auf Asymmetrien, Knoten, Einziehungen der Brusthaut und der Brustwarzen geachtet. Dann wird im Liegen jede Brust mit der Hand der Gegenseite gründlich in allen 4 Quadranten palpiert, während die gleichseitige Hand im Nacken liegt.

Selbstuntersuchung der Hoden

Der Nutzen der Selbstuntersuchung der Hoden als präventive Maßnahme wird unter Fachleuten kontrovers diskutiert. Auf der einen Seite sind zwischen dem 15. und 35. Lebensjahr die Tumoren der Hoden die häufigsten Malignome beim männlichen Geschlecht. Auf der anderen Seite darf keine Karzinophobie geschürt werden. Dies erfordert ein subtiles Vorgehen. Der junge Mann untersucht z. B. in Dusche oder Bad sorgfältig beide Hoden auf Verhärtungen, Formunebenheiten, Konsistenzwechsel und Größenunterschiede.

Impfungen

In dieser Vorsorgeuntersuchung ist die Kontrolle des Impfstatus und eventuell eine Impfung (gemäß aktueller Empfehlung von Bundesgesundheitsamt bzw. der Ständigen Impfkommission angezeigt.

Auffrischimpfung

Gemäß Impfempfehlung des Bundesgesundheitsamts und der Ständigen Impfkommission von 2006 erfolgt die Auffrischimpfung mit den Impfstoffen gegen Diphtherie (D/d), Pertussis (aP/ap), Tetanus (T), Polio (IPV) und Hepatitis B (HB).

Risikofaktoren und antizipatorische Beratung

Die meisten Jugendlichen begrüßen ein Gespräch über Themen wie Schule, Lehrstelle und Berufspläne.

- *Selbstuntersuchung von Mammae bzw. Testes*
- *Abschied und Weiterbetreuung*
- *Familie/Autonomieentwicklung:*
  - Führung und Unterstützung des Jugendlichen durch die Eltern
  - Hierarchie (wer bestimmt in der Familie?)
  - Erziehungsstil (Regeln, Konsequenz, Fit/Misfit)
  - abendlicher Ausgang geregelt
  - Vernachlässigung
  - Eltern akzeptieren Freund bzw. Freundin
  - Ablösungsproblematik für beide Seiten
  - Integration im Freundeskreis bzw. Abgrenzung vom Gruppendruck
  - kulturelle Entwurzelung
  - gesundes Selbstvertrauen und Selbsteinschätzung
  - Umgang mit Langeweile und Frustrationen
  - Vertrauenspersonen („Hast du jemanden, dem du dich bei Problemen anvertrauen kannst? Wen?")
  - auffällige Wünsche bezüglich Körperbild
  - versteckte Depression bzw. Suizidalität
- *Schule bzw. Lehre und Soziales:*
  - Schulprobleme: Überforderung, zu hohe Erwartungen der Eltern, Probleme mit Lehrern usw.
  - Probleme mit dem Lehrmeister bzw. Lehrer
  - Gewalt in Lehre oder Schule, Bandenbildung
  - Berufspläne, Berufsberatungsstelle bekannt (?)
  - bestehen medizinische Vorbehalte in Bezug auf einen Beruf (z. B. Allergien, Rückenprobleme)
  - Freunde vorhanden oder Außenseiter
  - Freizeitaktivitäten: Hobbys, elektronische Medien, regelmäßige Sportaktivitäten, Sportclub, Ballett usw.
  - Konsumverhalten, Taschengeld
- *Ernährung*
  - ausgewogene vielseitige Ernährung, keine einseitigen Ernährungsformen, Außenseiterdiäten vermeiden (Ovo-Lacto-Vegetarier)
  - Junk Food
  - Kalorientagesbedarf (abhängig von Sport usw.): Mädchen: 2200 kcal/Tag, Jungen: 2700 kcal/Tag
  - Eisen: 18 mg Eisen/Tag
  - Kalzium (Osteoporoseprophylaxe): mindestens 1200 mg/Tag (enthalten in 1 l Milch oder 150 g Halbhartkäse oder 100 g Hartkäse)
  - auffälliges Essverhalten: beginnende Anorexie oder Bulimie
- *Medien:* Medienumgang (TV, Radio, MP3-Player, Handy, Dauerimmission)
- *Drogen:*
  - Rauchen, Alkohol, Versuche mit Drogen („Hast du Bekannte, die rauchen?")
  - Hinweis, dass Nikotin die körperliche Leistungsfähigkeit (Sport!) beeinträchtigt
  - Kiffen, andere Drogen
- *Risiko für sexuellen Missbrauch*

! Angehörigkeit zu einer spezifischen Immigrantengruppe kann leider zu einem Risiko werden!

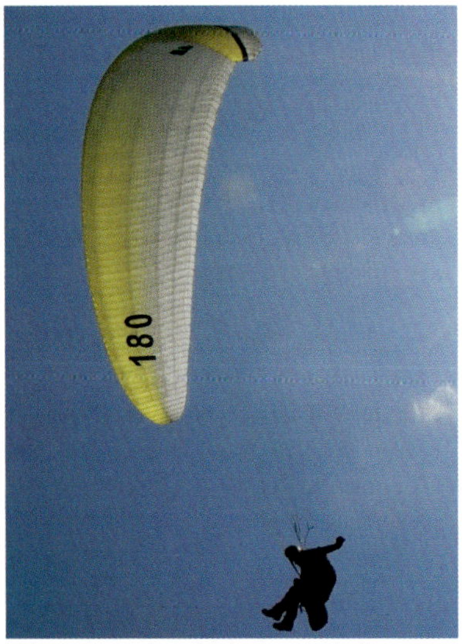

Abb. 36.**39** Risikosport?

Unfallverhütung

- Risikoverhalten und selbstgefährdende Hobbys
- Fahrrad-, Mofahelm
- Knie- und Ellenbogenschutz beim Inline-Skating und Rollerboard-Fahren
- im Auto angeschnallt
- Beispielverhalten im Verkehr
- Risikoverhalten (klettern, springen, tauchen usw.; Abb. 36.**39**)
- Risikosportarten
- Mut, „nein" zu sagen
- Alkohol und Drogen gefährden die Fahrsicherheit

! Extremsportarten vermitteln „Flash" und „Kick" durch Endorphinausschüttung und anderes. Zudem glaubt der Jugendliche, damit sein Sozialprestige steigern zu können.

Gesprächsabschluss

Zum Abschluss ist es sinnvoll, den Jugendlichen zu fragen, ob er mit dem Ablauf des Gesprächs zufrieden ist oder ob noch etwas ansteht. Außerdem sollte erfragt werden, zu welchem Erwachsenenarzt er nötigenfalls wechseln möchte (Transition).

Fragebögen für den Jugendlichen

- „Anamnestischer Fragebogen" zur Vorbereitung der Anamneseerhebung (Zeitersparnis/Einstimmung)
- Fragebogen „Sätze vervollständigen" zur Vorbereitung für beratende Gespräche (zeigt Probleme auf; s. Anhang)
- Fragebogen zum Thema Körperhygiene/Fluor
- Fragebogen zum Thema Schulschwierigkeiten

Transfer und Transition

Definition Transfer

Transfer wird die formale „Übergabe" des Patienten vom Kinderarzt zum Erwachsenenmediziner genannt.

Der Transfer ist für den Kinderarzt, der das Kind oft seit Jahren und Jahrzehnten begleiten durfte, ein einschneidendes Ereignis. Häufig geht der Transfer nicht optimal vonstatten (Einzelheiten s. Teil I, Kapitel 9, Abschnitt „Transfer und Transition").

Definition Transition

Transition ist hingegen der geplante und gezielte Übergang von Jugendlichen und jungen Erwachsenen aus kinderzentrierten in erwachsenenorientierte Versorgungssysteme. Diese unterscheiden sich oft ganz wesentlich.

Die Transition umfasst zusätzlich zu den medizinischen Bedürfnissen der Jugendlichen auch psychosoziale, schulische und berufliche Aspekte; dies macht sie besonders schwierig. Sie kann insbesondere bei Jungendlichen mit chronischen Erkrankungen mit erheblichen Schwierigkeiten verbunden sein. Bei der Transition besteht die Gefahr einer Unterversorgung der Patienten (Jugendliche sind die medizinisch am schlechtesten versorgte Gruppe), die in erster Linie durch mangelhafte Koordination aller Beteiligten bedingt ist. Es gilt, diesen für den jungen Patienten unnötigen und unsinnigen Zustand zu verbessern.

Literatur

Caflisch M. Sexualität und Adoleszenz. Pädiatrie up2date 2008; 3: 289 – 317

V Anhang

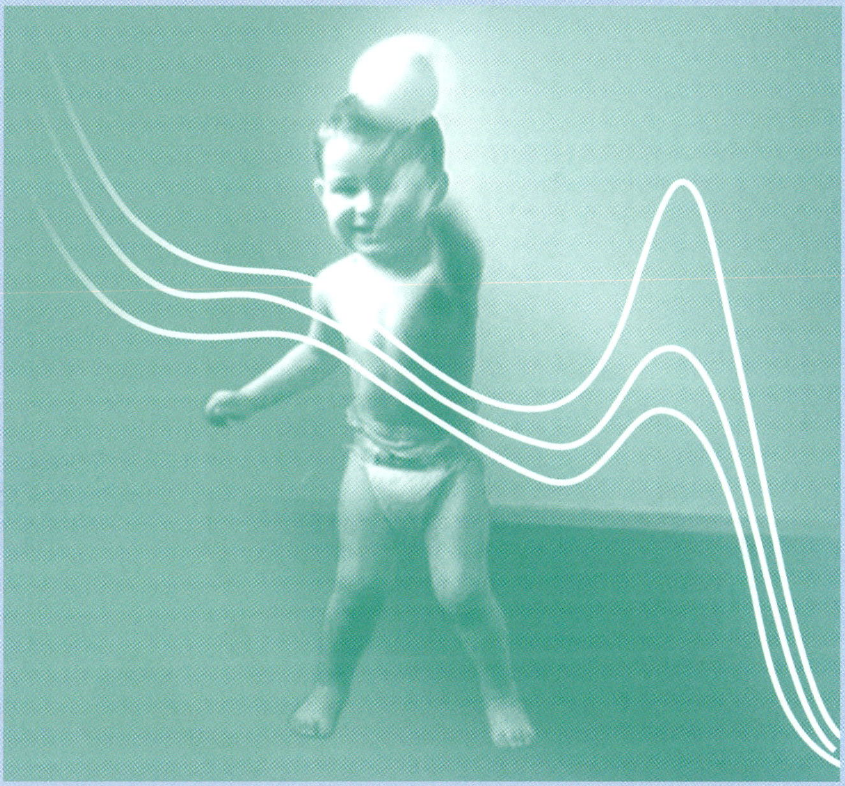

37 Wachstumskurven

Körperoberfläche

(Abb. 37.1)

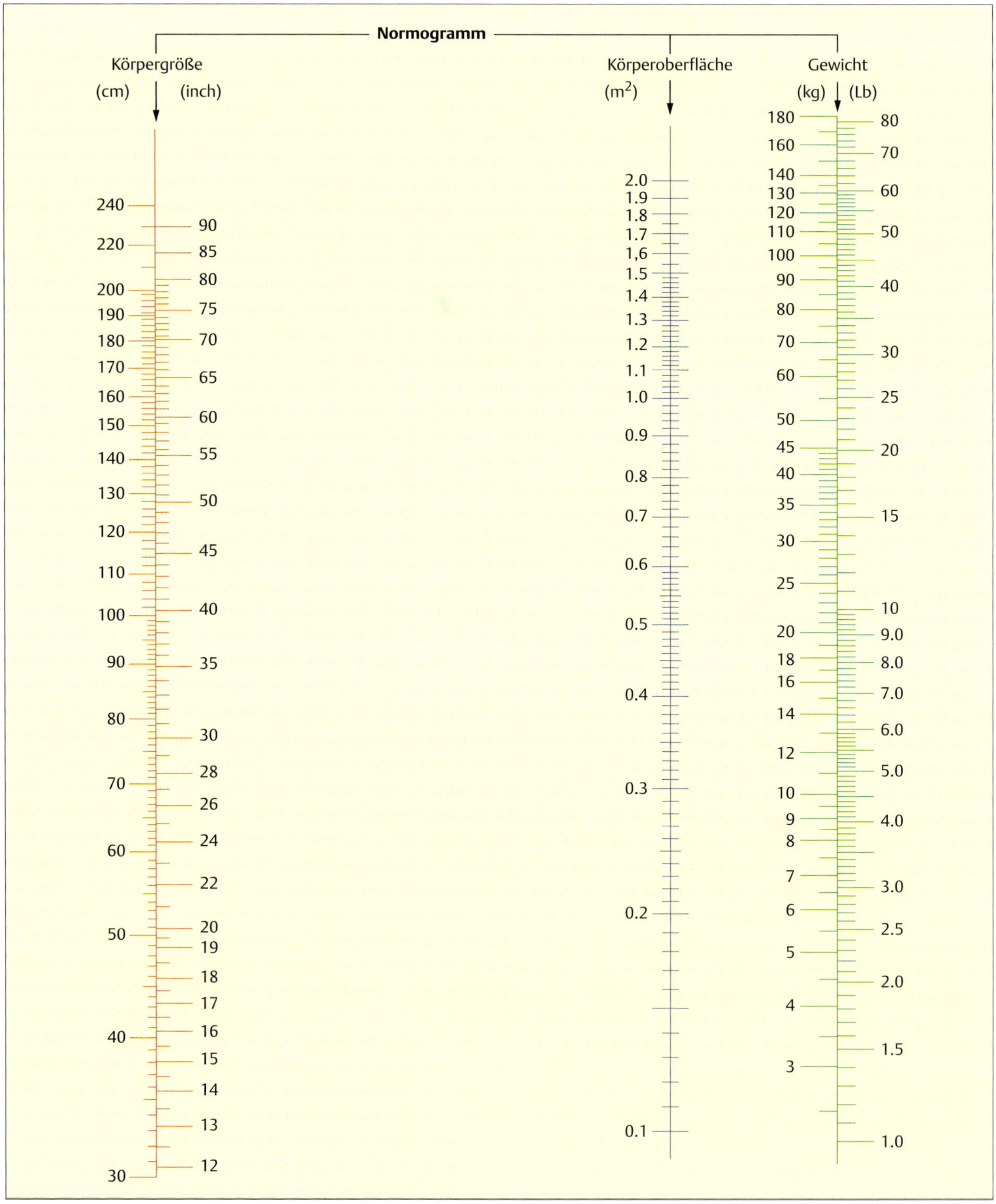

Abb. 37.**1** Nomogramm zur Bestimmung der Körperoberfläche aus Länge und Gewicht (nach Ciba Geigy 1980).

Körperlänge und Körpergewicht

(Abb. 37.**2** bis Abb. 37.**9**)

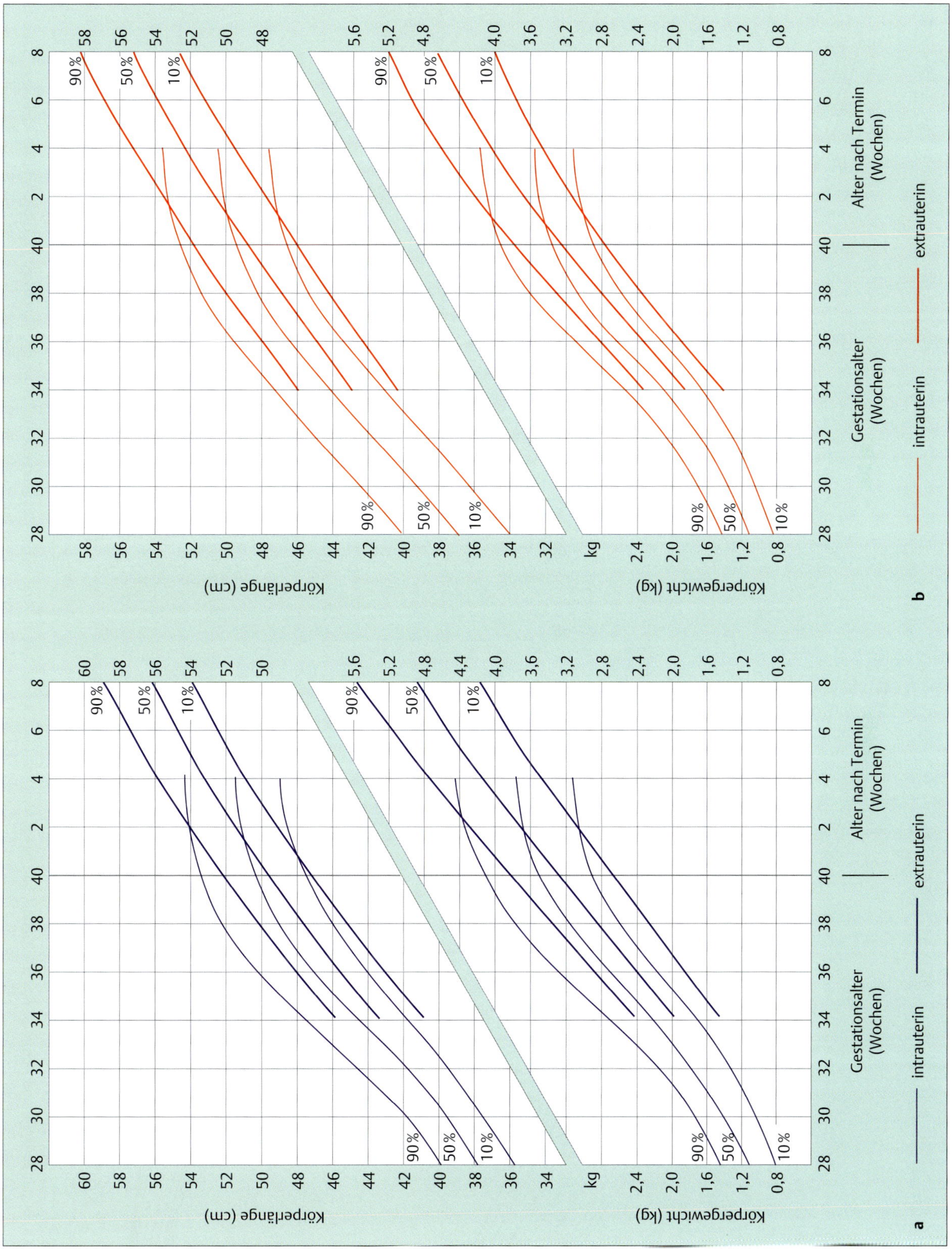

Abb. 37.**2 a, b** Körperlänge und Körpergewicht von Fetus bzw. Neugeborenem von der 28. Schwangerschaftswoche bis 8 Wochen nach Termin (nach Exner 1990 und Baumann 2006).
a Jungen.
b Mädchen.

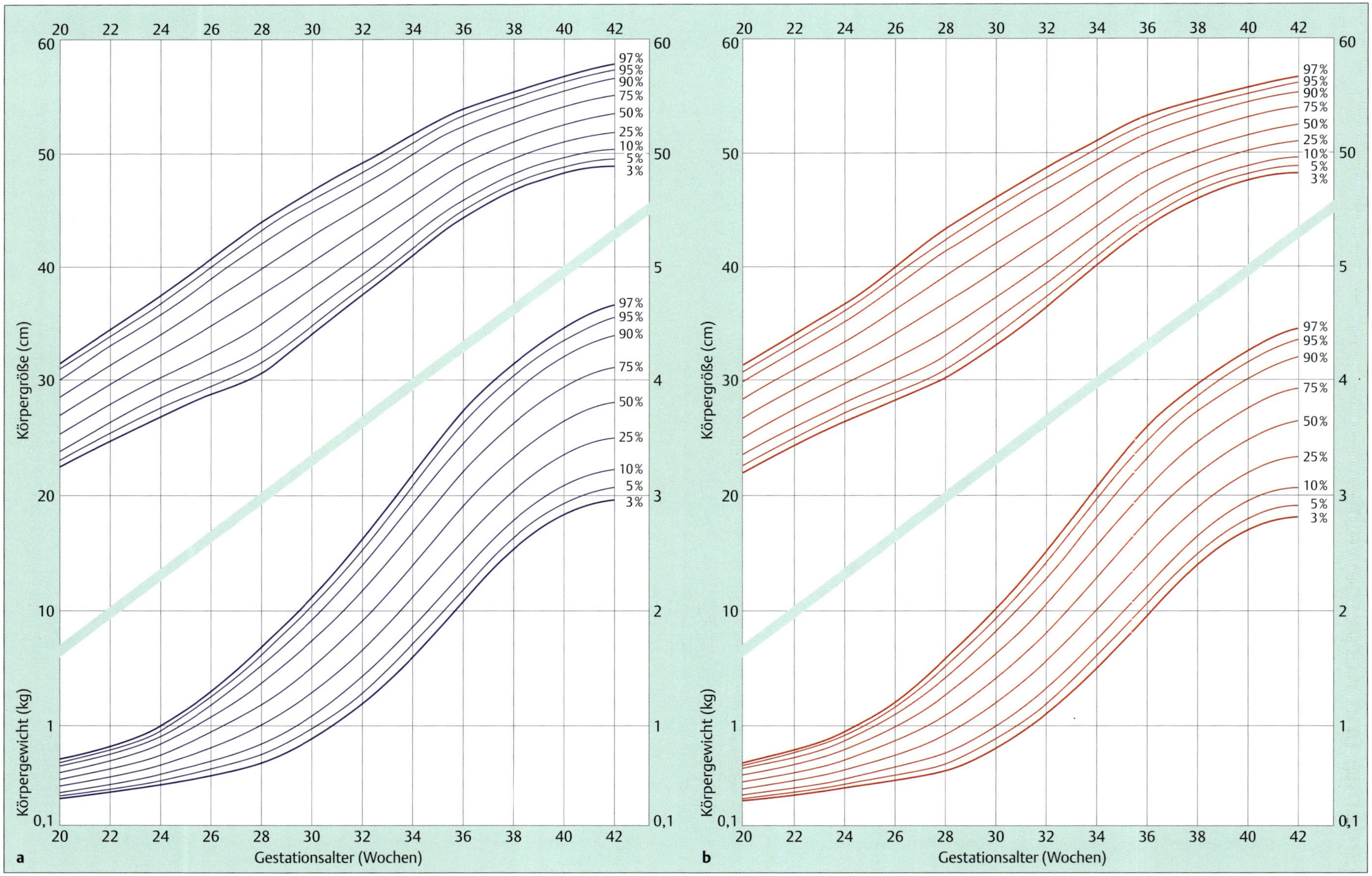

Abb. 37.**3 a, b** Körperlänge und Körpergewicht bei Geburt (aus Voigt M, Fusch CH, Olbertz D et al. Analyse des Neugeborenenkollektivs der Bundesrepublik Deutschland. Geburtsh Frauenheilk 2006; 66: 956 – 970). Cave: Diese Perzentilenkurven gelten für die Einteilung bei Geburt und sind nicht als Referenz für das postnatale Wachstum geeignet.

a Jungen.

b Mädchen.

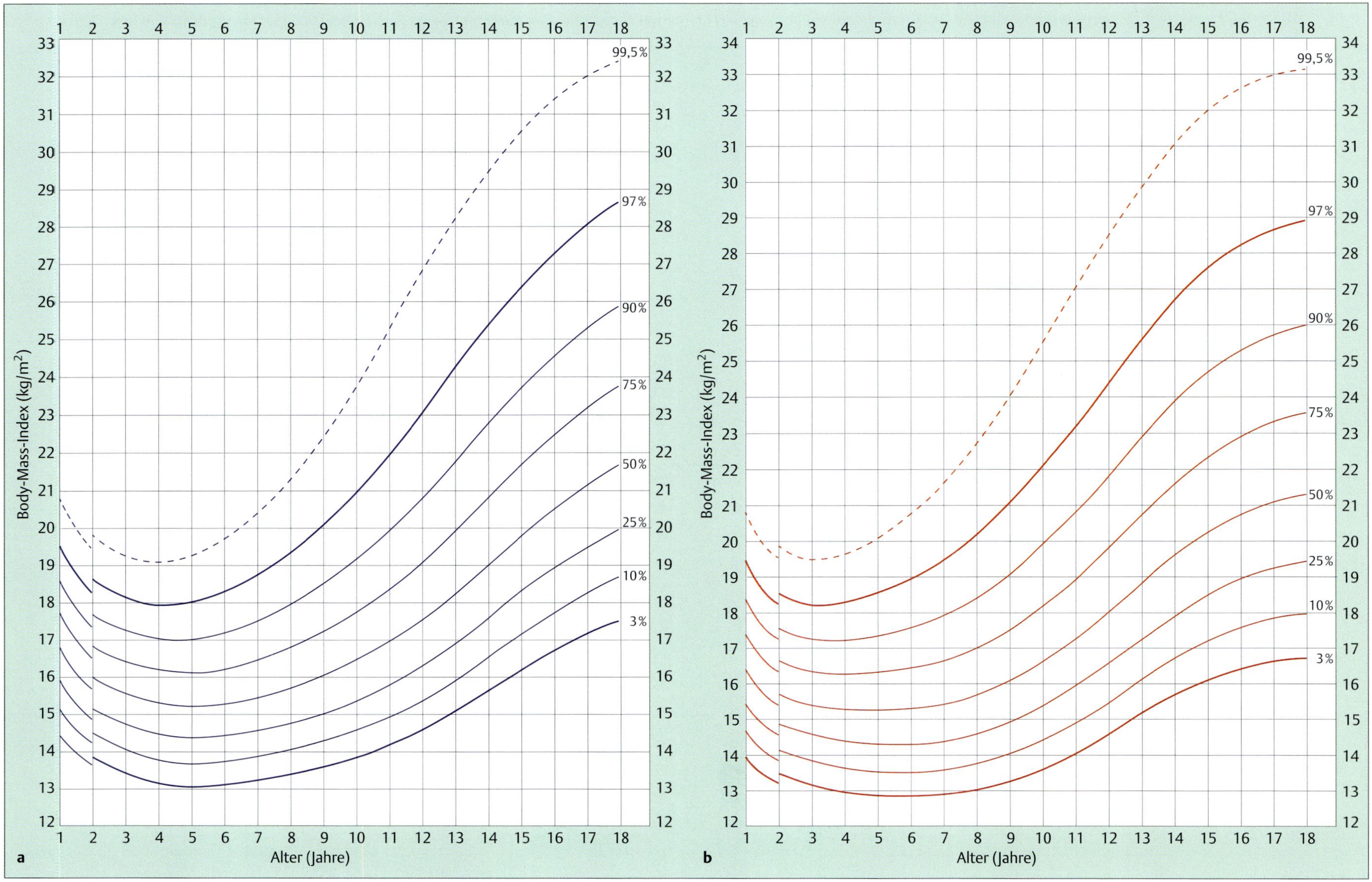

Abb. 37.8 **a, b** Body-Mass-Index zwischen 1 und 18 Jahren (aus de Onis M, Onyango AW, Borghi E et al. Development of a WHO growth reference for school-aged children and adolescents. Bulletin of the WHO 2007; 85 [9]: 660 – 667).

a Jungen.

b Mädchen.

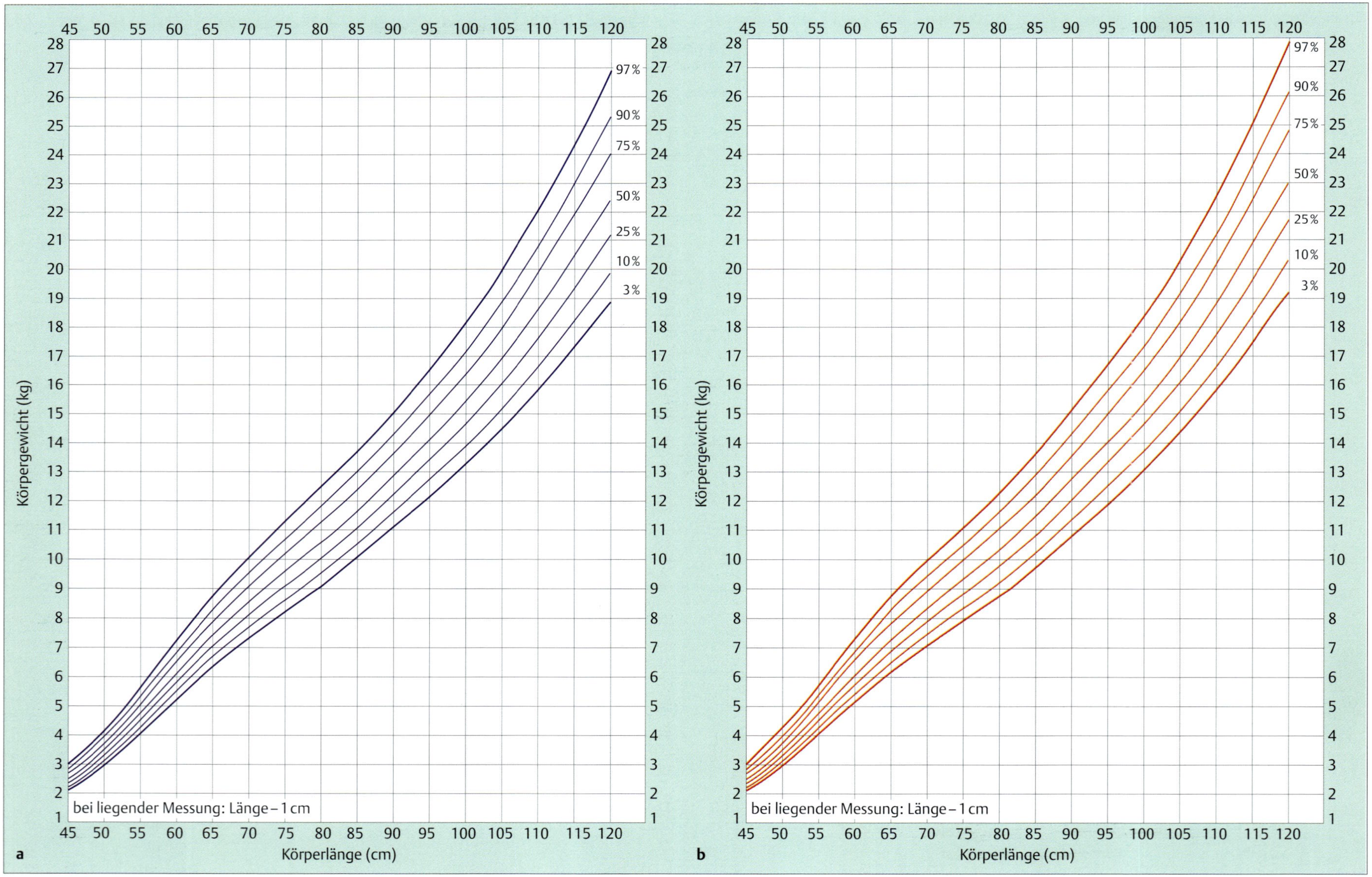

Abb. 37.9 a, b Körpergewicht für Körperlänge (aus WHO Multicentre Growth Reference Study (MGRS) 1997 – 2003; im Internet: http://www.who.int/childgrowth/standards; Stand: 29. 05. 2012).
a Jungen.
b Mädchen.

Sitzhöhe (Tab. 37.1, Tab. 37.2 und Abb. 37.10)

Tab. 37.1 Sitzhöhe von Jungen (Quotient Oberhöhe/Unterhöhe).

Alter (Jahre)	n	Mittelwert	Standardabweichung	Perzentilen						
				3 %	10 %	25 %	50 %	75 %	90 %	97 %
3,00	135	1,356	0,069	1,21	1,26	1,31	1,36	1,40	1,44	1,47
4,00	143	1,291	0,062	1,18	1,22	1,25	1,30	1,34	1,37	1,41
5,00	140	1,247	0,056	1,15	1,18	1,21	1,24	1,28	1,32	1,37
6,00	145	1,228	0,062	1,13	1,15	1,18	1,22	1,26	1,31	1,34
7,00	147	1,212	0,053	1,11	1,14	1,18	1,21	1,25	1,28	1,31
8,00	146	1,190	0,057	1,10	1,12	1,15	1,18	1,23	1,27	1,29
9,00	146	1,160	0,051	1,07	1,10	1,12	1,16	1,19	1,23	1,26
10,00	142	1,134	0,050	1,05	1,07	1,10	1,13	1,17	1,20	1,23
10,50	148	1,126	0,052	1,04	1,06	1,09	1,12	1,16	1,19	1,22
11,00	145	1,112	0,050	1,03	1,05	1,07	1,11	1,15	1,18	1,21
11,50	139	1,101	0,050	1,02	1,04	1,07	1,10	1,14	1,17	1,20
12,00	139	1,093	0,048	1,01	1,03	1,06	1,09	1,13	1,15	1,19
12,50	142	1,084	0,048	0,99	1,02	1,05	1,08	1,11	1,15	1,18
13,00	137	1,074	0,049	0,98	1,01	1,04	1,07	1,11	1,14	1,17
13,50	135	1,067	0,048	0,98	1,00	1,03	1,07	1,10	1,13	1,17
14,00	136	1,062	0,050	0,97	1,00	1,03	1,06	1,09	1,13	1,17
14,50	131	1,065	0,051	0,98	1,00	1,03	1,06	1,10	1,13	1,17
15,00	135	1,069	0,052	0,98	1,00	1,04	1,07	1,10	1,13	1,18
15,50	131	1,077	0,053	0,98	1,01	1,04	1,08	1,11	1,14	1,19
16,00	127	1,085	0,055	0,99	1,01	1,05	1,09	1,12	1,15	1,20
16,50	124	1,089	0,054	0,99	1,02	1,05	1,09	1,13	1,16	1,20
17,00	131	1,098	0,054	1,00	1,02	1,06	1,10	1,13	1,16	1,21
18,00	129	1,106	0,055	1,00	1,03	1,07	1,11	1,14	1,17	1,22
19,00	125	1,111	0,055	1,01	1,04	1,08	1,11	1,14	1,18	1,22
20,00	116	1,113	0,053	1,01	1,04	1,08	1,11	1,15	1,18	1,22

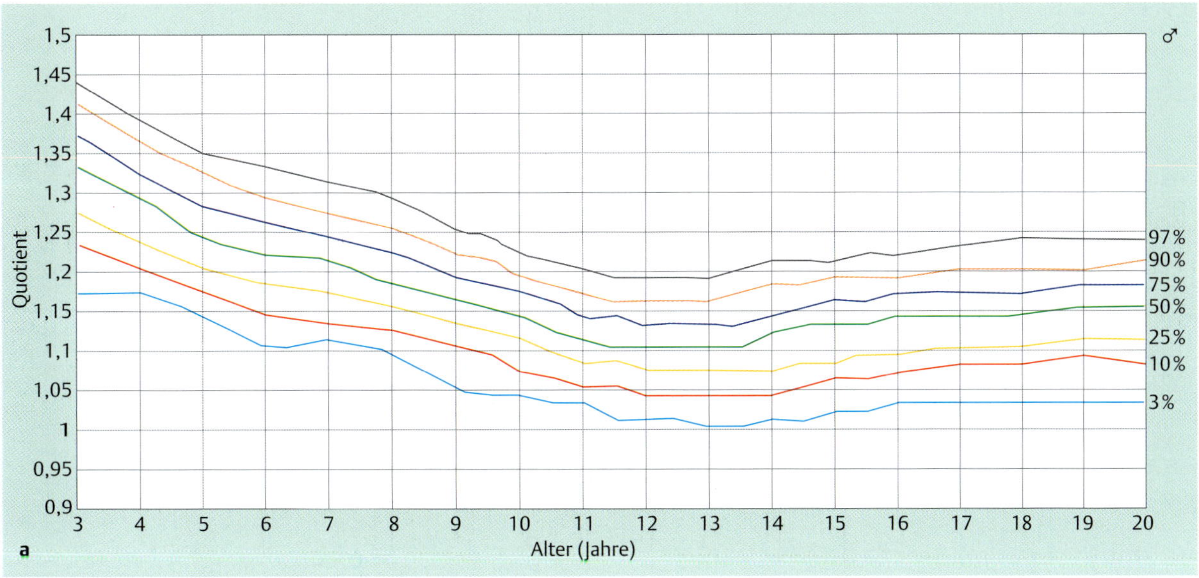

Abb. 37.10 a Sitzhöhe (Quotient Oberhöhe/Unterhöhe).
a Jungen.

Tab. 37.2 Sitzhöhe von Mädchen (Quotient Oberhöhe/Unterhöhe).

Alter (Jahre)	n	Mittelwert	Standardabweichung	Perzentilen						
				3 %	10 %	25 %	50 %	75 %	90 %	97 %
3,00	143	1,325	0,069	1,17	1,23	1,27	1,33	1,37	1,41	1,44
4,00	135	1,282	0,064	1,17	1,20	1,23	1,29	1,32	1,36	1,39
5,00	145	1,242	0,059	1,14	1,17	1,20	1,24	1,28	1,32	1,35
6,00	143	1,220	0,062	1,10	1,14	1,18	1,22	1,26	1,29	1,33
7,00	142	1,206	0,055	1,11	1,13	1,17	1,21	1,24	1,27	1,31
8,00	140	1,188	0,051	1,09	1,12	1,15	1,18	1,22	1,25	1,29
9,00	141	1,156	0,049	1,05	1,10	1,13	1,16	1,19	1,22	1,25
9,50	132	1,150	0,050	1,04	1,09	1,12	1,15	1,18	1,21	1,24
10,00	133	1,137	0,049	1,04	1,07	1,11	1,14	1,17	1,19	1,22
10,50	135	1,123	0,049	1,03	1,06	1,09	1,12	1,16	1,18	1,21
11,00	132	1,109	0,046	1,03	1,05	1,08	1,11	1,14	1,17	1,20
11,50	134	1,106	0,047	1,01	1,05	1,08	1,10	1,14	1,16	1,19
12,00	134	1,102	0,046	1,01	1,04	1,07	1,10	1,13	1,16	1,19
12,50	132	1,098	0,047	1,01	1,04	1,07	1,10	1,13	1,16	1,19
13,00	131	1,098	0,049	1,00	1,04	1,07	1,10	1,13	1,16	1,19
13,50	124	1,103	0,052	1,00	1,04	1,07	1,10	1,03	1,17	1,20
14,00	124	1,111	0,052	1,01	1,04	1,07	1,12	1,14	1,18	1,21
14,50	126	1,115	0,054	1,01	1,05	1,08	1,13	1,15	1,18	1,21
15,00	128	1,121	0,054	1,02	1,06	1,08	1,13	1,16	1,19	1,21
15,50	115	1,125	0,054	1,02	1,06	1,09	1,13	1,16	1,19	1,22
16,00	125	1,131	0,051	1,02	1,07	1,09	1,14	1,17	1,19	1,22
17,00	121	1,137	0,050	1,03	1,08	1,10	1,14	1,17	1,20	1,23
18,00	120	1,141	0,050	1,03	1,08	1,10	1,14	1,17	1,20	1,24
19,00	112	1,144	0,050	1,03	1,09	1,11	1,15	1,18	1,20	1,24
20,00	116	1,144	0,050	1,03	1,08	1,11	1,15	1,18	1,21	1,24

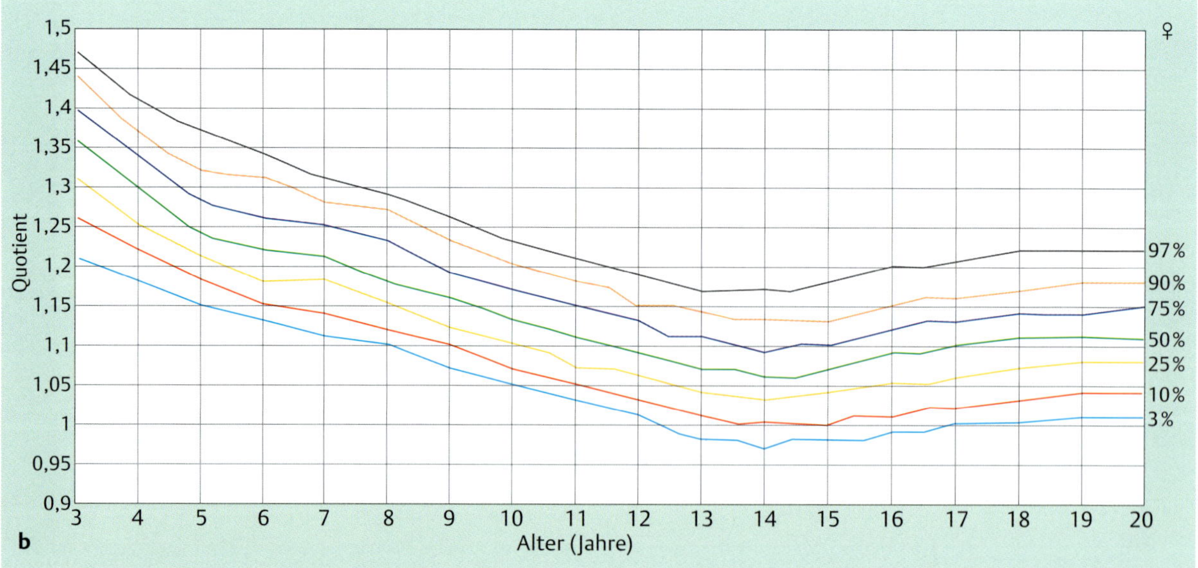

Abb. 37.**10 b** Sitzhöhe (Quotient Oberhöhe/Unterhöhe).
b Mädchen.

Wachstumsgeschwindigkeit (Abb. 37.**11**)

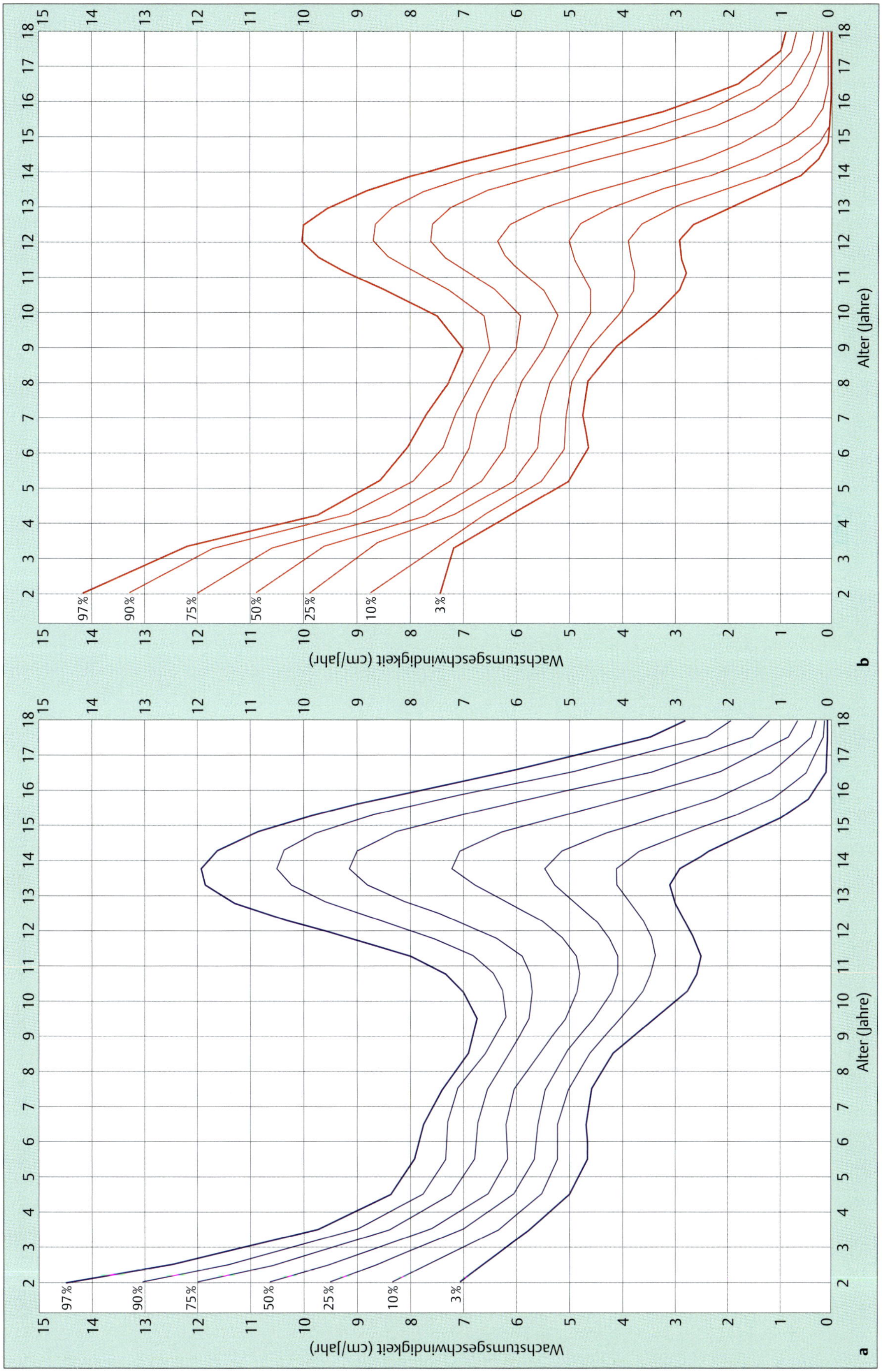

Abb. 37.**11 a, b** Wachstumsgeschwindigkeit zwischen 2 und 18 Jahren (aus Prader A, Largo RH, Molinari L et al. Physical growth of Swiss children from birth to 20 years of age. First Zurich longitudinal study of growth and development. Helv Paediatr Acta Suppl 1989; 52: 1 – 125).

a Jungen.

b Mädchen.

Kopfumfang (Abb. 37.**12** bis Abb. 37.**16**)

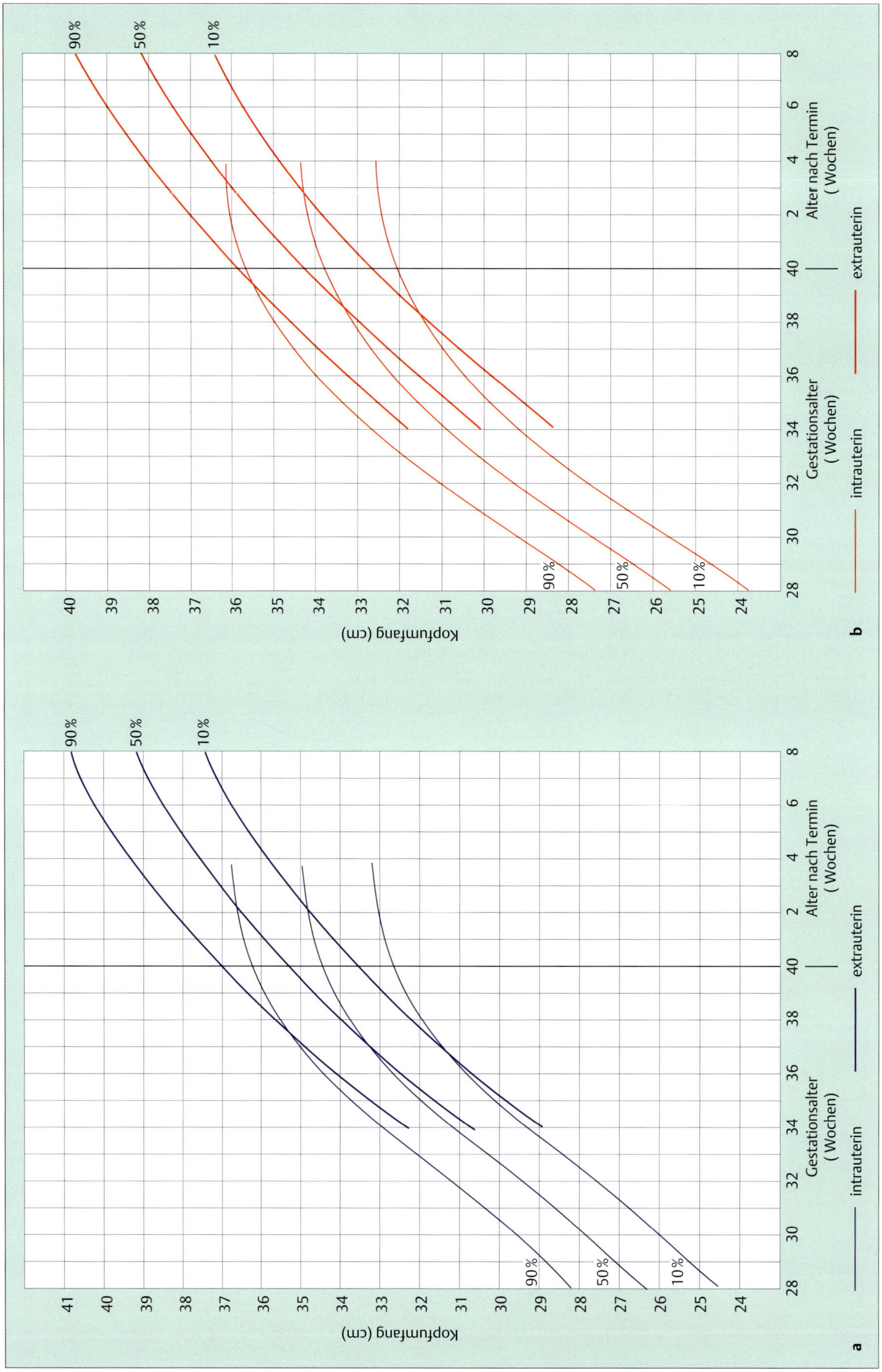

Abb. 37.**12 a, b** Kopfumfang von der 28. Schwangerschaftswoche bis 8 Wochen nach Termin.
a Jungen.
b Mädchen.

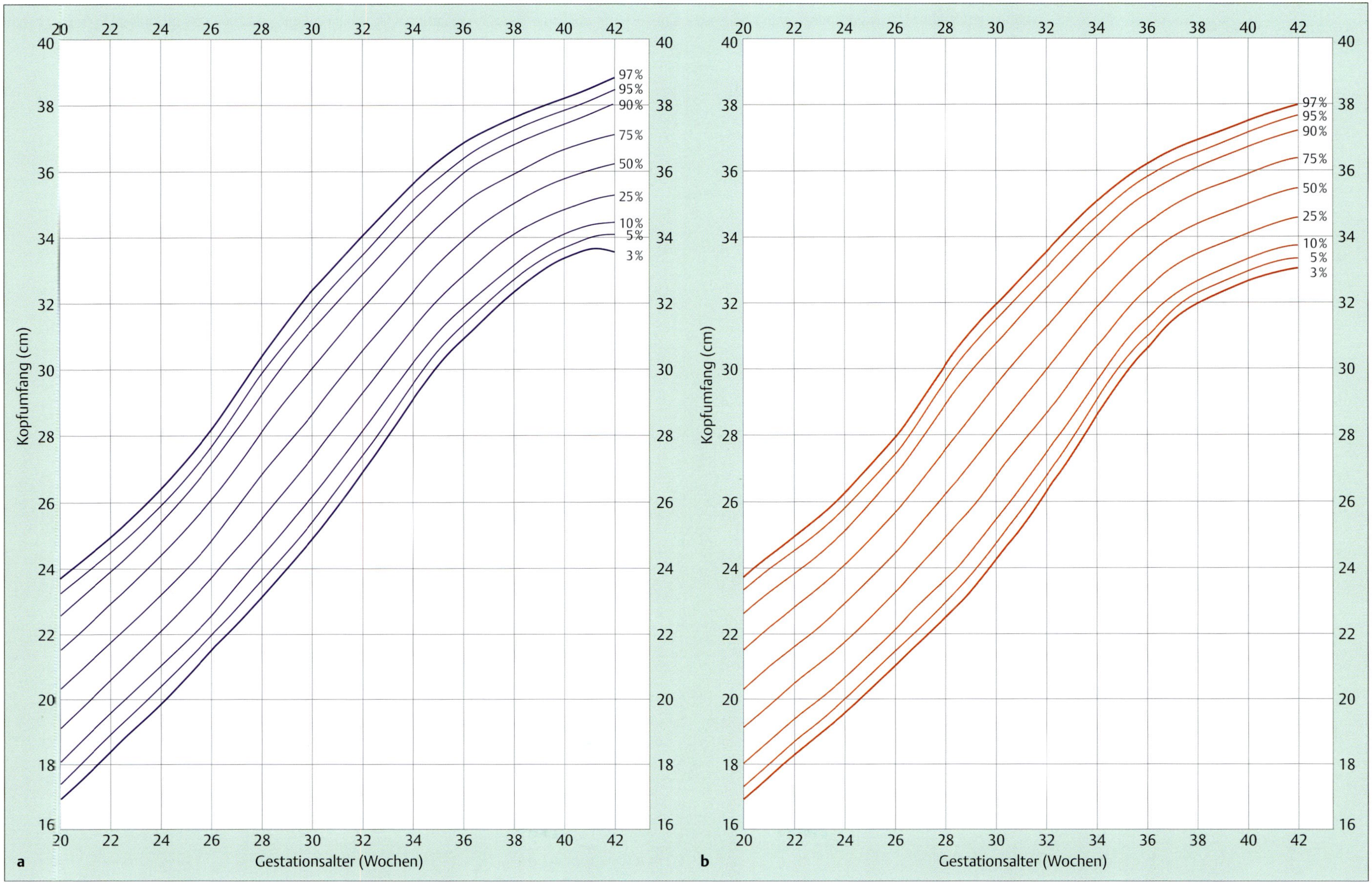

Abb. 37.13 a, b Kopfumfang bei Geburt (aus Voigt M, Fusch CH, Olbertz D et al. Analyse des Neugeborenenkollektivs der Bundesrepublik Deutschland. Geburtsh Frauenheilk 2006; 66: 956 – 970). Cave: Diese Perzentilenkurven gelten für die Einteilung bei Geburt und sind nicht als Referenz für das postnatale Wachstum geeignet.

a Jungen.

b Mädchen.

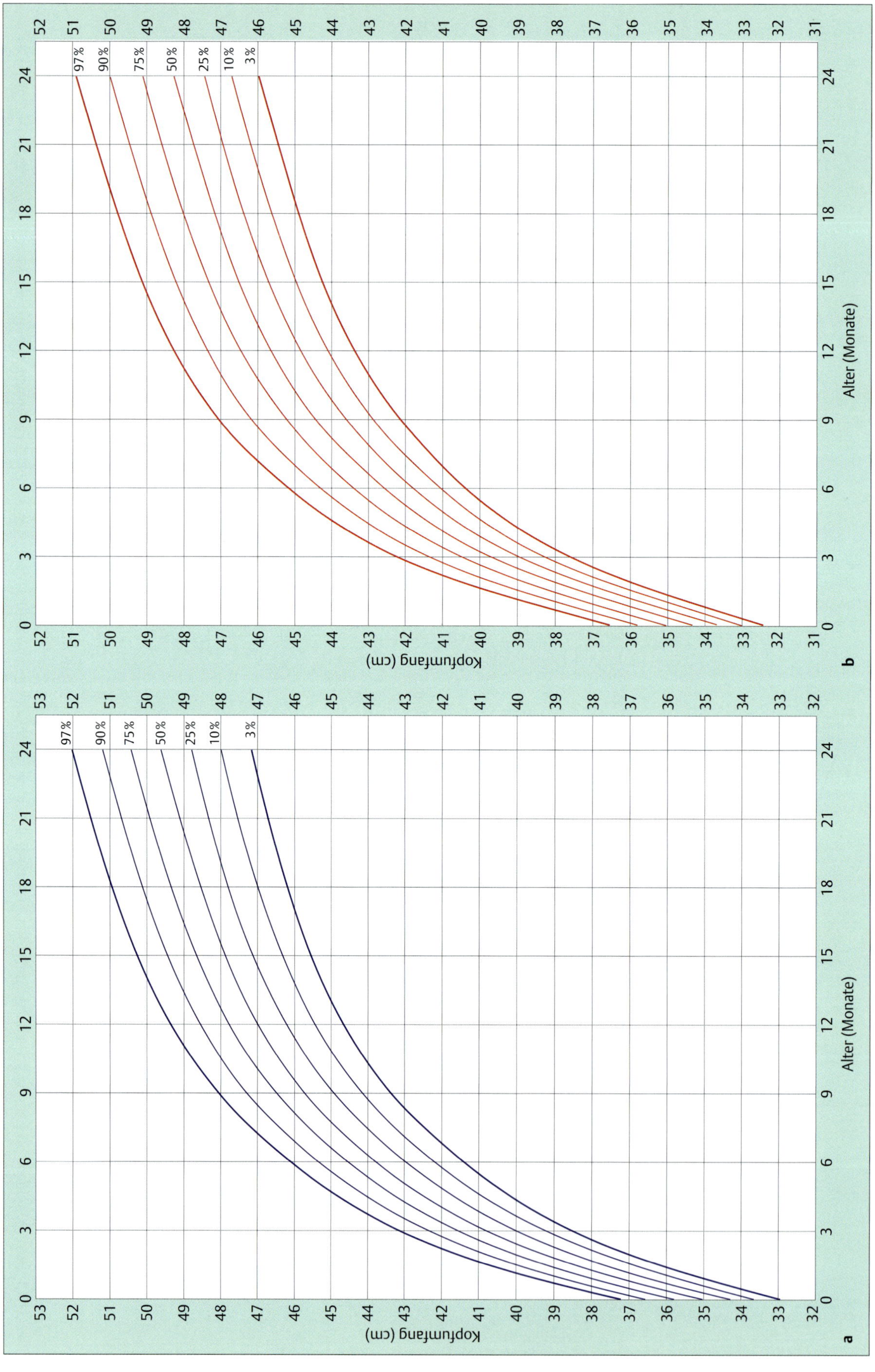

Abb. 37.**14 a, b** Kopfumfang zwischen 0 und 2 Jahren (aus Zürcher Longitudinalstudien 1974 – 2009, Abteilung Entwicklungspädiatrie, Kinderspital Zürich).
a Jungen.
b Mädchen.

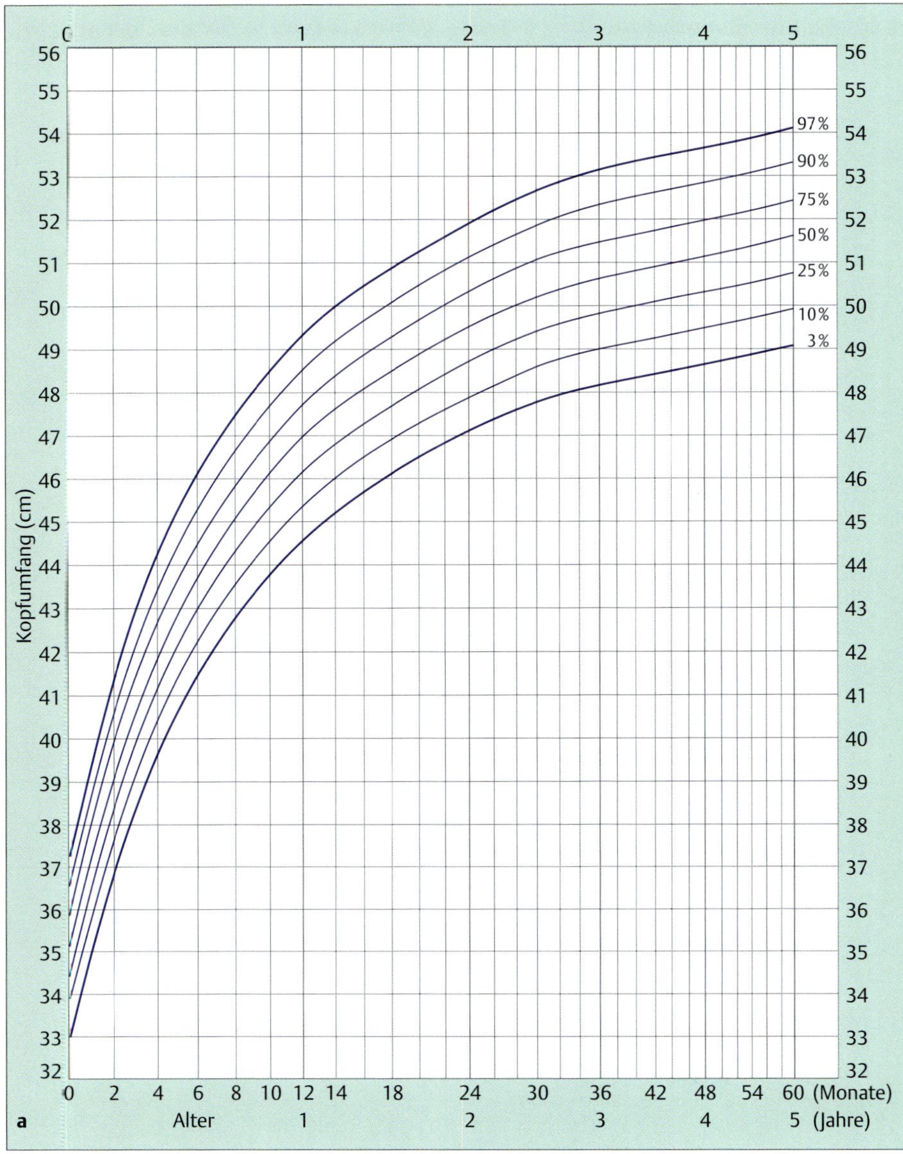

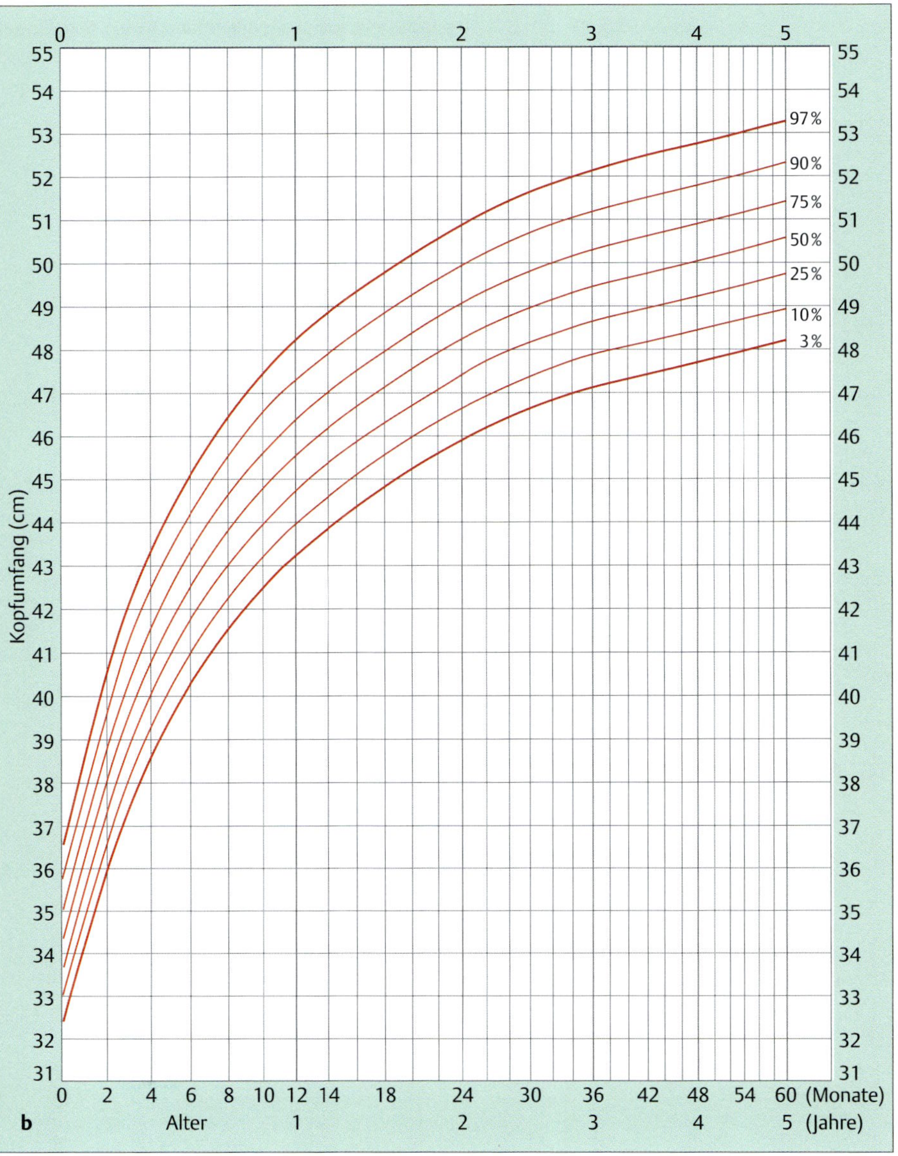

Abb. 37.15 a, b Kopfumfang zwischen 0 und 5 Jahren (aus Zürcher Longitudinalstudien 1974 – 2009, Abteilung Entwicklungspädiatrie, Kinderspital Zürich).
a Jungen.
b Mädchen.

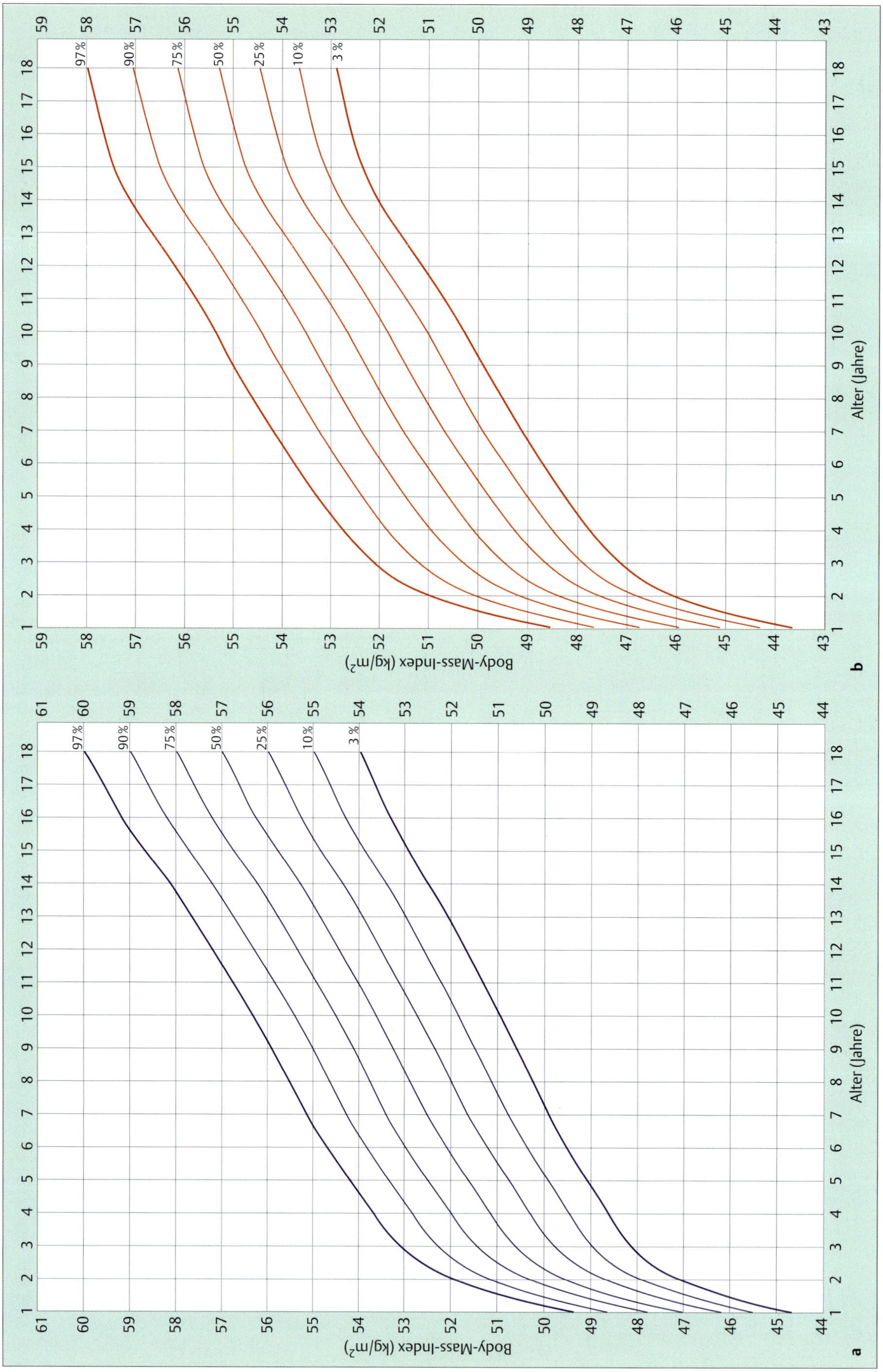

Abb. 37.16 **a, b** Kopfumfang zwischen 0 und 18 Jahren (aus Zürcher Longitudinalstudien 1974 – 2009, Abteilung Entwicklungspädiatrie, Kinderspital Zürich).
a Jungen.
b Mädchen.

Bauchumfang (Tab. 37.3)

Tab. 37.3 Referenzwerte für den Bauchumfang bei Kindern und Jugendlichen (aus Fernández JR, Redden DT, Pietrobelli A et al. Waist circumference percentiles in nationally representative samples of african-american, european-american, and mexican-american children and adolescents. J Pediatr 2004; 145: 439 – 444).

Alter (Jahre)	Jungen			Mädchen		
	50. Perzentile	90. Perzentile	1 SDS	50. Perzentile	90. Perzentile	1 SDS
2	47,1	48,6	1,20	47,4	52,5	4,08
3	49,2	51,2	1,60	49,3	55,4	4,88
4	51,3	53,8	2,00	51,2	58,2	5,60
5	53,3	56,5	2,56	53,1	61,1	6,40
6	55,4	59,1	2,96	55,0	64,0	7,20
7	57,5	61,7	3,36	56,9	66,8	7,92
8	59,6	64,3	3,76	58,8	69,7	8,72
9	61,7	67,0	4,24	60,7	72,6	9,52
10	63,7	69,6	4,72	62,5	75,5	10,40
11	65,8	72,2	5,12	64,4	78,3	11,12
12	67,9	74,9	5,60	66,3	81,2	11,92
13	70,0	77,5	6,00	68,2	84,1	12,72
14	72,1	80,1	6,40	70,1	86,9	13,44
15	74,1	82,8	6,96	72,0	89,8	14,24
16	76,2	85,4	7,36	73,9	92,7	15,04
17	78,3	88,0	7,76	75,8	95,5	15,76
18	80,4	90,6	8,16	77,7	98,4	16,56

Ein Bauchumfang, der > 2 SDS über der 50. Perzentile für Alter und Geschlecht liegt, wird als pathologisch betrachtet.

Literatur

Baumann T. Atlas der Entwicklungsdiagnostik, 2. Aufl. Stuttgart: Thieme; 2006

Ciba Geigy. Wissenschaftliche Tabellen Geigy. Basel: Ciba Geigy; 1980

de Onis M, Onyango AW, Borghi E et al. Development of a WHO growth reference for school-aged children and adolescents. Bulletin of the WHO 2007; 85 (9): 660 – 667

Exner G. Normalwerte in Wachstum und Entwicklung. Stuttgart: Thieme; 1990

Fernández JR, Redden DT, Pietrobelli A et al. Waist circumference percentiles in nationally representative samples of african-american, european-american, and mexican-american children and adolescents. J Pediatr 2004; 145: 439 – 444

Prader A, Largo RH, Molinari L et al. Physical growth of Swiss children from birth to 20 years of age. First Zurich longitudinal study of growth and development. Helv Paediatr Acta Suppl 1989; 52: 1 – 125

Voigt M, Fusch CH, Olbertz D et al. Analyse des Neugeborenenkollektivs der Bundesrepublik Deutschland. Geburtsh Frauenheilk 2006; 66: 956 – 970

38 Synoptische Hinweise auf Krankheiten und Syndrome

Schädel

Kraniosynostose.
- Apert-Syndrom
- Baller-Gerold-Syndrom (Kraniosynostose, Radiusaplasie)
- Carpenter-Syndrom (Akrozephalie, Lateralisierung der inneren Kanthi, Polydaktylie und Syndaktylie der Füße, autosomal-rezessiv)
- Crouzon-Syndrom
- Greig-Zephalopolysyndaktyliesyndrom (Stirnwölbung, präaxiale und postaxiale Polydaktylie, Syndaktylie)
- Jackson-Weiss-Syndrom (Kraniosynostose, Fußanomalien)
- Pfeiffer-Syndrom (Brachyzephalie, breite Daumen und Zehen)
- Saethre-Chotzen-Syndrom (Brachyzephalie, prominente Anthelix, Maxillarhypoplasie und Syndaktylie)
- Thanatophoriedysplasie (kleeblattförmige Schädelverformung, kurze, gebogene Beine, kurze Lebenserwartung)

Makrozephalie.
- Sotos-Syndrom

Mikrozephalie.
- Rett-Syndrom
- Angelman-Syndrome
- Alkoholembryopathie
- Cri-du-Chat-Syndrome (5p-)
- Wolf-Hirschhorn-Syndrom (4p-)
- mütterliche Phenylketonurie

Augen

Hypertelorismus.
- Aarskog-Syndrom (Hypertelorismus, Brachydaktylie, schürzenförmiges Skrotum)
- Apert-Syndrom
- Katzenaugensyndrom (Iriskolobom, Analatresie)
- Crouzon-Syndrom
- Frontonasaldysplasie (primärer Defekt der Gesichtsentwicklung, Lateralisierung der Augen, breite Nasenspitze)
- Greig-Zephalopolysyndaktyliesyndrom
- Noonan-Syndrom
- Opitz-Syndrom
- fetale Akinesiedeformationssequenz
- Pfeiffer-Syndrom
- Retinoic-Acid-Embryopathie
- Saethre-Chotzen-Syndrom
- Sotos-Syndrom

Hypotelorism.
- Holoprosenzephalie
- fetale Effekte einer mütterlichen Phenylketonurie
- Trisomie-13-Syndrom

Kolobom.
- Aniridie-Wilms-Tumor-Assoziation
- Katzenaugensyndrom
- CHARGE-Assoziation (Kolobom des Auges, Herzfehler, Atresie der Choanen, retardiertes Längenwachstum, Geschlechtsorgananomalien, Ohrfehlbildungen)
- Trisomie-13-Syndrom

Ptose.
- BPES-Syndrom (Blepharophimosis-Ptosis-Epicanthus-inversus-Syndrom)
- Noonan-Syndrom

Ohren und Gehör

Ohren.
- Ohranhängsel oder Grübchen
- Beckwith-Wiedemann-Syndrom
- BoR-Syndrom (branchiootorenales Syndrom)
- Katzenaugensyndrom
- Cri-du-Chat-Syndrom
- frontonasale Dysplasie
- okuloaurikulovertebrale Dysplasie
- Retinoic-Acid-Embryopathie
- Townes-Brocks-Syndrom (Ohren-, Daumen- und anale Anomalien)
- Treacher-Collins-Syndrom

Hörstörung.
- Apert-Syndrom
- Baller-Gerold-Syndrom
- Carpenter-Syndrom
- CHARGE-Assoziation
- Cleft Palate (sekundärer Hörverlust)
- Cockayne-Syndrom
- Cornelia-de-Lange-Syndrom
- Crouzon-Syndrom
- fetales Rubellasyndrom
- Mukopolysaccharidosen (Hurler- und Hunter-Syndrome)
- Noonan-Syndrom
- okuloaurikulovertebrale Dysplasie
- Osteogenesis-imperfecta-Syndrom
- Pfeiffer-Syndrom
- Saethre-Chotzen-Syndrom
- Stickler-Syndrom
- Treacher-Collins-Syndrom
- Waardenburg-Syndrom

Gesicht und Kiefer

Lippen-Kiefer-Gaumen-Spalten und Lippen-Gaumen-Spalten.
- Amnionbandsequenz
- Ektrodaktylie-ektodermale-Dysplasie-Clefting-Syndrom
- orofaziodigitales Syndrom
- Roberts-SC-Phokomelie-Syndrom (Lippenspalte mit oder ohne Gaumenspalte, Hypomelie, massive Wachstumsstörung)
- Trisomie-13-Syndrom
- Van-der-Woude-Syndrom (Lippenspalte, Lippen-Pit)
- Wolf-Hirschhorn-Syndrom

Kieferspalten.
- Orofaziodigitales Syndrom
- Retinoic-Acid-Embryopathie
- Stickler-Syndrom
- Treacher-Collins-Syndrom
- velokardiofaziales Syndrom

Mikrognathie.
- Fetales Alkoholsyndrom
- DiGeorge's-, Hallermann-Streiff-Syndrom
- Trisomie-13-Syndrom
- Trisomie-18-Syndrom
- Turner-Syndrom
- Progerie
- Treacher-Collins-Syndrom
- Smith-Lemli-Opitz-Syndrom
- Russell-Silver-Syndrom
- Seckel-Syndrom
- juvenile idiopathische Arthritis
- Cri-du-Chat-Syndrom
- Bloom-Syndrom
- Marfan-Syndrom

Nacken

Nackenfalte oder überschüssige Haut.
- Aarskog-Syndrom
- Klippel-Feil-Sequenz (primärer Defekt der zervikalen Wirbel)
- Noonan-Syndrom
- Trisomie-13-Syndrom
- Trisomie-21-Syndrom
- Turner-Syndrom

Herz und Gefäße

- Alagille-Syndrom
- Carpenter-Syndrom
- Katzenaugensyndrom
- CHARGE-Assoziation
- diabetische Embryopathie
- DiGeorge's-Syndrom (Defekte von Thymus, Nebenschilddrüsen und großen Gefäßen)
- Ellis-van-Creveld-Syndrom (Atriumseptumdefekt, kurze distale Extremitäten, Polydaktylie, Nagelhypoplasie)
- fetales Alkoholsyndrom
- fetale Effekte einer mütterlichen Phenylketonurie
- fetales Rubellasyndrom
- Holt-Oram-Syndrom (Atriumseptumdefekt, schmale Schultern, Defekte an den oberen Extremitäten
- Kartagener-Syndrom (Dextrokardie, Situs inversus, Sinusitis, Bronchiektasien)
- Marfan-Syndrom
- Pallister-Hall-Syndrom (Endokardkissendefekt, hypothalamisches Hamartoblastom, Hypopituitarismus, Analatresie, Polydaktylie)
- Noonan-Syndrom
- Retinoic-Acid-Embryopathie
- Rubinstein-Taybi-Syndrom
- Stickler-Syndrom
- Radiussyndrom ohne Thrombozytopenie
- Trisomie-13-Syndrom
- Trisomie-18-Syndrom
- Trisomie-21-Syndrom
- Turner-Syndrom
- VATER-/VATERL-Assoziation
- velokardiofaziales Syndrom
- Williams-Syndrom
- Wolf-Hirschhorn-Syndrom

Abdomen

Abdomenfehlbildungen.
- Bauchdeckendefekte/Nabelmissbildungen
- Beckwith-Wiedemann-Syndrom
- Meckel-Gruber-Syndrom
- Mukopolysaccharidosen (Hurler- und Hunter-Syndrome)
- Trisomie-13-Syndrom
- Trisomie-18-Syndrom
- Trisomie-21-Syndrom

Nierenmissbildungen.
- Aniridie-Wilms-Tumor-Assoziation
- Bardet-Biedl-Syndrom
- Beckwith-Wiedemann-Syndrom
- branchiootorenales Syndrom
- Katzenaugensyndrom
- CHARGE-Assoziation
- Ektrodaktylie-ektodermale-Dysplasie-Spalten-Syndrom
- Fanconi-Panzytopeniesyndrom
- Jeune-Syndrom
- Meckel-Gruber-Syndrom
- MURCS-Assoziation (Müller-Gänge, Nierenaplasie und zervikothorakale Dysplasie)
- Noonan-Syndrom
- orofaziodigitales Syndrom
- Pallister-Hall-Syndrom
- Townes-Brocks-Syndrom
- Trisomie-13-Syndrom
- Trisomie-18-Syndrom
- tuberöse Sklerose
- Turner-Syndrom
- VATER/VACTERL-Assoziation (VACTERL-Assoziation zusätzlich mit Herzanomalien)
- Williams-Syndrom
- Zellweger-Syndrom

Genitalanomalien.
- Aarskog-Syndrom
- Aniridie-Wilms-Tumor-Assoziation
- Carpenter-Syndrom
- CHARGE-Assoziation
- fetale Akinesiedeformationssequenz
- Klinefelter-Syndrom
- Meckel-Gruber-Syndrom
- Miller-Dieker-Lissenzephalie-Syndrom
- MURCS-Assoziation
- Noonan-Syndrom
- Opitz-Syndrom
- Prader-Willi-Syndrom
- Robinow-Syndrom (flaches Gesicht, kurze Vorderarme, hypoplastisches Genitale)
- Rubinstein-Taybi-Syndrom
- Smith-Lemli-Opitz-Syndrom
- Trisomie-13-Syndrom
- Trisomie-18-Syndrom
- Wolf-Hirschhorn-Syndrom

Analatresie.
- Katzenaugensyndrom
- Pallister-Hall-Syndrom
- Townes-Brocks-Syndrom
- VATER/VACTERL-Assoziation

Extremitäten

Syndaktylie.
- Amnionbandsequenz
- Apert-Syndrom
- Carpenter-Syndrom
- Cornelia-de-Lange-Syndrom
- Greig-Zephalopolysyndaktyliesyndrom
- Holt-Oram-Syndrom
- Jackson-Weiss-Syndrom
- orofaziodigitales Syndrom
- okulodentodigitales Syndrom
- Pfeiffer-Syndrom
- Poland-Sequenz (Syndaktylie und Brachydaktylie, unilateraler Defekt des M. pectoralis)
- Roberts-SC-Phokomeliesyndrom
- Saethre-Chotzen-Syndrom
- Smith-Lemli-Opitz-Syndrom

Polydaktylie.
- Bardet-Biedt-Syndrom
- Carpenter-Syndrom
- Ellis-van-Creveld-Syndrom
- Grebe-Syndrom (Polydaktylie, starke distale Extremitätenverkürzungen)
- Greig-Zephalopolysyndaktyliesyndrom
- Meckel-Gruber-Syndrom
- Pallister-Hall-Syndrom
- Townes-Brocks-Syndrom
- Trisomie-13-Syndrom
- Trisomie-18-Syndrom
- C-Syndrom
- Laurence-Moon-Bardet-Biedl-Syndrom
- Kurzripp-Polydaktylie-Syndrom

Zu kurze Extremität.
- Amnionbanddisruptionssequenz
- Baller-Gerold-Syndrom
- Cornelia-de-Lange-Syndrom
- Fanconi-Panzytopeniesyndrom
- Holt-Oram-Syndrom
- Poland-Sequenz
- Roberts-SC-Phokomeliesyndrom

- Radiussyndrom ohne Thrombozytopenie

Zu große Extremität.
- Klippel-Trenaunay-Weber-Syndrom (asymmetrische Extremitäten, Hypertrophie, Hämangiome)
- Maffucci-Syndrom (Enchondromatosis, Hämangiome)
- Proteussyndrom (Hemihypertrophie, subkutane Tumoren, Makrodaktylie)

Eingeschränkte Gelenkbeweglichkeit.
- Achondroplasie
- Amyoplasia-congenita-disruptive Sequenz
- Arthrogryposis
- Cockayne-Syndrom
- Beals-Syndrom (kongenitales kontrakturales Arachnodaktyliesyndrom)
- fetale Akinesiedeformationssequenz
- fetales Alkoholsyndrom
- Mukopolysaccharidosen (Hunter- und Hurler-Syndrom)
- Pallister-Hall-Syndrom
- Pseudoachondroplasie
- Saethre-Chotzen-Syndrom
- Trisomie-18-Syndrom
- Zellweger-Syndrom

Haut

Pigmentabnormitäten.
- Angelman-Syndrom
- Bloom-Syndrom
- Ektrodaktylie-ektodermale-Dysplasie-Clefting-Syndrom
- Fanconi-Panzytopeniesyndrom
- hypohidrotisch-ektodermale Dysplasie
- Ito-Hypomelanosis (gestreifte, quirlförmige, fleckförmige Hypopigmentierung)
- Incontinentia-pigmenti-Syndrom (Blasenbildung, gefolgt von Hyperpigmentierung, Zahnanomalien, fleckige Alopezie)
- McCune-Albright-Syndrom (Hyperpigmentierung, polyostotisch-fibröse Dysplasie, sexuelle Frühreife)
- Neurofibromatosen
- Peutz-Jeghers-Syndrom (mukokutane Hyperpigmentation, intestinale Polyposis)
- Prader-Willi-Syndrom
- Russell-Silver-Syndrom
- Sturge-Weber-Syndrom (Hämangiome im Gesicht und in den Meningen mit Anfällen)
- Tuberöse-Sklerose-Syndrom
- Turner-Syndrom
- Waardenburg-Syndrom
- Xeroderma-pigmentosa-Syndrom (Sonnenlichtempfindlichkeit, Atrophie, Hautveränderungen, Tumoren)

Körpergröße und Körpergewicht

Großwuchs/Übergewicht.
- Bardet-Biedl-Syndrom
- Beckwith-Wiedemann-Syndrom
- Carpenter-Syndrom
- Cohen-Syndrom (Übergewicht, Hypotonie, prominente Schneidezähne)
- Prader-Willi-Syndrom
- Sotos-Syndrom
- Weaver-Syndrom (beschleunigtes Wachstum und Reifung, Makrosomie, kraniofaziale Anomalien, Kampodaktylie)

Großwuchs.
- Homozystinurie
- Klinefelter-Syndrom
- Marfan-Syndrom
- XYY-Syndrom

Kleinwuchs.
- Aarskog-Syndrom
- Achondroplasie
- Bloom-Syndrom
- Hypochondroplasie
- Jeune-Syndrom
- Mukopolysaccharidosen (Hurler- und Hunter-Syndrom)
- Noonan-Syndrom
- Opitz-Syndrom
- Osteogenesis-imperfecta-Syndrom
- Robinow-Syndrom
- Russell-Silver-Syndrom
- Rubinstein-Taybi-Syndrom
- Seckel-Syndrom (schwerer Kleinwuchs, Mikrozephalie, prominente Nase)
- Turner-Syndrom

Syndrome mit Manifestation in mehreren Organsystemen

Kombinierte kraniofaziale und Extremitätenabnormitäten.
- Apert-Syndrom
- Baller-Gerold-Syndrom
- Carpenter-Syndrom
- Cornelia-de-Lange-Syndrom
- Ektrodaktylie-ektodermale-Dysplasie-Spalten-Syndrom
- Fanconi-Panzytopeniesyndrom
- Greig-Zephalopolysyndaktyliesyndrom
- Jackson-Weiss-Syndrom
- Meckel-Gruber-Syndrom
- orofaziodigitales Syndrom
- Pfeiffer-Syndrom
- Rubinstein-Taybi-Syndrom
- Saethre-Chotzen-Syndrom
- Trisomie-13-Syndrom
- Trisomie-18-Syndrom
- Trisomie-21-Syndrom

Kombinierte Herz- und Extremitätenabnormitäten.
- Carpenter-Syndrom
- Ellis-van-Creveld-Syndrom
- Holt-Oram-Syndrom
- Marfan-Syndrom
- Radiussyndrom ohne Thrombozytopenie
- Trisomie-13-Syndrom
- VATER/VACTERL-Assoziation

Kombinierte Herz- und Nierenabnormitäten.
- Katzenaugensyndrom
- Noonan-Syndrom
- Trisomie-13-Syndrom
- Trisomie-18-Syndrom
- Turner-Syndrom
- VATER/VACTERL-Assoziation
- Williams-Syndrom

Kombinierte Ohren- und Nierenabnormitäten.
- Beckwith-Wiedemann-Syndrom
- branchiootorenales Syndrom
- Katzenaugensyndrom
- CHARGE-Assoziation
- okuloaurikulovertebrale Dysplasie
- Turner-Syndrom
- Trisomie-13-Syndrom
- Trisomie-18-Syndrom

Verhaltensstörungen

- Rett-Syndrom
- fragiles X-Chromosom
- Noonan-Syndrom
- Costello-Syndrom
- kardiofaziokutanes Syndrom
- Prader-Willi-Syndrom
- CHARGE-Syndrom
- Kabuki-Syndrom
- Cornelia-de-Lange-Syndrom
- Sotos-Syndrom
- Angelman-Syndrom
- Mowat-Wilson-Syndrom
- Coffin-Lowry-Syndrom
- ATRX-Syndrom
- Williams-Beuren-Syndrom
- 22q-Deletion
- Smith-Magenis-Syndrom
- 1p36-Deletion
- 9q34-Milrodeletion
- 17q21.31-Mikrodeletion
- 9q22.3-Mikrodeletionssyndrom

39 Fragebögen

Fragebögen zum Schlafverhalten

(Abb. 39.**1** Abb. 39.**2**, Abb. 39.**3**)

Name des Kindes: ____________________ **Vorname des Kindes:** ____________________
geb.: ______________
Datum, an dem der Fragebogen ausgefüllt wurde: ____________________

	Bitte beantworten Sie die unten stehenden Fragen (ankreuzen).	
1	durchschnittliche Schlafdauer (Stunden) pro Tag	____________ Stunden
2	Wie viel Mal wird das Kind tagsüber durchschnittlich zum Schlafen abgelegt?	☐ 1x ☐ 2x ☐ 3x ☐ 4x ☐ 5x ☐ öfter
3	Gibt es tagsüber Schlafphasen von über 1 h?	☐ ja ☐ nein
	Wenn ja, wie viele?	☐ 1 ☐ 2 ☐ 3 ☐ 4
4	Schläft das Kind mit oder ohne Licht ein?	☐ mit ☐ ohne
	Wenn „mit“:	☐ Türe offen ☐ Lampe im Zimmer ☐ Einstecklämpchen
5	Braucht es zum Einschlafen jemanden neben sich?	☐ ja ☐ nein
	Wenn ja, wen?	____________
6	Braucht es Nahrung/Schoppen in der Nacht?	☐ ja ☐ nein
	Wenn ja, was?	____________
	Gesüßt?	☐ ja ☐ nein
7	Bitte beschreiben Sie kurz Ihr Einschlafzeremoniell (z.B. Zähneputzen, Gute-Nacht-Geschichte, Lied, Kuss, Licht aus):	____________
8	Was braucht Ihr Kind, wenn es in der Nacht aufwacht?	____________
9	Wie verhalten Sie sich dann (z.B. Licht, mit ihm reden usw.)?	____________
10	Wo schläft Ihr Kind?	☐ Kinderzimmer ☐ Elternschlafzimmer
11	Wo wacht Ihr Kind auf?	☐ Kinderzimmer ☐ Elternschlafzimmer
12	Wie viele Geschwister schlafen im selben Zimmer?	☐ 0 ☐ 1 ☐ 2
13	Wie geht's mit den Nachbarn?	☐ problemlos ☐ so lala ☐ schwierig
14	Haben Sie noch Hinweise, die für mich von Bedeutung sein könnten?	____________
	Weitere Bemerkungen	____________

Abb. 39.**1** Fragebogen zum Schlafverhalten des Kindes.

Name ________________________ Geb. Datum ___________ Testdatum ___________

Datum	6	7	8	9	10	11	12	13	14	15	16	17	18	19	20	21	22	23	24	1	2	3	4	5	TS	NS

Legende: — Schlaf, **leer** = wach, ~ Schreien, ⊙ Essen/Schoppen, * Besonderes vom Arzt ausgefüllt: **TS** = Tagesschlaf, **NS** = Nachtschlaf

Abb. 39.**2** Schlafprotokoll.

Name des Kindes: ______________ **Vorname des Kindes:** ______________
geb.: ________
Datum, an dem der Fragebogen ausgefüllt wurde: ______________
Fragebogen ausgefüllt von: ______________

Bitte beantworten Sie folgende Fragen, wie sich Ihr Kind im vergangenen Monat benommen hat:	ja (1 P)	nein (0 P)	unklar
Hat Ihr Kind während des Schlafes...			
• mehr als die Hälfte der Zeit geschnarcht?	☐	☐	☐
• immer geschnarcht?	☐	☐	☐
• laut geschnarcht?	☐	☐	☐
• „schwer" oder laut geatmet?	☐	☐	☐
• Probleme oder Schwierigkeiten beim Atmen?	☐	☐	☐
Haben Sie jemals beobachtet, dass Ihr Kind den Atem im Schlaf anhält?	☐	☐	☐
Hat Ihr Kind auch am Tag die Tendenz, durch den Mund zu atmen?	☐	☐	☐
Hat es einen trockenen Mund beim Aufwachen?	☐	☐	☐
Macht es gelegentlich ins Bett?	☐	☐	☐
Wacht es unerfrischt und müde auf?	☐	☐	☐
Ist es tagsüber schläfrig?	☐	☐	☐
Hat ein Lehrer oder ein anderer Betreuer beobachtet, dass Ihr Kind tagsüber schläfrig zu sein scheint?	☐	☐	☐
Ist es am Morgen schwer weckbar bzw. hat es Mühe aufzuwachen?	☐	☐	☐
Hat Ihr Kind beim Aufwachen Kopfschmerzen?	☐	☐	☐
Ist Ihr Kind übergewichtig?	☐	☐	☐
Scheint Ihr Kind oft nicht zuzuhören, wenn es direkt angesprochen wird?	☐	☐	☐
Hat es Schwierigkeiten, seine Aufgaben und Aktivitäten zu organisieren?	☐	☐	☐
Ist es leicht durch äußere Reize abgelenkt?	☐	☐	☐
Zappelt es mit Händen oder Füßen oder rutscht es auf dem Stuhl herum?	☐	☐	☐
Ist es „on the go" oder tut es oft, als sei es „von einem Motor angetriebenen"?	☐	☐	☐
Unterbricht es andere oder mischt es sich in Gespräche oder Spiele ein?	☐	☐	☐
Total			

Auswertung:
Ein Cut-off-Wert von > 0,33 ist anomal und muss weiter abgeklärt werden.

Abb. 39.**3** Screening-Fragebogen obstruktive Schlafapnoe (nach Chervin et al. 2000).

Fragebögen zur Sprachentwicklung

Sprachbeurteilung durch die Eltern (Abb. 39.**4**, Abb. 39.**5**)

Name des Kindes: ________________ **Vorname des Kindes:** ________________

Junge ☐ Mädchen ☐ geb.: ________________ **Alter des Kindes (in Monaten) am Tag des Ausfüllens:** __________

Datum, an dem der Fragebogen ausgefüllt wurde: ________________

Fragebogen ausgefüllt von:

- **Mutter ☐**
- **Vater ☐**
- **beiden Eltern ☐**
- **anderer Person ☐ (falls andere Person, wer?** ________________ **)**

Wächst Ihr Kind mehrsprachig auf? nein ☐ ja ☐ (falls ja, welche Sprachen? ________________ **)**

Anleitung zum Ausfüllen des Fragebogens:

Hier finden Sie eine Wortliste. Bitte kreuzen Sie alle die Wörter an, die Sie häufiger von Ihrem Kind gehört haben. Dabei sollten aber nur Wörter angekreuzt werden, die Ihr Kind selbst verwendet, und nicht solche, die es nur nachspricht oder nur versteht. Kreuzen Sie bitte auch Wörter an, die Ihr Kind etwas anders ausspricht (z. B. „nane“ statt „Banane“ oder „Tuchen“ statt „Kuchen“). Falls Ihr Kind ein ähnliches Wort benutzt (z. B. „Mieze“ für „Katze“), schreiben Sie dies bitte daneben.

Noch ein Hinweis: Der Wortschatz von 2-jährigen Kindern ist sehr unterschiedlich. Es kann also durchaus sein, dass Ihr Kind nur einige dieser Wörter spricht. Auch wird es vermutlich noch andere, hier nicht aufgeführte Wörter sprechen.

☐ hallo ________________
☐ Auto ________________
☐ danke ________________
☐ Boot ________________
☐ Apfel ________________
☐ Brot ________________
☐ Kuchen ________________
☐ Fisch ________________
☐ Katze ________________
☐ Affe ________________
☐ Hose ________________
☐ Auge ________________
☐ Ohr ________________
☐ baden ________________
☐ Licht ________________
☐ raus ________________
☐ Bett ________________
☐ Brille ________________
☐ Tür ________________
☐ ja ________________
☐ Opa ________________
☐ mein ________________
☐ Buch ________________
☐ Banane ________________
☐ Butter ________________
☐ Keks ________________
☐ Maus ________________
☐ Pferd ________________
☐ Bär ________________
☐ Jacke ________________
☐ Bauch ________________
☐ Mund ________________
☐ essen ________________
☐ kalt ________________
☐ runter ________________
☐ Stuhl ________________
☐ Haare ________________
☐ Uhr ________________
☐ nein ________________
☐ Ball ________________
☐ bitte ________________
☐ Zug ________________
☐ Gurke ________________
☐ Milch ________________
☐ Eier ________________
☐ Baum ________________
☐ Hase ________________
☐ Ente ________________
☐ Schuhe ________________
☐ Hand ________________
☐ Nase ________________
☐ malen ________________
☐ nass ________________
☐ weg ________________
☐ Schnuller ________________
☐ Schlüssel ________________
☐ Wasser ________________

Benutzt Ihr Kind schon Wortverbindungen von 2 oder mehr Wörtern, wie z.B. „Mama Buch“, „Baby spielen“, „das da rein“?

☐ nein ☐ ja

Bemerkungen ________________________________

Abb. 39.**4** Sprachbeurteilung durch Eltern Kurztest für die U7 (SBE-2-KT; entwickelt von W. von Suchodoletz u. S. Sachse, Version vom 17. 07. 2009).

Name des Kindes: ______________________ **Vorname des Kindes:** ______________________

Junge ☐ **Mädchen** ☐ **geb.:** ______________ **Alter des Kindes (in Monaten) am Tag des Ausfüllens:** ________

Datum, an dem der Fragebogen ausgefüllt wurde: ______________

Fragebogen ausgefüllt von:

- **Mutter** ☐
- **Vater** ☐
- **beiden Eltern** ☐
- **anderer Person** ☐ **(falls andere Person, wer?** ______________________ **)**

Wächst Ihr Kind mehrsprachig auf? nein ☐ **ja** ☐ **(falls ja, welche Sprachen?** ______________________ **)**

Anleitung zum Ausfüllen des Fragebogens:

In diesem Bogen finden Sie eine Liste von Wörtern und Sätzen, wie sie von Kindern in den ersten Lebensjahren oft benutzt werden. Bitte kreuzen Sie an, was Sie häufiger als einmal von Ihrem Kind gehört haben. Dabei sollten aber nur Wörter und Sätze angekreuzt werden, die Ihr Kind selbst verwendet, und nicht solche, die es nur nachspricht oder nur versteht. Kreuzen Sie bitte auch Wörter an, die Ihr Kind etwas anders ausspricht (z.B. „taufen" statt „kaufen" oder „daußen" statt „draußen"). Falls Ihr Kind etwas Ähnliches benutzt (z.B. „Becher" für „Glas"), schreiben Sie dies bitte daneben.

Vielleicht noch ein Hinweis: Der Wortschatz und der Sprachgebrauch 3-jähriger Kinder sind sehr unterschiedlich. Wenn Ihr Kind nur einige dieser Wörter oder Sätze spricht, muss Sie das nicht gleich beunruhigen. Außerdem wird es vermutlich auch noch andere, hier nicht aufgeführte Wörter und Sätze sprechen.

Wortschatz

☐ arbeiten ________
☐ brauchen ________
☐ draußen ________
☐ Eimer ________
☐ finden ________
☐ Finger ________
☐ Fleisch ________
☐ fliegen ________
☐ Frühstück ________
☐ Geburtstag ________
☐ gießen ________
☐ Glas ________
☐ Hals ________
☐ Handtuch ________
☐ heute ________
☐ hören ________
☐ jetzt ________
☐ kaufen ________
☐ klein ________
☐ kochen ________
☐ Kopf ________
☐ lachen ________
☐ Lampe ________
☐ leise ________
☐ Licht ________
☐ lieb ________
☐ liegen ________
☐ Mädchen ________
☐ mit ________
☐ müde ________
☐ Musik ________
☐ müssen ________
☐ nass ________
☐ neu ________
☐ Ohr ________
☐ Papier ________
☐ rennen ________
☐ sagen ________
☐ Sand ________
☐ sauber ________
☐ scharf ________
☐ schenken ________
☐ Schirm ________
☐ schmecken ________
☐ schmutzig ________
☐ schneiden ________
☐ Sonne ________
☐ Teppich ________
☐ warm ________
☐ wohnen ________
☐ schnell ________
☐ springen ________
☐ Tier ________
☐ warten ________
☐ Wolke ________
☐ Schokolade ________
☐ stehen ________
☐ Tisch ________
☐ waschen ________
☐ Zahn ________
☐ Schrank ________
☐ Stein ________
☐ Tomate ________
☐ Wasser ________
☐ Zeh ________
☐ Schuh ________
☐ Stift ________
☐ Treppe ________
☐ weg ________
☐ Zimmer ________
☐ schwer ________
☐ Straße ________
☐ voll ________
☐ weich ________
☐ Zunge ________
☐ schwimmen ________
☐ suchen ________
☐ vorlesen ________
☐ Wiese ________
☐ zusammen ________
☐ sehen ________
☐ Suppe ________

Abb. 39.**5** Sprachbeurteilung durch Eltern Kurztest für die U7a (SBE-3-KT; entwickelt von W. von Suchodoletz, S. Kademann u. S. Tippelt, Version vom 09. 09. 2009).

Fortsetzung ►

Grammatik

Benutzt Ihr Kind schon Wortverbindungen/Sätze von 2 oder mehr Wörtern, wie z. B. „Mama Buch", „Baby spielen", „Kommst du da rein"? ☐ nein ☐ ja

Wenn Sie ja angekreuzt haben, beantworten Sie bitte alle weiteren Fragen:

Kreuzen Sie im Folgenden immer die Möglichkeit an, die am ehesten dem entspricht, was Ihr Kind sagen würde.

☐ Da Katze. ____	☐ Meine sein! ____	☐ viele Auto ____
☐ Da ist eine Katze. ____	☐ Das ist meins! ____	☐ viele Autos ____
☐ Mama einkauft. ____	☐ Mama kochen. ____	☐ viele Blume ____
☐ Mama kauft ein. ____	☐ Mama kocht. ____	☐ viele Blumen ____

Benutzt Ihr Kind die Satzverknüpfung **und**? nein ☐ ja ☐
z. B. „Ich hole das Buch **und** dann liest du vor."

Verwendet Ihr Kind die Wörter **„mein"**/**„meine"** richtig? nein ☐ ja ☐
z. B. **„mein** Zimmer", **„meine** Puppe", **„meine** Spielsachen"

Wenn Ihr Kind keinen Apfel möchte, sagt es dann eher:

☐ „Nicht Apfel essen!"
☐ „Ich will keinen Apfel essen!"

Benutzt Ihr Kind folgende Fragewörter:

- **Wie?** – z. B.: „Wie geht das Spiel?" nein ☐ ja ☐
- **Was?** – z. B.: „Was hast Du da?" nein ☐ ja ☐
- **Wo?** – z. B.: „Wo ist mein Ball?" nein ☐ ja ☐
- **Wohin?** – z. B. „Wohin geht Papa?" nein ☐ ja ☐

Erzählt Ihr Kind kurze Geschichten/Märchen (anhand von Bildern) nach? nein ☐ ja ☐

Bemerkungen: ____

Auswertung:
Punkte Wortschatz:
Punkte Grammatik:
Gesamtwert = Punkte Wortschatz + (Punkte Grammatik • 6)

Abb. 39.**5** *Fortsetzung*

Freiburger Screening-Test zur phonologischen Bewusstheit im Vorschulalter (LeseFit)

(Abb. 39.**6**)

Name ________________ Geb. Datum ________ Testdatum ________

Freiburger Screening-Test zur phonologischen Bewusstheit im Vorschulalter

1 Zauberwörter nachsprechen

„Ich sage dir jetzt ein Zauberwort vor und sagst es einfach nach"

- nur Beispiele korrigieren
- fehlerhafte Silben markieren
- nur **vollständige** richtige Worte werten
- verschliffen artikulieren, betonte Silben sind **fett**

Z							Richtig/falsch
	Rip	pel	lak				
	Mu	so	**la**	ri			
1	Ram	Bo	**Ren**	Ner			
2	Fam	Lan	**Ba**	li			
3	Si	Mi	**Si**	ri			
4	Ba	Ri	**Ma**	lu			
5	Mu	Mi	**La**	so	mi		
6	La	So	**Mu**	Ri	mo		
7	Nos	Si	**Lo**	Ki	mus		
8	Sam	Bi	**Nit**	Ko	nos		
9	Pin	Ni	Bo	**Sel**	Bi	ka	
10	Tu	Fel	Bi	**Ka**	Tu	ra	
						richtig	

2 Reimen

„Ich sage jetzt Worte, die sich **fast gleich** anhören: Kind/Wind/Rind oder Dolch/Molch/Strolch"

- „Bauch/Schlauch. Hören die sich **fast gleich** an?"
- „Weg/Baum. Hören die sich **fast gleich** an?"
- **nur** Beispiele korrigieren, **Erst**antwort notieren

R		Ja/nein	Richtig/falsch
	Tasse – Kasse		
	Wind – Schaf		
	Feder – Kuh		
	Tisch – Fisch		
1	Wut – Glut	Ja	
2	Wicht – Schicht	Ja	
3	Fenster – Stuhl	nein	
4	Flasche – Teller	nein	
5	Hund – Mund	Ja	
6	Lippe – Wippe	Ja	
7	**Ball**iramm – **Ki**nitos	nein	
8	**Se**libumm – **Rel**ibumm	Ja	
9	**Fe**loton – **Kur**lifenz	nein	
10	Balli**mori** – Kimi**ko**ri	Ja	
		richtig	

3 Laut-Identifikation

„Jetzt musst du ganz genau zuhören. "
„Hörs du 'au' in Auto. "

- nur Beispiele korrigieren, Erstantwort notieren

L	Hörst du?		Ja/nein	Richtig/falsch
	E	in Elefant		
	e	in Iglu		
	au	in Auge		
	au	in Oma		
1	a	in Affe		
2	U	in Esel		
3	Ei	in Eidechse		
4	O	in Opa		
5	Ei	in Ofen		
6	I	in Tasche		
7	E	in Feder		
8	U	in Tulpe		
9	I	in Kind		
10	U	in Mantel		
			richtig	

Auswertung

Punkte	Z	R	L
10			
9		P 50	
8			P 50
7			
6	P 50	P 10	
5			P 10
4			
3	P 10		
2			
1			
0			

Perzentilen 3 Monate vor Schulbeginn!

Gesamtscore Z + R + L

P	Punkte
P 5	14
P 10	16
P 25	20
P 50	23
P 75	25
P 90	27
P 95	28

Beurteilung

Abb. 39.**6** Freiburger Screening-Test zur phonologischen Bewusstheit im Vorschulalter (LeseFit) (aus Sassenroth 2003).

Problemfragebogen für Kinder (PFK)

(Abb. 39.7)

Name des Kindes: ______________________ **geb.:** __________ **Datum, an dem der Fragebogen ausgefüllt wurde:** __________

ausgefüllt von: ______________________ Mutter ☐ Vater ☐

Beurteilen Sie das Verhalten Ihres Kindes zu jedem der unten aufgeführten Probleme und kreuzen Sie jeweils die am besten zutreffende Antwort an. Manchmal fällt es leicht, eine Antwort zu finden, manchmal fällt es schwer. Versuchen Sie immer, die am ehesten zutreffende Antwort anzukreuzen. Lassen Sie keine Fragen aus. Machen Sie keine Kreuze zwischen den vorgesehenen Kästchen.
Es gibt keine richtigen oder falschen Antworten. Was Sie ankreuzen, spiegelt wider, wie Sie Ihr Kind erleben. Jedes Kind hat seine kleineren oder größeren Probleme. Versuchen Sie deshalb, weder zu beschönigen noch zu übertreiben. Es ist möglich, dass Mutter und Vater ihr Kind unterschiedlich erleben. Das ist oft der Fall. Wir möchten jedoch Ihre persönliche Meinung in Erfahrung bringen.

	Wie war Ihr Kind als Säugling (bis 1-jährig)?	trifft nicht zu	trifft ein wenig zu	trifft ziemlich zu	trifft sehr zu
1	hat in den Wachphasen viel geweint	☐	☐	☐	☐
2	ließ sich nicht leicht beruhigen	☐	☐	☐	☐
3	konnte lange nicht durchschlafen	☐	☐	☐	☐
4	schlief ausgesprochen wenig	☐	☐	☐	☐
	Wie ist Ihr Kind heute?				
5	kann nicht stillsitzen	☐	☐	☐	☐
6	ist unruhig/zappelig („Zappelphilipp“)	☐	☐	☐	☐
7	es muss immer etwas gehen, ist ständig auf Trab	☐	☐	☐	☐
8	bewegt sich übermäßig viel	☐	☐	☐	☐
9	ist wild („Draufgänger“)	☐	☐	☐	☐
10	stört beim Essen	☐	☐	☐	☐
11	klettert überall hinauf	☐	☐	☐	☐
12	hat keine Ausdauer	☐	☐	☐	☐
13	bringt angefangene Dinge nicht zu Ende	☐	☐	☐	☐
14	kann sich nicht konzentrieren	☐	☐	☐	☐
15	reagiert auf Aufforderungen schlecht	☐	☐	☐	☐
16	kann nicht lange beim gleichen Spiel verweilen	☐	☐	☐	☐
17	hört nicht zu, wenn man ihm etwas sagt	☐	☐	☐	☐
18	lässt sich leicht ablenken	☐	☐	☐	☐
19	ist vergesslich	☐	☐	☐	☐
20	hat keine Geduld	☐	☐	☐	☐
21	neigt zu Tagträumen	☐	☐	☐	☐
22	scheint oft in Gedanken versunken	☐	☐	☐	☐
23	ist oft zerstreut	☐	☐	☐	☐
24	stolpert viel	☐	☐	☐	☐
25	ist ungelenk („Gstabi“)	☐	☐	☐	☐
26	kann nicht so schnell rennen wie andere	☐	☐	☐	☐
27	ist ungeschickt	☐	☐	☐	☐
28	ermüdet rasch	☐	☐	☐	☐
29	kann nicht basteln	☐	☐	☐	☐
30	hat kein Interesse am Zeichnen	☐	☐	☐	☐
31	verschüttet Getränke	☐	☐	☐	☐
32	geifert bei konzentriertem Spiel	☐	☐	☐	☐
33	braucht lange zum Einschlafen	☐	☐	☐	☐
34	will nicht in seinem eigenen Bett schlafen	☐	☐	☐	☐
35	schläft unruhig	☐	☐	☐	☐
36	erwacht in der Nacht oft	☐	☐	☐	☐
37	merkt nicht, wenn es anderen weh tut	☐	☐	☐	☐
38	wird von zu vielen Eindrücken ungeduldig und quengelig	☐	☐	☐	☐

Abb. 39.7 Problemfragebogen für Kinder (Bezugsquelle: Franz Kaufmann, Kinderklinik Bern, Schweiz).

Fortsetzung ►

39	hat häufig blaue Flecken oder kleinere Ver-	☐	☐	☐	☐
	letzungen	☐	☐	☐	☐
40	fühlt sich durch laute Geräusche gestört	☐	☐	☐	☐
41	merkt nicht, ob er/sie es zu kalt oder zu warm hat	☐	☐	☐	☐
42	ist ängstlich	☐	☐	☐	☐
43	ist schreckhaft	☐	☐	☐	☐
44	hat Angst vor Neuem (neue Leute, neue Aktivitäten)	☐	☐	☐	☐
45	hat erst spät zu sprechen begonnen	☐	☐	☐	☐
46	hat eine für sein Alter auffällige Sprache	☐	☐	☐	☐
47	ist oft nicht zu verstehen	☐	☐	☐	☐
48	spricht noch kaum Sätze	☐	☐	☐	☐
49	versteht oft nicht, was ihm gesagt wird	☐	☐	☐	☐
50	wird (nur) von anderen oft nicht verstanden	☐	☐	☐	☐
51	hat Probleme mit der Aussprache	☐	☐	☐	☐
52	verdreht bei Sätzen die Reihenfolge der Wörter	☐	☐	☐	☐
53	ist in seiner Stimmung unausgeglichen	☐	☐	☐	☐
54	ist oft schlecht gelaunt, gehässig	☐	☐	☐	☐
55	Stimmung kann plötzlich und ohne Grund umschlagen	☐	☐	☐	☐
56	kommt oft schlecht gelaunt/mürrisch aus	☐	☐	☐	☐
	dem Bett	☐	☐	☐	☐
57	gerät bei Wut außer sich	☐	☐	☐	☐
58	zeigt bei Wut unkontrolliertes Verhalten (Toben usw.)	☐	☐	☐	☐
59	verliert rasch die Geduld, hat keine Nerven	☐	☐	☐	☐
60	handelt häufig, ohne zu überlegen	☐	☐	☐	☐
61	bevorzugt gleiche Abläufe des Tagesprogramms	☐	☐	☐	☐
62	beschränkt sein Interesse auf nur wenige	☐	☐	☐	☐
	Spielsachen	☐	☐	☐	☐
63	kann beim Herumalbern nicht mehr aufhören	☐	☐	☐	☐
64	wehrt sich gegen Änderungen des Tagesprogramms	☐	☐	☐	☐
65	hat Mühe, sich auf Neues umzustellen	☐	☐	☐	☐
66	hänselt andere Kinder	☐	☐	☐	☐
67	ist gegen andere Kinder aggressiv	☐	☐	☐	☐
68	zettelt oft Streitigkeiten an	☐	☐	☐	☐
69	tut oft absichtlich Dinge, um andere zu ärgern	☐	☐	☐	☐
70	ist ein Einzelgänger	☐	☐	☐	☐
71	ist schüchtern	☐	☐	☐	☐
72	kann Spielsachen nicht mit anderen Kindern teilen	☐	☐	☐	☐
73	wird von anderen Kindern ausgeschlossen	☐	☐	☐	☐
74	will gern im Mittelpunkt stehen	☐	☐	☐	☐
75	ist gegenüber fremden Personen aufdringlich	☐	☐	☐	☐
76	es muss alles nach seinem Kopf gehen	☐	☐	☐	☐
77	ist trotzig, gehorcht schlecht	☐	☐	☐	☐
78	kennt keine Grenzen	☐	☐	☐	☐
79	muss mehr als andere Kinder überwacht werden	☐	☐	☐	☐
80	kostet mich viele Nerven	☐	☐	☐	☐
81	ist insgesamt ein schwieriges Kind	☐	☐	☐	☐

Abb. 39.**7** *Fortsetzung*

Zielsetzung. Viele Kinder im Kleinkindes- und Vorschulalter haben Entwicklungs- und Verhaltensprobleme. In der pädiatrischen und kinderpsychologischen Praxis fehlt oft die Zeit, im ausführlichen Gespräch mit den Eltern diese Schwierigkeiten in Erfahrung zu bringen. Zudem beginnt das Kind oft während des Gesprächs zu stören, wenn sich dieses zu sehr in die Länge zieht. Schließlich ist es nicht immer einfach zu beurteilen, ob angesprochene Schwierigkeiten noch im normalen Rahmen zu sehen sind oder ob sie bereits ein ernsthaftes Problem darstellen. Der Problemfragebogen wurde entwickelt, um diesen Schwierigkeiten zu begegnen. Wenn er den Eltern bereits vor der ersten Konsultation zum Ausfüllen abgegeben wurde und die Auswertung beim Gespräch vorliegt, kann rascher auf die eigentlichen Probleme des Kindes eingegangen werden. Wie der Name sagt, erfasst der Problemfragebogen häufige Probleme des Kindes im genannten Altersbereich aus der Sicht der Eltern. Er bringt zum Ausdruck, welche Verhaltensweisen des Kindes den Eltern besonders zu schaffen machen. Mögliche Stärken des Kindes oder positive Seiten – die es sicher hat – werden damit nicht erfasst. Der Problemfragebogen ist auch kein Entwicklungstest zur Beurteilung der psychomotorischen kognitiven Entwicklung. Die ausgewählten Problemkreise sind jene, die in der pädiatrischen und kinderpsychologischen Praxis häufig anzutreffen sind und z. B. bei der Beurteilung einer psychomotorischen Entwicklungsstörung oder einer fraglichen Aufmerksamkeitsstörung (ADD/ADHD bzw. psychoorganisches Syndrom im Sinne der IV [Invalidenversicherung]) von Bedeutung sind. Auf die Zuordnung der Problemkreise zu spezifischen Störungsbildern wird weiter unten eingegangen.

Auswertung.

- *Computerauswertung:* Die Auswertung erfolgt mithilfe einer Excel-Datei. Die Angaben der Eltern müssen entsprechend der Anleitung in die vorgesehenen Kästchen übertragen werden. Mit etwas Übung können mit der linken Hand die Zahlen der Tastatur und mit der rechten Hand die Return-Taste benützt werden. Mit den Augen folgt der Auswerter den Angaben der Kästchen des Fragebogens und vergewissert sich zwischendurch, dass er noch in der richtigen Zeile ist. Die Auswertung benötigt so nur wenige Minuten Zeit. Die Zuordnung zu den einzelnen Perzentilenwerten erfolgt automatisch.
- *Handauswertung:* Wer den Fragebogen lieber von Hand auswertet, kann dies mit dem entsprechenden Formular tun. Dies erfordert allerdings etwas mehr Zeit. Wichtig ist zu beachten, dass es für Jungen und Mädchen eine getrennte Auswertung gibt.

Fragebögen „Sätze vervollständigen“

Es lohnt sich, dem Kind bzw. dem Jugendlichen Gelegenheit zu geben, seine Fragen vor der Untersuchung zu formulieren. Die Fragen können aber auch zur mündlichen Befragung dienen (Abb. 39.**8**, Abb. 39.**9**).

Name/Vorname ______________________

Bitte diese Sätze vervollständigen, mit deinem Namen versehen und mir spätestens 2 Tage vor der nächsten Kontrolle zuschicken. Danke!

Wenn ich groß werde ______________________
Manchmal ______________________
Es stört mich, dass ______________________
Die Schule ist ______________________
Andere Kinder ______________________
Ich bin traurig, wenn ______________________
Der Vater ______________________
Die Mutter ______________________
Ich versuche ______________________
Die Welt ______________________
Wenn nur meine Eltern ______________________
Jungen sind ______________________
Mädchen sind ______________________
Ich träume in der Nacht ______________________
Verheiratet sein ______________________
Meine Schulaufgaben ______________________
Die Erwachsenen ______________________
Ich hasse ______________________
Als ich noch klein war ______________________
Ich bin froh, dass ich ______________________
Heimlich ______________________
Andere sagen vielleicht von mir ______________________
Ich wollte ______________________
Wenn ich zu Hause bin ______________________
Ich hoffe ______________________
Brüder ______________________
Schwestern ______________________
Ich spiele gern ______________________
Wenn nur ______________________
Es ist schön, wenn ______________________
In meinem Alter ______________________
Die Lehrer sagen ______________________
Im Dunkeln ______________________
Wenn ich nur nicht ______________________
Zu Hause ______________________
Mädchen sollten ______________________
Jungen sollten ______________________
Ich kann einfach nicht ______________________
Wenn ich allein bin ______________________
Das Wichtigste ist für mich ______________________
Ich erschrecke, wenn ______________________
Manchmal habe ich gedacht ______________________

Notiere, was dir im Leben persönlich wichtig ist, auf der Rückseite!

Abb. 39.**8** Sätze vervollständigen (Schulkinder).

Name/Vorname ____________________

Bitte diese Sätze vervollständigen, mit deinem Namen versehen und mir spätestens 2 Tage vor der nächsten Kontrolle zuschicken. Danke!

Meine Schulaufgaben ____________________
Die Zukunft ____________________
Unsere Familie ____________________
Die Ausbildung ____________________
Viel Zeit ____________________
Geld ____________________
Arbeiten ____________________
Ich leide ____________________
Meine Mutter ____________________
Es gibt Zeiten ____________________
Essen ____________________
Ich schlafe ____________________
Meine größte Sehnsucht ____________________
Die meisten Männer ____________________
Meine Kleider ____________________
Ich fürchte ____________________
Mein größtes Problem ____________________
Meinen Lebensunterhalt zu verdienen ____________________
Viele meiner Träume ____________________
Heimlich ____________________
Ich verstehe nicht, warum ich ____________________
Ich freue mich ____________________
Ich bedaure ____________________
Ich bin beleidigt ____________________
Niemand ____________________
Meine Erziehung ____________________
Die meisten Leute ____________________
Mein Vater ____________________
Religion ____________________
Am schlimmsten für mich ____________________
Ich bin sehr ____________________
Meine Kindheit ____________________
Selbstmord ____________________
Ich beneide ____________________
In der Nacht ____________________
Mein Aussehen ____________________
Dunkelheit ____________________
Kämpfen ____________________
Kinder ____________________
Meine Gesundheit ____________________
Am meisten stolz bin ich ____________________
Frauen ____________________
Sterben ____________________
Mein größter Ehrgeiz ____________________
Am liebsten ____________________
Meine Gewohnheit ____________________
Ich bemühe mich ____________________
Liebe ist für mich ____________________
Meine Lehrer ____________________
Zu Hause ____________________
Ich denke oft ____________________
Ich schäme mich ____________________

Notiere, was dir im Leben persönlich wichtig ist, auf der Rückseite!

Abb. 39.**9** Sätze vervollständigen (Jugendliche).

Fragebogen „Schulbereitschaft“

(Abb. 39.**10**, Abb. 39.**11**)

Fragebogen für die Kindergärtnerin bei Unsicherheiten bzgl. der Einschulung.

Name des Kindes ______________________ **Alter des Kindes** ______________________

Das Kind war ______ Jahre im Kindergarten.

Beurteilung: 1 = eher schulunreif, 2 = eher schulreif; wo unentschieden = nichts ankreuzen

Bewegungen	unbeholfen, langsam	geschickt, flink
Sprache	spricht wenig	sprechfreudig
	dürftiger Wortschatz	differenzierter Wortschatz
	geringes Verständnis für Verse und Geschichten	kann Verse und Geschichten wiedergeben
Spiel	Funktionsspiel im Vordergrund (Bewegungsdrang)	Leistungsspiel im Vordergrund (Gestaltungswille)
	wechselt Spiele rasch	spielt ausdauernd
Verhalten bei Beschäftigung, Aufträgen, kleinen Ämtern	braucht immer besondere Erklärungen	fasst rasch auf
	verträumt, rasches Nachlassen der Interessen	stark interessiert, lernbegierig
	verspielt, kein Leistungswille	mit Ernst dabei
	impulsiv, vorschnell handelnd	reflexiv, überlegt, fähig zu, Triebverzicht
	Wahrnehmen mehr global oder sich im Einzelnen verlierend	mehr analytisch, gliedernd, überblickend
	Argumente sind völlig willkürlich	Argumente werden aus der Sache gefolgert („Entnahmefähigkeit“)
	schnell ermüdend, sich vergessend	behält beharrlich das Ziel im Auge
	leicht ablenkbar	aufmerksam dabei
	ungeschickt	in der Handhabung von Dingen geschickt
	nicht sorgfältig	sorgfältig
	unkritisch	vergleicht die Ergebnisse mit der ursprünglichen Absicht und verbessert
Sozialverhalten gegenüber Erwachsenen	scheu, gehemmt	offen
	anlehnungsbedürftig	selbstständig
	überhört Fragen oder beantwortet sie unsachlich	hört sich Fragen aufmerksam an und beantwortet sie entsprechend
Sozialverhalten gegenüber (einzelnen) Kindern	egozentrisch	einfühlend
	empfindlich	verträglich, ausgeglichen
Gruppenverhalten	will oft nicht mitmachen	stets zum Mitmachen bereit
	lässt sich führen, ist passiv	führend, aktiv, initiativ
	egozentrisch, kein Regelbewusstsein	Verständnis für Regeln
	spricht immer dazwischen	kann warten, bis es an der Reihe ist
	Einzelgänger	gut in der Gruppe integriert
	zieht jüngere Kameraden vor	zieht Gleichaltrige vor
Einstellung zur Schule	kein Interesse für schulische Dinge	interessiert sich für Buchstaben, Zahlen, Verkehrszeichen usw.
	will lieber im Kindergarten bleiben	will in die Schule gehen

Abb. 39.**10** Schulbereitschaft (Fragen an die Erzieherin/Kindergärtnerin).

Fortsetzung ►

Besonderheiten	Seh- oder Hörschwäche, Sprachstörungen, Sprachheilunterricht
	Häufigkeit der Absenzen
	körperliche Auffälligkeiten
	Selbstbesorgung (ankleiden, sich waschen), Blasen- und Darmbeherrschung
	besondere Talente, Vorlieben und Abneigungen
Milieu	Familiensituation, Erziehung
	Bereitschaft der Eltern zur Zusammenarbeit
	Fremdsprachigkeit
	alleinerziehend
	finanzielle Ressourcen

Abb. 39.**10** *Fortsetzung*

Beurteilung	**Schulreife**	**Eher schulreif**	**Grenzfall**	**Eher schulunreif**	**schulunreif**
Meinung der Eltern	einschulen	zurückstellen	besondere Einschulung		Überweisung
Meinung des Kindes	einschulen	zurückstellen	besondere Einschulung		Überweisung
Meinung der Erzieherin/ Kindergärtnerin	einschulen	zurückstellen	besondere Einschulung		Überweisung
Meinung des Untersuchers	einschulen	zurückstellen	besondere Einschulung		Überweisung
Prozedere	einschulen	zurückstellen	besondere Einschulung		Überweisung
Bemerkungen ______					

Abb. 39.**11** Auswertung des Fragebogens „Schulreife“.

Fragebogen für Jugendliche

(Abb. 39.**12**)

Wenn du mir diese Fragen beantwortest, kann ich dir besser helfen. Deine Antworten bleiben natürlich vertraulich, d.h., sie bleiben mein Geheimnis (Arztgeheimnis). Wenn du gewisse Fragen nicht beantworten willst, ist das okay. Vielleicht frage ich dich dann danach.

Name: ______________ **Vorname:** ______________ **geb.:** ______________

ja	nein	**Ernährung**
☐	☐	Ernährst du dich normal, d.h. abwechslungsreich und von allem etwas? Wenn nein, machst du eine Diät und welche?
		Seit wann und mit welchem Ziel?
		Schule
☐	☐	Gehst du gern zur Schule? Wenn nein, warum nicht?
		Wie sind deine Leistungen in folgenden Fächern (Note): Deutsch: Rechnen:
☐	☐	Bist du jemals zurückversetzt worden? Wie viele Tage hast du im letzten Jahr in der Schule gefehlt? Und warum?
		Elternhaus
☐	☐	Gab es in deinen Augen schon größere Krisen in deiner Familie? Wenn ja, welche?
☐	☐	Fühlst du dich in deiner Familie wohl? Wenn nein, warum nicht?
☐	☐	Hast du oft Auseinandersetzungen? Wenn ja, mit wem vor allem?
☐	☐	Kommst du mit deinen Geschwistern gut aus? Wenn nein, mit wem nicht und wieso nicht
☐	☐	Möchtest du etwas an deinem Verhältnis zu deinen Eltern ändern? Wenn ja, was?
		Gesundheit
		Was würdest du deiner allgemeinen Gesundheit für eine Note geben (1–6)?
☐	☐	Warst du jemals im Krankenhaus? Wenn ja, wo und warum?
☐	☐	Nimmst du zurzeit Medikamente ein? Wenn ja, welche?
		Verordnung durch welchen Arzt?
☐	☐	Bist du auf gewisse Medikamente allergisch oder verträgst du sie schlecht? Wenn ja, welche
☐	☐	Nimmst du zurzeit Drogen (Alkohol, Tabak, Joints, Heroin, Speed)? Wenn ja, welche
		Wie oft?
☐	☐	Nimmt jemand in deiner Familie oder aus deinem Freundeskreis Drogen? Wenn ja, wer?
		Weitere Fragen
☐	☐	Hattest du schon Geschlechtsverkehr?
☐	☐	Möchtest du mehr darüber wissen?
☐	☐	Möchtest du mehr über Verhütung wissen?
		Was hältst du von Homosexualität?

Abb. 39.**12** Fragebogen für Jugendliche.

Fortsetzung ►

ja	nein	Fragen nur für weibliche Jugendliche
		Wann hattest du deine erste Blutung?
☐	☐	Sind deine Menstruationen regelmäßig?
☐	☐	Hast du dabei schreckliche Schmerzen?
☐	☐	Hattest du je eine Scheidenentzündung?
☐	☐	Weißt du, wie du deine Brüste untersuchen kannst?
☐	☐	Warst du schon einmal schwanger?
		Fragen nur für männliche Jugendliche
☐	☐	Weißt du, wie man ein Kondom gebraucht?
☐	☐	Gebrauchst du es immer, wenn du Liebe machst? Wenn nein, warum nicht
☐	☐	Weißt du, wie du deine Hoden untersuchen kannst und wieso du dies tun solltest?
		Zukunft
☐	☐	Hast du Pläne für deine Zukunft? Wenn ja, welche?
		Was möchtest du keinesfalls werden? Wieso?
☐	☐	Arbeitest du schon? Wenn ja, was?
		Freunde
☐	☐	Hast du gleichaltrige Freunde? Wenn nein, warum nicht?
☐	☐	Kannst du auf sie zählen?
☐	☐	Was glaubst du, bist du beliebt? Wenn nein, wieso nicht?
☐	☐	Hast du einen engen Freund bzw. eine enge Freundin?
		Du selbst
☐	☐	Kommst du gut mit dir zurecht? Wenn nein, was stört dich?
		Was kannst du gut?
		Was macht dir Mühe?
		Welche schlechten Gewohnheiten möchtest du ändern?
☐	☐	Glaubst du, dass Leute zu viel von dir erwarten? Wenn ja, wer?
☐	☐	Hast du manchmal über längere Zeit das Gefühl, alles sei sinnlos?
☐	☐	Hattest du schon Schwierigkeiten mit der Polizei? Wenn ja, warum?
		Hast du Fragen oder Bemerkungen zu folgenden Themen (bitte ankreuzen)?
		☐ Gewicht ☐ Herz ☐ Blutdruck ☐ Magen/Erbrechen/Verdauung ☐ Kopfschmerzen ☐ Verstopfung/Durchfall ☐ Schwindel ☐ Hautausschläge ☐ Ohnmacht ☐ Arme/Beine/Gelenke/Muskeln ☐ Augen/Sehen ☐ häufiges/schmerzhaftes Wasserlassen ☐ Ohren/Hören ☐ Bettnässen ☐ Nase/Schnupfen/Riechen ☐ Geschlechtsorgane ☐ Mund/Zähne ☐ Schlafprobleme ☐ Rücken/Nacken ☐ Müdigkeit ☐ Brust ☐ Vergewaltigung/sexueller Missbrauch ☐ Gewalttätigkeit ☐ Selbstbefriedigung ☐ Aids ☐ Kinder haben ☐ Krebs ☐ Tod
☐	☐	**Hast du noch andere Fragen, die du gern mit mir besprochen hättest?**

Abb. 39.**12** *Fortsetzung*

Fragebogen zur Verhaltenssucht

(Abb. 39.**13**)

Gefragt wird nach persönlichen Erlebnissen und Meinungen. Es gibt also keine richtigen oder falschen Antworten.

Kreuze bitte für jede Aussage genau ein Antwortkästchen an. Kreuze bitte nie zwischen den Kästchen an, sondern immer nur an den vorgesehenen Stellen. Sollte es vorkommen, dass keine der vorgegebenen Antwortmöglichkeiten genau auf dich zutrifft, dann kreuze bitte das an, was am ehesten deiner Meinung oder deiner Erfahrung entspricht.

	Frage	**stimmt nicht**	**stimmt kaum**	**stimmt eher**	**stimmt genau**
1	Ich beschäftige mich auch während der Zeit, in der ich nicht computer- und videospiele, gedanklich sehr viel mit Spielen.	1	2	3	4
2	Ich habe das Gefühl, dass Video- und Computerspiele für mich immer wichtiger werden.	1	2	3	4
3	Ich habe das Gefühl, meine Spielzeit nicht kontrollieren zu können.	1	2	3	4
4	Ich muss immer länger spielen, um zufrieden zu sein.	1	2	3	4
5	Wenn ich nicht spielen kann, bin ich gereizt und unzufrieden.	1	2	3	4
6	Mir wichtige Menschen beschweren sich, dass ich zu viel Zeit mit Spielen verbringe.	1	2	3	4
7	Ich bin so häufig und intensiv mit Computer- und Videospielen beschäftigt, dass ich manchmal Probleme in der Schule bekomme.	1	2	3	4
8	Weil ich so viel spiele, unternehme ich weniger mit anderen.	1	2	3	4
9	Wenn ich längere Zeit nicht spiele, werde ich unruhig und nervös.	1	2	3	4
10	Meine Leistungen in der Schule leiden unter meinen Spielgewohnheiten.	1	2	3	4
11	Meine Gedanken kreisen ständig um das Computer- und Videospielen, auch wenn ich gar nicht spiele.	1	2	3	4
12	Ich verbringe oft mehr Zeit mit Computer- und Videospielen, als ich mir vorgenommen habe.	1	2	3	4
13	Es kommt vor, dass ich eigentlich etwas ganz anderes tue und dann, ohne zu überlegen, ein Computerspiel starte.	1	2	3	4
14	Zu bestimmten Zeiten oder in bestimmten Situationen spiele ich eigentlich immer; das ist fast zu einer Routine für mich geworden.	1	2	3	4
Total					
Gesamtrohpunktwert					

Auswertung.

- 14–34 Punkte = vermutlich unauffälliges Spielverhalten
- 35–41 Punkte = Verdacht auf Abhängigkeitsgefährdung
- 42–56 Punkte = Verdacht auf Computerspielabhängigkeit

Abb. 39.**13** Fragebogen zur Verhaltenssucht (KFN-CSAS-11; entwickelt vom Kriminologischen Forschungsinstituts Niedersachsen, 2010).

Fragebogen zur Therapiebereitschaft für die Gewichtsabnahme

(Abb. 39.**14**)

Um dir helfen zu können, müssen wir dich etwas kennenlernen. Beantworte daher bitte folgende Fragen, indem du die Zahl hinter der zutreffenden Antwort bei jeder Frage ankreuzt! Deine Antworten unterstehen natürlich dem Arztgeheimnis.

Datum: ______________________

Name: ______________________ **Vorname:** ______________________ **geb.:** ______________

Zu meiner Person/Allgemeines					
Wie wohl fühlst du dich im Allgemeinen?	sehr unwohl: 1	unwohl: 2	mittelmäßig: 3	wohl: 4	sehr wohl: 5
Fühlst du dich von deiner Familie anerkannt?	sehr wenig: 1	wenig: 2	mittelmäßig: 3	gut: 4	sehr gut: 5
Fühlst du dich bei Kollegen und Kolleginnen akzeptiert?	sehr wenig: 1	wenig: 2	mittelmäßig: 3	gut: 4	sehr gut: 5
Wie viele Freunde bzw. Freundinnen hast du?	1	2	3	4	≥ 5
Wie häufig bist du traurig bzw. fühlst du dich einsam?	sehr häufig: 1	häufig: 2	mittelmäßig: 3	selten: 4	sehr selten: 5
Wie sicher fühlst du dich bezüglich deines Aussehens?	sehr unsicher: 1	unsicher: 2	mittelmäßig: 3	sicher: 4	sehr sicher: 5
Wie beurteilst du deine körperliche Leistungsfähigkeit?	sehr eingeschränkt: 1	eingeschränkt: 2	mittelmäßig: 3	gut: 4	sehr gut: 5
Wie genau kennst du deinen Körper?	sehr wenig: 1	wenig: 2	mittelmäßig: 3	genau: 4	sehr genau: 5
Wie zufrieden bist du mit deinen Schulleistungen?	sehr unzufrieden: 1	unzufrieden: 2	mittelmäßig: 3	zufrieden: 4	sehr zufrieden: 5
Bezeichnest du dich allgemein mehr als Optimist oder mehr als Pessimist?	deutlich pessimistisch: 1	pessimistisch: 2	ausgeglichen: 3	wohl: 4	sehr wohl: 5
Fühlst du dich allgemein mehr aktiv oder mehr passiv?	stark passiv: 1	passiv: 2	ausgeglichen: 3	aktiv: 4	sehr aktiv: 5
Wie häufig wird in deiner Familie über das Problem Übergewicht gesprochen?	nie: 1	selten: 2	manchmal: 3	häufig: 4	fast immer: 5
Wie hoch ist der Stress in der Familie bezüglich des Übergewichts?	sehr hoch: 1	hoch: 2	mittelmäßig: 3	niedrig: 4	sehr niedrig: 5

Ernährung			
Welches sind deine Hauptmahlzeiten?	Frühstück	Mittagessen	Abendessen
Welches sind deine Zwischenmahlzeiten?	Frühstück	Nachmittagssnack	Spätimbiss abends
Wo isst du meistens? (bitte ankreuzen + Prozentangabe)	zu Hause/Familie (_____ %)	Mensa/Schule (_____ %)	Supermarkt (_____ %)
Gib bitte deine 3 Lieblingsspeisen an:	1) ______ 2) ______ 3) ______		
Wie viel trinkst du etwa pro Tag?	< 1 l	1–1,5 l	> 1,5 l
Gib bitte deine 3 Lieblingsgetränke an:	1) ______ 2) ______ 3) ______		

Abb. 39.**14** Fragebogen für Betroffene.

Fortsetzung ►

Wie viel Zeit nimmst du dir zum Essen pro Mahlzeit?	15 min	30 min	> 45 min		
Welcher Esstyp entspricht dir am besten?	Frustesser	Esser aus Langeweile	Gesellschaftsesser		
Wie hoch schätzt du dein Wissen zum Thema „gesunde Ernährung“ ein?	niedrig	mittel	hoch		
Bewegung/Sport					
Wie viel Sport treibst du regelmäßig pro Woche?	1 h	2–3 h	> 4 h		
Welches sind deine bevorzugten Sportarten?	1) ____ 2) ____ 3) ____				
Wie viel TV schaust du im Schnitt pro Tag?	1 h	2–3 h	> 4 h		
Wie viel Zeit verbringst du vor dem PC/der Playstation im Schnitt pro Tag?	1 h	2–3 h	> 4 h		
Wie viel Zeit pro Tag verbringst du sitzend (Schule, Hausaufgaben, Arbeit)?	5–6 h	7–8 h	9–10 h		
Wie gern treibst du Sport?	sehr ungern: 1	ungern: 2	mittelmäßig: 3	gern: 4	sehr gern: 5
Welche Sportarten würden dich zusätzlich interessieren?	1) ____ 2) ____ 3) ____				
Erwartungen					
Wie wichtig sind dir folgende Themen für eine erfolgreiche Therapie? (Benotung 1–6; 1 = unwichtig, 6 = sehr wichtig)	☐ Gewichtsabnahme ☐ Gewichtsstabilisierung ☐ Leistungssteigerung ☐ Beweglichkeitssteigerung	☐ Selbstbewusstheit ☐ Schmerzfreiheit ☐ Wissenssteigerung			
Wie viel Gewicht möchtest du abnehmen?	1–3 kg	4–6 kg	7–9 kg	10–15 kg	> 15 kg
Bisherige Therapieversuche					
Wie viele Anläufe hast du bisher unternommen, um dein Gewicht zu beeinflussen?	1–2	3–4	≥ 5		
Was hast du konkret ausprobiert?	**ja**	**nein**	**Dauer (Monate)**	**Erfolg (Benotung 1–6; 1 = schlecht, 6 = sehr gut)**	
• Ernährungsberatung	☐	☐	____	____	
• Spezialdiäten	☐	☐	____	____	
• Sport	☐	☐	____	____	
• Medikamente: ____	☐	☐	____	____	
• Sonstiges: ____	☐	☐	____	____	
Motivation					
Gib 3 Gründe an, weshalb du eine Therapie machen möchtest.	1) ____ 2) ____ 3) ____				
Wer in deiner Familie würde dich am meisten bei einer Therapie unterstützen?	1) ____ 2) ____ 3) ____				
Wer in deinem Freundeskreis würde dich zu einer Therapie motivieren?	1) ____ 2) ____ 3) ____				
Wie viel Zeit bist du bereit, pro Woche in eine Therapie zu investieren?	1 h	2–3 h	> 4 h		
Wie lange darf für dich eine Therapie insgesamt dauern?	1–3 Monate	4–6 Monate	7–9 Monate	10–12 Monate	> 12 Monate

Abb. 39.**14** *Fortsetzung*

Fragebögen zur Erfassung psychischer Erkrankungen im Kindesalter

SCARED-Symptomenchecklisten für Eltern

Die SCARED-Symptomenchecklisten wurden entwickelt von Boris Birmaher, MD, Suneeta Khetarpal, MD, Marlane Cully, M. Ed, David Brent, MD, und Sandra McKenzie, PhD, Western Psychiatric Institute und Klinik der Universität Pittsburgh (Abb. 39.**15**, Abb. 39.**16**).

Manchmal zeigen Kinder und Jugendliche unspezifische Symptome und Verhaltensweisen, die die Eltern schlecht einschätzen können. Hat das Kind ein Problem oder nicht? Wenn Sie die Checkliste ausfüllen und Ihr Kind je nach Alter mehr als 24 bzw. 28 Punkte erreicht, sollten Sie mit Ihrem Kind Ihren Kinderarzt aufsuchen, um die Ursache zu eruieren. Bringen Sie dazu die Checkliste zur Konsultation mit!

Name des Kindes: ____________________ **Alter des Kindes:** ____________________

Beurteiler (Mutter/Vater/andere): ____________________ **Datum:** ____________

Anleitung zum Ausfüllen des Fragebogens:

- Jede Frage wird beantwortet, mit nie (0 Punkte), manchmal (1 Punkt) oder häufig (2 Punkte).
- Die Gesamtpunktzahl ist die Summe aller Item-Werte.
- Der Cut-off-Score liegt bei 28 oder höher für Kinder im Alter von 6–16 Jahren und bei 24 oder höher für Kinder im Alter von 4–5 Jahren.
- Ein Kind mit einer Gesamtpunktezahl über dem Cut-off-Score muss von einem Kinderarzt weiter abgeklärt werden!
- Es muss berücksichtigt werden, dass etwa 1:20 Kindern, obwohl unter dem Cut-off-Score, trotzdem ein Problem haben kann und damit verpasst werden wird (falsch-negativ).
- Bitte markieren Sie mit einem Kreuz oder Kreis, welche Antwort am besten zu Ihrem Kind passt:

Frage		nie	manchmal	oft
1	klagt über Unwohlsein oder Schmerzen	0	1	2
2	verbringt mehr Zeit alleine	0	1	2
3	ermüdet leicht, hat wenig Energie	0	1	2
4	ist zappeliger, unfähig, still zu sitzen	0	1	2
5	hat zunehmende Schwierigkeiten mit einem Lehrer	0	1	2
6	hat weniger Interesse an der Schule	0	1	2
7	benimmt sich wie von einem Motor angetrieben	0	1	2
8	hat zu viele Tagträume	0	1	2
9	Ist leichter ablenkbar	0	1	2
10	hat Angst vor neuen Situationen	0	1	2
11	fühlt sich traurig, unglücklich	0	1	2
12	ist reizbar, ärgerlich	0	1	2
13	fühlt sich hoffnungslos	0	1	2
14	hat Schwierigkeiten, sich zu konzentrieren	0	1	2
15	hat weniger Interesse an Freunden	0	1	2
16	Kämpfe mit anderen Kindern	0	1	2
17	fehlt in der Schule	0	1	2
18	Schulnoten sind sinkend	0	1	2
19	ist bedrückter	0	1	2

Abb. 39.**15** SCARED-Symptomenchecklisteh Eltern (Übersetzung: Jellinek MS, Murphy JM, Robinson J et al. Pediatric Symptom Checkliste: Screening Kinder im schulpflichtigen Alter für psychosoziale Dysfunktion. J Pediatr 1988; 112: 201 – 209).

Fortsetzung ►

20	Besuche beim Arzt ergaben nichts	0	1	2
21	hat Ein- oder Durchschlafstörungen	0	1	2
22	hat viele Sorgen	0	1	2
23	verlangt nach mehr Gesellschaft als vorher	0	1	2
24	fühlt, er oder sie sei schlecht	0	1	2
25	geht unnötige Risiken ein	0	1	2
26	hat häufig Verletzungen	0	1	2
27	scheint weniger Spaß zu haben	0	1	2
28	benimmt sich jünger als andere Kinder seines Alters	0	1	2
29	scheint nicht auf Regeln zu hören	0	1	2
30	kann Gefühle nicht zeigen	0	1	2
31	versteht die Gefühle anderer Menschen nicht	0	1	2
32	neckt andere	0	1	2
33	macht andere für seine Probleme verantwortlich	0	1	2
34	nimmt Dinge, die ihm oder ihr nicht gehören	0	1	2
35	will nicht teilen	0	1	2
Total Punkte				

Auswertung Symptomcheckliste für Eltern und Kinder (Symptomcheckliste für Kinder s. Abb. 39.16).

- Eine Gesamtpunktzahl von ≥ 25 kann auf das Vorhandensein einer Angststörung hinweisen. Eine Gesamtpunktzahl > 30 ist noch spezifischer.
- Ein Wert von 7 für die Fragen 1, 6, 9, 12, 15, 18, 19, 22, 24, 27, 30, 34 und 38 spricht für eine Panikstörung oder erhebliche somatische Symptome.
- Eine Punktzahl von 9 für die Fragen 5, 7, 14, 21, 23, 28, 33, 35 und 37 kann auf eine generalisierte Angststörung hindeuten.
- Ein Score von 5 bei den Fragen 4, 8, 13, 16, 20, 25, 29 und 31 kann auf Trennungsängste hindeuten (Separation Anxiety Disorder).
- Eine Punktzahl von 8 bei den Fragen 3, 10, 26, 32, 39, 40 und 41 kann auf eine soziale Angststörung hindeuten.
- Ein Wert von 3 für die Fragen 2, 11, 17 und 36 kann auf erhebliche Schulvermeidung hindeuten.

Abb. 39.**15** *Fortsetzung*

Modified Checklist for Autism in Toddlers (M-Chat)

(Abb. 39.**18**)

Name des Kindes: ______________________ **geb.:** ______________

Testdatum: ______________________

Liebe Eltern! Bitte beantworten Sie die unten stehenden Fragen über das übliche Verhalten Ihres Kindes. Bitte beantworten Sie jede Frage mit einem Kreuz bei „ja" oder „nein". Wenn das Kind das Verhalten sehr selten zeigt (haben Sie das Verhalten z.B. nur einmal oder zweimal gesehen), beantworten Sie bitte die Frage, als ob das Kind das Verhalten nicht zeigt. Vielen Dank!

	Frage	ja	nein
1	Wird ihr Kind gern herumgeschwungen, hüpft es gern auf den Schoß, mag es gern geschaukelt werden?	☐	○
2	**Hat Ihr Kind Interesse an anderen Kindern?**	☐	○
3	Klettert Ihr Kind gern?	☐	○
4	Spielt Ihr Kind soziale Spiele (Verstecken)?	☐	○
5	**Spielt Ihr Kind „So-tun-als-ob"-Spiele (z.B. So tun, als ob es Tee kocht oder trinkt)?**	☐	○
6	Benutzt Ihr Kind den Zeigefinger, um bestimmte Gegenstände, die es haben möchte, zu bekommen?	☐	○
7	**Benutzt Ihr Kind den Zeigefinger, um auf bestimmte Objekte aufmerksam zu machen und somit sein Interesse mit Ihnen zu teilen?**	☐	○
8	Kann Ihr Kind Spielzeug auf sinnvolle Weise benutzen (z.B. Autos richtig fahren lassen, nicht nur in den Mund nehmen oder an den Rädern drehen)?	☐	○
9	**Bringt Ihr Kind Ihnen Gegenstände, um Ihnen etwas zu zeigen und Ihr Interesse zu wecken?**	☐	○
10	Schaut Ihr Kind Ihnen für mehr als 1 oder 2 s in die Augen?	☐	○
11	Ist Ihr Kind besonders empfindlich auf Lärm (hält es sich z.B. die Ohren zu)?	○	☐
12	Beantwortet Ihr Kind das Lächeln auf Ihrem Gesicht auch mit Lächeln?	☐	○
13	Macht Ihr Kind Sie nach (versucht das Kind z.B., Ihre Grimasse nachzumachen)?	☐	○
14	**Reagiert Ihr Kind auf seinen Namen?**	☐	○
15	**Wenn Sie auf ein Spielzeug auf der anderen Seite des Raumes zeigen, schaut das Kind hin?**	☐	○
16	Kann Ihr Kind gehen?	☐	○
17	Schaut Ihr Kind auch auf Dinge, die Sie betrachten?	☐	○
18	Macht Ihr Kind ungewöhnliche Fingerbewegungen vor seinem Gesicht?	○	☐
19	Versucht Ihr Kind, Ihre Aufmerksamkeit auf seine eigene Tätigkeit zu lenken?	☐	○
20	**Haben Sie sich jemals gefragt, ob Ihr Kind taub ist?**	○	☐
21	Kann Ihr Kind verstehen, was die Leute sagen?	☐	○
22	Kann Ihr Kind manchmal ins Nichts starren oder sinnlos herumgehen?	○	☐
23	Schaut Ihr Kind in Ihr Gesicht, um Ihre Reaktion zu überprüfen, wenn es mit etwas Ungewohntem konfrontiert wird?	☐	○

Total ○-Kästchen (positiv)
Total ☐-Kästchen (negativ)

Auswertung.

Ein Kind screent positiv (○-Kästchen) oder zeigt ein Risiko für Autismus, wenn ≥ 2 „Best-7"-Items (fett gedruckt) mit „nein" beantwortet werden oder wenn > 3 Items mit „nein" beantwortet werden. Wenn < 2 „Best-7"-Items mit „nein" beantwortet werden und < 3 Items insgesamt mit „nein" beantwortet werden, besteht ein geringes Risiko für Autismus. Der M-Chat Best 7 hat eine hohe Empfindlichkeit und eine geringe Anzahl von falsch-positiven Resultaten. Wenn das Ergebnis der Checkliste verdächtig ist, sollten die Fragen nochmals genau mit den Eltern durchgegangen und ein Follow-up-Interview durchgeführt werden.

Nicht alle Kinder, die an einer Störung des autistischen Spektrums leiden, werden mit dem M-Chat erfasst. Im Zweifel sollte ein Spezialist zugezogen werden.

Abb. 39.**18** Modified Checklist for Autism in Toddlers (M-Chat).

Literatur

Chervin RD, Hedger K, Dillon JE et al. Pediatric Sleep Questionnaire (PSQ): Probleme und Verhaltensstörungen. Sleep Medicine 2000: 21 – 32

Gillberg C, Gillberg C, Råstam M et al. The Asperger Syndrome (and high-functioning autism) Diagnostic Interview (ASDI): a preliminary study of a new structured clinical interview. Autism 2001; 5: 57 – 66

Jellinek MS, Murphy JM, Robinson J et al. Pediatric Symptom Checkliste: Screening Kinder im schulpflichtigen Alter für psychosoziale Dysfunktion. J Pediatr 1988; 112: 201 – 209

Sassenroth, M. Schriftsprachenerwerb. Entwicklungsverlauf, Diagnostik und Förderung, 5. Aufl. Bern: Haupt; 2003

40 Entwicklungstests

Männchen-Zeichnen-Test, Kurzform

Ein sprachfreier Intelligenztest, der vor allem als orientierendes psychodiagnostisches Verfahren eingesetzt werden kann, ist der „Männchenzeichnen"-Test (Goodenough). Dieses Kurzverfahren ist für Kinder im Alter zwischen 3 und 13 Jahren anwendbar und zeigt eine relativ hohe Übereinstimmung mit dem Handlungsteil des Hamburg-Wechsler-Intelligenztests für Kinder. Der hier errechnete Wert wird als Zeichenquotient benannt (Abb. 40.1 Abb. 40.2).

Name des Kindes: ______________________________ **geb.:** ____________________

Testdatum: ____________________

Zur Durchführung des Tests werden ein Blatt Papier (DIN A4) und ein Bleistift benötigt. Dann wird das Papier hochkant vor das Kind gelegt, und es wird aufgefordert, einen Mann, so gut wie möglich, zu zeichnen. Eine Zeitgrenze gibt es nicht.

Ausgewertet wird die Zeichnung, indem entsprechend der Tabelle für jedes zutreffende Item 1 Punkt vergeben wird.

	Item	vorhanden (1 Punkt)	nicht vorhanden (0 Punkte)
1	Kopf		
2	Hals		
3	Hals in 2 Dimensionen		
4	Augen		
5	Augenbrauen oder Wimpern		
6	Pupille		
7	Nase		
8	Nase in 2 Dimensionen		
9	Mund		
10	Lippen in 2 Dimensionen		
11	sowohl Nase als auch Mund in 2 Dimensionen (Länge > Breite)		
12	Kinn und Stirn		
13	Nasenbrücke		
14	Haare: einfach		
15	Haare: mehr Detail		
16	Ohren		
17	Finger		
18	richtige Fingeranzahl		
19	Daumenopposition (inklusive Finger)		
20	Hände		
21	Arme		
22	Arme seitlich oder handelnd		
23	Füße		
24	1 Extremität am Rumpf		

Abb. 40.1 „Männchen zeichnen", Test 1 (Kurztest, ermöglicht die Differenzierung zwischen Mädchen und Jungen und erfordert weniger Zeit zur Auswertung als Test 2).

Fortsetzung ►

25 alle Extremitäten am Rumpf

26 Rumpf

27 Rumpf in 2 Dimensionen

28 1 Kleidungsstück

29 2 Kleidungsstücke

Score

Auswertung: Referenz nach Ziller

Alter (Jahre)	Jungen	Mädchen
3	4	5
4	7	7
5	11	12
6	13	14
7	16	17
8	18	20

Abb. 40.**1** *Fortsetzung*

Name des Kindes: ______________________ **geb.:** ______________
Testdatum: ______________________

Zur Durchführung des Tests werden ein Blatt Papier (DIN A4) und ein Bleistift benötigt. Dann wird das Papier hochkant vor das Kind gelegt, und es wird aufgefordert, einen Mann, so gut wie möglich, zu zeichnen. Eine Zeitgrenze gibt es nicht.

Ausgewertet wird die Zeichnung, indem entsprechend der Tabelle für jedes zutreffende Item 1 Punkt vergeben wird.

Item		vorhanden (1 Punkt)	nicht vorhanden (0 Punkte)
1	Kopf		
2	Beine		
3	Arme		
4	Rumpf		
5	Rumpf länger als breit		
6	Schultern angegeben		
7	Verbindung von Armen und Beinen mit dem Rumpf		
8	Arme an der richtigen Stelle		
9	Hals		
10	Umriss des Halses, eine Fortsetzung von Kopf, Rumpf oder von beiden		
11	Augen		
12	Nase		
13	Mund		
14	Nase und Mund in 2 Dimensionen		
15	Nasenlöcher		
16	Haare		
17	Haare nicht nur an der Peripherie des Kopfes, besser als Kritzelei, nicht transparent		
18	Kleider		
19	2 Kleidungsstücke, nicht transparent		
20	2 Ärmel und 2 Hosenbeine und ganze Zeichnung ohne Transparenzen		
21	4 Kleidungsstücke erkenntlich		
22	Kostüm komplett ohne Widersprüche, wenigstens Ärmel, Hosen, Schuhe		
23	Finger		
24	Zahl der Finger richtig an beiden Händen		
25	Finger in 2 Dimensionen, länger als breit, Spreizung bis 180°		
26	Gegenüberstellung des Daumens, deutlicher Unterschied zu den Fingern, strenge Beurteilung		
27	Hand deutlich von Fingern und Armen zu unterscheiden		
28	Gelenk des Armes angedeutet (entweder Ellenbogen, Schultern oder beide)		
29	Gelenk des Beines angedeutet (entweder Knie, Hüfte oder beide)		
30	Proportion des Kopfes ½–1/10 der Rumpffläche		

Abb. 40.2 „Männchen zeichnen“, Test 2 (ausführliche Version).

Fortsetzung ►

31	Arme so lang oder etwas länger als der Rumpf, aber nicht bis zum Knie, weniger breit als der Rumpf
32	Füße länger als hoch, kein Klumpfuß, deutlich vom Bein zu unterscheiden
33	Länge der Beine ein- bis zweimal Rumpffläche, schmäler als Rumpf
34	Arme und Beine in 2 Dimensionen
35	Absatz vorhanden
36	alle Linien einigermaßen fest und sich sauber treffend
37	alle Linien fest und sich sehr korrekt treffend
38	Kopf als Ellipse und frei von Unregelmäßigkeiten
39	Rumpf als Ellipse und frei von Unregelmäßigkeiten
40	Arme und Beine ohne Unregelmäßigkeiten
41	Gesichtszüge in jeder Beziehung streng symmetrisch
42	Ohren
43	Ohren in richtiger Proportion und Position
44	Ohren weiter als hoch
45	Augen weiter als hoch
46	Blickrichtung im Profil, Pupille angedeutet
47	Kinn und Stirn angedeutet
48	Kinn steht im Profil heraus, von der Unterlippe deutlich zu unterscheiden
49	Profil bis auf einen Fehler richtig gezeichnet
50	Profil fehlerfrei außer im Auge
Score	

Auswertung: Referenz nach Vogt

Zeichenalter = (1 Punkt entspricht 3 Lebensmonaten, wobei mit 3 Jahre begonnen wird). Also z.B.:

- 0 Punkte = Zeichenalter 3 Jahre
- 28 Punkte = Zeichenalter 10 Jahre
- 50 Punkte = Zeichenalter 15 Jahren und 6 Monate

Wird das Zeichenalter (in Monaten) mit 100 multipliziert und dann durch das Lebensalter (in Monaten) dividiert, erhält man den Zeichenquotienten.

Abb. 40.**2** *Fortsetzung*

41 Ernährung

Säuglingsernährung

Die vorliegenden Empfehlungen berücksichtigen unter anderem folgende Vorgaben:
- LGV 2005 (Lebensmittel- und Gebrauchsgegenständeverordnung der Schweizerischen Eidgenossenschaft)
- Standard für Säuglingsnahrungen des Codex alimentarius
- WHO-Resolution des Jahres 2001
- Direktiven der Europäischen Union 2006
- Empfehlungen der ESMgHAN (European Society for paediatric Gastroenterology, Hepatology and Nutrition) über das Stillen, die Zusammensetzung von Säuglingsnahrung und die Beikost

Stillen

Die Säuglingsernährung umfasst 2 Phasen:
- *Phase 1:* Ernährung ausschließlich mit Muttermilch oder einer Säuglingsanfangsnahrung in den ersten (4–)6 Lebensmonaten
- *Phase 2:* Ernährung mit Muttermilch oder einer Säuglingsanfangsnahrung bzw. Folgenahrung zusammen mit Beikost ab dem (5.–)7. Lebensmonat

Die WHO und die UNICEF empfehlen in ihrer Resolution aus dem Jahr 2001 ausschließliches Stillen für 6 Monate und anschließendes Weiterstillen während der Einführung der Beikost bis in das 2. Lebensjahr und länger. Die WHO betont, dass es sich dabei um eine weltweite Populationsempfehlung handelt, und stellt auch fest, dass es Säuglinge gibt, die von einer Einführung der Beikost vor dem 7. Lebensmonat profitieren können. Eine Cochrane-Analyse zum Thema der optimalen Stilldauer zieht aus der Untersuchung sämtlicher publizierter Daten die Schlussfolgerung, dass ausschließliches Stillen für 6 Monate das Risiko für gastrointestinale Infektionen der Säuglinge signifikant reduziert. Wachstum und Entwicklung des Säuglings werden durch die lange Stilldauer nicht beeinträchtigt. Weitere Effekte des Stillens sind die vorübergehende Reduktion der Fertilität sowie eine beschleunigte Normalisierung des Gewichts der stillenden Mutter. Die Autoren weisen darauf hin, dass es sowohl in Entwicklungsländern als auch in Industrienationen keine objektivierbare Evidenz gibt, die Einführung der Beikost vor dem 7. Monat zu empfehlen. Auch sie betonen jedoch, dass Säuglinge individuell beurteilt und ernährt werden müssen.

Angesichts der WHO-Resolution und der Analyse der publizierten Daten zu dieser Frage kommt die Ernährungskommission der SGP zum Schluss, dass die WHO-Empfehlungen auch in der Schweiz übernommen werden können, allerdings mit der Einschränkung, dass bei Bedarf eine individuelle Einführung der Beikost frühestens ab dem 5. Lebensmonat möglich und in gewissen Situationen auch sinnvoll ist. Eine Einführung der Beikost vor dem 5. Monat ist jedoch keineswegs zu empfehlen, unter anderem wegen der höheren Belastung der Nieren mit harnpflichtigen Substanzen durch die Beikost und der Gefahr einer möglichen Allergisierung. Spätestens ab dem 7. Monat muss die Beikost eingeführt werden, da die Muttermilch ab diesem Zeitpunkt den Nährstoffbedarf des Säuglings nicht mehr decken kann.

Muttermilch-ersatzpräparate

Wenn Stillen nicht möglich ist oder wenn die mütterliche Milchproduktion nicht genügend ist, soll ein Muttermilchersatzpräparat verwendet werden. Aktuelle und detaillierte Empfehlungen für die Zusammensetzung von Säuglingsanfangsnahrungen stammen von einem durch die ESMgHAN koordinierten internationalen Expertengremium.

Säuglingsanfangsnahrungen sind für die Ernährung von gesunden Säuglingen ab Geburt bestimmt. Sie müssen für sich allein allen Ernährungsbedürfnissen des Säuglings in den ersten 6 Lebensmonaten genügen. Säuglingsanfangsnahrungen können aber auch ab dem 7. Monat zusammen mit Beikost im ganzen 1. Lebensjahr weitergefüttert werden. Sie werden meist auf der Basis von Kuhmilcheiweiß hergestellt und enthalten als Kohlenhydratquelle ausschließlich Laktose oder Laktose zusammen mit anderen Kohlenhydraten. Die Unterscheidung der Säuglingsanfangsnahrung in Typ A und Typ B wird in den internationalen Empfehlungen und Richtlinien jedoch nicht mehr verwendet. Zudem gibt es Säuglingsanfangsnahrungen auf der Basis von teilhydrolysiertem Eiweiß (HA-Milch; vgl. auch Abschnitt „Allergieprävention“, s. unten).

Die Zusammensetzung der Anfangsnahrungen ist detaillierter geregelt als die der Folgenahrungen, die für eine Mischkost bestimmt und deshalb als Muttermilchersatz für die ersten 6 Lebensmonate nicht geeignet sind. Sie können die Muttermilch deshalb erst mit Einführung der Beikost ersetzen. Folgenahrungen dürfen auch Zusätze, wie Gemüse oder Früchte, enthalten.

In der Schweiz tragen die Säuglingsanfangsnahrungen je nach Hersteller unterschiedlichste Zusatzbezeichnungen, wie z. B. Initial, Pre, Start oder die Ziffer 1, die Folgenahrungen die Ziffern 2 oder 3, wobei diese Bezeichnungen nicht gesetzlich geregelt und in ihrer Vielfalt für den Konsumenten unübersichtlich sind.

Sowohl Säuglingsanfangs- als auch Folgenahrungen können Zusätze enthalten, die nicht gesetzlich vorgeschrieben sind. Oft handelt es sich um Substanzen, die auch in der Muttermilch nachgewiesen werden können. Vor einer Beifügung zu den Säuglingsnahrungen sollte sowohl die Sicherheit dokumentiert als auch ein klinischer Nutzen für den Säugling nachgewiesen sein. Für die Beurteilung solcher Zusätze, wie z. B. Nukleotide, Präbiotika oder Probiotika, verweisen wir auf die jeweils aktuellen Stellungnahmen von internationalen Expertengremien, wie z. B. der Ernährungskommission der ESMgHAN.

Trinkmenge

Säuglinge haben einen im Vergleich zu Erwachsenen größeren Flüssigkeitsbedarf, abhängig vom Alter, von der Aktivität, von den zugeführten Kalorien und von der Urinproduktion. Der mittlere Wasserbedarf liegt im 1. Lebensjahr abnehmend zwischen 130 und 120 ml/kg Körpergewicht. Dies entspricht einer Muttermilchmenge von ca. 145 – 130 ml/kg Körpergewicht und Tag. Voll gestillte Kinder brauchen in den ersten 6 Lebensmonaten keine zusätzliche Flüssigkeitszufuhr. Auch später wird vom unkontrollierten Gebrauch der Schoppenflasche abgeraten, insbesondere auch wegen der Gefahr der Kariesentstehung durch Milch, gezuckerten Tee oder Fruchtsäfte.

Energiezufuhr

Die benötigte Energiezufuhr ist altersabhängig und liegt im 1. Lebensjahr abnehmend zwischen 95 und 90 kcal/kg Körpergewicht und Tag. Die WHO empfiehlt beim gestillten Säugling vom 7.– 9. Monat für die Beikost eine Energiezufuhr von ca. 200 kcal/Tag, vom 10.– 12. Monat ca. 300 kcal/Tag und im 2. Lebensjahr ca. 550 kcal/Tag.

Beikost

Ab dem 7. Lebensmonat werden die Ernährungsbedürfnisse des gesunden Säuglings nicht mehr genügend durch alleinige Milchnahrung gedeckt. Zur optimalen Entwicklung braucht der Säugling zusätzliche Nährstoffe und Spurenelemente, die durch die Beikost zugeführt werden.

Mit Beikost werden speziell für Säuglinge hergestellte Lebensmittel in Breiform bezeichnet. Sie ergänzen ab dem 7. Lebensmonat (frühestens ab dem 5. Lebensmonat) die Ernährung mit Muttermilch bzw. Muttermilchersatzpräparaten. Eine frühere Beikostfütterung bringt – wie bereits oben erwähnt – keine ernährungsphysiologischen Vorteile. Die Beikost kann in Form selbst zubereiteter Breimahlzeiten oder industriell hergestellter Produkte gegeben werden. Die Auswahl der für die Beikost verwendeten Lebensmittel wird durch vielfältige individuelle, traditionelle und kulturelle Faktoren beeinflusst und ist ernährungsphysiologisch wahrscheinlich nicht entscheidend. Die verschiedenen Lebensmittel sollen jeweils nacheinander, im Abstand von 3 – 4 Tagen, eingeführt werden, um mögliche Unverträglichkeiten frühzeitig zu erkennen.

Für die Beikost eignen sich z. B. Gemüse-Kartoffel-Fleisch-Brei und Getreide-Obst-Brei. Die Verabreichung von unverdünnter Kuhmilch wird frühestens ab dem 2. Lebensjahr empfohlen. Joghurt kann als Zusatz zu Früchte- und Getreidebreien ab dem 7. Monat verabreicht werden. Quark ist jedoch wegen des hohen Eiweißgehalts für die Säuglingsernährung weniger geeignet (Abb. 41.**1**).

Die Anzahl der Mahlzeiten wird nach Einführung der Beikost langsam gesteigert, sodass der Säugling am Ende des 1. Lebensjahrs täglich 3 – 4 Breimahlzeiten erhält. Es wird empfohlen, während des ganzen 1. Lebensjahrs und darüber hinaus weiterzustillen. Falls nicht gestillt werden kann, soll bis Ende des 1. Lebensjahrs eine Säuglingsanfangsnahrung verwendet werden, die mit Einführung der Beikost jedoch auch durch eine Folgemilch ersetzt werden kann.

Die Konsistenz der Beikost wird langsam erhöht. Beikost in flüssiger Form wird wegen der Gefahr der Überfütterung nicht empfohlen. Ab dem 2. Lebensjahr sind die Kinder in der Lage, auch Tischkost einzunehmen. Eine ausgewogene Nahrungsmittelauswahl unter Berücksichtigung der Empfehlungen für eine gesunde Ernährung ist im Kleinkindesalter besonders wichtig.

Gluten

Glutenhaltige Getreidesorten (Weizen, Roggen, Gerste) sollen frühestens im 5. und spätestens im 7. Monat in der Beikost eingeführt werden, zu Beginn nur in kleinen Mengen. Idealerweise wird glutenhaltiges Getreide noch während der Stillzeit eingeführt, da dies einen präventiven Effekt auf die Entwicklung einer Zöliakie haben kann.

Vitamin D

Während des 1. Lebensjahrs wird für alle gestillten und nicht gestillten Säug-

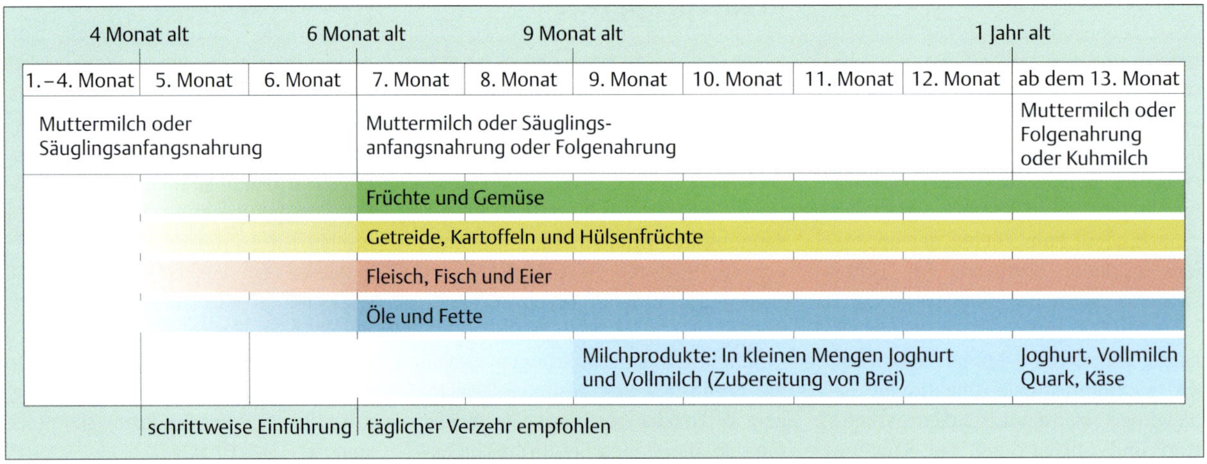

Abb. 41.**1** Einführung der Beikost (Quelle: Schweizerische Gesellschaft für Ernährung 2009).

linge die tägliche Zufuhr von 300 – 500 IE Vitamin D empfohlen, unabhängig von der individuellen Sonnenexposition. Eine maximale Zufuhr von 1000 IE täglich sollte nicht überschritten werden. Diese Menge entspricht der tolerierbaren Höchstaufnahmemenge (Tolerable upper Intake Level) der EFSA (European Food Safety Authority) von Vitamin D im 1. Lebensjahr. Es wird empfohlen, bereits in den ersten Lebenstagen mit der Vitamin-D-Supplementation zu beginnen.

Fluor- und Jodprophylaxe

Säuglinge und Kinder, die ausgewogen ernährt werden, benötigen für die Karies- bzw. Strumaprophylaxe keine zusätzliche Fluor- oder Jodsubstitution.

Allergieprävention

Atopische Erkrankungen sind familiär gehäuft, wobei das Risiko, eine atopische Erkrankung zu entwickeln, vom Schweregrad der atopischen Familienbelastung (Anzahl der Atopiker, Schweregrad der Erkrankung) abhängt.

Bei Neugeborenen und Säuglingen mit erhöhtem Atopierisiko wird – wie für alle Neugeborenen – in erster Linie ausschließliches Stillen empfohlen. Viele Studien zeigen einen präventiven Effekt, wenn während der ersten Lebensmonate ausschließlich gestillt wird. Eine präventive diätetische Einschränkung der stillenden Mutter bringt jedoch keinen dokumentierten Vorteil für den Säugling und wird deshalb nicht empfohlen.

Bei Neugeborenen und Säuglingen mit erhöhtem Atopierisiko, die nicht oder nur teilweise gestillt werden, können in den ersten 6 Monaten – als Alternative zu einer herkömmlichen Säuglingsanfangsnahrung – partiell hydrolysierte Muttermilchersatzpräparate (HA-Milch) verwendet werden. Ein kürzlich aktualisierter Cochrane-Review zeigt allerdings nur eine limitierte Evidenz für den präventiven Effekt dieser Produkte für Kuhmilchallergie während der ersten 6 Monate. Nach dem Alter von 6 Monaten gibt es keine Hinweise auf einen allergiepräventiven Effekt von HA-Produkten.

> ! Der Einsatz einer extensiv hydrolysierten Milch in der Allergieprävention sollte nur in speziellen Fällen nach Rücksprache mit dem Kinderarzt erfolgen.

Es gibt keine überzeugende wissenschaftliche Evidenz dafür, dass das Meiden bzw. die verzögerte Einführung von potenziell allergenen Nahrungsmitteln in der Beikost, wie z. B. Fisch oder Eier, das Allergierisiko verringern können. Dies gilt sowohl für Kinder mit erhöhtem Allergierisiko als auch für Kinder ohne Allergierisiko. Umgekehrt gibt es ebenfalls keine überzeugende wissenschaftliche Evidenz dafür, dass durch eine frühzeitige Exposition mit potenziell allergenen Nahrungsmitteln eine spezifische Toleranz induziert werden kann. Weitere Studien müssen diese wichtige Frage klären, um eine Grundlage für fundierte Empfehlungen zu schaffen.

Ernährung für Kinder

Kindern nach dem Säuglingsalter – d. h. nach dem 1. Lebensjahr – bis zum Eintritt in die Pubertät wird eine abwechslungsreiche Mischkost empfohlen, gleich wie Erwachsenen. In den richtigen Mengen konsumiert sind alle Nahrungsmittel erlaubt.

Literatur

Baehler P, Baenziger O, Belli D et al. (Ernährungskommission der SGP). Empfehlungen für die Säuglingsernährung 2008. Pediatrica 2008; 19 (1): 19 – 24

Ernährungskommission der Schweizerischen Gesellschaft für Pädiatrie: Empfehlungen für die Säuglingsernährung. Paediatrica 2009: 20; 5

42 Kontrazeption

Tab. 42.**1** gibt einen Überblick über in der Schweiz angewandte Kontrazeptiva; Tab. 42.**2** zeigt das Wirkprofil der Gestagene.

! Bei der Verschreibung von hormonellen Kontrazeptiva bitte die Kontraindikationen, Warnhinweise und Vorsichtsmaßnahmen sowie die möglichen Interaktionen beachten, die in den aktuellen Fachinformationen beschrieben werden. Weitere Informationen s. im Internet unter http://www.qyndoc.ch/ (Stand: 10. 06. 2012).

Tab. 42.**1** Hormonale Kontrazeption in der Schweiz.

Präparat	Hersteller	Östrogen		Gestagen		Einnahmeschema	Gestagengeneration 1, 2, 3
		Substanz	Dosis	Substanz	Dosis		
dynamische Dosierung							
Qlaira	Bayer	E2V	3/2/1/0 mg	DNG	0/2/3/0 mg	26/2	antiandrogen
1-Phasen-Pille							
Yaz	Bayer	EE	20/0 µg	drsp	3/0 mg	24/4	antiandrogen
Yasminelle	Bayer	EE	20 µg	drsp	3 mg	21	antiandrogen
Yasmin	Bayer	EE	30 µg	drsp	3 mg	21	antiandrogen
Diane-35	Bayer	EE	35 µg	CPA	2 mg	21	antiandrogen
Minerva	Berlis	EE	35 µg	CPA	2 mg	21	antiandrogen
Cypestra-35	Mepha	EE	35 µg	CPA	2 mg	21	antiandrogen
Cyprelle 35	Sandoz	EE	35 µg	CPA	2 mg	21	antiandrogen
Elleacnelle	Stragen	EE	35 µg	CPA	2 mg	21	antiandrogen
Feminac-35	Spirig	EE	35 µg	CPA	2 mg	21	antiandrogen
Holgyeme	Effik	EE	35 µg	CPA	2 mg	21	antiandrogen
Belara	Grünenthal	EE	30 µg	CMA	2 mg	21	antiandrogen
Ladonna	Sandoz	EE	30 µg	CMA	2 mg	21	antiandrogen
Mirelle	Bayer	EE	15/0 µg	GSD	60/0 µg	24/4	3
Minesse	Pfizer	EE	15/0 µg	GSD	60/0 µg	24/4	3
Meloden 21	Bayer	EE	20 µg	GSD	75 µg	21	3
Meliane 21	Berlis	EE	20 µg	GSD	75 µg	21	3
Estinette 20	Effik	EE	20 µg	GSD	75 µg	21	3
Femadiol-Mepha 20	Mepha	EE	20 µg	GSD	75 µg	21	3
Gestoden Plus-Teva 20	Teva	EE	20 µg	GSD	75 µg	21	3
Gyselle 20	Spirig	EE	20 µg	GSD	75 µg	21	3
Harmonet	Pfizer	EE	20 µg	GSD	75 µg	21	3
Liosanne 20	Sandoz	EE	20 µg	GSD	75 µg	21	3
Gynera	Bayer	EE	30 µg	GSD	75 µg	21	3
Myvlar	Berlis	EE	30 µg	GSD	75 µg	21	3
Estinette 30	Effik	EE	30 µg	GSD	75 µg	21	3
Femadiol-Mepha 30	Mepha	EE	30 µg	GSD	75 µg	21	3

Fortsetzung ►

Tab. 42.1 Fortsetzung

Präparat	Hersteller	Östrogen		Gestagen		Einnahme-schema	Gestagen-generation 1, 2, 3
		Sub-stanz	Dosis	Sub-stanz	Dosis		
Gestoden Plus-Teva 30	Teva	EE	30 µg	GSD	75 µg	21	3
Gyselle 30	Spirig	EE	30 µg	GSD	75 µg	21	3
Minulet	Pfizer	EE	30 µg	GSD	75 µg	21	3
Liosanne 30	Sandoz	EE	30 µg	GSD	75 µg	21	3
Desoren 20	Grünenthal	EE	20 µg	DES	150 µg	21	3
Mercilon	Essex Chemie	EE	20 µg	DES	150 µg	21	3
Desoren 30	Grünenthal	EE	30 µg	DES	150 µg	21	3
Marvelon	Essex Chemie	EE	30 µg	DES	150 µg	21	3
Miranova	Bayer	EE	20 µg	LNG	100 µg	21	2
Elyfem 20	Berlis	EE	20 µg	LNG	100 µg	21	2
Microgynon 30	Bayer	EE	30 µg	LNG	150 µg	21	2
Elyfem 30	Berlis	EE	30 µg	LNG	150 µg	21	2
Ologyn micro	Labatec	EE	30 µg	LNG	150 µg	21	2
Microgynon 50	Bayer	EE	50 µg	LNG	125 µg	21	2
Cilest	Janssen-Cilag	EE	35 µg	NOR	250 µg	21	2
2- und 3-Stufen-Pille							
Milvane	Bayer	EE	30/40/30 µg	GSD	50/70/ 100 µg	6/5/10	3
Gracial	Essex Chemie	EE	40/30 µg	DES	25/125 µg	7/15	3
Trinovum	Janssen-Cilag	EE	35/35/35 µg	NET	500/750/ 1000 µg	7/7/7	1
Minipille							
azette	Essex Chemie	–		DES	75 µg	28	3
I Micronovum	Janssen-Cilag	–		NET	350 µg	28	1
Hormonspirale							
Mirena	Bayer			LNG	20 µg/24 h	5 Jahre	2
Pflaster/Vaginalring/Depotpräparate							
Evra	Janssen-Cilag	EE	20 µg/24 h	NGS	150 µg/24 h	1 Patch/ Woche	3
Nuvaring	Essex Chemie	EE	15 µg/24 h	ENG	120 µg/24 h	1 Ring/3 Wochen	3
Implanon	Essex Chemie	-		ENG	25 – 70 µg/ 24 h	3 Jahre	3
Depo-Provera 150	Pfizer	-		MPA	150 mg	12 Wochen	1
Pille danach							
NorLevo Uno	Sandoz	-		LNG	1,5 mg	1 Tablette	2

CMA = Chiormadinonacetat
CPA = Cyproteronacetat
DES = Desogestrel
DNG = Dienogest
drsp = Drospirenon
EE = Ethinylestradiol
ENG = Etonogestrel
E2V = Estradiolvalerat
GSD = Gestoden
LNG = Levonorgestrel
MPA = Medroxyprogesteronacetat
NET = Norethisteron
NGS = Norelgestromin
NOR = Norgestimat

Tab. 42.**2** Wirkprofile der Gestagene.

Gestagen	Gluko-kortikoide Wirkung	Androgene Wirkung	Antiandrogene Wirkung	Antimineralokortikoide Wirkung	Einführungsjahr in der Schweiz[1]
Norethisteron[2]	-	+	-	-	1960
Medroxyprogesteronacetat[2]	+	(+)	-	-	1969
Levonorgestrel[3]	-	+	-	-	1971
Desogestrel[3]	-	+	-	-	1982
Norgestimat[3]	-	+	-	-	1987
Gestoden[2]	(+)	+	-	+ (nicht in therapeutischer Dosierung)[4,5]	1987
Cyproteronacetat[3]	+	-	+	-	1988
Chlormadinonacetat[3]	+	-	+	-	1989
Etonogestrel[2]	(+)	+	-	-	1999
Drospirenon[3]	-	-	+	+	2002
Dienogest[3]	-	-	+	-	2009
Progesteron[3]	.	-	+	+	

+ = wirksam
(+) = schwach wirksam
- = unwirksam
[1] IMS-Pharmapanel, Schweiz, 2002 und 2009
[2] Birkhäuser M. Klinische Bedeutung von gestagenen Partialwirkungen. Gynäkol Endokrinol 2006; 4: 52 – 64
[3] Huber JC. Drospirenon – eine neue Gestagenkategorie in der oralen Kontrazeption. Frauenarzt 2000; 41 (11): 1 – 5
[4] Losert W, Casals-Stenzel J, Buse M. Progestogens with antimineralocorticoid activity. Arzneimittel-Forschung I Drug Research 1985; 35 (2): 459 – 471
[5] Es ist unwahrscheinlich, dass der Effekt in der zur Fertilitätskontrolle beim Menschen vorgesehenen niedrigen Dosierung zum Tragen kommt.

43 Bezugsquellen

- *Allgemeine Informationen für Eltern:* http://www.swiss-paediatrics.org/de/eltern/allgemeine-informationen (Stand: 10. 06. 2012)
- *Checklisten für Vorsorgeuntersuchungen 2011:* Einlageblätter für KG des Arztes (d/f/i), Schweizerische Gesellschaft für Pädiatrie, rue de l'Hôpital 15, Postfach 1380, D-1701 Freiburg, Tel.: +41 26 350 33 44, Fax: +41 26 350 33 03, E-Mail: secretariat@swiss-paediatrics.org, im Internet: http://www.swiss-paediatrics.org (Stand: 10. 06. 2012)
- *CPM-Raven-Test, deutsche Fassung:* Verlag Schmidtke, Schaller und Becker, 1980, im Internet: http://Testzentrale.ch (Stand: 10. 06. 2012)
- *Entwicklungstests:* Testzentrale, Länggass-Str. 76, CH-3000 Bern 9, Tel.: +41 (0)31 300 45 45, Fax: +41 (0)31 300 45 90, E-Mail: testzentrale@hogrefe.ch
- *Empfehlungen für Ärzte der SGP:* im Internet: http://www.swiss-paediatrics.org (Stand: 10. 06. 2012)
- *Entwicklungsstörungen CD-ROM:* ADS/ADHD/POS, das diagnostische Inventar. Ruf L, Baumann T. Stuttgart: Thieme; Bezug über den Buchhandel
- *Feinmotorik-Test:* Entwicklungspädiatrisches Zentrum ZKSK, Therapiezentrum, Werkhofstr. 17, CH-4502 Solothurn, Tel.: +41 32 622 86 03, Fax: +41 32 621 62 80, E-Mail: info2@zksk-so.ch, im Internet: http://www.zksk-so.ch (Stand: 10. 06. 2012)
- *Gesundheitsheft für das Kind (d/f/i):* Maihof Druck AG, CH-6002 Luzern
- *Hochtonrassel nach McCormick* (auch Ewing-Rassel genannt): Medizinalbedarf
- *Hüftsonografie:* Manual nach R. Graf, 7. Aufl., 2012: Entwicklungspädiatrisches Zentrum ZKSK, Solothurn, Werkhofstr. 17, CH-4500 Solothurn; im Internet: http://www.zksk-so.ch (Stand: 10. 06. 2012)
- *Informationen vom Kinderarzt für Eltern und Ärzte:* Dres. T. Baumann und Paul F. Meier; E-Mail: info@paediatrieinfo.ch, im Internet: http://www.paediatrieinfo.ch (Stand: 10. 06. 2012)
- *Kinderrechte:* im Internet: http://www.swiss-paediatrics.org/de/eltern/allgemeine-informationen (Stand: 10. 06. 2012)
- *Lang-Stereotest:* LANG-Stereotest AG, Fähnlibrunnenstr. 5, CH-8700 Küsnacht , E-Mail: info(at)lang-stereotest.com
- *Lea-Hyvärinen-Test:* LH 2501 für Fernvisus, LH 2509 für Nahvisus, Schweizerischer Zentralverein für das Blindenwesen SZB, Fachstelle für optische Hilfsmittel, Niederlenzer Kirchweg 1, CH-5600 Lenzburg, Tel.: +41 62 888 28 50, Fax: +41 62 888 28 59, E-Mail: opt-beratung(at)szb.ch
- *Manual der Vorsorgeuntersuchungen SGP* (zurzeit vergriffen, als PDF verfügbar): ZKSK, Therapiezentrum, Werkhofstr. 17, CH-4502 Solothurn, Tel.: +41 32 622 86 03, Fax: +41 32 621 62 80, E-Mail: info2@zksk-so.ch, im Internet: http://www.zksk-so.ch (Stand: 10. 06. 2012)
- *Messband:* KaWe Messband, Katalog Nr. 4444, Firmen für Ärztebedarf
- *Messstab:* „Messkluppe", Milupa, Milupa SA, CH-1546 Domdidier
- *Milupa-Koffer:* Material zur Prüfung der PM-Entwicklung bis 2 Jahre, Schulungs- und Wohnheime Rossfeld, CH-3004 Bern
- *Neuromotorik-Testkoffer* (5 – 11 Jahre und ab 11 Jahren, nach L. Ruf-Bächtiger): Verlag Praxispädiatrie GmbH, Badenerstr. 21, CH-8004 Zürich, Tel.: +41 (0)44 520 27 17, Fax: +41 (0)43 317 93 64, im Internet: http://www.praxispaediatrie.ch (Stand: 10. 06. 2012)
- *PFK:* Auswertung Problemfragebogen für Kinder: www.Paediatrieinfo.ch
- *Pronto, Hörstylo:* J. Weissen, Pädaudiologische Beratungsstelle, CH-3324 Hindelbank
- *Sehtest, praxistauglich:* Entwicklungspädiatrisches Zentrum ZKSK, Therapiezentrum, Werkhofstr. 17, CH-4502 Solothurn, Tel.: +41 32 622 86 03, Fax: +41 32 621 62 80, E-Mail: info2@zksk-so.ch, im Internet: http://www.zksk-so.ch (Stand: 10. 06. 2012)
- *Sonofirst, Hüftlagerungsschale für die Sonografie:* opunkt ag, Zentrum für technische Orthopädie, Schöngrünstr. 35, CH-4500 Solothurn, Tel.: +41 (0)32 623 00 53, Fax: +41 (0)32 623 00 58, E-Mail: info@orthopunkt.ch, im Internet: http://www.orthopunkt.ch (Stand: 10. 06. 2012)
- *Spielkoffer:* AWE-Verlag, Abteilung Entwicklungspädiatrie, Kinderspital, Attenhoferstr. 43, CH-8032 Zürich, Tel.: +41 44 266 77 75, im Internet: http://www.kispi.uzh.ch/Kinderspital/Medizin/Medizin/AWE_de.html (Stand: 10. 06. 2012)
- *Stuhlfarbkarte:* Biliary Atresia Screening Card Association BASCA, Schweiz, E-Mail: info@basca.ch, im Internet: http://www.basca.ch (Stand: 10. 06. 2012)
- *STYCAR-Sehprüfset:* Abteilung Entwicklungspädiatrie, Kinderspital, Attenhoferstr. 43, CH-8032 Zürich, Tel.: +41 44 266 77 75, im Internet: http://www.kispi.uzh.ch/Kinderspital/Medizin/Medizin/AWE_de.html (Stand: 10. 06. 2012)
- *Tafeln zur Prüfung des Farbensinns:* Ishihara's Test for Colour Blindness, Kanehara & Co Ltd. 1984, Tokyo, Verlag H. Huber, CH-3012 Bern, Bezug über den Buchhandel
- *Testset für die Untersuchung nach B. Zollinger:* Entwicklungspädiatrisches Zentrum ZKSK, Werkhofstr. 17, CH-4500 Solothurn, E-Mail: Info-2@zksk-so.ch

- *Testset zur neuromotorischen und neurophysiologischen Untersuchung nach L. Ruf und Lehr-CD-ROM NUNKI Version 3.0 zur Untersuchung nach L. Ruf:* Entwicklungspädiatrisches Zentrum ZKSK, Therapiezentrum, Werkhofstr. 17, CH-4502 Solothurn, Tel.: +41 32 622 86 03, Fax: +41 32 621 62 80, E-Mail: info2@zksk-so.ch, im Internet: http://www.zksk-so.ch (Stand: 10. 06. 2012)
- *Unfallverhütung:* bfu – Beratungsstelle für Unfallverhütung, Hodlerstr. 5a, CH-3011 Bern, Tel.: +41 31 390 22 22, Fax: +41 31 390 22 30; im Internet: http://www.bfu.ch (Stand: 10. 06. 2012)
- *Wachstumskurven:* Abteilung Entwicklungspädiatrie, Kinderspital, Attenhoferstr. 43, CH-8032 Zürich, Tel.: +41 44 266 77 75, im Internet: http://www.kispi.uzh.ch/Kinderspital/Medizin/Medizin/AWE_de.html (Stand: 10. 06. 2012)
- *Wenn Kinder Räder bekommen:* VCS, im Internet: http://www.verkehrs-club.ch/de/service/ratgeber/wenn-kinder-raeder-bekommen.html (Stand: 10. 06. 2012)
- *Zürcher-Neuromotorik-Test:* Untersuchungs-Testset und CD-ROM: Abteilung Entwicklungspädiatrie, Kinderspital Zürich, Kinderspital, Attenhoferstr. 43, CH-8032 Zürich, Tel.: +41 44 266 77 75, im Internet: http://www.kispi.uzh.ch/Kinderspital/Medizin/Medizin/AWE_de.html (Stand: 10. 06. 2012)

Sachverzeichnis

A

B

F

I

L

M

N

O

Q

R

S

T

U

V

W

X

Y

Z